16판 Vander
인체생리학

Vander's Human Physiology, 16th Edition

1 2 3 4 5 6 7 8 9 10 GMP 20 23

Original: Vander's Human Physiology, 16th Edition © 2023
        By Eric Widmaier, Hershel Raff, and Kevin Strang
        ISBN 978-1-26-412573-9

This authorized Korean translation edition is jointly published by McGraw-Hill Education Korea, Ltd. and GYOMOON Publisher. This edition is authorized for sale in the Republic of Korea.

This book is exclusively distributed by GYOMOON Publisher.

When ordering this title, please use ISBN 978-89-363-2491-9

Printed in Korea

16판 Vander
인체생리학

Eric P. Widmaier · Hershel Raff · Kevin T. Strang 지음

남명진 감수 | 권병석 · 김민영 · 남명진 · 유승우 · 이내윤 · 이동훈 · 전홍성 · 하달수 옮김

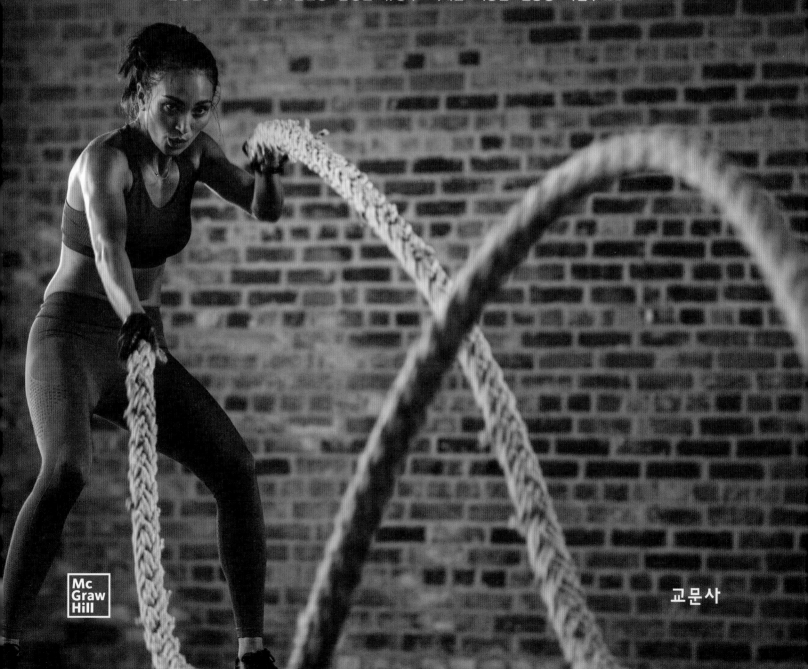

McGraw Hill

교문사

역자 소개

| 감수 | 남명진 | 가천대학교 생명과학과 |

역자	권병석	울산대학교 생명과학부	이내윤	가천대학교 바이오나노학과
	김민영	제주대학교 생명공학부	이동훈	전남대학교 생물학과
	남명진	가천대학교 생명과학과	전홍성	조선대학교 의생명과학과
	유승우	강원대학교 생명과학과	하달수	대구대학교 의생명과학과

16판 Vander 인체생리학

16판 발행 2023년 7월 31일

지은이 Eric P. Widmaier, Hershel Raff, Kevin T. Strang
감 수 남명진
옮긴이 권병석, 김민영, 남명진, 유승우, 이내윤, 이동훈, 전홍성, 하달수
펴낸이 류원식
펴낸곳 교문사

편집팀장 성혜진 | **책임진행** 김성남 | **디자인** 신나리 | **본문편집** 김도희

주소 10881, 경기도 파주시 문발로 116
대표전화 031-955-6111 | **팩스** 031-955-0955
홈페이지 www.gyomoon.com | **이메일** genie@gyomoon.com
등록번호 1968.10.28. 제406-2006-000035호

ISBN 978-89-363-2491-9 (93510)
정가 49,000원

역자 서문

생리학은 생명체의 생명현상을 원인과 그 결과인 현상으로 이해하는 분야이다. 쉽게 얘기하면 감기에 걸려 기침을 하면 그 이유를 세포 수준에서 기관계로 나타나는 기전을 분석하여 따지는 것이다. 폐세포에서의 문제를 호흡기관계로 확대해 분석하는 것이다. 그렇게 하기 위해서는 해부학을 이해하고 세포학, 생화학, 분자생물학 등의 기초 지식이 필요하다. 좀 더 장황하게 얘기하면 세포에서 조직, 조직에서 기관, 기관에서 기관계로 순차적으로, 또는 비순차적으로 일어나는 현상을 이해하는 것이다. 이 와중에 항상성이라는 본능적인 생리 기전이 유지되는 것이다.

워낙 중요하기에 부연 설명하자면 항상성은 생명 특성으로 자신의 최적화 상태를 오랫동안 유지하려는 특성이다. 대다수 생물은 이 현상을 유지하려 한다. 인간은 항상성을 잘 유지하기 위해 의도적, 비의도적으로 온갖 방법을 동원한다. 그래서 질병이 발생하는 핵심적인 이유가 항상성이 깨져 면역력이 떨어지는 것이다.

이 책의 저자인 에릭 P. 위드마이어는 분자내분비학의 권위자로, 생리학 전 분야에서 최첨단 실험 및 기술을 이용한 새로운 지식과 정보를 수집하여 새로이 재구성하였다. 두 번째 저자인 허셜 라프는 의학내분비학 및 분자의학에서 탁월한 강의자이다. 세 번째 저자인 케빈 T. 스트랭은 신경과학 및 운동학과의 저명한 교수로 신경 분야를 아주 쉽게 강의하고 있다.

무엇보다도 제16판에서는 각 장의 주제와 관련된 의학 상식에 대한 이해를 돕기 위한 흥미로운 임상사례를 새로운 차원에서 도입하여 학생들의 흥미와 학습 동기를 유발하였다. 이 책은 의학생리학, 생물학, 생명과학 등을 전공하는 학생에게 기초 정보를 제공하는 교과서이다. 이 책은 '임상연구'의 실례와 임상 적용을 포함하고 있으며 각 장 끝부분에는 연습문제를 제공해 본문에서 중요한 내용을 이해했는지 점검할 수 있도록 하였다.

이 책은 모든 생명체의 생명현상 근본이 되는 생리학 지식과 내용을 보다 쉽게 서술했기 때문에 생리학을 공부하는 학생에게 유용할 것이다. 마지막으로 이 책을 완성하는 과정에서 원고를 수정하고 깔끔하게 번역하도록 도와준 교문사 편집팀의 헌신적인 열정에 감사드린다.

2023년 7월

역자 대표 남명진

저자 소개

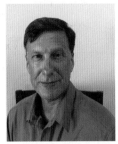

Eric P. Widmaier

1984년 캘리포니아대학교 샌프란시스코캠퍼스(UCSF)에서 내분비학 전공으로 박사 학위를 받았다. 그 후 매사추세츠 슈루즈베리에 있는 우스터실험생물학재단과 캘리포니아 라호야에 있는 솔크연구소에서 분자내분비학, 신경과학, 생리학 분야에서 박사후과정을 마쳤다. 그는 포유류에서의 체질량 조절과 신진대사, 호르몬 작용의 메커니즘, 고지방식에 대한 장과 시상하부 적응의 분자 메커니즘 연구에 집중했다. 수년간 인체생리학을 가르쳐 온 그는 현재 보스턴대학교 생물학과의 명예교수이다. 문리과대학에서 최고의 강의상인 Gitner Award와 보스턴대학교에서 수여하는 Metcalf Prize를 받았으며, 일반 독자를 위한 생리학 책을 포함해 과학적이고 대중적인 출판물을 다수 출간했다.

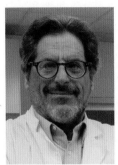

Hershel Raff

1981년 존스홉킨스대학교에서 환경생리학 박사 학위를 받았고, 캘리포니아대학교 샌프란시스코캠퍼스(UCSF)에서 내분비학 박사후과정을 마쳤다. 현재 위스콘신대학교 의과대학에서 의학내분비학 및 분자의학, 외과 및 생리학 교수로 재직하고 있으며, 오로라세인트루크메디컬센터/오로라연구소의 내분비학 연구소장도 맡고 있다. 또한 의학, 약학 및 대학원생, 임상 펠로우에게도 생리학 및 병태생리를 가르치고 있으며, 위스콘신대학교 의과대학 의대 2학년 학생을 위한 내분비학/생식 과정 책임자이다. 마켓대학교 생물의학과의 겸임 교수도 맡고 있다. 그는 강의과학자협회의 창립이사였으며, 알파오메가알파(AOA 아너 메디컬 소사이어티)의 멤버로 선출되었고, 고학년 의과과정으로부터 벡맨 기초과학 강의상을 다섯 번이나 받았으며, MCW의 가장 뛰어난 의과학 교육자 중 한 명이었다. 그의 기초연구는 스트레스에 대한 적응에 초점을 두고 있으며, 그가 관심을 두는 임상 분야는 뇌하수체 및 부신 질환이다. 또한 쿠싱증후군 진단을 위한 실험실 테스트에 특별한 관심이 있다.

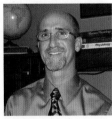

Kevin T. Strang

1988년에 위스콘신대학교 매디슨캠퍼스에서 동물학 석사 학위, 1994년에 생리학 박사 학위를 받았으며, 신경과학 및 운동학 분야의 저명한 명예교수이다. 그의 논문 연구는 심장 근육에서 수축성 조절의 세포 기전에 중점을 두고 있다. 30년 넘게 위스콘신대학교에서 학부 시스템 생리학 과정과 의학 및 공중보건대학에서 1학년 의학생리학을 가르치고 있는 그는 위스콘신대학교 매디슨 강의상을 받았으며 위스콘신과학재단의 펠로우로도 선출되었다. 또한 대학과 고등학교에서 알코올 소비 생리학에 대해 여러 번 초청 연설을 했다. UW 의학 동문협회에서 기초 과학분야의 저명한 강의상을 두 번이나 수상했다. 또한 위스콘신대학교 시스템 Underkofler/Alliant Energy Excellence in Teaching 상도 받았다. 2012년에는 《The Princeton Review》 간행물에서 최고의 교수 300명 중 한 명으로 선정된 바 있다. 강의 기술에 관심이 있는 그는 수많은 생리학 애니메이션을 제작했으며, 그중 일부는 이 책에 사용하기 위해 채택되었다.

간략한 차례

차례

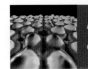
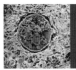

4 세포막을 가로지르는 용질과 물의 이동

5 생리학에서의 세포 신호전달

6 신경의 신호전달과 신경계의 구조

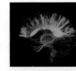

8   의식, 뇌, 행동

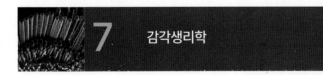

7   감각생리학

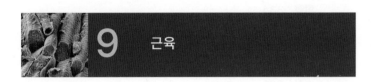

9 근육

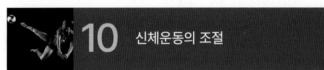

10 신체운동의 조절

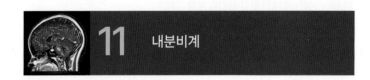

11 내분비계

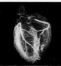

12 심혈관 생리학

13　호흡생리학

14 신장과 수분 및 무기이온의 조절

15 음식물의 소화와 흡수

16 물질대사와 에너지 균형의 조절

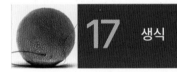

17 생식

18 면역계

19 의학생리학: 임상사례를 이용한 통합

Credits: Ch. 1 Andre Schoenherr/Stone/Getty Images; Ch. 2 Andrew Dunn/Alamy Stock Photo; Ch. 3 Professors Pietro M. Motta & Tomonori Naguro/Science Source; Ch. 4 VVG/Science Photo Library/Science Source; Ch. 5 Dr. Mark J. Winter/Science Source; Ch. 6 David Becker/Science Source; Ch. 7 Dr. Robert Fettiplace; Ch. 8 Sherbrooke Connectivity Imaging Lab (SCIL)/Getty Images; Ch. 9 Steve Gschmeissner/Science Source; Ch. 10 Blend Images - Erik Isakson/Brand X Pictures/Getty Images; Ch. 11 Living Art Enterprises/Science Source; Ch. 12 SPL/Science Source; Ch. 13 SPL/Science Source; Ch. 14 Steve Gschmeissner/Science Photo Library/ Getty Images; Ch. 15 Steve Gschmeissner/Science Photo Library/Science Source; Ch. 16 The Rockefeller University/AP Images; Ch. 17 David M. Phillips/Science Source; Ch. 18 Corona Borealis Studio/Shutterstock; Ch. 19 Comstock Images/Getty Images

항상성: 인체생리학의 기본 틀

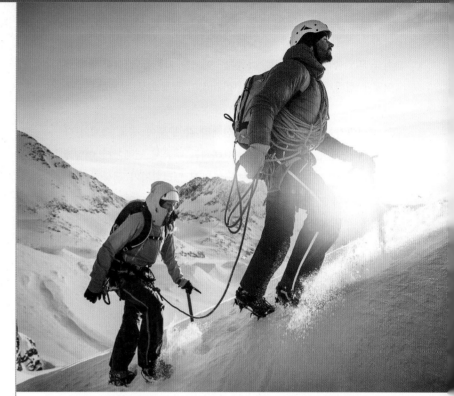

극한 상황에서 외부 온도와 산소 변화에 대처하는 것이 항상성의 예이다.
Andre Schoenherr/Stone/Getty Images

이 장의 목표는 이 분야의 연구에서 인체생리학의 주제와 항상성(내부 환경의 안정적인 유지)의 중추적 역할에 대한 길잡이를 제공하는 데 있다. 사진에 나와 있는 산악인들은 자신의 심장과 폐, 기타 기관이 충족해야 하는 거대한 도전을 경험하는 중이다. 심장은 매분 근육에 혈액을 공급하기 위해 더 많은 펌프질을 할 것이고, 폐는 혈중 산소량을 최대화해야 하며, 추운 환경에서 체온을 유지해야 한다. 신체 기능을 이해하기 위해서는 신체 각 부분의 구조와 관련성에 대한 지식이 필요하다. 따라서 이 장에서는 세포, 조직, 기관, 기관계, 체액 구획 등에 의한 신체 구성 방식을 소개한다. 마지막에는 몇 가지 '생리학의 일반 원리'도 소개한다. 일반 원리는 이 책 전체의 주제를 통합해 주며, 이어지는 장들에서 관련 내용이 어떻게 다루어지는지 이해하도록 도와줄 것이다. ■

1.1 인체생리학의 범위

생리학(physiology)은 생물체가 기능하는 방식을 연구하는 학문이다. 생리학의 어떤 측면은 개별 분자에 대한 연구를 포함하는데, 예를 들어 특정 단백질의 형태와 전기적 특성이 어떻게 세포 내외로 나트륨 이온을 이동시키는 채널(통로)로 작용할 수 있게 하는지를 다룬다. 또 다른 측면은 여러 신체 기관의 기능을 통합하는 복잡한 과정과 연관되어 있는데, 예를 들어 사람이 짠 음식을 먹었을 때 소변으로 더 많은 나트륨 이온을 배설하기 위해 어떻게 심장, 신장, 여러 분비샘(gland)이 공동으로 작용하는지를 다룬다.

생리학자는 기능과 통합, 즉 신체의 각 부분이 생물 체계의 다양한 수준에서, 그리고 가장 중요하게는 생물체 전체에서 어떻게 함께 작용하는지에 관심을 둔다. 따라서 생리학자가 생물체의 일부를 연구하는 경우라도 궁극적으로는 개별 분자 연구에서 얻은 정보를 적용해 신체의 전체 기능을 이해한다. 19세기 생리학자인 클로드 베르나르(Claude Bernard)는 "현상을 분석한 후에는 우리가 분리한 모든 부분의 연결작용(joint action)을 살펴보기 위해 다시 생리학적인 합성을 해야 한다"고 했다.

이 책의 곳곳에서 생리학을 인류의 건강과 관련지을 것이다. 어떤 질병상태는 생리적으로 '잘못된 상태' 또는 **병리생리학**(pathophysiology)으로 볼 수 있다. 이러한 의미에서 생리학의 이해는 의학 연구와 실행에서 필수적인 부분이다. 실제로 많은 생리학자가 다양한 질병의 생리학적 기초연구에 활발하게 관여하고 있다. 이 책에서는 질병의 바탕에 깔린 생리학의 기본을 설명하기 위해 병리생리학의 많은 예를 제시할 것이다.

먼저 우리 몸을 이루는 세포들이 상위 구조로 어떻게 조직화되어 가는지를 포함한 인체의 해부학적 구성 체계를 소개한다. 심장, 폐, 신장, 뇌와 같은 기관의 구조가 그 기능을 발휘하는 데 큰 비중을 차지한다는 사실을 책 전체를 통해 배우게 될 것이다. 앞으로 살펴보겠지만, 물체의 구조가 기능을 결정하기 때문에 구조에 대한 기본적인 이해 없이는 생리학을 이해하기 어려울 것이다. 이러한 이유로 신체의 세포가 더 높은 수준의 구조로 조직되는 방식을 포함해 인체의 해부학적 조직에 대한 개요를 먼저 살펴본다.

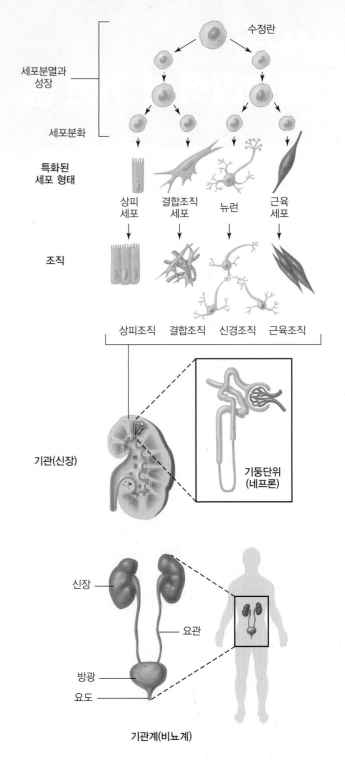

그림 1.1 생물체의 구성 체계. 네프론은 크기의 비율대로 그리지 않았다.

1.2 신체는 어떻게 구성되는가

복잡한 다세포 생물체는 가장 간단한 구조적 단위로 나눌 수 있는데, 이것은 생명의 기능적 특성을 여전히 가지고 있는 것으로

세포(cell)라 한다(**그림 1.1**). 인체는 하나의 세포, 즉 수정란으로부터 시작해 2개의 세포로 분열되고, 그 두 세포는 다시 나뉘어 4개의 세포가 되며, 이는 계속 반복된다.

만약 이와 같이 세포 증식만 일어난다면 결국에는 동일한 세포

로 이루어진 공 모양의 덩어리가 될 것이다. 그러나 발달 과정에서 각 세포는 힘과 운동성, 전기적 신호 생성과 같은 특정한 기능을 수행하기 위해 특화된다. 하나의 비특이적 세포로부터 특이적 세포로 변환되는 과정을 **세포분화**(cell differentiation)라고 하는데, 세포분화에 관한 연구는 오늘날 생물학 분야에서 가장 흥미진진한 분야 중 하나이다.

체내의 세포는 구조와 기능의 차이에 따라 약 200종류의 세포로 구분할 수 있다. 그러나 세포가 수행하는 광범위한 기능에 따라 네 가지 큰 범주로 분류된다.

- **근육세포**(muscle cell)
- **신경세포**(neuron)
- **상피세포**(epithelial cell)
- **결합조직세포**(connective-tissue cell)

또한 이들 각각의 기능적 범주 내에서도 다양한 특정 기능을 수행하는 여러 종류의 세포가 있다. 예를 들어 근육세포에는 세 가지 종류인 골격근세포, 심근세포, 평활근세포가 있다. 이러한 근육세포는 서로 형태도 다르고 수축 활동을 조절하는 기전과 체내 여러 기관 내에서의 존재 위치도 다르지만, 그들을 구성하는 각각은 하나의 근육세포이다.

세포분화에 덧붙여 세포는 발달 과정에서 새로운 위치로 이동하고 다세포 구조를 생성하기 위해 다른 세포들과 선택적으로 결합한다. 이런 방식으로 체내 세포들은 계층적으로 조직화된 구조 체계를 형성하기 위해 다양한 조합으로 배열된다. 유사한 성질을 가진 분화세포들은 서로 모여 **조직**(tissue)을 형성한다. 분화된 세포의 네 가지 일반 기준에 따라 조직도 네 가지 일반적 형태로 분류한다.

- **근육조직**(muscle tissue)
- **신경조직**(nervous tissue)
- **상피조직**(epithelial tissue)
- **결합조직**(connective tissue)

조직이라는 용어는 다양하게 사용된다. 공식적으로 조직이란 한 종류의 특정 세포의 집합체를 의미한다. 하지만 일반적으로 어떤 기관이나 구조에서 일반적인 세포성 구조물을 나타내는 데 사용되기도 하는데, 예를 들어 신장조직이나 폐조직 각각은 실제로 네 종류 조직(근육조직, 신경조직, 상피조직, 결합조직)을 모두 포함하고 있다.

곧 알게 되겠지만, 한 형태의 조직이 다른 형태의 조직과 연합해 심장, 폐, 신장과 같은 기관(organ)을 형성한다. 기관은 다시 비뇨계(urinary system)처럼 기관계(organ system)로서 함께 작용한다(그림 1.1 참조). 이제 인체 기관을 구성하는 네 종류의 세포와 조직 각각을 간단히 알아보겠다.

근육세포와 근육조직

앞에서 설명한 대로 근육세포에는 세 종류가 있다. 이 세포들은 골격근, 심근, 평활근 조직을 형성한다. 모든 근육세포는 기계적인 힘을 생성하도록 분화된 세포이다.

골격근세포는 뼈에 부착되어 몸과 팔다리를 움직일 수 있게 되어 있다. 또한 표정을 만들어내는 근육처럼 피부에 부착되기도 한다. 골격근의 수축은 수의적 조절을 따르는데, 이는 원할 때면 언제든 골격근을 수축할 수 있다는 것을 의미한다.

심근은 심장에만 존재한다. 심근이 힘을 생성하면 심장은 수축하며, 이어서 혈액을 순환계에 방출할 수 있게 된다.

평활근세포는 체내의 수많은 관, 예를 들어 혈관이나 위장관을 둘러싸고 있는데, 근육세포의 수축은 관의 직경을 감소시키거나 길이를 짧게 변화시킨다. 예를 들어 인두에서 위에 이르는 관인 식도에 분포된 평활근세포의 수축은 삼킨 음식물이 위로 내려가도록 '쥐어짜는' 것을 도와준다.

심근과 평활근 조직은 의식적으로 이 근육의 활성을 변화시킬 수 없기 때문에 '불수의적 근육'이라고 한다. 제9장과 제12장에서 이 세 종류의 근육세포 각각의 구조와 기능을 다룬다.

뉴런(신경세포)과 신경조직

뉴런은 전기적 신호를 일으키고 통합하며, 때로는 먼 부분까지 다른 세포에 신호를 전달하는 신경계를 구성하는 하나의 세포이다. 하나의 신호는 다른 뉴런에서 새로운 전기적 신호를 일으키거나, 샘세포의 분비 또는 근육세포의 수축을 자극할 수 있다. 따라서 뉴런은 다른 세포들의 활동을 조절하는 주요한 수단을 제공한다.

뉴런들 사이의 굉장히 복잡한 연결과 활동은 자각, 인식 같은 현상의 기초를 이룬다. 뉴런의 집합은 뇌와 척수 같은 신경조직을 형성한다. 신체의 몇몇 부분에서는 수많은 뉴런으로부터 나온 세포의 확장 구조가 결합조직(뒤에 설명)과 함께 포장되어 있다. 이러한 뉴런의 확장 구조가 하나의 **신경**(nerve)을 만들고, 이 신경은 신경계와 신체의 다른 부분 사이의 수많은 뉴런으로부터의 신호를 운반한다. 뉴런, 신경조직, 신경계는 제6장에서 다룬다.

상피세포와 상피조직

상피세포는 이온과 유기 분자를 선택적으로 분비하고 흡수하며, 보호 기능을 하도록 분화된 세포이다. 이 세포들은 그들의 독특한 형태, 즉 입방형(입방형), 원주형(장방형), 편평형(납작형), 섬모형에 따라 명명되고 특징지어진다. 상피조직[**상피**(epithelium)라고도 함]은 어떤 종류의 상피세포로 형성된다.

상피층은 단순상피(simple epithelium)라는 단일 세포층으로 배열되거나 중층상피(stratified epithelium)라는 수많은 세포층으로 구성된 두꺼운 조직으로 배열되어 있다. 신체의 주어진 부위에 형성되는 상피의 종류는 그 특정 상피의 기능을 반영한다. 예를 들어 기도인 기관(trachea)의 내부 표면층을 이루는 상피는 섬모 상피세포로 구성되어 있다(제13장 참조). 이러한 섬모의 흔들림이 점액을 기관에서 입안으로 밀어 올리고, 이것은 공기에서 비롯된 먼지나 오염물질이 민감한 폐조직에 도달하는 것을 방지하도록 도와준다.

상피세포는 신체 또는 각 기관을 덮는 표면에 위치하며, 체내의 다양한 관과 내강 구조의 내측 표면에서 층을 이룬다. **기저막**(basement membrane)이라는 세포외 단백질층에 놓여 있는 상피세포는 조직을 연결하는 역할을 한다(**그림 1.2**). 기저막에 부착되어 있는 세포의 측면을 기저측면이라고 한다. 그 반대 측면으로 기관 또는 신장의 세뇨관과 같은 구조의 내부[내강(lumen)이라고 함]에 접하고 있는 면을 내강측면이라고 한다.

많은 상피의 특성은 조직 내 모든 상피세포가 2개의 측면을 가지고 있는 것이며 이들이 서로 다른 생리학적 기능이 있다는 것이다. 덧붙여 세포는 내강막과 기저측막 사이의 측면을 따라 함께 붙어 있는 세포외 장막이 있는데, 이것을 밀착연접(tight junction)이라고 한다(밀착연접은 그림 3.9b와 c 참조). 밀착연접은 분자 교환을 조절하는 선택적인 장벽의 기능을 갖는다. 예를 들어 그림 1.2의 신장 세뇨관에서 볼 수 있는 것처럼 내강막이 세뇨관 내강으로부터 상피세포 내로 포도당과 같은 유용한 용질을 수송한다. 이 상피세포의 기저측면에서는 포도당을 세포 밖으로 수송해 둘러싸고 있는 액체를 거쳐 혈류로 들어가도록 한다. 밀착연접 구조는 포도당이 '거꾸로' 새어 나오는 것을 막는다.

결합조직세포와 결합조직

결합조직세포는 이름이 의미하듯이 신체 구조를 연결하고 고정하며 지지하는 세포이다. 어떤 결합조직세포는 대부분 상피층 하부에 존재하는 세포와 섬유질의 느슨한 그물망 속에 존재하며, 이를 느슨한 결합조직(loose connective tissue)이라고 한다. 또 다른 형태는 힘줄이나 인대를 만드는 강하고 단단한 조직을 포함하는

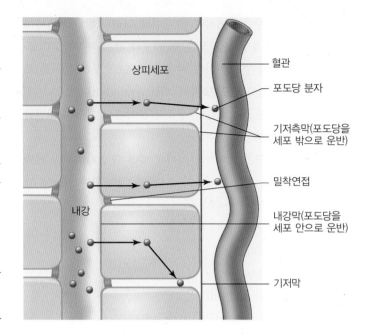

그림 1.2 신장 세뇨관과 같은 구조의 내부 층을 이루는 상피조직. 세포의 기저측면은 기저막에 부착되어 있다. 세포의 각 측면은 다른 기능을 수행한다. 예를 들어 포도당은 상피를 횡단해 이동하는데, 우선 처음에는 세포 안으로 향하고 그 후 세포 밖으로 향한다.

데, 이것은 치밀(dense)결합조직이라고 한다. 결합조직의 또 다른 형태는 뼈, 연골, 지방조직을 포함한다. 마지막으로, 혈액은 액체형 결합조직의 하나로 간주한다. 이것은 혈액세포가 다른 결합조직처럼 동일한 배아(embryo)의 근원을 가지고 있고, 혈액은 신체의 한 부분에서 다른 부분으로 영양소 운반, 노폐물 제거, 화학 신호 운반을 통해 체내의 여러 기관과 조직을 연결하기 때문이다.

일부 결합조직의 중요한 기능 가운데 하나는 세포를 둘러싸고 있는 **세포외 기질**(extracellular matrix, ECM)을 형성하는 것이다. ECM은 단백질 분자의 혼합체와 다당류(당 분자의 사슬), 그리고 어떤 경우에는 무기질로 이루어지며, 특정 조직에 특이적이다. ECM은 두 가지 일반적인 기능을 수행한다.

- 세포 부착을 위한 뼈대(scafford)를 제공
- 화학전달자 형태로서 세포에 정보를 전달해 세포의 활동, 이동, 성장, 분화를 조절하도록 도움

ECM 단백질의 일부는 밧줄 형태의 **콜라겐 섬유**(collagen fiber)와 고무밴드 형태의 **탄력소 섬유**(elastin fiber)를 포함하는 **섬유**(fiber)로 알려져 있다. 나머지는 탄수화물을 포함하는 비섬유성 단백질의 혼합체이다. 어떻게 보면 ECM은 보강된 콘크리트와 비슷하다. 체내 모든 단백질의 1/3을 차지하고 있는 기질의 섬

표 1.1	신체의 기관계	
기관계	주요 기관 또는 조직	주요 기능
순환계	심장, 혈관, 혈액	신체 전반에 혈액 운반
소화계	입, 침샘, 인두, 식도, 위, 소장, 대장, 항문, 췌장(이자), 간, 담낭	영양소와 물의 소화 및 흡수, 노폐물 제거
내분비계	호르몬을 분비하는 모든 분비샘이나 기관: 췌장, 고환, 난소, 시상하부, 신장, 뇌하수체, 갑상샘, 부갑상샘, 부신, 위, 소장, 간, 지방조직, 심장, 송과샘, 그 밖의 내분비세포	신체의 여러 활동의 조절 및 조정(성장, 대사, 생식, 혈압, 수분과 전해질 균형 등)
면역계	백혈구, 지라(비장), 흉선(림프계 참조)	병원체에 대한 방어
외피계	피부	외상과 탈수 방어, 병원체 방어, 체온 조절
림프계	림프관, 림프절	세포외액을 순환계로 보내기 위해 수집, 면역 기능에 관여, 소화계로부터의 지방 흡수
근골격계	연골, 뼈, 인대, 건, 관절, 골격근	신체의 지지, 보호, 운동 기능, 혈구 생성
신경계	뇌, 척수, 말초신경과 신경절, 감각기관	신체의 많은 활동의 조절과 통합(내분비계에 의해 조절되는 대부분을 포함), 내부와 외부 환경 변화 감지, 의식 상태, 학습, 기억, 감정 등
생식계	남성: 고환, 음경 및 관련된 관과 분비샘 여성: 난소, 나팔관, 자궁, 질, 유선	남성: 정자의 생성, 정자를 여성에게 전달 여성: 난자의 생성, 배아와 태아의 발달을 위한 영양 환경 제공, 유아의 영양
호흡계	코, 인두, 후두, 기관, 기관지, 폐	이산화탄소와 산소의 교환, 체액의 수소 이온 농도 조절
비뇨계	신장, 수뇨관, 방광, 요도	염분, 물, 유기 노폐물의 배설 조절을 통한 혈장 성분 조절

유, 특히 콜라겐은 보강을 위해 콘크리트와 엮어놓은 철망이나 철근과 같고, 당을 함유한 단백질 분자는 그것을 둘러싼 시멘트와 같다. 그러나 당을 함유한 단백질 분자는 단순히 콘크리트에서 활성이 없는 포장 재료에 불과한 것이 아니라 세포 사이에서의 접착 분자 또는 인식 분자로서 기능한다. 따라서 이들은 세포외 전달자 분자들과 세포 간 소통에서의 연결고리이다.

기관과 기관계

기관(organ)은 다양한 비율과 패턴, 즉 판, 관, 층, 다발, 줄 등으로 배열된 네 종류의 조직 중 두 가지 이상의 조직으로 구성되어 있다. 예를 들어 신장은 다음으로 구성되어 있다.

- 각각 한 층의 상피세포로 구성된 작은 관
- 다양한 양의 평활근과 결합조직을 포함하는 벽을 가진 혈관
- 근육과 상피세포 근처까지 이어지는 뉴런의 확장부
- 신장 전체에 산재해 있으며, 둘러싸는 캡슐을 형성하고 있는 결합조직 요소의 느슨한 연결망, 기관을 둘러싼 방어 캡슐

많은 기관은 **기능적 단위**(functional unit)라고 하는 유사한 하부 단위로 이루어져 있는데, 그 각각이 기관의 기능을 수행한다. 예를 들어 신장의 기능적 단위인 네프론(nephron)은 이미 기술한 대로 작은 관을 포함하고 있는데, 신장에서 생성되는 전체 소변량은 약 200만 개의 네프론으로부터 형성된 양을 합한 것이다.

마지막으로 우리 몸에는 전체적인 기능을 함께 수행하는 기관들의 집합체인 **기관계**(organ system)가 있다(그림 1.1 참조). 예를 들어 비뇨계는 신장, 방광, 신장에서 방광으로 이어지는 수뇨관, 방광에서 외부로 이어지는 요도가 모여 형성된다. **표 1.1**에 인체의 기관계를 구성하는 요소와 기능이 제시되어 있다. 그러나 기관계는 '외부와 단절된' 상태에서 기능을 발휘하는 것이 아님을 명심하는 것이 중요하다. 즉 기관계는 건강한 신체 유지를 위해 함께 기능한다. 하나의 예를 들면, 혈압은 순환계, 비뇨계, 신경계, 내분비계가 함께 작용해 조절되고 있다.

1.3 체액의 구획

인체의 구성에 대해 또 하나 유념해야 할 점으로 체액의 구획에 관한 것을 고려해야 한다. '체액(body fluid)'을 말할 때 우리는 산소, 영양소, 노폐물과 같은 물질이 녹아 있는 액제를 생각한다. 이러한 액체가 체내 모든 세포의 속과 주위, 혈관 내에 존재하는데, 이것을 **내부 환경**(internal environment)이라고 한다. 체액은 세 가지 구획에 존재한다.

- **세포내액**(intracellular fluid)은 신체의 모든 세포 내에 존재하는 액체를 말하며, 모든 체액의 67%를 차지한다.
- **혈장**(plasma)은 혈구가 들어 있는 혈액의 액체 부분으로 전체 체액의 7%를 차지한다.
- **간질액**(interstitial fluid)은 세포 사이와 주위, **간질**(interstitium)이라 알려진 공간에 존재하며 전체 체액의 26%를 차지한다.

한편, 혈액과 세포를 둘러싸고 있는 공간에 존재하는 체액을 합쳐서 **세포외액**(extracellular fluid)이라고 하며, 이는 세포 바깥쪽에 있는 모든 액체를 말한다. 따라서 세포외액의 총량은 혈장과 간질액을 합한 것이다. **그림 1.3**은 신체의 서로 다른 체액 구획의 상대적 양을 요약한 것이다. 성인에서는 체중의 약 55~60%가 물이다.

혈액이 체내의 모든 부분에서 가장 작은 혈관을 따라 흐를 때, 혈장은 산소와 영양소, 노폐물, 기타 대사산물을 간질액과 교환한다. 이와 같은 교환 때문에 혈장과 간질액에 녹아 있는 물질의 농도는 단백질 농도를 제외하면 사실상 동일하다(단백질 농도가 간질액보다 혈장에서 높은 것과 관련해서는 제12장에서 배운다). 이러한 주요 예외를 제외하면, 세포외액의 전체는 균일한 조성을 가지고 있다고 여겨진다. 대조적으로, 세포외액의 조성은 세포내액의 조성과는 매우 다르다.

세포막을 경계로 액체 조성의 차이를 유지하는 것은 그 세포 자체의 활동을 조절하는 한 가지 중요한 방법이다. 예를 들어 세포내액은 성장과 대사 같은 세포 활동을 조절하는 데 중요한 많은 종류의 단백질을 포함하고 있다. 이러한 단백질은 세포내액 안에서 보유하고 있고, 세포외액에는 필요하지 않다.

생리학에서 구획화는 중요한 일반 원리이며, 구획화는 구획 사이의 장벽에 의해 이루어진다. 장벽의 특성이 어떤 물질이 인접한 구획 사이를 이동할 수 있는지를 결정한다. 이러한 이동은 다시 다른 구획 간의 조성 차이를 설명해 준다. 체액 구획의 경우 각 세포를 둘러싸고 있는 세포막에 의해 세포내액과 세포외액이 구분된다. 제3장과 제4장에서 세포막의 특성과 세포막이 어떻게 세포내액과 세포외액의 중요한 차이를 설명해 주는지 설명한다. 대조적으로 세포외액의 두 구성요소인 간질액과 혈장은 가장 작은 혈관인 모세혈관의 세포벽에 의해 분리되어 있다. 제12장에서는 이 장벽이 어떻게 정상적으로 세포 간 구획에서의 세포외액을 정상적으로 유지하는지, 어떻게 단백질을 주로 혈장에 한정시키는지를 논의한다.

신체의 구조적 체계에 대한 이해를 바탕으로, 이제부터 어떻게 체내 내부 환경의 균형이 이루어지는지 알아본다.

1.4 항상성: 생리학의 특징

생리학의 초기 시절—적어도 아리스토텔레스 시대 정도의 초기—부터 의사들은 건강이 신체 내 다양한 생명을 지지해 주는 힘['체액(humours)'] 사이의 균형과 어느 정도 관련이 있다고 생각했다. 그러나 균형을 이루는 것은 무엇인지, 이러한 균형이 어떻게 이루어지는지 과학자들이 알아내는 데는 천 년 이상의 시간이 걸렸다. 일반 현미경을 포함하여 현대 과학기구의 발달 덕분에 인체가 수조 개의 세포로 구성되어 있으며, 각 세포는 세포막을 통해 특정

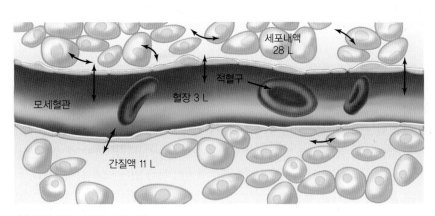

(a) 체액 구획 사이의 수분 이동

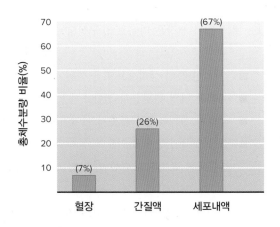

(b) 체액 구획에 있는 상대적인 수분량

그림 1.3 신체의 체액 구획. 부피는 평균 70 kg의 사람을 기준으로 한 것이다. (a) 양방향 화살표는 체액이 어떤 2개의 인접 구획 사이를 이동할 수 있음을 나타낸다. 총체수분량은 약 42 L이고, 이것은 체중의 55~60%에 해당한다. (b) 각 구획에 정상적으로 보이는 체수분이 차지하는 대략적인 비율(%).

물질의 이동만을 허락하는 방식으로 포장되어 있다는 사실을 발견하게 되었다. 19세기와 20세기를 거쳐 대부분 세포는 간질액과 접촉하고 있다는 사실이 명확해졌다. 그리고 이 간질액은 이온, 기체와 같은 용질과 수분을 가지고 세포 내부와 모세혈관의 혈액 사이를 양방향으로 왕래하는 유동 상태라는 것이 밝혀졌다(그림 1.3a 참조).

주의 깊은 관찰을 통해 더 알려진 사실은 인간처럼 건강한 생명체에서 발견되는 대부분의 공통적인 생리적 변수, 예를 들어 혈압, 체온, 산소, 혈당, 나트륨 이온과 같은 혈액 내 요소는 예측 가능한 범위 내에서 유지된다는 것이다. 외부 환경의 상태가 일정하지 않음에도 불구하고 이는 사실이었다. 건강에 있어 전제조건인 일정한 내부 환경에 대한 생각은 프랑스의 의사이자 생리학자인 클로드 베르나르가 처음 제시했으며, 이러한 개념은 이후에 항상성이라는 용어를 만들어낸 미국의 생리학자 월터 캐넌(Walter Cannon)에 의해 구체화되었다.

원래 **항상성**(homeostasis)은 위에서 설명한 것처럼 생리적인 변수 사이에 존재하는 상대적으로 안정적인 균형 상태라고 정의되었다. 그러나 이러한 단순한 정의로는 항상성의 의미를 완벽하게 이해할 수 없다. 아마도 장기간 일정하게 유지되는 생리적 변수는 없을지 모른다. 사실 어떤 변수는 하루 동안 평균값 주위에서 상당히 급격하게 변동하지만, 여전히 균형을 이룬 것으로 볼 수 있다. 이는 항상성이 정적인 과정이 아니라 **동적인**(dynamic) 과정이기 때문이다.

하루 동안의 혈당치 변동을 생각해 보자(**그림 1.4**). 정상적인 식사 후, 음식물의 탄수화물은 장에서 포도당 분자로 분해되어 장 상피를 통해 흡수된 다음 혈액으로 유리된다. 결과적으로 혈당치는 식사 후 단시간 내에 상당한 수준까지 상승한다. 분명히 이와 같은 혈당 수준의 큰 변동은 안정적 또는 정적인 내부 환경의 견해와는 일치하지 않는다. 중요한 것은 일단 혈당 농도가 증가하면 보상적 기구가 식사 전의 혈당 수준 쪽으로 회복시킨다는 것이다.

그러나 이러한 항상성 보상 기구는 반대 방향에서 어떤 유의적인 정도까지 도를 넘지 않는다. 즉 보통 혈당 수준은 식사 전 수준까지 내려가지 않거나 약간만 감소할 뿐이다. 혈당의 경우 이러한 조정에 내분비계가 주로 작용하지만, 다른 과정을 조절하기 위해서는 다양한 조절계가 작동한다. 이 책의 후반부 장들에서는 인체의 거의 모든 기관과 조직이 어떻게 다양한 방식으로 항상성에 기여하고 어떻게 서로 협력해 작용하는지를 배울 것이다.

따라서 항상성은 주어진 생리적 기능이나 변수가 시간에 따라 고정된 상태로 일정한 것이 아니라 예측할 수 있게, 때로는 좁은 범위 내에서 변동한다는 것이다. 정상 범위를 위나 아래로 벗어나

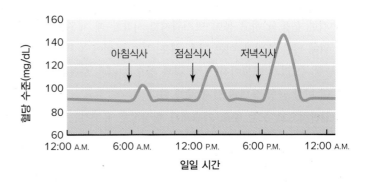

그림 1.4 전형적인 24시간 동안의 혈당 수준 변화. 혈당이 각 식사 후에 상승하고, 많은 식사량에 따라 더 많이 상승한다. 그 후 단시간 내에 식사 전 수준으로 되돌아온다. 여기서 보여준 프로필은 하루 동안 혈당 수준이 상당히 변동할지라도 혈당에 대한 항상성을 유지하는 사람의 예다.

더라도 정상값으로 다시 복원된다는 것이다.

어떤 것이 정상 범위 내에서 변한다고 할 때 이것은 무엇을 의미하는가? 이는 무엇을 측정하느냐에 달려 있다. 만약 건강한 사람의 혈중 산소 수준을 측정한다면, 그 사람이 운동 중이라 할지라도 시간에 따라 혈중 산소 측정 수치가 크게 변하지 않는다. 이 수치는 거의 변화를 보이지 않거나 평균값 주위에서 왔다 갔다 하는 정도로 엄격히 조절되고 있다. 이미 살펴본 바와 같이, 혈당치는 하루 동안에 상당히 다양한 값을 나타낼 수 있다. 그러나 동일한 사람에게서 연속적으로 1일 평균 혈당 수준을 며칠 동안 측정했다면, 이 값이 하루 동안 무작위로 여러 번 측정한 각각의 값을 의미하기보다는 이 측정치로 며칠 또는 몇 년간의 혈당치를 예측할 수 있게 할 것이다. 다시 말해 짧은 기간 동안의 혈당치에는 상당한 차이가 있을지 모르지만, 오랜 기간에 걸쳐 측정한 평균값에서는 차이가 더 작다는 것이다. 즉 항상성은 **동적 항상성**(dynamic constancy) 상태라는 개념이며, 동적 항상성 상태에서는 혈당처럼 주어진 변수가 단시간에 변할 수 있지만, 안정적이고 장시간에 걸쳐 평균을 낼 경우 예측도 가능하다.

개인에게 있어 하나의 변수는 항상성이 유지되지만 다른 변수는 유지되지 않을 수 있다는 것을 이해하는 것도 중요하다. 따라서 항상성은 각 변수에 따라 다르게 설명되어야 한다. 예를 들어 혈액의 나트륨 이온(Na$^+$) 함량이 정상 범위의 몇 % 내에서 유지되는 한 Na$^+$의 항상성이 이루어진다. 그러나 Na$^+$의 항상성이 유지되는 사람도 신장질환에서 초래되는 비정상적인 낮은 pH와 같은 다른 장애요인 때문에 고통받을 수 있으며, 치명적일 수도 있다. 많은 여러 변수 중에 비항상성(nonhomeostatic) 변수 하나가 생명을 위협하는 결과를 초래할 수도 있다.

간혹 하나의 시스템이 균형을 크게 벗어나게 되면 신체의 다른 시스템들이 결과적으로 항상성을 유지하지 못하게 된다. 예를 들

어 격한 운동을 하고 몸이 뜨거워지기 시작할 때 체온을 유지하기 위해 땀을 흘린다. 이는 많은 세포, 특히 뉴런이 높은 온도에서 기능할 수 없기 때문이지만, 이 결과 땀으로 잃은 수분은 체수분을 더 이상 균형 상태에 있지 않게 한다.

일반적으로 모든 주요 기관계가 항상성을 유지하는 방식으로 작동하고 있다면 그 사람은 좋은 건강 상태에 있는 것이다. 사실 특정 종류의 질병은 체내의 하나 또는 그 이상의 기관계가 항상성을 잃은 상태라고 정의할 수 있다. 그러므로 이미 언급한 생리학에 대한 정의를 자세히 설명하기 위해 항상성이 유지될 때를 **생리학**(physiology)이라고 하며, 그렇지 않을 때를 **병태생리학**(patho-physiology, 그리스어로 *pathos*는 '고통' 또는 '질병'이라는 의미)이라고 한다.

1.5 항상성 조절계의 일반적 특성

세포, 조직, 기관의 활동은 내부 환경의 변화가 일어났을 때 그 변화를 수정하기 위한 반응을 시작하는 것으로 서로 조절되고 통합되어야 한다. 이는 이러한 반응을 조정하는 보상기전인 **항상성 조절계**(homeostatic control system)에 의해 이루어진다.

체온 조절의 예를 다시 생각해 보자. 20℃의 온도와 적당한 습도의 방 안에서 휴식을 취하고 있는 가벼운 차림의 남자가 있다. 그의 내부 체온은 37℃이고, 외부 환경은 체온보다 더 낮으므로 열을 잃고 있다. 그러나 그의 몸속 세포 내에서 일어나는 화학적 반응은 열 손실률과 같은 비율로 열을 생성하고 있다. 이러한 상태에서 신체는 열의 순(net) 획득량이나 손실량은 없으며, 체온은 일정하게 유지된다. 이 계(system)는 **정상 상태**(steady state)에 있으며 특정 변수(이 경우에는 온도)는 변화하고 있지 않지만 이 변수를 일정하게 유지하기 위해서는 끊임없이 에너지(이 경우에는 열)를 가해주어야 하는 계로 정의한다. 정상 상태는 **평형**(equilibrium)과는 다르다. 평형은 특정한 변수가 변하지 않으며, 일정한 값을 유지하기 위해 에너지를 가할 필요가 없다. 위의 예에서 정상 상태의 온도를 온도조절계의 **설정점**(set point)이라고 한다.

모든 항상성 조절계는 설정점 근처에서 작동하며 혈압, 혈장 이온 농도, 총체수분량 등에 모두 설정점이 존재한다. 내부 환경의 변수에 대한 안정성은 유입과 유출의 균형에 의해 이루어진다. 앞의 예에서 변수(체온)는 대사적 열 생성(유입)이 몸으로부터의 열 손실(유출)과 같기 때문에 일정한 값을 유지한다.

이제 방 안의 온도를 5℃까지 급속히 낮추고, 그 상태를 유지한다고 가정해 보자. 이는 즉시 남자의 따뜻한 피부로부터 열 손실

을 증가시키고, 열 획득과 손실 사이의 균형을 교란한다. 따라서 체온은 떨어지기 시작한다. 그러나 이러한 체온 저하를 제한하기 위해 다양한 항상성 반응이 매우 급속하게 일어나게 된다. **그림 1.5**에 이러한 반응을 요약했다. 그림 1.5를 주의 깊게 공부해야 한다. 이 그림은 항상성 조절계를 제시하기 위해 이 책의 나머지 부분에서도 이용되며, 그림은 공통적인 몇 가지 규칙을 강조하기 때문이다.

첫 번째로 일어나는 항상성 반응은 피부 혈관이 수축하고(좁아지고), 피부를 따라 흐르는 따뜻한 혈류량을 감소시키는 것이다. 이것은 외부 환경으로의 열 손실을 줄이고 체온을 유지하도록 도와준다. 그러나 5℃의 실온에서는 혈관 수축이 피부로부터 과잉의 열 손실을 완전히 제거할 수 없다. 이 남자는 열 손실이 일어나는 피부의 표면적을 줄이기 위해 어깨를 웅크리고 팔짱을 끼게 된다. 이러한 행동이 어느 정도 도움이 되기는 하지만 과잉의 열 손실은 계속 일어나며, 그 속도가 느리긴 하지만 체온은 계속 떨어지게 된다. 그러면 분명히 과잉의 열 손실(유출)은 막을 수 없게 되고, 열의 유입과 유출 사이의 균형을 회복하는 유일한 방법은 열 유입을 증가시키는 것인데, 이 반응은 틀림없이 일어난다. 그는

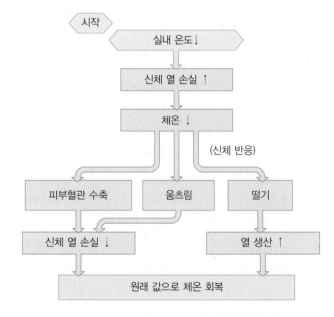

그림 1.5 항상성 조절계는 실내 온도가 떨어졌을 때 체온을 유지시킨다. 이 도식은 항상성 시스템을 설명하기 위해 이 책 전체에 이용되는 전형적인 그림이며, 여러 가지 관례에 주목해야 한다. '시작' 표시는 어디에서 시작하는지를 나타낸다. 사각형 안 용어 옆에 있는 화살표는 증가 또는 감소를 나타낸다. 그림에서 두 사각형을 연결하는 화살표는 원인과 효과를 나타낸다. 즉 화살표는 '~을 일으킨다', '~로 이어진다'로 해석할 수 있다(예를 들어 방 안 온도의 감소는 신체로부터의 열 손실 증가로 이어진다). 일반적으로는 이러한 인과관계에 대해 생각할 때는 '~하기 쉽다'라는 말을 덧붙여야 한다. 예를 들어 방 안 온도의 감소는 신체로부터의 열 손실 증가를 일으키기 쉬우며, 몸을 움츠리는 것은 신체로부터의 열 손실 감소를 일으키기 쉽다. 열 생산과 열 손실 같은 변수는 서로 반대 작용을 일으킬 수 있는 많은 요소에 의해 영향을 받으므로 이러한 식으로 그 관계를 제한할 필요가 있다.

떨기 시작하며, 몸을 떠는 데 필요한 골격근의 수축을 위한 화학적 반응이 일어나고 많은 양의 열을 생성하게 된다.

되먹임 시스템

방금 설명한 체온 조절계는 **음성 되먹임**(negative feedback) 시스템의 한 예이다. 이는 본래의 변화 방향과 반대 방향('음성' 쪽으로)으로 변수를 이동시키려는 반응에서 그 변수의 증가 또는 감소를 말한다. 앞의 예에서 체온 감소는 체온을 증가시키고자 하는 반응을 유도해 체온을 원래 값으로 이동시키는 것이다.

음성 되먹임이 없다면 이 장에서 설명한 몇 가지 예와 같은 변동 폭은 훨씬 더 커질 것이고 변이성도 증가할 것이다. 또한 음성 되먹임은 항상성 상실에 대한 보상적인 반응이 계속 감퇴되지 않도록 막아준다. 다른 시스템에서의 음성 되먹임의 상세한 기전과 특성은 이후의 장들에서 제시할 것이다. 지금은 음성 되먹임이 대부분의 생리적 변수에 대한 확인과 균형에서 중요한 역할을 한다는 사실을 인식하는 것이 중요하다.

음성 되먹임은 기관, 세포, 분자 수준에서 일어난다. 예를 들어 **그림 1.6**에서도 볼 수 있듯이 수많은 효소(효소는 화학반응을 촉매하는 단백질)반응이 음성 되먹임에 의해 조절된다. 이 예에서 보면 효소에 의해 기질로부터 생성되는 산물이 그 이후 효소의 활성을 억제하는 쪽으로 음성 되먹임을 한다. 이러한 음성 되먹임은 반응 생성물에 의한 효소의 화학적 변형과 같은 여러 가지 과정을 통해 일어날 수 있다. 세포 내에서 아데노신3인산(ATP)의 생성이 되먹임에 의해 조절되는 화학 과정의 좋은 예다. 일반적으로 세포 내에서 포도당 분자의 화학결합에 가지고 있는 화학에너지의 일부가 효소적으로 분해된다. 이 에너지는 이어서 ATP의 인산결합에 저장된다. ATP로부터의 에너지는 근육 수축, 세포 분비, 세포막을 통한 물질 수송 등의 기능을 일으키는 데 사용된다. 그러나 ATP가 세포 내에 축적되면 포도당 분해에 관여하는 몇몇 효소의 활성을 저해한다. 따라서 세포 내 ATP 수준이 증가하면 더 이상의 ATP 생성은 음성 되먹임 때문에 감소한다. 반대로 세포 내 ATP 수준이 떨어지면 음성 되먹임은 제거되고, 더 많은 포도당이 분해되어 더 많은 ATP가 생성된다.

모든 형태의 되먹임이 음성은 아니다. 어떤 경우에는 실제로 **양성 되먹임**(positive feedback)이 어떤 과정을 촉진해 '폭발적인' 반응을 일으킬 수 있다. 즉 특정 변수의 초기변화는 이후 해당 변수의 더 큰 변화로 이어진다. 양성 되먹임은 분명히 반응을 멈추는 방법이 아니기 때문에 항상성의 원칙에 위배된다. 따라서 양성 되먹임이 음성 되먹임보다 현실적으로 훨씬 덜 일반적이라 해도 놀랄 일은 아니다. 그럼에도 불구하고 양성 되먹임이 매우 중요한

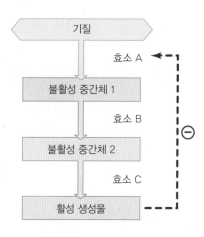

그림 1.6 연속적인 화학반응에서 일어나는 음성 되먹임(⊖와 점선으로 표시)의 가설적 예. 생성물 생성에 관여하는 첫 번째 효소의 활성을 억제함으로써 그 생성물은 자신의 생성속도를 조절할 수 있다.

생리적인 예가 있다. 한 가지 잘 알려진 예는 제12장에서 상세히 다룰 혈액응고 과정(**그림 1.7**)이다. 혈관이 터져 손상되면 혈관벽의 세포는 화학물질을 혈액으로 방출해 혈소판을 부상 부위로 이동시켜 활성화한다. 혈소판은 서로 달라붙어 상처를 봉합하는 혈전을 형성하는 세포 조각이다. 일단 활성화하면 혈소판 자체가 추가적으로 더 많은 혈소판을 활성화하는 화학물질을 방출한다. 상처가 혈전으로 완전히 봉합되면 주기가 마침내 멈춘다.

설정점의 재설정

앞에서 본 바와 같이 외부 환경의 변화는 이미 존재하는 설정점으로부터 변수를 바꾸어놓을 수 있다. 또한 수많은 조절 변수에 대한 설정점이 생리적으로 새로운 값으로 재설정될 수 있다. 일반적인 예는 발열, 즉 감염에 대한 반응으로 일어나는 체온 상승이 방의 온도조절장치 설정을 올리는 것과 다소 비슷하다고 할 수 있다. 체온을 조절하는 항상성 조절계는 열이 있을 때도 여전히 작동하지만, 더 높은 온도에서 체온을 유지하게 된다. 이렇게 조절된 체온 상승은 감염에 대항하기 위한 적응이며, 그 이유는 온도 상승이 일부 병원체의 증식을 억제하기 때문이다. 실제로 종종 열이 나기 전에 춥고 몸을 떨게 되는 것은 이런 이유에서이다. 체온의 설정점이 더 높은 값으로 설정되어 있어서 몸을 떨어 열을 생성하도록 반응하는 것이다.

발열에 대한 예에서 세균이 있을 때와 같은 외부 자극에만 반응해서 설정점이 재설정된다는 인상을 받을 수도 있겠지만, 사실 그렇지 않다. 실제로 많은 조절 변수에 대한 설정점은 매일 주기적으로 변한다. 예를 들어 체온의 설정점은 밤보다 낮에 더 높다.

어떤 경우에는 설정점의 재설정이 적응적으로 일어나지만, 다

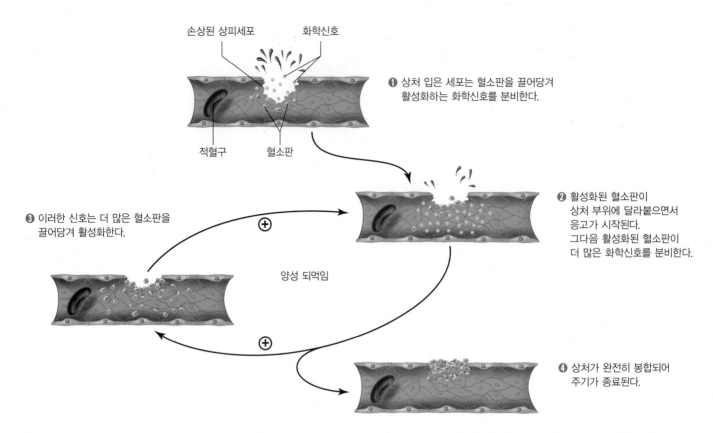

손상된 상피세포　　화학신호

❶ 상처 입은 세포는 혈소판을 끌어당겨
　활성화하는 화학신호를 분비한다.

적혈구　　혈소판

❸ 이러한 신호는 더 많은 혈소판을
　끌어당겨 활성화한다.

❷ 활성화된 혈소판이
　상처 부위에 달라붙으면서
　응고가 시작된다.
　그다음 활성화된 혈소판이
　더 많은 화학신호를 분비한다.

양성 되먹임

❹ 상처가 완전히 봉합되어
　주기가 종료된다.

그림 1.7 혈액응고 과정으로 설명한 양성 되먹임. 혈관 내벽에 존재하는 손상된 내피세포(상피세포의 일종)는 혈전을 형성하는 작은 세포 조각인 혈소판을 끌어당겨 활성화하는 화학신호를 내보낸다. 응고가 시작되면 활성화된 혈소판은 자체 화학신호를 생성해 상처 부위로 더 많은 혈소판을 끌어당겨 활성화한 다음 더 많은 화학신호를 생성한다. 이 주기는 상처가 완전히 봉합되면 종료된다(세부적인 응고 과정은 생략되었다. 상세 내용은 그림 12.71 참조).

른 경우에 재설정은 단순히 서로 다른 조절계 사이의 충돌적인 요구를 반영하기도 한다. 이것은 또 하나의 일반화를 이끌어내도록 한다: 항상성 조절계에 의해 모든 것이 일정한 값을 유지하는 것은 불가능하다. 앞의 예에서 체온은 환경 온도의 큰 변화에도 불구하고 유지되었지만, 이는 오직 항상성 조절계에 의한 피부 혈류와 골격근 수축의 큰 변화를 일으켰기 때문이다. 더 나아가 내부 환경의 많은 특성은 상호 밀접하게 관련되어 있기 때문에 하나의 특성을 비교적 일정하게 유지하기 위해 다른 것을 본래의 설정점으로부터 가끔 멀어지게 할 수 있다. 이것이 앞에서 말한 '충돌

적인 요구'이며, 이미 설명한 대로 운동하는 동안 체온과 수분 균형 사이의 상호작용에 대한 현상을 말한다.

항상성 조절계에 대한 일반화는 **표 1.2**에 요약되어 있다. 하나 덧붙여야 할 점은 체온 조절에서도 제시된 바와 같이 대개 다수의 기관이 하나의 변수를 조절한다는 것이다. 이러한 중복의 적응치는 더 많은 미세조정이 이루어지게 하며, 또한 질병으로 인해 기관계 중 하나가 제대로 작동하지 않을 때조차 조절이 일어나도록 해준다.

표 1.2	항상성 조절계에 대한 몇 가지 중요한 사실
내부 환경 변수의 안정성은 유입과 유출의 균형을 통해 이루어진다. 문제가 되는 것은 유입과 유출의 절대적인 크기가 아니라 그들 사이의 균형이다.	
음성 되먹임 시스템에서 조절 변수의 변화는 원래의 변화에 반대되는 방향, 즉 초깃값(설정)으로 돌아가는 방향으로 변수를 이동시키려는 반응을 일으킨다.	
항상성 조절계는 내부 환경의 주어진 특징을 완전히 일정한 상태로 유지할 수는 없다. 따라서 어떤 조절된 변수는 외부 환경의 상황에 따라 정상값보다 많든 적든 간에 좁은 범위의 차이를 나타낼 것이다.	
항상성 조절계에 의해 조절되는 일부 변수의 설정점은 재설정될 수 있다. 즉 생리학적으로 높아지거나 낮아질 수 있다.	
환경적 도전에 대한 반응에서 항상성 조절계의 모든 변수가 좁은 정상 범위 내에서 유지되는 것이 항상 가능하지는 않다. 다른 변수들을 정상 범위 내에서 유지하기 위해 특정 변수는 크게 변화할 수도 있으므로 중요도에 따른 우선순위가 있다.	

앞먹임 조절

되먹임 시스템과 관련해 자주 이용되는 또 다른 형태의 조절 과정이 **앞먹임 조절**(feedforward regulation)인데, 이것은 조절된 변화가 예견되고 그것이 실제로 일어나기 전에 준비되는 것이다. 체온 조절이 앞먹임 과정의 한 가지 좋은 예다. 체온이 떨어지기 시작할 때 음성 되먹임 조절을 유발하는 온도 민감성 뉴런은 신체 내부에 존재한다. 또 피부에도 온도 민감성 뉴런이 존재하는데, 사실상 이 세포는 외부 온도를 감지한다. 외부 온도가 떨어지면 예를 든 것처럼 이 뉴런들이 즉시 그 변화를 감지하고 뇌에 정보를 보내게 된다. 그러면 뇌는 혈관과 근육에 신호를 보내 열을 보존하고 열 생성을 증가시키도록 한다. 이런 식으로 낮은 외부 온도가 내부 체온을 떨어뜨리기 이전(before)에 보상적 체온 조절 반응이 활성화된다.

또 하나의 비슷한 예로 음식 냄새는 코의 후각수용기로부터 소화계 세포에게까지 신경반응을 유발한다. 이 효과는 음식을 먹기 전에 음식 도달에 대해 소화계를 준비시키는 것인데, 예를 들면 입에서 침이 분비되도록 준비하는 것과 위(stomach)의 운동과 위산의 생산을 일으키는 것이다. 따라서 앞먹임 조절은 내부 체온 또는 열 이용률과 같은 조절 변수의 변화를 예상해 몸의 항상성 반응속도를 증진하고, 조절 변수의 변동을 최소화한다. 다시 말해 설정점으로부터 이탈하는 양을 감소시킨다.

우리의 예에서 앞먹임 조절은 외부 또는 내부 환경의 탐지기를 이용한다. 그러나 앞먹임 조절의 많은 예는 다른 현상인 학습의 결과로 보인다. 생애 초기에 처음 외부 환경 변동이 일어날 때는 조절되는 내부 환경요소에서 비교적 큰 변화를 일으킨다. 이러한 변화에 반응해 중추신경계는 이를 예측하는 방법을 학습해 더 효과적으로 대응하게 된다. 이와 관련해 잘 알려진 예는 운동 경기가 시작되기 직전에 선수의 심장박동수가 증가하는 것이다.

1.6 항상성 조절계의 구성요소

반사

앞에서 예시한 체온 조절계 및 다른 수많은 체내 항상성 조절계는 반사라고 알려진 '자극-반응 연쇄'라는 일반적 범주에 포함된다. 가장 좁은 의미에서 **반사**(reflex)란 특정 자극에 대해 하나의 특이적인, 불수의적인, 계획되지 않은, 학습되지 않은 '짜 맞춘(built-in)' 반응을 의미한다. 이러한 반사의 예로는 잘 알려진 무릎 반사 또는 큰 소리에 놀랐을 때 뒤따르는 놀람 반사와 같은 근육 활동이 있다. 다른 반사는 우리의 의식적인 자각 없이 발생하며, 이 장에서

설명한 것과 같은 내부 항상성 반응을 수반한다. 예를 들어 일반적으로 우리는 혈압의 반사적 변화를 인식하지 못한다.

그러나 자동적이고 전형적인 것처럼 보이지만 실제로는 학습과 연습의 결과인 반응도 많이 있다. 예를 들어 숙련된 운전자는 차를 운전하는 데 여러 가지 복잡한 행동을 취한다. 그 운전자에게 이러한 행동은 많은 부분이 자동적이고 전형적이며 계획되지 않았지만, 그러한 행동을 배우는 데 많은 자각적인 노력을 했기 때문에 가능한 일이다. 그와 같은 반사를 **학습반사**(learned reflex) 또는 **습득반사**(acquired reflex)라고 한다. 일반적으로 아무리 단순한 것처럼 보일지라도 대부분의 반사는 학습에 의한 변화이기 쉽다.

반사를 중개하는 경로를 **반사궁**(reflex arc)이라고 하며, 그 구성요소가 **그림 1.8**에 제시되어 있다. **자극**(stimulus)이란 온도, 혈장 칼륨 농도, 혈압 등의 변화와 같이 내부 또는 외부 환경에서 감지할 수 있는 변화로 정의된다. **수용기**(receptor)는 환경 변화를 감지한다. 자극은 수용기에 작용해 신호를 생성하도록 하고, 이는 **통합중추**(integrating center)에 전달된다. 수용기와 통합중추 사이에서 신호가 전달되는 경로를 **구심성 경로**(afferent path-way)라고 한다(일반적 용어로 구심성은 '어떤 쪽으로의 운반'을 말하는데, 여기서는 통합중추로의 운반을 의미한다).

통합중추는 흔히 여러 수용기로부터 신호를 받는데, 이들 중 일부는 매우 다른 형태의 자극에 반응하기도 한다. 따라서 통합중추에서 나오는 출력은 전체 구심성 입력의 순(net) 효과를 반영한다. 즉 이는 거대한 양의 정보 통합을 의미한다.

통합중추의 출력은 그 요소 활동의 변화가 시스템 전체의 반응을 구성하는 시스템의 마지막 구성요소에 전달된다. 이 요소를 **효과기**(effector)라고 한다. 통합중추로부터 효과기로 전달되는 정

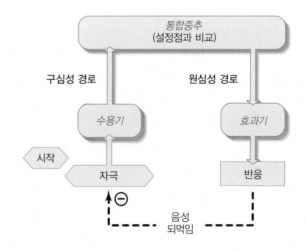

그림 1.8 음성 되먹임 조절계로 작용하는 반사궁의 일반적인 구성요소. 이 시스템의 반응은 자극을 중화하거나 제거하는 효과가 있다.

보는 효과기에게 활동을 변화시키도록 지휘하는 명령과 같다. 정보가 전달되는 이와 같은 경로를 **원심성 경로**(efferent pathway)라고 한다(일반적 용어로 원심성이란 '어떤 쪽으로부터의 운반'이며 여기서는 통합중추로부터의 운반을 의미한다).

지금까지 반사궁을 자극에서 반응까지 연결하는 일련의 과정이라고 설명했다. 만약 효과기에 의해 생성되는 반응이 이 일련의 과정을 일으키는 자극의 크기를 감소시킨다면, 반사는 음성 되먹임에 이어지고, 전형적인 항상성 조절계를 나타낸다. 모든 반사가 이러한 되먹임과 관련되는 것은 아니다. 예를 들어 음식 냄새는 소화에 중요한 호르몬을 분비하도록 위를 자극하지만, 이 호르몬이 음식 냄새(자극)를 제거하지는 않는다.

그림 1.9에는 체온 조절 과정에서 음성 되먹임 항상성의 반사궁 구성요소를 제시했다. 온도 수용기는 신체의 다양한 부분에 존재하는 특정한 뉴런의 끝부분에 있다. 이것은 온도에 의해 결정되는 속도로 뉴런 내에서 전기적 신호를 생성한다. 이러한 전기적 신호는 가공된 신경에 의해 뉴런으로부터—구심성 경로—체온 조절 통합중추가 있는 뇌로 전도된다. 통합중추는 다시 이 뉴런들을 따라 신호를 보내 골격근과 피부혈관 내 근육이 수축을 일으키도록 한다. 근육으로 이어지는 뉴런이 원심성 경로이며, 근육은 효과기이다. 점선 화살표와 ⊖ 표시는 반사의 음성 되먹임 성질을 나타낸다.

거의 모든 체내 세포는 항상성 반사에서 효과기로 작용할 수 있다. 그러나 근육과 분비샘은 생물 조절계의 주요 효과기이다. 예를 들어 분비샘의 경우 효과기는 혈액으로 분비된 호르몬이 될 것이다. **호르몬**(hormone)은 내분비계 세포에서 혈액으로 분비되는 일종의 화학전달자이다(표 1.1 참조). 호르몬은 온몸을 순환하기 때문에 수많은 다른 세포에 동시에 작용할 수 있다.

원래 반사라는 용어는 체온 조절 반사에서와 같이 수용기, 구심성 경로, 통합중추, 원심성 경로가 신경계의 모든 부분을 차지하는 상황에서만 제한되어 사용되었다. 하지만 그 원리는 신경섬유보다 혈액 내 화학전달자가 원심성 경로로 작용하는 경우나 호르몬 분비샘이 통합중추로 작용하는 경우와 본질적으로 동일하다.

따라서 반사라는 용어 사용 시 호르몬을 반사의 구성요소로 포함시킨다. 더욱이 반사의 특성에 따라 통합중추는 신경계나 내분비샘에 존재할 수 있다. 뿐만 아니라 내분비샘은 반사에서 한 가지 이상으로 작용할 수 있다. 예를 들어 혈당 농도가 증가하면 이것이 췌장(수용기) 내의 분비세포에 의해 감지된다. 이 동일한 세포가 이어서 인슐린(효과기)을 혈액으로 방출하며, 이것이 혈액 내 포도당 농도를 감소시킨다.

국부적 항상성 반응

반사에 더해 **국부적 항상성 반응**(local homeostatic response)이라고 하는 다른 그룹의 생물학적 반응이 항상성 유지에 매우 중요하다. 이는 외부 또는 내부 환경의 변화(즉 자극) 때문에 시작되어 자극을 방해하는 순 효과에 의해 세포 활성의 변화를 유도한다. 따라서 반사와 같은 국부적 반응은 자극으로부터 진행되는 일

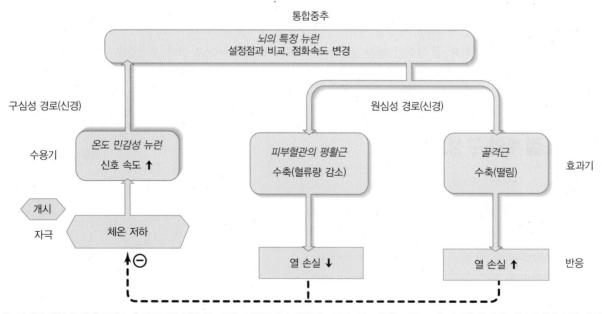

그림 1.9 낮아진 외부 환경 온도에 노출됨으로써 일어나는 체온 저하를 최소화하려는 반사. 이 그림은 그림 1.5에 나타낸 반사의 내부 구성요소를 제시한다. 점선 화살표와 ⊖ 표시는 반사의 음성 되먹임 성질을 나타내며, 반사반응이 떨어진 체온을 다시 정상값으로 돌려놓는 것을 의미한다. 또한 이 그림에는 일반 도식의 관례가 제시되어 있다. 파란색 사각형은 항상 해부적인 구조에서 일어나는 일을 나타낸다(사각형 윗부분에 파란색 이탤릭체로 표시).

련의 반응 결과이다. 그러나 반사와는 달리 전체적인 일련의 반응은 자극이 일어난 곳에서만 이루어진다. 예를 들면 조직의 세포가 대사적으로 크게 활성화되면 세포는 국소 혈관을 이완(확장)하는 물질을 간질액으로 분비한다. 결국 증가한 혈류량은 그 부위로 영양소와 산소를 전달하는 속도를 증가시키고 노폐물을 제거하는 속도 또한 증가시킨다. 국부적 반응의 중요성은 신체 각 부분에 국부적인 자기조절 기전을 제공하는 데 있다.

1.7 항상성에서 세포 사이 화학전달자의 역할

반사와 항상성 유지에서 필수적인 것은 세포가 다른 세포들과 통신할 수 있는 능력이다. 예를 들어 이러한 방법으로 뇌에 존재하는 세포들이 심장과 같이 뇌 바깥에 있는 구조들의 활성 상태를 인식할 수 있고, 또 새로운 도전에 대처하기 위한 그들의 활성 조절을 도와준다. 대부분의 경우 세포 사이의 통신은 화학전달자가 수행한다. 이러한 전달자에는 '호르몬', '신경전달물질', '측분비물질', '자가분비물질'의 네 종류가 있다(**그림 1.10**).

이미 설명한 대로 호르몬은 수송계로 작용하는 혈액을 통해 호르몬 분비 세포가 그 호르몬의 작용을 받는 표적세포(target cell)와 통신할 수 있도록 하는 화학전달자로서 기능한다. 호르몬은 **내분비샘**(endocrine gland) 또는 다른 기관에 퍼져 있는 세포에서 생성되고 분비된다. 이들은 성장, 생식, 대사, 미네랄 균형, 혈압을 포함한 거의 모든 생리 과정에서 중요한 기능을 하며, 항상성이 위협받을 때마다 여러 가지 호르몬이 생성된다.

신경전달물질(neurotransmitter)은 화학전달자인데, 호르몬과는 대조적으로 뉴런의 말단에서 다른 뉴런, 근육세포, 샘세포(gland cell)로 방출된다. 신경전달물질은 뉴런과 그것의 표적세포를 분리하는 세포외액을 통해 확산하며, 호르몬처럼 혈액으로 방출되지 않는다. 신경전달물질과 신경신호의 역할은 제6장에서 다룰 것이다. 항상성 측면에서 볼 때 신경전달물질은 여러 반사의 신호적 기초가 될 뿐 아니라 운동 중에 증가한 심장 기능과 폐 기능에 요구되는 다양한 도전에 대한 보상반응에서 필수적인 역할을 한다.

화학전달자는 반사작용뿐만 아니라 국부적 반응에도 관여한다. 세포 사이의 국부적인 통신에 관여하는 화학전달자를 **측분비물질**(paracrine substance)이라고 한다. 측분비물질은 어떤 적절한 자극이 주어지면 세포에서 합성되어 세포외액으로 분비된다. 이것은 이웃 세포들로 확산되는데, 이 중 일부는 표적세포이다. 넓

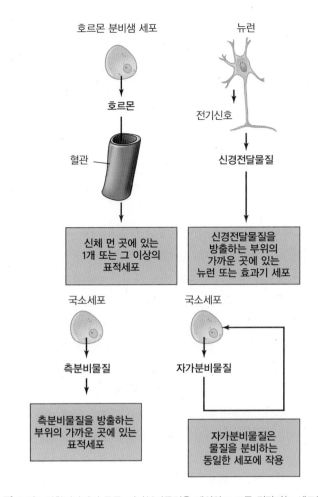

그림 1.10 화학전달자의 종류. 자가분비물질을 제외하고 모든 전달자는 세포들 사이, 즉 '세포 간(intercellularly)'에 작용한다.

은 의미의 정의에서 보면 신경전달물질도 이론적으로 측분비물질의 하부 집단으로 분류될 수 있지만, 관례적으로 그렇게 분류하지 않는다. 일반적으로 측분비물질은 국부적으로 존재하는 효소에 의해 급속히 불활성화되어 많은 양이 혈액으로 들어가지 못한다. 측분비물질은 우리 몸 전체에서 생성된다. 제15장에서 상세히 다루겠지만, 항상성에서 그들의 중심 역할에 관한 한 가지 예로는 음식 섭취에 반응하는 위(stomach) 세포에 의해 생성되는 위산의 양에 대한 정밀한 조정 능력을 들 수 있다.

국부적 화학전달자의 한 부류가 있는데, 이것은 세포 사이의 전달자가 아니다. 다시 말해 그들은 세포 사이에서 통신하지 않는다. 오히려 한 세포에서 세포외액으로 분비되는 화학물질이 그것을 분비한 바로 그 세포에 작용한다. 이러한 전달자를 **자가분비물질**(autocrine substance)이라고 한다(그림 1.10 참조). 종종 하나의 전달자가 측분비와 자가분비 기능을 동시에 수행하기도 한다. 즉 한 세포에서 방출된 전달자 분자가 그 전달자를 분비한 세포에서 작용할 뿐만 아니라 인접한 세포에도 국부적으로 작용할 수

있다. 이러한 유형의 신호 전달은 면역 체계의 세포에서 흔히 발견된다(제18장).

여기서 이후의 혼동을 피하기 위해 강조해야 할 중요한 점이 하나 있다. 뉴런, 내분비세포, 그리고 다른 종류의 세포들 모두 동일한 화학전달자를 분비할 수 있다는 것이다. 어떤 경우에 하나의 특정 전달자가 때로는 신경전달물질이나 호르몬으로, 또는 측분비물질이나 자가분비물질로 기능할 수 있다. 예를 들면 노르에피네프린은 뇌에서 신경전달물질일 뿐만 아니라 부신세포에서는 호르몬으로 분비된다.

이 절에서 지금까지 설명한 모든 형태의 세포 사이 소통은 세포외액으로 화학전달자를 분비하는 것과 관련되어 있다. 그러나 그러한 분비가 필요하지 않은 세포 사이의 화학적 소통 수단으로 두 가지 중요한 형태가 있다. 첫 번째 형태는 세포 사이의 간극연접(gap junction: 두 세포 사이의 세포질을 연락하는 물리적 연결고리, 제3장 참조)을 통해 일어나는 것으로서, 물질이 세포의 액으로 들어가지 않고 한 세포에서 인접한 세포로 이동한다. 두 번째 형태는 화학전달자가 그것을 생성하는 세포에서 분비되지 않고 그 세포의 세포막에 존재하는 것이다. 예를 들면 전달자가 하나의 세포막 단백질이면서 그 구조의 일부가 세포 밖 공간으로 뻗어 있는 것이다. 그 세포가 전달자에 반응할 수 있는 다른 세포 종류와 만나면 두 세포가 막 결합 단백질을 통해 연결된다. 때로는 **접촉분비**(juxtacrine)라고 하는 이러한 형태의 신호는 조직의 성장과 분화에서뿐만 아니라 미생물과 다른 외부물질로부터 신체를 보호하는 세포의 기능에서도 특히 중요하다(제18장). 이것은 유사한 형태의 세포들이 서로를 인식해 조직을 형성하는 한 가지 방법이기도 하다.

1.8 항상성에 관련된 과정

적응과 순응

적응(adaptation)이란 용어는 특정한 환경에서 생존에 유리한 특성을 의미한다. 인간에서 흔히 볼 수 있는 예시로는 특정 개인이 우유의 락토스를 소화하는 능력과 어두운 피부로 자외선의 위험한 영향으로부터 보호되는 것이 있다. 항상성 조절계는 유전적인 생물학적 적응이다. 특별한 환경적 스트레스에 반응하는 능력은 고정되어 있지 않지만, 어떤 경우에는 그 스트레스에 장기간 노출되면 증강될 수 있다. 이러한 기존의 항상성 시스템의 향상된 기능 형태의 적응을 **순응**(acclimatization)이라고 한다.

예를 들어 열 노출에 대한 반응으로 땀을 흘리는 것에 대한 간단한 실험을 해보자. 첫째 날에 한 여성을 고온에 30분간 노출시키고 표준화된 운동 테스트를 하도록 요청한다. 체온이 상승하고, 일정한 시간이 지나면 땀을 흘리기 시작한다. 땀을 흘리는 것은 몸으로부터 열 손실을 증가시키고, 따라서 더운 환경에서 체온 상승을 최소화하고자 하는 기전이다. 이러한 조건에서 생성되는 땀의 양을 측정한다. 그런 다음 1주일 동안 그 여성이 하루에 1~2시간 동안 열 챔버(heat chamber)에 들어가서 운동을 하게 한다. 8일째에 첫째 날에 했던 것과 같은 운동 테스트를 하게 해 체온과 땀이 나는 속도를 다시 측정한다. 눈에 띄는 특징은 첫째 날에 비해 그 여성은 더 일찍, 그리고 더 많이 땀을 흘린다는 것이다. 결과적으로 그 여성의 체온은 거의 같은 정도로 상승하지 않으며, 열에 순응하게 된 것이다. 즉 그 여성은 열에 반복적으로 노출됨으로써 유도되는 적응 변화를 겪고 이제는 열의 노출에 더 잘 반응하게 된 것이다.

순응은 일반적으로 가역적이다. 앞의 예에서 만약 열에 매일 노출되는 것을 중지한다면, 피험자의 땀 흘리는 속도는 비교적 짧은 시간 내에 순응 전의 값으로 돌아갈 것이다.

순응하는 동안 변화에 대응하는 능력을 증가시키는 것에 대한 정밀한 해부학적·생리학적 변화는 매우 다양하다. 이는 일반적으로 기본적인 반응을 중개하는 항상성 조절계에서 하나 또는 그 이상의 세포 종류의 수, 크기, 민감도의 증가와 관련되어 있다.

생체리듬

이미 설명한 바와 같이 신체 기능 중 두드러진 특징은 주기적인 변화이다. 그중 가장 일반적인 형태가 **일주기 리듬**(circadian rhythm)으로서, 24시간마다 거의 한 번의 주기를 이룬다. 잠자고 깨는 것, 체온, 혈중 호르몬 농도, 소변으로의 이온 배설, 그 밖의 다른 많은 기능이 24시간 주기의 변화를 보인다. 일주기 리듬의 한 가지 예를 **그림 1.11**에 제시했다.

생체리듬은 항상성과 어떤 관련성이 있을까? 그들은 항상성 제어 시스템, 즉 감지기 없이 작용하는 앞먹임 조절계(feedforward system)에 예상 구성요소를 추가한다. 이 장 앞부분에서 설명한 음성 되먹임 항상성 반응은 교정(corrective) 반응이다. 이러한 반응은 각각의 안정 상태가 교란된 후에 시작되지만, 생체리듬은 교란이 일어나려고 할 때, 하지만 실제로는 교란이 일어나기 전에 항상성 대사를 활성화해 즉각적이고 자동적으로 항상성이 이용될 수 있도록 한다. 예를 들어 체온은 일반적인 수면-각성 주기에 따라 사람이 깨어나기 전에 상승한다. 이것은 신진대사(화학반응)가 어느 정도 온도에 의존하기 때문에 신체의 신진대사 기계가 깨어나는 즉시 가장 효율적으로 작동하도록 한다. 수면 중에

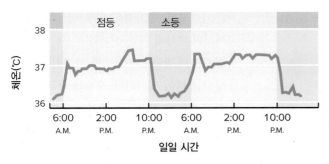

그림 1.11 16시간 동안 실내등이 켜지고(위쪽의 회색 막대), 8시간 동안 실내등이 꺼지는(위쪽의 파란색 막대) 곳에 있는 사람 체온의 일주기 리듬. 깨어 있는 시간 동안에 일어나는 활동과 대사 증가를 예상하고 전등이 켜지기 직전에 체온이 상승함에 주목하라. 출처: Moore-Ede, Martin C., Sulzman, Frank M., and Fuller, Charles A., *The Clocks that Time Us*, Harvard University Press, 1982.

는 활동시간보다 신진대사가 느려지므로 이 시간에는 체온이 내려간다. 대부분의 신체리듬과 관련해서 중요한 점은 내부적으로 작동한다는 것이다. 환경적 요소는 신체리듬을 주도하는 것이 아니라 리듬의 **동조**(entrainment) 또는 리듬의 실제 시간 설정에 중요한 타이밍 신호를 제공한다. 고전적인 실험이 이 구분을 명확히 해줄 것이다.

피험자들은 시간에 대한 지식을 포함해 일상적인 외부 환경으로부터 완전히 격리된 실험실에 배치되었다. 처음 며칠 동안 그들은 실내 조명을 매일 같은 시간에 켜고 끄는 24시간 휴식-활동 주기에 노출되었다. 이러한 조건에서 수면-각성 주기는 24시간이었다. 그런 다음 모든 환경 시간 신호를 제거하고 피험자 스스로 조명을 제어할 수 있도록 했다. 그러자 곧 그들의 수면-각성 패턴이 바뀌기 시작했다. 평균적으로 취침시간은 매일 약 30분 늦게 시작되었고 기상시간도 마찬가지였다. 따라서 환경 신호가 전혀 없는 상태에서 수면-각성 주기가 지속되었다. 이러한 주기를 **자유진행리듬**(free-running rhythm)이라고 한다. 이 경우는 24시간이 아니라 약 24.5시간 주기였다. 이는 일주기 리듬을 24시간으로 변화시키기 위해서는 신호가 필요하다는 것을 보여준다.

신체리듬에서 신경계의 기본이 되는 것은 무엇일까? 시상하부(hypothalamus)라고 하는 뇌의 한 부분에 있는 특정한 뉴런 집합체(시교차상핵)가 일주기 리듬의 주요 **속도조정자**(pacemaker) 또는 시계 역할을 한다. 그것이 외부 환경 단서와 독립적으로 시간을 유지하는 방법은 완전히 이해되지 않았지만 심박조율기 세포의 중요한 유전자를 리드미컬하게 켜고 끄는 것과 관련된 것으로 보인다.

속도조정자 세포는 눈과 신경계의 많은 다른 부분으로부터 입력을 받고, 이러한 입력은 외부 환경에 의해 나타나는 **동조 효과**(entrainment effect)를 중재한다. 또한 속도조정자는 신경신호를

뇌의 다른 부분으로 보내고, 이는 다시 다양한 신체 시스템에 영향을 주어 어떤 것은 활성화하고 어떤 것은 억제한다. 속도조정자의 출력 가운데 하나는 **멜라토닌**(melatonin) 호르몬을 분비하는 뇌 속 분비샘인 **송과샘**(pineal gland)으로 전해진다. 속도조정자 세포에서 나온 신경신호는 어두울 때는 송과샘이 멜라토닌을 분비하게 하고 밝은 낮에는 분비하지 않도록 한다. 그러므로 멜라토닌은 다른 기관에 직접 영향을 미치거나 기관의 작용을 조절하는 뇌 부분의 활동을 변화시킴으로써 중요한 중개인 역할을 하는 것으로 여겨진다.

체내 화학물질의 항상성에 따른 균형

많은 항상성 시스템은 몸에서 화학물질을 제공하거나 제거하는 것 사이에서 균형을 조절한다. **그림 1.12**는 그러한 균형 유지와 관련될 수 있는 가능한 경로의 일반적인 도식이다. **풀**(pool)은 균형 도식에서 중요한 중심적 위치를 차지한다. 이것은 체내에서 쉽게 이용할 수 있는 물질의 양이며, 종종 세포외액에 존재하는 양과 같다. 풀은 모든 경로로부터 물질을 받고, 또 그 물질을 재분배한다.

그림 1.12의 왼쪽에 나타난 경로는 체내로 제공되는 순 획득량의 공급원을 나타낸다. 어떤 물질은 위장관(GI)이나 폐를 통해 체내로 들어올 수 있다. 또 어떤 물질은 체내에서 다른 물질로부터 합성될 수도 있다.

그림 오른쪽에 있는 경로는 체내로부터 일어나는 순 손실량의 원인을 나타낸다. 어떤 물질은 피부, 머리카락, 손톱, 땀, 눈물과 같이 신체 표면으로부터 손실될 뿐만 아니라 소변, 대변, 호흡, 월경을 통해서도 손실될 수 있다. 어떤 물질은 효소에 의해 화학적으로 변화되어 대사에 의해 제거될 수도 있다.

그림의 중앙은 체내 물질의 분포를 나타낸다. 물질은 풀에서 제공되어 저장고에 축적되기도 한다. 예를 들어 지방은 지방조직에 축적된다. 반대로 물질이 저장고에서 다시 풀로 들어갈 수도 있다. 결국 물질은 지방산이 세포막 안으로 들어가는 것처럼 어떤 다른 분자구조와 가역적으로 합병된다. 이러한 합병은 복잡한 구조가 분해될 때마다 물질이 다시 떨어져 나올 수 있다는 점에서 가역적이다. 이와 같은 경로는 물질이 다른 물질에 합병되어 특정한 기능을 갖는 새로운 분자를 생성해 낸다는 점에서 저장과 구별된다.

물질이 이 일반화된 도식의 모든 경로를 따르는 것은 아니다. 예를 들어 Na^+과 같은 무기질은 합성될 수 없고, 보통 폐를 통해 들어가지 않으며, 대사 과정에 의해 제거될 수 없다.

그림 1.12는 균형 개념과 관련된 두 가지 중요한 일반화를 제시한다: (1) 특정 기간 동안 체내 전체 평형은 신체의 순 획득량과 순 손실량의 상대적인 비율에 달려 있다. (2) 풀 농도는 체내 물질의

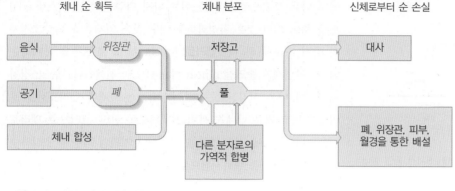

체내 순 획득　　　　체내 분포　　　　신체로부터 순 손실

음식 → 위장관

공기 → 폐

체내 합성

저장고

풀

다른 분자로의
가역적 합병

대사

폐, 위장관, 피부,
월경을 통한 배설

그림 1.12 화학물질에 대한 균형 도식.

총량뿐만 아니라 교환량에도 달려 있다.

어떤 물질에 대해서도 체내 전체 평형에 있어 세 가지 상태가 가능하다.

- 손실량이 획득량을 초과한 상태로서, 체내에 그 물질의 총량이 감소하고 있으면 그 사람은 **음의 균형**(negative balance) 상태에 있다고 한다.
- 획득량이 손실량을 초과한 상태로서, 체내에 그 물질의 총량이 증가하고 있으면 그 사람은 **양의 균형**(positive balance) 상태에 있다고 한다.
- 획득량과 손실량이 같으면 그 사람은 **안정적 균형**(stable balance) 상태에 있다고 한다.

분명히 안정적 균형 상태는 도식의 어떤 경로를 통해 획득하거나 손실되는 양의 변화에 의해 흐트러질 수 있다. 예를 들어 땀을 많이 흘리면 수분량이 심각한 음의 균형 상태가 될 수 있다. 반대로 수분의 섭취와 배설의 항상성 조절에 의해 안정적 균형 상태가 다시 회복될 수 있다.

다른 예로 칼슘 이온(Ca^{2+})의 균형을 생각해 보자. 세포외액에서의 Ca^{2+} 농도는 정상적인 세포의 기능, 특히 근육세포와 뉴런에 중요하지만 골격의 형성과 유지에도 중요하다. 신체 내 Ca^{2+}의 대부분은 뼛속에 존재한다. Ca^{2+}의 균형을 위한 조절계는 장과 신장을 표적으로 해 음식으로부터 흡수된 Ca^{2+}의 양이 소변으로 배출되는 양과 균형을 이루게 한다. 그러나 유아기와 어린이 시기에는 Ca^{2+}의 순 균형이 양성이며, Ca^{2+}이 성장하는 뼈에 축적된다. 생애 후반기의 여성에서 폐경 후(제17장 참조) Ca^{2+}은 뼈에 침착되는 것보다 더 빠르게 방출되어 여분의 Ca^{2+}이 소변으로 사라진다. 결과적으로, Ca^{2+}의 뼈에의 풀이 작아지고, 체내 Ca^{2+} 손실 속도가 섭취량을 초과해 Ca^{2+}의 균형이 음성으로 된다.

요약하면, 항상성은 외부 및 내부 환경에서의 변화에 대한 신체의 적응반응을 조절하는 복잡하고 역동적인 과정이다. 항상성 시스템이 적절하게 작동하기 위해서는 환경 변화를 감지하는 센서와 보상적 반응을 일으키는 수단이 필요하다. 보상반응은 근육활동, 행동적 변화, 호르몬과 같은 화학전달자의 합성을 필요로 하기 때문에 항상성은 에너지 소비를 통해서 이루어진다. 이 에너지를 제공하는 영양소뿐만 아니라 영양소의 화학결합에 저장된 에너지를 방출하는 세포 구조와 화학반응은 제2장과 제3장에서 설명한다.

1.9 생리학의 원리

인체의 기능에 대한 상세한 연구를 수행할 때 생리학의 몇 가지 기본적이고 일반적인 원리가 반복적으로 관찰된다. 이러한 원리를 알고 이들이 서로 다른 기관계에서 어떻게 나타나는지를 인식하면 인체의 통합 기능에 대해 더 깊이 이해할 수 있다. 이에 대한 통찰력을 얻을 수 있도록 제2장부터 시작해서 각 장의 서론이 해당 장에서 설명하는 일반 원리를 강조할 것이다. 각 장 마지막에 제시된 연습문제를 통해 해당 장에서 설명한 다음과 같은 생리학의 일반 원리의 적용을 이해했는지 평가해 볼 것이다.

1. **항상성은 건강과 생존을 위해 필수적이다.** 체온, 혈당 농도와 같은 생리적 변동을 정상범위 내에서 유지하는 능력은 모두 생리학이 기반이 되는 기본 원리를 바탕으로 한다. 이러한 원리의 핵심은 되먹임과 앞먹임 조절이다. 항상성에 대한 도전은 질병이나 기아(famine)와 같은 환경적 요인 또는 극한의 온도에 노출된 결과로 인해 발생할 수 있다.

2. **기관계의 기능은 서로 조정된다.** 생리학적 기전은 세포, 조직, 기관 및 기관계의 수준에서 작동하고 상호작용한다. 또한 인체 내 서로 다른 기관계는 독립적으로 기능하지 않는다. 각 기관계는 일반적으로 하나 또는 그 이상의 다른 기관계와 상호작용해 항상적 변수를 조절한다. 제12장과 제14장에서 배울 하나의 좋은 예가 혈압 조절에서 순환계와 비뇨계의 상호 조정 활동이다. 이러한 유형의 조정은 생리학적인 맥락에서 종종 '통합'이라고 한다.

3. **대부분의 생리적 기능은 다수의 조절계에 의해 조절되며,**

종종 서로 길항적으로 작동한다. 전형적으로, 인체 내의 조절계는 심장박동수처럼 주어진 변수가 촉진신호 및 억제신호 모두를 받는다. 예를 들어 제6장에서 자세히 배우겠지만 신경계는 두 가지 유형의 신호를 심장에 보낸다. 촉진신호 대 억제신호의 비율을 조정함으로써 휴식 또는 운동과 같이 변화하는 조건하에서 심장박동수를 미세 조정할 수 있다.

4. **세포, 조직, 기관 사이의 정보 흐름은 항상성의 필수적인 특징이며 생리학적 과정의 통합을 허용한다.** 세포는 국소적으로 분비된 화학신호를 통해 가까운 세포와 통신할 수 있다. 이것의 좋은 예는 단백질 소화의 주요 특징인 위산을 생산하는 위 세포 간 신호이다(제15장 참조). 한 구조물의 세포는 전기신호 또는 호르몬과 같은 화학전달자를 사용해 장거리 소통도 가능하다. 전기 및 호르몬 신호에 관한 것은 이 책 전체, 특히 제6, 7, 11장에서 논의할 것이다.

5. **물질의 조절된 교환은 구획과 세포막을 가로질러 일어난다.** 세포외액과 세포내액 사이에서 물이나 용질(이온, 당류 및 기타 분자)의 이동은 모든 세포, 조직, 기관의 생존에 중요하다. 이런 방식으로 중요한 생물 분자가 세포로 전달되고 폐기물이 신체에서 제거된다. 또한 이온 이동의 조절은 많은 세포 유형의 기능에 결정적인 전기적 특성을 생성한다. 이와 같은 교환은 제4장에서 소개될 몇 가지 다른 기전을 통해 이루어지며, 책 전체에 걸쳐 각 기관계에 적합하도록 강화된다.

6. **생리학적 과정은 화학적·물리적 법칙에 의해 일어난다.** 이 책에서는 적혈구의 단백질인 헤모글로빈에 산소가 가역적으로 결합하는 것과 같은 간단한 화학반응을 보게 될 것이다(제13장). 그러한 반응을 조절하는 기본 기전은 제3장에서 검토한다. 중력, 전자기학 및 관(tube)의 직경과 관을 통과하는 액체의 흐름을 비롯한 물리적 법칙은 왜 우리가 서 있을 때 갑자기 어지러움을 느낄 수 있는지(제12장)와 우리의 눈이 빛을 어떻게 감지하는지(제7장), 우리가 공기로 폐를 팽창시키는 방법(제13장)을 설명하는 데 도움이 된다.

7. **생리학적 과정에는 물질과 에너지의 이동과 균형이 필요하다.** 성장과 항상성의 유지는 신체와 환경, 그리고 신체의 다른 부위 사이에서 에너지를 산출하는 영양소와 분자의 구성단위 이동과 변형을 조절해야 한다. 영양소가 섭취되고(제15장), 다양한 형태로 저장되며(제16장), 궁극적으로는 대사되어 ATP의 화학결합에 저장될 수 있는 에너지를 제공한다(제3장과 제16장). 모든 무기 분자의 농도는 뼈에서 발견되는 Ca^{2+}처럼(제11장) 구조 및 기능을 유지한다. 신체의 가장 중요한 기능 중 하나는 근육 운동에 필요한 영양소와 산소의 요구량 증가와 같은 변화하는 요구에 대응하는 것이다. 이를 위해서는 특정 시간에 가장 많이 필요로 하는 영역에 자원을 조달하고 할당해야 한다. 신체의 기관계가 변화하는 요구를 인식하고 이에 반응하는 기전은 제6~19장에서 반복적으로 다룰 주제이다.

8. **구조는 기능의 결정요인이며, 함께 진화한다.** 세포, 조직 및 기관 및 기관계의 형태와 구성은 어떻게 상호작용하고 물리적 세계와 상호작용하는지를 결정한다. 이 책 전체에서 유사한 기능을 수행하기 위해 신체 부위가 다른 구조로 수렴되는 사례를 볼 수 있다. 예를 들어 순환계(제12장), 호흡계(제13장), 비뇨계(제14장), 소화계(제15장), 생식계(제17장)에서 막 이동과 확산을 촉진하기 위한 표면 영역의 엄청난 정교함을 보게 될 것이다.

해답은 책 뒷부분에 있다.

1. 다음 중 체내의 네 가지 기본 세포 형태 중 하나는 무엇인가?
   a. 호흡
   b. 상피
   c. 내분비
   d. 외피
   e. 면역

2. 다음 중 틀린 것은 무엇인가?
   a. 화학평형은 계속적인 에너지 공급이 필요하다.
   b. 양성 되먹임은 음성 되먹임보다 자연 상태에서 덜 일반적이다.
   c. 항상성은 주어진 변수가 변하지 않는 것을 의미하지는 않는다.
   d. 발열은 기준점을 재설정하는 한 예이다.
   e. 원심성 경로는 반사궁의 통합중추로부터 정보를 전달한다.

3. 뜨거운 난로에 손이 닿아서 일어나는 반사궁에서 효과기는 어떤 종류의 조직에 속하는가?
   a. 신경
   b. 결합
   c. 근육
   d. 상피

4. 다음 중 옳은 것은 무엇인가?
   a. 일주기 리듬은 자유롭게 운동할 수 있으며, 환경신호에 고정될 수 없다.
   b. 색상을 인식할 수 있는 능력은 적응의 예다.
   c. 매우 짠 음식을 섭취하면 나트륨의 양성 균형 기간이 생성될 것이다.
   d. 과도한 물 섭취는 신체에서 수분의 음성 균형을 만들어낼 것이다.
   e. 적응은 개인의 유전적 조성의 수정이 필요하다.

5. 인체 내에서 수분이 가장 많이 발견되는 곳은 어디인가?
   a. 간질액 구획
   b. 세포내액 구획
   c. 혈장 구획
   d. 총 세포외액 구획

6. 여러 유형의 수송 과정에 관여하고 있는 조직 중 관 모양 구조물의 내부 표면을 덮고 있는 조직을 _____(이)라고 한다.

7. 세포 외부에서 발견되는 모든 액체를 _____(이)라고 하며, 이것은 _____액과 _____액으로 구성되어 있다.

8. 항상성 변수에 대한 미래의 변화를 예상해 일어나는 생리학적 변화를 _____ 과정이라 한다.

9. _____(은)는 세포가 방출한 화학적 인자로서, 먼저 혈액에 들어가지 않고 이웃 세포에 작용한다.

10. 신체에서 물질의 손실이 그것의 이득을 초과하면, 그 사람은 그 물질에 대해 _____ 균형을 이루고 있다고 한다.

인체의 화학적 구성과 생리학과의 관련성

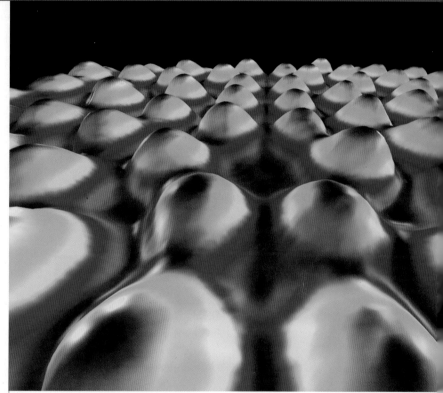

망간 원자의 컬러화한 주사 터널링 현미경 사진. Andrew Dunn/Alamy Stock Photo

제1장에서는 혈액에 있는 화학물질의 농도와 같은 여러 가지 변수가 정상적인 범위 내에서 안정되게 유지되는 항상성 개념을 알아보았다. 항상성이 유지되는 기전을 완전하게 이해하기 위해서는 먼저 원자와 분자 사이의 상호작용을 가능하게 하는 특성을 포함한 인체의 기본적인 화학을 이해해야 한다. 이와 같은 상호작용은 체액의 건강한 pH 유지, 분자 사이의 결합과 이에 따른 분자의 기능 변화, 다양한 생리적 과정을 매개하는 단백질의 기능 결정, 에너지 항상성 유지와 같은 다양한 과정의 기초를 형성한다.

이 장에서는 주요한 인체 유기 분자의 특성도 서술할 것이다. 생리학에서 이러한 분자의 특정 기능은 여기에서 소개되며, 필요한 경우 후속 장에서 보다 자세히 논의할 것이다. 또한 제1장에서 소개한 생리학의 일반 원리 중 하나인 '생리학적 과정은 화학적·물리적 법칙에 의해 일어난다'는 것을 이해하는 데 필요한 지식을 배울 것이다. ■

2.1 원자

모든 화학물질을 구성하는 물질의 단위를 **원자**(atom)라고 한다. 탄소, 수소, 산소 등과 같은 원자 각각의 유형을 **화학원소**(chemical element)라고 한다. 1개나 2개의 문자 부호가 각 원소의 약자로 사용된다. 자연계에는 100개가 넘는 원소가 존재하지만 그중 24개의 원자(**표 2.1**)만이 인체의 구조와 기능을 위해 필수적이라고 알려져 있어 생리학자들의 흥미를 끈다.

원자의 구성요소

원자의 화학적인 특성은 원자 내 세 가지 하위 입자인 **양성자**(proton), **중성자**(neutron), **전자**(electron)로 설명할 수 있다. 양성자와 중성자는 원자 중심, 즉 **원자핵**(atomic nucleus)의 아주 작은 부피에 국한되어 있다. 전자는 핵으로부터 다양한 거리에 있는 궤도(orbital)를 따라 회전한다. 첫 번째 궤도는 2개의 전자까지만 담을 수 있고 더 이상은 불가능하다. 원자가 더 커지면 더 많은 전자를 가지므로 핵 주위에 더 많은 궤도가 있게 된다. 원자가 점점 더 커짐에 따라 핵으로부터 더욱 먼 거리에 있는 전자껍질(electron shell)에서 궤도를 볼 수 있다. 탄소와 같은 원자는 하나의 전자를 지닌 수소보다는 더 많은 전자껍질을 갖지만, 전자를 더 많이 지닌 철 원자보다는 훨씬 적은 전자껍질을 가진다.

모든 원자에서 가장 안쪽의 첫 번째 껍질은 하나의 구형(spherical, 's') 궤도에 2개의 전자를 담을 수 있다(**그림 2.1a**). 일단 가장 안쪽의 껍질이 채워지면 전자는 두 번째 껍질을 채우기 시작한다. 두 번째 껍질은 8개의 전자를 붙잡을 수 있는데 처음 2개의 전자가 s궤도를 채우고, 나머지 전자는 3개의 부가적인 프로펠러 모양(propeller-shaped, 'p') 궤도를 채운다. 추가적인 전자껍질이 그 이상의 궤도를 수용할 수 있는데, 이는 안쪽 껍질들이 먼저 모두 채워진 다음에야 일어날 수 있다. 이 책에서는 단순화

표 2.1	인체에 존재하는 필수적인 화학원소
원소	기호
주요 원소: 인체 내 총원소의 99.3%	
수소	H(63%)
산소	O(26%)
탄소	C(9%)
질소	N(1%)
무기질 원소: 인체 내 총원소의 0.7%	
칼슘	Ca
인	P
칼륨	K
황	S
나트륨	Na
염소	Cl
마그네슘	Mg
미량 원소: 인체 내 총원소의 0.01% 미만	
철	Fe
요오드	I
구리	Cu
아연	Zn
망간	Mn
코발트	Co
크롬	Cr
셀레늄	Se
몰리브덴	Mo
불소	F
주석	Sn
실리콘	Si
바나듐	V

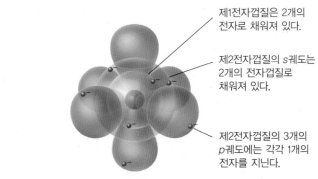

제1전자껍질은 2개의 전자로 채워져 있다.

제2전자껍질의 s궤도는 2개의 전자껍질로 채워져 있다.

제2전자껍질의 3개의 p궤도에는 각각 1개의 전자를 지닌다.

(a) 궤도 안의 전자를 보여주는 질소 원자

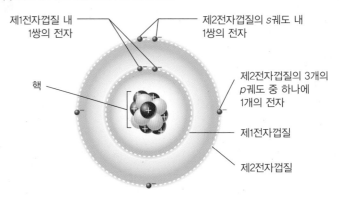

제1전자껍질 내 1쌍의 전자

제2전자껍질의 s궤도 내 1쌍의 전자

핵

제2전자껍질의 3개의 p궤도 중 하나에 1개의 전자

제1전자껍질

제2전자껍질

(b) 질소 원자 내 단순 묘사
(7개 전자: 2개는 제1전자껍질에, 나머지 5개는 제2전자껍질에 있음)

그림 2.1 질소를 예로 들어 보여주는 원자 내 입자들의 배열. (a) 양전하의 양성자와 전하가 없는 중성자로(단, 수소는 예외) 구성된 핵 주위에 음전하의 전자가 궤도를 이루고 있다. 전자가 발견되는 부위인 궤도는 2개까지의 전자로 채워진다. 궤도는 전자껍질 내에 존재하는데, 전자껍질은 원자의 크기가 커짐에 따라 핵으로부터 점진적으로 더 먼 거리에 놓이게 된다. 첫 번째 전자껍질에는 단 하나의 궤도만이 존재한다. 다른 전자껍질은 서로 다른 수의 궤도를 포함하기도 한다. (b) 질소 원자의 간략한 2차원적 묘사로 가장 안쪽의 전자껍질에 필요한 총량인 2개의 전자를, 가장 바깥쪽 제2전자껍질에 5개의 전자를 보여주고 있다. 이와 같이 원자를 간략히 보여주기 위한 수단을 사용한 경우 예시에서처럼 궤도를 그리지 않는다.

를 위해 s와 p 궤도 간의 구별을 무시할 것이고, **그림 2.1b**의 질소의 예에서 보여주는 바와 같이 2차원으로 원자의 에너지 껍질을 표현한다.

원자는 가장 바깥쪽의 전자껍질에 있는 모든 궤도가 각 전자로 채워져 있을 때 가장 안정적이다. 뒤에 설명하겠지만, 만약 하나 또는 그 이상의 궤도가 전자를 수용하지 못했다면 원자는 다른 원자와 반응해 분자를 구성하게 된다. 생리학에서 가장 중요한 많은 원자가 바깥쪽 껍질 수의 용량을 채우기 위해 8개의 전자를 필요로 한다.

각각의 하위 원자 입자는 서로 다른 전기적 전하를 가지고 있다. 양성자는 하나의 양전하를 가지고 있고, 전자는 하나의 음전하를 가지고 있으며, 중성자는 전기적으로 중성이다. 양성자는 원자핵 안에 있기 때문에 핵은 그것이 가지는 양성자의 수와 같은 양전하를 가진다. 반대되는 전기적 전하는 서로 잡아당기고 같은 쪽 전하는 서로 밀어낸다. 양전하의 양성자와 음전하의 전자 사이의 인력이 원자를 구성하는 주요 힘이다. 그러나 원자 전체는 전기적 전하를 가지지 않는다. 왜냐하면 핵 주위를 도는 음전하를 띤 전자의 수와 핵 안에 양전하를 띤 양성자의 수가 같기 때문이다.

원자번호

각 화학원소는 특정한 수의 양성자를 가지고 있으며, 이 숫자가 하나의 원자를 다른 원자들과 구별해 주는데 이를 **원자번호**(atomic number)라 한다. 예를 들어 가장 간단한 원자인 수소는 그것이 가지는 하나의 양성자에 상응하는 원자번호 1을 가진다. 또 다른 예로 칼슘은 20개의 양성자에 상응하는 원자번호 20을 가진다. 원자는 전기적으로 중성이기 때문에 원자번호 또한 원자 내 전자 수와 동일하다.

원자량

원자는 질량이 매우 작다. 예를 들면 수소 원자 하나의 질량은 1.67×10^{-24} g이다. **원자량**(atomic mass)의 크기는 다른 원자의 질량에 상대적인 값으로 나타낸다. 그 척도는 탄소 원자의 질량 12에 기초한다. 이러한 척도를 바탕으로 수소 원자는 탄소 원자 질량의 1/12인 대략 1의 원자량을 가진다. 마그네슘 원자는 24의 원자량을 가지는데 이는 탄소 원자 질량의 2배이다. 원자량의 단위는 돌턴(dalton)으로 알려져 있다. 1돌턴(d)은 탄소 원자량의 1/12에 해당한다.

비록 원자핵 안의 중성자 수가 양성자 수와 종종 같지만, 많은 화학원소는 그들이 가진 중성자 수가 양성자 수와 다른 **동위원소**(isotope)라는 다양한 형태로 존재할 수 있다. 예를 들면 가장 흔한 탄소 원자의 형태인 ^{12}C는 6개의 양성자와 6개의 중성자를 가진다. 그러므로 원자번호는 6이다. 양성자와 중성자는 질량이 대략 같다. 그러므로 ^{12}C의 원자량은 12이다. 반면에 방사성 탄소 동위원소 ^{14}C는 6개의 양성자와 8개의 중성자를 가지므로, 원자번호는 6이지만 원자량은 14이다. 표준주기율표에 나와 있는 원소의 원자량은 자연 상태에 존재하는 동위원소의 평균값이다.

많은 동위원소는 불안정해 자발적으로 에너지 형태 또는 핵의 일부와 같은 원자 구성성분의 일부를 방출한다. 이 과정을 방사능 방출이라 하고, 이와 같은 동위원소를 **방사성동위원소**(radioisotope)라 한다. 방사성동위원소의 독특한 성질은 의학이나 생리학에서 널리 사용되고 있다. 한 예로 고에너지 방사능을 인체의 암 발생 부위에 조사해 암세포를 제거하는 데 사용한다. 방사성동위원소는 질병의 진단에도 유용하게 사용된다. 널리 사용되는 예로 포도당을 방사성동위원소인 불소(F)를 갖도록 화학적으로 변형한 다음 혈액으로 주입하면 방사능을 띠는 포도당은 정상적인 포도당처럼 인체의 모든 세포에 의해 흡수된다. 특수한 영상기술인 **PET 스캔**(positron emission tomography scan, 양전자방사단층촬영 스캔)을 이용하면 얼마나 많은 방사능 표지 포도당이 여러 기관에 나타나는지를 검출할 수 있다(**그림 2.2**). 포도당은 모든 세포에서 핵심적 에너지의 원천이기 때문에 이 정보는 어느 기관이 얼마나 기능적으로 정상인지 또는 활성화되었는지를 말해준다. 한 예로 PET 스캔 결과 심장에서 방사능 표지 포도당의 출현이 감소한다면, 이는 심장 혈관에 이상이 생겨 에너지 공급이 불충분함을 시사하는 것이다. PET 스캔은 암의 존재를 검출할 수 있다. 왜냐하면 암세포는 정상세포보다 성장이 빠르고 많은 포도당 흡수가 필요하기 때문이다.

화학원소의 **그램원자질량**(gram atomic mass)은 그램 단위 원소의 양으로서 원자 무게의 수적인 값과 같다. 그러므로 탄소(모두 ^{12}C라고 가정) 12 g은 탄소의 1 그램원자질량이다. 어떤 원소라도 1 그램원자질량은 같은 수의 원자를 가진다. 예를 들면 수소 1 g은 6×10^{23}개의 원자를 가지고, 수소 원자의 12배 질량을 가진 탄소 12 g 역시 6×10^{23}개의 원자를 가진다. 19세기 이탈리아 과학자 아메데오 아보가드로(Amedeo Avogadro)를 기념해 이 값을 종종 아보가드로상수 또는 아보가드로수라고 한다.

이온

앞에서 설명한 것처럼 원자는 동일한 수의 음전하를 띠는 전자와 양전하를 띠는 양성자를 가지기 때문에 하나의 원자는 전기적으로 중성이다. 그러나 만약 원자가 1개나 그 이상의 전자를 얻거나 잃는다면 순(net) 전하를 가지게 되어 **이온**(ion)이 된다. 이

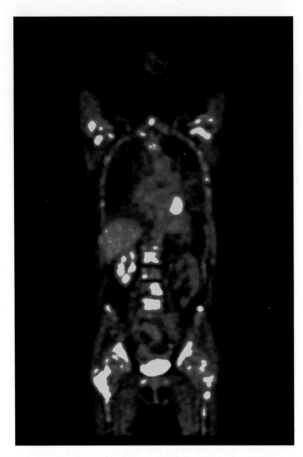

그림 2.2 인체의 PET 스캔 사진. 이 사진에서 인체의 여러 기관에 흡수된 방사능 포도당이 가상의 색으로 나타난다. 색이 밝을수록 더 많은 방사능 포도당이 흡수된 것이다. 이 환자의 경우 밝은색으로 표시된 부위에 암세포가 존재한다.
Living Art Enterprises/Science Source

표 2.2		인체에서 가장 흔하게 발견되는 원소의 이온 형태		
원자	기호	이온	화학기호	얻거나 잃은 전자
수소	H	수소 이온	H^+	1개 잃음
나트륨	Na	나트륨 이온	Na^+	1개 잃음
칼륨	K	칼륨 이온	K^+	1개 잃음
염소	Cl	염소 이온	Cl^-	1개 얻음
마그네슘	Mg	마그네슘 이온	Mg^{2+}	2개 잃음
칼슘	Ca	칼슘 이온	Ca^{2+}	2개 잃음

한다[예: 칼슘 이온(Ca^{2+})].

수소와 기타 많은 원자가 쉽게 이온을 형성한다. **표 2.2**는 신체에서 보이는 이러한 몇 가지 원소의 이온 형태를 나타낸 것이다. 순 양전하를 띤 이온을 **양이온**(cation)이라고 하고, 순 음전하를 띤 이온을 **음이온**(anion)이라고 한다. 이들이 지닌 전하 때문에 이온은 물에 용해되었을 때 전기를 전도할 수 있다. 따라서 무기질 원소의 이온 형태를 총괄해 **전해질**(electrolyte)이라고 한다. 전해질은 세포막을 가로질러 전하를 운반하는 데 사용되기 때문에 생리학에서 매우 중요하다. 이런 방법으로 많은 세포에서 전해질은 전류의 원천으로 작용한다. 제6, 9, 12장에서 근육세포나 뉴런에서 전류가 독특한 방법으로 기능하는 데 핵심 역할을 한다는 것을 배울 것이다.

신체의 원자 구성

4개의 필수원소(표 2.1 참조)인 수소(H), 산소(O), 탄소(C), 질소(N)가 신체 내 원자의 99% 이상을 차지한다.

7개의 필수 **무기질 원소**(mineral element)는 세포내액과 세포외액에 녹아 있는 가장 많은 물질이다. 대부분 몸의 칼슘과 인 원자는 뼈 조직의 고형 기질을 만든다.

13개의 필수 **미량 원소**(trace element)는 극단적으로 적은 양만 존재하지만, 그럼에도 불구하고 신체의 정상적인 성장과 기능에 필수적이다. 예를 들어 철은 혈액에 의한 산소의 수송에서 결정적인 역할을 한다.

표 2.1에 열거된 24개의 원소에 덧붙여 다른 많은 원소가 몸에서 발견되기도 한다. 이러한 원소는 우리가 먹는 음식과 마시는 공기로 들어오지만, 정상적인 몸의 기능에 필수적이지는 않으며, 심지어 정상적인 몸의 화학작용을 방해할 수도 있다. 예를 들어 섭취된 비소(As)는 체내에서 독성 효과가 있다.

는 원자의 바깥쪽 전자껍질에 오직 하나 또는 소수의 전자를 가지고 있을 경우에 쉽게 일어난다. 이와 같이 전자를 잃어버린다는 것은 바로 안쪽 전자껍질이 이제는 가장 바깥쪽 껍질이 된다는 것을 의미한다. 이 껍질은 전자가 모두 채워져야 완전한 것이고, 그렇게 되면 매우 안정적이다(안쪽의 전자껍질이 모두 채워질 때까지 다음에 계속되는 각각의 전자껍질은 전자를 받지 않는다는 것을 상기하라). 예를 들어 11개의 전자를 가지고 있는 나트륨 원자(Na)가 하나의 전자를 잃는다면 순 양전하를 띤 나트륨 이온(Na^+)이 된다. 여전히 11개의 양성자를 가지고 있지만 이제는 10개의 전자만 가진다. 2개는 첫 번째 전자껍질에, 그리고 8개 전체가 두 번째 전자껍질을 채우게 된다. 반면에 17개의 전자를 가진 염소 원자(Cl)는 바깥 껍질을 전부 채우는 데 1개의 전자가 부족하다. 그래서 하나의 전자를 얻어서 순 음전하를 띤 염소 이온(Cl^-)이 된다. 결과적으로 이제는 18개의 전자를 가지지만 17개뿐인 양성자를 가진 것이 된다. 몇몇 원자는 하나 이상의 전자를 얻거나 잃어서 2개 혹은 3개의 순 전하를 띠는 이온이 되기도

2.2 분자

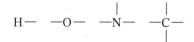

함께 결합된 2개나 그 이상의 원자들은 **분자**(molecule)를 형성한다. 2개 혹은 그 이상의 다른 원소로 만들어진 분자를 화합물이라고 하며, 이 두 용어는 종종 바꿔 쓰이기도 한다. 예를 들어 산소 가스 분자는 서로 결합된 2개의 산소 원자로 구성되어 있다. 반대로 물은 2개의 수소 원자와 1개의 산소 원자를 함유한 화합물이다. 이 책에서는 **분자**라는 용어를 일반적으로 사용할 것이다. 분자는 구성하고 있는 원자로 나타낼 수 있다. 주어진 두 가지 예에서 산소 분자는 O_2, 물은 H_2O로 나타낼 수 있다. 당류인 포도당 분자의 조성은 $C_6H_{12}O_6$로서 6개의 탄소 원자, 12개의 수소 원자, 6개의 산소 원자로 나타낸다. 그러나 이런 공식에는 분자 안에서 원자들이 어떻게 연결되어 있는지는 나타나지 않는다. 이는 다음에 설명하는 화학결합에 의해 존재한다.

공유 화학결합

하나의 분자 안에서 원자들 사이의 화학결합은 전자가 한 원자의 바깥쪽 전자껍질로부터 다른 원자의 껍질로 전자가 전달될 때 혹은 부분적으로 채워지지 않은 전자 궤도를 지닌 2개의 원자가 전자를 공유할 때 형성된다. 2개의 원자 사이에서 가장 강한 화학결합을 **공유결합**(covalent bond)이라 하는데, 각 원자의 바깥 전자 궤도에 있는 하나 또는 그 이상의 전자가 2개의 원자 사이에서 공유할 때 형성된다(**그림 2.3**). 그림 2.3이 보여주는 예에서 첫 번째 에너지 껍질에 2개의 전자 그리고 바깥쪽 껍질에 4개의 전자를 지닌 탄소가 4개의 수소 원자와 공유결합을 형성한다. 원자의 두 번째 전자껍질에는 8개의 전자를 가지고 있을 수 있다는 것을 상기하라. 탄소는 모두 6개의 전자를 갖고 있는데, 첫 번째 전자껍질을 채우는 데 2개의 전자를 사용했기 때문에 두 번째 껍질에는 오직 4개만 갖고 있다. 그러므로 바깥쪽 껍질에 4개의 전자를 더 채울 수 있는 여유가 있다. 수소는 단 하나의 전자를 지니고 있고 모든 궤도와 마찬가지로 수소 1개의 궤도도 2개의 전자까지 채울 수 있다. 그러므로 수소 또한 1개의 전자를 더 채울 수 있는 공간을 지니고 있다. 이 예에서 1개의 탄소 원자는 다른 4개의 수소 원자와 4개의 전자를 공유하고 마찬가지로 수소 원자는 탄소 원자와 전자를 공유한다. 공유한 전자는 양 원자 주위를 궤도를 그리며 돌면서 서로 결합해 메탄(CH_4) 분자가 된다. 이러한 공유결합은 신체에서 가장 강력한 결합으로, 한번 형성되면 일반적으로 열과 같은 에너지원이나 효소로 처리하지 않는 한 서로 분리되지 않는다(효소에 대한 설명은 제3장 참조).

이미 언급한 바와 같이 일부 원소의 원자들은 하나 이상의 공

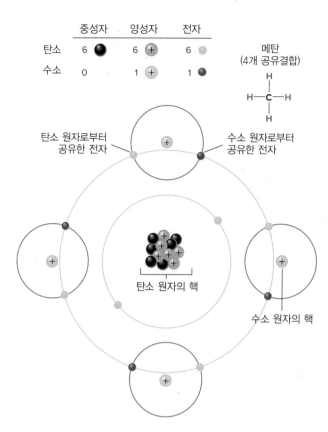

그림 2.3 공유결합은 전자를 공유함으로써 형성된다. 수소 원자는 자신의 유일한 궤도에 부가적으로 하나의 전자를 채울 공간을 지니고 있으며 탄소 원자는 전자 8개까지 수용할 수 있는 제2전자껍질에 전자를 4개만 갖고 있다. 메탄(CH_4) 분자의 수소 원자 4개 각각은 자신의 전자 1개를 탄소의 전자 중 하나와 공유함으로써 탄소 원자와 공유결합을 형성한다. 공유된 각각의 전자쌍—탄소 원자로부터 하나, 수소 원자로부터 하나—은 공유결합을 형성한다. 양성자, 중성자, 전자의 크기는 척도에 의한 것이 아니다.

유결합을 형성할 수 있어서 2개나 그 이상의 다른 원자들과 동시에 결합되어 있다. 각 종류의 원자는 가장 바깥쪽 궤도의 전자수에 의해 결정되는 특정한 수의 공유결합을 형성한다. 신체 내에 가장 많은 네 원자에 의해 형성되는 화학결합의 수는 수소는 1개, 산소는 2개, 질소는 3개, 탄소는 4개이다. 분자 구조를 나타낼 때 각각의 공유결합은 공유된 전자쌍을 선으로 표시한다. 방금 언급한 네 가지 원소의 공유결합은 다음과 같이 나타낸다.

물 분자 H_2O는 다음과 같이 나타낼 수 있다.

$$H—O—H$$

경우에 따라 2개의 공유결합(이중결합)이 각각의 원자로부터 2개의 전자를 공유함으로써 2개의 원자 사이에서 형성된다. 대사 부산물인 이산화탄소(CO_2)는 2개의 이중결합을 가진다.

$$O=C=O$$

이 분자에서 탄소 원자가 여전히 4개의 공유결합을 형성하고, 각각의 산소 원자는 오직 2개씩을 형성한다는 점을 유념하라.

극성 공유결합

모든 원자가 공유하는 전자를 잡아당기는 능력이 동일한 것은 아니다. 공유결합에서 원자가 전자를 잡아당기는 능력의 척도를 **전기음성도**(electronegativity)라 한다. 전기음성도는 일반적으로 핵이 가지는 전체적인 양(+)전하가 커지면 증가하고, 공유하는 전자와 핵 사이의 거리가 멀어지면 감소한다. 서로 다른 전기음성도를 가진 2개의 원자가 결합해 공유결합을 형성할 때 공유한 전자는 보다 큰 전기음성도를 지닌 원자의 궤도를 돌면서 더 많은 시간을 소비하는 경향을 갖게 된다. 이것이 결합을 가로지르는 극성을 만든다(자석의 양극을 생각하자. 이 경우 극성은 전하의 차이를 의미한다).

방금 설명한 바와 같이 전자의 분포에서 극성에 의해 큰 전기음성도를 지닌 원자는 약간의 음전하를 갖게 되는 반면에 상대방 원자는 부분적으로 전자를 잃어 약간의 양전하를 띠게 된다. 이런 결합을 **극성 공유결합**(polar covalent bond, 혹은 간단히 극성결합)이라고 하는데, 결합의 각 말단에 있는 원자들이 서로 반대의 전하를 지니게 되기 때문이다. 예를 들어 **수산기**(hydroxyl group, -OH)에서 수소와 산소 사이의 결합이 극성 공유결합이며 산소는 약한 음전하를, 수소는 약한 양전하를 띤다.

$$R—\overset{(\delta^-)}{O}—\overset{(\delta^+)}{H}$$

기호 δ^-와 δ^+는 각각 부분 음전하 또는 부분 양전하를 지닌 원자를 지칭한다. R은 분자의 나머지 부분을 나타낸다. 예를 들어 물 분자에서 R은 부분 음전하를 띠는 다른 수소 원자이다. 극성결합의 말단에 존재하는 전하는 완전히 이온화된 원자의 전하보다 상당히 작다. 전체적으로 동일한 양의 음전하와 양전하를 갖기 때문에 극성결합은 이온처럼 순(net) 전하를 갖고 있지 않다.

전자에 대해 상대적으로 강한 인력을 가지는 산소, 질소, 황 원자는 수소 원자와 극성결합을 형성한다(**표 2.3**). 생리학을 이해하

표 2.3	극성 공유결합과 비극성 공유결합의 예
극성 공유결합	$R—\overset{(\delta^-)}{O}—\overset{(\delta^+)}{H}$ 수산기(R—OH)
	$R—\overset{(\delta^-)}{S}—\overset{(\delta^+)}{H}$ 황화수소기(R—SH)
	$\overset{(\delta^+)}{H}$
	$\underset{R—\overset{(\delta^-)}{N}—R}{\vert}$ 질소—수소결합
비극성 공유결합	$—\overset{\vert}{\underset{\vert}{C}}—H$ 탄소—수소결합
	$—\overset{\vert}{\underset{\vert}{C}}—\overset{\vert}{\underset{\vert}{C}}—$ 탄소—탄소결합

는 데 중요한 극성결합의 특징 중 하나로서 극성결합을 하는 분자는 물에 잘 녹는 경향을 보인다. 그 결과 이런 분자를 소위 **극성 분자**(polar molecule)라 하고 혈액, 간질액, 세포내액에 쉽게 녹는다. 뿐만 아니라 물 자체는 부분적으로 음전하를 지닌 1개의 산소 원자와 부분적으로 양전하를 지닌 2개의 수소 원자로 이루어진 전형적인 극성 분자의 예다.

비극성 공유결합

극성 공유결합과는 대조적으로, 비슷한 전기음성도를 갖는 원자들 사이의 결합을 **비극성 공유결합**(nonpolar covalent bond)이라 한다. 이런 결합에서 전자는 두 원자에 의해 동일하거나 거의 동일하게 나뉘어 공유되기 때문에 결합 전반에 걸쳐 전하가 균일하게 분포한다. 탄소 원자와 수소 원자 사이, 그리고 2개의 탄소 원자 사이 결합은 전기적으로 중성이고 비극성 공유결합이다(표 2.3 참조). 비극성 공유결합을 상당량 지니고 있는 분자를 **비극성 분자**(nonpolar molecule)라 하며 이들은 극성 공유결합의 경우보다 물에 덜 녹는 경향이 있다. 그 결과로 이런 분자는 종종 세포막의 지질이중층이나 세포내 소기관에서 볼 수 있다. 혈액과 같은 체액에 존재할 때 이들은 비극성 분자가 용액으로부터 빠져나가는 것을 방지하기 위해 일종의 '운반체(carrier)'와 같이 작용하는 극성 분자와 연결되기도 한다. 이 장 뒷부분에서 분자의 특성을 다룰 것이다.

이온결합

앞에서 설명했듯이 식용 소금(NaCl)과 같은 원소는 이온을 형성할 수 있다. NaCl은 양전하를 띠는 Na^+과 음전하를 띠는 Cl^- 사이에 강한 인력의 결과로 생성된 고체 결정물질이다. 서로 반대 전

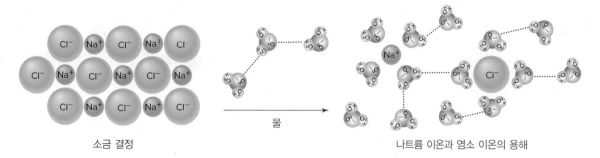

소금 결정 → 물 → 나트륨 이온과 염소 이온의 용해

그림 2.4 소금 결정에서 전하를 띠는 Na^+과 Cl^- 사이의 전기적 인력은 이온결합을 형성한다. 극성이며 부분적인 전하를 띠고 있는 물 분자의 끌림에 의해 이온결합이 끊어지면서 물에 녹는다.

하를 띠는 이온들 사이에 형성되는 강한 인력을 **이온결합**(ionic bond)이라고 한다. 소금 결정을 물에 넣으면 강한 극성을 띠는 물 분자가 가지고 있는 부분적인 양전하와 음전하를 이용해 Na^+과 Cl^-에 끌린다(**그림 2.4**). 이온 주위를 둘러싸고 있는 물 분자의 집합이 Na^+과 Cl^-을 서로 떼어놓는데, 이것이 소금이 물에 녹는 원리이다.

수소결합

극성 분자 2개가 서로 가깝게 접해 있을 때 이들 사이에 전기적 인력이 생길 수 있다. 예를 들어 어떤 분자에서 극성결합을 하고 있는 수소 원자와 다른 분자에서 극성결합을 하고 있는 산소 원자나 질소 원자는 서로 잡아당겨 **수소결합**(hydrogen bond)이라 하는 결합 형태를 이룬다. 이런 결합은 동일 분자 내의 원자들 사이에서 생길 수도 있다. 수소결합은 공유결합과 구별하기 위해 물 분자 사이의 결합과 같이 점선으로 표시한다(**그림 2.5**).

물 분자 1개에서 수소결합은 극성결합 강도의 대략 4% 정도에 불과할 정도로 매우 약하다. 수소결합은 개별적으로는 약하지만 많은 수로 존재할 경우 이들은 분자 상호작용과 커다란 분자의 모양을 결정하는 데 매우 중요한 역할을 한다. 거대 분자의 모양은 흔히 그들의 기능과 다른 분자들과 상호작용하는 능력을 모두 결정하기 때문에 생리학의 입장에서는 매우 중요하다. 한 예로 어떤 분자는 양쪽 분자가 정확하게 맞는 구조를 가지고 있을 때만 '열쇠와 자물쇠' 같은 원리로 상호작용하며, 분자의 정확한 구조는 많은 수의 수소결합에 의해 결정된다.

분자 형태

앞에서 설명한 것과 같이 원자들이 함께 연결될 때 다양한 모양의 분자가 형성될 수 있다. 종이 위에 2차원적인 평면 분자 구조를 그리더라도, 실제 분자는 3차원적인 것이다. 주어진 원자에 공유결합이 하나 이상 형성될 때 그 결합은 원자 주위에 대칭적이거나 그렇지 않은 형태로 분포한다(**그림 2.6**).

분자는 단단하지 않고 유연한 구조이다. 어떤 주어진 범위 안에서 분자의 모양은 원자를 연결하는 공유결합을 깨뜨리지 않고도 변화할 수 있다. 공유결합은 결합된 원자들이 결합 주위를 회전할 수 있는 축과 같다. **그림 2.7**에 나타낸 것과 같이 일련의 6개 탄소 원자는 다양한 공유결합 주위를 회전함으로써 여러 형태를 가질 수 있다. 다음 장들에서 보겠지만, 3차원적인 분자의 유연한 모양은 분자 간 상호작용을 지배하는 중요한 요인 중 하나이고, 동시에 생리학의 일반 원리인 구조는 기능의 결정요인이며, 함께 진화한다는 것을 암시한다.

이온 분자

이온화라고 하는 이온 형성 과정은 하나의 원자 또는 분자 내에서 공유결합으로 연결된 원자에서 일어날 수 있다(**표 2.4**). 분자 내에서 흔히 볼 수 있는 이온화되는 2개의 원자단은 카르복실기(carboxyl group, $-COOH$)와 **아미노기**(amino group, $-NH_2$)

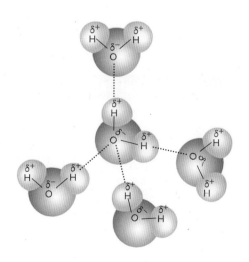

그림 2.5 5개의 물 분자. 극성 공유결합이 각 분자 안에서 수소 원자와 산소 원자를 연결하는 것과 주위의 분자 사이에 수소결합을 이루는 것에 주목하라. 그림에서 수소결합은 점선으로, 공유결합은 실선으로 나타나 있다.

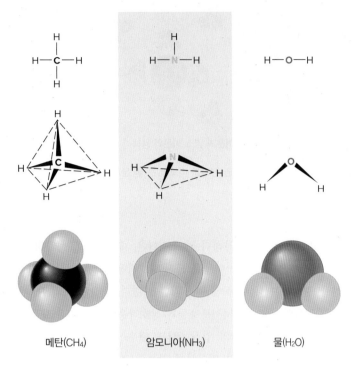

메탄(CH₄)   암모니아(NH₃)   물(H₂O)

그림 2.6 수소 원자가 결합한 탄소 원자, 질소 원자, 산소 원자 주위 공유결합의 기하학적 구조를 나타내는 세 가지 다른 방법.

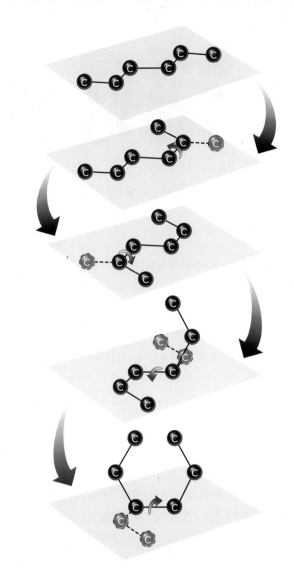

그림 2.7 분자 형태의 변화는 한 분자의 부분이 다른 탄소-탄소결합 주위를 회전할 때 일어난다. 예를 들어 이 분자의 형태가 상대적으로 곧은 사슬(위)에서 고리 모양(아래)으로 바뀌었다.

이다. 오직 분자의 한 부분만 나타낼 때 간단한 구조식으로서 R–COOH나 R–NH₂처럼 적을 수 있다. 여기서 R은 분자의 나머지 부분을 나타낸다. 카르복실기는 수소와 연결된 산소가 수소의 전자 1개를 획득해서 카르복실 이온(R–COO⁻)을 형성하고 수소 이온(H⁺)을 내보낼 때 이온화된다.

$$R-COOH \rightleftharpoons R-COO^- + H^+$$

아미노기는 수소 이온과 결합해 이온화된 **아미노기**(R—NH₃⁺)를 형성할 수 있다.

$$R-NH_2 + H^+ \rightleftharpoons R-NH_3^+$$

이러한 각 원자단의 이온화는 이중 화살표로 나타난 것과 같이 가역적이다. 이온화된 카르복실기는 수소 이온과 결합해 이온화되지 않은 카르복실기를 형성할 수 있다. 유사하게, 이온화된 아미노기는 수소 이온을 잃어서 이온화되지 않은 아미노기가 될 수 있다.

이제 용액과 물에서 분자의 용해도에 대해 논의해 보자. 생명에 적합하도록 만들어진 물의 몇 가지 성질에 대한 개요로부터 시작하겠다.

표 2.4	분자에서 이온화 그룹의 예
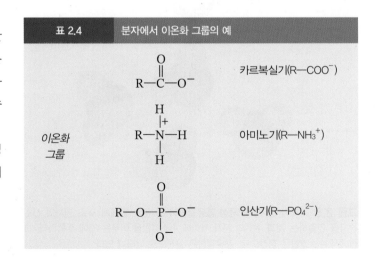

2.3 용액

액체에 녹은 물질을 **용질**(solute)이라고 하며, 용질을 녹인 액체를 **용매**(solvent)라고 한다. 용질은 용매에 녹으면 **용액**(solution)을 형성한다. 물은 전체 체중의 약 60%를 차지하는, 신체에서 가장 많은 용매이다. 체내에서 일어나는 화학반응의 대부분은 세포내 용액이든 세포외 용액이든 물에 녹아 있는 분자가 관여한다. 그러나 모든 분자가 물에 녹는 것은 아니다.

물

물은 신체 내에서 가장 흔한 분자이다. 평균적으로 100개 분자 중 99개가 물이다. 물 분자에서 2개의 수소 원자를 산소 원자에 연결한 공유결합은 극성이다. 그러므로 물에서 산소는 부분 음전하를 띠며 각 수소는 부분 양전하를 띤다. 하나의 물 분자의 수소 원자인 근처 양성 극성 부위는 인접한 물 분자의 산소 원자 음성 극성 부위를 전기적으로 끌어당겨 수소결합을 이룬다(그림 2.5 참조).

0~100℃ 사이의 온도에서 물은 액체로 존재하고, 이 상태에서 물 분자 사이에 약한 수소결합이 만들어지고 파괴되는 것을 반복한다. 때때로 어떤 물 분자는 액체상태를 벗어나 기체가 되기도 하는데, 만약 온도가 계속 올라가면 수소결합은 더 쉽게 파괴되어 물 분자는 기체상태로 신체를 빠져나간다. 그러나 만약 온도가 계속 낮아지면 수소결합은 덜 파괴될 것이며 0℃가 될 때까지 물 분자는 계속해서 크기가 커지는 덩어리가 되다가 물이 얼면 고형의 결정성 기질인 얼음이 된다. 사람의 정상 체온은 보통 37℃에 가까우므로 물은 체내에서 액체 형태로 존재한다. 그럼에도 불구하고 어떤 물은 이 온도에서 기체 형태로 신체를 빠져나가기도 하는데, 호흡 때 숨을 내쉴 때마다 수증기로 빠져나가게 된다. 이런 수증기 형태의 수분 손실은 총(신체)수분의 항상성을 위해 상당히 중요하므로 음식이나 음료를 통해 얻는 물로 의해 보충되어야 한다.

물 분자는 다음과 같은 일반적인 형태의 많은 화학반응에 참여한다.

$$R_1-R_2 + H-O-H \Longrightarrow R_1-OH + H-R_2$$

이 반응에서 R_1과 R_2 사이의 공유결합과 물의 수소와 산소 원자 사이의 공유결합은 깨지게 되고 그 결과 수산기와 수소 이온은 각각 R_1과 R_2로 이동하게 된다. 이러한 형태의 반응을 **가수분해**(hydrolysis)라고 한다. 체내의 많은 큰 분자가 가수분해에 의해 보다 더 작은 분자 단위로 분해되며, 이 과정에서 보통 효소라고 하는 분자집단의 도움을 받는다. 이 반응은 보통 가역적이며, 반

대 방향의 반응을 축합 또는 **탈수**(dehydration) 과정이라고 한다. 탈수에서 2개의 작은 분자를 1개의 커다란 분자로 결합시키기 위해 물 분자 1개를 온전히 제거해야 한다. 탈수반응은 신체가 필요로 하는 단백질이나 기타 고분자 물질을 만드는 데 중요하다.

생리학에서 중요한 물의 성질로서 물에 녹아 있는 물질인 용질의 수(number)에 의존하는 총괄성 성질이 있다. 예를 들어 제4장에서 자세히 배우게 될 삼투 과정에 의해 물이 용액의 구획 사이를 움직인다. 삼투에서 물은 용질의 농도가 낮은 곳에서 농도가 높은 곳으로 용질의 종류에 상관없이 움직인다. 삼투는 장(intestinal tract)에서의 수분 흡수(제15장)와 신장 세뇨관(kidney tubules)으로부터 혈액으로 물이 흡수(제14장)되는 주요 기전이다.

생리학적으로 관련된 물의 성질에 관한 간략한 개관과 함께 이제 분자가 어떻게 물에 용해되는지에 대한 논의를 시작하자. 체내의 대부분 화학반응은 수용액에 들어 있는 분자들 사이에서 일어난다는 것을 명심하라. 그러므로 서로 다른 분자들의 상대적인 용해도는 화학반응에 참여하는 능력에 영향을 준다.

분자 용해도

다수의 극성결합이나 이온화 그룹을 갖는 분자는 물에 잘 녹는다. 이러한 분자를 **친수성**(hydrophilic), 즉 '물을 좋아하는 분자'라고 한다. 그러므로 카르복실기나 아미노기와 같은 이온화된 집단이나 분자 내의 수산기와 같은 극성집단의 존재는 물에서의 용해도를 증진시킨다. 반대로, 주로 탄소나 수소로 구성된 분자들은 물에 불용성인데, 그 이유는 이들의 전기적으로 중성인 공유결합이 물 분자를 끌어당기지 못하기 때문이다. 이러한 분자는 **소수성**(hydrophobic), 즉 '물을 싫어하는 분자'이다.

물과 기름이 섞이는 것과 같이 소수성 분자가 물과 섞이면 두 가지 상(phase)이 형성된다. 극성 분자 사이의 강한 인력에 의해 사이에 낀 비극성 분자들이 밀려 나간다. 이와 같은 분리는 100% 완전하지 않기 때문에 매우 적은 양의 비극성 분자가 물에 용해된 채로 존재한다.

한 가지 특별한 종류의 분자는 분자 한쪽 말단에 극성이나 이온화된 부분을 가지고, 반대편에 비극성 부분을 가지고 있다. 이러한 분자를 **양친매성**(amphipathic)이라 하는데, '양쪽을 사랑하는'이라는 의미의 그리스어에서 유래한 용어이다. 물과 함께 섞였을 때 양친매성 분자들은 집단을 이루며 그들의 극성(친수성) 영역은 집단 표면에서 주변을 싸고 있는 물 분자에 이끌린다. 비극성(소수성) 말단은 집단의 안쪽을 향한다(**그림 2.8**). 이러한 배열은 물 분자와 양친매성 분자의 극성 말단 사이에서 최대의 상호작

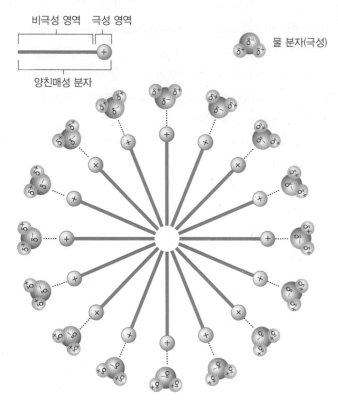

그림 2.8 물에서 양친매성 분자는 구형의 무리를 이룬다. 극성 부분은 무리의 표면에서 물 분자와 수소결합을 형성하며, 비극성 부분은 서로 모여 무리를 짓고 물이 들어오지 못하게 한다.

용을 하게 한다. 한편, 비극성 분자는 이러한 집단의 중심인 비극성 부위에서 용해될 수 있으므로 물에 대한 낮은 용해도에 비추어 가능할 것으로 여겨졌던 것보다 훨씬 많은 양이 수용액에 존재한다. 다음에서 보겠지만, 양친매성 분자의 방향성은 세포막 구조(제3장)와 장으로부터 지질과 같은 비극성 분자의 흡수와 혈액에서의 비극성 분자 수송 모두에서(제15장) 중요한 역할을 한다.

농도

용질의 **농도**(concentration)는 용액의 단위 부피 안에 존재하는 용질의 양으로 정의한다. 용액의 용질 농도는 용질이 생리반응을 일으키는 핵심 요소이다. 한 예로 제1장에서 설명한 신경전달물질이나 호르몬과 같은 세포외 신호 분자는 최소한 어느 수준의 농도로 세포외액에 존재해야만 제 기능을 발휘한다.

물질의 양을 측정하는 한 가지 방법은 그램으로 나타낸 질량이다. 미터법에서 부피의 단위는 리터(L)이다. 따라서 용액의 용질 농도는 용액 1 L에 들어 있는 용질의 그램 수로 표시할 수 있다(g/L). 생리학에서 일반적으로 쓰이는 작은 단위에는 데시리터(dL 또는 0.1 L), 밀리리터(mL 또는 0.001 L), 마이크로리터(μL 또는 0.001 mL)가 있다.

용액의 리터당 그램 수에 근거한 두 가지 서로 다른 물질의 농도 비교는 각각의 물질 분자가 용액에 얼마나 많이 존재하는지 직접 나타내지는 못한다. 예를 들어 화합물 X의 분자가 화합물 Y의 분자보다 더 무겁다면 화합물 X의 10 g은 화합물 Y의 10 g보다 더 적은 수의 분자를 가질 것이다. 따라서 용액에 들어 있는 용질의 수를 분자량을 사용해 나타내는 방법이 널리 사용된다. 분자의 **분자량**(molecular weight)은 분자 내 모든 원자의 원자량 합과 동일하다. 예를 들어 포도당($C_6H_{12}O_6$)은 180의 분자량[=(6×12) + (12×1) + (6×16)]을 가진다. 화합물 1몰(mol)은 분자량과 같은 그램 수에 해당하는 화합물의 양이다. 용액 1 L 안에 180 g의 포도당(1 mol)을 포함한 용액은 포도당의 1몰 용액이다(1 mol/L). 만약 포도당 90 g이 1 L의 물에 용해되어 있다면 이 용액은 0.5 mol/L의 농도를 가질 것이다. 어떤 원소의 1 g 원자량이 동일한 수의 원자를 갖는 것처럼, 어떤 분자 1 mol(1 g 분자량)은 6 × 10²³(아보가드로수)의 분자를 가진다. 따라서 포도당 용액 1 mol/L는 다른 물질의 용액 1 mol/L와 같이 L당 같은 수의 용질 분자를 갖는다.

체액에서 용해된 용질 농도는 1 mol/L보다 훨씬 적다. 많은 것이 리터당 밀리몰 범위(1 mmol/L = 0.001 mol/L)의 농도를 갖지만 다른 것들은 리터당 마이크로몰(1 μmol/L = 0.000001 mol/L)이나 리터당 나노몰(1 nmol/L = 0.000000001 mol/L)처럼 훨씬 적은 농도로 존재한다. 통상적으로 농도를 언급할 때 리터(L) 용어는 빼고 쓴다. 그러므로 1 mmol/L 용액은 종종 1 mM이라고 쓴다(대문자 M은 몰 농도를 나타내며 mol/L로 정의된다).

용질의 농도가 중요한 예로 체액의 pH와 같은 항상성 변수를 보자. 체액의 pH(즉 수소 이온 농도)도 좁은 범위 내에서 유지되는 것이 대부분의 생리적 과정에서 매우 중요한데, 그 이유 중 하나는 효소와 기타 단백질이 정상적인 구조와 기능을 위해 pH에 의존하기 때문이다.

수소 이온과 산성도

앞서 언급했듯이 수소 원자는 단일 전자에 의해 궤도를 도는 핵 안에 단일 양성자를 가지고 있다. 가장 일반적인 유형의 수소 이온(H^+)은 전자를 잃음으로써 형성되는 단일 자유양성자이다. 용액에서 양성자(수소 이온)를 내보내는 분자를 **산**(acid)이라고 하며, 예를 들면 다음과 같다.

$$HCl \longrightarrow H^+ + Cl^-$$
염산　　　　　　염소 이온

$$H_2CO_3 \rightleftharpoons H^+ + HCO_3^-$$
탄산　　　　　중탄산염(중탄산 이온)

$$\underset{\substack{|\\H\\ \text{젖산}}}{\overset{\substack{OH\\|}}{CH_3-C-COOH}} \;\rightleftharpoons\; H^+ + \underset{\substack{|\\H\\ \text{젖산염(젖산 이온)}}}{\overset{\substack{OH\\|}}{CH_3-C-COO^-}}$$

반대로, 수소 이온(양성자)을 받아들일 수 있는 물질을 **염기**(base)라고 한다. 위의 반응에서 중탄산염과 젖산염은 수소 이온과 결합할 수 있기 때문에 염기이다(두 반응에서 양방향 화살표를 주목하라). 또한 산의 형태에 대해서는 **젖산**(lactic acid)과 **탄산**(carbonic acid)이라는 용어를 사용하고 산으로부터 유래한 염기에 대해서는 **젖산염**(lactate)과 **중탄산염**(bicarbonate)처럼 각각 다른 용어가 사용된다는 것도 유의하자. 수소 이온과 결합함으로써 염기는 용액에서 수소 이온 농도를 낮춘다.

염산이 물에 용해될 때 분자의 100%가 해리되어 수소 이온과 염소 이온이 생성되며, 이러한 이온은 용액에서 다시 결합하지 않는다(앞의 그림에서 한 방향 화살표임을 주목하라). 그러나 젖산의 경우에는 용액에서 젖산 분자 중 일부만이 어느 순간에 수소 이온을 유리시킨다. 따라서 1 mol/L의 젖산 용액과 1 mol/L의 염산 용액을 비교한다면 수소 이온 농도는 염산 용액에서보다 젖산 용액에서 더 낮을 것이다. 용액에서 완전히 또는 거의 완전히 이온화되는 염산과 이와 유사한 산은 **강산**(strong acid)으로 알려진 반면에, 용액에서 완전히 이온화하지 않는 탄산이나 젖산, 기타 산들은 **약산**(weak acid)이다. 같은 원리가 염기에도 적용된다.

용액의 수소 이온 농도는 용액에서 자유로운 수소 이온만을 의미하며, 예를 들어 아미노기($R-NH_3^+$)와 같이 결합되어 있는 수소 이온은 해당하지 않음을 이해하는 것이 중요하다. 용액의 **산성도**(acidity)는 용액에서 **자유로운**(부착되어 있지 않은) 수소 이온 농도를 말하며, 수소 이온 농도가 높을수록 용액의 산성도는 높다. 수소 이온 농도는 종종 밑이 10인 음의 대수로 정의되는 용액의 **pH**로 나타낸다. 다음 공식에서 수소 이온 부호 주위의 괄호는 몰 농도를 나타낸다.

$$pH = -\log[H^+]$$

예를 들어 10^{-7} mol/L의 수소 이온 농도를 가지는 용액의 pH는 7이다. 순수한 물은 적은 수의 물 분자의 H^+과 OH^-으로 이온화로 인해 25℃에서 수소 이온(H^+)의 농도와 수산 이온(OH^-)의 농도가 각각 10^{-7} mol/L(pH = 7.0)이며, 두 값의 곱은 10^{-14} M이다. pH 7.0의 용액을 중성 용액(neutral solution)이라 한다. **염기성 용액**(alkaline solution)은 이보다 낮은 수소 이온 농도를 가지며(pH는 7.0보다 높음), 반면에 높은 수소 이온 농도(pH가 7.0보

다 낮음)를 가지는 것은 **산성 용액**(acidic solution)이다. 산성도가 증가하면 pH는 낮아진다. 용액의 pH가 7에서 6으로 낮아지면 수소 이온 농도는 10배 증가한다.

신체의 세포외액은 대략 4×10^{-8} mol/L(pH = 7.4)의 수소 이온 농도를 가지며, 약 pH 7.35~7.45에 이르는 항상성 범위를 갖고 약한 염기성을 띤다. 대부분의 세포내액은 세포외액보다 수소 이온 농도가 약간 더 높다(pH 7.0~7.2).

앞에서 보았듯이 카르복실기와 아미노기의 이온화는 각각 수소 이온의 방출과 흡수에 관여한다. 이러한 기는 약산과 약염기로 작용한다. 카르복실기와 아미노기를 가지는 분자를 포함하는 용액의 산성도 변화는 왼쪽 또는 오른쪽으로 다음과 같이 일방적으로 이온화 반응을 변화시킴으로써 이러한 분자의 순 전하를 바꾼다.

$$R-COO^- + H^+ \rightleftharpoons R-COOH$$

예를 들어 젖산염을 가지고 있는 용액에 염산을 넣음으로써 산성도가 증가한다면, 젖산의 농도는 증가할 것이고 젖산염의 농도는 감소할 것이다.

세포외액에서 pH가 7.8에서 6.8로 수소 이온 농도가 10배가 넘으면 짧은 시간이라도 우리는 생명을 유지할 수 없다. 수소 이온 농도의 작은 변화도 분자의 상호작용에 큰 변화를 일으킬 수 있다. 예를 들어 체내의 많은 효소는 아주 좁은 pH 범위 내에서만 효과적으로 작용한다. 질병으로 인해 pH가 정상적인 항상성 범위를 벗어난다면 이러한 효소의 활성은 감소할 것이고 더욱 나쁜 병리학적 상황을 일으킬 것이다.

여기서 원자, 분자 구조, 물, pH에 관한 개관을 마친다. 앞으로는 인간을 포함한 모든 생명체의 생명에 필수적인 분자에 대해 서술할 것이다. 이러한 분자는 탄소를 기초로 하는 분자로 세포, 조직 및 기관의 구성요소를 형성하는 데 필요하며, 에너지를 제공하고, 모든 생명의 유전적 청사진을 형성한다.

2.4 유기 분자의 종류

자연상태에서 만들어지는 탄소를 포함한 대부분의 분자는 살아 있는 생명체에서 발견되기 때문에 이러한 화합물에 대한 학문을 유기화학이라 한다(무기화학은 비탄소 함유 분자에 대한 학문이다). 살아 있는 생명체의 화학(또는 생화학)은 현재 유기화학의 광범위한 분야의 일부를 형성한다.

생명을 가능하게 만드는 탄소 원자의 성질 중 하나는 다른 원

종류	체중 대비 %	주요 원자	하위 분류	소단위
표 2.5			몸 안 유기 분자의 주요 종류	
탄수화물	1	C, H, O	다당류(그리고 2당류)	단당류
지질	15	C, H	트리글리세리드 인지질 스테로이드	3 지방산 + 글리세롤 2 지방산 + 글리세롤 + 인산 + 소량의 전하를 띤 질소 분자 없음
단백질	17	C, H, O, N	없음	아미노산
핵산	2	C, H, O, N	DNA RNA	염기인 아데닌·시토신·구아닌·티민, 당인 데옥시리보스, 인산을 포함한 뉴클레오티드 염기인 아데닌·시토신·구아닌·우라실, 당인 리보스, 인산을 포함한 뉴클레오티드

자(탄소 원자도 포함)들과 4개의 공유결합을 형성하는 것이다. 탄소 원자는 수소, 산소, 질소, 황 원자와 결합할 수 있기 때문에 비교적 적은 수의 화학원소로부터 막대한 수의 화합물이 만들어질 수 있다. 이러한 분자 가운데 어떤 것은 수천 개의 원자로 구성되어 극단적으로 매우 크다[**거대분자(macromolecule)**]. 이런 큰 분자는 수많은 똑같은 작은 분자, 소위 소단위체 또는 단량체(monomer)라고 하는 것들이 서로 연결될 때 형성된다. 이 큰 분자를 **중합체(polymer, '여러 개의 작은 부분')**라고 부른다. 거대분자의 구조는 소단위체(단량체)의 구조, 서로 연결된 소단위체의 수, 소단위체가 연결된 3차원적인 방식에 달려 있다.

몸 안 대부분의 유기 분자는 탄수화물, 지질, 단백질, 핵산 중 하나로 분류할 수 있다(**표 2.5**). 이들 각각을 구분해 논의하기에 앞서 신체 내에서 많은 분자가 이 중 2개 또는 그 이상의 그룹으로 이루어져 있다는 것을 알아야 한다. 예를 들어 당단백질은 하나의 단백질에 하나 또는 그 이상의 탄수화물이 공유결합을 이루고 있다.

탄수화물

탄수화물은 체중의 약 1% 정도만을 차지하지만, 세포에 에너지를 공급하는 화학적인 반응에 중심적인 역할을 한다. 이 장 뒷부분과 제3장에서 자세히 배우겠지만, 에너지는 포도당 분자에 화학결합으로 저장되어 있다가 세포 내에서 필요할 때 이 에너지가 방출되어 아데노신3인산(ATP)이라는 다른 분자에 결합되어 저장된다. ATP에 결합된 형태로 저장된 에너지는 세포 생존에 필요한 모든 것, 근육 수축, 단백질 합성 등 체내의 수많은 여러 반응에 동력으로 사용된다.

탄수화물(carbohydrate)은 탄소, 수소, 산소 원자로 이루어져 있다. 탄수화물에서 탄소 원자 대부분에 결합되어 있는 것은 수소 원자와 수산화기(—OH)이다.

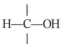

수많은 극성 수산기의 존재는 탄수화물을 물에 쉽게 용해되게 만든다.

많은 탄수화물, 특히 당으로 알려진 탄수화물은 단맛이 있다. 가장 단순한 당은 단당체인 **단당류(monosaccharide, '하나의 당'** 이란 의미의 그리스어에서 유래)이고, 가장 흔한 것은 **포도당(glucose)**으로 탄소가 6개인 분자($C_6H_{12}O_6$)이다. 포도당은 혈액에서 발견되는 주된 단당류여서 흔히 '혈당(blood sugar)'이라 한다.

포도당은 열린 사슬 형태로 존재하거나 더 흔하게는 **그림 2.9**에 나타낸 것처럼 고리 구조로 존재한다. 5개의 탄소 원자와 하나의 산소 원자는 본질적으로 편평한 평면에 놓이는 고리를 형성한다. 각 탄소의 수소와 수산기는 이 고리의 평면 위와 아래에 놓여 있다. 고리 아래쪽의 수산기 하나가 고리 위로 이동하면 다른 단당류가 만들어진다(갈락토오스, 그림 2.9 참조).

몸 안 대부분의 단당류는 5개 혹은 6개의 탄소 원자를 함유하며 각각 5탄당(pentose)과 6탄당(hexose)이라고 한다. 보다 큰 탄수화물은 다수의 단당류가 서로 연결되어 만들어질 수 있다. 2개의 단당류로 구성된 탄수화물을 **2당류(disaccharide)**라 한다. **수크로오스(sucrose)**는 설탕이라고도 하는데, 포도당과 과당

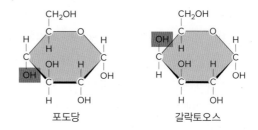

그림 2.9 상자로 표시한 수산기의 위치가 고리의 평면 아래 혹은 위에 놓여 있는지 여부가 단당류인 포도당과 갈락토오스 간 구조상의 차이를 나타내는 근간이 된다.

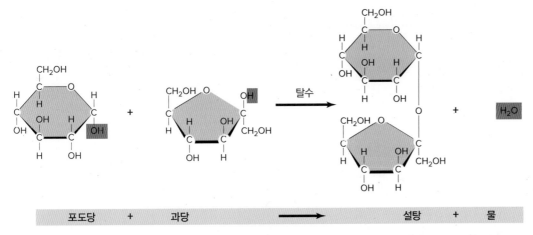

포도당   +   과당   ⟶   설탕   +   물

그림 2.10 설탕은 2개의 단당류인 포도당과 과당이 탈수반응으로 서로 결합해 생긴 2당류이다.

(fructose) 같은 단당류 2개로 구성되어 있다(**그림 2.10**). 단당류의 상호 연결은 대부분 하나의 단당류의 수산기와 다른 단당류의 수소 원자를 제거해 물 한 분자를 발생시키고, 산소 원자를 통해 2개의 단당류가 결합되는 탈수반응을 포함한다. 반대로, 2당류의 가수분해는 물을 다시 추가해 이 결합을 끊어서 2개의 단당류로 분리한다. 자주 접하게 되는 다른 2당류로는 커다란 탄수화물이 소화되는 과정에서 생기는 맥아당(포도당-포도당)과 우유에 있는 젖당(포도당-갈락토오스)이 있다.

여러 개의 단당류가 서로 연결되어 중합체를 형성할 때, **다당류**(polysaccharide)라고 알려진 분자가 된다. 식물 세포에서 발견되는 녹말과 동물 세포에 존재하며 흔히 '동물성 녹말'이라고 불리는 **글리코겐**(glycogen)이 다당류의 예다(**그림 2.11**). 이러한 두 종류의 다당류 모두 수천 개의 포도당 분자가 서로 긴 사슬로 연결되어 있으며, 사슬을 따라 가지를 친 정도에만 차이가 있을 뿐이다. 글리코겐은 인체에서 이용 가능한 에너지 저장고로 존재하는데, 각각의 포도당 단량체 내 화학결합에 저장되어 있다. 단식 기간 동안 일어나는 글리코겐의 가수분해는 포도당 소단위체를 혈액으로 방출해 혈당이 위험하게 낮은 수준으로 내려가는 것을 방지한다.

지질

지질(lipid)은 (반드시 그렇지는 않지만) 대부분 수소와 탄소 원자로 구성된 분자이다. 이러한 원자는 비극성 공유결합으로 연결되어 있다. 그러므로 지질은 비극성이고 물에서 용해도가 매우 낮다. 평균 체중의 사람에게서 15% 정도를 차지하고, 유기물질의 약 40%를 차지하고 있는 지질은 네 가지 하위 분류군으로 나눌 수 있다.

- 지방산
- 트리글리세리드
- 인지질
- 스테로이드

일부 지질은 탄수화물처럼 유용한 에너지원을 제공하기 때문에 생리학에서 중요하다. 다른 지질들은 세포막의 주요 성분이고, 또 다른 지질들은 신호전달 분자로서 중요하다.

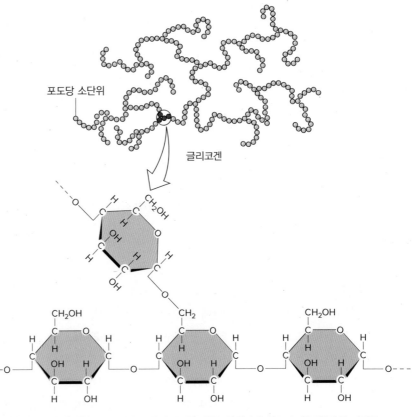

포도당 소단위

글리코겐

그림 2.11 많은 포도당 분자가 꼬리에 꼬리를 물고 연결되어 있으며, 분기점에서 가지를 친 사슬 모양의 다당류인 글리코겐을 도식적으로 나타냈다. 글리코겐 분자의 붉은색으로 칠한 4개의 소단위에 해당하는 것은 아래쪽 그림에서 보이는 4개의 포도당 소단위이다.

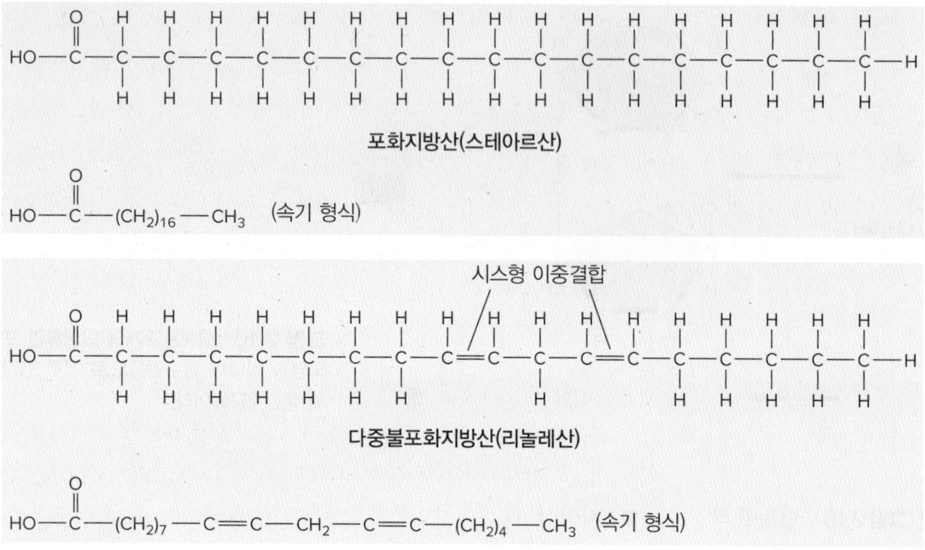

(a) 지방산 구조

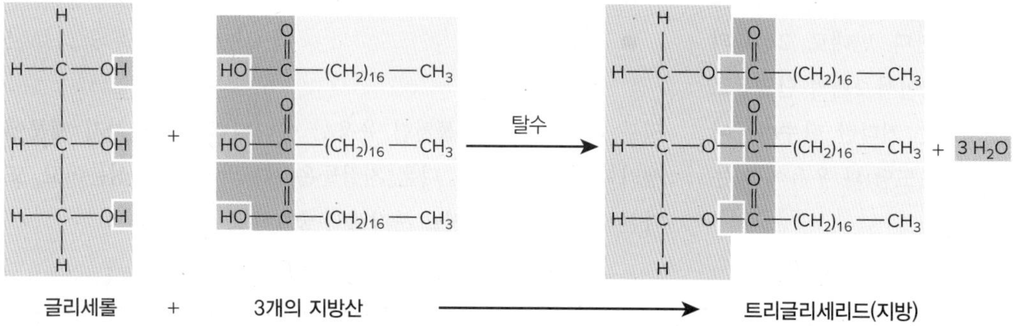

(b) 탈수에 의한 트리글리세리드 형성

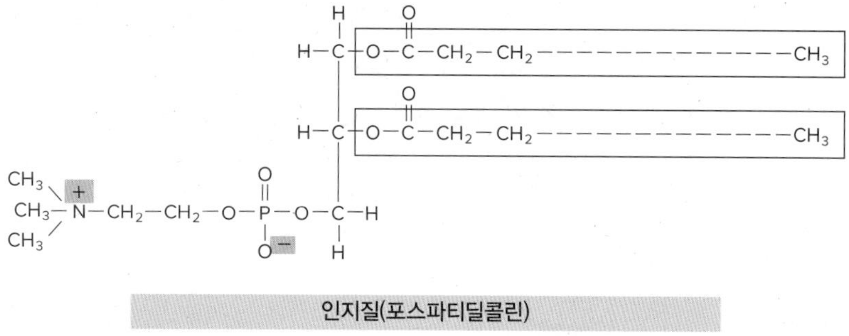

인지질(포스파티딜콜린)

(c) 전형적인 인지질 구조

그림 2.12 지질. (a) 포화 또는 불포화되어 있는 두 가지 지방산의 일반적인 예. 지방산의 식을 나타내는 속기형에 주목하라. (b) 글리세롤과 지방산은 탈수반응으로 결합해 트리글리세리드와 물을 만드는 소단위이다. (c) 인지질은 글리세롤, 2개의 지방산과 하나 또는 그 이상의 전하를 띤 작용기로 구성되어 있다.

지방산

지방산(fatty acid)은 한쪽 말단에 산성인 카르복실기를 가지고 있는 탄소와 수소 원자의 사슬로 구성되어 있다(**그림 2.12a**). 그런 이유로 지방산은 탄소와 수소의 구성요소에 덧붙여 2개의 산소 원자를 함유한다. 지방산은 신체의 세포 내에서 2개씩으로 이루어진 탄소 분절들이 서로 연결해 합성되기 때문에 16~20개의 탄소 원자로 된 지방산이 가장 일반적이다. 지방산의 모든 탄소가 단일 공유결합으로 연결되어 있을 때 **포화지방산**(saturated fatty acid)이라 하는데, 이는 각각의 탄소 원자에 남아 있는 결합 가능한 2개가 수소로 공유적으로 연결, 모두 채워져 포화되어 있기 때문이다. 몇몇 지방산은 탄소 원자들 간에 1개 혹은 그 이상의 이중결합(double bond)을 가지기 때문에 **불포화지방산**(unsaturated fatty acid, 이들은 포화지방산보다 C—H 결합을 적게 가지고 있음)이라고 한다. 만약 하나의 이중결합이 존재하면 그 지방산은 **단일불포화**(monounsaturated)된 것이고, 하나 이상의 이중결합이 존재한다면 이는 **다중불포화**(polyunsaturated)된 것이다

(그림 2.12a 참조).

자연계에 있는 대다수 불포화지방산은 이중결합 탄소의 같은 면에 2개의 수소가 모두 있는 시스(cis) 위치로 존재한다(그림 2.12a 참조). 그러나 일부 지방 식품을 제조하는 과정에서 이중결합의 반대편에 수소가 있도록 지방산을 변화시킬 수 있다. 이와 같이 화학적으로 변경시켜 이중결합의 반대편에 수소가 있는 지방산을 **트랜스지방산**(trans fatty acid)이라고 한다. 트랜스(trans) 배치는 식품을 장기 보존하는 데 안정성을 더해주고 식품의 맛과 농도를 변화시킨다. 그러나 트랜스지방산은 최근 혈중 콜레스테롤 양을 증가시키는 것을 비롯한 여러 가지 심각한 건강 문제와 연결되어 있다는 것이 알려지면서 지금은 건강지침으로 트랜스지방산을 포함한 식품의 소비를 제한하도록 권장하고 있다.

지방산은 체내에서 세포대사에 필요한 에너지를 제공하는 것 외에도 수많은 중요한 기능을 한다. 지방산에서 탄소와 수소 원자 사이의 결합이 깨지면서 나오는 화학에너지는 ATP의 화학에너지로 저장될 수 있다. 그러므로 포도당처럼 지방산은 에너지의 중요한 공급원으로서 특히 중요하다. 더욱이 어떤 지방산은 변형되어 세포 신호 분자처럼 수많은 세포 기능을 조절하는 특별한 분자 종류를 만들 수 있다. 이와 같이 변형된 지방산은 탄소가 20개인 다중불포화지방산인 아라키돈산(arachidonic acid)으로부터 유도되며 아이코사노이드(eicosanoid)라고 총칭한다. 이들은 혈압 조절에도 관여하고(제12장), 염증반응(제12장, 제18장)과 평활근 수축(제9장), 그 외 여러 곳에 관여한다. 마지막으로 지방산은 다음에 기술할 트리글리세리드 구조의 한 부분을 이룬다.

트리글리세리드

트리글리세리드[triglyceride, 또는 트리아실글리세롤(triacylglycerol)로도 알려짐]는 신체 지질의 대부분을 이루고 있고, 일반적으로 단순히 '지방(fat)'이라고 불리는 분자이다. 트리글리세리드는 3탄소 당알코올인 **글리세롤**(glycerol)에 3개의 지방산이 결합해 형성된다(그림 2.12b). 글리세롤에 있는 3개의 수산기는 각각 탈수반응에 의해 지방산의 카르복실기와 결합되어 있다.

트리글리세리드 한 분자에 있는 3개의 지방산은 일반적으로 서로 같지 않다. 그러므로 사슬의 길이와 포화도가 다른 지방산으로부터 다양한 지방이 형성될 수 있다. 동물지방은 일반적으로 포화지방산의 비율이 높은 반면에 식물지방은 불포화지방산을 더 많이 함유한다. 포화지방은 낮은 온도에서 고체화되는 경향이 있다. 익숙한 예로 가스레인지 위에서 햄버거를 가열하면 포화된 동물지방이 녹아 프라이팬에 기름기가 남게 된다. 그러나 식히면 액체상태의 기름기가 다시 고체 형태로 되돌아간다.

트리글리세리드는 혈액에서 볼 수 있고, 간에서 합성될 수 있다. 이들은 지방조직에 다량으로 저장되어 체내 세포에 에너지를 공급하는데, 특히 금식 동안이나 운동과 같이 부차적인 에너지가 필요한 경우에 도움을 준다. 이는 지방조직에서 트리글리세리드로부터 지방산을 유리하는 가수분해에 의해 일어나며, 유리된 지방산은 혈액으로 들어가 세포 기능에 필요한 에너지를 제공해 물질 대사가 이루어질 수 있도록 조직이나 기관에 운반된다. 그러므로 다당류에서처럼 트리글리세리드 형태로 에너지를 저장하기 위해서는 탈수반응이 요구되며, 다당류와 트리글리세리드 둘 다 사용 가능한 에너지 형태로의 분해는 가수분해에 의해 이루어진다. 이 책을 통해 이러한 반응이 '생리학적 과정에는 물질과 에너지의 이동과 균형이 필요하다'는 생리학의 일반 원리의 근간을 이루는 핵심 방법이라는 것을 알게 될 것이다.

인지질

인지질(phospholipid)은 구조에서 트리글리세리드와 한 가지 중요한 차이를 제외하고는 전반적으로 유사하다. 글리세롤의 세 번째 수산기가 지방산에 결합되어 있기보다는 인산에 결합되어 있다. 게다가 극성을 띠거나 이온화된 질소를 함유한 조그마한 분자가 이 인산에 붙어 있다(**그림 2.12c**). 이러한 작용기는 인지질의 한쪽 말단에 극성(친수성) 부위를 구성하고, 2개의 지방산 사슬은 반대편 말단에서 비극성(소수성) 부위를 제공한다. 그러므로 인지질은 양친매성이다. 수용액에서 이들은 무리를 구성하게 되는데 극성 말단은 물 분자를 끌어당기고 있다. 인지질의 이런 특성은 세포막의 지질이중층을 형성하게 한다(제3장).

스테로이드

스테로이드(steroid)는 다른 지질 분자와는 명백히 다른 구조를 가진다. 4개의 상호 연결된 탄소 원자의 고리는 모든 스테로이드의 골격을 형성한다(**그림 2.13**). 극성을 띠는 몇 개의 수산기가 이 고리 구조에 붙어 있지만 스테로이드를 수용성으로 만들기에는 수적으로 부족하다. 스테로이드의 예로서 콜레스테롤, 부신에서 생성된 코르티솔, 생식샘으로부터 분비된 여성 호르몬(에스트로겐)과 남성 호르몬(테스토스테론)이 있다.

단백질

단백질(protein)이라는 용어는 그 중요성을 적절히 묘사하는 그리스어인 *proteios*('제1급의')에서 유래했다. 단백질은 몸에서 유기물질의 약 50%를 차지하고(체중의 17%) 거의 모든 생리적 과정에서 중요한 역할을 한다(**표 2.6**에 요약). 단백질은 탄소, 수소, 산소,

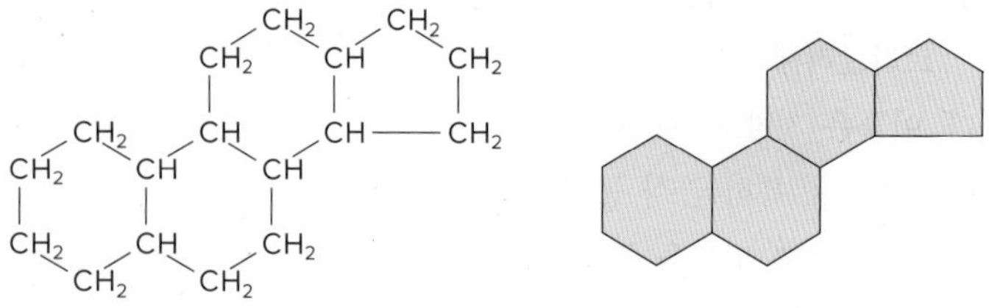

(a) 스테로이드 고리 구조

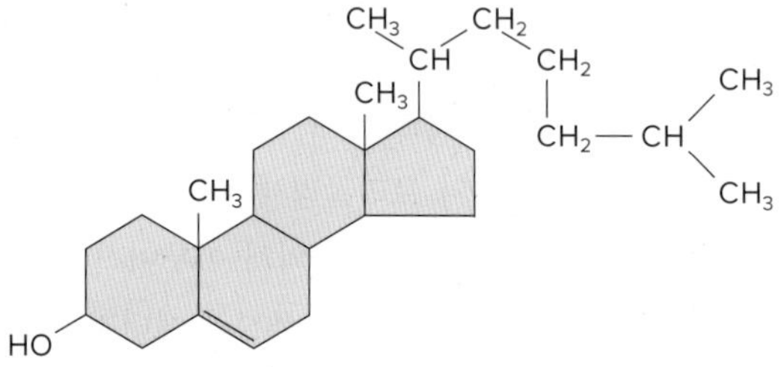

(b) 콜레스테롤

그림 2.13 (a) 스테로이드 고리 구조. 고리 내의 모든 탄소와 수소 원자를 지닌 형태로 나타냈고, 그런 다음 이런 종류 지질의 전반적인 고리 구조를 강조하기 위해 원자를 표시하지 않았다. (b) 콜레스테롤의 경우에서 보는 것처럼 서로 다른 스테로이드는 고리 골격의 다양한 위치에 다양한 종류와 수의 화학작용기를 가진다.

질소 및 소량의 다른 원소, 특히 황으로 구성되어 있다. 종종 수천 개의 원자를 함유한 거대분자이며, 많은 수의 작은 소단위(단위체)가 중합체를 만들기 위해 탈수반응을 통해 서로 결합할 때 만들어진다.

아미노산

단백질의 소단위 단위체는 **아미노산**(amino acid)이다. 그러므로 단백질은 아미노산의 중합체이다. 1개(프롤린)를 제외한 모든 아미

노산은 분자 내 말단 탄소에 아미노기(—NH₂)와 카르복실기(—COOH)가 결합해 있다.

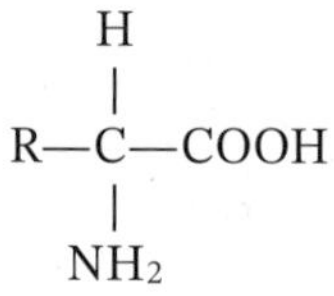

$$
\begin{array}{c}
\text{H} \\
| \\
\text{R—C—COOH} \\
| \\
\text{NH}_2
\end{array}
$$

이 말단 탄소의 세 번째 결합은 수소 원자와 연결되어 있고, 네 번째 결합은 **아미노산곁사슬**(amino acid side chain, 이 식에서 R로 표시)이라 하는 나머지 분자와 결합해 있다. 이 곁사슬은 상대적으로 작은데, 하나의 수소 원자로부터 여러 개의 수소 원자와 더불어 9개의 탄소 원자를 가진 것까지 다양하다.

살아 있는 모든 생명체의 단백질은 20가지의 서로 다른 곁사슬을 지닌 20가지의 서로 다른 아미노산으로 구성된다. 곁사슬은 비극성(8종의 아미노산), 극성(7종의 아미노산), 이온화된 것(5종의 아미노산)일 수 있다(**그림 2.14**). 인체는 많은 아미노산을 합성할 수 있지만 몇 가지는 반드시 음식으로만 섭취해야 하는데 이를 필수아미노산이라 한다. 필수아미노산이라는 용어는 다른 아미노산보다 중요하다는 의미가 아니고, 음식으로부터 섭취해야 한다는 뜻이다.

폴리펩티드

아미노산은 한 아미노산의 카르복실기가 다른 것의 아미노기와 연결되어 서로 결합해 있다. 글리코겐과 트리글리세리드의 형성에서처럼 탈수되어 물 1분자가 형성된다(**그림 2.15**). 아미노기와 카르

표 2.6	단백질의 주요 종류와 기능	
종류	**기능**	**예**
유전자 발현을 조절하는 단백질	DNA로부터 RNA를 만듦, RNA로부터 폴리펩티드 합성	전사인자가 유전자를 활성화, RNA 중합효소가 유전자를 전사, mRNA로부터 단백질로의 리보솜단백질 해독에 필요
수송단백질	이온이나 유기 분자와 같은 용질이 세포막을 통과해 이동하도록 매개	세포막에 있는 이온 채널이 Na⁺과 K⁺ 같은 이온의 막을 통한 이동을 허용
효소	세포의 물질대사를 위해 필요한 특정 화학반응 속도를 촉진	소장으로 분비된 췌장(이자) 리파아제, 아밀레이스, 단백질가수분해효소가 거대분자를 보다 작은 분자로 분해해 창자 세포가 흡수할 수 있게 함, 단백질인산화효소는 다른 단백질에 인산기를 붙여주는 수식에 의해 단백질의 기능을 변화시킴
세포 신호 관련 단백질	세포가 서로 간, 자신, 그리고 외부 환경과 소통할 수 있도록 함	세포막 수용체가 세포외액에 있는 호르몬이나 신경전달물질과 결합
운동단백질	이동의 개시	근육세포에서 볼 수 있는 미오신이 근육을 짧게 하는 수축력을 제공
구조단백질	세포, 조직 및 기관을 지지하고, 연결해서 보강	콜라겐과 탄력소가 인대, 힘줄, 특정 혈관의 지지를 제공, 액틴은 세포 대부분의 세포 골격을 이룸
방어단백질	병원체에 의한 감염과 질병으로부터 보호	시토카인과 항체가 외래 세포나 세균 또는 바이러스로부터 온 단백질을 공략

복실기 사이에서 형성되는 결합을 **펩티드결합**(peptide bond)이라고 한다. 펩티드결합이 비록 공유결합일지라도 이들은 효소적으로 가수분해되어 각각의 아미노산이 되는데, 예를 들어 우리가 음식물의 단백질을 소화시킬 때 위나 소장에서 일어나는 것과 같다.

그림 2.15에서 유념해야 할 것은 2개의 아미노산이 서로 결합될 때, 만들어진 분자의 한쪽 말단은 자유 아미노기를 가지고 있고, 다른 말단은 자유 카르복실기를 가지고 있다는 것이다. 부가되는 아미노산은 이 자유 말단에 펩티드결합으로 연결될 수 있다. 펩티드결합으로 연결된 아미노산의 배열은 **폴리펩티드**(polypeptide)로 알려져 있다. 펩티드결합은 폴리펩티드의 기본 골격을 형성하고, 각 아미노산의 곁사슬은 사슬로부터 돌출해 있다. 다시 말해 폴리펩티드라는 용어는 구조적인 단위를 나타내는 것이지 이 분자가 기능적인 것을 반드시 제시하는 것은 아니다. 하나 또는 그 이상의 폴리펩티드가 특정 모습이 되도록 접히고 기능을 지닌 분자로 만들어졌을 때 이 분자를 단백질이라고 한다[일반적으로 폴리펩티드 내 아미노산 수가 약 50개 또는 그 이하이면서 알려진 생물학적 기능을 갖고 있으면 이 분자를 간단히 펩티드(peptide)라고 하며 관련 내용을 언급할 때 이 책 어디에서나 이렇게 사용할 것이다].

앞에서 설명한 바와 같이 하나 또는 그 이상의 단당류가 단백질 내 특정 아미노산의 곁사슬과 공유결합으로 부착되어 있는 단백질을 **당단백질**(glycoprotein)이라고 한다. 이러한 단백질은 결합조직의 주된 요소인 세포막에 있다. 그

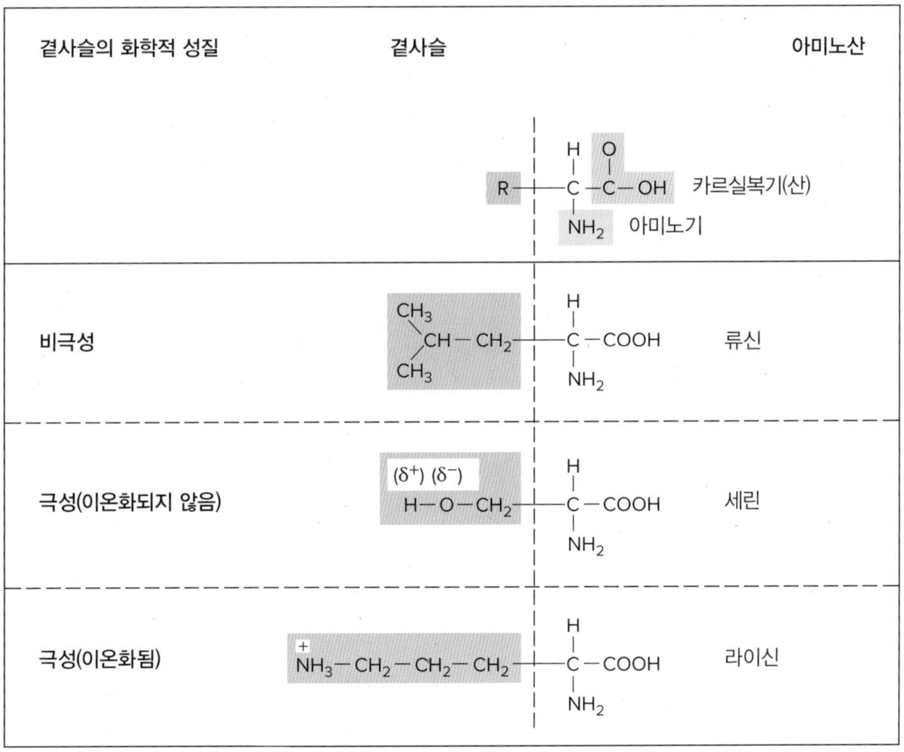

곁사슬의 화학적 성질	곁사슬	아미노산
	R—C—C—OH (H, O, NH₂) 카르복실복기(산), 아미노기	
비극성	CH_3—CH—CH_2—C—COOH	류신
극성(이온화되지 않음)	$(\delta^+)(\delta^-)$ H—O—CH_2—C—COOH	세린
극성(이온화됨)	NH_3^+—CH_2—CH_2—CH_2—C—COOH	라이신

그림 2.14 단백질에서 보이는 아미노산의 각 분류군의 대표적인 구조.

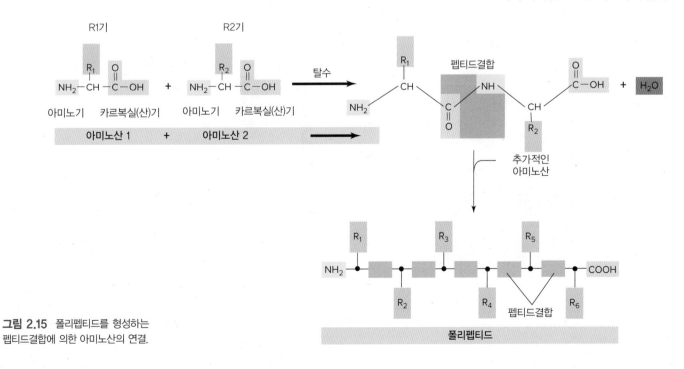

그림 2.15 폴리펩티드를 형성하는 펩티드결합에 의한 아미노산의 연결.

리고 보호작용과 윤활 역할을 하는 점액과 같은 용액에도 많이 있다.

모든 단백질은 다단계 구조를 가지고 있으며 이를 통해 각 단백질에 독특한 모양을 부여한다. 이들을 1차, 2차, 3차 구조라 하는데, 일부 단백질에는 4차 구조도 있다. 생리학의 일반 원리는 구조와 기능이 서로 연결되어 있다는 것이다. 이것은 심지어 분자 수준에서도 마찬가지다. 단백질 모양이 생물학적 활성을 결정한다. 모든 경우에 단백질 모양은 아미노산의 서열인 단백질의 1차 구조에 의해 결정된다.

단백질의 1차 구조

두 가지 변수가 단백질의 **1차 구조**(primary structure)를 결정한다: (1) 사슬 내 아미노산의 수와 (2) 사슬을 따라 각 위치에 있는 아미노산의 특정한 형태(**그림 2.16**). 사슬을 따라 각 위치는 20개의 서로 다른 아미노산 중 어떤 하나가 차지할 수 있다. 모든 단백질은 자신만의 독특한 1차 구조에 의해 결정된다.

단백질의 2차 구조

폴리펩티드는 구슬 끈과 유사한데 각 구슬은 하나의 아미노산을 나타낸다(그림 2.16 참조). 더욱이 아미노산이 폴리펩티드 사슬 내에서 결합 주위를 돌 수 있기 때문에, 사슬은 유연하고 마치 구슬 끈이 여러 입체 배열로 꼬아질 수 있는 것과 같이 여러 가지 형태

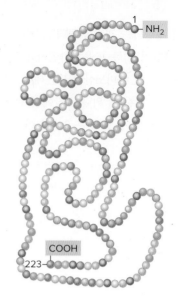

그림 2.16 폴리펩티드 사슬의 1차 구조는 해당 사슬 내 아미노산의 배열 순서(서열)이다. 제시된 폴리펩티드는 223개의 아미노산을 지니고 있다. 서로 다른 아미노산은 서로 다른 색깔의 원구로 나타냈다. 번호 순서는 아미노말단(NH_2)에서 시작된다.

로 구부러질 수 있다. 자연상태에서 단백질은 사슬 위의 선형 구슬 끈처럼 보이지는 않는다. 각 아미노산의 곁가지들 사이의 상호작용으로 사슬은 구부러지고, 꼬이고, 접혀져 보다 밀집된 구조로 된다. 단백질의 최종 모습을 단백질의 **입체 구조**(conformation)라 한다.

폴리펩티드 사슬을 따라 여러 부위 사이의 인력은 단백질의 **2차**

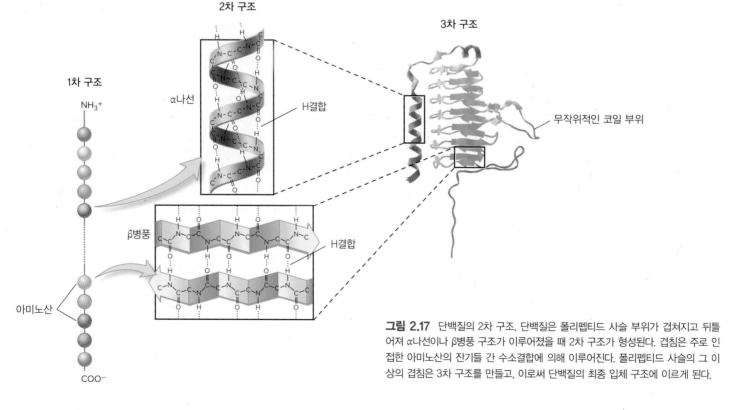

그림 2.17 단백질의 2차 구조. 단백질은 폴리펩티드 사슬 부위가 겹쳐지고 뒤틀어져 α나선이나 β병풍 구조가 이루어졌을 때 2차 구조가 형성된다. 겹침은 주로 인접한 아미노산의 잔기들 간 수소결합에 의해 이루어진다. 폴리펩티드 사슬의 그 이상의 겹침은 3차 구조를 만들고, 이로써 단백질의 최종 입체 구조에 이르게 된다.

구조(secondary structure)를 만든다. 예를 들어 수소결합은 한 펩티드결합에 있는 질소 원자에 결합된 수소와 다른 펩티드결합에서 이중결합된 산소 원자 사이에서 일어날 수 있다(**그림 2.17**). 펩티드결합이 폴리펩티드 사슬을 따라 일정한 간격을 두고 생기기 때문에 그들 사이의 수소결합은 고리를 **α나선**(alpha helix)이라고 알려진 입체 구조가 되게 하는 경향이 있다. 수소결합은 또한 펩티드결합 사이에서 폴리펩티드 사슬의 연장된 부위가 거의 서로 평행하게 나아갈 때도 형성될 수 있는데 이렇게 비교적 곧게 뻗어 나간 부위를 **β병풍 구조**(beta-pleated sheet)라 한다(그림 2.17 참조). 그러나 몇 가지 이유로 폴리펩티드 사슬의 정해진 부위가 α나선이나 β병풍 구조를 취하지 않을 수도 있다. 예를 들어 곁사슬 크기와 반대로 하전된 곁사슬들 사이 이온결합의 존재는 이러한 형태를 만드는 데 요구되는 반복되는 수소결합을 방해할 수 있다. 임의의 고리 입체 구조로 알려진 불규칙한 부위는 더 규칙적인 α나선과 β병풍 구조 유형을 연결하는 부위에서 나타난다(그림 2.17 참조).

β병풍 구조와 α나선 구조는 단백질이 세포막과 같은 지질이중층에 고정되게 하는 능력을 부여하는데 이는 단백질의 이 부위가 일반적으로 소수성 곁가지를 지닌 아미노산을 지니고 있기 때문이다. 곁가지의 소수성은 이들이 세포막의 지질 환경 내에 더 많이 남아 있게 한다.

단백질의 3차 구조

일단 2차 구조가 형성되면 추가적인 아미노산 곁사슬 사이에 결합이 가능해진다. 예를 들어 폴리펩티드의 선형 서열에서 상호작용을 하기에는 너무 멀리 떨어져 있는 2개의 아미노산이 2차 구조로 인해 분자의 구조가 바뀌면서 서로 매우 가까워질 수 있다. 이러한 상호작용이 폴리펩티드로 하여금 마지막 3차원적 입체 구조로 접히게 한다(그림 2.17 참조). 일단 아미노산 서열(1차 구조)이 형성되고 나면 폴리펩티드 사슬의 마지막 입체 구조인 **3차 구조**(tertiary structure)를 결정하는 다섯 가지 요소가 있다(**그림 2.18**).

■ 아미노산 사슬 간 혹은 주위 물 분자들과의 수소결합

■ 사슬을 따라 이온화된 영역 사이의 (끌어당기거나 밀어내는) 이온 상호작용

■ 비극성(소수성) 부위 간 인력

■ 2개의 시스테인 아미노산의 황을 포함한 곁사슬을 연결하는 공유 이황화결합(disulfide bond)

■ 서로 매우 인접한 두 분자의 가장 바깥쪽 껍질을 선회하는 전자들 사이의 매우 약하고 일시적인 전기적 상호작용인 반

폴리펩티드 사슬

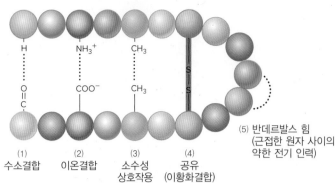

(1) 수소결합 (2) 이온결합 (3) 소수성 상호작용 (4) 공유 (이황화결합) (5) 반데르발스 힘 (근접한 원자 사이의 약한 전기 인력)

그림 2.18 폴리펩티드 사슬 접힘의 입체 구조에 관여하는 요인. (1) 곁사슬 간 또는 주위를 둘러싼 물 분자와의 수소결합, (2) 극성 또는 이온화된 곁사슬 간의 이온결합, (3) 비극성 곁가지 사이에서의 소수성 인력, (4) 곁사슬 간 이황화결합, (5) 가까이 있는 아미노산의 곁사슬에 있는 원자들 간의 반데르발스 힘.

데르발스 힘(van der Waals force)

단백질의 4차 구조

그림 2.19에서 보인 것처럼 어떤 단백질은 하나 이상의 폴리펩티드 사슬로 구성되어 있다. 이들은 **4차 구조**(quaternary structure)를 가졌다고 말하며, '많은 부분'이란 의미의 다량체 단백질(multimeric protein)이다. 다량체 단백질 안의 각 폴리펩티드를 소단위(subunit)라고 한다. 단일 폴리펩티드의 형태에 영향을 미치는

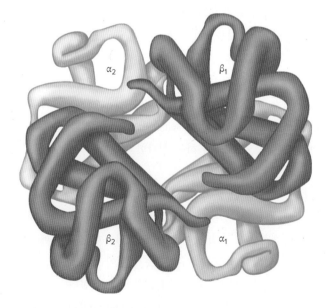

그림 2.19 다량체 단백질인 헤모글로빈은 2개의 동일한 알파(α) 소단위와 2개의 동일한 베타(β) 소단위로 되어 있다[각 소단위 사슬에 결합되어 있는 철을 포함한 헴(heme)기는 나타내지 않았다]. 이 간단한 도식에서는 1차 구조 혹은 2차 구조를 상세하게 표시하지 않는 대신 소단위들의 3차 구조와 이들이 4차 구조를 만들기 위해 어떻게 배열되는지를 보여준다.

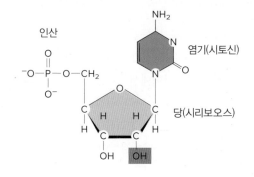

(a) 전형적인 데옥시리보뉴클레오티드

(b) 전형적인 리보뉴클레오티드

그림 2.20 DNA와 RNA의 뉴클레오티드 소단위. 뉴클레오티드는 당, 염기, 인산기로 구성되어 있다. (a) DNA의 데옥시뉴클레오티드는 데옥시리보오스 당을 지니고 있다. (b) RNA의 리보뉴클레오티드에 있는 당은 리보오스로, 데옥시리보오스의 수소 원자 위치에 OH를 대신 가지고 있다.

요인이 동일하게 다량체 단백질의 소단위 사이 상호작용도 결정한다. 그러므로 사슬들 사이에 이황화(공유)결합뿐만 아니라 다양한 이온화, 극성, 비극성의 곁사슬 간 상호작용에 의해 사슬이 서로 결합될 수 있다.

다량체 단백질은 다양한 기능이 있다. 다량체 단백질의 폴리펩티드 사슬은 동일한 것일 수도, 서로 다른 것일 수도 있다. 예를 들어 혈액에서 산소를 운반하는 단백질인 헤모글로빈은 같은 종류 2개와 다른 종류 2개의 소단위로 이루어진 4개의 소단위를 가진 다량체 단백질이다(그림 2.19 참조). 각 소단위는 1개의 산소 분자를 운반할 수 있다. 이 책에서 배울 다른 다량체 단백질로는 세포 내외로 작은 용질의 이동을 용이하게 하는 세포막에 구멍을 만드는 역할을 하는 채널(통로)이 있다.

단백질의 1차 구조 변화가 2차, 3차, 4차 구조를 변화시키는 것은 명백하다. 이와 같은 1차 구조 변화를 **돌연변이**(mutation)라고 한다. 돌연변이에 의해 생긴 단 하나의 아미노산 변화라도 헤모글로빈의 β사슬에 있는 글루탐산 분자가 발린(valine) 분자로 대체되었을 때와 같은 파괴적인 결과를 가져온다. 이런 변화의 결과는 **낫형-세포 질환**[sickle-cell disease, 낫형-세포 빈혈증(sickle-cell anemia)이라고도 함]이라 하는 심각한 질병이다.

핵산

핵산(nucleic acid)은 체중의 약 2%밖에 차지하지 않지만 이러한 분자는 유전정보의 저장, 발현, 전송을 담당하기 때문에 매우 중요하다. 특정 단백질 형태로의 유전정보 발현이 개체가 사람인지 쥐인지, 세포가 근육세포인지 상피세포인지를 결정한다.

핵산은 **데옥시리보핵산**(deoxyribonucleic acid, DNA)과 **리보핵산**(ribonucleic acid, RNA)의 두 종류가 있다. DNA 분자는 유전자 서열에 암호화된 유전정보를 저장하고 있는 반면, RNA 분자는 이 정보를 특정 폴리펩티드 사슬을 형성하기 위해 아미노산

을 연결하기 위한 지침으로 이 정보를 해독하는 데 관여한다.

핵산의 두 가지 유형은 모두 중합체이고 반복되는 소단위의 선형 서열로 구성되어 있다. 각 소단위는 **뉴클레오티드**(nucleotide)라고 알려져 있으며 인산기, 당, 수소 이온을 받아들일 수 있기 때문에 염기라고 알려진 탄소와 질소 원자로 된 고리 구조물을 포함해 세 가지 구성요소로 되어 있다(**그림 2.20**). 하나의 뉴클레오티드 인산기는 사슬을 형성하기 위해 인접한 뉴클레오티드의 당과 연결되

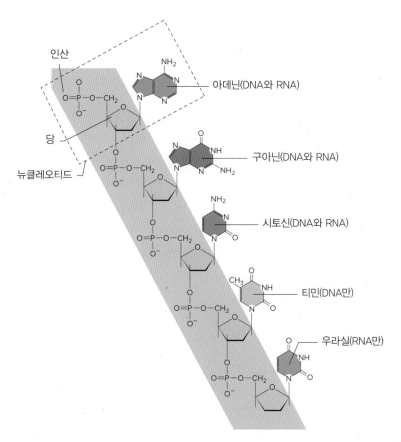

그림 2.21 인산-당 결합은 핵산을 형성하기 위해 차례로 뉴클레오티드를 연결한다. 피리미딘 염기인 티민은 DNA에서만 발견되고, 우라실은 RNA에만 존재함을 주목하라.

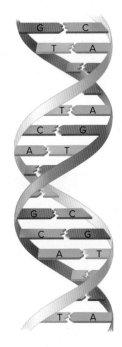

그림 2.22 퓨린과 피리미딘 염기 사이의 염기 짝 짓기는 DNA 이중나선의 2개의 폴리뉴클레오티드 가닥을 연결시킨다.

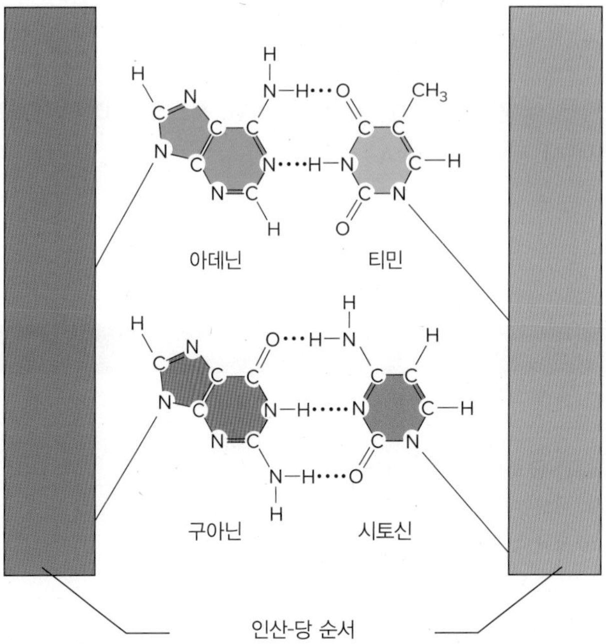

아데닌   티민

구아닌   시토신

인산-당 순서

그림 2.23 DNA의 뉴클레오티드 염기 사이의 수소결합은 염기 짝 짓기의 특수성을 결정한다. 아데닌은 티민과, 구아닌은 시토신과 짝을 이룬다.

어 있고, 염기는 인산-당 골격 옆으로 돌출해 있다(**그림 2.21**).

DNA

DNA의 뉴클레오티드는 5탄당인 **데옥시리보오스**(deoxyribose)를 함유한다(그래서 이름이 '데옥시리보핵산'임). 데옥시리보오스에 결합할 수 있는 4개의 다른 염기에 해당하는 4개의 다른 뉴클레오티드가 DNA에 존재한다. 이 염기들은 두 종류로 분류된다(그림 2.21 참조).

- **퓨린**(purine) 염기인 **아데닌**(adenine, A)과 **구아닌**(guanine, G)으로 질소와 탄소 원자로 된 2개의 고리를 가지고 있다.
- **피리미딘**(pyrimidine) 염기인 **시토신**(cytosine, C)과 **티민**(thymine, T)은 단 하나의 고리만 가지고 있다.

DNA 분자는 하나가 아닌 2개의 사슬로, 이중나선 형태로 서로 꼬여 있다(**그림 2.22**). 한쪽 사슬의 퓨린과 반대쪽 사슬의 피리미딘 염기가 수소결합으로 연결되어 있다. 각 염기의 고리 구조는 나선 모양 계단의 발판처럼 인-당 골격에 수직으로 편평하게 배열되어 있다. 이러한 염기쌍 구조는 이들이 서로 꼬여감에 따라 당-인 골격 사이에 일정한 거리를 유지시킨다.

4개의 염기에서 수소결합 그룹의 위치에 따라 염기쌍의 특이성

이 부여된다(**그림 2.23**). 퓨린 구아닌과 피리미딘 시토신(G-C쌍) 사이에 3개의 수소결합이 형성되는 데 반해, 퓨린 아데닌과 피리미딘 티민(A-T쌍) 사이에서는 2개의 수소결합만이 형성된다. 결과적으로 G는 항상 C와, A는 T와 쌍을 이룬다. 이 특성이 유전정보를 복제하고 전달하는 기전을 제공한다.

염기들 사이의 수소결합은 효소에 의해 파괴될 수 있다. 이와 같은 수소결합 파괴는 이중나선을 2개의 단일 가닥으로 만드는데, 이를 DNA 변성이라 한다. 각각의 한 가닥은 2개의 새로운 DNA 분자가 되도록 복제된다. 이는 세포분열 때 일어나고 각각의 딸세포는 완전한 DNA를 갖는다. DNA는 시험관 내에서 열에 의해서도 결합이 깨질 수 있는데 이는 연구자들이 DNA 복제와 같은 과정을 연구하는 데 편리한 방법으로 사용된다.

RNA

RNA 분자는 DNA와 몇 가지 차이가 있다.

- RNA는 (이중이 아닌) 하나의 뉴클레오티드 사슬로 되어 있다.
- RNA에서 각 뉴클레오티드의 당은 데옥시리보오스가 아닌 **리보오스**(ribose)이다.
- DNA의 피리미딘 염기인 티민은 RNA에서 피리미딘 염기인 **우라실**(uracil, U)로 대체되며(그림 2.21 참조), 퓨린인 아데

닌과 염기쌍(A-U쌍)을 이룰 수 있다.

다른 세 가지 염기인 아데닌, 구아닌, 시토신은 DNA와 RNA 모두에서 동일하다. RNA는 단 하나의 뉴클레오티드 사슬을 가지

고 있기 때문에 이 사슬 부분이 자체적으로 접힐 수 있고 동일 사슬의 뉴클레오티드나 다른 DNA 혹은 RNA 분자의 뉴클레오티드와 염기쌍을 형성할 수 있다.

CHAPTER 2 연습문제 | 기억하고 이해하기

해답은 책 뒷부분에 있다.

1. 다음 중 옳은 것은 무엇인가?
   a. 이온결합은 가장 약한 화학결합이다.
   b. 용액의 수소 농도가 증가하면 pH가 증가한다.
   c. 모든 단백질은 4차 구조를 갖는다.
   d. 에너지를 공급하는 데는 탄수화물만 사용될 수 있다.
   e. 이온은 양성자보다 적거나 많은 전자를 포함한다.

2. 원자와 분자 사이의 결합력 중 가장 강한 것은 무엇인가?
   a. 수소결합
   b. 반대 전하를 띤 이온기 사이의 결합
   c. 가까이 있는 비극성기 사이의 결합
   d. 공유결합
   e. 극성기 사이의 결합

3. 유기 분자의 단량체가 더 큰 단위로 만들어지는 과정에서 올바른 것은 무엇인가?
   a. 가수분해를 요구한다.
   b. 물 분자를 생성한다.
   c. 비가역적이다.
   d. 탄수화물하고만 일어난다.
   e. ATP를 생성한다.

4. 다음 중 DNA에서 발견되지 않는 것은 무엇인가?
   a. 아데닌   d. 데옥시리보오스
   b. 우라실   e. b와 d
   c. 시토신

5. 다음 중 이황화결합에 대해 잘못된 설명은 무엇인가?
   a. 2개의 시스테인 아미노산 사이에 형성된다.
   b. 비공유결합이다.
   c. 어떤 단백질의 3차 구조에 기여한다.
   d. 어떤 단백질의 4차 구조에 기여한다.
   e. 수소 원자 2개의 상실을 포함한다.

6. 다음에 열거한 화합물이 (a) 단당류, (b) 이당류, (c) 다당류 중 어디에 속하는지 짝 지으시오.
   설탕   포도당   글리코겐   과당   녹말

7. 다음 중 어느 반응이 가수분해인가?
   a. 트리글리세리드 형성
   b. 단백질 형성
   c. 단백질 분해
   d. 다당류 형성
   e. a, b, d

8. pH가 7.0보다 큰 용액은 산성인가, 알칼리성인가? 이 용액의 수소 이온 농도는 10^{-7} M보다 큰가, 작은가?

9. 극성 부위와 비극성 부위를 모두 가지고 있는 분자를 _____(이)라고 한다.

10. 돌연변이는 단백질의 _____ 구조 변화로 일어난다.

세포 구조, 단백질과 물질대사

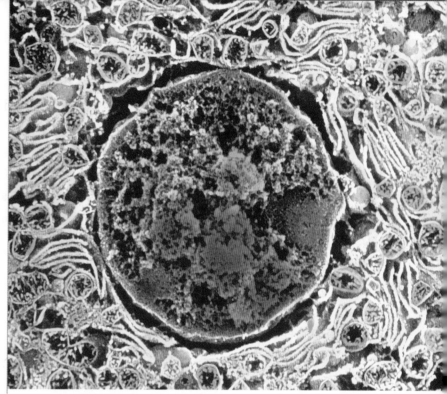

간 세포의 색상 강화 전자현미경 이미지. Pietro M. Motta & Tomonori Naguro/Science Source

세포는 모든 생명체의 구조적·기능적 단위이며 동시에 생리학자가 연구하는 모든 조직과 기관을 만든다. 인체는 매우 특수화된 구조와 기능을 가진 수조 개의 세포로 이루어져 있지만, 제1장에서 배웠듯이 대부분의 세포는 근육, 결합, 신경, 상피세포 등 주요 기능 및 형태상 네 가지 세포 범주에 속한다. 이 장에서는 그 범주와 상관없이 대부분 세포의 공통적인 구조를 간략하게 서술한다.

세포를 구성하는 기본 구조를 배우고 난 후에는 세포 내에서 단백질이 어떻게 만들어지고, 분비되고, 분해되는지 그리고 세포가 살아가는 데 필요한 화학반응에 단백질이 어떻게 참여하는지 알아본다. 단백질은 살아 있는 세포가 수행하는 모든 기능에 실질적으로 참여한다. 제2장에서 설명한 것처럼 단백질은 1차 구조, 2차 구조, 3차 구조, 그리고 일부의 경우에는 4차 구조에 의해 확립된 고유한 모양 또는 구조를 가진다. 이 구조로 인해 단백질은 결합부위라는 표면 부분을 통해 특정한 분자에 결합할 수 있다. 이 장은 모든 단백질에 적용되는 결합부위의 특성에 대한 논의를 포함하며, 이러한 특성이 특정 화학반응을 가속화하는 효소의 능력과 같은 특별한 종류의 단백질 기능에 어떻게 관련되는지도 설명한다. 그런 다음 대사와 세포에너지 균형에 관련된 다양한 생화학반응을 설명하는 데 이 정보를 적용한다.

이 장을 읽으면서 다음과 같은 생리학의 일반 원리가 어디에 적용되는지 생각해 보라. '구조는 기능의 결정요인이며, 함께 진화한다'는 일반적인 원리는 제2장에서 분자 수준에서 설명되었다. 이 장에서는 이 원리가 세포 수준과 단백질 수준에서 얼마나 중요한지 알게 될 것이다. '생리학적 과정은 화학적·물리적 법칙에 의해 일어난다'는 일반 원리가 단백질 기능에 어떻게 적용되는지 알게 될 것이다. '항상성은 건강과 생존을 위해 필수적'이라는 일반 원리 또한 알아본다. 마지막으로 '생리학적 과정에는 물질과 에너지의 이동과 균형이 필요하다'는 일반 원리를 살펴본다. ■

세포 구조

3.1 세포의 현미경적 관찰

현미경으로 관찰할 수 있는 가장 작은 물체는 조명에 사용되는 방사선의 파장에 따라 다르다. 파장이 짧을수록 볼 수 있는 물체가 작아진다. 광학현미경의 물체 해상력은 직경 0.2 μm 정도인 데 반해 빛 대신 전자파를 이용하는 전자현미경은 0.002 μm 정도의 아주 작은 구조도 볼 수 있다. 전형적인 세포와 세포 내 구성물 크기를 **그림 3.1**에 나타냈다.

살아 있는 세포는 광학현미경으로는 관찰할 수 있지만 전자현미경으로는 관찰할 수 없다. 광학현미경에서 빛이 표본을 통과해 상을 이루게 하는 것처럼 전자파도 상을 만들려면 대부분의 전자가 표본을 통과해야만 한다. 그러나 전자는 물질 내에서 아주 짧은 거리만 투과할 수 있어서 관찰하고자 하는 표본이 아주 얇아야 한다. 전자현미경으로 관찰하고자 하는 세포는 0.1 μm 정도 두께의 절편으로 만들어야 하는데, 이는 전형적인 세포 두께의 1/100 정도이다.

그림 3.2와 같은 전자현미경 사진은 세포의 아주 얇은 절편의 상(image)을 보여주는 것이기 때문에 오해의 소지가 있다. 전자현미경 사진에서는 별개의 물체로 보이는 구조가 실제로는 표본의 절편 밖 부위에서 서로 연결된 구조일 수도 있다. 실 꾸러미를 얇게 절편해서 관찰하면 원래는 연결된 실 꾸러미인 것이 마치 연결되지 않은 점과 분리된 선의 집합으로 보일 수 있는 것과 마찬가지다.

세포는 구조에 따라 진핵세포(eukaryotic cell)와 원핵세포(prokaryotic cell)로 구별된다. 우리 몸의 세포는 다른 다세포 생물인 동물과 식물처럼 핵을 지닌 진핵세포이다. 이러한 세포는 핵을 둘러싸고 있는 핵막과 다양한 막이 결합된 구조물로 되어 있

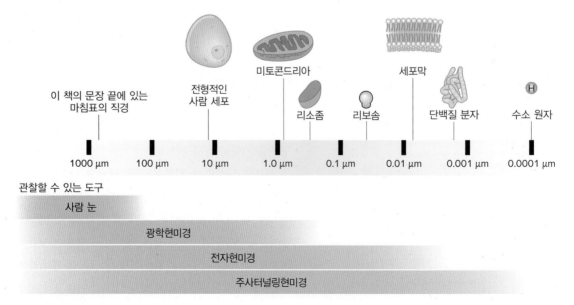

그림 3.1 지수함수 척도로 표시한 세포 구조물의 전형적인 크기.

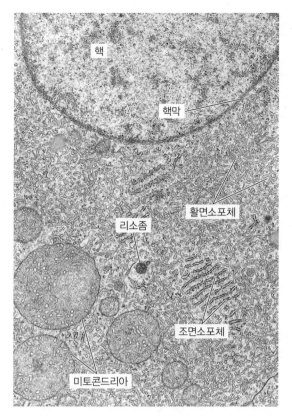

그림 3.2 세포내 소기관의 모습을 보여주는 사람의 부신세포(adrenal cell) 일부의 전자현미경 사진. Don W. Fawcett/Science Source

다. 세균과 같은 원핵세포는 이러한 막 구조가 없다. 이 장에서는 진핵세포의 구조만 살펴본다.

세포 절편의 전자현미경 사진(그림 3.2 참조)과 전형적인 사람 세포의 모식도(**그림 3.3**)를 비교해 보자. 두 그림을 통해 분명한 것은 세포 안이 다양한 구조로 되어 있다는 것이다. 세포는 표면을 둘러싸고 있는 **세포막**(plasma membrane)에 의해 경계가 나뉜다. 세포 내부는 막으로 둘러싸여 있는 다수의 구획물로 나뉘어 있다. 이러한 막성 구획물과 입자 및 섬유를 **세포소기관**(cell organelle)이라고 한다. 각각의 세포소기관은 세포 생존에 필요한 특정 기능을 수행한다.

세포 내부는 (1) 세포 중앙부의 원형 또는 타원형 구조로 된 **핵**(nucleus)과 (2) 핵 바깥 부위인 **세포질**(cytoplasm)의 두 부분으로 나뉜다(**그림 3.4**). 세포질은 다시 두 구성성분인 (1) 세포소기관과 (2) **세포기질**(cytosol)이라 하는 세포소기관을 둘러싸고 있는 세포질 용액으로 이루어진다. 제1장에서 설명했듯이, **세포내액**(intracellular fluid)이란 용어는 세포 내에 있는 모든 용액을 말하는 것으로서, 다시 말하면 세포기질에 핵을 포함한 세포소기관 내의 용액을 모두 합한 것이다. 세포소기관 내 용액의 화학조성은

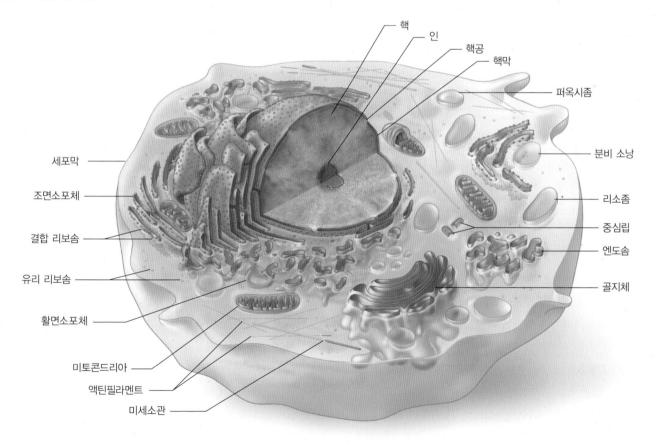

그림 3.3 대부분의 사람 세포에서 발견되는 구조. 모든 구조가 크기에 비례해 그려지지는 않았다.

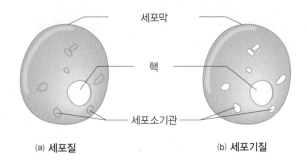

(a) 세포질   (b) 세포기질

그림 3.4 세포질과 세포기질의 비교. (a) 세포질(유색 부위)은 핵의 바깥 부위이다. (b) 세포기질(유색 부위)은 세포소기관의 바깥 세포질의 용액 부위이다.

표 3.1	세포막의 기능
세포 내외 그리고 세포소기관과 세포기질 사이 물질의 이동을 조절	
세포 표면에 도달하는 화학정보의 검출	
막 연접에 의한 인접세포들 간의 연결	
세포외 기질에 세포를 고착	

세포기질의 조성과 다를 수 있다. 세포기질은 지금까지 가장 큰 세포내액의 구획이다.

3.2 막

막은 세포에서 주된 구조적 요소를 형성한다. 막은 생리학에서 중요하고 다양한 기능을 수행하지만(**표 3.1**), 그중에서 가장 보편적인 것은 분자의 출입에 선택적 장벽으로 작용해 어떤 분자는 통과시키고 어떤 분자는 통과시키지 않는 것이다. 세포막은 세포 내외로의 물질 출입을 조절하는 반면에 세포소기관을 둘러싼 막은 세포소기관과 세포기질 사이 물질의 선택적 이동에 관여한다. 막을 가로지르는 분자의 움직임을 제한함으로써 화학반응의 산물을 특정 세포소기관으로 제한하는 이점을 얻는다. 막이 물질 통과에 제공하는 방해물은 다양한 신호에 반응해 막을 통과하는 분자나 이온의 흐름을 증가시키거나 감소시키도록 변경될 수 있다.

선택적 관문으로 작용하는 것 외에도 세포막은 다른 세포로부터 온 화학신호를 탐지하고, 세포를 인접한 다른 세포나 결합조직 단백질의 세포외 기질(extracellular matrix, ECM)에 고정시키는 중요한 역할을 한다.

막의 구조

막의 구조가 그 기능을 결정하는데, 구조는 기능과 함께 진화해 온 결정요인이라는 생리학의 일반 원리를 잘 설명한다. 예를 들어 모든 막은 박혀 있는 단백질을 함유한 지질 분자의 이중층으로 구성되어 있다(**그림 3.5**). 막의 주요 지질은 **인지질**(phospholipid)이다. 인지질은 양친매성 분자로서, 한쪽 끝은 전하를 띠거나 극성인 부위를 지니며, 분자의 나머지는 2개의 긴 지방산 사슬을 지니고 있어 비극성을 띤다(제2장 참조). 세포막에서 인지질은 안쪽으로 비극성 지방산 사슬을 배치시켜 두 분자의 이중층을 이룬다.

인지질의 극성 부위는 막 표면의 바깥쪽을 향하고 있어 세포외액과 세포기질에 있는 극성인 물 분자를 끌어당기도록 한다. 지질이중층은 극성 분자들이 세포 안팎으로 이동하는 것을 방해하는 세포막의 기본 성질을 잘 설명한다.

몇 가지 예외가 있긴 하지만, 인지질 상호 간 또는 인지질과 막단백질 사이에는 화학결합이 없다. 그러므로 각 분자는 다른 분자와 무관하게 서로 이동할 수 있다. 그 결과 막의 이중층 표면과 나란히 막지질과 단백질이 무작위로 측면 이동할 수 있다. 더욱이 긴 지방산 사슬은 굽어지거나 앞뒤로 흔들릴 수 있다. 따라서 지질이중층은 마치 물 위에 기름이 얇은 층으로 퍼져나가는 것과 같이 유동성을 가지며, 이것이 막을 매우 유연하게 해준다. 세포는 용액으로 차 있고 이러한 막의 유연성은 세포가 구조적 온전성을 깨뜨리지 않고도 모양을 바꿀 수 있게 한다. 막은 천 조각처럼 구부리고 접을 수 있지만, 찢지 않고 계속 잡아 늘릴 수는 없다. 제4장에서 배우겠지만 막의 이런 구조적 양상으로 인해 세포외배출작용(exocytosis)과 세포내섭취작용(endocytosis) 같은 생리적 과정이 가능해지며, 삼투압의 불균형으로 인한 약간의 부피 변화도 견디게 된다.

세포막은 콜레스테롤을 함유한 반면, 세포 내부의 막에는 콜레스테롤이 거의 없다. 제2장에서 기술한 것처럼 콜레스테롤은 비극성의 상당히 빳빳한 고리 구조에 하나의 극성 수산기를 지니고 있어서 약한 양친매성을 보인다(그림 2.13 참조). 그러므로 인지질과 마찬가지로 콜레스테롤도 극성 부위는 막 이중층의 표면에 그리고 비극성 고리 부위는 지방산 사슬과 함께 내부에 위치한다. 극성인 수산기는 인지질의 극성 부위와 수소결합을 한다. 콜레스테롤의 비극성 고리와 인지질의 지방산 꼬리가 밀접하게 연관되면서 세포막에서 지방산들이 촘촘하게 정렬되는 것을 제한한다. 더 질서정연하고 촘촘하게 배열될수록 막의 유동성은 저하된다. 다시 말해 콜레스테롤과 인지질은 중간 정도의 유동성을 가지도록 서로 보완적인 기능을 한다. 콜레스테롤은 또한 세포막의 특정 인지질 및 단백질과 함께 막으로부터 떨어져 나와 소낭이라는 구조물을 형성한다. 이 소낭은 그 안의 내용물을 다양한 세포내 소기관에 전달하는데, 이는 제4장에서 자세히 알아본다.

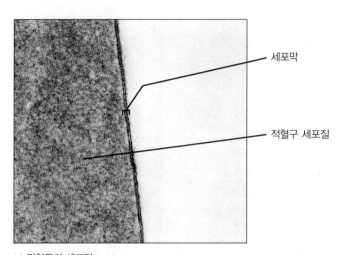

(a) 적혈구의 세포막

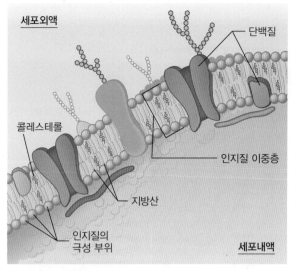

(b) 세포막의 구성성분

그림 3.5 (a) 인간 적혈구의 세포막 전자현미경 사진. 세포막의 두께는 6~10 nm로 너무 얇아 전자현미경의 도움 없이는 볼 수가 없다. 전자현미경 사진에서 막은 흰 공간을 가운데에 두고 2개의 검은 선으로 보인다. 검은 선은 단백질과 지질의 극성 부위에 해당하고, 흰 공간은 이러한 분자의 비극성 부위에 해당한다. (b) 막단백질과 인지질, 콜레스테롤의 도식적 배치. 어떤 단백질은 세포 바깥쪽에 탄수화물 분자와 결합해 있다. NIBSC/Science Photo Library/Science Source

막에는 내재성 단백질과 주변부 단백질이 있다. **내재성 막단백질**(integral membrane protein)은 막지질과 밀접하게 결합하고 있어 지질이중층을 파괴해야만 막으로부터 분리할 수 있다. 인지질과 마찬가지로 내재성 막단백질도 양친매성으로서 분자의 한 편에 극성 아미노산 곁사슬을 갖고 있고, 다른 편에는 비극성 곁사슬이 무리 지어 있다. 내재성 막단백질은 양친매성이므로 양친매성인 지질과 같은 방향으로 막에 배열되어 있다. 즉 극성 부위는 극성 물 분자와 결합하도록 표면에 있고, 비극성 부위는 비극성 지방산 사슬과 결합하도록 내부에 있다(**그림 3.6**). 막지질과 마찬가지로 대부분의 내재성 막단백질은 막의 평면을 따라 측면으로 이동할 수 있지만, 어떤 것은 세포기질 쪽 막 표면에 위치해 있는 주변부 막단백질의 망상 구조에 연결되어 있기 때문에 움직일 수 없다.

대부분의 내재성 단백질은 막 전체를 관통하고 있으므로 **막관통 단백질**(transmembrane protein)이라 한다. 이런 막관통 단백질 대부분은 지질이중층을 여러 번 교차한다(**그림 3.7**). 이 단백질도 막 내부의 비극성 부분과 결합하고 있는 비극성 부위와 더불어 극성 부위를 지니고 있다. 막관통 단백질의 극성 부위는 지질이중층의 표면 밖으로 돌출되어 있다. 어떤 막관통 단백질은 이온이나 물이 통과할 수 있는 채널(통로)을 이루는 한편, 다른 것은 막을 통한 화학신호의 전달과 관련되어 있거나 세포 내외의 단백질 필라멘트를 세포막에 고정시킨다.

주변부 막단백질(peripheral membrane protein)은 양친매성이 아니며 막 내부 지질 분자의 비극성 부위와 결합하지 않는다.

이들은 막 표면에 위치하며 내재성 막단백질의 극성 부위와 결합한다(그림 3.6 참조). 또한 어떤 경우에는 막의 인지질의 전하를 띤 극성 부위와 결합한다. 대부분의 주변부 단백질은 세포막의 세포질 표면에 있고, 거기서 다양한 종류의 기능 중 한 가지를 담당한다. 예를 들어 어떤 주변부 단백질은 막 성분의 대사 과정을 촉매하는 효소일 수 있고, 또 다른 단백질은 막을 따라 혹은 막과 세포기질 사이 소분자들의 국소적 이동에 관여하기도 한다. 많은 주변부 단백질은 세포의 모양과 운동에 영향을 미치는 세포골격 요소와 결합되어 있다.

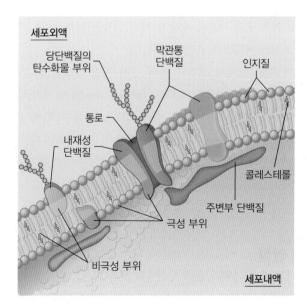

그림 3.6 인지질의 이중층과 연관되어 있는 내재성 단백질과 주변부 막단백질의 배치.

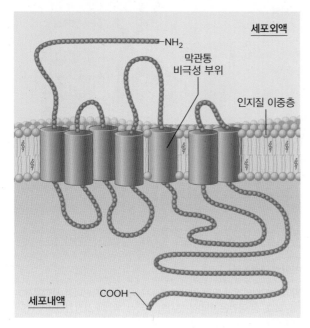

그림 3.7 지질이중층을 가로지르는 다수의 소수성 부분을 지닌 전형적인 막관통 단백질. 각각의 막관통 부분은 α나선 구조를 이루는 비극성 아미노산으로 되어 있다(원기둥으로 보임).

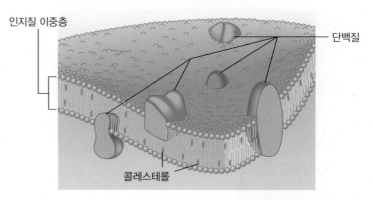

그림 3.8 세포막 구조의 유동 모자이크 모형. 단백질과 지질은 이중층 안에서 움직일 수 있다. 콜레스테롤은 인지질의 극성 부위와 비극성 부위 간 상호작용에 의해 중간층 막의 유동성 유지를 도와준다.

세포막의 세포 바깥 표면에 있는 일부 지질이나 단백질은 소량의 탄수화물과 공유결합을 하고 있다. 이러한 탄수화물은 짧고 가지를 뻗은 단당류의 사슬로 구성되어 있으며, 세포 표면에서 세포 바깥으로 뻗어 나와 당질피질(glycocalyx)이라는 층을 이룬다. 이 표면 탄수화물은 다른 세포를 인식하며, 서로 접촉하는 데 중요한 역할을 한다.

이중층의 바깥 반쪽 층과 안 반쪽 층에 있는 지질은 종류나 양에서 차이가 있다. 또한 바깥쪽 층에 있는 단백질 또는 단백질의 비율도 안쪽 층과 다르다. 수많은 막의 기능은 막의 두 층 사이 화학적 조성의 비대칭과 관련이 있다.

모든 막은 앞에서 설명한 바와 같이 지질 바다에 막단백질이 떠 있는 **유동 모자이크 모형**(fluid-mosaic model)의 일반적인 구조를 가진다(**그림 3.8**). 그러나 세포막의 단백질과 지질(예: 콜레스테롤의 분포)은 세포소기관 막의 단백질이나 지질과는 다르다. 주로 막단백질에 의해 좌우되는 막의 특수 기능은 막으로 둘러싸인 여러 가지 소기관과 다양한 형태의 세포 세포막에서 서로 차이를 보일 수 있다.

막의 연접

세포막은 세포 내외의 용액 사이에서 분자 이동을 억제하는 것 외에도 조직을 형성하기 위해 세포 사이의 상호작용에도 관여한다. 대부분의 세포는 조직을 형성해 몸 안에서 자유롭게 돌아다니지

못한다. 하지만 조직에서 인접한 세포들의 세포막 사이에는 일반적으로 공간이 있다. 이 공간에는 세포외액(간질액)이 채워져 있어 (그림 1.3 참조) 물질이 세포 사이나 혈액 내외로 출입하는 채널을 제공한다.

세포가 조직과 기관으로 조직화되는 방식은 부분적으로 **인테그린**(integrin)으로 알려진 세포막의 특정 막관통 단백질이 세포외 기질(extracellular matrix)의 특정 단백질에 결합하고 이를 인접한 세포의 막단백질에 연결하는 능력에 달려 있다.

많은 세포가 막을 따라 별도의 위치에서 데스모솜, 밀착연접, 간극연접에 의해 물리적으로 결합되어 있다. 이러한 연접은 구조와 기능이 관련되어 있다는 생리학의 일반 원리의 세포 수준에서 또 다른 훌륭한 예를 제공한다. **데스모솜**(desmosome, **그림 3.9a**)은 나란히 인접한 세포의 세포막 사이가 약 20 nm 정도 떨어져 있으며, 세포막의 세포질 쪽 표면에 '조밀한 반점'이라 불리는 단백질이 빼곡히 쌓여 있는 부분이 특징이다. 이러한 단백질은 **카데린**(cadherin)의 부착점으로 작용한다. 카데린은 세포 바깥으로 뻗어 나온 부위에 의해 바로 옆의 세포에서 뻗어 나온 카데린과 서로 연결되어 있다. 이렇게 해서 2개의 연접한 세포가 아주 단단하게 서로 부착될 수 있다. 세포 사이 수많은 데스모솜의 존재는 인체에서 조직이 구조적 일체성을 갖도록 도와준다. 이에 더해 케라틴과 같은 다른 단백질은 데스모솜의 세포질 쪽 표면을 세포의 안쪽 구조물에 연결해 주는 역할을 한다. 이로써 데스모솜을 제 위치에 단단히 고정시킬 수 있으며, 구조적으로도 안정감을 갖게 해준다. 데스모솜은 피부와 같이 상당한 신장력을 받는 부위에 있는 세포들을 서로 잡아주는 역할을 한다. 데스모솜이 있는 막의 특정 부위는 보통 원반 모양이며, 이러한 막 접합부는 대못이나 스폿 용접(spot welds)에 비유할 수 있다.

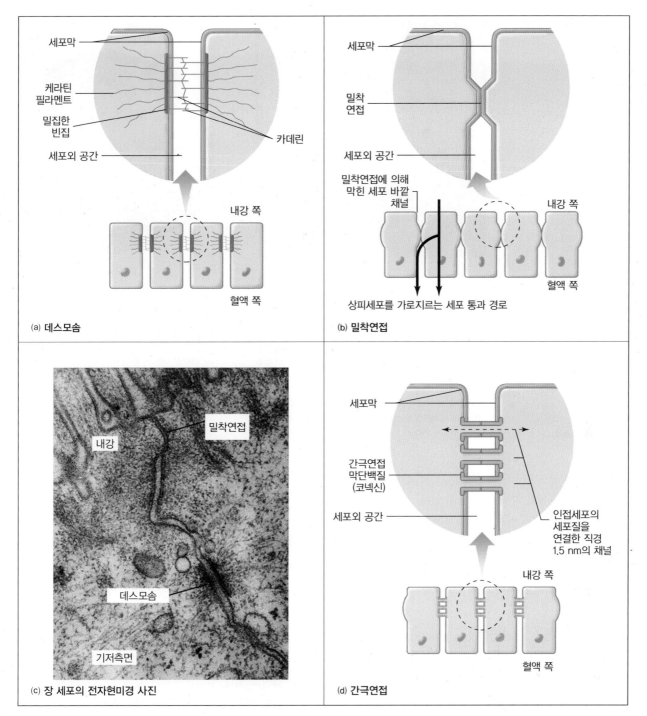

그림 3.9 막 연접의 세 가지 유형. (a) 데스모솜, (b) 밀착연접, (c) 2개의 장 상피세포가 내강 표면 바로 아래에서 밀착연접으로 결합되어 있고, 그 아래에 존재하는 데스모솜을 보여주는 전자현미경 사진, (d) 간극연접. Don W. Fawcett/Science Source

막 연접의 두 번째 유형은 **밀착연접**(tight junction, **그림 3.9b**)으로, 인접한 두 세포막 사이에 빈 공간이 없을 정도로 아주 밀접하게 결합되어 있는 것을 말한다. 막에 원반 형태를 보이는 데스모솜과 달리 밀착연접은 세포 주위에 걸쳐 띠를 두른 형태로 보인다.

대부분의 상피세포는 정단 표면의 근처가 밀착연접에 의해 결합되어 있다. 예를 들면 장 내강의 소화산물과 접촉하는 창자의 내벽은 상피세포로 둘러싸여 있다. 흡수 과정에서 소화산물은 상피세포를 통해 혈액으로 이동한다. 이러한 이동 전달은 이론적으로는 상피세포 사이의 세포외 공간을 통하거나 상피세포 자체를 통해 일어날 수 있다. 그러나 많은 물질의 세포외 공간을 통한 이동은 밀착연접이 봉쇄하고 있어 유기영양물질은 대부분 세포를 통해서만 이동한다. 이와 같은 세포막의 선택적 장벽 특성으로 인

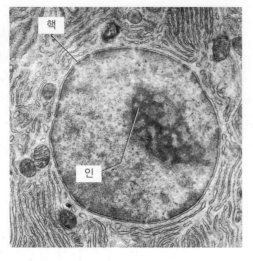

핵

구조: 가장 큰 세포소기관. 원형 또는 타원형으로 세포 중앙에 있다. 2개의 막으로 된 핵막에 의해 둘러싸여 있다. 핵막에는 핵공이 있어 핵과 세포질 사이를 전령 분자들이 통과한다. 핵 안에 막으로 둘러싸인 소기관은 없지만, 염색질로 알려진 DNA의 꼬인 사슬을 지니고 있다. 염색질은 세포분열 시 응축해 염색체가 된다.

기능: DNA의 형태로 유전정보를 저장하고 전달한다. 유전정보는 핵에서 세포질로 전달되고, 세포질에서 아미노산이 조립되어 단백질이 된다.

그림 3.10 핵과 인.
Don W. Fawcett/Science Source

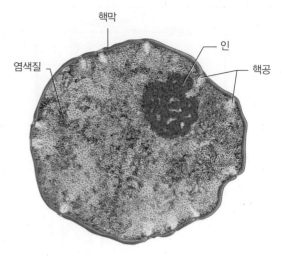

인

구조: 진하게 염색된 섬유 모양의 구조로 핵 안에 있다. DNA와 결합한 단백질로 이루어져 있고, 이 부위에서 발현되는 정보는 리보솜 단백질과 관련된 것으로 알려져 있다.

기능: 리보솜 RNA의 합성 부위. 리보솜 소단위체의 구성요소인 RNA와 단백질을 조립해 핵공을 통해 세포질로 보낸다.

해 흡수하는 물질의 종류와 양이 조절될 수 있다.

세포 사이의 분자 이동을 방해하는 밀착연접의 능력은 절대적인 것은 아니다. 이온이나 물은 상피에서 다양한 정도의 용이성으로 이러한 접합부를 통해 이동할 수 있다. **그림 3.9c**는 내강 경계 부위에 있는 두 상피세포 사이의 밀착연접과 데스모솜을 보여준다.

세 번째 유형의 결합은 **간극연접**(gap junction)으로서 인접 세포의 세포기질을 연결하는 채널 단백질로 구성되어 있다(**그림 3.9d**). 간극연접 부위는 2개의 세포막이 2~4 nm 간격으로 근접해 있고, 2개의 막에서 특수 단백질[코넥신(connexin)이라고 함]이 서로 결합해 마치 작은 단백질로 연결된 채널이 두 세포를 결합한 형태를 이룬다. 이 작은 채널의 직경은 약 1.5 nm로서 연결된 두 세포의 세포기질 사이에 작은 분자나 Na⁺, K⁺ 같은 이온은 통과시키지만, 커다란 단백질의 교환은 일어나지 않는다. 심장의 근육세포를 포함한 다양한 세포가 가지고 있는 간극연접은 세포 사이 전기적 활성의 전달에 중요한 역할을 한다.

3.3 세포소기관

이 절에서는 인체의 거의 모든 세포에서 발견되는 세포소기관의 구조와 기능을 살펴본다. 이 절에서 서술하는 짧은 개요를 다음 장을 이해하는 도구로서 잘 활용하기 바란다.

핵

대부분의 세포는 막으로 둘러싸인 세포소기관 중 가장 큰 하나의 핵을 가지고 있다. 골격근세포와 같은 특수화된 세포는 다수의 핵을 지니고 있는 반면에, 성숙한 적혈구세포는 핵을 갖고 있지 않다. 핵의 1차 기능은 다음 세대의 세포로 유전정보를 전달하고 저장하는 것이다. DNA 분자 내에 암호화되어 있는 정보는 이 장 뒷부분에서 설명하는 바와 같이 세포의 구조와 기능을 결정하는 단백질을 합성하는 데 사용된다.

핵을 둘러싸고 있는 것은 2개의 막으로 구성된 장벽인 **핵막**(nuclear envelope)이다. 핵막 표면을 따라 일정 간격으로 2개의 막이 서로 합쳐져 둥근 테두리의 구멍을 만드는데, 이것을 **핵공**(nuclear pore)이라고 한다(**그림 3.10**). 세포질에서 합성되는 단백질의 구조를 정하는 RNA 분자가 이 핵공을 통해 핵에서 세포질

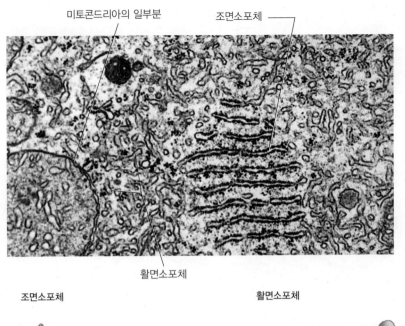

미토콘드리아의 일부분　　　　조면소포체

조면소포체

조면소포체

구조: 편평한 주머니 모양의 막성 네트워크로 넓게 퍼져 있다. 이 세포소기관은 서로 연결된 공간을 지니고 있고 두 핵막 사이의 공간과도 연결되어 있다. 리보솜 입자가 세포질 쪽 표면에 붙어 있다.

기능: 부착된 리보솜에서 합성된 단백질이 소포체의 내강으로 들어가고 최종적으로 다른 세포기관에 분포되거나 세포로부터 밖으로 분비된다.

활면소포체

조면소포체　　　　　　　활면소포체

내강

리보솜

활면소포체

구조: 리보솜이 붙어 있지 않은 것으로 많은 가지를 친 관 모양의 네트워크로 이루어져 있다. 조면소포체와 연결되어 있다고 본다.

기능: 지방산과 스테로이드 합성과 관련된 효소를 지니고 있다. 칼슘의 저장과 분비로 여러 가지 세포 활성을 조절한다.

그림 3.11 조면소포체와 활면소포체. 참고로 미토콘드리아의 일부도 표시되었다. Don W. Fawcett/Science Source

로 이동한다. DNA에서 다양한 유전자의 발현을 조절하는 단백질 역시 이 핵공을 통해 핵으로 들어간다.

핵 안에서 단백질과 결합한 DNA는 가느다란 망상 구조의 **염색질**(chromatin)을 형성한다. 염색질은 여러 방식으로 꼬여서 전자현미경 사진에서 보는 바와 같이 밀도의 변이를 나타낸다(그림 3.10 참조). 세포분열 때 염색질은 점차 강하게 응축되어 막대 모양의 **염색체**(chromosome)가 된다.

핵 안의 가장 뚜렷한 구조는 **인**(nucleolus)으로, 막은 갖고 있지 않지만 짙게 염색되는 섬유 모양의 부위이다. 이는 세포질의 소기관인 리보솜에서 볼 수 있는 특정 RNA를 만드는 유전자를 지닌 DNA 부위와 연관되어 있다. 인에서 이러한 RNA와 리보솜 소단위체의 단백질들이 서로 조립된 다음, 핵공을 통해 세포질로 이동하며 세포질에서 리보솜으로 기능한다.

리보솜

리보솜(ribosome)은 세포의 단백질 생산 공장이다. 핵의 DNA로부터 만들어진 mRNA 분자가 가진 유전정보에 따라 리보솜에서 단백질이 합성된다. 리보솜은 직경 약 20 nm 정도의 큰 입자로 약 70~80개의 단백질과 여러 개의 RNA 분자로 이루어져 있다. 리보솜은 다음에 설명할 조면소포체에 결합되어 있거나 세포질에 자유롭게 떠 있다. 전형적인 세포는 대략 1,000만 개의 리보솜을 갖고 있다.

유리된 리보솜에서 합성된 단백질은 세포기질로 방출되어 그곳에서 각자의 기능을 한다. 조면소포체에 붙어 있는 리보솜에서 합성된 단백질은 소포체 내강으로 이동해 다른 세포소기관인 골지체에 전달된다. 이들은 세포로부터 분비되거나 다른 세포소기관으로 전해져 분배된다.

소포체

세포질의 소기관 중에서 가장 광범위하게 분포하며 네트워크를 이룬 것이 **소포체**(endoplasmic reticulum, ER)이다(**그림 3.11**). 이 막 구조물은 네트워크를 통해 연결된 하나의 공간을 싸고 있다.

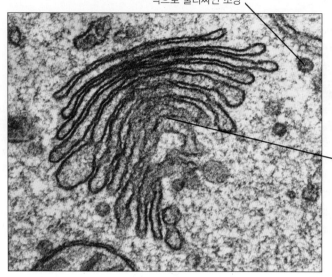

막으로 둘러싸인 소낭

골지체

구조: 일련의 컵 모양의 납작하며 촘촘히 늘어선 막성 주머니로서 수많은 소낭과 연계되어 있다. 일반적으로 하나의 골지체가 핵 근처의 세포 중앙 부위에 놓여 있다.

기능: 조면소포체로부터 온 단백질을 농축, 변형, 분배해 골지 소낭으로부터 다른 소기관으로 분배하거나 세포 밖으로 분비하도록 한다.

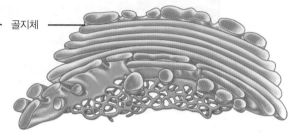

골지체

그림 3.12 골지체. Biophoto Associates/Science Source

소포체는 입자를 지닌 조면과 입자가 없는 활면의 두 종류로 구분된다. 조면소포체(rough ER)는 세포기질 쪽 표면에 리보솜이 붙어 있고, 편평한 주머니 모양이다. 조면소포체는 단백질의 포장과도 관련이 있으며, 골지체에서 가공 과정을 마치면 단백질은 세포에 의해 분비되거나 다른 세포소기관으로 보내진다.

활면소포체(smooth ER)는 그 표면에 리보솜 입자가 없고, 가지 친 관 모양의 구조로 되어 있다. 이는 몇몇 종류의 지방 분자가 합성되는 장소이고, 특정한 소수성 분자의 독성을 제거하는 역할

을 하며, 여러 가지 세포 활성, 예를 들어 근육 수축과 같은 것을 조절하는 Ca^{2+}을 저장하고 분비하는 장소이기도 하다.

골지체

골지체(Golgi apparatus)는 촘촘히 맞대고 있는 일련의 납작한 막성 주머니로서, 약간 굽은 컵 모양의 구조를 형성하고 있다(**그림 3.12**). 이 소기관과 관련해 오목한 표면 근처에는 특히 구형이면서 막으로 둘러싸인 소낭이 많이 존재한다.

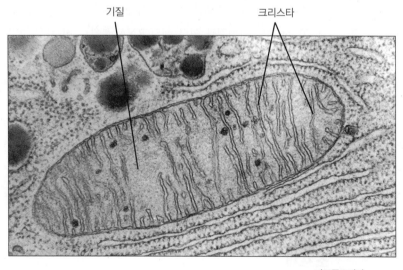

기질   크리스타

크리스타 (내막)   기질

외막

미토콘드리아

구조: 막대 혹은 타원 모양의 몸통으로 2개의 막으로 되어 있다. 내막은 기질 내로 접혀 들어가 크리스타를 이룬다.

기능: ATP 합성의 주요 장소로서 산소를 사용하고 이산화탄소를 만든다. 크렙스 회로와 산화적 인산화 과정에 관여하는 효소를 갖고 있다.

그림 3.13 미토콘드리아. Keith R. Porter/Science Source

조면소포체에서 골지체에 도착한 단백질은 골지체의 한 구획에서 다음 구획으로 이동하면서 일련의 변형을 겪는다. 예를 들어 단백질과 탄수화물이 결합해 당단백질을 만들거나 단백질의 폴리펩티드 사슬의 끝부분을 잘라내 길이가 짧아지기도 한다. 골지체는 변형된 단백질을 별도의 이동 소낭으로 분별해 여러 다른 세포소기관으로 보내거나 세포막으로 보내 소낭의 단백질 내용물을 세포 밖으로 내보낸다. 세포로부터 밖으로 분비될 단백질을 지니고 있는 소낭을 **분비소낭**(secretory vesicle)이라고 한다. 이와 같은 소낭은 특정한 내분비샘 세포에서 볼 수 있는데, 이곳에서 단백질 호르몬을 세포외액으로 방출해 다른 세포들의 활성을 조절한다.

엔도솜

세포막과 골지체 사이에 막으로 싸인 수많은 소낭이나 관 모양의 구조를 **엔도솜**(endosome)이라 한다. 세포막에서 떨어져 나온 어떤 소낭은 이동해 가서 엔도솜과 융합한다. 반대로 엔도솜에서 소낭이 떨어져 나온 다음, 다른 세포소기관으로 이동하거나 세포막으로 돌아간다. 골지체와 같이 엔도솜도 분류, 수식, 세포 내에서의 소낭 수송에 관여한다.

미토콘드리아

미토콘드리아(mitochondria, 단수는 mitochondrion)는 주로 세포에 필요한 에너지를 **아데노신3인산**(adenosine triphosphate, ATP) 분자 형태로 만드는 화학 공정에 참여한다. 세포가 만드는 대부분의 ATP는 미토콘드리아에서 산소를 사용하고 이산화탄소와 물과 열을 배출하는 세포호흡이라는 과정에 의해 만들어진다.

미토콘드리아는 외막과 내막에 의해 둘러싸인 구형 또는 긴 막대 모양의 구조이다(**그림 3.13**). 외막은 매끄럽지만 내막은 관 또는 얇은 판처럼 접힌 **크리스타**(cristae)를 이루어 미토콘드리아의 내부 구획인 **기질**(matrix) 쪽으로 뻗어 있다. 미토콘드리아는 세포질 전반에 걸쳐 나타난다. 에너지를 많이 사용하는 세포 내에는 약 1,000여 개 정도의 많은 미토콘드리아가 있지만, 보다 활동이 적은 세포에서는 그 수가 적다. 미토콘드리아의 구조 및 기능에 대한 최근 연구는 각 미토콘드리아가 세포 안에서 물리적, 기능적으로 서로 떨어져 있다고 생각했던 지금까지의 이론을 수정하도록 요구하고 있다. 현재까지 연구된 모든 세포 안에서 미토콘드리아는 적어도 부분적으로 서로 연결되어 있음을 보여준다(**그림 3.14**). 이렇게 미토콘드리아가 서로 연결된 구조는 세포 안의 미토콘드리아 전체를 통해 산소와 에너지 제공자(특히 지방산)의 분포에 매우 중요할 수 있다. 더구나 이런 연결구조의 크기는 서로 다른 생

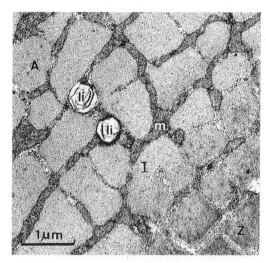

그림 3.14 골격근세포에 있는 미토콘드리아 망상체. 미토콘드리아는 m으로 표시했으며, 다른 표시는 골격근에서 발견되는 구조로, 뒤에 나올 장들에서 설명할 것이다. 출처: George A. Brooks and Hans Hoppeler

리적 환경에 따라 변화한다. 즉 더 많은 미토콘드리아가 서로 융합할 수도, 분리될 수도, 심하게는 세포 변화의 에너지 요구에 맞추어 자신을 파괴할 수도 있다.

근육 수축과 같은 생리적 일을 하는 데 필요한 에너지 대부분을 공급하는 것 외에도 미토콘드리아는 호르몬인 에스트로겐이나 테스토스테론과 같은 지질 종류를 합성하는 역할을 한다(제11장).

리소좀

리소좀(lysosome)은 구형 또는 타원형 소기관으로서 하나의 막에 둘러싸여 있다(그림 3.3 참조). 전형적인 세포에는 수백 개 정도의 리소좀이 있다. 리소좀 내의 용액은 산성이며 다양한 소화효소가 있다. 리소좀은 세균과 세포가 잡아먹은 죽은 세포의 찌꺼기를 파괴한다. 이들은 손상되었거나 더는 정상 기능을 하지 못하는 세포소기관도 분해할 수 있다. 체내 방어 체계를 구성하는 다양한 세포에서 특히 중요한 역할을 한다(제18장).

퍼옥시좀

리소좀과 같이 **퍼옥시좀**(peroxisome)도 하나의 막에 둘러싸인 약간 조밀한 타원체이다. 미토콘드리아와 마찬가지로 퍼옥시좀도 훨씬 적은 양이지만 산소를 소비하나, 이 산소가 ATP로 에너지를 전환하는 데 사용되는 것은 아니다. 그 대신 지질, 알코올, 섭취 가능한 독성물질과 같은 다양한 유기 분자로부터 수소를 제거하는 반응을 수행한다. 반응 생성물 중 하나가 과산화수소(H_2O_2)라서 소기관을 퍼옥시좀이라 명명했다. 과산화수소는 고농도일 때 세포독성을 나타내지만, 퍼옥시좀이 과산화수소를 파괴할 수 있

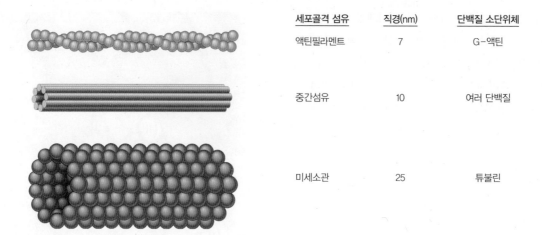

세포골격 섬유	직경(nm)	단백질 소단위체
액틴필라멘트	7	G-액틴
중간섬유	10	여러 단백질
미세소관	25	튜불린

그림 3.15 세포의 모양 및 운동성과 관련된 세포골격 섬유.

으므로 독성 효과를 억제한다. 퍼옥시좀은 지방산을 2개의 탄소로 이루어진 조각으로 분해해 세포가 ATP를 생산하는 데 원료가 되도록 한다.

세포골격

막으로 둘러싸인 소기관 이외에 대부분의 세포는 다양한 단백질 필라멘트를 지니고 있다. 이 섬유형 망상 구조를 **세포골격**(cytoskeleton)이라 한다. 몸체에 있는 골격과 마찬가지로 세포골격은 세포의 구조를 유지하거나 변화시키는 과정에 관여해 세포 운동을 일으킨다.

세포골격 섬유는 그것이 갖는 단백질의 직경과 형태에 따라 세 가지 유형으로 나뉜다. 가장 가는 것부터 순서대로 (1) 액틴필라멘트(미세섬유라고도 함), (2) 중간섬유, (3) 미세소관이 있다(**그림 3.15**). 미세섬유와 미세소관은 쉽게 조립되고 해체될 수 있어서 세포의 변화 요구에 따라 세포골격 틀의 조성을 변화시킨다. 반대로 중간섬유는 일단 조립되면 쉽사리 해체되지 않는다.

액틴필라멘트(actin filament)는 G-액틴[G-actin, 구형(globular) 액틴]이라는 단위체 여러 개가 모여 F-액틴[F-actin, 필라멘트형(filamentous) 액틴]이라는 2개의 꼬인 사슬로 이루어진 중합체이다. 액틴필라멘트는 모든 세포에서 세포골격의 주요 부분을 이룬다. 이것은 세포 모양, 아메바 운동에 의한 세포 이동, 세포분열, 근세포 수축 등에 중요한 기능을 한다.

중간섬유(intermediate filament)는 케라틴(keratin), 데스민(desmin), 라민(lamin) 등과 같은 단백질이 서로 꼬아져 만들어진다. 이 사슬은 세포 모양을 결정하고 핵을 고정하는 일을 한다. 이들은 세포에 상당한 힘을 부여하기 때문에 기계적 스트레스를 받는 부위의 세포(예: 데스모솜과 연관된)에서 가장 많이 발달해 있다.

미세소관(microtubule)은 직경 약 25 nm인 속이 빈 관으로, 미세소관의 소단위는 **튜불린**(tubulin)이라는 단백질로 되어 있다. 세포골격 섬유 중에서 가장 견고한 것으로 뉴런의 긴 돌기에서 볼 수 있고, 이들은 긴 돌기가 실린더 모양을 유지하도록 틀을 제공한다. 미세소관은 또한 **중심체**(centrosome)로 알려진 세포 내 부위로부터 방사상으로 나온다. 중심체는 조그만 2개의 원통체인 **중심립**(centriole)을 둘러싸고 있는 구조이고, 중심립은 9쌍의 융합된 미세소관으로 구성되어 있다. 중심체는 미세소관의 형성과 신장을 조절하는 무정형의 물질 덩어리이다. 세포분열을 하는 동안에 중심체는 미세소관인 방추사를 만들어 염색체 분리에 사용한다. 미세소관과 미세섬유는 세포질 내에서 소기관의 이동과도 관련되어 있다. 이러한 섬유형 구성 분자는 채널을 만들며 세포소기관들이 소기관 표면에 붙어 있는 수축성 단백질에 의해 추진되어 이동할 수 있게 한다.

섬모(cilia)는 상피세포의 표면에 있는 털 같은 것으로서 중심립에서 보이는 것과 비슷한 패턴으로 조직화된 미세소관들의 중앙 핵심을 갖고 있다. 두 종류의 섬모가 동물세포에서 발견된다. 특정 상피세포에 존재하는 운동성 섬모에서 미세소관은 수축성 단백질과 연결되어 섬모운동을 일으킨다. 섬모상피로 덮여 있는 속이 빈 기관에서 섬모는 앞뒤로 움직여 내강의 내용물을 상피 표면을 따라 밀어낸다. 이것의 예가 섬모가 기관을 따라 점액질을 밀어 올리는 경우로서, 폐에 손상을 줄 수 있는 흡입된 알갱이를 제거하는 데 도움을 준다.

다른 형태의 섬모는 비운동성 혹은 1차 섬모라고 알려진 섬모인데, 대부분의 진핵세포는 하나 혹은 여러 개의 비운동성 섬모를 갖고 있다. 운동성 섬모와 다르게 활발하게 움직이지 않지만, 대신 중요한 감각 구조를 만든다. 제7장에서 배울 좋은 예로서, 코에 있는 냄새 감각뉴런에 있는 섬모들은 냄새 감각을 시작하는 냄새 탐색 단백질 분자를 세포막에 갖고 있다. 생리학자들은 서로 다른 조직에서 발현되는 섬모의 돌연변이 된 유전자와 관련된 많은 질병을 알아냈는데, 이러한 질병을 통틀어 **섬모성 질환**(ciliopathies)이라고 하며 주로 망막, 간, 신장, 뇌에서 일어난다.

단백질의 합성, 분해, 분비

3.4 유전암호

생리학에서 단백질은 매우 중요하다. 단백질은 세포 신호에서부터 기관의 작용을 위한 조직의 재편성에 이르는 모든 생리 과정에 관여한다. 이 절에서는 세포가 어떻게 단백질을 합성하고 분해하며, 또한 어떤 경우에 분비하는지를 알아본다. 단백질 합성의 근거에 대한 개관부터 시작해 보자.

앞에서 언급한 바와 같이 세포의 핵은 DNA를 갖고 있으며, 인체의 모든 단백질 합성을 지시한다. 그러므로 DNA 분자는 단백질 합성을 위해 뉴클레오티드 서열로 암호화된 정보를 가지고 있다. 폴리펩티드 사슬의 아미노산 서열을 지정하는 정보를 지닌 DNA의 뉴클레오티드 서열을 **유전자**(gene)라고 한다. 그러므로 유전자는 유전정보의 한 단위이다. DNA 한 분자는 많은 유전자를 지니고 있다.

생물체의 한 전형적인 세포의 DNA에 암호화되어 있는 유전정보의 총체를 **유전체**(genome)라고 한다. 사람 유전체는 약 2만 개 정도의 유전자를 갖고 있다. 최근 과학자들은 약 30억 뉴클레오티드를 가진 사람 유전체 전체의 염기서열 분석을 완성했다. 그러나 사람 유전체의 대부분 유전자의 기능과 조절은 아직 잘 알려지지 않았기 때문에 이것은 단지 시작에 불과하다.

유전자, DNA 분자, 염색체 사이의 상호관계는 잘못 이해하기가 쉽다. 난자와 정자 이외의 사람의 모든 세포에는 46개 염색체가 세포핵 안에 있고, 각 염색체에는 수많은 유전자를 지니고 있다. 각 DNA 분자는 단백질로 포장된 하나의 염색체를 이루므로 각 세포에는 46개의 염색체가 있다. 염색체는 DNA 분자와 **히스톤**(histone)이라 하는 특수 단백질로 이루어져 있다. 세포의 핵은 자신의 반경보다 수천 배나 긴 DNA 분자를 핵 안에 지니도록 아주 교묘하게 포장하고 있는데, DNA는 히스톤 덩어리 주위를 적당한 간격으로 둘러싸 **뉴클레오솜**(nucleosome)이라 하는 복합체를 만들어 핵 안에 들어 있게 한다. 실에 구슬을 꿰듯 이와 같은 복합체가 염색체에 약 2,500만 개가 있다.

DNA는 단백질의 아미노산 서열을 결정하는 정보를 지니고 있지만, 자신이 직접 단백질 분자의 조립에 참여하는 것은 아니다. 세포 내 DNA는 대부분 핵 안에 있는 반면에 단백질 합성은 세포질 내에서 이루어진다. DNA로부터 단백질 합성이 이루어지는 장소로의 정보 전달은 RNA 분자에 의해 이루어지는데, RNA는 DNA에 암호화되어 있는 정보에 따라 합성된다(**그림 3.16**). DNA에서 RNA로 유전정보가 전달되는 과정을 **전사**(transcription)라하고, RNA에서 암호화된 정보를 세포질에서 단백질 조립에 사용하는 과정을 **번역**(translation, 해독)이라고 한다.

$$\text{DNA} \xrightarrow{\text{전사}} \text{RNA} \xrightarrow{\text{번역}} \text{단백질}$$

제2장에서 설명한 바와 같이 DNA 분자는 두 사슬의 뉴클레오티드가 서로 마주 보며 꼬여져 이중나선을 이룬다. 개개의 DNA 뉴클레오티드는 아데닌(A), 구아닌(G), 시토신(C), 티민(T)의 네 가지 염기 중 하나로 되어 있고, 이들 각각은 이중나선의 상대편 사슬의 염기와 수소결합에 의해 특이하게 짝 지어 있다. 이 짝은 A와 T 그리고 G와 C의 결합이다. 따라서 양쪽 뉴클레오티드 사

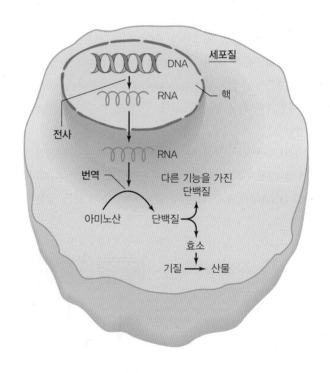

그림 3.16 세포 내에서 유전정보의 발현은 핵에 있는 DNA가 지닌 암호화된 정보가 RNA로 *전사*됨으로써 이루어진다. 이어서 RNA로 전달된 정보는 세포질 내에서 단백질 합성으로 *번역*된다. 그 후 단백질은 세포 내에서 특정 기능을 수행한다.

슬은 상대편 사슬과 서로 상보적으로 질서정연한 염기서열을 이룬다. 이 염기쌍의 특이성은 DNA로부터 RNA로 정보가 전달되는 과정이나 세포분열 동안 DNA 복제의 근간이 된다.

유전언어는 알파벳을 구성하는 A, B, C, D와 같은 기호로 구성된 문자언어와 원리적으로 유사하다. 문자는 특정 서열로 배치되어 단어를 구성하고, 단어가 일렬로 배열되어 문장을 이룬다. 유전언어는 염기 A, G, C, T에 해당하는 오직 네 문자로 구성되어 있다. 유전언어는 3개의 염기서열로 특정 아미노산을 지정한다. 즉 유전언어의 각 단어는 세 문자로만 이루어져 있으며 이를 3자암호(triplet code)라 한다. DNA의 단일 가닥에 있는 유전자를 따라 세 글자로 되는 3자암호 단어의 서열은 폴리펩티드 사슬의 아미노산 서열을 지정한다(그림 3.17). 그러므로 유전자는 문장에 해당하고, 사람 유전체의 유전정보는 약 2만 개의 문장을 지닌 책과 같다. DNA 뉴클레오티드의 4개 염기를 나타내는 문자(A, T, G. C)를 사용해 사람 유전체의 뉴클레오티드 서열을 프린트한다면 이 책에 인쇄된 페이지를 기준으로 약 55만 쪽에 해당한다.

DNA 알파벳의 4염기는 64개의 서로 다른 3개의 문자 조합으로 배열될 수 있다(4 × 4 × 4 = 64). 그러므로 이 암호는 단백질에서 발견되는 20종류의 서로 다른 아미노산을 암호화하는 단어보다 훨씬 더 많다. 이는 주어진 아미노산이 1개 이상의 3자암호에 의해 지정된다는 것을 의미한다. 예를 들어 네 종류의 DNA 3문자인 C—C—A, C—C—G, C—C—T, C—C—C가 모두 글리신이라는 아미노산을 지정한다. 64개의 가능한 3문자 중에서 61개만이 아미노산을 지정하는 데 사용된다. 아미노산을 암호화하지 않는 3문자는 **정지신호**(stop signal)로 작용한다. 이들은 문장 끝의 마침표와 같은 작용을 한다. 즉 유전 메시지가 끝났다는 것을 의미한다.

유전암호는 모든 살아 있는 세포가 사용하는 보편적인 언어이다. 예를 들어 아미노산 트립토판의 3자암호는 세균, 아메바, 식물, 사람의 DNA에서 모두 같다. 동일한 3자암호가 모든 생물의 세포에서 사용되지만, 특정 단백질을 암호화하는 3자암호 서열은 각 생물체에서 유전자마다 다르다. 유전암호의 보편적인 공통적 성질은 지구상 모든 생물체가 공통 조상으로부터 진화했다는 개념을 지지한다.

단백질 합성에 사용되는 DNA 암호에 관한 특정 기전을 논의하기 전에 중요한 자격조건이 요구된다. 유전자에 암호화된 정보는 항상 RNA로 먼저 전사되지만, RNA에는 전령 RNA(mRNA), 리보솜 RNA(rRNA), 운반 RNA(tRNA)를 비롯한 몇 가지가 있다. 오직 mRNA만이 직접 단백질의 아미노산 서열을 암호화하고, 다른 RNA 종류는 단백질 합성 과정에 참여한다.

3.5 단백질 합성

다시 말하지만, DNA의 유전정보를 사용해 단백질을 합성하는 첫 단계를 전사라고 하며 단일 유전자의 정보에 해당하는 암호화된 정보를 포함하는 RNA 분자의 합성을 포함한다. 단백질의 아미노산 서열을 지정하고 DNA로부터 이 메시지를 단백질 합성이 이루어지는 세포질까지 전달하는 RNA를 **전령 RNA**(messenger RNA, mRNA)라 한다.

전사: mRNA 합성

리보핵산은 단일사슬 폴리뉴클레오티드이며, DNA와 다른 뉴클레오티드로 (데옥시리보오스 대신) 리보오스 당과 (티민 대신) 우라실 염기를 지니고 있다는 것을 상기하라. 다른 세 가지 염기인 아데닌, 구아닌, 시토신은 DNA와 RNA 모두에 있다. mRNA를 합성하는 데 사용되는 소단위체 풀은 유리(결합되지 않은) 리보뉴클레오티드 3인산인 ATP, GTP, CTP, UTP이다.

DNA의 2개 폴리뉴클레오티드 사슬이 특정 염기쌍 A—T와 C—G 사이의 수소결합에 의해 서로 연결되어 있는 것 또한 상기

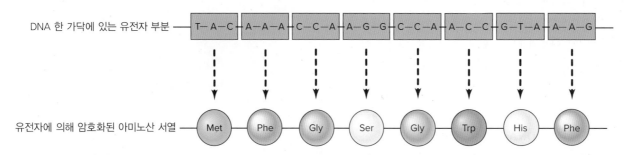

DNA 한 가닥에 있는 유전자 부분 — T-A-C — A-A-A — C-C-A — A-G-G — C-C-A — A-C-C — G-T-A — A-A-G —

유전자에 의해 암호화된 아미노산 서열 — Met Phe Gly Ser Gly Trp His Phe

그림 3.17 한 유전자의 3자암호 단어의 서열은 폴리펩티드 사슬의 아미노산 서열을 결정한다. 아미노산 이름은 약자로 표시했다. 하나 이상의 3자암호 서열이 동일한 아미노산을 나타낼 수 있다. 예를 들어 페닐알라닌(Phe)은 2개의 3자암호 A—A—A 또는 A—A—G에 의해 암호화된다.

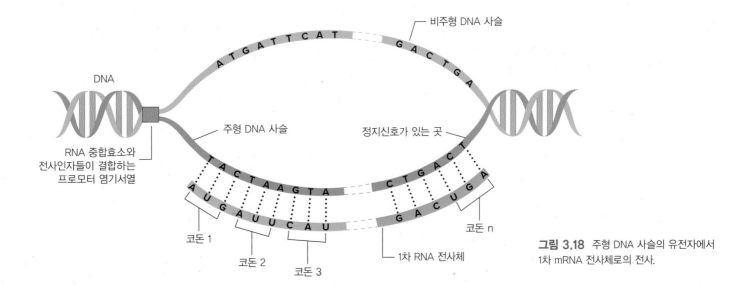

그림 3.18 주형 DNA 사슬의 유전자에서 1차 mRNA 전사체로의 전사.

하라. RNA 합성을 시작하기 위해서는 DNA 이중나선의 양쪽 가닥이 분리되어, 노출된 DNA의 염기에 유리 리보뉴클레오티드 3인산이 짝을 이룬다(그림 3.18). U 염기를 지닌 유리 리보뉴클레오티드가 DNA의 A와 결합하고 마찬가지로 G, C, A를 지닌 유리 리보뉴클레오티드가 DNA의 C, G, T와 각각 짝을 이룬다. DNA에는 없고 RNA에만 있는 우라실은 DNA의 아데닌 염기와 짝을 이룬다. 이런 방식으로 한쪽 DNA 가닥의 뉴클레오티드 서열이 주형이 되어 mRNA의 뉴클레오티드 서열이 결정된다.

정렬한 리보뉴클레오티드는 **RNA 중합효소**(RNA polymerase)라는 효소에 의해 서로 연결되는데, 이 효소는 뉴클레오티드3인산을 가수분해해 말단의 2개의 인산기를 떼어내고 남은 인산기를 인접한 뉴클레오티드의 리보오스와 공유결합시킨다.

DNA는 인산·당 골격의 방향에 근거해 서로 역평행(antiparalle)인 두 가닥의 폴리뉴클레오티드로 구성되어 있다. 이 두 가닥이 모두 전사 과정 동안에 노출되기에 이론적으로는 DNA 각 사슬에서 하나씩 두 종류의 RNA 분자가 형성될 수 있다. 그러나 일반적으로 2개의 RNA 중 하나만 형성되는데, RNA 중합효소가 **프로모터**(promoter)라는 서열에 인접한 유전자의 특정 부위에서만 DNA와 결합하기 때문이다. 프로모터는 DNA 뉴클레오티드의 특정한 서열이며, 그 서열의 일부는 대부분의 유전자에서 공통적이다. 프로모터는 RNA 중합효소가 한 사슬에서 한 방향을 따라가면서 작용하도록 하며, 그 방향은 인산·당 골격에 의해 결정된다. 따라서 한 유전자에 대해 **주형 가닥**(template strand) 또는 안티센스 사슬(antisense strain)이라고 하는 한 가닥은 RNA 중합효소에 결합하는 프로모터의 위치에 대해 올바른 방향을 가지고 있으므로 프로모터의 위치에 따라 주형 가닥이 될 가닥이 결정된다(그림 3.18 참조). 결과적으로 주어진 유전자에 대해 일반적으로

하나의 DNA 가닥만 전사된다.

유전자의 전사는 이렇게 유전자의 프로모터 부위에 RNA 중합효소가 결합함으로써 시작된다. 이는 두 가닥 DNA의 분리로부터 시작한다. RNA 중합효소는 주형 가닥을 따라 움직이며, RNA 사슬의 성장은 초당 약 30개의 뉴클레오티드를 붙이는 속도로 리보뉴클레오티드를 결합시킨다. 유전자의 끝을 지정하는 '정지'신호에 이르면 RNA 중합효소는 새로 합성된 RNA 전사체(RNA transcript)를 방출하고, 이는 핵으로부터 세포질로 나와 리보솜과 결합하게 된다.

세포에서 DNA에 있는 유전자의 오직 10~20%만이 RNA로 전사된다. 유전자는 RNA 중합효소가 프로모터 부위에 결합한 때에만 전사된다. 세포는 RNA 중합효소에 대한 특정 유전자의 프로모터 영역을 차단하거나 접근 가능하게 만드는 다양한 기전을 사용한다. 유전자 전사의 이러한 조절은 특정 단백질의 합성을 조절하는 수단을 제공해 특정 유형의 세포에 특징적인 활성을 제공한다. 총체적으로 특정 시간에 주어진 세포에서 발현되는 특정 단백질은 그 세포의 **단백질체**(proteome)를 구성한다. 단백질체는 그 시점에서 세포의 구조와 기능을 결정한다.

RNA 전사체의 염기서열은 DNA 주형의 서열과 동일하지 않은데, 이는 RNA 생성이 동일한 염기가 아니라 **상보적인** 것 사이에 염기 짝을 이루기 때문이다(그림 3.18 참조). 하나의 아미노산을 지정하는 RNA의 3염기서열을 **코돈**(codon)이라 한다. 각 코돈은 DNA의 3염기서열과 상보적이다. 예를 들어 DNA 주형 가닥의 T—A—C 염기서열은 전사되는 RNA의 코돈 A—U—G에 해당한다.

유전자의 주형 가닥에 있는 뉴클레오티드의 전체 서열은 **1차 RNA 전사체**(primary RNA transcript) 또는 **mRNA 전구체**(pre-mRNA)라는 상보적인 뉴클레오티드 서열로 전사되지만, 실제로

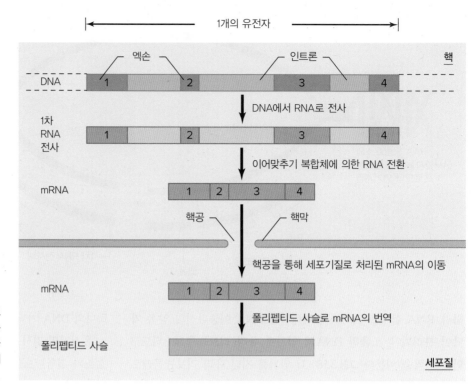

그림 3.19 이어맞추기 복합체는 1차 RNA 전사체로 부터 암호화되지 않는 인트론 부분을 제거하고 엑손 조각을 서로 연결해 mRNA 분자가 되게 한 다음 핵공을 통해 세포기질로 내보낸다. 인트론과 엑손 조각의 길이는 이 부위 염기서열의 상대적인 길이를 나타낸다.

는 대부분 유전자의 일부만이 아미노산 서열을 암호화한다. 유전자의 이 부분을 **엑손**(exon, 발현 부위)이라 하고, 이는 **인트론**(intron, 개재서열)이라 알려진 비암호화 뉴클레오티드 서열에 의해 분리되어 있다. 사람 DNA의 98.5% 이상이 단백질을 암호화하는 정보가 아닌 인트론 서열로 이루어져 있다. 이와 같은 엄청난 양의 비암호화 DNA가 작용했을 때 어떤 역할을 할 것인가에 대해서는 아직 잘 모르며, 일부 전사 조절에 역할을 하는 것으로 추정되고 있다. 더구나 마이크로 RNA(microRNA)라고 하는 아주 작은 RNA 분자들이 비암호화 DNA에서 전사되는데 이들은 단백질로 번역되지 않고 특정 전령 RNA의 번역을 못하게 한다.

세포질 내로 보내지기 전에 새로 만들어진 1차 RNA 전사체는 이어맞추기(splicing)에 의해 DNA 인트론에 해당하는 서열이 제거되어야만 한다(**그림 3.19**). 이로써 엑손의 서열이 연속적으로 연결되어 단백질로 번역된다. 이어맞추기가 일어난 다음의 RNA를 성숙 mRNA(mature mRNA)라고 한다.

이어맞추기는 약간의 단백질과 소형핵 RNA(snRNA)의 복합체인 **이어맞추기 복합체**(spliceosome)에 의해 핵 안에서 일어난다. 이어맞추기 복합체는 1차 RNA 전사체의 각 인트론 부위 시작과 끝 부위에 있는 특정 뉴클레오티드 서열을 인식해 그 부분을 떼어내고 한 엑손의 끝을 다음 엑손의 처음에 이어맞추어 연속적인 암호서열로만 이루어진 mRNA를 만든다. 어떤 경우에는 하나의 유전자로부터 엑손에서 유래한 조각을 이어맞추는 과정에서 절편들이 서로 다른 서열로 맞추어질 수도 있다. 또는 어떤 엑손 절편은 완전히 삭제될 수도 있다. 이를 선택적 이어맞추기(alternative splicing)라고 하며 전체 유전자의 절반 이상에서 일어나고 있다고 추정된다. 이러한 과정을 통해 동일한 유전자에서 다른 mRNA 서열이 형성되고, 차례로 다른 아미노산 서열을 가진 단백질이 생성된다. 따라서 인체에는 유전자보다 더 많은 다른 단백질이 있다.

번역: 폴리펩티드 합성

이어맞추기 후에 mRNA는 핵공을 통해 세포질로 이동한다. 핵공은 핵과 세포질 사이에 작은 분자나 이온이 확산하는 것은 허용하지만, RNA나 단백질과 같은 커다란 분자에 대해서는 특수한 에너지 의존성 선택적 수송기구를 가지고 있다.

세포질에서 mRNA는 리보솜에 결합한다. 리보솜은 mRNA가 단백질로 번역되는 데 필요한 효소나 기타 구성성분을 지닌 세포소기관이다. 이 조립 과정을 설명하기 전에 리보솜의 구조와 단백질 합성에 관여하는 두 가지 추가적인 RNA 부류의 특성을 조사할 것이다.

리보솜과 rRNA

리보솜은 약 70~80개 정도의 서로 다른 단백질과 **리보솜 RNA**(ribosomal RNA, rRNA) 분자로 구성된 복합체이다. rRNA 유전자는 mRNA와 비슷한 과정으로 DNA로부터 전사되는데, 다른 RNA 중합효소가 사용된다는 것만 다르다. 리보솜 RNA의 전사는 인(nucleolus)이라는 핵 부위에서 일어난다. 리보솜 단백질은 다른 단백질과 마찬가지로 세포질에서 리보솜 단백질 mRNA로부터 합성된다. 이러한 단백질은 핵공을 통해 인으로 옮겨 가 새로 합성된 rRNA와 결합해 크고 작은 2개의 리보솜 소단위체를 형성한다. 그런 다음 이 소단위체는 개별적으로 세포질로 운반되어 단백질 번역(폴리펩티드 합성) 중에 기능적 리보솜을 형성하기 위해 결합된다.

운반 RNA

번역 과정에서 개개의 아미노산이 어떻게 해당되는 mRNA의 코돈을 인식할 수 있는가? 유리 아미노산 자체로는 mRNA의 코돈 염기에 결합할 수 있는 능력이 없다. 이런 인식 과정에는 또 다른 제3의 RNA 종류인 **운반 RNA**(transfer RNA, tRNA)가 관여한다. tRNA 분자는 주요 RNA 종류 중 가장 작은 것으로서, 약 80개의 뉴클레오티드로 이루어져 있다. 단일사슬 tRNA는 고리를 형성해 마치 3개의 고리를 지닌 클로버잎과 유사한 형태를 이룬다 (**그림 3.20**).

mRNA, rRNA와 같이 tRNA 분자도 핵에서 특정 tRNA 유전자의 DNA 뉴클레오티드와 염기 짝 짓기에 의해 합성된 후 세포질로 이동한다. 단백질 합성에서 tRNA 기능의 핵심은 특정 아미노산과 해당 아미노산에 특이적인 리보솜 결합 mRNA의 코돈 모두와 결합하는 능력이며, tRNA가 아미노산과 해당 아미노산에 대한 mRNA 코돈 사이의 연결 역할을 할 수 있도록 한다.

tRNA 분자는 아미노아실-tRNA 합성효소(aminoacyl-tRNA synthetase)에 의해 특정 아미노산과 공유결합을 한다. 20종의 서로 다른 아미노아실-tRNA 합성효소가 있고 이들은 각각 특정 tRNA에 특정 아미노산이 결합하도록 촉매 역할을 한다. 다음 단계는 특정 아미노산을 지닌 tRNA를 그 아미노산의 mRNA 코돈에 부착시킨다. 이는 tRNA와 mRNA 사이의 염기 짝 짓기에 의해 이루어진다. tRNA의 고리 중 하나에 있는 3-뉴클레오티드 서열이 mRNA의 상보적인 코돈과 염기쌍을 이룬다. 이 tRNA의 3자암호 서열을 **역코돈**(anticodon)이라 한다. 그림 3.20은 mRNA와 아미노산 트립토판(tryptophan)에 특이적인 tRNA 사이의 결합을 나타낸 것이다. 트립토판은 tRNA의 한쪽 끝에 공유결합되어 있으며 tRNA의 역코돈이나 mRNA의 코돈 부위에 결합하지 않는다.

단백질 조립

mRNA 정보에 근거한 폴리펩티드 사슬의 조립 과정은 개시, 연

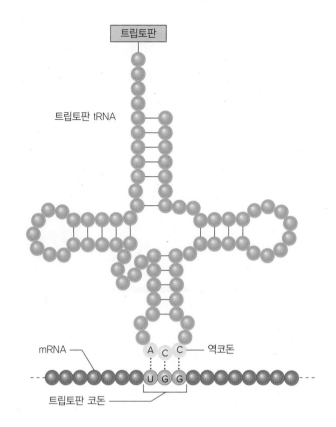

그림 3.20 tRNA 분자의 역코돈 부위와 mRNA 분자의 코돈 부위 사이의 염기 짝 짓기.

장, 종결의 3단계로 이루어져 있다. 합성의 시작은 아미노산 메티오닌(methionine)을 포함하는 tRNA가 작은 리보솜 소단위체에 결합할 때 발생한다. 조립이 시작되는 시작 부위에 신호를 보내는 mRNA 코돈 반대편에 메티오닌 함유 tRNA를 위치시키는 개시 복합체를 만들기 위해서는 **개시인자**(initiation factor)로 알려진 많은 단백질이 필요하다. 그런 다음 큰 리보솜 소단위가 결합해 2개의 소단위 사이에 mRNA를 둘러싼다. 이 개시 단계는 단백질 조립에서 가장 느린 단계이며, 개시인자의 활성에 영향을 미치는 인자가 단백질 합성 속도를 조절할 수 있다.

개시 단계에 이어 아미노산이 연속적으로 추가되면서 단백질 사슬이 늘어난다(**그림 3.21**). 리보솜에는 tRNA에 대한 2개의 결합부위가 있다. 결합부위 1은 지금까지 조립된 단백질 사슬 부분에 연결된 tRNA를 잡고 있으며 결합부위 2는 사슬에 추가될 다음 아미노산을 지닌 tRNA를 잡고 있다. 리보솜 효소는 새로 도착한 아미노산에 대한 단백질 사슬의 연결을 촉매한다.

새로운 펩티드 결합이 형성되면 결합부위 1의 tRNA가 리보솜에서 방출되고 결합부위 2의 tRNA가 결합부위 1로 전달된다. 리보솜은 mRNA를 따라 코돈을 1개씩 옮겨 가면서 다음에 오는 아미노산과 결합한 tRNA 분자가 들어갈 자리를 만들어준다. 이 과

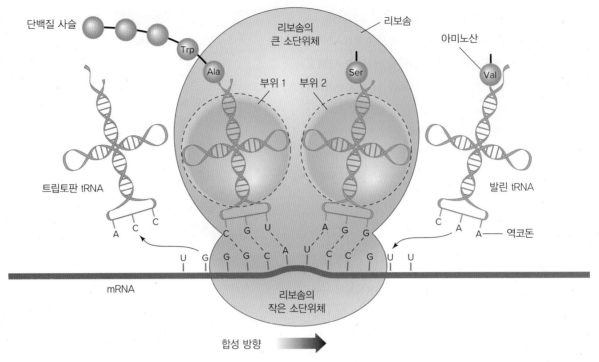

그림 3.21 리보솜에 의한 단백질 합성 순서.

정은 계속 반복되면서 아미노산이 평균 초당 2~3개가 추가되는 속도로 길어지고 있는 펩티드 사슬에 계속 추가된다. 리보솜이 단백질의 끝을 나타내는 mRNA의 정지서열[정지 코돈(stop codon)이라고 함]에 도달하면 폴리펩티드 사슬과 마지막 tRNA 사이의 결합이 깨지고, 완성된 단백질이 리보솜으로부터 떨어져 나온다.

mRNA 분자는 단백질 합성 과정에서 파괴되지 않는다. 그러므로 보다 많은 단백질 분자를 합성하는 데 사용될 수 있다. 결국 하나의 리보솜이 mRNA의 특정 사슬을 따라 움직여 가는 사이에 제2의 리보솜이 동일 mRNA의 시작 부위에 부착해 제2의 동일한 단백질 분자의 합성을 시작할 수 있다. 그러므로 수많은 리보솜이, 많게는 70개 정도가 한 가닥의 mRNA를 따라 움직여 가면서 각각 서로 다른 단계의 번역 과정에 있게 된다(**그림 3.22**).

그러나 mRNA 분자는 세포질에 영원히 남아 있는 것은 아니다. 최종적으로는 세포질의 효소들이 이들을 뉴클레오티드로 분해한다. 그러므로 특정 단백질에 해당하는 유전자가 mRNA로 더 이상 전사되지 않게 되면 세포질 mRNA 분자가 분해되고 단백질이 더 이상 만들어지지 않는다.

폴리펩티드 사슬이 일단 만들어지고 난 다음에는 아미노산 서열에 번역 후 수정(posttranslational modification)이 가해진다. 예를 들어 단백질 조립 단계의 시작 부위를 식별하는 데 사용된 메티오닌(아미노산)이 대부분의 경우 끝에서 제거된다. 어떤 경우에는 폴리펩티드 사슬 내의 다른 특정 펩티드 결합이 깨져 각각

다른 기능을 하는 몇 개의 작은 펩티드가 만들어지기도 한다. 예를 들어 **그림 3.23**에서 보는 바와 같이 번역 후 절단(posttranslational cleavage)의 결과, 동일한 mRNA로부터 5개의 서로 다른 단백질이 만들어질 수 있다. 서로 다른 세포에 존재하는 가수분해 효소의 특이성에 따라 동일 폴리펩티드가 서로 다른 곳에서 절단되기도 한다.

탄수화물과 지질 유도체는 종종 특정 아미노산 곁사슬에 공유 결합된다. 이러한 추가는 단백질분해효소에 의한 급속한 분해로부

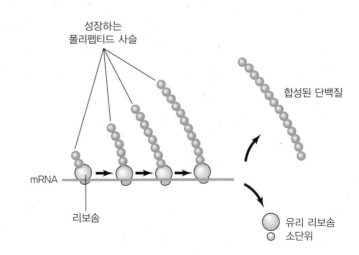

그림 3.22 여러 개의 리보솜이 한 가닥의 mRNA를 따라서 동시에 이동할 수 있으며, 동일한 단백질이 서로 다른 조립 단계에 있게 된다.

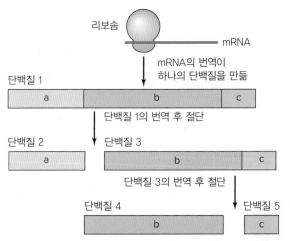

그림 3.23 단백질의 번역 후 절단은 여러 개의 작은 단백질을 만들 수 있고, 그 각각은 각기 다른 기능을 할 수 있다. 이 모든 단백질은 동일 유전자로부터 나온다.

터 단백질을 보호하거나 단백질이 기능해야 하는 세포의 해당 위치로 단백질을 보내는 신호로 작용할 수 있다. 예를 들어 단백질에 지방산을 첨가하면 지방산의 비극성 부위가 막의 지질이중층에 삽입되면서 단백질이 막에 고정될 수 있다.

DNA로부터 기능적인 단백질이 되기까지의 단계를 **표 3.2**에 정리했다.

단백질 합성의 조절

앞에서 언급한 바와 같이 사람의 어떤 세포에서는 유전체 내의 일부 유전자만이 mRNA로 전사되고 단백질로 번역된다. 유전체 부분 중 소수의 유전자는 계속 mRNA를 만든다. 그러나 다른 유전자의 전사는 세포 내에서 생긴 신호나 세포 외부로부터 받은 신호에 의해 발현 여부가 조절된다. 유전자가 전사되기 위해서는 RNA 중합효소가 유전자의 프로모터 부위에 붙어 활성 구조가 되어야만 한다.

대부분 유전자의 전사는 **전사인자**(transcription factor)라고 하는 단백질에 의해 조절되는데, 이는 유전자 스위치로 작용해 어떤 특정 유전자 프로모터 주위에서 일어나는 개시 단계를 활성화하거나 억제하는 다양한 방식으로 작용한다. 전사에 대한 전사인자의 영향은 반드시 전부(all) 또는 전혀(none), 아니면 있거나(on) 없을(off) 필요는 없으며, 단순히 전사 단계의 개시를 늦추거나 가속화할 수 있다.

전사인자는 보조 단백질과 함께 DNA 가닥을 분리하고, 프로모터 부위를 막고 있는 뉴클레오솜을 제거하고, 결합된 RNA 중합효소를 활성화하며, DNA의 주형 가닥을 따라 복합체를 이동하는 과정에 필요한 **개시전 복합체**(preinitiation complex)를 형성한다. 어떤 전사인자는 자신이 전사를 조절하는 해당 유전자의 프로모터로부터 멀리 떨어져 있는 DNA 부위와 결합한다. 이 경우

표 3.2	DNA로부터 단백질이 합성되는 단계

전사

RNA 중합효소가 유전자의 프로모터 부위에 결합하며, 전사될 유전자 부위의 DNA 이중나선의 두 가닥을 분리한다.

DNA 주형 가닥에 있는 데옥시뉴클레오티드는 리보뉴클레오티드3인산과 염기 짝을 이룬다.

DNA 가닥과 짝을 이룬 리보뉴클레오티드는 RNA 중합효소에 의해 결합되어 DNA 염기서열의 주형 가닥과 상보적인 염기서열을 지닌 1차 RNA 전사체를 만든다.

1차 RNA 전사체에서 암호화되지 않는 서열인 인트론 부위는 RNA 이어맞추기에 의해 제거되고, 특정 아미노산을 암호화하는 엑손 부위는 서로 이어맞추기되어 mRNA 분자가 된다.

번역

mRNA는 핵에서 세포질로 이동하고, mRNA의 한쪽 끝이 리보솜의 소단위와 결합한다.

아미노산은 아미노아실-tRNA 합성효소에 의해 각각 상응하는 tRNA와 결합한다.

리보솜에 결합해 있는 mRNA의 코돈 부위에 아미노산-tRNA 복합체의 3염기로 된 역코돈 부위가 짝을 이룬다.

tRNA 상의 아미노산은 이어지는 폴리펩티드 사슬 끝에 펩티드 결합에 의해 연결된다.

아미노산이 떨어져 나온 tRNA는 리보솜으로부터 방출된다.

리보솜은 mRNA를 따라 한 코돈 전진한다.

위 7~10단계가 정지서열에 도달할 때까지 계속된 다음, 완성된 단백질이 리보솜으로부터 분리되어 나온다.

어떤 경우에는 여러 화학적 작용기가 단백질의 특정 곁사슬에 부착하거나 단백질이 여러 개의 작은 크기 펩티드 사슬로 잘리기도 하는 번역 후 처리 과정을 거친다.

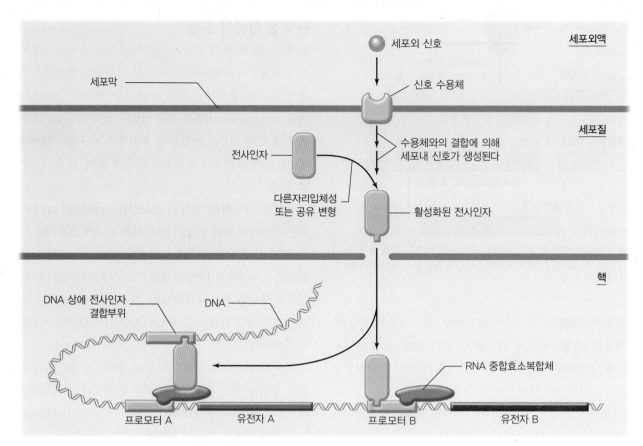

그림 3.24 유전자 B의 전사는 프로모터 부위에 활성화된 전사인자의 직접 결합에 의해 조정된다. 반면에 유전자 A의 전사는 동일 전사인자에 의해 조절되기는 하지만, 이 경우 프로모터 부위와 멀리 떨어져 있는 DNA 부위와 결합한다.

전사인자와 결합된 DNA 부위는 고리를 형성해 전사인자가 전사를 활성화하거나 억제하고자 하는 프로모터와 접촉하게 한다(**그림 3.24**).

많은 유전자는 일반적인 전사인자에 의해 영향을 받는 조절 부위를 지니고 있다. 그러므로 모든 유전자가 서로 다른 전사인자를 가질 필요는 없다. 또한 하나 이상의 전사인자가 한 유전자의 전사를 조절하는 데 작용할 수도 있다.

전사인자는 단백질이기 때문에 DNA 또는 다른 조절 단백질과 결합하는 능력인 특정 전사인자의 활성이 세포가 받거나 생성하는 신호에 반응하는 다른자리입체성 변형 및 공유(결합) 변형에 의해 작동하거나 억제될 수 있다. 그러므로 특정 유전자는 특정 신호에 따라 조절될 수 있다.

요약하면, 단백질 합성률은 여러 단계에서 조절될 수 있다.

■ 유전자가 mRNA로 전사되는 단계

■ 리보솜상에서 단백질로 조립되는 단계

■ 세포질에서 mRNA가 분해되는 단계

돌연변이

DNA상의 유전정보를 나타내는 뉴클레오티드 서열에 생긴 변화를 **돌연변이**(mutation)라 한다. 특정 화학물질, 그리고 X선, 우주 방사선, 원자선과 같은 전리방사선은 DNA의 화학결합을 파괴할 수 있다. 그 결과 DNA 절편의 소실이나 손상된 결합이 재생될 때 잘못된 염기가 끼어들어 갈 수 있다. 돌연변이율을 증가시키는 환경요인을 **돌연변이원**(mutagen)이라고 한다.

돌연변이의 종류

가장 간단한 형태의 돌연변이는 하나의 염기가 다른 것으로 대체되는 **점 돌연변이**(point mutation)이다. 예를 들어 알라닌 아미노산의 DNA 3염기 조합(triplet code)은 C—G—T 염기서열이다. 만약 구아닌(G)이 아데닌(A)으로 바뀐다면 C—A—T 염기서열이 되어 발린의 암호가 된다. 그러나 만약 시토신(C)이 티민(T)을 대치하면 C—G—C 서열이 되어 알라닌의 또 다른 암호가 되어 돌연변이는 일어났지만, 전사된 아미노산 서열은 변하지 않는다. 반면에 돌연변이가 일어나 아미노산 암호가 종결암호로 된다면, mRNA의 번역이 이 종결 3염기 조합에 이르게 되어 끝날 것이고, 그 결과 길이가 짧은 단백질이 만들어져 아예 기능이 없는 것이 되기도 한다.

유전자에서 1개의 3염기 조합이 변경된 돌연변이, 예를 들면 C—G—T(알라닌)가 C—A—T(발린)로 되어 그 결과 아미노산이 다른 단백질이 만들어진 경우를 가정해 보자. 이 돌연변이가 세포에 어떤 영향을 미칠 것인가? 유전자 내 어느 위치에 돌연변이가 일어났는지에 따라 답이 결정된다. 단백질은 수많은 아미노산으로 이루어졌지만 단백질의 성질은 분자의 극히 일부분, 즉 효소의 활성부위와 같은 것에 의해 결정된다. 만약 돌연변이가 결합부위의 구조를 변화시키지 않았다면 단백질의 성질에 변화가 없거나, 아니면 있어도 미미할 것이다. 반면에 돌연변이가 결합부위를 바꾸었다면 단백질의 기능에 심각한 변화가 생길 수 있다.

돌연변이가 세포 기능에 어떤 영향을 줄 것인가? 만약 세포의 대다수 화학에너지를 제공하는 화학반응에 관계하는 단백질이 돌연변이로 비기능성 단백질이 된다면, 세포 기능의 손실은 곧 세포에 죽음을 일으키게 된다. 반대로 단백질이 특정 아미노산의 합성에 관한 것이고 세포가 외부 용액으로부터 그 아미노산을 얻을 수 있다면 세포의 기능은 돌연변이임에도 불구하고 손상을 받지 않을 것이다.

일반적으로 돌연변이는 세포에 다음 세 가지 중 한 가지 영향을 미칠 것이다.

- 세포 기능에 전혀 변화를 일으키지 않는다.
- 세포 기능은 변화시키지만 세포의 성장과 복제에는 영향을 주지 않는다.
- 세포를 죽음에 이르게 한다.

돌연변이와 진화

돌연변이는 생물의 진화에 기여한다. 대부분의 돌연변이는 세포 기능에 변화를 주지 않거나 손상을 입히는 것이지만, 극히 일부는 손실보다는 더 좋은 활성을 갖게 하거나 완전히 새로운 형태의 단백질 활성을 갖도록 세포를 변화시킨다. 이런 돌연변이 유전자를 지닌 생물체는 그렇지 않은 생물체보다 기능 수행이 더 효과적일 것이므로, 이러한 돌연변이 유전자는 다음 자손에게 전달되고 번식될 기회가 더 많아질 것이다. 반면에 돌연변이에 의한 기능이 원래보다 못하다면 생물체는 돌연변이 유전자를 다음 세대로 전달되고 번식될 기회가 적을 것이다. 이것이 **자연선택**(natural selection)의 원리이다. 비록 하나의 돌연변이라도 이것이 집단 내에 생존할 수 있다면 이는 세포의 성상에 아주 작은 변화를 일으키겠지만, 충분한 시간과 작은 변화라도 그 수가 상당량 축적된다

면 생물체의 구조와 기능에 큰 변화를 가져올 수 있다.

3.6 단백질 분해

지금까지는 단백질 합성을 강조했지만, 특정 시간에 세포에서 특정 단백질의 농도는 합성 속도뿐만 아니라 분해 및(또는) 분비 속도에 따라 달라진다.

서로 다른 단백질은 서로 다른 속도로 분해된다. 부분적으로 이것은 단백질 구조에 따라 다르며 일부 단백질은 다른 단백질보다 특정 단백질분해효소에 대해 더 높은 친화성을 가진다. 변성된 (접힘이 풀린) 단백질은 정상(온전한) 구조를 지닌 단백질에 비해 쉽게 분해된다. **유비퀴틴**(ubiquitin)이라는 작은 펩티드가 단백질에 결합함으로써 단백질은 분해의 표적이 될 수 있다. 이 펩티드는 단백질을 **단백질분해효소복합체**(proteasome)로 알려진 단백질복합체로 유도해 단백질을 펼쳐서 작은 펩티드로 분해한다. 단백질 분해는 주어진 단백질의 활성이 주어진 정확한 시간영역 내에서만 한정되도록 제한할 수 있는 중요한 기전이다.

3.7 단백질 분비

세포가 합성한 대부분의 단백질은 세포 내에 남아 구조를 형성하며 세포의 생존에 필요한 기능을 수행한다. 그러나 어떤 단백질은 세포외 용액으로 분비되어 다른 세포에 신호로 작용하거나 세포외 기질을 형성하는 물질이 된다. 단백질은 크고 극성을 띤 분자이므로 세포막을 통해 확산할 수 없다. 그러므로 막을 통해 이들을 집어넣거나 이동시키려면 특별한 기전이 요구된다.

세포로부터 분비되거나 막관통 단백질로 된 단백질은 합성 초기 단계에 인식된다. 이 같은 단백질은 리보솜의 표면으로 나온 처음 15~30개의 아미노산이 인식신호로 작용하는데, 이를 **신호서열**(signal sequence) 또는 신호펩티드라고 한다.

신호서열은 신호인식 입자로 알려진 단백질복합체에 결합해 리보솜에서 폴리펩티드 사슬의 추가 성장을 일시적으로 억제한다. 그러면 신호인식 입자가 조면소포체 표면의 특정 막단백질과 결합한다. 이 결합은 단백질 합성 과정을 재개하고, 성장하는 폴리펩티드 사슬은 소포체 막의 단백질복합체를 통해 소포체 내강으로 들어간다(**그림 3.25**). 단백질 조립이 완료되면 분비될 단백질은 조면소포체의 내강에 도달하게 된다. 막관통 단백질로 작용할 단백질은 소포체 막에 부착한 채 남아 있게 된다.

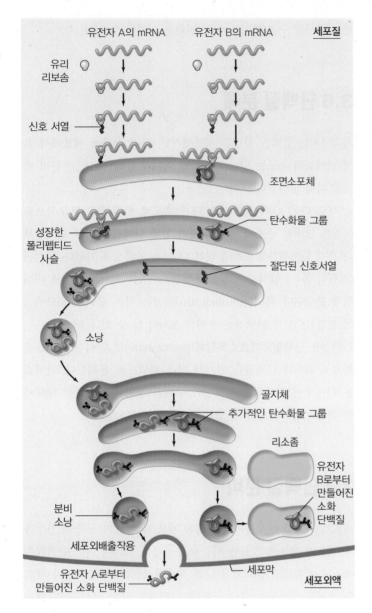

그림 3.25 단백질이 세포로부터 분비되거나 리소좀으로 전달되는 경로. 후자의 예는 세포 내에서 다른 세포 내 분자를 분해하는 소화 기능에 중요한 단백질일 수 있다.

소포체 내강에서 효소는 대부분의 단백질에서 신호서열을 제거하므로 이 부분은 최종 단백질에 존재하지 않는다. 또한 탄수화물 그룹은 때때로 단백질의 다양한 곁사슬에 연결된다.

이러한 변형에 따라 소포체 막의 일부가 떨어져 나와 새로 합성된 단백질을 포함하는 소낭을 형성한다. 이 소낭은 골지체로 이동해(그림 3.25 참조) 골지체 막과 융합한다.

골지체 내에서 단백질은 추가 변형을 겪을 수 있다. 예를 들어 탄수화물 그룹이 첨가될 수 있는데, 이 그룹은 세포 내 인식 부위로 중요하다.

골지체에 있는 동안 이 소기관으로 유입된 다양한 단백질은 최종 목적지에 따라 분류된다. 이 분류는 특정 목적지를 목표로 하는 소낭을 형성하도록 예정된 골지체 막의 특정 단백질 영역의 결합을 포함한다.

변형과 분류 후 단백질은 골지체 막 표면에서 소낭으로 포장된다. 소낭 중 일부는 세포막으로 이동해 세포막과 융합하고 그 내용물을 세포외액으로 방출하는 과정을 세포외배출작용(exocytosis)이라고 한다. 다른 소낭은 리소좀 막과 융합해 소화효소를 이 소기관의 내부로 전달할 수 있다. 소낭이 최종적으로 융합되는 막 표면의 결합 단백질은 소낭 표면의 특정 단백질을 인식한다.

이와는 대조적으로 단백질에 신호서열이 없으면 완성된 단백질이 세포질로 방출될 때까지 유리 리보솜에서 합성이 계속된다. 이 단백질은 분비되지 않지만 세포 내에서 기능하도록 되어 있다. 많은 물질이 세포질에 남아, 예를 들어 다양한 대사 경로에서 효소로 기능한다. 다른 것들은 특정 세포소기관을 목표로 하는데, 예를 들어 리보솜 소단위의 일부로서 세포질로 돌아가기 전에 rRNA와 결합하는 핵으로 향한다. 단백질의 특정 위치는 단백질 목적지의 특정 부위에 결합하는 단백질의 결합부위에 의해 결정된다. 예를 들어 리보솜 단백질의 경우 핵에 대한 접근을 제어하는 핵공 부위에 결합한다.

단백질과 리간드의 상호 결합

3.8 결합부위 특성

앞에서 단백질의 합성 및 처리 과정에 관여하는 세포 내 공정에 대해 배웠다. 이제부터는 그러한 단백질이 서로 간에 또는 다른 분자들과 어떻게 상호작용하는지를 알아본다. 이러한 상호 결합은 생리학적 과정은 화학적·물리적 법칙에 의해 일어난다는 생리학의 일반 원리를 극명하게 잘 보여주는 거의 모든 생리적 과정에 필수적이다.

여러 가지 분자와 이온이 단백질 표면에 있는 특정 부위에 결합할 수 있는 능력은 다양해서 광범위한 단백질 기능의 근간을 이룬다(단백질 기능의 요약에 대한 표 2.5 참조). 단백질 표면에 결합하는 분자를 **리간드**(ligand)라 하며, 다음 중 하나에 의해 결합한다.

- 리간드와 단백질에서 반대 전하를 띤 이온이나 극성 그룹 사이의 전기적 인력
- 두 분자의 비극성 부위 사이의 소수력에 의한 약한 인력. 이

러한 결합에는 공유결합이 포함되지 않는다는 것에 주목하라. 다시 말해 이 결합은 가역적이다.

리간드가 결합하는 단백질 부위를 **결합부위**(binding site) 혹은 리간드 결합부위라 한다. 각 단백질은 여러 개의 결합부위를 지니기도 하는데, 각각은 특정 리간드에 특이적이거나, 동일한 리간드에 여러 개의 결합부위를 가질 수도 있다. 대개 리간드가 단백질에 결합하면 단백질의 3차원적 모양이 변한다. 이렇게 되면 단백질의 특정 기능이 리간드에 따라 활성화되거나 억제된다. 예를 들어 효소의 경우 리간드가 붙을 때 효소가 더욱 활성화되기도 한다.

화학적 특이성
물리학에서 반대 전하를 띤 단백질과 리간드 사이의 전기적 인력은 상호 간의 거리가 멀어질수록 감소한다. 물 분자에 의해 가려지기 때문에 정확히 일치하지는 않지만 이것은 단백질과 리간드 안의 전하에도 적용될 수 있으며, 화학적·물리적 법칙에 의해 생리학적 과정이 일어난다는 생리학의 일반 원리를 보여주는 또 하나의 좋은 예다. 이보다 약한 반데르발스 힘도 서로 아주 가까이 있을 때만 비극성 그룹 사이에서 작용한다. 그러므로 리간드가 단백질에 결합하기 위해서는 단백질 표면 가까이에 있어야만 한다. 마치 퍼즐 조각을 맞추는 게임처럼 리간드 모양이 단백질 결합부위 모양과 상보적일 때 이러한 근접성이 일어난다(**그림 3.26**).

리간드와 단백질의 결합은 아주 특이해서 결합부위는 한 종류의 리간드하고만 결합할 수 있다. 이러한 특이성은 단백질이 수백 개의 다른 분자가 있는 용액에서 특정한 하나의 분자를 결합에 의해 식별하도록 한다. 단백질 결합부위가 특정 리간드에 결합하는 능력을 **화학적 특이성**(chemical specificity)이라 하는데, 이는 결합부위가 결합하고자 하는 화학물질의 종류를 결정하기 때문이다.

제2장에서는 폴리펩티드 사슬을 따라 있는 다양한 아미노산 서열에 의해 단백질의 형태가 어떻게 결정되는지 설명했다. 즉 서로 다른 아미노산 서열을 지닌 단백질은 서로 다른 모양을 가지므로 개개의 화학적 특이성을 지닌 다른 모양의 결합부위를 지닌다. **그림 3.27**에서 보듯이 결합부위에서 리간드와 상호작용하는 아미노산들은 폴리펩티드 사슬을 따라 서로가 인접해 있을 필요가 없다. 왜냐하면 단백질의 3차원적 접힘은 분자의 여러 분절을 나란히 놓도록 할 수 있기 때문이다.

어떤 결합부위는 오직 한 종류의 리간드하고만 결합하는 화학적 특이성을 지니고 있긴 하지만, 다른 것들은 특이성이 약해 관

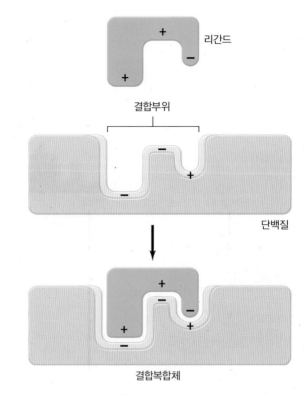

그림 3.26 리간드와 단백질 결합부위의 상보적인 모양. 결합의 화학적 특이성을 결정한다.

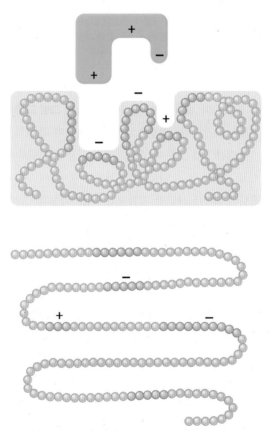

그림 3.27 결합부위에서 리간드와 상호작용하는 아미노산은 폴리펩티드 사슬에서 인접된 부위에 있을 필요가 없다는 것을 보여주는 단백질의 3차원 구조 모형. 아래쪽 그림은 접히지 않은 상태의 폴리펩티드 사슬이다.

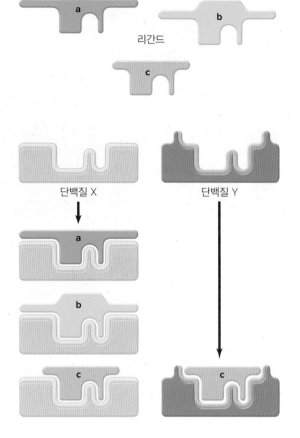

그림 3.28 단백질 X는 화학적 구조가 비슷한 3개의 리간드와 결합할 수 있다. 단백질 Y는 결합부위의 모양 때문에 리간드 C하고만 결합할 수 있다. 그러므로 단백질 Y가 단백질 X보다 화학적 특이성이 더 높다.

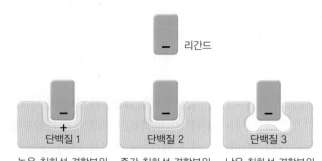

그림 3.29 리간드와 단백질 결합부위의 상보적인 모양은 결합의 화학적 특이성을 결정한다.

련된 일부 리간드와 결합할 수 있다. 예를 들면 **그림 3.28**에서 3개의 서로 다른 리간드가 단백질 X의 결합부위와 결합할 수 있는데, 이는 각 리간드의 부분이 결합부위의 모양과 상보적이기 때문이다. 반대로 단백질 Y는 더욱 강한 화학적 특이성을 지니고 있어 3개 중 하나의 리간드하고만 결합한다. 치료 약물의 부작용 정도를 결정하는 것은 부분적으로는 단백질의 특이성 정도이다. 예를 들면 고혈압을 치료하도록 고안된 약물(리간드)은 그에 따라서 혈압이 정상으로 돌아가는 것을 돕는다. 그러나 동일 약물이 다소 낮은 정도지만 그 기능이 혈압과는 전혀 무관한 다른 단백질에도 결합할 수 있다. 이러한 다른 단백질의 활성 변화는 처방 약의 원하지 않는 부작용을 일으킬 수 있다.

친화성

리간드-단백질 결합의 강도는 **친화성**(affinity)으로 알려진 결합부위의 한 성질이다. 리간드에 대한 결합부위의 친화성은 결합된 리간드가 단백질 표면을 떠나 비결합된 상태로 얼마나 빨리 돌아가는가로 결정된다. 리간드와 강하게 결합하는 결합부위를 높은

친화성 결합부위라 하고, 약하게 결합하는 결합부위를 낮은 친화성 결합부위라 한다.

친화성과 화학적 특이성은 서로 분명히 구별되지만 상당히 밀접한 결합부위의 성질이다. 앞에서 언급했듯이 화학적 특이성은 결합부위의 모양에만 의존하는 반면에 친화성은 단백질과 리간드 사이 인력의 강도에 의존한다. 그러므로 서로 다른 단백질이 동일 리간드에 결합할 수 있다. 즉 같은 화학적 특이성을 가질 수는 있지만 그 리간드에 대한 친화성은 다를 수 있다. 예를 들어 음전하 작용군을 지닌 하나의 리간드는 양전하 아미노산 곁사슬을 지닌 결합부위와 아주 강하게 결합할 수 있지만, 모양은 동일하지만 양전하를 갖지 않은 결합부위와는 약하게 결합한다(**그림 3.29**). 더욱이 리간드와 결합부위의 표면이 서로 가까이 있을수록 인력은 더 강해진다. 그러므로 리간드 모양이 결합부위의 모양과 잘 맞을수록 친화성은 커진다. 다시 말해 화학적 특이성과 마찬가지로 모양이 친화성에도 영향을 미칠 수 있다.

친화성은 생리학과 약학 분야에서 매우 중요한데, 단백질이 리간드에 대한 친화성이 매우 높은 경우 이 단백질에 결합하기 위해 아주 적은 양의 리간드가 필요하기 때문이다. 예를 들어 어떤 치료 약물이 특정 단백질에 결합해 효과를 나타내는 경우 이 단백질이 치료 약물에 높은 친화성을 보유하고 있다면 질병을 치료하는 데 매우 적은 양의 약물이 필요할 것이며, 이것은 원하지 않는 부작용의 확률을 줄이는 데 큰 도움을 줄 것이다.

포화

용액에서 결합되지 않은 리간드와 해당 단백질 결합부위 사이에 평형이 빠르게 도달한다. 언제든지 자유 리간드 중 일부는 비어 있는 결합부위에 결합되고 결합된 리간드 중 일부는 다시 용액으로 방출된다. 하나의 결합부위는 채워져 있거나 비어 있다. **포화**(saturation)라는 용어는 어느 한순간에 전체 결합부위 중 채워져 있는 결합부위의 비율이다. 모든 결합부위가 채워져 있으면 결

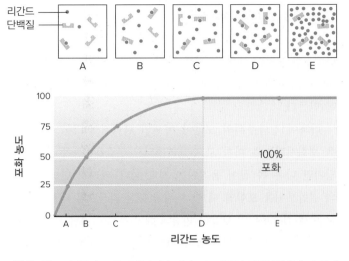

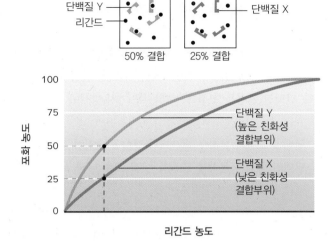

그림 3.30 리간드 농도를 증가시키면 리간드로 채워진 결합부위의 수가 증가한다. 즉 포화 백분율이 증가한다. 100% 포화도에서는 모든 결합부위가 채워져 리간드 농도를 증가시켜도 결합된 리간드의 수는 더 이상 증가하지 않는다.

그림 3.31 2개의 서로 다른 단백질 X와 Y가 동일 리간드에 결합할 수 있을 때 100% 포화될 때까지 높은 친화성의 결합부위를 지닌 단백질(단백질 Y)이 주어진 리간드 농도하에서 더 많이 리간드와 결합해 있다.

합부위 집단은 '100% 포화되어 있다'고 한다. 결합부위의 절반이 채워져 있으면 '50% 포화되어 있다'고 한다. 하나의 결합부위도 만약 어느 기간 중에 50%가 리간드에 의해 채워져 있으면 50% 포화되었다고 할 수 있다. 결합부위의 포화 백분율은 두 가지 요인에 의존한다.

- 용액 내의 결합되지 않은 리간드 농도
- 리간드에 대한 결합부위 친화성

리간드 농도가 높을수록 리간드 분자가 결합부위와 만날 확률이 커져 결국 결합된 것이 많아지게 된다. 그러므로 리간드 농도가 증가함에 따라서 결합부위의 포화 백분율도 증가해 결국 모든 결합부위가 완전히 채워진다(**그림 3.30**). 리간드가 단백질과 결합할 때 생물학적 효과를 나타내는 분자임을 가정하면, 모든 결합부위가 채워질 때까지 결합된 리간드의 수가 증가함에 따라 효과의 정도 역시 증가할 것이다. 그러나 리간드 농도가 증가하더라도 더 이상 채워질 결합부위가 없으면 추가적인 효과는 만들어지지 않는다. 일반화하면, 단백질에 결합해 효과를 나타내는 화학적 자극 정도(리간드 농도)의 계속적인 증가는 단백질 결합부위가 100% 포화될 때까지 지속적인 생물학적 반응의 증가를 가져오게 된다.

결합부위의 포화 백분율을 결정하는 두 번째 요인은 결합부위의 친화성이다. 용액 내 분자와 결합된 리간드를 지닌 단백질 사이의 충돌로 인해, 마치 미식축구 선수가 태클에 의해 공을 놓치는 것처럼, 약하게 결합된 리간드는 떨어질 수 있다. 만약 결합부위가 리간드에 대해 높은 친화성을 지니고 있다면 리간드 농도가 낮더라도 높은 포화 정도를 나타낼 것인데, 이는 일단 결합부위에 결합되면 리간드가 쉽게 떨어져 나가지 않기 때문이다. 반면에 친화성이 낮은 결합부위는 동일 포화 정도를 나타내기 위해 보다 높은 농도의 리간드가 필요하다(**그림 3.31**). 리간드-결합부위의 친화성을 측정하는 한 가지 방법은 50% 포화를 나타내는 데 필요한 리간드 농도를 측정하는 것이다. 결합부위의 절반의 결합에 필요한 리간드 농도가 낮을수록 결합부위의 친화성은 보다 높아진다 (그림 3.31 참조).

경쟁

앞에서 보았듯이 어떤 결합부위에 한 종류 이상의 리간드가 결합할 수 있다(그림 3.28 참조). 그럴 경우 동일 결합부위에 대한 리간드 간에 **경쟁**(competition)이 생긴다. 다시 말해 동일 결합부위에 결합할 수 있는 리간드가 다수 존재하면 그중 어느 한 리간드가 결합부위를 차지한다. 만약 경쟁하는 2개의 리간드 A와 B가 있을 때 A의 농도가 증가하면 결합한 A의 양이 증가할 것이고, 그 결과 B와 결합할 부위의 수가 줄어들어 결합한 B의 양은 감소할 것이다.

경쟁의 결과로 한 리간드의 생물학적 효과는 다른 리간드의 출현으로 감소할 수도 있다. 예를 들어 많은 종류의 약물은 결합부위에 대한 인체 내 원래의 리간드와 경쟁에 의해 효과를 나타낸다. 약물이 결합부위를 차지함으로써 원래의 리간드가 차지할 결합부위의 양을 감소시키는 것이다.

3.9 결합부위 특성의 조절

단백질은 세포 내에서 일어나는 모든 일과 실제로 관련이 있기 때문에 이러한 기능의 조절을 위한 기전은 단백질 활성의 조절에 모아진다. 단백질 활성을 조절하는 데는 두 가지 방식이 있다.

- 단백질 모양의 변화로 리간드의 결합을 변경하는 것
- 단백질 합성과 분해를 조절하는 것, 그에 따라 세포 내 단백질의 종류나 양이 결정되는 것

제2장에서 설명한 것처럼 단백질 모양은 단백질의 여러 부위에서의 전하 또는 극성기 사이의 전기적 인력에 의해 결정된다. 단백질 부위에 전하의 분포나 분자를 둘러싼 주위의 극성에 변화가 있게 되면 단백질 모양이 바뀔 수 있다. 단백질 모양을 선택적으로 변화시키는 세포가 취하는 두 가지 기전은 다른자리입체성 변형과 공유 변형으로 알려져 있다. 그러나 특정 단백질만이 이러한 변형에 의해 조절되며, 대부분의 단백질은 변형 대상이 아니다.

다른자리입체성 변형

리간드가 단백질에 결합하면 리간드와 단백질 사이 인력에 의해 단백질의 모양이 변한다. 예를 들어 리간드가 결합부위에 인접하면 인력이 결합부위 표면을 구부려 리간드 표면의 모양과 잘 맞도록 만든다.

더욱이 결합부위의 모양이 바뀌면 단백질의 다른 부위 모양을 변화시키는데, 마치 로프(폴리펩티드 사슬)의 한쪽 끝을 잡아당기면 다른 쪽 끝이 움직이는 것과 같다. 따라서 단백질이 2개의 결합부위를 포함할 때 한 부위에 대한 리간드의 비공유결합은 두 번째 결합부위의 모양을 변경해 해당 부위의 결합 특성을 변화시킬 수 있다. 이를 **다른자리입체성 변형**(allosteric modulation)이라 하고(**그림 3.32a**), 이러한 단백질을 **다른자리입체성 단백질**(allosteric protein)이라 한다.

다른자리입체성 단백질에서의 한 결합부위로서 **기능부위**(functional site) 또는 활성부위(active site)라 하는 결합부위는 단백질의 생리적 기능을 수행한다. 다른 결합부위를 **조절부위**(regulatory site)라 하며 이 자리에 결합하는 리간드를 **변형 분자**(modulator molecule)라 한다. 이는 조절부위에 변형 분자가 결합하면 기능부위의 모양이 입체적으로 다르게 변형되어 활성이 조절되기 때문이다. 여기서는 구조와 기능이 분자 수준에서 어떻게 서로 관련이 있는지 생리학의 중요한 예를 다시 보게 된다.

변형 분자가 결합하는 조절부위는 기능부위를 통제하는 분자 스위치와 같다. 일부 다른자리입체성 단백질에서 변형 분자가 조절부위에 결합하면 기능부위가 모양이 변하는 것에 의해 작동해 기능성 리간드와 결합하게 된다. 반면에 변형 분자의 결합이 기능부위의 작동을 못하게 하면 기능부위에 리간드의 결합이 차단된다. 그 밖에도 변형 분자의 결합은 기능부위의 친화성을 감소시키거나 증가시킨다. 예를 들어 기능부위가 특정 리간드 농도에서 75% 포화된다고 할 때, 만일 기능부위의 친화성을 감소시키는 변형 분자가 조절부위에 결합하게 되면 50% 포화로 감소시킬 수 있다. 이 개념은 이산화탄소(CO_2)가 산소(O_2)에 대한 단백질 헤모글로빈의 친화성을 낮추기 위한 조절 분자

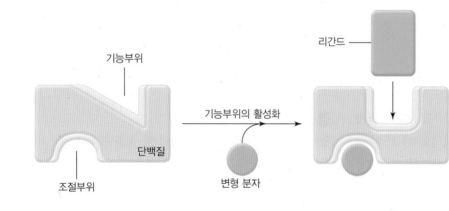

(a) 다른자리입체성 변형

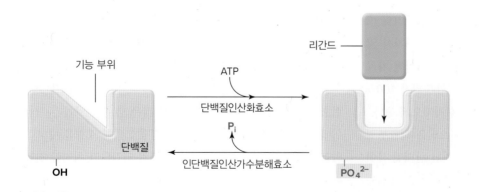

(b) 공유 변형

그림 3.32 (a) 다른자리입체성 변형과 (b) 공유 변형을 보여주는 단백질의 기능적 결합부위.

로 작용하는 방식을 고려할 때 특히 중요하다(제13장).

요약하면, 단백질 또는 기능성 리간드의 농도를 변화시키지 않고 단백질의 활성을 증가시킬 수 있다. 변형 분자의 농도를 조절함으로써 조절부위의 포화도를 조절해 다른자리입체성 변형 단백질의 기능적 활성을 증가시키거나 감소시킬 수 있다.

지금까지는 조절부위와 기능부위 사이의 상호작용을 논의했다. 그러나 어떤 단백질에서는 기능부위들이 서로 영향을 주기도 한다. 이러한 단백질은 하나 이상의 폴리펩티드 사슬로 구성되어 있고, 각 사슬 사이에는 전기적 인력이 서로를 붙잡고 있다. 각 사슬은 일종의 기능부위인 하나의 결합부위만 가지고 있을 수 있다. 그러나 이 중 한 사슬에 기능성 리간드가 결합하면 그 결과 다른 사슬의 기능부위에 변화가 일어날 수 있다. 이는 결합된 리간드를 지닌 사슬의 모양이 변하면, 이것이 다른 사슬에 모양 변화를 일으키기 때문이다.

(하나 이상의 폴리펩티드 사슬로 이루어진) 다중결합의 단백질에서 기능 결합부위들 사이의 상호관계를 **협동성**(cooperativity)이라 한다. 결합부위가 더 많이 채워질수록 리간드 결합의 친화성은 점진적으로 증가한다. 헤모글로빈이 유용한 예를 제공한다. 제2장에서 설명한 바와 같이 헤모글로빈은 4개의 폴리펩티드 사슬로 구성된 단백질이며 각 폴리펩티드 사슬에는 산소 결합부위가 하나씩 있다. 산소가 첫 번째 결합부위에 결합하면 산소에 대한 다른 부위의 친화성이 증가하고, 4개의 사슬이 모두 산소 분자에 결합할 때까지 계속된다(이 과정과 생리적 중요성에 대한 설명은 제13장 참조).

공유 변형

모양을 바꾸어 단백질의 활성을 변화시키는 두 번째 방식은 단백질의 일부 곁사슬에 전하를 띤 화학기의 공유결합에 의한 것이며, 이를 **공유 변형**(covalent modulation)이라 한다. 대부분의 경우 **인산화**(phosphorylation)라 하는 화학반응에 의해 음성 전하를 띤 인산기를 한 분자로부터 다른 분자로 옮겨 공유결합하게 된다. 단백질에 있는 특정 아미노산 곁사슬의 인산화는 단백질의 해당 영역에 음전하를 도입한다. 이러한 변화는 단백질의 전기적 힘의 분포를 변화시켜 단백질의 구조 변화를 일으킨다(**그림 3.32b**). 만약 구조적 변화가 결합부위에 영향을 미친다면 결합부위의 성질이 바뀌게 된다.

기전은 완전히 다르지만, 공유 변형에 의한 효과는 다른자리입체성 변형과 유사하다. 즉 기능적 결합부위는 켜지거나 꺼질 수 있으며, 리간드에 대한 결합부위의 친화성이 달라질 수도 있다. 변형 분자가 비공유적으로 결합하는 다른자리입체성 변형과는 달리 공유 변형은 공유결합이 형성되는 화학반응이 필요하다.

몸 안에서 일어나는 대부분의 화학반응은 효소라고 하는 특수 단백질에 의해 일어나는데, 이들의 성질에 대해서는 3.11, 3.12, 3.13절에서 논의할 것이다. 지금은 단지 효소가 반응물[기질(substrate)]의 속도를 가속화해 산물(product)이라 하는 다른 분자로 전환시킨다고만 짚고 넘어간다. 공유 변형에 의해 단백질의 활성을 조절하는 두 가지 효소가 있는데, 하나는 인산을 첨가하는 것이고 다른 하나는 인산을 제거하는 것이다. 단백질을 인산화하는 효소를 **단백질인산화효소**(protein kinase)라 한다. 이 효소는 ATP 분자로부터 인산기를 떼어내 특정 아미노산의 곁사슬에 있는 수산기에 전달하는 것을 촉매한다.

$$\text{단백질} + \text{ATP} \xrightarrow{\text{단백질인산화효소}} \text{단백질} - PO_4^{2-} + \text{ADP}$$

단백질과 ATP는 단백질인산화효소의 기질이고 인산화된 단백질과 아데노신2인산(ADP)이 반응의 산물이다.

인산기를 제거해 단백질이 원래 모양으로 되돌아가게 하는 기전도 존재한다. 이와 같은 탈인산화는 두 번째 종류의 효소인 **인단백질인산가수분해효소**(phosphoprotein phosphatase)에 의해 수행된다.

$$\text{단백질} - PO_4^{2-} + H_2O \xrightarrow[\text{가수분해효소}]{\text{인단백질인산}} \text{단백질} + HPO_4^{2-}$$

단백질의 활성은 단백질의 인산화 정도를 조절하는 인산화효소와 인산가수분해효소의 상대적인 활성도에 의존한다. 단백질인산화효소에는 수많은 종류가 있고 이들은 각각 다른 단백질에 특이적으로 작용해 동일 세포에도 여러 종류의 인산화효소가 있을 수 있다. 인단백질인산가수분해효소의 화학적 특이성은 광범위해 하나의 효소가 다수의 인산화 단백질에서 인산기를 제거해 탈인산화할 수 있다.

다른자리입체성 변형과 공유 변형 사이의 중요한 상호작용은 단백질인산화효소 자체가 변형 분자에 의해 활성이 조절될 수 있는 다른자리입체성 단백질이라는 사실로부터 비롯된다. 그러므로 공유 변형 과정도 그 자체는 다른자리입체성 기전에 의해 간접적으로 조절된다. 또한 일부 다른자리입체성 단백질은 공유 변형에 의해 변형될 수 있다.

제5장에서는 여러 가지 변형 분자의 농도를 변화시키는 신호에 반응해 세포 활성이 어떻게 조절될 수 있는지 설명할 것이다. 이러

한 변형 분자는 결국 다른자리입체성 변형 및 공유 변형에 의해 특정 단백질의 활성을 변화시킨다.

화학반응과 효소

3.10 화학반응

지금까지 단백질의 합성과 조절을 살펴보았다. 이 절에서는 단백질의 주요 기능, 특히 화학반응을 촉진하는 것과 관련된 기능을 알아본다.

수천 가지 화학반응이 몸 전체에서 매 순간 일어난다. 이러한 일련의 화학적 변화 과정을 **(물질)대사**(metabolism, 그리스어로 '변화'를 의미)라고 한다. 대사는 세포의 구조와 기능, 세포가 작동하기 위해 필요한 화학에너지를 발생시킬 수 있는 유기 분자의 합성과 분해를 포함한다. 세포에 의한 유기 분자의 합성을 **동화작용**(anabolism), 그 분해를 **분해작용**(catabolism)이라 한다. 예를 들어 트리글리세리드의 합성은 동화작용인 반면에 트리글리세리드가 글리세롤과 지방산으로 분해되는 것은 분해작용이다.

신체의 유기 분자는 일부 분자가 분해되는 동안 동일한 유형의 다른 분자가 합성됨에 따라 지속적인 변형을 겪는다. 아침 8시와 낮 12시에 분자적 측면에서 같은 사람은 없는데, 이 짧은 기간에도 몸의 수많은 구조 분자가 조각조각 흩어지고, 대신 새로이 합성된 분자들로 대체되기 때문이다. 건강한 성인의 경우 신체 조성은 대부분 분자의 합성과 분해를 위한 동화율과 분해율이 동일하게 안정된 상태에 있다. 즉 동화작용과 분해작용 사이의 균형의 결과로 항상성이 달성된다.

화학반응이란 (1) 반응 분자의 화학결합을 분해하고, 연이어 (2) 생성 분자를 만들기 위해 새로운 화학결합을 만드는 것을 의미한다. 예를 들어 체내로부터 이산화탄소를 제거하는 폐의 혈액에서 발생하는 화학반응을 생각해 보자. 탄산이 이산화탄소와 물로 전환되는 화학반응에서 탄산의 두 가지 화학결합이 분해되고, 생성 분자는 서로 다른 원자들 사이에 2개의 새로운 결합을 만들어 이루어진다.

$$H-O-\overset{\overset{\displaystyle O}{\|}}{C}-O-H \longrightarrow O=C + H-O-H$$

절단 절단   형성 형성

$$H_2CO_3 \longrightarrow CO_2 + H_2O + 에너지$$

탄산   이산화탄소 물

대개 반응물과 생성물의 에너지양이 다르고, 에너지는 새로 만들어지거나 파괴되지 않기 때문에 에너지는 대부분의 화학반응 동안 첨가되거나 방출되어야만 한다. 예를 들어 탄산이 이산화탄소와 물로 분해될 때는 탄산이 이산화탄소와 물의 전체 에너지양보다 더 높은 에너지양을 가지기 때문에 에너지의 방출이 일어난다.

방출된 에너지는 열, 즉 증가된 분자 운동의 에너지로 나타나며 이는 칼로리 단위로 측정된다. 1 **칼로리**(calorie, cal)는 물 1 g을 1℃ 올리는 데 필요한 열량이다. 대부분 화학반응과 연관된 에너지는 몰(mole)당 수천 칼로리로서, **킬로칼로리**(kilocalorie, kcal; 1 kcal = 1,000 cal)로 표시한다.

반응 속도의 결정인자

화학반응의 속도(즉 단위 시간당 생성되는 생성물의 수)는 단위 시간당 반응물이나 생성물의 농도 변화를 측정함으로써 결정할 수 있다. 생성물의 농도가 빠르게 증가할수록 혹은 반응물의 농도가 빠르게 감소할수록 반응 속도는 더욱 커진다. 네 가지 인자가 반응속도를 결정한다.

- 반응물 농도
- 활성화 에너지
- 온도
- 촉매제

반응물의 농도가 낮을수록 반응은 느려지는데 이는 단순히 반응이 일어나기 위한 분자가 적고, 두 가지 반응물이 서로 마주칠 확률이 낮기 때문이다. 반대로 반응물 농도가 높을수록 반응 속도는 빨라진다.

그러나 초기에 동일한 농도의 반응물이 주어지더라도 모든 반응이 같은 속도로 일어나지는 않는다. 화학반응의 각 유형은 각각의 고유 속도가 있으며, 반응을 위한 활성화 에너지에 따라 달라진다. 화학반응이 일어나기 위해서는 각 분자의 원자를 둘러싸고 있는 전자들 사이의 반발력을 극복하도록 반응물이 충분한 에너지, 즉 **활성화 에너지**(activation energy)를 획득해야 한다. 활성화 에너지는 생성물이 형성될 때 방출되기 때문에 반응물과 최종산물 사이 에너지 함량의 차이에는 영향을 주지 않는다.

그렇다면 반응물은 어떻게 활성화 에너지를 획득하는가? 우리가 공부하려는 대부분의 대사반응에서 반응물은 다른 분자와 서로 충돌할 때 활성화 에너지를 얻는다. 만약 반응을 위한 활성화 에너지가 크다면, 이런 양의 에너지를 필요로 하는 반응 분자의 수는 적어지고 결국 반응 속도는 느려질 것이다. 따라서 요구되는 활성화 에너지가 클수록 화학반응 속도는 늦어진다.

온도는 반응 속도에 영향을 주는 세 번째 인자이다. 온도가 높을수록 분자가 더 빠르게 움직이고 그들이 충돌할 때 더 큰 영향을 미친다. 그러므로 온도를 높이는 것이 반응 속도를 높이는 한 가지 이유는 그들이 충돌할 때 결합이 깨지거나 형성되기에 충분한 활성화 에너지를 반응물이 얻는 기회가 많아지기 때문이다. 뿐만 아니라 더욱 빠르게 움직이는 분자들은 더 자주 충돌할 것이다.

촉매(catalyst)란 반응물의 화학결합 사이 에너지 분포를 변화시켜 결과적으로 반응물을 생성물로 변환하는 데 필요한 활성화 에너지를 감소시키는, 하나 혹은 그 이상의 반응물과 결합하는 물질 또는 분자를 의미한다. 또한 촉매는 두 가지 반응물에 동시에 결합해 이들을 서로 가깝게 위치시켜 상호 반응을 수월하게 해주는 방향으로 이끌어줄 수도 있으며 이렇게 해서 활성화 에너지를 감소시킨다. 촉매가 존재하면 더 적은 활성화 에너지가 필요하므로 반응은 훨씬 빨리 진행된다. 촉매의 화학적 조성은 반응에 의해 변화되지 않으므로 하나의 촉매는 수많은 반응물 분자를 생성물 분자로 변환하는 촉매 역할을 수없이 반복해 수행할 수 있다. 더구나 촉매는 반응물과 생성물의 에너지 함량 차이를 변화시키지도 않는다.

가역반응과 비가역반응

모든 화학반응은 이론적으로 가역적이다. 반응물은 생성물로 전환되고('이것을 '정반응'이라 할 것이다), 생성물은 반응물로 전환된다('역반응'이라 할 것이다). 전체 반응은 **가역반응**(reversible reaction)이다.

$$\text{반응물} \underset{\text{역}}{\overset{\text{정}}{\rightleftharpoons}} \text{생성물}$$

반응이 진행될 때, 정반응의 속도는 반응물 농도가 감소하면서 점차 느려질 것이다. 동시에 역반응의 속도는 생성물 농도가 높아짐에 따라 증가할 것이다. 궁극적으로 반응은 정반응과 역반응의 속도가 같아져서 **화학적 평형**(chemical equilibrium) 상태에 도달하게 된다. 이 시점에서 지속적으로 반응물이 생성물로 전환되고 생성물이 반응물로 전환될지라도 반응물이나 생성물의 농도는 더 이상 변하지 않는다.

앞에서 보았던 탄산이 이산화탄소와 물로 분해되는 예를 생각해 보자. 이 반응의 생성물인 이산화탄소와 물도 재결합해 탄산을 형성할 수 있다. 이 반응은 폐 외부에서 발생하며 기체가 아닌 형태로 혈액의 이산화탄소를 안전하게 운반하는 수단이다.

$$CO_2 + H_2O + \text{에너지} \rightleftharpoons H_2CO_3$$

탄산은 이산화탄소와 물에 포함된 에너지의 합보다 더 많은 에너지양을 가진다. 따라서 탄산을 형성하기 위해서는 이산화탄소와 물 분자에 에너지가 추가되어야 한다. 이 에너지는 활성화 에너지가 아니라 에너지 균형의 필수적인 부분이다. 이 에너지는 다른 분자와의 충돌을 통해 활성화 에너지와 함께 얻을 수 있다.

화학적 평형에 도달하면 정반응과 역반응의 속도가 같더라도 생성물과 반응물의 농도가 같을 필요는 없다. 평형상태에서 반응물 농도 대 생성물 농도의 비율은 반응 중에 방출(또는 추가)된 에너지양에 따라 달라진다. 방출되는 에너지가 클수록 생성물이 이 에너지를 얻고 역반응을 거쳐 반응물을 재형성할 가능성이 작아진다. 따라서 이러한 경우 화학적 평형에서 반응물 농도에 대한 생성물 농도의 비율이 커질 것이다. 만약에 반응물과 생성물의 에너지 함량에 차이가 없다면 평형상태에서 농도가 동일할 것이다.

이와 같이 모든 화학반응은 대체로 가역적이지만, 많은 양의 에너지가 방출되는 반응은 화학적 평형에 도달될 때 대부분의 반응물이 생성물로 전환된다는 점에서 **비가역반응**(irreversible reaction)이라고 할 수 있다. 반응 과정에서 방출된 에너지가 이 반응이 가역적인지 비가역적인지를 결정하는 것은 중요하다. 이 에너지는 활성화 에너지가 아니며 앞서 논의한 네 가지 요인에 의해 지배되는 반응 속도를 결정하지 않는다. 가역반응과 비가역반응의 특징은 **표 3.3**에 요약되어 있다.

질량작용의 법칙

반응물과 생성물의 농도는 정반응과 역반응 속도뿐만 아니라 알짜반응(net reaction)이 진행되는 방향(주어진 시간에 반응물 또는 생성물이 축적되는지 여부)을 결정하는 데 중요한 역할을 한다.

화학적 평형에 도달하는 다음 가역반응을 고려해 보자.

$$\underset{\text{반응물}}{A + B} \underset{\text{역}}{\overset{\text{정}}{\rightleftharpoons}} \underset{\text{생성물}}{C + D}$$

여기서 반응물 중 하나의 농도를 높이면 정반응 속도가 증가해 생성물 형성이 증가한다. 반대로 생성물 중 하나의 농도를 높이면 역반응으로 진행되어 반응물의 생성이 증가한다. 알짜반응이 진행

표 3.3	가역반응과 비가역반응의 특징
가역반응	$A + B \rightleftharpoons C + D + \text{적은 양의 에너지}$ 화학적 평형상태에서 생성물 농도는 반응물 농도보다 조금 높다.
비가역반응	$E + F \rightleftharpoons G + H + \text{많은 양의 에너지}$ 화학적 평형상태에서 대부분의 모든 반응물은 생성물로 전환되었다.

되는 방향은 반응물 중 하나의 농도를 줄임으로써 바뀔 수 있다. 따라서 생성물 중 하나의 농도가 감소하면 정반응 속도를 변화시키지 않고 역반응 속도를 감소시키기 때문에 정반응 쪽으로 알짜 반응을 유도한다.

알짜반응이 진행되는 방향에 대한 반응물과 생성물 농도의 영향은 **질량작용의 법칙**(law of mass action)으로 알려져 있다. 질량작용은 신체반응이 화학적 평형에 도달하는 경우가 거의 없기 때문에 대사 경로가 진행되는 방향을 제어하는 주요 결정요인이다. 일반적으로, 새로운 반응물이 추가되면서 동시에 생성물은 다른 반응에 의해 제거된다.

3.11 효소

몸에서 일어나는 대부분의 화학반응이 만약 반응물과 생성물만 존재하는 시험관에서처럼 일어난다면, 그것이 가진 큰 활성화 에너지 때문에 매우 느린 속도로 진행될 것이다. 생명체에서 관찰되는 빠른 반응 속도를 달성하기 위해 활성화 에너지를 낮추는 촉매가 필요하다. 이러한 특정 촉매를 **효소**(enzyme)라고 한다. 효소는 단백질 분자이므로 효소는 단백질 촉매라고 정의할 수 있다(비록 일부 RNA 분자가 촉매로서의 활성을 갖고 있으나, 그것이 촉매하는 반응의 수가 매우 적어서 효소를 단백질 촉매라는 용어로 제한한다).

효소가 기능하기 위해서는 반응물에 접촉해야 하는데, 이를 효소 매개반응의 경우 **기질**(substrate)이라 한다. 기질은 효소와 결합해 효소-기질 복합체를 형성하고 다시 분리되면서 생성물과 효소가 방출된다. 효소와 기질 사이의 반응을 정리하면 다음과 같다.

$$S + E \rightleftharpoons ES \rightleftharpoons P + E$$

기질   효소   효소-기질   생성물   효소
복합체

반응이 끝나면 효소는 추가 기질 분자와 동일한 반응을 자유롭게 수행한다. 전체적인 효과는 촉매제로서 활동하는 효소를 이용해 기질을 생성물로 바꾸는 작업을 가속화하는 것이다. 효소는 정반응과 역반응 속도를 모두 증가시켜 최종적으로 도달하는 화학적 평형을 변화시키지 않는다.

기질과 효소 사이의 상호작용은 앞서 설명한 단백질의 결합부위에 리간드가 결합하는 특징, 즉 특이성, 친화성, 경쟁, 포화의 개념을 모두 갖고 있다. 기질이 효소에 결합하는 부위를 효소의 **활성부위**(active site, '결합부위'와 동의어)라고 한다. 활성부위 근처 효소의 모양은 효소의 화학적 특이성을 결정짓는다. 두 가지 모형이 효소와 그 기질분자가 결합하는 데 사용된다. 하나는 효소와 기질이 '자물쇠와 열쇠 모형(lock-and-key model)'처럼 모양이 꼭 맞아떨어진다는 것이다. 다른 하나는 기질 분자가 효소의 활성부위에 모양 변화를 유도해 아주 특이한 상호 결합을 갖게 한다는 '유도적합 모형(induced-fit model)'인데, 이 모델은 또 하나의 단백질 수준에서 기능과 구조의 상호 의존성을 보여주는 좋은 예다 (**그림 3.33**).

전형적인 세포에서는 수천 개의 서로 다른 효소가 각각 서로 다른 화학반응을 촉매할 수 있다. 일반적으로 효소는 효소에 의해 촉매되는 반응의 유형이나 기질의 이름에 따라 -ase라는 말을 끝에 붙여 이름을 짓는다. 예를 들면 탄산이 이산화탄소와 물로 분해되는 반응은 탄산탈수효소(carbonic anhydrase)에 의해 촉매된다.

효소의 촉매 능력은 매우 엄청나다. 예를 들면 탄산탈수효소 분자 하나가 1초에 기질 분자 약 10만 개를 생성물로 전환하는 것을 촉매할 수 있다. 효소의 주요 특징을 **표 3.4**에 정리했다.

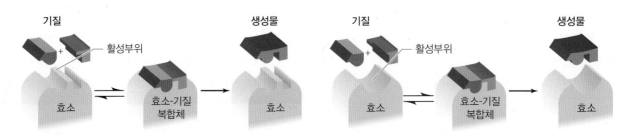

(a) 자물쇠와 열쇠 모형

(b) 유도적합 모형

그림 3.33 효소의 활성부위에 기질이 결합하면서 생성물 형성을 촉매한다. 출처: Silberberg, M. S., *Chemistry: The Molecular Nature of Matter and Change*, 3rd ed. New York, NY: The McGraw Hill Companies, Inc., 2002, p. 701.

| 표 3.4 | 효소의 특징 |

효소는 자신이 촉매한 반응의 결과로 어떤 화학적 변화도 겪지 않는다.
효소의 활성부위에 기질이 결합하는 것은 단백질에 결합하는 리간드의 모든 특징, 즉 화학적 특이성, 친화성, 경쟁, 포화 같은 성질을 갖는다.
효소는 화학반응의 속도를 증가시키지만 효소가 없는 상황에서 결코 일어나지 않는 반응을 일어나게 만들지 않는다.
일부 효소는 화학반응의 정반응 속도와 역반응 속도를 모두 증가시키지만 최종적으로 도달하는 화학적 평형값을 바꾸지 않는다. 단지 평형에 도달하는 속도만 증가시킨다.
효소는 반응의 활성화 에너지를 낮추지만, 반응 과정에서 반응물에 더해지거나 방출되는 에너지의 순수한 양을 변화시키지 않는다.

보조인자

많은 효소가 **보조인자**(cofactor)라는 적은 양의 다른 물질이 없으면 활동하지 않는다. 경우에 따라 보조인자는 망간, 철, 아연, 구리와 같은 미량 금속이다. 효소에 금속 중 하나가 결합하게 되면 기질과 상호작용할 수 있도록 효소의 형태를 바꾼다. 이것은 다른 자리입체성 변형의 한 형태이다. 많은 양의 기질을 생성물로 변환하는 데는 아주 적은 양의 효소 분자가 필요하므로 이러한 효소 분자의 활성을 위해서는 매우 적은 양의 미량 금속이면 충분하다.

다른 경우에, 반응 과정에서 기질 중 하나로 직접 참여하는 유기물 분자가 있는데 이 보조인자를 **조효소**(coenzyme)라 한다. 조효소를 필요로 하는 효소는 몇 개의 원자(예: 수소, 아세틸기, 메틸기)가 기질에서 제거되거나 기질에 추가되는 반응을 촉매한다. 예를 들어 다음과 같다.

$$R{-}2H + 조효소 \xrightarrow{\ 효소\ } R + 조효소{-}2H$$

조효소를 기질과 서로 구별 짓는 것이 조효소의 운명이다. 예를 들어 2개의 수소 원자가 조효소로 옮겨 가고 난 후 다시 두 번째 효소의 도움으로 조효소로부터 다른 기질로 옮겨질 수 있다. 이 두 번째 반응은 조효소를 원래 형태로 되돌려 2개의 수소 원자를 더 수용할 수 있게 된다. 이처럼 1개의 조효소 분자는 하나의 반응에서 다른 반응으로 분자 조각을 전달하기 위해 계속해서 작용할 수 있다. 따라서 금속 보조인자와 마찬가지로 참여하는 효소반응을 유지하기 위해 소량의 조효소만 필요하다.

조효소는 **비타민**(vitamin)이라는 특별한 영양소의 몇몇 그룹에서 비롯되었다. 예를 들어 조효소인 NAD⁺(nicotinamide adenine dinucleotide)와 FAD(flavine adenine dinucleotide)는 각각 비타민 B에 속하는 나이아신(niacin)과 리보플라빈(riboflavin)으로부터 유도되었다. 하나의 기질에서 다른 기질로 수소를

전달하므로 에너지 대사에서 중요한 역할을 수행한다는 것을 곧 배울 것이다.

3.12 효소매개반응의 조절

효소매개반응의 속도는 기질 농도와 반응을 촉매하는 효소의 농도 및 활성(이 절의 뒷부분에서 정의)에 따라 달라진다. 체온은 일반적으로 거의 일정하므로 온도 변화가 대사반응 속도를 직접적으로 변경하지 않는다. 체온 상승은 열이 있는 동안 일어날 수 있지만 운동 중 근육 조직 주변에서 발생할 수도 있다. 그러한 온도 증가는 영향을 받은 조직에서 효소 촉매 작용을 포함한 모든 대사반응의 속도를 증가시킨다.

기질 농도

기질 농도는 세포 외부에서 기질의 공급을 변경하는 요인의 결과로 변할 수 있다. 예를 들어 식습관의 변화나 장에서의 기질 흡수 속도로 인해 혈중 농도에 변화가 있을 수 있다. 세포내 기질 농도 역시 기질을 활용해 그 농도를 감소시키거나 기질을 합성해 농도를 증가시키는 세포반응에 의해 변경될 수 있다.

효소매개반응의 속도는 **그림 3.34**에서 설명하는 것처럼 기질 농도가 증가함에 따라 빨라지며, 기질 농도가 더 증가하더라도 일정하게 유지되는 최대 속도에 도달할 때까지 계속 빨라지게 된다. 효소가 기질로 포화될 때, 즉 모든 효소 분자의 활성결합부위가 기질 분자에 의해 점유될 때 최대 속도에 도달한다.

효소 농도

포화 농도를 포함한 모든 기질 농도에서 효소매개반응의 속도는 효소 농도를 증가시킴으로써 증가할 수 있다. 대부분의 대사반응에서 기질 농도는 반응을 촉매하는 데 사용할 수 있는 효소의 농

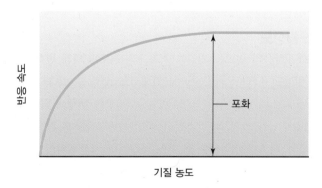

그림 3.34 기질 농도에 따른 효소매개반응의 속도.

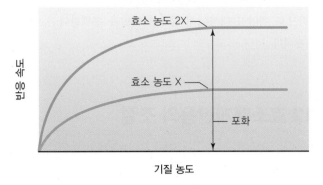

그림 3.35 두 가지 효소 농도 X와 2X에서 기질 농도에 따른 효소매개반응의 속도. 효소 농도 2X는 효소 농도 X의 2배이므로 결과적으로 어떠한 기질 농도에서도 반응 속도가 2배 빠르게 진행된다.

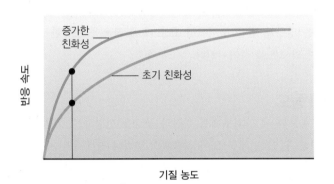

그림 3.36 일정한 기질 농도에서 다른자리입체성 변형이나 공유 변형에 의해 기질에 대한 효소의 친화성이 증가하면 효소매개반응의 속도가 증가한다. 효소의 기질에 대한 친화성이 증가한다고 효소매개반응의 최대 속도가 증가하는 것은 아님을 주시하라.

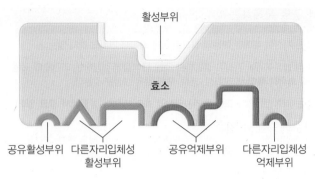

그림 3.37 단일 효소에서 다수의 부위가 효소 활성도를 조절할 수 있으며, 그에 따라 다른자리입체성과 공유 활성화 또는 억제에 의해 반응 속도가 조절될 수 있다.

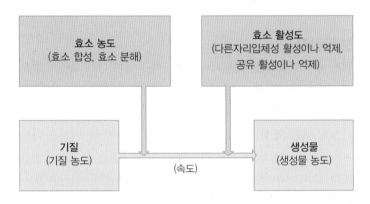

그림 3.38 효소매개반응의 속도에 영향을 주는 인자들.

도보다 훨씬 크다. 따라서 효소 분자의 수가 2배가 되면 2배의 활성부위가 기질에 결합할 수 있고, 결과적으로 2배의 기질 분자가 생성물로 변화할 것이다(**그림 3.35**). 어떤 반응은 일부 세포에서 다른 세포보다 훨씬 빠르게 진행되는데, 이 세포에 더 많은 효소가 존재하기 때문이다.

효소의 농도를 변화시키기 위해서는 효소의 합성속도나 분해속도가 변해야만 한다. 효소는 단백질이기 때문에, 이것은 곧 단백질의 합성속도와 분해속도를 변화시키는 것을 의미한다.

효소 활성도

효소매개반응의 속도는 기질이나 효소의 **농도**에 의해 변화하지만 **효소 활성도**(enzyme activity)에 의해서도 바뀔 수 있다. 효소 활성도는 효소의 다른자리입체성 변형 혹은 공유 변형에 의해 효소의 활성부위가 바뀔 때 달라진다. 이러한 변형작용은 결합부위가 기질을 생성물로 변환하는 속도를 바꾸거나 결합부위의 기질 친화성을 바꾸며, 어떤 경우에는 두 가지를 모두 바꾸기도 한다.

그림 3.36은 기질이나 효소 농도를 바꾸지 않고 효소 활성부위

의 친화성을 증가시키는 효과를 보여준다. 기질 농도가 포화 농도보다 낮으면 효소결합 친화성이 증가하고, 기질에 결합된 활성부위 수가 증가해서 결과적으로 반응 속도를 증가시킨다.

효소 활성도의 조절을 통한 대사 과정의 조절은 하나 이상의 작용제가 효소의 활성을 변경할 수 있기 때문에 매우 복잡한 과정이다(**그림 3.37**). 다른자리입체성으로 효소 활성도를 변화시키는 조절 분자들은 다른 세포반응의 생성물일 수 있다. 그 결과 대사의 전체적인 속도는 다양한 대사의 요구조건을 충족시키도록 맞춰져 있다. 이에 반해 공유결합 효소 활성의 조절은 다양한 화학적 신호(예: 호르몬)에 의해 스스로 활성화되는 단백질 키나아제에 의해 매개된다.

그림 3.38은 효소매개반응의 속도를 조절하는 인자를 요약한 것이다.

3.13 다효소반응

특별한 생성물의 형성을 가져오는 일련의 효소매개반응을 **대사 경로**(metabolic pathway)라고 한다. 예를 들어 포도당을 이산화탄

소와 물로 분해하는 19단계의 반응은 포도당의 분해작용에 해당하는 대사 경로로서, 모든 세포에 에너지 공급을 일정하게 조절하는 매우 필수적인 과정이다. 각 반응을 거치면서 기질의 구조는 조금씩 변화한다. 일련의 조그만 변화가 각 반응에 의해 쌓이면서 포도당과 같은 복잡한 화학 구조가 이산화탄소와 물이라는 비교적 단순한 구조로 전환되는 것이다.

초기 기질 A를 중간체 B, C, D를 거쳐 최종 생성물 E로 이끄는 4개의 효소(e_1, e_2, e_3, e_4)가 포함된 대사 경로를 생각해 보자.

$$A \underset{}{\overset{e_1}{\rightleftharpoons}} B \underset{}{\overset{e_2}{\rightleftharpoons}} C \underset{}{\overset{e_3}{\rightleftharpoons}} D \overset{e_4}{\longrightarrow} E$$

최종 반응의 비가역성은 여기서 고려하지 않는다. 질량작용에 의해 A의 농도가 증가하는 것은 B의 농도 증가를 유도할 수 있고(e_1이 기질에 아직 포화되지 않았다는 전제하에), 궁극적으로는 최종 생성물 E의 농도가 증가하게 된다.

서로 다른 효소는 서로 다른 농도와 활성도를 가지기 때문에, 모든 단계에서의 반응 속도가 정확하게 똑같아지는 것은 대단히 어렵다. 따라서 어느 하나의 단계는 다른 모든 단계보다 느릴 수 있다. 이 단계를 대사 경로에서 **속도 제한반응**(rate-limiting reaction)이라고 한다. 최종 생성물의 형성을 포함해 나중에 일어나는 어떠한 반응도 그들의 기질이 앞선 단계에 의해 제공되기 때문에 속도 제한반응보다 훨씬 빠르게 진행될 수 없다. 속도 제한 효소(rate-limiting enzyme)의 활성도나 농도를 조절함으로써 전체 과정을 통한 흐름의 속도는 증가 혹은 감소할 수 있다.

이와 같이 최종 생성물이 생산되는 속도를 조절하기 위해 대사 경로에서 모든 효소를 변화시킬 필요는 없다. 속도 제한 효소는 흔히 다른자리입체성 변형이나 공유 변형의 대상이 된다. 예를 들어 효소 e_2가 앞에서 설명한 대사에서 속도 제한 효소이고, 최종 생성물 E가 e_2의 활성도를 억제한다면, **최종 생성물 억제**(end-product inhibition) 현상이 일어난다(**그림 3.39**). 생성물 농도가 증가할수록 생성물 형성의 억제가 더욱 증가하게 된다. 음성

되먹임(제1장)의 한 형태인 이런 억제반응은 최종 산물이 더 이상 사용되지 않을 때 효과적으로 차단되는 합성 경로에서 주로 발생한다. 이것은 최종 산물이 과도하게 축적되는 것을 방지하고 결국에는 산물의 항상성 균형에 기여한다.

효소 활성도의 조절은 대사 경로를 **역행시키는** 데 중요하다. 효소 e_2의 최종 생성물에 의한 억제 현상이 있다는 것을 무시하고 대사 경로를 생각해 보자. 대사는 e_1, e_2, e_3에 의해 연계되는 3개의 가역반응과 뒤이은 효소 e_4에 의해 연계되는 비가역반응으로 구성된다. 그러나 만약 반응이 많은 양의 에너지가 방출되는 분자의 분해 반응과 동시에 연결되었다면, E는 D로 전환될 수 있다. 바꾸어 말하면, 비가역 단계는 두 번째 효소와 더불어 이 효소가 많은 양의 에너지를 제공하는 기질이 존재한다면 역전될 수 있다는 것이다. 그러한 2개의 높은 에너지의 비가역반응은 양쪽 방향에 2개의 효소가 각기 관여되어 있음을 강조하기 위해 곡선의 화살표로 표시되었다.

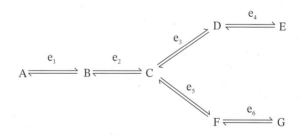

대사를 통한 흐름의 방향은 e_4와 e_5의 활성도나 농도를 함께 혹은 따로 조절함으로써 제어될 수 있다. 만약 e_4가 활성화되고, e_5가 억제되면 흐름은 A에서 E로 진행되고, 반면에 e_4의 억제와 e_5의 활성화는 E에서 A로의 흐름을 생성할 수 있다.

대사 경로에서 가지가 갈라질 때는 몇몇 효소가 서로 다른 조절 현상을 보이는 상황도 일어난다. 단일 대사물질인 C는 다음 경로에서 그려진 것처럼 하나 이상의 효소를 위한 기질일 수 있다.

(그림)

e_3와 e_5의 농도와 활성도를 함께 또는 따로 변화시켜 대사물질 C의 두 갈래 대사 경로의 흐름을 조절한다.

신체에서 발생하는 수천 가지 반응과 가능한 제어점의 순열 및 조합을 고려할 때 전체적인 결과는 경이롭다. 효소 수준에서 많은 대사 과정을 조절하는 상세한 설명은 이 책의 범위를 벗어난다. 이 장의 나머지에서는 (1) 세포가 에너지를 얻기 위한 대사의 총괄

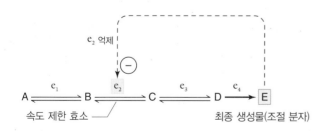

그림 3.39 대사 경로에서 속도 제한 효소의 최종 생성물에 의한 억제. 최종 생성물 E는 효소 e_2의 억제를 일으키는 조절 분자가 된다.

적인 특징과 (2) 탄수화물, 지방, 단백질이 분해되고 합성되는 주요 대사만을 다룬다.

대사 경로

세포가 기능을 수행하는 것은 제2장과 이 장의 나머지 부분에서 논의했듯이 유기 분자에서 화학에너지를 추출하고 사용하는 능력에 달려 있다. 예를 들어 산소가 존재할 때 세포는 포도당을 이산화탄소와 물로 분해하고 에너지를 방출한다. 이 에너지의 일부는 열의 형태로 되어 있어서 세포가 그 기능을 수행하는 데 이용할 수 없다. 나머지 에너지는 뉴클레오티드인 아데노신3인산(ATP)으로 옮겨지는데 이것은 아데닌 분자, 리보오스 분자, 3개의 인산기로 이루어져 있다(그림 3.40).

ATP는 탄수화물, 지방, 단백질의 분해로부터 옮겨 온 에너지를 저장하는 중요 분자이다. 유기 분자에서 방출된 에너지는 아데노신의 분자에 인산기를 더하는 데 사용된다. 이 저장된 에너지는 가수분해에 의해 방출될 수 있다.

$$ATP + H_2O \longrightarrow ATP + P_i + H^+ + 에너지$$

반응 산물은 아데노신2인산(ADP), 무기인산(P_i), 수소 이온(H^+)이다. 이 중에서도 ATP의 가수분해로 인해 발생한 에너지는 세포에 의해 다음 활동에 이용된다.

- 근육 수축에서처럼 힘과 운동 생성
- 세포막을 가로질러 분자의 능동수송
- 세포 구조와 기능에 사용되는 유기 분자의 합성

세포는 연료 분자의 분해로부터 방출된 에너지를 ATP에 전달하기 위해 독특하면서도 서로 연관된 세 가지 대사 경로를 사용한다. 이러한 세 가지 대사 경로는 (1) 해당과정(glycolysis), (2) 크렙스 회로(Krebs cycle), (3) 산화적 인산화반응(oxidative phos-phorylation)이다(그림 3.41). 다음 절에서는 세포 내에서 대사 경로 효소들의 위치, ATP 생성을 위한 각 경로의 상대적인 역할, 이산화탄소 형성과 산소가 이용되는 자리, 각각의 경로에 출입하는 주요 분자들을 포함해 이러한 세 가지 경로의 중요한 특징을 알아볼 것이다. 제16장에서는 인체에서의 에너지 균형에 대한 생리를 설명할 때 이러한 경로를 언급할 것이다.

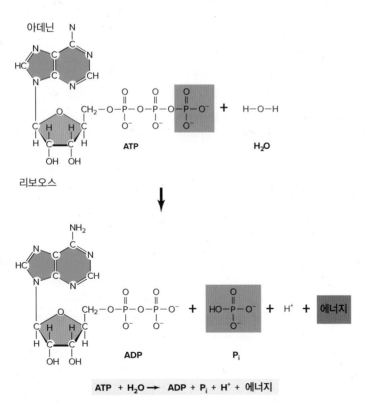

그림 3.40 ATP의 화학 구조. 이것이 분해되어 ADP와 P_i를 만들고 동시에 에너지가 방출된다.

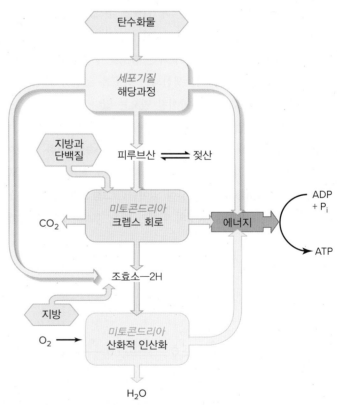

그림 3.41 연료 분자의 분해에서 방출되는 에너지를 ATP 합성으로 연계시키는 경로.

마지막으로 몇 가지 사실을 그림 3.41에 제시했다. 첫째, 해당과정은 탄수화물에서만 작용한다. 둘째, 탄수화물, 지질, 단백질과 같은 모든 영양소는 크렙스 회로와 산화적 인산화를 경유해 ATP를 생성한다. 셋째, 미토콘드리아에서 크렙스 회로와 산화적 인산화가 일어난다. 마지막으로 중요하게 생각해야 할 한 가지는 크렙스 회로와 산화적 인산화반응은 산소를 필요로 하지만 해당과정은 산소의 유무와 관계없이 일어날 수 있다는 것이다.

3.14 세포의 에너지 전달 과정

해당과정

해당과정(glycolysis, 그리스어로 '당의 분해'라는 의미)이란 탄수화물, 주로 포도당을 부분적으로 분해하는 경로이다. 해당과정은 6개의 탄소 원자로 이루어진 포도당 한 분자가 3개의 탄소 원자로 만들어지고, 이온화된 **피루브산**(pyruvate) 2분자로 전환하는 10가지 효소반응으로 구성되어 있다(**그림 3.42**). 이 반응은 2분자의 ATP와 NAD$^+$로 이동한 2개의 수소 원자, 수소 이온으로 방출된 2개의 원자, 총 4개의 수소 원자를 생성한다.

$$효소 + 2\ ADP + 2\ P_i + 2\ NAD^+ \longrightarrow$$
$$2\ 피루브산 + 2\ ATP + 2\ NADH + 2\ H^+ + 2\ H_2O$$

산소 분자를 전혀 이용하지 않는 이들 10가지 반응은 세포질에서 일어난다. 포도당과 마지막 생성물인 피루브산 사이의 모든 중간체는 하나 또는 그 이상의 이온화된 인산기를 가지고 있음을 주목하자(그림 3.42 참조). 세포막은 이렇게 고도로 이온화된 분자들에 대해 불투과성이다. 따라서 이러한 분자는 세포 내에 갇혀 있다.

해당과정의 초기 반응(반응 1과 3)은 인산화된 중간산물을 생성하기 위해 1분자의 ATP를 생성하기보다 오히려 소모한다는 사실을 보여준다. 더구나 네 번째 반응은 6개의 탄소 원자로 이루어진 중간체를 3개의 탄소로 이루어진 분자 2개로 쪼개며, 다섯 번째 반응에서는 그러한 3개의 탄소로 이루어진 2분자 중 하나가 상대방의 것으로 서로 전환된다. 결국 다섯 번째 반응 마지막에서는 한 분자의 포도당에서 2분자의 3-포스포글리세르알데히드를 생성한다. 이 시점에서부터는 각기 2분자의 중간체들이 반응에 참여한다는 사실을 잊지 말아야 한다.

해당과정에서 첫 번째 ATP 형성은 하나의 인산기가 ADP로 이동하는 일곱 번째 반응에서 발생한다. 2개의 중간체가 관여

하므로 일곱 번째 반응에서는 각각의 중간체에서 하나씩 2개의 ATP가 생성된다. 이 반응에서 ATP가 생성되는 기전을 **기질 수준 인산화**(substrate-level phosphorylation)라고 하는데 이는 인산기가 기질 분자에서 ADP로 바로 전달되기 때문이다.

이와 비슷한 ADP의 기질 수준 인산화는 열 번째 반응에서 일어나 다시 2분자의 ATP가 만들어진다. 결국 일곱 번째 반응과 열 번째 반응의 결과로 해당과정에 진입하는 1분자의 포도당으로부터 총 4분자의 ATP가 생성된다. 그러나 해당과정의 첫 번째와 세 번째 반응에서 이미 2분자의 ATP를 소모했기 때문에 전체 해당과정 동안에는 단지 2분자의 ATP만이 순수하게 생성되었음을 알 수 있다.

해당과정의 마지막 생성물인 피루브산은 해당과정 동안 어느 반응에서도 사용하지 않았던 산소 분자의 존재 여부에 따라 두 가지 방향 중 하나의 방향으로 진행하게 된다. 만약 산소가 존재하는 조건[호기성(aerobic)]이라면 많은 피루브산은 크렙스 회로(다음 절에서 설명)로 들어가서 이산화탄소로 분해된다. 피루브산은 또한 하나의 효소반응에 의해 이온화된 형태의 **젖산**(lactate)으로 전환된다. 이 반응에서(**그림 3.43**) NADH + H$^+$으로부터 유래한 2개의 수소 원자는 젖산을 생성하기 위해 각각의 피루브산 분자로 이동하고 NAD$^+$은 재생성된다. 이 수소 원자들은 원래 해당과정의 여섯 번째 반응에서 NAD$^+$으로 전달된 것인데 이로써 조효소 NAD$^+$은 해당과정 동안 두 가지 반응 사이에서 수소를 왕복시키는 역할을 한다고 볼 수 있다. 포도당을 젖산으로 분해하는 전체 반응은 다음과 같다.

$$포도당 + 2\ ADP + 2\ P_i 2 \longrightarrow 2\ 젖산 + 2\ ATP + 2\ H_2O$$

나머지 피루브산은 젖산으로 전환되지 않는 대신 크렙스 회로로 들어가 이산화탄소로 분해된다. NADH의 수소는 산화적 인산화 반응에서 산소로 전환되어 NAD$^+$과 물을 생성한다. 이에 대해서는 다음 논의에서 자세히 설명한다.

대부분의 세포에서 해당과정 동안 한 분자의 포도당에서 생산한 ATP의 양은 다른 두 ATP 생성 경로인 크렙스 회로와 산화적 인산화반응에서 생성되는 양보다 훨씬 적다. 그러나 특수한 경우 해당과정은 세포 ATP의 대부분 또는 전부를 공급한다. 예를 들어 적혈구에는 당분해 효소가 포함되어 있지만 다른 경로에 필요한 미토콘드리아는 없다. 따라서 모든 ATP 생산은 해당과정에 의해 발생한다. 또한 특정 유형의 골격근에는 상당한 양의 해당효소가 포함되어 있지만 미토콘드리아는 거의 없다. 격렬한 근육 활동 동안 해당과정은 이들 세포에서 대부분의 ATP를 제공하며 많은

양의 젖산 생성과 관련이 있다. 이러한 예외에도 불구하고 대부분의 세포는 에너지 요구사항을 충족하는 데 필요한 높은 ATP 생산 속도를 해당과정만으로 제공하기에 충분한 농도의 효소 또는 충분한 포도당을 가지고 있지 않다.

해당과정 동안 생긴 젖산은 어떻게 될까? 약간의 젖산은 혈액 밖으로 방출되어 결국 심장과 뇌, 다른 조직으로 퍼져나가는데, 각 조직에서 젖산은 다시 피루브산으로 전환되어 에너지원으로 사용된다. 이 과정을 세포 간 젖산 셔틀(intercellular lactate shuttle)이라 한다. 분비된 젖산의 나머지 부분은 간에서 흡수되어 포도당 형성을 위한 전구체로 사용된 후 혈액으로 방출되어 모든 세포의 에너지원으로 사용된다. 이 반응은 운동과 같이 에너지 수요가 높은 기간 동안 특히 중요하다. 마지막으로 세포에서 생성된 일부 젖산은 피루브산으로 다시 산화되어 해당 세포에서 사용할 수 있다.

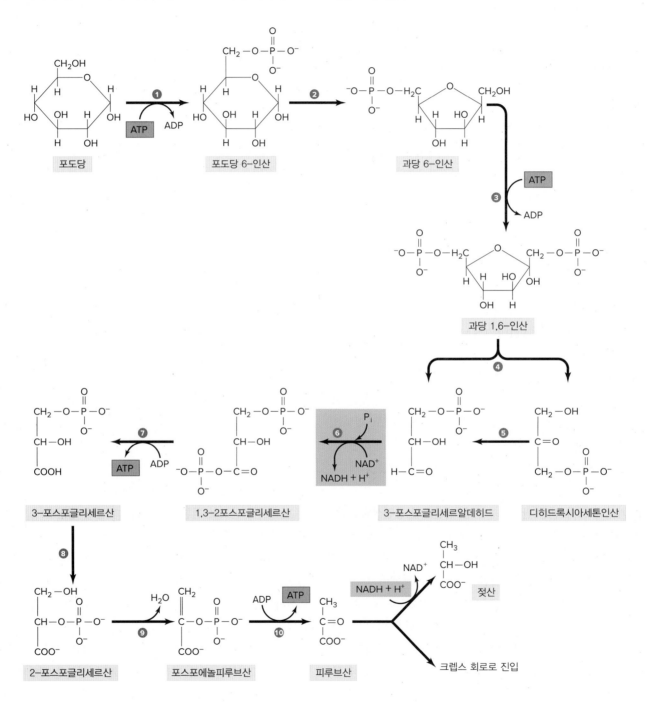

그림 3.42 해당 경로. 해당과정 동안 각각의 포도당 분자는 2분자의 ATP를 생성하는 경로로 들어간다. 체내의 pH에서 해당과정의 각 단계에 의해 생성된 산물들은 이온화된 음이온 형태(예: 피루브산)로 존재한다. 이들은 실제로 산으로 생성된 다음에 이온화한다. 피루브산은 젖산으로 변환되거나 크렙스 회로로 진입한다. 운동 때처럼 ATP 수요가 증가할 때 젖산 생산이 증가한다. 주의: 다섯 번째 과정에서 시작해 각 중간대사물의 2개의 분자가 존재하지만 이해를 돕기 위해 하나만 표시했다.

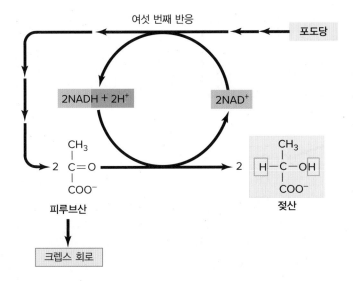

그림 3.43 해당과정의 여섯 번째 반응(그림 3.42 참조)에 사용된 조효소 NAD^+은 젖산을 생성하면서 이것의 수소 원자를 피루브산으로 옮길 때 다시 만들어진다. 이러한 반응은 에너지가 필요할 때 증가한다. 젖산염은 세포에 의해 다시 피루브산으로 산화되어 사용되거나, 혈액으로 방출되어 다른 세포에 의해 여러 목적으로 활용될 수 있다. 이 목적에는 포도당의 합성 및 피루브산으로 산화된 후 에너지 생산이 포함된다.

해당과정의 논의에서 해당과정에 들어가는 주요 탄수화물인 포도당에 초점을 맞추었다. 그러나 이당류인 수크로오스(sucrose, 설탕)에서 온 과당, 이당류인 젖당(lactose)에서 온 갈락토오스(galactose) 같은 탄수화물도 해당과정의 초기 부분에 관여하는 몇몇 대사중간체로 전환되어 결국은 해당과정에 의해 분해될 수 있다.

크렙스 회로

크렙스 회로(Krebs cycle)는 이 회로 내의 중간체를 연구한 한스 크렙스(Hans Krebs)를 기념해 명명되었으며, **시트르산 회로**(citric acid cycle) 또는 **TCA 회로**(tricarboxylic acid cycle)로도 알려져 있다. 이 회로는 연료 분자의 분해 대사와 ATP 생성에 관여하는 3개의 경로 중 두 번째 경로이다. 이것은 탄수화물, 단백질, 지방이 분해되는 동안에 형성된 분자 조각을 이용하며 이산화탄소와 수소 원자(이들 중 반은 조효소에 결합된 상태), 적은 양의 ATP를 생성한다. 이 경로에 관여하는 효소들은 미토콘드리아 내부 구획, 즉 기질에 위치한다.

크렙스 회로 시작에 관여하는 중요한 분자는 **아세틸조효소A**(acetyl coenzyme A, acetyl CoA)이다.

$$CH_3 - \overset{\overset{\displaystyle O}{\|}}{C} - S - CoA$$

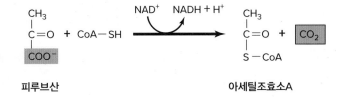

그림 3.44 피루브산으로부터 이산화탄소 한 분자와 함께 아세틸조효소A를 만드는 반응.

조효소A(CoA)는 비타민 B인 판토텐산에서 유래하며, 주로 아세틸기(Acetyl group)를 전달하는 역할을 한다. 이 아세틸기는 2개의 탄소를 포함하며, 한 분자에서 다른 분자로 전달된다. 이 아세틸기는 해당과정의 최종 생성물인 피루브산 또는 지방산과 일부 아미노산의 분해로부터 파생된다.

세포질로부터 미토콘드리아로 들어간 피루브산은 아세틸 CoA와 CO_2로 대사된다(**그림 3.44**). 이 반응은 영양소 분해 경로에서 지금까지 생성된 첫 번째 CO_2 분자를 생성하며, 이 반응은 수소 원자도 NAD^+으로 전달한다.

크렙스 회로는 아세틸 CoA의 아세틸기를 4개의 탄소 분자인 옥살로아세트산(oxaloacetate)으로 전달해 6개의 탄소 분자인 시트르산(citrate)을 형성하는 것으로 시작된다(**그림 3.45**). 사이클의 세 번째 단계에서는 하나의 CO_2 분자가, 네 번째 단계에서도 CO_2가 재차 생성된다. 따라서 2개의 탄소 원자가 CoA에 부착된 아세틸기의 일부로 회로에 진입하고, 2개의 탄소 원자(다른 것이지만)가 CO_2 형태로 배출된다. 또한 CO_2에 나타나는 산소는 분자 산소가 아닌 크렙스 회로 중간체의 카르복실기(Carboxyl group)에서 유래한다는 점에 유의하라.

사이클의 나머지 부분에서, 4번 반응에서 형성된 4개의 탄소 분자는 일련의 반응을 통해 4 탄소 분자인 옥살로아세트산으로 수정되어, 다른 아세틸기를 수용하고 회로를 반복 순환할 수 있게 된다.

이제 우리가 알아야 할 중요한 사실에 도달했다: 크렙스 회로의 중간체들은 이산화탄소를 생성하는 것 외에도 수소 원자를 생성하며, 이 중 대부분은 조효소(coenzyme)인 NAD^+와 FAD로 전달되어 NADH와 FADH2로 변환된다. 이 수소의 전달은 사이클의 3, 4, 8번 단계에서 NAD^+에 발생하며, 6번 반응에서 FAD에 발생한다. 이러한 수소는 조효소와 함께 유리한 H^+과 함께 영양소 대사의 다음 단계인 산화적 인산화에 의해 산소로 전달될 것이다. 이 산화적 인산화는 이러한 조효소의 수소가 없는 형태를 재생하는 데 필요하므로, **크렙스 회로는 오직 호기성 조건하에서만 작동할 수 있다.** 미토콘드리아에는 혐기성(산소가 없는) 조건에서 이러

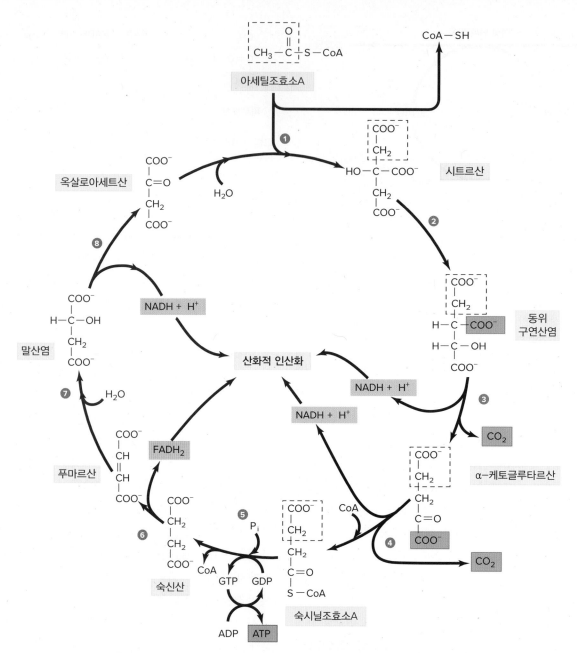

그림 3.45 크렙스 회로. 회로가 한 바퀴 돌면서 생성된 CO_2 2분자의 탄소 원자는 아세틸기로 회로에 들어간 2개의 탄소 원자와 동일한 것이 아님을 유의하라(이 그림에서는 점선 상자로 표시).

한 조효소로부터 수소를 제거할 수 있는 경로가 없다.

지금까지는 크렙스 회로가 어떻게 ATP를 생성하는지 언급하지 않았다. 사실 크렙스 회로는 **직접적으로는** 단 1개의 높은 에너지를 함유하는 뉴클레오티드를 만들 뿐이다. 이것은 다섯 번째 반응에서 일어나는데 무기인산이 GDP(guanosine diphosphate)로 옮겨 가 GTP를 형성하는 것이다. ATP처럼 GTP가 가수분해되어 에너지를 필요로 하는 반응에 에너지를 공급할 수 있다. 더구나 GTP에 저장된 에너지는 다음과 같은 반응에 의해 ATP로 전환될 수도 있다.

$$GTP + ADP \rightleftharpoons GDP + ATP$$

GTP에서 ATP를 생성하는 것이 크렙스 회로에서 유일하게 ATP가 생성되는 기전이다. 그렇다면 크렙스 회로는 왜 그렇게 중요한가? 크렙스 회로가 돌아가면서 수소 원자가 조효소에 전달된 것이 다음 경로, 즉 산화적 인산화반응에서 많은 양의 ATP를 만드는 데 사용되기 때문이다.

크렙스 회로에 의해 아세틸조효소A로부터 온 1개의 아세틸기가 분해되는 결과는 다음과 같이 요약할 수 있다.

표 3.5	크렙스 회로의 특징
회로에 진입하는 기질	아세틸조효소A—아세틸기는 피루브산, 지방산, 아미노산으로부터 유도된다. 몇몇 중간체 물질은 아미노산으로부터 유래하기도 한다.
효소 위치	미토콘드리아 내부 구획(미토콘드리아의 기질)
ATP 생성	1개의 GTP가 직접적으로 형성되고 ATP로 전환될 수 있다. 비록 산소가 직접적으로 이 경로에 사용되지 않더라도 이 회로는 호기성 조건하에서만 돌아간다.
조효소 생성	3 NADH + 3 H⁺와 2 FADH₂
최종 생성물	회로에 진입하는 각각의 아세틸조효소A에 대해 2분자의 이산화탄소가 생성된다. 몇몇 중간체 물질은 특별한 세포 기능에 필요한 아미노산과 다른 유기 분자를 합성하는 데 사용되기도 한다.
전체 반응	아세틸조효소A + 3 NAD⁺ + FAD + GDP + Pᵢ + 2 H₂O → 2 CO₂ + CoA + 3 NADH + 3 H⁺ + FADH₂ + GTP

$$\text{아세틸조효소A} + 3\,NAD^+ + FAD + GDP + P_i + 2\,H_2O \longrightarrow$$
$$2\,CO_2 + CoA + 3\,NADH + 3\,H^+ + FADH_2 + GTP$$

표 3.5는 크렙스 회로의 특징을 요약한 것이다.

산화적 인산화반응

산화적 인산화반응(oxidative phosphorylation)은 연료 분자에서 에너지를 꺼내 ATP로 만드는 세 번째 경로로, 정량적으로 가장 중요한 메커니즘이라 할 수 있다. 이 경로의 주요 원리는 간단하다. 즉 ATP로 이동한 에너지는 수소 이온이 산소 분자와 결합해 물 분자를 만들 때 방출되는 에너지에서 비롯된다. 수소는 크렙스 회로에서, 지방산의 대사 경로에서, 그리고 훨씬 적게는 해당과정에서 만들어진 NADH + H⁺와 FADH₂에서 유래한 것이다. 전체 반응은 다음과 같다.

$$\tfrac{1}{2} O_2 + NADH + H^+ \longrightarrow H_2O + NAD^+ + \text{에너지}$$

미토콘드리아의 내부 기질에 녹아 있는 크렙스 회로 관련 효소와는 달리 산화적 인산화를 중재하는 단백질은 미토콘드리아의 내막에 박혀 있다. 산화적 인산화반응에 관여하는 단백질은 2개의 그룹으로 나눌 수 있는데, (1) 수소 이온을 산소 분자에 전달하는 일련의 과정을 중재하는 단백질, (2) 이러한 반응에서 방출된 에너

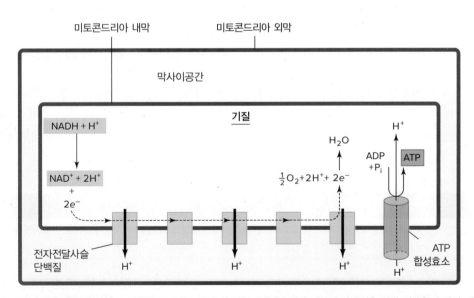

그림 3.46 ATP는 산화적 인산화반응 동안 전자가 이 그림에서 파란 상자로 표시한 미토콘드리아 내막의 단백질을 따라 이동함에 따라 생성된다. 전자가 전자전달사슬을 따라 한 곳에서 다른 곳으로 건너뛸 때마다 에너지가 방출되는데, 이 에너지는 3개의 전달단백질에 의해 수소 이온이 미토콘드리아의 기질에서 막사이 공간으로 이동하는 데 사용된다. 이렇게 해서 생긴 수소 이온의 농도기울기는 수소 이온으로 하여금 붉은색으로 표시한 ATP 합성효소가 만든 채널을 통해 빠져나가도록 만든다. 즉 농도기울기로 인한 에너지로 수소 이온의 흐름이 생기며 이것이 ATP 합성효소에 의해 ATP를 합성하게 만든다. 전자전달계의 어느 지점에 전자가 진입하느냐에 달려 있지만 공여한 전자 한 쌍의 이동에 따라 최대 2~3분자의 ATP가 생산된다. 간단하게 설명하고자 조효소 NADH만 표기했다.

지를 ATP의 합성으로 이끄는 데 관여하는 단백질이다.

첫 번째 그룹에 속하는 단백질 대부분은 철이나 구리를 보조인자로 갖고 있으며, (정제된 상태에서 밝은색을 띠고 있어서) **시토크롬**(cytochrome)이라고 한다. 구조는 적혈구에서 산소 분자와 결합하는 철을 함유한 빨간색의 헤모글로빈과 닮았다. **전자전달사슬**(electron-transport chain)에서는 NADH + H⁺ 혹은 FADH₂에 있는 수소 원자로부터 2개의 전자가 빠져나와 전자전달사슬의 한 구성원으로부터 다른 구성원으로 전달되는데, 시토크롬이 바로 이 구성원들을 형성한다. 이 전자들은 철이나 구리를 함유한 회로상의 다른 구성원으로 계속 전달되어 결국 산소 분자에 이르게 되고, 이것은 다시 수소 이온(H⁺)과 결합해 물 분자를 만들게 된다. 전자처럼 이러한 수소 이온은 자유수소이온, 그리고 수소 원자로부터 전자가 시토크롬으로 전달되는 전자전달계의 초기 반응에서 수소 함유 조효소로부터 방출된 것들이다.

중요한 것은 조효소에 있는 수소를 물에 전달하는 것 외에 이 과정은 수소가 없는 조효소를 재생산한다는 것이다. 이들 수소가 없는 조효소는 크렙스 회로, 해당과정, 지방산 회로에 있는 중간체 물질로부터 2개의 수소를 더 받아들이는 데 쓰일 수 있다. 결국 전자전달계는 조효소가 수소가 없는 형태가 되도록 유산소 조건을 제공하는 반면에 해당과정에만 적용 가능한 무산소 조건에서는 젖산의 생성과 연결되어 있다.

전자전달계의 사슬을 따라 단계별로 적은 양의 에너지가 방출된다. 전자가 전자전달계를 따라 1개의 단백질에서 다른 단백질로 이동하면서 방출한 에너지 중 일부가 시토크롬이 수소 이온을 기질에서 막사이공간(intermembrane space)으로 퍼 올리는 데 사용된다(**그림 3.46**). 이것이 미토콘드리아 내막을 사이에 두고 수소 이온의 농도기울기, 이른바 위치에너지를 형성하게 한다.

제4장에서 배우겠지만 수소 이온과 같은 용질은 농도기울기를 따라 움직이게 되는데 이때 지질의 이중층은 친수성이 가장 높은 분자와 이온의 통과를 막는다. 그러나 미토콘드리아의 내막에는 **ATP 합성효소**(ATP synthase)가 박혀 있다. 이 효소는 내막에서 채널 역할을 담당하고 수소 이온이 막사이공간에서 다시 기질로 이동할 수 있도록 해준다. 이런 과정을 **화학삼투**(chemiosmosis)라고 한다. 이 과정에서 수소 이온의 농도기울기로 생긴 위치에너지가 ADP와 Pᵢ로부터 ATP를 생성하도록 촉매하는 ATP 합성효소에 의해 화학적 결합에너지로 바뀌게 되는 것이다.

FADH₂는 NADH를 넘어선 지점에서 전자전달계 사슬에 들어감으로써 화학삼투에 크게 기여하지 않는다. 그러나 화학삼투와 관련된 과정은 해당과정과 크렙스 회로에서 생성되는 NADH의 일부가 특정 유기 분자의 합성과 같은 다른 세포 활동에 사용되기 때문에 완벽하게 화학량론적(stoichiometric)이지 않다. 또한 미토콘드리아의 수소 이온 일부는 ATP 합성 이외의 목적으로 사용되기도 한다. 따라서 산소로의 전자 이동은 일반적으로 NADH + H⁺과 FADH₂의 각 분자에 대해 평균 약 2.5와 1.5분자의 ATP 분자를 생성한다.

요약하면, 생체 내에서 만들어지는 대부분의 ATP는 탄수화물, 지방, 단백질이 분해되는 과정 중 크렙스 회로에서 주로 만들어진 수소 원자를 처리하는 산화적 인산화반응에서 만들어진다. 따라서 산화적 인산화반응과 크렙스 회로가 진행되는 미토콘드리아는 세포의 에너지 생산공장이라고 할 수 있다. 더욱이 우리가 호흡해 들이마시는 대부분의 산소는 바로 이 세포소기관에서 소모되고 우리가 내뿜는 이산화탄소(CO₂)도 이곳에서 만들어진다.

표 3.6에 산화적 인산화반응의 중요한 특징을 요약했다.

3.15 탄수화물, 지방, 단백질 대사

에너지가 ATP로 전달되는 세 가지 경로를 서술했고, 이제부터는 세 가지 연료 분자 각각(탄수화물, 지방, 단백질)이 어떻게 ATP를 생성하는 과정으로 진입해 들어가는지 알아본다. 또한 이러한 연

표 3.6	산화적 인산화반응의 특징
경로에 진입하는 기질	(1) 해당과정, (2) 피루브산과 아미노산을 분해하는 크렙스 회로, (3) 지방산의 분해로 만들어진 NADH + H⁺과 FADH₂에 존재하는 수소 원자 산소 분자
효소 위치	미토콘드리아 내막
ATP 생성	2~3개의 ATP가 각각의 NADH + H⁺으로부터 생성된다. 1~2개의 ATP가 각각의 FADH₂로부터 생성된다.
최종 생성물	경로에 진입하는 수소 원자 각 한 쌍에 대해 한 분자의 물이 생성된다.
전체 반응	½ O_2 + NADH + H⁺ + 3 ADP + 3 P_i → H_2O + NAD⁺ + 3 ATP

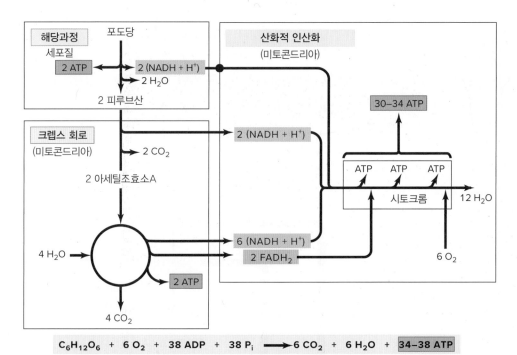

그림 3.47 해당과정과 유산소 조건에서 포도당의 분해 경로 및 이들과 ATP 합성과의 연결. 38개의 ATP 분자가 생산된다고 하는 것은 해당과정과 크렙스 회로에서 생산된 모든 NADH가 산화적 인산화반응에 투입되고 모든 자유수소이온이 ATP 합성을 위한 화학삼투에 사용되었을 때의 최댓값이다.

$$C_6H_{12}O_6 + 6\,O_2 + 38\,ADP + 38\,P_i \longrightarrow 6\,CO_2 + 6\,H_2O + \boxed{34\text{--}38\,ATP}$$

료 분자의 합성 그리고 하나의 물질에서 다른 부류의 물질로 바뀌는 경로와 제한성도 알아볼 것이다. 이러한 합성 경로는 에너지의 저장과 방출 외에 다른 기능을 가지는 분자들을 합성하는 데도 사용된다. 예를 들어 몇몇 효소의 첨가에 의해 지방 합성을 위한 경로가 세포막의 구성성분인 인지질의 합성을 위해 사용될 수 있다.

이 절에서 제시하는 정보는 신체가 요구하는 것과 수시로 변하는 연료 분자들이 어떻게 서로 맞추어 나가는지 이해하는 것을 기본으로 삼아야 한다. 식욕, 음식의 소화와 흡수, 혈액을 이용한 흡수 연료 분자들의 수송, 세포막을 통과하는 수송, 굶주림과 금식에 대한 신체 반응을 조절하는 생리적 기전에 관한 것은 제16장에서 다룰 것이다.

탄수화물 대사

탄수화물의 분해작용

앞에서 탄수화물 분해작용의 주요 경로를 서술했다. 즉 해당과정을 통해 포도당이 피루브산 또는 젖산으로 분해되는 것, 그리고 크렙스 회로와 산화적 인산화반응을 통해 피루브산이 이산화탄소와 물로 대사되는 것이다.

포도당이 이산화탄소와 물로 분해되는 동안 방출되는 에너지의 양은 포도당 1몰당 686 kcal이다.

$$C_6H_{12}O_6 + 6\,O_2 \rightarrow 6\,H_2O + 6\,CO_2 + 686\ kcal/mol$$

이 에너지의 약 40%가 ATP로 전환된다. **그림 3.47**은 포도당이 분해작용을 거치는 동안 ATP가 만들어지는 장소를 요약해 보여준다. 2분자의 ATP는 해당과정 동안 기질 수준 인산화에 의해 만들어지고, 2분자의 ATP는 크렙스 회로에 진입한 2분자의 피루브산 각각에서 만들어진 GTP에서 생성된다. 포도당이 분해작용으로 만들어지는 전체 ATP 중 대부분, 즉 포도당 1분자당 34분자의 ATP를 만들어내는 곳은 포도당 분해과정 중 여러 곳에서 생성된 수소를 이용하는 산화적 인산화반응이다.

무산소 조건에서는 포도당이 젖산으로 분해되면서 2분자의 ATP만이 만들어질 수 있으므로 유산소 대사 경로의 진화는 포도당 분해로부터 세포에 유용한 에너지의 양을 엄청나게 증가시켰다. 예를 들어 하나의 근육이 수축하면서 38분자의 ATP를 소모한다면 이 양의 에너지는 유산소 조건에서 오직 1분자의 포도당이 분해되면서 제공될 수 있지만 무산소 조건에서는 19분자의 포도당이 분해되어야 한다.

무산소 조건에서 포도당 1분자당 오직 2분자의 ATP가 생성되지만, 그래도 해당과정에 의해 대량의 포도당이 젖산으로 분해된다면 많은 양의 ATP가 제공될 수 있음을 알아야 한다. 이것은 연료 에너지의 효율적인 이용 방법은 아니지만 과격한 운동이 이루어지는 동안 발생하는 무산소 조건에서 ATP를 계속 제공할 수 있게 해준다.

글리코겐 저장

적은 양의 포도당은 포도당이 창자로부터 혈액으로 흡수되지 못

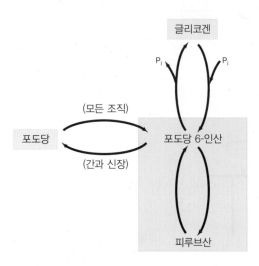

그림 3.48 글리코겐의 합성과 분해 경로. 각각의 구부러진 화살표는 정방향과 역방향에 위치한 반응을 촉매하기 위해 서로 다른 효소를 필요로 하는 하나 혹은 그 이상의 비가역반응을 나타낸다.

할 경우를 대비해 신체 내에 저장될 수 있다. 제2장에서 언급한 골격근과 간에 대부분 저장되어 있는 **글리코겐**(glycogen)이라는 다당류를 기억해 보라.

글리코겐은 **그림 3.48**에 나타낸 것과 같은 경로를 통해 포도당으로부터 만들어진다. 글리코겐 합성과 분해를 위한 모든 효소는 세포기질에 있다. 글리코겐 합성의 첫 단계는 1분자의 ATP로부터 인산기를 포도당으로 옮겨 포도당 6-인산을 만드는 것인데 이것은 해당과정의 처음 단계와 똑같다. 따라서 포도당-6-인산은 피루브산으로 분해될 수도 있고 글리코겐으로 합성될 수도 있다.

그림 3.48에 보인 것처럼 글리코겐을 합성하거나 분해하기 위해 서로 다른 효소가 사용되고 있음을 주목하라. 공유 변형이나 다른자리입체성 변형을 통해 조절을 받는 효소가 포함된 두 가지 경로는 포도당과 글리코겐 사이의 흐름을 조절하는 기전을 제공한다. 간이나 골격근에 과도한 포도당이 존재하면 글리코겐 합성에 관여하는 효소는 활성화되고 글리코겐을 분해하는 효소는 억제된다. 이러한 조합을 통해 글리코겐의 형태로 포도당을 저장할 수 있게 되는 것이다.

포도당이 부족하게 되면 효소활성이 위의 경우와 반대가 되어 결국 글리코겐이 포도당 6-인산으로 분해된다[**글리코겐분해**(gly-cogenolysis)로 알려짐]. 이렇게 만들어진 포도당 6-인산은 다시 두 가지 경로를 거치게 되는데, (1) 골격근 세포를 포함, 대부분의 세포에서는 해당과정으로 진입해 ATP 형성을 통해 에너지를 제공하고, (2) 간(그리고 신장) 세포에서는 포도당 6-인산에서 인산기를 제거해 생긴 포도당을 연료로 사용하기 원하는 다른 세포에 제공하기 위해 세포에서 혈액으로 빠져나가도록 한다.

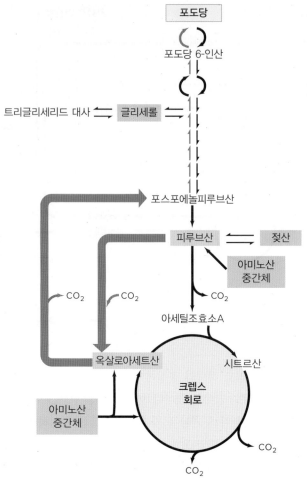

그림 3.49 피루브산, 젖산, 글리세롤 및 여러 아미노산 중간체 물질들이 간 (그리고 신장)에서 포도당으로 바뀌는 포도당신생 경로. 혈액에 의해 공급되는 각 전구물질이 이 경로에 진입하는 곳을 잘 살펴보라.

포도당 합성

포도당은 글리코겐의 분해에 의해 간에서 만들어지기도 하지만, 간이나 신장에서는 글리세롤(당알코올이라고도 함)과 아미노산의 분해 과정 동안 생긴 중간체 물질로부터 합성하기도 한다. 비탄수화물 전구물질에서 새롭게 포도당을 만들어내는 과정을 **포도당신생**(gluconeogenesis)이라고 한다. 포도당신생 과정에서 주요 기질은 전에 언급한 젖산에서 만든 피루브산과 단백질 분해 과정에서 만들어진 여러 아미노산이다. 또한 트리글리세리드의 가수분해에 의해 생성된 글리세롤은 피루브산을 포함시키지 않는 경로를 통해 포도당으로 전환될 수 있다.

간과 신장에서의 포도당신생 경로(**그림 3.49**)는 해당과정의 반응이 가역적이기 때문에 해당과정의 모든 효소는 아니지만 상당한 수의 효소를 이용한다. 그러나 반응 1, 3, 10(그림 3.42 참조)은 비가역적이기 때문에 피루브산에서 포도당을 합성하기 위해 또 다른 효소를 필요로 한다. 피루브산에 이산화탄소가 첨가되어 크렌스 회로에 있는 4개의 탄소로 이루어진 옥살로아세트산이 만들어짐에 따라 피루브산은 미토콘드리아 내의 반응에 의해 포스포에놀피루브산으로 전환된다. 또한 몇 가지 반응이 더 관여하는데, 옥살로아세트산으로부터 유래한 탄소 4개짜리 중간체 물질을 미토콘드리아에서 끄집어내어 세포질에서 포스포에놀피루브산으로 전환하는 것이다. 포스포에놀피루브산은 해당과정의 각 단계를 거슬러 해당과정 세 번째 반응까지 올라간다. 이 세 번째 반응에서는 해당과정에서 사용한 효소와 다른 효소가 과당 1,6-2인산을 과당 6-인산으로 변환하는 데 사용된다. 이후의 반응들은 다시 가역적이어서 포도당 6-인산으로 바뀌고 이것은 간과 신장에서 포도당으로 전환되거나 글리코겐으로 저장된다. 포도당이 해당과정에 의해 피루브산으로 분해될 때는 열이라는 형태와 ATP 생성으로 에너지가 방출되지만, 이 경로를 뒤집을 경우에는 에너지가 첨가되어야 한다. 포도당신생반응을 통해 포도당 1분자를 만들면서 총 6분자의 ATP가 소모된다.

많은 동일한 효소가 해당과정과 포도당신생 경로에 사용되기 때문에 다음과 같은 의문이 생길 수 있다. 즉 무엇이 이러한 과정에 있는 반응의 방향을 결정짓는가? 포도당이 피루브산으로 분해되기도 하고 거꾸로 피루브산이 포도당으로 합성되는 것을 도대체 어떤 조건이 결정짓는가? 해답은 세포 안의 포도당이나 피루브산의 농도, 대사 경로에서의 비가역적 반응에 관여하는 중요 효소들의 농도와 역가를 변화시키는 각종 호르몬에 의한 조절에 있다. 예를 들어 혈중 포도당 농도가 정상치보다 떨어지면 특정 호르몬이 혈액으로 방출되어 간에 작용하게 된다. 여기서 호르몬은 포도당신생 경로에 관여하는 효소들의 발현을 유도해 결국은 포도당이 합성되도록 돕는다.

지방 대사

지방의 분해작용

트리글리세리드(triglyceride, 지방 또는 중성지방)는 3개의 지방산이 1개의 글리세롤에 연결되어 만들어진다(제2장). 지방은 체내에 저장된 에너지의 약 80%를 차지한다(표 3.7). 휴식하는 동안 근육, 간, 신장에 의해 사용되는 에너지의 절반은 지방산의 분해에 의해 만들어진 것이다.

대부분의 세포가 지방을 조금만 저장하지만, **지방세포**(adipocyte)라고 하는 특별한 세포는 체내에 지방을 잘 저장한다. 이들 각 세포에서는 1개의 큰 지방 덩어리가 세포질의 대부분을 차지하고 있다. 이 지방세포의 집합체가 **지방조직**(adipose tissue)을 형성하는데, 이것은 피부밑에 혹은 내장기관을 둘러싸고 있다. 지방

표 3.7	체중이 70 kg인 사람의 에너지 함량			
	총 신체 함량 (kg)	에너지 함량 (kcal/g)	총 신체 에너지 함량(kcal)	%
트리글리세리드	15.6	9	140,000	78
단백질	9.5	4	38,000	21
탄수화물	0.5	4	2,000	1

세포의 기능은 음식을 잘 섭취할 때는 트리글리세리드를 만들어 저장하는 것이고 음식이 장관을 통해 흡수되지 않을 때는 다른 세포들의 ATP 합성을 위해 필요한 에너지를 제공하기 위해 지방산과 글리세롤을 혈액으로 방출하는 것이다. 지방세포에서 트리글리세리드의 저장과 방출을 조절하는 인자는 제16장에서 설명할 것이다. 여기서는 대부분의 세포가 ATP 합성을 위해 필요한 에너지를 제공하기 위해 지방산을 분해하는 경로, 그리고 다른 연료 분자들이 지방산을 합성하는 경로를 강조할 것이다.

그림 3.50은 미토콘드리아 내부에 존재하는 효소들에 의해 이루어지는 지방산의 분해 경로를 보여준다. 지방산의 분해는 지방산의 카르복실기 말단에 1분자의 조효소A(coenzyme-A)를 붙여주는 것부터 시작한다. 이 첫 단계는 ATP를 AMP와 2개의 인산기(P_i)로 분해하는 것과 동시에 일어난다.

지방산의 조효소A 유도체는 **베타산화**(beta oxidation)라는 일련의 반응을 통해 진행되는데 지방산의 끝에서 아세틸조효소A를 떼어내고 두 쌍의 수소 원자를 조효소로 옮기는 것(한 쌍은 FAD로, 다른 한 쌍은 NAD^+로)을 말한다. 조효소로부터 나온 수소 원자들은 ATP를 만들기 위해 이제 산화적 인산화반응에 진입하게 된다.

아세틸조효소A가 지방산의 말단에서 떨어져 나올 때 다른 조효소A가 더해지는데(이 단계에서는 ATP가 필요 없음), 이 과정은 계속 반복된다. 이 과정을 거쳐 한 번에 2개씩의 탄소만큼 지방산의 길이가 짧아져 결국은 모든 탄소 원자가 조효소A 분자에 옮겨질 때까지 계속된다. 앞에서 배운 것처럼 이제 이러한 분자는 크렙스 회로와 산화적 인산화반응에 의해 이산화탄소와 ATP를 생산하게 된다.

지방산 1분자를 완전히 분해하면 몇 개의 ATP가 만들어질 수 있을까? 체내에서 대부분의 지방산은 14~22개의 탄소를 갖고 있고 이 중에서 16개짜리와 18개짜리가 가장 흔하다. 탄소 18개를 갖고 있는 1분자의 포화지방산이 분해되면 146분자의 ATP가 만들어진다. 반면, 1개의 포도당 분자가 분해되면 최대 38분자의 ATP가 만들어진다. 따라서 지방산과 포도당의 분자량 차이를 고려해 지방 1 g을 분해해 만들어진 ATP는 탄수화물 1 g을 분해할

때에 비해 2.5배 정도 더 많은 양을 생산한다. 만일 평균적인 사람이 지방보다는 탄수화물의 형태로서 남아도는 에너지를 보관하려 한다면 사용 가능한 같은 양의 에너지를 보관하기 위해 약 30% 정도 체중이 더 늘어남을 감수해야 할 것이다. 또한 여분의 체중을 갖는 신체를 움직이기 위해 더 많은 에너지를 소모해야 할 것이다. 그래서 연료경제성 측면에서 큰 발전은 동물이 연료를 지방으로 저장하는 능력을 진화시켰을때 이루어졌다고 할 수 있다.

지방 합성

지방산 합성은 지방산 분해 과정과 거의 역으로 진행되는 반응에 의해 일어난다. 그러나 합성 경로에 쓰이는 효소들은 세포질에 존재하는 반면, 방금 살펴본 대로 지방산을 분해하는 효소들은 미토콘드리아에 있다. 지방산 합성은 세포질의 아세틸조효소A와 함께 시작하는데, 이것의 아세틸기를 다른 조효소A 분자에 이동시켜 탄소 4개 사슬을 형성하는 것이다. 이 과정을 계속 반복함으로써 한 번에 2개의 탄소를 덧붙여 긴 사슬의 지방산이 만들어진다.

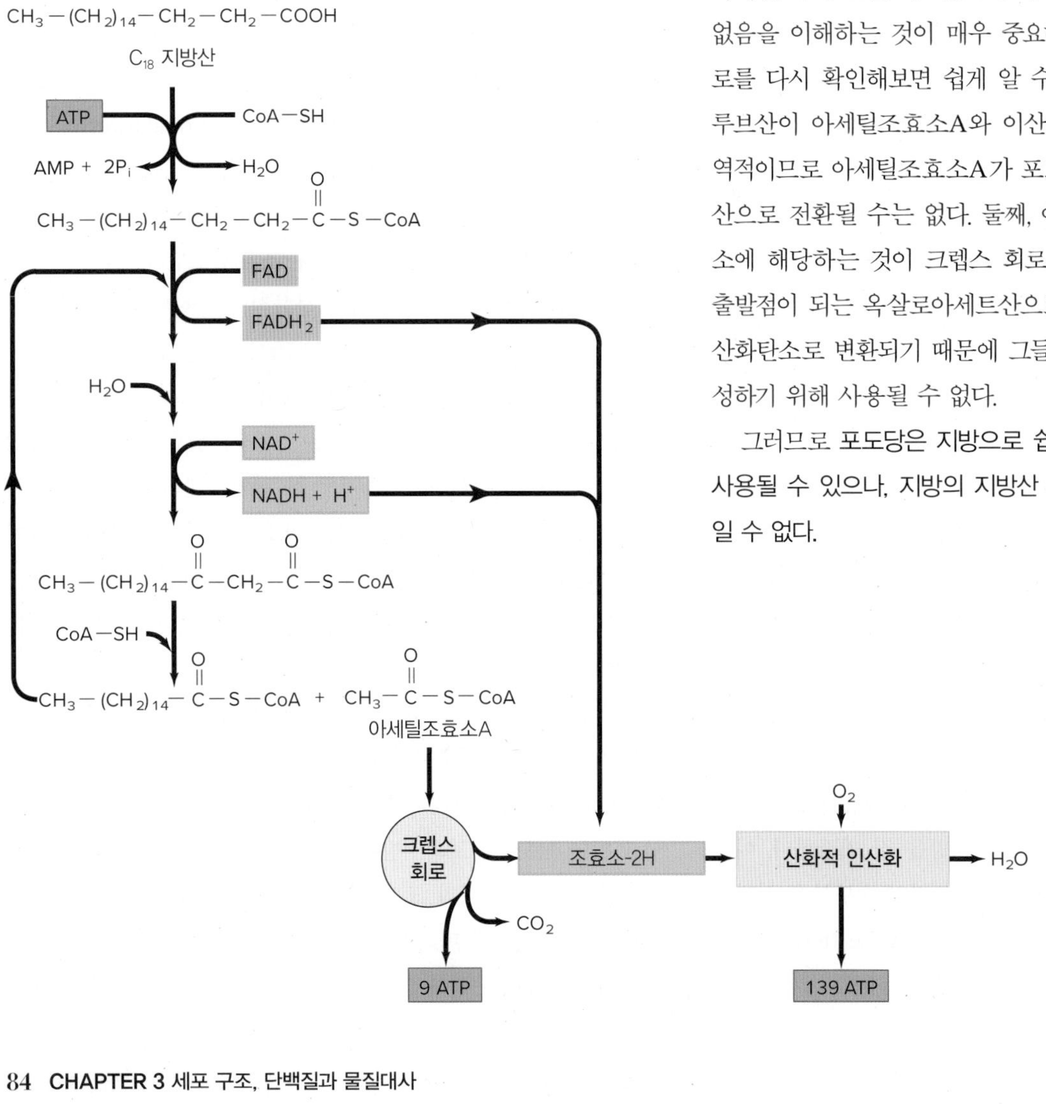

이것은 체내에서 합성되는 모든 지방산이 짝수의 탄소 원자를 포함하고 있다는 사실을 설명한다.

지방산이 일단 형성되면 트리글리세리드는 글리세롤에 있는 3개의 수산기 각각에 지방산을 연결함으로써 만들어질 수 있는데, 보다 구체적으로는 **글리세롤 3-인산**(glycerol 3-phosphate)이라는 글리세롤의 인산화된 형태에 연결시킨다. 트리글리세리드의 합성은 활면소포체의 막에 붙어 있는 효소들에 의해 촉매된다.

포도당 분해 과정에서 만들어진 분자와 지방산과 글리세롤 3-인산의 합성을 위해 필요한 분자를 비교해 보라. 첫째, 지방산 합성의 맨 처음 물질인 아세틸조효소A는 해당과정의 마지막 생성물인 피루브산에서 만들어질 수 있다. 둘째, 수소가 결합된 조효소와 ATP와 같은 지방산 합성에 필요한 다른 성분도 탄수화물 분해 과정에서 만들어진다. 셋째, 글리세롤 3-인산은 포도당 중간체 물질로부터 만들어질 수 있다. 따라서 음식물에 있는 상당량의 탄수화물이 소화기관에서 흡수되자마자 지방으로 바뀌어 지방조직에 저장된다는 사실은 크게 놀랍지 않다.

지방산, 좀 더 구체적으로는 지방산 분해 과정에서 만들어진 아세틸조효소A는 새로운 포도당 분자를 합성하는 데 사용될 수 없음을 이해하는 것이 매우 중요하다. 그 이유는 포도당 합성 경로를 다시 확인해보면 쉽게 알 수 있다(그림 3.49 참조). 첫째, 피루브산이 아세틸조효소A와 이산화탄소로 분해되는 과정은 비가역적이므로 아세틸조효소A가 포도당이 만들어질 수 있는 피루브산으로 전환될 수는 없다. 둘째, 아세틸조효소A에 있는 2개의 탄소에 해당하는 것이 크렙스 회로를 통해 포도당 합성의 또 다른 출발점이 되는 옥살로아세트산으로 전환되기 전에 이미 2개의 이산화탄소로 변환되기 때문에 그들은 순전히 옥살로아세트산을 합성하기 위해 사용될 수 없다.

그러므로 포도당은 지방으로 쉽게 대사되어 지방을 합성하는 데 사용될 수 있으나, 지방의 지방산 부분은 포도당을 합성하는 데 쓰일 수 없다.

그림 3.50 미토콘드리아에서 일어나는 지방산의 분해 경로. 18개의 탄소를 갖는 지방산에서 순수하게 146개의 ATP를 얻기 위해 2개의 ATP에 해당하는 에너지가 경로 초입 부분에서 소모된다.

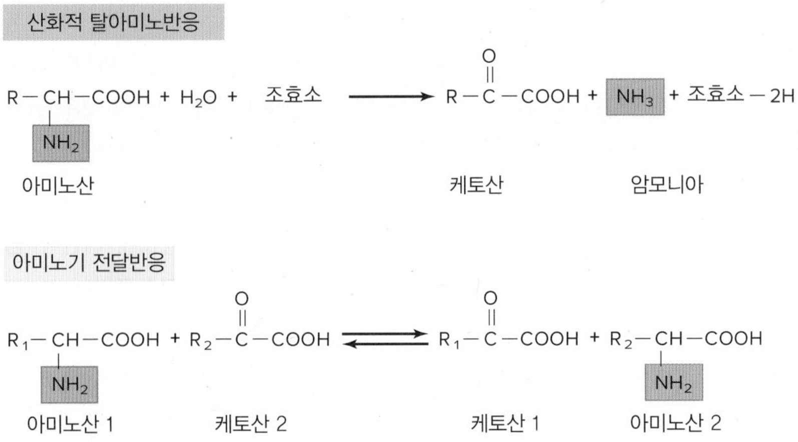

산화적 탈아미노반응

$$R-\underset{\underset{NH_2}{|}}{CH}-COOH + H_2O + 조효소 \longrightarrow R-\underset{\underset{O}{\|}}{C}-COOH + \boxed{NH_3} + 조효소-2H$$

아미노산   케토산   암모니아

아미노기 전달반응

$$R_1-\underset{\underset{NH_2}{|}}{CH}-COOH + R_2-\underset{\underset{O}{\|}}{C}-COOH \rightleftharpoons R_1-\underset{\underset{O}{\|}}{C}-COOH + R_2-\underset{\underset{NH_2}{|}}{CH}-COOH$$

아미노산 1   케토산 2   케토산 1   아미노산 2

그림 3.51 아미노산의 산화적 탈아미노반응과 아미노기 전달반응.

단백질과 아미노산의 대사

단백질 합성의 복잡성과는 대조적으로 단백질 분해에는 아미노산 사이의 펩티드 결합을 끊는[**단백질분해**(proteolysis)라는 과정] **단백질가수분해효소**(protease)라고 하는 몇 가지 효소만 필요하다. 이러한 효소 중 일부는 단백질 사슬 끝에서 한 번에 하나의 아미노산을 제거하는 반면, 다른 효소는 사슬 내 특정 아미노산 사이의 펩티드 결합을 끊고 유리 아미노산이 아닌 펩티드를 형성한다.

아미노산은 ATP 합성을 위한 에너지를 제공하기 위해 분해될 수 있으며, 단백질이 아닌 수많은 다른 분자들의 합성을 위한 중간체 물질을 제공할 수도 있다. 20가지 종류의 서로 다른 아미노산이 있기 때문에 수많은 종류의 중간체 물질이 형성될 수 있고, 이들을 가공하는 수많은 경로도 있을 수 있다. 대부분의 이러한 경로에 대한 공통적인 몇 가지 기본 유형은 아미노산 분해작용의 개요를 제공할 수 있다.

대부분의 탄수화물 및 지방과 달리 아미노산은 탄소, 수소, 산소 원자 외에 그들의 아미노기에 질소 원자를 포함한다. 일단 질소 함유 아미노기가 제거되면 나머지 대부분의 아미노산은 해당과정이나 크렙스 회로에 들어갈 수 있는 중간체 물질로 대사될 수 있다.

그림 3.51은 아미노기가 제거되는 두 가지 반응을 보여준다. 첫 번째 반응인 **산화적 탈아미노반응**(oxidative deamination)에서 아미노기는 1개의 암모니아(NH_3) 분자를 방출하며 특정 분자의 이름이 아니라 일종의 카테고리를 보여주는 이름인 **케토산**(keto acid)을 만들기 위해 물 분자에서 가져온 산소 원자로 대체된다. 아미노기를 제거하는 두 번째 수단은 **아미노기 전달반응**(transamination)이라고 하는데, 한 아미노산의 아미노기를 다른 케토

산으로 옮기는 것이다. 아미노기가 옮겨 간 케토산은 아미노산으로 되는 것을 주목하라. 세포는 핵산에 있는 퓨린이나 피리미딘 염기처럼 다른 중요한 질소 함유 분자를 만들기 위해 아미노산에 있는 질소를 사용할 수 있다.

그림 3.52는 글루탐산이라는 아미노산의 탈아미노반응과 알라닌이라는 아미노산의 아미노기 전달반응을 보여준다. 여기서 만들어진 케토산은 크렙스 회로에 있거나(α-케토글루타르산), 해당과정에 있는(피루브산) 중간체 물질일 수 있음을 주목하라. 한번 만들어진 케토산은 이산화탄소와 ATP를 만들기 위해 대사될 수 있으며, 포도당을 만드는 합성 경로의 중간체 물질로도 사용될 수 있다. 세 번째 대안으로 피루브산을 거쳐 아세틸조효소A로 변환된 후 지방산을 합성하는 데 사용될 수 있다. 그러므로 아미노산은 에너지를 생산하는 데 사용될 수도 있고, 탄수화물이나 지방으로 전환될 수도 있다.

산화적 탈아미노반응에 의해 만들어진 암모니아는 축적되면 세포에 상당한 독이 된다. 다행히 암모니아는 세포막을 투과해 혈액으로 들어가고 이로 인해 간에 도달하게 된다. 간은 **요소**(urea)를 형성하기 위해 2분자의 암모니아를 이산화탄소에 연결시키는 효소를 지니고 있다. 따라서 별로 독성이 없는 요소가 단백질 분해 대사의 주요 질소 폐기물이 되는 것이다. 이것은 간에서 혈액

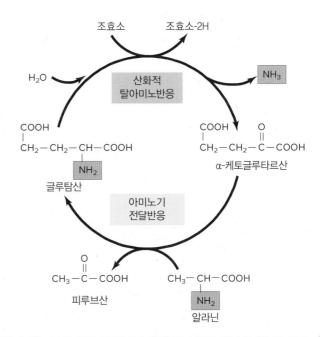

그림 3.52 아미노산인 글루탐산과 알라닌의 산화적 탈아미노반응과 아미노기 전달반응은 탄수화물 대사 경로로 들어갈 수 있는 케토산을 생성한다.

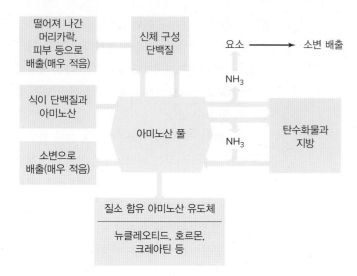

그림 3.53 아미노산의 대사 경로.

이 풀은 신체 구성 단백질의 재합성, 특수 아미노산 유도체로 쓰일 뿐 아니라 탄수화물과 지방으로도 계속 전환될 아미노산을 제공한다. 신체는 소변, 피부, 털, 손톱이나 발톱, 여성의 경우 월경 등에 의해 적은 양의 단백질과 아미노산을 잃는다. 아미노산을 잃는 주요 경로는 이처럼 외부로 유출되는 것보다는 소변의 요소처럼 궁극적으로 질소 원소를 배출하는 탈아미노반응에 의한다. **음성질소균형**(negative nitrogen balance)과 **양성질소균형**(positive nitrogen balance)이라는 용어는 일정 시간 동안 체내에 있는 아미노산의 순 손실(net loss) 혹은 순 증가(net gain)가 있는가를 일컫는 것이다.

필수아미노산이 식사에 결핍되어 있으면 음성질소균형, 즉 순 손실이 항상 일어난다. 결핍된 필수아미노산이 있어야 하는 단백질은 결국 합성될 수 없고 이들 단백질에 참여해 들어간 다른 아미노산들은 대사된다. 이 사실은 단백질을 위한 식단을 짤 때 단백질의 아미노산 조성을 무시하고는 결코 결정될 수 없는 이유를 잘 설명해 준다. 단백질은 필수아미노산의 상대적 비율이 얼마만큼 평균 신체 구성 단백질의 것과 비슷한가에 따라 등급이 매겨진다. 최상급 단백질은 주로 동물성이며 대부분의 식물성 단백질은 그보다 낮은 등급에 해당한다. 그럼에도 불구하고 식물성 단백질 단독으로도 혼합해서 먹으면 적당한 양의 모든 필수아미노산을

으로 들어가고 신장에서 소변으로 배출된다.

지금까지는 주로 아미노산의 분해 대사를 알아보았다. 이제부터는 아미노산의 합성을 살펴본다. 케토산인 피루브산과 α-케토글루타르산은 포도당 분해 과정에서 만들어질 수 있다. 그다음 이전에 설명한 것처럼 아미노기 전달반응에 의해 아미노산인 글루탐산과 알라닌을 형성할 수 있다. 따라서 다른 아미노산들이 아미노기 전달반응을 위해 식단에서 다른 아미노산을 사용한다면 포도당은 특정 아미노산을 합성하는 데 이용될 수 있다. 그러나 20개의 아미노산 중에서 오직 11개만이 이 과정에 의해 만들어진다. 왜냐하면 특정한 9개의 케토산은 다른 중간체 물질로부터 합성될 수 없기 때문이다. 그러므로 우리가 먹는 식품에서 이러한 케토산에 해당하는 아미노산을 섭취해야만 하는데, 이들을 **필수아미노산**(essential amino acid)이라 한다.

그림 3.53은 신체가 아미노산을 다루는 여러 경로를 요약한 것이다. 신체 전체의 유리 아미노산으로 이루어진 아미노산 풀(pool)은 다음으로부터 이루어진다.

■ 섭취한 단백질로서 창자에서 소화되는 동안 아미노산으로 분해

■ 탄수화물과 지방에서 유래한 케토산으로부터 비필수아미노산의 합성

■ 신체 구성 단백질의 끊임없는 분해

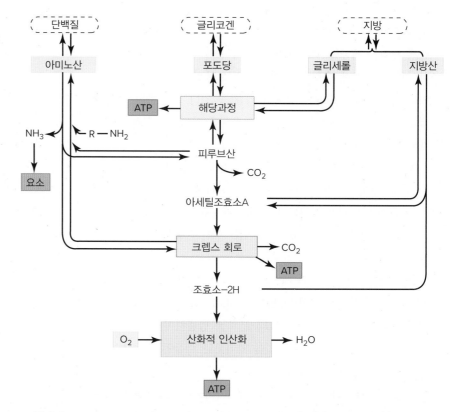

그림 3.54 단백질, 탄수화물(글리코겐), 지방(트리글리세리드) 대사 경로 사이의 상호관계.

얻을 수 있다.

물질대사 요약

세 가지 주요 유기 분자의 대사 과정을 논의했으므로 이제는 이들 각자가 어떻게 다른 것들과 연관되어 있으며 ATP를 합성하는 과정과 관련되어 있는지를 간단하게 살펴본다. **그림 3.54**는 방금 논의한 주요 경로들과 일반 중간체 물질 사이의 관계를 보여준다. 세 가지 모든 유기 분자는 몇 가지 대사 중간물질을 통해 크렙스 회로에 진입할 수 있으며, 따라서 이들 모두 ATP 합성을 위한 에너지원으로 사용될 수 있다. 포도당은 피루브산, 옥살로아세트산, 아세틸조효소A와 같은 일반 중간물질을 통해 지방 혹은 아미노산으로 전환될 수 있다. 유사하게 몇몇 아미노산도 포도당과 지방으로 전환될 수 있다. 그러나 피루브산이 아세틸조효소A로 바뀌는 반응이 비가역적이어서 지방산은 포도당으로 전환될 수 없고, 대신 트리글리세리드의 글리세롤 부분은 포도당으로 전환될 수 있다. 지방산은 몇몇 아미노산을 형성하는 데 사용되는 케토산 일부를 합성하는 데 사용될 수 있다. 그러므로 물질대사란 고도로 통합된 과정으로 모든 종류의 영양분 거대분자가 에너지를 공급하기 위해 사용될 수 있고, 각 종류의 분자는 전부는 아니지만 대부분을 합성할 수 있는 원료물질을 제공할 수 있다.

3.16 필수영양소

정상 또는 최적의 신체 기능을 위해 필요한 50가지 물질은 신체에서 합성할 수 없거나, 분해되거나 배설되는 속도를 따라잡기에 부적절한 양으로 합성된다. 이러한 물질은 **필수영양소**(essential nutrients)로 알려져 있다(**표 3.8**). 그것은 모두 일정한 속도로 몸에서 제거되기 때문에 우리가 먹는 음식을 통해 지속적으로 공급되어야 한다.

필수영양소라는 용어는 두 가지 기준을 충족하는 물질에 사용된다. (1) 건강에 필수적이어야 하고 (2) 신체에서 충분한 양으로 합성되지 않아야 한다. 따라서 포도당은 정상적인 신진대사에 필수적이지만 필수영양소로 분류되지 않는다. 예를 들어 신체가 필요한 모든 것을 아미노산에서 형성할 수 있기 때문이다. 또한 건강을 유지하기 위해 식단에 반드시 포함되어야 하는 필수영양소의 양은 물질이 필수적인지를 결정하는 기준이 아니다. 하루에 약 1,500 g의 물, 2 g의 아미노산 메티오닌, 약 1 mg의 비타민 티아민이 필요하다.

신체가 합성할 수 있는 것보다 훨씬 더 많은 수분을 소변과 피부 및 호흡기에서 잃기 때문에 물은 필수영양소이다(물은 산화적 인산화반응의 최종 생성물로서뿐만 아니라 여러 다른 대사반응으로부터 형성된다는 것을 상기하라). 따라서 수분 균형을 유지하기 위해서는 물 섭취가 필수적이다.

미네랄 성분은 신체가 합성하거나 분해할 수 없지만 신체가 지속적으로 손실하는 물질의 예다. 소변과 대변, 각종 분비물에서 주요 미네랄은 상당히 많은 양이 공급되어야 하지만 미량원소는 소량만 필요하다.

이미 20개의 아미노산 중 9개가 필수아미노산임을 이야기했다. 2개의 지방산인 리놀레산과 리놀렌산은 여러 개의 이중결합을 갖고 있으면서 화학적 신호전달 체계에서 매우 중요한 역할을 하는

표 3.8	필수영양소

물

무기물질
7개의 주요 무기물질(표 2.1 참조)
13개의 미량원소(표 2.1 참조)

필수아미노산
히스티딘(histidine)
이소류신(isoleucine)
류신(leucine)
리신(lysine)
메티오닌(methionine)
페닐알라닌(phenylalanine)
트레오닌(threonine)
트립토판(tryptophan)
발린(valine)

필수지방산	기타 필수영양소
리놀레산(linoletic)	이노시톨(inositol)
리놀렌산(linolenic)	콜린(choline)
	카르니틴(carnitine)

비타민류
수용성 비타민류
B_1: 티아민(thiamine)
B_2: 리보플라빈(riboflavin)
B_6: 피리독신(pyridoxine)
B_{12}: 코발라민(cobalamine)   비타민 B 복합체
니아신(niacin)
판토테닉산(pantothenic acid)
엽산(folic acid)
비오틴(biotin)
리포산(lipoic acid)
비타민 C
지용성 비타민류
비타민 A
비타민 D
비타민 E
비타민 K

필수영양소이다. 세 가지 추가 필수영양소, 즉 이노시톨, 콜린, 카르니틴은 뒤에 나올 여러 장에서 설명할 기능을 가지고 있지만, 필수영양소가 아닌 일반적인 범주에 속하지 않는다. 마지막으로 비타민으로 알려진 필수영양소 종류에 특별한 주의를 기울일 필요가 있다.

비타민

비타민은 식단에서 매우 적은 양이 필요한 14가지 유기 필수영양소 그룹이다. 최초로 발견된 비타민의 정확한 구조는 알려지지 않았으며, 단순히 알파벳 문자로 식별되었다. 비타민 B는 현재 비타민 B 복합체로 알려진 8가지 물질로 구성되어 있는 것으로 밝혀졌다. 식물과 박테리아는 비타민 합성에 필요한 효소를 가지고 있으며, 식물이나 식물을 먹은 동물의 고기를 섭취함으로써 비타민을 얻는다.

비타민은 특별한 화학적 구조를 갖고 있지 않으나 **수용성 비타민**(water-soluble vitamin)과 **지용성 비타민**(fat-soluble vitamin)으로 나눌 수 있다. 수용성 비타민은 NAD^+, FAD, 조효소A와 같은 조효소의 일부를 구성한다. 일반적으로 지용성 비타민(A, D, E, K)은 조효소의 기능을 하지 않는다. 예를 들어 비타민 A[레티놀(retinol)]는 눈에서 빛에 민감한 색소를 만드는 데 사용되기에 이 비타민이 결핍되면 야맹증에 걸리게 된다. 각 지용성 비타민의 특수한 기능은 다음 장들에서 설명할 것이다.

비타민의 분해작용은 화학에너지를 제공하지 않지만 일부 비타민은 다른 분자에서 에너지를 방출하는 화학반응에 조효소로 참여한다. 일정량 이상의 식단으로 비타민의 양을 늘린다고 그 비타민이 조효소로 기능을 하는 효소들의 활동을 증가시키지는 않는다. 매우 적은 양의 조효소만이 이를 필요로 하는 화학반응에 참여해 농도를 증가시키지만, 이 수준 이상에서는 농도를 높인다고 반응 속도가 증가하지는 않는다.

섭취한 많은 비타민의 운명은 그 비타민이 수용성인가 지용성인가에 따라 달라진다. 식단에서 수용성 비타민의 양이 증가함에 따라 소변으로 배출되는 양도 그만큼 증가하므로 체내에 비타민이 축적되는 것은 제한되어 있다. 반면에 지용성 비타민은 신장에서 거의 배출되지 않고, 지방 조직의 지방 저장소에 용해되기 때문에 체내에 축적될 수 있다. 매우 많은 양의 지용성 비타민 섭취는 독성 효과를 초래할 수 있다.

해답은 책 뒷부분에 있다.

1. 세포의 어떤 구조물이 산화적 인산화반응을 위해 필요한 효소를 갖고 있는가?
   a. 미토콘드리아 내막
   b. 활면소포체
   c. 조면소포체
   d. 미토콘드리아 외막
   e. 미토콘드리아 기질

2. 단백질 합성에 관한 순서가 바르게 나열된 것은 무엇인가?
   a. 번역 → 전사 → mRNA 합성
   b. 전사 → 1차 RNA 전사물의 가공 → mRNA의 이동 → 번역
   c. 인트론 제거 → 전사 → mRNA 합성 → 번역
   d. 전사 → 번역 → mRNA 생산
   e. tRNA가 핵에 진입 → 전사 개시 → mRNA가 세포질로 이동 → 단백질 합성 개시

3. 리간드 단백질 결합반응에 관해 잘못 설명한 것은 무엇인가?
   a. 단백질 결합부위의 다른자리입체성 변형은 결합부위 바로 그곳에서 직접 발생한다.
   b. 다른자리입체성 변형은 리간드에 대한 단백질의 결합력을 바꾼다.
   c. 단백질의 인산화는 공유 변형의 한 예이다.
   d. 만일 2개의 리간드가 단백질의 결합 위에 붙을 수 있다면 결합을 위해 경쟁이 있을 것이다.
   e. 결합반응은 전기적이거나 자연 특성상 소수성에 의한 것이다.

4. 다음과 같은 반응은 질량작용의 법칙에 따라

   $$CO_2 + H_2O \rightleftharpoons H_2CO_3$$

   a. 이산화탄소의 농도를 증가시키면 정방향(왼쪽에서 오른쪽 방향) 반응이 늦춰질 것이다.
   b. 탄산의 농도를 증가시키면 역방향(오른쪽에서 왼쪽 방향) 반응의 속도를 촉진할 것이다.
   c. 이산화탄소의 농도를 증가시키면 역방향 반응을 촉진할 것이다.
   d. 탄산 농도를 감소시키면 정방향 반응을 감소시킬 것이다.
   e. 정방향이나 역방향 반응을 위한 효소는 필요 없다.

5. 다음 중 어느 것이 간에서 포도당으로 바뀔 수 있는가?
   a. 지방산
   b. 트리글리세리드
   c. 글리세롤
   d. 글리코겐
   e. ATP

6. 다음 설명 중 옳은 것은 무엇인가?
   a. 트리글리세리드는 신체 내 세 가지 주요 원료원의 1 g당 에너지를 따졌을 경우 가장 적은 에너지를 내포하고 있다.
   b. 지방의 분해작용은 지방 조직에 저장하기 위해 새로운 트리글리세리드를 만들어내는 것이다.
   c. 무게로 따져 신체 내 전체 탄수화물의 양은 전체 트리글리세리드를 초과한다.
   d. 지방산의 분해는 2탄소씩 진행된다.
   e. 트리글리세리드는 세포막에 존재하는 주요 지질이다.

7. 리간드 단백질 결합의 강도는 _____(이)라 하는 결합부위의 특성이다.

8. 다중효소 경로에서 가장 느린 단계는 _____(이)라 한다.

9. 두 세포의 세포질을 함께 연결하는 채널을 형성하고, 세포에서 세포로의 물질 이동을 허용하는 막 구조물을 _____(이)라 한다.

10. 세포 내부의 세포는 세포소기관은 아니지만 세포 내부에 있는 액체를 _____(이)라고 한다.

세포막을 가로지르는 용질과 물의 이동

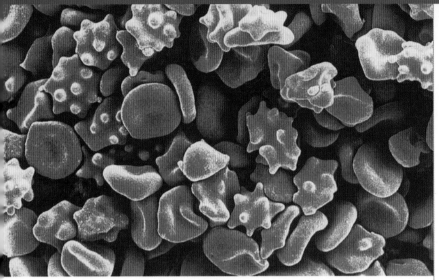

삼투작용에 의한 적혈구의 형상 변화. 일부 세포가 혹처럼 울퉁불퉁한 이유는 세포에서 물이 빠져나갔기 때문이다. VVG/Science Photo Library/Science Source

제3장에서 배웠듯이 세포 내 성분은 지질과 단백질로 구성된 세포막이라는 얇은 막에 의해 세포를 둘러싼 세포외액과 분리되어 있다. 뿐만 아니라 미토콘드리아, 소포체, 리소좀, 골지체, 핵에 존재하는 막은 세포내액을 막으로 둘러싸인 여러 개의 구획으로 나눈다. 세포소기관과 세포질 사이, 세포질과 세포외액 사이에서의 분자와 이온의 이동은 이러한 막의 성질에 의해 결정된다. 막을 통한 물질의 이동 속도는 물질에 따라 매우 다르며, 여러 신호에 반응해 증가하거나 감소할 수 있다. 이 장에서는 세포막을 중심으로 한 막의 수송 기능에 초점을 둔다. 세포막을 가로지르는 물의 움직임뿐만 아니라 이온, 포도당, 기체와 같은 용질의 통제된 움직임은 생리 기능에서 매우 중요하다. 일례로, 이러한 수송 기전은 세포의 크기와 모양을 유지하고 에너지 균형을 이루며 다른 세포들과 전기화학적 신호를 주고받는 데 필수적이다.

첫 번째 절(4.1절)을 읽으면서 확산이 제1장에서 소개한 생리학의 일반 원리인 화학적·물리적 법칙의 지배를 받는 생리학적 과정의 좋은 사례인지 생각해 보자. 이어지는 절들에서는 항상성과 물질교환 등의 생리학적 원칙이 어떻게 적용되는지 살펴보자.

4.1 확산

고체, 액체, 기체 등의 상태와 무관하게 물질을 구성하는 분자들의 기본적인 물리적 특징 중 하나는, 물질은 끊임없이 움직이거나 진동한다는 것이다. 이러한 운동을 유발하는 에너지는 열에서 기인하며, 물질의 온도가 높을수록 분자의 움직임은 빠르다. 수용액 상태에서는 이처럼 빠르게 움직이는 분자들은 멀리 못 가서 곧 다른 분자들과 충돌하게 되며, 이러한 충돌은 1초에 수백만 번 일어난다. 매번 충돌할 때마다 분자가 움직이는 방향은 달라진다. 따라서 어느 한 분자의 운동 경로는 예측할 수 없다. 어느 한순간 분자는 모든 방향으로 움직임이 가능하므로 이와 같은 움직임은 무작위적이다.

액체나 기체 상태에서 분자의 무작위적 열운동 결과로 분자는 궁극적으로 용기에 균일하게 분포하게 된다. 이는 열역학 제2법칙으로서 고립계(closed system)에서는 엔트로피(entropy)가 항상 증가하는 방향으로 작용해 무질서도가 높아짐을 명시한다. 따라서 만약 수용액의 특정 부위 용질 농도가 다른 영역보다 더 높다면(그림 4.1a) 무작위적 열운동에 의해 분자는 수용액의 농도가 높은 곳에서 낮은 곳으로 재분포되어 농도가 균일해진다(그림 4.1b).

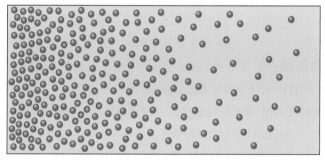

(a) 확산하는 분자들

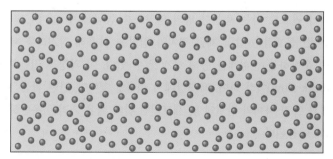

(b) 평형 상태에 도달한 분자들

그림 4.1 단순 확산. (a) 용액의 한 지역에 농축되어 있던 분자들은 임의의 열운동에 의해 농도가 높은 곳에서 낮은 곳으로 순 확산(net diffusion)을 겪는다. (b) 시간이 지남에 따라 분자들은 용액 전체에 균일하게 분포하게 된다. 즉 계(system)는 최대 엔트로피 상태에 도달한다.

이와 같이 무작위적 열운동에 의해 분자가 한 장소에서 다른 장소로 이동하는 현상을 단순 확산(simple diffusion)이라 한다. 단순 확산의 중요한 특징은 열 이외의 에너지가 필요하지 않다는 것이다. 즉 대사 과정을 통해 합성된 ATP가 필요하지 않다.

이 과정을 이해하는 데 중요한 것은 분자가 의도적으로 움직이지 않는다는 것을 인지하는 것이다. 즉 그들의 움직임은 완전히 무작위적이다. 그림 4.1a에 표시된 용액 속 분자가 왼쪽에서 오른쪽으로 이동할 확률이 분자가 반대 방향으로 이동할 확률보다 더 높은 이유는 단순히 처음에 더 많은 분자가 왼쪽에 있기 때문이다. 평형 상태에서 분자들은 계속 무작위로 움직이지만 모든 방향으로 동등하게 움직인다.

생체 내 많은 과정이 단순 확산과 밀접하게 관련되어 있다. 예를 들면 산소, 영양분 및 기타 분자들이 단순 확산에 의해 가장 작은 혈관(모세혈관)을 출입하며 세포막과 세포소기관의 막을 통과하는 많은 분자도 단순 확산을 이용한다. 이와 같이 단순 확산은 세포가 항상성을 유지하는 한 가지 중요한 기구이다. 이 책의 나머지 부분에서는 단순 확산을 간단히 '확산'이라고 서술할 것이다. 아울러 또 다른 형태의 확산인 촉진 확산(facilitated diffusion)도 배울 것이다.

확산의 크기와 방향

그림 4.2는 투과성 막에 의해 분리된 같은 부피의 두 구획 사이 포도당의 확산을 보여준다. 처음에는 포도당이 구획 1에만 20 mmol/L의 농도로 존재하고 구획 2에는 존재하지 않는다. 구획 1에서 포도당 분자가 무작위로 움직이면서 일부 포도당이 구획 2로 이동한다. 단위시간에 표면을 가로질러 이동하는 물질의 양을 **유량**(flux)이라 한다. 구획 1로부터 구획 2로 단일 방향으로 포도당이 이동하는 유량은 구획 1의 포도당 농도에 비례한다. 즉 단위부피에 존재하는 분자의 수가 2배로 증가하면 단위면적의 표면을 따라 이동하는 유량도 2배로 증가한다.

일정 시간이 지나면 구획 2로 들어간 포도당 분자는 무작위로 움직여 다시 구획 1로 되돌아갈 것이다(그림 4.2의 B시점 참조). 포도당이 구획 2로부터 구획 1로 이동하는 양은 특정 시점에서 구획 2의 포도당 농도에 비례한다.

두 구획 사이에서 포도당의 **순 유량**(net flux)은 특정 시점에서 각각 단일방향으로 이동하는 두 유량의 차이다. 순 유량은 단위시간당 구획 2에서의 분자의 순 이득과 구획 1에서의 분자의 순 손실을 결정한다.

결국 두 구획에서의 포도당 농도는 10 mmol/L로 같아진다. 포도당 분자는 계속 무작위로 움직이며 일부는 한 구획에서 다른

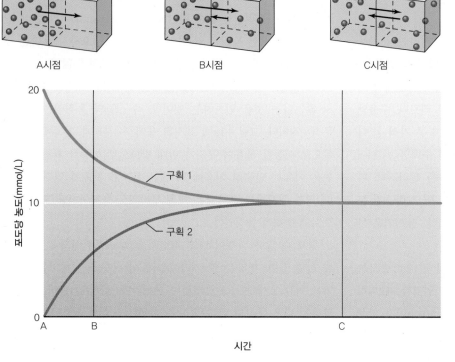

A시점   B시점   C시점

그러나 어떤 특정 농도 차이에서도 순 유량의 크기는 여러 다른 요인의 영향을 받는다.

■ **온도**: 온도가 올라갈수록 분자의 운동 속도가 증가하고 순 유량이 커진다.
■ **분자량**: 단백질처럼 비교적 큰 분자는 포도당처럼 비교적 작은 분자들보다 이동 속도가 느려 순 유량이 작다.
■ **표면적**: 두 구획을 나누는 표면적이 클수록 분자가 이동할 수 있는 면적이 증가해 순 유량이 커진다.
■ **분자가 이동하는 매질**: 분자가 이동하는 매질이 기체 상태일 때 충돌 빈도가 낮으므로, 물속보다 공기 중에서 분자의 확산 속도가 빠르다.

그림 4.2 포도당을 통과시키는 장벽에 의해 분리된 동일한 부피의 두 구획 사이에서 포도당의 확산. 초기의 A시점에서는 구획 1에 20 mmol/L의 포도당이 존재하고, 구획 2에는 포도당이 존재하지 않는다. B시점에서 약간의 포도당 분자가 구획 2로 이동했고, 약간의 포도당 분자는 다시 구획 1로 되돌아왔다. 화살표의 길이는 한쪽 방향으로 이동한 양을 나타낸다. C시점에서는 확산 평형에 도달했으며, 두 구획의 포도당 농도는 10 mmol/L로 같고, 포도당의 순 이동은 없다. 아래쪽 그래프에서 초록색 선은 구획 1의 농도를 나타내고, 보라색 선은 구획 2의 농도를 나타낸다. C시점에서는 구획 1과 2 모두에서 포도당의 농도가 10 mmol/L이 됨을 주목하라. 이 시점이 확산 평형에 도달한 때이다.

구획으로 이동한다. 그러나 각각 단일 방향으로 이동하는 두 유량은 이제 크기가 같고 방향만 반대이기 때문에 포도당의 순 유량은 0이 된다(**그림 4.2**의 C시점 참조). 계는 이제 **확산 평형**(diffusion equilibrium)에 도달해 양쪽 구획에서 포도당의 확산 속도는 같아지기 때문에 두 구획에서 포도당 농도는 더 이상 변하지 않는다.

이 예를 이용하면 확산에 대한 몇 가지 중요한 특징을 도출해낼 수 있다. 3개의 유량을 정의할 수 있는데, 이 중 2개는 각 구획에서 서로 반대 방향으로 작용하는 유량이고, 나머지 1개는 순 유량으로서 서로 반대 방향으로 작용하는 두 유량의 차이다(**그림 4.3**). 순 유량은 한 장소에서 다른 장소로 물질이 이동하는 양을 결정하는 가장 중요한 요소로서, 물질 이동의 순 유속이다. 비록 각 분자는 무작위로 움직이지만, 순 유량은 항상 물질의 농도가 높은 쪽에서 낮은 쪽으로 향한다. 이러한 이유로 물질은 확산에 의해 '하강한다(downhill)'라고 말한다. 어떤 두 지점에서의 농도 차이가 클수록 순 유량의 크기는 커진다. 따라서 농도 차이에 의해 순 유량의 방향과 크기가 결정된다.

확산 속도와 확산 거리

분자가 확산하는 거리는 분자가 혈액으로부터 세포에 도달하는 속도나 분자가 세포막을 통과한 후 세포 내로 완전히 퍼지는 데 걸리는 속도를 결정하는 중요한 요소이다. 비록 개개 분자의 이동 속도는 빠르지만, 분자 간 충돌 때문에 직선 거리로는 멀리 이동하지 못한다. 확산에 걸리는 시간은 확산 거리의 **제곱**(square)에 비례한다.

따라서 확산 평형은 세포 크기 수준에서는 단시간에 이루어지지만, 수 센티미터 또는 그 이상의 거리에서는 매우 오래 걸린다. 인간 크기의 개체에서 산소와 영양분이 신체 표면으로부터 수 센티미터 피하 조직까지 확산하는 데는 너무 오랜 시간이 걸려서 조직이 필요로 하는 충분한 양의 영양소를 공급할 수 없다. 그러나 이런 문제점은 압력 제공 장치인 심장을 사용해 장거리를 빠르게 운반하는 순환계를 통해 해결할 수 있다. 이 과정을 집단흐름(bulk flow)이라 하며, 제12장에서 설명할 것이다. 반면 확산은 혈액과 조직 사이의 간질액 및 세포내액 간의 짧은 거리를 운반하는 데 이용된다.

막을 통한 확산

지금까지는 용질이 물에서 확산하는 일반적인 특징을 생각해 보았다. 그러나 생체 조직에서의 확산은 종종 세포내액과 세포외액 구획 사이를 포함하는 세포막을 가로질러 발생한다. 예를 들어 대

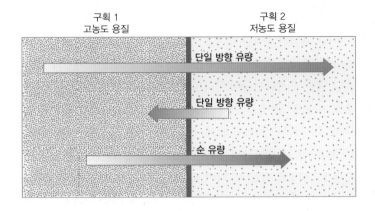

그림 4.3 경계를 가로지르는 용질의 단순 확산 중에 발생하는 2개의 단일 방향 유량 및 순 유량(2개의 단일 방향 유량 간의 차). 순 유량은 언제나 높은 농도에서 낮은 농도 방향으로 일어난다. 화살표의 길이는 유량의 크기를 나타낸다.

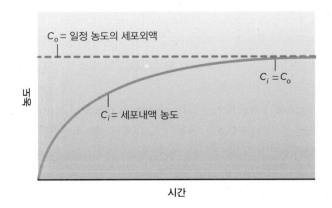

그림 4.4 세포의 세포막을 가로질러 확산 평형($C_i = C_o$)에 도달할 때까지 일정한 농도의 세포외액으로부터 세포내액으로의 용질 확산에 의한 세포내액 농도의 증가.

사 노폐물은 세포 내부에서 외부로 확산하는 반면, 영양소는 세포 안으로 확산한다. 두 경우 모두 용질은 막을 통과해야 한다. 막이 확산에 미치는 영향은 무엇일까?

어떤 물질이 막을 통해 확산하는 속도는 세포 안의 물질 농도가 세포외액의 물질 농도와 같아지는 확산 평형에 도달하는 속도로 측정할 수 있다. 간단히 설명하면, 세포외액의 부피가 대체로 크기 때문에 용질이 세포 안으로 확산해도 세포외액의 용질 농도에는 변함이 없다고 볼 수 있다(**그림 4.4**). 모든 확산 경로와 마찬가지로, 막을 통과하는 물질의 순 유량은 물질의 농도가 높은 곳(이 경우 세포외액)에서 낮은 곳(세포내액)으로 진행된다. 순 유량의 크기(즉 확산 속도 J)는 막을 가로질러 형성된 농도 차($C_o - C_i$, o는 세포 밖, i는 세포 안의 농도를 나타냄), 막의 표면적 A, 막의 투과상수(permeability coefficient) P에 비례하며, 이는 생체막(biological membrane)에 적용하는 과정에서 약간 변형된 형태의 **픽의 확산 제1법칙**(Fick's first law of diffusion)으로 설명할 수 있다.

$$J = PA(C_o - C_i)$$

투과상수 P는 주어진 온도에서 특정 형태의 분자에 대한 실험값으로서, 분자가 막을 얼마나 쉽게 통과하는지 나타낸다. 다시 말해 투과상수가 클수록 주어진 농도 차이와 표면적에서 순 유량이 빠르다. 투과상수의 크기에 따라 분자가 막을 통과할 때 동일 두께의 물 층을 통과할 때보다 수천에서 수백만 배 더 느리게 확산한다. 그러므로 막은 분자가 표면을 가로질러 확산하는 속도를 현저하게 감소시키는 장애물로 작용한다. 막을 통한 확산을 제한하는 가장 중요한 인자는 다음 절에서 살펴볼 지질이중층 내부의 소수성이다.

지질이중층을 통한 확산

서로 다른 유기 분자의 투과계수와 분자 구조 사이에는 상관관계가 존재한다. 대부분의 극성 분자는 세포 내로 매우 천천히 들어가거나 전혀 들어가지 못하는 반면, 비극성 분자들은 훨씬 더 빠르게 막을 통해 확산한다. 즉 비극성 분자는 투과상수 값이 크다. 그 이유는 비극성 분자는 인지질의 지방산으로 구성되어 있는 막의 비극성 부위에 쉽게 녹을 수 있기 때문이다.

이에 반해 극성 분자는 막지질에 잘 녹지 못한다. 따라서 물질을 구성하는 극성 부위나 전하를 띠는 부위의 수를 줄여 물질의 지질 용해도를 증가시키면 막지질에 녹는 분자의 수를 증가시킬 수 있고, 이는 막을 통한 물질의 유량을 증가시킨다.

산소, 이산화탄소, 지방산, 스테로이드 호르몬은 막의 지질 부위를 통해 빠르게 확산하는 비극성 분자의 예다. 여러 가지 대사 경로(제3장)의 중간 단계를 구성하는 유기분자들은 종종 이온화되었거나 극성 분자이며, 종종 이온화된 인산기를 포함해 지질이중층에 잘 녹지 않는다. 따라서 이러한 분자 대부분은 이온 채널(통로)과 같은 특별한 단백질 없이는 지질이중층 막을 통과하지 못하므로 세포나 세포소기관 안에 갇혀 있다. 확산 물질의 소수성과 지질이중층의 화학적 성질 사이의 관계는 생리학적 과정은 화학적·물리적 법칙에 의해 일어난다는 생리학의 일반 원리를 보여주는 좋은 예다.

이온 채널을 통한 이온의 확산

Na^+, K^+, Cl^-, Ca^{2+} 같은 이온은 막지질에 대한 용해도가 낮아서 막을 통한 확산 속도가 매우 낮을 것으로 예상되지만 실제로는 이보다 훨씬 빨리 막을 통과한다. 또한 세포에 따라 이온에 대한 투과성이 큰 차이를 보인다. 반면, 비극성 물질의 막투과성은 세

포의 종류와 상관없이 큰 차이를 보이지 않는다. 무엇보다 단백질을 포함하지 않는 인공 지질이중층은 위 이온들을 통과시키지 않는다. 이러한 사실은 막에 있는 단백질 성분이 이온투과성 차이를 유발한다는 것을 말해준다.

제3장에서 배웠듯이 내재성 막단백질(integral membrane protein)은 지질이중층을 관통한다. 내재성 막단백질 중 일부는 이온이 막을 통과하도록 하는 **이온 채널**(ion channel)을 형성하기도 한다. 간혹 1개의 단백질이 도넛과 같은 구조를 형성해 중앙의 구멍을 통해 이온이 드나들도록 하기도 한다. 그러나 더 많은 경우 여러 개의 폴리펩티드 각각이 이온 채널을 구성하는 하위 단위를 형성한다(**그림 4.5**). 이온 채널의 직경은 매우 작아서 통과하는 이온의 크기보다 약간 큰 정도이다. 작은 크기의 채널은 큰

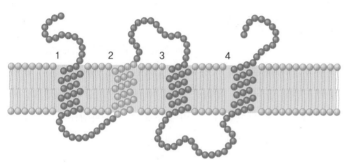

(a) 막 이온 채널 구성 소단위체의 2차원 이미지

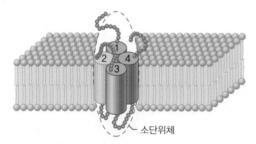

(b) 접힌 이온 채널 소단위체의 3차원 이미지

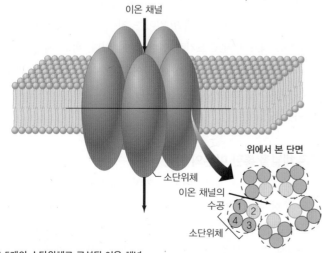

(c) 5개의 소단위체로 구성된 이온 채널

분자의 출입을 막는다.

이온 채널의 중요한 특징은 선택적으로 특정 이온만을 통과시킨다는 것이다. 이와 같은 이온의 선택적 투과성은 채널의 직경, 채널 벽을 구성하는 폴리펩티드의 전하를 띤 극성 표면이 전기적으로 이온을 끌어당기거나 배척하는 정도, 이온과 결합한 물 분자의 수(수화된 상태)에 의해 결정된다. 예를 들어 K^+ 채널은 K^+만 통과시키는 반면, Na^+ 채널은 Na^+만 통과시킨다. 따라서 같은 수의 K^+ 채널을 갖는 두 막이 K^+에 대한 막투과성은 같을지라도, 만약 Na^+ 채널 수가 다르면 두 막은 Na^+에 대한 투과성이 다를 수 있다.

이온의 이동과 막전위

지금까지 막을 통한 용질의 확산에서 확산의 방향과 크기를 막을 가로지르는 용질의 농도 차, 용질의 막지질에 대한 용해도, 이온 채널의 존재, 막 넓이의 관점에서 논의했다. 이온의 확산을 논의할 때는 이온이 전하를 띠기 때문에 또 다른 요소를 고려해야 하는데, 바로 이온에 작용하는 전기적 힘이다.

전하의 분리는 대부분 세포의 세포막에서 발생하는데, 이를 **막전위**(membrane potential)라 한다(**그림 4.6**). 막전위의 생성 원리는 제6장의 뉴런의 기능 부분에서 더 자세히 이야기할 것이다. 전하의 분리는 세포막 안팎에서의 전하(이온)의 불균형에서 발생하는데, 세포 내에 음전하가 더 많이 존재한다. 물리학의 기본 원리는 같은 부호의 전하는 서로 밀지만 반대 부호의 전하는 서로 당긴다는 것이다. 예를 들면 세포 내부의 잉여 음이온은 세포 바깥쪽의 양이온을 끌어당기고, 서로 반대되는 전하는 세포막 주변에 모이게 된다. 이것이 세포막을 경계로 해 막전위를 형성하는 원리이고, 그 크기는 밀리볼트(mV) 단위로 나타낸다.

막전위는 이온 채널을 통해 세포막을 가로지르는 이온의 이동에 영향을 줄 수 있는 전기적인 힘을 제공한다. 예를 들어 일반적으로 그렇듯이 세포 내부가 외부에 비해 순 음전하를 띠면 양이

그림 4.5 5개의 폴리펩티드 소단위체로 구성되어 있는 이온 채널 모형. 각각의 아미노산은 구슬로 표시했다. (a) 막 안에서 α나선 구조를 하고 있는 막관통 영역을 4개(1, 2, 3, 4) 갖고 있는 내재성 막단백질로 구성되어 있는 채널 소단위체. 비록 이 모형에서는 오직 4개의 막관통 영역만 보이지만, 어떤 채널 단백질은 12개까지 보유하고 있다. (b) 그림 (a)에서 보이는 것과 동일한, 4개의 막관통 나선 소단위체가 모여 원통 모양을 이룬 것을 3차원적으로 표현한 모습. (c) 그림 (b)에 나타낸 소단위체가 5개로 구성된 이온 채널의 모습으로, 소단위체가 채널 주위를 둘러싼다. 단면에서 보이는 것처럼, 각 소단위체의 2번 나선형 막관통 부위(연보라색)가 채널 주위를 둘러싸고 있다. 이 부위에 이온화된 아미노산 곁사슬의 존재 유무에 따라 채널의 이온 선택성이 결정된다. 비록 이 모형은 5개의 소단위체가 동일하지만, 많은 이온 채널은 여러 종류의 소단위체가 모여서 형성된다.

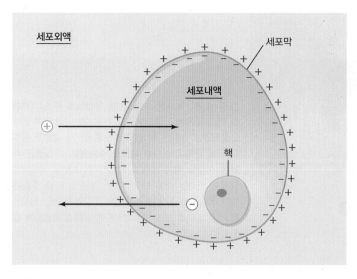

그림 4.6 세포막을 가로질러 형성되는 전하의 분리(막전위)는 양이온은 세포 안으로, 음이온은 세포 밖으로 향하게 하는 전기적인 힘을 제공한다.

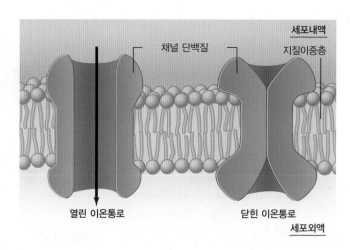

그림 4.7 이온 채널을 구성하는 단백질의 구조적 변형 때문에 채널가 열려서 이온들이 막을 통과해 확산되도록 하기도 하며, 채널를 닫게도 한다. 그림은 단백질의 구조적 변형을 다소 과장되게 보여주고 있다. 실제로 단백질의 구조적 변형은 하나의 이온을 겨우 통과시키거나 차단하는 수준이다.

온을 세포 안으로 끌어들이고 음이온은 밀어내는 전기적인 힘이 발생한다. 결과적으로, 막을 가로지르는 이온 유량의 방향과 크기는 이온의 농도 차 및 전기력의 차이(막전위)에 달려 있다. 이 두 가지 구동력은 막을 가로지르는 하나의 통합된 **전기화학적 기울기**(electrochemical gradient)로 간주된다. 다음 장에서 배우겠지만 막전위는 막을 가로지르는 이온 유량의 기초로서, 이는 Ca^{2+}이 근육세포의 세포질로 방출되어 세포 수축을 유발하는 요인으로 작용하며, 또한 뉴런 간 전기적 신호 전달의 기초이기도 하다.

이 두 가지 힘은 서로 반대 방향으로 작용할 수도 있다. 예를 들어 막전위는 K^+을 한 방향으로 이동시키려는 반면, K^+의 농도 차는 이온들을 반대 방향으로 작용하게 할 수 있다. 이와 같은 경우에 K^+의 순 이동은 두 힘의 차, 즉 막을 가로질러 형성되는 전기화학적 기울기에 의해 결정된다.

이온 채널을 통한 확산의 조절

이온 채널은 열린 상태나 닫힌 상태로 존재할 수 있고(**그림 4.7**), 이온이 막을 얼마나 잘 통과하는지는 이온 채널의 열림과 닫힘에 의해 빠르게 조절된다. 울타리에 있는 문을 열고 닫는 것처럼, 이온 채널의 개폐 과정을 **채널 개폐**(channel gating)라고 한다. 하나의 이온 채널은 1초에 여러 번 개폐가 가능한데, 이는 채널 단백질의 구조적 변형에서 기인한다. 장시간에 걸쳐서 보면, 어떤 특정 전기화학적 기울기에서 이온 채널을 통과하는 전체 이온 수는 얼마나 자주 채널이 열리고 얼마나 오랫동안 열려 있는가에 의해 결정된다.

채널 단백질의 구조적 변형을 일으켜 채널이 열리는 시간이나 빈도를 조절하는 인자는 세 가지가 있다. 첫째, 특정 분자가 채널 단백질에 결합해 직접 혹은 간접적으로 채널 단백질 구조의 가역적 또는 비가역적 변화를 유발한다. 이와 같이 단백질에 결합하는 분자를 리간드라고 하며(제3장), 이러한 유형의 채널을 **리간드-개폐성 이온 채널**(ligand-gated ion channel)이라고 한다. 대표적인 리간드로는 뉴런의 말단에서 표적세포로 방출되는 화학전달자(chemical messenger)가 있다. 둘째, 막전위의 변화는 채널 단백질의 하전을 띠는 영역을 움직여 단백질의 구조적 변형을 유발하는데, 이러한 유형의 채널을 **전압-개폐성 이온 채널**(voltage-gated ion channel)이라고 한다. 셋째, 막의 물리적 형태 변화(스트레칭 등)에 의해 채널 단백질의 구조적 변형을 일으키는데, 이러한 유형의 채널을 **기계적 자극-개폐성 이온 채널**(mechanically gated ion channel)이라고 한다.

단일 이온이 여러 유형의 채널을 통과할 수도 있다. 예를 들어 어떤 막은 리간드-개폐성 K^+ 채널, 전압-개폐성 K^+ 채널, 기계적 자극-개폐성 K^+ 채널을 포함할 수 있다. 이러한 이온 채널들이 세포 간 신호 전달 및 전기적 활동에 미치는 영향에 대해서는 제5~7장, 제9장, 제12장에서 다룬다.

4.2 매개성 수송 체계

생리학의 일반 원리는 물질의 조절된 교환은 구획과 세포막을 가로질러 일어난다는 것이다. 개폐 이온 채널을 통한 확산이 이온의 제어된 막 간 이동의 중요한 수단이지만 이것이 전부는 아니다. 더욱이 포도당이나 아미노산처럼 막을 통과하기는 하지만 지질이중

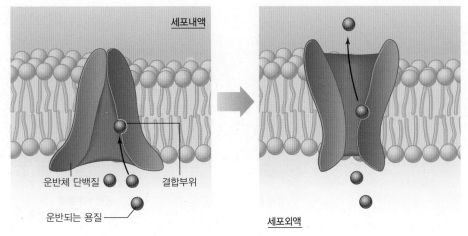

층을 통과하기에는 극성이고 이온 채널을 통해 확산하기에는 분자량이 크다. 이러한 분자의 통과와 이온의 비확산 운동은 내재성 막단백질인 **운반체**(transporter)에 의해 매개된다. 이러한 **매개성 수송**(mediated transport)에 의한 물질의 막 통과는 운반체의 구조 변형에서 기인한다.

먼저, 운반되는 용질은 이 용질이 있는 쪽의 막에 노출된 운반체 단백질의 특정 부위와 결합해야 한다(**그림 4.8**). 그다음 운반체의 일부가 구조적 변형을 일으켜 결합부위가 막의 반대쪽 용액에 노출된다. 이어서 운반체에 결합되었던 물질이 떨어져 나오면서 막을 통한 물질의 이동이 끝난다. 이러한 기전을 통해 분자는 막의 한쪽 면에서 운반체에 실려 반대쪽으로 운반되는 방식으로 양방향 이동이 가능하다.

운반체와 이온 채널의 작동 기전은 여러 가지 면에서 유사하다. 둘 다 막단백질을 포함하고 화학적 특이성을 나타낸다. 그러나 이러한 막단백질을 통해 막을 통과하는 분자나 이온의 수는 다르다. 단위시간당 이온 채널을 통해 이동하는 이온의 수는 운반체를 통해 이동하는 분자의 수보다 수천 배가 더 많다. 이러한 차이가 나는 이유는 운반체를 통해 분자가 통과하려면 운반체의 형태가 변해야 하지만, 이온 출입의 경우 이온 채널의 입체 구조 변화 없이 열려 있는 이온 채널을 통해 지속적으로 이온의 흐름이 가능하기 때문이다. 예를 들어 여객선으로 왕복할 수 있는 자동차의 수보다 얼마나 더 많은 자동차가 다리 위로 이동할 수 있는지 상상해 보라.

막에는 여러 종류의 운반체가 존재하며, 각 운반체는 특정한 물질 또는 특정 집단 내의 유사한 물질하고만 결합하는 결합부위를 가지고 있다. 예를 들어 아미노산과 당 모두 매개성 수송으로 운반되지만, 아미노산 운반체는 당을 운반하지 않고, 반대로 당 운반체는 아미노산을 운반하지 않는다. 이온 채널의 경우와 마찬가지로,

서로 다른 세포의 세포막은 다양한 종류와 수의 운반체를 가지고 있어서 세포마다 수송되는 물질의 종류와 수송 속도가 다르다.

매개성 수송을 통한 용질의 수송량은 네 가지 요인에 의해 결정된다.

- 용질의 농도
- 용질에 대한 운반체의 친화성
- 막 내 운반체의 수
- 운반체 단백질의 구조 변형 속도

매개수송 체계를 통한 수송량은 이 네 가지 요소 중 하나를 변경함으로써 조절될 수 있다.

특정 순간에 주어진 막에는 한정된 수의 특정 수송체가 존재한다. 수송되는 용질의 농도가 증가할수록 용질이 결합하는 결합부위의 수는 운반체가 포화될 때까지, 즉 모든 결합부위가 채워질 때까지 증가한다. 운반체의 결합부위가 포화되면 막을 통한 수송 속도는 최고치에 도달해 용질의 농도가 증가해도 수송량은 더 이상 증가하지 않는다.

이 점에서 매개성 수송을 통한 수송량과 막지질을 통한 확산에 의한 수송량에 차이가 발생한다(**그림 4.9**). 확산에 의한 수송은 결합부위에의 결합을 필요로 하지 않기 때문에 세포외액의 농도에 비례해 무한히 증가한다(하지만 매우 높은 이온 농도에서는 이온 채널을 통한 확산도 일정 값에 수렴하는데, 이는 이용할 수 있는 이온 채널의 수가 고정되어 있기 때문이다).

반면, 운반체가 포화되면 최대 수송량은 운반체의 구조 변화에 의해 결합부위가 한쪽 면에서 다른 쪽 면으로 노출되는 속도에 의존한다. 이 속도는 이온 채널을 통한 이온의 확산 속도에 비해 훨씬 느리다.

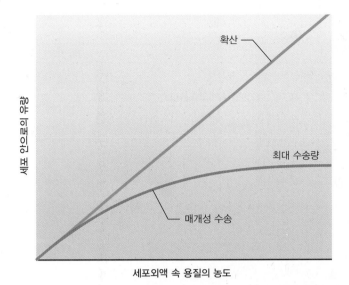

그림 4.9 지질이중층을 통과해 세포 안으로 확산하는 분자의 이동(초록색 선)은 세포외액 속 농도에 비례해 계속 증가하는 반면, 매개성 수송 체계에 의한 분자의 이동(보라색 선)은 최대치에 도달한다.

지금까지 매개수송을 설명하면서 마치 모든 운반체가 비슷한 성질을 가지고 있는 것처럼 설명했다. 그러나 매개수송에는 크게 촉진 확산과 능동수송 두 가지 유형이 존재한다.

촉진 확산

단순 확산과 마찬가지로 **촉진 확산**(facilitated diffusion)에서도 막을 통과하는 분자들의 순 수송량은 항상 농도가 높은 쪽에서 낮은 쪽으로 '하강'한다. 두 확산 과정의 중요한 차이점은, 촉진 확산은 그림 4.8에서처럼 운반체를 통해 용질을 이동시킨다는 것이다. 촉진 확산은 막 양쪽의 용질 농도가 같아질 때까지 계속된다. 평형에 도달하면 세포 안에서 운반체와 결합해 세포 밖으로 운반되는 분자의 수와 세포 밖에서 운반체와 결합해 세포 안으로 운반되는 분자의 수가 같다. 단순 확산과 촉진 확산 모두 대사 과정을 통해 생성되는 에너지(ATP)와 직접 연계되어 있지 않다. 이런 이유로, 어느 경우도 분자의 농도가 낮은 곳에서 높은 곳으로 용질의 순 이동은 일어나지 못한다.

체내에서 가장 중요한 촉진 확산의 예는 포도당 수송이다. 포도당운반체(GLUT)가 세포막에 존재하지 않으면 세포는 극성인 포도당을 통과시키지 못할 것이다. 촉진 확산의 결과, 세포 내 포도당 농도는 세포 밖 농도와 같아질 것으로 예상할 수 있다. 그러나 실제로 이와 같은 일은 세포에서 일어나지 않는다. 왜냐하면 세포질 안으로 들어온 포도당은 즉시 포도당 6-인산으로 변하기 때문이다(그림 3.42 참조). 따라서 세포 안 포도당 농도는 항상 세포 밖보다 낮게 유지되며, 포도당은 계속 세포 안으로 유입된다.

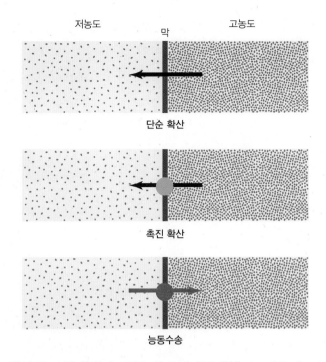

그림 4.10 단순 확산(고농도에서 저농도로), 촉진 확산(고농도에서 저농도로), 능동수송(저농도에서 고농도로)에 의한 용질의 순 이동 방향. 색칠한 원은 운반체 분자를 나타낸다.

다음 장에서는 많은 세포의 세포막에 존재하는 GLUT 분자의 수가 내분비계에 의해 조절된다는 것을 배울 것이다. 이런 방식으로 촉진 확산은 대사 항상성에 크게 기여한다.

능동수송

능동수송(active transport)이 촉진 확산과 다른 점은 물질의 이동 방향이 전기화학적 기울기에 **역행**(uphill)해 이루어지며, 이때 에너지를 소모한다는 점이다(**그림 4.10**). 촉진 확산과 마찬가지로 능동수송도 막 운반체에 결합할 물질을 필요로 한다. 농도기울기에 역행해 물질을 수송하기 때문에 운반체는 '펌프'로 불리기도 한다. 촉진확산에 관여하는 운반체와 마찬가지로 능동수송 운반체도 기질 특이성을 나타내며 포화상태에 도달하기도 하는데, 운반체의 모든 결합부위가 포화될 때 최대 수송 속도에 도달한다.

낮은 농도에서 높은 농도로 물질을 수송하고 막의 한쪽에서 물질의 높은 농도가 유지되도록 하기 위해서는 지속적인 에너지 유입이 필요하다. 이는 무질서도를 낮추는 것으로서, 열역학 제2법칙을 역행한다. 그러므로 능동수송이 일어나기 위해서는 에너지를 지속적으로 운반체에 투입해야 하는데, (1) ATP를 직접 사용하는 **1형 능동수송**(primary active transport)과 (2) 막을 경계로 형성된 전기화학적 기울기를 이용한 **2형 능동수송**(secondary active transport)이 알려져 있다.

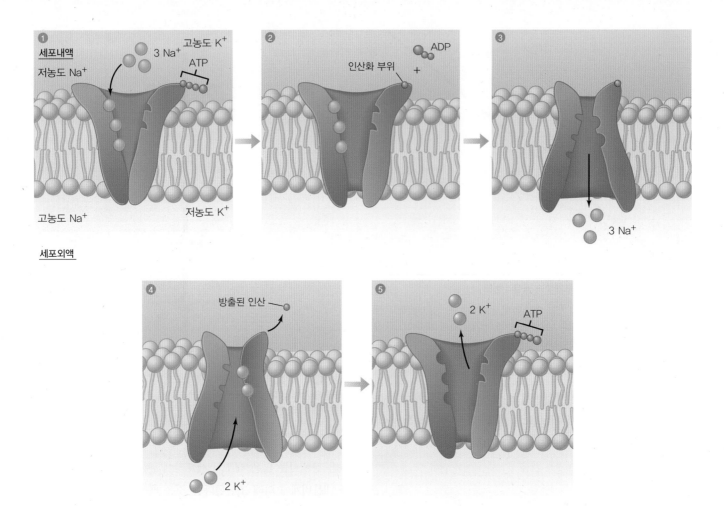

그림 4.11 Na^+/K^+-ATP 가수분해효소 펌프에 의한 Na^+과 K^+의 능동수송. 수송 과정에서 순서대로 일어나는 사건들은 본문을 참조하라.

1형 능동수송

운반체에 의한 ATP의 가수분해가 1형 능동수송에 필요한 에너지를 공급한다. 운반체는 그 자체가 ATP 가수분해효소(ATPase)라고도 하는 효소로서, ATP를 가수분해하는 과정에서 자신은 인산화(phosphorylation)된다. 운반체 단백질의 인산화는 운반체의 구조에 변형을 일으키고 운반체의 용질 결합부위 친화성을 달라지게 하는 일종의 공유결합 조절(covalent modulation)이다.

1형 능동수송의 가장 대표적인 예는 **Na^+/K^+-ATP 가수분해효소 펌프**(Na^+/K^+-ATPase pump)에 의해 Na^+과 K^+이 세포막을 통과해 이동하는 것이다. 이 운반체는 모든 세포에 존재하며, Na^+을 세포 안에서 밖으로, K^+을 그 반대 방향으로 운반한다. 두 경우 모두 각 이온은 농도기울기에 역행해 운반된다.

그림 4.11은 Na^+/K^+-ATP 가수분해효소 펌프가 두 이온을 서로 반대 방향으로 운반하는 일련의 과정을 보여준다.

❶ 먼저 운반체가 ATP와 결합하면, 운반체 단백질의 안쪽 면에 위치한 높은 친화성의 Na^+-결합부위에 3개의 Na^+가 결합한다.

K^+-결합부위도 두 곳이 존재하지만, 이 단계에서는 친화성이 낮아 세포 내 K^+과 결합하지 않는다.

❷ Na^+의 결합은 운반체에 내재한 ATP 가수분해효소 기능을 활성화해 운반체의 세포 안과 접해 있는 특정 아미노산을 인산화하고, ADP 분자를 운반체로부터 떨어져 나오게 한다.

❸ 인산화에 의해 운반체의 단백질 구조 변화가 유발되어, 결합한 Na^+이 세포 밖으로 노출되고, 동시에 Na^+에 대한 친화성도 감소한다. 따라서 운반체에 결합한 Na^+이 떨어져 나와 세포외액으로 이동한다.

❹ 운반체의 새로운 구조는 K^+-결합부위 친화성을 증가시켜 세포 밖으로부터 두 분자의 K^+이 결합부위에 결합하도록 한다.

❺ K^+의 결합은 운반체의 탈인산화(dephosphorylation)를 일으킨다. 따라서 운반체가 원래의 구조로 되돌아가 K^+의 친화성이 감소하고, 대신 Na^+의 친화성은 증가한다. 따라서 K^+은 운반체로부터 떨어져 나와 세포내액으로 이동하며, 새로운 Na^+과 ATP 분자가 세포 안쪽의 운반체에 결합하게 된다.

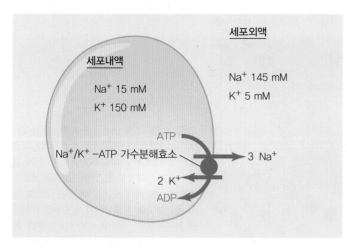

그림 4.12 세포막에 존재하는 Na^+/K^+-ATP 가수분해효소에 의해 Na^+과 K^+이 서로 반대 방향으로 1형 능동수송되기 때문에, 세포 안에서 Na^+ 농도는 낮고 K^+ 농도는 높다. 한 분자의 ATP가 가수분해될 때마다 3분자의 Na^+이 세포 밖으로 이동하고, 2분자의 K^+이 세포 안으로 이동한다.

Na^+/K^+-ATP 가수분해효소인 1형 능동 운반체의 물질수송으로 세포 안은 세포 밖보다 고농도의 K^+과 저농도의 Na^+이 존재한다(**그림 4.12**). 한 분자의 ATP가 가수분해되면서 이 운반체는 3개의 Na^+을 세포 밖으로 퍼내고, 2개의 K^+을 세포 안으로 끌어들인다. 그 결과 세포 밖으로 양전하의 순 이동이 일어나므로 수송 과정은 전기적으로 중성이 아니며, 이는 세포의 막전위를 확립하는 데 작은 역할을 한다(**그림 4.6** 참조).

Na^+/K^+-ATP 가수분해효소 운반체 외에 대부분의 세포에서 발견되는 1형 능동 운반체 단백질은 다음과 같다.

- Ca^{2+}-ATP 가수분해효소
- H^+-ATP 가수분해효소
- H^+/K^+-ATP 가수분해효소

이러한 운반체와 또 다른 능동수송 시스템의 활성은 인체의 전체 에너지 사용량 중 상당 부분을 차지한다. Ca^{2+}-ATP 가수분해효소는 세포막뿐만 아니라 소포체를 포함하는 세포소기관 막에서도 발견된다. 세포막에서 Ca^{2+}은 세포질에서 세포외액으로 이동한다. 세포소기관 막에서는 세포질에서 소기관의 내강으로 이동한다. 따라서 Ca^{2+}-ATP 가수분해효소를 통한 능동수송에 의해 세포질의 Ca^{2+} 농도는 10^{-7} mol/L 정도로 낮게 유지되는 반면에, 세포외액의 Ca^{2+} 농도는 10^{-3} mol/L로서 대략 1만 배 정도의 Ca^{2+} 농도기울기가 형성된다. 이러한 수송 기전은 세포 내 Ca^{2+} 농도의 항상성을 유지하는 데 기여한다. 세포의 많은 생리적 활성이 Ca^{2+} 농도의 변화로 조절되기 때문에(예를 들면 세포의 저장 소낭으로

부터 세포외액으로의 분비 기능) 이 기능은 매우 중요하다.

H^+-ATP 가수분해효소는 세포막과 미토콘드리아 내막 및 리소좀 막을 포함한 여러 세포소기관 막에 존재한다. 세포막에서 H^+-ATP 가수분해효소는 수소 이온(H^+)을 세포 밖으로 퍼냄으로써 세포의 pH를 유지한다. 인체의 모든 효소는 좁은 범위의 pH에서 최적의 활성을 나타내기 때문에 이러한 능동수송은 세포의 대사와 생존에 필수적이다.

H^+/K^+-ATP 가수분해효소는 위(stomach)와 같이 산을 분비하는 세포 등 다양한 세포의 세포막에 존재하는데, ATP 한 분자가 가수분해되면서 1개의 H^+을 세포 밖으로 퍼내고 1개의 K^+을 세포 안으로 끌어들인다. 위 내강으로 들어간 수소 이온은 단백질 소화에 중요한 역할을 한다.

2형 능동수송

ATP에 의한 운반체 분자의 인산화를 이용하는 1형 능동수송과는 달리 2형 능동수송은 에너지원으로서 세포막 사이로 형성된 전기화학적 기울기를 이용한다. 이 과정은 포도당이나 아미노산과 같은 영양물질의 운반을 수반한다. 이러한 이유로 2형 능동수송에 관여하는 운반체는 두 종류의 결합부위를 가지고 있는데, 하나는 일반적으로 Na^+과 같은 이온에 대한 결합부위이고, 다른 하나는 공동으로 운반되는 용질들의 결합부위이다. 이와 같은 운반의 예가 **그림 4.13**에 있다. 이 예에서는 세포외액에 Na^+이 고농도로 존재하고, 세포 안에는 여분의 음전하가 존재하기 때문에 Na^+의 전기화학적 기울기가 세포 안으로 향한다. 이때 운반체에 연계되어 동시에 수송되는 용질은 기울기에 **역행**(against)해 세포 안으로 이동해야 한다. 운반체의 세포 밖 표면에 Na^+에 대한 높은 친화성의 결합부위가 존재한다. Na^+이 이들 부위에 결합하면, 운반체에 연계되어 동시에 운반되는 용질에 대한 결합력도 커지면서 용질이 운반체에 결합하게 된다. 그런 다음, 운반체는 구조적 변형을 일으켜 결합부위를 세포막 안쪽으로 노출시킨다. 운반체가 구조적 변형을 일으키면, Na^+에 대한 친화성이 낮아지면서 운반체에 결합한 Na^+은 전기화학적 기울기를 따라 단순 확산에 의해 세포 안으로 이동한다. 동시에 용질의 결합부위에 대한 친화성이 감소하면서 용질도 세포내액으로 이동한다. 일단 운반체가 Na^+과 용질을 모두 방출하면 운반체는 다시 원래의 구조로 회복된다. 그런 다음 Na^+은 1형 능동수송에 의해 세포 밖으로 다시 수송되어 Na^+의 전기화학적 기울기를 유지한다. 2형 능동수송에 의해 운반된 용질은 세포 안에 남게 된다.

1형 능동수송과 2형 능동수송의 가장 큰 차이점은 2형 능동수송은 세포막을 가로질러 이온과 용질을 운반하기 위해, 형성된

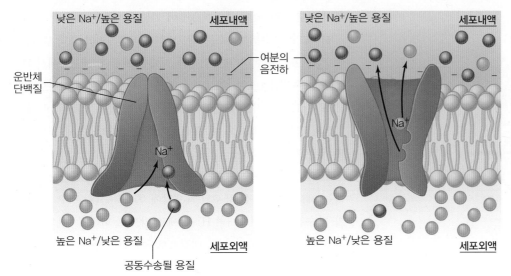

낮은 Na+/높은 용질 　　　　세포내액　　　　　낮은 Na+/높은 용질 　　　　세포내액

운반체
단백질

여분의
음전하

Na+

Na+

높은 Na+/낮은 용질 　　　세포외액　　　　높은 Na+/낮은 용질 　　　세포외액

공동수송될 용질

그림 4.13 2형 능동수송 모형. 이 예에서 Na+이 운반체에 결합하면 다른자리입체성 효과에 의해 세포 바깥 표면에 있는 용질 결합부위의 친화성이 증가한다. Na+과 용질의 결합은 운반체의 구조적 변형을 유발해 용질 결합부위를 세포내액에 노출시킨다. Na+은 전기화학적 기울기를 따라 세포 안으로 확산해 나가고, 운반체의 용질 결합부위는 낮은 친화성 상태로 되돌아간다.

전기화학적 기울기에 축적된 에너지를 사용한다는 점이다. 그러나 이러한 전기화학적 기울기의 형성과 유지는 1형 능동 운반체의 활동에서 기인한다.

1형 능동수송에 의해 세포막을 가로질러 형성된 Na+의 농도기울기는 Na+에 의해 매개되는 2형 능동수송을 위한 에너지를 공급한다. 즉 2형 능동수송에 사용되는 에너지는 Na+/K+-ATP 가수분해효소에 의해 대사된 ATP에 의해 형성되는 Na+의 농도기울기에서 기인한다. 만약 ATP의 생성이 억제된다면 Na+을 이동시키는 1형 능동수송이 멈춰 세포는 더 이상 세포막을 가로질러 Na+의 농도기울기를 유지할 수 없게 된다. 이는 1형 능동수송이 만들어내는 Na+ 농도기울기를 에너지원으로 사용하는 2형 능동수송 시스템의 기능을 불활성화한다.

전술했듯이, 2형 능동수송에서 Na+의 순 이동은 언제나 농도기울기를 따라 Na+ 농도가 높은 세포 밖에서 Na+ 농도가 낮은 세포 안으로 향한다. 따라서 2형 능동수송에서 Na+의 이동은 언제나 농도기울기에 순응(downhill)해 이루어지지만, 같은 운반체 단백질을 통해 동시에 운송되는 용질은 농도기울기에 **역행**(uphill)해 용질의 농도가 낮은 곳에서 높은 곳으로 능동수송된다. 능동수송되는 용질의 운송 방향은 **공동수송**(cotransport)의 경우처럼 세포 안으로(Na+과 같은 방향) 이루어지거나, **역수송**(counter-transport)에서 처럼 세포 밖으로(Na+과 반대 방향) 이루어진다 (**그림 4.14**). 공동수송은 *symport*, 역수송은 *antiport*라는 용어로 표현되기도 한다.

요약하면, 세포내액과 세포외액 간 물질의 분포는 세포의 세포막에 위치하는 1형 및 2형 능동 운반체나 이온 채널, 막전위에 의해 불균등하다(**표 4.1**). **표 4.2**는 물질이 세포막을 통과하는 서로 다른 경로의 주요 특징을 요약한 것이고, **그림 4.15**는 전형적인 세

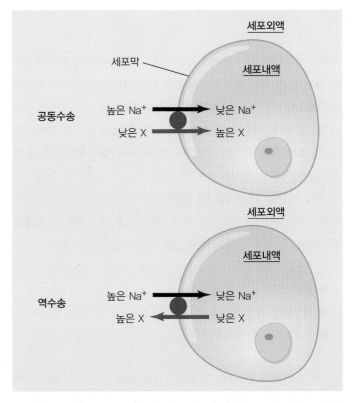

세포외액

세포막

세포내액

공동수송　　높은 Na+ → 낮은 Na+
　　　　　　낮은 X → 높은 X

세포외액

세포내액

역수송　　　높은 Na+ → 낮은 Na+
　　　　　　높은 X ← 낮은 X

그림 4.14 Na+에 의해 매개되는 2형 능동수송 중 공동수송과 역수송. Na+은 언제나 농도기울기를 따라 세포 안으로 이동하고, 수송되는 분자는 언제나 농도기울기에 역행해 수송된다. 공동수송에서는 Na+과 수송되는 분자 X 모두 같은 방향으로 이동하지만, 역수송에서는 서로 반대 방향으로 이동한다.

포막을 통해 물질을 수송하는 데 관여하는 여러 가지 이온 채널과 운반체를 나타낸 것이다.

막을 통한 물의 이동 기전은 표 4.2에 포함되지 않았다. 체액 구획 사이에서 이런 극성 분자의 이동 같은 특별한 경우는 다음에서 설명할 것이다.

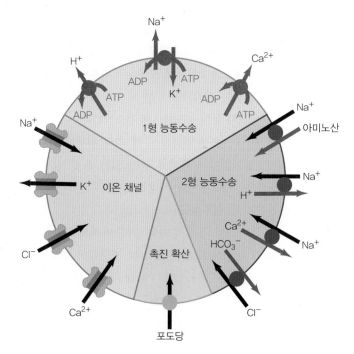

그림 4.15 막단백질을 포함한 전형적인 세포막을 통과하는 용질의 이동. 특정 세포는 이 그림에 나타내지 않은 별도의 운반체와 채널을 가질 수도 있다. 많은 막단백질이 여러 가지 신호에 의한 조절을 받아서 막을 통과하는 특정 용질의 유량을 증가시키거나 감소시킨다. 공동수송체의 경우 이동물질의 화학량론은 나타내지 않았다.

4.3 삼투

물은 극성 분자임에도 불구하고 대부분 세포의 세포막을 빠르게 통과한다. 이 과정은 물이 이동할 수 있는 채널을 형성하는 **아쿠아포린**(aquaporin)이라는 막단백질에 의해 매개된다. 이와 같은 물 채널의 종류와 수는 세포막에 따라 다르다. 따라서 어떤 세포

표 4.1	세포외액과 세포내액의 조성	
	세포외액(mM)	세포내액(mM)*
Na⁺	145	15
K⁺	5	150
Ca²⁺	1	0.0001
Mg²⁺	1.5	12
Cl⁻	100	7
HCO₃⁻	24	10
Pᵢ	2	40
아미노산	2	8
포도당	5.5	1
ATP	0	4
단백질	0.2	4

* 조직마다 세포내 이온 및 물질의 농도가 약간씩 다른데, 이는 세포막에 존재하는 이온 채널이나 운반체의 발현 양상이 다르기 때문이다. 이 표에 나타낸 세포내 농도는 대부분의 세포에서 일반적으로 나타나는 값이다. Ca^{2+}의 경우는 자유롭게 움직이는 이온 농도를 나타냈다. 단백질이나 세포소기관 안에 잡혀 있는 칼슘까지 포함하면, 총 칼슘 농도는 2.5 mM(세포외)과 1.5 mM(세포내) 정도이다.

는 다른 세포들에 비해 물에 대한 투과성이 크다. 더 나아가, 어떤 세포에서는 세포 신호에 반응해 아쿠아포린 채널의 수가 바뀌어 막을 통한 물의 투과성을 변화시킨다. 이는 신장의 세뇨관에 존재하는 상피세포들서 특히 중요하다. 제14장에서 배우겠지만 신장의 주요 기능 중 하나는 소변에서 물의 배설을 조절하는 것으로 이는 체액에서 물의 총량을 항상 일정하게 유지하는 데 기여한다. 신장 세뇨관의 상피세포에 존재하는 아쿠아포린은 어느 시점에라도 몸의 물 균형에 따라 그 수가 늘어나거나 줄어들 수 있다. 예를

표 4.2	물질이 막을 통과하는 경로의 중요한 특징				
	확산		매개수송		
	지질이중층을 통해	단백질 채널을 통해	촉진 확산	1형 능동수송	2형 능동수송
순 유량의 방향	높은 농도에서 낮은 농도로	높은 농도에서 낮은 농도로	높은 농도에서 낮은 농도로	낮은 농도에서 높은 농도로	낮은 농도에서 높은 농도로
평형 또는 정상상태	$C_o = C_i$	$C_o = C_i$*	$C_o = C_i$	$C_o \neq C_i$	$C_o \neq C_i$
내재성 막단백질 사용	아니요	예	예	예	예
고농도에서 최대 유량(포화)	아니요	아니요	예	예	예
화학적 특이성	아니요	예	예	예	예
에너지 이용 및 에너지원	아니요	아니요	아니요	예: ATP	예: 이온기울기 (주로 Na^+)
경로를 이용하는 전형적인 분자들	비극성: O_2, CO_2, 지방산	이온: Na^+, K^+, Ca^{2+}	극성: 포도당	이온: Na^+, K^+, Ca^{2+}, H^+	극성: 아미노산, 포도당, 몇몇 이온

* 막전위가 존재하는 상태에서는 정상상태에서의 세포 안과 밖의 이온 농도가 동일하지 않다.

들면 탈수된 개체에서는 신장 상피세포의 세포막에 존재하는 아쿠아포린의 수가 증가한다. 이를 통해 신장 관(duct)에서 생성된 소변으로부터 물을 빼내어 혈액으로 흡수시킨다. 이것이 바로 한 개체가 탈수되면 소변의 양이 감소하는 이유이다.

막을 가로지르는 물의 순 이동을 **삼투**(osmosis)라고 한다. 삼투는 용질 농도가 낮은 곳에서 높은 곳으로 진행된다. 또 다른 관점에서 보면, 물은 수분 농도가 높은 곳에서 수분 농도가 낮은 곳으로 이동한다. 단순 확산과 마찬가지로 이 움직임은 주로 엔트로피 법칙을 따른다. 또한 단순 확산과 마찬가지로 삼투는 두 구획에서 용질 농도를 균등하게 만들려는 경향이 있으며, ATP 가수분해 없이 진행된다. 하지만 단순 확산과 막을 통한 삼투는 정확히 같지 않다. 삼투는 정수압(hydrostatic pressure)에 의해 흐름이 억제될 수 있는 반면, 용질의 확산을 늦추거나 멈추게 하는 반대 힘은 존재하지 않는다. 이러한 현상 및 기타 생물물리학적 고려사항(biophysical considerations)에도 불구하고, 삼투에 의한 물의 이동을 단순 확산과 거의 유사한 것으로 간주하는 것이 유용하다.

물에 용질을 첨가하면 순수한 물의 농도에 비해 용액의 물 농도는 감소한다. 예를 들어 포도당과 같은 용질이 물에 용해되면 생성된 용액의 물 농도는 순수한 물의 농도보다 낮다. 각 포도당 분자는 이전에 물 분자가 차지했던 공간을 차지하기 때문에 주어진 부피의 포도당 용액에는 동일한 부피의 순수한 물보다 적은 수의 물 분자가 포함되어 있다(**그림 4.16**). 정량적인 용어로 나타내면, 순수한 물 1 L의 무게는 약 1,000 g이고 물의 분자량은 18이다. 따라서 순수한 물의 농도는 1,000/18 = 55.5 M이다. 수용액의 물 농도 감소는 대략 더해진 용질의 농도와 같다. 다시 말하면 하나의 용질 분자가 하나의 분자를 대체한다. 따라서 1 M 포도당 용액에서 물의 농도는 55.5 M이 아니라 대략 54.5 M이다. 용액에 물을 가하면 용질이 희석되듯이 물에 용질을 가하면 물이 '희석'된다. 용질의 농도가 커질수록 물의 농도는 낮아진다.

가해진 용질에 의해 물의 농도가 감소하는 정도는 수용액에 들어 있는 입자(분자나 이온)의 수(용질의 농도)에 의해 결정되며, 용질의 **화학적 성질**(chemical nature)과는 무관하다. 예를 들면 1 L의 수용액에 들어 있는 1 mol의 포도당은 1 mol의 아미노산이나 1 mol의 요소 또는 물에 녹아 단일 분자로 존재하는 1 mol의 다른 분자와 같은 정도로 물의 농도를 감소시킨다. 한편, 수용액에서 이온화되는 분자들은 형성되는 이온의 수에 비례해 물의 농도를 감소시킨다. 예를 들어 많은 단순 염(simple salt)은 수용액상에서 완전히 용해된다. 간단히 말해 체온과 혈액에서 발견되는 모든 염은 100% 해리된다고 가정해 보자. 즉 1 mol의 염화나트륨은 수

용액상에서 1 mol의 Na^+과 1 mol의 Cl^-을 형성하므로, 결과적으로 2 mol의 용질 입자를 생성하기 때문에 1 mol의 포도당이 용해되었을 때보다 물의 농도를 2배 감소시킨다. 똑같은 이유로 1 M의 $MgCl_2$ 수용액이 완전히 해리되면 1 M 포도당 수용액이 완전히 해리되었을 때와 비교해 물의 농도를 3배 감소시킨다.

수용액의 물 농도는 용질 입자의 수에 의해 결정되기 때문에 화학적 조성과는 관계없이 수용액에 들어 있는 용질 입자의 전체 농도를 지칭하는 농도 용어를 사용하는 것이 편리하다. 수용액의 전체 용질 농도를 **삼투농도**(osmolarity)라고 한다. 1 **오스몰**(osmol, Osm)은 1 mol의 용질 입자와 같다. 따라서 포도당 1 M 수용액은 1 Osm(1 osmol/L)인 반면, 1 M 소금물의 경우 1 L의 수용액에 2 Osm 입자를 갖고 있다. 1 mol의 포도당과 1 mol의 소금(NaCl)을 갖고 있는 1 L 수용액의 삼투농도는 3 Osm이다. 삼투농도가 3 Osm인 수용액은 1 mol의 포도당과 1 mol의 소금을 갖고 있을 수도 있고, 3 mol의 포도당을 갖고 있을 수도 있으며, 1.5 mol의 소금을 갖고 있을 수도 있다. 전체 용질의 농도가 3 Osm과 같다면 어떠한 용질의 조합도 가능하다[참고로, 혈액과 같은 대부분의 생리적 용액은 보통 밀리오스몰(mOsm) 범위이다].

삼투농도는 용질 입자의 농도를 나타내지만, 삼투농도가 높을수록 물 농도가 낮아지기 때문에 삼투농도는 용액의 물 농도를 결정한다. 동일한 삼투농도를 가진 두 용액의 물 농도는 같은데, 이는 단위부피당 총용질의 입자 수가 동일하기 때문이다.

물의 농도를 결정하는 이러한 원리가 막을 통한 물의 삼투에

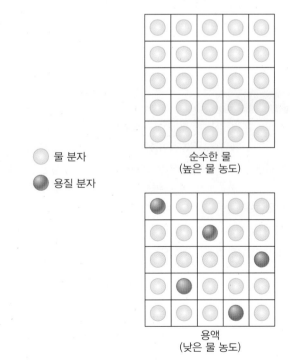

○ 물 분자

● 용질 분자

순수한 물
(높은 물 농도)

용액
(낮은 물 농도)

그림 4.16 순수한 물에 용질 분자를 더하면 용액의 물 농도는 낮아진다.

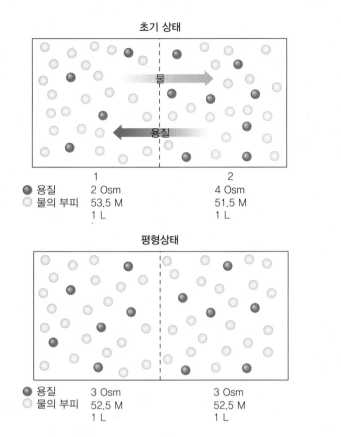

초기 상태

	1	2
● 용질	2 Osm	4 Osm
○ 물의 부피	53.5 M	51.5 M
	1 L	1 L

평형상태

● 용질	3 Osm	3 Osm
○ 물의 부피	52.5 M	52.5 M
	1 L	1 L

그림 4.17 동일한 부피의 두 구획 사이에서 물과 용질을 모두 투과할 수 있는 막을 통해 물과 용질의 순 확산이 이루어지면 각 구획의 부피 변화 없이 물과 용질 모두 확산 평형에 도달한다(좀 더 명확하게 설명하면, 모든 물 분자가 이 그림이나 그림 4.18에 나와 있지는 않다).

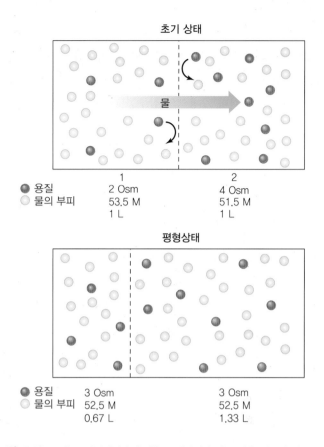

초기 상태

	1	2
● 용질	2 Osm	4 Osm
○ 물의 부피	53.5 M	51.5 M
	1 L	1 L

평형상태

● 용질	3 Osm	3 Osm
○ 물의 부피	52.5 M	52.5 M
	0.67 L	1.33 L

그림 4.18 물은 통과시키지만 용질은 통과시키지 않는 막을 가로지르는 물의 이동은 평형상태에서 두 구획의 부피를 변화시킨다. 이 경우 구획 1로부터 구획 2로 물의 순 확산(0.33 L)이 일어난다(단, 구획 2의 부피가 증가하면서 막이 늘어나 구획의 압력은 변함이 없다고 가정한다).

어떻게 응용되는지 알아보자. **그림 4.17**은 부피가 1 L인 2개의 구획이 용질과 물을 모두 투과시키는 막에 의해 분리된 것을 보여준다. 처음에 구획 1의 용질 농도는 2 Osm이고, 구획 2의 용질 농도는 4 Osm이다. 이와 같은 용질 농도의 차이는 막을 경계로 존재하는 두 구획의 물 농도 차이(구획 1에서는 53.5 M, 구획 2에서는 51.5 M)가 존재함을 뜻한다. 따라서 물은 농도가 높은 구획 1에서 구획 2로 순 확산할 것이고, 용질은 반대로 구획 2에서 구획 1로 순 확산할 것이다. 확산 평형에 도달하면 양 구획은 각각 동일한 용질 농도(3 Osm)와 물 농도(52.5 M)를 갖게 된다. 1 mol의 물이 구획 1에서 구획 2로 확산하고, 1 mol의 용질은 구획 2에서 1로 확산할 것이다. 구획 1에서는 1 mol의 용질이 1 mol의 물을 대체했고, 구획 2에서는 그 반대이기 때문에 각 구획에서 부피의 변화는 없다.

만약 물은 통과시키지만 용질은 통과시키지 않는 막으로 대체하면(**그림 4.18**) 전과 같이 물과 용질의 **농도**는 같아져서 평형에 도달하지만 각 구획의 **부피**가 변한다. 물은 구획 1에서 2로 확산한다. 그러나 막이 용질을 통과시키지 않기 때문에 용질이 반대 방

향으로 이동하지 않는다. 대신 두 구획의 물 농도가 같아질 때까지 물이 구획 2로 계속 확산한다. 구획 2의 용질 농도는 들어오는 물에 의해 낮아지고, 구획 1의 용질의 농도는 물이 빠져나가면서 점점 농축된다. 물이 확산 평형에 도달하면 두 구획의 삼투농도는 같아지고, 따라서 용질의 농도도 같아진다. 이와 같은 평형상태에 도달하려면 충분한 양의 물이 구획 1에서 2로 이동해 구획 2의 부피가 1/3 정도 증가해야 하며, 동시에 구획 1의 부피는 그만큼 감소한다. 용질을 투과시킬 수 없는 막으로 인해 삼투현상에 의해 부피가 변한다는 점에 주목하라.

지금까지는 앞에서 언급한 두 구획이 무한정 확장할 수 있어서 물의 순수 이동에 의한 압력 차이가 생기지 않는 것처럼 가정했다. 그러나 만약 그림 4.18의 구획 벽이 세포막처럼 조금만 확장할 수 있다면, 물의 이동으로 인해 구획 2의 압력이 증가하게 될 것이고, 이 압력에 의해 더는 물이 들어오지 못하게 될 것이다. 따라서 구획 2에 압력을 가함으로써 구획 2로의 물의 이동을 억제할 수 있다. 이러한 사실로부터 다음과 같은 중요한 결론을 내릴 수 있다. 용질을 포함하는 수용액이 **반투과성 막(semipermeable** membrane: 물은 투과시키지만 용질은 투과시키지 않는 막)에 의해 순수한 물과 분리될 때, 물이 용액으로 유입되는 것을 방지하기 위해 용액에 가해져야 하는 압력을 수용액의 **삼투압**(osmotic pressure)이라고 한다. 수용액의 삼투농도가 클수록 삼투압도 커진다. 명심할 것은, 삼투압이 물 분자를 수용액으로 이동시키는 압력이 아니라 삼투현상으로 유발된, 수용액 방향으로의 물의 순 이동을 **저지**(prevent)하기 위해 수용액에 가해지는 압력이라는 점이다. 삼투농도와 마찬가지로 수용액의 삼투압도 수용액의 물 농도를 나타내는 값이다. 즉 물 농도가 낮을수록 삼투압은 커진다.

세포외액의 삼투농도와 세포 부피

삼투에 대해 위에서 설명한 원리를 이제 세포에 적용해 보자. 세포는 삼투로 물이 막을 가로질러 이동하는 데 필요한 모든 조건을 충족한다. 세포내액과 세포외액은 모두 물을 가지고 있고, 세포는 물에 대해서는 투과성이 매우 높지만 많은 물질에 대해서는 불투과성인 막으로 둘러싸여 있다. 세포막을 투과하지 못하는 물질을 **비투과성 용질**(nonpenetrating solute)이라고 하며, 이들은 지질 이중층을 통과하지 못한다.

세포 밖 용질 입자의 대부분은 Na^+과 Cl^-이다. 이들은 세포막에 존재하는 이온 채널을 통해 세포 내로 확산해 들어오거나 2형 능동수송 과정에서 세포 내로 수송된다. 그러나 앞서 보았듯이 세포막에는 Na^+/K^+-ATP 가수분해효소가 존재해 Na^+을 세포 밖으로 능동적으로 퍼낸다. 따라서 Na^+은 세포 내로 유입되지만 바로 세

포 밖으로 유출되어 마치 Na^+은 전혀 세포 안으로 들어오지 않은 것처럼 간주될 수 있다. 이런 이유로, 세포 밖에 존재하는 Na^+은 비투과성 용질처럼 행동한다. 또한 Cl^-은 막전위로 인해 형성된 전기적 반발력과 여러 가지 운반체에 의해 세포 내로 유입된 즉시 유출된다. Na^+처럼 세포 밖의 Cl^-도 비투과성 용질처럼 행동한다.

세포 안에서 가장 많이 존재하는 용질 입자는 K^+과 여러 가지 유기 용질이다. 대부분의 유기 용질은 커다란 극성 분자로서 세포막을 통과할 수 없다. K^+은 K^+ 채널을 통해 세포 밖으로 확산해 나갈 수 있지만 Na^+/K^+-ATP 가수분해효소 펌프에 의해 세포 안으로 능동수송된다. 이러한 작용 결과 세포 밖의 Na^+이나 Cl^-과 마찬가지로 K^+도 세포막을 통과하지 못하는 비투과성 용질처럼 행동하는데, 세포내액에 존재한다는 사실만 다를 뿐이다. 따라서 세포막을 사이에 두고 Na^+과 Cl^-은 세포 밖에서, K^+과 유기 용질은 세포 안에서 비투과성 용질처럼 행동한다.

세포외액의 삼투농도는 대체로 285~300 mOsm 정도이다(앞으로 특별한 언급이 없으면 300으로 간주한다). 물이 세포막을 가로질러 확산할 수 있기 때문에 세포내액과 세포외액의 물은 확산 평형에 도달한다. 평형상태에 도달 시 세포내액과 세포외액의 삼투농도는 대략 300 mOsm 정도로 동일하다. 세포외액의 삼투농도가 변하면 물이 세포막을 통과할 수 있기 때문에 세포는 이 장도입부에서 보여준 적혈구 사진처럼 쪼그라들거나 부풀어 오르게 된다.

세포내액의 삼투농도가 300 mOsm인 세포를 비투과성 용질이 녹아 있는 300 mOsm 수용액에 넣으면 세포 안팎의 물의 삼투농도가 같고 용질의 이동도 없기 때문에 세포가 쪼그라들지도, 부풀어 오르지도 않는다. 이와 같은 수용액을 **등장액**(isotonic solution, **그림 4.19**)이라고 하며, 세포 크기에 변화를 유발하지 않는 용액을 의미한다. 등장액은 정상적인 세포외액과 동일한 비투과성(nonpenetrating) 용질 농도를 갖는다. 반면, 세포내액보다 낮은 농도의 비투과성 용질을 가진 수용액, 즉 **저장액**(hypotonic solution)에서는 삼투현상에 의해 물이 세포 밖에서 안으로 유입되기 때문에 세포가 부풀어 오른다. 300 mOsm 이상의 비투과성 용질이 녹아 있는 수용액, 즉 **고장액**(hypertonic solution)에서는 세포내액이 세포외액(이 경우 세포외액의 물 농도가 낮다고 볼 수 있다)으로 빠져나가기 때문에 세포는 쪼그라든다.

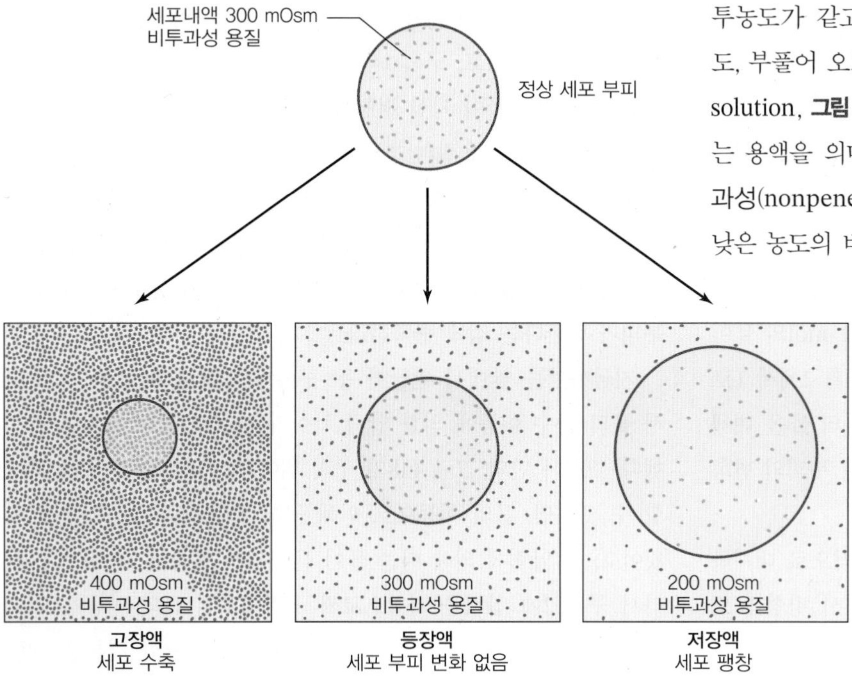

수용액의 비투과성 용질의 농도(전체 삼투농도가 아닌)가 수용액의 긴장성(등장성, 저장성, 고장성)을 결정한다. 반면, 지질이중층을 쉽게

세포내액 300 mOsm
비투과성 용질

정상 세포 부피

고장액	등장액	저장액
400 mOsm 비투과성 용질	300 mOsm 비투과성 용질	200 mOsm 비투과성 용질
세포 수축	세포 부피 변화 없음	세포 팽창

그림 4.19 고장액, 등장액, 저장액에 의해 유발되는 세포 부피의 변화.

표 4.3	용액의 삼투농도와 긴장성을 지칭하는 용어*		
등장성	세포 부피의 변화를 일으키지 않는 용액. 막투과성 용질의 농도와 무관하게 300 mOsmol/L의 비투과성 용질을 포함하는 것		
고장성	세포를 쪼그라들게 하는 용액. 막투과성 용질의 농도와 무관하게 300 mOsmol/L 이상의 비투과성 용질을 포함하는 것		
저장성	세포를 팽창시키는 용액. 막투과성 용질의 농도와 무관하게 300 mOsmol/L 미만의 비투과성 용질을 포함하는 것		
등삼투성	막투과성 및 비투과성 용질의 조성과 무관하게 300 mOsmol/L의 용질을 포함하는 용액		
고삼투성	막투과성 및 비투과성 용질의 조성과 무관하게 300 mOsmol/L 이상의 용질을 포함하는 용액		
저삼투성	막투과성 및 비투과성 용질의 조성과 무관하게 300 mOsmol/L 미만의 용질을 포함하는 용액		

* 세포내 삼투농도 300 mOsm을 기준으로 정의한 용어이며, 이는 인간 세포의 범위 내지만 절대적인 고정 수치는 아니다.

확산하는 용질[**투과성 용질**(penetrating solutes)]은 수용액의 긴장성에 기여하지 않는다. 그 이유는 투과하는 용질은 세포막을 통해 빠르게 평형을 이루기 때문이다.

또 다른 용어인 **등삼투성**(isoosmotic), **저삼투성**(hypoosmotic), **고삼투성**(hyperosmotic)은 용질의 투과성 여부와 무관하게 정상적인 세포외액과 비교했을 때 수용액의 삼투농도를 의미한다. 따라서 이 두 용어는 동의어가 아니다. 예를 들어 각각 150 mOsm의 비투과성 Na^+ 및 Cl^-, 그리고 100 mOsm의 투과성 요소(urea)가 녹아 있는 1 L 용액의 전체 삼투농도는 400 mOsm이 되고, 따라서 고삼투성이다. 그러나 용액 안에 세포를 넣어도 세포의 부피는 변하지 않는 등장액이다. 처음에는 세포내액의 물이 세포외액으로 이동해 세포는 쪼그라든다. 하지만 세포 밖의 요소가 재빨리 세포 안으로 확산해 세포내액과 세포외액의 삼투농도는 같아지게 된다. 따라서 평형상태에서는 세포 안팎의 물의 농도가 동일하며, 세포의 최종 부피도 변하지 않는다. 이는 세포외액이 고장액 상태를 유지해도(300 mOsm 이상) 마찬가지이다. **표 4.3**은 용액의 삼투농도와 긴장성(tonicity)을 서술하는 데 사용되는 여러 가지 용어를 비교한 것이다.

4.4 세포내섭취작용과 세포외배출작용

확산과 매개성 수송 이외에 물질이 세포 안으로 들어오거나 세포 밖으로 나가도록 하는 또 다른 경로가 있는데, 이 경로에서는 분자가 세포막의 구조적 장벽을 통과할 필요가 없다. 세포의 단

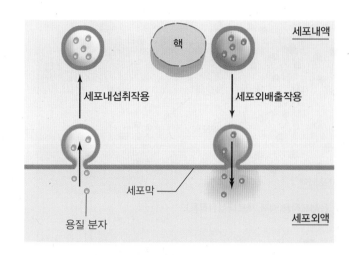

그림 4.20 세포내섭취작용과 세포외배출작용.

면을 현미경으로 관찰하면 세포막의 여러 부분이 세포 안으로 접혀져 떨어져 나오면서 적은 양의 세포외액을 담고 있는 작은 주머니를 형성하는 것을 볼 수 있다. 이러한 과정을 **세포내섭취작용**(endocytosis)이라고 한다(**그림 4.20**). 유사한 과정이 역방향으로 일어나기도 하는데, 세포질에 존재하는 막으로 싸인 소낭이 세포막과 융합해 소낭의 내용물을 세포 밖으로 분비하는 과정을 **세포외배출작용**(exocytosis)이라고 한다(그림 4.20 참조).

세포내섭취작용

일반적으로 세 가지 유형의 세포내섭취작용이 진행된다: 음세포작용('세포 마시기'), 식세포작용('세포 먹기'), 수용체 매개성 세포내섭취작용(**그림 4.21**).

음세포작용

액체 세포내섭취작용(fluid endocytosis)이라고도 하는 **음세포작용**(pinocytosis)에서는 내포낭(endocytotic vesicle)이 적은 양의 세포외액을 둘러싼다. 소낭은 주변에 존재하는 용질과 함께 세포외액을 둘러싸기 때문에 이 과정은 비특이적이다. 용질은 이온이나 영양소, 크기가 작은 세포외 분자일 수 있다. 거대분자나 다른 세포, 세포의 잔해는 일반적으로 이 과정을 통해 세포 내로 유입되지 않는다.

식세포작용

식세포작용(phagocytosis)에 관여하는 세포는 세균이나 손상된 조직의 세포 잔해 같은 큰 조각을 삼킨다. 이 세포내섭취작용에서는 위족(pseudopodia)이라 하는 확장된 형태의 세포막이 입자 표면을 완전히 둘러싼 후 전체를 삼킨다. 내용물을 포함한 위족은

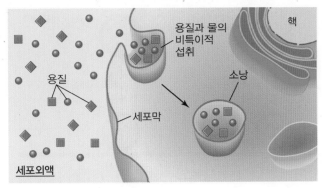

(a) 음세포작용(액체 세포내섭취작용)

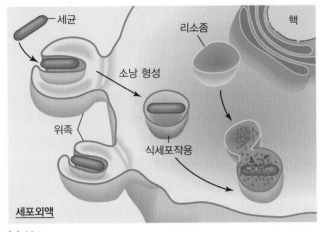

(b) 식포

(c) 수용체 매개성 세포내섭취작용

그림 4.21 음세포작용, 식세포작용, 수용체 매개성 세포내섭취작용. (a) 음세포작용의 경우 세포외액의 용질과 물이 비특이적으로 내포낭으로 들어온다. (b) 식세포작용의 경우 특수화된 세포에서 세포막을 확장해 위족을 형성해 세균이나 다른 세포의 잔해 같은 거대분자를 삼킨다. 소낭은 리소좀과 융합하며, 리소좀에 들어 있는 효소나 다른 분자에 의해 소낭의 내용물이 파괴된다. (c) 수용체 매개성 세포내섭취작용의 경우 세포는 세포막의 수용체와 결합하는 특정한 리간드(세포외액에 존재)를 인식한다. 이 결합이 세포내섭취작용을 유발한다. 이 그림에서 리간드-수용체 복합체는 클라스린-피막 소낭에 의해 내재화된 후 엔도좀과 융합(설명의 단순화를 위해 어댑터 단백질은 그림에서 생략했다)한다. 리간드는 더 변형되기 위해 골지체로 이동하거나 리소좀으로 이동한다. 수용체는 일반적으로 세포막으로 되돌아가 재사용된다.

세포 안으로 들어오는 과정에서 **식포**(phagosome)라는 커다란 소낭으로 융합된다. 식포는 이동해 세포질에서 리소좀과 융합하며, 그 내용물은 리소좀의 효소와 다른 분자에 의해 분해된다. 세포의 대부분이 음세포작용을 따르는 반면, 면역계(제18장) 세포와 같은 소수의 특정 유형의 세포만이 식세포작용을 수행한다.

수용체 매개성 세포내섭취작용

음세포작용 및 식세포작용과는 대조적으로 대부분의 세포는 세포의 기능과 구조에 중요한 분자를 선택적으로(specifically) 받아들일 수 있는 능력이 있다. **수용체 매개성 세포내섭취작용**(receptor-mediated endocytosis)에서는 세포외액의 특정 분자가 세포막의 외부 표면에 존재하는 특정 단백질과 결합한다. 이런 단백질을 **수용체**(receptor)라 하며, 각 수용체는 하나의 리간드를 친화성 높게 인식한다(3.8절의 단백질과 리간드의 상호결합 참조).

수용체 매개성 세포내섭취작용의 한 형태에서는 리간드가 결합하면 수용체는 구조적 변형을 일으키는데, 일련의 과정을 거친 후 **클라스린**(clathrin)이라는 세포질 단백질을 세포막으로 불러들이게 되면 어댑터(adaptor) 단백질이라 하는 단백질의 한 부류가 리간드-수용체 복합체를 클라스린과 연결한다. 이렇게 연결된 복합체는 새장과 같은 구조를 형성하고, 리간드와 결합한 수용체를 막 일부분으로 응집시킨다. 그런 다음 세포 안으로 함입시켜 **클라스린-피막 소공**(clathrin-coated pit)을 형성하고, 그 후 막으로부터 떨어져 나와 클라스린-피막 소낭(clathrin-coated vesicle)을 형성한다.

세포섭취내작용이 일어나기 전에 리간드-수용체 복합체를 세포막의 개별 패치로 국소화시킴으로써 세포는 많은 양의 세포외액을 삼키지 않고도 막의 여러 부위로부터 농축된 양의 리간드를 얻을 수 있다. 따라서 수용체 매개성 세포내섭취작용은 한 종류의 수용체와 결합한 특정 리간드를 내포낭에서 선택적으로 농축할 수 있게 해준다.

수용체 매개성 세포내섭취작용에서 세포막으로부터 내포낭의 분리가 일어날 때 클라스린 피막은 제거되고 클라스린 단백질은 막으로 돌아가 재사용된다. 그다음, 소낭은 세포의 종류와 삼켜진 리간드에 따라 몇 가지 가능한 운명을 갖는다. 어떤 소낭은 세포 소기관의 막과 융합해 소낭에 담긴 내용물을 세포소기관 내강으로 유입시킨다. 또 다른 내포낭은 세포질을 가로질러 세포의 반대편 세포막과 융합해 세포외액으로 내용물을 방출한다. 이것은 단백질과 같은 거대분자가 신체의 두 유체 구획(예: 혈액과 간질액)을 분리하는 세포층을 가로질러 이동하는 경로를 제공한다. 유사한 과정을 통해 소량의 거대분자가 장 상피를 가로질러 이동할 수 있게 한다.

대부분의 내포낭은 세포막과 골지체 사이에 존재하는 엔도솜(제3장)으로 알려진 일련의 세포내 소낭 및 관형 요소와 융합된다. 골지체와 마찬가지로 엔도솜은 소낭의 내용물과 소낭막을 다양한 장소로 분배하는 분류 기능을 수행한다. 내포낭의 내용물 중 일부는 엔도솜에서 골지체로 전달되어 리간드가 수정되고 처리된다. 다른 내포낭은 단백질, 다당류, 핵산 같은 거대분자를 절단하는 분해효소를 내포하는 세포소기관인 리소좀과 융합한다. 엔도솜 소낭과 리소좀 막의 융합은 소낭의 내용물을 리소좀의 소화효소에 노출시킨다. 마지막으로, 많은 경우 소낭과 함께 내재화되었던 수용체는 재사용되어 세포막으로 되돌아간다.

세포내섭취작용이 일어날 때마다 세포 표면으로부터 적은 양의 막이 제거된다. 세포내섭취작용이 활발히 일어나는 세포에서는 1시간에 전체 세포막의 100% 이상이 내재화되지만 세포막의 표면적은 일정하게 유지된다. 이는 세포외배출작용 과정에서 세포막과 융합하는 소낭막에 의해 거의 유사한 속도로 대체되기 때문이다. 세포내섭취작용 중 세포 내로 유입된 세포막 단백질의 일부는 엔도솜 막에 저장되어 있다가 적절한 신호를 받으면 **세포외배출작용** 과정에서 세포막과 융합함으로써 되돌아간다.

세포외배출작용

세포외배출작용은 세포에서 두 가지 중요한 기능을 수행한다.

- 세포내섭취 과정 중에 제거된 세포막 일부를 대체하는 역할과 이 과정에서 막의 성분을 새롭게 추가한다.
- 세포에 의해 합성되지만 막을 통과하지 못하는 분자(단백질 호르몬)를 세포외액으로 분비하는 경로를 제공한다.

세포는 세포외배출작용에 의해 분비될 물질을 소낭으로 어떻게 포장할까? 새롭게 합성된 단백질이 소포체의 내강으로 들어가서 골지체를 거치면서 가공되는 과정을 제3장에서 논의했다. 세포 밖으로 분비될 단백질은 골지체로부터 소낭 형태로 떨어져 나와 세포막으로 이동하고, 세포외배출작용에 의해 소낭 내용물이 세포외액으로 분비된다. 일부의 경우 물질은 소낭막에 존재하는 매개 운반체를 통해 소낭으로 들어간다.

세포외배출작용에 의한 물질의 분비는 대부분 세포에서 세포 내 Ca^{2+} 농도를 증가시키는 자극에 의해 촉발된다. 제5장과 제6장에서 논의하겠지만 이러한 자극은 세포막이나 세포소기관 막의 Ca^{2+} 채널을 열게 한다. 세포질 내 Ca^{2+} 농도의 증가는 소낭막과 세포막의 융합을 촉진하고 소낭 내용물을 세포외액으로 방출시키는 데 관여하는 단백질을 활성화한다. 만약 자극이 도달한 후에 물질이 합성된다면 시간이 오래 걸리지만, 분비성 소낭(secretory vesicles)에 저장된 물질은 자극에 반응해 바로 분비되므로 시간적 지연이 없다.

세포외배출작용은 대부분의 뉴런 간 신호전달에 관여하는 기전으로서, 뉴런 세포 내 분비성 소낭이 세포막과 융합하면서 분비성 소낭에 저장된 신경전달물질이 방출되면서 뉴런 간 신호전달이 이루어진다. 이는 또한 내분비세포로부터 많은 종류의 호르몬이 세포외액으로 분비되는 데 사용되는 중요한 경로이다.

세포외배출작용을 능동적으로 수행하는 세포는 보상성 세포내섭취작용(compensatory endocytosis)이라 하는 과정을 통해 막의 일부를 재생한다. 이 과정의 기전에 관한 것은 아직 불확실하지만, 클라스린 및 비클라스린 매개성 과정에 의해 매개될 수 있으며, 세포막 물질을 세포질에서 복원해 새로운 분비성 소낭을 형성하는 데 사용될 수 있다. 또한 세포막의 확인되지 않은 팽창을 막는 데 기여한다.

4.5 상피수송

제1장에서 논의한 대로 상피세포는 속이 비어 있는 기관 또는 관을 둘러싸고 있으며, 이러한 표면을 통과하는 물질의 흡수와 분비를 조절한다. 상피세포의 한쪽 표면은 속이 비거나 액체로 채워진 공간을 접하게 되는데, 이쪽 면의 상피세포 세포막을 상피조직의 **정단막**(apical membrane) 또는 내강막(luminal membrane)이라고 한다(그림 1.2와 3.9절 참조). 반대편 세포막은 보통 혈관계와 접하게 되는데, 이를 **기저측면막**(basolateral membrane) 또는 장막(serosal membrane)이라고 한다.

물질이 상피세포층을 통과하는 두 가지 경로는 (1) 인접한 상피세포 사이에서 확산에 의해 통과하는 **세포간극경로**(paracellular pathway)와 (2) 정단막 또는 기저측면막을 가로질러 세포 안으로 들어가 세포질을 통해 확산하고 반대편 막을 통해 나오는 **세포횡단경로**(transcellular pathway)이다(**그림 4.22**). 인접한 세포 사이에 존재하는 밀착연접(tight junction)은 상피세포의 내강 쪽을 봉합하기 때문에(제3장 참조) 세포간극경로를 통한 확산은 제한적이다. 작은 크기의 이온이나 물은 밀착연접을 어느 정도 통과할 수 있지만, 밀착연접으로 인해 감소된 면적 때문에 확산이 제한된다.

세포횡단경로에서 상피세포의 세포막을 가로지르는 분자 이동은 앞서 설명한 막을 통한 이동경로(확산과 매개성 수송)를 따라 일어난다. 그러나 정단막과 기저측면막에서의 수송과 투과성은 서로 다르다. 이러한 두 막은 종종 서로 다른 이온 채널과 매개성 수송에 이용되는 서로 다른 운반체를 갖고 있다. 이러한 차이로 인해 물질은 상피조직 한쪽 면의 낮은 농도로부터 다른 쪽의 높은 농도 방향으로 순 이동이 가능하다. 이와 같은 수송의 예로는 위나 위장관으로부터 혈액으로의 물질 운반, 소변 생성 과정에서 신장의 세뇨관과 혈액 사이의 물질 이동, 땀샘과 같은 분비샘에서 염이나 수분이 분비되는 것 등이 있다.

그림 4.23과 **그림 4.24**는 상피조직을 통한 능동수송의 두 가지 예를 보여준다. 대부분의 상피조직에서 Na^+은 내강으로부터 혈관 쪽으로 능동수송된다. 즉 정단막을 통해 내강에서 상피세포로 Na^+이 이동 시 Na^+ 채널을 통한 확산에 의해 진행된다(그림 4.23 참조). 이는 반대쪽인 기저측면막에 존재하는 Na^+/K^+-ATP 가수

분해효소의 작용으로 Na^+이 세포 밖으로 능동수송되어 세포 내 Na^+ 농도가 상대적으로 낮게 유지되기 때문이다. 다시 말해 Na^+은 농도기울기를 따라 세포 안으로 이동하고, 농도기울기에 역행해 세포 밖으로 배출된다. 즉 Na^+은 세포횡단경로를 통해 낮은 농도에서 높은 농도 쪽으로 상피조직을 가로질러 이동할 수 있다.

그림 4.24는 세포횡단경로를 통해 상피조직을 통과하는 유기 분자의 능동적 흡수를 나타낸 것이다. 이 경우 유기 분자 X의 정단막을 통한 수송은 Na^+이 농도기울기를 따라 세포 안으로 이동하는 것과 연계된 2형 능동수송체에 의해 일어난다. 이 과정에서 X는 내강액의 낮은 농도에서 세포 내의 높은 농도 쪽으로 이동한다. 그런 다음 촉진 확산에 의해 기저측면막을 통과해 세포를 빠져나가는데, 세포 안의 높은 농도로부터 혈관에 인접한 쪽 세포외액의 낮은 농도 방향으로 이동한다. 혈관과 인접한 쪽 세포외액의 유기 분자 농도는 궁극적으로 내강 쪽 농도보다 높아질 수 있는데, 이는 혈관과 인접한 쪽의 세포외액 유기 분자 X의 농도는 정단막을 통해 유입된 유기 분자 X의 세포 내에서의 높은 농도와 평형에 도달하기 때문이다.

비록 물이 세포막을 통해 능동적으로 수송되지 않는다 해도, 상피조직을 가로지르는 여러 가지 물질, 특히 Na^+의 능동수송 결

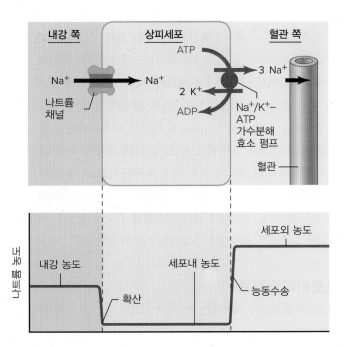

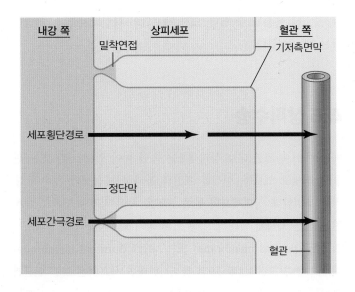

그림 4.22 물과 용질이 상피조직을 통과해 이동하는 두 가지 경로로서, 여기서는 관 또는 속이 비어 있는 기관의 내강에서 혈액으로 이동하는 것을 보여준다.

그림 4.23 상피세포를 가로질러 진행되는 Na^+의 능동수송. 상피세포를 가로지르는 Na^+의 운반은 여기에서 보여주듯이 전형적으로 Na^+/K^+-ATP 가수분해효소 펌프에 의해 한쪽 면의 세포막을 가로질러 세포 밖으로 배출되는 1형 능동수송을 항상 포함한다. Na^+이 반대편 세포막을 통해 세포 안으로 유입되는 것은 항상 농도기울기를 따라 진행된다. Na^+의 세포 내 유입은 이 예처럼 종종 Na^+ 채널을 통한 확산에 의지하거나 2형 능동수송체에 의해 진행된다. 아래쪽 그림은 상피세포를 가로질러 수송되는 용질의 농도 그래프이다.

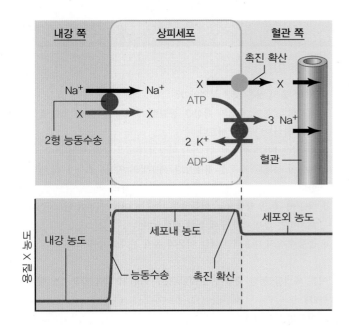

그림 4.24 대부분의 유기 용질(X)이 상피조직을 통과하는 방법은 농도기울기를 따라 세포 내로 확산되는 Na^+의 이동과 연계된 2형 능동수송을 통해서이다. 그런 다음 이 유기물질은 촉진 확산에 의해 농도기울기를 따라 혈관과 인접한 세포외액으로 이동한다. 아래쪽 그림은 상피세포를 가로질러 수송되는 용질의 농도 그래프이다.

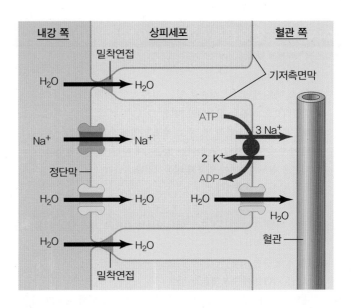

그림 4.25 상피조직을 가로지르는 물의 순 이동은 용질의 순 이동에 좌우된다. 세포를 가로질러 간질액으로 Na^+이 능동수송되면 이 부위의 삼투농도는 증가하는 반면, 내강의 삼투농도는 감소한다. 이로 유발된 삼투현상에 의해 물은 용질의 순 이동방향과 같은 방향으로 이동하게 된다. 물은 막에 존재하는 아쿠아포린을 통해 확산(세포횡단경로)하거나, 상피세포 사이의 밀착연접을 통해 확산(세포간극경로)한다.

과로 형성되는 삼투현상에 의해 물의 순 이동이 일어난다. Na^+의 능동수송은 앞에서 설명한 대로 상피층의 한쪽 면(앞선 예에서는 내강 쪽)에서의 농도는 감소시키고 다른 쪽에서는 농도를 증가시킨다. 용질 농도의 변화는 상피조직 양쪽에서 물의 농도를 변화시킨다. 물 농도의 변화는 삼투현상에 의해 Na^+의 농도가 낮은 쪽에서 높은 쪽으로 물을 이동시킨다(**그림 4.25**). 따라서 용질이 상피조직을 통과해 순 이동할 때 물도 같은 방향으로 이동한다. 제14장에서 배우겠지만, 이는 신장의 상피세포가 소변으로부터 혈액으로 물을 재흡수하는 주된 방법이며 또한 장에서 혈액으로 물을 재흡수하는 주요 방법이기도 하다(제15장).

해답은 책 뒷부분에 있다.

1. 다음 중 이온 채널의 특성으로 맞는 것은 무엇인가?
   a. 일반적으로 지질로 구성되어 있다.
   b. 보통은 세포막의 한쪽 면, 주로 세포 안쪽에만 존재한다.
   c. 세 가지 유형의 채널 중 하나가 있는지에 따라 열리고 닫힌다.
   d. 이온을 농도기울기에 역행해 이동시킨다.
   e. 촉진 확산에 관여한다.

2. 다음 중 직접 혹은 간접적으로 에너지원을 필요로 하지 않는 것은 무엇인가?
   a. 1형 능동수송
   b. Na^+/K^+-ATP 가수분해효소 펌프
   c. 세포막을 가로질러 칼슘 이온기울기를 생성하기 위해 세포가 사용하는 기전
   d. 세포막을 통한 포도당의 촉진 확산
   e. 2형 능동수송

3. 세포가 들어 있는 등삼투성 식염수에 적은 양의 요소를 첨가하면 어떤 일이 일어나는가?
   a. 세포는 쪼그라든 상태를 유지한다.
   b. 세포는 처음에는 쪼그라들지만 시간이 조금 지나면 원래의 부피를 회복한다.
   c. 세포는 팽창한 상태를 유지한다.
   d. 세포는 처음에는 팽창하지만 시간이 조금 지나면 원래의 부피를 회복한다.
   e. 요소는 일시적이라도 세포의 부피에 어떠한 영향도 주지 않는다.

4. 상피세포에 대한 설명 중 옳은 것(들)은 무엇인가?
   a. 전하를 띠지 않는 분자만이 상피세포의 표면을 통해 이동할 수 있다.
   b. 정단막(내강막)과 기저측면막은 서로 다른 기능을 수행한다.
   c. 밀착연접을 형성하지 않는다.
   d. 대부분의 운반 기능은 Na^+/K^+-ATP 가수분해효소 펌프의 활성에 의존한다.
   e. b와 d 둘 다 맞다.

5. 다음 중 옳지 않은 것은 무엇인가?
   a. 세포막을 통한 용질의 확산은 동일한 두께의 물 층을 통한 동일 용질의 확산보다 훨씬 빠르다.
   b. K^+ 같은 1개의 이온은 한 가지 이상의 채널을 통해 확산할 수 있다.
   c. 지용성 용질은 수용성 용질보다 세포막의 지질이중층을 더 잘 통과한다.
   d. 용질이 촉진 확산으로 이동하는 속도는 어떤 시점에라도 세포막에 위치하는 운반체의 수에 의해 제한된다.
   e. 공동수송의 대표적인 예는 이온과 유기 분자의 수송이다.

6. 이온 채널을 통한 확산을 고려할 경우 어떤 추진력/힘을 고려해야 하는가?
   a. 이온의 농도기울기
   b. 전기적 기울기
   c. 삼투
   d. 촉진 확산
   e. a와 b

7. 서로 반대 방향으로 움직이는 용질 유량의 차이를 ＿＿＿＿＿＿＿＿＿(이)라 한다.

8. ＿＿＿＿＿＿＿＿＿＿에서는 세포의 세포질에서 막에 결합된 소낭이 세포막과 융합해 그 내용물을 세포외액으로 방출한다.

9. 물이 세포막을 통과하는 채널을 ＿＿＿＿＿＿＿＿(이)라 한다.

10. ＿＿＿＿＿＿＿＿＿＿＿(은)는 포도당이 세포막을 가로질러 이동하는 과정을 지칭하는 용어이다.

생리학에서의 세포 신호전달

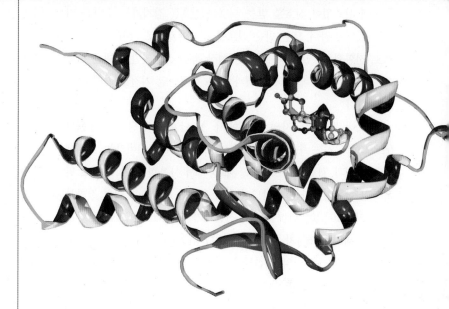

수용체(파란색 공과 막대 모형)에 결합한 리간드(리본 도해)의 컴퓨터 이미지.
Dr. Mark J. Winter/Science Source

항상성 조절계가 신체의 정상적인 내부 환경을 유지하는 방법을 제1장에서 배웠다. 조절계가 작동하려면 세포들이 상당히 먼 거리에서도 서로 통신할 수 있어야 한다. 세포내 통신은 대부분 화학전달자에 의해 중재된다. 이 장에서는 이러한 전달자가 표적세포와 어떻게 상호작용하는지, 또한 이러한 상호작용이 어떻게 세포내 연쇄반응을 일으켜 세포가 반응하도록 하는지를 다룬다. 이 장을 공부할 때 **세포 사이**의 화학전달자와 **세포내** 화학전달자의 통신을 구별하도록 주의해야 한다. 이 장에서는 신경계와 내분비계 및 다른 기관계가 어떻게 작용하는지를 이해하는 데 필요한 기초지식을 제공한다. 시작하기 전에, 제3장에서 다룬 리간드와 단백질의 상호작용에 대한 내용을 복습하면 이 장을 이해하는 데 도움이 될 것이다.

이 장의 자료들은 세포, 조직, 기관 사이의 정보 흐름은 항상성의 필수적인 특징이며, 생리학적 과정의 통합을 허용한다는 생리학의 일반 원리를 명확히 설명한다. 이러한 여러 가지 다양한 과정은 제6장에서 자세히 다루며, 이 책 전반에서 계속 언급할 것이지만, 여기에 설명한 것처럼 다른 구조와 과정을 연결하는 정보 흐름의 기전은 많은 공통된 특징을 공유한다. ■

5.1 수용체

제1장에서는 하나의 세포에서 다른 세포로 신호를 전달할 수 있는 여러 종류의 화학전달자를 배웠다. 화학전달자의 종류에는 비교적 짧은 거리에서 신호를 빠르게 전달하는 신경전달물질과 신호를 천천히 그리고 멀리 전달하는 호르몬이 있다. 화학전달자의 종류에 상관없이 신호를 받는 세포는 신호를 감지하는 수단을 가지고 있어야 하며, 또한 받은 신호를 생리학적으로 의미 있는 반응으로 전환할 수 있는, 예를 들면 성장 촉진 신호전달에 대한 반응으로 세포분열이 일어나는 것과 같은 신호전달 기전도 가지고 있어야 한다.

세포내 화학전달자의 작용에서 첫 단계는 전달자가 **수용체**(receptor) 또는 수용체 단백질(receptor protein)이라는 표적세포 단백질과 결합하는 것이다. 제3장에서 사용한 일반 용어로 말하자면 화학전달자는 리간드이며, 수용체는 리간드에 대한 결합부위를 가지고 있는 단백질이다. 전달자가 수용체 단백질에 결합하면 수용체의 구조(3차 구조, 그림 2.17 참조)를 변화시켜 활성화한다. 세포에서는 일련의 사건들을 개시해 세포가 전달자에 반응하게 되는 과정, 즉 **신호전달**(signal transduction)이라는 과정을 일으키게 된다. '신호'는 수용체의 활성화를 말하며, '전달'은 자극이 반응으로 변환되는 과정을 나타낸다. 이 절에서는 여러 수용체에 공통되는 일반적인 특징을 알아보고, 수용체와 리간드 사이의 상호작용에 대한 내용과 수용체가 어떻게 조절되는지에 대한 몇 가지 예를 제시할 것이다.

수용체의 유형

세포에서 화학전달자가 결합하는 수용체의 본질은 무엇일까? 수용체는 세포의 세포막이나 세포질 또는 핵 안에 있는 단백질 또는 당단백질이다. 수용체가 있는 장소는 흔히 세포막인데, 이는 전달자가 대부분 수용성이어서 소수성의 세포막을 통과해 확산하기 어렵기 때문이다. 반면에 일부 적은 수의 지용성 전달자는 막을 통과해 세포 내에 있는 수용체와 결합하기도 한다. 세포막 수용체는 막관통 단백질이므로 세포막 전체에 걸쳐 있다.

세포막 수용체

세포막 수용체의 전형적인 예를 **그림 5.1a**에서 볼 수 있다. 세포막 수용체는 다른 막관통 단백질과 마찬가지로 비교적 소수성을 띠는 부분은 막 안에 묻혀 있고, 친수성을 띠는 부분은 막에서부터 밖의 세포외액 쪽으로 뻗어 나가 있으며, 또 다른 친수성 부분은 세포내액 쪽으로 뻗어 있다. 도달한 화학전달자는 수용체의 세포외 부분에 결합한다. 수용체의 세포내 영역은 신호전달 과정에 관여한다.

세포내 수용체

세포내 수용체는 세포막에 위치하지 않고 세포질이나 세포핵에 존재하며 매우 다른 구조를 가지고 있다(**그림 5.1b**). 그러나 세포막 수용체와 마찬가지로 전달자와 조절 부위로 작용하는 다른 부분을 묶는 부분을 가진다. 또한 세포막 수용체와는 달리 DNA에 결합하는 부분을 가지고 있다. 이것은 수용체의 일반적인 두 가지 유형의 중요한 차이 중 하나이다. 세포막 수용체는 DNA와 상호작용하지 않고 신호를 전달할 수 있지만, 모든 세포내 수용체는 유전자와의 상호작용을 통해 신호를 전달한다.

수용체와 리간드의 상호작용

수용체와 리간드의 상호작용을 정의하는 네 가지 주요 특징은 특이성, 친화성, 포화, 경쟁이다.

특이성

화학전달자가 수용체에 결합하면 세포 반응을 일으키는 일련의 활동을 개시한다. 세포내 통신 과정에 수용체가 관여하기 때문에 **특이성**(specificity, 표 5.1에 있는 수용체에 관한 용어해설 참조)이라는 중요한 특성을 나타낼 수 있다. 제3장(그림 3.28 및 3.29 참조)에서 설명한 바와 같이, 주어진 단백질은 특정 리간드와 결합하는 부위가 특정한 경우 다른 리간드와 결합하지 않는다. 화학전달자와 그 수용체의 경우는 일반적으로 그러하다. 따라서 어떤 화학전달자가 여러 가지 다른 세포와 접촉할지라도 전달자는 특정 세포에만 영향을 주고, 다른 세포에는 아무런 영향을 주지 않는다. 이는 세포에 있는 수용체의 종류가 다르기 때문에 가능하다. 어떤 특정한 세포만이 주어진 화학전달자와 결합할 수 있는 수용체를 가지고 있다(**그림 5.2**).

서로 다른 세포에 있는 특정 전달자의 수용체가 같더라도 전달자에 대한 반응은 세포의 종류에 따라 다를 수 있다. 예를 들어 신경전달물질인 노르에피네프린은 특정 혈관의 평활근을 수축시키지만, 췌장(이자)에서는 같은 종류의 수용체가 내분비세포의 인슐린 분비를 억제한다. 본질적으로, 수용체의 기능은 전달자가 수용체에 결합할 때 세포 반응이 일어나도록 하는 분자스위치와 같다고 볼 수 있다. 같은 종류의 스위치로 전등을 켜거나 라디오를 켤 수 있듯이, 한 종류의 수용체가 여러 종류의 세포에서 전혀 다른 반응이 일어나도록 할 수 있다.

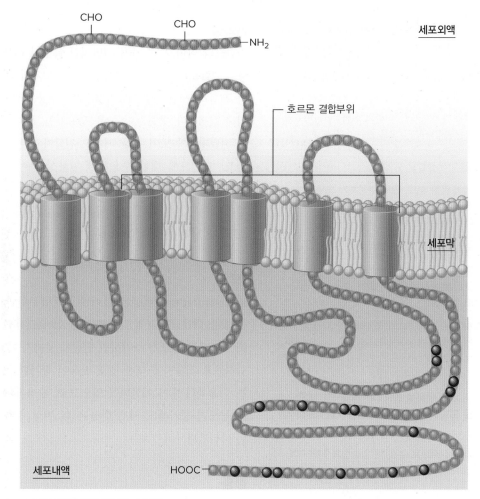

(a) 호르몬에 대한 관통형 수용체

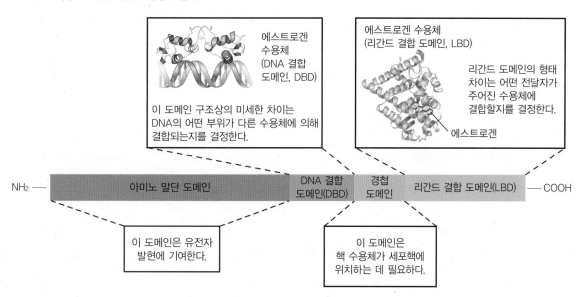

에스트로겐 수용체 (DNA 결합 도메인, DBD)

이 도메인 구조상의 미세한 차이는 DNA의 어떤 부위가 다른 수용체에 의해 결합되는지를 결정한다.

에스트로겐 수용체 (리간드 결합 도메인, LBD)

리간드 도메인의 형태 차이는 어떤 전달자가 주어진 수용체에 결합할지를 결정한다.

에스트로겐

NH₂ — 아미노 말단 도메인 — DNA 결합 도메인(DBD) — 경첩 도메인 — 리간드 결합 도메인(LBD) — COOH

이 도메인은 유전자 발현에 기여한다.

이 도메인은 핵 수용체가 세포핵에 위치하는 데 필요하다.

(b) 핵 수용체의 도메인 구조

그림 5.1 화학전달자 수용체의 두 가지 주요 분류. (a) 전형적인 세포막 수용체 구조. 인지질의 이중층에 묻혀 있는 7개의 아미노산 클러스터는 α나선 단백질의 소수성 부분이다(원기둥 모양으로 나타냄). 호르몬이 결합하는 부위는 세포외액 쪽으로 뻗어 나간 여러 부분이라는 점을 주목하라. 세포외 부위의 일부는 탄수화물(CHO)과 연결될 수 있다. 검은 원으로 표시된 아미노산은 세포내 효소에 의해 인산화됨으로써 조절될 수 있는 수용체의 위치를 나타낸다. (b) 전형적인 핵 수용체의 구조적 특징의 도식적 표현. 이 수용체 부위에 대한 실제 구조가 알려져 있으며 여기서는 인간 에스트로겐(스테로이드호르몬) 수용체를 나타냈다. [주의: 여러 다른 기능을 수행하는 핵 수용체 부위를 '도메인(domain)'이라고 한다.]

표 5.1	수용체에 관한 용어해설
수용체 (수용체 단백질)	표적세포의 세포막이나 세포 안에 있는 특정한 단백질. 화학전달자가 결합해 표적세포에서 생물학적으로 관련 반응을 일으킴
특이성	세포에서 발현되는 수용체가 단 하나의 화학전달자하고만 결합하거나 제한된 수의 구조적으로 관련이 있는 종류의 화학전달자와 결합하는 능력. 적당한 수용체를 발현하는 세포만 특정 전달자와 결합할 수 있다.
포화	전달자와 수용체의 결합 정도. 만약 수용체가 모두 전달자와 결합했다면 수용체는 완전히 포화된 것이며 절반만 결합했다면 포화도는 50%가 됨.
친화성	화학전달자가 수용체와 결합하는 힘의 세기.
경쟁	리간드와 경쟁해 수용체에 결합하는 다른 분자의 성질. 구조적으로 비슷하게 생긴 전달자가 같은 수용체를 놓고 서로 결합하려고 경쟁함.
길항제	수용체와 결합하기 위해 리간드와 경쟁하지만 자연적인 리간드와 관련된 신호는 정상적으로 활성화하지 않는 분자. 따라서 길항제는 자연적인 리간드의 반응을 차단한다. 특정 유형의 항히스타민제는 길항제의 예다.
작용제	수용체에 결합해 세포 반응을 일으키는 물질. 정상적인 전달자의 작용을 모방하는 물질을 칭함. 일부 충혈완화제는 작용제의 예다.
하향조절	전달자의 농도가 만성적으로 높을 때 일정량의 전달자에 대한 표적세포의 수용체 수가 감소함.
상향조절	전달자의 농도가 만성적으로 낮을 때 일정량의 전달자에 대한 표적세포의 수용체 수가 증가함.
초감수성	수용체의 상향조절 결과로 일정량의 전달자에 대해 표적세포의 반응성이 증가하는 현상.

친화성

리간드의 나머지 세 가지 일반적인 특징인 리간드-수용체 상호작용을 **그림 5.3**에 요약했다. 특정 화학전달자가 세포의 어떤 수용체와 결합하는가는 그 전달자에 대한 수용체의 **친화성**(affinity)에 의해 결정된다. 친화성이 높은 수용체는 친화성이 낮은 수용체보다 전달자의 농도가 낮을 때에도 전달자와 잘 결합한다(그림 3.36 참조). 리간드에 대한 수용체의 친화성 차이는 질병을 치료하는 치료제의 사용에서 중요한 의미가 있다. 리간드에 대해 높은 친화성을 가지는 수용체는 그 수용체가 활성화되는 데 훨씬 적은 리간드(즉 더 낮은 용량)를 필요로 한다.

포화

포화(saturation) 현상은 단백질의 결합부위에 리간드가 결합하는 것을 다룬 제3장에 잘 설명되어 있다(그림 5.3 참조). 세포외액 내 전달자의 농도가 증가하면 전달자 분자가 더 많은 수용체와 결합하므로 전달자에 대한 세포 반응이 증가한다. 그러나 세포에 있는 수용체의 수가 제한되어 있으므로, 수용체가 포화되어 전달자의 농도가 증가해도 세포 반응은 더 이상 증가하지 않는 상한점이 나타난다.

경쟁

경쟁(competition)은 수용체에 결합하기 위해 천연 리간드와 경쟁하는 분자의 능력을 가리킨다. 경쟁은 전형적으로 구조의 일부에서 유사성이 있는 전달자들 사이에 일어나며, 또한 많은 약물작용의 바탕이 된다(그림 5.3 참조). 연구자나 의사가 어떤 전달자의 작용을 방해하고자 한다면 내재적 전달자와 구조가 유사한 경쟁

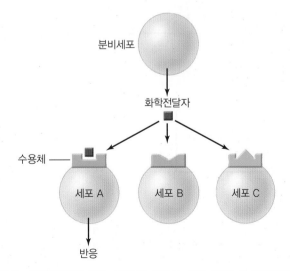

그림 5.2 화학전달자에 대한 수용체의 특이성. 세포 A만이 이 화학전달자에 적절한 수용체를 지니고 있으므로 세포 A만이 그 전달자의 표적세포가 된다.

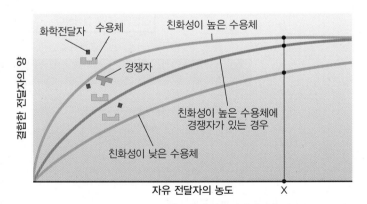

그림 5.3 전달자와의 결합에서 수용체의 특성. 수용체의 친화성이 높을수록 주어진 전달자 농도(예: 농도 X)에서 더 많은 전달자와 결합한다. 경쟁자의 존재는 매우 높은 농도에서 수용체가 전달자에 의해 포화될 때까지 결합된 전달자의 양을 감소시킬 것이다. 그림에서 친화성이 낮은 수용체는 친화성이 높은 수용체와 비교해 리간드 결합영역에서 약간 다른 모양을 가짐을 주목하라. 또한 자연의 전달자와 그 경쟁자의 모양에서의 유사성을 주목하라.

분자를 환자에게 투여해 수용체에 결합시켜 활성을 억제하면 된다. 경쟁 분자는 수용체에 결합하지만 천연 리간드의 구조와 상당히 다르기 때문에 그 수용체를 활성화할 수 없다. 이것은 내인성 전달자가 결합하는 것을 막아 신호전달이 유도되거나 세포 반응을 일으키지 못하게 한다.

화학전달자의 작용을 차단하는 화합물에 대한 일반적인 용어는 **길항제**(antagonist)이다. 길항제가 해당 결합부위에 대해 화학전달자와 경쟁적으로 작용할 때 이를 경쟁적 길항제라고 한다. 예를 들면 고혈압 또는 그 밖의 다른 질환의 치료제로 사용되는 **베타-아드레날린성 수용체 차단제**(beta-adrenergic receptor blocker, 베타-차단제라고도 함)는 에피네프린이나 노르에피네프린이 베타-아드레날린성 수용체와 결합하는 것을 방해하는 물질이다. 에피네프린이나 노르에피네프린의 정상적인 기능은 혈압을 상승시키는 작용이므로(제12장), 베타-차단제를 투여하면 이 호르몬들과 경쟁적 길항제로 작용해 혈압을 낮추게 된다. 또 다른 예로 **항히스타민제**(antihistamine)를 들 수 있는데 이것은 비만세포(mast cell)로 알려진 세포의 과도한 히스타민 분비로 인한 알레르기 증상의 치료에 유용하다(제18장). 항히스타민제는 경쟁적 길항제로서 히스타민이 비만세포의 수용체에 결합해 알레르기 반응을 유발하는 것을 차단한다.

반면에 어떤 약물은 특정 수용체에 결합해 마치 진짜 내재적 화학전달자처럼 세포 반응을 일으키기도 하는데, 이들의 작용이 화학전달자의 작용을 모방한다고 해 이것을 **작용제**(agonist)라고 한다. 예를 들면 **페닐에프린**(phenylephrine)과 **옥시메타졸린**(oxymetazoline)과 같은 충혈완화제는 혈관에 있는 알파-아드레날린성 수용체에 대한 에피네프린의 작용을 그대로 모방한다. 이러한 약물에 의해 알파-아드레날린성 수용체가 활성화되면 비강 내 염증이 있고 확장된 혈관의 평활근을 수축시켜, 비강 통로를 열고 혈관으로부터의 체액 유출을 감소시키는 데 도움을 준다.

수용체의 조절

수용체 자체도 생리적 조절을 받는다. 어떤 시스템에서는 세포가 가지고 있는 수용체의 수 또는 특정 전달자에 대한 수용체의 친화성이 증가하거나 감소할 수 있다. 이러한 조절의 중요한 예로 **하향조절**(down-regulation)이 있다. 세포외액 내 화학전달자 농도가 장기간에 걸쳐 높은 상태로 유지될 경우 표적세포의 수용체 수가 감소하기도 하며 이를 하향조절이라고 한다. 하향조절은 전달자에 의한 자극의 빈도나 강도가 높을 때 표적세포의 반응성을 저하시키는 효과가 있다. 다시 말하면 하향조절에 의해 감도가 낮아지므로 음성 되먹임 저해 기전이라 할 수 있다.

수용체는 끊임없이 합성되고 분해되므로 하향조절이 가능하다. 세포막의 수용체가 하향조절되는 주요 원인은 수용체가 세포내로 **내재화**(internalization)되기 때문이다. 전달자가 수용체에 결합하면 전달자-수용체 복합체가 내부로 이행되도록 자극한다. 즉 전달자-수용체 복합체가 수용체 매개성 세포내섭취작용에 의해 세포 안으로 잡혀 들어간다(제4장 참조). 이는 세포 내에서 수용체의 분해속도를 증가시킨다. 따라서 호르몬 농도가 높으면 하향조절이 일어나면서 세포막 수용체의 수가 점차 감소한다.

이와는 반대 방향으로 **상향조절**(up-regulation)이라고 하는 현상도 나타날 수 있다. 세포가 오랫동안 낮은 전달자 농도에 노출되면 전달자에 대한 수용체 수가 증가할 수도 있다. 이때는 전달자에 대한 수용체의 감수성이 증가하게 된다. 리간드를 결합하는 데 이용 가능한 수용체의 수가 많을수록 그러한 결합이 일어날 확률이 커진다. 예를 들면 근육으로 가는 신경이 절단되어 신경으로부터 근육으로의 신경전달물질의 전달이 줄거나 차단되면, 시간이 지남에 따라 이러한 상황에서 근육은 정상보다 훨씬 적은 양의 신경전달물질에 반응해 수축할 것이다. 이것은 신경전달물질에 대한 수용체 수가 상향조절되고, 그 결과 민감도가 증가하기 때문에 발생한다.

이것이 일어날 수 있는 한 가지 방법은 세포막 내 수많은 수용체 단백질을 포함하고 있는 세포내 소낭을 세포막으로 모으는 것이다. 소낭은 세포막과 융합해 수용체를 세포막에 삽입한다. 두 가지 방향에서의 수용체 조절(상향조절, 하향조절)은 수용체 분자의 농도가 정상보다 높거나 낮을 때 정상 방향으로 신호 강도를 되돌려주는 역할을 하기 때문에 생리학적 일반 원리 중 항상성(homeostasis)의 훌륭한 예다.

5.2 신호전달경로

화학전달자가 수용체에 결합할 때 어떤 일련의 과정에 의해 세포가 전달자에 대해 반응하게 되는가?

전달자가 수용체에 결합하면 수용체의 구조(3차 구조)가 변한다. 이 현상을 **수용체 활성화**(receptor activation)라고 부르는데 이 과정은 세포가 전달자에 대해 나타내는 궁극적 반응을 일으키기 위한 초기 단계이다. 이 결과 세포에서 일어나는 반응은 다음과 같은 것들이 변화되는 형태로 나타난다.

- 세포막의 투과성, 운반성 또는 전기적 상태
- 세포의 대사

- 세포의 분비작용
- 세포의 증식 및 분화 속도
- 수축작용의 성질

세포에서 일어나는 궁극적인 반응이 위와 같이 다섯 가지로 다양한데도 불구하고, 이러한 반응은 특정 세포의 단백질 변형에 의해 일어난다는 공통점이 있다. 전달자에 의해 유도되는 반응에 대해서는 뒷부분에서 자세히 다룰 것이다. 예를 들면 신경세포에서 신경전달물질에 의해 전기신호가 발생하는 것은 세포외액과 세포내액 사이에 이온이 통과하는 막단백질(이온 채널)의 구조가 변형됨으로써 일어난다. 이와 유사하게, 간에서 에피네프린에 의해 포도당 방출속도가 변화하는 것도 포도당 합성 과정에 작용하는 효소의 활성과 농도가 변함으로써 일어난다. 마지막으로, 신경전달물질인 아세틸콜린에 의한 근육 수축도 수축단백질의 형태가 변화해서 일어나는 것이다.

그러므로 전달자에 의한 수용체 활성화는 근육 수축이나 물질 분비와 같은 세포의 궁극적 반응에 이르는 첫 단계일 뿐이다. 수용체 활성화와 궁극적 반응 사이에 일어나는 일련의 사건은 매우 다양하며 이를 **신호전달경로**(signal transduction pathway)라 한다. '경로'는 전달자에 대한 세포 특이 반응을 의미한다.

지용성 전달자와 수용성 전달자의 신호전달경로는 서로 다르다. 앞에서 설명한 대로 이 두 종류의 전달자 수용체는 그 위치가 다르다. 수용성 전달자는 세포의 세포막에 분포해 있고, 지용성 전달자는 세포 안에 분포해 있다. 이제부터는 이 두 종류의 수용체에 의해 개시되는 신호전달경로의 일반 원리를 알아본다.

지용성 전달자에 의해 시작되는 경로

지용성 전달자에는 스테로이드호르몬이나 갑상샘호르몬과 같은 소수성 물질이 포함된다. 그들의 수용체는 비슷한 구조(그림 5.1b 참조)와 작용 기전을 공유하는 **핵수용체**(nuclear recptor)라고 하는 세포내 수용체의 큰 그룹에 속한다. 이러한 전달자 일부에 대한 세포막 수용체는 대부분이 세포 내에 존재한다. 일부 소수의 예로, 불활성 수용체가 세포질 내에 있다가 호르몬과 결합한 후 핵으로 이동하는 경우도 있다. 그러나 대부분의 불활성 수용체는 대부분 세포핵에 존재하며, 세포핵에서 각각의 리간드에 결합해 활성화된다. 두 경우 모두 수용체 활성화는 특정 세포에서 하나 이상의 유전자 전사속도를 변화시킨다.

가장 일반적인 경우에서 전달자는 혈장으로부터 모세혈관을 거쳐 간질액으로 확산해 나간다(그림 1.3 참조). 이때 전달자는 세포막과 핵막의 지질이중층을 통과해 핵으로 들어가 핵에 있는

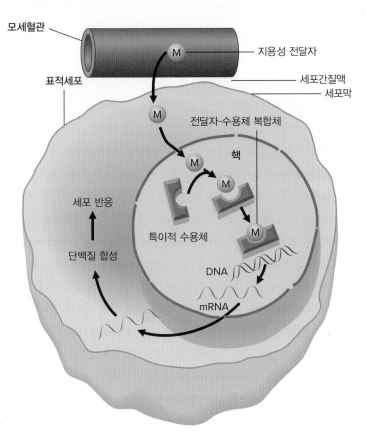

그림 5.4 지용성 전달자의 작용 기전. 이 그림은 지용성 전달자의 수용체가 핵 속에 있음을 보여준다. 경우에 따라서 결합되지 않은 수용체가 핵이 아니라 세포질 내에 있을 수도 있으며, 이때는 세포질에서 수용체와 전달자가 결합되고 그 복합체가 핵으로 이동한다. 단순하게 설명하기 위해 전달자 하나가 수용체 1개에 결합한 예를 보여주고 있는데, 유전자에 전달자-수용체 복합체가 결합해야 유전자를 활성화할 수 있는 경우가 많다.

수용체와 결합한다(**그림 5.4**). 호르몬과 결합해 활성화된 수용체는 핵 안에서 유전자의 전사를 조절하는 전사인자(transcription factor)로 작용한다. 호르몬-수용체 복합체는 유전자 조절영역의 DNA와 결합하는데, 이는 일반적으로 유전자가 mRNA로 전사되는 속도를 증가시킨다. 그 후 mRNA는 핵에서 나와 리보솜에서 유전자에 의해 암호화된 단백질을 합성시키므로, 세포 내의 해당 단백질 농도를 증가시키거나 단백질 분비를 증가시켜서 전달자에 대한 세포의 궁극적인 반응이 일어나게 된다. 예를 들어 만약 유전자에 의해 암호화된 단백질이 효소라면, 세포 반응은 이 효소에 의해 촉매되는 반응속도가 증가하는 것이다.

또 다른 두 가지 중요한 요점은 다음과 같다. 첫째, 한 종류의 수용체가 2개 이상의 유전자를 조절할 수도 있다는 점이다. 예를 들면 부신호르몬인 코르티솔(cortisol)은 세포내 수용체를 통해 세포 대사 및 에너지 균형에 관여하는 여러 유전자를 활성화한다. 둘째, 경우에 따라서는 수용체가 활성화되었을 때 유전자의 전사가 증가하지 않고 반대로 **저하**되기도 한다. 예를 들면 코르티솔은

상처를 입거나 감염되었을 때 감염반응을 매개하는 여러 유전자의 전사를 저해한다. 이러한 이유로 코르티솔은 중요한 항염증 효과가 있다.

수용성 전달자에 의해 시작되는 경로

수용성 전달자는 세포막의 지질이중층을 통한 확산에 의해 쉽게 세포에 진입할 수 없다. 그 대신 세포막에 박혀 있는 수용체 단백질의 세포외 부분에 결합해 세포에 작용을 발휘한다. 수용성 전달자에는 대부분 폴리펩티드 호르몬, 신경전달물질, 측분비물질, 자가분비물질이 포함된다. 수용성 전달자에 의해 시작된 신호전달 기전은 **그림 5.5**에 나와 있는 유형으로 분류할 수 있다.

이에 대해 논의하려면 세 가지 용어를 알아야 한다. 첫째, 호르몬 또는 신경전달물질처럼 세포에 도달한 후 특정 수용체에 결합하는 세포외 화학전달자를 **1차 전달자**(first messenger)라 한다. 1차 전달자에 의해 수용체가 활성화되었을 때 세포질 내로 유입되거나 세포질 내에서 생성되는 물질을 **2차 전달자**(second messenger)라 한다. 2차 전달자는 세포 전체에 퍼져서 세포의 세포막으로부터 세포 내 생화학공장까지 연결해 주는 물질을 말한다.

세 번째 필수 용어는 ATP에서 인산염 그룹을 전달해 다른 단백질을 인산화하는 효소인 **단백질인산화효소**(protein kinase)이다. 단백질의 인산화는 단백질의 3차 구조를 다른자리입체성(allosteric)으로 변화시키며, 결과적으로 그 활성을 변화시킨다. 단백질에 따라 인산화에 다르게 반응한다. 즉 일부는 인산화로 인해 활성화되지만 일부는 비활성화(억제)된다. 단백질인산화효소에는 여러 종류가 있으며 종류마다 어떤 특정 단백질만을 인산화한다. 중요한 점은 다양한 종류의 단백질인산화효소가 신호전달경로에 관여한다는 것이다. 이 경로에서는 어떤 특정한 불활성 단백질인산화효소가 인산화에 의해 활성화되면 이것은 다른 불활성 단백질인산화효소의 인산화를 촉매하며, 이와 같은 일련의 반응이 계속된다. 이 과정의 끝에 가서는 결국 주요 단백질(운반체, 대사효소, 이온 채널, 수축단백질 등)이 인산화되어 1차 전달자에 대한 세포 반응을 일으킨다. 세포 내에는 동일한 단백질인산화효소가 있어도 세포 종류에 따라 발현된 다른 단백질을 인산화하게 된다.

제3장에서 설명한 바와 같이 어떤 효소는 단백질인산화효소와 반대로 단백질에서 인산을 떼어내는 작용을 하기도 한다. 이러한 효소를 **단백질인산가수분해효소**(protein phosphatase)라 한다. 이들도 신호전달경로에 관여하는데 세포에서 일단 반응이 발생하면 신호를 멈추는 역할을 할 수도 있다.

리간드-개폐성 이온 채널 기능을 하는 수용체에 의한 신호전달

수용성 전달자에 대한 세포막 수용체의 한 유형에서 수용체로서 작용하는 어떤 단백질은 동시에 이온 채널이기도 하다(그림 4.7 참조). 리간드가 단백질에 결합하면 단백질 모양이 바뀐다는 제3장(그림 3.32 참조)의 내용을 기억하라. 1차 전달자인 리간드가 결합해 수용체가 활성화되면 수용체 구조가 변화하면서 세포막의 이온 채널이 열리게 된다(**그림 5.5a**). 이온 채널은 담장에 있는 대문에 비유될 수 있으므로 이러한 유형의 채널은 제4장에서 설명한 것처럼 리간드-개폐성 이온 채널(ligand-gated ion channel)로 알려져 있다. 이런 종류의 수용체는 특히 신경세포와 골격근의 세포막에서 많이 볼 수 있으며 제6장과 제9장에서 배울 것이다.

1차 전달자가 결합함으로써 리간드-개폐성 이온 채널이 열리면 한 가지 또는 그 이상의 이온이 세포막을 통해 순 확산이 증가한다. 제4장(그림 4.6 참조)에서 소개한 것처럼, 이온이 세포막을 통해 확산하면 세포의 전기적 전하 또는 막전위의 변화를 가져온다. 이와 같은 막전위 변화는 전달자에 대한 세포 반응의 한 가지 유형이다. 또한 그 채널이 Ca^{2+} 채널일 경우, 채널이 열리면 확산에 의해 세포질의 Ca^{2+} 농도가 증가하게 된다. 세포질의 Ca^{2+} 증가는 많은 신호전달계를 위한 전달경로에서 필수적인 사건이다.

효소 기능을 하는 수용체에 의한 신호전달

수용성 전달자에 대한 다른 세포막 수용체는 내재적 효소활성을 가진다. 한 가지만 제외하고는(나중에 논의함) 내재적 효소활성은 대부분 단백질인산화효소 기능을 갖는다(**그림 5.5b**). 이 중에서 대다수 단백질인산화효소는 단백질의 티로신 잔기에 인산기를 붙이므로 **수용체티로신인산화효소**(receptor tyrosine kinase)라고 한다.

티로신인산화효소 활성을 지닌 수용체는 다음과 같은 일련의 반응을 이끌어낸다. 수용체에 어떤 특정한 전달자가 결합하면 수용체의 형태가 바뀌면서 세포막의 세포질 쪽에 있는 내재적 티로신인산화효소가 활성화된다. 그 결과 수용체가 자신의 티로신 잔기를 자가인산화(autophosphorylation)시키게 된다. 수용체의 세포질 부위에 새로 생긴 인산화티로신은 세포질에 존재하는 단백질의 도킹 부위로 작용한다. 결합된 도킹 단백질은 이번에는 다른 단백질과 결합해 세포 내에서 하나 이상의 신호전달경로를 활성화한다. 이 경로들의 공통요소는 일련의 사건이 모두 인산화에 의한 세포질 단백질의 활성화를 포함한다는 점이다.

내재적인 효소활성을 지니는 세포막 수용체가 단백질인산화효소라는 일반적인 사실에 위배되는 예외가 하나 있다. 이 수용체는 수용체의 기능을 가지고 있는 동시에 세포질 내에서 **고리형**

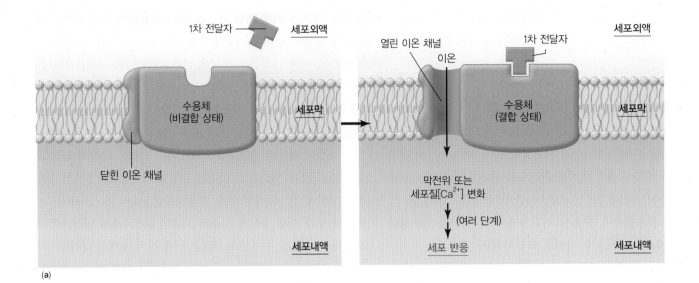

(a)

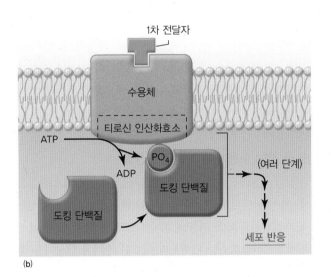

(b)

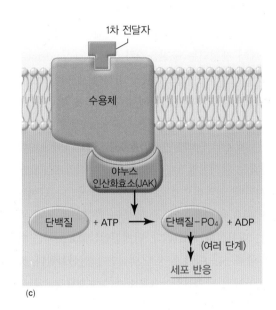

(c)

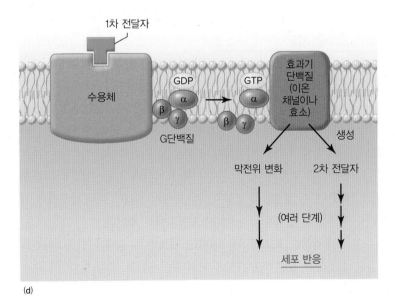

(d)

그림 5.5 수용성 전달자의 작용 기전(이 그림과 후속 그림에 수용성 전달자를 '1차 전달자'로 표시했다). (a) 수용체 복합체에 이온 채널을 포함하고 있는 신호전달 기전. 수용체는 비결합 및 결합 상태의 두 가지 형태로 존재함을 주목하라. 1차 전달자가 수용체에 결합하면 채널이 열리게 하는 입체구조 변화를 유발한다. [주의: 구조 변화는 (b)~(d)에서도 발생하지만 단순화를 위해 결합 상태만 표시했다.] (b) 수용체 자체가 티로신인산화효소로 작용하는 신호전달 기전. (c) 수용체가 세포질 내 야누스인산화효소(JAK)를 활성화하는 신호전달 기전. (d) G단백질이 관여하는 신호전달 기전. G단백질의 α–소단위에 GDP가 결합해 있을 때 이 단백질은 불활성의 삼량체로 존재한다. α–소단위에 GTP가 결합하면 α–소단위를 분리해서 효과기 단백질을 활성화하게 한다.

GMP(cyclic GMP, cGMP)로 알려진 분자의 합성을 촉매하는 **구아닐산고리화효소**(guanylyl cyclase) 활성을 가지고 있다. cGMP는 다시 **cGMP 의존성 단백질인산화효소**(cGMP-dependent protein kinase)라고 하는 특정 단백질인산화효소를 활성화하는 2차 전달자로 작용한다. 이 인산화효소는 특정 단백질을 인산화해서 원래 전달자에 대한 세포의 반응을 매개한다. 제7장에서 설명하겠지만 리간드 결합 분자와 구아닐산고리화효소의 기능을 동시에 갖는 수용체는 눈의 망막에 상당히 많이 분포되어 있으며, 이들은 망막에서 입력된 시각(광자)정보를 처리하는 데 중요한 기능을 하는 것으로 보인다.

이러한 신호전달경로는 소수의 전달자가 사용하며, 또한 특정 세포에서는 구아닐산고리화효소가 세포질에 존재하기도 한다. 이런 경우에는 1차 전달자인 산화질소(nitric oxide, NO)가 세포 안으로 확산해 들어가서 구아닐산고리화효소와 결합해 cGMP를 형성하도록 한다. NO는 산화질소합성효소(nitric oxide synthase)라는 효소의 작용에 의해 아미노산인 아르기닌으로부터 생성되는 지용성 가스로서 혈관 내부를 둘러싸는 세포를 포함해 수많은 세포 유형에 존재한다. 그러한 세포에서 방출될 때, NO는 측분비(paracrine) 방식으로 국소적으로 작용해 특정 혈관의 평활근을 이완시켜 혈관이 팽창하거나 더 개방되도록 한다. 제12장에서 배우겠지만 특정 혈관의 확장능력은 혈압 조절의 항상성에서 중요한 부분이다.

세포질 야누스인산화효소와 상호작용하는 수용체에 의한 신호전달

앞에서 분류한 수용체 가운데 수용체 자체가 내재적 효소활성을 지닌 것을 상기해 보자. 수용성 전달자에 대한 신호전달기구의 다음 범주에서(**그림 5.5c**) 효소 활성(다시 말해 티로신인산화효소 활성)은 수용체가 아니라 수용체에 결합된 **야누스인산화효소**(janus kinase, JAK)라는 별도의 세포질 단백질인 인산화효소 그룹에 속하는 수용체이다. 이 경우에 수용체와 수용체에 결합해 있는 JAK가 하나의 단위처럼 작용한다. 1차 전달자가 수용체에 결합하면 수용체가 구조적으로 변화해 JAK를 활성화한다.

수용체에 따라서 다른 종류의 JAK 그룹이 연결되어 있으며, 다른 종류의 JAK는 여러 가지 다른 표적 단백질을 인산화한다. 이 경우 표적 단백질 대부분이 전사인자로 작용한다. 이 경로의 끝에 가면 새로운 단백질이 합성되어 1차 전달자에 대한 세포 반응을 유발한다. 중요한 예로서, 면역세포에서 분비되는 단백질이며 면역 조절에 중요한 시토카인(cytokine)에 의한 신호전달은 JAK에 연결된 수용체를 매개로 이루어진다(제18장).

G단백질-연관수용체에 의한 신호전달

수용성 전달자에 대한 신호전달경로의 네 번째 범주는 수백 가지 수용체를 포함하는 가장 흔한 수용체 부류이다(**그림 5.5d**). 이 수용체는 세포막의 세포질 쪽에 있는 불활성 G단백질(G-protein)에 결합하는데, 모든 G단백질은 α, β, γ의 3개 소단위로 구성된 단백질 복합체이다. α-소단위는 GDP 또는 GTP와 결합하는 단백질이며, β-소단위와 γ-소단위는 α-소단위가 세포막에 고정되도록 도와주는 단백질이다.

1차 전달자가 수용체에 결합하면 수용체의 형태가 변하는데, 그 결과 소단위의 GTP에 대한 친화성이 증가한다. α-소단위가 GTP와 결합하면 G단백질의 β-소단위와 γ-소단위로부터 분리된다. 이렇게 해리되면 α-소단위가 활성화되어 이온 채널이나 효소와 같은 다른 세포막 단백질과 연결할 수 있게 된다. 이러한 이온 채널이나 효소를 세포막 효과기 단백질이라고 부르는데, 그 이유는 이 단백질들이 세포 반응에 이르게 하는 일련의 사건에서 다음 단계를 매개하기 때문이다.

이상의 내용을 정리하면, G단백질은 수용체를 세포막의 이온 채널이나 효소와 짝 짓는 스위치 역할을 한다. 따라서 이 수용체를 **G단백질-연관수용체**(G-protein-coupled receptor)라 한다. G단백질은 이온 채널을 개방해 전기신호를 변화시키거나, 칼슘 채널을 개방해 세포질의 칼슘 농도를 변화시킨다. 이런 방식으로 G단백질은 자신과 상호작용하는 막의 효소를 활성화하거나 억제한다. 이 효소가 활성화되면 세포 내에서 2차 전달자가 생성된다.

일단 G단백질의 α-소단위가 자신의 효과기 단백질을 활성화하면 α-소단위 내에 내재되어 있는 GTP 분해효소 작용에 의해 GTP가 GDP와 P_i로 분해된다. 그 결과 α-소단위가 비활성화되므로 α-소단위는 β-소단위, γ-소단위와 재결합한다.

세포막 G단백질에는 여러 부류가 있다. 각 부류에 속하는 단백질은 특성이 다르며, 한 가지 수용체가 두 가지 이상의 G단백질과 연결될 수 있다. 또 어떤 G단백질은 여러 종류의 세포막 효과기 단백질과 짝 지어진 것도 있다. 이 경우에는 1차 전달자에 의해 활성화된 수용체는 다양한 G단백질과 짝 지어짐으로써 다양한 이온 채널이나 효소와 같은 세포막 효과기 단백질을 활성화해서 다양한 세포내 사건을 유도할 수 있다.

다음 두 절에서 G단백질, 세포막 효과기 단백질, 2차 전달자, 단백질인산화효소의 주요 요점을 설명하기 위해 G단백질에 의해 조절되는 가장 중요한 효과기 단백질 효소인 아데닐산고리화효소와 포스포라이페이스C에 대해 다룰 것이다. 이에 덧붙여, 신호전달경로에서 이 효소들이 관여하는 그다음 단계를 설명할 것이다.

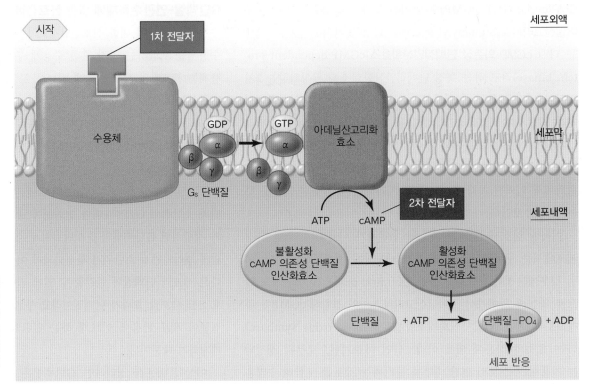

그림 5.6 cAMP 2차 전달자 시스템. 이 그림에서는 특정 수용체와 결합해 아데닐산고리화효소를 저해하는 또 다른 조절 단백질 G_i의 존재는 나타내지 않았다.

주요 2차 전달자

고리형AMP(cAMP)

이 경로에서 수용체(**그림 5.6**)가 1차 전달자(예: 에피네프린 호르몬)와 결합해 활성화되면 연결된 G단백질, 이 경우 G_s(아래첨자 s는 '자극'을 의미)를 활성화한다. 활성화된 G단백질은 효과기 단백질인 **아데닐산고리화효소**(adenylyl cyclase, adenylate cyclase)를 활성화한다. 활성화된 아데닐산고리화효소는 세포막의 세포질 표면에 분포된 막 효소로서, 세포질 ATP 분자를 3′,5′-아데노신 1인산, 즉 **고리형AMP**(cyclic AMP, cAMP)라고 하는 물질로 전환하는 반응을 촉매한다(**그림 5.7**).

생성된 cAMP는 2차 전달자로 작용한다(그림 5.6 참조). cAMP는 세포 전체로 확산해 일련의 사건을 촉발해 1차 전달자에 대한 세포의 궁극적인 반응이 일어나도록 한다. cAMP는 **cAMP 인산디에스테르가수분해효소**(cAMP phosphodiesterase)에 의해 AMP로 분해되고 그 결과 cAMP의 작용이 중단된다(그림 5.7 참조). 이 효소 역시 생리적 조절에 관여한다. 따라서 세포내 cAMP의 농도는 전달자-매개에 의한 cAMP 생성속도와 인산디에스테르가수분해효소에 의한 분해속도에 따라 달라진다. 커피나 홍차에 있는 활성성분인 카페인과 테오필린의 작용은 인산디에스테르가수분해효소의 활성을 부분적으로 저해해 세포 내에서 cAMP의 활

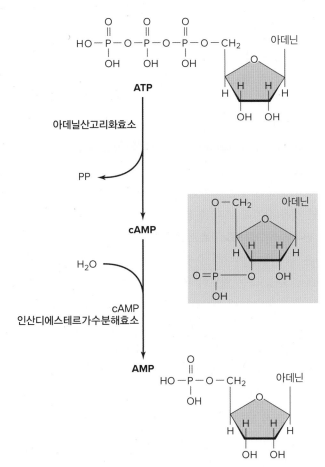

그림 5.7 cAMP의 생성과 분해. 세포막 효소인 아데닐산고리화효소에 의해 ATP가 cAMP로 전환된다. 이어서 세포질 효소인 cAMP 인산디에스테르가수분해효소에 의해 cAMP가 AMP로 전환됨으로써 불활성화된다.

성을 오래 지속시키는 작용을 하므로, 널리 소비되는 각성제이다. 심장과 같은 많은 세포에서 cAMP 농도 증가는 기능의 증가를 촉발한다(예: 심장박동수 증가).

세포 안에서 cAMP의 역할은 무엇인가? cAMP는 **cAMP-의존성 단백질인산화효소**(cAMP-dependent protein kinase, 단백질인산화효소A라고도 함)에 결합해 이 효소를 활성화한다(그림 5.6 참조). 단백질인산화효소는 다른 단백질, 주로 효소 단백질에 인산기를 전달해 인산화함을 상기하라. cAMP-의존성 단백질인산화효소에 의해 인산화되어 단백질의 활성이 변하면 분비 또는 근수축 등의 세포 반응을 일으킨다. 이 장에서 다루는 다각적인 신호전달경로에 참여하는 다양한 단백질인산화효소는 각자 자신의 특정 기질에만 작용한다는 점을 다시 한번 강조하고자 한다.

요약하면, G$_s$ 단백질에 의해 아데닐산고리화효소가 활성화되면 연쇄반응 또는 '증폭단계적 연쇄반응(amplification cascade)'이 개시되어 불활성 단백질이 활성형으로 단계적으로 바뀐다. **그림 5.8**은 이러한 단계적 연쇄반응의 장점을 설명해 준다. 예를 들어 효소 한 분자가 활성이 있을 때는 기질 분자 1개가 아닌 100개를 생성물로 전환할 수 있다. 따라서 아데닐산고리화효소 1분자는 cAMP 100분자를 생성할 수 있다. 그 후 연속적으로 일어나는 두 단계에서 매 효소 활성화 단계마다 증폭효과가 100배씩 발생한다. 그 결과 1차 전달자 1분자가 마지막에는 생성물 100만 분자를 생성하게 된다. 바로 이러한 이유로 호르몬이나 다른 전달자가 낮은 농도에서도 커다란 효과를 나타낼 수 있다. 실례를 하나 들어보면, 에피네프린호르몬 1분자는 간에서 포도당 1억(10^8) 분자를 만들어 방출할 수 있다.

이 밖에도, cAMP-의존성 단백질인산화효소는 세포의 핵으로 들어가서 단백질을 인산화해 특정 유전자의 특정 조절부위에 결합하도록 한다. 이런 유전자를 cAMP-반응성 유전자라고 한다. 에피네프린에 의해 포도당이 생성되는 것과 같이 cAMP의 효력이 유전자 활성과 독립적이면서 신속하게 나타나기도 하지만, 경우에 따라서 cAMP의 효력이 새로운 유전자 산물의 형성에 의존적이면서 느리게 나타나기도 한다.

cAMP 생성을 유도하는 1차 전달자들이 다양한 생화학적 사건과 세포 반응을 일으키기 위한 방법으로 cAMP-의존성 단백질인산화효소를 활성화하는 방식을 사용하는 이유는 무엇일까? cAMP-의존성 단백질인산화효소들이 여러 가지 다양한 종류의 단백질을 인산화할 수 있기 때문이다(**그림 5.9**). 이런 이유로 활성화된 cAMP-의존성 단백질인산화효소는 한 세포 내에서 다양한 복합적인 작용을 할 수 있으며, 또한 다른 세포에서는 다른 작용을 할 수 있는 것이다. 예를 들면 에피네프린은 cAMP경로를 통해

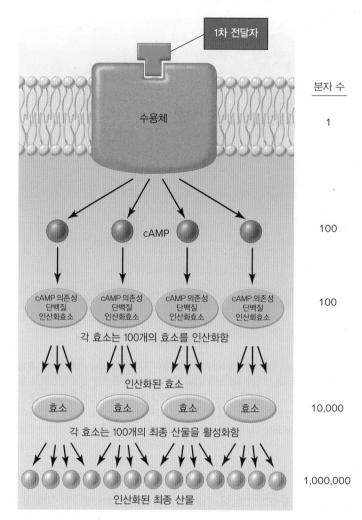

그림 5.8 신호 증폭효과의 예. 이 예에서 볼 수 있듯이 1차 전달자 1분자가 100만 개의 최종 산물을 생성한다. 다른 2차 전달자에 의한 신호증폭 과정도 이와 유사하다. 편의상 수용체 활성화와 cAMP 생성 단계는 생략했다.

지방세포에서 주로 발현되는 특정 효소를 인산화해서 트리글리세리드를 분해하도록 자극한다. 한편, 에피네프린은 간에서 cAMP 경로를 통해 지방세포에서 인산화된 효소와는 다른 효소를 인산화해 글리코겐분해(glycogenolysis)와 포도당신생(gluconeogenesis)을 모두 자극한다.

앞에서 살펴본 바와 같이 cAMP-의존성 단백질인산화효소에 의해 매개된 인산화반응이 어떤 특정 효소는 활성화하면서 다른 효소는 저해한다는 점에 주목해야 한다. 예를 들면 글리코겐합성의 속도제한(rate-limiting) 반응을 촉매하는 효소는 인산화반응에 의해 저해된다. 이런 이유로 에피네프린이 글리코겐합성을 저해하는 동시에 글리코겐분해반응을 촉매하는 효소를 활성화해 글리코겐분해를 촉진할 수 있다.

앞에서 언급하지 않았지만 1차 전달자의 일부 수용체는 전달

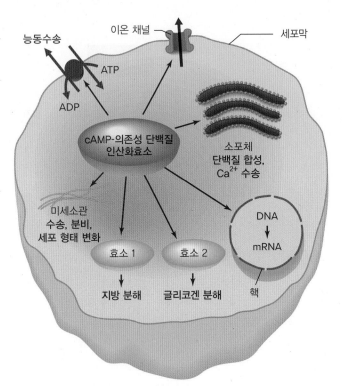

그림 5.9 cAMP에 의해 유도된 세포 반응이 다양하게 나타나는 이유는 활성화된 cAMP-의존성 단백질인산화효소가 여러 가지 다른 단백질을 인산화해 활성을 자극하거나 저해하기 때문이다. 이 그림에서는 단백질인산화효소가 일곱 가지 서로 다른 단백질, 즉 미세소관 단백질, ATP 분해효소, 이온 채널, 소포체에 있는 단백질, 유전자 전사를 촉진하는 단백질, 두 가지 효소를 인산화하는 것을 보여준다.

자에 의해 활성화되면 아데닐산고리화효소를 저해할 수 있다. 이 경우 cAMP가 오히려 더 적게 생성된다. 이는 수용체가 G_i(아래첨자 i는 '저해'라는 의미)라는 다른 G단백질과 연결되기 때문이며, G_i가 활성화되면 아데닐산고리화효소를 저해한다. 그 결과 세포 내 cAMP 농도가 낮아지고 따라서 세포 내 주요 단백질의 인산화가 감소한다.

많은 세포가 그들의 세포막에 자극성 및 억제성 G단백질을 발현해 세포내 cAMP 농도를 엄격히 조절한다. 이러한 일반적인 세포의 특징은 대부분의 생리적 기능은 다수의 조절계에 의해 조절되며, 종종 서로 길항적으로 작동한다는 생리학의 일반 원리를 강조한다. 이는 세포 반응의 미세조정과 경우에 따라 반응을 뒤집을 수 있는 능력을 제공한다.

마지막으로, 그림 5.9에서 볼 수 있듯이 cAMP-의존성 단백질인 산화효소는 세포막에 존재하는 특정 이온 채널을 인산화할 수 있으며, 이로 인해 이들이 열리거나 어떤 경우에는 닫히게 된다. 앞에서 살펴본 바와 같이 cAMP-의존성 단백질인산화효소의 활성화를 유도하는 일련의 과정이 G단백질을 통해 진행되기 때문에 그러한 통로의 개방은 G단백질에 간접적으로 의존한다는 것이 분

명할 것이다. 이것은 앞에서 설명한 이온 채널에서 G단백질이 직접적으로 작용하는 것과는 구별된다. 이를 일반화하면, G단백질에 의한 이온 채널의 간접적 개폐는 이온 채널을 열거나 닫기 위해 2차 전달자 경로를 이용한다. **표 5.2**는 1차 전달자에 의한 수용체 활성화가 이온 채널의 개폐를 유도해 막전위를 변화시키는 세 가지 방법을 요약한 것이다.

포스포라이페이스C, 디아실글리세롤, 이노시톨 3인산

신호전달체계에서는 1차 전달자가 수용체에 결합할 때 G_q라는 G단백질이 활성화된다. G_q가 활성화되면 **포스포라이페이스C**(phospholipase C)라는 세포막 효과기 효소를 활성화한다. 이 효소는 세포막에 있는 인지질인 포스파티딜이노시톨 2인산(PIP_2)이 **디아실글리세롤**(diacylglycerol, DAG)과 **이노시톨 3인산**(inositol trisphosphate, IP_3)으로 분해되는 반응의 촉매로 작용한다(**그림 5.10**). DAG와 IP_3는 모두 2차 전달자로 작용하며 이들의 경로는 서로 다르다.

DAG는 **단백질인산화효소C**(protein kinase C)라는 단백질인산화효소 부류를 활성화하는데, 활성화된 단백질인산화효소C는 다른 여러 가지 단백질을 인산화해서 세포 반응으로 이끈다.

IP_3는 DAG와 달리 단백질인산화효소를 직접 활성화하는 2차 전달자로 작용하지는 않는다. IP_3는 세포질로 들어간 후 소포체의 외막에 있는 수용체에 결합한다. 이 수용체는 리간드-개폐성 칼슘 채널로서 IP_3가 이 채널에 결합하면 열린다. 소포체의 Ca^{2+} 농도는 세포질보다 훨씬 높기 때문에 Ca^{2+}가 소포체로부터 세포질로 확산해 나오면 세포질의 Ca^{2+} 농도가 증가한다. 세포질의 Ca^{2+} 농도가 증가하면 1차 전달자에 대한 세포 반응에 이르게 하는 일련의 사건이 계속된다. 이 내용에 관한 것은 바로 더 자세히 설명할 것이다. 그러나 여기서는 먼저 Ca^{2+}이 단백질인산화효소C의 활성화를 돕는 작용이 있다는 점만 알아본다(단백질인산화효소C라는 이름의 C는 '칼슘'을 의미함).

칼슘

칼슘 이온(Ca^{2+})은 화학적 자극과 전기적 자극 모두에 대해 다양한 세포 반응을 가져오는 여러 경로에서 2차 전달자로 작용한다.

표 5.2	수용체 활성이 이온 채널에 영향을 주는 기전 요약
이온 채널이 수용체의 일부	
G단백질이 이온 채널을 직접 개폐	
G단백질이 2차 전달자를 경유해 이온 채널을 간접적으로 개폐	

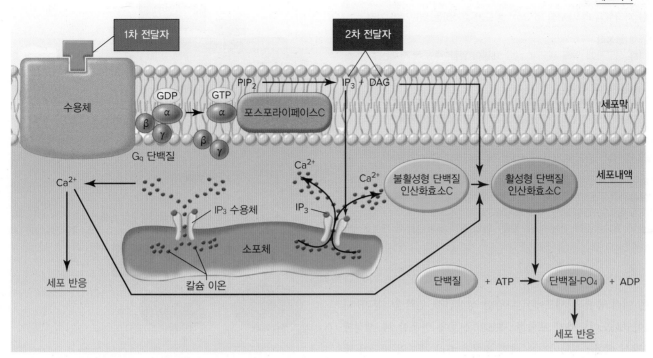

그림 5.10 활성화된 수용체가 효소 매개로 일어나는 PIP$_2$가 IP$_3$와 DAG로 분해되는 반응을 촉진하는 기전. 이 기전에서 생성된 IP$_3$는 소포체에서 세포질로 Ca^{2+}를 방출하며, 방출된 Ca^{2+}은 DAG와 함께 단백질인산화효소C를 활성화해 적절한 세포 반응을 가져온다.

Ca^{2+}이 2차 전달자로 작용하는 생리적 특성을 파악하려면 두 가지 문제를 분석해야 한다. (1) 자극이 어떻게 세포질 Ca^{2+} 농도를 증가시키는가? (2) 증가한 Ca^{2+} 농도가 어떻게 세포 반응을 일으키는가?

세포막과 세포소기관에 있는 능동수송체계에 의해 세포질의 Ca^{2+} 농도는 매우 낮은 수준으로 유지된다. 그 결과 세포막과 소포체에는 칼슘 채널을 통해 세포질 내로 칼슘이 빠져나가려 하는 전기화학적 기울기가 존재하게 된다. 세포에 자극을 가하면 능동수송계 또는 이온 채널에 영향을 주면서 평형 상태를 변화시키고 그 결과 세포질의 Ca^{2+} 농도가 변하게 된다. 1차 전달자에 의해 수용체가 활성화되고, 이어서 세포질 Ca^{2+} 농도를 증가시키는 가장 흔한 경로가 앞에서 이미 부분적으로 제시되었으며, **표 5.3**의 윗부분에 요약되어 있다.

이제부터는 세포질의 Ca^{2+} 농도가 증가하면 어떻게 세포반응이 일어나는지(표 5.3 아랫부분 참조) 살펴보자. Ca^{2+}에 의한 작용에서 공통점은 Ca^{2+}이 여러 가지 세포질 단백질에 결합해 이들의 형태를 변화시켜서 기능을 활성화한다는 사실이다. 이 중에서 가장 중요한 단백질은 **칼모듈린**(calmodulin)이며(**그림 5.11**), 이 단백질은 거의 모든 세포에 분포해 있다. 칼모듈린은 칼슘과 결합할 때 구조가 변하게 되는데, 그렇게 되면 칼슘-칼모듈린 복합체

가 다양한 효소와 단백질(대부분은 단백질인산화효소임)을 활성화하거나 저해한다. 이와 같이 **칼모듈린-의존성 단백질인산화효소**(calmodulin-dependent protein kinase)를 인산화해서 활성화하거나 저해함으로써, 1차 전달자에 대한 세포 반응에 관여하는 단백질을 활성화하거나 저해한다.

그러나 세포내 단백질 가운데 Ca^{2+}과 결합해 영향을 받는 단백질이 칼모듈린이 유일하지는 않다. 예를 들면 근육에 있는 트로포닌이라는 단백질도 Ca^{2+}과 결합해 근육 수축 반응이 시작되도록 한다(제9장 참조).

마지막으로 참조로서 **표 5.4**는 이 장에서 설명한 주요 2차 전달자의 생산과 기능을 요약한 것이다.

기타 전달자

이 책의 다른 곳에서 방금 설명한 것과 같이 쉽게 분류되지 않은 전달자에 대해 알아볼 것이다. 이 중에는 에이코사노이드가 있다. **에이코사노이드**(eicosanoid)는 세포막 인지질에 결합된 불포화 지방산인 아라키돈산(arachidonic acid)으로부터 생성된 화학물질 그룹이다. 에이코사노이드에는 **고리형 엔도퍼옥사이드**(cyclic endoperoxide), **프로스타글란딘**(prostaglandin), **트롬복산**(thromboxane), **류코트리엔류**(leukotrienes)가 있으며(**그림 5.12**),

표 5.3	2차 전달자로서 칼슘

세포를 자극했을 때 세포질 내 Ca^{2+} 농도가 증가하는 일반적인 기전

I. 수용체 활성화
   A. 1차 전달자에 의해 세포막 칼슘 채널이 열림. 수용체 자체는 채널을 포함하거나 수용체가 G단백질을 활성화해 2차 전달자를 경유해 채널을 열기도 한다.
   B. 칼슘이 소포체에서 방출됨. 이 과정은 IP_3에 의해 매개된다.
   C. 세포 밖으로 칼슘의 능동수송이 2차 전달자에 의해 저해된다.
II. 전압-개폐성 칼슘 채널 열림

세포질 내 Ca^{2+} 농도 증가가 세포 반응을 유도하는 주요 기전

I. 칼슘이 칼모듈린에 결합한다. 칼슘이 결합하면 칼모듈린의 형태가 변해 활성화되고 다양한 효소와 다른 단백질을 활성화하거나 저해한다. 이들 단백질 중에는 단백질인산화효소가 많다.
II. 칼슘이 칼모듈린이 아닌 다른 칼슘-결합 단백질과 결합해 기능을 변화시킨다.

이들은 여러 종류의 세포에서 다양한 성장인자, 면역방어분자, 다른 에이코사노이드까지 포함한 세포외 신호에 반응할 때 생성된다. 따라서 에이코사노이드는 세포 유형에 따라 세포외 전달자 및 세포내 전달자 모두로서 작용할 수 있다.

호르몬, 신경전달물질, 측분비물질, 약물, 독물 등의 자극물질이 수용체에 결합하면 자극을 받은 세포의 세포막에 있는 효소인 **포스포라이페이스A₂**(phospholipase A₂)가 활성화되어 에이코사노이드가 합성된다. 그림 5.12와 같이 이 효소는 막 인지질로부터 아라키돈산을 분리해 내며, 아라키돈산은 두 가지 경로로 대사된다. 그중 하나의 경로는 **사이클로옥시게네이즈**(cyclooxygenase, COX)라는 효소에 의해 개시되며, 고리형 엔도페록시드(endoperoxide), 프로스타글란딘, 트롬복산을 형성한다. 또 다른 경로는 **리폭시게네이스**(lipoxygenase)에 의해 개시되며 류코트리엔류를 형성한다. 이 두 경로에서 효소 매개반응에 의해 다양한 종류의 에

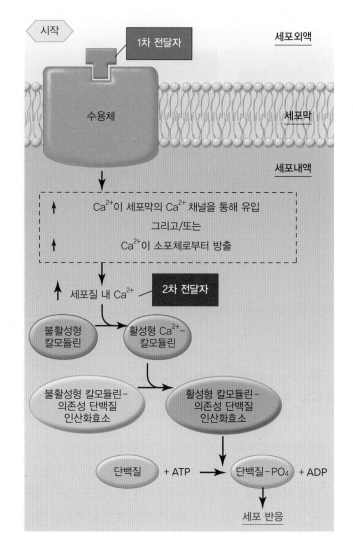

그림 5.11 Ca^{2+}, 칼모듈린, 칼모듈린-의존성 단백질인산화효소 시스템. (칼모듈린 의존성 단백질인산화효소에는 여러 가지가 있다.) 세포질 내 Ca^{2+} 농도를 증가시키는 주요 기전은 표 5.3에 요약되어 있다.

표 5.4	주요 2차 전달자 참조표	
물질	**근원**	**효과**
칼슘(Ca^{2+})	세포막 이온 채널을 통해 세포 안으로 들어오거나 소포체에서 세포질 내로 방출됨	단백질인산화효소C와 칼모듈린, 기타 Ca^{2+}-결합 단백질을 활성화. Ca^{2+}-칼모듈린은 칼모듈린 의존성 단백질인산화효소를 활성화
고리형AMP(cAMP)	G단백질이 세포막의 아데닐산고리화효소를 활성화해 ATP에서 cAMP를 형성	cAMP 의존성 단백질인산화효소(단백질인산화효소A)를 활성화
고리형GMP(cGMP)	세포막 수용체와 구아닐산고리화효소 활성에 의해 촉매되는 반응에서 구아노신 3인산으로부터 생성	cGMP 의존성 단백질인산화효소(단백질인산화효소G)를 활성화
디아실글리세롤(DAG)	G단백질이 세포막 포스포라이페이스C를 활성화하며, 이 활성형 효소에 의해 포스파티딜이노시톨 2인산(PIP_2)으로부터 DAG와 IP_3를 생성	단백질인산화효소C를 활성화
이노시톨 3인산(IP_3)	위의 DAG 참조	소포체에서 세포질 내로 Ca^{2+} 방출

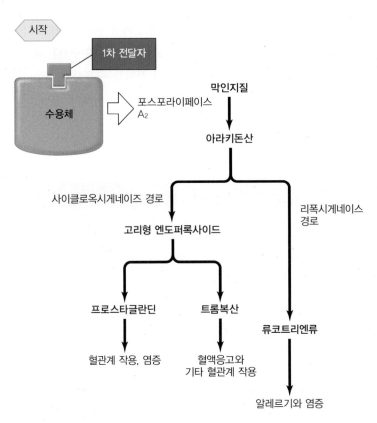

시작

1차 전달자

수용체

막인지질

포스포라이페이스 A₂

아라키돈산

사이클로옥시게네이스 경로

리폭시게네이스 경로

고리형 엔도퍼록사이드

프로스타글란딘

트롬복산

류코트리엔류

혈관계 작용, 염증

혈액응고와 기타 혈관계 작용

알레르기와 염증

그림 5.12 에이코사노이드의 합성 경로 및 주요 기능. 포스포라이페이스A₂는 모든 에이코사노이드의 형성 과정에 공통적으로 작용하는 효소이다. 항염증성 스테로이드는 포스포라이페이스A₂를 저해한다. 아스피린과 비스테로이드계 소염제(NSAID)는 사이클로옥시게네이스의 작용을 저해한다. 또한 지방산화효소제를 저해하는 약물도 있으며, 이러한 약물은 류코트리엔류 형성을 차단한다. 과잉의 류코트리엔류는 천식의 염증 반응과 알레르기 반응의 일부 요인으로 작용하므로, 이러한 약물은 천식을 완화하는 데 도움이 된다.

이코사노이드가 합성된다. 따라서 포스포라이페이스A₂ 이후에는 세포 내에 어떤 에이코사노이드 경로의 효소가 발현되는가에 따라서 자극에 대한 세포 반응으로 합성되는 에이코사노이드의 종류가 결정된다.

에이코사노이드의 각 아군(subdivision)마다 속해 있는 물질이 여러 개이므로 이들을 언급할 때 복수형을 사용한다(예: prostaglandins), 각 아군 내에 있는 에이코사노이드의 화학구조가 다를 경우 다른 알파벳 문자로 구별해 나타낸다. 예를 들면 프로스타글란딘 A유형과 E유형은 각각 PGA와 PGE라고 표기한다. 이는 다시 PGE_1과 PGE_2처럼 세분화된다.

자극에 대한 반응으로 에이코사노이드가 합성되면 세포내 전달자로 작용하는 경우도 있지만, 대체로 즉시 방출되어 그 부위에서 국소적으로 작용한다. 따라서 에이코사노이드는 측분비물질과 자가분비물질로 분류된다. 작용을 하고 난 에이코사노이드는 그곳에 있는 효소에 의해 신속하게 불활성형으로 대사된다. 에이코사

노이드의 작용은 매우 방대하며, 특히 혈관과 염증에 효과를 나타내는데 이에 대해서는 뒤에서 자세히 다룰 것이다.

어떤 약물은 에이코사노이드 경로에 영향을 미치며, 오늘날 세계에서 가장 흔하게 사용되는 대표적인 예로 **아스피린**(aspirin)을 들 수 있다. 이 약물은 사이클로옥시게네이스를 저해하므로 엔도퍼옥사이드, 프로스타글란딘, 트롬복산의 합성을 차단한다. 아스피린과 또 다른 사이클로옥시게네이스 저해 약물을 합쳐서 **비스테로이드성 소염제**(nonsteroidal anti-inflammatory drug, NSAID)라 한다. 이러한 약물은 주로 통증, 열, 염증을 경감시킬 목적으로 사용된다. 소염제로 많이 사용되는 합성 당질코르티코이드(부신 스테로이드호르몬 유사체)와 구별하기 위해 비스테로이드성이라는 용어를 사용한다. 스테로이드류는 포스포라이페이스A₂를 저해하므로 모든 에이코사노이드의 생성을 차단한다.

신호전달경로의 종결

전달자에 대한 반응은 종종 잠시 동안만 지속되고 수용체가 더 이상 1차 전달자와 결합하지 않을 때 정지되는 일시적인 사건이다. 이런 예로 1차 전달자가 그 근처에 있는 효소에 의해 대사되거나, 세포에 흡수되어 파괴되거나, 단순히 확산하는 경우가 있다. 이와 같은 사건이 일어나면 2차 전달자 생성속도는 감소한다. 그런 다음 앞에서 설명한 cAMP-포스포디에스테레이스와 같은 세포질 분해 효소의 작용으로 2차 전달자의 세포 내 농도가 감소한다. 이러한 사건의 중요성은 전달자에 의해 발생하는 매우 해로운 만성적인 세포 과자극(overstimulation)을 방지하는 것에 있다.

이 밖에도 다음 세 가지 다른 방법으로 수용체가 불활성화될 수 있다.

- 수용체가 화학적으로 변화해서(일반적으로 인산화에 의해) 1차 전달자에 대한 친화성이 감소해 전달자가 방출된다.
- 수용체가 인산화되어 G단백질이 더 이상 수용체에 결합하지 못하도록 방해한다.
- 1차 전달자와 수용체가 복합체를 형성하면 세포내섭취작용에 의해 세포 안으로 흡수되어 세포막 수용체가 제거되기도 한다.

이러한 과정은 생리적으로 조절된다. 예를 들면 많은 경우 1차 전달자가 수용체에 결합해 단백질 인산화효소를 활성화하면 단백질 인산화효소의 작용에 의해 수용체의 저해적 인산화가 일어난다. 이러한 수용체 불활성화는 음성 되먹임 억제로 여겨지고 있다.

결론적으로 신호전달경로의 기본 원리는 다음과 같다. 신호전

달경로는 홀로 존재하는 것이 아니라, 세포 안에서 복잡한 상호작용을 나타내며 동시에 작용한다는 사실을 인지하는 것이 중요하다. 이는 1차 전달자 하나가 두 가지 이상 경로의 활성을 변화시키기 때문에 가능하며, 이보다 더 중요한 것은 여러 개의 1차 전달자, 흔히 수십 개의 1차 전달자에 의해 세포가 동시에 영향을 받

을 수 있기 때문에 가능하다. 더욱이 여러 가지 신호전달경로 사이에 여러 수준에서 '교차대화(cross talk)'가 많이 일어난다. 예를 들면 cAMP 경로에서 생성되는 활성형 분자는 수용체의 활성과 다른 경로에서 생성되는 신호 분자의 활성을 변화시킬 수 있다.

CHAPTER 5 연습문제 | 기억하고 이해하기

해답은 책 뒷부분에 있다.

1~3. 다음 a~e로 제시된 수용체의 특성과 해당하는 설명을 짝 지으시오(답은 여러 개 있을 수 있음).
1. 모든 수용체 결합부위가 전달자와 결합한 상태
2. 수용체와 전달자와의 결합 강도
3. 한 종류의 수용체는 보통 1개의 전달자에 결합한다는 사실

수용체의 특성
a. 친화성
b. 포화
c. 경쟁
d. 하향조절
e. 특이성

4. 다음 중 활성화되는 데 칼슘 이온이 필요한 세포막 단백질이나 세포내 단백질은 무엇인가?
a. 칼모듈린
b. 야누스인산화효소(JAK)
c. 단백질인산화효소A
d. 구아닐산고리화효소

5. 다음 중 옳은 것은 무엇인가?
a. 단백질인산화효소A는 티로신 잔기를 인산화한다.
b. 단백질인산화효소C는 cAMP에 의해 활성화된다.
c. 아데닐산고리화효소를 활성화하는 G_s 단백질의 소단위는 β-소단위이다.
d. 지용성 전달자는 세포질이나 핵 안에 있는 수용체에 작용한다.
e. 세포막 수용체가 전달자와 결합하는 결합부위는 수용체의 세포질 쪽 표면에 있다.

6. 다음 중 어느 효소를 억제해야 아라키돈산에서 류코트리엔류로 전환되는 것이 저해되는가?
a. 사이클로옥시게네이즈
b. 리폭시게네이즈
c. 포스포라이페이스A_2
d. 아데닐산고리화효소
e. b와 c

7~10. 분자의 각 유형(7~10)에 올바른 보기(a~e)를 찾아 서로 짝 지으시오. 주어진 보기는 한 번만 선택되거나, 그 이상 선택되거나, 아니면 전혀 선택되지 않을 수 있다.

분자
7. 2차 전달자
8. 1차 전달자의 예
9. 막의 삼량체 단백질의 일부
10. 효소

보기
a. 신경전달물질 혹은 호르몬
b. cAMP-의존성 단백질인산화효소
c. 칼모듈린
d. Ca^{2+}
e. G단백질의 α-소단위

신경의 신호전달과 신경계의 구조

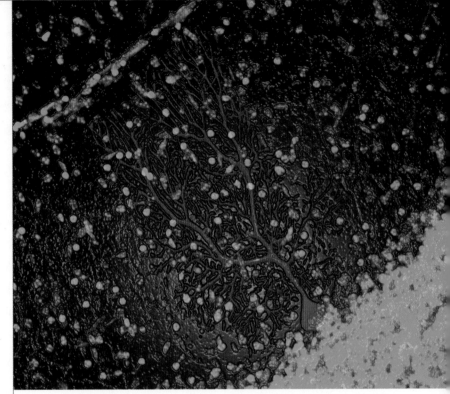

뇌의 한 단면을 인위적으로 채색한 공초점현미경 사진으로, 세포체에서 뻗어나간 큰 돌기를 가진 소뇌 뉴런을 보여준다. David Becker/Science Source

제1~5장에서 항상성이라는 생리학의 일반 원리와 인체의 기본 화학, 인체의 모든 세포의 일반적인 구조와 기능을 살펴보았다. 이제는 신경계라는 특수한 기관과 그것을 이루는 세포의 구조와 기능을 알아볼 것이다. 신경계는 뇌, 척수, 말초에 걸쳐 그물망 형태로 분포된 수조 개의 세포로 구성된다. 신경계는 거의 모든 생리적인 변화에서 항상성 유지에 핵심적인 역할을 한다. 신경계는 내부 환경뿐만 아니라 외부 환경과 함께 연계시키는 정보의 흐름을 매개하는 방법으로 온몸에 널리 퍼져 있는 세포, 조직, 기관의 활동을 조정한다.

신경계의 많은 기능으로는 근수축의 활성화(제9장과 제10장), 호흡계 활동과 연관된 혈액 내 산소와 이산화탄소, pH 수준의 통합(제13장), 순환계(제12장)와 비뇨기계(제14장)의 요소에 작용해 순환에서의 압력과 부피 조절, 소화계의 운동성과 분비 조절(제15장) 등이 있다. 신경계는 인체의 두 가지 주요 조절 시스템 중 하나로 다른 하나는 내분비계이다(제11장). 혈액으로 방출되는 내분비계의 비교적 느리고 오래 지속되는 신호와는 달리, 신경계는 한 세포에서 다른 세포로 직접 소통하는 빠른 전기신호를 보낸다.

이 장에서 신경계와 뉴런의 구조와 기능에 대해 읽다 보면 제1장에서 요약한 생리학의 일반 원리에 대한 많은 예를 접하게 될 것이다. 예를 들면 어떻게 뉴런의 구조가 기관 사이의 정보 흐름을 매개하고, 항상성 과정을 통합하는 특수한 기능에 기여하는지

배울 것이다. 세포막을 가로질러 일어나는 물질(이온) 교환의 조절과 화학적·물리적 법칙에 근거한 뉴런의 전기적 성질과 관련된 핵심 원리도 알게 될 것이다. 마지막으로, 대부분의 생리적 기능은 다수의 조절계에 의해 조절되며, 종종 서로 길항적으로 작동한다는 생리학의 일반 원리를 신경계가 어떻게 전체적으로 잘 설명하는지도 볼 수 있을 것이다. ■

신경계의 세포

6.1 뉴런의 구조와 유지

신경계의 다양한 구조는 서로 밀접하게 연결되어 있지만, 편의상 (1) 뇌와 척수로 구성된 **중추신경계**(central nervous system, CNS)와 (2) 뇌와 척수를 몸의 근육, 분비샘, 감각기관, 다른 조직과 연결하는 신경들로 구성된 **말초신경계**(peripheral nervous system, PNS)의 두 부분으로 나눈다.

신경계의 기능적 단위는 개별 세포, 즉 **뉴런**(neuron)이다. 뉴런은 세포의 한 부위로부터 같은 세포의 다른 부위 혹은 인접한 세포로 이동하는 전기적 신호를 생성해 작동한다. 대부분의 뉴런에서 전기적 신호는 **신경전달물질**(neurotransmitter)이라고 하는 화학전달자를 분비해 다른 세포와 소통한다. 대부분의 뉴런은 최대 수십만 개의 다른 뉴런으로부터 입력된 정보를 통합해 이로부터 균형 있게 출력신호를 내놓기 때문에 통합자(integrator)로서 작용한다.

신경계의 다른 주요 세포 유형은 비신경세포인 **아교세포**(glial cell)이다. 이러한 세포는 일반적으로 뉴런처럼 세포와 세포 사이의 전기적 소통에 직접 관여하지는 않지만, 뉴런을 다양하게 지지하는 중요한 기능을 수행한다.

뉴런은 모양과 크기가 매우 다양하지만, 모든 뉴런은 세포 간 소통을 이룰 수 있는 형태적 특징을 공유한다. 긴 확장 부분, 즉 돌기(process)가 뉴런을 서로 연결하고 뉴런의 입력과 출력 기능을 수행한다. **그림 6.1**에서 보듯이, 대부분 뉴런은 세포체와 두 종류의 돌기인 수상돌기와 축삭을 가지고 있다.

뉴런의 **세포체**[cell body, 혹은 몸체(soma)]는 핵과 리보솜을 포함하고 있어 단백질 합성에 필요한 유전정보와 장치를 가지고 있다. **수상돌기**(dendrite)는 세포체로부터 뻗어 나온 고도로 분지된 일련의 가지로 다른 뉴런으로부터 입력되는 정보를 수신한다.

가지를 친 수상돌기는 세포의 표면적을 증가시키는데, 일부 중추신경계의 뉴런은 40만 개나 되는 수상돌기를 가지고 있기도 하다. **수상돌기가시**(dendritic spine)라는 혹 모양의 돌출부위는 수상돌기의 표면적을 더욱 증가시킨다. 그러므로 중추신경계에서 수상돌기는 다른 많은 뉴런으로부터의 신호를 받을 수 있는 세포의 용량을 증가시킨다.

축삭(axon)은 세포체로부터 뻗어 나온 긴 돌기로서 표적세포에 출력신호를 전달한다. 인간에서 축삭의 길이는 몇 μ(micron)에서부터 1 m가 넘는 것까지 다양하다. 세포체로부터 축삭이 뻗어 나온 부위를 **축삭 둔덕**[axon hillock 또는 **시작분절**(initial segment)]이라 한다. 대부분 뉴런에서 축삭둔덕은 전기신호가 전파되기 시작하는 곳이다. 그다음 이 신호는 세포체로부터 축삭을 따라 멀리 퍼져나간다. 축삭은 곁가지(collateral)라는 가는 가지

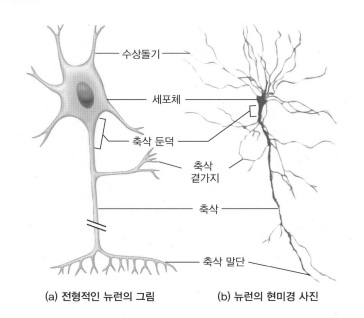

(a) 전형적인 뉴런의 그림   (b) 뉴런의 현미경 사진

그림 6.1 (a) 한 유형 뉴런의 모식도. 축삭 중간의 끊음 표시는 축삭이 매우 길다는 것을 의미한다. 실제로 축삭은 세포체의 폭보다 5,000~10,000배 더 길다. 이 뉴런은 가장 일반적인 유형이지만, 다양한 형태의 뉴런이 존재하며 어떤 것은 축삭이 없는 것도 있다. (b) 현미경으로 관찰한 뉴런.

를 갖기도 한다. 그 끝부분에서 축삭과 곁가지는 더 많은 가지치기를 한다(그림 6.1 참조). 축삭과 축삭 곁가지의 가지치기 정도가 많이 될수록 이 세포의 영향권은 커진다.

각 가지는 **축삭 말단**(axon terminal)에서 끝이 나는데 이곳에서 신경전달물질이 축삭으로부터 분비된다. 이 화학전달자들은 세포와 세포 사이의 틈을 가로질러 축삭 말단 반대편의 세포를 향해 확산한다. 일부 뉴런은 이와는 다르게 축삭을 따라 나 있는 축삭 염주(varicosity)라 알려진 일련의 부풀어 오른 영역에서 화학전달자를 분비하기도 한다.

많은 뉴런의 축삭은 주변 지지세포에 의해 고도로 변형된 20~200겹의 세포막으로 구성된 **미엘린**(myelin) 수초로 덮여 있다(**그림 6.2**). 뇌와 척수에서 미엘린을 형성하는 세포는 신경아교세포의 일종인 **희소돌기세포**(oligodendrocyte)이다. 각각의 희소돌기세포는 분지해 많게는 40개의 축삭에 미엘린을 형성하기도 한다. 말초신경계에서는 **슈반세포**(Schwann cell)라는 신경아교세포가 일부 축삭을 따라 일정한 간격으로 1~1.5 mm 길이의 축삭 부위를 둘러싸서 개별 미엘린 수초를 형성한다. 인접한 미엘린 수초 사이에서 축삭의 세포막이 세포외액에 노출되는 공간을 **랑비에결절**(node of Ranvier)이라 한다. 앞으로 보겠지만 미엘린 수초는 축삭을 따라 전기신호가 전도되는 속도를 빠르게 하고 에너지를 보존한다.

축삭의 구조와 기능을 유지하기 위해 여러 종류의 세포소기관과 다른 물질들은 세포체와 축삭 말단 사이의 길게는 1 m에 이르는 거리를 이동해야 한다. **축삭운반**(axonal transport)이라고 하는 이러한 이동은 축삭 전체 길이를 따라 나 있는 미세소관(microtubule) '선로'와 이 위를 이동하는 키네신(kinesin)과 디네인(dynein)이라 알려진 특수한 유형의 운동단백질에 의존한다(**그림 6.3**). 머리가 2개인 이러한 운동단백질은 미세소관 한쪽 끝에서 수화물과 결합하고, 다른 쪽 끝으로는 ATP의 가수분해로부터 얻은 에너지를 이용해 미세소관을 따라 '걸어'간다. 키네신에 의한 운반은 주로 세포체에서 축삭 말단 방향으로 일어나며[순방향(anterograde)], 영양 분자, 효소, 미토콘드리아, 신경전달물질을 담고 있는 소낭 그리고 다른 세포소기관을 수송하는 데 중요한 역할을 한다. 디네인에 의한 운반은 반대 방향으로 일어나며[역방향(retrograde)], 재활용된 막 소낭, 성장인자 뉴런의 형태, 생화학적 성질 및 다른 뉴런과의 연결성 등에 영향을 미칠 수 있는 다른 화학신호를 수송한다. 역방향 수송은 파상풍 독소와 헤르페스 바이러스, 광견병 바이러스, 소아마비 바이러스 등 일부 유해한 물질이 중추신경계를 침범하는 경로이기도 하다.

6.2 뉴런의 기능적 분류

뉴런은 기능에 따라 구심성 뉴런, 원심성 뉴런, 연합 뉴런의 세 가지로 분류할 수 있다(**그림 6.4a**).

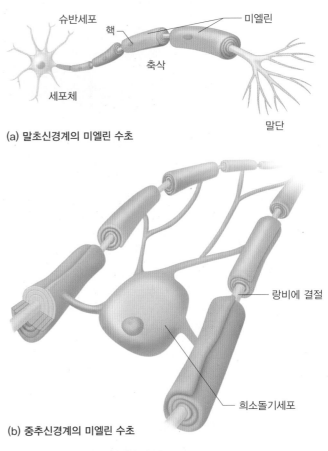

(a) 말초신경계의 미엘린 수초

(b) 중추신경계의 미엘린 수초

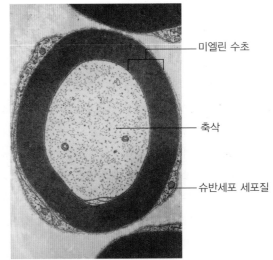

(c) 미엘린으로 둘러싸인 축삭의 단면

그림 6.2 (a) 슈반세포에 의해 형성된 미엘린과 (b) 축삭 위의 희소돌기세포. (c) 말초신경계에서 미엘린으로 감싸인 축삭의 단면을 인위적으로 채색한 현미경 사진. (c) Don W. Fawcett/Science Source

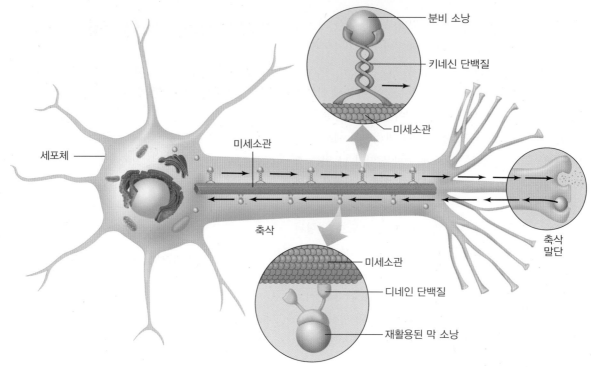

그림 6.3 미세소관을 통해 진행되는 디네인과 키네신에 의한 축삭 운반.

■ **구심성 뉴런**(afferent neuron)은 몸의 조직과 기관으로부터 중추신경계로 정보를 전달한다.

■ **원심성 뉴런**(efferent neuron)은 중추신경계로부터 근육, 분비샘 또는 다른 종류의 세포와 같은 효과기 세포로 정보를 전달한다.

■ **연합 뉴런**(interneuron)은 중추신경계 내 뉴런을 연결한다.

대략 구심성 뉴런 하나당 약 10개의 원심성 뉴런과 20만 개의 연합 뉴런이 존재한다. 그러므로 대다수의 뉴런은 연합 뉴런이다.

구심성 뉴런의 말초 말단(중추신경계에서 가장 먼 끝)에는 주변 환경의 여러 물리화학적 변화에 반응해 뉴런에 전기신호를 만들어내는 **감각수용기**(sensory receptor)가 있다. 수용기 부위는 세포막의 특수화된 부분일 수도 있고, 뉴런 말단과 밀접하게 연관된 별개의 세포일 수도 있다[제5장에서 **수용기**(receptor)라는 용어가 두 가지 서로 다른 뜻을 가지고 있다고 배운 것을 상기하라. 하나는 여기에서 정의한 수용기이고, 다른 하나는 화학전달물질과 결합해 표적세포에 영향을 미치는 특정 단백질인 수용체를 의미한다]. 구심성 뉴런은 전기적 신호를 수용기로부터 뇌나 척수로 전달한다.

구심성 뉴런은 일반적으로 축삭으로 간주되는 단일 돌기만 가지고 있기 때문에 그림 6.1에 나타낸 것과는 뚜렷이 구분되는 형태를 가진다. 세포체로부터 뻗어 나온 지 얼마 되지 않아서 축삭은 바로 가지를 친다. 하나의 가지인 말초돌기는 수용기 말단으로부터 구심성 말단가지들이 한곳으로 모아지는 지점에서 시작된다. 다른 가지인 중추돌기는 다른 뉴런들과 연접을 형성하기 위해 중추신경계로 들어간다. 그림 6.4에서 주목할 점은 구심성 뉴런의 세포체와 긴 축삭은 중추신경계 밖에 존재하고, 중추돌기의 일부만 뇌나 척수로 들어온다는 것이다.

원심성 뉴런은 그림 6.1에서 보이는 것과 같은 모양을 하고 있다. 예외도 존재하지만, 일반적으로 원심성 뉴런의 세포체와 수상돌기는 중추신경계 내에 존재하고, 축삭은 주변 말단 부위로 뻗어나간다. 일단의 구심성, 원심성 뉴런의 축삭은 미엘린, 결합조직, 혈관과 함께 말초신경계의 **신경**(nerve)을 형성한다(**그림 6.4b**).

연합 뉴런은 전적으로 중추신경계 내부에 존재한다. 이들은 전체 뉴런의 99% 이상을 차지하며 광범위한 생리학적 특성, 모양, 기능을 가지고 있다. 특정 구심성 뉴런과 원심성 뉴런 사이에 있는 연합 뉴런의 수는 이들이 조절하는 작용의 복잡성에 따라 다양해진다. 무릎슬개골 아래를 가볍게 두드릴 때 나타나는 무릎반사작용은 대부분 연합 뉴런과 상관없이 구심성 뉴런이 원심성 뉴런과 직접 상호작용하여 대퇴근육을 활성화한다. 반면에 전에 알던 누군가에 대한 기억을 떠올리게 하는 노래를 듣거나 특정한 향수 냄새를 맡을 때는 아마도 수백만 개의 연합 뉴런이 관여할 것이다.

표 6.1에 뉴런의 세 가지 기능적 분류의 특성을 요약해 놓았다.

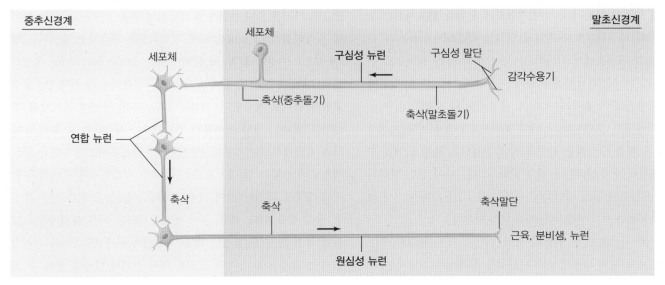

세포체

세포체

구심성 뉴런

구심성 말단

감각수용기

축삭(중추돌기)

축삭(말초돌기)

연합 뉴런

축삭

축삭

축삭말단

근육, 분비샘, 뉴런

원심성 뉴런

(a) 세 가지 유형의 뉴런에 의한 신경계의 정보 흐름

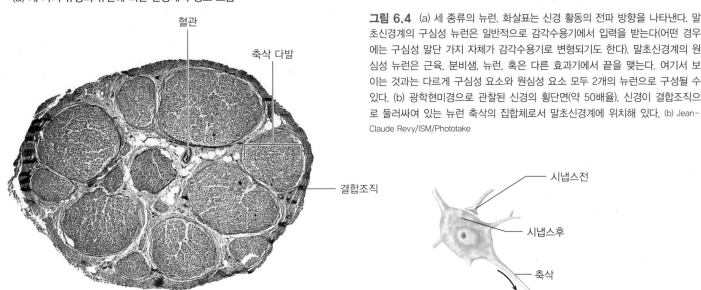

혈관

축삭 다발

결합조직

(b) 신경 횡단면

그림 6.4 (a) 세 종류의 뉴런. 화살표는 신경 활동의 전파 방향을 나타낸다. 말초신경계의 구심성 뉴런은 일반적으로 감각수용기에서 입력을 받는다(어떤 경우에는 구심성 말단 가지 자체가 감각수용기로 변형되기도 한다). 말초신경계의 원심성 뉴런은 근육, 분비샘, 뉴런, 혹은 다른 효과기에서 끝을 맺는다. 여기서 보이는 것과는 다르게 구심성 요소와 원심성 요소 모두 2개의 뉴런으로 구성될 수 있다. (b) 광학현미경으로 관찰된 신경의 횡단면(약 50배율). 신경이 결합조직으로 둘러싸여 있는 뉴런 축삭의 집합체로서 말초신경계에 위치해 있다. (b) Jean-Claude Revy/ISM/Phototake

표 6.1	세 종류 뉴런의 특성

I. 구심성 뉴런
  A. 말초 말단의 수용기로부터 중추신경으로 정보를 전달한다.
  B. 세포체로부터 뻗어나간 1개의 신경돌기는 말초신경계의 기다란 축삭이 되는 하나의 긴 말초돌기(축삭)와 중추신경으로 들어가는 하나의 짧은 중추돌기(축삭)로 갈라진다.

II. 원심성 뉴런
  A. 중추신경계로부터 효과기 세포, 특히 근육, 분비샘, 뉴런 및 기타 세포로 정보를 전달한다.
  B. 다수의 수상돌기와 축삭의 작은 분절을 갖는 세포체가 중추신경계에 위치한다. 축삭의 대부분은 말초신경계에 위치한다.

III. 연합 뉴런
  A. 통합자와 신호 변환자로 작용한다.
  B. 구심성 뉴런과 원심성 뉴런을 반사회로에 통합한다.
  C. 전적으로 중추신경계 내에 위치한다.
  D. 전체 뉴런의 99% 이상을 차지한다.

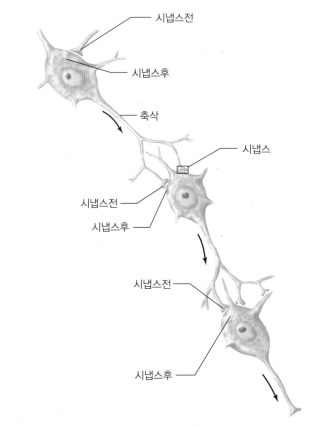

시냅스전

시냅스후

축삭

시냅스

시냅스전

시냅스후

시냅스전

시냅스후

그림 6.5 한 세포에 대해 시냅스후인 뉴런은 다른 세포에 대해 시냅스전 뉴런이 될 수 있다. 화살표는 신경전달 방향을 나타낸다.

하나의 뉴런이 다른 뉴런의 전기화학적 활동을 변화시키는 두 뉴런 사이의 해부학적으로 특화된 연접을 **시냅스**(synapse)라 한다. 대부분의 시냅스에서 하나의 뉴런으로부터 다른 뉴런으로 전달되는 신호는 신경전달물질을 통해 이루어지는데, 신경전달물질에는 원심성 뉴런이 효과기 세포(예: 근육세포)와 소통할 때 이용하는 화학물질도 포함된다. 하나의 뉴런으로부터 분비되는 신경전달물질은 이를 수신하는 뉴런의 막에 존재하는 특정 단백질 수용체에 결합하여 수신하는 뉴런을 변화시킨다. (다시 한번 말하지만, 구심성 뉴런의 말초 말단에 존재하는 감각수용기와 여기서 사용되는 수용체라는 용어를 혼동하지 말기 바란다.)

대부분의 시냅스는 한 뉴런의 축삭 말단과 다음 뉴런의 수상돌기나 세포체 사이에서 형성된다. 신호를 시냅스로 전달하는 뉴런을 **시냅스전 뉴런**(presynaptic neuron)이라 하고, 시냅스로부터 신호를 받는 뉴런을 **시냅스후 뉴런**(postsynaptic neuron)이라 한다. **그림 6.5**는 여러 개의 뉴런으로 이루어진 경로에서 어떻게 하나의 뉴런이 다른 뉴런에 대해서는 시냅스후 뉴런이 되고, 또 다른 뉴런에 대해서는 시냅스전 뉴런이 될 수 있는지를 보여준다. 시냅스후 뉴런은 수상돌기와 세포체 표면에 수천 개의 시냅스 연접부를 가지고 있어서 많은 시냅스전 뉴런으로부터의 신호에 영향을 받을 수 있다. 이와 같은 방식으로 상호 연결된 신경계의 수백만 개의 뉴런은 '세포, 조직, 기관 사이의 정보 흐름이 항상성의 필수적인 특징이며 생리학적 과정의 통합을 허용한다'는 생리학의 일반 원리의 좋은 예다.

중요한 기능은 중추신경계 모세혈관의 벽을 만드는 세포들 사이에 밀착연접(tight junction)이 형성되도록 자극하는 것이다(그림 3.9 검토). 이것이 **혈액-뇌 장벽**(blood-brain barrier)을 형성하는데, 이 장벽은 다른 신체 조직의 모세혈관보다 더 선택적인 물질 교환의 필터로 작용한다. 별아교세포는 또한 뉴런에 포도당을 공급하고, 분비된 대사 노폐물인 암모니아를 제거하는 등 뉴런을 대사적 측면에서도 지지한다. 배아에서는 별아교세포가 뉴런을 궁극적으로 이동해야 할 장소로 인도해 주고 성장인자를 분비해서 뉴런의 성장을 촉진한다. 이 외에도 별아교세포는 뉴런과 같은 특성을 많이 갖고 있다. 예를 들어 별아교세포는 이온 채널(통로), 그리고 특정 신경전달물질에 대한 수용체와 신경전달물질을 처리할 수 있는 효소들을 가지고 있으며, 약한 전기적 반응을 만들 수 있는 능력을 갖고 있다. 따라서 별아교세포는 이러한 잘 알려진 기능 외에 뇌에서 정보를 전달하는 데도 참여할 것으로 추측된다.

세 번째 유형의 중추신경계 신경아교세포인 **미세아교세포**(microglia)는 특화된 대식세포 유사 세포로서 중추신경계에서 면역 기능을 수행하며, 시냅스 재구성과 가소성에 관여할 수 있다. 마지막으로 **뇌실막세포**(ependymal cell)는 뇌와 척수 내부에서 액체로 채워진 뇌실의 내벽을 형성하며, 뒤에서 다룰 내용인 뇌척수액의 생성과 흐름을 조절한다.

말초신경계의 신경아교세포인 슈반세포는 중추신경계 신경아교세포의 특성 대부분을 가지고 있다. 앞서 언급했듯이 슈반세포는 말초뉴런 축삭의 미엘린 수초를 생성한다.

6.3 신경아교세포

최근 분석에 따르면, 뉴런은 인간 중추신경계 전체 세포의 절반 정도를 차지한다고 알려졌다. 나머지는 신경아교세포(glia, '아교')이다. 신경아교세포는 뉴런의 축삭과 수상돌기를 둘러싸면서 그들을 물리적·대사적으로 지지한다. 대부분의 뉴런과는 달리 신경아교세포는 평생에 걸쳐 세포분열할 수 있는 능력을 갖고 있다. 결과적으로, 많은 중추신경계 종양은 실제로 뉴런보다는 신경아교세포에서 유래한다.

중추신경계에는 여러 종류의 신경아교세포가 있다(**그림 6.6**). 앞에서 논의한 신경아교세포의 한 종류인 희소돌기세포는 중추신경계 축삭을 감싸는 미엘린을 형성한다.

두 번째 유형의 중추신경계 신경세포인 **별아교세포**(astrocyte)는 시냅스 주변의 K^+과 신경전달물질을 제거하여 중추신경계 내 세포외액의 조성을 조절하도록 도와준다. 별아교세포의 또 다른

6.4 신경의 성장과 재생

신경계를 특징짓는 뉴런 돌기들 간의 정교한 그물망은 특정 축삭이 특정 표적을 찾아 자라 나가는 것에 의해 결정된다.

뉴런의 성장과 발달

배아에서 신경계의 발달은 뉴런이나 신경아교세포로 발달할 수 있는 미분화 상태의 전구세포(줄기세포)의 일련의 분열로부터 시작된다. 마지막 세포분열 후에 각 뉴런의 딸세포는 분화하고 최종 목적지로 이동하며, 축삭이나 수상돌기가 될 돌기를 뻗는다. 특수하게 부풀어 오른 **성장원뿔**(growth cone)이 뻗어나가는 각 축삭의 말단을 형성하고, 이것이 돌기의 정확한 경로와 최종 표적을 찾아내는 데 관여한다.

축삭이 성장함에 따라 축삭은 다른 세포 표면을 따라 유도되면서 자라게 되는데 대부분의 경우 아교세포가 이 가이드 역할을

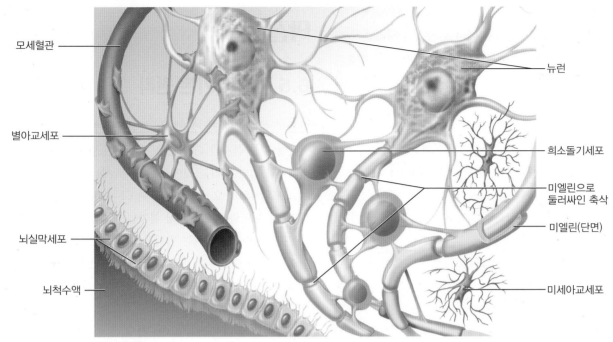

모세혈관

별아교세포

뇌실막세포

뇌척수액

뉴런

희소돌기세포

미엘린으로
둘러싸인 축삭

미엘린(단면)

미세아교세포

그림 6.6 중추신경계의 신경아교세포들.

담당한다. 축삭이 어느 경로를 따라갈지는 여러 종류의 분자가 끼치는 유도, 지지, 편향, 억제 효과에 크게 좌우된다. 세포접착(cell adhesion) 분자와 같은 일부 분자가 신경아교세포나 배아뉴런의 막에 존재한다. 다른 분자로는 성장원뿔이나 그것의 먼 표적 주변의 세포외액에 존재하는 수용성 신경영양인자(신경조직의 성장인자)가 있다.

일단 진행 중인 성장원뿔이 표적에 도달하면 시냅스가 형성된다. 임신 전체 기간과 유아기 초기 동안 일어나는 신경 발달의 초기 단계 중에는 알코올과 기타 약물, 방사선, 영양실조, 바이러스 감염 등이 발달 중인 태아 신경계에 영구적인 손상을 입힐 수 있다. 예를 들면 임신 중 **지카 바이러스**(Zika virus)에 감염된 여성의 일부 아이들은 **소두증**(microcephaly)이라는 심하게 미발달된 뇌를 가지고 태어난다.

신경계 발달의 놀라운 면모는 축삭의 성장과 돌출 이후에 일어난다. 새로 형성된 많은 뉴런과 시냅스는 퇴화한다. 실제로, 발달하는 중추신경계에서 많게는 50~70%에 달하는 뉴런이 세포자살(apoptosis)이라는 프로그램된 자기파괴 과정으로 죽는다. 신경과학자들은 이러한 과정이 신경계의 연결을 미세조정하거나 정교하게 하는 것이라고 추정할 뿐, 왜 이런 낭비적인 것처럼 보이는 과정이 일어나는지에 대해서는 정확히 알지 못한다. 이것은 우리 인간이 4세 이전의 기억을 거의 간직하지 못하는 이유일 수 있다.

우리의 뇌는 평생 자극이나 손상에 반응해 구조와 기능을 수정하는 놀라운 능력이 있는데, 이러한 특성을 **가소성**(plasticity)이라고 한다. 가소성은 새로운 뉴런의 생성과 연관되기도 하지만, 특히 시냅스 연결의 재구성을 포함한다. 이러한 것은 운동이나 인지적 도전 활동에 의해 자극된다.

신경의 가소성 정도는 나이에 따라 다양하다. 대부분의 신경계에서 발달에 결정적으로 중요한 시기는 상당히 어린 나이 때이다. 예를 들면 시각 경로에서 시각적 자극을 처리하는 데 관여하는 뇌 영역은 1~2세에서 정점을 이루는 결정적인 시기에 시각 자극을 받지 못하면 영구적으로 손상된다. 반면에 언어를 배우는 능력은 가소성에서 훨씬 더 천천히 그리고 더 미묘한 변화를 거친다. 인간은 청소년기까지 비교적 쉽고 빠르게 언어를 배우지만 청소년기에서 성인기로 가면서 배우는 언어 학습은 더 느려지고 훨씬 더 많은 노력을 필요로 한다.

성숙한 중추신경계에서 주요 신경회로의 기본적인 형태와 위치는 일단 형성되고 나면 변하지 않는다. 그러나 태아 발생 중에 시작된 시냅스 연결의 생성과 제거는 정상적인 성장, 학습, 노화의 일환으로 평생 진행된다. 또한 이전에는 새로운 뉴런의 생성이 출생 무렵에서 멈춘다고 생각되었지만, 현재는 새로운 뉴런을 생성할 수 있는 능력이 평생 일부 뇌 영역에서 유지된다는 증거가 많아지고 있다. 예를 들어 인지적인 자극과 운동은 둘 다 성인에서도 학습과 관련된 뇌 영역의 뉴런 수를 증가시키는 것으로 나타났다. 또한 일부 항우울증 약물의 효과가 감정과 동기부여에 관여하는 뇌 영역에서 새로운 뉴런의 생성에 좌우된다는 것으로 나타났다(제8장).

축삭의 재생

축삭이 절단되더라도 중추신경계 밖에서 손상이 발생하고, 뉴런의 세포체가 영향을 받지 않는 한 스스로 회복해서 상당 부분의 기능을 복구할 수 있다. 이와 같은 손상 이후 세포체에서 떨어져 나간 축삭 부분은 퇴화된다. 세포체에 아직 붙어 있는 축삭의 일부는 성장원뿔을 형성하고 이것이 효과기 장기로 뻗어나가 본래 기능을 회복한다. 말초신경 손상 후에는 기능 회복에 시간이 걸리는데, 그 이유는 축삭의 재성장이 하루에 약 1 mm의 속도로 더디게 진행되기 때문이다. 예를 들어 엄지손가락의 구심성신경이 어깨 부위의 부상에 의해 손상되었다면 엄지손가락의 감각이 되돌아오는 데 약 2년이 걸릴 수 있다.

척수 손상은 전형적으로 조직이 잘린다기보다는 으깨지는 것인데, 축삭은 손상을 입지 않은 상태로 남게 된다. 이러한 경우 1차적인 문제는 주변의 희소돌기세포의 세포자살이다. 이러한 세포가 죽고, 관련 축삭이 미엘린 수초를 잃게 되면 축삭은 정보를 효과적으로 전달할 수 없게 된다. 중추신경계 내부에서 절단된 축삭은 작은 새로운 돌기를 자라게 할 수는 있으나 손상된 부위에서 축삭은 의미 있는 재생을 하지 못하며, 중요한 기능의 복구가 이루어졌다는 충분한 보고 역시 아직 없다. 기능 회복이 중추신경계 뉴런의 일부 기본적인 차이 또는 주변의 신경아교세포와 연관된 억제인자와 같은 환경의 일부 특성에 의해 억제되는 것이다. 아마도 진화 과정에서 선택압이 작용해 성숙한 중추신경계에서 뉴런의 성장을 제한함으로써 뇌 전체에 형성된 복잡한 신경망의 정확한 입체구조를 파괴할 가능성을 최소화하는 것 같다.

과학자들은 중추신경계에서 축삭의 재생을 도울 수 있는 환경을 제공하기 위해 여러 가지 방법을 시도하고 있다. 절단된 축삭의 재생을 돕기 위한 연결관을 개발하고, 성장억제인자가 결핍된 척수 부위로 축삭을 재연결하기도 하며, 희소돌기세포의 자살을 방지해 미엘린이 유지될 수 있도록 하고, 손상된 조직의 재생을 돕는 신경영양인자를 공급하기도 한다.

의과학자들은 손상되었거나 병든 척수와 뇌의 기능을 회복시키려고 미분화 줄기세포를 이식함으로써 새로운 뉴런으로 분화시키고 결여된 신경전달물질이나 신경영양인자를 대체하고자 하는 시도를 하고 있다. 초기 줄기세포 연구는 배아나 태아 줄기세포의 이용에 초점을 맞췄는데, 결과는 매우 희망적이었지만 윤리적인 문제에 직면했다. 그러나 최근에는 성체에서 분리한 줄기세포를 사용하는 유망한 기술을 개발해 왔으며, 성체세포를 줄기세포와 같은 상태로 되돌리는 방법도 고안했다.

막전위

6.5 전기의 기본 원리

다음의 여러 절에서 생리학적 과정이 화학적·물리적 법칙, 특히 전하를 띠는 분자의 순 유량을 결정하는 법칙에 의해 일어난다는 생리학의 일반 원리를 알아볼 것이다. 제4장에서 논의한 바와 같이 세포외액의 주요 용질은 Na^+과 Cl^-이다. 세포내액은 높은 농도의 K^+과 이온화된 비투과성 분자들, 특히 인산 화합물과 음전하를 띠는 곁사슬을 가지는 단백질을 함유하고 있다. 이러한 전하를 띤 입자들의 분포에서 비롯되는 전기적 현상은 세포의 세포막에서 일어나며, 뉴런의 두 가지 주요 기능인 신호의 통합과 세포 간 소통에 중요한 역할을 한다.

기본적인 물리적 원리에 따르면 같은 종류의 전하는 서로 밀어낸다. 즉 양전하는 양전하를 밀어내고, 음전하는 음전하를 밀어낸다. 반면에 반대되는 전하를 띠는 물체는 서로 끌어당기며 장애물에 의해 분리되어 있지 않는 한 상대방을 향해 움직일 것이다(**그림 6.7**).

반대 부호를 가진 분리된 전하가 서로 가깝게 갈 수 있도록 허용되면 일을 할 수 있는 잠재력을 가진다. 이것을 **전기전위**(electrical potential)라 하며, 두 지점 사이의 전하량 차이에 의해 결정되기 때문에 **전위차**(potential difference, 흔히 단순하게 전위라고 함)라 부른다. 전위차의 단위는 볼트(V)이다. 대부분의 생물권에서 분리될 수 있는 전체 전하는 아주 작다. 그래서 전위차도 작으며 밀리볼트(mV)로 측정된다(1 mV = 0.001 V).

전하의 이동은 **전류**(current)이다. 전하 사이의 전기전위는 전하를 흐르게 만들어 전류를 생성한다. 전하가 서로 반대이면 전류가 전하를 서로 가깝게 이동시키지만, 전하가 서로 같다면 전류는 전하의 분리를 증가시킨다. 이동하는 전하의 양인 전류의 크기는 전하 사이의 전위차와 전하가 이동해야 하는 물질의 성질이나 구조에 따라 달라진다. 전기전하의 이동을 방해하는 것을 **저항**(resistance)이라고 한다. 저항이 크면 전류의 흐름은 줄어든다. 전압(V)과 저항(R)이 전류(I)에 미치는 영향은 **옴의 법칙**(Ohm's law)으로 표현된다.

$$I = \frac{V}{R}$$

전기 저항이 큰 물질은 전류를 줄이는데, 이것을 절연체(insulator)라고 한다. 저항이 낮은 물질은 전류가 빠르게 흐르도록 하

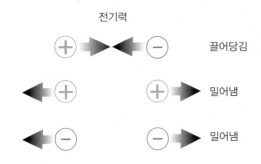

전기력

끌어당김

밀어냄

밀어냄

(a) 양전하와 음전하 간의 상호작용

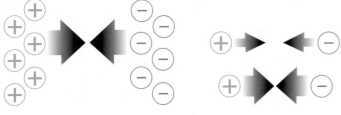

힘은 전하량에 따라 증가한다.

힘은 전하 간의 거리가
짧아질수록 증가한다.

(b) 전하의 유형과 양 및 거리 사이의 관계

그림 6.7 (a) 전기적 상호작용의 유형. 같은 종류의 전하는 서로 밀어내고, 반대 전하는 서로 끌어당기는 것에 주목하라. (b) 전하의 양과 전하 사이의 거리가 전기력에 미치는 영향. 전하량이 늘어날수록 힘이 커진다(더 커진 화살표). 거리가 짧아질수록 힘이 커진다.

는데 이것을 전도체(conductor)라고 한다.

　이온이 용해된 물은 이온이 전류를 이동시킬 수 있어 비교적 양호한 전기 전도체이다. 앞서 보았듯이 세포내액과 세포외액은 많은 이온을 포함하고 있어서 전류를 흐르게 할 수 있다. 그러나 지질은 전하를 띠는 부위가 거의 없어서 전류가 흐르지 못한다. 따라서 세포막의 지질층은 저항이 작은 수용성 구획인 세포내액과 세포외액을 분리하는 전기 저항이 큰 부위이다.

6.6 휴식기 막전위

휴식기에 뉴런은 세포막 전체에 걸쳐 전위차를 가지며 세포의 안쪽이 바깥쪽에 비해 음전하를 띤다(**그림 6.8**). 이 전위가 **휴식기 막전위**(resting membrane potential, 약칭 V_m)이다.

　관례상 세포외액의 전압을 기준점으로 보고, 막전위의 극성[양성(+) 혹은 음성(−)]은 세포 내부에 초과로 존재하는 전하의 극성으로 표시한다. 예를 들어 세포 내부에 초과 음전하가 존재하고 막을 경계로 형성된 전위차가 70 mV이면 막전위는 (외부에 비해 내부가) −70 mV로 표기된다. 전압은 전체에 걸친 전하의 **차이**를

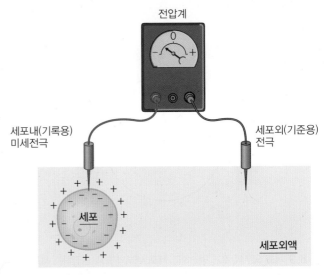

전압계

세포내(기록용)
미세전극

세포외(기준용)
전극

세포

세포외액

(a) 막전위 측정의 실험적 방법

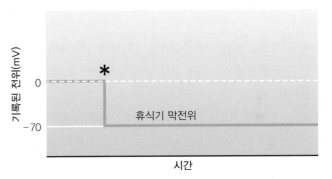

기록된 전위(mV)

0

−70

＊

휴식기 막전위

시간

(b) 전압기로 측정한 막전위

그림 6.8 (a) 막전위 측정 장치. 전압계는 세포내와 세포외 미세전극 사이의 차이를 기록한다. (b) 세포내 미세전극에 의해 측정된 세포막의 전위차. 별표(＊)는 미세전극이 세포 안으로 들어가는 순간을 나타낸다.

측정하는 것임을 명심하라. −70 mV의 휴식기 막전위는 막의 어느 한쪽에 존재하는 음과 양의 절대 전하 수를 말하는 것은 아니다.

휴식기 막전위의 성질과 크기

휴식기 막전위의 크기는 뉴런에서 일반적으로 −40~−90 mV의 범위이다. 휴식기 막전위는 전류의 변화가 전위를 바꾸어놓기 전까지는 일정하게 유지된다. 정의에 따르면, 전위가 바뀌게 된 세포는 더 이상 '휴식기'가 아니다.

　휴식기 막전위는 세포 내부에 음이온이 약간 초과되고, 세포 외부에 양이온이 과다할 때 존재한다. 세포 내부의 과량의 음전하는 세포 외부의 과량의 양전하와 상호 전기적으로 끌어당긴다. 그러므로 세포막의 바로 안쪽과 바깥쪽 표면에는 서로 반대 부호의 과량의 전하(이온)가 상호 끌림에 의해 얇은 층을 형성하며 모여든다(**그림 6.9**). 반면에 세포내액과 세포외액 대부분은 양전하와 음전하의 수가 균형을 이룬다. 그림 6.9의 모식도에 나타난 것과는

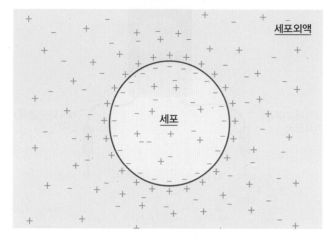

세포외액

세포

그림 6.9 세포 외부의 초과 양전하와 세포 내부의 초과 음전하가 세포막을 사이에 두고 모여 있다. 실제로는 초과 전하는 세포 안과 밖의 전체 이온 수의 극히 일부이다.

달리 막을 경계로 분리되어 막전위를 형성하는 양전하와 음전하 수는 두 구획에 존재하는 전체 전하 수에 비해 실질적으로는 극소량에 불과하다.

표 6.2는 뉴런의 세포내액과 세포외액에 존재하는 Na^+, K^+, Cl^-의 전형적인 농도를 나타낸 것이다. 이들 각각의 이온은 세포 내부와 외부 사이의 농도 차이가 10~30배에 이른다. 비록 이 표가 세포내액과 세포외액의 대부분이 전기적 균형을 이루고 있다는 이전의 내용과 상충되는 것으로 보일 수 있지만, Mg^{2+}, Ca^{2+}, H^+, HCO_3^-, HPO_4^{2-}, SO_4^{2-}, 그리고 아미노산, 단백질을 포함한 이온화된 유기화합물 등 나열되지 않은 다른 많은 이온들 역시 존재한다. 모든 이온을 고려하면 각 세포내액과 세포외액은 전기적으로 중성이다. 막을 통과해 전기전위에 영향을 주는 이온 중에서 Na^+, K^+, Cl^-이 가장 높은 농도로 존재하고, 이들의 막투과성은 서로 독립적으로 결정된다. 일반적으로 Na^+과 K^+이 휴식기 막전위 형성에 가장 중요한 역할을 하지만 일부 세포에서는 Cl^-도 영향을 미친다. Na^+과 Cl^-의 농도는 세포 외부에 비해 내부가 더 낮은 데 비해, K^+의 농도는 세포 내부가 더 높음을 주목하라. Na^+과

표 6.2	전형적인 뉴런의 세포막을 가로질러 존재하는 주요 이온 분포	
	농도(mmol/L)	
이온	세포외	세포내
Na^+	145	15
Cl^-	100	7*
K^+	5	150

전기적 구동력의 더 정확한 값은 이온 원자가를 인자화하고 있는 mEq/L를 사용해서 얻을 수 있다. 표에 있는 모든 이온의 원자가는 1이기 때문에 mEq/L는 mmol/L 농도와 같다.

* 세포 내부 Cl^- 농도는 막 운반체와 이온 채널의 발현 차이 때문에 뉴런 간에 크게 차이가 난다.

K^+의 농도 차이는 Na^+을 세포 외부로, K^+을 세포 내부로 펌프하는 Na^+/K^+-ATP 가수분해효소 펌프(제4장) 작용에 의해 형성된다. Cl^-의 분포는 세포 종류에 따라 다르게 나타나는데, 그 이유는 나중에 설명할 것이다.

휴식기 막전위의 크기는 주로 두 가지 요인에 의해 결정된다. 그것은 (1) 특정 이온의 세포내액과 세포외액 사이의 농도 차이와 (2) 다른 이온에 대한 막투과성의 차이이다. 막투과성의 차이는 세포막에서 이온을 통과시키는 열린 채널의 수를 반영한다. 세 번째 요소인 이온펌프의 직접기여는 매우 작은 역할을 한다. 이들 각각에 대해 살펴볼 것이다.

이온 농도 차이의 기여

Na^+과 K^+의 농도 차이가 어떻게 막전위를 형성하는지를 이해하기 위해 우선 막이 한 종류의 이온에만 투과성(열린 채널이 존재)일 때 무슨 일이 일어나는지 고려해 보자(**그림 6.10**). 이런 가상적 상황에서 막에 K^+ 채널은 있으나 Na^+ 채널과 Cl^- 채널은 없다고 가정하자. 처음에 구획 1에는 0.15 M NaCl, 구획 2에는 0.15 M KCl이 들어 있고, 막에 있는 모든 채널이 닫혀 있기 때문에 어떠한 이온 이동도 일어나지 않는다(❶단계, **그림 6.10**). 이 경우에는 막을 경계로 양쪽 구획이 같은 수의 양이온과 음이온을 가지고 있기 때문에 막 전체에 걸쳐 형성된 전위차는 없다. 양이온의 종류는 Na^+과 K^+으로 서로 다르지만, 두 구획에 들어 있는 전체 양이온 수는 동일하며 이들 각 양이온은 Cl^-과 균형을 이룬다.

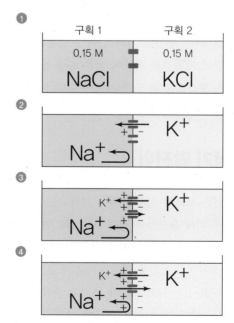

그림 6.10 K^+ 채널(붉은색)을 통한 K^+의 확산에 의한 막을 가로지르는 전위의 생성. 화살표는 이온의 이동을 가리키며, 그림 4.3에서처럼 화살의 길이는 유량의 크기를 나타낸다. ❶~❹단계의 자세한 설명은 본문 내용을 참조하라.

그러나 K$^+$ 채널이 열리면, K$^+$은 구획 2로부터 구획 1로 농도기울기를 따라 확산하게 될 것이다(❷단계, **그림 6.10**). Na$^+$은 막을 가로질러 이동할 수 없다. 일정량의 K$^+$이 구획 1로 이동한 후, 구획 1은 초과 양전하를 가지게 될 것이고 구획 2는 음전하 초과가 될 것이다. 따라서 막 전체에 걸쳐 전위차가 형성된다.

이것은 막을 가로지르는 이온의 순 이동을 일으킬 수 있는 또 다른 주요 요소인 전기전위를 제공하게 된다. 구획 1이 점진적으로 양전하를 띠게 되고 구획 2가 점진적으로 음전하를 띠게 되면서 막전위차가 K$^+$의 이동에 영향을 미치기 시작한다. 구획 2의 음전하들은 K$^+$을 원래의 구획으로 다시 끌어당기는 경향이 생기고, 구획 1의 양전하들은 이들을 밀어내려 한다(❸단계, **그림 6.10**).

다시 말해 제4장에서 소개한 용어를 사용하면 모든 이온에 대해 막 전체에 걸쳐 **전기화학적 기울기**(electrochemical gradient)가 존재한다. K$^+$ 농도기울기에 의한 이온의 이동이 막전위로 인한 유동보다 더 크면 구획 2에서 1로 K$^+$의 순 이동이 일어나고(❸단계, **그림 6.10**), 막전위는 점진적으로 증가하게 된다.

그러나 결국 막전위가 충분히 음전하를 띠게 되면 농도기울기에 의해 일어나는 K$^+$의 이동과 방향은 반대이나 크기는 같은 K$^+$의 이동이 생성된다(❹단계, **그림 6.10**). 이와 같이 두 이온의 이동이 같은 크기면서 서로 반대 방향으로 일어나는 막전위를 이온의 **평형 전위**(equilibrium potential)라 하는데, 이 경우는 K$^+$의 평형 전위가 된다. 이온의 평형 전위에서는 반대되는 유량이 같기 때문에 이온의 순 이동은 없으며 전위도 더 이상 변화가 일어나지 않는다. 처음에 이온의 농도기울기가 존재하고 K$^+$을 통과시키는 이온 채널이 열려 있으면 막전위가 자동으로 형성됨을 **그림 6.10**에서 주목하라. 평형 전위를 형성하기 위해 막을 가로지르는 이온의 수는 원래 구획 2에 존재하던 이온의 수에 비해 미미하기 때문에 ❶~❹단계의 어느 구획에서도 K$^+$ 농도에 큰 변화가 없음을 강조할 필요가 있다.

모든 유형의 이온에 대한 평형 전위의 크기(mV 단위)는 막 전체에서 이온의 농도기울기에 따라 달라진다. 양쪽의 농도가 같다면 순 유량은 0일 것이고 평형 전위도 0 mV가 된다. 농도기울기가 클수록 농도 차이로 인한 이온 이동의 균형을 맞추기 위해 전기적으로 움직이는 이온의 이동이 더 필요해지기 때문에 평형 전위는 더욱더 커진다.

이제 구획을 2개로 나누는 막이 Na$^+$ 채널만 있는 막으로 대체된 상황을 고려해 보자. 위에 설명한 것과 비슷한 상황이 벌어질 것이다(**그림 6.11**). 초기에 Na$^+$은 구획 1에서 구획 2로 이동할 것이다. 구획 2가 구획 1과 비교해 양인 경우 막 전체에 걸쳐 형성된 전하의 차이가 Na$^+$을 구획 2에서 구획 1로 밀어내게 될 것이며,

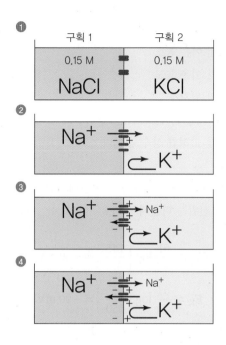

그림 6.11 Na$^+$ 채널(파란색)을 통한 Na$^+$ 확산에 의한 막을 가로지르는 전위의 생성. 화살표는 이온의 이동을 나타낸다. 그림 4.3에서와 같이 화살표 길이는 유량의 크기를 나타낸다. Na$^+$의 이동이 많지 않기 때문에 ❶~❹단계 동안에 이온 농도는 크게 변하지 않는다. 더 자세한 설명은 본문을 참조하라.

Na$^+$의 순 이동은 멈추게 될 것이다. 다시 평형 전위에서는 농도기울기에 의한 이온의 이동은 동일하지만 전기적 기울기에 의한 이동은 정반대여서 실제로 매우 적은 수의 Na$^+$ 이동이 일어나도 평형 전위에 도달한다.

따라서 어떤 한 종류 이온의 평형 전위는 다른 이온의 평형 전위와 비교해 크기와 방향이 다를 수 있는데, 이는 평형 전위 값은 특정 이온의 세포 내부와 세포 외부 사이의 농도기울기에 의해 결정되기 때문이다.

농도기울기를 줄이려고 확산하는 이온의 추세에서 정확하게 균형을 맞추기 위해 어느 정도 크기의 전기 힘이 필요한지 예측할 방법이 있는가? 이 두 가지 요소가 수학적으로 어떻게 연관되어 있는가? 어떤 이온의 농도기울기를 알 수 있다면 이 이온에 대한 평형 전위는 네른스트 식을 통해 계산할 수 있다.

네른스트 식(Nernst equation)은 어떤 이온에 대한 평형 전위, 즉 이온의 순 이동이 0이 되도록, 막을 경계로 형성된 주어진 이온 농도기울기가 균형을 맞추는 데 필요한 전기전위를 나타내는 식이다. 네른스트 식은 다음과 같다.

$$E_{\text{ion}} = \frac{61}{Z} \log \left(\frac{C_{\text{out}}}{C_{\text{in}}} \right)$$

여기에서

E_{ion} = 특정 이온의 평형 전위(mV 단위)

C_{in} = 세포내 이온 농도

C_{out} = 세포외 이온 농도

Z = 이온의 원자가

61 = 절대기체상수, 온도(모든 예에서 37℃)와 패러데이 전기상수를 고려한 상수 값이다.

표 6.2에 주어진 농도기울기를 이용해 계산한 $Na^+(E_{Na})$과 $K^+(E_K)$의 평형 전위는 다음과 같다.

$$E_{Na} = \frac{61}{+1} \log \left(\frac{145}{15} \right) = +60 \text{ mV}$$

$$E_K = \frac{61}{+1} \log \left(\frac{5}{150} \right) = -90 \text{ mV}$$

따라서 이와 같은 전형적인 농도에서 열린 채널을 통한 Na^+의 이동은 막전위를 +60 mV에 가깝게 유도하지만 K^+의 이동은 -90 mV에 가깝게 유도한다. 농도기울기가 바뀌면 평형 전위도 변할 것이다.

그림 6.10과 6.11에 제시된 가상 상황은 Na^+이나 K^+ 같은 개별 투과성 이온이 어떻게 막전위에 영향을 미치는지를 알아보는 데 유용할 수 있지만, 실제 세포는 훨씬 더 복잡하다는 것을 명심해야 한다. 세포막의 전반적인 전기적 성질에는 전하를 띠는 많은 분자가 기여한다. 예를 들어 실제 세포가 어떤 주어진 시간에 하나의 이온에 대해서만 투과성을 갖는다는 것은 극히 드물다.

차등적 이온 투과성의 기여

막에서 두 종류 이상의 이온 채널이 동시에 열려 있을 때는 막전위를 고려할 때 모든 이온에 대한 투과성과 농도기울기가 고려되어야 한다. 특정 농도기울기에서 한 가지 유형의 이온에 대한 막 투과성이 클수록 이 이온은 막전위에 더 큰 기여를 하게 된다. Na^+, K^+, Cl^-의 농도기울기와 각 이온의 막 투과성(P_{ion})이 주어지면 휴식기 막전위(V_m)는 **골드만-호지킨-카츠 공식**[Goldman-Hodgkin-Katz(GHK) equation]을 이용해서 계산할 수 있다.

$$V_m = 61 \log \frac{P_K[K_{out}] + P_{Na}[Na_{out}] + P_{Cl}[Cl_{in}]}{P_K[K_{in}] + P_{Na}[Na_{in}] + P_{Cl}[Cl_{out}]}$$

GHK 공식은 본질적으로 네른스트 식의 확장형이며 여러 가지 이온에 대한 막의 상대적 투과성을 고려한다. 실제로 어느 두 이온의 투과성을 0으로 설정하면 나머지 이온의 평형 전위가 산출된다. 여기서 Cl^-의 농도는 Na^+과 K^+과 비교해 역으로 되어 있

음(세포 내부 농도는 분자에, 세포 외부 농도는 분모에 위치)을 주목하라. 이는 Cl^-이 음이온이어서 Cl^-의 움직임은 막전위에 반대 효과를 주기 때문이다.

이온 기울기와 투과성은 인간과 다른 동물의 흥분성 세포에서 다양하지만, 어떤 세포든 조건만 알고 있으면 GHK 공식으로 막전위를 계산할 수 있다. 예를 들어 만약 상대적인 투과성 값이 $P_K = 1$, $P_{Na} = 0.04$, $P_{Cl} = 0.45$이고, 이온 농도가 표 6.2에 나열된 값과 같다면, 휴식기 막전위 값은 다음과 같을 것이다.

$$V_m = 61 \log \frac{(1)(5) + (.04)(145) + (.45)(7)}{(1)(150) + (.04)(15) + (.45)(100)} = -70 \text{ mV}$$

따라서 전체 막전위에 대한 Na^+, K^+, Cl^-의 기여는 이들의 농도기울기와 상대적 투과성의 함수이다. 농도기울기는 이들 이온의 평형 전위를 결정하며, 상대적 투과성은 휴식기 막전위가 이들 전위에 얼마나 강력하게 영향을 미치는지 결정한다. 포유류 뉴런에서 K^+의 투과성이 Na^+이나 Cl^-의 투과성보다 100배나 크기 때문에 전형적인 뉴런의 휴식기 막전위는 Na^+보다는 K^+ 평형 전위에 훨씬 더 가깝다(**그림 6.12**). Cl^-의 평형 전위 값도 많은 뉴런에서 휴식기 막전위 값과 비슷하지만, Cl^-은 Na^+이나 K^+과 비교해 뉴런의 휴식기 막전위를 결정하는 데 크게 관여하지 않는다.

요약하면, 휴식기 막전위는 항상 열려 있는 K^+ 채널[**누출채널**(leak channels), 또는 개폐채널과 구분하기 위해서 비개폐 채널이라 함]을 통해 K^+이 농도기울기에 따라 세포 밖으로 이동하기 때문에 세포막 전체에 걸쳐 형성된다. 이것이 세포 내부를 외부와

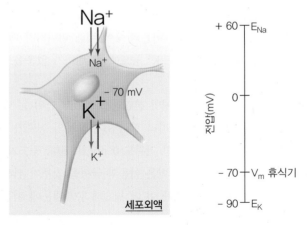

그림 6.12 휴식기 막전위에서 Na^+과 K^+에 영향을 주는 힘. (왼쪽) -70 mV의 휴식기 막전위에서 농도기울기와 전기적 기울기 모두 Na^+의 유입을 선호하지만, K^+의 경우 농도기울기와 전기적 기울기가 서로 반대 방향이다. (오른쪽) K^+에 대한 더 큰 투과성으로 인해 휴식기 막전위는 E_K 근처에서 유지된다.

비교해 음성으로 만든다. 비록 K$^+$의 이동이 Na$^+$의 이동에 비해 휴식기 막전위에 더 큰 영향을 미치고 있기는 하지만, 소수의 Na$^+$ 채널이 휴지상태에서 열려 있기 때문에 K$^+$의 평형 전위와 꼭 같지는 않다. 왜냐하면 Na$^+$의 유입은 막전위를 Na$^+$의 평형 전위 쪽으로 약간 밀어 올리기 때문이다. 그러므로 휴식기 막전위 상태에서 이온 채널은 Na$^+$이 세포 내부로 순 유입되고 동시에 K$^+$이 세포 외부로 순 유출되게 한다.

그러나 시간이 지남에 따라 세포 내부의 Na$^+$과 K$^+$의 농도는 변함이 없는데, 이는 Na$^+$/K$^+$-ATP 가수분해효소 펌프가 Na$^+$과 K$^+$의 농도를 안정적인 수준으로 유지시키기 때문이다. 휴지상태 세포에서 펌프가 이동시키는 이온의 수는 막에 존재하는 채널을 통해 전기화학적 기울기를 따라 새는 이온의 수와 같다. 농도기울기가 안정적으로 유지되고 세포막의 이온 투과성이 변하지 않는 한 휴식기 막을 가로질러 형성되는 전위도 일정하게 유지된다.

이온 펌프의 기여

Na$^+$과 K$^+$이 이온 채널을 통해 전기화학적 기울기로 누출되는 것이 휴식기 막전위를 결정하는 주요 요인이지만, Na$^+$/K$^+$-ATP 가수분해효소 펌프는 농도기울기를 유지시키기 때문에 이 과정에 필수적이다. 또한 Na$^+$/K$^+$-ATP 가수분해효소 펌프는 각 주기마다 2개의 K$^+$을 세포 안으로, 3개의 Na$^+$을 세포 밖으로 이동시키기 때문에 음의 휴식기 막전위를 생성하는 데 아주 미세한 직접적 역할을 수행한다. 이 같은 불균형한 양이온의 이동은 세포 내부를 이온 확산만으로 되는 것보다 더 음성으로 만든다. 이온 펌프가 막 전체에 걸쳐 순 전하를 이동시켜 막전위에 직접 기여할 때 **전기발생 펌프**(electrogenic pump)라 한다.

대부분 세포에서 막전위에 대한 전기적 기여는 미미하다. 비록 Na$^+$/K$^+$-ATP 가수분해효소 펌프의 전기적 기여도가 적다 할지라도, 이 펌프는 이온 확산과 전하 분리를 가져오는 농도기울기를 유지하기 때문에 항상 막전위에 필수적이고 간접적인 기여를 하고 있다.

휴식기 막전위 발생의 요약

막전위가 −70 mV의 휴지 값으로 유지될 때, K$^+$에 대한 투과성이 더 크더라도 양이온의 내부 유입, 외부 유출은 동일해야 한다. 이런 안정된 상태는 어떻게 발생하는가? **그림 6.13**은 이 과정을 3개의 개념적인 단계로 요약하고 있다. 첫째, Na$^+$/K$^+$-ATP 가수분해효소 펌프의 작용을 통해 Na$^+$과 K$^+$의 농도기울기가 설정된다(**그림 6.13a**). 이 농도기울기가 두 이온에 대한 평형 전위를 결정한다. 즉 이것이 유일하게 막을 투과하는 이온이라고 했을 때, 각각의

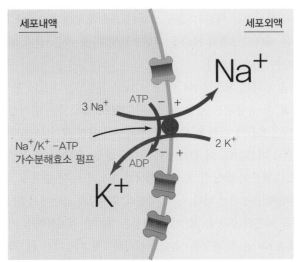

(a) 이온 펌프에 의해 농도기울기가 형성된다

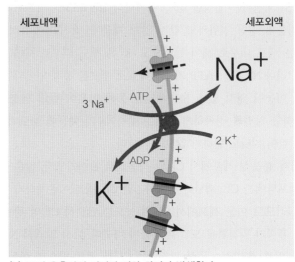

(b) K$^+$의 유출량이 커지면 전하 차이가 발생한다

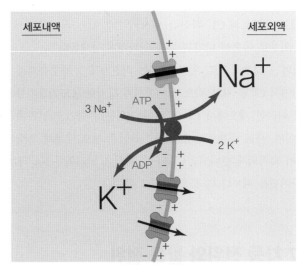

(c) 안정적인 음의 휴식기 막전위가 달성된다

그림 6.13 휴식기 막전위를 설명하는 단계의 요약. (a) Na$^+$/K$^+$-ATP 가수분해효소 펌프는 농도기울기를 형성하고, 작은 음전위를 발생시킨다. (b) K$^+$이 Na$^+$보다 더 많이 막을 통과하면서 내부의 막전위가 음성이 된다. (c) 일정한 음의 휴식기 막전위에서 이온 채널과 펌프를 통한 이온의 유출입은 상호 균형을 이룬다.

이온이 형성하는 막전위 값을 말한다. 동시에 펌프가 2개의 K^+을 들여올 때마다 3개의 Na^+을 퍼냄으로써 막에 작은 전기 발생이 일어나는 효과가 있다.

다음 단계는 처음에 Na^+이 세포 내로 유입되는 것보다 훨씬 더 많은 K^+이 유출되는 것을 보여준다(그림 6.13b). 이는 휴지상태의 세포막은 Na^+에 비해 K^+에 대한 투과성이 훨씬 크기(누출 채널이 더 많음) 때문이다. 이 단계에서 양이온의 순 유출이 순 유입보다 더 크기 때문에 상당한 음성 막전위가 형성되고, 이 값은 K^+의 평형 전위에 근접하게 된다. 동적 평형의 휴지상태 뉴런에서 막을 통과하는 이온의 이동은, K^+이 투과성은 높지만 전기화학적 기울기가 작고 Na^+은 투과성은 낮지만 전기화학적 기울기가 큰, 역동적 균형에 도달하게 된다. 이 상태에서 내부 전류와 외부 전류가 같으므로 막전위는 일정한 값을 유지한다(그림 6.13c). 막전위가 어떤 이온의 평형 전위와도 같지 않기 때문에, 작지만 지속적으로 Na^+은 세포 내부로 새어 들어오고, K^+은 세포 외부로 새어 나간다. 그러나 Na^+/K^+-ATP 가수분해효소 펌프를 통해 일어나는 이온의 이동이 열려 있는 누출채널을 통해 이온이 반대 방향으로 이동하는 양만큼 정확하게 균형을 맞추어주기 때문에 농도기울기는 시간이 지나도 변하지 않고 유지된다.

이제 흥분성 세포에서 Cl^-의 작용으로 돌아가보자. 많은 세포의 세포막에는 Cl^- 채널이 존재하지만 Cl^- 펌프는 존재하지 않는다. 그러므로 이들 세포에서 Cl^-의 농도는 단순히 Cl^-의 평형 전위가 휴식기 막전위에 도달할 때까지 바뀐다. 다시 말해서 Na^+과 K^+에 의해 결정되는 음성 막전위는 Cl^-를 세포 밖으로 이동시키고 세포 내부의 Cl^- 농도는 외부보다 낮아진다. 이러한 농도기울기는 세포 내부로의 Cl^- 확산을 일으키는데, 이는 전기전위 때문에 세포 외부로 이동해 나가는 것을 정확하게 상쇄한다.

이와는 대조적으로, 일부 세포는 비전기적 능동수송계를 가지고 있어서 Cl^-을 세포 밖으로 이동시켜 강력한 농도기울기를 형성한다. 이러한 세포에서 Cl^-의 평형 전위는 휴식기 막전위에 대해 음성이며, 세포 내부로의 Cl^-의 순 확산은 세포 내부에 과량의 음전하가 축적되게 한다. 즉, Cl^-의 순 확산은 막전위를 Na^+과 K^+만이 관여했을 때보다 더 음의 전위로 만든다.

6.7 차등 전위와 활동 전위

바로 앞에서 모든 세포가 이온 펌프, 이온의 농도기울기, 누출채널을 세포막에 보유하고 있어서 휴식기 막전위를 가진다는 것을 배웠다. 그러나 일부 세포는 특정한 조건에서 개폐가 가능한 일군

의 이온 채널을 가지고 있다. 이와 같은 채널은 세포로 하여금 세포막의 다른 부위 사이에서 정보를 전달할 수 있는 전기신호를 만들 수 있는 능력을 부여한다. 이런 성질을 **흥분성**(excitability)이라 하고, 이와 같은 세포막을 **흥분성 막**(excitable membrane)이라 한다. 이런 유형의 세포는 모든 뉴런과 근육세포를 포함한다. 전기신호는 차등 전위와 활동 전위 두 가지 형태로 나타난다. 차등 전위는 짧은 거리의 신호전달에 중요한 반면, 활동 전위는 뉴런과 근육 세포막에서 특히 중요한 장거리 신호이다.

탈분극하다(depolarize), **재분극하다**(repolarize), **과분극하다**(hyperpolarize)라는 용어는 흥분성세포의 휴식기 막전위에 상대적인 막전위 변화 방향을 설명하기 위해 쓰인다(그림 6.14). 휴식기 막전위가 '분극되어' 있다고 하는 표현은 단순히 세포 내부와 외부가 다른 순 전하를 가지고 있음을 의미한다. 막은 전위가 휴지기 수준보다 덜 음성이 될 때(0에 가까워지면) **탈분극**(depolarization)된다. **지나치기**(overshoot)는 막전위 극성의 역전을 의미한다. 즉 세포 내부가 외부에 비해 양전하를 띠는 상황을 말한다. 탈분극되었던 막전위가 다시 휴지기 값으로 돌아오면, 막은 **재분극**(repolarization)되었다고 한다. 전위가 휴지기 수준보다 더 음성일 때 막은 **과분극**(hyperpolarization)되었다고 한다.

뉴런이 신호로 사용하는 막전위의 변화는 이온에 대한 세포막의 투과성 변화 때문에 발생한다. 제4장에서 언급한 내용인 세포막에 존재하는 개폐성 이온 채널들은 기계적, 전기적, 화학적 자극에 의해 열리고 닫힐 수 있음을 상기하라. 예를 들어 뉴런이 인접한 뉴런으로부터 화학신호를 받으면 일부 개폐채널이 열려 더 많은 이온 전류가 막을 가로질러 흐르게 할 것이다. 이온이 자신의 전기화학적 기울기를 따라 더 많이 이동하면 막전위가 변화하며, 그 결과 휴식기에 비해 탈분극되거나 과분극된다. 이러한 개폐성 이온 채널의 특별한 점이 생성되는 전기신호의 성질을 결정한

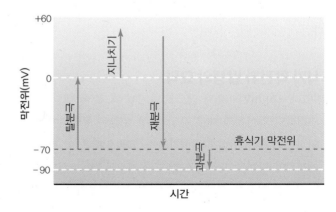

그림 6.14 휴식기 막전위에 상대적인 막전위 변화인 탈분극, 지나치기, 재분극, 과분극.

표 6.3	막전위를 설명하는 간략 용어해설
전위 혹은 전위차	반대 부호의 분리된 전기 전하에 의한 두 지점 사이의 전압 차이
막전위	세포 안과 밖의 전압 차이
평형 전위	이온의 농도기울기로 발생하는 이온의 이동 크기는 같지만 방향은 반대인 막을 가로지르는 전압 차이
휴식기 막전위	자극받지 않은 상태의 세포의 안정된 전위
차등 전위	전도되면서 점감되는 다양한 크기와 지속시간을 가지는 전위 변화. 역치나 불응기가 없음
활동 전위	뉴런의 극성을 역전시키는 막의 짧은 실무율의 탈분극. 역치와 불응기를 가지며 점감성 없이 전도됨
시냅스 전위	시냅스전 말단에서 방출된 신경전달물질에 반응해 시냅스후 뉴런에서 만들어내는 차등 전위. 탈분극(흥분성 시냅스후 전위, EPSP)되거나 과분극(억제성 시냅스후 전위, IPSP)될 수 있음
수용기 전위	자극에 반응해 구심성 뉴런(혹은 별도의 수용기 세포)의 말초 말단에서 생성되는 차등 전위
박동원 전위	특수화된 세포에서 자발적으로 발생하는 차등 전위 변화
역치 전위	활동 전위가 시작되는 막전위

다는 것을 곧 배울 것이다.

차등 전위

차등 전위(graded potential)는 세포막의 비교적 작은 부위에 국한되는 막전위의 변화이다. 차등 전위는 보통 세포 환경의 특정한 변화가 막의 특별한 부위에 작용했을 때 생성된다. 이들은 단순히 전위 변화의 크기가 다양화(차등화)될 수 있기 때문에 차등 전위라고 한다. 차등 전위는 전위의 위치라든지 이들이 행하는 기능과 연관되어 수용기 전위, 시냅스 전위, 박동원 전위 등 여러 이름으로 불린다(**표 6.3**).

차등 전위가 생길 때마다 이 전위의 발생 장소로부터 아직 휴식기 막전위 상태인 세포막의 인접 영역 사이로 전하가 흐른다. **그림 6.15**에서 막의 작은 영역에 일시적인 화학신호가 가해짐에 따라 탈분극이 일어나 잠시 막의 양이온 채널이 열려, 주변보다 덜 음성인 전위를 형성하는 것을 보여준다. 세포 내부의 양전하(주로 K^+)는 세포내액을 통과해 탈분극 영역에서 멀어지고, 이보다는 더 음성을 띠는 휴식기의 막 부위로 이동한다. 동시에 세포 외부의 양전하는 더 양성인 휴식기 막 부위로부터 직전에 탈분극이 일어나 양성을 덜 띠는 위치로 이동한다. 이와 같은 국부적 전류의 흐름이 세포 외부에서는 양전하를 탈분극이 일어난 위치로 이동시키고, 세포 내부에서는 양전하를 탈분극 부위에서 멀리 이동시키

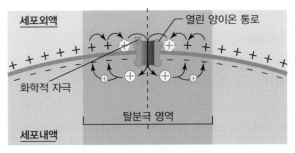

그림 6.15 화학 자극에 의한 탈분극과 차등 전위. 리간드-개폐성 양이온 채널을 통한 내향성 양전류는 막의 일부분을 탈분극하며, 국부전류는 탈분극을 인접 부위로 확산시킨다.

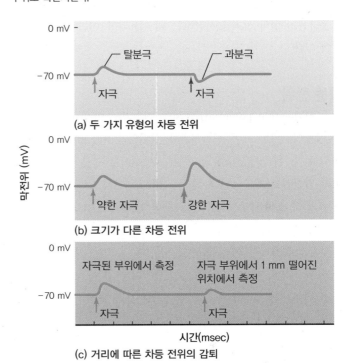

그림 6.16 차등 전위를 자극의 강도가 다양한 실험 조건에서 측정할 수 있다. 이와 같은 실험에서 차등 전위는 (a) 탈분극 또는 과분극시킬 수 있고, (b) 크기가 다양할 수 있으며, (c) 점감적으로 전도된다는 것을 보여준다. 이 예에서 휴식기 막전위는 −70 mV이다.

는 것에 주목하라. 따라서 탈분극은 막을 따라 인접 부위로 퍼져 나간다.

차등 전위는 초기 활동에 따라 탈분극 혹은 과분극 방향으로 일어날 수 있으며(**그림 6.16a**) 이들의 크기는 초기 활동의 크기와 연관된다(**그림 6.16b**). 세포 내·외부의 이온 이동 외에도, 열린 누출채널을 통해 이온이 막을 투과하기 때문에 막 전체에 걸쳐 전하가 손실된다. 결과적으로 막전위의 변화는 전위 변화가 처음 일어난 위치로부터 거리가 멀어질수록 줄어들게 된다(**그림 6.16c**). 사실 이온은 세포막을 통해 너무나 잘 누출되기 때문에 전류는 발생한 곳으로부터 몇 mm도 가지 않아서 거의 전부 소멸되어 버린다. 이러한 이유로 국부전류는 **점감성**(decremental)이라고 한다.

즉 차등 전위가 생성된 부위로부터 멀어질수록 전하의 흐름이 감소한다(**그림 6.17**).

거리에 따라 전기신호가 감소하기 때문에 차등 전위(그리고 차등 전위가 생성하는 국부전류)는 매우 짧은 거리(몇 mm)에서만 신호로 기능할 수 있다. 그러나 차등 전위가 소멸되기 전에 추가 자극이 가해지면 이들은 첫 번째 자극으로부터 차등 전위를 더할 수 있다. **가중**(summation)이라 명명된 이 과정은 제7장에서 논의하겠지만 특히 감각에 중요하다. 일부 뉴런은 차등 전위만을 소통 수단으로 쓰는 반면, 다른 뉴런에서 차등 전위는 더 먼 거리를 이동하는 유형의 신호를 시작하는 데 이용되며, 이는 다음에 설명되어 있다.

활동 전위

활동 전위(action potential)는 차등 전위와는 아주 다르다. 활동 전위는 막전위를 크게 변화시킨다. 막전위가 100 mV 정도 변하기도 한다. 예를 들면 -70 mV에서 +30 mV로 탈분극된 다음 휴식기 막전위로 재분극된다. 활동 전위는 일반적으로 매우 빠르고(1~4 밀리 초의 짧은 시간) 초당 수백 번 반복될 수도 있다. 축삭을 타고 내려가는 활동 전위의 전파는 신경계가 먼 거리까지 세포 사이에 소통하기 위해 사용하는 기전이다.

이온 채널의 어떠한 특성으로 인해 이와 같은 막전위의 크고 빠른 변화가 생성되며, 어떻게 활동 전위가 흥분성 막을 따라 전파되는가? 이러한 질문에 대한 답은 다음 절에서 다룬다.

전압-개폐성 이온 채널

제4장에서 소개했듯이 이온 채널에는 여러 종류가 있으며 채널 개방 조절 방식에 여러 가지 다른 기전이 있다. **리간드-개폐성 이온 채널**(ligand-gated ion channel)은 신호 분자의 결합에 반응해 열리고(그림 6.15 참조), **기계적-개폐성 이온 채널**(mechanically gated ion channel)은 세포막의 물리적 변형(잡아당김)에 반응해 열린다. 이러한 유형의 채널이 종종 활동 전위를 위한 초기 자극

역할을 하는 차등 전위를 매개하는 반면 **전압-개폐성 이온 채널**(voltage-gated ion channel)은 막에 활동 전위를 생성할 수 있게 한다. 전압-개폐성 이온 채널에는 수십 가지 종류의 다른 형태가 있는데, 어떤 이온을 전도하는지(예: Na$^+$, K$^+$, Ca^{2+}, Cl$^-$), 막전위가 변함에 따라 어떻게 작동하는지에 따라 다양하다. 이제는 대부분의 뉴런 활동 전위를 중개하는 특정 유형의 전압-개폐성 Na$^+$ 채널과 K$^+$ 채널에 초점을 맞출 것이다.

이러한 채널의 관련 특성을 **그림 6.18**에 요약했다. Na$^+$과 K$^+$ 채널은 그들의 구조에 전하를 띤 아미노산 서열을 가지고 있고 막전위의 변화에 반응해 채널 형태를 가역적으로 바꾸는 것이 비슷하다. 막이 음전위(예: 휴식기 막전위)에 있을 때 두 유형의 채널 모두 닫힌 상태를 유지하는 반면, 막의 탈분극은 이들을 열게 하는 경향이 있다. 그러나 두 가지 주요 차이점이 있어서 이 채널들이 활동 전위 생성 과정에 다른 역할을 하도록 만든다. 첫째, 전압-개폐성 Na$^+$ 채널은 막전압의 변화에 더 빠르게 반응한다. 막의 한 영역이 갑자기 탈분극되면 전압-개폐성 Na$^+$ 채널이 전압-개폐성 K$^+$ 채널보다 먼저 열리고, 막이 다시 재분극되어 음전압이 되면 전압-개폐성 K$^+$ 채널은 더 천천히 닫힌다. 두 번째 주요 차이점은 전압-개폐성 Na$^+$ 채널은 **불활성 문**(inactivation gate)이라 알려진 추가적인 구조를 가지고 있다는 점이다. 종종 '공과 사슬'로 시각화되는 이 구조물은 탈분극 직후 채널을 막아 Na$^+$이 이동하는 것을 제한한다. 막이 재분극되면 불활성 문은 다시 구멍 밖으로 나오게 되고 채널은 닫히면서 원래의 상태로 되돌아간다. 이러

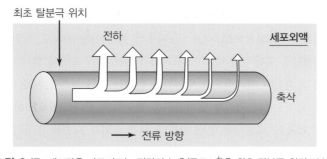

그림 6.17 세포막을 가로지르는 전하의 누출(주로 K$^+$)은 최초 탈분극 위치로부터 막을 따라 더 멀리 떨어진 부위의 국부전류를 감소시킨다.

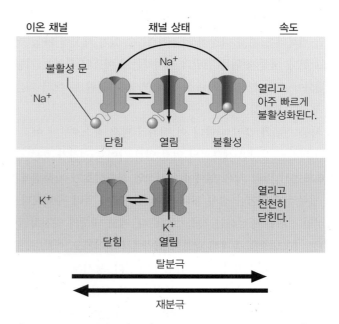

그림 6.18 전압-개폐성 Na$^+$과 K$^+$ 채널의 작동. 막의 탈분극으로 Na$^+$ 채널이 빠르게 열리고, 그런 다음 불활성화되고 나서 K$^+$ 채널이 열린다. 막이 음전압으로 재분극되면 두 채널 모두 닫힌 상태로 되돌아간다.

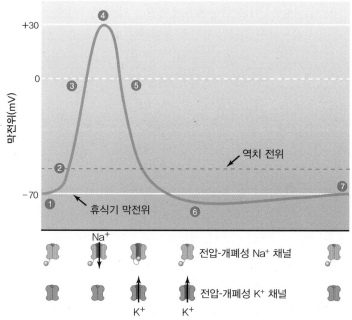

(a) 활동 전위 중 막전위와 채널 상태의 변화

① 안정된 휴식기 막전위는 E_k 부근이다. 누출 K^+ 채널 때문에 $P_k > P_{Na}$이다.

② 탈분극성 자극에 의해 막의 국부적 부분이 역치 전압으로 끌어올려진다.

③ 열리는 전압-개폐성 Na^+ 채널을 통한 전류가 막을 빠르게 탈분극시켜 더 많은 Na^+ 채널을 열게 한다.

④ Na^+ 채널의 불활성화와 지연되어 열리는 전압-개폐성 K^+ 채널은 막의 탈분극을 정지시킨다.

⑤ 열린 전압-개폐성 K^+ 채널을 통한 바깥 방향으로의 전류는 막을 음성의 전위로 재분극시킨다.

⑥ 천천히 닫히는 전압-개폐성 K^+ 채널을 통한 지속적인 전류는 막을 E_k 방향으로 과분극시킨다. Na^+ 채널은 불활성화 상태에서 (열리지 않으면서) 닫힌 상태로 되돌아온다.

⑦ 전압-개폐성 K^+ 채널의 닫힘으로 막전위는 휴지 값으로 되돌아온다.

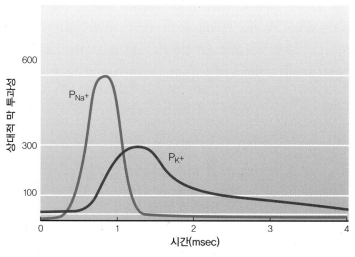

(b) 활동 전위 중 Na^+과 K^+의 상대적 투과성

그림 6.19 활동 전위 동안 Na^+과 K^+에 대한 (a) 막전위와 (b) 상대적 막 투과성 (P)의 변화. ①~⑦단계는 본문에 더 자세하게 기술했다.

를 보여준다.

　그림의 ①단계에서 휴식기 막전위는 K^+의 평형 전위 값에 가까운 가운데 그 이유는 Na^+ 채널보다는 K^+ 채널이 더 많이 열려 있기 때문이다. 이러한 누출채널은 앞서 설명한 전압-개폐성 이온 채널과는 구별된다는 점을 상기하라. 활동 전위는 탈분극 자극으로부터 시작된다. 예를 들어 신경전달물질이 특정 리간드-개폐성 이온 채널에 결합해 Na^+이 세포에 들어가도록 하는 탈분극 자극으로 활동 전위가 시작된다(그림 6.15 재검토). 이러한 초기 탈분극은 일부 전압-개폐성 Na^+ 채널을 열도록 자극하고 이 채널을 통해 더 많은 Na^+이 유입되면서 국부적 탈분극에 도움이 된다. 막이 결정적인 **역치 전위**(threshold potential)에 도달하면(②단계) 탈분극은 양성 되먹임을 하게 된다. Na^+ 유입은 탈분극을 유발해 더 많은 전압-개폐성 Na^+ 채널을 열어서 더욱더 탈분극이 되게 한다. 이 과정을 막전위의 급속한 탈분극(③단계)이라 하며, 실제로 막이 지나치기가 되어 세포 내부는 양성, 외부는 음성이 된다. 이 단계에서는 Na^+ 채널이 불활성화되기 시작하면서 K^+ 채널은 열리기 시작하므로 막전위는 Na^+ 평형 전위(+60 mV)에 근접은 하지만 도달하지는 않는다.

　막전위가 최고치에 도달하면(④단계) 불활성 문이 Na^+ 채널을 막아 양성 되먹임 순환을 깨뜨리면서 Na^+의 투과성이 갑자기 감소한다. 한편, 탈분극 상태의 막은 상대적으로 느리게 작동하는 전압-개폐성 K^+ 채널을 열기 시작하고 이 결과 세포 밖으로 K^+이 점점 더 빠져나가게 되면서 휴지막 값으로 재분극된다(⑤단계). 막이 음전위로 돌아가면 전압-개폐성 Na^+ 채널은 불활성 상태에서 닫힌 상태(앞서 설명한 대로 열리지 않은 상태)로 되돌려지고 K^+ 채널도 닫힌 상태로 되돌아간다. 전압-개폐성 K^+ 채널은 비교적 느리게 닫히기 때문에 활동 전위 직후에는 K^+ 투과성이 휴지기 수준보다 높게 유지되어 막이 일시적으로 K^+ 평형 전위에 가깝

한 채널 특성을 막전위를 지배하는 기본 원리와 통합하면 이제 활동 전위가 어떻게 생기는지를 설명할 수 있다.

활동 전위 기전

앞서 휴식기 막전위와 차등 전위를 다루면서 막전위가 여러 가지 이온, 특히 Na^+과 K^+의 농도기울기와 막 투과성에 의존한다는 것을 보았다. 이것은 활동 전위에서도 마찬가지다. 활동 전위 동안 일시적인 막 투과성의 변화는 Na^+과 K^+이 전기화학적 기울기에 따라 이동하게 한다. **그림 6.19**에서 활동 전위 동안 일어나는 단계

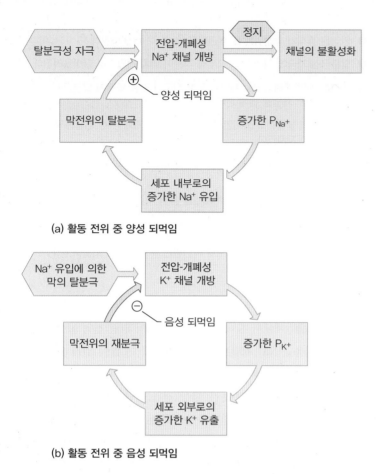

(a) 활동 전위 중 양성 되먹임

(b) 활동 전위 중 음성 되먹임

그림 6.20 전압-개폐성 이온 채널의 되먹임 조절. (a) Na^+ 채널은 막전위에 양성 되먹임을 가한다. (b) K^+ 채널은 음성 되먹임을 가한다.

게 과분극된다(**6**단계). 활동 전위에서 이 부분을 **과분극후 전위**(afterhyperpolarization potential)라 한다. 그러나 일단 전압-개폐성 K^+ 채널이 최종적으로 닫히게 되면 휴식기 막전위는 회복된다(**7**단계). 전압-개폐성 Na^+ 채널이 활동 전위 초기에 양성 되먹임 양상으로 작동하는 반면에 전압-개폐성 K^+ 채널은 활동 전위를 종료시키고 음성 되먹임 과정을 통해 자체적으로 닫히게 된다(**그림 6.20**).

막전위에 이렇게 큰 변화를 일으키는 데는 막을 가로지르는 이온의 큰 움직임이 필요하다고 생각할 수도 있다. 실제로는 활동 전위 중에 막을 통과하는 이온의 수는 세포 내 이온 총수에 비해 극히 적어서, 세포 내부의 이온 농도에는 극도로 미미한 변화만을 준다. 그러나 반복적인 활동 전위를 통해 막을 통과하는 적은 수의 추가적인 이온들이 궁극적으로 원래 위치로 돌아가지 않으면, Na^+과 K^+의 농도기울기는 점차 사라져 버리고 활동 전위는 더 이상 생성될 수 없을 것이다. 언급한 바와 같이, 세포막 $Na^+/$ K^+-ATP 가수분해효소 펌프의 지속적인 작용에 의해 Na^+의 세포내 축적과 K^+의 소실은 방지될 수 있다.

앞서 설명했듯이 흥분성 세포에서 모든 막 탈분극이 활동 전위로 이어지는 양성 되먹임 과정을 유발하는 것은 아니다. 활동 전위는 초기 자극과 이 자극에 의해 열린 Na^+ 채널을 통해 흐르는 전류를 더한 것이 막전위를 역치 전위 이상으로 높이기에 충분할 때만 발생한다. 막을 탈분극시키기에 충분히 강한 자극을 **역치자극**(threshold stimuli)이라 한다(**그림 6.21**). 대부분의 흥분성 막 역치는 휴식기 막전위보다 약 15 mV 정도 덜 음성이다. 그러므로 뉴런의 휴식기 막전위가 −70 mV이면 역치 전위는 −55 mV이다. 역치값보다 작은 탈분극에서는 양성 되먹임 주기가 시작될 수 없다. 이러한 경우 자극이 사라지는 대로 휴지막 수준으로 돌아가고 활동 전위는 생기지 않는다. 이렇게 약한 탈분극을 역치하 전위라고 하며, 이를 유발하는 자극을 역치하 자극이라 한다.

역치에 도달하는 데 필요한 것보다 강한 자극은 활동 전위를 유도하지만, 그림 6.21에서 볼 수 있듯이, 그러한 자극에서 비롯되는 활동 전위는 역치자극에 의해 발생하는 것과 정확히 동일한 크기로 나타난다. 이것은 일단 역치에 도달하면 막에서 일어나는 현상이 더 이상 자극의 세기에 의존하지 않기 때문이다. 그것보다는 양성 되먹임 주기가 작동하기 때문에 탈분극이 활동 전위를 생성하는 것이다. 활동 전위는 최대한으로 발생하거나 전혀

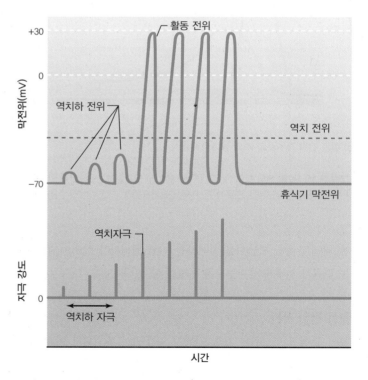

그림 6.21 증가하는 흥분성 자극 강도에 따른 막전위의 변화. 막전위가 역치에 도달하면 활동 전위가 생성된다. 역치 이상으로 자극 강도를 증가시킨다고 해서 더 큰 활동 전위가 발생하는 것은 아니다(역치의 절댓값은 세포마다 다르기 때문에 표시하지 않았다).

발생하지 않는다. 이것을 다른 말로 활동 전위가 **실무율**(all-or-none)을 따른다고 한다.

총을 발사하는 것이 실무율의 원리를 설명하는 기계적 비유이다. 총알이 총에서 발사될 때 폭발의 크기와 속도는 방아쇠를 얼마나 세게 잡아당겼는지와는 무관하다. 총이 발사될 정도로 충분히 방아쇠를 잡아당겼거나 그렇지 않거나이다. 실무율이다.

단일 활동 전위의 크기는 자극의 크기에 비례해 다양하게 나타나는 것이 아니기 때문에 활동 전위는 자극이 시작된 크기에 대한 정보를 전달할 수 없다. 그러면 어떻게 큰 소리와 속삭임, 가벼운 촉각과 꼬집음을 구별할 수 있을까? 나중에 논의하겠지만 이러한 정보는 활동 전위의 크기가 아니라 단위시간당 전달되는 활동 전위의 수와 패턴(즉 빈도)에 따라 달라진다.

활동 전위의 생성은 **프로카인**[procaine, **노보카인**(Novocaine)]이나 **리도카인**[lidocaine, **자일로카인**(Xylocaine)]과 같은 **국부마취제**(local anesthetics)에 의해 차단되는데 이러한 약물은 전압-개폐성 Na$^+$ 채널을 차단해 이들이 탈분극에 반응해 열리는 것을 막기 때문이다. 활동 전위 없는 감각 뉴런에서 생성되는 차등신호(예: 부상에 대한 반응)는 뇌에 도달하지 못하고 통증 감각을 일으키지 못한다.

어떤 동물은 국부마취제와 같은 방식으로 신경 전도를 방해하는 독소를 만들어낸다. 예를 들면 복어의 일부 기관에서는 매우 강력한 독소인 **테트로도톡신**(tetrodotoxin)을 생성하는데, 이것은 전압-개폐성 Na$^+$ 채널에 결합해 활동 전위에서 Na$^+$에 의해 유도되는 부분을 차단해 버린다. 일본에서는 진미로 여겨지는 복어 요리를 준비하는 요리사들은 복어 요리를 손님에게 내놓기 전에 독을 포함한 기관을 완전히 제거하도록 특별한 훈련을 받는다. 잘못 손질된 복어를 먹은 사람은 아주 적은 양의 테트로도톡신을 섭취해도 사망할 수 있다.

불응기

활동 전위 도중에는 두 번째 자극이 아무리 강하더라도 두 번째 활동 전위를 생성하지 못한다(**그림 6.22**). 이때 막의 이러한 부위는 **절대적 불응기**(absolute refractory period)에 있다고 한다. 이는 전압-개폐성 Na$^+$ 채널이 이미 열려 있거나 전압-개폐성 Na$^+$ 채널이 첫 번째 활동 전위에서 불활성화 상태로 진입한 시기에 발생한다. 막이 재분극되고 채널 구멍이 닫히면 채널을 막은 불활성 문이 제거되어야만 두 번째 자극에 의해 채널이 다시 열릴 수 있다.

절대적 불응기 뒤에는 두 번째 활동 전위가 생성될 수 있는 시간 간격이 있지만 보통 때보다 자극 강도가 훨씬 클 경우에만 가능하다. 이것이 **상대적 불응기**(relative refractory period)로 최대

15 msec까지 지속될 수 있으며 대략 과분극후 전위 기간과 일치한다. 상대적 불응기 동안에는 전부는 아니지만 일부 전압-개폐성 Na$^+$ 채널이 휴지상태로 되돌아간다. 이용 가능한 Na$^+$ 채널 수가 적기 때문에 활동 전위의 크기가 일시적으로 줄어든다. 게다가 막을 재분극하는 K$^+$ 채널 일부는 아직 열려 있다. 이러한 채널을 통한 K$^+$ 유출은 Na$^+$이 들어오는 것에 의해 발생하는 일부 탈분극에 반대되므로 더 강한 자극이 주어지지 않는 한 역치에 도달하기가 더 어려워진다. 따라서 상대적 불응기 동안에는 새로운 자극이 역치 전위 이상으로 막을 탈분극하는 것이 가능하기는 하지만 자극이 아주 크거나 상대적 불응기를 초과해서 지속되는 경우에만 가능하다.

불응기는 주어진 시간 내에 흥분성 막이 생성할 수 있는 활동 전위의 수를 제한한다. 대부분의 뉴런은 초당 100회까지 활동 전위를 만들 수 있고, 어떤 뉴런은 짧은 시간 동안 더 많이 생성하기도 한다. 불응기는 이러한 활동 전위를 분리시켜 개별 전기신호가 축삭을 따라 전파되도록 기여한다. 또한 불응기는 활동 전위

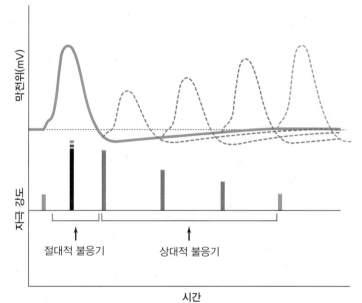

그림 6.22 쌍-펄스 실험 기록으로 결정된 활동 전위의 절대적 불응기와 상대적 불응기. 활동 전위를 일으킨 역치자극(첫 번째 자극과 실선의 전압 부위) 후 다양한 시간에 주어지는 두 번째 자극으로 불응기를 결정할 수 있다. 표시된 모든 자극은 활동 전위를 자극하는 데 필요한 최소 크기이다. 절대적 불응기에는 두 번째 자극(검은색)이 아무리 강해도 두 번째 활동 전위를 발생시키지 못한다. 상대적 불응기(빨간색으로 표시된 자극과 활동 전위)에서는 두 번째 활동 전위를 발생시킬 수는 있지만 역치에 도달하려면 더 큰 자극이 필요하다. 상대적 불응기에는 일부 Na$^+$ 채널이 불활성화 상태로 남아 있고, 일부 K$^+$ 채널이 열려 있기 때문에 활동 전위의 크기가 감소한다.

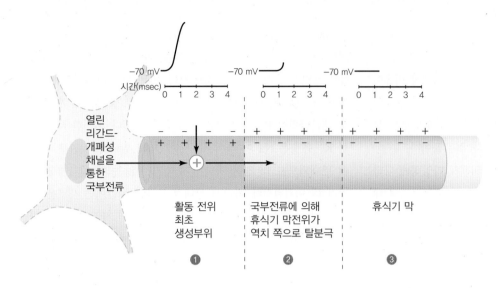

(a) 영역 1에서 활동 전위가 시작됨 ❶

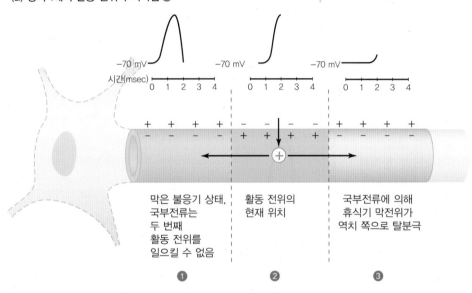

(b) 영역 2로 활동 전위가 전파됨 ❷

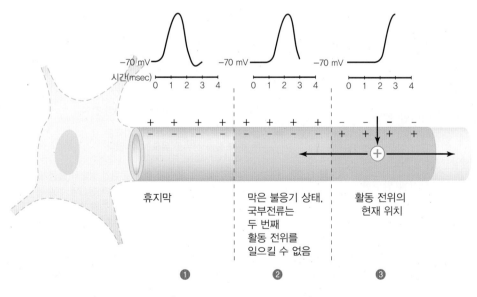

(c) 영역 3으로 활동 전위가 전파됨 ❸

그림 6.23 한쪽 방향으로만 전파되는 활동 전위. 단순화하기 위해 전위는 위쪽 막에만 표시했고 국부전류는 막의 안쪽에만 표시했으며 재분극 전류는 표시하지 않았다. (a) 세포체와 수상돌기의 리간드-개폐성 이온 채널 열림에 의한 국부전류는 영역 ❶에서 활동 전위가 시작되도록 하며 국부전류는 영역 ❷를 탈분극시킨다. (b) 영역 ❷의 활동 전위가 국부전류를 발생시킨다. 영역 ❸이 역치 방향으로 탈분극되지만 영역 ❶은 불응기이다. (c) 영역 ❸의 활동 전위는 국부전류를 발생시키지만 영역 ❷는 불응기이다.

전파의 방향을 결정하는 데 핵심적으로 작용한다.

활동 전위 전파

활동 전위는 축삭을 따라 아래로 이동할 때 축삭막의 각 지점이 역치 전위로 탈분극되어야만 뉴런 길이 전체를 이동할 수 있다(**그림 6.23**). 차등 전위와 마찬가지로(그림 6.15 참조) 막은 여전히 휴식기 막전위에 있는 막의 인접 부위에 대해 전파되는 경로를 따라 각 지점에서 탈분극된다. 전위 간 차이로 인해 전류가 흐르게 되고, 이 국부전류가 주변막을 탈분극시켜 그곳에 위치한 전압-개폐성 Na^+ 채널을 열리게 한다. 활동 전위 중에 유입되는 전류는 주변의 막을 역치 전위로 쉽게 탈분극시키기에 충분하다.

새로운 활동 전위는 인접한 부위를 탈분극시키는 그 자체의 국부전류를 생성하며(그림 6.23b), 다음 부위에서 또 다른 활동 전위를 생성하는 것이 반복적으로 일어나 막의 길이를 따라 **활동 전위 전파**(action potential propagation)가 이루어진다. 그래서 막을 따라 전압-개폐성 Na^+ 채널과 K^+ 채널이 순차적으로 개폐된다. 이는 마치 길게 뿌려진 화약에 불을 붙이는 것과 같다. 활동 전위는 움직이지 않지만, 축삭 바로 앞부분에서 새로운 활동 전위를 '출발'시킨다. 활동 전위 각각의 재생은 활동 전위가 일어나는 위치에서 새로운 그룹의 Na^+ 채널이 양성 되먹임 순환을 일으키는 것에 의존하기 때문에 막의 끝에 도달하는 활동 전위는 사실상 처음의 형태와 거의 동일하다. 따라서 활동 전위는 감소하지 않는다. 활동 전위는 차등 전위처럼 거리에 따라 크기가 감소하지 않는다.

방금 활동 전위를 겪은 막 부위는 불응기여서 곧바로 새로운 활동 전위를 생성할 수 없기 때문에 활동 전위 전파의 유일한 방향은 바로 직전에 활성화된 막으로부터 멀어지는 쪽이다. 이는 다시 길게 뿌려진 화약가루가 타는 것과 비슷하다. 불은 아직 화약가루가 타지 않은 방향으로만 번져나가고 화약이 이미 타버린 뒤쪽으로는 번지지 않는다.

만약 활동 전위가 이동해야 하는 막에 불응기가 없다면, 흥분성 막은 활동 전위를 양쪽 방향으로 전도하게 되면서 자극 위치에 의해 전파 방향이 결정될 것이다. 예를 들어 골격근세포의 활동 전위는 세포의 중간 근처에서 시작되어 양쪽 말단을 향해 전파된다. 그러나 대부분의 뉴런에서는 활동 전위가 그림 6.23과 같이 세포의 한쪽 끝에서 시작해 반대쪽 말단을 향해 전파된다. 전파는 활동 전위가 축삭 끝에 도달하면 끝난다.

막을 따라 전파되는 활동 전위의 속도는 신경섬유의 직경과 섬유가 수초화되었는지에 달려 있다. 섬유의 직경이 클수록 활동 전위 전파가 빨라진다. 이는 직경이 큰 섬유가 국부전류에 대한 내부저항이 덜하기 때문이다. 즉 주어진 시간 내에 더 많은 이온이

흐를 것이고 인접 부위 막을 더 빠르게 역치에 이르게 할 것이다.

미엘린은 세포내액과 세포외액 구획 사이에서 전하가 흐르기 더 어렵게 만드는 절연체이다. 미엘린을 통해서는 전하의 '누출'이 적기 때문에 국부전류는 축삭을 따라 더 멀리 퍼져나갈 수 있다. 게다가 미엘린으로 싸여 있는 축삭 부위에는 전압-개폐성 Na^+ 채널이 많지가 않다. 그래서 활동 전위는 미엘린으로 싸여 있지 않고 전압-개폐성 Na^+ 채널이 많이 있는 랑비에결절에서만 발생한다(**그림 6.24**). 미엘린 수초화 섬유에서 활동 전위는 한 결절에서 다음 결절로 도약하는 것처럼 보인다. 이런 이유로 그러한 전파를 **도약전도**(saltatory conduction, *saltare*는 라틴어로 '도약'을 의미)라 한다. 그러나 실제로 활동 전위는 부위 간에 도약하는 것이 아니라 오히려 각 결절에서 재생된다.

도약전도를 통한 전파는 같은 축삭 직경의 미엘린이 없는 섬유에서의 전파보다 빠르다. 이는 미엘린으로 덮여 있는 막 부분을 통해 전하가 덜 새어나가고, 활성을 띠고 있는 결절에 인접한 다음 결절에 더 많은 전하가 도달하며, 미엘린이 존재하지 않았을 때보다 더 빠르게 그곳에서 활동 전위가 생성되기 때문이다. 더구나 이온은 주로 랑비에결절에서 막을 통과하기 때문에 막 펌프가 복구해야 하는 이온이 더 적어진다. 그래서 미엘린으로 싸인 축삭은 그렇지 않은 축삭보다 대사적으로 훨씬 더 효율적이다. 따라서 미엘린은 속도를 빠르게 하고 대사적으로 더 경제적이며 신경계에서 축삭을 더 가늘게 할 수 있으므로 공간을 아낄 수 있다.

전도 속도는 작은 직경의 미엘린 없는 섬유의 0.5 m/sec(1 mile/h)에서부터 직경이 큰 미엘린 섬유의 약 100 m/sec(225 mile/h)까지 다양하다. 0.5 m/sec의 속도에서는 활동 전위가 평균적인 크기의 사람 발가락 끝에서 뇌까지 도달하는 데 약 4초의 시간이 걸린다. 100 m/sec의 속도에서는 0.02초밖에 걸리지 않는다. 발가락에 무거운 물체를 떨어뜨렸다고 하면 즉각적으로 날카로운 통증(큰 직경의 미엘린 뉴런이 전달)을 느낄 것이고, 그다음에 둔탁하고 욱신거리는 통증(작은 직경의 미엘린 없는 뉴런을 따라 전달)이 따라올 것이다.

활동 전위 생성

지금까지의 활동 전위에 대한 설명에서는 활동 전위의 개시자로서 '자극'을 말해왔다. 이러한 자극은 막을 역치 전위로 끌어올리고 전압-개폐성 Na^+ 채널이 활동 전위를 개시하도록 한다. 역치 전위는 어떻게 달성되며 다양한 유형의 뉴런이 실제로 어떻게 활동 전위를 생성하는가?

구심성 뉴런에서 역치에 이르는 초기 탈분극은 차등 전위—여기서는 **수용기 전위**(receptor potential)로 불림—에 의해 달성

된다. 수용기 전위는 중추신경계에서 가장 먼 뉴런의 말단에 있는 감각수용기에서 생성된다. 다른 모든 뉴런에서 역치에 이르게 하는 탈분극은 **시냅스 전위**(synaptic potential)로 알려진 시냅스 입력에 의해 뉴런에 생성된 차등 전위에 의하거나 **박동원 전위**(pacemaker potential)로 알려진 뉴런의 막전위에서 자발적으로 생기는 변화에 의해 일어난다. 다음 절에서는 시냅스 전위의 생성에 대해 논의할 것이다. 제7장에서는 수용기 전위의 생성을, 제12, 13, 15장에서는 다른 기관계에서의 박동원 전위를 알아볼 것이다.

차등 전위와 활동 전위의 차이점을 **표 6.4**에 요약했다.

6.8 시냅스의 기능적 해부

앞서 정의한 바와 같이 시냅스는 해부학적으로 두 뉴런 사이의 특수화된 연접이며, 이곳에서 시냅스전 뉴런의 전기적 활동이 시냅스후 뉴런의 전기적 활동에 영향을 미친다. 해부학적으로 시냅스는 시냅스전 뉴런의 일부와 시냅스후 뉴런의 일부 그리고 이 두 세포 사이의 세포외 공간을 포함한다. 최근 추산에 의하면 중추신경계 내에는 10^{14}(100조)개 이상의 시냅스가 있다.

시냅스에서의 활동은 시냅스후 막이 짧은 차등 전위를 생성함

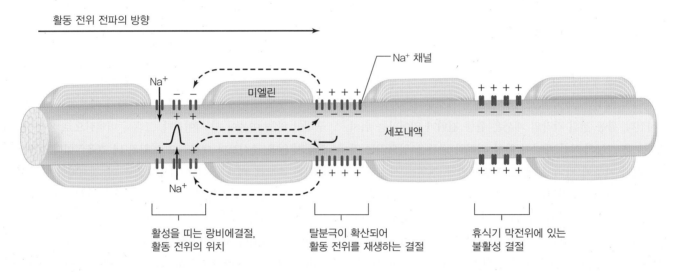

그림 6.24 미엘린 수초화와 활동 전위의 도약전도. K+ 채널은 나타내지 않았다(K+ 채널은 주로 미엘린-랑비에결절 연접부에 위치하며 뉴런의 재분극에 도움을 준다). 그림 6.15에서 설명한 바와 같이, 양전하가 세포 내부의 탈분극 지점에서 벗어나 외부로 이동한다.

표 6.4	차등 전위와 활동 전위의 차이
차등 전위	**활동 전위**
초기 자극의 사이즈에 따라 크기가 다양하다.	실무율. 일단 막이 역치로 탈분극되면 크기는 초기 자극의 사이즈와는 상관이 없다.
가중될 수 있다.	가중될 수 없다.
역치가 없다.	휴식기 막전위에 비해 일반적으로 15 mV 정도 탈분극된 역치를 가진다.
불응기가 없다.	불응기가 있다.
거리에 따라 크기가 줄어든다.	점감되지 않고 전도된다. 막을 따라 각 지점에서 탈분극은 일정한 값으로 증폭된다.
시작 조건에 따라 지속시간이 달라진다.	일정한 조건하에서 주어진 세포 유형에 대해 지속시간이 일정하다.
탈분극 또는 과분극될 수 있다.	탈분극만 될 수 있다.
환경적 자극(수용체), 신경전달물질(시냅스)에 의해 혹은 자발적으로 시작된다.	차등 전위에 의해 시작된다.
기전은 리간드-개폐성 이온 채널 또는 기타 화학적·물리적 변화에 따라 달라진다.	기전은 전압-개폐성 이온 채널에 의존한다.

으로써 시냅스후 뉴런이 활동 전위를 발화할 가능성을 증가 혹은 감소시킬 수 있다. 시냅스후 뉴런의 막전위는 **흥분성 시냅스**(excitatory synapse)에서 역치에 가까워지고(탈분극) **억제성 시냅스**(inhibitory synapse)에서는 역치로부터 더 멀어지거나(과분극) 휴지 전위에서 안정화된다.

여러 가지 다른 시냅스전 세포에서 수백 또는 수천 개의 시냅스가 하나의 시냅스후 세포에 영향을 미칠 수 있으며[**수렴**(convergence)], 하나의 시냅스전 세포가 가지를 쳐서 다른 많은 시냅스후 세포에 영향을 미칠 수도 있다[**발산**(divergence), **그림 6.25**]. 수렴은 많은 세포로부터의 정보가 세포의 활동에 영향을 미치도록 하며, 발산은 하나의 세포가 다수의 경로에 영향을 미치도록 한다.

어느 때나 시냅스후 세포의 흥분성 수준(즉 막전위가 역치값에 얼마나 가까운지)은 활성화되는 시냅스의 수와 이 중 흥분성 또는 억제성이 몇 개인가에 달려 있다. 시냅스후 뉴런의 막이 역치에 도달하면 활동 전위가 생성되고 축삭을 따라 축삭 말단까지 전파되어 다른 세포의 흥분성에 영향을 줄 것이다.

전기적 시냅스

시냅스의 유형에는 전기적 시냅스와 화학적 시냅스 두 종류가 있다. **전기적 시냅스**(electrical synapse)에서는 시냅스전 세포와 시냅스후 세포의 세포막이 간극연접으로 접합되어 있다(**그림 6.26a**, 그림 3.9 참조). 이것은 활동 전위가 도달해 발생하는 국부전류가 한 뉴런에서 다른 뉴런으로 연결되는 채널을 통해 연접을 직접 가로질러 흐르도록 한다. 두 번째 뉴런의 막을 역치로 탈분극시켜 활동 전위가 계속 전파된다. 전기적 시냅스의 한 가지 장점은 세포 사이의 소통을 매우 빠르게 한다는 것이다. 이전에는 성인 포유류 신경계에서는 전기적 시냅스가 드물 것이라고 생각했었다.

그러나 현재는 광범위한 위치에서 발견되며, 이전에 생각했던 것보다 더 중요한 기능을 할 것으로 추측하고 있다. 가능한 기능으로는 국소적인 중추신경계 망에 모여 있는 뉴런의 전기적 활동의 동조화, 신경아교세포와 뉴런 간 소통 등이 있다.

간극연접 단백질의 다수의 동형이 밝혀졌으며 이들 중 일부의

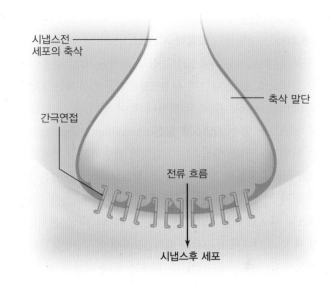

(a) 전기적 시냅스

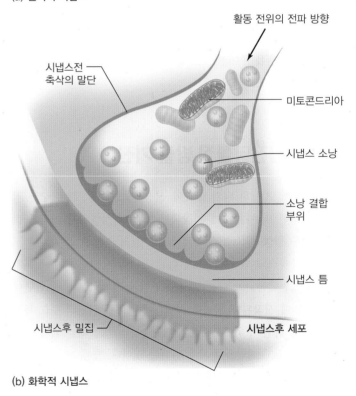

(b) 화학적 시냅스

그림 6.26 (a) 전기적 시냅스. 두 세포 사이에 공간이 거의 없는데, 이온이 확산되는 간극연접에 의해 연결된다. (b) 화학적 시냅스의 모식도. 화학적 신경전달물질이 들어 있는 소낭들이 시냅스전 막에 접촉해 있고 방출할 준비가 되어 있다. 시냅스후 막은 현미경으로 보았을 때 시냅스후 밀집에 의해 구분되는데 신경전달물질-수용체 단백질을 포함한다.

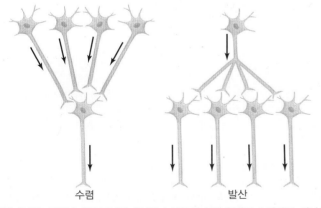

그림 6.25 많은 뉴런으로부터 하나의 뉴런으로 신경 입력이 수렴되고, 하나의 뉴런으로부터 다른 많은 뉴런으로 출력이 발산된다. 화살표는 신경 활동의 전달 방향을 나타낸다.

전도성은 막전압, 세포 내 pH, Ca²⁺ 농도 같은 요인에 의해 조정된다. 이와 같은 조정과 신경계에 존재하는 전기적 시냅스의 복잡한 모든 역할을 이해하기 위해서는 더 많은 연구가 필요하다. 전기적 시냅스의 기능은 이들이 많이 분포하고 있는 심장과 평활근 조직에서 더 잘 알려져 있다(제9장 참조).

화학적 시냅스

그림 6.26b는 전형적인 **화학적 시냅스**(chemical synapse)의 기본 구조를 보여준다. 시냅스전 뉴런의 축삭은 약간 부풀어 있는 축삭 말단으로 끝이 나는데 신경전달물질을 함유하는 **시냅스 소낭**(synaptic vesicle)가 축삭 말단에 들어 있다. 축삭 말단에 인접한 시냅스후 막은 **시냅스후 밀집**(postsynaptic density)이라고 하는 특별한 부위를 형성하는 고밀도의 막단백질을 가지고 있다. 10~20 nm의 세포외 공간인 **시냅스 틈**(synaptic cleft)은 시냅스전 뉴런과 시냅스후 뉴런을 분리하고 전류가 시냅스전 뉴런에서 시냅스후 세포로 **직접** 전파되는 것을 방지한다. 대신, 신호는 시냅스전 축삭 말단에서 분비되는 화학전달자인 신경전달물질을 통해 시냅스 틈을 가로질러 전달된다. 때로는 하나 이상의 신경전달물질이 동시에 축삭에서 방출될 수 있는데, 이 경우 추가적인 신경전달물질을 공동전달물질이라 한다. 신경전달물질은 시냅스후 세포에 각각 다른 수용체를 가지고 있다. 곧 보게 되듯, 화학적 시냅스의 주요 장점은 주어진 세포에 도달하는 여러 신호의 통합을 허용한다는 것이다.

6.9 신경전달물질 방출 기전

그림 6.27a에 자세히 나와 있듯이 신경전달물질은 지질이중층 막으로 형성된 작은 소낭에 저장되어 있다. 활성화되기 이전에 많은 소낭은 **활성구역**(active zone)으로 알려진 방출 부위에서 시냅스전 막에 접촉해 있는 반면, 다른 소낭들은 말단 내부에 퍼져 있다. 신경전달물질의 방출은 활동 전위가 시냅스전 막의 말단에 도달했을 때 시작된다. 화학적 시냅스에서 뉴런 말단의 주요 특징은 뉴런의 다른 부위에서도 발견되는 Na⁺과 K⁺ 채널 외에도 전압-개폐성 Ca²⁺ 채널을 가지고 있다는 것이다. 활동 전위 중의 탈분극은 이 Ca²⁺ 채널을 열게 되는데, 전기화학적 기울기가 Ca²⁺을 세포 내로 유입시키기 때문에 Ca²⁺은 축삭 말단으로 흘러 들어간다.

Ca²⁺은 시냅스 말단 막과 접촉된 소낭이 융합되는 과정을 활성화한다(**그림 6.27b**). 활동 전위가 도달하기 전에 소낭은 단백질

그룹의 상호작용에 의해 활성구역에 느슨하게 접촉하고 있는데, 상호작용하는 단백질의 일부는 소낭막에 고정되어 있고, 일부는 말단의 막에서 발견된다. 이러한 단백질을 통틀어 **SNARE 단백질**(SNARE protein, soluble *N*-ethylmaleimide-sensitive factor attachment protein receptor)이라고 한다. 탈분극 중에 들어가는 Ca²⁺은 소낭과 연관되어 있는 별개의 단백질군인 **시냅토타그민**(synaptotagmin)에 결합해 SNARE 복합체에 구조적인 변화를 일으키고 이로 인해 막의 융합과 신경전달물질의 방출로 이어진다. 소낭은 융합 후에 최소한 두 가지 가능한 경로로 갈 수 있다. 일부 시냅스에서는 소낭이 막에 완전히 융합되고 나중에 활성구역 밖의 장소에서 막으로부터 세포내섭취작용을 통해 재활용된다(그림 4.21 참조). 다른 시냅스, 특히 활동 전위 발화 빈도가 높은 시냅스에서는 소낭이 자신이 함유하는 물질을 방출하는 아주 잠깐 동안만 융합하고 자신을 재밀봉해서 축삭 말단으로 되돌아온

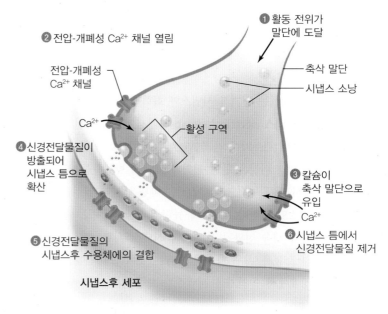

① 활동 전위가 말단에 도달

② 전압-개폐성 Ca²⁺ 채널 열림

전압-개폐성 Ca²⁺ 채널

축삭 말단

시냅스 소낭

Ca²⁺

활성 구역

③ 칼슘이 축삭 말단으로 유입 Ca²⁺

④ 신경전달물질이 방출되어 시냅스 틈으로 확산

⑤ 신경전달물질의 시냅스후 수용체에의 결합

⑥ 시냅스 틈에서 신경전달물질 제거

시냅스후 세포

(a) 화학적 시냅스에서의 일련의 사건

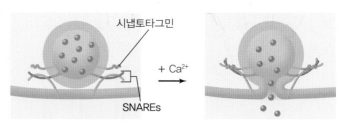

시냅토타그민

SNAREs

+ Ca²⁺

(b) 신경전달물질 방출 기전

그림 6.27 (a) 화학적 시냅스에서의 신호 기전. (b) 신경전달물질 방출을 자세하게 보여주는 확대된 그림. Ca²⁺이 시냅토타그민과 SNARE 단백질을 자극해 막 융합을 유도하고 신경전달물질을 방출한다. (SNARE = Soluble *N*-ethylmaleimide-sensitive factor attachment protein receptor)

다(이런 기전을 'kiss-and-run 융합'이라 한다).

6.10 시냅스후 세포의 활성화

신경전달물질은 일단 시냅스전 축삭 말단으로부터 방출되면 시냅스 틈을 가로질러 확산한다. 신경전달물질은 어떻게 시냅스후 세포와 상호작용하는가?

신경전달물질의 수용체 결합

신경전달물질은 시냅스후 세포막에 존재하는 수용체에 빠르게 가역적으로 결합한다. 활성화된 수용체 자체는 이온 채널일 수 있으며, 이들을 **이온성 수용체**(ionotropic receptor)라 한다(예시로 그림 6.15 재검토). 또 다른 수용체들은 G단백질 그리고/또는 2차 전달자를 통해 간접적으로 이온 채널에 영향을 주기도 하는데 이러한 유형의 수용체를 **대사성 수용체**(metabotropic receptor)라 한다. 어느 경우든 신경전달물질이 수용체에 결합한 결과는 시냅스후 세포막에 있는 특정 리간드-개폐성 이온 채널이 열리거나 닫히는 것으로, 결국 그 뉴런의 막전위 변화를 유도한다.

관련된 일련의 사건들 때문에 시냅스전 말단에 활동 전위가 도달한 시점과 시냅스후 세포에 막전위 변화가 생기는 시점 간에는 약 0.2 msec 정도의 아주 짧은 시냅스 지연이 존재한다.

신경전달물질이 수용체에 결합하는 것은 일시적이고 가역적이다. 다른 결합부위와 마찬가지로 결합된 리간드—이 경우에는 신경전달물질—는 결합하지 않은 리간드와 평형을 이룬다. 따라서 시냅스 틈에서 결합하지 않은 신경전달물질의 농도가 감소하면 리간드가 결합된 수용체의 수는 감소할 것이다. 시냅스후 막에 있는 이온 채널은 신경전달물질이 더 이상 결합하지 않을 때 휴지상태로 돌아간다.

시냅스로부터 신경전달물질의 제거

신경전달물질은 보통 시냅스전 세포에 의해 대량 분비되는데, 이는 시냅스후 세포 수용체에 결합할 가능성을 최대화한다. 그러나 신호를 종료하고 전달물질이 주변 세포가 영향을 받을 수 있는 시냅스 밖으로 확산하지 않도록 하려면 결합되지 않은 신경전달물질을 제거해야만 한다.

결합되지 않은 신경전달물질은 다음 과정으로 시냅스 틈으로부터 제거된다.

- 재사용을 위해 시냅스전 축삭 말단으로 능동수송된다[이것

을 **재흡수**(reuptake) 과정이라 함].
- 근처 신경아교세포로 수송되어 분해된다.
- 수용체 부위로부터 멀리 확산한다.
- 효소작용으로 불활성 물질로 바뀌고, 그중 일부는 재사용을 위해 시냅스전 축삭 말단으로 다시 운반된다.

이 마지막 과정에 관여하는 효소는 시냅스후 막이나 시냅스전 막 또는 시냅스 틈에 위치한다.

흥분성 화학적 시냅스

화학적 시냅스의 두 가지 유형인 흥분성 시냅스와 억제성 시냅스는 시냅스후 세포에 미치는 신경전달물질의 효과에 의해 구별된다. 효과가 흥분성인지 억제성인지는 신경전달물질이 수용체에 결합할 때 영향을 받는 이온 채널의 유형에 따라 달라진다.

흥분성 화학적 시냅스에서 신경전달물질에 대한 시냅스후 반응은 탈분극이며 막전위를 역치에 가깝게 끌어올린다. 이런 시냅스에서 활성화된 수용체가 시냅스후 막에 미치는 통상적인 효과는 Na^+과 K^+에 투과성을 갖는 비선택적 채널을 여는 것이다. 그러면 이온들은 전기적 기울기와 농도기울기에 따라 막을 가로질러 자유롭게 이동할 수 있다.

전기적 기울기와 농도기울기 모두 Na^+을 세포 안으로 들어오게 하는 반면, K^+은 전기적 기울기가 농도기울기에 반대된다(그림 6.12 재검토). 따라서 두 이온에 모두 투과성을 갖는 채널을 열면 동시에 상대적으로 적은 수의 K^+이 세포 밖으로, 더 많은 수의 Na^+이 세포 안으로 이동하게 된다. 그러므로 시냅스후 세포 안으로 양이온이 순 이동이 되어 약간의 탈분극이 발생한다. 이러한 막전위 변화를 **흥분성 시냅스후 전위**[excitatory postsynaptic potential(EPSP)], **그림 6.28**라 한다. EPSP는 국부전류에 의해 시냅스에서 멀어질수록 크기가 감소하는 탈분극 차등 전위이다. 이것의 유일한 기능은 시냅스후 뉴런의 막전위를 역치에 가깝게 끌어올리는 것이다.

억제성 화학적 시냅스

억제성 화학적 시냅스에서는 시냅스후 뉴런의 전위 변화가 일반적으로 과분극 차등 전위이며 이것을 **억제성 시냅스후 전위**[inhibitory postsynaptic potential(IPSP)], **그림 6.29**라 한다. 이와는 다르게 IPSP는 없지만 오히려 현재 값에서 막전위를 안정화(stabilization)시킬 수도 있다. 어느 경우든 억제성 시냅스의 활성화는 시냅스후 세포가 역치로 탈분극되어 활동 전위를 발생시킬 가능성을 낮추어준다.

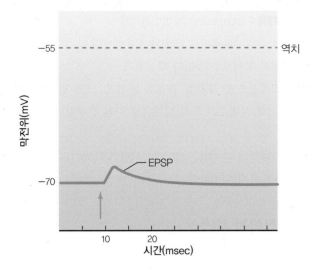

그림 6.28 흥분성 시냅스후 전위(EPSP). 시냅스전 뉴런의 자극은 연두색 화살표로 표시되었다. (실제보다 크게 그림: EPSP = 0.5 mV)

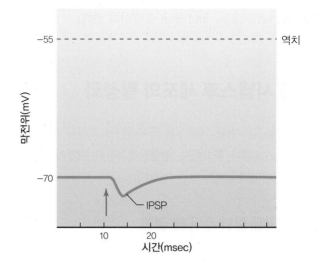

그림 6.29 억제성 시냅스후 전위(IPSP). 시냅스전 뉴런의 자극은 빨간 화살표로 표시되었다. (이 과분극은 전형적인 IPSP보다 크게 그림)

억제성 시냅스에서는 시냅스후 막의 활성 수용체가 Cl⁻이나 K⁺ 채널을 열어주지만 Na⁺의 투과성에는 영향을 미치지 않는다. 세포 밖으로의 능동수송을 통해 세포 내 Cl⁻ 농도를 적극적으로 조절하는 세포에서는 Cl⁻ 평형 전위가 휴지전위보다 더 음성을 띤다. 따라서 Cl⁻ 채널이 열려 Cl⁻이 세포로 유입되면 과분극이 일어난다. 즉 IPSP를 생성한다. Cl⁻을 능동적으로 수송하지 않는 세포에서는 Cl⁻의 평형 전위가 휴식기 막전위와 동일하다. 따라서 Cl⁻의 투과성 증가는 막전위를 변화시키지는 않지만 막전위에 대한 Cl⁻의 영향력을 증가시킬 수 있다. 만약 어떤 양전하가 세포에 들어간다면, Cl⁻도 들어가서 그 효과를 중화할 것이다. 따라서 막전위는 휴지값 근처에서 안정화되며, Cl⁻ 채널이 동시에 열려 있을 때는 다른 시냅스로부터의 흥분성 입력이 전위 변화를 일으키기가 더 어렵다(**그림 6.30**).

K⁺ 투과성 증가가 시냅스후 세포에서 발생할 때 IPSP도 생성된다. 앞서 세포막이 K⁺에만 투과성이 있다고 한다면 휴식기 막전위는 K⁺ 평형 전위와 같을 것, 즉 휴식기 막전위가 −70 mV가 아니라 −90 mV 정도가 될 것이라는 점에 주목했다. 따라서 K⁺ 투과성이 증가하면 더 많은 K⁺이 세포에서 유출되고 막이 K⁺ 평형 전위에 더 가까워져서 과분극이 발생한다.

6.11 시냅스 통합

대부분의 뉴런에서 하나의 흥분성 시냅스 활성 자체만으로는 시냅스후 뉴런을 역치에 도달시키기에는 충분하지 않다. 예를 들어

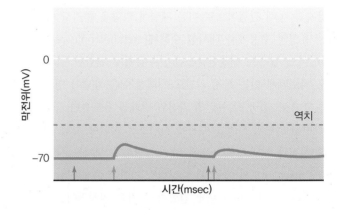

그림 6.30 E_{Cl}이 휴식기 막전위와 동일한 시냅스후 세포의 시냅스 억제. Cl⁻ 채널(빨간 화살표)을 열게 하는 신경전달물질을 방출하는 시냅스전 뉴런 자극은 시냅스후 막전위에 직접적인 영향을 미치지 않는다. 그러나 흥분성 시냅스가 동시에 활성화(연두색 화살표)될 때에는 세포로 유입되는 Cl⁻으로 인해 EPSP가 감소한다(명확하게 하기 위해 전위의 크기는 확대했다).

하나의 EPSP는 0.5 mV에 불과한 반면, 뉴런의 막을 역치로 탈분극시키기 위해서는 약 15 mV 정도의 변화가 필요하다. 그러한 이유 때문에 활동 전위는 많은 흥분성 시냅스의 결합 효과에 의해서만 시작될 수 있다.

하나의 뉴런에 연접하고 있는 수천 개의 시냅스 중에서 아마도 수백 개가 동시에 또는 충분히 가까운 시간 내에 작동해서 효과가 더해질 것이다. 그래서 언제 어느 때나 시냅스후 뉴런의 막전위는 그 순간에 영향을 미치는 시냅스 활동의 결과물이다. 흥분성 시냅스 입력이 우세할 때 역치 쪽으로 막의 탈분극이 일어나고, 억제성 입력이 우세할 때는 과분극이나 안정화가 일어난다.

간단한 실험으로 **그림 6.31**과 같이 EPSP와 IPSP가 어떻게 상호작용하는지를 볼 수 있다. 시냅스후 세포에 3개의 시냅스 입력

이 있다고 가정해보자. 축삭 A와 B로부터의 시냅스는 흥분성이고, 축삭 C로부터의 시냅스는 억제성이다. 축삭 A, B, C에는 자극기가 연결되어 있어 각각 개별적으로 활성화될 수 있다. 막전위를 기록하게 될 시냅스후 뉴런의 세포체에 전극을 꽂아놓았다. 실험 1번 부분에서는 축삭 A를 자극하고 짧은 시간 뒤에 이를 다시 자극해 EPSP 2개의 상호작용을 테스트할 것이다. 그림 6.31의 1번 부분은 두 EPSP 사이에 어떤 상호작용도 없음을 보여준다. 그 이유는 EPSP와 관련된 막전위의 변화가 모든 차등 전위에서 그랬듯이 상당히 짧기 때문이다. 수 밀리초(두 번째로 축삭 A를 자극할 때까지의 시간) 이내에 시냅스후 세포는 휴지상태로 돌아가 버린다.

실험 2번 부분에서 축삭 A는 첫 번째 EPSP가 소멸되기 전에 두 번째 자극을 받았다. 두 번째 시냅스 전위가 첫 번째 시냅스 전위에 더해져서 하나의 입력보다는 더 큰 탈분극을 만들었다. 입력신호가 동일한 시냅스전 세포로부터 다른 시간에 도착하기 때문에 이것을 **시간적 가중**(temporal summation)이라 한다. 전위가 가중되는 이유는 세포막을 통해 누출되는 이온이 그것을 휴식기 막전위로 되돌리기 전에 양이온의 추가 유입이 일어나기 때문이다.

그림 6.31의 3번 부분에서는 축삭 B가 단독으로 먼저 자극되고 나서 축삭 A와 B가 동시에 자극된다. 다른 2개의 뉴런의 입력에서 비롯되는 EPSP도 시냅스후 뉴런에 가중되어 더 큰 수준의 탈분극을 일으킨다. 가중이 되기 위해서는 A와 B의 자극이 시간적으로 아주 가깝게 일어나야 하는 것이 분명하지만, 두 입력이 세포의 서로 다른 **위치**에서 발생했기 때문에 이를 **공간적 가중**(spatial summation)이라 한다. 공간적·시간적 가중을 통한 다중 EPSP의 상호작용은 양이온의 유입을 증대시킬 수 있고, 시냅스후 막을 역치로 끌어올려 활동 전위가 시작되도록 한다(그림 6.31의 4번 부분 참조).

지금까지는 흥분성 시냅스의 상호작용 패턴만 검증했다. EPSP와 IPSP는 정반대 방향의 국부전류로 인해 발생하기 때문에 서로 상쇄되는 경향이 있으며, A와 C가 모두 자극되었을 때 막전위에는 순 변화가 거의 또는 전혀 없다(그림 6.31의 5번 부분 참조). 억제성 전위도 공간적·시간적 가중을 나타낼 수 있다.

시냅스후 막의 저항과 리간드-개폐성 이온 채널을 통해 이동하는 전하의 양에 따라 시냅스 전위는 세포막을 가로질러 전파되는 정도가 더 크거나 적을 수 있다. 세포의 큰 영역의 막은 흥분성 시냅스 활성화 동안에 약간 탈분극되고, 억제성 시냅스가 활성화될 때에는 약간의 과분극 또는 안정화가 일어나는데, 이렇게 형성된 차등 전위는 시냅스 연접으로부터의 거리에 따라 감소한다(**그림 6.32**). 하나 이상의 시냅스로부터의 입력은 시냅스 전위의 가중으로 이어질 수 있으며, 이는 활동 전위를 유발할 수 있다.

앞의 예에서는 시냅스후 뉴런의 역치가 세포의 모든 부분에서 동일한 것처럼 언급했다. 그러나 뉴런의 다른 부분들은 역치가 다르다. 일반적으로 축삭 둔덕은 세포체와 수상돌기의 막보다 더 음성의 역치값을 갖는다(즉 휴식기 막전위에 훨씬 더 가깝다). 이것은 이 부위의 막에서 전압-개폐성 Na^+ 채널의 밀도가 높기 때문이다. 따라서 축삭 둔덕은 세포체와 수상돌기의 시냅스 전위에 반응해 일어나는 막전위의 작은 변화에 가장 잘 반응하며, 충분한 EPSP가 가중될 때마다 역치에 도달하는 첫 번째 영역이다. 그 결과로 형성된 활동 전위는 이 지점에서 축삭 아래로 전파된다.

축삭 둔덕이 보통 가장 낮은 역치를 갖는다는 사실은 시냅스후 세포에 개별 시냅스의 위치가 왜 중요한지를 설명해 준다. 축삭 둔덕 근처에 위치한 시냅스는 수상돌기의 가장 바깥쪽 가지에 형성된 시냅스보다 더 큰 국부전류에 노출되기 때문에 축삭 둔덕에

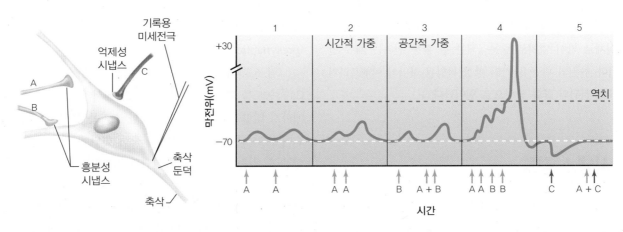

그림 6.31 시냅스후 뉴런에서 EPSP와 IPSP의 상호작용. 시냅스전 뉴런(A~C)은 화살표로 표시된 시간에 자극했으며, 그 결과 발생한 막전위는 기록용 미세전극으로 시냅스후 세포에서 기록했다.

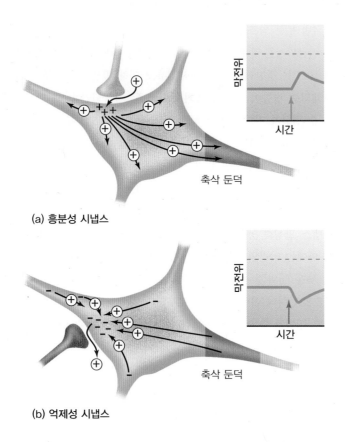

(a) 흥분성 시냅스

(b) 억제성 시냅스

그림 6.32 흥분성 시냅스와 억제성 시냅스의 비교. 시냅스 활성화 이후 시냅스후 세포를 통과하는 전류의 방향을 보여준다. (a) 시냅스후 세포를 통과하는 전류는 흥분성 시냅스로부터 멀어지면서 축삭 둔덕을 탈분극할 수 있다. (b) 시냅스후 세포를 통과하는 전류는 억제성 시냅스로 향하며 축삭 둔덕을 과분극할 수 있다. 그래프의 화살표는 자극의 순간을 나타낸다.

더 큰 전압 변화를 일으킬 것이다. 그러나 일부 뉴런에서는 수상돌기로부터의 신호가 일부 수상돌기의 전압-개폐성 Na^+ 채널의 존재에 의해 증폭될 수 있다.

시냅스후 전위는 활동 전위보다 훨씬 오래 지속된다. 활동 전위가 발화되고 불응기까지 끝난 후에도 누적 EPSP가 축삭 둔덕을 여전히 탈분극시키고 있는 경우에는 두 번째 활동 전위가 발생할 것이다. 실제로 막이 역치로 탈분극되는 한 활동 전위는 계속 발생할 것이다. 뉴런의 반응은 거의 항상 독립된 하나의 이벤트라기보다는 활동 전위의 발화 양상으로 일어난다.

6.12 시냅스 강도

개별 시냅스 사건이 흥분성이든 억제성이든 마치 그 효과가 일정하고 재현 가능한 것처럼 제시되었다. 실제로는, 시냅스전 입력 후에 벌어지는 시냅스후 전위에는 엄청난 가변성이 존재한다. 주어

진 시냅스의 효과나 강도는 시냅스전 기전과 시냅스후 기전 모두의 영향을 받는다.

시냅스전 기전

시냅스전 말단은 활성화될 때마다 일정한 양의 신경전달물질을 방출하지는 않는다. 이렇게 변화스러운 이유는 Ca^{2+} 농도와 관련이 있다. 이전의 활동 전위 중에 말단으로 유입되었던 Ca^{2+}은 세포 밖으로 퍼내지거나 세포내소기관에 일시적으로 넣어진다. 높은 빈도로 자극이 되는 동안에 발생할 수 있는 것처럼 Ca^{2+}의 제거가 유입속도를 따라가지 못하면 말단의 Ca^{2+} 농도는 높아질 것이고, 그 결과 후속 자극으로 방출되는 신경전달물질의 양도 평소보다 많아진다. 방출되는 신경전달물질의 양이 많을수록 시냅스후 막에서 열리는 이온 채널의 수도 많아지고, 시냅스후 세포에 형성되는 EPSP나 IPSP의 진폭도 더 커진다.

일부 시냅스전 말단에서의 신경전달물질 방출도 말단 자체에 있는 막 수용체의 활성화에 의해 변할 수 있다. 이러한 시냅스전 수용체의 활성화는 말단으로의 Ca^{2+} 유입에 영향을 미치고, 그에 따라 시냅스 틈으로 신경전달물질을 방출하는 신경전달물질 소낭의 수에도 영향을 미친다. 시냅스전 수용체는 한 뉴런의 축삭 말단이 다른 뉴런의 축삭 말단에서 끝나는 **축삭-축삭 시냅스**(axo-axonic synapse)라고 알려진 두 번째 시냅스 말단과 연관되어 있을 수도 있다. 예를 들면 **그림 6.33**에서 A가 방출하는 신경전달물질은 B의 수용체에 결합하고 그 결과 B가 활동 전위에 반응해 B에서 방출하는 신경전달물질의 양이 변화한다. 따라서 뉴런 A는 뉴런 C에 직접 영향을 주지 않지만, B를 통해 C에도 중요한 영향력을 끼친다. 뉴런 A는 그래서 B와 C 사이의 시냅스에 시냅스전 효과를 발휘하고 있다. 뉴런 A에서 나오는 신경전달물질에 의해 활성화되는 시냅스전 수용체의 유형에 따라 시냅스전 효과는 B에서 방출되는 신경전달물질의 양을 감소시킬 수도 있고[**시냅스전 억제**(presynaptic inhibition)], 증가시킬 수도 있다[**시냅스전 촉진**(presynaptic facilitation)].

그림 6.33의 A와 같은 축삭-축삭 시냅스는 축삭 말단 B의 Ca^{2+} 농도를 변경하거나 심지어 그곳에서의 신경전달물질의 합성에까지 영향을 줄 수 있다. 이러한 효과를 불러오는 기전은 시냅스에 따라 달라진다. 뉴런 B의 축삭 말단에 있는 수용체는 이온성일 수 있는데, 이 경우에 말단의 막전위는 A로부터의 신경전달물질에 직접적이면서도 빠르게 영향을 받는다. 수용체가 대사성인 경우에는 2차 전달자에 의해 시냅스 기전이 진행되는데, 일반적으로 시작이 느리면서 지속시간은 더 길게 진행된다. 어느 경우든 축삭 말단 B의 Ca^{2+} 농도가 증가하면 B에서 신경전달물질을 방

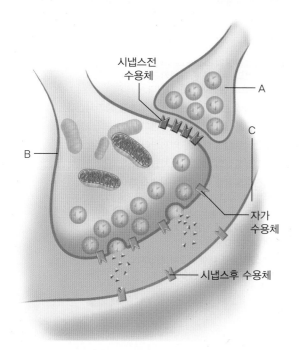

그림 6.33 축삭 말단 A와 축삭 말단 B 사이의 시냅스전(축삭-축삭) 시냅스. 세포 C는 세포 B에 대해 시냅스후이다.

출하는 소낭의 수가 증가한다. 반대로 Ca^{2+}이 감소하면 신경전달물질을 방출하는 소낭의 수가 줄어든다. 축삭-축삭 시냅스는 시냅스후 뉴런 C에 대한 하나의 특정 입력을 선택적으로 조절하기 때문에 중요하다. 이러한 유형의 시냅스는, 예를 들면 통증 경로의 조정(제7장에서 설명함)과 같이 감각 입력의 조정에서 특히 흔하게 나타난다.

시냅스전 말단에 있는 일부 수용체는 축삭-축삭 시냅스와 연관되어 있지 않다. 대신, 이들은 근처의 뉴런이나 신경아교세포로부터 분비되는 신경전달물질이나 다른 화학전달자에 의해 활성화되거나 심지어 축삭 말단 자체에 의해서도 활성화된다. 마지막으로 언급한 축삭 말단 자체에 의해 활성화되는 경우, 여기에 관련된 축삭 말단의 수용체를 **자가수용체**(autoreceptor, 그림 6.33 참조)라 하는데, 이들은 뉴런이 자신의 신경전달물질 출력을 조절하는 데 쓸 수 있는 중요한 되먹임 기전을 제공한다. 대부분의 경우에 방출된 신경전달물질은 자가수용체에 작용해 자기 자신의 방출을 줄이는 음성 되먹임 조절을 제공한다.

시냅스후 기전

다양한 시냅스 강도에 대한 시냅스후 기전 역시 존재한다. 예를 들면 제5장에 기술한 바와 같이 각 종류의 신경전달물질에 대한 수용체의 종류와 세부 유형이 많이 존재한다. 다른 유형의 수용체는 각각 다른 신호전달 기전에 의해 작동되며, 그들이 영향을 미치는 시냅스후 기전에 다른 영향을 끼치는데, 경우에 따라서는 반

대되는 효과를 나타내기도 한다. 주어진 신호전달 기전은 다수의 신경전달물질에 의해 조절될 수 있으며, 채널에 영향을 미치는 다양한 2차 전달자 시스템은 상호작용을 할 수도 있다.

제5장에서 설명한 대로 수용체의 수는 일정하지 않고, 예를 들어 상향조절과 하향조절에 따라 변할 수 있다는 것을 상기하라. 또한 주어진 수용체가 신경전달물질에 반응하는 능력도 변할 수 있다. 따라서 일부 시스템에서는 수용체가 처음 신경전달물질에 노출될 때에는 정상적으로 반응을 하지만, 신경전달물질이 지속적으로 존재함에도 수용체가 반응을 하지 않는 경우도 있는데 이런 현상을 **수용체 탈감작**(receptor desensitization)이라고 한다. 약물중독자들이 특정한 뇌 신경전달물질을 상승시키는 약물에 내성이 생겨서 원하는 효과를 보기 위해서는 점차 복용하는 약물의 양을 늘려야 하는 이유 중 하나이기도 하다(제8장 참조).

하나의 공동전달물질(혹은 여러 개의 공동전달물질)이 신경전달물질과 함께 방출되어 시냅스후 수용체에 작용하거나 시냅스전 수용체에도 작용하는 경우의 복잡성에 대해 상상해 보자. 분명한 것은 가능한 전달 과정의 다양성은 단일 시냅스에서도 대단히 크며, 이것이 변하는 조건에 반응해 시냅스 강도를 달라지게 하는 기전을 제공한다는 점이다. 이것이 이 장 초반부에 기술한 가소성(plasticity) 현상의 일부이다.

약물과 질병에 의한 시냅스 전달의 변화

신경계에 작용하는 치료 목적 혹은 불법적인 이른바 기분전환용 약물의 대다수는 시냅스 기전을 변경함으로써 시냅스 강도를 변화시키게 된다. 약물은 신경전달물질의 합성, 저장, 방출에 관여하는 뉴런의 정상적인 과정을 자극하거나 방해하고, 수용체 활성화에 작용한다. **그림 6.34**에 표시된 시냅스 기전은 시냅스 기능에 중요하나, 동시에 약물의 효과에 취약점을 가지고 있다.

수용체에 결합해 활성화하는 리간드를 **작용제**(agonist)라 하고, 수용체에 결합해 활성을 억제하는 리간드를 **길항제**(antagonist)라고 한다는 제5장의 내용을 상기하자. 길항제는 수용체를 점거해 신경전달물질이 시냅스에서 정상적으로 결합하는 것을 방해한다. 특정 작용제와 길항제는 시냅스전 막과 시냅스후 막 모두의 수용체에 영향을 미칠 수 있다.

독소 역시 시냅스 기전에 영향을 미칠 수 있다. 예를 들어 신경성 이상 질환인 파상풍은 **파상풍 독소**(tetanus toxin)를 생산하는 **파상풍균**(Clostridium tetani)에 의해 발병한다. 이 독소는 시냅스전 말단에서 SNARE 단백질을 파괴하는 단백질가수분해효소로 작용하는데, 소낭과 막의 융합을 저지해 신경전달물질의 방출을 억제한다. 파상풍 독소는 통상적으로 골격근 활성화를 유도

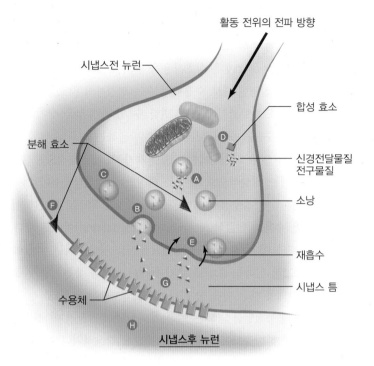

그림 6.34 시냅스에 미치는 약물들의 작용.

약물은:

Ⓐ 신경전달물질의 소낭으로부터 세포질로의 누출을 증가시키고, 이들을 효소 분해에 노출시킨다.

Ⓑ 시냅스 틈으로의 신경전달물질 방출을 증가시킨다.

Ⓒ 신경전달물질의 방출을 차단한다.

Ⓓ 신경전달물질의 합성을 억제한다.

Ⓔ 신경전달물질의 재흡수를 차단한다.

Ⓕ 신경전달물질을 대사하는 시냅스 틈이나 세포 내에 있는 효소를 차단한다.

Ⓖ 시냅스후 막에 있는 수용체와 결합해 신경전달물질의 작용을 차단하거나(길항제), 흉내 낸다(작용제).

Ⓗ 시냅스후 세포 내에서 2차 전달자의 활동을 억제하거나 촉진한다.

하는 뉴런을 억제하는 데 중요한 중추신경계 내 억제성 뉴런에 특이적으로 영향을 미친다. 따라서 파상풍 독소는 근육 수축의 증가와 강직성 혹은 경련성 마비를 초래한다. **보툴리누스 중독**(botulism)을 유발하는 보툴리누스균(*Clostridium botulinum*)의 독소도 SNARE 단백질을 파괴해 시냅스 소낭의 신경전달물질 방출을 막는다. 그러나 이 독소는 골격근을 활성화하는 흥분성 시냅스를 표적으로 삼기 때문에 보툴리누스 중독은 근육 수축 감소, 이완성 마비가 특징이다. 저용량의 보툴리눔 독소[**보톡스**(Botox)]는 안면 주름, 조절되지 않는 눈 깜박임, 편두통 등과 같은 지나친 근육 수축과 관련된 다수의 상황을 치료하기 위한 용도로 주사된다.

표 6.5에는 시냅스 강도를 결정하는 요인을 요약했다.

6.13 신경전달물질과 신경조정물질

EPSP와 IPSP를 유발하는 과정에서 신경전달물질의 역할을 강조했다. 그러나 어떤 화학전달자는 단순하게 EPSP나 IPSP로는 설명할 수 없는 복잡한 반응을 일으킨다. 조정(modulation)이라는 단어가 이러한 복잡한 반응을 기술하는 데 사용되며, 이러한 반응을 일으키는 전달자를 **신경조정물질**(neuromodulator)이라 한다. 신경조정물질과 신경전달물질의 구별은 항상 명확하지 않다. 사실 어떤 신경조정물질은 종종 시냅스전 세포에서 합성되어 신경

전달물질과 함께 공동 방출된다. 이러한 복잡성에 더해 많은 호르몬, 측분비 인자, 면역계에서 사용되는 전달자들이 신경조정물질로 작용한다.

표 6.5	시냅스 강도를 결정하는 요인

I. 시냅스전 요인
  A. 신경전달물질의 가용성
    1. 전구물질의 가용성
    2. 신경전달물질 합성 경로에 있는 속도제한효소의 양(또는 활성도)
  B. 축삭 말단의 막전위
  C. 축삭 말단의 Ca^{2+}
  D. 시냅스전 말단에서의 막수용체 활성화
    1. 축삭-축삭 시냅스
    2. 자가수용체
    3. 기타 수용체
  E. 위의 A~D 기전을 통해 작용하는 약물과 질병

II. 시냅스후 요인
  A. 시냅스후 막의 직전 전기적 상태(예: 시간적 또는 공간적 가중으로 인한 흥분 또는 억제)
  B. 시냅스후 뉴런에 작용하는 다른 신경전달물질이나 신경조정물질의 효과
  C. 수용체의 상향조절 또는 하향조절 및 탈감작
  D. 특정 약물 및 질병

III. 일반적 요인
  A. 시냅스 접촉 영역
  B. 신경전달물질의 효소에 의한 파괴
  C. 확산경로의 기하학
  D. 신경전달물질 재흡수

신경조정물질은 종종 특정 신경전달물질에 대한 시냅스후 세포의 반응을 수정해 진행 중인 시냅스 활동의 효율성을 증폭하거나 약화한다. 또는 신경조정물질은 시냅스전 세포의 신경전달물질 합성, 방출, 재흡수, 물질대사 등을 변화시키기도 한다. 즉 시냅스의 효율성을 변화시키는 것이다.

일반적으로 신경전달물질에 대한 수용체는 시냅스후 세포의 흥분이나 억제에 직접 영향을 주는 이온 채널에 영향을 미친다. 이러한 기전은 수 밀리초 이내에서 작동한다. 반면, 신경조정물질에 대한 수용체는 뉴런의 대사 과정에 변화를 주는 것이 더 흔한데, 이 변화는 종종 2차 전달자와 연계된 G단백질을 통해 일어난다. 수 분, 수 시간, 혹은 며칠에 걸쳐 일어날 수 있는 이러한 변화는 효소활성의 변화나 DNA의 전사에 대한 영향을 통한 단백질 합성의 변화를 포함한다. 그러므로 신경전달물질은 신속한 소통에 관여하는 반면에 신경조정물질은 학습, 발달, 동기부여 상태와 같은 느린 사건과 연관되는 경향이 있다.

신경전달물질이나 신경조정물질로 작용하는 것으로 알려진 물질의 수는 많으며 그 수는 지금도 계속 늘어나고 있다. **표 6.6**은 그 목록을 분류하기 위한 틀을 제공한다. 방대한 양의 정보가 이러한 전달자들의 합성, 대사, 작용 기전에 관해 축적되었으며, 이러한 자료는 이 책의 범위를 훨씬 넘어서는 것들이다. 그러므로 다음 절에서는 몇 가지 주요 신경전달물질에 대한 기본적이고 보편적인 내용만을 제시할 것이다. 경우에 따라서는 신경조정물질로 기술되는 것이 더 적절한 물질임을 알고 있음에도 불구하고, 단순하게 하기 위해 신경전달물질이란 용어를 일반적인 것으로 사용할 것이다.

여기에 용어에 대한 주석도 포함되어야 한다. 뉴런은 종종 접미사 *–ergic*을 사용해 언급되는데 누락된 접두사는 뉴런이 방출하는 신경전달물질의 유형을 나타낸다. 예를 들어 도파민성(dopaminergic)은 신경전달물질로 도파민을 분비하는 뉴런에 적용된다.

아세틸콜린

아세틸콜린(acetylcholine, ACh)은 말초신경계의 신경근 접합부(운동뉴런이 골격근세포와 접촉하는 곳, 제9장 참조)와 뇌에서 작용하는 주요 신경전달물질이다. ACh를 분비하는 뉴런을 **콜린성**(cholinergic) 뉴런이라 한다. 뇌에 있는 콜린성 뉴런의 세포체는 비교적 적은 부위에 밀집되어 있으나, 이들의 축삭은 넓게 분포해 있다.

아세틸콜린은 시냅스 말단 세포질에서 콜린(많은 음식물에 들어 있는 흔한 영양소임)과 아세틸조효소A로부터 합성되어 시냅스 소낭에 저장된다. ACh는 방출되어 시냅스후 막에 있는 수용체

표 6.6	신경전달물질 또는 신경조정물질로 알려져 있거나 추정되는 일부 화학물질의 종류

I. 아세틸콜린(ACh)

II. 생체 아민류
  A. 카테콜아민
    1. 도파민(DA)
    2. 노르에피네프린(NE)
    3. 에피네프린(Epi)
  B. 세로토닌(5-hydroxytryptamine, 5-HT)
  C. 히스타민

III. 아미노산
  A. 흥분성 아미노산. 예: 글루탐산
  B. 억제성 아미노산. 예: GABA와 글리신

IV. 신경펩티드
  예: 내인성 아편유사물질, 옥시토신, 타키키닌

V. 가스
  예: 산화질소, 일산화탄소, 황화수소

VI. 푸린
  예: 아데노신, ATP

VII. 지질
  예: 프로스타글란딘, 엔도카나비노이드

를 활성화시킨 다음, **아세틸콜린에스테레이스**(acetylcholinesterase)라는 효소의 작용에 의해 시냅스후 막에서 농도가 떨어진다(따라서 수용체 활성화도 중지됨). 이 효소는 시냅스전 막과 시냅스후 막에 위치하며, 아세틸콜린을 빠르게 파괴해 콜린과 아세테이트로 방출한다. 이후 콜린은 시냅스전 축삭 말단으로 재수송되어 새로운 ACh 합성에 재사용된다. 신경가스인 **사린**(Sarin)과 같은 일부 화학무기는 아세틸콜린에스테라제를 억제해 시냅스 틈에 ACh이 축적되게 한다. 이로 인해 시냅스후 ACh 수용체를 과다 자극해 처음에는 조절이 되지 않는 근육 수축을 초래한 뒤 궁극적으로는 수용체 탈감작과 근육 마비를 유도한다.

ACh 수용체에는 두 가지 일반적인 유형이 있으며, 이들은 두 가지 화학물질에 대한 반응성으로 구별된다.

니코틴성 아세틸콜린 수용체

수용체가 ACh와 같이 특정 리간드에 대해 특이성을 가지는 것으로 여겨지지만, 대부분의 수용체는 리간드와 어느 정도 화학적 유사성을 가지는 천연 혹은 합성 화합물을 인식할 것이라는 사실을 상기하기 바란다. 일부 ACh 수용체는 아세틸콜린뿐만 아니라 화합물인 니코틴에도 반응하므로 **니코틴성 수용체**(nicotinic receptor)로 알려지게 되었다. 니코틴은 담배의 1~2%를 차지하는 식물성 알칼로이드 화합물이다. 니코틴은 비강 분무액, 껌, 금

연 경피 패치 형태의 금연 치료제에도 들어 있다. 니코틴의 소수성 구조는 폐의 모세혈관, 점막, 피부, 혈액-뇌 장벽을 통해 빠르게 흡수되도록 한다. 니코틴성 아세틸콜린 수용체는 이온 채널(즉 리간드-개폐성 이온 채널)인 수용체의 좋은 예다. 이 경우에 채널은 Na^+과 K^+ 모두에 투과성을 가지지만, Na^+이 더 큰 전기화학적 구동력을 가지기 때문에, 이 채널이 열렸을 때의 순 효과는 Na^+ 유입에 의한 탈분극이다.

니코틴성 수용체는 신경근 접합부에 존재하고, 제9장에서 설명하겠지만 몇몇 니코틴성 수용체의 길항제는 마비를 유도하는 독소이다. 뇌에 있는 니코틴성 수용체는 인지 기능과 행동에 중요하다. 예를 들어 니코틴성 수용체를 쓰는 하나의 콜린성 시스템은 의미 있는 자극을 감지하고 반응하는 능력을 강화해 집중, 학습, 기억에서 중요한 역할을 한다. 뇌의 보상경로에 위치한 시냅스전 말단의 니코틴성 수용체의 존재는 담배가 왜 가장 강력한 중독성 물질에 속하는지 잘 설명해 준다.

무스카린성 아세틸콜린 수용체

콜린성 수용체의 또 다른 일반적 유형은 아세틸콜린뿐만 아니라 버섯 독인 무스카린에 의해서도 자극을 받는 것으로 이들을 **무스카린성 수용체**(muscarinic receptor)라 한다. 이 수용체들은 대사성이며 G단백질과 연결되어 있고, 여러 다른 효소와 이온 채널의 활성을 변화시킨다. 이들은 뇌에 있는 콜린성 시냅스 일부와 침샘, 평활근세포, 심장과 같은 말초 분비샘, 조직, 기관에 신경을 분포시키는 말초신경계 주요 부분 접합부에서 흔하게 존재한다. **아트로핀**(atropine)은 무스카린성 수용체의 천연길항제로서 시력검사를 위해 홍채의 평활근을 이완시켜 동공을 확장시키는 안약에 함유되는 등 의학용으로 많이 쓰이고 있다.

알츠하이머병

알츠하이머병(Alzheimer's disease) 환자들의 뇌에서는 콜린성 뉴런이 많이 퇴화한다. 뇌질환인 알츠하이머병은 보통 나이와 관련이 있고, 말년에 지적 기능이 저하되는 가장 흔한 원인이다. 65세 이상의 10~15%, 85세 이상의 50%가 이 질병에 걸릴 수 있다. 이 병은 콜린성 뉴런의 퇴화 때문에 뇌의 특정 부위에서 ACh의 양이 감소하는 것과 연관되어 있으며, 심지어 ACh에 정상적으로 반응하는 시냅스후 뉴런의 소실까지 나타난다. 이런 결함과 이 질병으로 영향을 받는 다른 신경전달물질 시스템에서의 결함은 알츠하이머 환자들의 특징인 언어 및 인지능력의 감소, 혼란, 기억력 저하 등과 관련이 있다. 몇 가지 유전적 기전이 알츠하이머병의 발병 위험성을 증가시키는 잠재적 인자로 확인되었다. 한 예로, 혈중 콜레스테롤 운반에 관련된 단백질을 암호화하는 19번 염색체의 유전자를 들 수 있다. 1번, 4번, 21번 염색체에 위치한 유전자의 돌연변이는 비정상적으로 증가된 수준의 **베타-아밀로이드 단백질**(beta-amyloid protein)과 연관이 있는데, 이는 30대의 젊은 나이에서도 발병할 수 있는, 심각한 형태의 알츠하이머에서 신경세포 사멸과 관련되어 있다. 이렇게 드러나는 유전적 위험인자에 대한 윤곽은 복잡하며, 어떤 경우에는 다수의 유전자가 동시에 관여하는 것처럼 보인다. 일부 연구 결과에 따르면 식습관, 운동, 사회적 활동, 지적 자극과 같은 생활방식 요인이 콜린성 뉴런이 소실되고 알츠하이머병이 발병할지를 결정하는 데 중요한 역할을 하고 있음을 시사한다. 흥미롭게도, 신경가스처럼 작용하지만 독성이 없는 합성화학물질이 현재 알츠하이머병의 진행을 늦추는 데 사용되고 있다. 이러한 약물은 소실된 콜린성 세포를 복구하는 것이 아니라 아세틸콜린에스테레이스의 활성을 억제해 남은 세포의 시냅스에서의 아세틸콜린 농도를 높이는 데 도움을 준다.

생체 아민류

생체 아민류(biogenic amines)는 작고 전하를 띠는 분자로서 아미노산으로부터 합성되어 아미노기($R-NH_2$)를 가지고 있다. 가장 흔한 생체 아민류에는 도파민, 노르에피네프린, 세로토닌, 히스타민 등이 있다. 또 다른 생체 아민류인 에피네프린은 중추신경계에서 흔한 신경전달물질은 아니지만, 부신수질에서 분비되는 주요 **호르몬**이다. 노르에피네프린은 중추신경계와 말초신경계 모두에서 중요한 신경전달물질이다.

카테콜아민

도파민(dopamine, DA), **노르에피네프린**(norepinephrine, NE), **에피네프린**(epinephrine)은 모두 카테콜 고리(6개 탄소로 이루어진 고리 모양에 2개의 수산기가 붙어 있는 구조)와 아민기를 가지고 있으므로 이들을 **카테콜아민**(catecholamine)이라고 부른다. 카테콜아민은 아미노산인 티로신으로부터 만들어지며 이들의 합성경로에서 처음 두 번째 단계까지는 동일한 과정을 공유한다(**그림 6.35**). 카테콜아민의 합성은 축삭 말단에서 티로신을 흡수하면서 시작되어, 합성경로에서 속도제한 효소로 작용하는 티로신수산화효소(tyrosinehydroxylase)에 의해 또 다른 전구물질인 L-디하이드록시페닐알라닌[L-dihydroxy-phenylalanine, **L-도파**(L-dopa)]으로 전환된다. 특정 뉴런에서, 발현되는 효소에 따라 세 종류의 카테콜아민 중 어느 하나가 궁극적으로 방출된다. 시냅스전 말단에 있는 자가수용체는 강력하게 카테콜아민의 합성과 방출을 조절한다.

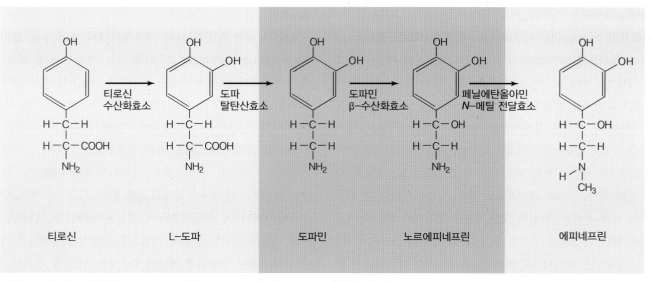

그림 6.35 카테콜아민 생합성경로. 티로신 수산화효소는 속도제한 효소지만, 어느 신경전달물질이 뉴런으로부터 궁극적으로 분비되는지는 그 세포에 세 가지 효소 중 어느 것이 있는가에 달려 있다. 진한 바탕색으로 표시된 부분은 중추신경계에서 더 흔한 카테콜아민 신경전달물질을 나타낸다. 에피네프린은 주로 부신에서 분비되는 호르몬이다.

시냅스후 세포의 수용체 활성화 후 시냅스 틈의 카테콜아민 농도는 감소하는데, 이는 막 수송 단백질이 카테콜아민을 다시 축삭 말단으로 능동수송하기 때문이다. 카테콜아민 신경전달물질은 세포외액과 축삭 말단 모두에서 **모노아민 산화효소**(monoamine oxidase, MAO)와 같은 효소에 의해 분해가 된다. **모노아민 산화효소 억제제**(MAO inhibitor)로 알려진 약물은 대사적 분해속도를 늦춰 시냅스 내 노르에피네프린과 도파민의 양을 증가시킨다. 이런 약물은 우울증과 같은 기분장애 치료에 사용된다.

중추신경계 내에서 카테콜아민을 방출하는 뉴런의 세포체는 뇌줄기와 시상하부에 존재한다. 이 뉴런들의 수는 비교적 적은 편이지만, 이들의 축삭은 크게 가지를 쳐서 사실상 모든 뇌와 척수 부위에 뻗어 있다. 이러한 신경전달물질은 의식, 기분, 동기유발, 주의집중, 움직임, 혈압 조절, 호르몬 분비 등의 상태에 필수적인 기능을 하는데, 이러한 기능은 제8, 10, 11, 12장에서 더 자세히 다룰 것이다.

에피네프린과 노르에피네프린은 부신에서도 합성된다. 19세기에 생리학자가 부신 분비물을 '아드레날린'이라 명명한 역사적인 이유 때문에 형용사인 '아드레날린성'이 노르에피네프린과 에피네프린을 방출하는 뉴런을 묘사하고 또한 이러한 신경전달물질이 결합하는 수용체를 묘사할 때에도 일반적으로 사용된다. 노르에피네프린과 에피네프린 수용체는 두 종류가 있는데, 하나는 **알파-아드레날린성 수용체**(alpha-adrenergic receptor 또는 alpha-adrenoceptor)이고, 다른 하나는 **베타-아드레날린성 수용체**(beta-adrenergic receptor 또는 beta-adrenoceptor)이다. 모든 카테콜아민 수용체는 대사성이기 때문에 2차 전달자를 사용해 세포 표면으로부터 세포질로 신호를 전달한다. 알파-아드레날린성 수용체에는 2개의 아형군인 α_1과 α_2가 존재한다. 그들은 노르에피네프린의 시냅스전 세포로부터 방출을 억제하거나(α_2), 시냅스후 세포에서 여러 유형의 K^+ 채널의 활성을 자극하거나 억제한다(α_1). 베타-아드레날린성 수용체는 자극성 G단백질을 통해 작용해 시냅스후 세포에서 cAMP를 증가시킨다. 베타-아드레날린성 수용체에는 다른 조직에서 다른 방식으로 작용하는 β_1, β_2, β_3의 3개 아형군이 존재한다(나중에 기술됨). 알파-수용체와 베타-수용체의 아형은 그들에게 영향을 미치는 약물과 그들의 2차 전달자 시스템에 의해 구별된다.

세로토닌

세로토닌(serotonin, 5-hydroxytryptamine 또는 5-HT)은 필수 아미노산인 트립토판으로부터 생성된다. 세로토닌의 효과는 일반적으로 느리게 시작하는데, 이는 세로토닌이 신경조정물질로 작용하고 있음을 나타낸다. 세로토닌성 뉴런은 뇌와 척수의 거의 모든 구조로 신경 연결되며 최소 16종의 수용체 아형을 통해 작용한다.

일반적으로 세로토닌은 근육 조절에 관여하는 경로에서는 흥분성 효과를, 감각을 전달하는 경로에서는 억제성 효과를 갖는다. 세로토닌성 뉴런의 활성은 잠을 자는 동안에 가장 낮거나 없으며, 각성상태에서 가장 높다. 세로토닌성 경로는 운동 활동과 수면에 기여하는 것 외에도 음식 섭취, 생식행위, 기분과 불안 같은 감정적 상태를 조절하는 기능을 한다.

파록세틴[paroxetine, 팍실(Paxil)]과 **에스시탈로프람**[escita-lopram, 렉사프로(Lexapro)] 같은 선택적 세로토닌 재흡수 억제제는 시냅스전 세포로 세로토닌 재흡수를 매개하는 시냅스전 막의 5-HT 운반체를 불활성화시켜 우울증 치료에 도움을 주는 것으로 생각된다. 이것은 결과적으로 시냅스에서의 세로토닌 농도를 증가시킨다. 흥미롭게도 이러한 약물은 종종 식욕 감퇴와 연관되기도 하지만, 역설적으로 연료 대사를 조절하는 효소경로의 붕괴로 인해 체중 증가를 야기하기도 한다. 이것은 광범위한 작용을 갖는 특정 신경전달물질에 대한 재흡수 억제제의 사용이 어떻게 원치 않는 부작용을 일으킬 수 있는지를 보여주는 하나의 예이다. 세로토닌은 신경세포와 비신경세포 모두에서 발견되며, 이들 대부분은 중추신경계 밖에 위치한다. 실제로 몸 전체 세로토닌의 약 90%는 소화계에서, 8%는 혈소판과 면역세포에서, 그리고 단 1~2%만이 뇌에서 발견된다.

약물인 LSD(lysergic acid diethylamide)는 뇌에서 세로토닌 수용체의 아형인 5-HT_{2A}를 자극한다. 비록 기전이 완전히 밝혀지지는 않았지만, 이 수용체 복합체의 변화는 LSD를 복용할 때 나타나는 강력한 시각적 환각을 만들어낸다.

아미노산 신경전달물질

아미노산으로부터 합성되는 신경전달물질 외에도 여러 아미노산 자체가 신경전달물질로 작용한다. 아미노산 신경전달물질은 화학적으로 생체 아민류에 속하지만 전통적으로 그들 자체의 범주에 들어간다. 아미노산 신경전달물질은 중추신경계에서 단연 가장 널리 사용되는 신경전달물질이며, 사실상 중추신경계에 있는 거의 모든 뉴런에 영향을 미친다.

글루탐산

흥분성 아미노산(excitatory amino acid)에는 여러 가지가 있는데, 지금까지 알려진 가장 흔한 것은 **글루탐산**(glutamate)으로 중추신경계 흥분성 시냅스의 50%에서 주된 신경전달물질로 작용하는 것으로 추정된다. 글루탐산 수용체도 다른 신경전달물질 시스템과 마찬가지로 약리학적 조작을 통해 천연리간드와 합성리간드에 결합하는 능력을 바탕으로 수용체의 아형군을 규명했다. 대사성 글루탐산 수용체도 존재하지만, 대다수는 이온성인데, 시냅스후 막에서 2개의 중요한 아형군이 발견된다. 이들은 **AMPA 수용체**(AMPA receptor, α-amino-3-hydroxy-5-methyl-4 isoxazole-propionic acid에 결합하는 것으로부터 발견됨)와 **NMDA 수용체**(NMDA receptor, N-methyl-D-aspartate에 결합함)로 각각 명

명되었다.

AMPA 수용체와 NMDA 수용체의 협동적 활동은 **장기강화**(long-term potentiation, LTP)라 하는 시냅스 조정 과정의 한 예와 관련되어 있다. 이 기전은 시냅스를 가로질러 자주 일어나는 활동과 이 시냅스를 통해 전달되는 신호전달 강도의 지속적인 변화를 연결 지으며, 따라서 학습과 기억에 관련된 주요 세포 과정 중 하나로 간주된다. **그림 6.36**은 단계별로 이 기전을 개략적으로 보여준다. 시냅스전 뉴런이 활동 전위를 발화하면(❶단계), 글루탐산이 시냅스전 말단에서 방출되고(❷단계), 시냅스후 막의 AMPA 수용체와 NMDA 수용체 모두에 결합한다(❸단계). AMPA 수용체는 앞에서 논의한 흥분성 시냅스후 수용체와 동일하게 기능한다. 글루탐산이 결합하면 채널이 Na^+과 K^+ 모두를 투과할 수 있게 하지만, Na^+이 더 많이 들어오기 때문에 시냅스후 세포에 탈분극성 EPSP를 생성한다(❹단계). 이와는 다르게, NMDA 수용체 채널도 상당량의 Ca^{2+} 유입을 매개하지만 이 채널을 여는 데는 글루탐산이 결합하는 것 이상을 필요로 한다. 막전압이 음성의 휴지전위 근처일 때에는 Mg^{2+}이 NMDA 채널을 막고 있으며, Mg^{2+}을 채널로부터 제거하기 위해서는 AMPA 채널을 통한 전류에 의해 막이 상당히 탈분극되어야 한다(❺단계). 이것이 장기강화 기전을 완결하기 위해서는 왜 높은 빈도의 시냅스전 활동 전위가 필요한지를 설명해 준다. 낮은 빈도의 시냅스전 활동 전위에서는 Mg^{2+}을 빼내는 데 필요한 20~30 mV의 탈분극을 공급하기에는 AMPA 수용체 EPSP의 시간적 가중으로는 불충분하며, 이로 인해 NMDA 수용체는 열리지 않는다. 그러나 탈분극이 충분하면 NMDA 수용체는 열리고, 시냅스후 세포로 Ca^{2+}의 유입이 일어난다(❻단계). 그런 다음 Ca^{2+}은 시냅스후 세포에서 2차 전달자 연쇄반응을 활성화하는데, 여기에는 여러 가지 다른 단백질인산화효소의 지속적인 활성화, 유전자 발현 자극과 단백질합성, 그리고 궁극적으로 시냅스후 뉴런의 글루탐산에 대한 민감도의 장기간 증진이 포함된다(❼단계). 이러한 2차 전달자 시스템은 아직 확인되지 않은 역방향 신호전달을 통해 시냅스전 글루탐산 방출의 장기적인 강화도 활성화할 수 있다는 증거가 있지만(❽단계), 경우에 따라서는 역방향 신호 없이도 LTP가 발생할 수 있다.

LTP가 발생한 후, 이 시냅스전 세포를 따라 도착한 후속의 활동 전위는 시냅스후 막에 더 큰 탈분극을 일으킬 것이다. 따라서 시냅스 발화의 특정 패턴을 반복적이고 강력하게 활성화하는 것은 (시험 공부를 할 때처럼) 같은 경로를 따라 일어날 미래의 활성을 촉진할 수 있는 화학적·구조적 변화를 일으킨다(이미 학습한 내용을 기억해 내는 것처럼).

NMDA 수용체는 또한 **흥분독소**(excitotoxicity)를 매개하는

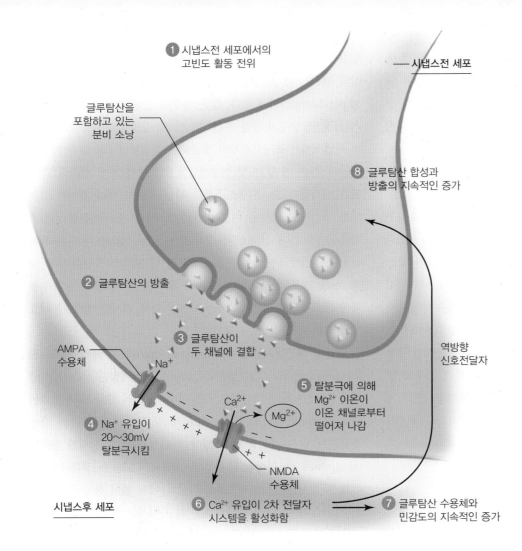

① 시냅스전 세포에서의
고빈도 활동 전위

— 시냅스전 세포

글루탐산을
포함하고 있는
분비 소낭

⑧ 글루탐산 합성과
방출의 지속적인 증가

② 글루탐산의 방출

③ 글루탐산이
두 채널에 결합

AMPA
수용체

Na⁺

④ Na⁺ 유입이
20~30mV
탈분극시킴

Ca²⁺

⑤ 탈분극에 의해
Mg²⁺ 이온이
이온 채널로부터
떨어져 나감

Mg^{2+}

역방향
신호전달자

NMDA
수용체

시냅스후 세포

⑥ Ca²⁺ 유입이 2차 전달자
시스템을 활성화함

⑦ 글루탐산 수용체와
민감도의 지속적인 증가

그림 6.36 글루탐산성 시냅스에서의 장기강화. 시냅스를 가로지르는 강력한 발화 사건은 후속 활성화 동안 시냅스 신호전달의 강도를 증폭시키는 구조적·화학적 변화를 가져온다. 각 단계의 설명은 본문을 참조하라. ① 단계와 ② 단계를 연결하는 상세한 기전은 그림 6.27에 설명되어 있다. AMPA 수용체와 NMDA 수용체 모두 K⁺을 통과시키는 비특이적 양이온 채널이지만, 표시된 Na⁺과 Ca⁺의 순 유입이 본문에 서술된 대로 장기강화 기전과 가장 관련이 깊다.

것과도 연관되어 있다. 이것은 일부 뇌세포의 손상이나 사멸(예: 혈관이 막히거나 파열되는 것에 의해)이 주변으로 빠르게 퍼져나가는 현상이다. 글루탐산 함유 세포가 죽어서 막이 파열되면 흘러나온 글루탐산의 범람이 주변 뉴런의 AMPA 수용체와 NMDA 수용체를 과도하게 자극한다. 이러한 뉴런의 과도한 자극은 독성 수준의 세포내 Ca²⁺ 축적을 야기하고, 이는 결국 뉴런을 죽이고, 파멸시키고, 손상의 파동이 점진적으로 확산한다. 최근의 실험과 임상시험에 의하면 NMDA 수용체 길항제의 투여가 뇌손상 후의 세포사멸 확산을 최소화하는 데 도움이 될 수 있다는 것을 시사한다.

GABA

GABA(gamma-aminobutyric acid)는 뇌의 주요 억제성 신경전달물질이다. 단백질을 만드는 데 사용되는 20개의 아미노산 중 하나는 아니지만, GABA는 글루탐산의 변형된 형태이므로 아미노산 신경전달물질로 분류된다. 거의 예외 없이, 뇌의 GABA 뉴런은 신경회로 내부의 활동을 저하시키는 작은 연합 뉴런이다. 시냅스후 세포에서 GABA는 이온성 수용체나 대사성 수용체에 결합한다. 이온성 수용체는 세포 내로 Cl⁻의 유입을 증가시켜 시냅스후 막의 과분극(IPSP)을 유발한다. 이 수용체는 GABA 결합부위 외에도 스테로이드, 바르비투르산염(barbiturate), 벤조디아제핀(benzodiazepine)을 비롯한 다른 화합물에 대한 추가적인 결합부위를 가진다. **알프라졸람**[alprazolam, **자낙스**(Xanax)]과 **클로나제팜**[clonazepam, **클로노핀**(Klonopin)]과 같은 벤조디아제핀 약물은 GABA 수용체를 통한 Cl⁻의 유입을 증가시켜 불안감을 줄이고 발작을 예방하며 수면을 유도한다.

GABA를 사용하는 시냅스는 술에 함유된 에탄올의 많은 표적 중 하나이기도 하다. 에탄올은 GABA 시냅스를 자극하는 동시에 흥분성 글루탐산 시냅스를 억제해 뇌의 전기적 활동을 총체적으로 저하시키는 전반적인 효과를 나타낸다. 그러므로 혈중 알코올 농도가 올라감에 따라 전반적인 인지능력의 점진적인 감소와 함께 감각지각의 억제(특히 청각과 균형), 운동조화 상실, 판단력 저하, 기억력 상실, 인사불성 등이 나타난다. 아주 높은 농도의 에탄올은 심혈관계와 호흡계를 조절하는 역할을 하는 뇌줄기 중추를 억제하기 때문에 치명적이다. 도파민성 신호전달경로와 내인성 아편유사물질 신호전달경로도 에탄올의 영향을 받는데, 이것은 단기적 기분 상승이나 도취감을 유발할 수 있다. 이러한 경로의 관련성은 일부 사람들에서 나타나는 장기 알코올 의존 발달의 기저가 된다.

글리신

글리신(glycine)은 척수와 뇌줄기에 있는 억제성 연합 뉴런으로부터 방출되는 주요 신경전달물질이다. 글리신은 시냅스후 세포의 이온성 수용체에 결합해 Cl⁻을 유입시켜 시냅스후 세포가 활동전위를 발화하기 위한 역치에 접근하는 것을 차단한다. 글리신성 뉴런의 정상적인 기능은 골격근 수축을 조절하는 척수 통합중추에서 흥분성과 억제성 활동의 균형을 유지하는 데 필수적이다. 이러한 사실은 설치류를 죽이는 데 사용되는 글리신 수용체의 길항제이면서 신경독소인 **스트리크닌**(strychnine) 중독의 경우에 명확해진다. 피해자는 신경계 전반에 걸쳐 과다 흥분성을 경험하게 되는데, 이것은 발작, 골격근의 경련성 수축, 궁극적으로 호흡기 근육의 손상으로 인해 죽음에 이르게 한다.

신경펩티드

신경펩티드(neuropeptide)는 펩티드결합으로 연결된 2개 이상의 아미노산으로 구성된다. 약 100종의 신경펩티드가 확인되었지만, 이들의 생리학적 기능이 모두 알려진 것은 아니다. 진화적 측면에서 보면 매우 다른 환경에서도 동일한 화학전달자가 사용되었고, 많은 신경펩티드는 비뉴런성 조직에서 호르몬이나 측분비물질로 작용하면서 이미 존재해 왔던 것으로 확인된다. 이들은 일반적으로 비뉴런성 조직에서 처음 발견되었을 때 붙여진 이름을 그대로 사용한다.

신경펩티드는 축삭 말단에서 아주 적은 단계의 효소 매개 과정을 거쳐 합성되는 다른 신경전달물질과는 다르게 형성된다. 대조적으로, 신경펩티드는 자체적인 생물학적 고유 활성이 없거나, 있다고 해도 무시할 만한 커다란 전구단백질로부터 유래된다. 이러한 전구체의 합성은 mRNA가 지시하는 리보솜에서 일어나는데, 리보솜은 뉴런의 세포체와 커다란 수상돌기에만 존재하며, 종종 펩티드 방출이 일어나는 축삭 말단이나 축삭염주로부터는 상당한 거리에 위치한다.

전구단백질은 세포체에서 소낭으로 포장되고, 그다음 축삭수송을 통해 말단이나 축삭염주로 이동된 뒤(그림 6.3 참조) 이곳에서 특정 펩티드분해효소에 의해 잘린다. 많은 전구단백질은 여러 개의 펩티드를 포함하고 있으며 이러한 펩티드는 서로 다를 수도

있고 하나의 펩티드가 여러 번 중복될 수도 있다. 하나 또는 그 이상의 펩티드 신경전달물질을 방출하는 뉴런을 집합적으로 **펩티드성**(peptidergic)이라 한다. 많은 경우에 신경펩티드는 다른 종류의 신경전달물질과 공동 분비되어 신경조정물질로 작용한다.

시냅스에서 소낭으로부터 방출되는 신경펩티드의 양은 카테콜아민과 같은 비펩티드성 신경전달물질의 양에 비해 현저히 적다. 또한 신경펩티드는 시냅스로부터 확산해 나가 멀리 떨어져 있는 다른 뉴런에도 영향을 미칠 수 있는데, 이런 경우 이들을 신경조정물질이라 한다. 신경조정물질의 작용은 신경펩티드나 다른 분자들이 신경전달물질로 작용했을 때보다 더 오래 지속된다(대략 수백 msec 정도). 신경펩티드는 방출 후 이온성 혹은 대사성 수용체와 상호작용할 수 있다. 이들은 뉴런 막에 위치한 펩티드분해효소에 의해 궁극적으로 분해된다.

내인성 아편유사물질(endogenous opioid)은 **베타-엔도르핀**(beta-endorphin), **다이놀핀**(dynorphin), **엔케팔린**(enkephalin) 등을 포함하는 신경펩티드 그룹인데, 이들의 수용체가 **모르핀**(morphine)이나 **코데인**(codeine)과 같은 아편성 약물의 작용부위라서 많은 관심을 끌고 있다. 아편성 약물은 강력한 **진통제**(analgesics, 즉 의식을 잃지 않은 상태에서 고통을 경감시켜 줌)이고, 내인성 아편 유사물질은 의심의 여지 없이 통증을 조절하는 기능을 한다. 아편 유사물질은 먹고 마시는 행동, 순환계 기능, 기분과 감정 등을 조절하는 기능을 한다는 증거도 있다.

가스

아주 짧은 수명의 일부 가스도 신경전달물질로 작용한다. **산화질소**(nitric oxide)가 가장 잘 알려져 있으나, 최근 연구는 **일산화탄소**(carbon monoxide)와 **황화수소**(hydrogen sulfide)도 뉴런에서 신호물질로 방출되는 것을 보여준다. 가스는 시냅스전 소낭의 세포외배출을 통해 방출되지 않으며, 시냅스후 막수용체에 결합하지도 않는다. 이들은 축삭 말단에 있는 효소에 의해 생성되고(Ca²⁺ 유입에 반응해) 만들어진 위치로부터 다른 뉴런이나 효과기 세포의 세포내액으로 단순히 확산해 들어가, 그곳에서 단백질에 결합하고 활성화한다. 예를 들면 뉴런에서 방출된 산화질소는 수용세포의 구아닐산고리화효소(guanylyl cyclase)를 활성화한다. 이 효소는 2차 전달자인 고리형 GMP(cGMP)의 농도를 증가시키고, 그 결과 시냅스후 세포의 이온 채널 활성을 변화시킬 수 있다.

산화질소는 학습, 발달, 약물 내성, 음경과 음핵의 발기, 감각과 운동 조정 등 몇 가지 열거에서도 알 수 있듯이 뉴런에 의해 매개되는, 상상을 초월하는 수의 다양한 현상에 관여한다. 역설적으로 산화질소는, 예를 들어 뇌에 혈류가 흐르지 않거나 머리를 다쳐서

생기는 신경 손상에도 관여한다. 이후의 장에서는 산화질소가 중추신경계와 말초신경계뿐만 아니라 다양한 비신경세포에서도 생성되는 것을 보게 될 것인데, 예를 들어 산화질소는 순환계와 면역계에서 중요한 측분비물질 기능을 수행한다.

푸린

다른 비전통적인 신경전달물질에는 푸린인 **ATP**와 **아데노신**(adenosine)이 포함되는데, 이들은 주로 신경조정물질로 작용한다. ATP는 모든 시냅스전 소낭에 존재하며, 말단으로의 Ca^{2+} 유입에 반응해 하나 이상의 다른 신경전달물질과 함께 공동 방출된다. 아데노신은 세포외 구획에서 일어나는 효소작용을 통해 ATP로부터 만들어진다. 아데노신 수용체는 시냅스전 수용체와 시냅스후 수용체 모두에 있는 것으로 알려져 왔으며, 이 물질들이 신경계와 다른 조직에서 수행하는 기능에 관해서는 활발한 연구가 진행되고 있다.

지질

몇 개의 막 인지질 유도물질이 시냅스 신호전달에서 중요하게 작용하는데, 가장 흔하게 신경조정물질의 역할을 한다. 이들 중 많은 것이 고도 불포화지방산인 아라키돈산에서 파생된 에이코사노이드(eicosanoid) 계열의 일원이다. 여기에는 프로스타글란딘, 트롬복산, 류코트리엔(그림 5.12 참조)뿐만 아니라 **엔도카나비노이드 N-아라키도노일에탄올아민**[endocannabinoids N-arachidonoylethanolamine, **아난다미드**(anandamide)]과 **2-아라키도노일글리세롤**(2-arachidonoylglycerol)이 포함된다. 엔도카나비노이드는 일부 시냅스후 세포에서 Ca^{2+}가 유입되는 것에 반응해 생성되며, 시냅스전 말단의 특정 수용체에 결합해 역방향 전달자로서 작용한다. 카나비노이드 수용체는 식욕, 통증감각, 기분, 기억, 운동 활동 등을 포함하는 광범위한 생리학적 기능을 조절하는 경로에서 중추신경계와 말초신경계 전반에 걸쳐 광범위한 곳에서 발견된다. 이러한 수용체는 **대마초**(Cannabis)속 식물의 주요 정신활성성분인 **테트라히드로칸나비놀**(tetrahydrocannabinol, THC)의 주요 표적이다.

6.14 신경효과기의 소통

지금까지 뉴런 사이에 있는 시냅스에서 방출되는 신경전달물질의 효과를 알아보았다. 그러나 말초신경계의 많은 뉴런은 다른 뉴런과의 시냅스가 아닌 근육이나 분비샘, 기타 세포들과 신경효과기연접을 하고서 끝이 난다. 이러한 원심성 뉴런의 말단이나 축삭염주에서 방출되는 신경전달물질은 신경계의 전기적 활동이 효과기세포 활동을 조절하는 연결고리를 제공한다.

신경효과기 연접에서 일어나는 일은 뉴런들 사이의 시냅스에서 일어나는 일과 비슷하다. 신경전달물질은 뉴런의 축삭 말단이나 축삭염주에 활동 전위가 도달하면 원심성 뉴런에서 방출된다. 그런 다음 신경전달물질은 효과기 세포 표면으로 확산하고 여기서 효과기 세포의 세포막에 존재하는 수용체와 결합한다. 수용체는 축삭 말단이나 축삭염주 바로 밑에 존재할 수도 있고, 어느 정도 거리가 있어서 신경전달물질이 확산해야 할 거리가 멀 수도 있다. 효과기 세포에 있는 수용체는 이온성일 수도 있고, 대사성일 수도 있다. 효과기 세포의 반응(변화된 근육 수축 또는 분비샘의 분비)은 후속 장들에서 기술될 것이다. 곧 보겠지만, 신경효과기 연접에서 방출되는 주요 신경전달물질은 아세틸콜린과 노르에피네프린이다.

신경계의 구조

6.15 중추신경계: 뇌

이제 중추신경계와 말초신경계 주요 구조물의 해부학적 구조와 광범위한 기능을 알아보자. **그림 6.37**은 이 절과 이후의 장에서 다양한 세부 구조를 논의할 때 참조할 신경계 구성의 개념적인 개요를 제시한다.

첫째, 중요한 몇 가지 용어를 소개해야 한다. 하나의 뉴런으로부터 길게 뻗어나간 것을 축삭이라 하고, **신경**(nerve)이라는 용어는 말초신경계에서 같은 일반적 위치로부터 함께 오고 있는 많은 축삭의 집단을 지칭함을 상기하라. 중추신경계에는 신경이 없다. 대신에 중추신경계에서는 같이 뻗어나가는 축삭 집단을 **경로**(pathway) 또는 **신경로**(tract)라 부르고, 뇌의 오른쪽과 왼쪽 반구를 연결시킬 때는 **횡연합**(commissure)이라 부른다. 두 가지 유형의 경로가 중추신경계에서 보인다. 첫 번째 경로는 긴 신경경로라 불리며 비교적 긴 축삭을 가지는 뉴런으로 구성되어 있고, 뇌와 척수 사이 또는 뇌의 넓은 영역 사이에서 직접 정보를 전달한다. 두 번째 유형은 **다중시냅스 경로**인데 분지된 축삭과 시냅스 연결이 많은 다수의 뉴런으로 구성되어 있다. 시냅스는 새로운 정보가 신경메시지로 통합될 수 있는 위치이기 때문에, 다중시냅스 경로는 복잡한 신경신호처리를 수행하는 반면에 긴 신경경로는 비

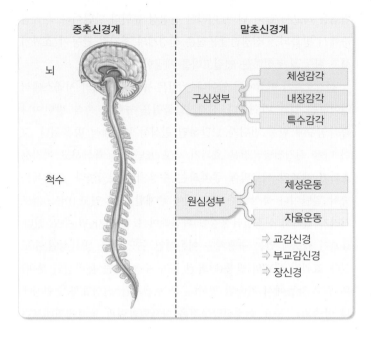

그림 6.37 신경계의 구조적·기능적 구성의 개요.

교적 변화가 적은 신호를 전송한다.

유사한 기능을 하는 뉴런의 세포체는 종종 함께 모여 있다. 말초신경계에 있는 뉴런 세포체 집단은 **신경절**(ganglia, 단수는 ganglion)이라 한다. 중추신경계에서는 이들을 **핵**(nuclei, 단수는 nucleus)이라 하는데 이 명칭을 세포핵과 혼동하지 말아야 한다.

발생 중에 중추신경계는 긴 관 모양에서 형성된다. 뇌로 발달하는 관의 앞부위가 계속해서 형성되는 동안 접히면서 처음에는 3개의 다른 부위가 뚜렷해지는데, 이는 **전뇌**(forebrain), **중뇌**(midbrain), **후뇌**(hindbrain)이다 (**그림 6.38**). 이들 부위는 계속 발달해서 하위구조를 형성한다. 전뇌는 2개의 주요 하위구조인 **대뇌**(cerebrum)와 **간뇌**(diencephalon)로 발달한다. 중뇌는 단일 주요 영역으로 남는다. 후뇌는 **뇌교**(pons), **연수**(medulla oblongata), **소뇌**(cerebellum)의 세 부분으로 발달한다. 뇌교, 연수, 중뇌는 긴밀하게 상호 연결되어 있고, 많은 유사한 기능을 공유한다. 이런 이유와

근접한 해부학적 위치 때문에 이들을 합쳐 **뇌줄기**(brainstem, **뇌간**)로 간주한다.

뇌는 또한 서로 연결된 4개의 공간인 **뇌실**(cerebral ventricle)을 가지고 있는데, 뇌실은 액체로 채워져 있고 뇌를 지지하는 역할을 한다.

뇌 세분화의 개요는 **표 6.7**에도 나와 있으나, 자세한 기능은 제 7, 8, 10장에서 더 상세히 다룬다.

전뇌: 대뇌

전뇌의 큰 구성요소인 대뇌는 우뇌와 좌뇌, **대뇌 반구**(cerebral hemisphere)뿐만 아니라 뇌 하부에 있는 일부 관련 구조로 구성된다.

대뇌 반구(**그림 6.39**)는 주로 세포체로 구성되어 회색으로 보이는 **회백질**(gray matter)의 바깥 껍질인 **대뇌 피질**(cerebral cortex)과 안쪽에 주로 미엘린 축삭신경로로 구성된 **백질**(white matter)로 이루어져 있다. 대뇌 피질은 차례차례 세포 군집 위에 가로놓이는데, 대뇌 피질 아래의 이런 세포 군집도 회백질로서 집합적으로 **피질하 핵**(subcortical nuclei)이라고 한다. 신경로는 대뇌로 정보를 가져오거나 내보내며, 대뇌 반구 내부의 다른 부위를 상호 연결시키는 많은 뉴런의 축삭으로 이루어져 있다. 좌뇌와 우

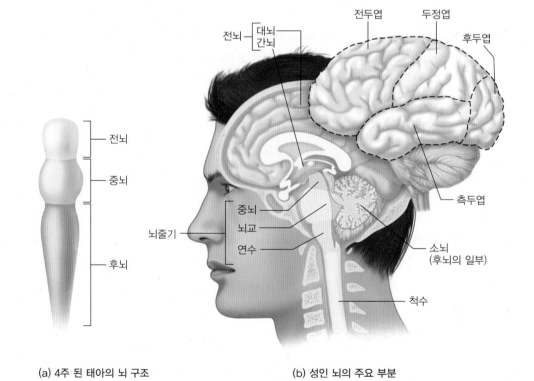

(a) 4주 된 태아의 뇌 구조

(b) 성인 뇌의 주요 부분

그림 6.38 인간 뇌의 구조. (a) 4주 된 배아에서 보이는 3개의 주요 뇌 부위 발달. (b) 시상 단면에서 보이는 성인 뇌의 주요 부분. 대뇌의 바깥 표면(대뇌 피질)은 보이는 것처럼 4개의 엽으로 나뉜다.

표 6.7	뇌 주요 부분 기능의 요약

I. 전뇌

  A. 대뇌

    1. 대뇌 피질을 포함하며 인지(제7장), 숙련운동의 생성(제10장), 추론, 학습, 기억(제8장)에 관여한다.

    2. 피질하 핵을 포함한다. 골격근의 움직임을 조화롭게 조절하는 기저핵(제10장)과 감정, 감정적 행동, 학습의 일부 측면에 관여하는 변연계가 여기에 속한다(제8장).

    3. 상호 연결된 축삭경로를 포함한다.

  B. 간뇌

    1. 감각경로가 대뇌 피질로 가는 과정에서 시냅스 중계소 역할을 하는 시상을 포함한다(제7장). 골격근의 공동작용 조절에 참여하고(제10장) 의식에서 주요 역할을 담당한다(제8장).

    2. 시상하부를 포함한다. 뇌하수체 전엽의 기능 조절(제11장), 수분균형 조절(제14장), 자율신경계 조절(제6, 16장), 섭식과 식음행위 조절(제16장), 생식계 조절(제11, 17장), 특정 행위의 반복(제8장), 일주기 리듬의 생성과 조절(제1, 7, 16장), 체온 조절(제16장), 감정적 행동의 생성(제8장)에 관여한다.

II. 소뇌(후뇌의 일부)

  A. 자세와 균형을 포함하는 신체의 움직임을 조정한다(제10장).

  B. 일부 형태의 학습에 참여한다(제8장).

III. 뇌줄기(중뇌, 뇌교, 연수)

  A. 척수, 전뇌, 소뇌 사이를 지나는 뉴런의 모든 축삭을 포함한다.

  B. 심혈관과 호흡기 활동의 조절중추를 포함하는 다양한 통합중추와 망상체를 포함한다(제12, 13장).

  C. 뇌신경 III부터 XII까지의 핵을 포함한다.

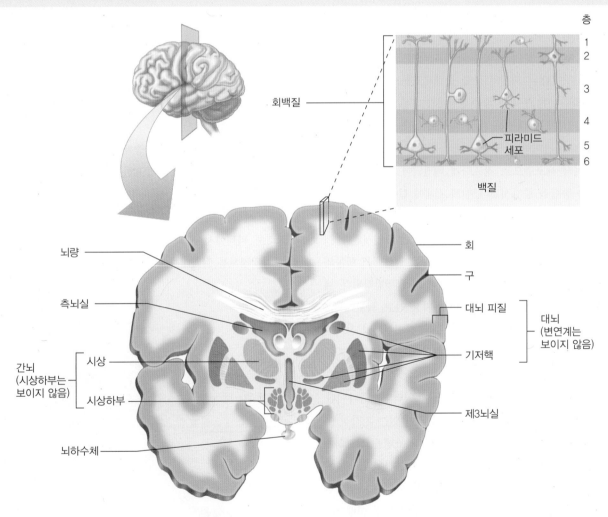

그림 6.39 대뇌의 부분과 그 밑에 있는 간뇌(시상과 시상하부. 시상상부는 이 단면에 나타내지 않음)의 부분을 보여주는 대뇌 반구의 전두 절편. 대뇌 변연계는 그림 6.40에 나타냈다. 뇌량은 회와 구로 접혀 있는 두 대뇌 반구를 연결하는 큰 축삭다발이다. 뇌하수체와 액체로 채워진 뇌실이 표시되어 있다. 상단에 삽입된 그림은 대뇌 피질의 단순화된 6층 구조를 나타낸다. 대뇌 피질 밖에 있는 세포로부터 여러 피질층으로 신경 입력의 광범위한 정도는 나타내지 않았다.

뇌의 대뇌 반구 피질층은 비록 깊은 종적 분할에 의해 크게 분리되어 있지만, 이들은 **뇌량**(corpus callosum)이라 알려진 거대한 축삭다발 횡연합에 의해 연결되어 있다.

대뇌 피질

각 대뇌 반구의 피질은 4개의 엽(lobe)으로 구분되는데, 뇌를 감싸는 두개골의 어느 부위에 위치하느냐에 따라 **전두엽**(frontal lobe), **두정엽**(parietal lobe), **후두엽**(occipital lobe), **측두엽**(temporal lobe)이라 한다. 비록 두께가 평균 3 mm밖에 되지 않지만, 대뇌 피질은 수많은 주름이 접혀 있다. 주름은 뇌의 부피를 눈에 띄게 증가시키지 않으면서도 주름이 접히지 않은 상태에 비해 피질뉴런을 포함하는 영역을 4배나 증가시키는 결과를 가져온다. 이러한 주름은 또한 인간 대뇌의 특징적인 외관을 만드는데, **회**(gyri, 단수는 gyrus)라는 구불구불한 이랑 모양이 **구**(sulci, 단수는 sulcus)라는 홈에 의해 분리된다.

인간 대뇌 피질의 뉴런은 6개의 구분되는 층으로 조직되어 있으며, 크기와 숫자가 다양한 두 가지 기본 유형인 피라미드세포(세포체의 모양 때문에 붙여진 이름)와 비피라미드세포로 구성된다. 피라미드세포는 대뇌 피질의 주요 출력세포를 형성하며 자신의 축삭을 피질의 다른 부위와 중추신경계의 다른 부분으로 내보낸다. 비피라미드세포는 대부분 대뇌 피질로 들어오는 입력과 국부적인 정보처리에 관여한다. 인간의 대뇌 피질은 고도로 주름 접힌 구조처럼 여러 세포층으로 정교하게 배열되어 정보처리를 위한 뉴런의 수와 통합을 증가시킨다. 신체 전체에 걸쳐 기관의 기능을 강화하는 이러한 구조적 표면의 특수화는 구조와 기능이 긴밀하게 연관된다는 생리학의 일반 원리를 다시 한 번 확인시킨다. 이것은 대뇌 피질 내 세포층 수의 증가가 척추동물 진화에서 행동과 인지 복잡성의 증가와 맞물려 있다는 사실에 의해 뒷받침된다. 예를 들어 파충류는 피질에 단 3개의 층만 가지고 있고, 돌고래는 5개의 층을 가지고 있다. 인간의 뇌 중에서도 후각피질처럼 진화적으로 오래전에 기원한 뇌 부위는 아직도 3개의 세포층만을 가지고 있다.

대뇌 피질은 신경계에서 가장 복잡한 통합 영역 중 하나이다. 이곳에서 기본적인 구심성 정보가 수집되어 의미 있는 지각적 이미지로 처리되고, 골격근의 움직임을 지배하는 시스템을 정교하게 조절한다. 대뇌 피질로 들어가는 신경축삭은 주로 간뇌와 뇌줄기로부터 나온다. 이 외에도 대뇌 피질 내의 영역 사이에 광범위한 신호전달이 존재한다. 입력 뉴런 중 일부는 환경의 특정 이벤트에 대한 정보를 전달하는 반면, 다른 일부는 피질의 흥분성 수준을 조절하고 각성상태를 결정하며, 특정 자극을 직접 받아들인다.

기저 핵

피질하 핵은 대뇌 반구 내부에 깊숙하게 자리한 이질적인 회백질 그룹이다. 이 중 두드러지는 것은 **기저 핵**[basal nuclei 또는 **기저 신경절**(basal ganglia)]인데, 이것은 움직임과 자세를 조절하고 행동의 보다 더 복잡한 측면에서 중요한 기능을 한다.

대뇌 변연계

지금까지는 전뇌의 확실하게 구분되는 해부학적 영역에 대해 알아보았다. 회백질과 백질을 모두 포함하는 전뇌의 일부 영역은 **대뇌 변연계**(limbic system)라 하는 기능적 시스템으로 함께 분류된다. 이렇게 상호 연결된 뇌 구조 그룹은 전두엽 피질, 측두엽, 시상, 시상하부 및 이들을 연결하는 섬유경로를 포함한다(**그림 6.40**). 서로 연결되어 있는 것 외에도 대뇌 변연계의 일부는 중추신경계의 다른 많은 부분과 연결되어 있다. 대뇌 변연계의 내부 구조는 학습, 감정 경험과 행동, 다양한 내장 및 내분비 기능에 연관되어 있다(제8장 참조).

전뇌: 간뇌

간뇌(diencephalon)는 전뇌의 두 번째 구성요소로, 좁은 제3뇌실에 의해 2개로 분리된다. 간뇌에는 시상, 시상하부, 시상상부가 포함된다(그림 6.39 참조).

시상(thalamus)은 시냅스 중계소로 작용하면서 피질로 들어가는 대부분의 입력에 대한 중요한 통합중추로 작용하는 여러 개의 큰 핵들의 집합체인데, 일반적인 각성에 핵심적인 역할을 한다(제8장). 시상은 또한 주의집중에도 관여한다. 예를 들어 북적대고 시끄러운 파티에서 사적 대화에 집중하려고 할 때와 같이 관련 없는 감각정보를 걸러내는 역할을 한다.

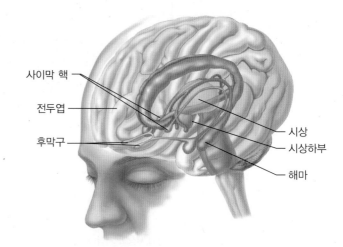

사이막 핵
전두엽
후막구
시상
시상하부
해마

그림 6.40 대뇌 변연계의 주요 구조(보라색으로 강조된 부위)와 시상하부(자주색)와의 해부학적인 관계가 뇌의 부분적 투사도에서 보여진다.

시상하부(hypothalamus)는 시상 밑에 자리하고 있고 뇌의 바닥에 위치하며, 시상처럼 수많은 다른 핵을 가지고 있다. 이러한 핵과 그 경로는 신경과 내분비의 통합조절에 대한 지휘본부를 형성한다. 실제로 시상하부는 내부 환경의 항상성 조절에서 가장 중요한 단일 조절부위이다. 개인의 생존(예: 음식물 및 음료 섭취)과 관련된 행위 및 종족 보존(예: 생식)과 관련된 행동 등이 시상하부의 여러 기능 중 하나이다. 시상하부는 **뇌하수체**(pituitary gland) 바로 위에 자리하고 있으며, 줄기(stalk)를 통해 뇌하수체에 연결되어 있는데, 뇌하수체는 시상하부가 조절하는 중요한 내분비기관이다(제11장). 앞에서 언급한 것처럼 시상과 시상하부의 일부 구조는 또한 대뇌 변연계의 일부로 여겨진다.

시상상부(epithalamus)는 **송과샘**(pineal gland)을 포함하는 작은 크기의 조직인데, 송과샘은 호르몬인 멜라토닌의 분비를 통해 일주기 리듬의 조절에 참여한다.

후뇌: 소뇌

소뇌는 바깥 세포층인 소뇌피질(대뇌 피질과 혼동하면 안 됨)과 안쪽 깊숙이 위치하는 몇 가지 세포 덩어리로 구성된다. 비록 소뇌는 수의적 운동을 개시하지는 않지만, 움직임을 조절하고 자세와 균형을 조절하는 중요한 중추이다. 이러한 기능을 수행하기 위해 소뇌는 근육, 관절, 피부, 눈, 전정기관, 내장, 그리고 움직임을 조절하는 데 관여하는 뇌 부위로부터 정보를 받는다. 비록 소뇌의 기능은 거의 전적으로 운동성이지만, 최근 연구는 소뇌가 일부 형태의 학습에도 연관되어 있음을 강하게 시사한다. 후뇌의 다른 부분인 뇌교와 연수는 중뇌와 함께 설명될 것이다.

뇌줄기: 중뇌, 뇌교, 연수

전뇌, 소뇌, 척수 사이에서 신호를 중계하는 뉴런의 모든 축삭은 뇌줄기를 통과한다. 뇌줄기의 중심을 관통하면서 느슨하게 배열된 핵과 축삭다발이 혼재된 것을 **망상체**(reticular formation)라고 하는데, 이 부분이 생명유지에 절대적으로 필수적인 뇌 부분이다. 망상체는 중추신경계의 모든 부위로부터의 입력을 받고 통합하며, 상당히 많은 양의 신경정보를 처리한다. 망상체는 운동 기능, 심혈관 및 호흡 조절, 수면과 깨어 있음을 조절하고, 주의집중시키는 기전에 관여한다. 대부분의 생체 아민류 신경전달물질은 망상체에 있는 세포의 축삭에서 방출된다. 이 세포들이 멀리까지 투사하기 때문에 이러한 신경전달물질은 신경계의 모든 수준에서 영향을 미친다.

망상체로부터 뇌의 윗부분으로 정보를 전달하는 경로는 각성과 깨어 있음을 자극한다. 또한 뇌의 일부 영역에서 선택적으로 뉴런을 자극하고 다른 뉴런을 억제함으로써 특정 사건에 집중을 유도하기도 한다. 망상체에서 척수로 내려오는 신경경로는 원심성 뉴런과 구심성 뉴런의 활동에 영향을 미친다. 전뇌로 올라가고 척수로 내려가고, 소뇌로 향하는 망상체 경로 사이에는 상당한 상호작용이 일어난다. 예를 들어 세 가지 경로 모두 근육 활동을 조절하는 기능을 한다.

망상체는 뇌줄기의 상당 부분을 망라하고 있으며, 망상체 내부의 많은 영역은 독특한 기능을 가진다. 예를 들면 일부 망상체 뉴런은 함께 뭉쳐서 뇌줄기 핵과 통합중추를 형성한다. 여기에는 심혈관, 호흡, 삼킴, 구토 중추가 포함되며, 이 모든 것은 이후의 장에서 논의될 것이다. 망상체는 안구운동 조절과 공간에서 신체의 반사적 방향에 중요한 핵도 가지고 있다.

이 외에도 뇌줄기는 12쌍의 **뇌신경**(cranial nerve) 중 10쌍의 정보를 처리하는 데 관여하는 핵을 포함한다. 이들은 뇌와 직접적으로 연결되어 있는 말초신경으로 흉강과 복강 내의 많은 장기뿐만 아니라 근육, 분비샘, 머리의 감각수용기에 신경을 분포시킨다.

6.16 중추신경계: 척수

척수는 뼈로 된 척추 안에 자리하고 있다(**그림 6.41**). 척수는 가느다란 원통 모양으로 새끼손가락 둘레만 한 굵기의 연한 조직으로 이루어져 있다. 중앙의 나비 모양(횡단면에서) 영역인 회백질은 연합 뉴런, 원심성 뉴런의 세포체 및 수상돌기, 구심성 뉴런의 입력 축삭, 신경아교세포 등으로 구성된다. 몸의 등쪽을 향해 뻗어 있는 회백질 영역을 **배각**(dorsal horn)이라 하고, 반대로 앞쪽을 향해 있는 영역을 **복각**(ventral horn)이라 한다.

회백질은 백질로 둘러싸여 있는데, 백질은 미엘린성 축삭 집단으로 구성된다. 이들의 신경로는 척수를 따라 길이로 뻗어 있으며, 일부 하행성은 정보를 뇌에서 척수로 중계하고, 다른 일부 상행성은 뇌로 정보를 전달한다. 경로는 또한 척수의 다른 층 사이에서도 정보를 전달한다.

말초신경에서 척수로 들어오는 구심성 뉴런 축삭 집단은 **배근**(dorsal root)을 통해 척수의 등쪽으로 들어온다. 배근 위에 있는 작은 혹인 **배근 신경절**(dorsal root ganglia)에는 이러한 구심성 뉴런의 세포체가 들어 있다. 원심성 뉴런의 축삭은 **복근**(ventral root)을 통해 배쪽에서 척수를 빠져나간다. 같은 층에 있는 배근과 복근은 척수로부터 짧은 거리에서 합쳐져서 척수 양쪽에 **척수신경**(spinal nerve)을 각각 하나씩 형성하며, 구심성과 원심성 정보를 양방향으로 전달한다.

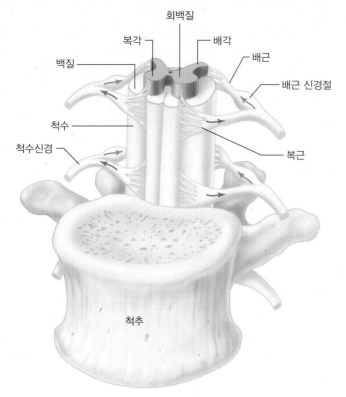

그림 6.41 척수의 등쪽에서 본 부분. 화살표는 신경 활동의 전달 방향을 가리킨다.

6.17 말초신경계

말초신경계의 뉴런은 신체의 다른 모든 부위에 있는 수용체, 효과기와 중추신경계 사이의 신호를 전달한다. 앞서 언급했듯이, 축삭은 신경이라는 다발로 묶여 있다. 말초신경계는 43쌍의 신경을 가지고 있는데, 이 중 12쌍은 뇌신경이고 31쌍은 척수와 연결되는 척수신경이다. **표 6.8**에 뇌신경과 이들이 전달하는 정보를 요약했다. 31쌍의 척수신경은 척추를 빠져나가는 위치에 따라 경부, 흉부, 요추, 천골, 미골에 의해 지정된다(**그림 6.42**). 각 층에서 척수신경의 뉴런은 가까이 있는 구조와 소통하며, 근육과 분비샘을 조절하고, 감각 입력을 받는다. 8쌍의 경부신경은 목, 어깨, 팔, 손으로 뻗어 있다. 12쌍의 흉부신경은 가슴 및 상복부와 연관되어 있다. 5쌍의 요추신경은 하복부와 엉덩이, 다리와 연관되어 있으며, 5쌍의 천골신경은 생식기 및 하부소화관과 연관되어 있다. 꼬리뼈 부위의 피부와 연관된 한 쌍의 미골신경까지 합해 총 31쌍이다.

말초신경은 말초신경계의 **원심성부**(efferent division) 혹은 **구심성부**(afferent division)에 속하는 뉴런의 축삭을 포함할 수 있

표 6.8	뇌신경	
명칭	**신경섬유**	**설명**
Ⅰ. 후각신경	구심성	후각(냄새) 신경상피에 있는 수용체로부터 입력 전달*
Ⅱ. 시각신경	구심성	눈에 있는 수용체로부터 입력 전달*
Ⅲ. 동안신경	원심성	안구를 위아래, 안쪽 측면으로 움직이거나 위 눈꺼풀을 올리는 골격근에 뻗어 있음. 동공을 수축하거나 근거리, 원거리 시야를 위한 수정체의 모양을 변화시키는 평활근에 뻗어 있음
	구심성	근육의 수용체로부터 정보 전달
Ⅳ. 활차신경	원심성	안구를 아래와 바깥 측면으로 움직이는 골격근에 뻗어 있음
	구심성	근육에 있는 수용체로부터 정보 전달
Ⅴ. 삼차신경	원심성	씹는 데 사용되는 골격근에 뻗어 있음
	구심성	피부에 있는 수용체, 얼굴, 코, 입의 골격근 수용체나 치조로부터 정보 전달
Ⅵ. 외전신경	원심성	안구를 측면으로 움직이는 골격근에 뻗어 있음
	구심성	근육 내 수용체로부터 청각과 균형 정보 전달
Ⅶ. 안면신경	원심성	얼굴 표정이나 삼키는 데 필요한 골격근에 뻗어 있음. 코, 구개, 눈물샘, 침샘에 뻗어 있음
	구심성	혀와 입 앞면의 미뢰로부터 나오는 정보 전달
Ⅷ. 전정와우신경	구심성	내이의 수용체로부터 청각과 균형 정보 전달
Ⅸ. 설인신경	원심성	귀밑샘과 삼키는 데 관련된 골격근에 뻗어 있음
	구심성	혀의 뒷부분에 있는 미뢰와 이관 피부의 수용체로부터 정보 전달. 또한 경동맥압수용기(혈압수용기)와 혈액 내 가스 수준의 변화를 감지하는 화학수용체로부터 정보 전달
Ⅹ. 미주신경	원심성	인두와 후두의 골격근과 흉부와 복부의 평활근과 분비샘에 뻗어 있음
	구심성	흉부와 복부의 수용체로부터 오는 정보 전달
Ⅺ. 부신경	원심성	목의 목빗근과 승모근에 뻗어 있음
Ⅻ. 설하신경	원심성	혀의 골격근에 뻗어 있음

*후각과 시각경로는 중추신경계 구조이므로 기술적으로는 '신경'이 아니다.

그림 6.42 척수와 척수신경의 등 쪽 모습. 두개골과 척추의 일부가 잘려 있고, 척수신경의 복근은 보이지 않는다. 일반적으로 8개의 경부신경(C)은 근육과 분비샘을 조절하고 목, 어깨, 팔, 손으로부터 감각 입력을 받는다. 12개의 흉부신경(T)은 어깨, 가슴, 상복부와 연관되어 있다. 5개의 요추신경(L)은 하복부, 엉덩이, 다리와 연관되어 있다. 5개의 천골신경(S)은 생식기, 하부 소화관과 연관되어 있다. 1개의 미골신경(CO1)은 꼬리뼈 주변 피부에 뻗어 있다. 출처: Fundamental Neuroanatomy by Walle J. H. Nauta and Michael Fiertag.

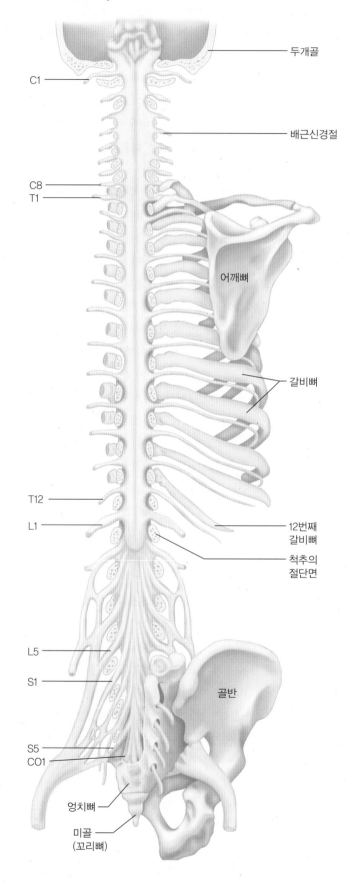

두개골
C1
배근신경절
C8
T1
어깨뼈
갈비뼈
T12
L1
12번째 갈비뼈
척추의 절단면
L5
S1
골반
S5
CO1
엉치뼈
미골 (꼬리뼈)

다(그림 6.37 참조). 모든 척수신경은 구심성섬유와 원심성섬유를 모두 포함하는 반면, 일부 뇌신경은 구심성섬유만(예: 눈의 시신경) 혹은 원심성섬유만(예: 혀 근육으로 연결되는 설하신경) 가지고 있다.

언급한 대로, 구심성 뉴런은 정보를 말초 말단에 존재하는 감각수용기로부터 중추신경계로 전달한다. 구심성 뉴런 축삭의 긴 부분은 중추신경계 밖에 있으므로 말초신경계의 일부가 된다. 구심성 뉴런은 시냅스로 연결되어 입력정보를 처리하는 뉴런들의 연속 연결에서 중추신경계로 들어가는 첫 번째 세포이기 때문에 종종 1차 구심성 혹은 1차 뉴런이라고도 한다.

원심성 뉴런은 중추신경계로부터 근육이나 분비샘 그리고 다른 조직으로 신호를 내보낸다. 말초신경계의 원심성부는 **체성신경계**(somatic nervous system)와 **자율신경계**(autonomic nervous system)로 세분된다. 이러한 용어는 중추신경계와 말초신경계 이외에 또 다른 신경계가 존재하는 것처럼 다소 오해를 불러올 수도 있다. 그러나 이러한 용어 모두 말초신경계의 원심성부를 구성하는 것임을 명심하라.

체성신경계와 자율신경계의 가장 간단한 구분은 체성신경계의 뉴런은 골격근에 신경을 분포시키고 있는 반면, 자율신경계의 뉴런은 평활근, 심근, 분비샘, 위장관의 뉴런과 기타 조직에 신경을 분포시키고 있다는 것이다. 그 밖의 차이점은 **표 6.9**에 제시했다.

말초신경계의 원심성부 체성신경 부분은 중추신경계로부터 골격근세포로 가는 모든 뉴런의 축삭으로 이루어져 있다. 이러한 뉴런의 세포체는 뇌줄기 혹은 척수의 복각에 집단으로 위치한다. 직경이 크고 미엘린으로 싸여 있는 축삭은 중추신경계를 빠져나와 어떠한 시냅스도 이루지 않고 한 번에 골격근세포로 연결된다. 이 뉴런이 방출하는 신경전달물질은 아세틸콜린이다. 체성신경계 뉴

표 6.9	말초신경계: 체성신경계와 자율신경계
체성신경	
중추신경계와 골격근세포 사이에 단일 뉴런으로 구성되어 있다. 골격근세포에 뻗어 있다. 근육세포의 흥분만 유도할 수 있다.	
자율신경	
중추신경계와 효과기 기관 사이에 두 뉴런사슬(시냅스로 연결)로 구성된다. 평활근과 심근, 분비샘, 위장관 뉴런에 뻗어 있지만, 골격근세포에는 뻗어 있지 않다. 흥분성이거나 억제성일 수 있다.	

런의 활성은 연결된 골격근세포의 수축을 유도하기 때문에 이 뉴런을 **운동뉴런**(motor neuron)이라 한다. 운동뉴런의 흥분은 골격근세포의 수축만 유도한다. 골격근을 억제하는 체성신경계 뉴런은 존재하지 않는다. 근육 이완은 척수에 있는 운동뉴런의 억제에 의해 나타난다.

6.18 자율신경계

골격근 이외의 다른 조직에 대한 원심성 신경지배는 자율신경계를 통해 이루어진다. 소화계의 위장관에서는 특별한 경우가 발생하는데, 이곳에서는 자율신경계 뉴런이 위장관 벽에 신경망으로 분포된다. 이러한 신경망을 **장 신경계**(enteric nervous system)라고 하며, 비록 자주 원심성 자율신경계의 하위그룹으로 분류되기는 하지만, 이 신경계는 감각 뉴런과 연합 뉴런도 포함한다. 제15장에서 위장관 생리학의 맥락에서 이 신경망을 더 자세히 다룰 것이다.

체성신경계와는 다르게 자율신경계는 중추신경계와 효과기 세포를 연속적으로 연결하는 2개의 뉴런으로 구성된다(그림 6.43). 첫 번째 뉴런은 중추신경계에 세포체를 가지고 있다. 두 뉴런 사이의 시냅스는 중추신경계 밖에 있는 **자율 신경절**(autonomic ganglion)이라고 하는 세포집단에서 이루어진다. 중추신경계와 신경절 사이를 지나는 뉴런을 **절전 뉴런**(preganglionic neuron), 신경절과 효과기 세포 사이를 지나는 뉴런을 **절후 뉴런**(postganglionic neuron)이라 한다.

자율신경계 내에서 해부학적 및 생리학적 차이가 **교감신경영역**(sympathetic division)과 **부교감신경영역**(parasympathetic division)으로 더 세분화하는 근거가 된다(그림 6.37 참조). 교감신경영역과 부교감신경영역의 뉴런은 서로 다른 위치에서 중추신경계를 빠져나온다. 교감신경은 척수의 흉부와 요추 부위로부터 빠져나오고, 부교감신경은 뇌줄기와 척수의 천골 부위로부터 빠져나온다(**그림 6.44**). 그러므로 교감신경 영역을 흉·요추영역(thoracolumbar division), 부교감신경영역을 뇌·천골영역(craniosacral division)이라고도 한다.

이 두 신경 영역은 신경절 위치에서도 차이를 보인다. 대부분의 교감신경절은 척수 가까이에 위치하며, **교감신경간**(sympathetic trunk)이라고 알려진 신경절의 사슬을 척수 양쪽에 하나씩 형성한다(그림 6.44와 **그림 6.45** 참조). 측부신경절이라고 하는 또 다른 교감신경 신경절인 복강 신경절, 상부장간막 신경절, 하부장간막 신경절은 복강에 있으면서 신경이 장기 쪽에 더 가깝게 분포한다(그림 6.44 참조). 이와는 대조적으로, 부교감신경절은 절후 뉴런이 장기의 내부 혹은 아주 가까운 곳에 분포한다.

절전 교감신경 뉴런은 첫 번째 흉부와 두 번째 요추 사이에서만 척수로부터 빠져나오는 반면 교감신경간은 위로는 목 부위 높은 경부로부터 아래로는 천골 부위에 이르기까지 척수 전체 길이로 뻗어 있다. 추가적인 길이에 해당하는 교감신경간의 신경절은 흉·요추 부위로부터 절전 뉴런을 받는데, 이는 일부 절전 뉴런이 일단 교감신경간 내부로 들어오면 척수의 몇 마디 위아래로 이동해 절후 뉴런과 시냅스를 형성하기 때문이다(그림 6.45의 1, 4번 참조). 교감신경섬유가 택할 수 있는 다른 가능한 경로는 그림 6.45의 2, 3, 5번에서 보여준다.

교감신경계와 부교감신경계 내의 전반적인 활성화 패턴은 서로 다른 경향이 있다. 교감신경영역에서는 비록 한쪽 부분만 독립적으로 활성화되기도 하지만, 여건이 활성화를 보장할 때는 신체 전체에 걸쳐 교감신경 활동이 증가하는 것이 더 전형적이다. 이와는 대조적으로, 부교감신경계는 특정 장기를 각 생리학적 요건에 맞게 정교하게 맞춘 양상으로 활성화하는 경향이 있다.

교감신경영역과 부교감신경영역 모두에서 아세틸콜린이 자율신경절에 있는 절전 뉴런과 절후 뉴런 사이에서 방출되는 신경전달물질이며, 절후세포는 대부분 니코틴성 아세틸콜린 수용체를 가지고 있다(**그림 6.46**). 부교감신경영역에서 아세틸콜린은 절후 뉴런과 효과기 세포 사이에서 방출되는 신경전달물질이기도 하다.

교감신경영역에서는 노르에피네프린이 보통 절후 뉴런과 효과기 세포 사이에서 방출되는 신경전달물질이다. 여기서 '보통'이라는 표현을 썼는데, 이는 몇몇 교감신경 절후 뉴런 말단이 아세틸콜린을 방출하기 때문이다(예: 땀 분비를 조절하는 교감신경경로).

방금 설명한 전형적인 자율신경계 신경전달물질 외에도 비아드레날린성 및 비콜린성으로 인식되는 절후 뉴런 신경망이 광범위하게 존재한다. 이러한 뉴런은 산화질소와 다른 신경전달물질을 사용해 특정 형태의 혈관확장을 매개하고 다양한 소화기, 호흡기, 배설기, 생식기의 기능을 조절한다.

자율신경계의 다양한 구성요소를 자극하거나 억제하는 많은 약물은 아세틸콜린 수용체와 노르에피네프린 수용체에 영향을 미친다. 각각의 신경전달물질에 대한 수용체에는 여러 유형이 있음을 상기하라. 자율신경절에 있는 대부분의 아세틸콜린 수용체는 니코틴성 수용체이다. 이와는 대조적으로 절후자율신경뉴런의 표적세포에 존재하는 아세틸콜린 수용체는 무스카린성 수용체이다(**표 6.10**). (골격근섬유에 있는 콜린성 수용체는 니코틴성 수용체이며 자율신경계 뉴런이 아니고, **체성신경계의 운동뉴런**이 이곳에 신경을 분포시키고 있다.)

교감신경영역에 있는 한 세트의 절후 뉴런은 절대로 축삭을

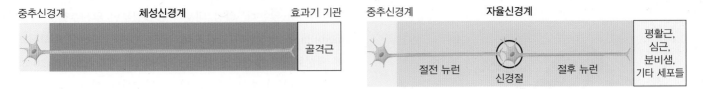

중추신경계	체성신경계	효과기 기관

골격근

중추신경계	자율신경계	

절전 뉴런 · 신경절 · 절후 뉴런

평활근, 심근, 분비샘, 기타 세포들

그림 6.43 체성신경계와 자율신경계의 전반적인 구조를 포함하는 말초신경계의 원심성부.

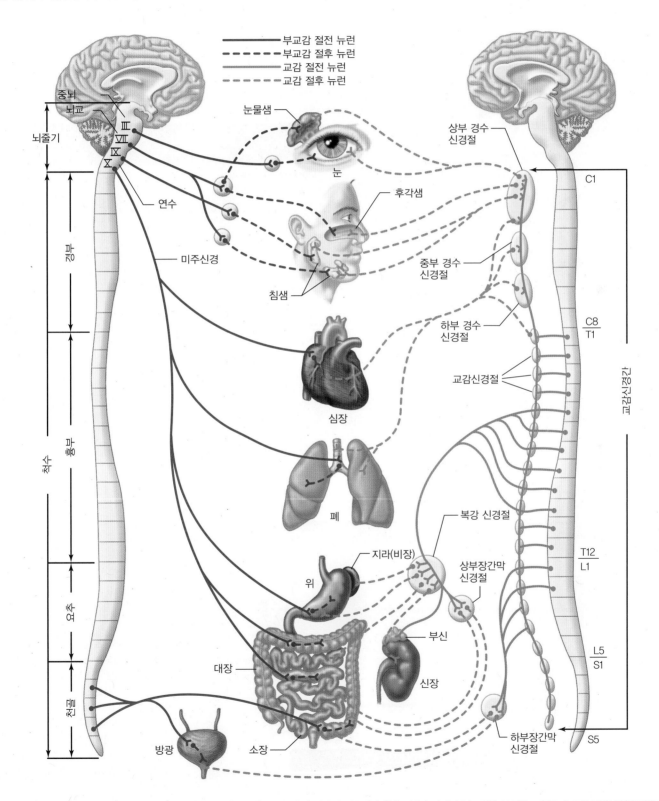

부교감 절전 뉴런
부교감 절후 뉴런
교감 절전 뉴런
교감 절후 뉴런

중뇌
뇌교
뇌줄기
III IV VII IX X
연수
경부
미주신경

눈물샘
눈
후각샘
침샘

심장

폐

위
지라(비장)
대장
소장
방광

상부 경수 신경절
C1
중부 경수 신경절
하부 경수 신경절
C8 / T1
교감신경절
교감신경간

복강 신경절
상부장간막 신경절
부신
신장
T12 / L1

L5 / S1

하부장간막 신경절
S5

척수
흉부
요추
천골

그림 6.44 자율신경계의 부교감 영역(왼쪽)과 교감 영역(오른쪽). 비록 단일 신경이 뇌줄기와 척수로부터 빠져나오는 것을 보여주고 있으나 모든 것은 쌍(오른쪽과 왼쪽)을 이루는 신경이다. 비록 척수 양쪽에 하나씩 2개의 교감신경간이 존재하지만 교감신경간은 1개만 표시했다. 복강 신경절, 상부장간막 신경절, 하부장간막 신경절은 측부신경절이다. 간, 혈관, 생식기, 피부샘으로 연결되는 뉴런은 표시하지 않았다.

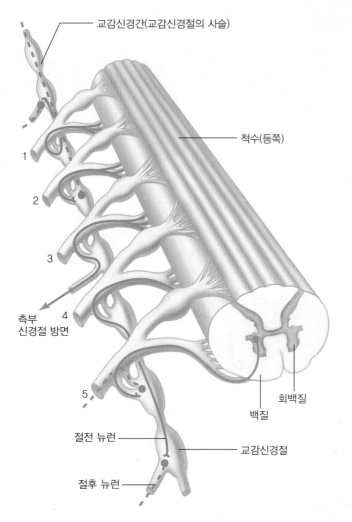

발달시키지 않는다. 대신 내분비샘의 일부인 **부신수질**(adrenal medulla)을 형성한다(그림 6.46 참조). 절전 교감신경 축삭에 의해 활성화되면 부신수질 세포는 약 80%의 에피네프린과 20%의 노르에피네프린 혼합물을 혈액으로 방출한다. 이런 상황에서 카테콜아민은 신경전달물질이라기보다는 **호르몬**이라고 하는 것이 더 적절하다. 왜냐하면 혈액으로 분비된 카테콜아민은 혈액을 통해, 그들에게 민감한 수용체를 가진 효과기 세포로 전달되기 때문이다. 효과기 세포의 수용체는 교감신경 절후 뉴런의 방출부위 근

표 6.10	아세틸콜린, 노르에피네프린, 에피네프린에 대한 수용체의 위치
I. 아세틸콜린 수용체
A. 니코틴성 수용체
1. 자율신경절에 있는 절후 뉴런상
2. 골격근의 신경근접합부
3. 일부 중추신경계 뉴런상
B. 무스카린성 수용체
1. 평활근상
2. 심근상
3. 분비샘세포상
4. 일부 중추신경계 뉴런상
5. 일부 자율신경절 뉴런상(비록 이 부위의 수용체 대부분이 니코틴성이지만)
II. 노르에피네프린과 에피네프린 수용체
A. 평활근상
B. 심근상
C. 분비샘세포상
D. 기타 조직세포상(예: 지방, 뼈, 신세뇨관)
E. 일부 중추신경계 뉴런상

그림 6.45 절전 교감신경(실선)이 교감신경간을 통해 나가는 다양한 경로를 보여주는 교감신경간과 척수신경(1~5) 사이의 상관관계. 점선은 절후 뉴런을 나타낸다. 척수 반대쪽에 여기 보이는 것과 거울상에 해당하는 것이 존재한다.

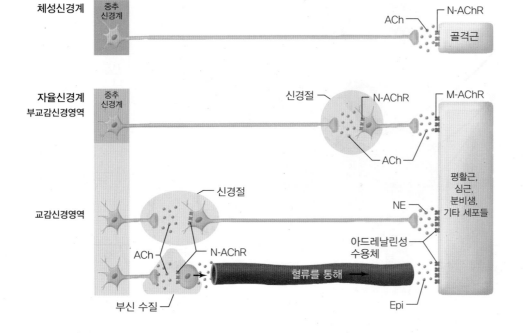

그림 6.46 말초 원심신경계의 여러 구성요소에서 사용되는 신경전달물질. 중추신경계를 빠져나가는 첫 번째 뉴런은 (이것이 체성신경계이든 자율신경계이든 간에) 아세틸콜린을 방출한다. 극소수의 경우에 절후 교감신경이 노르에피네프린이 아닌 신경전달물질을 방출하기도 한다. (ACh: 아세틸콜린, NE: 노르에피네프린, Epi: 에피네프린, N-AChR: 니코틴성 아세틸콜린 수용체, M-AChR: 무스카린성 아세틸콜린 수용체)

처에 위치하며, 일반적으로 이들 뉴런으로부터 방출되는 노르에피네프린에 의해 활성화되는 아드레날린성 수용체와 같은 유형이다. 다른 경우에서는 수용체가 뉴런과 근접하지 않은 곳에 위치해 순환하는 에피네프린이나 노르에피네프린에 의해서만 활성화된다. 이 두 가지 카테콜아민의 전반적인 효과는 조금 다르게 나타날 수 있는데, 이는 아드레날린성 수용체의 일부 아형이 에피네프린에 더 높은 친화력을 가지는(예: β_2) 반면, 다른 일부 아형은 노르에피네프린에 더 높은 친화력을 가지기(예: α_1) 때문이다.

표 6.11은 자율신경계 활성화가 일으키는 효과의 참고 목록이며, 이는 후속 장들에서 논의될 것이다. 심장과 많은 분비샘과 평활근은 교감신경섬유와 부교감신경섬유 모두에 의해 지배받고 있음을 주목하라. 즉 이들은 **이중 신경지배(dual innervation)**를 받는다. 한 신경계가 효과기 세포에 어떤 영향을 미치든 간에 다른 신경계는 보통 반대 효과를 미친다(이러한 규칙에서 벗어나는 여러 가지 예외를 표 6.11에 표시했다). 게다가 2개의 신경계는 보통 상호적으로 활성화가 일어난다. 즉 한 신경계의 활성이 증가하면 다른 신경계의 활성은 감소한다. 이것을 한쪽 발은 브레이크에, 다른 쪽 발은 가속 페달에 올려놓고 운전하는 사람과 같다고 생각해 보자. 브레이크(부교감신경)를 밟거나 가속페달(교감신경)에서 발을 뗄 때 둘 다 자동차의 속도가 느려진다. 서로 상반되는 반응을 일으키는 뉴런에 의한 이중 신경지배는 효과기 기관에 대한 아주 세밀한 조절을 제공한다. 이것이 대부분의 생리적 기능은 다수의 조절계에 의해 조절되며, 종종 서로 길항적으로 작동한다는 생리학의 일반 원리의 가장 명백한 예시 중 하나이다.

유용한 일반화에 의하면, 교감신경계는 신체적 또는 심리적 스트레스를 받는 상태에서 활성이 증가한다. 실제로 교감신경계의 일반적인 활성화를 **투쟁-도피 반응(fight-or-flight response)**이라 하는데, 이는 동물이 공격자에게 도전하거나 아니면 도망칠 수밖에 없는 상황을 말한다. 격렬한 신체 활동을 할 수 있도록 모든 재원이 활성화되는데, 심장박동수와 혈압은 증가하고 골격근, 심장, 뇌로의 혈류량이 증가하며, 간은 포도당을 방출하고, 동공은 확장된다. 동시에 위장관의 활동과 위장관으로 가는 혈류는 교감신경계 발화에 의해 억제된다. 반대로 부교감신경계가 활성화되면 사람은 앞에 설명한 과정이 대부분 반대로 일어나거나 활성화되지 않는, **휴식 혹은 소화 상태(rest-or-digest)**에 있게 된다.

자율신경계의 두 부분이 독립적으로 작동하는 일은 거의 없으며, 자율신경계의 반응은 일반적으로 두 부분의 조절된 상호작용의 표출이다.

6.19 뇌와 연관된 보호 요소

앞에서 언급한 것처럼 뇌는 두개골 안에 위치하고 척수는 척추 안에 존재한다. 어떻게 중추신경계의 조직이 이들 표면으로부터 보호되고, 어떻게 중추신경계 세포가 혈액 속의 잠재적 위해물질로부터 보호되는가?

뇌척수막과 뇌척수액

부드러운 신경조직과 이를 담고 있는 뼈 사이에 **뇌척수막(meninges)**이라고 하는 세 종류의 막이 있다. 뼈 바로 밑에는 두꺼운 **경막(dura mater)**, 중간에는 **거미막(arachnoid mater)**, 신경조직에 바로 밀착된 얇은 **연막(pia mater)**이 존재한다(**그림 6.47**). 거미막과 연막 사이의 **거미막하 공간(subarachnoid space)**은 뇌척수액(cerebrospinal fluid, CSF)으로 채워져 있다. 뇌척수막과 그들의 특화된 부분들은 중추신경계를 보호하고 지지하며 뇌척수액을 순환시키고 흡수한다. **뇌수막염(meningitis)**은 거미막하 공간의 뇌척수액에서 발생하는 뇌척수막의 감염으로서 두개내압의 증가, 발작과 혼수상태를 초래할 수 있다.

뇌실막세포는 **맥락총(choroid plexus)**이라는 특화된 상피구조를 형성하는데, 이곳에서 뇌척수액이 하루에 세 번 완전히 다시 채울 수 있는 정도로 만들어진다. 그림 6.47의 검은색 화살표는 뇌척수액의 흐름을 보여준다. 뇌척수액은 서로 연결된 뇌실계를 통해 뇌줄기까지 순환하며, 뇌줄기에서 뇌와 척수를 둘러싸고 있는 거미막하 공간으로 작은 구멍을 통해 빠져나간다. 순환계, 호흡계, 자세 압력 변화 등의 도움을 받아 뇌척수액은 궁극적으로 뇌의 바깥쪽 표면 위로 흐르고, 여기서 대부분의 뇌척수액은 큰 정맥에 있는 한 방향 판막을 통해 혈류로 들어간다. 뇌척수액은 뇌수막염과 같은 신경계 질환의 중요한 진단정보를 제공할 수 있다. 뇌척수액 시료는 일반적으로 척수가 끝나는 두 번째 요추 아래 척수관에 큰 바늘을 삽입해 채취한다(그림 6.42 참조).

따라서 중추신경계는 말 그대로 척수액이라는 완충물 위에 떠 있는 것이다. 뇌와 척수는 부드럽고 섬세한 조직이기 때문에 충격을 흡수해 주는 이 액체에 의해 급작스럽고 격한 움직임으로부터 어느 정도 보호를 받는다. 만일 뇌척수액의 흐름이 막혀버리면 뇌척수액이 축적되어 **수두증(hydrocephalus, '뇌에 물이 참')**을 일으킨다. 치료를 받지 않은, 심각한 경우에는 수두증으로 야기된 뇌실의 압력 상승이 뇌혈관을 압박하게 되고, 뉴런으로의 혈액 흐름이 부족해지며 신경 손상과 인지장애가 생길 수 있다.

뇌척수액이 뇌에 영양 제공의 기능을 갖는다는 증거가 있기는 하지만 다른 모든 조직처럼 뇌는 혈액으로부터 영양분을 공급받

| 표 6.11 | 자율신경계 활성의 일부 효과 |

효과기 기관	교감신경계 효과와 수용체 유형*	부교감신경계 효과(수용체는 모두 M-AChR)
눈		
홍채근	방사근 수축(동공 확대), α_1	괄약근 수축(동공 축소)
모양체근	이완(원거리 시야를 위한 수정체의 평면화), β_2	수축(근거리 시야를 위한 수정체의 볼록화)
심장		
동방결절	심장박동수 증가, β_1	심장박동수 감소
심방	수축성 증가, β_1, β_2	수축성 감소
방실결절	전도속도 증가, β_1, β_2	전도속도 감소
심실	수축성 증가, β_1, β_2	수축성 약간 감소
세동맥		
관상	수축, α_1, α_2	—†
	확장, β_2	
피부	수축, α_1, α_2	—
골격근	수축, α_1	—
	확장, β_2	
복부 내장	수축, α_1	—
신장	수축, α_1	—
침샘	수축, α_1, α_2	확장
정맥	수축 α_1, α_2	
	확장, β_2	
폐		
기관지근육	이완, β_2	수축
침샘	분비 촉진, α_1	수분성 분비 촉진
	효소 분비 촉진, β_1	
위		
운동성, 탄력도	감소, α_1, α_2, β_2	증가
괄약근	수축, α_1	이완
분비	억제(?)	자극
장		
운동성	감소, α_1, α_2, β_1, β_2	증가
괄약근	수축(일반적으로), α_1	이완(일반적으로)
분비	억제, α_2	자극
담낭	이완, β_2	수축
간	글리코겐 분해 및 포도당 신생, β_1, β_2	—
췌장	분비 억제, α	분비 촉진
외분비샘	분비 억제, α_2	—
내분비샘	분비 촉진, β_2	
지방세포	지방 분해 증가, α_2, β_3	—
신장	레닌 분비 증가, β_1	—
방광		
방광벽	이완, β_2	수축
괄약근	수축, α_1	이완
자궁	임신 중 수축, α_1	다양함
	이완, β_2	
생식관(남성)	사정, α_1	발기
피부		
입모근	수축, α_1	—
땀샘	손, 발, 겨드랑이로부터 분비, α_1	—
	일반적으로 풍부하고 묽은 분비, M-AChR	—
눈물샘	소량 분비, α_1	다량 분비
비인두샘		분비

* 많은 효과기 기관에는 알파-아드레날린 수용체와 베타-아드레날린 수용체가 모두 포함되어 있다는 점에 유의하라. 이러한 수용체의 활성화는 동일하거나 반대의 효과를 발생시킬 수 있다. 소동맥과 몇 가지 다른 경우를 제외하고, 단순화하기 위해 두 수용체가 서로 반대일 때 지배적인 교감신경 효과만 나타냈다.

† 표시는 이러한 세포가 자율신경계의 이 분지에 의해 신경지배되지 않거나 이 신경이 중요한 생리 기능을 갖지 않는다는 것을 의미한다.

출처: Brunton, L. L., Lazo, J. S., and Parker, K. L., eds., *Goodman and Gilman's The Pharmacological Basis of Therapeutics*, 11th ed., New York, NY: The McGraw Hill Companies, Inc., 2006.

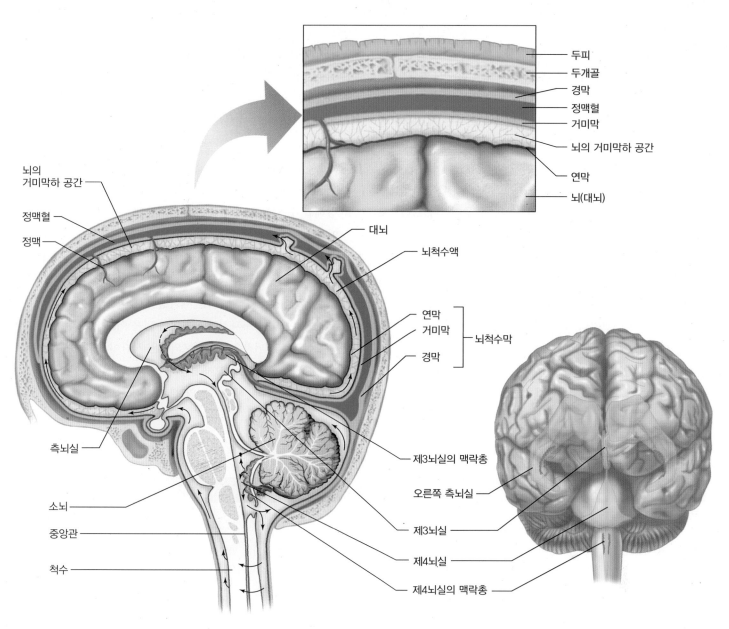

두피
두개골
경막
정맥혈
거미막
뇌의 거미막하 공간
연막
뇌(대뇌)

뇌의 거미막하 공간
정맥혈
정맥

대뇌
뇌척수액

연막
거미막 ─ 뇌척수막
경막

측뇌실

소뇌
중앙관
척수

제3뇌실의 맥락총
오른쪽 측뇌실
제3뇌실
제4뇌실
제4뇌실의 맥락총

그림 6.47 뇌척수막과 서로 연결된 4개의 뇌실을 통해 흐르는 뇌척수액의 흐름 패턴. 측뇌실이 처음 2개의 뇌실을 형성한다. 맥락총이 뇌척수액(CSF)을 생성하며, 이는 뇌줄기에서 뇌실계를 빠져 흘러나온다(화살표).

는다. 정상적인 상황에서는 포도당만이 뇌에 의해 대사되는 유일한 기질로서 요구되는 에너지를 공급하고 있으며, 포도당의 산화적 분해를 통해 얻어진 대부분의 에너지는 ATP로 전환된다. 뇌의 글리코겐 저장은 무시할 정도이기 때문에 뇌는 산소와 포도당의 지속적인 혈액 공급에 의존한다. 사실 뇌손상의 가장 흔한 형태는 뇌 영역으로의 혈액 공급이 줄어들기 때문에 생긴다. 만일 뇌 영역의 뉴런이 혈액을 공급받지 못해 산소와 포도당이 단 몇 분이라도 결핍되면 기능을 멈추고 죽게 된다. 이러한 뉴런 사멸이 혈관계 질환으로 인해 발생했을 때를 **뇌졸중**(stroke)이라고 한다.

성인의 뇌는 체중의 2%에 불과하지만, 전체 혈액의 12~15%

를 공급받는데 이는 뇌가 산소를 많이 소모하고 있음을 뒷받침해 주는 사실이다. 만일 뇌 영역으로의 혈류량이 정상 수준보다 10~25% 감소하면 에너지에 의존하는 막 이온펌프가 작동을 멈추고, 막의 이온기울기가 줄어들며, 세포외 K^+ 농도가 증가하면서 뉴런의 막전위가 비정상적으로 탈분극된다.

혈액-뇌 장벽

중추신경계에서 혈액과 세포외액 사이의 물질교환은 신체의 다른 기관에서 혈액으로부터 세포외액으로 비단백질성 물질이 거의 무제한적으로 확산되는 것과는 다르다. 복잡한 일군의 **혈액-뇌 장벽**

(blood-brain barrier) 기전이 뇌의 세포외액으로 들어가는 물질의 종류와 유입되는 속도를 엄격하게 통제한다. 이러한 기전은 많은 해로운 물질이 뉴런에 거의 도달하지 않게 하지만, 도움이 될 일부 치료용 약물의 접근도 제한한다.

혈액-뇌 장벽은 뇌에서 가장 작은 혈관을 이루는 세포들과 별아교세포에 의해 형성된다(그림 6.6 참조). 혈액-뇌 장벽은 밀착연접과 같은 해부학적 구조 및 여러 가지 다른 종류의 물질을 서로 다른 방식으로 처리하는 생리적 수송 시스템을 가지고 있다. 세포막의 지질성분에 잘 녹는 물질은 뇌로 빠르게 들어간다. 그러므로 뇌와 척수의 세포외액은 혈액의 산물이지만, 화학적으로는 혈액과 다르다.

혈액-뇌 장벽은 다음 시나리오에서 볼 수 있듯이 일부 약물의 작용도 설명해 준다. 모르핀은 헤로인과 화학적으로 약간 다르다. 모르핀은 2개의 수산기를 가지고 있는 반면, 헤로인은 2개의 아세틸기($-COCH_3$)를 가지고 있다. 이 차이로 인해 헤로인은 더 지용성이며 모르핀보다 더 쉽게 혈액-뇌 장벽을 통과할 수 있다. 그러나 헤로인이 뇌로 유입되자마자 효소가 아세틸기를 제거해 모

르핀으로 전환한다. 지질에 대한 용해성이 덜한 모르핀은 뇌에 효과적으로 갇히게 되는데, 그래서 뇌에 장기간 효과를 미칠 수도 있다. 지질용해성이 커서 중추신경계에 빠른 효과를 나타내는 다른 약물로는 바르비투르산염, 니코틴, 카페인, 알코올 등이 있다.

포도당이나 뇌의 대사에 중요한 다른 기질은 지질에 잘 용해되지 않는데도 불구하고 가장 작은 뇌혈관을 이루는 세포들의 막 수송단백질에 의해 촉진되어 상당히 빠르게 뇌로 들어간다. 이와 유사한 수송계는 또한 물질을 뇌에서 혈액으로 이동시켜 뇌 기능을 방해할 수 있는 분자의 축적을 방지한다.

맥락총 모세혈관에 있는 혈액과 뇌척수액 사이에도 장벽은 존재한다. 따라서 뇌척수액은 선택적 분비물이다. 예를 들어 K^+과 Ca^{2+}의 농도는 혈장보다 뇌척수액에서 약간 낮은 반면에, Na^+과 Cl^-의 농도는 약간 높다. 또한 맥락총 혈관벽은 납과 같은 독성 중금속물질에 대한 투과성이 제한되어 뇌를 어느 정도 보호한다.

중추신경계의 뇌척수액과 세포외액은 시간이 지나면서 확산평형상태가 된다. 그러므로 모세혈관과 맥락총의 선택적이고 제한적인 장벽 기전이 뇌와 척수 뉴런의 세포 환경을 조절한다.

CHAPTER 6 연습문제 | 기억하고 이해하기

해답은 책 뒷부분에 있다.

1. 다음 중 구심성 뉴런을 가장 잘 설명한 것은 무엇인가?
   a. 세포체가 중추신경계에 있고, 말초 축삭 말단은 피부에 있다.
   b. 세포체는 배근 신경절에 있고, 중추 축삭 말단은 척수에 있다.
   c. 세포체는 척수의 복각에 있고, 축삭은 골격근에서 끝난다.
   d. 구심성말단은 말초신경계에 있고, 축삭 말단은 배근에 있다.
   e. 세포의 모든 부위는 중추신경계 안에 있다.

2. 다음 중 아교세포 유형과 관련 기능을 잘못 짝 지은 것은 무엇인가?
   a. 별아교세포, 혈액-뇌 장벽의 형성
   b. 미세아교세포, 중추신경계에서의 면역 기능 수행
   c. 희소돌기세포, 말초신경계에서 축삭에 미엘린 수초 형성
   d. 뇌실막세포, 뇌척수액 생산 조절
   e. 별아교세포, 뇌의 세포외액으로부터 K^+과 신경전달물질 제거

3. 만약 세포외 Cl^- 농도가 110 mmol/L이고 특정 뉴런이 세포내 Cl^- 농도를 4 mmol/L로 유지한다면, 그 세포에서 Cl^-의 전기화학적 평형에 가장 가까운 막전위는 얼마인가?
   a. +80 mV   d. −86 mV
   b. +60 mV   e. −100 mV
   c. 0 mV

4. Na^+의 농도기울기를 변화시킨 다음의 다섯 가지 실험을 고려해 보자. 만일 막전위를 실험적으로 +42 mV에 고정한다면, 다음 중 어느 경우(들)에 Na^+이 세포 밖으로 누출되기 쉬운가?

실험	세포외 Na^+(mmol/L)	세포내 Na^+(mmol/L)
A	50	15
B	60	15
C	70	15
D	80	15
E	90	15

a. A   d. A, B, C
b. B   e. D, E
c. C

5. 전형적인 뉴런의 휴식기 막전위를 옳게 기술한 것은 무엇인가?
   a. 휴식기 막전위는 K^+ 평형 전위보다 Na^+ 평형 전위에 더 가깝다.
   b. Cl^-의 투과성이 Na^+이 K^+의 투과성보다 크다.
   c. 휴식기 막전위는 K^+ 평형 전위와 같다.
   d. 안정된 휴식기 막전위에서는 이온 이동이 없다.
   e. Na^+/K^+-ATP가수분해효소 펌프에 의해 일어나는 이온의 이동은 Na^+ 채널과 K^+ 채널을 통해 이온이 누출되는 것에 대해 방향은 반대이며 양은 같다.

6. Na^+과 K^+ 모두에 균등하게 투과 가능한 리간드-개폐성 이온 채널이 전형적인 휴지뉴런의 막에 있는 특정 위치에서 잠깐 동안 열린다면 어떤 결과가 생기겠는가?
   a. 막 내부에서 국부전류가 그 부위로부터 멀리 흐를 것이다.
   b. 막 외부에서 국부전류가 그 부위로부터 멀리 흐를 것이다.
   c. 국부전류가 세포의 길이를 따라 감소하지 않고 이동한다.
   d. 막의 국부적 과분극이 잠깐 동안 발생한다.
   e. Na^+과 K^+의 유량이 같아서 국부전류는 흐르지 않는다.

7. 다음 중 이온 채널 상태와 이와 연관된 활동 전위의 단계를 올바르게 기술한 것은 무엇인가?
   a. 전압-개폐성 Na^+ 채널은 휴식기 뉴런 막에서 불활성화되어 있다.
   b. 열린 전압-개폐성 K^+ 채널은 활동 전위의 탈분극 상승을 유발한다.
   c. 열린 전압-개폐성 K^+ 채널은 후과분극을 유발한다.
   d. 전압-개폐성 K^+ 채널을 통한 상당량의 K^+ 유출이 휴식기 막전위 값을 결정한다.
   e. 전압-개폐성 Cl^- 채널의 열림은 활동 전위의 끝 무렵에 막을 빠르게 재분극시키는 주요 요인이다.

8. 2개의 뉴런 A와 B가 세 번째 뉴런 C에 시냅스를 이룬다. 만약 A에서 분비된 신경전달물질이 Na^+과 K^+에 투과성이 있는 리간드-개폐성 이온 채널을 열고, B의 신경전달물질은 리간드-개폐성 Cl^- 채널을 연다면, 다음 중 사실인 것은 무엇인가?
   a. 뉴런 A의 활동 전위는 뉴런 B에서 탈분극시키는 EPSP를 일으킨다.
   b. 뉴런 B의 활동 전위는 뉴런 C에서 탈분극시키는 EPSP를 일으킨다.
   c. A와 B의 동시적인 활동 전위는 뉴런 C의 과분극을 일으킨다.
   d. A와 B의 동시적인 활동 전위는 뉴런 A가 단독으로 활동 전위를 발화할 때보다 뉴런 C의 탈분극을 덜 일으킨다.
   e. 뉴런 B의 활동 전위는 뉴런 A의 활동 전위에 비해 뉴런 C를 활동 전위 역치로 더 가깝게 끌어올린다.

9. 다음 중 신경전달물질과 그 특성을 올바르게 연결한 것은 무엇인가?
   a. 도파민은 아미노산인 티로신으로부터 합성되는 카테콜아민이다.
   b. 글루탐산은 척수에 있는 대부분의 억제성 연합 뉴런으로부터 방출된다.
   c. 세로토닌은 내인성 아편유사물질로 '격렬한 운동 후에 맛보는 도취감'과 연관된다.
   d. GABA는 장기강화를 매개하는 신경전달물질이다.
   e. 신경펩티드는 자신을 방출하는 뉴런의 축삭 말단에서 합성된다.

10. 다음 중 아세틸콜린을 주신경전달물질로 사용하지 않는 시냅스는 무엇인가?
   a. 부교감신경계 절후 뉴런이 심장세포와 이루고 있는 시냅스
   b. 교감신경계 절후 뉴런이 평활근세포와 이루고 있는 시냅스
   c. 교감신경계 절전 뉴런이 절후 뉴런과 이루고 있는 시냅스
   d. 체성신경계 원심성 뉴런이 골격근세포와 이루고 있는 시냅스
   e. 교감신경계 절전 뉴런이 부신수질세포와 이루고 있는 시냅스

감각생리학

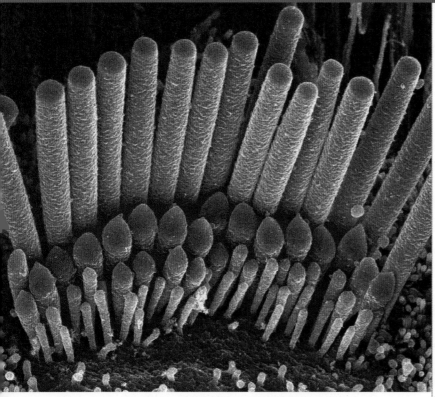

와우각 내유모세포의 입체섬모 다발에 대한 주사전자현미경 사진. Dr. Robert Fettiplace

제6장에서 신경계 구조와 기능에 대한 개요를 제시하고 흥분성 막에 의해 전기 신호가 생성되고 전달되는 방법을 자세히 설명했다. 또한 일반적인 신경계의 두 가지 기능적 구분, 즉 CNS가 정보를 받는 구심성 부분과 외부 명령을 전달하는 원심성 부분을 설명했다. 이 장에서는 신경계의 구심성 부분을 구성하는 감각계의 구조와 기능을 자세히 배운다. 또한 감각계가 외부 및 내부 환경의 상태에 대한 정보를 CNS에 제공해 항상성을 유지하는 데 어떻게 도움이 되는지 배울 것이다. 이러한 정보는 시각, 청각, 평형감각, 화학감각계뿐만 아니라 피부, 근육, 내장 기관으로부터 CNS로 전달된다.

감각계에 대한 이 논의로 생리학의 여러 일반 원리가 명확해질 것이다. 한 가지는 세포, 조직, 기관 사이의 정보 흐름은 생리학적 과정을 통합하게 하는 항상성의 필수 기능이라는 것이다. 감각계는 다양한 물리적·화학적 자극의 형태로 정보를 수집하고 이러한 자극을 처리하기 위해 연합중추로 전달되는 활동 전위로 변환된다. 구조와 기능의 관계에 대한 놀라울 정도의 다양한 예를 압력, 빛, 공기 중의 화학물질과 같은 특별한 형태의 자극을 감지하기 위한 여러 감각계가 가진 특화된 수용기 형태들을 이용해 보여줄 것이다. 눈이 특정 파장의 전자기장을 감지하는 방법과 귀가 음파를 감지하는 방법에 대한 부분에서 분명히 알 수 있듯이 어떤 자극을 감지하고 암호화하는 방법을 이해하기 위해서는 간단한 화학 및 물리 법칙을 이해하는 것이 중요하다. ■

일반 원리

7.1 감각계와 수용기

감각계(sensory system)는 외부 또는 내부 환경으로부터 자극을 받는 감각수용기, 수용기에서 뇌 또는 척수로 정보를 전달하는 신경 경로, 그 정보를 일차적으로 처리하는 뇌 부분으로 구성된 신경계 일부이다. 정보를 처리하는 과정에서 감각계가 처리하는 정보는 자극에 대한 의식적 자각을 유발할 수도 있고 그렇지 않을 수도 있다. 예를 들어 더운 여름날 에어컨이 설치된 집에서 밖으로 나오면 즉시 변화를 알아차리지만, 혈압은 자신도 모르는 사이에 크게 변화하지만 알아차리지 못한다. 정보가 우리의 의식에 도달하는지 여부와 관계가 없으면 **감각정보**(sensory information)라고 한다. 만약 우리가 그 정보를 의식하면 이를 **감각**(sensation)이라 부를 수도 있다. 감각에 대한 사람의 인식(및 일반적으로 그 의미에 대한 이해)을 **지각**(perception)이라 한다. 예를 들어 통증을 느끼는 것은 감각이지만, 치아가 아프다는 인식은 지각이다. 중추신경계(CNS)가 감각정보를 수정하거나 처리한 후에 감각과 지각이 발생한다. 이러한 처리 과정은 감각 구심성 정보를 강화하거나 감쇠하거나 여과할 수 있다.

감각 처리 과정의 초기 단계는 자극에너지를 먼저 차등 전위로 변환한 다음 구심성 뉴런의 활동 전위로 변환하는 것이다. 특정 뉴런에서의 활동 전위 양상은 강도, 위치, 감지되는 특정 유형의 입력과 같은 자극에 대한 정보를 제공하는 일종의 암호(code)이다. 이러한 입력을 받은 중추신경계의 1차 감각영역은 정보에 대한 추가적 처리 과정에서 뇌 또는 척수의 다른 영역과 소통한다. 이 과정에서 반사적 원심성 반응 결정, 지각, 기억으로의 저장, 과거 기억과의 비교, 감정적 의미부여 등이 포함되기도 한다.

외부 세계와 신체 내부 환경에 대한 정보는 압력, 온도, 빛, 냄새, 음파, 화학물질 농도와 같은 다양한 형태로 존재한다. 구심성 뉴런의 말초 끝에 있는 **감각수용기**(sensory receptor)는 이러한 정보를 중추신경계로 전달하는 활동 전위를 개시할 수 있는 차등 전위로 바꿀 수 있다. 수용기는 1차 구심성 뉴런의 말단 자체가 특수하게 변형(**그림 7.1a**)되어 있거나 신경전달물질을 방출해 1차 구심성 뉴런에 신호를 전달하는 별도의 수용기 세포(일부는 실제로 특화된 뉴런)이다(**그림 7.1b**).

혼동을 막기 위해 *receptor*라는 용어에는 완전히 다른 두 가지 의미가 있다는 것을 알아야 한다. 한 가지 의미는 방금 정의한 '감각수용기'의 의미이다. 두 번째는 세포막 또는 특정 화학전달물질에 결합하는 세포 내 개별 단백질로서, 세포 내 신호전달경로를 활성화하거나 유전자 전사에 영향을 미쳐 세포 반응을 유발하는 것을 의미한다(제5장 참조). 이 두 가지 의미 사이의 잠재적 혼동은 일부 감각수용기(예: 미각과 후각에 관여하는 것)에 대한 자극이 감각수용기의 세포막에 있는 수용체 단백질에 결합하는 것이 화학물질이라는 사실에서 더욱 혼동될 수 있다.

감각수용기에 영향을 미치고 활성화하는 에너지 혹은 화학물질을 **자극**(stimulus)이라 한다. 많은 유형의 감각수용기가 있으며, 각각의 감각수용기는 다른 유형의 자극보다 한 가지 자극에 훨씬 쉽게 반응한다. 특정 수용기가 정상적으로 기능하면서 반응하는 자극 유형을 **적합자극**(adequate stimulus)이라 한다. 또한 수용기의 적합자극으로 작용하는 일반적인 자극 유형 중에서 특정 수용기는 제한된 자극원에만 가장 잘 반응한다(예: 가장 낮은 역치에

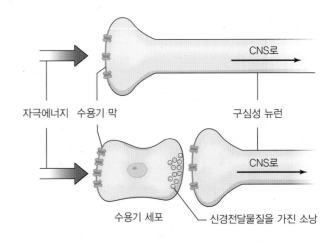

그림 7.1 두 종류의 감각수용기에 대한 모식도. 자극에 반응하는 민감한 막 영역은 구심성 뉴런의 말단(위)이거나 구심성 뉴런에 인접한 별개의 세포(아래)이다. 수용기 막의 이온 채널(보라색으로 표시)은 이온의 흐름을 변화시켜 자극 변환을 시작한다. 어떤 경우 자극(빨간색 화살표)은 이온 채널에 직접 작용하지 않고 해당 감각계에 특이적 기전을 통해 이온 채널을 간접적으로 활성화한다.

서). 예를 들어 눈에 있는 각기 다른 수용기는 서로 다른 파장의 빛(적합자극)에만 가장 잘 반응한다.

감각수용기 대부분은 특이적 적합자극에 극히 민감하다. 예를 들어 일부 후각수용기는 흡입하는 공기 중 3~4개의 냄새 분자에 반응하고 시각수용기는 빛의 가장 작은 단위인 1개의 광자에도 반응할 수 있다.

수용기의 몇 가지 일반적 분류는 수용기를 자극하는 형태에 따라 구분한다. **기계적수용기**(mechanoreceptor)는 압력이나 신장과 같은 기계적 자극에 반응하며 촉각, 혈압, 근육 긴장을 비롯한 여러 유형의 감각정보를 담당한다. 이러한 자극은 수용기 막에 있는 이온 채널의 투과성을 변화시켜 막전위를 변화시킨다. **온도수용기**(thermoreceptor)는 추위나 따뜻함을 감지하고, **광수용기**(photoreceptor)는 특정 범위의 빛 파장에 반응한다. **화학수용기**(chemoreceptor)는 특정 화학물질이 수용기 막에 결합하는 것에 반응한다. 이 형태의 수용기는 특히 후각과 미각을 제공한다. **통각수용기**(nociceptor)는 실질적 혹은 잠재적 조직 손상으로 인한 통증을 감지하는 일반적 범주의 감지기이다. 이러한 수용기는 열이나 과도한 신장과 같은 기계적 자극 또는 손상된 조직의 세포외액에 있는 화학물질과 같은 다양한 자극으로 활성화될 수 있다.

수용기 전위

감각수용기를 활성화하는 원래 형태의 신호와는 상관없이 정보는 차등 전위 또는 활동 전위와 같은 다른 언어로 번역되어야 한다(그림 6.16, 그림 6.19, 표 6.4를 참조해 차등 전위와 활동 전위

의 일반적 특성을 알아두어야 한다). 자극(예: 빛의 광자 또는 조직의 물리적 신장)이 전기적 반응으로 변환되는 과정을 **감각전환**(sensory transduction)이라 한다. 모든 감각수용기의 감각전환 과정에는 내부 및 외부 세계에 대한 정보가 직접 또는 2차 신호전달 체계를 거치는 이온 채널의 개폐가 포함된다. 이온 채널은 세포의 단일 축삭돌기 말단에 위치한 수용기 막의 특수화된 영역 또는 관련 특수 감각세포에 위치한다(그림 7.1 참조). 이러한 이온 채널의 개폐는 수용기 막을 가로지르는 이온의 흐름에 변화를 일으키고 막전위 변화를 생성한다. 이 변화가 **수용기 전위**(receptor potential)라고 하는 차등 전위이다. 다양한 유형의 감각수용기에서 이온 채널에 영향을 주는 다양한 기전을 이 장 전체에서 설명한다.

특화된 수용기 말단을 가진 구심성 뉴런에서, 초기 이온 채널의 변화가 일어나는 수용기 막 영역은 활동 전위를 생성하지 않는다. 대신에, 국소적 전류는 전압-개폐성 채널이 있고 활동 전위를 생성할 수 있는 영역으로 축삭을 따라 짧은 거리를 흐른다. 미엘린(수초)으로 둘러싸인 구심성 뉴런에서, 이 부위는 일반적으로 첫 번째 랑비에결절에 있다. 제6장에서 언급한 시냅스 전위와 같이, 수용기 전위는 다양한 자극 강도에 대한 차등반응(**그림 7.2**)이며 막을 따라 이동하면서 작아진다.

수용기 막이 별개의 세포에 있다면, 수용기 전위는 해당 세포에서 신경전달물질의 방출을 변화시킨다. 신경전달물질은 수용기 세포와 구심성 뉴런 사이의 세포외 틈을 가로질러 확산해 구심성 뉴런의 수용체 단백질에 결합한다. 따라서 이러한 연접을 일종의 시냅스라 한다. 신경전달물질과 그 결합부위의 연접은 흥분성 시냅스후 전위 또는 경우에 따라 억제성 시냅스후 전위와 유사하게 구심성 뉴런에서 차등 전위를 생성한다.

모든 차등 전위와 마찬가지로 수용기 전위(또는 수용기 세포에 인접한 축삭돌기에서의 차등 전위)의 크기는 발생 장소에서 거리가 멀어짐에 따라 감소한다. 그러나 구심성 뉴런에서 막의 첫 번째 흥분성 부위(예: 첫 번째

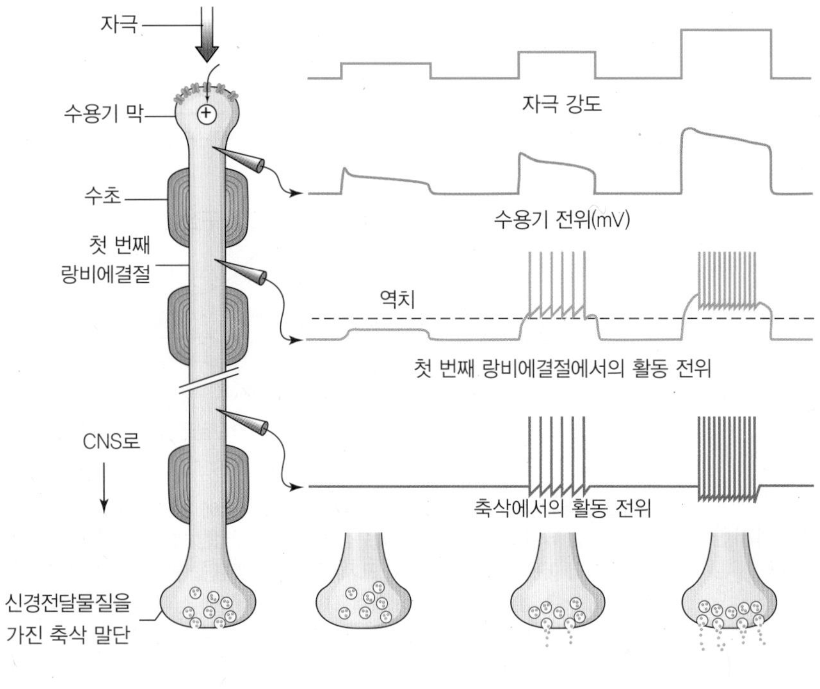

자극
수용기 막
수초
첫 번째 랑비에결절
CNS로
신경전달물질을 가진 축삭 말단

자극 강도
수용기 전위(mV)
역치
첫 번째 랑비에결절에서의 활동 전위
축삭에서의 활동 전위

그림 7.2 수용기 말단을 가진 구심성 뉴런의 자극. 서로 다른 자극 강도에 반응해 발생하는 차등 전위와 활동 전위를 여러 지점에서 전극으로 측정한다. 역치 이상의 자극에 대해 첫 번째 랑비에결절에서 활동 전위가 만들어지며, 자극과 수용기 전위가 커짐에 따라 활동 전위 빈도와 신경전달물질 방출이 증가한다.

랑비에결절)에서의 탈분극 양이 막을 역치까지 끌어올릴 만큼 충분히 크면 활동 전위가 시작되어 구심성 뉴런을 따라 전파된다(그림 7.2 참조).

수용기 전위가 구심성 뉴런을 역치 수준 또는 역치 이상으로 탈분극시킨 상태에서, 활동 전위는 계속해서 구심성 뉴런을 따라 발화되고 전파된다. 또한 차등 전위 크기의 증가는 구심성 뉴런에서 활동 전위 빈도 증가(뉴런의 불응기에 의한 한도 내에서)와 구심성 뉴런 축삭 말단에서의 신경전달물질 방출을 증가시킨다(그림 7.2 참조). 수용기 전위 크기가 활동 전위의 **빈도**를 결정하지만, 활동 전위의 **크기**를 결정하지는 않는다. 수용기 전위의 크기를 조절하는 요소에는 자극 강도, 자극 강도의 변화율, 연속적 수용기 전위의 시간적 가중(그림 6.31 참조) 및 적응이라는 과정이 있다.

적응(adaptation)은 지속적 자극에 대한 수용기의 민감도 감소로 구심성 뉴런에서 활동 전위 빈도가 감소하는 것이다. 적응 정도는 감각수용기의 종류에 따라 매우 다양하다(**그림 7.3**). '긴장성 수용기'라고도 하는 **완만적응수용기**(slowly adapting receptor)는 일정한 자극이 주어지는 동안 수용기 전위가 지속되거나 서서히 감소해 자극이 지속되는 동안 구심성 뉴런에서 활동 전위를 시작한다. 이러한 수용기는 안정된 자세를 유지하는 데 관여하는 관절 및 근육수용기와 같이 지속적인 모니터링이 필요한 매개변수를 감지하는 계에서 일반적이다. 반대로 '위상수용기'라고도 하는 **신속적응수용기**(rapidly adapting receptor)는 자극이 시작될 때 수용기 전위와 활동 전위를 생성하지만 매우 빠르게 반응을 멈춘다. 적응이 너무 빨라 단 하나의 활동 전위만 생성될 수 있다. 일부 신속적응수용기는 자극이 시작될 때만 활동 전위를 개시(점화반응, on response)하는 반면 또 다른 수용기는 자극의 시작에 폭발적으로 반응하고 자극이 없어지면 반응하지 않는다(점멸반응, on-off response). 신속적응수용기는 빠르게 움직이거나 변화하는 감각자극(예: 진동을 감지하는 피부의 수용기) 및 지속적이지만 면밀한 모니터링이 필요 없는 자극(주로 의자에 처음 앉을 때 의자에 닿은 것을 감지하는 수용기)을 처리하는 과정에 중요하다.

7.2 1차 감각의 암호화

암호화(coding)란 관련 감각정보를 중추신경계로 전달하기 위해 자극에너지를 신호로 변환하는 것이다. 자극의 중요한 특성은 자극이 나타내는 입력 유형, 강도 및 자극이 영향을 미치는 신체의 위치를 포함한다. 암호화는 말초 신경계에 있는 수용기 뉴런에서 시작된다.

수용기 말단을 가진 모든 단일 구심성 뉴런이 **감각단위**(sensory unit)를 구성한다(**그림 7.4**). 일부 구심성 뉴런은 하나의 수용기를 갖기도 하지만 일반적으로 구심성 뉴런의 말초 말단은 다수의 작은 가지로 갈라지며 각각은 한 가지 수용기로 끝난다.

자극을 받았을 때 특정 구심성 뉴런에서 활성이 발생하는 신체 부위를 해당 뉴런의 **수용장**(receptive field)이라고 한다(그림 7.4 참조). 일반적으로 서로 가까이 위치한 구심성 뉴런의 수용장은 중첩되기 때문에 한 지점을 자극하면 여러 감각단위가 활성화된다. 따라서 단일 감각단위의 활성화는 거의 발생하지 않는다. 앞으로 살펴보겠지만 수용장이 중첩되는 정도는 신체 부위에 따라 다르다.

자극 유형

자극 유형(예: 열, 차가움, 소리, 압력)에 대한 또 다른 용어는 **자극형식**(modality)이라고 한다. 자극형식은 하부자극형식으로 나눌 수 있다. 차가움과 따뜻함은 온도의 하부자극형식이고, 짠맛, 단맛, 쓴맛과 신맛은 미각의 하부자극형식이다. 자극에 의해 활성화되는 감각수용기 유형이 자극형식을 암호화하는 중요한 요인이다.

앞서 설명한 바와 같이 특정 수용기 유형은 수용기의 신호전달

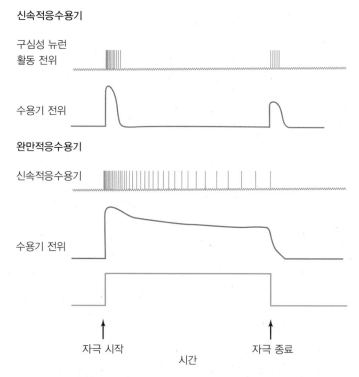

그림 7.3 지속적이고 일정한 자극에 대한 완만적응수용기와 신속적응수용기의 반응. 신속적응수용기는 일정한 자극에 대해 적응하기 전 아주 짧은 동안만 반응하는 반면, 완만적응수용기는 지속적인 수용기 전위와 구심성 뉴런에서의 활동 전위를 갖고 있다. 여기서 보여주는 신속적응수용기는 자극의 마지막에서 '꺼짐 (off) 반응'을 보이는데, 모든 신속적응수용기가 항상 그런 것은 아니다.

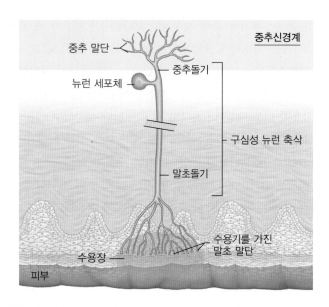

그림 7.4 감각수용기가 위치한 하나의 감각단위, 세포체로부터 말초와 중추 쪽으로 뻗은 축삭돌기와 중추신경계 내에서의 말단을 보여주고 있다. 또한 이 뉴런의 수용장도 보여주고 있다. 신체로부터의 감각 입력을 위한 구심성 뉴런의 세포체는 척수의 후근신경절에 위치하고 있으며 머리로부터의 감각 입력을 위한 구심성 뉴런의 세포체는 뇌신경절에 있다.

기전과 세포막에 있는 이온 채널로 인해 적합자극이라는 한 가지 유형에 특별히 민감하다. 예를 들어 시각수용기는 빛에 의해 모양이 변하는 색소 분자를 가지고 있으며, 모양이 변한 색소 분자는

다시 막에 있는 이온 채널의 활성을 변화시켜 수용기 전위를 발생한다. 이와는 반대로 피부의 수용기에는 빛에 민감한 색소 분자가 없어 빛에 반응할 수 없다.

단일 구심성 뉴런에 있는 모든 수용기는 같은 유형의 자극에 매우 민감하다. 예를 들어 이들 수용기는 차가움에 민감하거나 압력에 모두 민감하다. 그러나 인접한 감각단위는 서로 다른 유형의 자극에 민감할 수 있다. 서로 다른 자극형식에 대한 수용장이 중첩되기 때문에 피부에 올려놓은 얼음 조각 같은 한 가지 자극은 촉각과 온도에 대한 감각을 동시에 유발할 수 있다.

자극 강도

두 가지 자극에 대한 정보가 같은 크기의 활동 전위로 전달될 때 우리는 약한 자극과 강한 자극을 어떻게 구분할 수 있을까? 단일 구심성 뉴런에서 발생하는 활동 전위의 빈도가 한 가지 방법인데, 자극 강도가 높아지면 더 큰 수용기 전위가 발생하고, 이것은 빈도가 높은 활동 전위로 이어지기 때문이다(그림 7.2 참조).

국소적 자극 강도가 높아짐에 따라 구심성 뉴런의 인접한 가지에 있는 수용기가 활성화되어 이들의 국소적 전류가 합쳐진다. 그림 7.5는 한 감각단위의 수용기에 자극 강도를 높이면 구심성 뉴런에서 활동 전위 빈도가 증가한다는 것을 보여주는 실험이다.

단일 구심성 뉴런에서 발화 빈도가 증가하는 것 외에도 더 강

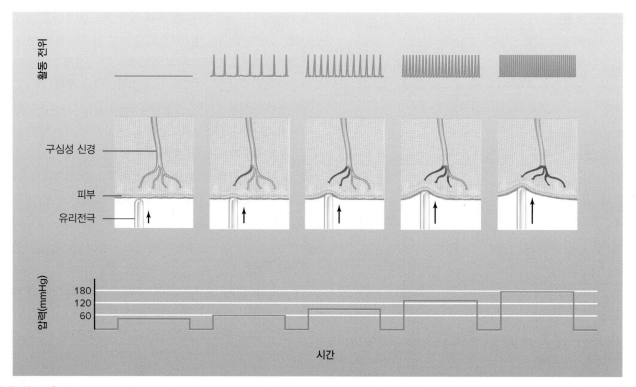

그림 7.5 완만적응하는 단일 감각단위에 있는 압력수용기에서 나오는 구심성 섬유의 활동 전위는 증가하는 크기의 압력에 의해 구심성 뉴런의 더 많은 가지가 자극됨에 따라 빈도가 증가한다.

한 자극은 일반적으로 더 넓은 부위에 영향을 미치고 다른 구심성 뉴런 말단에 있는 유사한 수용기를 활성화한다. 예를 들어 손가락으로 피부 표면을 가볍게 만지면, 표면에 닿는 피부 면적이 작아서 그 피부 부위의 수용기만 자극된다. 하지만 세게 누르면 피부의 자극 면적이 늘어난다. 이렇게 추가적인 구심성 뉴런에 있는 수용기를 '불러 모으는' 과정을 **동원**(recruitment)이라 한다.

자극 위치

암호화의 세 번째 특징은 자극 위치, 즉 자극이 주어지는 곳이 어디인가 하는 것이다. 시각, 청각, 후각에서 자극의 위치는 자극이 우리 몸에 실제로 주어진 곳이 아니라 자극이 발생한 위치로 해석된다는 점에 유의해야 한다. 예를 들어 우리는 개가 짖는 모습과 소리를 우리의 눈과 귀의 특정 부위가 아닌 마당에 있는 개에게서 발생하는 것으로 해석한다. 이것에 대해서는 나중에 좀 더 알아보겠지만, 여기서는 우리 몸에서 자극을 감지하는 것에 대해 다룬다.

자극 위치는 자극을 받은 수용기의 위치뿐만 아니라 각 수용기로부터의 활동 전위가 특정 자극형식과 신체상의 위치와 관련된 중추신경계의 고유한 영역으로 가는 특정 경로를 따라 이동하는 것에 의해서도 암호화된다. 이러한 뚜렷한 해부학적 경로를 때로는 표지된 선(labeled line)이라고도 한다. 우리가 인접한 자극으로부터 한 가지 자극을 찾고 구별할 수 있는 정확성 또는 **예민성**(acuity)은 특정 상행경로에서의 신경 입력(그림 6.25 참조)이 얼마나 수렴하는가에 달려 있다. 수렴 정도가 클수록 예민성은 떨어진다. 예민성에 영향을 주는 다른 요인은 단일 감각단위가 관여하는 수용장의 크기(**그림 7.6a**), 즉 감각단위의 밀도 및 근처 수용장과의 중첩 정도이다. 예를 들어 감각단위가 작고 많은 입술 피부에 가해지는 인접한 두 자극은 쉽게 구별할 수 있지만(2점 식별), 상대적으로 적은 수의 감각단위가 넓고 크게 산재하는 곳에서는 구별하기가 어렵다(**그림 7.6b**). 내장 기관은 구심성 뉴런의 수가 적게 분포하고 수용장이 더 크기 때문에 내장 기관에서의 감각 위치를 구별하는 것은 피부에서보다 덜 정확하다.

작은 수용장을 가진 뉴런에 대한 자극이 큰 수용장을 가진 뉴런에 대한 자극보다 더 정확하게 위치할 수 있는 이유는 분명하다(그림 7.6 참조). 그러나 단일 뉴런의 수용장 내에서 서로 다른 자극의 위치를 알 수 있는 더 정밀한 기전이 존재한다. 어떤 경우에는 수용장이 중첩되어 '흐려지더라도' 자극의 위치를 파악하는 데 도움을 준다. 다음의 몇 단락에서 이것이 어떻게 작동하는지 살펴볼 것이다.

수용장 중복의 중요성

구심성 뉴런은 수용기의 밀도(즉 특정 영역에서 수용기 말단의 수)가 가장 높기 때문에 수용장 중심에 가해지는 자극에 가장 강하게 반응한다. 자극이 수용장 가장자리로 이동함에 따라 반응은 작아진다. 따라서 자극이 수용장 중심에 주어지면 더 많은 수용기 말단을 활성화하고 여기에 연결된 구심성 뉴런에서 더 많은 활

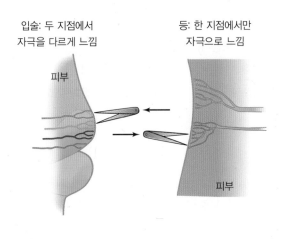

(a) 다양한 크기의 수용장 및 자극 위치

(b) 수용장 크기 및 수에 대한 2점 식별의 의존성

그림 7.6 감각단위 크기와 밀도가 예민성에 미치는 영향. (a) 뉴런 A의 수용장이 뉴런 B보다 작기 때문에 뉴런 A로부터의 정보가 자극의 위치를 더 정확하게 제공한다. (b) 2점 식별은 입술에 감각단위가 더 많고 수용장 크기가 더 작기 때문에 등보다 입술에서 더 자세하게 나타난다.

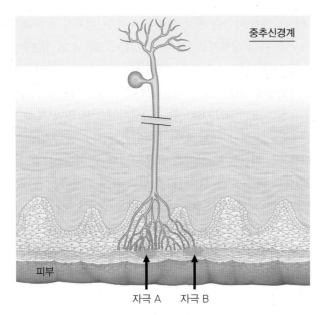

그림 7.7 단일 구심성 뉴런의 수용장 내에 있는 2개의 자극 지점 A와 B. A영역에 있는 수용기 말단 밀도가 B영역보다 높으므로 A영역에 주어지는 자극에 대한 활동 전위 빈도는 비슷한 자극이 주어지는 B영역에 대한 반응보다 클 것이다.

동 전위를 생성한다(**그림 7.7**의 A지점). 그러나 구심성 뉴런의 발화 빈도는 자극 강도와도 관련이 있다. 따라서 그림 7.7의 단일 구심성 뉴런 섬유에서 발화 빈도가 높다는 것은 A지점 중심에 중간 정도의 자극이 가해졌거나 B지점의 가장자리 근처에 더 강한 자극이 가해졌다는 것을 의미할 수 있다. 따라서 단일 구심성 뉴런으로는 자극의 강도나 위치를 정확하게 감지할 수 없다.

그러나 서로 다른 구심성 뉴런의 수용기 말단이 겹치기 때문에 자극은 하나 이상의 감각단위에서 활성을 유발한다. **그림 7.8**에서 수용기 밀도가 낮은 수용장 가장자리 근처에서 자극을 받은 뉴런 A와 C는 수용장의 중심에 자극을 받은 뉴런 B보다 활동 전위의 발생 빈도가 낮다. A와 C의 낮은 빈도와 동시에 발생하는 뉴런 B의 높은 활동 전위 빈도는 뉴런 B의 수용장 중심 부근에서 자극에 대한 보다 정확한 위치를 뇌에 제공한다. 일단 이 위치가 알려지면, 뇌는 자극 강도를 결정하기 위해 뉴런 B의 발화 빈도를 해석할 수 있다.

측면억제

측면억제(lateral inhibition) 현상은 일부 감각계에서 자극의 위치를 알 수 있는 또 다른 중요한 기전이다. 측면억제에서 자극의 가장자리에 있는 수용기를 가진 구심성 뉴런의 정보는 중심에 있는 구심성 뉴런의 정보와 비교해 강력하게 억제된다. **그림 7.9**는 측면억제가 일어나는 한 가지 뉴런의 배열을 보여준다. 중앙에 있는 구심성 뉴런(B)은 양쪽의 두 가지 뉴런(A와 C)에 비해 높은 초기

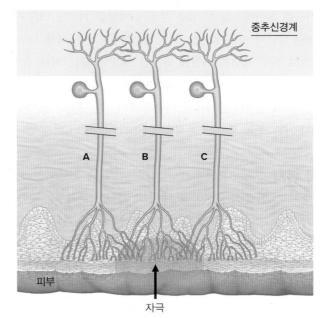

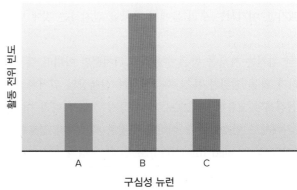

그림 7.8 (위) 자극 지점이 3개의 구심성 뉴런 수용장이 겹치는 수용장에 있다. (아래) 자극이 있는 상태에서 수용기 말단 분포가 다르기 때문에(수용기 말단이 B보다 A와 C가 적음) 수용기의 반응(예: 3개 뉴런에서의 활동 전위 빈도) 정도가 서로 다르다는 것에 주목하라.

발화 빈도를 갖고 있다. 측면 경로에서 전달되는 활동 전위의 수는 중앙 뉴런에 의해 자극되는 억제성 연합뉴런으로부터 억제성 입력을 받기 때문에 더욱 작아진다. 측면 구심성 뉴런(A와 C)도 중앙경로를 억제하지만 이들의 낮은 초기 발화 빈도는 중앙경로에 대한 억제 효과가 더 작다. 따라서 측면억제는 자극을 받는 영역의 중심과 주변 사이의 대비를 향상해 감각 입력의 장소를 파악하는 뇌의 능력을 높인다.

연필 끝을 이용해 손가락을 눌러보는 것으로 측면억제에 대한 시연을 할 수 있다. 눈을 감은 상태에서 연필 끝으로 누른 주변도 움푹 들어가 이 영역 내에서 기계적수용기를 활성화하더라도 연필 끝의 정확한 위치를 알 수 있다(**그림 7.10**). 이것은 측면억제가 주변 영역에서 정보를 제거하기 때문에 정확한 위치 파악이 가능한 것이다.

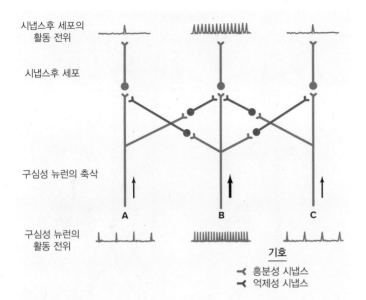

그림 7.9 측면억제를 보여주는 구심성 경로. 3개의 감각단위에는 겹치는 수용장이 있다. 경로의 시작 부분(그림 아래)에 있는 중앙 뉴런 B가 가장 높은 빈도로 발화하기 때문에 측면 뉴런이 중앙경로를 억제하는 것보다 더 큰 정도로 측면 뉴런을 억제한다(억제 연합뉴런을 통해, 빨간색으로 표시).

측면억제는 정확한 위치 파악이 필요한 경로에서 가장 많이 사용한다. 예를 들어 눈의 망막 안에서의 측면억제는 놀랄 정도의 시각 예민성을 만들어내고, 피부 털의 움직임은 뇌로 향하는 평행한 경로 간의 측면억제로 인해 파악할 수 있다. 반면에, 온도 및 통증 정보를 전달하는 신경 경로는 측면억제를 하지 않기 때문에 이들 자극에 대한 부위를 찾기가 상대적으로 어렵다.

구심성 정보에 대한 중추 조절

모든 감각 신호는 더 높은 수준의 중추신경계에 도달하기 전에 감각경로를 따라 존재하는 다양한 시냅스에서 광범위하게 수정된다. 다른 상행 뉴런의 부수적 억제(예: 측면억제)는 뇌의 상위 중추에서 내려오는 억제 경로와 마찬가지로 들어오는 정보 대부분을 감소시키거나 심지어 없애버린다. 특히 망상체와 대뇌 피질(제6장 참조)은 하행경로를 통해 구심성 정보의 입력을 조절한다. 억제성 조절은 1차 구심성 뉴런의 축삭 말단에 있는 시냅스에 직접 작용(시냅스전 억제의 예)하거나 감각경로 안에서 다른 뉴런에 영향을 주는 연합뉴런들을 통해 간접적으로 영향을 주기도 한다(**그림 7.11**).

예를 들어 통증 경로와 같은 일부 경우에는 구심성 입력이 어느 정도 지속적으로 억제된다. 이것은 감각 조절의 유연성을 제공하는데, 억제를 제거해 신호전달을 더 커지게 하기도 하고 또는 억제를 더 강화해 신호를 더 완전하게 차단하기도 한다.

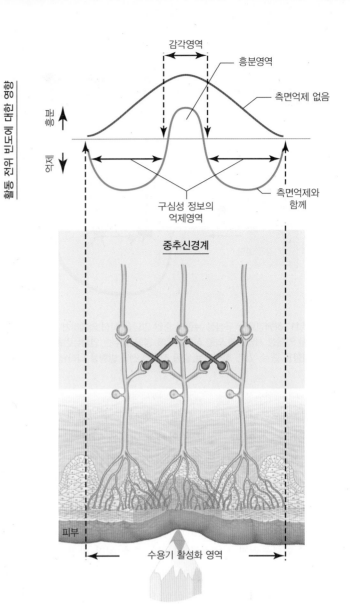

그림 7.10 연필 끝으로 피부를 누르면 연필 끝 아래의 피부와 주변 조직에 있는 수용기가 활성화된다. 연필 끝 아래에 있는 감각단위는 억제성 연합뉴런(빨간색)을 활성화해 자극 영역의 가장자리에 있는 추가 자극을 받은 감각단위를 억제한다. 측면억제는 구심성 정보가 억제된 영역으로 둘러싸인 흥분의 중앙 영역을 생성한다. 감각은 3개 단위 모두가 실제로 자극되는 영역보다 훨씬 더 제한된 부위에 국한된다.

따라서 뇌에 도달하는 감각정보는 원래 감각수용기에서 활동전위로 변환되었던 기본 신호에서 크게 변형된다. 이런 변형이 일어나는 신경 경로를 다음 절에서 설명한다.

7.3 감각계에서의 상행 신경 경로

구심성 **감각경로**(sensory pathway)는 일반적으로 시냅스로 연결된 3개 혹은 그 이상의 뉴런이 연결되어 형성된다. 이러한 뉴런의

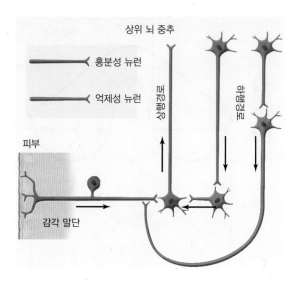

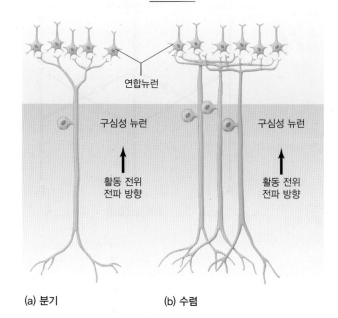

그림 7.11 하행경로는 구심성 뉴런의 중앙 말단을 직접 억제하거나(시냅스전 억제의 예) 억제성 시냅스에 의한 상행경로에 영향을 주는 연합뉴런을 통해 감각정보에 영향을 줄 수 있다. 화살표는 활동 전위의 전달 방향을 나타낸다.

(a) 분기 (b) 수렴

그림 7.12 (a) 하나의 구심성 뉴런이 여러 연합뉴런으로 분기하는 경우. (b) 여러 구심성 뉴런으로부터의 입력이 단일 연합뉴런에 수렴하는 경우.

연결은 정보를 평행경로의 다발을 통해 중추신경계로 운반한다. 일부 경로는 들어오는 정보의 의식적 인식을 담당하는 대뇌 피질에서 끝나고, 어떤 경로들은 의식적으로 지각되지 않는 정보를 전달한다. 감각경로가 뇌로 투영되기 때문에 **상행경로**(ascending pathway)라고도 한다.

구심성 뉴런의 중추 처리 과정은 뇌 혹은 척수로 들어가고 그 안에서 연합뉴런과 시냅스를 이룬다. 중추 처리 과정은 구심성 뉴런의 축삭이 갈라지면서 여러 개의 연합뉴런에서 끝나거나(**그림 7.12a**) 여러 구심성 뉴런의 축삭이 하나의 연합뉴런으로 수렴하기도 한다(**그림 7.12b**). 구심성 뉴런과 시냅스를 이루고 있는 연합뉴런을 2차 뉴런이라 하고, 이 2차 뉴런은 3차, 4차 등의 뉴런과 시냅스를 형성하는데 이런 시냅스들은 정보(활동 전위로 암호화되어 있음)가 대뇌 피질에 도달할 때까지 계속된다.

대부분의 감각경로는 한 가지 감각정보에 대한 것만 전달한다. 예를 들어 한 경로는 기계적수용기로부터의 정보만을 전달하고, 또 다른 경로는 온도수용기로부터의 정보에 의해서만 영향을 받는다. 이를 통해 모든 정보가 본질적으로 같은 신호인 활동 전위에 의해 전달되더라도 뇌는 다양한 유형의 감각정보를 구별할 수 있다.

한 가지 유형의 자극에 대한 정보를 운반하는 척수와 뇌에 있는 상행경로를 **특정 상행경로**(specific ascending pathway)라 한다. 특정 상행경로는 뇌줄기(뇌간)와 시상을 거쳐 최종적으로 대뇌 피질의 특정 감각 부위로 이어져 있다(**그림 7.13**). (후각 경로는 시상으로 가지 않고, 대신에 일부 가지는 직접 후각피질로 가고

다른 경로는 직접 변연계로 간다.) 대부분의 경우, 특정 경로는 감각수용기의 위치와는 반대되는 중추신경계로 교차하면서 들어간다. 따라서 신체의 우측에 있는 수용기를 통해 들어오는 정보는 대뇌 반구의 좌측으로 전달되고, 좌측에 있는 수용기를 통해 들어오는 정보는 그 반대쪽으로 전달된다.

체성수용기로부터의 정보를 전달하는 특정 상행경로는 체성감각피질로 투영된다. **체성수용기**(somatic receptor)는 피부, 골격근, 뼈, 힘줄, 관절로부터의 정보를 전달하는 수용기이다. **체성감각피질**(somatosensory cortex)은 대뇌 두정엽과 전두엽을 분리하는 중앙열구(central sulcus)의 바로 뒤쪽에 있는 두정엽에 피질의 띠처럼 되어 있다(그림 7.13 참조). 눈에 연결된 특정 상행경로는 후두엽에 있는 1차 피질 수용 부위인 **시각피질**(visual cortex)로 연결된다. 귀에서 나오는 특정 상행경로는 측두엽에 있는 **청각피질**(auditory cortex)로 간다. 미뢰의 특정 상행경로는 안면 부위에 대한 정보를 처리하는 체성감각피질의 가까운 곳에 있는 **미각피질**(gustatory cortex)로 간다. 후각을 담당하는 경로는 전두엽과 측두엽의 아래 면에 있는 변연계 일부와 후각피질(olfactory cortex)의 일부로 연결된다. 마지막으로, 구심성 정보의 처리 과정은 1차 피질 수용 부위에서 끝나지 않고 복잡한 통합이 이루어지는 대뇌 피질의 연합영역으로 이어진다.

특정 상행경로와는 달리, **불특정 상행경로**(nonspecific ascending pathway)의 뉴런은 몇 가지 다른 유형의 감각단위에

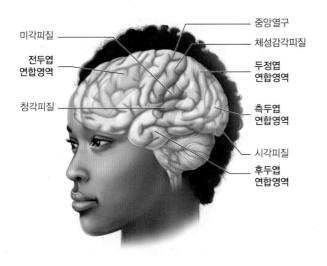

그림 7.13 1차 감각영역과 연합피질영역. 후각피질은 전두엽의 아랫면에 있는 중앙선 쪽에 위치한다(이 그림에는 보이지 않음). 연합영역은 감각경로의 일부는 아니지만 관련 기능이 간단히 설명되어 있다.

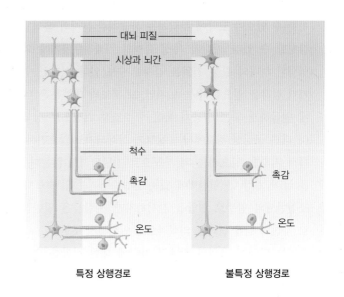

특정 상행경로　　　　**불특정 상행경로**

그림 7.14 2개의 특정 상행경로와 1개의 불특정 상행경로 모식도.

의해 활성화되어 일반적인 정보를 신호로 전달한다(**그림 7.14**). 즉 불특정 상행경로는 어떤 자극이 어디에서 무엇이 일어났는지를 특정하지 않고 어떤 일이 일어나고 있다는 것을 나타낸다. 예를 들어 불특정 상행경로에 있는 특정 상행 뉴런은 지속적인 피부 압력, 열, 차가움 등과 같은 서로 다른 자극에 대해 각기 활성화되는 여러 구심성 뉴런의 입력에 반응할 수 있다. 이러한 경로에 있는 뉴런을 **다중자극형 뉴런**(polymodal neuron)이라 한다. 불특정 상행경로와 뇌줄기의 망상체와 시상 및 대뇌 피질영역에서 끝나는 특정 상행경로의 부수적 경로 간의 차이점은 별로 없지만 주의력과 각성을 조절하는 데 중요하다.

7.4 연합피질과 지각 처리 과정

그림 7.13은 1차 피질감각영역 또는 운동영역의 외부에 인접해 있는 **연합피질영역**(cortical association area)을 나타낸 것이다. 연합피질영역은 감각경로의 일부는 아니지만 들어오는 정보에 대한 보다 복잡한 분석 과정에 일부 기능을 한다.

감각경로의 초기 단계에 있는 뉴런이 지각을 위해 필요하지만 1차 감각피질영역의 정보는 연합피질영역으로 전달된 후 여러 추가적인 처리 과정을 거친다. 1차 감각피질영역에 가장 가까이 있는 연합피질영역은 비교적 간단한 방식으로 정보를 처리하며 기본적 감각과 관련된 기능을 제공한다. 1차 감각영역과 멀리 떨어져 있는 영역들은 더 복잡한 방식으로 정보를 처리한다. 예를 들어 여기에는 각성, 집중, 기억, 언어 등의 기능을 제공하는 뇌 영역의

영향이 더 크다. 이 영역 내 일부 뉴런은 두 가지 또는 그 이상의 유형의 감각자극에 관한 입력을 통합하기도 한다. 따라서 시각피질과 체성감각피질의 '목(neck)' 영역의 두 영역 모두로부터 동시에 입력을 받는 연합영역 뉴런은 시각정보를 머리 위치에 대한 감각정보와 통합할 수 있다. 예를 들어 보는 사람의 머리가 옆으로 기울어져 있어도 나무가 똑바로 서 있다는 것을 이해할 수 있다.

두정엽과 측두엽 뉴런의 축삭은 전두엽과 변연계의 다른 영역 내 연합영역으로 간다. 이러한 연결을 통해 감각정보에 감정적 의미와 동기적 의미를 부여할 수 있다.

지각에 영향을 주는 요인

신경계가 만드는 불가피한 수정에도 불구하고 우리의 감각-지각 과정은 믿을 만하다. 현실 세계에 대한 우리의 지각에 영향을 미치는 몇 가지 요인이 있다.

- 감각수용기 기전(예: 적응)과 구심성 경로를 따라 정보를 처리하는 과정은 구심성 정보에 영향을 미칠 수 있다.
- 감정, 성격, 경험과 같은 요인은 지각에 영향을 주기 때문에 두 사람이 같은 자극에 노출되더라도 서로 다르게 인식할 수 있다.
- 중추신경계에 들어오는 모든 정보가 의식적 감각을 일으키는 것은 아니다. 사실 이것은 우리의 감각수용기가 극도의 민감성으로 원치 않는 신호가 만들어지기 때문에 매우 좋은 이점을 준다. 예를 들어 귀의 감각세포는 귀 혈관을 통해 흐르는 혈액에 의해 발생하는 진폭보다 더 작은 진동을 감

지할 수 있으며 고막에 부딪치는 불규칙한 분자의 움직임도 감지할 수 있다. 게다가 특정 유형의 기계적수용기에 의해 생성된 하나의 활동 전위를 감지할 수도 있다. 이러한 수용기가 감각을 일으킬 수는 있지만, 그 정보의 대부분은 나중에 언급하게 되는 수용기 혹은 중추조절 기전으로 상쇄된다. 다른 구심성 경로에서는 정보가 상쇄되지도 않으면서 의식적 지각을 일으키는 뇌 부분으로 전달되지도 않는다. 예를 들어 가장 큰 혈관벽에 있는 신장수용기는 압력에 대한 조절반사의 일부로 혈압을 감시하지만, 사람들은 일반적으로 자신의 혈압 변화를 의식적으로 인식하지 못한다.

■ 우리는 다양한 유형의 잠재적 자극에 대한 적합한 수용기를 갖고 있지 않다. 예를 들어 우리는 전리방사선이나 전파를 직접 감지할 수 없다.

■ 손상된 신경망은 사고나 절단으로 잃은 팔다리가 여전히 제자리에 있는 것처럼 경험하는 **환상사지**(phantom limb)로 알려진 현상과 같은 잘못된 지각을 줄 수 있다. 사라진 팔다리로부터 여전히 따끔거림, 접촉, 압력, 따뜻함, 가려움, 축축함, 통증, 심지어 피로감마저도 지각한다. 일반적으로 수용기 활성화로 유발되는 중추신경계의 신경망은 말초 입력과는 독립적으로 활성화되는 것으로 보인다. 활성화된 신경망은 계속해서 일반적인 감각을 생성하며, 뇌는 상실된 수용기로부터 발생하는 것으로 지각한다.

■ 일부 약물은 지각을 변형시킨다. 사실, 실제 세계와 우리의 지각적 세계 사이의 명백한 차이를 볼 수 있는 가장 극적인 예는 약물로 인한 환각이다.

■ **조현병**(schizophrenia)에서 발생할 수 있는 환각(자세한 내용은 제8장 참조)과 같은 다양한 유형의 정신질환은 세상에 대한 지각을 바꿀 수 있다.

요약하면, 지각은 수용기가 자극을 활동 전위로 변환하고, 신경계를 통해 정보를 전달하고, 이러한 입력에 대해 해석하는 세 가지 과정을 통해 일어나며 이 세 과정은 분리될 수 없다.

표 7.1에 감각자극 처리 과정의 일반 원칙을 요약함으로써 감각계 경로 및 암호화에 대한 소개를 마친다. 다음 절에서는 특이적 감각계와 관련된 것을 자세히 살펴볼 것이다.

특수 감각계

7.5 체성감각

피부, 골격근, 뼈, 힘줄, 관절에서 생기는 감각을 **체성감각**(somatic sensation)이라 하며, 체성수용기라고 하는 다양한 감각수용기에 의해 시작된다. 이 수용기 중 일부는 피부, 모발, 피하조직의 기계적 자극에 반응하는 반면, 다른 수용기는 온도 또는 화학적 변화에 반응한다. 체성수용기의 활성화는 촉각, 압력, 신체 부위의 위치 및 움직임에 대한 인식, 온도, 통증, 가려움증을 유발한다.

표 7.1	감각자극 처리 과정에 대한 일반 원리 요약
자극의 특성	**자극의 처리 과정**
자극형식	특정 감각수용기 유형의 구조를 통해 특정 자극형식 및 하위 자극형식을 가장 잘 감지할 수 있다. 수용기 유형의 일반적인 부류에는 기계적수용기, 온도수용기, 광수용기, 화학수용기가 있다. 특정 수용기를 특이적으로 활성화하는 자극의 유형을 해당 수용기의 적합자극이라고 한다. 감각경로의 정보는 다양한 형식의 초기 피질 처리가 뇌의 여러 부위에서 발생하도록 구성되어 있다.
지속	자극 지속 시간을 감지하는 것은 적응이라는 수용기 특성에 의해 결정되는 두 가지 일반적인 방식에 의해 일어난다. 어떤 감각수용기는 자극이 가해지는 전체 시간 동안 반응하고 수용기 전위를 생성하는 반면(완만적응수용기 혹은 긴장성 수용기), 다른 감각수용기는 자극이 처음 가해질 때 잠시만 반응하고 때로는 자극이 제거될 때 다시 반응한다(신속적응수용기 혹은 위상수용기).
강도	감각수용기 전위의 크기는 가하는 자극의 크기에 따라 차이가 생기는 경향이 있지만, 활동 전위의 크기는 자극 강도에 따라 변하지 않는다. 오히려 자극 강도가 증가하면 활성화되는 감각뉴런의 수를 증가(동원)시키고 감각경로를 따라 전파되는 활동 전위의 빈도를 증가시킨다.
위치	신체의 특정 영역에서 주어진 자극 양식은 일반적으로 표지된 선이라고 하는 뇌에 대한 전용 특정 신경 경로를 따라 이동한다. 자극이 국소화될 수 있는 정도는 각 신체 부위의 수용장 크기와 밀도에 따라 다르다. 측면억제라고 하는 시냅스 처리 기전은 감각 신호가 CNS를 통해 이동할 때 위치 파악을 향상시킨다. 대부분의 특정 상행경로는 중앙선을 넘어 대뇌 피질로 가는 중에 시상에서 시냅스를 이루며 신체 오른쪽의 감각정보가 일반적으로 왼쪽 뇌에서 처리되고 그 반대도 마찬가지이다.
감각과 지각	의식적으로 지각된 자극을 감각이라고 하고, 자극에 대한 자각과 그 의미에 대한 이해가 결합한 것을 지각이라고 한다. 이러한 감각정보의 처리는 대뇌 피질의 연합영역에서 일어난다.

흉강 및 복강의 특정 기관에서 발생하는 내장감각 수용기는 체성감각을 일으키는 수용기와 같은 유형이다. 간과 같은 일부 기관에는 감각수용기가 전혀 없다. 각 감각은 특정 수용기 유형과 연관이 있다. 즉 열, 차가움, 접촉, 압력, 사지의 위치 또는 움직임, 통증 및 가려움증에 대한 별개의 수용기가 존재한다.

촉각과 압각

피부(**그림 7.15**)에 있는 다양한 유형의 기계적수용기를 자극하면 광범위한 촉각과 압각 경험이 생긴다(예: 머리카락의 굽힘, 깊은 압력, 진동, 표면 접촉). 이러한 기계적수용기는 정교한 세포 구조물에 의해 둘러싸인 특이적 뉴런 말단이다. 기계적수용기의 세부 특징은 다양하지만, 일반적으로 기계적수용기의 뉴런 말단은 종종 액체로 채워진 캡슐 내의 콜라겐 섬유망으로 연결되어 있다. 이 섬유망은 액체로 채워진 캡슐 내의 기계적 장력을 뉴런 말단에 있는 이온 채널에 전달하고 활성화한다.

피부의 기계적수용기는 서로 다른 속도로 적응한다. 그중 약 절반은 신속하게 적응해 자극이 변하고 있을 때만 활동 전위가 발생한다. 다른 유형의 기계적수용기는 더 느리게 적응한다. 신속적응수용기의 활성화는 접촉, 움직임, 진동 등의 감각을 일으키지만, 완만적응수용기가 활성화되면 압력에 대한 감각을 유발한다.

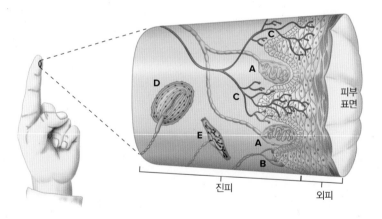

A. 마이스너소체 — 신속적응 기계적수용기, 촉각과 압각
B. 메르켈소체 — 완만적응 기계적수용기, 촉각과 압각
C. 자유뉴런말단 — 완만적응, 통각수용기 포함, 가려움수용기, 온도수용기, 기계적수용기
D. 파치니소체 — 신속적응 기계적수용기, 진동과 깊은 압력
E. 루피니소체 — 완만적응 기계적수용기, 피부 신장

그림 7.15 체성수용기의 한 종류인 피부수용기. 일부 뉴런은 명확한 수용기 구조가 없는 자유말단을 가지고 있다. 다른 것들은 복잡한 구조를 가진 수용기로 끝난다. 이 그림은 실제 크기와는 다른 비율로 그려져 있다. 예를 들어 파치니소체는 실제로 마이스너소체에 비해 4~5배 더 크다. 털이 있는 피부(예: 손등과 같은 피부)에는 모낭을 감싸고 있는 자유뉴런말단으로 구성된 수용기가 있지만 마이스너소체에는 없다.

이 두 가지 종류 모두에서, 일부 수용기는 작고 정교한 수용장을 갖고 있어서 피부에 닿는 사물의 윤곽에 대한 정확한 정보를 제공할 수 있다. 예상할 수 있듯이 이러한 수용기는 손가락 끝에 집중되어 있다. 반대로 다른 수용기는 경계가 불분명한 커다란 수용장을 가지며 때로는 손가락 전체 또는 손바닥의 큰 부분을 덮고 있다. 이런 수용기는 자세한 공간 식별에는 관여하지 않지만 피부가 늘어나는 것과 관절 움직임에 대한 신호정보를 제공한다.

자세와 움직임

자세와 움직임에 대한 감각을 담당하는 주요 수용기는 근방추 신장수용기와 골지힘줄기관이다. 이 기계적수용기는 골격근과 골격근을 뼈에 연결해 주는 섬유성 힘줄에 존재한다. 근방추 신장수용기는 근육이 늘어난 절대 크기와 근육이 늘어난 속도 모두에 반응하며, 골지힘줄기관은 근장력을 감시한다(이런 두 가지 수용기는 모두 제10장의 운동조절 부분에서 설명함). 시각과 전정기관(평형감각기관)도 자세와 운동감각에 기여한다. 관절, 힘줄, 인대, 피부에 있는 기계적수용기에도 이런 기능이 있다. **운동감각**(kinesthesia)이라는 용어는 관절의 운동감각을 나타낸다.

온도

온도에 대한 정보는 수초가 거의 또는 전혀 없는 작은 직경의 구심성 뉴런을 통해 전달된다. 앞에서 언급했듯이 이러한 뉴런을 온도수용기라 한다. 이 뉴런은 조직에서 자유뉴런말단을 갖고 있다. 즉 이 뉴런에는 촉각수용기에서 흔히 볼 수 있는 정교한 피막 형태의 말단이 없다. 실제로 온도를 감지하는 감지기는 **일시적 수용기 전위 단백질**[transient receptor potential(TRP) protein]이라 하는 단백질군에 속하는 축삭 말단의 세포막에 있는 이온 채널이다. TPR 채널의 다른 아형들은 다른 온도 범위에서 개폐된다. 채널이 활성화되면 이 형태의 모든 이온 채널 유형은 양이온에 대한 비특이적 이온의 흐름을 허용하는데, 주로 Ca^{2+}과 Na^+의 유입으로 탈분극이 일어난다. 결과적으로 수용기 전위는 구심성 뉴런에서 활동 전위를 시작하며 온도 자극을 감지하는 뇌로 표지된 선을 따라 이동한다. 서로 다른 채널은 겹치는 온도 범위를 가지고 이러한 중복은 촉각수용기의 수용장이 겹치는 것과 다소 비슷하다(그림 7.8 참조).

흥미롭게도 일부 TRP 단백질은 화학적 리간드에 의해 열리기도 한다. 이는 어떻게 캡사이신(매운 고추에 들어 있는 화학물질)과 에탄올을 섭취할 때 뜨겁다고 지각하고 멘톨을 피부에 바를 때 시원하다고 느끼는지를 설명할 수 있게 한다. 특히 극단적인 온도에서 자극을 담당하는 일부 구심성 뉴런은 고통스러운 자극에

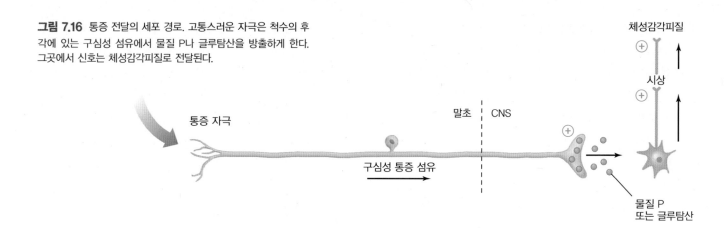

그림 7.16 통증 전달의 세포 경로. 고통스러운 자극은 척수의 후각에 있는 구심성 섬유에서 물질 P나 글루탐산을 방출하게 한다. 그곳에서 신호는 체성감각피질로 전달된다.

도 반응하는 수용기 말단에 단백질을 갖고 있다. 이런 다목적 뉴런은 불특정 상행경로와 관련해 앞에서 설명한 다중자극형 뉴런에 포함되며 부분적으로는 극단적 온도에서 통증을 인지하는 역할을 한다. 이런 뉴런은 다음에 설명하는 통각수용기의 여러 유형 중 한 가지 군에만 속한다.

통증과 가려움

조직 손상을 초래하거나 유발할 수 있는 대부분의 자극은 통증 감각을 일으킨다. 이런 자극에 대한 수용기를 통각수용기라 한다. 통각수용기는 온도수용기처럼 수초가 거의 또는 전혀 없는 작은 직경의 구심성 뉴런으로 자유축삭 말단을 갖는다. 이 수용기는 과

도한 기계적 변형, 극단적 온도 및 여러 화학물질에 반응한다. 화학물질의 예에는 H^+(산), 신경펩티드 전달물질, 브래디키닌, 히스타민, 사이토카인, 프로스타글란딘이 있으며, 이 중 일부는 손상된 세포에서 방출된다. 이 화학물질 중 일부는 손상 부위로 이동한 면역계 세포에 의해 분비되기도 한다(제18장 참조). 이런 물질은 통각수용기의 세포막에서 특정 리간드-개폐성 이온 채널에 결합해 작용한다.

통각수용기 말단을 가진 1차 구심성 뉴런은 중추신경계로 들어간 후 상행 뉴런과 시냅스를 이룬다(**그림 7.16**). 글루탐산과 신경펩티드인 물질 P는 이러한 시냅스에서 방출되는 신경전달물질 중 하나이다.

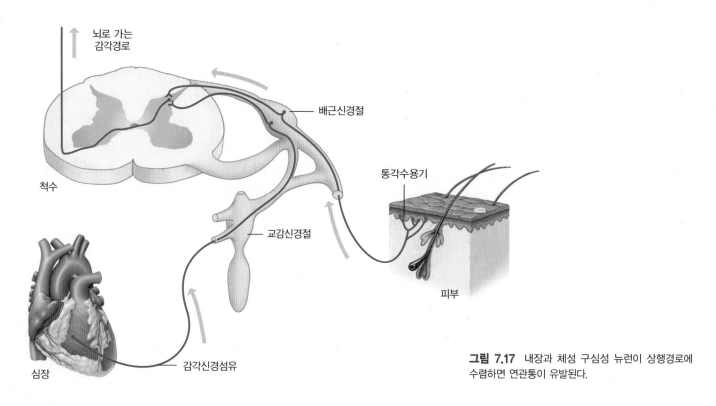

그림 7.17 내장과 체성 구심성 뉴런이 상행경로에 수렴하면 연관통이 유발된다.

연관통과 통각과민

유입되는 통각수용성 구심성 뉴런이 연합뉴런을 활성화하면, 손상 조직이나 병든 조직이 아닌 다른 부위에서 통증을 느끼는 것을 경험하는데 이를 **연관통**(referred pain)이라고 한다. 예를 들어 심장발작이 일어나는 동안 사람은 앞가슴, 등 위쪽, 어깨, 팔(가장 일반적으로 왼쪽), 턱, 위장을 포함한 다양한 신체 부위에서 통증과 압박을 경험할 수 있다. 연관통은 내장 및 체성의 두 종류 구심성 뉴런 모두 척수의 동일한 뉴런에 수렴하기 때문에 발생한다(**그림 7.17**). 체성 구심성 섬유의 흥분은 구심성 신호 발화의 일반적 원인이기 때문에, 우리는 내장 통증의 경우에 지각이 부정확하지만 체성수용기 활성화 위치를 체성신호 발생의 원인으로 '연관'시킨다. **그림 7.18**은 내장 기관에서 발생하는 연관통의 전형적인 분포를 보여준다.

통증은 다른 체성감각의 양상과 아주 다르다. 먼저 유해 자극이 구심성 뉴런의 활동 전위로 변환된 후 통각수용기 자체의 이온 채널을 포함해 통증 경로의 구성요소에서 일련의 변화가 발생할 수 있으며, 이러한 변화로 후속 자극에 대한 반응 방식을 변화시킨다. 그러므로 고통스러운 자극에 대한 민감도가 증가하거나 감소할 수 있다. 이러한 변화로 인해 **통각과민**(hyperalgesia)으로 알려진 통증 자극에 대한 민감도가 증가하면 통증은 원래의 자극이 사라진 후에도 몇 시간 동안 지속될 수 있다. 따라서 최초의 자극(및 해당 통증에 대한 반응) 이후 짧은 시간이 지나고 발생하는 자극에 대한 반응에서 경험하는 통증은 초기 통증보다 더 심할 수 있다. 이러한 유형의 통증반응은 심한 화상에서 흔히 나타난다. 더욱이 이것은 아마도 다른 어떤 형태의 감각보다 과거의 경험, 연상, 감정(특히 불안감) 및 다른 감각 자극형식의 동시 활성화에 의해 변경될 수 있다. 따라서 지각하는 통증의 정도는 단순히 물리적 특성과 일치하지는 않는다.

통증 억제

진통(analgesia)은 의식이나 다른 감각에 영향을 주지 않으면서 통증을 선택적으로 억제하는 것이다. 중추신경계의 특정 영역을 전기적으로 자극하면 통증 경로를 억제해 통증을 크게 줄일 수 있는데, 이를 **자극성 진통**(stimulation-produced analgesia)이라

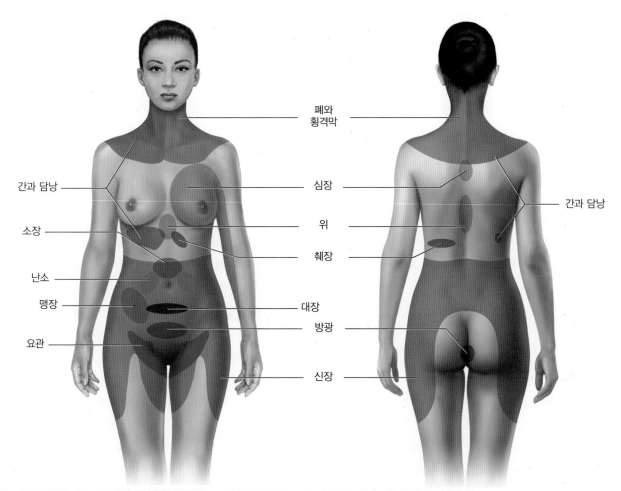

폐와
횡격막

간과 담낭

심장

소장

위

췌장

난소

간과 담낭

맹장

대장

요관

방광

신장

그림 7.18 일반적으로 내장 기관에서 연관통을 인지하는 신체 표면의 영역. 정확한 부위의 분포는 개인마다 다르다.

한다. 이것은 뇌 영역에서 시작되는 하행경로가 통각수용기에서 발생하는 정보 전달을 선택적으로 억제하기 때문에 발생한다(그림 7.19). 하행 축삭은 통증 경로에 있는 연합뉴런이 있는 뇌줄기 하부와 척수에 도달해 끝나고 구심성 통각수용기 뉴런과 2차 상행 뉴런 사이의 시냅스 전달을 억제한다. 이러한 억제성 경로에 있는 일부 뉴런은 모르핀과 같은 내재성 아편유사물질(opioid)을 방출한다(제6장). 이 내재성 아편유사물질은 더 높은 수준의 통각계를 통한 통각 입력의 전달을 억제한다. 따라서 모르핀을 환자의 치료에 사용하면 활성 통각수용기 뉴런의 시작 단계에서 모르핀이 아편 수용기에 결합하고 수용기를 활성화함으로써 난치성 통증을 완화할 수 있다. 이것은 모르핀이 뇌에 미치는 영향과는 다르다.

내재성 아편유사물질 체계는 통증을 완화하는 것으로 알려진 다른 현상도 매개한다. 임상연구에 의하면 피부의 특정 위치에 바늘을 삽입하는 고대 동양의 치료 방식인 침술(acupuncture)에 의해 환자의 55~85%가 통증 완화를 경험했다. 이러한 성공률은 모르핀을 처방받은 환자들에서 관찰된 것과 비슷하다(70%). 모르핀을 위약(placebo)과 비교한 연구에서(환자는 약이라고 생각하지만 실제로는 포도당 주사) 위약을 받은 사람의 35%가 통증 완화를 경험했다. 침술은 통증 완화에 관여하는 내재성 아편유사물질 및 기타 신경전달물질을 방출하는 척수 및 중뇌에 도달하는 구심성 뉴런들을 활성화하는 것으로 생각된다. 피질에서 하강하는 경로가 동일 영역을 활성화하면 위약 효과를 나타낼 수 있다(위약 효과 자체는 여전히 논란의 여지가 있음에 유의해야 한다). 따라서 신체의 내재성 진통 기전을 이용하는 방법이 통증을 조절하는 효과적인 수단이 될 수 있다.

또한 경피적 전기신경자극(transcutaneous electrical nerve stimulation, TENS)도 통증 완화에 사용되는데, 이 방법은 통증 부위 자체 혹은 그 부위에서 이어지는 뉴런을 피부 표면에 올려 놓은 전극을 통해 자극한다. TENS는 무통증, 저역치의 구심성 섬유(예: 촉각수용기의 섬유)의 자극이 통증 경로에 있는 뉴런을 억제하기 때문에 작동한다. 우리가 머리를 부딪혔을 때 아픈 부위를 마구 문지르는 것도 여기에 해당한다.

가려움증

가려움증(itch)이 통증 신호전달경로와는 다른 기전을 가진 체성감각이라는 증거가 많이 있다. 가려움에 대한 감지는 CNS 내 뉴런의 비정상적인 기능으로 인해 발생할 수도 있고, 피부의 감각수용기에 대한 자극으로 인해 발생할 수도 있다. 이러한 수용기는 기계적 자극이나 히스타민, 다양한 식물에서 유래한 화학물질과 같은 화학적 매개체에 의해 활성화될 수 있다. 가려움증은 모기한테 물려서 생기는 급성 감각이거나, 습진(eczema)과 같은 피부의 염증 상태와 관련된 지속적인 것일 수 있다. 가려움증의 전달과 신호 전달은 통각수용기 기전과 복잡하게 중첩되어 있어 아직 완전하게 이해하지 못하고 있다.

체성감각계의 신경 경로

체성수용기로부터의 구심성 신경섬유는 중추신경계에 들어간 후 뇌줄기와 시상을 통해 체성감각피질로 투영하는 특정 상행경로를 형성하는 뉴런과 시냅스를 형성한다. 이것은 또한 불특정 상행경로를 만드는 연합뉴런과도 시냅스를 이룬다. 신체에는 두 가지 주요 유형의 체성감각경로가 있는데, 이러한 경로는 척수와 뇌에서 서로 다르게 구성된다(그림 7.20). 척수시상경로라고도 하는 상행 전외측경로(anterolateral pathway)는 감각수용기 뉴런과 척수의 회백질에 있는 2차 뉴런 사이에서 첫 번째 시냅스를 만든다(그림 7.20a). 이 2차 뉴런은 즉시 척수의 반대쪽으로 건너간 다음 척수의 전외측 기둥을 통해 시상하부로 올라가 피질로 투영되는 뉴런에서 시냅스를 이룬다. 전외측경로는 통증 및 온도에 대한 정보를 처리한다.

체성감각의 두 번째 주요 경로는 배주경로(dorsal column pathway)이다(그림 7.20b). 이것 또한 감각수용기 뉴런이 투영하는 백질 부위(척수의 배주)의 이름을 따서 명명했다. 배주경로에서 감각뉴런은 척수로 들어오자마자 척수의 반대편으로 횡단하거나 시냅스를 형성하지 않는다. 오히려 감각뉴런은 척수에서 같은 쪽에서 올라가고 뇌줄기에서 첫 번째 시냅스를 만든다. 그런 다음 2차 뉴런은 뇌줄기로 올라가서 교차한다. 전외측경로에서와 마찬가지로 두 번째 시냅스는 시상에서 형성되어 체성감각피질로 보내진다.

두 가지 경로 모두 구심성 뉴런이 중추신경계로 들어가는 쪽에서 척수(전외측 체계) 또는 뇌줄기(배주 체계)의 반대쪽으로 교차한다는 점에 유의해야 한다. 결과적으로 신체의 왼쪽에 있는 체성수용기의 감각경로는 오른쪽 대뇌 반구의 체성감각피질에서 끝난다. 머리와 얼굴로부터의 체성감각정보는 이러한 두 가지 척수경로를 따라 뇌로 전달되지 않는다. 이런 정보는 뇌신경을 따라 뇌줄기로 직접 들어간다(표 6.8 참조).

체성감각피질에서, 특정 체성감각경로의 축삭 말단은 경로에 입력이 일어나는 수용기의 말초 위치에 따라 묶을 수 있다(그림 7.21). 가장 높은 밀도로 뉴런이 분포해 있는 신체 부위인 손가락, 엄지손가락, 얼굴 등은 체성감각피질에서 가장 넓은 영역으로 표시되어 있다. 하지만 정교하게 보이는 이 그림에서 염두에 둘 것이 있다. 신체 부위를 나타내고 있는 이 그림에는 상당한 중첩이 있으

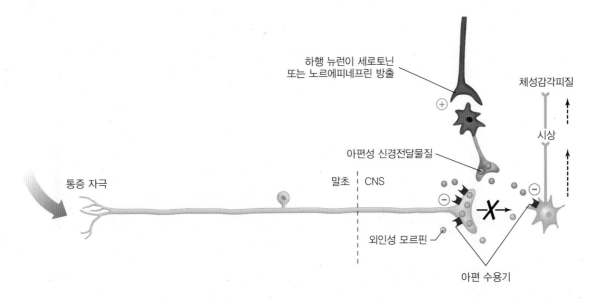

그림 7.19 뇌줄기로부터의 하행 입력은 배각의 연합뉴런을 자극해 아편성 신경전달물질을 방출한다. 시냅스전 아편 수용기는 구심성 통각 섬유로부터 신경전달물질의 방출을 억제하고, 시냅스후 수용기는 상행 뉴런을 억제한다. 모르핀은 이와 유사한 방식으로 통증을 억제한다. 경우에 따라 하행 뉴런은 상행 뉴런에 직접 시냅스를 형성해 상행 뉴런을 억제할 수 있다.

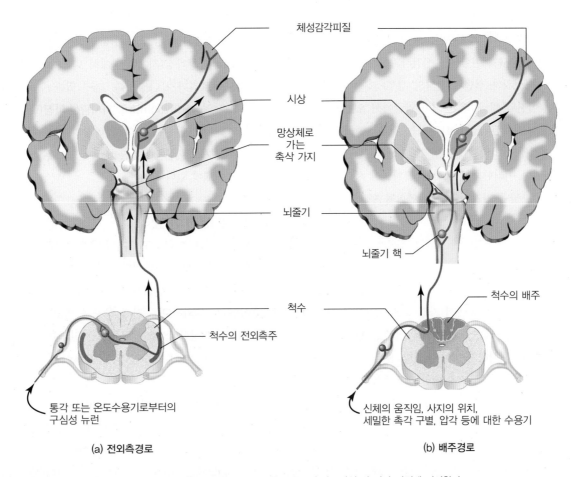

그림 7.20 (a) 전외측경로, (b) 배주경로. (a)와 (b)에서 망상체에 2차적으로 전달되는 정보는 각성 및 경각 기전에 기여한다.

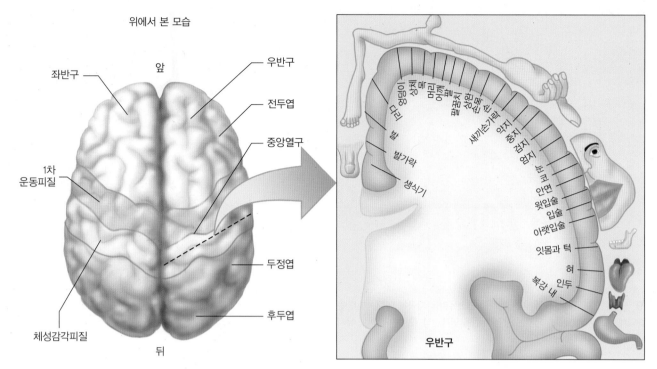

위에서 본 모습

좌반구 앞 우반구
전두엽
중앙열구
1차
운동피질
두정엽
체성감각피질
후두엽
뒤

우반구

그림 7.21 체성감각피질에서 신체 각 부위별 경로의 종결 위치. 체성감각피질영역 사이에는 겹치는 부분이 많다. 신체 왼쪽 절반은 뇌 오른쪽 반구에 표시되고, 오른쪽 절반은 여기에 표시되어 있지 않지만 왼쪽 반구에 표시된다. 신체 부위의 크기는 해당 부위에 할당된 피질영역 크기에 따라 대략 표시되어 있다.

며, 영역의 크기는 감각경험에 따라 변할 수 있다는 것이다. 이 장 앞부분에서 설명한 환상사지 현상은 체성감각피질의 동적 특성을 보여주는 좋은 예다. 상지가 절단된 환자의 경우, 잃어버린 한 팔과 손에 반응하던 이전의 대뇌 피질영역이 얼굴에서 오는 감각 입력에 반응하기 위해 '재배선(rewired)'된다는 것을 보여주었다(그림 7.21에서 이 영역을 나타내는 피질영역이 가깝다는 것에 유의하라). 체성감각피질이 이러한 재구조화를 거치면서 사람의 뺨을 만지는 것이 잃어버린 팔을 만지는 것으로 인식될 수 있다.

7.6 시각

시각은 아마도 인간의 일상 활동에서 가장 중요한 감각일 것이다. 시각 신호를 지각하기 위해서는 빛에 초점을 맞추고 반응할 수 있는 기관인 눈과 신호를 해석하기 위한 적절한 신경 경로 및 구조가 필요하다. 빛에너지와 눈의 구조에 대한 개요부터 시작하겠다.

빛

눈에 있는 수용기는 광범위한 전자기파 스펙트럼 중 우리가 가시광선이라고 부르는 극히 일부분에만 민감하다(**그림 7.22a**). 전자기파 에너지는 파장과 주파수로 표현한다. **파장**(wavelength)은 연

속되는 2개 전자파의 정점 사이의 거리를 말한다(**그림 7.22b**). 파장은 수 km의 장파장(저에너지)에서 나노미터 크기의 감마선(고에너지)에 이르기까지 다양하다. 눈에 있는 수용기를 자극할 수 있는 파장은 약 400~750 nm의 **가시광선 파장**(visible spectrum)이다. 이 영역에 있는 서로 다른 파장의 빛은 서로 다른 색으로 지각된다. 전자파의 **주파수**(frequency, Hz, 초당 주기 수)는 파장과 반비례 관계에 있다.

눈 구조에 대한 개요

눈은 2개의 방으로 나뉘고 3개의 층으로 둘러싸여 있으며 액체로 채워진 공 모양의 구조이다(**그림 7.23**). **공막**(sclera)으로 알려진 바깥층은 눈의 앞쪽 표면에 있는 투명하고 조밀한 부분인 **각막**(cornea)을 제외하고는 전체 안구를 싸고 있는 흰색의 결합조직인 피막을 형성한다. 질긴 섬유질로 된 공막은 안구의 안와 속에서 안구를 움직이게 해주는 외부 근육이 삽입되는 지점 역할을 한다.

공막 아래의 층을 **맥락막**(choroid)이라고 한다. 맥락막 층의 일부는 안구 뒤쪽에서 빛을 흡수하기 위해 짙은 색소를 갖고 있다. 눈의 앞에서 맥락막 층은 **홍채**(iris, 눈동자에 색을 부여하는 구조), **섬모체근**(ciliary muscle), 현수인대라고 하는 **소대섬유**(zonular fiber)로 특화되어 있다. 홍채의 원형 평활근과 방사 평

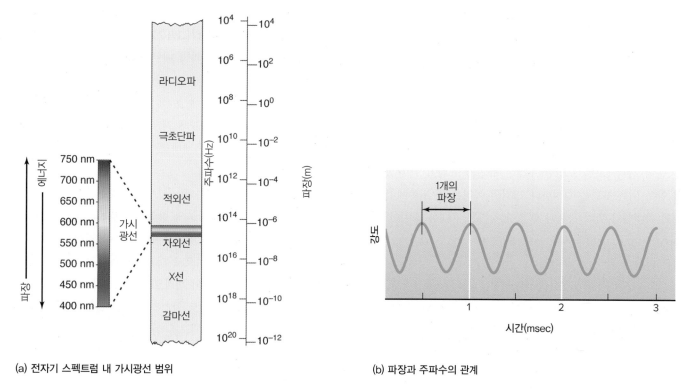

(a) 전자기 스펙트럼 내 가시광선 범위

(b) 파장과 주파수의 관계

그림 7.22 전자기 스펙트럼. (a) 400~750 nm 파장을 갖는 가시광선 영역(1 nm = 1/10^9 m), (b) 파장은 단위시간(일반적으로 1초)당 주파수의 역수이다.

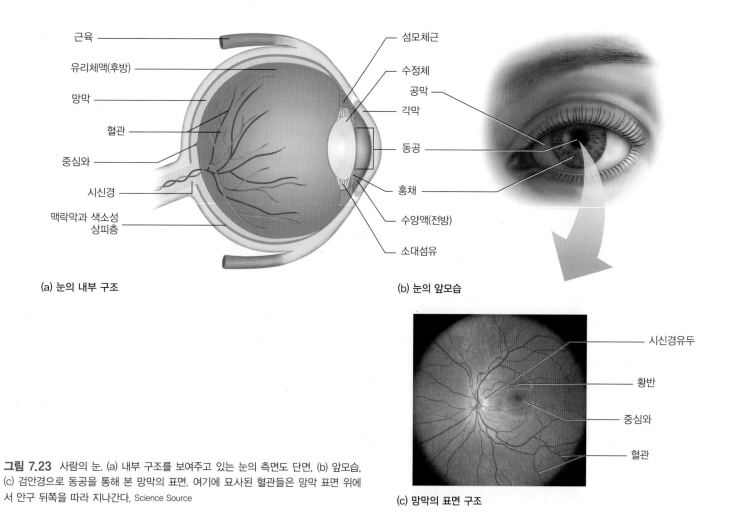

(a) 눈의 내부 구조

(b) 눈의 앞모습

(c) 망막의 표면 구조

그림 7.23 사람의 눈. (a) 내부 구조를 보여주고 있는 눈의 측면도 단면, (b) 앞모습, (c) 검안경으로 동공을 통해 본 망막의 표면. 여기에 묘사된 혈관들은 망막 표면 위에서 안구 뒤쪽을 따라 지나간다. Science Source

활근 섬유는 빛이 눈으로 들어오는 앞쪽 구멍인 **동공**(pupil)의 직경을 결정한다. 섬모체근의 활성과 이 때문에 생기는 소대섬유의 장력에 의해 홍채 바로 뒤에 있는 **수정체**(lens)의 모양을 결정하고 결과적으로 초점을 맞추는 힘을 결정한다.

눈의 세 번째 주요 층은 **망막**(retina)으로 배아기에 발생하는 뇌가 확장되어 형성된다. 망막은 **광수용기**(photoreceptor)라고 하는 눈의 감각세포를 포함한 수많은 유형의 뉴런이 들어 있는 눈의 안쪽 뒤쪽 표면을 형성한다. 망막의 특징은 눈 뒤쪽에 상을 비추고 확대하기 위해 광원과 렌즈가 장착된 휴대용 장치인 **검안경**(ophthalmoscope)을 사용해 동공을 통해 볼 수 있다. 망막의 특징은 다음과 같다.

- **황반**(macula lutea)(라틴어로 '노란 점'을 의미): 상대적으로 혈관이 없는 망막 중심 근처의 작은 영역
- **중심와**(fovea centralis): 황반 내 중앙의 얕은 함몰 지역으로 원추세포의 밀도가 높고 빛을 차단하는 망막뉴런을 상대적으로 적게 갖고 있어 가장 높은 시력을 제공하도록 특화되어 있다.
- **시신경유두**(optic disc): 광수용기로부터 정보를 운반하는 신경이 **시신경**(optic nerve) 형태로 눈을 빠져나가는 망막에서 코에 가까운 위치에 있는 별개의 원형 지역이다.
- 시신경유두에서 눈으로 들어가 망막의 안쪽 표면에 광범위하게 퍼져 있는 혈관

눈은 형태를 유지하기 위해 액체로 채워진 2개의 공간으로 나뉜다. 홍채와 각막 사이에 있는 눈의 전방은 **수양액**(aqueous humor)이라는 투명한 액체로 채워져 있다. 수정체와 망막 사이에 있는 눈의 후방은 **유리체액**(vitreous humor)이라 하는 점성을 가진 젤리 같은 물질로 채워져 있다.

시각의 광학

광선은 파동이 진행하는 방향으로 그려진 선으로 나타낼 수 있다. 빛의 파는 보이는 물체의 모든 지점에서 모든 방향으로 발산한다. 빛은 공기에서 유리나 물과 같이 밀도가 높은 매질을 통과할 때 매질의 밀도와 표면에 부딪치는 각도에 따라 변하는 각도로 파동의 방향이 바뀐다(**그림 7.24a**). **굴절**(refraction)이라고 하는 이러한 광파의 구부러짐은 사물의 정확한 상을 망막에 초점을 맞출 수 있도록 해주는 기전이다.

물체의 한 지점에서 발산하는 광선이 공기로부터 각막의 곡면과 눈의 수정체를 통과할 때 광선은 안쪽으로 굴절되어 망막의

한 지점으로 다시 수렴한다(**그림 7.24b**). 이것은 밀도가 비슷한 안구의 액체와 수정체를 통과할 때보다 공기로부터 밀도가 더 높은 각막으로 들어갈 때 광선이 더 많이 굴절되기 때문이다. 시야 중앙에 있는 물체는 중심와에 초점이 맞춰지고 상은 거꾸로 형성되며 원래 물체의 모습과 비교해 좌우가 뒤바뀐다. 그러나 뇌의 매우 흥미로운 특징 중 하나는 제대로 된 방향으로 상을 지각하는 것이다.

눈에 가까운 곳에 있는 물체로부터 나오는 광선은 더 큰 각도로 각막으로 들어오기 때문에 망막에서 다시 수렴하기 위해서는 더 많이 굴절되어야 한다. 앞에서 언급했듯이, 각막은 망막에서 시각적 상을 맺는 데 정량적으로 더 큰 역할을 하지만, 거리에 대한 모든 조절은 수정체 모양의 변화로 이루어진다. 이와 같은 변화는 **순응**(accommodation)으로 알려진 과정의 일부이다.

수정체의 모양은 섬모체근과 섬모체근을 수정체에 부착시키는 소대섬유의 장력에 의해 조절된다(**그림 7.25a**). 부교감신경에 의해 조절을 받는 섬모체근은 원형이기 때문에 수축이 일어날 때 수정체를 중심 쪽으로 죄어준다. 섬모체근이 수축함에 따라 소대섬유의 장력은 감소한다. 반대로, 섬모체근이 이완되면 환상근의 직경은 증가하고 소대섬유에 작용하는 장력 또한 증가한다. 따라서 수정체의 모양은 섬모체근의 수축 및 이완으로 모양이 변형된다. 멀리 있는 물체에 초점을 맞추기 위해서는 섬모체근이 이완되고 소대섬유는 수정체를 납작한 타원형이 되도록 당긴다. 가까운 곳에 있는 물체를 볼 때는 소대섬유의 장력이 감소하고 섬모체근이 수축하게 되어 수정체 자체의 탄성으로 좀 더 동그란 모양으로 되돌리게 한다(**그림 7.25b~d**). 수정체의 모양은 광선이 굴절되는 정도와 망막에 투사되는 방식을 결정한다. 동공 수축은 섬모체근이 수축할 때도 발생해 상을 더욱 선명하게 하는 데 도움이 된다.

나이가 들어감에 따라 수정체는 탄력을 잃고 공 모양을 유지하는 능력이 감소하는 경향이 있다. 그 결과 근거리 시각을 위한 순응 능력이 점차 감소한다. **노안**(presbyopia)으로 알려진 이 상태는 정상적 노화 과정이며 대략 45세의 사람들이 가까운 물체에 초점을 맞추기 위해 돋보기나 이중초점 안경을 착용하기 시작하는 이유이다.

수정체 대부분을 구성하는 세포는 아주 어릴 때 세포 내 막성 소기관을 잃어버리고 투명하게 되었고 복제 능력도 없다. 분열 능력을 유지하는 유일한 수정체 세포는 수정체 표면에 있으며, 새로운 세포가 형성됨에 따라 오래된 세포는 수정체 내 깊은 곳으로 이동한다. 나이가 들어감에 따라 수정체 중심부는 밀도가 높아지고 단단해지면서 색깔도 노란색에서 검은색으로 착색이 진행되어 어두운 조명 아래에서 보기가 더 어려워질 수 있다.

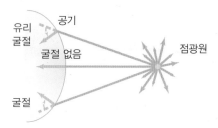

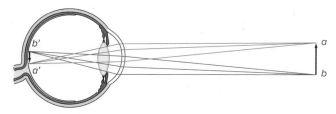

(a) 밀도가 높은 매질에 의한 빛의 굴절

(b) 눈 구조에 의한 빛의 굴절

그림 7.24 점광원의 초점 형성. (a) 발산하는 광선이 볼록 면에 대해 비스듬한 각도로 밀도가 높은 매질에 들어갈 때 굴절이 일어나 광선이 안쪽으로 휘게 된다. (b) 눈의 수정체에 의한 빛의 굴절. 단순하게 나타내기 위해 굴절이 가장 크게 일어나는 각막 표면에서 일어나는 빛의 굴절만을 표시했다. 굴절은 수정체와 눈의 다른 부위에서도 일어난다. *a*(위)와 *b*(아래)에서 들어오는 빛은 반대 방향으로 구부러져 망막에서 *b'*이 *a'* 위에 있게 된다.

각막, 수정체 모양, 안구 길이에 따라 광선이 수렴하는 지점이 결정된다. 안구의 길이가 수정체의 초점 능력과 일치하지 않으면 시각결함이 발생한다. 안구가 너무 길거나 굴절이 너무 많이 되면 멀리 있는 물체의 상이 망막 앞에서 초점이 형성된다(**그림 7.26a**). 이런 시각을 **근시**(nearsighted 혹은 myopic)라 하며 먼 곳에 있는 물체를 선명하게 볼 수 없다. 가까운 물체는 근시인 사람도 선명하게 볼 수 있지만 순응을 통해 일어나는 수정체의 정상적인 구형화는 일어나지 않는다. 최근 수십 년 동안 근시 발병률이 매우 높아졌는데, 연구에 의하면 어린 시절에 인공조명 아래의 실내에서 보내는 시간이 늘어남에 따라 안구가 비정상적으로 발달한 것이 가장 큰 원인이라고 한다.

이와는 반대로 안구가 수정체에 비해 너무 짧으면 가까운 물체의 상이 망막 뒤에서 초점이 맺힌다(**그림 7.26b**). 이런 시각을 **원시**(farsighted 혹은 hyperopic)라 한다. 이 상태의 사람은 가까운 거리에 대한 시각이 좋지 않지만 순응반사가 활성화되어 수정체의 곡률을 증가시키면 먼 거리의 물체를 볼 수 있다. 이러한 시각장애는 눈으로 들어오는 빛의 굴절을 조정함으로써 쉽게 교정할 수 있다. 근시 및 원시를 교정하기 위한 교정용 렌즈(안경 또는 콘택트렌즈)의 사용은 그림 7.26에 나와 있다. 최근 몇 년 동안 각막의 모양을 교정해 굴절도를 변화시키는 주요 방법에는 레이저를 사용해 각막을 재형성하는 것이 포함된다.

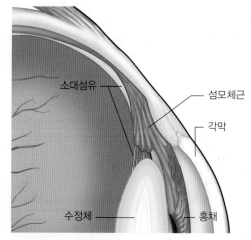

(a) 순응에 관여하는 눈의 구성요소

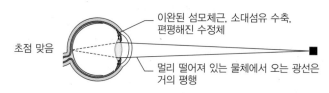

(b) 멀리 떨어져 있는 물체에 대한 순응

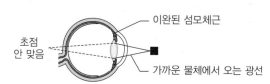

(c) 섬모체근이 이완되어 순응이 잘 안 됨

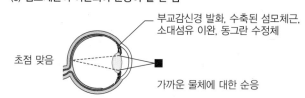

(d) 가까운 물체에 대한 순응

그림 7.25 (a) 눈의 섬모체근, 소대섬유(현수인대라고 통칭됨)와 수정체. (b~d) 근거리 시야에 대한 순응: (b) 먼 거리 물체에서 오는 광선은 더 평행하며 수정체에서 굴절이 더 작게 일어나 망막에 초점을 맞춘다. (c) 섬모체근이 이완되면 가까운 물체로부터의 빛의 발산은 망막에 초점을 맞추지 못한다. (d) 순응은 수정체의 곡률을 증가시켜 가까운 거리에 있는 물체의 상을 망막에 맺는다.

시각결함은 렌즈 또는 각막이 매끈한 표면을 갖고 있지 않아 발생하기도 하는데, 이러한 상태를 **난시**(astigmatism)라 한다. 교정 렌즈는 일반적으로 이러한 표면 결함을 보완할 수 있다.

들어오는 빛의 양을 변경하기 위해 카메라의 조리개를 조절하듯이 홍채는 동공의 직경을 조절한다. 홍채의 색은 조직이 빛이 통과하는 것을 차단할 수 있을 정도의 불투명성만 충분하면 색 자체는 중요하지 않다. 홍채는 자율신경이 분포하고 있는 2개의 평활근 층으로 구성되어 있다. 교감신경이 홍채를 자극하면 방사

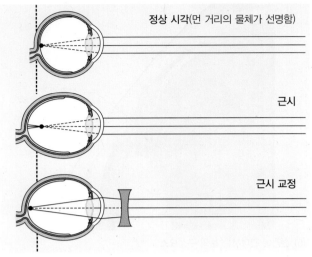
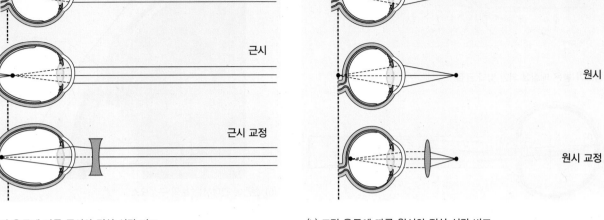

(a) 교정 유무에 따른 근시와 정상 시각 비교

(b) 교정 유무에 따른 원시와 정상 시각 비교

그림 7.26 시각결함에 대한 교정. (a) 근시, (b) 원시.

형으로 배열된 근섬유를 수축시켜 동공을 확대한다. 부교감신경이 홍채를 자극하면 동공 주위를 둘러싸고 있는 근섬유를 수축시켜 동공을 더 작게 만든다.

신경에 의해 유도된 이러한 변화는 중뇌에서 통합되는 광 민감성 반사에 대한 반응으로 발생한다. 밝은 빛은 동공의 직경을 감소시켜 눈으로 들어오는 빛의 양을 줄이고 더 정확한 시각을 위해 빛을 수정체 중심부로만 통과하도록 제한한다. 동공 수축은 또한 태양의 직사광선과 같은 매우 강한 빛에 의해 발생하는 손상으로부터 망막을 보호한다. 반대로 동공은 최대의 빛이 필요한 희미한 빛만 있을 때 확대된다. 이러한 변화는 감정이나 고통의 결과로도 일어난다. 예를 들어 교감신경계의 활성화는 화난 사람의 동공을 확대한다(표 6.11 참조). 빛의 변화에 대한 동공의 비정상적 반응이나 반응이 없다는 것은 외상이나 종양에 의해 중뇌가 손상되었음을 나타내기도 한다.

광수용기세포와 광전환

중추신경계에서 연장된 부분인 망막에는 광수용기와 광파를 시각 정보로 전환하는 기능을 하는 몇 가지 세포 유형이 포함되어 있다(**그림 7.27**).

광수용기 구조

광수용기 세포는 **유두**(disc)라는 막이 층층이 쌓여 구성된 끝 또는 **외절**(outer segment)을 갖고 있다. 이 유두에는 빛에 반응하는 분자 기구가 들어 있다. 광수용기는 또한 미토콘드리아와 다른 세포소기관을 포함하는 **내절**(inner segment), 광수용기를 망막에 있는 다른 뉴런에 연결하는 시냅스 말단을 갖고 있다. 광수용기의 두 가지 종류를 빛에 민감한 외절 모양에 따라 **간상세포**(rod cell)와 **원추세포**(cone cell)라 한다. 원추세포에서 빛에 민감한 유두는 표면 세포막의 접힘으로 형성되는 반면, 간상세포에서는 유두의 막이 세포내 구조물이다. 간상세포는 빛에 매우 민감해 아주 약한 빛에도 반응하는 반면, 원추세포는 빛에 대해 상당히 둔감해 빛이 아주 밝을 때만 반응한다.

그림 7.27에서, 광수용기 세포에서 빛에 민감한 부분은 빛이 들어오는 방향에 대해 반대쪽을 향하고 있으며 빛은 광수용기에 도달해 자극하기 전 망막에 있는 모든 층을 통과해야 한다는 사실에 유의해야 한다. 척추동물의 망막이 갖는 한 가지 놀랄 만한 특수 기능은 빛이 이러한 층을 통과할 때 차단되거나 산란되는 것을 막아주는 것이다. 망막 부피의 약 20%를 **뮐러세포**(Müller cell)라고 하는 신경아교세포(glial cell)가 차지한다(그림 7.27에는 표시되지 않음). 이 길쭉한 깔때기 모양의 세포는 망막의 내부 표면에서 직접 광수용기에 이르는 거리에 걸쳐 있으며 원추세포와는 1:1, 간상세포와는 1:10 정도의 비율로 연결되어 있다. 망막뉴런에 대한 물질대사 공급을 제공하고 신경전달물질의 분해를 매개하는 것 외에 이 세포들은 광섬유 케이블처럼 작용해 망막 층을 통해 광수용기 세포에 직접 광선을 전달하는 것으로 보인다.

맥락막과 망막 뒤쪽의 **색소상피층**(pigment epithelium)이라는 2개의 색소층은 광수용기를 우회하는 빛을 흡수한다. 이렇게 하면 간상세포와 원추세포를 통해 광자의 반사와 산란이 방지되

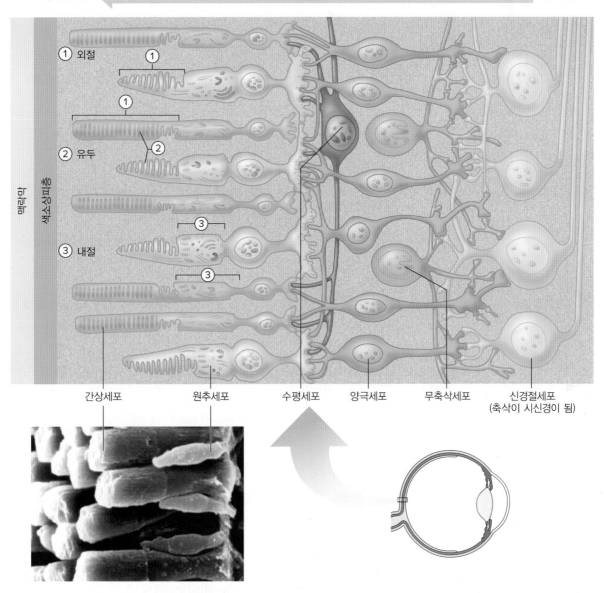

망막 뒤쪽   빛의 경로   망막 앞쪽

① 외절

② 유두

③ 내절

광수용기

간상세포   원추세포   수평세포   양극세포   무축삭세포   신경절세포
(축삭이 시신경이 됨)

그림 7.27 망막의 구조. 빛은 각막을 통해 들어가 수양액, 동공, 유리체액, 망막의 앞쪽 표면을 통과해 광수용기 세포에 도달한다. 빛에 민감한 단백질을 포함하는 막은 간상세포에서는 개별 유두를 형성하고 있지만 원추세포에서는 세포막과 연속되어 있어 원추세포가 빗살 모양을 갖는 이유가 된다. 보라색과 주황색으로 나타낸 수평세포와 무축삭세포는 망막의 뉴런 사이의 측면 통합을 제공한다. 망막 앞쪽 표면에서부터 광수용기에 이르는 빛에 대한 광섬유 경로로 작용하는 깔때기 모양의 신경아교세포인 뮐러세포는 나타내지 않았다. 왼쪽 아래에는 간상세포와 원추세포에 대한 주사전자현미경 사진이 있다. (그림) Dowling and Boycott, (사진) Dr. David Copenhagen/ Beckman Vision Center at UCSF School of Medicine

어 시각적 상이 흐려지는 것을 방지할 수 있다.

광수용기에 의한 빛의 흡수

광수용기에는 빛을 흡수하는 **광색소**(photopigment)라고 하는 분자가 들어 있다. **로돕신**(rhodopsin)은 망막의 간상세포에 있는 독특한 광색소이며 세 가지 종류의 원추세포 각각에는 독특한 광색소가 있다. 광색소는 **발색단**(chromophore) 분자에 결합된 **옵신**(opsin)이라고 하는 막결합 단백질로 구성된다. 모든 형태의 광색소 발색단은 비타민 A 유도체인 **레티날**(retinal)이다. 이것은 빛에 민감한 광색소의 일부이다. 각 광색소의 옵신은 서로 다르며 다른 방식으로 발색단과 결합한다. 이 때문에 각 광색소는 가시광선 영역의 특정 파장에서 가장 효과적으로 빛을 흡수한다. 예를 들어 한 종류의 원추세포에 있는 광색소는 장파장('적색' 원추세포로 표시)의 빛을 가장 잘 흡수하는 반면 다른 원추세포의 광색소는 단파장('청색' 원추세포로 표시)의 빛을 가장 잘 흡수한다.

외절에 있는 막성 유두는 들어오는 광선에 대해 직각으로 쌓여

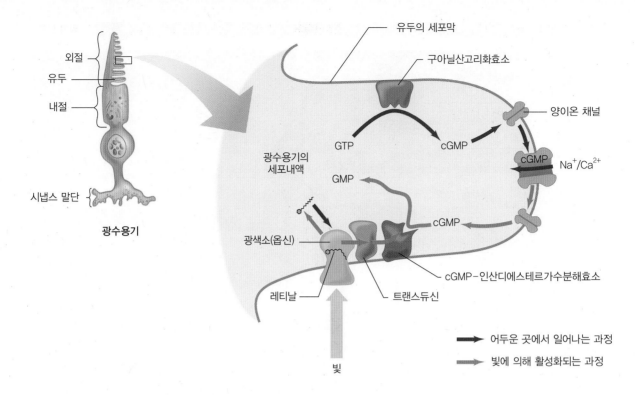

그림 7.28 원추세포에서의 광전환. 어두운 곳(파란색 화살표)에서 구아닐산고리화효소는 비특이적 양이온 채널의 리간드 역할을 하는 고농도의 cGMP를 생성한다. Na^+과 Ca^{2+}의 유입으로 막은 탈분극 상태로 유지된다. 빛이 비치면(주황색 화살표) 레티날이 옵신에서 분리되고 cGMP-인산디에스테르가수분해효소의 활성화를 유발한다. 이 효소는 cGMP를 분해해 양이온 채널을 닫음으로써 세포막 전위를 보다 더 과분극되게 한다. 간상세포에서의 광전환은 막성 유두가 세포의 세포질 내에 들어 있다는 점(그림 7.27 참조)을 제외하고는 기본적으로 이와 같으며 cGMP-개폐성 채널은 유두막이 아니라 세포의 세포막에 존재한다.

있다. 이런 층 배열로 막 표면적이 최대화되는데, 이것은 여러 신체 내 체계에서 관찰할 수 있는 생리학의 일반 원리인 구조와 기능 관계의 한 가지 예다. 실제로 각 광수용기는 10억 분자 이상의 광색소를 갖고 있어 빛을 매우 효과적으로 포획할 수 있다.

광수용기에서의 감각 전환

광수용기는 휴지상태(예: 어두운 곳에 있을 때)에서는 상대적으로 탈분극되어 있다가(약 -35 mV), 적합자극이 주어지면 **과분극**(약 -70 mV)이 일어나는 유일한 유형의 감각세포이므로 전형적인 감각전환 과정의 예외이다. 이러한 막전위 변화를 매개하는 것과 관련된 기전이 **그림 7.28**에 나와 있다. 빛이 없을 때, **구아닐산고리화효소**(guanylyl cyclase)는 GTP를 2차 전달자 분자인 고리형 구아노신1인산(cGMP)로 전환시켜 세포 내 농도를 높인다. cGMP는 외절에 있는 리간드 개폐성 양이온 채널을 열린 상태로 유지해 Na^+ 및 Ca^{2+}의 지속적 유입을 발생시킨다. 따라서 어두운 곳에서는 cGMP의 농도는 높고 광수용기 세포는 상대적으로 탈분극된 상태로 유지된다.

적절한 파장의 빛이 광수용기 세포에 비치면 일련의 신호전달 체계가 일어나 광수용기 세포막의 과분극을 가져온다. 유두 막에 있는 레티날 분자는 광자로부터 에너지를 흡수해 새로운 구조로 변하고 옵신에서 분리된다. 이것은 차례대로 옵신 단백질의 모양을 바꾸고 옵신과 G단백질 계열에 속하는 **트랜스듀신**(transducin)이라는 단백질과의 결합을 촉진한다(제5장 참조). 트랜스듀신은 cGMP를 빠르게 분해하는 **cGMP-인산디에스테르가수분해효소**(cGMP-phosphodiesterase)를 활성화한다. 세포질의 cGMP 농도가 감소하면 양이온 채널이 닫혀 탈분극을 일으킨 전류가 손실되고 막전위는 K^+ 이온의 평형전위 방향으로 과분극된다(제6장). 빛에 의해 활성화된 후 레티날 분자는 원래 모양으로 되돌아가고 효소매개 기전에 의해 옵신과 재결합한다.

광수용기의 적응

햇빛이 밝은 곳에서 어두운 방으로 이동하면 광수용기가 **암적응**(dark adaptation)을 할 수 있을 때까지 일시적인 '실명'이 발생한다. 어두운 방의 낮은 조도에서는 원추세포보다 빛에 훨씬 더 민감한 간상세포에 의해서만 시각이 형성된다. 하지만 밝은 빛에 노출되는 동안 간상세포의 로돕신은 완전히 활성화되고 레티날은 옵신에서 해리되어 간상세포는 빛의 추가적인 자극에 둔감해진다. 로돕신은 망막이 옵신과 효소적으로 재결합해 휴지상태로 돌아가기 전까지는 다시 반응할 수 없는데 이 과정에는 몇 분이 걸린다. 충분한 양의 비타민 A를 섭취하는 것은 로돕신에 필요한 발색단인 레티날을 제공할 수 있기 때문에 야간 시각에 필수적이다.

명적응(light adaptation)은 어두운 곳에서 밝은 곳으로 이동할 때 일어난다. 처음에는 간상세포가 압도적으로 활성화되어 눈은 빛에 극도로 민감하고 시각적 상이 너무 밝아서 대비가 좋지 않다. 그러나 로돕신에서 레티날이 분리되어 로돕신은 이내 불활성화된다(때로는 '탈색'된다고도 함). 밝은 빛이 있는 곳에 머물러 있는 한 간상세포들은 반응할 수 없고 빛에 덜 민감한 원추세포만이 작동하게 되어 상은 덜 밝고 선명하게 보인다.

시각의 신경 경로

시각적 상의 고유한 특성은 다중적인 평행경로를 따라 시각계를 통해 전달된다는 것이다. 시각의 신경 경로는 간상세포와 원추세포에서 시작된다. 이미 빛의 유무가 광수용기 세포막전위에 어떤 영향을 미치는지 상세하게 설명했으며 이제부터는 이 정보가 어떻게 암호화되고 처리되어 뇌로 전달되는지를 살펴볼 것이다.

양극세포와 신경절세포

빛 신호는 광수용기와 **양극세포**(bipolar cell) 및 **신경절세포**(ganglion cell)와의 상호작용을 통해 활동 전위로 변환된다. 광수용기와 양극세포는 다른 유형의 뉴런에서와 같이 활동 전위를 매개하는 전압-개폐성 채널이 없어 차등반응만을 한다(그림 6.19 참조). 그러나 신경절세포는 이러한 이온 채널을 갖고 있으므로 활동 전위를 시작할 수 있는 경로의 첫 번째 세포이다.

광수용기는 양극세포 및 신경절세포와 'ON 경로' 및 'OFF 경로'의 두 가지 방식으로 상호작용한다. 두 경로 모두에서 광수용기는 빛이 없을 때 탈분극되어 신경전달물질인 글루탐산을 양극세포에 방출한다. 어느 경로든 간에 광수용기에 빛이 도달하면 광수용기는 과분극되어 양극세포에 방출되는 글루탐산 분비는 감소한다. 두 경로의 두 가지 주요 차이점은 (1) 입력이 없을 때 ON 경로의 양극세포는 자발적으로 탈분극하지만, OFF 경로의 양극세포는 입력이 없을 때 과분극된다. (2) ON 경로에 있는 양극세포의 글루탐산 수용체는 억제성이지만, OFF 경로에 있는 양극세포의 글루탐산 수용체는 흥분성이다. 결과적으로 두 경로는 빛의 유무에 따라 정반대의 반응을 한다는 것이다(**그림 7.29**).

ON 경로의 양극세포에 방출된 글루탐산은 cGMP의 효소적 분해를 유발하는 대사성수용기에 결합하고, 이것은 빛이 광수용기 세포에 부딪칠 때 생기는 것과 유사한 기전으로 양극세포를 과분극시킨다. 양극세포의 과분극으로 주변에 있는 신경절세포로

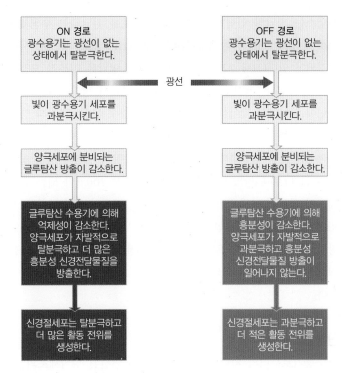

그림 7.29 ON 경로 신경절세포와 OFF 경로 신경절세포의 신호에 대한 빛의 영향.

방출되는 흥분성 신경전달물질 방출은 억제된다. 따라서 빛이 없는 상태에서 ON 경로에 있는 신경절세포는 활동 전위를 생성하기 위한 자극을 받지 못한다. 그러나 이런 과정은 빛이 광수용기를 자극하게 될 때 뒤바뀌게 된다. 즉 광수용기에서 글루탐산 방출이 감소하고 ON 경로의 양극세포가 탈분극되면 흥분성 신경전달물질이 방출되어 신경절세포가 탈분극되므로 증가된 활동 전위 빈도가 뇌로 전달된다.

OFF 경로의 양극세포는 글루탐산이 결합할 때 양극세포를 탈분극시키는 비선택적 양이온 채널인 이온성 글루탐산수용기를 갖고 있다. 이러한 양극세포의 탈분극은 주변 신경절세포에 흥분성 신경전달물질을 방출하도록 자극해 신경절세포에서 활동 전위를 발화하도록 자극한다. 따라서 OFF 경로는 빛이 없는 상태에서 활동 전위를 생성하고 이러한 과정의 반대는 빛이 광수용기를 자극할 때 활동 전위 발생을 억제한다. 망막의 각 영역에서 이러한 ON 경로 및 OFF 경로가 공존하기 때문에 경계나 가장자리에서의 대비를 인지하는 뇌의 능력을 향상해 상의 해상도를 크게 향상시킨다.

신호에 대한 망막의 처리 과정

신경절세포의 자극은 방금 설명한 것보다 훨씬 더 복잡하다. 활동 전위가 실제로 뇌에 도달하기 전에 여러 단계의 신호 처리 과정이 망막 내에서 발생한다. 광수용기, 양극세포, 신경절세포 사이의

시냅스는 망막의 인접한 영역 사이에 정보를 전달하는 **수평세포**(horizontal cell) 층과 **무축삭세포**(amacrine cell) 층으로 서로 연결되어 있다(그림 7.27 참조). 이를 통해 망막은 기본적 모양과 이동 방향 같은 정보를 처리할 수 있다. 게다가 망막에서는 많은 수렴이 일어나는 것이 특징이다. 즉 많은 광수용기는 각각의 양극세포와 시냅스를 형성할 수 있고, 많은 양극세포가 하나의 신경세포와 시냅스를 형성한다. 수렴 정도는 광수용기 유형과 망막 영역에 따라 다르다. 망막의 가장자리 부위에서는 100개나 되는 간상세포가 하나의 양극세포로 수렴하는 반면 중심와 영역에서는 1개 또는 소수의 원추세포만이 양극세포와 시냅스를 이룬다. 이러한 망막 신호 처리 과정으로 각각의 신경절세포는 색, 강도, 형태, 움직임과 같은 시각적 상의 다양한 특성에 대해 서로 다르게 반응한다.

신경절세포의 수용장

광수용기로부터의 입력과 복잡하게 상호 연결된 망막세포의 수렴은 각각의 신경절세포가 망막 내 특정 수용장으로부터 암호화된 정보를 전달한다는 것을 의미한다. 망막의 수용장은 체성감각계의 수용장과는 특성이 다르다. 빛을 망막의 한 지점에 비추면서 동시에 신경절세포를 기록해 보면 신경절세포의 수용장이 둥글다는 것을 알 수 있다. 더욱이 신경절세포의 반응은 단일 영역 내에서 자극의 위치에 따라 활동 전위 빈도가 증가하거나 감소할 수 있다. 양극세포 경로에서 신경절세포로의 입력이 다르기 때문에 각 수용장에는 주변지역('주변')과는 다르게 반응하는 중심부('중심')가 있다. '중심 ON/주변 OFF' 또는 '중심 OFF/주변 ON'의 신경절세포가 있을 수 있으며, 이것은 수용장의 두 영역에서의 반응이 탈분극(ON) 또는 과분극(OFF)이기 때문에 붙여진 이름이다(**그림 7.30**). 이것은 측면억제의 한 예이며, 이러한 구성의 유용성은 수용장의 'ON' 영역 및 'OFF' 영역 사이에 분명한 가장자리가 존재해 빛 영역과 주변 영역 사이의 대비를 증가시켜 시력(시각의 뚜렷함)을 증가시킨다. 결과적으로 감각경로의 초기 단계에서 많은 양의 정보에 대한 처리가 이루어진다.

신경절세포로부터의 출력

신경절세포의 축삭은 망막에서 나와 뇌신경Ⅱ인 시신경을 형성한다(**그림 7.31a**). 2개의 시신경은 뇌의 기저부에서 만나 축삭의 일부가 교차하는 **시신경교차**(optic chiasm)를 형성하는데, 여기에서 일부 축삭은 교차해 **시각로**(optic tract) 내에서 뇌의 반대쪽으로 이동해 양쪽 대뇌 반구에 각 눈으로부터의 입력을 제공한다. 두 눈을 뜬 상태에서 전체 시야의 바깥쪽 영역은 한쪽 눈에 의해서

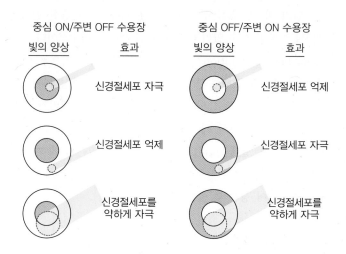

신경절세포의 수용장

그림 7.30 신경절세포의 수용장 유형. 중심 ON/주변 OFF 상태의 신경절세포는 빛이 정확하게 중심에 부딪칠 때는 자극을 받고 가장자리에 부딪치면 억제된다. 중심 OFF/주변 ON 상태의 신경절세포에서는 반대 현상이 발생한다. 두 경우 모두, 두 영역을 모두 비추는 빛은 서로 영향을 상쇄하기 때문에 중간 정도의 활성화를 가져온다. 이것은 측면억제의 한 가지 예이며 시각에 대한 자극의 가장자리에 대한 감지를 향상시켜 시력을 향상시킨다.

만 지각된다[**단안시각**(monocular vision) 영역]. 시야의 중앙 부분에서는 두 눈으로부터의 시야가 겹쳐진다[**양안시각**(binocular vision) 영역, **그림 7.31b**]. 이 중앙 영역에서 두 눈의 중첩 정보를 비교하는 기능은 깊이에 대한 지각을 가능케 하고 거리를 판단하는 능력을 향상한다.

정보에 대한 병렬 처리 과정은 대뇌 피질과 시각 신경망의 최고 단계에 이르기까지 계속된다. 이 경로에 있는 세포는 빛에 대한 광수용기의 반응으로 처음 생성된 전기신호에 반응한다. 시신경 섬유는 뇌의 여러 구조로 투사되는데 가장 많은 수는 시상[특히 시상의 외측슬상핵(lateral geniculate nucleus), 그림 7.31 참조]으로 연결된다. 시상에서 서로 다른 신경절세포로부터 오는 정보(색, 강도, 모양, 움직임 등)는 여전히 구별된다. 망막으로부터의 입력에 더해 외측슬상핵의 많은 뉴런은 또한 뇌줄기의 망상체와 시각피질(대뇌 피질의 1차 시각 영역)로부터 되돌아오는 입력을 받는다. 이러한 비망막성 입력은 망막에서 시각피질로의 정보 전달을 조절할 수 있으며, 시각과 다른 자극형식 사이에서 주의를 전환하는 능력과 관련될 수 있다.

외측슬상핵은 활동 전위를 시각피질로 보낸다(그림 7.31 참조). 시각정보의 다양한 측면은 신경절세포에 의해 암호화된 평행경로를 따라 계속되고, 그런 다음 시각의 의식적 감각과 시각에 관련된 지각을 생성하기 위해 정보가 재통합되기 전에 대뇌 피질의 다른 부위에서 여러 독립적 방법으로 동시에 처리된다. 시각경로의

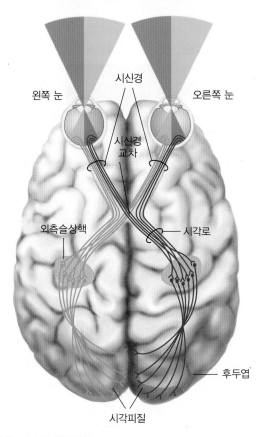

(a) 시각피질로의 시각 입력 경로

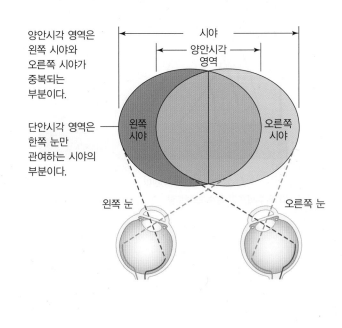

(b) 양안시각의 기전

그림 7.31 시각경로 및 시야. (a) 위에서 본 시각경로는 각 눈의 시각정보가 양쪽 후두엽의 시각피질로 분배되는 방식을 보여준다. (b) 두 눈의 시야가 겹치면 깊이와 거리를 인식할 수 있는 양안시각이 생성된다.

세포는 선, 대비, 움직임, 색상에 대한 정보를 처리하기 위해 구성되어 있다. 그러나 시각경로의 세포가 뇌에서 그림을 만들지는 않으며 우리가 시각적 상으로 **지각**하는 전기적 활성에 대해 공간적·시간적 양상을 생성할 뿐이다.

앞에서 우리는 시각경로의 일부 뉴런이 시각피질 이외의 뇌 영역으로 투사된다고 언급했다. 예를 들어 최근 발견된 **멜라놉신**(melanopsin)이라고 하는 옵신 유사 색소를 가진 일부 신경절세포는 시신경교차 바로 위에 위치하며 '생체시계'의 일부로 기능을 하는 **시교차상핵**(suprachiasmatic nucleus)이라고 하는 시상하부의 핵으로 시각정보를 전달한다. 이 신경절세포에서 오는 빛의 강도에 의한 하루 주기에 대한 정보는 이 신경 시계를 일주기 리듬(circadian rhythm)으로 설정하는 데 사용하는 것으로 보인다 (그림 1.11 참조). 다른 시각정보는 뇌줄기와 소뇌로 전달되어 눈과 머리 움직임의 조화, 시선 고정, 동공 크기 변화에 대한 조절에 사용된다.

색각

우리가 지각하는 색은 우리의 시각 세계에 있는 색소가 반사, 흡수 또는 통과하는 빛의 파장과 관련이 있다. 예를 들어 물체는 더 짧은 파장(파란색)을 흡수함과 동시에 더 긴 파장(빨간색)을 반사하기 때문에 빨간색으로 보인다. 흰색으로 지각하는 빛은 모든 파장이 혼합된 것이고, 검은색은 모든 빛이 없는 것이다.

색각은 원추 광수용기세포에서 광색소의 활성화로 시작된다. 인간의 망막에는 세 종류의 원추세포가 있다. 하나는 장파장에 대해 최적으로 반응하고('L' 또는 '적색' 원추세포), 중간 파장에 대해 최적으로 반응하며('M' 또는 '녹색' 원추세포), 단파장에 대해 최적으로 반응하는 것('S' 또는 '청색' 원추세포)이 있다. 각각의 원추세포는 해당 파장 영역 범위에서 활성화되며 해당 파장의 중앙값에서 가장 크게 반응한다. 어떤 빛의 파장에 대해 세 가지 원추세포는 서로 다른 정도로 반응한다(**그림 7.32a**). 예를 들어 파장이 531 nm인 빛에 대해서는 녹색 원추세포가 최대로 반응하고, 적색 원추세포는 덜 반응하며, 청색 원추세포는 전혀 반응하지 않는다. 이 파장에서 녹색 음영에 대한 우리의 감각은 이 세 가지 원추세포의 상대적 출력과 시각계에 있는 고위 수준의 세포에 의해 만들어진 비교에 따라 달라진다. 세 가지 원추세포의 독립적인 반응은 특정 파장의 빛에 장기간 노출되어 원추세포가 차등적

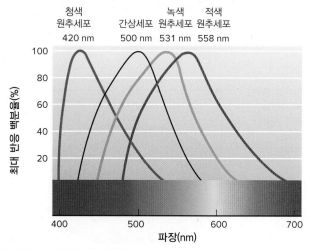

(a) 간상세포와 원추세포의 흡수 스펙트럼

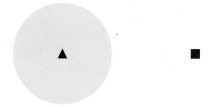

(b) 원추세포 피로도

그림 7.32 정상인 사람의 망막에서 광색소 민감도. (a) 시신경의 활동 전위 빈도는 광색소의 빛 흡수와 직접적인 관련이 있다. 밝은 조명 아래에서 세 종류의 원추세포는 각기 서로 다른 파장 범위에서 반응한다. 희미한 조명에서는 간상세포만 반응한다. (b) 원추세포의 피로도 및 잔상에 대한 묘사. 가만히 서서 노란색 원 안의 삼각형을 30초 동안 응시하라. 그런 다음 시선을 사각형으로 옮기고 그 주변에 상이 나타날 때까지 기다린다.

으로 비활성화(표백)되는 실험을 통해 입증할 수 있다. 이에 대한 예는 **그림 7.32b**를 참조하면 된다.

색각의 경로는 그림 7.31에 나타낸 것과 같다. 한 종류의 신경절세포는 넓은 파장에 반응한다. 즉 신경절세포는 세 가지 원추세포로부터 입력을 받고 특정 색이 아니라 일반적인 밝기에 대한 신호를 보낸다. 특정 색에 대한 두 번째 유형의 신경절세포는 특정 색을 암호화한다. 이 세포는 한 가지 원추세포로부터의 흥분성 입력을 받고 다른 원추세포로부터는 억제성 입력을 받기 때문에 **보색세포**(opponent color cell)라고도 한다. 예를 들어 **그림 7.33**에 나타낸 신경절세포는 청색 빛에 의해 활성화되는 원추세포에 의해 자극되면 활동 전위(커다란 진폭을 보임)의 빈도가 증가하지만, 노란색 빛에 의해 활성화되는 원추세포에 의해 억제되면 활동 전위는 중단된다. 빛은 청색과 노란색 파장 모두 갖고 있으므로 백색 빛으로 이 세포를 자극하면 낮은 빈도의 활동 전위를 보인다.

색을 구별하는 우리의 능력은 망막을 자극하는 빛의 **강도**에도 영향을 받는다. 밝은 조명 아래에서 원추세포의 차등 반응은 좋

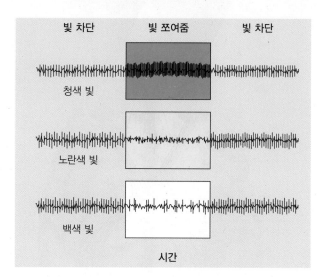

그림 7.33 청색, 노란색, 백색 빛에 대한 단일 보색 신경절세포의 이상적인 반응.

은 색각을 가능하게 한다. 그러나 희미한 빛에서는 빛에 매우 민감한 간상세포만 반응할 수 있다. 비록 간상세포가 원추세포를 활성화하는 파장 영역과 중복되는 영역에서 활성화되지만(그림 7.32 참조), 파장을 구별할 수 있는 기전은 없다. 따라서 밝은 낮에 선명한 색상으로 지각되던 물체는 밤이 되면 회색 음영으로 지각되고 조명이 너무 어두워지면 간상세포만 반응할 수 있다.

색맹

일광 시각과 같이 빛의 강도가 높은 상태에서 대부분의 사람(남성의 92%, 여성의 99% 이상)은 정상적인 색각을 갖는다. 그러나 원추 색소의 돌연변이 때문에 발생하는 색각 이상에 몇 가지 부류가 있다. 가장 흔한 형태의 **색맹**(color blindness)인 적록 색맹은 남성에서 주로 나타나며 남성 12명 중 1명이 영향을 받는다. 여성의 적록 색맹은 훨씬 드물다(200명 중 1명). 적록 색맹인 남성은 적색 또는 녹색 원추세포의 색소가 전혀 없거나 비정상적인 형태를 가지고 있다. 이러한 이유로 적색과 녹색의 음영을 잘 구별하지 못한다.

색맹은 원추세포의 색소를 암호화하는 하나 이상의 유전자에서 열성 돌연변이가 생겨 발생한다. 적색과 녹색의 원추세포 색소를 암호화하는 유전자는 X염색체에서 서로 매우 가깝게 위치하는 반면, 청색 색소를 암호화하는 유전자는 7번 염색체에 위치한다. X염색체 상에서 적색과 녹색의 유전자가 매우 가까이 위치하고 이 때문에 감수분열이 일어나는 동안 유전자 재조합이 발생할 가능성이 높기 때문에(17.1절 참조) 생성된 적색 및 녹색 색소의 스펙트럼 특성이 제거되거나 변형된다. 이것은 적록 색맹이 적색과 녹색을 구별할 수 없다는 것은 아니며 어떤 적록 색맹을 가진 사람은 특

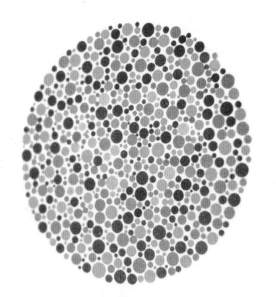

그림 7.34 적록 색맹 검사에 사용되는 그림. 정상인 사람은 숫자 57을 읽을 수 있지만 적록 색맹인 사람은 명확한 숫자가 보이지 않는다. GARO/Phanie/Alamy Stock Photo

정 조건에서 적색 또는 녹색 음영을 구별할 수 있다는 일부 사실을 설명한다. 남성의 경우 단 1개의 X염색체만을 갖고 있다는 것은 어머니가 정상적 X염색체 하나를 가지고 있어 정상적 색각을 가지더라도 어머니로부터 하나의 열성 대립유전자를 물려받게 되면 색맹이 될 수 있다는 것을 의미한다. 이것은 또한 이 어머니로부터 태어난 아들의 50%가 색맹일 것으로 예상할 수 있다는 것을 의미한

다. 적록 색맹인 사람은 **그림 7.34**에 있는 숫자를 읽지 못한다.

안구운동

중심와가 위치한 망막의 황반부 영역은 가장 좋은 시력을 제공하기 위해 여러 방식으로 특화되어 있다. 이는 양극세포와 신경절세포 층을 통해 최소한의 수렴을 하는 고밀도의 원추세포로 구성되어 있다. 또한 연합뉴런 층과 혈관이 가장자리로 옮겨져 있어 광선은 다른 망막 부위보다 이 원추세포의 외절에 도달하는 과정에서 산란이 덜 된다.

중심와의 시각상에서 가장 중요한 점(고정점)에 초점을 맞추고 유지하기 위해서는 안구가 움직일 수 있어야 한다. 각 안구의 바깥쪽에 부착된 6개의 골격근(**그림 7.35**에서 확인)이 안구의 움직임을 조절한다. 이 근육은 빠르고 느린 두 가지 기본적 움직임을 수행한다.

단속적 안구운동(saccade)이라고 하는 빠른 움직임은 시야를 탐색할 수 있도록 눈을 한 고정점에서 다른 곳으로 빠르게 이동시키는 작고 갑작스러운 움직임이다. 또한 단속적 안구운동은 시각상을 수용기 위로 이동시켜 망막의 특정 영역에 있는 광수용기가 지속적으로 광표백되면서 발생하는 적응을 방지한다. 단속적 안구운동은 꿈속에서 보이는 시각상을 '관찰'하는 것과 관련은 없지만 잠자는 동안 꿈을 꾸는 특정 시간에도 일어난다.

느린 안구운동은 물체가 시야를 통과할 때 물체를 추적하고 머

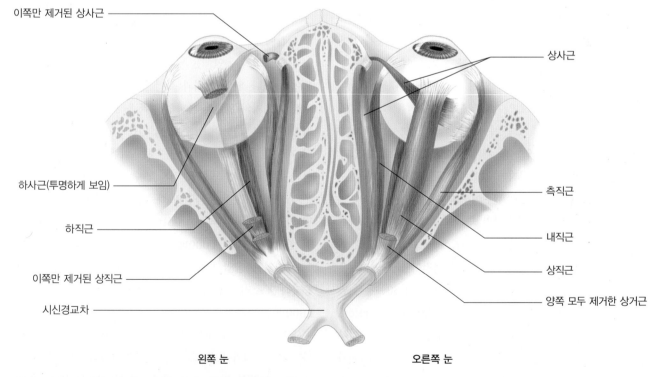

이쪽만 제거된 상사근

하사근(투명하게 보임)

하직근

이쪽만 제거된 상직근

시신경교차

상사근

측직근

내직근

상직근

양쪽 모두 제거한 상거근

왼쪽 눈   오른쪽 눈

그림 7.35 응시하거나 집중하기 위해 눈을 움직이는 근육을 위에서 본 모습.

리 움직임에 대해 보상하는 두 가지 과정에 관여한다. 이러한 보상을 위한 조절 중추는 곧 설명하게 되는 전정계에서 머리 움직임에 대한 정보를 얻는다. 눈의 다른 느린 움직임을 위한 조절 체계에는 움직이는 물체에 대한 시각적 정보에 대한 지속적인 되먹임이 필요하다.

일반적 안구질환

안구질환 중 세 가지가 특히 나이가 들어감에 따라 인간의 시력과 관련된 모든 심각한 문제의 상당 부분을 차지한다. 첫 번째는 **백내장**(cataract)인데, 이것은 수정체 조직에 침전된 단백질이 축적되어 수정체가 불투명(혼탁)해지는 것이다. 백내장은 65세 이상에서 아주 흔하게 발생한다. 수정체의 불투명도가 진행됨에 따라 현저한 흐림, 야간 시력 상실, 가까운 물체에 초점 맞추기가 어려워진다. 백내장은 흡연, 외상, 특정 약물, 유전, 당뇨병 같은 질환과 관련이 있다. 자외선에 장기간 노출되는 것도 영향을 미칠 수 있기 때문에 전문가들은 발병을 늦추기 위해 야외에서 선글라스 착용을 권장한다. 불투명한 수정체는 외과적 수술로 제거할 수 있다. 인공수정체를 이식하거나 교정용 보정 안경을 사용하면 시력을 회복할 수 있다.

눈 손상의 두 번째 주요 원인은 **녹내장**(glaucoma)으로 안구 내 압력 증가로 인한 망막세포의 손상으로 발생한다. 시간이 지나면서 사람의 눈 크기와 모양은 수양액과 유리체액의 양에 따라 달라진다. 이 두 가지 액체는 무색이기 때문에 눈의 앞쪽에서 망막으로 빛이 전달되게 해준다. 수양액은 섬모체근을 덮고 있는 특정 혈관조직에 의해 끊임없이 생성되고, 각막 모서리의 홍채 앞에 있는 관을 통해 빠져나간다. 어떤 경우에는 수양액이 제거되는 것보다 더 빠른 속도로 생성되어 안압이 증가한다. 녹내장은 돌이킬 수 없는 실명의 가장 큰 원인이지만 수양액 생성을 줄일 수 있는 약물로 치료하거나 눈에 있는 수양액의 배출 구조를 바꾸어주는 레이저 시술을 통해 수양액의 제거를 개선해 치료할 수 있다. 녹내장의 원인은 대부분 알려지지 않았지만 당뇨병, 특정 약물, 눈에 대한 물리적 외상, 유전 등과 관련이 있다.

세 번째 주요 안구질환은 망막의 황반부 영역이 특별한 상황에서 손상해 발생하는 **황반변성**(macular degeneration)으로 알려져 있는데, 이는 시야 중심의 시각을 잃는 것이다. 황반변성은 나이가 들면서 가장 많이 발생하는데, 75세 이상의 30%에서 발생하므로 **노인성 황반변성**(age-related macular degeneration, AMD)이라고도 한다. AMD의 원인은 여전히 불분명하지만, 일부의 경우에 유전과 관련이 있다. 황반에는 중심와와 원추세포가 가장 밀도 높게 축적되어 있기 때문에 AMD는 선명도 및 색각 상실

과 관련이 있다. AMD에 대한 치료는 현재 대부분 실험적이며 어려운 것으로 알려져 있다.

7.7 청각

청각(audition 또는 hearing)은 음향 물리학과 외이, 중이, 내이에 대한 생리학에 기초를 둔다. 또한 뇌로 향하는 경로 및 소리에 대한 정보를 감지하고 지각하는 관련 뇌 영역 내에서의 복잡한 처리 과정이 관여한다.

소리

소리에너지는 기체, 액체, 고체 등의 매개 분자를 진동시켜 매개체를 통해 전달되며, 공기는 우리가 소리에너지를 듣는 가장 일반적인 매개체이다. 진공상태와 같이 분자가 없을 때는 소리가 나지 않는다. 예를 들어 진동하는 물체와 같이 분자를 방해할 수 있는 어떤 것이든 음원의 역할을 할 수 있다. **그림 7.36a~d**는 소리굽쇠를 예로 들어 소리가 만들어지는 기본 기전을 보여준다. 소리굽쇠를 때려주면, 소리굽쇠가 진동해 음파를 구성하는 공기 분자에 교란이 일어난다. 음파는 분자가 서로 가깝고 압력이 증가하는 압축 영역과 분자가 서로 멀어지면서 압력이 감소하는 희박 영역이 번갈아 가며 나타나는 것으로 구성된다. 공기 분자들이 서로 부딪치면 압축 영역과 희박 영역이 바깥쪽으로 물결치고 음파가 먼 거리까지 전달된다.

시간에 따라 측정된 음파(**그림 7.36e**)는 분자의 압축 동안에는 높아지고 희박 동안에는 낮아지는 빠른 압력의 연속적 변화로 이루어져 있다. 압축 영역과 희박 영역에 있는 분자의 압력 차이는 소리의 크기와 관련된 음파의 진폭을 결정한다. 진폭이 클수록 소리가 커진다. 사람의 귀는 방에 있는 다른 사람의 낮은 숨소리부터 가까운 활주로를 이륙하는 제트비행기 소리에 이르기까지 엄청난 범위의 음량 변화를 감지할 수 있다. 이러한 놀라운 범위 때문에 소리의 크기는 음압의 대수함수인 데시벨(dB) 단위로 측정된다. 사람 청력의 역치는 0dB 값으로 설정하면, 예를 들어 30dB의 증가는 음압이 1,000배 증가한다는 것을 나타낸다(다양한 이유가 있지만, 음압과 음량은 비례 관계가 아니다. 음압이 1,000배 증가하면 소리가 크게 들리기는 하지만 우리가 지각하는 음량이 1,000배 증가하지는 않는다).

음원의 진동 주파수(주어진 시간에서의 압축 또는 희박 영역의 수)는 우리가 듣는 음의 높이를 결정한다. 진동이 빠를수록 고음이다. 인간의 귀에 가장 예민하게 들리는 소리는 1,000~4,000

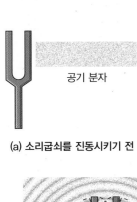

(a) 소리굽쇠를 진동시키기 전

공기 분자

(b) 한쪽 방향으로 진동

압축 영역

희박 영역

(c) 반대 방향으로 진동

압축 영역

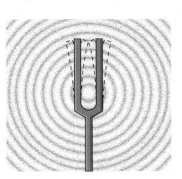

(d) 압축과 희박의 교대

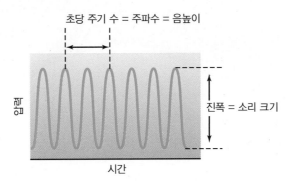

초당 주기 수 = 주파수 = 음높이

진폭 = 소리 크기

음압

시간

(e) 시간에 따라 측정한 음파

그림 7.36 진동하는 소리굽쇠에서 발생하는 음파의 형성.

Hz의 주파수에서 진동하는 곳에서 발생하는 소리지만 인간이 들을 수 있는 전체 주파수 범위는 20~20,000 Hz이다. 대부분의 소리는 순음이 아니라 다양한 주파수를 가진 음이 섞여 있는 것이다. 다양한 주파수를 가진 순음의 연속적 배열은 일반적으로 음악으로 지각한다. 순음의 음파에 다른 주파수를 추가하는 상음은 소리에 특징적인 품질 또는 음색을 갖게 한다.

귀에서의 소리 전달

소리의 전달에 관련된 해부학적 구조는 **그림 7.37**에 나와 있다. 청각의 첫 번째 단계는 음파가 **외이도**(external auditory canal)로 들어가는 것이다. 외이[pinna 또는 귓바퀴(auricle)]의 모양과 외이도는 소리를 증폭하고 전달하는 데 도움이 된다. 음파는 외이도의 측면과 끝에서 울려 퍼져 외이도를 압력파의 연속적인 진동으로 채운다.

외이도의 안쪽 끝에 펼쳐져 있는 **고막**(tympanic membrane 또는 eardrum)은 공기 분자가 막을 밀면서 전달되는 음파와 같은 주파수로 진동한다. 압축 영역 동안 더 높은 압력을 받으면 고막은 안쪽으로 휜다. 막이 움직이는 거리는 항상 매우 작지만 공기 분자가 막을 때리는 힘의 함수이고 음압과 소리의 크기에 관련이 있다. 그다음 단계인 희박 영역이 일어나는 동안에는 고막은 바깥쪽으로 휘고 소리가 멈추면 고막은 중간 지점으로 되돌아간다. 아주 예민한 고막은 음파의 모든 압력에 반응하는데, 저주파 음에 대해서는

천천히 진동하고 고주파 음에 대해서는 빠르게 반응한다.

중이와 내이

고막은 두개골의 측두골 안에 공기로 채워져 있는 공간인 **중이**(middle ear)와 외이도를 분리한다. 외이도와 중이강의 압력은 일반적으로 대기압과 같다. 중이강은 중이와 인두를 연결해 주는 **귀인두관**(eustachian tube)을 통해 대기압에 노출된다. 인두에 있는 이 관의 갈라진 틈 같은 입구는 보통 닫혀 있다가 하품, 삼키기, 재채기 중에 근육이 움직이면서 열린다. 이곳의 압력 차이는 급격한 고도 변화로 생길 수도 있다(승강기 또는 비행기의 상승 또는 하강). 귀 외부와 외이도 안의 압력이 변하면 귀인두관이 닫히므로 처음에는 중이의 압력이 일정하게 유지된다. 이런 압력 차이로 고막이 늘어나면 통증을 유발할 수 있다. 이 문제는 자발적 하품이나 침을 삼키는 동작으로 완화되는데, 이것은 귀인두관이 열림으로써 중이의 압력이 새로운 대기압과 평형을 이루기 때문이다.

청각의 두 번째 단계는 소리에너지를 고막에서 중이강을 거쳐 액체로 채워져 있는 **내이**(inner ear)로 전달하는 것이다. 액체는 공기에 비해 이동이 어렵기 때문에 내이로 전달하는 음압을 증폭시켜야 한다. 이 증폭은 중이에 연속적으로 연결되어 움직일 수 있는 3개의 작은 뼈인 **추골**(malleus), **침골**(incus), **등골**(stapes)에 의해 일어난다(그림 7.37 참조). 이 뼈들은 지렛대 역할을 해 고막의 진동을 중이와 내이를 구분하고 있는 막으로 뒤덮여 있는 개

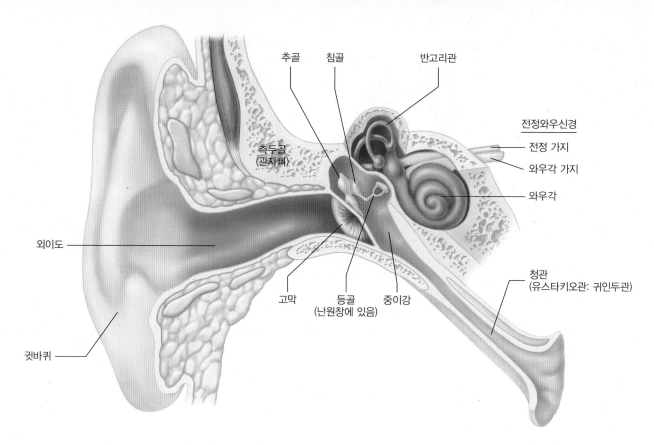

그림 7.37 사람의 귀. 이 그림과 다음에 나오는 2개의 그림에서 보라색은 외이, 초록색은 중이, 파란색은 내이를 나타낸다. 추골, 침골, 등골은 중이를 구성하고 있는 뼈이다. 귀인두관(유스타키오관)은 삼킴이나 하품과 같은 인두의 움직임을 제외하고는 일반적으로 닫혀 있다.

구부인 **난원창**(oval window)에 연결한다.

　고막에 가해진 음파의 전체적 힘은 난원창으로 전달된다. 그러나 고막에 비해 난원창이 너무 작아서 단위 면적당 힘(즉 압력)은 15~20배 증가한다. 중이 내의 세 가지 뼈는 지렛대 작용을 통해 추가적 이점을 제공한다. 내이로 전달되는 에너지의 양은 중이에 있는 2개의 작은 골격근의 수축으로 줄어들 수 있다. 추골에 붙어 있는 **고막장근**(tensor tympani muscle)이 수축하면 추골의 움직임은 둔화한다. 등골에 붙어 있는 **등골근**(stapedius)도 등골에 대해 유사하게 이동성을 조절한다. 이 근육은 반사적으로 수축해 지속적이고 큰 소리로부터 내이의 정교한 수용기 기구를 보호한다. 하지만 갑작스럽거나 간헐적인 큰 소리에 대해서는 보호하지 못하기 때문에 그런 소리가 발생할 수 있는 환경에서는 사람들이 귀 보호 장치를 착용하는 것이 중요하다. 또한 이 근육은 발성할 때 반사적으로 수축해 자신의 큰 소리에 대한 지각을 줄이고 특정 주파수 범위에서 청각을 최적화한다.

와우각(달팽이관)

청각의 다음 단계는 내이를 통한 압력파의 전달이다. 소리 전달과 관련된 내이 부분을 **와우각**(cochlea, 달팽이관)이라고 하며, 액체

로 채워진 나선형 모양으로 측두골에 있다(그림 7.37 참조). 와우각은 청각계의 감각수용기를 갖고 있는 **와우각관**(cochlear duct)이라고 하는 막으로 된 관에 의해 길이 방향으로 거의 완전히 나뉘어 있다(**그림 7.38**) 와우각관은 **내림프**(endolymph)라고 하는

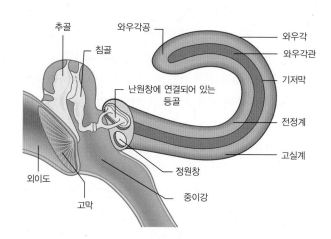

그림 7.38 액체로 채워져 있는 와우각(달팽이관). 난원창은 전정계에 연결되고 정원창은 고실계에 연결된다. 다른 쪽에는 액체로 채워져 있는 전정계가 있다. 두 공간 모두 외림프액으로 채워져 있으며 와우각 맨 끝의 와우각공에서 서로 연결된다. 이 공간 사이에는 내림프액으로 채워져 있는 와우각관이 있다. 와우각을 명확하게 볼 수 있도록 풀린 상태로 표시했다. 출처: Kandel and Schwartz.

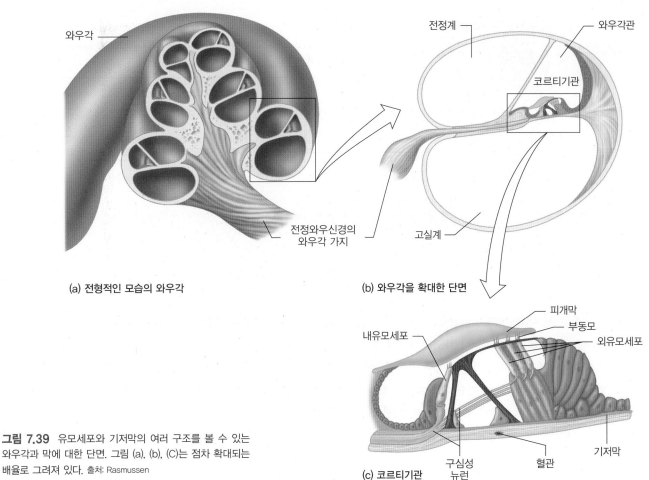

그림 7.39 유모세포와 기저막의 여러 구조를 볼 수 있는 와우각과 막에 대한 단면. 그림 (a), (b), (C)는 점차 확대되는 배율로 그려져 있다. 출처: Rasmussen

(a) 전형적인 모습의 와우각

(b) 와우각을 확대한 단면

(c) 코르티기관

액체로 채워져 있으며 전형적인 세포외액과는 반대로 K⁺ 농도는 높고 Na⁺ 농도는 낮은 세포외액이다. 와우각관의 양쪽에는 뇌척수액과 조성이 비슷한 **외림프**(periymph)라고 하는 액체로 채워진 구획이 있다(그림 6.47 참조). **전정계**(scala vestibuli)는 와우각 위에 있으며 난원창에서 시작된다. **고실계**(scala tympani)는 와우각관 아래에 있으며 막으로 덮인 두 번째 구멍인 **정원창**(round window)에서 중이에 연결된다. 전정계와 고실계는 와우각관의 맨 끝인 **와우각공**(helicotrema)에서 연결된다(그림 7.38 참조).

고실계에 가장 가까운 와우각관의 측면은 **기저막**(basilar membrane)에 의해 형성되며(**그림 7.39** 참조), 이 기저막에는 귀의 민감한 수용기세포(유모세포라 함)가 들어 있는 **코르티기관**(organ of Corti)이 놓여 있다.

음파가 와우각을 통과하는 경로는 **그림 7.40**에 나와 있다. 외이도의 음파는 고막의 내외 움직임을 유발하며, 고막은 난원창을 덮고 있는 막에 연결된 중이 뼈를 움직여서 전정계 쪽으로 난원창의 막을 휘게 했다가 다시 돌아오게 한다. 이러한 움직임은 전정계에서 압력의 파동을 생성한다. 전정계의 벽은 대부분 뼈로 되어 있으며 압력파가 소멸될 수 있는 경로는 두 가지뿐이다. 한 가지 경로는 음파가 와우각관 끝으로 가서 고실계로 연결되는 와우각공으로 전달되는 것이다. 다른 경로는 와우관을 가로질러 고실계로 직접 연결되는 것이다. 와우각관을 통해 전달되는 압력파는 기저막의 진동을 일으키는 코르티기관의 수용기세포를 활성화한다. 진동이 일어나는 기저막의 최대 변위 영역은 음원의 주파수에 따라 다르다. 중이에 가장 가까이 있는 기저막은 상대적으로 좁고 뻣뻣해 고주파 음(고음)에 반응해 가장 쉽게 진동하는 경향이 있으며 가장 큰 움직임이 일어난다. 기저막은 점차 넓어지고 끝으로 갈수록 덜 뻣뻣해진다. 따라서 수신된 음파의 주파수가 감소함에 따라 진동이 최대로 일어나는 지점은 막을 따라 와우각공 쪽으로 멀어지게 된다. 따라서 기저막은 일종의 주파수를 분석하는 지도 역할을 하게 되는데, 고음은 중이에서 가장 가까운 곳에서 감지되고, 저음은 먼 끝에서 검출된다. 결과적으로 어느 한 경로를 통해 고실계에 도달하는 압력파는 정원창 내에서 막의 움직임에 의해 흩어진다.

코르티기관의 유모세포

코르티기관의 수용기세포를 **유모세포**(hair cell)라 한다. 이 세포

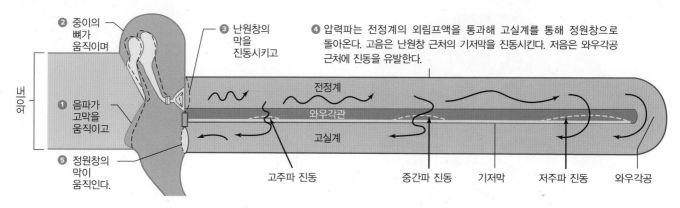

그림 7.40 중이와 내이를 통한 소리 진동의 전달. 와우각을 명확하게 나타내기 위해 풀린 상태로 표시했다.

는 한쪽 끝에 돌출된 **부동모**(stereocilia)를 갖고 있는 기계적 감각수용기이다(그림 7.39c 참조). 유모세포에는 구조가 다른 두 가지 유형이 있는데, 일렬로 된 **내유모세포**(inner hair cell)와 3열로 된 **외유모세포**(outer hair cell)가 그것이다. 내유모세포의 부동모는 내림프액으로 확장되어 있으며 와우각관 내에서 액체 움직임에 의해 생기는 압력파를 수용기 전위로 변환한다. 외유모세포의 부동모는 **피개막**(tectorial membrane)에 묻혀 있으며, 기저막을 따라 각 지점에서 주파수 조정을 더 정밀하게 해주는 복잡한 방식으로 피개막의 움직임을 기계적으로 바꾼다.

피개막은 코르티기관 위에 놓여 있다. 압력파가 기저막을 움직이면, 유모세포는 고정된 피개막에 대해 상대적으로 움직이게 되어 부동모가 구부러진다. 부동모가 섬모다발 중 가장 큰 섬모 쪽으로 휘어지면, **정단연결사**(tip link)라고 하는 섬유질 연결부가 기계적으로 개폐되는 양이온 채널을 열어 K^+ 농도가 높은 내림프액에서 양전하가 유입되어 막을 탈분극시킨다(**그림 7.41**). 이 기전은 K^+이 방출되어 세포막을 과분극시키는 대부분의 흥분성 세포에서 볼 수 있는 것과 완전히 반대라는 점에 유의해야 한다(제6장). 탈분극은 유모세포의 바닥 근처에 있는 전압 의존성 Ca^{2+} 통로를 열리게 해 신경전달물질 방출을 유발한다. 유모세포가 반대쪽으로 휘어지면 정단연결사가 느슨해지면서 채널이 닫히고 세포는 빠르게 재분극된다. 따라서 음파가 기저막을 진동시키면 부동모가 앞뒤로 구부러지고, 유모세포의 막전위가 빠르게 변하며 그때마다 신경전달물질이 구심성 뉴런에 방출된다.

각 유모세포에서 방출되는 신경전달물질은 글루탐산(광수용기 세포와 동일 물질)이며 최대 30개의 구심성 뉴런 말단에 있는 단백질 결합 부위에 결합하고 이를 활성화한다. 이 때문에 축삭이 결합해 Ⅷ번 뇌신경인 **전정와우신경**(vestibulocochlear nerve)의 와우각 가지를 형성하는 뉴런에서 활동 전위가 생성된다. 음파의 에너지(소리의 크기)가 클수록 구심성 신경섬유에서 생성되는 활동 전위의 빈도가 더 많아진다. 기저막에 위치하기 때문에 각 유모세포는 제한된 범위의 소리 주파수에 반응하며 그중 한 가지 특정 주파수가 가장 강하게 자극한다.

뇌줄기에서 나오는 원심성 신경섬유는 고막장근과 등골근이 관여하는 보호 반사 외에도 외유모세포의 활성을 조절하고 반응을 약화시켜 유모세포를 보호한다. 이러한 보호 기전에도 불구하고 유모세포는 록 음악 공연장의 스피커, 제트비행기 엔진 소리, 건설장비 소리 등과 같은 고음에 노출되면 쉽게 손상되고 심지어 파괴된다. 소음 정도가 낮아도 지속적으로 노출되면 손상이 발생한다. 고음에 의해 발생하는 유모세포 손상의 일반적인 기전은 기저막의 큰 진폭 움직임에 의한 부동모의 섬세한 말단이 부서지기 때문에 발생하는 것으로 생각된다. 부동모 말단은 재생될 수 있어서 중간 정도의 소음에 노출되는 경우 청각 손상은 일시적일 수 있다. 그러나 소리가 지나치게 크거나 오래 지속되면 유모세포 자체가 죽어 대체되지 않는다. 일시적 혹은 영구적 청력 상실에서, 유모세포의 손상이나 소실에 따른 구심성 와우각 뉴런의 지속적이고 부적절한 활성화 때문에 **이명**(tinnitus)이나 '귀가 울리는 현상'을 경험하는 것이 일반적이다. **표 7.2**는 일반적인 음량 정도와 청각에 미치는 영향을 나열한 것이다.

청각의 신경 경로

와우각 신경섬유는 뇌줄기로 들어가 그곳에 있는 연합뉴런과 시냅스를 이룬다. 양쪽 귀에서 신경섬유는 종종 동일 뉴런에 수렴한다. 이러한 연합뉴런 중 대부분은 양쪽 귀에서 입력되는 소리 정보가 도달하는 시간과 강도 차이에 영향을 받는다. 저주파 음이 도달하는 시간 차이와 고주파 음의 강도 차이는 음원의 방향을 결정하는 데 사용된다. 예를 들어 소리가 왼쪽 귀에서보다 오른쪽 귀에서 더 크거나, 왼쪽 귀보다 오른쪽 귀에 더 일찍 도착하면 우리는 음원이 오른쪽에 있다고 추정한다. 외이(귓바퀴, 그림 7.37 참

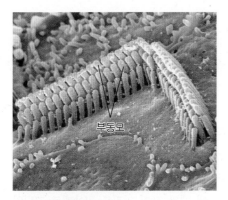

(a) 유모세포 부동모의 주사전자현미경 사진

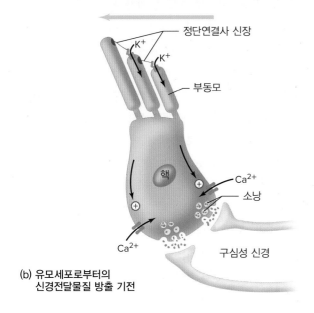

(b) 유모세포로부터의
신경전달물질 방출 기전

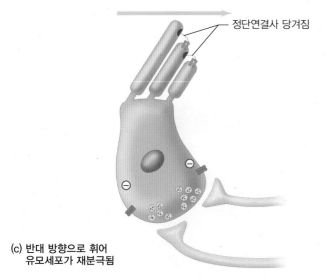

(c) 반대 방향으로 휘어
유모세포가 재분극됨

그림 7.41 청각계 유모세포에서 신경전달물질의 방출 기전. (a) 단일 유모세포의 상단에서 외유모세포 부동모가 크기에 따라 배열되어 하나의 다발을 이루고 있는 모습에 대한 주사전자현미경 사진(피개막을 제거한 모습, 약 20,000배율). (b) 부동모가 한 방향으로 구부러지면 세포가 탈분극되고 신경전달물질 방출을 자극한다. (c) 반대 방향으로 구부러지면 세포는 재분극되어 신경전달물질 방출이 멈춘다. 출처: (a) Dr. David Furness, Keele University/Science Source, (c) Ed Reschke

표 7.2	일반 음의 데시벨 수준과 그 효과	
음원	데시벨(dB) 수준	효과
숨 쉬기	10	들을 수 있음
나뭇잎 바스락거림	20	
속삭임	30	매우 조용함
냉장고 소음	40	
사무실에서의 조용한 대화	50~60	편안히 들을 수 있는 수준은 60 dB 이하
진공청소기, 헤어드라이기 소리	70	거슬림, 대화가 방해됨
도시의 교통, 청소차 소리	80	짜증남, 지속적 노출은 청력 손상 유발 가능
잔디 깎기, 믹서기 소리	90	85 dB 이상에서 8시간 노출되면 청력이 손상됨
농기구 트랙터	100	청력 손실을 방지하기 위해 무방비 상태로 노출되는 시간은 15분 미만으로 유지
전기톱	110	1분 이상 정기적으로 노출되면 영구적인 청력 손실의 위험이 있음
대규모 공연장	110~140	통증의 역치는 약 125 dB에서 시작
공기총, 제트기 이륙 (약 60 m의 거리)	130	일부 영구적인 청력 손실 가능성
제트기 이륙(약 22m 거리)	150	고막 파열, 영구 손상

출처: National Institute on Deafness and Other Communication Disorders, National Institutes of Health, www.nidcd.nih.gov.

조)의 모양과 머리의 움직임 또한 음원 위치를 파악하는 데 중요하다.

뇌줄기로부터의 정보는 다중시냅스 경로를 거쳐 시상으로 전달되고 측두엽의 청각피질로 전달된다(그림 7.13 참조). 서로 다른 음높이(주파수)에 반응하는 뉴런은 신체의 다른 부위 자극이 체성감각피질 내에서 다른 부위에 표시되는 것과 같이 기저막을 따라 반응 영역이 정해져 있는 방식으로 청각피질을 따라 지도처럼 정렬되어 있다. 청각계의 다른 영역은 더욱 특화되어 있는데, 일부 뉴런은 구두 의사소통에 사용되는 것과 같은 복잡한 소리에 가장 잘 반응한다. 다른 신호는 소리의 위치, 움직임, 지속 시간, 소리의 크기를 나타낸다. 청각 신경 경로에 대한 하행경로의 영향은 복잡한 방식으로 소리에 대한 지각을 조절해 특정 소리에 선택적으로 집중할 수 있게 한다. 예를 들어 우리는 교향악단 연주에서 특정한 연주자의 음에 집중할 수 있으며, 음원의 위치를 파악하고자 할 때 벽이나 바닥에서 반사되는 소리를 선택적으로 억제할

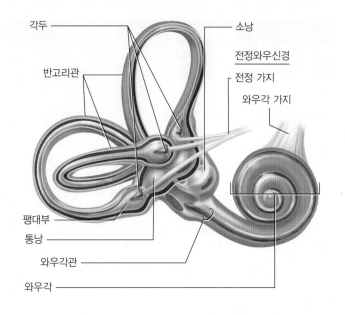

그림 7.42 측두골의 공간에는 액체로 채워진 막관계가 있다. 반고리관, 통낭, 소낭은 전정기관을 구성한다. 이 계는 와우각관과 연결된다. 팽대부 속의 보라색 구조가 유모세포(수용기)가 있는 팽대부이다. 출처: Hudspeth.

수 있다.

전자장치는 복잡한 중이, 와우각, 또는 신경 구조의 손상을 보완하는 데 도움이 될 수 있다. **보청기**(hearing aid)는 들어오는 소리를 증폭해 외이도를 통해 정상적인 소리에 사용되는 것과 동일한 기전으로 와우각에 소리를 전달한다. 그러나 상당한 손상이 발생하고 보청기로 난청을 교정할 수 없는 경우, **인공 와우각 이식**(cochlear implant)으로 알려진 전자장치를 이용해 기능적 측면에서 청력을 부분적으로 복원할 수 있다. 인공 와우각 이식은 소리에 반응해 작은 전류로 와우각 신경을 직접 자극해 소리 신호가 와우각을 거치지 않고 청각경로로 직접 전달되게 한다.

7.8 전정계

유모세포는 내이의 **전정기관**(vestibular apparatus)에서도 발견된다. 전정기관은 내림프액으로 채워져 있고 와우각관과도 연결된 일련의 막으로 된 관들로 이루어져 있다(**그림 7.42**). 유모세포는 와우각의 유모세포에서 설명했던 것처럼 부동모의 전도 기전으로 머리의 움직임과 위치 변화를 감지한다. 전정기관은 3개의 막성 **반고리관**(semicircular canal)과 주머니처럼 부

풀어 있는 2개의 **통낭**(utricle)과 **소낭**(saccule)으로 구성되어 있으며, 이 모두는 머리 양쪽의 측두골 내부 빈 공간에 있다. 전정기관과 와우각이 들어 있는 내이의 뼈 공간은 복잡한 모양을 가지고 있어서 때로는 **미로**(labyrinth)라고도 한다.

반고리관

반고리관은 3개의 수직 축을 따라 머리가 회전하는 동안 각가속도(angular acceleration)를 감지한다. 반고리관의 3축은 우리가 '예'를 나타낼 때와 같이 머리를 위아래로 *끄덕*일 때와 '아니요'를 나타내는 것처럼 머리를 좌우로 흔들고, 귀가 어깨에 닿도록 머리를 기울일 때 활성화된다(**그림 7.43**).

코르티기관과 마찬가지로 반고리관의 수용기 세포에도 부동모가 있다. 이 부동모는 젤라틴성 덩어리인 **각두**(cupula)로 싸여 있으며, 각두는 각 관의 벽에서 약간 부풀어 오른 **팽대부**(ampulla)의 내부 공간으로 뻗어 나와 있다(**그림 7.44**). 머리가 움직일 때마다 뼈로 둘러싸인 반고리관과 그 속에 들어 있는 유모세포가 함께 움직인다. 그러나 관을 채우고 있는 액체는 관성 때문에 원래의 위치를 유지하려는 경향이 있다. 따라서 움직이는 팽대부는 정지해 있는 액체에 밀리고 이로 인해 부동모의 구부러짐과 유모세포로부터의 신경전달물질이 방출되는 속도에 변화가 생긴다. 이 신경전달물질이 유모세포와 시냅스를 이루는 구심성 뉴런들을 활성화해 뇌 쪽으로의 활동 전위 전파를 시작한다.

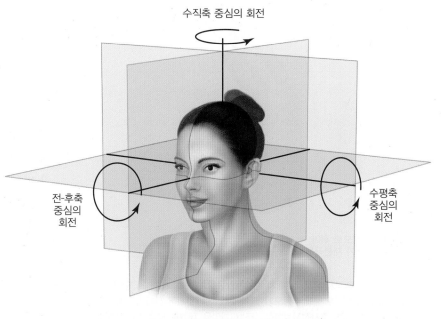

그림 7.43 반고리관에 의해 감지되는 각가속도의 방향. 전-후축 회전은 귀를 어깨 쪽으로 기울이는 것을, 수직축 회전은 '아니요'를 나타내기 위해 머리를 흔드는 것을, 수평축 회전은 '예'를 나타내기 위해 고개를 끄덕이는 것을 감지한다.

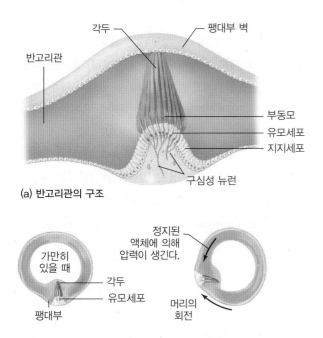

각두　　　　　팽대부 벽

반고리관

부동모
유모세포
지지세포

구심성 뉴런

(a) 반고리관의 구조

정지된
액체에 의해
압력이 생긴다.

가만히
있을 때

각두
유모세포

팽대부

머리의
회전

(b) 머리를 움직이는 동안의 각두와 팽대부

그림 7.44 (a) 각두와 팽대부의 구성. (b) 머리가 가만히 있을 때와 가속할 때 팽대부와 각두의 관계.

　회전하는 머리 움직임의 방향은 부동모가 구부러지는 방향과 자극되는 방향을 결정한다. 이러한 기계적수용기의 움직임은 유모세포의 막전위와 와우각 유모세포에서와 유사한 기전으로 신경전달물질 방출에 변화를 일으킨다(그림 7.41 참조). 일부 신경전달물질은 휴지 상태에서도 유모세포에서 항상 방출되며, 유모세포가 구부러지는 방향에 따라 휴지 상태에서의 방출 속도보다 신경전달물질 방출 속도가 증가하거나 감소한다. 각 유모세포 수용기는 최대 신경전달물질 방출 방향이 한 방향인데, 부동모가 그 방향으로 구부러지면 수용기세포는 탈분극된다(**그림 7.45**). 부동모가 반대 방향으로 구부러지면 세포는 과분극된다. 유모세포와 시냅스를 이루는 구심성 뉴런의 활동 전위 빈도는 수용기세포에서 부동모를 구부리는 힘의 양과 힘이 가해지는 방향 모두와 관련이 있다.

　머리가 일정한 속도로 계속 회전하면(피겨스케이팅 선수가 회전할 때처럼) 관 속의 액체는 머리의 나머지 부분과 같은 속도로 움직이기 시작하고 부동모는 천천히 휴지 상태의 위치로 돌아가서 회전에 대한 반응을 멈춘다. 이런 이유로 반고리관 내의 유모세포는 머리가 회전해 속도 변화가 생겨야만 자극을 받는다.

통낭과 소낭

통낭과 소낭(그림 7.42 참조)은 머리의 선형 가속에 대한 정보와 중력에 대한 머리 위치 변화에 대한 정보를 제공한다. 여기에서도 수용기 세포는 돌출된 섬모의 움직임에 민감한 기계적수용기이다.

여러분이 서 있을 때 통낭의 유모세포는 거의 똑바로 세워져 있다가 수평면에서 머리를 기울이거나 수평면에서 선형 가속을 하면 반응한다. 소낭의 유모세포는 통낭에 있는 유모세포에 대해 직각으로 놓여 있으며, 누워 있다가 일어나거나 트램펄린 위에서 점프할 때와 같은 수직 가속도에 반응한다.

　통낭과 소낭은 팽대부에 비해 조금 더 복잡하다. 유모세포에서 돌출되어 있는 부동모는 작은 결정체 또는 **이석**(otolith)이 박혀 있는 젤라틴성 물질로 덮여 있다. 탄산칼슘 결정체인 이석은 주변의 액체에 비해 젤라틴성 물질을 더 무겁게 한다. 선형 가속 또는 중력에 대한 위치 변화에 반응해 젤라틴성 이석 물질이 유모세포를 끌어당겨 유모세포에 있는 부동모를 구부러지게 함으로써 수용기세포를 자극한다. **그림 7.46**은 머리 위치 변화가 어떻게 이석기관을 자극하는지 보여준다.

전정 정보와 경로

전정 정보는 세 가지 방식으로 사용된다. 하나는 머리 위치가 바뀌어도 눈이 같은 지점에 고정된 상태를 유지할 수 있도록 안구 근육을 조절하는 것이다. **안진**(nystagmus)은 건강한 사람에서 비정상적인 전정 입력에 대한 반응으로 발생할 수 있는 크고 갑작스러운 눈의 전후 움직임으로 병의 징후일 수도 있다. 안진은 회전의자에서 20초 정도 돌고 나서 갑자기 의자를 세울 때 나타난다. 움직임이 멈춘 직후, 반고리관 안의 액체는 계속 회전하고 사람의 눈은 시야를 지나가는 물체를 추적하려고 하는 것처럼 무의식적으로 움직인다. 높은 혈중 알코올 농도는 전정기관의 기능을 방해하기 때문에 안진이 발생하는데, 이것은 음주운전의 증거로 교통경찰이 흔히 사용하는 방법이다.

　두 번째는 직립 자세와 균형을 유지하기 위한 반사 과정에 전정 정보가 사용된다. 전정기관은 움직일 때 머리를 지탱하고 공간에서 머리의 방향을 잡고, 이동에 수반되는 반사 작용을 담당한다. 그러나 전정기관이 때로는 평형감각 기관이라 불림에도 불구하고 전정기관의 입력에만 전적으로 의존하는 자세 반사는 거의 없다. 7.5절과 제10장에서 자세와 균형 유지에 중요한 기타 감각 입력에 대해 다룰 것이다.

　세 번째 용도는 신체의 위치와 가속도에 대한 의식적 인식, 신체를 둘러싼 공간에 대한 지각, 공간정보에 대한 기억을 제공하기 위해 전정 정보를 사용한다.

　유모세포 자극에 대한 정보는 전정기관으로부터 전정와우신경의 전정 가지를 통해 뇌줄기에 있는 신경핵으로 전달된다. 이 정보는 시상을 통과하는 다중시냅스 경로를 통해 대뇌 피질의 두정엽에 있는 전정 중추로 전달된다. 자세 반사에 영향을 주는 하행경

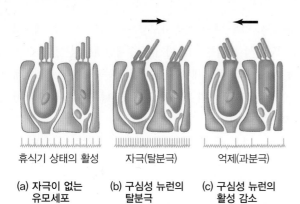

휴식기 상태의 활성   자극(탈분극)   억제(과분극)

(a) 자극이 없는   (b) 구심성 뉴런의   (c) 구심성 뉴런의
    유모세포   탈분극   활성 감소

전정신경의 발화율

그림 7.45 팽대부에서의 유모세포 위치와 구심성 뉴런의 활동 전위 발화 사이의 관계. (a) 휴식기 상태의 활성. (b) 한 방향으로 섬모들이 움직이면 유모세포에 의해 활성화되는 구심성 뉴런의 활동 전위 빈도가 증가한다. (c) 반대 방향으로 움직이면 휴식기 상태에서보다 활동 전위 발화율의 빈도가 감소한다.

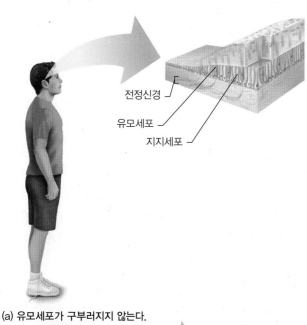

전정신경
유모세포
지지세포

(a) 유모세포가 구부러지지 않는다.

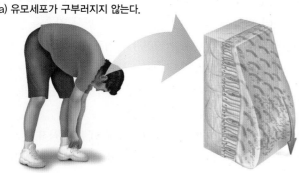

(b) 유모세포가 중력 때문에 구부러진다.

그림 7.46 머리의 위치가 통낭의 이석기관에 미치는 영향. (a) 직립 자세일 때 유모세포는 구부러지지 않는다. (b) 머리가 앞으로 기울어지면 중력에 의해 유모세포가 구부러지고 이런 정보는 공간에서의 머리 위치에 대한 정보를 뇌에 전달한다. 자동차의 브레이크를 밟을 때 생기는 것과 같이 머리의 선형 감속 중에도 같은 반응이 일어난다.

로는 뇌줄기 핵에서 척수로 전달된다. 전정 정보는 눈, 관절, 힘줄, 피부에서 오는 감각정보와 통합되어 자세[**자기수용감각**(proprioception)] 및 운동감각으로 이어진다. 이에 대한 좋은 예는 움직이는 기차나 지하철에서 서 있는 동안 자세를 유지할 때 발생한다.

여러 감각계의 정보가 일치하지 않으면 메스꺼움과 현기증이 생길 수 있다. 예를 들어 많은 놀이공원에 있는 가상체험 놀이기구를 타면 눈이 어지러울 정도로 헬리콥터를 타고 하늘에 떠 있는 것 같지만 전정계는 여러분이 전혀 움직이지 않고 있다는 신호를 보낸다. **멀미**(motion sickness)도 전정계와 관련이 있는데, 익숙하지 않은 선형 및 회전 가속도 운동을 경험할 때 이에 대한 적응이 되지 않으면 발생하게 된다.

7.9 화학 감각

특정 화학물질에 민감한 수용기를 화학수용기라 한다. 이들 중 일부는 혈중 산소와 수소이온농도를 감지하는 두 가지 수용기처럼 신체 내부 환경의 화학적 변화에 반응하며 이에 대한 자세한 내용은 제13장에서 알아볼 것이다. 다른 것들은 외부의 화학적 변화에 반응한다. 이 범주에는 사람의 식욕, 침샘 분비, 위액 분비, 유해물질 회피에 영향을 미치는 미각 및 후각 수용기가 있다.

미각

미각(gustation)을 위한 특수한 감각기관은 입과 목에 분포하는 10,000개 정도의 **미뢰**(taste bud)이며 대부분의 미뢰는 혀의 윗면과 측면에 있다. 미뢰는 속이 빈 미공(taste pore) 주변에 여러 개의 쪽으로 구성된 오렌지와 같은 모양으로 배열되어 있는 작은 세포 집단들이며 **혀유두**(lingual papillae)라 하는 구조물의 벽에서 발견된다(**그림 7.47**). 이 세포 중 일부는 주로 지지세포 역할을 하지만 다른 세포는 우리가 먹는 음식물 속의 다양한 화학물질에 반응하는 수용기 역할을 하는 특화된 상피세포이다. 작고 털처럼 생긴 미세융모는 미각수용기 세포의 표면적을 증가시키고, 이곳에는 특정 화학물질의 존재를 수용기 전위로 변환하는 막단백질을 갖고 있다. 미뢰 바닥에 있는 **기저세포**(basal cell)는 때로는 구강 내의 나쁜 환경 속에서 손상된 미각수용기세포를 지속적으로 대체하기 위해 분열하고 분화한다.

미뢰의 구멍으로 들어가 미각수용기세포와 접촉하기 위해서는 섭취하거나 먹은 음식물 분자가 침샘 분비물에 들어 있는 용액에 녹아야 한다. 혀를 완전히 말린 후에 설탕이나 소금을 올려보면, 침이 흘러 이것을 녹이기 전까지는 거의 또는 전혀 아무런 맛도

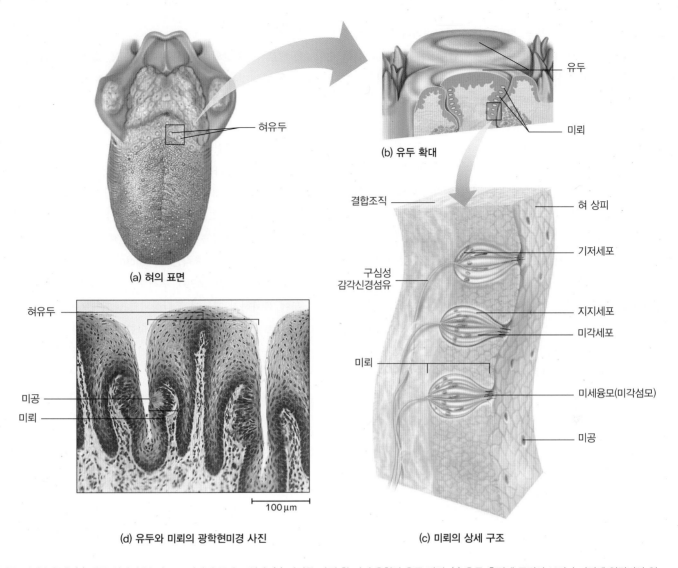

(a) 혀의 표면

(b) 유두 확대

유두

미뢰

혀유두

미공

미뢰

100 μm

(d) 유두와 미뢰의 광학현미경 사진

결합조직

구심성
감각신경섬유

미뢰

혀 상피

기저세포

지지세포

미각세포

미세융모(미각섬모)

미공

(c) 미뢰의 상세 구조

그림 7.47 미각수용기. (a) 혀를 위에서 본 것으로 혀의 유두가 보인다. (b) 미뢰를 가진 한 가지 유형의 유두 단면. (c) 유두 측면에 구멍이 보이며 미뢰에 연결되어 있다. 미뢰에는 지지세포, 미각수용기세포, 기저세포가 있다. (d) 사람 혀의 단면을 보여주는 광학현미경 사진. Ed Reschke

느끼지 못한다.

서로 다른 많은 화학물질이 몇 가지 기본적 형태의 미각수용기를 서로 다르게 활성화해 맛에 대한 감각을 일으킬 수 있다. 미각의 자극형식은 일반적으로 가장 강하게 활성화되는 수용기 유형에 따라 단맛, 신맛, 짠맛, 쓴맛, 감칠맛[우마미(umami)]의 다섯 가지 범주로 분류한다. 우마미는 대략 '맛있다'라는 의미의 일본어에서 유래한 것이다. 이 맛은 글루탐산 또는 유사한 아미노산 맛과 관련이 있으며 때로는 감칠맛이나 풍미를 전달하는 것으로 묘사된다. 글루탐산[혹은 MSG(monosodium glutamate)]은 일부 전통적인 아시아 요리에서 풍미를 향상하는 데 사용되는 일반적인 첨가제이다.

알려진 미각수용기 외에도 아직 밝혀지지 않은 미각수용기가 있다. 예를 들어 최근의 실험은 설치류의 혀유두에서 처음 발견된 지방산 수송단백질이 곧 목록에 추가될 수 있음을 시사한다. 연구에 따르면 이 수송체를 차단하면 고지방의 맛에 대한 선호도가 억제되고 소화계에서의 지방분해효소 생산이 감소하는 것으로 밝혀졌다. 만약 이것이 사람에서 확인된다면 이 지방산 수송체는 미각수용기 군의 여섯 번째 종류가 될 수 있으며, 고열량, 고지방 식품의 섭취와 대사를 조절하는 데 중요한 역할을 할 수 있을 것이다.

미각은 맛의 종류에 따라 독특한 신호 변환 기전을 갖고 있다. 짠맛은 섭취한 Na^+이 수용기세포 막에 있는 채널로 들어가 세포를 탈분극하고 연결된 감각뉴런에서 활동 전위 생성을 자극하는 간단한 기전으로 감지된다. 신맛은 구연산이 들어 있는 레몬처럼 산 함량이 높은 식품에 의해 자극된다. 수소이온은 신맛 수용기에 있는 K^+ 채널을 차단해 K^+ 유출에 의한 과분극이 일어나지 못하게 해 수용기세포를 탈분극한다. 단맛 수용기는 포도당과 같은 천연 당과 결합할 수 있을 뿐만 아니라 사카린이나 아스파탐과 같은 인공감미료와도 결합할 수 있는 막단백질을 갖고 있다. 이 수용기에 당이 결합하면 최종적으로 K^+ 채널을 차단해 탈분극 수용기 전위를 생성하는 G단백질과 결합된 2차 전달경로를 활성화한다(제5장). 쓴맛은 여러 독성물질, 특히 비소와 같은 특정 요소 및 스트리키닌(strychnine)과 같은 식물성 알칼로이드와 관련이 있다. 매우 다양한 독성물질을 인식하는 데 명백한 진화적 이점이 있으므로 많은 종류의 쓴맛 수용기가 있다. 그러나 이러한 모든 수용기 유형은 G단백질 매개 2차 전달경로를 통해 수용기 전위를 생성하고 최종적으로 쓴맛의 나쁜 감각을 유발한다. 우마미 수용기세포 또한 G단백질결합 수용기 기전을 통해 탈분극된다.

각각의 구심성 뉴런은 하나 이상의 수용기세포와 시냅스를 이루며, 미각계는 독립적인 암호화된 경로를 통해 중추신경계로 전달되는 구성을 갖고 있다. 그러나 단일 수용기세포는 하나 이상의 맛 범주에 속하는 물질에 대해 다양한 정도로 반응한다. 이 특성은 서로 다른 파장에 반응하는 광수용기들의 중첩된 민감성과 유사하다.

어떤 물질에 대한 특이적 맛에 대한 인식은 다른 유형의 감각 뉴런에서 발생하는 발화 양상에 따라 달라지기도 한다. 예를 들어 통증 감각(매운 향신료), 질감, 온도에 대한 감각이 미각에 영향을 준다. 중추신경계에서의 미각에 대한 경로는 체성감각피질의 '구강' 영역 근처의 미각피질로 이어진다(그림 7.13 참조).

후각

실제로 음식 맛의 대부분은 냄새 또는 **후각**(olfaction)에 의해 결정된다. 이것은 감기로 인해 코가 막히면 음식 맛을 잘 느끼지 못한다는 일반적인 경험으로 설명할 수 있다. 물질의 냄새는 화학구조와 직접적인 관련이 있다. 우리는 수천 가지의 다양한 냄새를 매우 정확하게 인식하고 식별할 수 있다. 따라서 후각과 관련된 신경회로는 서로 다른 화학구조에 대한 정보를 암호화하고, 서로 다른 구조를 나타내는 서로 다른 암호 양상을 저장(학습)하며, 나중에 특정 신경 암호를 인식해 냄새를 식별해야 한다.

후각을 일으키는 경로에서 첫 번째 세포인 후각수용기 뉴런은 비강 상단에 있는 **후각상피**(olfactory epithelium)라는 작은 상피층에 있다(**그림 7.48a**). 후각수용기 뉴런은 수명이 약 2개월 정도에 불과하기 때문에 후각상피의 줄기세포에서 만들어진 새로운 세포로 끊임없이 교체된다. 성숙한 세포는 후각상피 표면으로 뻗어 있는 1개의 확장된 수상돌기를 가진 특수화된 구심성 뉴런이다. 여러 개의 길고 비운동성인 섬모가 수상돌기 끝에서 뻗어 나와 점액질로 덮여 있는 후각상피의 표면을 따라 놓여 있다(**그림 7.48b**). 섬모는 냄새 분자에 결합하는 부위를 제공하는 수용기 단백질을 갖고 있다. 뉴런의 축삭은 뇌신경I인 후각신경을 형성한다.

우리가 후각자극제[**후각물질**(odorant)]를 감지하려면 물질의 분자가 먼저 공기 중으로 확산해 후각상피 영역이 있는 코로 전달되어야 한다. 일단 코로 들어온 후각자극제는 상피를 덮고 있는

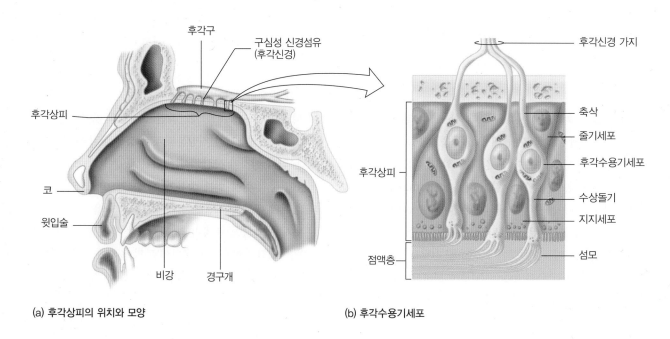

(a) 후각상피의 위치와 모양

(b) 후각수용기세포

그림 7.48 (a) 후각상피의 위치와 (b) 후각수용기세포의 구조에서 후각상피의 확대된 모습. 이러한 세포 외에도 후각상피에는 새로운 수용기와 지지세포를 공급하는 줄기세포가 포함되어 있다.

점액에 녹아 섬모에 있는 특정 후각수용기에 결합한다. 자극된 후각수용기는 cAMP를 증가시키는 G단백질 매개성 경로를 활성화해 비선택적 양이온 채널을 열어 세포를 탈분극한다.

비록 수천 개의 후각수용기 세포가 있지만, 각 후각수용기 세포에는 400가지 정도의 서로 다른 세포막 후각수용기 유형 중 단한 가지만을 갖고 있다. 이러한 각각의 유형은 화학적으로 관련된 특정 냄새 분자군에만 반응한다. 각 후각자극제는 다른 후각자극제와 다른 특징적인 화학작용기를 갖기 때문에 각각은 서로 다른 후각수용기를 활성화한다. 따라서 특정 후각자극제는 세포막에 있는 수용기의 정확한 조합에 의한 활성화로 결정되고, 각 수용기는 별도의 후각수용기 세포로 분류된다.

후각수용기세포의 축삭은 전두엽의 아래쪽에 있는 **후각구**(olfactory bulb)로 알려진 한 쌍의 뇌 구조에서 시냅스를 한다. 공통 수용기 특이성이 있는 후각수용기 세포의 축삭은 특정 후각구 뉴런에서 함께 시냅스를 만들기 때문에 원래의 후각 자극에 대한 특이성을 유지한다. 즉 특정 후각수용기세포는 특정 후각구 뉴런만을 활성화해 어떤 수용기가 자극되었는지 뇌가 결정할 수 있게 한다. 후각정보를 전달하기 위해 사용되는 암호는 공간적 요소(어떤 특정 뉴런이 발화하고 있는가)와 시간적 요소(각 뉴런에서의 활동 전위 빈도)를 모두 사용한다.

후각계는 피질에 도달하기 전에 시상에서 시냅스를 형성하지 않는 유일한 감각계이다. 후각구에서의 정보는 후각피질과 변연계의 일부로 직접 전달된다. 변연계 및 여기에 연결된 시상하부 구조는 감정, 음식 섭취, 성적 행동과 관련이 있다. 후각계와 변연계가 직접 연결되어 있다는 사실은 왜 후각이 이러한 활동에 중요한 영향을 미치는지에 대한 이유를 설명해 준다. 후각피질의 일부 영역은 전두엽의 다른 영역으로 투영된다. 서로 다른 냄새는 몇 가지 피질영역에서 다양한 전기적 활성을 만들어냄으로써 인간이 비록 400가지 정도의 후각수용기를 가지고 있음에도 불구하고 적어도 10,000가지 이상의 서로 다른 후각자극제를 구별해 낼 수 있게 한다. 실제로 최근의 증거에 따르면 인간은 적어도 이론적으로 최대 1조(10^{12}) 종류 이상의 냄새를 구별할 수 있다.

후각적 차이는 주의력, 배고픔(배고픈 사람이 민감도가 높음), 성별(일반적으로 여성이 남성보다 후각 민감도가 더 높음), 흡연(민감성 감소는 반복적 흡연과 연관이 있음), 나이(냄새를 식별할 수 있는 능력이 나이와 함께 감소, 고령자의 상당 부분이 냄새를 전혀 감지할 수 없음), 후각 점막의 상태(앞에서 언급했듯이 감기에 걸려 점액층이 부풀어 오르면 냄새에 대한 감각이 감소함)에 따라 다양하다. 어떤 사람은 유전적 결함을 갖고 태어나 냄새를 맡는 능력이 완전히 결핍되어 있다[**후각상실증**(anosmia)]. 예를 들어 X염색체와 8번 염색체, 20번 염색체에 있는 유전자의 결함은 **칼만증후군**(Kallmann syndrome)을 일으킬 수 있다. 이 증후군은 무엇보다도 후각구가 형성되지 않은 상태이다.

해답은 책 뒷부분에 있다.

1. 다음 중 옳은 설명은 무엇인가?
   a. 특정 감각수용기가 정상적인 기능의 반응을 하는 에너지 양식은 해당 수용기에 대한 '적합자극'으로 알려져 있다.
   b. 수용기 전위는 실무율에 따른다. 즉 자극 강도에 상관없이 동일한 크기를 가진다.
   c. 자극은 계속되는데 감각뉴런에서 활동 전위의 빈도가 일정해지는 것을 '적응'이라 한다.
   d. 감각단위가 큰 수용장을 가질 때 지각의 예민성은 더 커진다.
   e. '자극형식'은 주어진 자극의 강도를 나타낸다.

2. 단일세포 내 기록전극을 사용해 감각뉴런의 어느 부분에서 수용기 전위와 활동 전위 모두를 동시에 측정할 수 있는가?
   a. 세포체에서
   b. 말초 끝에 가장 가까운 랑비에결절에서
   c. 축삭이 세포체와 만나는 축삭언덕에서
   d. 중추신경계 내의 중심 축삭 말단에서
   e. 두 가지 모두를 측정할 수 있는 하나의 지점은 없다.

3. 다음 중 감각 처리 과정에서의 '측면억제'를 가장 잘 설명하는 것은 무엇인가?
   a. 시냅스전 축삭-축삭 시냅스는 흥분성 시냅스에서의 신경전달물질 방출을 감소시킨다.
   b. 자극이 장시간 유지되면 감각수용기로부터의 활동 전위 빈도는 시간이 지남에 따라 감소한다.
   c. 뇌줄기로부터의 하행 입력은 척수에 있는 구심성 통증 경로를 억제한다.
   d. 억제성 연합뉴런은 자극받은 부위의 말초에 있는 수용기로부터의 활동 전위를 감소시킨다.
   e. 수용기 전위는 자극 강도에 따라 크기가 증가한다.

4. 1차 시각피질이 있는 뇌의 영역은 어디인가?
   a. 후두엽   d. 체성감각피질
   b. 전두엽   e. 두정엽 연합영역
   c. 측두엽

5. 체성감각을 암호화하는 수용기 유형이 아닌 것은 무엇인가?
   a. 근방추 신장수용기   d. 온도수용기
   b. 통각수용기   e. 와우각 유모세포
   c. 파치니소체

6. 근시안을 교정하지 않은 사람의 시각을 가장 잘 표현한 것은 무엇인가?
   a. 안구가 너무 길다. 섬모체근이 수축할 때 멀리 있는 물체의 상을 망막에 초점을 맺는다.
   b. 안구가 너무 길다. 섬모체근이 이완할 때 가까운 거리의 물체의 상을 망막에 초점을 맺는다.
   c. 안구가 너무 길다. 가까운 거리의 물체의 상은 망막에 초점을 맺을 수 없다.
   d. 안구가 너무 짧다. 멀리 있는 물체의 상은 망막에 초점을 맺을 수 없다.
   e. 안구가 너무 짧다. 섬모체근이 이완할 때 가까운 거리의 물체의 상은 망막에 초점을 맺는다.

7. 만약 어떤 환자가 뇌의 오른쪽에 있는 시신경이 망가지는 뇌졸중을 앓는 경우 다음 중 어떤 시각적 장애가 발생하겠는가?
   a. 완전한 실명을 초래할 것이다.
   b. 왼쪽 눈으로는 볼 수 없지만 오른쪽 눈의 시각은 정상이다.
   c. 왼쪽 눈 망막의 왼쪽 절반에 맺히는 물체의 상을 인식하지 못한다.
   d. 오른쪽 눈 망막의 오른쪽 절반에 맺히는 물체의 상을 인식하지 못한다.
   e. 두 눈 모두 환자의 시야 오른쪽에 있는 물체를 인식하지 못한다.

8. 청각신호 변환 단계를 올바르게 설명한 것은 무엇인가?
   a. 피개막에 대한 기저막 움직임은 유모세포의 부동모를 자극한다.
   b. 난원창의 압력파는 추골에서 진동을 일으키고 등골을 통해 정원창으로 전달된다.
   c. 등골의 움직임은 내림프와 접촉하는 고막에 진동을 일으킨다.
   d. 난원창에 대한 등골의 진동은 반고리관에서 압력파를 생기게 한다.
   e. 추골, 침골, 등골은 와우각 내 내이에서 발견된다.

9. 왼쪽 어깨너머로 바라보면서 서 있는 사람이 갑자기 머리를 돌려 오른쪽 어깨너머로 그 물체를 보았다. 전정계는 이 움직임을 어떻게 감지하는가?
   a. 통낭이 수직에서 수평 위치로 이동하고 이석은 부동모를 자극한다.
   b. 목 근육에 있는 신장수용기는 활동 전위를 전정기관으로 보내고 결국 뇌로 전달한다.
   c. 반고리관 내의 액체는 정지 상태를 유지해 머리가 회전할 때 팽대부와 부동모를 구부러지게 한다.
   d. 이 움직임으로 인해 와우각 안의 내림프액은 오른쪽에서 왼쪽으로 회전해 내유모세포를 자극한다.
   e. 수양액의 역회전은 안진 반응을 활성화한다.

10. MSG(글루탐산나트륨)가 가장 강하게 자극하는 미각수용기 세포의 범주는 무엇인가?
    a. 짠맛   d. 감칠맛
    b. 쓴맛   e. 신맛
    c. 단맛

의식, 뇌, 행동

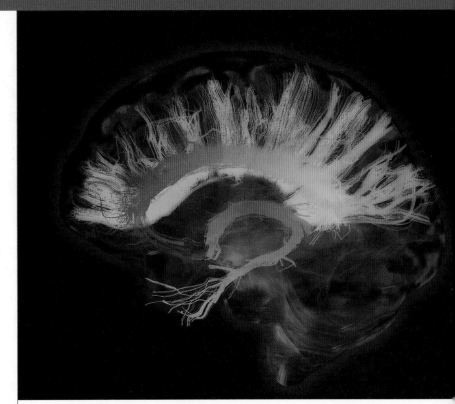

확산텐서영상을 통한 뇌의 신경연결 경로 이미지 재구성. Sherbrooke Connectivity Imaging Lab (SCIL)/Getty Images

제6장과 제7장은 신경계에서 정보처리 과정의 몇 가지 근간을 이루는 기전을 소개했다. 뉴런 내와 뉴런 사이, 그리고 말초신경계에서 중추신경계로 정보가 어떻게 전달되는지가 초점이었다. 이 장에서는 중추신경계 내에서 일어나는 고차원적 기능과 더 복잡한 정보처리에 대해 알아본다. 의식의 일반적인 현상과 의식 존재의 다양한 상태를 알아보고, 경험의 처리 과정에 관련된 중요한 신경기전들도 일부 알아본다. 전기생리학적인 기술과 뇌 영상 기술의 발달로 놀라운 사실들이 밝혀지고 있지만, 여전히 이 주제들에 관해 알지 못하는 것들이 많이 남아 있다. 만약 여러분이 어떤 특정 뉴런이 20만 개의 다른 뉴런과 시냅스로 연결될 수 있다고 상상할 수 있다면, 가장 단순한 행동까지도 조절하는 이 시스템의 복잡성을 제대로 이해하기 시작한 것이다.

이 장에서 가장 분명하게 보여지는 생리학의 일반 원리는 세포, 조직, 기관 사이의 정보 흐름은 항상성의 필수적인 특징이며, 생리학적 과정의 통합을 허용한다는 것이다. 이전에 논의한 신경계의 '정보'에는 화학적·전기적 기울기, 차등 전위, 활동 전위와 같은 현상들이 포함된다. 이러한 현상은 이 장에서 배우게 될 의식적 주의집중, 동기부여, 학습, 기억, 타인과의 소통 등 여러 능력을 포함하는 고차원적 과정을 이해하는 데 필수적인 생리학적 기본 구성요소이다. 이러한 능력은 항상성 유지에 기여하는 수많은 복잡한 행동을 결정하는 핵심 요소이다. ■

8.1 의식상태

의식이라는 용어는 **의식상태**(states of consciousness)와 **의식적 경험**(conscious experience)이라는 두 가지 뚜렷한 개념을 포함한다. 의식상태는 깨어 있거나, 졸리거나, 자고 있거나 등과 같은 각성도 수준을 말한다. 의식적 경험이란 의식상태 중에, 어떤 상태에서든지 사람이 인지하고 있는 경험(생각, 느낌, 지각, 발상, 꿈, 추론)을 말한다.

사람의 의식상태는 두 가지 방식으로 정의되는데, (1) 최대의 주의집중에서부터 혼수상태에 이르기까지 나타나는 행동에 의한 것과 (2) 전기적으로 기록될 수 있는 뇌 활동의 패턴에 의한 것이다. 뇌 활동을 전기적으로 기록한 것을 **뇌전도**(electroencephalogram, EEG)라고 하는데, 두피 표면의 서로 다른 부위들 사이의 전위차를 나타낸다. EEG는 의식의 다른 상태를 확인하는 데 유용한 도구이다.

뇌전도

신경 활동은 차등 전위와 활동 전위라는 전기신호에 의하여 나타난다(제6장). 뇌의 뉴런, 특히 뇌 표면 근처의 피질에 있는 뉴런의 전기적 활성을 머리 바깥쪽에서 기록할 수 있다. 전기를 전도하는 전도성 접착제(염분이 포함됨)를 사용해 두피에 부착한 전극이 뇌에서 생성된 전기신호를 포착해 EEG를 기록하는 컴퓨터로 보낸다.

우리는 흔히 뉴런에서의 전기적인 활동을 활동 전위의 개념으로 생각하지만, 활동 전위는 보통 EEG에 직접 기여하지 않는다. 개별 뉴런에서 하나의 활동 전위는 EEG 기록에서 검출되기에는 너무 작다. 오히려 EEG 패턴은 주로 동시적인 차등 전위들 때문에 생기는데, 이 경우 기록 중인 전극들 아래에 놓인 수십만 개의 뇌 뉴런에서 생긴 시냅스후 전위들이 합쳐진 것이다(제6장 참조). EEG에서 기록된 전기신호의 대부분은 피질의 피라미드세포에서 발생한다(그림 6.39 참조). 이 큰 세포들은 수상돌기가 뇌 표면에

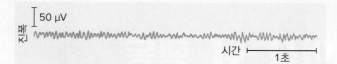

그림 8.1 뇌전도(EEG) 패턴은 파도처럼 생겼다. 이것은 깨어 있고 편안한 상태인 사람의 두정엽이나 후두엽에서 기록된 전형적인 EEG로, 주파수는 약 20 Hz이고, 평균 진폭은 20 μV이다.

가깝게 수직으로 놓여 있으며, 이들의 수상돌기에서 생긴 시냅스후 전위들이 EEG로 기록된다.

EEG 패턴은 복잡한 파형이며, 진폭과 주파수가 매우 다양하다(**그림 8.1**). (파의 특성은 그림 7.22에 요약되어 있다.) 파의 진폭은 마이크로볼트(μV) 단위로 측정되는데, 특정 시점에 기록 중인 전극 아래에서 비슷한 유형의 전기적 활성도가 얼마나 발생하는지를 나타낸다. 큰 진폭은 동시에 활성화되고 있는 뉴런이 많다는 것을 나타낸다. 달리 말하면, 시냅스 활동을 발생시키고 있는 뉴런의 동시적 발화 정도를 나타낸다. 반면에, 작은 진폭은 뉴런들이 덜 활성화되어 있거나 비동시적으로 발화되고 있음을 나타낸다. 전형적인 진폭 범위는 0.5~100 μV인데, 활동 전위의 진폭보다는 1,000배 정도 작다.

파형의 주파수는 최대 진폭에서 최소 진폭으로 되돌아오는 주기빈도를 나타낸다. 주파수는 헤르츠(Hz, 초당 반복횟수)로 표시하는데, 0.5~40 Hz 또는 그 이상으로 다양하다. 각기 다른 의식상태를 규정하는 4개의 뚜렷하게 다른 주파수 범위가 EEG 패턴의 특징이다. 일반적으로, 낮은 EEG 주파수는 수면처럼 반응성이 약한 상태를 나타내고, EEG 주파수가 높을수록 각성도가 증가한 상태를 나타낸다. 나중에 보게 되겠지만, 이 수면 중의 한 단계는 이러한 일반적인 관계에서 예외이다.

EEG의 파도 같은 진동의 기저를 이루는 신경그물망과, 그것들이 어떻게 기능하는지에 대해서는 아직 완전히 이해하지 못했다. 파형 패턴은 의식상태의 함수로, 연령에 따라 그리고 어느 부위에서 기록하느냐에 따라 다양하다. 현재로서는 시상에 있는 뉴런집단이 특히 중요한데, 시상에서 피질로 향하는 뉴런들을 통해 변동하는 활동 전위의 주파수 출력을 제공한다. 이러한 출력은 결국 피질에 있는 피라미드 뉴런들의 리듬감 있는 시냅스 활동 패턴을 일으킨다. 앞에서 언급했듯이, 기록된 EEG 신호의 대부분은 뇌 깊이 위치한 시상이 아니라 대뇌 피질의 시냅스 활동이 구성한다. 피질 시냅스 활동의 동시성(즉 EEG의 진폭)은 EEG를 생성하는 시상의 뉴런집단에서 동시에 발화되는 정도를 반영한다. 이들 집단은 의식상태를 조절하는 데 관여하는 뇌의 영역들로부터 입력을 받는다. 감각입력과 운동실행 중에 반응하는 운동피질과 체성

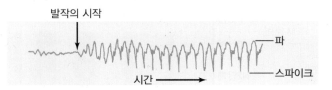

그림 8.2 간질발작 중인 환자의 EEG에 나타나는 스파이크와 파동(spike-and-wave) 패턴. 척도는 그림 8.1과 동일하다.

감각피질의 특정 영역 부위들 사이에서 전파되는 EEG 활동의 파형을 확인하고 측정하기 위한 연구가 시작되고 있다.

EEG는 마취 중인 수술 환자의 뇌 활동을 임상적으로 모니터링하고, 신경질환의 진단, 혼수상태와 뇌사의 진단 등에 유용하게 쓰인다. 예전에는 종양, 혈전, 출혈 등으로 손상된 뇌 부위를 확인하는 데도 EEG를 이용했다. 그러나 **양전자방사단층촬영**(positron emission tomography, PET), **자기공명영상**(magnetic resonance imaging, MRI)과 같은 현대 영상기술의 공간적 해상도가 매우 높아져서 손상된 뇌 부위를 훨씬 더 정확하게 찾아 확인할 수 있게 되었다(그림 19.6과 19.7 참조).

전기적 활성이 덜 동시화된 패턴(작은 진폭 EEG)에서 고도로 동시화된 패턴으로 전환하면, 간질발작을 나타내는 전기적 폭풍의 전조가 될 수 있다. **간질**(epilepsy)은 흔히 볼 수 있는 신경질환으로서 전체 인구의 약 1%에서 발병한다. 간질은 경도, 중등도, 중도로 나타나며 대뇌 뉴런들의 비정상적으로 동시화된 흥분발사와 연관되어 있다. 이러한 흥분발사는 독특하게 큰 진폭(1,000 μV 까지)을 갖는 반복파와 개별 스파이크(spike) 또는 스파이크와 파동의 조합으로 EEG에 반영된다(**그림 8.2**). 간질은 또한 손상된 뇌의 부위와 손상 정도에 따라 행동의 변화가 다양하며 불수의적인 근수축과 일시적인 의식 상실이 일어나기도 한다. 대부분의 경우에 간질의 원인은 알아내기 어렵다. 알려진 유발인자로는 외상성 뇌손상, 비정상적인 태아 뇌발달, 뇌혈류를 변화시키는 질환, 과도한 음주와 불법약물 남용, 뇌막염과 바이러스성 뇌염 같은 감염성 질환, 과도한 스트레스, 수면 부족, 납이나 일산화탄소 같은 환경 독소에 대한 노출 등이 있다.

깨어 있는 상태

행동학적으로 깨어 있는 상태는 균일하지 않으며, 특정 순간에 여러분이 하는 광범위하게 다양한 활동을 반영한다. 깨어 있으면서 눈을 감고 편안하게 있는 성인의 가장 두드러진 EEG 파형 패턴은 **알파리듬**(alpha rhythm)으로 알려진 8~12 Hz의 진동이다(**그림 8.3a**). 알파리듬은 두정엽과 후두엽의 위쪽에서 잘 기록되며, 주의집중력 저하와 연관되어 있다. 알파리듬이 생성될 때 피실험자

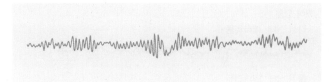

(a) 알파리듬(눈을 감고 편히 있는 상태)

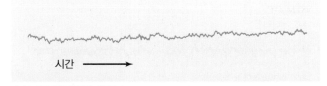

(b) 베타리듬(각성 상태)

그림 8.3 (a) 알파리듬과 (b) 베타리듬의 EEG 기록. 알파파는 약 8~12 Hz까지 다양하며, 주파수가 13 Hz 이상인 베타파보다 진폭이 크다. 척도는 그림 8.1과 동일하다. 감마파(30~100 Hz)인 고주파의 EEG는 나타내지 않았는데, 이는 감각입력을 처리하는 과정의 깨어 있는 사람에서 관찰된다.

들은 보통 편안함과 행복감을 느낀다고 한다. 그러나 평소보다 알파리듬을 더 많이 경험하는 사람이 알파리듬을 덜 경험하는 사람과 심리적으로 다르지는 않은 것으로 밝혀졌다.

사람들이 외부 자극에 주의를 기울이거나 무언가를 골똘히 생각할 때 알파리듬은 더 작은 진폭, 더 높은 주파수 진동(12 Hz 미만)의 **베타리듬**(beta rhythm)으로 대체된다(**그림 8.3b**). 이러한 변화는 **뇌전도 각성**(EEG arousal)이라고 알려졌는데, 지각 그 자체의 행위보다는 자극에 대한 주의집중 행위와 연관되어 있다. 예를 들면 완전히 캄캄한 방 안에서 눈을 뜨고 보려고 하면, 시각적 입력을 인지하지 못하더라도 EEG 각성은 일어난다. 반복된 자극에 대한 주의집중이 줄어들면서 EEG 패턴은 알파리듬으로 되돌아간다.

최근 연구에서 **감마리듬**(gamma rhythm)이라는 또 다른 EEG 패턴이 알려졌다. 이것은 고주파 진동(30~100 Hz)으로, 피질의 큰 영역으로 가로질러 퍼지며, 어떤 경우에는 시상으로부터 퍼져 나오는 것처럼 보인다. 감마리듬은 종종 소리를 들으면서 사물을 보는 것과 같은 복합자극의 발생과 일치하며, 뇌의 매우 많은 뉴런이 이전에 경험한 장면이나 사건에서 이질적인 부분들을 활발하게 결부시키고 있다는 증거로 여겨지고 있다.

수면

그림 8.4에서 볼 수 있듯이 수면 중에는 EEG 패턴이 심하게 변화한다. 사람이 점점 더 졸리게 되면 파형 패턴이 베타리듬에서 알파리듬으로 대부분 변한다. 실제로 잠이 들면 EEG는 저주파이면서 진폭이 더 큰 파형 패턴인 **세타리듬**(theta rhythm, 4~8 Hz)

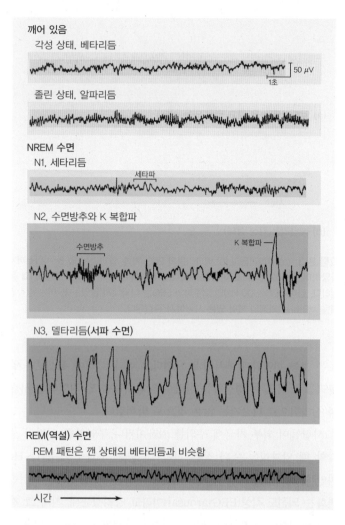

깨어 있음
각성 상태, 베타리듬

졸린 상태, 알파리듬

50 μV
1초

NREM 수면
N1, 세타리듬

세타파

N2, 수면방추와 K 복합파

수면방추
K 복합파

N3, 델타리듬(서파 수면)

REM(역설) 수면
REM 패턴은 깬 상태의 베타리듬과 비슷함

시간 ——→

그림 8.4 깨어 있는 상태에서부터 수면의 여러 단계를 거치는 동안 기록된 한 사람의 EEG 기록. 서파 수면의 진폭이 큰 델타파들은 대뇌 피질 뉴런들의 동시적 활동 패턴을 나타낸다. REM 수면 동안의 비동시적 패턴은 깨어 있는 개인에서 보이는 패턴과 유사하다.

과 **델타리듬**(delta rhythm, 4 Hz 이하)으로 변한다. 자세의 이완, 각성의 완화, 감각자극 역치의 증가, 운동뉴런의 출력 감소 등이 이러한 EEG 변화에 동반된다.

수면에는 두 단계가 있는데, 감겨 있는 눈꺼풀 뒤에서의 눈 움직임 여부에 따라 **NREM**(non-rapid eye movement, 느린 안구운동) 수면과 **REM**(rapid eye movement, 빠른 안구운동) 수면으로 부른다. 수면의 초기 단계인 NREM 수면은 다시 3단계로 세분한다. 연속되는 각각의 단계는 EEG 패턴이 특징적으로 나타나는데, 각 단계는 이전 단계보다 주파수는 낮고 진폭은 커진다. N1단계 수면에서는 알파 패턴 사이에 세타파가 드문드문 나타나기 시작한다. N2단계에서는 수면방추(sleep spindle)라고 하는 고주파가 갑자기 나타나고, 큰 진폭의 K 복합파(K complex)가 세타리듬을 간간이 중단시킨다. N3단계에서 세타리듬과 함께 델타파가

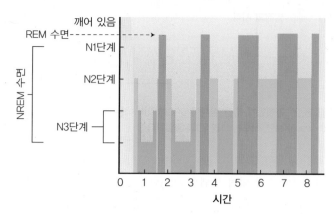

깨어 있음
REM 수면
N1단계
N2단계
N3단계

NREM 수면

시간

그림 8.5 젊은 성인의 수면 단계 시간에 대한 도식적 표현. 막대 색상은 그림 8.4의 EEG 기록과 일치한다.

처음 나타나고, 이 단계가 지속되면서 델타리듬이 지배적인 패턴이 되는데, 이것을 때로는 서파 수면(slow-wave sleep, 느린 파형 수면)이라고 한다.

수면은 NREM 수면의 N1단계에서 N3단계로 진행함에 따라 시작되는데, NREM 과정은 보통 30~45분 걸린다. 그리고 과정에 변화가 생기는데, EEG는 최종적으로 경계, 깨어 있는 상태와 매우 비슷하게 보이는 작은 진폭, 고주파의 비동시적 패턴을 재개한다(그림 8.4 맨 아래 참조). 그러나 이때에 깨어난 것은 아니고 수면의 행동적 특징은 계속되는데, 이 수면에서는 빠른 안구운동(REM)이 포함된다.

REM 수면은, 사람이 잠들어 있고 깨어나기 어렵더라도 EEG 패턴은 경계, 깨어 있는 상태와 비슷한 강렬한 활동을 보이기 때문에 **역설 수면**(paradoxical sleep)이라고도 한다. 실제로 뇌의 산소 소비는 NREM이나 깨어 있는 상태보다 REM 수면 중에 더 높다. REM 수면 중에 깨어났을 때, 피실험자들은 흔히 꿈을 꾸고 있었다고 보고한다. 이것은 스스로 깨어났을 때 보통 꿈을 기억하지 못하는 사람들의 경우에도 해당된다.

수면 방해가 없으면 수면의 단계들은 주기적인 방식으로 진행되며, NREM 수면의 N1에서 N2, N3로 움직이는 경향이 있고, 그런 다음 N2로 되돌아간 후 REM 수면으로 들어간다. 성인들의 연속적인 EEG 기록을 보면, 하룻밤에 평균 총 수면은 4~5회의 주기를 거치고, 각 주기는 90~100분 정도 지속된다(**그림 8.5**). 수면의 처음 몇 주기 동안에는 NREM의 시간이 훨씬 더 길지만, 방해받지 않는 밤이 끝나갈수록 REM 수면이 길어진다. 젊은 성인의 경우 REM 수면은 전체 수면시간의 20~25%를 차지하는데, 이 비율은 나이가 들면서 점차 줄어든다.

처음에, 졸린 상태에서 N1단계 수면으로 전환하면서, 자세근육이 상당히 긴장되고 수면경련이라고 하는 잠깐의 근육경련이 가

끔씩 나타난다. 결국 NREM 수면이 진행되면서 근육은 점차 이완된다. NREM 수면 중에 잠에서 깼을 때 꿈을 꾸었다고 하는 사람은 REM 수면 중에 깨어나서 꿈을 꾸었다고 하는 사람들보다 그 수가 적다. REM 수면 중의 꿈은 NREM 수면 중의 꿈보다 더 '사실'적이고 감정적으로 더 강렬한 경향이 있다.

몇 가지 예외가 있지만, NREM 수면 동안 이미 감소한 골격근의 긴장은 REM 수면 동안에 현저히 억제된다. 이 예외에 안구 근육이 포함되는데, 눈 근육은 빠르게 수축하고 이 수면 단계의 이름과 같이 전면적으로 휩쓰는 안구운동을 일으킨다. 이런 눈 움직임의 중요성에 대해서는 아직 잘 모른다. 실험 결과, 눈의 움직임과 꿈의 내용은 엄밀히 말해서 관련이 없어 보인다. 즉 꿈에서 잠자는 사람이 '보는 것'이 안구의 움직임에 영향을 끼치는 것 같지 않다. 뿐만 아니라, 태어날 때부터 앞을 보지 못해 눈의 움직임으로 물체를 추적해 본 경험이 없는 동물이나 사람의 REM 수면 중에도 눈의 움직임은 일어난다.

REM 수면 중에 활동하는 또 다른 근육은 호흡근이다. 실제로 호흡률은 깨어 있으면서 편안한 상태에 비해 자주 증가해 있다. 그러나 **수면무호흡**(sleep apnea)이라는 질병에서는 호흡근의 자극이 일시적으로 멈추는데, 때로는 밤중에 수백 번 멈추기도 한다. 그 결과 수면무호흡 환자는 산소 부족으로 인해 반복적으로 잠에서 깨어나게 되어 서파 수면과 REM 수면 모두가 박탈된다. 결과적으로 이 질병은 낮 동안 심하게—때로는 위험한 상황이 되는—졸리게 되는 것과 연관된다(수면무호흡에 대한 더 자세한 논의는 제13장을 참조하라.)

수면주기 동안에는 근육 긴장의 변화 외에도 신체 전체에 많은 변화가 일어나며, 기관계의 기능은 서로 조정된다는 생리학의 일반 원리의 좋은 예를 제공한다. 예를 들면 NREM 수면 중에는 뇌하수체 전엽에서 성장호르몬과 생식샘자극호르몬(제11장) 같은 호르몬이 맥동적으로 분비되므로, 적절한 수면은 어린아이의 정상적인 성장과 성인의 생식기능 조절에 필수적이다. 또한 NREM 수면 중에는 혈압, 심장박동수, 호흡률도 감소한다. REM 수면 중에는 혈압과 심장박동수, 호흡률이 증가하고 불규칙해진다.

우리는 일생의 1/3을 수면으로 보내지만, 수면의 기능을 완전히 이해하지는 못했다. 그러나 많은 연구가 수면이 복잡한 신경계에 근본적으로 필요하다는 것을 제시해 준다. 수면이나 수면 유사 상태는 곤충, 파충류, 조류, 포유류 등을 포함한 동물계 전반에서 나타나는 특징이다. 사람과 기타 동물들의 수면부족에 대한 연구들은 수면이 음식과 물의 필요성과 유사한 하나의 항상성 요구라고 제시한다. 수면부족은 면역계를 손상시키고, 인지 및 기억 결손을 초래하며, 결국에는 정신병, 심지어 죽음에까지 이르게 한다.

깨어 있는 상태에서의 뇌 활동으로 축적된 단백질 조각, 노폐물, 신경전달물질을 제거하는 것이 수면의 회복기전 일부가 된다.

사람의 수면에 대한 많은 연구가 학습과 기억의 형성에 미치는 수면의 중요성에 초점을 맞춘다. EEG 연구들에 의하면, 수면 중에는 뇌가 앞서 깨어 있던 상태에서 자극받은 신경 경로의 재활성화를 경험하는데, 수면이 박탈된 피실험자들에서는 기억 유지 효과가 떨어진다는 것이 밝혀졌다. 이러한 연구 결과와 기타 연구들의 발견에 근거해 많은 과학자들은 수면의 회복 가치 일부는 뇌 신경망들의 전반적인 활동을 약화하는 반면에, 학습과 기억에 중요한 정보와 연관된 신경 경로들에서 시냅스를 보존하고 강화하는 데 책임이 있는 화학적·구조적 변화를 촉진하는 데 있다고 믿는다.

표 8.1에 수면 상태를 요약했다.

의식상태의 신경학적 기질

수면과 각성의 기간은 하루에 한 번씩 교대로 일어난다. 즉 평균 8시간 수면과 16시간 깨어 있는 것으로 구성된 일주기 리듬을 나타낸다. 앞에서 보았듯이, 일주기 수면 중에는 NREM 수면과 REM 수면이 번갈아 일어난다. 깨어 있는 상태에서 NREM 수면을 거쳐 REM 수면으로 전환됨에 따라, 주의집중은 내부에서 발생한 자극(꿈)으로 변경되고 외부 자극에는 매우 무감각해진다. 수면은 깨어 있는 상태에서 생긴 경험에 대한 기억을 유지하는 우리의 능력을 촉진하지만, 꿈은 대개 비교적 빨리 잊는다. 꿈을 꾸는 동안에는 현실을 판단하는 엄격한 규칙도 느슨해져서, 간혹 기괴한 꿈을 꾸기도 한다.

어떤 생리학적 과정이 의식상태에서 이러한 주기적인 변화를 유도하는가? 뇌줄기와 시상하부의 신경핵들이 관여한다.

망상체라고 하는 뇌줄기 핵의 발산 네트워크가 뇌줄기를 뇌와 척수에 넓게 퍼진 부위들과 연결한다는 것을 제6장에서 살펴보았다. 이 네트워크는 생명 유지에 필수적이며 운동 조절, 심혈관계와 호흡계의 조절, 그리고 지금 논의하려는 의식상태와 관련된 수많은 생리학적 기능을 통합한다. 의식 조절에 관여하는 뇌줄기 망상체와 기타 모든 구성요소를 **망상체 활성화계**(reticular activating system, RAS)라고 한다. 이 시스템은 뇌줄기와 시상하부에서 시작하는 뉴런들의 집단과 신경 경로들로 구성되어 있으며, 이들의 해부학적 분포와 이들이 방출하는 신경전달물질에 따라 구별된다(**그림 8.6**). RAS의 뉴런들은 EEG에 영향을 미치는 시상의 영역뿐만 아니라 대뇌 피질 전체로 광범위하게 투사된다. 이러한 특정 뉴런 그룹들의 다양한 활성화와 억제가 깨어 있는 상태와 수면 상태 사이의 전환을 매개한다.

표 8.1	수면-각성 단계	
단계	**행동**	**EEG(그림 8.3과 8.4 참조)**

단계	행동	EEG(그림 8.3과 8.4 참조)
긴장 각성	눈을 뜨고 긴장 상태로 깨어 있음.	베타리듬(12 Hz 이상).
휴식 각성	눈을 감은 채 편안한 상태로 깨어 있음.	두정엽과 후두엽에서 주로 알파리듬이 기록됨(8~12 Hz), 내부 또는 외부 자극에 반응해 베타리듬으로 바뀜.
편안한 졸음	피로하거나 지쳤거나 따분함, 눈이 거의 감겨 있음, 머리를 떨구기 시작함, 주의집중과 각성이 잠깐씩 흐려짐, 졸리지만 잠들지는 않음.	알파파의 진폭과 주파수가 감소함.
NREM(서파) 수면		
N1단계	얕은 수면, 적당한 자극이나 심지어 머리가 기울어지면서 근육 신장 수용체가 유발하는 목 근육 움직임에 의해서도 쉽게 깨어남, 계속되는 각성 부족.	알파파의 주파수, 진폭, 시간비율이 감소함, 알파리듬 사이에 세타(4~8 Hz)와 델타(4 Hz 이하) 활동이 나타남.
N2단계	활성화와 각성에 대한 민감성이 더 없어짐.	진폭이 더 큰 무작위 파들이 알파파를 대체함.
N3단계	깊은 수면, N3단계에서는 격렬한 자극으로만 활성화, 각성시킬 수 있음.	세타와 델타 활동이 더 많이 나타남, 델타파가 점차 많아짐.
REM(역설) 수면	근육이 최대로 이완되어 있고 깨우기가 어려움, 수면 시작 후 50~90분에 시작되고, 60~90분마다 반복되며, 지속시간은 10분 정도임, 꿈을 자주 꾸고, 눈꺼풀 뒤에서 안구가 빠르게 움직임, 뇌의 산소 소비가 현저하게 증가함.	EEG는 긴장 각성 상태의 것과 비슷함.

- 시교차상핵(SCN)
- 모노아민성 RAS 신경핵
- 오렉신성 뉴런
- 아세틸콜린성 뉴런
- 수면중추(GABA성 뉴런)

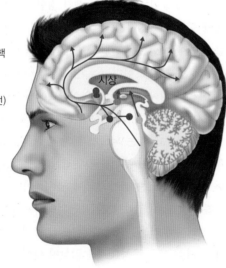

시상

그림 8.6 의식상태 조절과 관련된 뇌 영역. 빨간색 화살표들은 깨어 있는 상태에서 망상체 활성화계(RAS)에 의한 시상과 대뇌 피질의 상행 활성화 주요 경로를 나타낸다. 오렉신성 뉴런으로부터 모노아민성 RAS 핵으로 입력되는 흥분성 경로와 모노아민성 RAS 핵으로부터 수면중추로 입력되는 억제성 경로는 대뇌 피질의 각성 유지에 중요한데, 이 추가적인 경로들은 나타내지 않았다. RAS 핵에서 방출되는 모노아민에는 히스타민, 노르에피네프린, 세로토닌이 포함된다. 수면중추의 오렉신성 뉴런과 GABA성 뉴런은 시상하부 핵이며, 아세틸콜린 뉴런은 기저 전뇌와 뇌교에 있다.

깨어 있는 상태는 RAS의 상행경로에 의한 대뇌 피질과 시상의 광범위한 활성화가 특징이다(그림 8.6 참조). 뇌줄기에서 시작하는 뉴런들은 모노아민성 신경전달물질인 노르에피네프린, 세로토닌, 히스타민을 방출하는데, 이 경우에는 주로 신경조정물질로 작용한다(제6장 참조). 이 뉴런들의 축삭 말단은 뇌 전체로 넓게 분포해 흥분성 시냅스 활동을 증강시킨다. 특정 항히스타민제를 복용하는 사람들이 졸린 것은 이 시스템의 히스타민성 입력이 차단된 결과일 수 있다. 그 밖에, 뇌교(pons)와 기저 전뇌의 뉴런들에서 방출되는 아세틸콜린은 시상을 통해 상행하는 감각정보의 전달을 촉진하고, 시상과 대뇌 피질 간의 소통을 강화한다.

최근에 발견된 **오렉신**(orexin, '식욕을 자극한다'는 뜻의 이름)이라는 신경펩티드도 깨어 있는 상태를 유지하는 데 중요한 역할을 한다. 오렉신은 대뇌 피질과 시상에 광범위하게 축삭을 뻗고 있는 시상하부의 뉴런들에서 생산된다. [일부 과학자는 이 신경펩티드가 시상하부에서 만들어지고 세크레틴 호르몬과 아미노산 서열 일부를 공유하고 있어서 **하이포크레틴**(hypocretin)이라고 부른다.] 오렉신 분비 뉴런은 또한 밀집해서 신경 분포해 RAS의 모노아민성 뉴런들의 활동 전위 발화를 자극한다. 오렉신이나 그 수용체가 결핍된 실험동물과 사람은 정상적으로 깨어 있을 때 예기치 않게 갑자기 졸리게 되는 것이 특징인 **기면증**(narcolepsy)을 겪는다. 각성에서 오렉신의 중요성은 최근에 오렉신이 수용체에 결합하는 것을 차단하는 약물을 복용한 사람에서 수면이 촉진되는 것을 보여준 실험들에 의해 입증되었다.

수면은 뉴런의 활동과 신경전달물질 방출의 패턴이 뚜렷하게 다른 것이 특징이다. 수면에서 핵심적으로 중요한 것은 시상하부의 복측 시삭전핵의 뉴런 집단인 '수면중추(sleep center)'에서 뉴런들이 활발하게 발화하는 것이다(그림 8.6 참조). 이 뉴런들은 억제성 신경전달물질인 GABA(gamma-aminobutyric acid, 감마-아미노뷰티르산)를 오렉신과 모노아민을 분비하는 뉴런을 포함하는 뇌줄기와 시상하부 전체의 뉴런으로 방출한다. 이 부위들의 억제는 뇌 전체의 오렉신, 노르에피네프린, 세로토닌, 히스타민 수준을 떨어뜨린다. 이 물질들은 각각 경계와 각성에 연관되므로, GABA에 의한 분비의 억제는 수면을 촉진하는 경향이 있다. 이는 GABA 작용제인 **디아제팜**[(diazepam), **바리움**(Valium)], **알프라졸람**[(alprazolam), **자낙스**(Xanax)]과 같은 **벤조디아제핀**(benzo-diazepine)의 수면유도 효과를 설명하며, 일부 사람들의 불안과 불면증을 치료하는 데 사용된다.

아세틸콜린 방출의 패턴은 수면 단계마다 다르게 나타난다. NREM 수면에서는 감소하지만, REM 수면에서는 깨어 있는 상태와 비슷한 수준으로 증가한다. REM 수면 중에 아세틸콜린의 증가는 시상과 대뇌 피질 간의 소통을 촉진하고, 대뇌 피질의 활성을 증가시키며, 꿈을 더 꾸게 한다.

그림 8.7은 깨어 있는 상태와 수면 상태 간의 전환을 조절하는 데 관여하는 요인들의 모델을 보여준다. 오렉신 분비 세포에 대한 세 가지 주요 입력이 깨어 있는 상태로의 전환을 촉진한다.

- 시교차상핵(suprachiasmatic nucleus, SCN)에서 발화되는 활동 전위
- 음의 에너지 균형의 지표들
- 변연계(limbic system)에 의해 신호되는 격앙된 감정 상태 (그림 6.40과 8.3절 참조).

SCN은 신체의 주요 일주기 조율자이다(제1장 참조). 빛과 기타 일상의 자극에 의해, 24시간 주기에 이끌려 아침에는 오렉신 세포를 활성화한다. 밤에는 뇌의 송과샘에서 멜라토닌 분비를 유도한다. 멜라토닌은 불면증과 시차증을 완화하는 '천연'물질로 사용됐지만, 수면제로서 효과적인지는 분명하게 입증되지 않았다. 그렇지만, 잠들 때의 핵심사항인 체온 하강을 유도한다는 것은 밝혀졌다.

오렉신성 뉴런에 대한 대사적 입력과 변연계의 입력은 각성의 개시에 대해 적응적 행동 유연성을 제공하므로, 특별한 환경에서

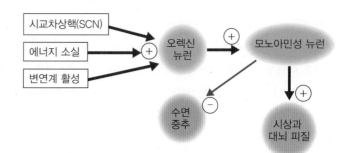

(a) 깨어 있음

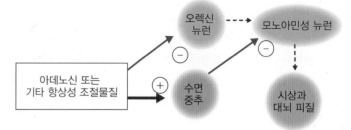

(b) 수면 상태

그림 8.7 (a) 깨어 있는 상태와 (b) 수면 상태로의 전환을 조절하는 모델. 빨간색 화살표와 '+' 표시는 자극 효과를 나타내고, 파란색 화살표와 '-' 표시는 억제 효과를 나타낸다. 오렉신 뉴런과 수면중추는 시상하부에 있다. 모노아민성 뉴런은 노르에피네프린, 세로토닌, 히스타민을 방출한다. 출처: Sakurai, Takeshi. Nature Reviews, *Neuroscience*, vol. 8, March 2007, 171-181.

자고 일어나는 패턴이 밤에 자고 낮에 깨어 있는 전형적인 패턴과 달라지게 한다. 장기적인 단식으로 인한, 음의 에너지 균형의 대사 지표들로는 혈당농도 감소, 식욕 촉진 호르몬인 그렐린의 혈장농도 증가, 식욕 억제 호르몬인 렙틴의 농도 감소 등이 있다(이 호르몬들에 대해서는 제16장 참조). 이러한 조건은 모두 오렉신 방출을 자극하는데, 그 결과로 각성된 사람은 (그렇지 않았다면 잠들어 있을 그 시간에) 음식을 찾으려 할 것이기 때문에, 이것은 하나의 적응 현상이다. 대사와 각성 사이의 이러한 연결 고리는 기관계의 기능(이 경우에는 신경계와 내분비계)은 서로 조정된다는 생리학의 일반 원리를 설명하는 좋은 예다. 공포나 분노와 같은 격한 감정을 암호화하는 변연계의 입력도 오렉신 뉴런을 자극한다. 이것은 우리의 행복과 생존에 영향을 미치는 상황에 반응해야만 할 때 수면을 방해하므로 적응 현상이 된다.

수면중추를 활성화하는 요인들에 대해서는 완전히 알지 못하고 있지만, 한 가지 이상의 화학물질들에 의한 항상성 조절이 수반된다고 여겨진다. 수면의 필요성은 신체의 다른 항상성 요구들과 유사한 것 같다. 장기간 수면 부족인 사람은 그 후에, 마치 신체가 그동안 쌓인 어떤 화학물질을 제거해야 하는 것처럼, 밀린 잠을 '만회'하려는 일을 오랫동안 몇 차례 경험하게 될 것이다. 아데노신(ATP의 대사산물)이 유력한 후보물질 중 하나이다. 오래

깨어 있던 시기가 지나면, 뇌에서 아데노신 농도가 증가하고, 이로 인해 오렉신성 뉴런에 의한 발화가 감소하는 것으로 밝혀졌다. 이것은 아데노신 수용체를 차단하는 카페인의 자극적 효과를 부분적으로 설명한다. 아데노신이나 다른 항상성 조절물질의 증가는, 마치 시험공부를 밤늦게까지 한 다음 날 오후에 낮잠을 자는 것처럼, 정상적으로는 깨어 있을 시간에 수면 상태로 바뀌는 것을 촉진한다. 수면을 유도할 가능성이 있는 또 다른 화학물질 후보로는 인터루킨1이 있는데, 이것은 면역계에서 중요한 역할을 하는 세포 간 전달자 그룹인 사이토카인 중 하나이다(제18장). 인터루킨 1은 정상적인 수면-각성 주기와 나란히 변동하며, 또한 수면 상태를 촉진하는 것으로 밝혀졌다. 마취상태와 수면상태의 전반적인 뇌 활동은 매우 다르긴 하지만, 수술 중 무의식 상태로 유도하는 일부 흡입 마취제는 시상하부의 수면중추 내 뉴런을 활성화한다.

혼수상태와 뇌사

혼수상태(coma)라는 용어는 뇌가 구조적, 생리적, 대사적으로 손상되어 정신적 기능이 극도로 감소해 있는 상태를 말한다. 혼수상태에 빠진 사람은 격렬한 자극에도 반응하지 못하고, 각성 능력이 지속적으로 상실되어 있다. 어떠한 정신적 기능도 행동으로 표출되지 않고, 눈은 보통 감겨 있으며, 수면-각성 주기는 사라지고 없다. 혼수상태는 대뇌 피질이나 시상의 광범위한 손상, 뇌줄기 각성 기전의 손상, 뇌줄기와 대뇌 피질 영역 사이의 연결 중단, 대사 기능장애, 뇌 감염, 또는 진정제, 수면제, 마약, 에탄올과 같은 약물의 과다복용 등으로 발생할 수 있다. 혼수상태는 뇌 손상의 유형, 위치, 심각도에 따라 가역적이거나 비가역적일 수 있다. 고밀도 EEG 배열 방식을 사용해 일부 혼수상태 환자를 살펴본 실험에서, 환자는 표출되는 행동이나 반응이 전혀 없음에도 불구하고 어느 정도의 의식을 가지는 것으로 파악되었다.

비가역적 혼수상태의 환자들은 자신의 주변을 인식하지 못함에도 불구하고 수면-각성 주기는 존재하는 **지속적 식물인간 상태**(persistent vegetative state)로 흔히 들어간다. 지속적 식물인간 상태의 환자는 미소 짓거나 울기도 하고, 또는 주위 환경의 요소들에 반응하는 것처럼 보이기도 한다. 그러나 이런 행동들을 환자 스스로가 깨닫고 있는지에 대해서는 명확한 증거가 없다.

혼수상태는 비록 비가역적일지라도 사망과 동등하지는 않다. 그렇다고 하면 의문이 남는데, 언제 실제로 사람이 죽었다고 할 것인가? 이 질문은 종종 시급한 의학적, 법적, 사회적 중요성을 가진다. 예를 들면 장기 이식을 위하여 생존 가능한 조직이 필요한 경우에, 가능한 한 사망 직후에 곧바로 장기를 적출할 수 있도록 기증자가 법적으로 죽은 바로 그 시점을 아는 것은 매우 중요해진다.

표 8.2	뇌사 판정 기준

I. 혼수상태의 성격과 지속시간을 반드시 알아야 함.
  A. 알려진 뇌의 구조적 손상 또는 비가역적 전신대사 질환이 있을 것.
  B. 약물중독(특히 마비성 약물 또는 진정제 약물) 가능성이 없을 것.
  C. 가역적일 수 있는 심각한 전해질, 산-염기, 내분비 질환이 없을 것.
  D. 저체온증이 아닌 환자일 것.

II. 대뇌와 뇌줄기가 기능하지 않아야 함.
  A. 척수반사 외에 통증자극에 대한 반응이 없을 것.
  B. 동공이 빛에 반응하지 않을 것.
  C. 전정반사 자극이나 각막 접촉 자극에 반응하는 안구의 움직임이 없을 것.
  D. 산소 호흡기를 떼었을 때 8~10분 동안 무호흡(자발적 호흡 없음)이고 동맥의 이산화탄소 수치가 60 mmHg 이상으로 증가할 것.
  E. 구역질반사나 기침반사가 없을 것: 순전히 척수반사만 남아 있을 수 있음.
  F. 6시간 후에 확증을 위해 신경학적 검사를 할 것.

II. 추가(선택사항) 기준
  A. 30분 동안 EEG가 평탄할 것(2 μV 미만의 진폭).
  B. 생명에 필수적인 뇌줄기 구조의 반응이 없을 것.
  C. 뇌 순환이 크게 감소해 있을 것.

출처: American Academy of Neurology, *Neurology*, vol. 74, 2010, pp. 1911–1918.

다른 장기들이 온전함에도 불구하고, **뇌사**(brain death)가 되면 현재 의학적, 법적 사망의 기준으로 받아들여진다. 뇌사는 뇌가 더 이상 기능하지 않고 다시 기능할 가능성이 없을 때 발생한다.

문제가 이제 현실적이 되었다. 어떤 사람(예: 혼수상태의 환자)이 뇌사한 때를 어떻게 알 수 있는가? 서로 다른 병원과 의사들이 뇌사를 판정하는 데는 약간의 편차가 있지만, 일반적으로 합의된 기준을 **표 8.2**에 열거했다. 약물중독이나 다른 조건들 때문에 생긴 혼수상태는 종종 가역적이기 때문에, 혼수상태의 원인을 반드시 알아내야 한다는 것을 명심해야 한다. 또한 뇌사한 후에도 몇 시간 이상이나 척수반사가 단편적으로 남아 있을 수 있기 때문에, 뇌사 판정의 기준은 척수보다 상위의 신경조직이 기능하고 있다는 증거가 없어야 한다고 명시하고 있다(척수반사의 예는 제10장 참조). 자발적 호흡부족(무호흡)에 대한 기준은 조심스럽게 평가되어야 한다. 인공호흡기를 반드시 끄고 동맥혈 가스 농도를 주의 깊게 추적해야 한다(그림 13. 21과 표 13.6 참조). 시험 결과가 유효하려면 동맥의 이산화탄소 수준이 임계점 이상으로 증가하도록 놔둬야 하지만, 추가적인 뇌손상의 위험 때문에 동맥의 산소 수준이 너무 많이 감소하도록 놔두는 것은 바람직하지 않다. 따라서 무호흡 시험은 일반적으로 8~10분 정도로 제한된다.

8.2 의식적 경험

의식적 경험은 아이디어와 같이 내부적이거나, 사물이나 사건과 같은 외부적인 것으로 우리가 알고 있는 것들이다. 이러한 현상의 가장 분명한 측면은 감각적 자각인데, 피로, 갈증, 행복과 같은 내면의 상태들도 인지한다. 우리는 시간의 경과, 현재 생각하고 있는 것들과 과거에 배운 사실에 대한 기억을 의식적으로 인지한다. 우리는 추론하고, 자제력을 발휘하고, 특정 사건에 주의를 기울이는 것을 인지한다. 특히 우리는 '자신'을 의식한다.

의식적 경험의 기본 개념은 선택적 주의집중에 대한 문제이다.

선택적 주의집중

선택적 주의집중(selective attention)이란 순간적으로 중요한 자극을 찾아내고 집중하면서 관련 없는 자극으로 산만해지지 않게 하는 것을 의미한다. 수의적 기전과 반사 기전이 모두 선택적 주의집중에 영향을 끼친다. 학생들에게 친숙한 선택적 주의집중의 수의적 조절의 한 예는, 학생이 바쁘게 돌아가는 도서관에서 공부하는 중에 주의를 산만하게 하는 일들을 무시하는 경우이다.

선택적 주의집중의 또 다른 예는, 알파파의 EEG 패턴을 보이는 편안한 상태의 대상에게 새로운 자극이 가해졌을 때 일어난다. 이러한 자극은 EEG를 베타리듬으로 전환한다. 자극이 그 사람에게 의미가 있다면 행동 변화가 생긴다. 그 사람은 하고 있던 일을 멈추고 귀를 기울이며, 자극이 시작된 곳으로 돌아서는 **정향 반응**(orienting response)이라고 하는 행동을 한다. 만약 그 사람이 다른 것에 열심히 집중하고 있고 새로운 자극에 주의를 빼앗기지 않으면 정향반응은 일어나지 않는다. 아무런 행동반응 없이도 특정 자극에만 집중하는 것 역시 가능하다.

오직 의미 있는 자극에만 주의를 집중하기 위해서는 신경계가 입력되는 감각정보의 중요성을 평가할 수 있는 수단을 가지고 있어야 한다. 따라서 우리가 감각 세계의 물체에 주의를 집중시키고 그것을 알아차리기 전부터 이미 평가 과정은 어느 정도 일어나 있다. 이른바 **사전주목 과정**(preattentive processing)이라고 하는 이 과정이 우리의 주의집중을 감각 세계의 특별히 관심이 있는 부분으로 기울이게 하고, 그것을 위한 뇌의 지각적 과정을 준비시킨다.

자극이 반복되지만 관련이 없는 것으로 파악되면 자극에 대한 행동반응은 점차 감소하는데, 이러한 과정을 **습관화**(habituation)라고 한다. 예를 들어 큰 벨 소리가 처음 들렸을 때는 새로운 자극에 놀라거나 호기심을 갖기 때문에 정향반응을 보인다. 그러나 벨 소리가 여러 번 반복되면 점차 더 작은 반응을 하다가 결국에는 그 소리를 완전히 무시하게 된다. 다른 종류의 관련 없는 외부 자극이나 다른 강도의 똑같은 자극이 주어지면 정향반응이 다시 생길 수 있다.

습관화는 관련 경로에서 시냅스 전달의 감소를 수반하는데, 시냅스전 축삭 말단에서 Ca^{2+} 채널의 불활성화가 오래 지속되는 것과 관련이 있을 수 있다. 이러한 불활성화는 탈분극 동안 Ca^{2+} 유입을 감소시킴으로써 활동 전위에 반응해 축삭 말단에서 방출되는 신경전달물질의 양이 감소하게 된다.

선택적 주의집중의 신경 기전

우리의 주의집중을 한 물체로 향하게 하는 데는 여러 개의 구별된 신경학적 과정이 관여한다. 맨 먼저 우리의 주의집중이 현재의 초점에서 벗어나야 한다. 그다음에 주의집중을 새로운 초점으로 옮겨야 한다. 마지막으로, 새로운 초점에 주의집중을 오래 지속할 수 있도록 각성의 수준이 증가해야 한다.

정향반응과 선택적 주의집중에 중요한 기능을 하는 부위는 뇌줄기에 있는데, 이곳의 단일 세포에서 다양한 감각 양식이 상호작용하는 것을 실험적으로 확인할 수 있다. 서로 다른 양식의 수용장들이 중첩되기도 한다. 예를 들면 공간 내 동일한 위치의 시각과 청각 입력은 이른바 다중감각세포의 특정 발화를 상당히 증가시키는 반면, 같은 유형의 자극들이 다른 장소에서 발생하는 경우에는 이 세포들의 반응이 거의 없거나 심지어 억제되기까지 한다. 따라서 약한 신호들은 서로 더해져서 각각의 의미를 증강하고 그래서 우리가 그 사건에 주의를 기울이는 반면에 고립된 작은 신호는 무시하게 된다.

청색반점(locus ceruleus)은 망상체 활성화계의 모노아민성 신경핵 중 하나이다. 청색반점은 뇌교에 위치하고, 두정엽 피질과 중추신경계의 다른 많은 부분으로 투사되며, 선택적 주의집중에도 관여한다. 청색반점에서 나오는 신경섬유들의 시스템은 의식적 경험이 진행되는 흐름에서 뇌의 어떤 영역을 순간적으로 우세하게 할지를 결정하는 데 도움이 된다. 이 뉴런들은 노르에피네프린을 방출하는데, 노르에피네프린은 특정 감각 입력에 의해 전달되는 신호를 증폭시키는 신경조정물질로 작용한다. 그 효과는 감각 입력과 다른 약한 신호의 차이를 더 커지게 하는 것이다. 따라서 청색반점의 뉴런들은 선택적 주의집중 중에 정보처리를 향상시킨다.

시상은 선택적 주의집중에 관여하는 또 다른 뇌의 영역이다. 시상은 대부분의 상행 감각경로에 대한 시냅스 중계소이다(그림 7.20 참조). 대뇌 피질과 뇌줄기 영역의 입력이 시상에서의 시냅스 활동을 조정할 수 있어서, 시상은 감각정보의 전달에 선택적으로 영향을 줄 수 있는 필터가 된다.

대뇌 피질의 연합영역에도 다중감각뉴런이 존재한다(그림 7.13

참조). 뇌줄기의 다중감각뉴런은 특정 자극에 주의집중하는 것과 연관된 방향성 움직임에 주로 관여하는 반면에, 대뇌 피질의 다중 감각뉴런은 자극의 인식에 더 관여한다. 연구자들은 주의집중 시스템의 다양한 영역이 어떻게 상호작용하는지를 이제 막 이해하기 시작했다.

선택적 주의집중의 신경 기전에 관한 일부 통찰은 **주의력결핍 과잉행동장애**(attention-deficit hyperactivity disorder, ADHD)를 가진 사람들을 연구하면서 얻고 있다. 이 질환은 전형적으로 유아기에 시작되며, 취학연령의 아이들에서 가장 흔한 신경행동 문제이다(약 11%가 영향을 받음). ADHD의 특징은 선택적 주의 집중 유지의 어려움과 충동성이 함께 또는 각각 나타나고 과잉행동을 보이는 것이다. 조사 결과 분명한 환경적 요인은 아직 밝히지 못했지만, ADHD가 가족력의 경향을 보이기 때문에 유전적인 이유에 대한 증거가 일부 알려져 있다. ADHD 아동들의 뇌기능 영상 연구에 의하면, 기저핵과 전전두엽을 포함하여 카테콜아민 신호가 두드러지게 나타나는 뇌 부위에서 기능장애를 보여주었다. 이를 뒷받침하는 것으로, ADHD 치료에 가장 효과적으로 사용하는 약물이 시냅스에서 노르에피네프린과 도파민의 농도를 증가시키는 **메틸페니데이트**[methylphenidate, **리탈린**(Ritalin)]이다.

의식적 경험의 신경 기전

의식적 경험은 일반적으로 '마음'의 작용으로 생기는데, 마음이라는 단어는 구심성과 원심성 자극 사이에 놓인 상상의 비신경적 존재인 '나'의 이미지를 떠올리게 하는 것이다. 함축된 의미는 마음이 신경 활동 이상의 그 무엇이라는 것이다. 마음은 어느 특정 순간의 신경 활동의 총합을 나타내며, 더 이상 어떤 것도 필요로 하지 않는다. 그러나 과학자들은 의식적 경험을 일으키는 기전을 이제 이해하기 시작했을 뿐이다.

우리는 이 절에서 이러한 문제를 살펴볼 것이다. 생각은 의식적 경험이 뇌의 어디에선가 차등 전위나 활동 전위와 같은 신경 처리 과정을 필요로 한다는 가정에서 시작한다. 어느 때든 이러한 과정의 일부는 의식적 인식과 연관되고, 나머지 과정들은 그렇지 않다. 여기서 핵심적인 문제가 생긴다. 우리가 알고 있는 과정들은 무엇이 서로 다른가?

추가적인 가정이 더 있는데, 의식적 경험에 부합하는 신경 활동은 '의식 뉴런(consciousness neuron)'의 단일 해부학적 집단에 있는 것이 아니라, 특정한 방법으로 일시적으로 함께 기능하는 한 세트의 뉴런에 있다는 것이다.

우리는 많은 다른 것을 인지할 수 있기 때문에, 예를 들면 시각이나 청각 자극, 기억이나 새로운 생각, 감정, 언어 등을 처리하는 뇌의 다양한 부분 사이에서 뉴런들이 다양하게 그룹을 이루고 변화할 수 있다고 더 나아가 가정할 수 있다.

물체를 시각적으로 지각하는 경우를 고려해 보자. 우리가 보고 있는 어떤 것의 다른 측면들은 시각피질의 각기 다른 영역들에 의해 처리된다. 한 부위는 물체의 색을, 다른 부위는 움직임을, 또 다른 부위는 시각영역에서의 위치를, 또 다른 부위는 모양을 처리한다.

우리는 물체를 지각할 뿐만 아니라 그것의 이름과 기능도 알고 있을 수 있다. 게다가 우리는 물체를 보듯이 때로는 듣거나 냄새를 맡을 수도 있는데, 이때는 시각피질 이외의 다른 뇌 영역의 참여가 필요하다.

의식적 경험에서 서로 다른 집단의 뉴런들이 동시에 참여하는 것은 후각계에서도 유추할 수 있다. 불쾌한 냄새와 매혹적인 냄새는 둘 다 후각 경로에서 처리되지만 각각 다른 반응을 일으킨다. 감정에 관련된 뉴런들도 이러한 유형의 지각에 분명히 관여한다.

우리가 보는 물체에 관련된 다른 측면을 동시에 처리하는 뇌의 여러 부위의 뉴런들을 뉴런의 '일시적 세트(temporary set)'를 형성한다고 한다. 일시적 세트를 구성하는 뉴런들의 동시적 활동은 우리가 보고 있는 물체를 자각하게 한다고 제시되었다.

우리가 여전히 다른 사건들, 아마도 물체와 관련된 기억을 인지함에 따라 동시적인 활동에 관련된 뉴런들의 세트가 바뀌어 또 다른 일시적 세트가 형성된다. 다시 말해 뇌의 많은 부위의 특정 관련 뉴런들이 함께 기능해 의식에 부합하는 통합된 활동을 형성한다.

뇌의 어떤 부위들이 이러한 일시적 뉴런 세트에 관여할까? 대뇌 피질은 확실히 관여한다. 대뇌 피질의 특정 영역을 제거하면 특정 유형의 의식만 인식하지 못하게 된다. 예를 들면 **감각 무시**(sensory neglect)라고 하는 증후군의 경우, 두정엽 연합영역의 손상은 환자로 하여금 마치 해당 부위가 존재하지 않는 것처럼 자신의 신체 일부나 시야의 일부를 무시하게 한다. 두정엽이 손상된 뇌졸중 환자는 종종 신체의 마비된 부분의 존재를 인식하지 못하거나 시야의 일부만을 묘사할 수 있다. **그림 8.8**은 오른쪽 뇌의 두정엽이 손상된 환자가 그린 그림으로 감각 무시의 한 예를 보여준다. 이런 환자들은 시각 이미지의 왼쪽 부분을 완전히 인지하지 못한다. 시상이나 기저핵 같은 피질하영역도 의식적 경험에 직접 관여할 수 있지만, 해마와 소뇌는 관여하지 않는 것 같다.

우리가 한 세트의 뉴런을 사용하고 나서 나중에 새로운 세트로 전환할 수 있다고 말하는 것은 하나의 사물이나 사건에 주의를 집중하다가(즉 의식적으로 자각하다가) 나중에 또 다른 사물이나 사건으로 주의집중을 옮길 수 있다는 말과 같을 수 있다. 그러므로 의식적 자각과 주의집중의 기전은 밀접하게 연관되어 있다.

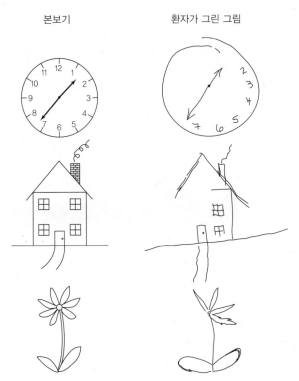

본보기   환자가 그린 그림

그림 8.8 오른쪽 두정엽이 손상된 환자의 한쪽 시각 무시. 이러한 환자는 시각적으로 장애는 없지만, 시각적 세계의 일부를 지각하지 못한다. 오른쪽 그림은 이 환자가 왼쪽 그림을 보고 따라 그린 것이다.

8.3 동기부여와 감정

동기부여는 전부는 아니지만 대부분의 행동 요인이고, 감정은 의식적 경험의 많은 부분을 동반한다. 성적 행동과 같이 동기가 부여된 행동들은 일상의 많은 행동을 조절하는 데 관여하고, 감정은 우리의 느낌을 표현할 뿐만 아니라 스스로 설정한 목표를 달성하는 데 도움을 준다.

동기부여

양질의 행동을 목표 지향적이게 하는 과정을 그 행동에 대한 **동기부여**(motivation) 또는 '**동인**(drive)'이라고 한다. 동기부여는 호르몬 반응, 자율신경 반응, 행동 반응으로 이어질 수 있다. **일차 동기부여 행동**(primary motivated behavior)은 목마를 때 마실 것을 찾는 것처럼, 비교적 안정된 내부 환경을 유지하는 항상성과 직접적으로 관련된 행동이다. 이러한 항상성을 위한 목표 지향적 행동에서 신체의 특정 요구들이 충족된다. 따라서 우리의 예에서는 총 체액량의 감소로 인해 필요성에 대한 인식이 생기고, 요구 충족의 상관관계가 신체 수분 함량을 정상으로 되돌려 놓는다. 훨씬 더 항상성 유지를 목표로 하는 행동의 신경생리학적 통합은 나중에 논의할 것이다(제14장 갈증과 수분 섭취, 제16장 음식 섭취와 체

온 조절).

그러나 많은 종류의 행동에서 행동과 1차 목표의 관계는 간접적이다. 예를 들면 특정한 맛의 음료수를 고르는 것은 항상성과 분명한 관련성이 거의 없다. 이 경우에 동기부여는 2차적이다. 인간 행동의 많은 부분이 이 후자의 범주에 들어가고 습관, 학습, 지적능력, 감정 등에 의해 영향을 받는데, 이러한 요인을 '유인 (incentive)'이라는 용어로 함께 묶을 수 있다. 흔히 1차 목표와 2차 목표를 구분하기가 어렵다. 예를 들어 식단에 포함된 약간의 소금이 생존을 위해 필요하긴 하지만, 여러분이 소금을 먹는 동인의 대부분은 향락을 위한 것이다.

보상과 처벌의 개념은 동기부여와 절대 떼어놓을 수 없다. 보상은 생명체가 무언가를 위해 일을 하거나 생명체를 이끄는 행동을 더 자극하게 하는 것, 즉 긍정 강화(positive reinforcement)이다. 처벌은 그 반대이다.

신경 경로

보상과 처벌이 담당하는 신경 시스템은 망상체 활성화계의 일부인데, 이것은 뇌줄기에서 시작하며 여러 성분으로 구성되어 있음을 상기하게 될 것이다. **중뇌 변연계**(mesolimbic)와 **중피질 도파민 경로**(mesocortical dopamine pathway)는 중뇌에서 기원하며, 측좌핵(nucleus accumbens)과 같은 변연계의 일부와 전전두엽 피질(prefrontal cortex)을 포함하는 감정을 처리하는 뇌 부위에서 도파민을 방출하는 신경 경로로 구성된다(**그림 8.9**). 이러한 경로는 유인과 강화인자의 이용 가능성을 평가하고(예를 들면 '그럴 만한 가치가 있는가?'라는 질문), 그 평가를 실제 행동으로 옮기는 데 관련되어 있다.

동기부여의 신경적 기초에 관련된, 이용 가능한 대부분의 정보는 보상 자극이나 처벌 자극에 대한 동물의 행동 반응을 연구해 얻은 것이다. 이런 연구를 할 수 있는 한 가지 방법은 **뇌 자가자극** (brain self-stimulation) 기술을 사용하는 것이다. 이 실험기술에서는 뇌의 여러 부위에 별개로 전극을 삽입해 놓은 상태에서, 깨어 있는 실험동물이 전극을 통해 전기 자극이 전달되는 비율을 조절하게 된다. 소량의 전하가 뇌로 전해지면 국소 부위의 뉴런들이 탈분극되므로 이들 뉴런이 자발적으로 발화되는 것처럼 모방된다. 스스로 누를 수 있는 지렛대가 들어 있는 상자 안에 실험동물을 넣는다(**그림 8.10**). 그 막대를 눌렀을 때 뇌로 자극이 전달되지 않으면, 실험동물은 보통 무작위로 가끔씩 막대를 누르게 된다.

그러나 막대를 눌렀을 때 뇌로 자극이 전달된다면, 전극의 위치에 따라 다른 행동들이 생긴다. 동물이 막대를 누르는 비율이 무작위로 누를 때보다 증가하면 그 전기 자극은 당연히 보상이다.

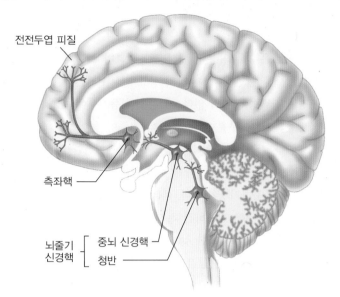

그림 8.9 중뇌 변연계와 중피질 도파민 경로의 도식적 그림. 다양한 정신활동 물질이 이런 영역에 작용해 뇌 보상을 증진하는 것으로 보인다.

[전전두엽 피질]

[측좌핵]

[뇌줄기 신경핵] [중뇌 신경핵] [청반]

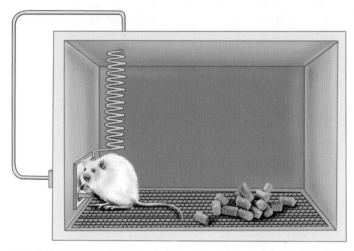

그림 8.10 자가자극 실험장치. 여기에 보이는 것처럼 쥐는 뇌에 삽입된 전극을 신경 쓰지 않는 것 같다. 실제로 쥐는 전기 자극을 얻기 위해 열심히 일하고, 배가 고픈데도 자주 먹이를 못 본 체한다.

무작위 수준 이하로 누르면 그 자극은 처벌이다. 따라서 뇌의 여러 다른 영역에 연결한 전극이 자극된 것과 함께 막대를 누른 비율은 보상이나 처벌의 유효성을 측정하는 척도로 간주된다. 뇌의 다른 영역마다 누르는 비율이 다른 것으로 확인되었다.

과학자들은 섭식, 수분 섭취, 체온조절, 성적 행동을 조절하는 신경중추가 있기 때문에 시상하부가 동기부여 기능을 할 것으로 예상했다. 실제로 시상하부의 외측 부위에 대한 뇌 자가자극으로 이 부위가 긍정 보상 기능을 하는 것으로 확인되었다. 이 부위에 전극을 부착한 동물은 24시간 동안 쉬지 않고 지쳐 쓰러질 때까지 막대를 시간당 2,000번이나 눌러 뇌를 자극한 것으로 알려져 있다. 사실, 외측 시상하부의 전기 자극이 외적 보상보다 훨씬 보상 효과가 크다. 예를 들면 배고픈 쥐가 먹이가 있음에도 불구하고 이 뇌 부위를 자극하기 위해서 먹이를 포기하는 경우가 자주 있다.

보상 부위, 특히 1차적인 동기부여 행동에 관련된 부위들은 뇌의 다른 부위들보다 외측 시상하부에 밀집되어 있지만, 자가자극은 많은 뇌영역에서 일어날 수 있다. 학습에 기반 한 동기부여 행동에는 대뇌 피질, 변연계, 뇌줄기, 척수를 포함하는 추가적인 통합중추들이 관련된다. 다시 말해서 모든 수준의 신경계가 관련될 수 있다.

최근에 과학자들은 뇌의 보상경로를 전기적으로 조작함으로써 동물의 행동을 바꿀 수 있다는 것을 증명했다. 예를 들면 쥐가 어떤 행동을 선택하는 순간에 보상 경로를 자극하거나 억제함으로써 위험하거나 안전한 행동을 선택하는 것을 바꿀 수 있었다. 이것은 연구자가 제공한 전기적인 보상에 맞는 행동이면 어떤 것이든지 선택하게 함으로써, 이를 선호하는 쥐의 미래 행동에 영향을 끼친 것이다.

화학적 매개물질

도파민은 뇌의 보상 시스템과 동기부여를 매개하는 경로의 주요 신경전달물질이다. 이런 이유로, 도파민 경로에서 시냅스 활성을 증가시키는 약물은 자가자극률을 증가시킨다. 즉 긍정 강화를 일으킨다. 암페타민(amphetamine)은 도파민의 시냅스전 방출을 증가시키기 때문에 이런 약물의 한 예이다. 반대로 클로르프로마진(chlorpromazine) 같은 약물은 도파민 수용체를 차단해 카테콜아민 경로의 활성을 감소시키는 항정신성 약물이며 부정 강화를 일으킨다. 앞으로 보게 되겠지만, 카테콜아민은 학습에 관련된 경로에도 관여한다.

감정

감정은 환경에 대한 개인의 평가(상냥한가, 아니면 적대적인가?), 환경에 대한 성향(내가 행복하고 환경에 끌리는가, 아니면 환경이 두려운가?), 환경에 대한 실제 신체적 반응에 근거한 개인과 환경 사이의 관계 측면에서 고려할 수 있다. 감정의 생리학적 근거를 분석할 때, (1) 자극의 감정적 가치가 결정되는 해부학적 부위, (2) 호르몬의 발현, 자율신경계의 발현, 외적인 표현, 그리고 그 자극에 대한 반응의 표시[이른바 **감정행동**(emotional behavior)], (3) 두려움, 사랑, 분노, 즐거움, 불안, 희망 등과 같은 의식적 경험이나 **내부 감정**(inner emotion)을 구분하는 것이 도움이 된다.

감정행동은 외부에서 측정할 수 있는 반응(행동의 관점에서)을 포함하고 있기 때문에 해부학적 시스템이나 내부 감정보다 훨씬 쉽게 연구할 수 있다. 예를 들면 외측 시상하부의 특정 부위를 자극하면 실험동물은 등을 동그랗게 구부리고, 꼬리털을 부풀리고, 씩씩거리고, 으르렁거리고, 발톱과 이빨을 드러내고, 귀를 납작하

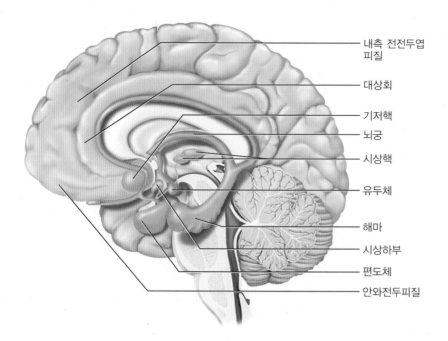

내측 전전두엽
피질

대상회

기저핵

뇌궁

시상핵

유두체

해마

시상하부

편도체

안와전두피질

그림 8.11 감정, 동기부여, 정서장애와 관련된 변연계 요소들을 포함하는 뇌구조. 개별 기저핵은 여기에 나타내지 않았다.

게 하고 사납게 달려든다. 동시에 심장박동수, 혈압, 호흡, 침 분비, 혈장의 에피네프린과 지방산의 농도 등이 모두 증가한다. 분명히 이러한 행동은 격분하거나 위협받는 동물이 나타내는 행동의 전형이다. 게다가 이런 동물의 행동을 단순히 변연계의 다른 부위를 활성화함으로써 몹시 사나운 상태에서 유순한 상태로 바꿀 수 있고, 다시 원래의 상태로 되돌릴 수도 있다(**그림 8.11**).

감정행동에 관련된 신경학적 구조를 밝힌 초기 사례 연구는 S. M.으로 알려진 환자를 대상으로 한 것이었다. 이 환자는 양쪽 편도체가 모두 손상되는 희귀질환인 **우르바흐-비테 병**(Urbach-Wiethe disease)을 앓았다. 지적 능력과 기억 형성에는 이상이 없었다. 하지만 이 환자는 적절한 상황에서 두려움을 표현하는 능력이 결핍되었고, 다른 사람의 얼굴에 드러난 두려운 표정을 인식하지 못했는데, 이것은 사람의 편도체가 두려움이라는 감정에 중요하다는 것을 증명한다.

감정행동은 정치적 이념을 열정적으로 지키려는 것과 같은 복잡한 행동과 웃고, 땀 흘리고, 울고, 부끄러워하는 것과 같은 단순한 행동을 포함한다. 감정행동은 통합중추의 영향하에 있는 자율신경계와 체성신경계에 의해 이루어지고, 뇌의 '감정 시스템'이 활성화되어 있다는 외적인 표시(표정)를 나타낸다.

대뇌 피질은 감정행동 중에 많은 운동 반응들을 지시하는 주요한 기능을 한다(예를 들어 어떤 상황에 다가갈지 아니면 피할지). 더구나, 대뇌 피질을 포함한 전뇌의 구조들은 감정행동의 조정, 지시, 이해, 심지어 억제까지도 처리한다.

뇌의 변연계 영역이 내부 감정을 처리하는 것 같지만, 단일 '감정 시스템'은 존재하지 않는다. 그러나 전두엽 하단 표면의 연합피질 부위와 편도체(그림 8.11 참조)는 대부분의 감정 상태에 중심이 된다(**그림 8.12**). 편도체는 공포의 감정을 책임지는 것 외에도 외부 자극, 의사결정, 기억, 주의집중, 항상성 과정, 행동반응 등에 대한 감정에 영향을 줄 수 있는 광범위한 상호 연결을 통해서 뇌의 다른 부분들과 상호작용한다. 예를 들면 편도체는 자율적이고 호르몬적인 항상성 과정에 중심이 되는 시상하부로 출력신호를 보낸다.

신경외과 수술을 받고 있는 중에 깨어 있는 환자에서 변연계 부위가 자극을 받았다. 이 환자들은 특정 부위가 자극되는 동안 막연한 공포감이나 불안감을 전했다. 다른 부위의 자극은 대상자가 정확하게 설명하지 못하는 쾌감을 유발했다. 정상적 기능 작동에서는, 대뇌 피질이 내부 감정들을 그러한 감정을 유발한 특정 경험이나 생각들과 연결할 수 있게 해준다.

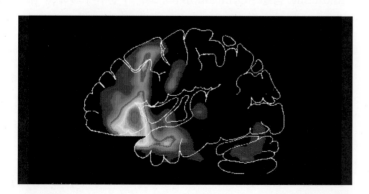

그림 8.12 슬픈 생각을 하는 동안 전전두엽 피질에서 활동이 증가(빨갛고 노란 부위)한 것을 보여주는 인간 뇌의 컴퓨터 이미지. Marcus E. Raichle, MD/Washington University School of Medicine.

8.4 변화된 의식상태

의식상태는 각성과 졸음 같은 흔히 경험하는 것과는 다를 수 있다. 그 밖에 최면에 걸려 있거나, 정신에 영향을 미치는 약물을 복용하거나, 어떤 질환에 걸렸을 때와 같이 더 색다른 느낌들을 **변화된 의식상태**(altered states of consciousness)라고 한다. 이런 변화된 의식상태는 정신질환의 특징이기도 하다.

조현병

변화된 의식상태를 유도하는 질환 중 하나는 뇌에서 정보가 적절하게 조절되지 않는 **조현병**(schizophrenia)이다. 조현병의 증상은 놀랄 만큼 다양한데, 환각, 특히 '환청'이 있을 수 있고, 자신이 특별한 임무를 수행하도록 선택받았다거나 또는 다른 사람들에게 박해를 받고 있다고 믿는 등의 망상을 갖기도 한다. 조현병 환자들은 내향적이고, 감정적으로 반응하지 않으며, 부적절한 기분을 경험한다. 그들은 또한 운동행동도 비정상적일 수 있는데, 전혀 몸을 움직일 수 없는 상태[**긴장증**(catatonia)]를 경험하기도 한다. 증상은 사람마다 다양하게 나타난다.

조현병의 원인은 여전히 분명하지 않다. 연구에 의하면, 조현병은 뇌 형성 중에 뉴런들이 비정상적으로 이동하거나 비정상적으로 성숙하는 발달장애를 반영한다. 이러한 비정상은 유전적 원인 때문이거나 또는 태아 시기나 유아 초기에 바이러스 감염, 영양실조 같은 다중 환경인자 때문에 일어난다. 뇌의 비정상에는 기본적인 인지 과정을 조절하는 다양한 신경회로와 신경전달물질 시스템이 관련되어 있다. 조현병에 대해 널리 받아들여지고 있는 설명은 특정 중피질 도파민 경로가 지나치게 활동적이라는 것이다. 도파민 신호를 증강하는 암페타민 유사 약물들이 증상을 악화시킨다는 사실뿐만 아니라, 조현병 치료에 약효가 가장 좋은 약물이 적어도 부분적으로는 도파민 수용체를 차단한다는 사실이 이러한 가설을 뒷받침한다.

조현병은 18세 이상 인구의 약 1%에서 나타나는데, 뇌 발달이 거의 끝나갈 무렵인 10대 말이나 20대 초반에 전형적으로 발병한다. 약물로 증상을 조절할 수는 있지만, 현재로서는 이 질병을 예방하거나 치료할 방법은 없다.

기분장애: 우울증과 양극성장애

기분(mood)이라는 용어는 세상에 대한 개인의 인식에 영향을 미치는 보편적이고 지속적인 내부 감정을 의미한다. 기분은 그 사람의 의식적 경험의 일부일 뿐만 아니라 다른 사람에 의해서도 관찰될 수 있다. 건강한 사람은 기분이 정상일 수도, 고조될 수도, 우울할 수도 있고, 보통은 자신의 기분을 어느 정도는 조절할 수 있다고 느낀다. 그러나 우울증과 조울증을 포함하는 **기분장애**(mood disorder)에서는 그러한 통제감이 상실된다. 조현병과 함께, 기분장애는 주요 정신질환이다.

우울증

우울증(depressive disorder, depression)의 몇 가지 뚜렷한 특징은 만연한 공허함이나 슬픔, 기력, 흥미, 즐거움의 상실, 불안감, 짜증, 식욕의 증가나 감소, 수면장애, 죽음이나 자살을 생각하는 것 등이다. 우울증은 다른 질병과 무관하게 그 자체로 발생하거나,

다른 질환 때문에 2차적으로 발생할 수 있다. 우울증은 변연계의 앞부분과 근처의 전전두엽 피질에서 신경 활동과 물질대사가 감소하는 것이 연관된다.

주요 생체 아민류 신경전달물질(노르에피네프린, 도파민, 세로토닌)과 아세틸콜린 모두가 기분장애에 관련되어 있지만, 그 원인은 아직까지 모른다.

현재 우울증 치료는 약물과 심리치료에 주안점을 두고 있다. 전형적인 항우울증 약물로는 세 가지 유형이 있다.

- **아미트리프틸린**[amitriptyline, **엘라빌**(Elavil)], **데시프라민**[desipramine, **노르프라민**(Norpramin)], **독세핀**[doxepin, **시네콴**(Sinequan)] 등의 **삼환계 항우울제**(tricyclic antidepressant drug)는 시냅스전 축삭 말단에서 세로토닌 및/또는 노르에피네프린의 재흡수를 방해한다.
- **모노아민 산화효소(MAO) 억제제**(monoamine oxidase inhibitor)는 세로토닌과 노르에피네프린을 분해하는 효소를 억제한다.
- **세로토닌 특이적 재흡수 억제제**(serotonin-specific reuptake inhibitor, SSRI)는 가장 널리 사용되는 항우울제로, **에스시탈로프람**[escitalopram, **렉사프로**(Lexapro)], **플루옥세틴**[fluoxetine, **프로작**(Prozac)], **파록세틴**[paroxetine, **팍실**(Paxil)], **설트랄린**[sertraline, **졸로프트**(Zoloft)] 등을 포함한다.

SSRI는 그 이름에서 알 수 있듯이 시냅스전 말단에서 세로토닌이 재흡수되는 것을 선택적으로 억제한다. 세 가지 유형의 약물모두 결과적으로 시냅스 틈의 세포외액에서 세로토닌이나 노르에피네프린의 농도를 증가시킨다. 최근의 약물 종류는 세로토닌과 노르에피네프린 둘 다 재흡수되지 않도록 한다. 그 예가 **듀로세틴**[duloxetine, **심발타**(Cymbalta)]이다. 최근의 연구에 의하면, 심리치료와 약물치료를 병행하는 것이 대부분의 우울증 환자들에게 최대의 효과를 가져왔다.

항우울제들의 생화학적 효과는 바로 나타나지만, 바람직한 치료 효과는 약물 복용 후 몇 주가 지나야 나타난다. 따라서 알려진 생화학적 효과는 약물의 치료 효과로 이어지는 일련의 복합 과정에서의 초기 단계일 뿐임이 확실하다. 항우울제의 치료 효과가 긴 잠복기를 지나야 나타나는 것은 이 약물들이 궁극적으로 해마에서 새로운 뉴런들의 성장을 촉진한다는 최근의 증거와 일치한다. 만성적인 스트레스는 일부 사람들에게 우울증을 유발하는 것으로 알려져 있고, 또한 동물에서는 해마에서의 신경발생을 억제하

는 것으로 나타났다. 게다가 만성적인 우울증 환자의 해마를 주의 깊게 측정해 보면 해마의 크기가 우울증이 없는 대조적인 사람보다 더 작은 경향이 있다. 마지막으로, 항우울제는 보통 우울증 동물 모델에서 행동에 주목할 만한 효과를 나타내지만, 신경발생을 막는 조치를 취하면 이러한 효과가 완전히 사라진다는 것이 최근에 밝혀졌다.

약물치료와 심리치료가 효과가 없을 때 사용하는 대체치료에는 뇌의 전기자극이 포함된다. 그러한 치료 중 하나가 전기충격요법(electroconvulsive therapy, ECT)이다. 이름에서 알 수 있듯이, 두개골을 통해 작용하는 전류의 펄스를 이용해 뇌의 많은 뉴런을 동시에 활성화함으로써 경련(발작)을 유도한다. 환자를 마취시키고 근육 이완제를 주사해 근골격계의 경련 효과는 최소화한다. 일련의 ECT 치료는 시냅스후 뉴런의 세로토닌 수용체와 아드레날린성 수용체의 민감성을 변화시킴으로써 신경전달물질의 기능에 변화를 일으켜 작용하는 것으로 여겨진다. ECT는 약물치료에 반응하지 않는 우울증 환자에게 마지막 치료법으로 사용되는 경향이 있다.

우울증 치료에 사용되는 약물치료의 최근 대안으로 뇌를 전자석으로 자극하는 것이 포함되는데, 이것을 **반복 경두개자기자극법**(repetitive transcranial magnetic stimulation, rTMS)이라고 한다. rTMS에서는 특정 뇌 부위 위쪽의 두개골에 원형이나 8자 모양의 금속 코일을 올려놓고, 짧고 강한 전류를 초당 1~25회의 펄스 빈도로 가한다. 그 결과 발생한 자기장이 코일 바로 아래의 피질 뉴런 네트워크로 전류가 흐르게 한다. 즉각적인 효과는 ECT와 비슷하다. 자극을 받은 뇌 부위의 신경 활동이 일시적으로 흐트러지거나 간혹 멈추게 된다. 그러나 마취가 필요 없고, 통증이나 경련, 기억상실이 발생하지 않는다. 적용하는 빈도와 치료 요법에 따라 rTMS의 지속적인 효과는 대상 부위의 전반적인 활성을 증가시키거나 감소시킬 수 있다. 최근 임상시험에서 왼쪽 전전두엽 피질에 rTMS 자극을 2~4주 동안 매일 진행한 결과, 약물에 반응하지 않았던 심한 우울증 환자가 눈에 띄게 호전되었다. 그러나 아직까지 rTMS는 ECT와 같은 수준의 임상효과를 보여주지는 못한다. 의학자들은 앞으로 rTMS 기술을 개선하면 강박장애, 조증, 조현병, 기타 정신질환의 치료에 획기적인 돌파구를 가져올 것으로 기대하고 있다.

양극성장애

양극성장애(bipolar disorder)라는 용어는 조증과 우울증이 교대로 나타나는 것을 말한다. **조증**(mania)의 발작은 비정상적이고 지속적으로 기분이 고조되는 것이 특징인데, 간혹 병적인 쾌감(즉 과장되고 비현실적인 행복감)을 느끼며, 급진적인 생각, 과도한 에너지, 지나친 자신감, 충동성, 수면시간의 현저한 감소, 과민성 등이 나타난다.

양극성장애 환자를 치료하는 데 사용되는 주요 약물은 화학원소인 **리튬**[lithium, **에스칼리스**(Eskalith), **리소비드**(Lithobid)]인데, 어떤 때는 항경련제와 함께 복합처방된다. 리튬은 매우 특이적이며, 진정제 투여 없이 조증과 우울증 모두를 정상화하고, 생각과 운동행동을 느긋하게 만든다. 더욱이 리튬은 양극성장애에서 발생하는 조증과 우울증 사이의 심한 기복을 감소시킨다. 어떤 경우에는 리튬이 조증과 관련 없는 우울증에도 효과가 있다. 리튬은 지난 50년 이상 사용되어 왔지만, 그 작용기전은 아직 완전히 밝혀지지 않았다. 리튬은 이노시톨 인산계열 신호전달 분자(제5장)의 형성을 방해해서, 이 신호전달경로를 이용하는 신경전달물질에 대한 시냅스후 뉴런의 반응을 감소시키기 때문에 도움이 되는 것일 수 있다. 리튬은 또한 흥분성 시냅스에서 글루탐산의 재흡수율을 만성적으로 증가시키는 것으로 확인되었는데, 이것이 조증발작 중에 신경계의 과도한 활동을 감소시킬 것으로 예상된다.

정신활성물질, 내성, 물질사용장애

앞 절에서 변화된 의식상태의 치료에 사용되는 몇 가지 약물을 언급했다. 정신활성물질(향정신성 약물)은 기분을 고조시키고, 명상상태부터 환각에 이르기까지 비정상적인 의식상태를 의도적으로 만들기 위한 '기분전환' 약물로 사용되기도 한다. 거의 모든 정신활성물질은 특히 도파민과 세로토닌의 생체 아민류 경로에서 신경전달물질-수용체 상호작용을 변화시킴으로써 직간접적으로 작용을 발휘한다. 예를 들면 코카인의 1차 효과는 시냅스전 축삭말단으로 도파민이 재흡수되는 것을 차단하는 능력으로부터 비롯된다. 정신활성물질은 종종 도파민, 세로토닌, 노르에피네프린과 같은 신경전달물질과 화학적으로 유사하며, 이들 신경전달물질에 의해 활성화되는 수용체들과 상호작용한다(**그림 8.13**).

내성

물질에 대한 **내성**(tolerance)은 처음에 소량에 반응해 생긴 효과를 얻기 위해 물질의 복용량을 늘려야 할 때 생긴다. 즉 동일한 일을 하기 위해 물질을 더 많이 복용해야 한다. 뿐만 아니라 처음 복용했던 물질 때문에 다른 물질에 대한 내성도 생기는데, 이것을 **교차내성**(cross-tolerance)이라고 한다. 두 물질의 생리적 작용이 비슷한 경우 교차내성이 생길 수 있다. 내성과 교차내성은 정신활동물질에서만 나타나는 것이 아니라 많은 종류의 물질들에서도 발생할 수 있다.

물질의 존재는 그것을 분해하는 효소의 합성을 자극하기 때문에 내성이 생길 수 있다. 물질을 지속해서 사용하면 그것을 분해하는 효소의 농도가 증가하고, 그래서 동일한 혈장농도를 만들어서 초기 효과와 똑같게 하려면 더 많은 양의 물질을 복용해야 한다.

그 대신에, 물질에 반응하는 수용체의 수 및/또는 민감도, 신경전달물질 합성 관련 효소의 양이나 활성, 재흡수 수송체의 활동, 또는 시냅스후 세포의 신호전달 경로 등의 변화로 인해 내성이 생길 수 있다. 어떤 물질에 대한 내성이 생긴 사람이 갑자기 사용을 중지하면 **금단현상**(withdrawal)이라고 하는 불쾌한 심리적·생리적 증상을 흔하게 겪게 된다.

물질사용장애

정신활성물질은 때때로 잘못 사용되어 그 결과 임상적인 장애로 진단된다. 예전에는 중독 또는 약물의존이라고 말했으나, 이제 이런 문제를 **물질사용장애**(substance use disorder)로 분류한다. 물질사용장애는 개인이 충족하는 진단 기준의 수에 따라 경증, 중등도, 중증으로 평가된다(**표 8.3** 참조). 물질사용장애와 관련 있는 것의 가장 흔한 일부 종류로는 알코올, 담배, 대마초(마리화나), 아편 유사체(헤로인 같은), 흥분제(코카인과 암페타민 포함)가 있다.

여러 신경망 시스템이 물질사용장애에 관련되어 있지만, 대부분의 정신활성물질은 중뇌 변연계 및 중피질 도파민 경로에 작용한다(그림 8.9 참조). 동기부여와 감정의 맥락에서 앞서 언급한 이 시스템의 작용 외에도, 도파민 경로는 사람이 즐거운 일이나 특정 물질에 대한 반응으로 쾌락을 경험하게 한다. 도파민이 물질사용장애에 관련된 주요 신경전달물질이지만, GABA, 엔케팔린, 세로토닌, 글루탐산 등의 다른 신경전달물질도 관련될 수 있다.

8.5 학습과 기억

학습(learning)은 경험의 결과로 정보를 획득하고 저장하는 것이

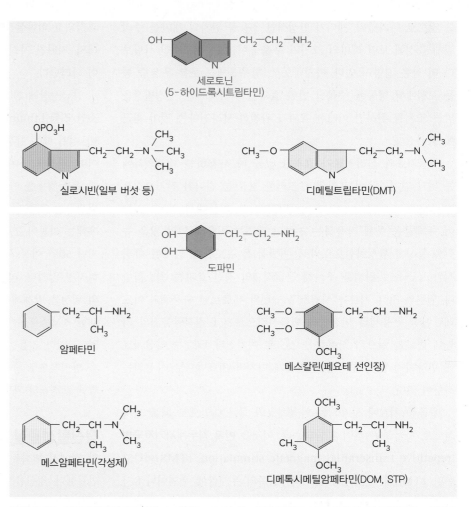

그림 8.13 신경전달물질(오렌지색)과 기분을 고조시키는 일부 물질의 분자 유사성. 이 물질들을 고용량으로 투여하면 환각을 일으킬 수 있다.

다. 학습은 자극에 대한 특별한 행동반응의 가능성 증가에 의해 측정된다. 대개 보상과 처벌은 환경과 접촉해 그 환경을 조작하는 것처럼, 학습의 결정적 요소이다. **기억**(memory)은 학습된 정보의 비교적 영구적인 저장 형태지만, 앞으로 보게 될 내용처럼 하나의 단일 현상이 아니다. 오히려 뇌가 여러 가지 요구에 맞추어 서로 다른 방식으로 정보를 처리하고, 저장해 두고, 검색/회상하는 것이다.

기억

기억 암호화(memory encoding)라는 용어는 경험을 그 경험의 기억으로 바꾸는 신경 처리 과정, 다시 말해 기억 형성으로 이끄는 생리적 사건으로 정의한다. 이 절에서는 세 가지 질문을 제기한다. 첫째, 기억에는 서로 다른 종류가 있는가? 둘째, 기억은 뇌의 어디에서 일어나는가? 셋째, 기억을 형성하는 데 생리학적으로 무슨 일이 일어나는가?

기억에 대한 새로운 과학적 정보들이 엄청난 속도로 밝혀지고

표 8.3   물질사용장애 진단 기준

다음 기준 중 2~3개가 있으면 경증 물질사용장애, 4~5개는 중등도, 6개 이상은 중증 물질사용장애를 나타낸다.

다음 사항에 의해 증명된 조절장애:
- 물질을 의도했던 것보다 더 오랫동안 또는 더 많이 사용함.
- 사용을 줄이고 싶지만, 그렇게 하는 데 실패함.
- 물질을 얻거나 사용하거나 회복하는 데 과도한 시간을 소비함.
- 갈망의 경험이 너무 강렬해서 다른 것을 생각하기 어려움.

다음 사항에 의해 증명된 사회적 장애:
- 업무, 학교 또는 사회적 의무에 문제를 일으키는 물질을 사용함.
- 가족이나 친구들과 대인 갈등을 일으키는데도 불구하고 계속 사용함.
- 물질의 사용 때문에 사회적 또는 오락적 활동을 포기하거나 줄임.

다음 사항에 의해 증명된 물질의 위험한 사용:
- 장애가 있을 때 운전하는 것과 같이, 신체적으로 위험한 상황에서 반복적으로 물질을 사용함.
- 신체적 또는 정신적 피해를 입고 있다는 증거에도 불구하고 계속 사용함.

다음 사항에 의해 증명된 적응의 생리적 지표:
- 물질에 대한 내성의 발달. 원하는 효과를 얻기 위해 더 고용량 섭취를 필요로 함.
- 금단현상. 물질사용을 갑자기 중단했을 때 불쾌한 증상부터 치명적인 증상까지 발생함.

출처: *The Diagnostic and Statistical Manual of Mental Disorders*, 5th ed. Arlington, VA: American Psychiatric Association, 2013.

있다. 아직까지는 기억이 어떻게 암호화되고, 저장되고, 검색/회상되는지를 설명하는 통일된 이론이 없다. 그러나 기억은 서술기억과 절차기억의 두 가지 넓은 범주로 볼 수 있다. **서술기억**(declarative memory, 때로는 명시적 기억이라고 함)은 말(선언)로 표현할 수 있는 의식적 경험의 보유와 회상이다. 서술기억의 한 예를 들면 어떤 사물이나 사건을 인지하면서 그것을 친숙하다고 인지하고, 심지어 그 기억이 일어났던 특정 시간과 장소까지도 알고 있는 것이다. 서술기억의 두 번째 예는 이름, 사실과 같은 세상의 일반적인 지식이다. 해마, 편도체, 변연계의 기타 부분들이 서술기억의 형성에 필요하다.

기억의 두 번째 넓은 범주인 **절차기억**(procedural memory)은 무언가를 어떻게 하는가에 대한 기억으로 정의될 수 있다. (절차기억을 때로는 암묵적 기억이나 반사성 기억이라고도 한다.) 절차기억은 자전거를 타는 것과 같이 의식적 이해와는 무관한 숙련된 행동에 대한 기억이다. 개인은 서술기억이 심각하게 결손될 수 있지만, 절차기억은 온전하다. 한 사례 연구를 보면, 피아노 연주자가 콘서트에서 가수의 반주를 맡아 새 곡을 배웠지만, 다음 날 아침에 그 곡을 연주한 과정을 기억하지는 못했다. 그는 어떻게 음악을 연주하는지는 기억하지만, 그렇게 한 과정을 잘 기억하지 못했

다. 절차기억에는 거미에 대한 공포와 같은 학습된 감정반응들도 포함되는데, 사전에 종소리가 울린 뒤에 먹이를 먹은 훈련 후에, 종소리만 들려도 침을 흘리도록 학습된 파블로프의 개와 같은 고전적인 예도 마찬가지로 절차기억에 포함된다. 절차기억에 관련된 뇌의 주요 영역은 감각운동피질, 기저핵, 소뇌의 영역들이다.

기억을 분류하는 또 다른 방법은 지속기간의 관점, 즉 오래 지속되는가 아니면 짧은 시간만 지속되는가이다. **단기기억**(short-term memory)은 입력 후 수신정보를 짧은 시간(몇 초에서 몇 분) 동안 등록하고 보유한다. 달리 말하면, 단기기억은 우리가 정보를 의식적으로 '마음속에' 간직할 때 사용하는 기억이다. 예를 들면 여러분은 라디오 광고방송에서 전화번호를 듣고 전화기를 들어 그 번호를 누를 때까지만 그 번호를 기억할 것이다. 단기기억은 자신의 현재 환경에 대한 일시적인 인상을 쉽게 접근 가능한 형태로 만들며, 여러 형태의 고차원적인 정신 활동에서 필수적인 요소가 된다. 인식 작업과 같은 맥락에서 사용될 때, 단기기억은 종종 작업기억이라고 한다. 단기기억과 작업기억의 차이는 신경과학자들이 두 기억에 대해 더 많이 알게 됨에 따라 계속 발전하고 있다. 하지만 우리는 이런 기억들을 모두 단순히 단기기억으로 언급할 것이다. 단기기억은 **장기기억**(long-term memory)으로 전환될 수 있으며, 장기기억은 며칠에서 몇 년 동안 저장되고 나중에 회상될 수 있는 기억이다. 단기기억이 장기기억으로 전환되는 과정을 **경화**(consolidation)라고 한다.

주의집중은 기억을 바탕으로 한 수많은 기술에 필수적이다. 단기기억에서 주의집중 시간이 길수록 더 좋은 체스선수가 되고, 논리적 사고력이 더 향상되며, 학생은 복잡한 문장을 이해해 본문에서 추론을 더 잘 끌어낼 수 있다. 실제로 단기기억과 지능지수 사이에는 높은 상관관계가 있다. 역으로, 치매와 심각한 기억상실로 특징지어지는 **알츠하이머병**(Alzheimer's disease)의 초기 단계에 발생하는 특정 기억의 결함은 단기기억의 이러한 주의집중 요소의 결함 때문일 수 있다.

학습과 기억의 신경적 기반

기억에 관련된 신경기전과 뇌 부위들은 기억의 유형에 따라 다르다. 서술기억과 절차기억 둘 모두를 위한 단기기억의 암호화와 장기기억의 저장은 서로 다른 뇌 영역에서 일어난다(**그림 8.14**).

기억이 형성되는 동안 세포 수준에서는 어떤 일이 일어나고 있을까? 혼수상태, 깊은 마취, 전기경련성 쇼크, 뇌로의 혈류 부족 등의 조건은 모두 뇌의 전기적 활동을 방해할 뿐 아니라 단기기억도 방해한다. 따라서 단기기억은 계속 진행 중인 차등 전위나 활동 전위를 필요로 하는 것으로 추정된다. 머리를 얻어맞아 의식

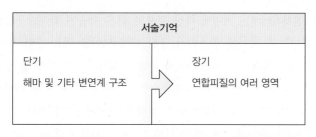

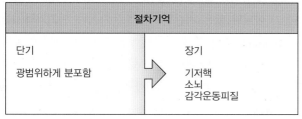

그림 8.14 서술기억과 절차기억의 암호화와 저장에 관련된 뇌 영역.

을 잃게 되면 단기기억이 끊기고, 머리를 다치기 전의 가변적인 기간에 일어났던 모든 것에 대한 기억이 사라지는데, 이것을 **역행기억상실**(retrograde amnesia)이라고 한다. [**기억상실**(amnesia)은 기억을 잃어버린 것에 대한 일반적인 용어이다.] 단기기억은 상충되는 정보를 배우려는 시도와 같은 외부적 간섭에 취약하다. 반면에 장기기억은 뇌의 정상적인 신경전도 패턴을 방해하는 깊은 마취나 외상, 또는 전기경련성 충격 등을 받았을 때도 남아 있을 수 있다. 따라서 단기기억은 뉴런의 전기적 활동을 필요로 한다.

또 다른 형태의 기억상실은 **전향기억상실**(anterograde amnesia)이다. 이것은 해마, 시상, 시상하부를 포함하는 변연계와 그 관련 구조들의 손상 때문에 발생한다. 전향기억상실 환자는 단기의 서술기억을 장기기억으로 굳히는 능력을 상실한다. 이런 환자들은 뇌 손상 이전에 발생하고 저장된 정보와 사건들은 기억할 수 있지만, 뇌 손상 이후에는 단기기억으로만 정보를 간직할 수 있다.

H. M.으로 알려진 환자의 사례에서는 서술기억과 절차기억의 형성에 뚜렷이 다른 신경 처리 과정이 관련되며, 변연계 구조들이 서술기억을 굳히는 데 필수적이라는 것을 보여준다. 1953년에 H. M.은 끊임없이 약화시키는 고질적인 간질을 치료하기 위해 해마의 대부분과 편도체 양측을 제거하였다. 이 수술 후에 간질 증상은 호전되었지만 전향기억상실이 나타났다. 그는 여전히 지능과 단기기억이 정상이었다. 그는 집중력을 잃지 않는 한 몇 분 동안 정보를 기억할 수 있었지만, 장기기억을 형성할 수는 없었다. 만약 그가 어느 날 누군가를 소개받았다면, 다음 날 그 사람을 전에 만났었는지를 전혀 기억할 수 없었다. 수술 전의 일들에 대한 기억은 그대로였지만, 수술 이후에 일어난 일들은 전혀 기억하지 못했다. 흥미롭게도, H. M.은 정상적인 절차기억을 가지고 있었고, 기억장애 전력이 없는 개인들과 마찬가지로 쉽게 새로운 퍼즐이나 운동 작업을 익힐 수 있었다. 이 사례는 단기 서술기억을 장기기억으로 경화시키는 데 있어 변연계의 측두엽 구조가 결정적으로 중요하다는 것을 주목하게 해준 첫 번째 사례였다. 그 이후 추가 사례들은 이 과정에 관련된 주요 구조가 해마라는 것을 증명하였다. H. M.은 수술 전의 기억을 간직하고 있었기 때문에 해마가 서술기억의 저장에는 관여하지 않는다는 것을 보여주었다.

기억이 정확히 어떻게 뇌에 저장되는지에 대한 문제는 아직 풀리지 않고 있지만, 퍼즐의 일부 조각들이 맞춰지고 있다. 기억의 모델 중 하나는 **장기강화**(long-term potentiation, LTP)인데, 장기강화는 특정 시냅스가 많이 사용될 때 그 시냅스의 효과가 오래 지속해서 증가하는 것이다. (어떻게 이런 현상이 글루탐산성 시냅스에서 일어나는지 자세히 설명되어 있는 그림 6.36을 재검토하라.) 이와 비슷한 과정인 **장기억제**(long-term depression, LTD)는 뉴런들 사이의 시냅스 접촉 효과를 감소시킨다. 이러한 활동 억제 기전은 주로 시냅스후 막에 있는 이온 채널들의 변화에 의한 것으로 보인다.

일반적으로 받아들여지는 사실은, 장기기억의 형성에는 유전자 발현을 변화시키는 과정—예를 들면 DNA의 특정 부분에 메틸기를 추가하는 것과 같은—이 관련되어 있다는 것이다. 이는 궁극적으로 세포에서 새로운 단백질이 생산되도록 이끄는 2차 전달자와 전사인자들의 연쇄반응에 의해 달성된다. 이렇게 새로 생산된 단백질들은 장기기억의 형성 후 입증된 시냅스 수의 증가와 관련되어 있을 수 있다. 또한 개별 시냅스의 구조적 변화(예: 시냅스후 막에 있는 수용체 수의 증가)에도 관련되어 있을 수 있다. 신경조직이 활성화로 인해 변화할 수 있는 이러한 능력을 **가소성**(plasticity)이라고 한다.

8.6 대뇌 반구 우위성과 언어

두 대뇌 반구는 거의 대칭적으로 보이지만, 각각은 해부학적, 화학적, 기능적으로 전문화되어 있다. 이미 언급했듯이 좌반구는 신체 우측의 체성감각과 운동 기능을 처리하고, 우반구는 신체 좌측의 기능을 처리한다. 게다가 언어 사용의 특정 측면은 한쪽 대뇌 반구에 의해 지배되는 경향을 보인다. 인구의 90%에서 좌반구가 언어의 생성과 이해에 관련된 구체적인 일, 즉 말하고 싶거나 쓰고 싶은 단어의 개념화, 말하기와 글쓰기 행위들의 신경조절, 최근의 언어기억 등을 처리하도록 전문화되어 있다. 이것은 심지어 일부 청각장애인이 사용하는 수화에서도 마찬가지이다. 반대로,

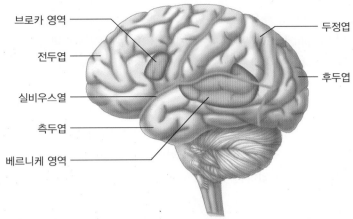

그림 8.15 언어의 이해(베르니케 영역)와 운동(브로카 영역) 측면에 관련되어 있다고 임상적으로 밝혀진 대뇌 좌반구의 영역들. 파란색 선은 대뇌 피질의 전두엽, 두정엽, 측두엽, 후두엽을 분할하는 선을 나타낸다. 뇌의 우측에 있는 유사한 영역들은 언어의 정서적(감정적) 측면을 이해하고 표현하는 데 관련되어 있다.

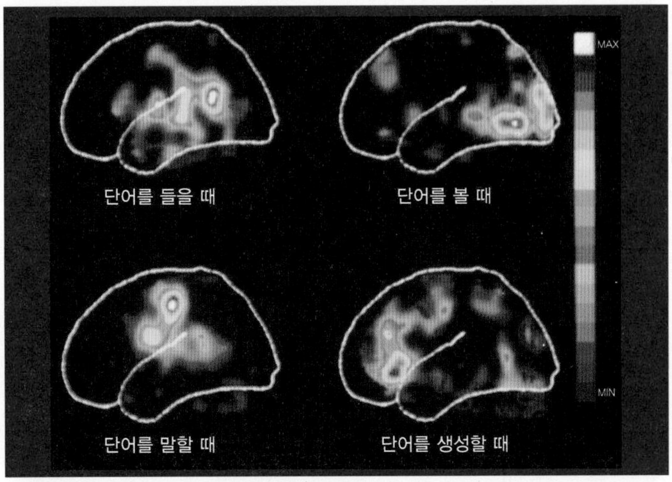

그림 8.16 다양한 언어 기반 활동을 하는 동안 측두엽, 후두엽, 두정엽, 전두엽의 특정 부분에서 혈류량이 증가함을 보여주는 PET 스캔. Dr. Marcus E. Raichle.

대부분 사람들의 우반구는 언어의 정서적·감정적 측면을 이해하고 표현하는 능력을 결정하는 데 우위성을 가진다.

언어는 듣고, 보고, 읽고, 말하고, 감정을 표현하는 행위들을 포함하는 복잡한 암호이다. 언어 기능의 기술적인 면을 주관하는 중추는 측두엽을 전두엽, 두정엽으로부터 분리하는 좌반구의 실비우스 열(Sylvian fissure) 근처 좌반구의 측두엽, 두정엽, 전두엽 피질에 있다(**그림 8.15**). 이 부위들은 각각 언어의 서로 다른 측면을 처리한다. 예를 들면 듣기, 보기, 말하기, 단어 생성하기 등을 전문으로 하는 특정 부위들이 따로 있다(**그림 8.16**). 심지어 '동물', '도구'와 같이 서로 다른 범주의 사물을 담당하는 뇌의 연결망이 따로 있다. 언어의 정서적 구성요소를 담당하는 영역들은 구체적으로 지도화되지 않았지만, 대뇌 우반구의 동일한 일반 영역에 있는 것으로 보인다. 언어를 처리하는 영역들은 개인 간에 차이가 있고, 심지어 일부 연구에서는 남성과 여성이 언어 처리를 약간 다르게 함을 시사한다. 여성은 일부 언어 처리 과정에 양쪽 반구를 모두 사용하지만, 남성은 주로 좌반구를 사용한다.

언어가 어떻게 생성되는지에 대한 많은 지식은 뇌손상으로 **실어증**(aphasia, 그리스어로 '말하지 못함')과 **실율증**(aprosodia)을 포함해 한 가지 또는 그 이상의 언어장애를 가지게 된 환자를 통해서 대부분 얻은 것이다. [운율(prosody)은 억양, 리듬, 고저, 강조, 몸짓, 동반되는 얼굴표정 등과 같은 소통 측면을 포함한다. 그래서 실율증은 이러한 모습이 없는 것을 말한다.]

구체적인 결함은 손상된 뇌 영역에 따라 다양하게 나타난다. 예를 들면 왼쪽 측두엽의 **베르니케 영역**(Wernicke's area, 그림 8.15 참조)이 손상되면 일반적으로 이해력에 더 밀접한 관련이 있는 실어증을 낳는다. 즉 청각과 시각은 정상인데도 구어나 문자

언어를 잘 이해하지 못한다. 말은 유창하게 할 수도 있지만, 말의 순서가 뒤죽박죽이어서 문장이 의미가 없고, 종종 불필요한 말을 덧붙이거나 심지어 말까지 꾸며낸다. 예를 들면 그들은 누군가에게 데이트를 신청할 의도겠지만, 이렇게 말한다. "만약 영화 보러 갈 때 왜냐하면 봐야만 하기 때문에." 그들은 종종 자신이 명확한 문장으로 말하고 있지 않다는 것을 인식하지 못한다.

이와는 대조적으로, 말의 발음을 담당하는 전두엽피질의 언어 영역인 **브로카 영역**(Broca's area)이 손상되면 **표현적**(expressive) 실어증을 유발할 수 있다. 이런 상태에 있는 개인들은 혀와 입술을 움직일 수 있긴 하지만, 언어에 필요한 호흡과 구강운동을 조화롭게 수행하는 데 어려움을 겪는다. 그들은 구어를 이해하고 자신이 무슨 말을 하고 싶은지 알고 있지만, 단어와 문장을 구성하는 데 어려움을 겪는다. 예를 들면 "나는 두 명의 자매가 있다"라고 유창하게 말하는 대신에, "두 명… 자매… 자매"라고 더듬으며 말할 것이다. 브로카 영역이 손상된 환자는 일반적으로 자신이 하는 말이 자신의 생각을 정확하게 전달하지 못한다는 것을 알기 때문에 좌절할 수 있다. 실율증은 오른쪽 대뇌 반구의 언어 영역이나 좌반구와 우반구를 연결하는 신경 경로가 손상되어 생긴다. 실율증 환자는 단어와 문장을 구성하고 이해할 수 있지만, 감정적인 의도를 해석하거나 표현하는 능력이 손상되어 있어서 사회적 상호관계에서 큰 어려움을 겪는다. 예를 들면 "매우 감사합니다"라고 말하는 사람이, 사려 깊은 칭찬에 대해 진심으로 감사하다는 표현을 하는 것인지, 아니면 모욕감을 느낀 뒤 빈정대면서 쏘아붙이는 것인지 분간하지 못할 수도 있다.

두 대뇌 반구에서 언어 특이적 기전의 발달 가능성은 출생 시에 존재하지만, 생애 초기에 상당히 유연하게 언어 기능이 특정

뇌 영역으로 할당된다. 따라서 예를 들어 유아기나 소아 초기에 좌반구의 언어 영역이 손상되면, 우반구가 그것을 대체할 수 있을 때까지 일시적이고 경미한 언어장애가 생긴다. 하지만 비슷한 손상이 성인에서 일어나면 보통 영구적인 극심한 언어장애가 생긴다. 사춘기 때 두 반구 사이에서 언어 기능을 전이하는 뇌의 능력은 떨어지게 되며, 종종 언어능력이 영구적으로 소실된다.

두 대뇌 반구의 차이는 뇌의 양쪽을 연결하는 뇌량과 기타 경로들을 통해 통합되기 때문에 보통은 잘 드러나지 않는다. 그러나 심한 간질을 치료하기 위해 두 반구를 수술로 분리한 환자들을

연구함으로써 좌우 반구의 별개 기능을 밝히게 되었다. 이른바 **분할 뇌**(split-brain) 환자들은 물체를 볼 수 없게 막은 장벽 뒤에서 왼손이나 오른손에 공과 같은 물체를 쥐고 알아맞혀 보는 연구에 참여하였다. 공을 오른손에 쥔 피실험자들은 그것이 공이라고 제대로 말했으나, 왼손에 공을 쥔 사람들은 물체의 이름을 대지 못했다. 감각정보의 처리는 감각의 반대편 뇌에서 일어나기 때문에, 이러한 실험 결과는 결론적으로 좌반구에 언어중추가 들어 있으며 우반구에는 없다는 것을 증명했다.

CHAPTER 8 연습문제 | 기억하고 이해하기

해답은 책 뒷부분에 있다.

1~4. 의식상태(a~d)를 올바른 뇌전도(EEG) 패턴과 짝 지으시오(답은 중복되지 않음).

의식상태
   a. 눈은 감고, 편안하게 깨어 있음
   b. NREM 수면의 N3단계
   c. REM 수면
   d. 간질발작

뇌전도(EEG) 패턴
   1. 매우 큰 진폭, 파가 반복됨, 날카로운 스파이크가 연관됨
   2. 작은 진폭, 고주파 파형, 주의집중하는 각성 상태와 유사함
   3. 불규칙적임, 느린 주파수, 큰 진폭, '알파'리듬
   4. 규칙적임, 매우 느린 주파수, 진폭이 매우 큰 '델타'리듬

5. 다음 중 각성 상태와 가장 일치하는 신경전달물질의 활성 패턴은 무엇인가?
   a. 높은 히스타민, 오렉신, GABA, 낮은 노르에피네프린
   b. 높은 노르에피네프린, 히스타민, 세로토닌, 낮은 오렉신
   c. 높은 히스타민과 세로토닌, 낮은 GABA와 오렉신
   d. 높은 히스타민, GABA, 오렉신, 낮은 세로토닌
   e. 높은 오렉신, 히스타민, 노르에피네프린, 낮은 GABA

6. 다음 중 '습관화'를 가장 잘 설명한 것은 무엇인가?
   a. 순간적으로 중요한 자극을 찾고 집중함
   b. 관련 없는 지속적인 자극에 대해 행동반응이 감소함
   c. 현재의 활동을 멈추고 새로운 자극에 관심을 가짐
   d. 주의집중하기 전에 일어난 감각자극의 중요성을 평가함
   e. 학습 중 반복적으로 자극을 받는 시냅스를 강화함

7. 다음 중 중뇌 변연계 도파민 경로와 가장 밀접하게 연관된 것은 무엇인가?
   a. 다양한 의식상태 간의 전환
   b. 감정행동
   c. 동기부여와 보상행동
   d. 공포의 지각
   e. 1차적인 시각적 지각

8. 다음 중 항우울증제가 가장 흔하게 표적으로 삼는 신경전달물질은 무엇인가?
   a. 아세틸콜린   d. 세로토닌
   b. 도파민   e. 글루탐산
   c. 히스타민

9. 다음 중 기억에 관한 서술로 옳은 것은 무엇인가?
   a. 경화는 단기기억을 장기기억으로 전환한다.
   b. 단기기억은 정보를 수년간 또는 영구적으로 저장한다.
   c. 역행기억상실에서는 새로운 기억을 형성하는 능력이 상실된다.
   d. 소뇌는 서술기억을 저장하는 중요한 장소이다.
   e. 해마의 파괴는 이전에 저장된 모든 기억을 지운다.

10. 브로카 영역은 _____.
   a. 두정엽 연합피질에 있으며, 언어의 이해를 담당한다.
   b. 오른쪽 전두엽에 있으며, 기억 형성을 담당한다.
   c. 왼쪽 전두엽에 있으며, 말의 발음을 담당한다.
   d. 후두엽에 있으며, 신체 언어의 해석을 담당한다.
   e. 변연계의 일부이며, 공포의 지각을 담당한다.

근육

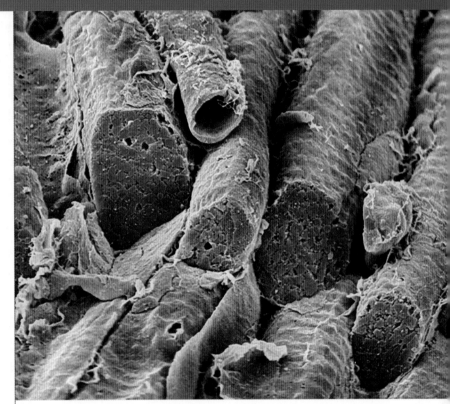

동결된 근섬유(자주색, 현관은 오렌지색)를 채색한 주사전자현미경(SEM) 사진.
Steve Gschmeissner/Science Source

제1장에서 근육은 인체를 구성하는 4개 조직 중 하나인 것을 소개했다. 화학에너지로 힘과 움직임을 만들어내는 능력이 대부분 세포에서 제한적이지만, 근육세포에서 이 능력은 매우 뛰어나다. 근육은 내부 환경을 조절하는 데 사용되는 힘과 움직임을 만들어내고, 또한 외부 환경에 대해서 신체를 움직이게 한다.

근육조직은 구조, 수축 특성, 조절 기전에 따라 골격근, 평활근, 심근의 세 유형으로 나눌 수 있다. 이름에 함축된 것처럼 대부분의 골격근은 뼈에 붙어 있고 골격근의 수축은 뼈를 지탱하고 움직이게 한다. 제6장에서 서술했듯이 골격근의 수축은 말초신경계의 체성운동신경 가지의 뉴런에서 생성된 활동 전위에 의해 개시되고 보통 수의적으로 조절된다.

평활근은 위, 창자, 방광, 자궁, 혈관, 폐의 기도 등을 포함하는 속이 빈 다양한 기관과 관을 둘러싸고 있다. 평활근의 수축은 속이 빈 기관을 통해 내강의 내용물을 추진하거나 관의 직경을 변화시켜 체액의 흐름을 조절할 수 있다. 또한 평활근의 수축으로 피부의 털이 서고 안구 홍채의 직경이 변할 수도 있다. 골격근 수축과 달리 평활근 수축은 수의적으로 조절되지 않는다. 평활근 수축은 일부 자율적으로 일어나기도 하지만 일반적으로 자율신경계, 호르몬, 자가분비나 측분비 신호물질 등의 신호에 반응해 일어난다.

심근은 심장의 근육이다. 심근의 수축은 순환계를 통해 혈액을 추진하는 압력을 만들어낸다. 평활근처럼 심근은 자율신경계, 호르몬, 자가분비 신호물질, 측분비 신호물질에 의해 조절되며, 자발적으로 수축할 수도 있다.

제1장에서 서술한 생리학의 여러 가지 일반 원리가 이 장에도 서술되어 있다. 이러한 원리 중 구조는 기능의 결정 요인이며 함께 진화한다는 원리는 근육세포들의 정교한 특수 구조와 근육세포들이 힘과 움직임을 만들어내게 하는 전 근육의 특수한 구조에서 명백하게 나타난다. 근육의 수축과 이완 기전의 기초가 되는 칼슘 이온의 이동은 물질의 조절된 교환은 구획과 세포막을 가로질러 일어난다는 생리학의 일반 원리를 잘 나타낸 예다. 화학과 물리학 법칙은 근육세포들이 화학에너지를 힘으로 바꾸는 분자적 기전과 뼈 근육 지렛대 시스템을 지배하는 역학에 기본이 된다. 마지막으로 근육세포가 다수의 대사경로를 통해 에너지를 생성하고 저장하며 이용하는 능력은 물질과 에너지의 이동과 균형을 증명한다.

이 장에서는 골격근을 먼저 서술하고, 이어서 평활근과 심근을 서술할 것이다. 골격근과 평활근의 특성을 함께 가지고 있는 심근은 순환계에서의 역할과 연관 지어 제12장에서 깊게 서술할 것이다. ■

골격근

9.1 골격근의 구조

골격근(skeletal muscle)을 현미경으로 관찰했을 때 가장 두드러진 특징은 근육의 장축에 수직 방향으로 밝은 띠와 어두운 띠가 교대로 반복해 나타나는 것이다(**그림 9.1**). 이 같은 줄무늬 패턴을 심근(cardiac muscle)이 공유하고 있기 때문에, 골격근과 심근 두 유형의 근육을 함께 **가로무늬근**(striated muscle, 횡문근)이라고 한다.

골격근세포

골격근세포는 핵을 여러 개 가지고 있고 긴 모양을 하고 있어서 **근섬유**(muscle fiber)라고도 부른다(그림 9.1 참조). 발생 과정에서 수많은 **근원세포**(myoblast)가 1개의 긴 다핵세포로 융합함으로써 근섬유 각각이 형성된다. 골격근의 분화는 출생 즈음에 완성되지만, 분화된 근섬유는 유아에서 성인이 될 때까지 계속해서 커진다. 골격근섬유는 다른 유형의 세포에 비해 매우 크다. 성인의 골격근섬유는 직경이 10~100 µm이고 길이는 20 cm에 이를 수 있다. 이렇게 큰 세포가 유지되고 기능을 다할 수 있는 것은 근원세포들의 핵을 가지고 있기 때문이다. 각각의 핵은 근섬유의 길이를 따라 퍼져 있으면서 특정 영역 내에서 유전자 발현과 단백질 합성의 조절에 참여한다.

출생 후에 골격근섬유는 손상되거나 파괴된 경우에 미분화세포인 **위성세포**(satellite cell)들이 참여하는 수선 과정을 겪는다. 위성세포는 정상적인 상태에서는 활성이 없이 세포막 사이에 위치해 근섬유의 길이를 따라 배열한 기저막을 둘러싸고 있다. 근육 긴장이나 손상에 반응해 위성세포는 활성화되어 세포분열을 한다. 딸세포는 근원세포로 분화하고, 근원세포는 서로 융합해 새로운 근섬유를 형성하거나, 긴장되었거나 손상된 근섬유들과 융합해 이들 세포를 강화하고 수선한다. 새로운 골격근섬유를 형성하

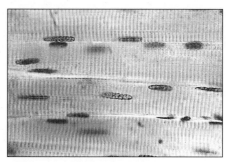

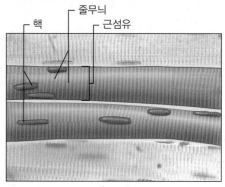

그림 9.1 골격근의 광학현미경 사진(위)과 그림(아래). 골격근에는 줄무늬가 있고 핵이 많다. Ed Reschke

는 이 능력은 대단한 것이지만, 심하게 손상된 근육을 원래 숫자의 근섬유로 복원하지는 못한다. 근육조직의 일부가 소실된 데서 남아 있는 근섬유들의 **비대**(hypertrophy)가 일어나 일부를 보상할 수 있는데, 이 과정에 위성세포가 참여해 근섬유는 크기가 커진다. 근육비대는 심한 운동에 대한 반응으로도 생길 수 있다. 실험증거들에 의하면, 근육비대는 기존 근섬유의 크기 증가와 분리, 그리고 위성세포의 증식과 분열과 융합이 조합되어 일어나는 것 같다. 이 과정을 조절하는 데 성장호르몬, 인슐린 유사 성장인자, 성호르몬 등 많은 호르몬과 성장인자가 관여한다.

골격근의 결합조직

근육(muscle)은 수많은 근섬유가 결합조직에 의해 함께 묶인 것이다(**그림 9.2**). 골격근은 일반적으로 콜라겐섬유로 구성된 결합조직 다발인 **힘줄**(tendon)에 의해 뼈에 부착되어 있다.

일부 근육에서는 근섬유 하나하나가 근육의 전체 길이로 뻗어 있으나, 대부분의 경우에 근섬유는 보다 짧고 근육의 장축에 각을 이루어 배열하는 경우도 간혹 있다. 근육에서 뼈로 힘이 전달되는 것은 사람들이 줄을 잡아당기는 경우와 비슷한데, 각 사람은 각각의 근섬유, 줄은 결합조직과 힘줄에 해당한다.

어떤 힘줄은 근육의 끝에서 멀리 떨어진 뼈에 부착되어 있어서 길이가 매우 길다. 예를 들면 손가락을 움직이는 근육들의 일부는 아래팔에 있다. (손가락을 구부리고 팔꿈치 바로 아래에 있는 근육의 움직임을 느껴보라.) 이 근육들은 긴 힘줄에 의해 손가락과 연결되어 있다.

필라멘트 구조

골격근의 줄무늬 패턴은 세포질의 단백질들이 크기와 조성이 서로 다른 두 유형의 필라멘트로 조직화해 생긴다. 직경이 큰 것은 **굵은 필라멘트**(thick filament)이고 직경이 작은 것은 **가는 필라멘트**(thin filament)이다. 이 필라멘트들은 원주형 다발인 **근원섬유**(myofibril)의 부분인데, 근원섬유는 직경이 1~2 μm 정도이다(그림 9.2 참조). 근섬유 세포질의 대부분은 근원섬유로 채워져 있는데, 각각의 근원섬유는 근섬유의 한끝에서 다른 끝으로 뻗어 있으며, 근섬유의 끝에서 힘줄과 연결되어 있다.

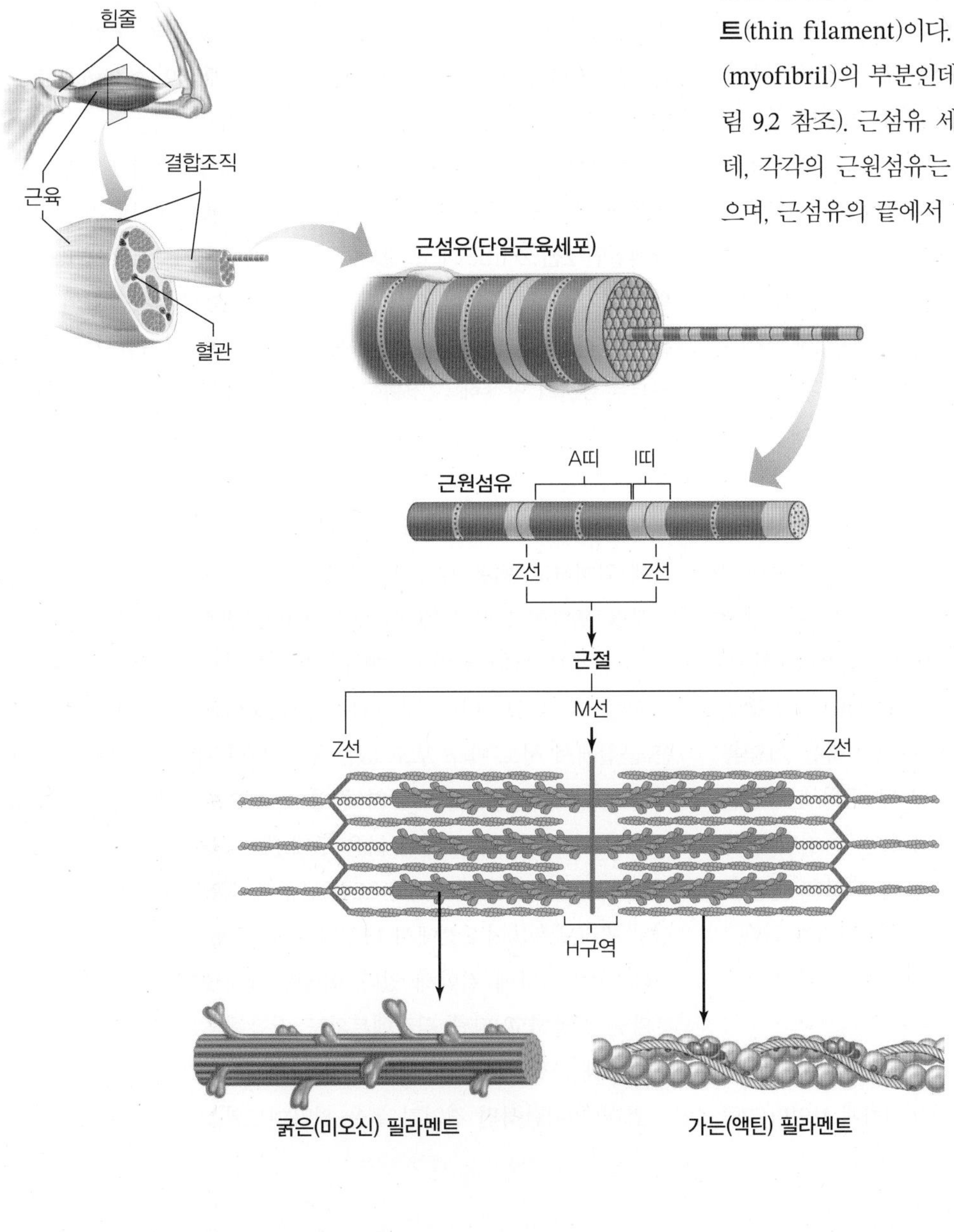

근섬유(단일근육세포)

힘줄
결합조직
근육
혈관

근원섬유

A띠　I띠

Z선　　Z선

근절

M선

Z선　　　　　　　　　　Z선

H구역

굵은(미오신) 필라멘트　　　가는(액틴) 필라멘트

그림 9.2 골격근, 1개의 근섬유, 근섬유의 구성성분인 근원섬유의 구조.

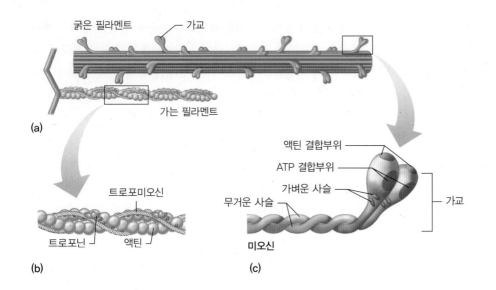

(a)

(b)

트로포미오신
트로포닌 액틴

(c)

액틴 결합부위
ATP 결합부위
가벼운 사슬
무거운 사슬
미오신
가교

그림 9.3 (a) 미오신 분자들의 무거운 사슬은 굵은 필라멘트의 핵심을 이룬다. 미오신 분자는 굵은 필라멘트의 양쪽 반에서 반대 방향으로 배열해 있다. (b) 가는 필라멘트의 구조. 액틴상의 가교 결합부위는 트로포미오신에 의해 덮여 있다. (c) 미오신 분자의 구조. 굵은 필라멘트의 옆쪽에서 미오신 분자 각각의 2개의 구형 머리가 뻗어 나와 가교를 형성한다.

가는 필라멘트와 굵은 필라멘트의 구조를 **그림 9.3**에 나타냈다. 굵은 필라멘트는 거의 **미오신**(myosin) 단백질로 구성되어 있다. 미오신 분자는 2개의 큰 **무거운 사슬**(heavy chain)과 4개의 작은 **가벼운 사슬**(light chain)로 구성되어 있다. 무거운 사슬과 가벼운 사슬이 결합해 미오신 분자를 구성하는데, 무거운 사슬과 가벼운 사슬을 모두 포함하는 구형인 머리가 2개 나 있고, 2개의 무거운 사슬이 서로 꼬여 1개의 긴 꼬리를 이루고 있다. 미오신 분자의 꼬리는 굵은 필라멘트의 장축을 따라 놓여 있고 2개의 구형 머리들은 필라멘트의 바깥쪽으로 뻗어 **가교**(cross-bridge)를 형성한다. 가교는 가는 필라멘트와 결합해 근육 수축 시 힘을 발생시킨다. 구형 머리 각각에 2개의 결합부위가 있는데, 하나는 가는 필라멘트에 결합하는 액틴 결합부위이고 또 다른 하나는 ATP 결합부위이다. ATP 결합부위는 미오신 머리에 결합한 ATP를 가수분해하는 효소[**미오신-ATPase**(myosin-ATPase)]로 작용하는 부위이기도 한데, ATP의 에너지가 수축에 이용된다.

굵은 필라멘트 직경의 반 정도인 가는 필라멘트의 주된 구성은 **액틴**(actin) 단백질이고, 네뷸린(nebulin) 단백질은 필라멘트의 조립에 관여하며, 기타 구성 단백질로 **트로포닌**(troponin)과 트로포미오신(tropomyosin)이 있는데, 이들은 수축을 조절하는 기능을 가진다. 액틴 분자는 1개의 폴리펩티드로 구성된 구형 단백질인데, 다른 액틴 분자와 결합하고 중합하여 서로 꼬인 두 가닥의 나선형 사슬을 이룬다. 이 사슬이 가는 필라멘트의 핵심을 이룬다. 액틴 분자들은 각각 미오신이 결합할 부위를 1개씩 가지고 있다.

근절의 구조

가는 필라멘트와 굵은 필라멘트는 규칙적이고 나란한 패턴으로 배열해 있어서 골격근을 현미경으로 관찰할 때 뚜렷하게 보인다(**그림 9.4**). 이렇게 가는 필라멘트와 굵은 필라멘트가 반복 배열된 패턴의 단위를 **근절**(sarcomere, 그리스어 *sarco*는 '근육', *mer*는 '부분'을 의미함)이라고 한다. 굵은 필라멘트는 각 근절의 중앙에 위치해 넓고 어두운 띠를 형성하는데, 이것을 암대[A띠(A band)]라고 한다.

각 근절은 가는 필라멘트 두 세트를 양 끝에 각각 1개씩 포함하고 있다. 가는 필라멘트 각각의 한 끝은 이들을 서로 연결하는 단백질인 **Z선**(Z line)에 연결되어 있고, 다른 끝은 굵은 필라멘트의 일부분과 겹쳐 있다. 연속해 있는 2개의 Z선은 한 근절의 경계를 정한다. 따라서 인접한 2개의 근절에서 서로 인접한 가는 필라멘트는 Z선의 양쪽에 고정되어 있다. ('선'이라는 용어는 2차원 평면에서 보이는 구조를 말한다. 근원섬유는 원통 모양이기 때문에 Z선을 Z원반으로 생각하는 것이 더 현실적이다.)

명대[I띠(I band)]라고 하는 밝은 띠는 인접한 2개 근절의 암대 끝에 위치하고, 굵은 필라멘트와 겹쳐 있지 않은 가는 필라멘트의 부분을 포함하고 있다. 명대는 Z선에 의해 반으로 나뉜다.

각 근절의 암대 부위에 2개의 띠가 더 있다. 암대의 중앙에 좁고 밝은 띠가 있는데, 이것을 **H구역**(H zone)이라고 한다. H구역은 근절에서 서로 마주 보고 있는 두 세트의 가는 필라멘트 끝 사이의 공간에 해당한다. H구역 중앙의 좁고 어두운 띠는 **M선**(M line)이라고 하는데, 인접한 굵은 필라멘트들의 중앙 부위를 함께 연결하는 단백질에 해당한다. 또한 탄성 단백질 **티틴**(titin)으로 구성된 필라멘트들이 Z선에서 M선까지 뻗어 M선의 단백질과 굵은 필라멘트 둘 다에 결합해 있다. 이렇게 해서 M선은 굵은 필라멘트와도 결합하고 티틴 필라멘트와도 결합해 있음으로써 굵은 필라멘트가 근절의 중앙에 배열한 것을 유지시킨다.

암대를 횡단하면 겹쳐진 굵은 필라멘트와 가는 필라멘트의 규칙적인 배열이 나타난다(**그림 9.5**). 각각의 굵은 필라멘트는 육각형으로 배열한 6개의 가는 필라멘트에 둘러싸여 있고, 각각의 가는 필라멘트는 삼각형으로 배열한 3개의 굵은 필라멘트에 둘러싸여 있다. 가는 필라멘트와 굵은 필라멘트가 겹친 부위에서는 가는 필라멘트가 굵은 필라멘트보다 2배 많다.

근원섬유의 기타 구조

힘을 발생시키는 기전 이외에도 골격근섬유에는 수축을 활성화하는 데 참여하는 정교한 막 시스템이 있다(**그림 9.6**). 근섬유의 **근소포체**(sarcoplasmic reticulum, SR)는 대부분의 세포에 있는 소포체와 상동이다. 근소포체의 구조는 일련의 조각이 각 근원섬유 주위를 소맷자락 모양으로 둘러싸고 있는 형태이다. 각 조각의 끝에 2개의 부푼 부위가 있는데, 이것을 **종말수조**(terminal cisternae)라고 한다[간혹 '측면주머니(lateral sac)'라고도 함]. 종말수조는 일련의 가는 관에 의해 서로 연결되어 있다. 칼슘이온이 칼시퀘스트린(calsequestrin)에 결합해 종말수조에 고농도로 저장되어 있다.

가로세관(transverse tubule) 또는 **T-세관**(T-tubule)이라고 하는 별개의 분리된 관 구조가 인접한 근소포체 조각들의 종말수조들 사이에 바로 위치해 종말수조와 밀접하게 연관되어 있다. T-세관과 종말수조는 암대와 명대가 서로 겹치는 근절 부위에서 근원섬유를 둘러싸고 있다. T-세관은 세포막[근육세포에서는 세포막을 간혹 **근섬유막**(sarcolemma)이라고 함]과 연속되어 있고, 표면의 막을 따라 퍼지는 활동 전위는 T-세관에 의해 근섬유의 내부 도처에도 퍼진다. T-세관의 내강은 근섬유를 둘러싸는 세포외액과 연속되어 있다.

9.2 골격근 수축의 분자적 기전

근육생리학에서 사용되는 **수축**(contraction)이라는 용어는 반드시 '짧아지는 것'만을 의미하지 않는다. 수축은 단순히 근섬유 내 힘을 발생시키는 부위(가교)의 활성화를 말할 수 있다. 예를 들면 팔꿈치를 구부린 채 아령을 들고 있는 것은 근육이 짧아지는 것이 아니지만 근육 수축이 필요하다. 수축 후에, 힘을 발생시키는 기전은 멈추고 수축력이 감소해 근섬유가 **이완**(relaxation)한다. 이 절에서는 골격근이 뉴런에 의해 활성화되는 기전을 서술하는 것으로 시작해 근육이 어떻게 수축하는지를 설명한다. (제6장으로 돌아가 뉴런의 기능에 관한 전기적 기초를 복습하면 도움이 될 것이다.)

막 흥분: 신경근접합부

골격근에 대한 뉴런의 자극이 골격근에서 활동 전위를 일으키는 유일한 기전이다. 심근과 평활근의 수축을 활성화하는 기전은 다

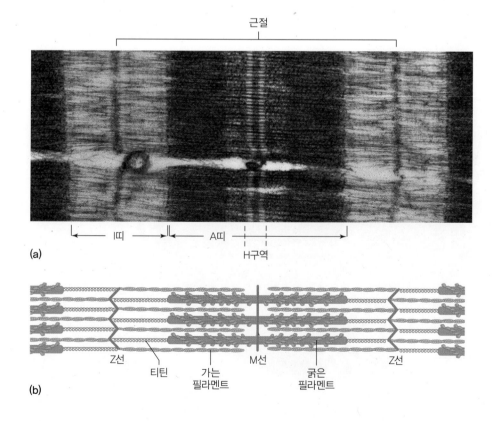

그림 9.4 (a) 근원섬유 내 근절을 고배율로 확대한 전자현미경 사진. (b) 사진 (a)의 근절에서 굵은 필라멘트와 가는 필라멘트의 배열을 나타낸 그림. 명대(I띠)와 암대(A띠)의 이름은 물리학의 용어인 '등방성(isotropy)'과 '이방성(anisotropy)'에서 명명된 것인데, I띠는 물질이 모든 방향으로 균질한 모양을 가지고 있는 것을 의미하고 A띠는 물질이 서로 다른 방향으로 균질하지 않은 것을 의미한다. Z선, M선, H구역은 각각 독일어 *zwischen*('between'), *mittel*('middle'), *heller*('light')의 첫 글자에서 따온 것이다(티틴이 M선에 결합하는 것은 나타내지 않았음). (a) Marion L. Greaser, University of Wisconsin

음 절에서 서술할 것이다.

축삭을 골격근섬유에 분포시키는 뉴런을 운동뉴런(motor neurron) 또는 **알파운동뉴런**(alpha motor neuron)이라고 하며 세포체는 뇌줄기와 척수에 위치해 있다. 운동뉴런의 축삭은 수초가 형성되어 있고(그림 6.2 참조), 몸에서 직경이 가장 큰 축삭이다. 그래서 활동 전위를 빠르게 전파할 수 있기 때문에 중추신경

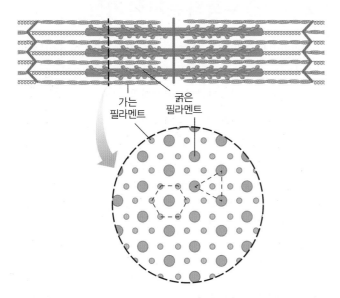

그림 9.5 1개의 근원섬유에서 굵은 필라멘트와 가는 필라멘트가 중첩된 지역의 육각형 배열. 6개의 가는 필라멘트가 굵은 필라멘트 1개를 둘러싸고, 3개의 굵은 필라멘트가 가는 필라멘트 1개를 둘러싸고 있다. 티틴 필라멘트와 가교는 나타내지 않았다.

계의 신호를 즉시 골격근섬유로 전달할 수 있다(그림 6.24 참조).

운동뉴런의 축삭은 근육에 도달하기 직전에 많은 가지로 나뉘고, 각 가지는 근섬유와 1개의 시냅스를 이룬다. 1개의 운동뉴런은 많은 근섬유를 지배하지만, 각 근섬유는 단 1개의 운동뉴런에서 나온 가지에 의해 조절된다. 1개의 운동뉴런과 이 운동뉴런이 지배하는 근섬유들을 함께 **운동단위**(motor unit)라고 한다(**그림 9.7a**), 1개의 운동단위에 있는 여러 근섬유는 1개의 근육에 위치하고 있으나, 그 근육 곳곳에 퍼져 있고, 그 근섬유는 반드시 인접해 있지는 않다(**그림 9.7b**). 한 운동뉴런에서 활동 전위가 생겼을 때 그 운동단위에 속한 근섬유들 모두는 자극되어 수축한다.

각 운동뉴런의 축삭을 둘러싸고 있는 수초는 근섬유 표면 근처에서 끝나고, 축삭은 수많은 짧은 돌기로 나뉘는데, 이 돌기들은 근섬유 표면의 홈에 묻힌 상태로 놓여 있다(**그림 9.8a**). 운동뉴런의 축삭 말단에는 두 뉴런 사이의 시냅스에서 보이는 시냅스 소낭과 비슷한 소낭들이 있다. 이 소낭은 신경전달물질인 **아세틸콜린**(acetylcholine, ACh)을 함유하고 있다. 축삭 말단 바로 밑에 놓인 근섬유막 부위를 **운동종판**(motor end plate)이라고 한다. 축삭 말단이 운동종판과 연접한 것을 **신경근접합부**(neuromuscular junction)라고 한다(**그림 9.8b**).

그림 9.9는 신경근접합부에서 일어나는 사건들을 보여준다. 운동뉴런의 활동 전위가 축삭 말단에 도달하면, 활동 전위는 세포

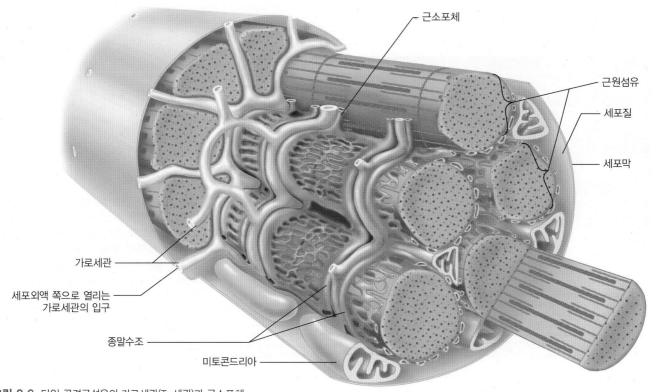

근소포체

근원섬유

세포질

세포막

가로세관

세포외액 쪽으로 열리는 가로세관의 입구

종말수조

미토콘드리아

그림 9.6 단일 골격근섬유의 가로세관(T-세관)과 근소포체.

막을 탈분극해 전압민감성 Ca^{2+} 채널을 개방함으로써 세포외액의 Ca^{2+}이 축삭 말단으로 확산해 들어갈 수 있게 한다. 축삭으로 들어간 Ca^{2+}은 ACh를 함유한 소낭의 막을 뉴런의 세포막과 융합하는 단백질에 결합한다(그림 6.27 참조). 이렇게 함으로써 ACh가 축삭 말단과 운동종판을 분리하는 세포외 틈새로 방출된다.

ACh는 축삭 말단에서 운동종판으로 확산해 이온자극 수용체인 니코틴성 수용체(nicotinic receptor)에 결합한다(6.10절 참

조). ACh의 결합으로 각 수용체 단백질에 있는 이온 채널이 열려 나트륨이온과 칼륨이온 둘 다 통과한다. 세포막을 가로지르는 전기화학적 기울기(그림 6.12 참조) 때문에 칼륨 유출보다 나트륨 유입이 더 많아 운동종판이 국소적으로 탈분극한다. 이 탈분극을 **종판전위**(end-plate potential, EPP)라고 한다. 그래서 종판전위는 뉴런간 시냅스에서의 흥분성 시냅스후 전위(excitatory postsynaptic potential, EPSP)와 유사하다(그림 6.28 참조).

그러나 신경전달물질이 운동종판의 보다 넓은 표면에 걸쳐 분비됨으로써 더 많은 수용체와 결합해 더 많은 이온 채널을 개방하기 때문에 EPP 1개의 크기는 EPSP보다 훨씬 크다. 그래서 종판 전위 1개는 정상적으로 운동종판 주변의 근섬유막을 역치전압으로 탈분극하는 데 필요한 크기보다 커서 활동 전위를 일으킨다. 생성된 활동 전위는, 그림 6.23에서 활동 전위가 무수축삭의 막을 따라 활동 전위가 전파되는 것과 같은 기전으로 근섬유의 표면을 따라 전파된다. 대부분의 신경근접합부는 근섬유의 중앙 가까이 위치하고, 이 부위에서 생성된 활동 전위들은 근섬유의 양 끝으로 전파된다.

한 운동뉴런에서 생긴 활동 전위는 그 운동단위에 속한 근섬유 각각에 활동 전위를 만들어낸다. 이것이 뉴런들 간의 시냅스와 매우 다른 점인데, 뉴런들 간의 시냅스에서 시냅스후 막이 역치전압에 도달해 활동 전위가 생성되기 위해서는 다수의 EPSP가 생성되고 가중되어야 한다.

뉴런들 간의 시냅스와 신경근접합부의 또 다른 점이 있다. 제6장에서 서술했듯이, 어떤 시냅스에서는 억제성 시냅스후 전위(IPSP)가 생성된다. IPSP는 시냅스후 막을 과분극하거나 안정화함으로써 활동 전위의 발사 가능성을 감소시킨다. 이와 달리 사람

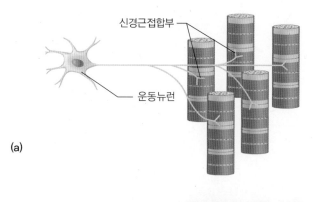

(a)

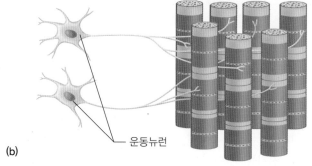

(b)

그림 9.7 (a) 1개의 운동뉴런과 이 뉴런이 분포한 근섬유로 구성되는 1개의 운동단위. (b) 근육에 2개의 운동단위가 있고 운동단위의 근섬유들은 서로 섞여 있다.

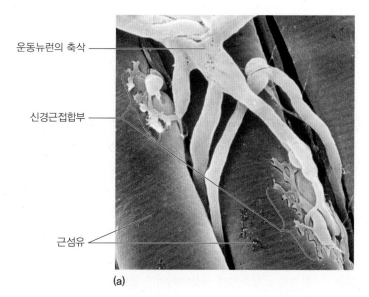

(a)

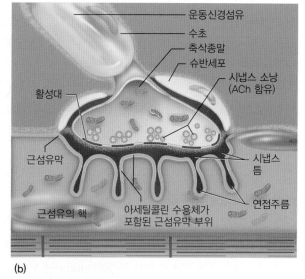

(b)

그림 9.8 신경근접합부. (a) 운동뉴런 축삭의 가지를 보여주는 주사전자현미경 사진으로 축삭 말단이 근섬유 표면의 홈에 묻혀 있다. (b) 신경근접합부의 구조.

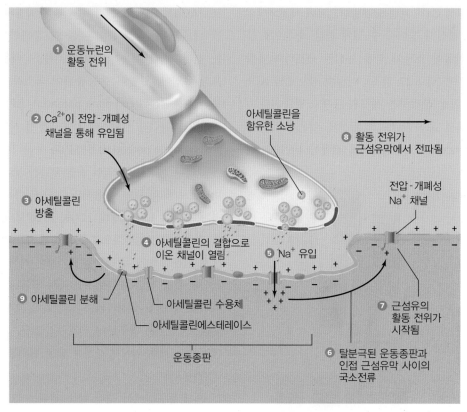

그림 9.9 근섬유막에서의 활동 전위로 이어지는 신경근접합부에서의 사건들. 그림과 같이 아세틸콜린 수용체 채널이 열렸을 때, K⁺이 근육세포 밖으로 유출되지만 Na⁺ 유입이 우세해 세포막이 탈분극된다.

의 골격근에서는 억제성 전위가 생기지 않는다. 즉 **신경근접합부는 모두 흥분성이다.**

ACh 수용체 이외에도 신경근접합부에는 신경계의 ACh-매개 시냅스에서처럼 ACh를 분해하는 효소인 **아세틸콜린에스테레이스**(acetylcholinesterase, AChE)가 포함되어 있어서 AChE가 ACh를 분해한다. ACh가 분해되어 생긴 콜린은 축삭 말단으로 재흡수되어 새로운 ACh 합성에 재사용된다. 수용체에 결합된 ACh는 뉴런과 근섬유막 사이의 틈새에 있는 자유 ACh와 평형상태에 있다. AChE에 의한 아세틸콜린의 분해 때문에 자유 ACh의 농도가 감소함에 따라 수용체에 결합하는 ACh는 감소한다. 수용체가 ACh와 더 이상 결합되어 있지 않을 때 운동종판의 이온 채널들은 닫힌다. 탈분극했던 운동종판은 휴지전위로 되돌아가서 뉴런의 또 다른 활동 전위에 의해 방출되는 ACh에 반응할 수 있게 된다.

신경근 신호전달의 붕괴

질병이나 약물은 여러 방법으로 신경근접합부에서 일어나는 사건들을 변형시킨다. 예를 들면 남미 원주민이 사냥할 때 화살촉에 묻혀 사용하는 치명적인 약물인 **쿠라레**(curare)는 니코틴성 ACh 수용체에 강하게 결합하지만, 수용체의 이온 채널을 개방하지 않

으며 AChE에 의해 파괴되지도 않는다. 쿠라레가 수용체에 결합하면 ACh는 수용체와 결합할 수 없다. 따라서 운동뉴런이 정상적으로 활동 전위를 전파하고 ACh를 방출하더라도 운동종판에서 EPP가 생기지 않기 때문에 근섬유는 수축하지 않는다. 모든 골격근처럼 호흡을 담당하는 골격근도 수축을 시작하기 위해서는 신경근 신호전달이 절대 필요하기 때문에 쿠라레 중독은 질식사를 일으킨다.

또한 AChE를 억제함으로써 신경근 신호전달을 차단할 수도 있다. 농약의 주성분인 유기인산과 살충제로 개발되었다가 나중에 화학무기로 사용된 '신경가스'는 AChE를 억제한다. 이러한 화학 물질이 있을 경우, ACh는 활동 전위가 축삭 말단에 도달했을 때 정상적으로 분비되어 운동종판의 수용체에 결합한다. 그러나 약물에 의해 AChE가 억제되기 때문에 ACh가 분해되지 않는다. 그러므로 운동종판의 이온 채널은 열린 채 있어서 운동종판과 그 주변의 근섬유막에서 탈분극이 유지된다. 탈분극 상태가 유지된 골격근섬유막은 전압-개폐성 Na⁺ 채널이 불활성화되어 있기 때문에 활동 전위를 생성할 수 없다. (활동 전위가 생성되려면 뉴런에서처럼 근섬유막이 재분극되어야 한다.)

아세틸콜린에 오래 노출되면 운동종판의 수용체들은 둔감해져

서 더 이상 탈분극이 일어나지 않는다. 따라서 근육은 이어지는 신경자극에 반응해 수축하지 않고, 그 결과 골격근이 마비됨으로써 질식사한다. 또한 신경가스는 무스카린성 시냅스에 ACh를 축적시킨다(6.13절 참조). 무스카린성 시냅스의 한 예로, 부교감신경계의 뉴런들이 심장의 박동원세포를 억제함으로써 심장박동을 극도로 느리게 해 사실상 신체의 혈류를 멈추게 한다. 따라서 유기인산과 신경가스에 대한 해독제로 AChE를 재활성화하는 **프랄리독심**(pralidoxime)과 제6장에서 서술한 무스카린성 수용체의 길항제인 **아트로핀**(atropine)이 있다.

때로는 외과수술 시 수술 부위를 움직이지 못하게 해야 할 필요가 있을 때 근육 수축을 억제하기 위해 신경근 전달을 차단하는 약물을 소량으로 사용한다. 이러한 약물의 한 예가 **숙시닐콜린**(succinylcholine)인데, 이것은 ACh 수용체의 길항제로 작용해 AChE 억제제와 비슷한 탈분극/탈감각 차단을 일으킨다. **로쿠로니움**(rocuronium)과 **베쿠로니움**(vecuronium) 같은 신경근접합부의 탈분극을 억제하는 차단제도 사용되는데, 이 약물들은 쿠라레처럼 더 강하게 작용하고 그 효과가 오래 지속된다. 외과수술 시 이러한 마비성 약물의 사용은 통상적인 마취제 용량을 줄임으로써 환자가 수술 후 더 빨리 회복할 수 있고 합병증을 줄일 수 있다. 하지만 약물이 몸에서 제거될 때까지 인공호흡기로 환자의 호흡을 유지시켜야 한다.

클로스트리디움 보툴리눔(*Clostridium botulinum*) 세균이 생산하는 독소를 비롯한 또 다른 그룹의 물질들이 축삭 말단에서 ACh의 방출을 차단한다. 보툴리눔 독소는 시냅스 소낭이 축삭 말단의 세포막에 결합해 융합하는 데 필요한 SNARE 복합체의 단백질들을 분해하는 효소 중 하나이다(그림 6.27 참조). 이 독소는 식중독의 일종인 **보툴리누스 중독**(botulism)을 일으키는데, 알려진 가장 강력한 독약 중 하나이다. 외안근(extraocular muscle)의 지나친 활동을 억제하고 땀샘의 지나친 활성을 억제하며 편두통의 치료, 노화와 관련된 피부 주름의 감소 등과 같이 임상이나 미용상의 목적으로 신경근접합부와 기타 부위에서 ACh의 방출을 차단하기 위해 보툴리눔 독소를 사용하는 일이 점차 증가하고 있다.

지금까지 운동뉴런의 활동 전위가 골격근의 활동 전위를 어떻게 일으키는지 서술했다. 다음으로는 골격근의 흥분이 어떻게 근육 수축으로 이어지는지를 살펴볼 것이다.

흥분-수축 연관

흥분-수축 연관(excitation-contraction coupling)은 근섬유막에서의 활동 전위가 힘을 발생시키는 기전을 활성화하는 일련의 사건을 의미한다. 골격근섬유에서 활동 전위는 1~2밀리초 동안 지속되고 수축의 기계적 활동이 시작되기 전에 끝난다(**그림 9.10**). 활동 전위에 이은 기계적 활동은 한번 시작되면 100밀리초나 그 이상 지속될 수 있다. 세포막의 전기적 활성은 수축성 단백질들에 직접 작용하지 않고 대신 세포질의 Ca^{2+} 농도를 증가시키고, 증가한 Ca^{2+}이 세포막에서 전기적 활성이 멈춘 후 오랫동안 지속해 수축 기구를 활성화한다.

가교 형성에서 Ca^{2+}의 작용

Ca^{2+}이 존재할 때 가는 필라멘트와 굵은 필라멘트는 어떻게 힘을 발생시킬 수 있는가? 이 물음에 답하려면 가는 필라멘트의 단백질 트로포닌과 트로포미오신을 자세히 살펴봐야 한다(**그림 9.11**). 트로포미오신은 2개의 폴리펩티드가 서로 꼬인 막대 모양의 분자로서 그 길이는 액틴 7개의 길이와 비슷하다. 트로포미오신 사슬들은 액틴 필라멘트를 따라 끝과 끝이 이어져 배열되어 있다. 이 트로포미오신 분자들은 액틴 분자들 각각에 있는 미오신 결합부위를 부분적으로 덮고 있어서 미오신의 가교가 액틴에 결합하는 것을 막고 있다. 각각의 트로포미오신 분자는 트로포미오신과 액틴 둘 다에 결합해 있는 작은 구형 단백질인 트로포닌에 의해 차단 부위에 고정되어 있다. 액틴, 트로포미오신과 상호작용하는 트로포닌은 I(억제 소단위), T(트로포미오신 결합 소단위), C(Ca^{2+}결합 소단위)로 표시되는 3개의 소단위로 구성되어 있다. 트로포닌 분자 1개씩이 트로포미오신 각각에 결합해 트로포미오신과 접촉하고 있는 액틴 분자 7개의 미오신 결합부위에 대한 접근을 조절한다. 이것이 휴식 중인 근섬유의 상태로서, 트로포닌과 트로포

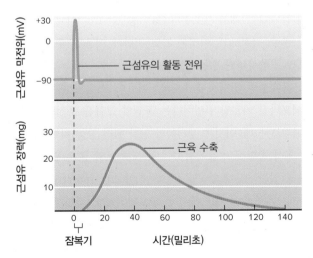

그림 9.10 골격근섬유의 활동 전위와 그 결과로 생긴 근섬유의 수축과 이완의 시간에 따른 변화. 잠복기는 활동 전위가 개시된 후 장력의 증가가 나타나기까지의 시간이다.

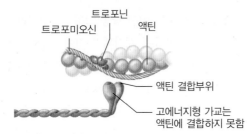

(a) 낮은 세포질 Ca²⁺ 농도, 근육 이완

트로포닌
트로포미오신   액틴
액틴 결합부위
고에너지형 가교는
액틴에 결합하지 못함

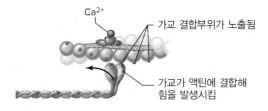

(b) 높은 세포질 Ca²⁺ 농도, 근육 활성화

Ca²⁺
가교 결합부위가 노출됨
가교가 액틴에 결합해
힘을 발생시킴

그림 9.11 Ca²⁺에 의한 가교 주기의 활성화. (a) Ca²⁺이 결합되지 않았을 때 트로포닌은 트로포미오신을 액틴의 가교 결합부위 위에 유지시킨다. (b) Ca²⁺이 트로포닌에 결합하면 트로포미오신이 액틴의 가교 결합부위에서 멀리 떨어지고 가교는 액틴에 결합할 수 있다.

미오신은 협력해서 가교와 가는 필라멘트와의 상호작용을 막고 있다.

굵은 필라멘트의 가교가 가는 필라멘트에 결합하려면 트로포미오신 분자는 액틴의 차단 부위에서 벗어나야 한다. 이것은 Ca²⁺이 트로포닌의 Ca²⁺결합 소단위에 있는 특이적 결합부위에 결합할 때 일어난다. Ca²⁺의 결합은 트로포닌의 모양(3차 구조)을 변화시키고, 이것은 트로포닌의 억제 손잡이를 풀어 트로포미오신이 각 액틴 분자의 미오신 결합부위에서 벗어나게 한다. 반대로, 트로포닌에서 Ca²⁺이 제거되면 이 과정은 반대로 일어나 수축 활동이 끝난다. 그래서 세포질의 Ca²⁺ 농도는 Ca²⁺이 결합한 트로포닌의 수를 결정하고, 이것은 가교 결합에 이용될 수 있는 액틴의 미오신 결합부위의 수를 결정한다.

근육세포의 활성화에서 Ca²⁺ 이동의 조절은 세포 내의 구획과 세포막을 가로질러 일어나는 물질의 교환을 조절하는 것의 좋은 예가 되는데, 이것은 생리학의 일반 원리 중 하나이다(제1장 참조). 휴식 중인 근섬유에서, 가는 필라멘트와 굵은 필라멘트를 둘러싸고 있는 세포질의 Ca²⁺ 농도는 약 10^{-7} mol/L로 매우 낮다. 이렇게 낮은 Ca²⁺ 농도에서 트로포닌의 Ca²⁺결합부위에 결합한 Ca²⁺은 거의 없다. 따라서 가교의 활성은 트로포미오신에 의해 대부분 차단된다. 활동 전위가 생긴 후에 세포질의 Ca²⁺ 농도는 급격히 증가하고, Ca²⁺이 트로포닌에 결합해 트로포미오신의 차단 효과를 제거함으로써 미오신의 가교가 액틴에 결합할 수 있게 한

다. 증가한 세포질 Ca²⁺의 공급원은 근섬유 내의 근소포체이다.

세포질 Ca²⁺의 증가 기전

특별한 기전이 T-세관의 활동 전위와 근소포체에서 칼슘이온의 방출을 연관시킨다(그림 9.12의 ❶단계와 ❷단계). T-세관은 근소포체의 종말수조와 밀접하게 접촉하고 있는데, 연접 발(junctional feet) 또는 족돌기(foot process)라고 하는 구조들에 의해 연결되어 있다. 이 연접에는 2개의 내재성 막단백질이 포함되어 있는데, 하나는 T-세관에 있고 다른 하나는 근소포체에 있다. T-세관의 단백질은 변형된 전압 민감성 Ca²⁺ 채널로서 (디히드로피리딘 약물에 결합하기 때문에) **디히드로피리딘 수용체**[dihydropyridine(DHP) receptor]라고 한다. 하지만 DHP 수용체의 주기능은 Ca²⁺의 이동이 아니라 전압 감지기로 작용하는 것이다. 근소포체의 단백질은 (식물성 알칼로이드인 리아노딘 약물에 결합하기 때문에 붙여진 이름인) **리아노딘 수용체**(ryanodine receptor)로 근소포체의 막에 삽입되어 있다. 이 수용체는 DHP 수용체에 연결된 족돌기를 포함할 뿐만 아니라 Ca²⁺ 채널도 형성하는 커다란 단백질이다. T-세관의 활동 전위 동안에, DHP 수용체 내의 전하를 띤 아미노산 잔기들이 수용체에 구조적인 변화를 일으키고, 이것이 족돌기를 통해 리아노딘 수용체 채널이 열리도록 작용한다. 그러면 근소포체의 종말수조에서 Ca²⁺이 세포질로 방출되어 트로포닌에 결합한다(그림 9.12의 ❸단계와 ❹단계). 1개의 활동 전위에 대한 반응으로 증가한 Ca²⁺은 정상적으로 가는 필라멘트의 트로포닌 결합부위 모두를 포화시키기에 충분하다. 트로포닌에서 Ca²⁺이 제거되면 수축이 끝나는데, 세포질의 Ca²⁺ 농도를 방출 이전의 수준으로 낮춤으로써 트로포닌에서 Ca²⁺이 제거된다. 근소포체의 막에는 1차 능동수송 펌프단백질 Ca²⁺-ATPase가 포함되어 있는데, 이 효소가 세포질의 Ca²⁺을 소포체의 내강으로 능동 재흡수한다(그림 9.12의 ❺단계). 방금 앞에서 보았듯이, T-세관에서 활동 전위가 시작할 때 근소포체에서 Ca²⁺이 방출되지만, 방출된 Ca²⁺이 근소포체로 재흡수되는 데는 훨씬 더 긴 시간이 필요하다. 따라서 세포질의 Ca²⁺ 농도는 증가한 채 있어서 수축은 1개의 활동 전위 후에 얼마 동안 지속된다.

요약하면, 근소포체에 저장되어 있던 Ca²⁺이 방출되어 수축이 일어나고, Ca²⁺이 근소포체로 능동 재흡수될 때 이완이 시작된다(그림 9.12 참조). ATP는 Ca²⁺ 펌프에 에너지를 제공하는 데 필요하다.

필라멘트 활주 기전

힘 발생으로 골격근섬유의 길이가 짧아질 때 근절마다 중첩하

고 있는 굵은 필라멘트와 가는 필라멘트가 서로를 지나치며 움직이는데, 이것은 가교의 운동에 의해 추진된다. 이렇게 근절이 짧아지는 동안에 굵은 필라멘트나 가는 필라멘트의 길이에는 아무런 변화도 없다. 이것을 근육 수축의 **필라멘트 활주 기전**(sliding-filament mechanism)이라고 한다.

길이가 짧아지는 동안에 가는 필라멘트의 액틴 분자에 부착된 미오신 가교는 각각 배의 노처럼 활 모양으로 움직인다. 수많은 가교의 이러한 회전운동은 연속하는 Z선들에 부착된 가는 필라멘트를 근절의 중앙으로 움직이도록 함으로써 근절이 짧아지게 한

다(**그림 9.13**). 가교의 1회 회전은 굵은 필라멘트에 대해 가는 필라멘트를 매우 조금만 움직이게 한다. 하지만 액틴의 미오신 결합부위가 노출되어 있는 한 가교들은 각각 회전운동을 여러 번 반복함으로써 가는 필라멘트를 많이 이동시킨다. 근육이 짧아지는 일반적인 패턴은 근육의 한쪽 끝은 고정된 위치에 남아 있고 반대쪽끝이 고정된 끝 쪽으로 짧아지는 것이다. 이 경우에 필라멘트가 활주하고 근절이 각각 안쪽으로 짧아질 때 각 근절의 중앙도 근육의 고정된 끝 쪽으로 미끄러진다(**그림 9.14**).

가교가 가는 필라멘트에 결합해 움직이고 다시 그 과정을 반

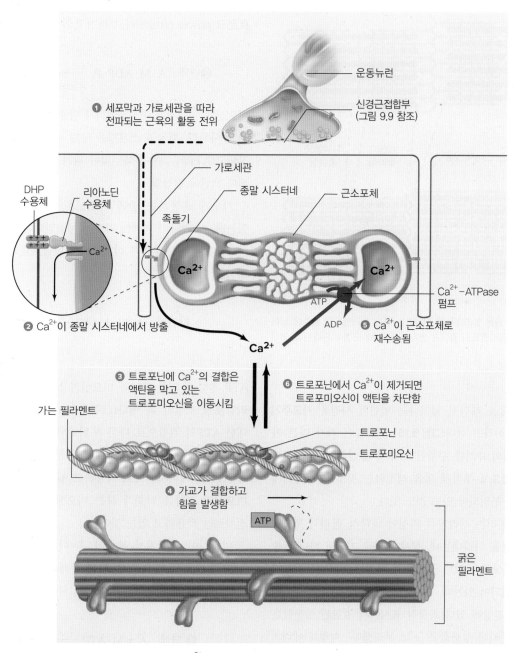

그림 9.12 골격근섬유의 수축과 이완 동안에 근소포체에 의한 Ca^{2+}의 방출과 재흡수.

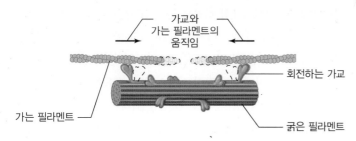

그림 9.13 굵은 필라멘트의 가교가 가는 필라멘트의 액틴에 결합해 구조적 변화가 일어남으로써 가는 필라멘트를 근절의 중앙으로 끌어당긴다. (굵은 필라멘트를 각각에 있는 약 200개의 가교 중에서 몇 개만 나타냈다.)

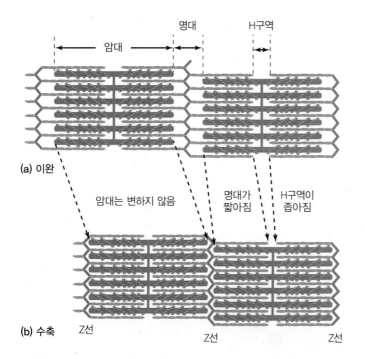

그림 9.14 겹쳐 있는 굵은 필라멘트를 지나가는 가는 필라멘트의 활주에 의해 가는 필라멘트와 굵은 필라멘트의 길이가 변하지 않은 채 근절이 단축된다. 명대와 H구역이 짧아진다.

복하도록 자리를 잡을 때까지 일어나는 일련의 사건을 **가교주기**(cross-bridge cycle)라고 한다(**그림 9.15**). 가교들은 각각 다른 가교와 상관없이 자기의 주기를 수행한다. 수축 동안의 모든 순간에 가교는 가는 필라멘트에 부착해 힘을 생성하는 것도 있고 동시에 가는 필라멘트에서 분리되어 있는 것도 있다.

생리학의 일반 원리는 생리학적 과정이 화학적·물리적 법칙에 의해 일어난다는 것을 나타내는데, 상세한 가교 기전도 하나의 좋은 예가 된다. 휴식상태에 있는 근섬유의 가교는 ATP 분해의 결과로 에너지가 충전되어 있는데, 가수분해 산물인 ADP와 무기인산(P_i)은 미오신에 결합해 있다(화학적 표시에서 결합된 성분들은 '-'으로 분리하고, 분리된 성분들은 '+'로 분리했다). 이렇게 에너지가 충전된 미오신은 스프링이 늘어났을 때 위치에너지가 저장된

것과 비슷한 상태이다.

다음은 가교주기의 4단계 동안에 일어나는 사건들을 나타낸 것이다(그림 9.15 참조). 가교주기는 흥분-수축 연관 기전에 의해 세포질의 Ca^{2+}이 증가해 미오신 결합부위가 노출될 때 일어난다(1단계). 가교주기는 충전된 미오신 가교(M)가 가는 필라멘트의 액틴 분자(A)에 결합하는 것으로 시작한다.

❶단계 $A + M \cdot ADP \cdot P_i \longrightarrow A \cdot M \cdot ADP \cdot P_i$
액틴 결합

충전된 미오신이 액틴에 결합하면 가교의 긴장된 구조가 풀림으로써 결합된 가교가 운동을 시작한다. 이 가교의 운동을 **파워스트로크**(power stroke)라고 하며 P_i와 ADP를 방출한다.

❷단계 $A \cdot M \cdot ADP \cdot P_i \longrightarrow A \cdot M + ADP + P_i$
가교운동

미오신에 에너지가 저장되었다가 방출되는 이 과정은 쥐덫의 작동과 유사하다: 쥐덫의 스프링을 당겨 세움으로써 에너지가 덫에 저장되고(ATP의 가수분해), 덫이 튕겨 되돌아간 후 에너지가 방출된다(액틴에 결합함).

가교가 운동하는 중에 미오신은 액틴과 매우 강하게 결합해 있는데, 이 결합이 깨져야 가교는 재충전되어 주기를 반복할 수 있다. 새로운 ATP 분자가 미오신에 결합함으로써 액틴과 미오신 간의 결합이 끊어진다.

❸단계 $A \cdot M + ATP \longrightarrow A + M \cdot ATP$
가교가 액틴에서
분리됨

ATP 결합에 의한 액틴과 미오신의 분리는 단백질 활성의 다른자리입체성 조절의 한 예다(그림 3.32a 참조). 미오신의 한 부위에 대한 ATP의 결합으로 다른 부위에서 액틴에 대한 미오신의 친화력이 감소한다. 이 단계에서 ATP가 분해되지 않는 것에 주목하자. 즉 ATP는 에너지원으로 작용하고 있는 것이 아니라 액틴에 대한 미오신의 결합을 약하게 하는 미오신 머리의 다른자리입체성 조절자로만 작용하고 있는 것이다.

미오신이 액틴에서 분리된 후 미오신 머리에 결합되어 있는 ATP는 미오신-ATPase에 의해 분해되고, 미오신은 다시 충전된 상태로 되어 파워스트로크 이전의 위치로 되돌아간다.

❹ 단계 $A + M \cdot ATP \longrightarrow A + M \cdot ADP \cdot P_i$
ATP 가수분해

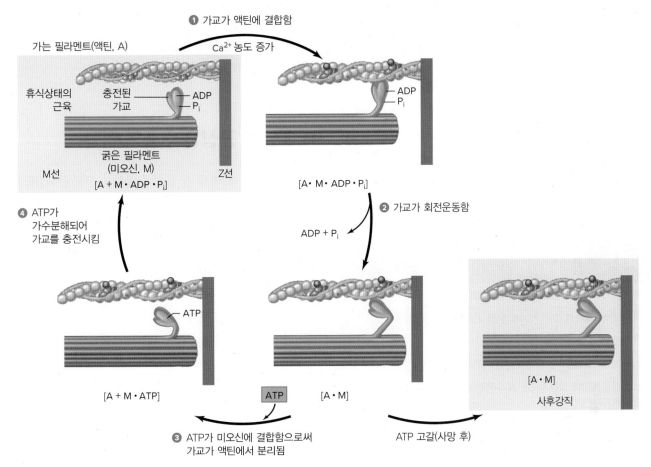

그림 9.15 가교주기 4단계의 화학적 상태(괄호 안에 표시함)와 기계적 상태. Ca^{2+}의 농도가 낮게 유지될 때 가교는 휴식상태에 있다(왼쪽 위의 분홍색 상자 부분). 사후강직상태에서는 ATP가 없어서 가교가 견고하게 결합해 있다(오른쪽 하단의 분홍색 상자 부분). 화학적 상태에서 A는 액틴, M은 미오신, 점(·)은 결합해 있는 구성성분, +는 분리된 구성성분을 나타낸다.

ATP 가수분해(④단계)와 가교의 운동(②단계)은 동시에 일어나는 사건이 아님을 주목하자. 가교가 주기를 끝내고 난 후에도 액틴의 미오신 결합부위가 여전히 노출되어 있으면 가교는 가는 필라멘트의 새로운 액틴 분자에 다시 결합할 수 있어 가교주기는 반복된다. (근육이 실제로 단축되지 않은 채 힘만 발생시키는 사건에서는 가교가 이전 주기에서의 동일한 액틴 분자에 재결합할 것이다.)

그래서 ATP는 막의 흥분성을 유지하고 세포질의 Ca^{2+}을 조절하는 데 사용되는 것 이외에도 가교주기에서 두 가지 다른 역할을 수행한다.

■ ATP의 **가수분해**에 의해 방출된 에너지는 궁극적으로 가교 운동에 필요한 에너지를 제공한다.
■ 미오신에 ATP의 **결합**(가수분해가 아님)은 주기 동안에 액틴과 미오신 사이에 형성된 결합을 끊어버림으로써 다음 주기를 시작할 수 있게 한다.

표 9.1에 골격근 수축에서 ATP의 기능을 요약했다.

가교주기의 ❸단계에서 미오신이 액틴에서 분리될 때 ATP의 중요성이 **사후강직**(rigor mortis)에서 잘 드러나는데, 사망 후 수 시간에 골격근은 점점 딱딱해지기 시작해 12시간 후에 최대로 딱

표 9.1	골격근 수축에서 ATP의 기능
세포막의 Na$^+$/K$^+$-ATPase 펌프에 의한 ATP의 가수분해는 Na$^+$과 K$^+$의 농도기울기를 유지한다. 이것은 막이 활동 전위를 생성하고 전파할 수 있게 한다(그림 6.13 참조).	
근소포체의 Ca^{2+}-ATPase 펌프에 의한 ATP의 가수분해는 Ca^{2+}을 근소포체로 능동 재흡수하는 데 필요한 에너지를 제공함으로써 세포질의 Ca^{2+} 농도를 방출 이전의 농도로 낮추어 수축을 끝내고 근섬유가 이완할 수 있게 한다.	
미오신-ATPase에 의한 ATP의 가수분해는 가교에 에너지를 충전시킴으로써 힘 발생에 필요한 에너지를 제공한다.	
미오신에 ATP의 결합은 액틴에 결합된 가교를 분리함으로써 가교가 주기를 반복할 수 있게 한다.	

딱해진다. 죽은 후에는 대사경로가 ATP를 생성하는 데 필요로 하는 영양소와 산소가 순환에 의해 더 이상 공급되지 않기 때문에, 근섬유를 비롯해 세포들에서 ATP의 농도는 감소한다. ATP가 없을 때 Ca^{2+}은 근소포체에서 방출되지만 다시 근소포체로 이동이 불가하며, 액틴과 미오신 간의 결합은 끊어지지 않고 파워스트로크가 일어난다(❶단계와 ❷단계). 그러나 가교의 분리는 일어나지 않는다(그림 9.15 참조). 굵은 필라멘트와 가는 필라멘트는 움직이지 않는 가교에 의해 서로 결합한 채 있어서 두 필라멘트는 서로 끌어당길 수 없는 딱딱한 상태로 된다. 사후강직의 딱딱함은

표 9.2	운동뉴런의 활동 전위와 골격근섬유 수축 사이의 일련의 사건

1. 활동 전위가 시작되어 운동뉴런의 축삭 말단으로 전파된다.

2. Ca^{2+}이 전압-개폐성 Ca^{2+} 채널을 통해 축삭 안으로 들어간다.

3. Ca^{2+} 유입은 축삭 말단에서 ACh를 방출시킨다.

4. ACh가 축삭 말단에서 근섬유의 운동종판으로 확산한다.

5. ACh가 운동종판에 있는 니코틴성 수용체에 결합해 Na^+과 K^+에 대한 투과도를 증가시킨다.

6. 운동종판에서 근섬유 안으로의 Na^+ 유입이 K^+ 유출보다 더 커서, 세포막은 탈분극되어 종판전위(EPP)가 생성된다.

7. 국소전류가 인접한 근육세포막을 역치 전위까지 탈분극해 활동 전위를 생성한다. 활동 전위는 근섬유 표면 전체로 퍼지고 가로세관을 따라 근섬유의 안쪽으로 전파된다.

8. 가로세관에서 활동 전위는 DHP 수용체가 리아노딘 수용체 채널을 개방하도록 유도하고, 그 결과 근소포체의 종말수조에서 Ca^{2+}이 방출된다.

9. Ca^{2+}이 가는 필라멘트의 트로포닌에 결합해 트로포미오신이 차단 위치에서 벗어나게 한다. 그 결과 액틴의 가교 결합부위가 노출된다.

10. 굵은 필라멘트의 충전된 미오신 가교가 액틴에 결합한다.
$A + M \cdot ADP \cdot P_i \rightarrow A \cdot M \cdot ADP \cdot P_i$

11. 가교의 결합은 미오신으로부터 ATP 가수분해 산물들을 방출함으로써 가교의 회전운동을 만들어낸다.
$A \cdot M \cdot ADP \cdot P_i \rightarrow A \cdot M + ADP + P_i$

12. ATP가 미오신에 결합해 액틴과 미오신 사이의 결합을 끊음으로써 가교가 액틴에서 분리된다.
$A \cdot M + ATP \rightarrow A + M \cdot ATP$

13. 미오신에 결합된 ATP가 가수분해되어 미오신 가교는 고에너지형이 된다.
$A + M \cdot ATP \rightarrow A + M \cdot ADP \cdot P_i$

14. 가교가 10~13단계를 반복함으로써 가는 필라멘트가 굵은 필라멘트를 지나쳐 활주하게 된다. 가교운동의 주기는 Ca^{2+}이 트로포닌에 결합해 있는 한 지속된다.

15. Ca^{2+}이 Ca^{2+}-ATPase에 의해 근소포체로 능동 재흡수됨에 따라 세포질의 Ca^{2+} 농도가 감소한다.

16. 트로포닌에서 Ca^{2+}이 제거되면 트로포미오신의 차단 작용이 복원되어 가교주기는 중단되고, 근섬유는 이완한다.

근육조직이 분해되면서 죽은 후 약 48~60시간 사이에 사라진다.

표 9.2에 운동뉴런의 활동 전위로부터 골격근섬유의 수축과 이완에 이르는 일련의 사건을 요약했다.

9.3 단일 근섬유 수축의 역학

수축하는 근육에 의해 한 물체에 발휘된 힘을 **근육장력**(muscle tension)이라고 하고, 물체(물체의 무게)에 의해 근육에 발휘된 힘을 **하중**(load)이라고 한다. 근육장력과 하중은 서로 반대되는 힘이다. 근섬유가 단축되는지는 장력과 하중의 상대적 크기에 달려 있다. 근섬유가 짧아져서 하중(물체)을 움직이게 하려면 근육장력은 반대하는 하중보다 커야 한다.

근육이 장력을 발생시키지만 근육의 길이가 짧아지지도 않고 길어지지도 않을 때의 수축을 (근육의 길이가 일정한) **등척성 수축**(isometric contraction)이라고 한다. 이와 같은 수축은 근육이 하중을 일정한 위치에 지탱하고 있을 때 또는 근육에 의해 발생한 장력보다 더 큰 하중을 움직이려고 시도할 때 일어난다. 근육에 부과된 하중이 일정하게 유지되는 동안 근육의 길이가 변하는 수축을 (근육장력이 일정한) **등장성 수축**(isotonic contraction)이라고 한다.

근육장력과 이것에 반대하는 하중의 상대적 크기에 따라 등장성 수축은 근육이 짧아지거나 길어질 수 있다. 장력이 하중보다 크면 근육이 짧아지는데, 이것을 **동심성 수축**(concentric contraction)이라고 한다. 반대로 지탱하지 않고 있는 하중이 장력보다 크면 (근육이 길어지는) **편심성 수축**(eccentric contraction)이 일어난다. 편심성 수축에서는 가교에 의해 발생해 반대로 작용하는 장력에도 불구하고 하중이 근육을 잡아당겨 늘어나게 한다. 이와 같은 편심성 수축은 근육 수축으로 지탱 중인 하중이 내려갈 때 일어나는데, 서 있다가 앉으려고 할 때 대퇴부의 무릎 신근이 늘어나는 것이 한 예다. 이런 상황에서 근섬유가 길어지는 것은 수축성 단백질에 의해 생기는 능동적 과정이 아니라 근육에 가해지고 있는 외부 힘들의 결과이다. 외부 힘이 없을 때 근섬유는 자극을 받으면 짧아질 뿐이며 결코 늘어나지 않는다. 등척성, 등장성, 편심성의 세 유형 수축은 모두 일상의 자연스러운 활동에서 일어난다.

각 유형의 수축 중에 가교는 그림 9.15에 나타낸 가교주기 4단계를 반복적으로 수행한다. 동심성 등장성 수축의 ❷단계에서, 액틴에 결합한 가교는 파워스트로크를 통해 회전함으로써 근절을 단축시킨다. 이와 달리 등척성 수축 동안에는 액틴에 결합한 가

교가 가는 필라멘트에 장력을 발휘하지만 가는 필라멘트들이 움직이지 않는다. 이 상황에서 파워스트로크 중인 가교의 회전력은 가는 필라멘트들의 활주를 일으키는 대신 가교의 구조 속으로 흡수된다. 등척성 수축이 지속되면 주기를 반복하는 가교는 동일한 액틴 분자에 다시 붙는다. 편심성 수축 동안에 가교가 여전히 액틴에 결합해 장력을 발휘하고 있지만 하중이 ❷단계에서 가교를 Z선을 향해 뒤쪽으로 잡아당긴다. ❶, ❸, ❹단계에서의 사건들은 세 가지 유형의 수축에서 동일하다. 따라서 각 유형의 수축 동안에 수축성 단백질들의 화학적 변화는 동일하다. 최종 결과(근육의 길이가 짧아지거나, 길이에 변화가 없거나, 길이가 길어짐)는 근육에 부과된 하중의 크기에 의해 결정된다.

수축이라는 용어는 단일 근섬유와 전 근육 모두에 적용된다.

이 절에서는 단일 근섬유의 수축에 대해 서술하고, 뒷부분에서 전 근육의 역학을 조절하는 요인을 서술할 것이다.

연축 수축

활동 전위 1개에 대한 근섬유 1개의 기계적 반응을 **연축**(twitch)이라고 한다. **그림 9.16a**는 등척성 연축의 주요 특징을 보여준다. 활동 전위 후에 근섬유에서 장력의 증가가 시작되기 전에 수 밀리초의 간격이 있는데, 이것을 **잠복기**(latent period)라고 한다. 이 잠복기 동안에 흥분-수축 연관과 관련된 과정이 일어나고 있다. 잠복기가 끝나고 장력이 발생하기 시작한 때부터 정점에 이를 때까지의 시간 간격을 **수축기**(contraction time)라고 한다.

골격근섬유의 연축 시간이 모두 동일하지는 않다. **빠른 연축 섬**

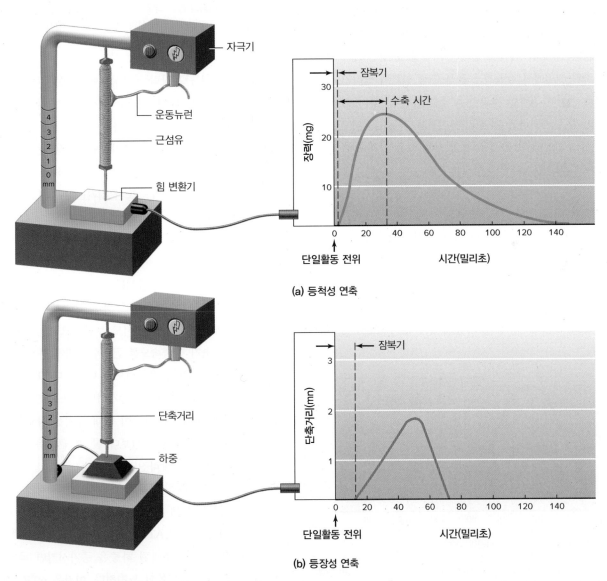

(a) 등척성 연축

(b) 등장성 연축

그림 9.16 (a) 골격근섬유의 단일 등척성 연축 동안의 장력 측정. (b) 골격근섬유의 단일 등장성 연축 동안의 단축 측정. 등장성 연축 시 흥분-수축 주기가 이어지면서 등장성 수축이 잠복기 동안 일어나 장력 생성이 부하를 들어 올리기에 충분해진다.

유(fast-twitch fiber)는 수축기가 10밀리초 정도로 짧으나, **느린 연축 섬유**(slow-twitch fiber)는 100밀리초 정도 혹은 그 이상으로 길 수 있다. 수축의 전체 지속시간은 가교들이 주기를 계속 반복할 수 있도록 세포질의 Ca^{2+} 농도가 증가한 상태를 유지하는 시간에 부분적으로 달려 있다. 이것은 근소포체의 Ca^{2+}-ATPase의 활성과 밀접하게 관련되어 있는데, 이 활성은 빠른 연축 섬유에서 더 높고 느린 연축 섬유에서 더 낮다. 연축의 지속은 가교가 주기를 끝내고 세포질에서 Ca^{2+}이 제거된 뒤 액틴에서 분리되는 데 걸리는 시간에도 달려 있다(9.5절 참조).

동일한 근섬유에서 등장성 연축과 등척성 연축을 비교해 보면 **그림 9.16b**에서 등장성 연축의 잠복기가 등척성 연축의 잠복기보다 긴 것을 알 수 있다. 그러나 등장성 연축의 단축 기간은 등척성 연축의 장력 발생 기간보다 짧은 것을 알 수 있다. 이러한 차이는 그림 9.16에서 보이는 측정 장치 때문이다. 등척성 연축의 실험에서, 장력은 첫 번째 가교가 액틴에 결합하자마자 생성되기 시작하며 잠복기는 흥분-수축 연관에 걸리는 시간일 뿐이다. 이와 달리 등장성 연축의 실험에서 잠복기는 흥분-수축 연관에 걸리는 시간뿐만 아니라 액틴에 결합한 가교가 하중을 실험대로부터 들어 올리기 충분한 힘을 축적하는 데 걸리는 시간을 더 포함한다.

더구나 등장성 연축의 특징은 들어 올리고 있는 하중의 크기에 달려 있다(**그림 9.17**). 하중이 무거울수록

- 잠복기가 더 길고
- 단축속도(단위시간당 짧아진 길이)가 더 늦으며
- 단축된 길이가 더 짧다.

등장성 연축의 일련의 사건을 자세히 살펴보면 이 하중 의존적인 행동을 설명할 수 있다. 방금 설명했듯이, 가교들이 충분하

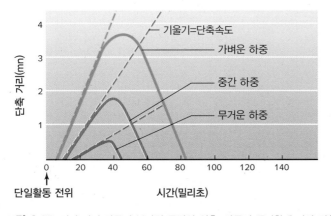

그림 9.17 여러 가지 하중이 부과된 등장성 연축. 하중이 증가함에 따라 단축거리, 단축속도, 단축지속시간 모두가 감소하는 반면, 자극에서부터 단축 시작까지 걸리는 시간은 하중이 증가함에 따라 증가한다.

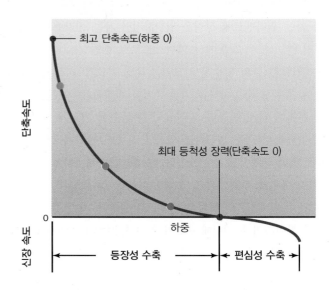

그림 9.18 골격근섬유의 단축과 신장에 미치는 하중의 작용. 편심성 수축 중에 가교에 작용하는 하중의 힘은 최대 등척성 장력보다 크다는 것을 명심하라. 중앙에 있는 3개의 점은 그림 9.17의 곡선의 단축속도(기울기)에 해당한다.

게 액틴에 결합해 근육장력이 근섬유에 부과된 하중을 초과해야만 단축이 시작된다. 따라서 단축 이전에 장력이 증가하는 동안 등척성 수축의 기간이 존재한다. 하중이 무거울수록 장력이 (단축이 시작되는) 하중의 크기까지 증가하는 데 걸리는 시간이 길어진다. 근섬유에 부과된 하중이 증가해 근육이 하중을 들어 올릴 수 없는 데까지 이르면, 단축의 속도와 거리는 0이 되고, 수축은 완전히 등척성이 된다.

하중-속도 관계

일반적인 경험으로, 가벼운 물체를 무거운 물체보다 빠르게 움직일 수 있다. 그림 9.17에 나타낸 등장성 연축 실험에 의하면 이러한 현상은 개별 근섬유 수준에서도 부분적으로 일어난다. 일련의 등장성 연축의 초기 단축속도를 근섬유 1개에 부과된 하중의 함수로 해 구성한 그래프는 쌍곡선으로 나타난다(**그림 9.18**). 근섬유의 단축속도(기울기)는 하중이 증가하면서 느려진다. 단축속도는 하중이 없을 때 최대이고, 하중이 최대 등척성 장력과 같을 때 0이다. 하중이 최대 등척성 장력보다 클 때 근섬유는 길어지는데, 그 속도는 하중에 따라 빨라진다.

하중이 부과되지 않은 근육의 단축속도는 각각의 가교가 주기 운동을 수행하는 속도에 의해 결정된다. 1개의 ATP가 가교주기마다 가수분해되기 때문에 ATP 가수분해의 속도가 단축속도를 결정한다. 하지만 가교에 부과된 하중을 증가시키면 파워스트로크 동안 앞쪽으로의 가교운동이 느려진다. 이것은 ATP 가수분해의 전체 속도를 감소시킴으로써 단축속도를 느리게 한다.

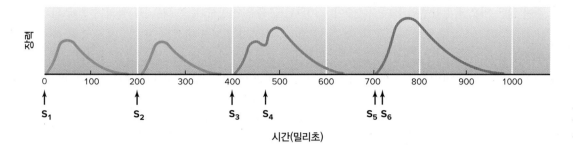

그림 9.19 자극들 사이의 시간을 줄임으로써 생기는 등척성 수축의 가중.

빈도-장력 관계

골격근섬유에서 1개의 활동 전위는 겨우 1~2밀리초 동안 지속되고 연축은 100밀리초나 그 이상 지속되기 때문에 연축 중에 두 번째 활동 전위가 생길 수 있다. **그림 9.19**는 근섬유의 등척성 수축 동안에 다수의 자극에 반응해 생성되는 장력을 나타낸다. 첫 번째 자극 S_1에 의해 등척성 연축이 150밀리초 동안 지속된다. 근섬유가 연축하고 나서 완전히 이완해 있는 S_1 자극 후 200밀리초에 두 번째 자극 S_2가 근섬유에 가해지면 첫 번째와 똑같은 연축이 생긴다. 근섬유가 연축하고 나서 완전히 이완하기 전에 다음 자극이 가해지면 장력의 정점이 1개의 연축으로 생긴 것보다 더 큰 연축이 생긴다(S_3와 S_4). 자극 간의 간격을 더 짧게 하면 장력의 정점은 훨씬 더 커질 것이다(S_5와 S_6). 실제로 S_6에 의한 연축반응은 S_5에 의해 앞서 생긴 연축반응과 매끄럽게 연속된다.

연축의 기계적 활동 국면 중에 생기는 연속적인 활동 전위들에 의해 근육장력이 증가하는 것을 **가중**(summation)이라고 한다. 근육장력의 가중을 제6장에서 서술한 뉴런에서 시냅스후 전위의 가중과 혼동하지 않아야 한다. 시냅스후 전위의 가중은 막에 전압이 더해진 효과를 포함하고 있고, 여기에서 서술한 근육장력의 가중은 액틴에 가교들이 추가로 더 결합한 효과를 포함하고 있다. 반복적인 자극에 반응해 수축이 지속되는 것을 **강축**(tetanus, tetanic contraction)이라고 한다. 자극 빈도가 낮으면 자극들 사이에서 근섬유가 부분적으로 이완하기 때문에 장력이 진동해 **비**

융합강축(unfused tetanus)이 생긴다. 자극 빈도가 높으면 진동이 없는 **융합강축**(fused tetanus)이 생긴다(**그림 9.20**).

활동 전위의 빈도가 증가함에 따라 장력의 세기는 가중에 의해 융합강축의 최대 장력에 이를 때까지 증가하는데, 최대 장력에 이르면 자극 빈도가 더 증가해도 장력은 더 이상 증가하지 않는다. 강축의 최대 장력은 등척성 연축의 장력보다 3~5배 더 크다. 근섬유마다 수축기간이 다르기 때문에 강축의 최대 장력을 생성할 수 있는 자극의 빈도는 근섬유마다 다르다. 강축은 무거운 물체를 들고 있을 때와 같이 최대로 작업을 지속할 필요가 있을 때 유익하고, 자세를 유지하는 능력들을 담당하기도 한다.

왜 강축의 장력이 연축의 장력보다 클까? Ca^{2+}을 이용할 수 있는 상대적 시간과 가교가 결합해 있는 상대적 시간을 가지고 장력의 가중을 부분적으로 설명할 수 있다. 어느 한순간에 근섬유에 의해 생성되는 등척성 장력은 주로 액틴에 결합해 가교주기의 파워스트로크를 수행하고 있는 가교들의 전체 수에 달려 있다. 골격근 섬유에서 1개의 활동 전위는 트로포닌을 포화시키기에 충분한 양의 Ca^{2+}을 잠깐 방출하기 때문에, 처음에 가는 필라멘트들의 모든 미오신 결합부위는 모두 노출되어 이용 가능하다는 것을 명심하라. 하지만 고에너지형 가교들이 이 부위에 결합하는 것(가교주기의 1단계)은 시간이 걸리고, 반면에 세포질로 방출된 Ca^{2+}은 근소포체로 즉시 능동 재흡수되기 시작한다. 그래서 1개의 활동 전위 후에 Ca^{2+} 농도는 감소하기 시작하고 트로포닌-트로포미오

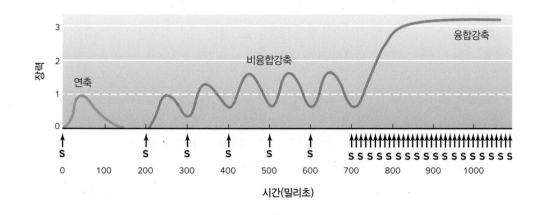

그림 9.20 초당 10회 자극(비융합강축)과 초당 100회 자극(융합강축)의 빈도로 가한 여러 자극(S)에 의해 생기는 등척성 수축과 단일 연축의 비교.

신 복합체는 가교가 결합하기도 전에 많은 미오신 결합부위를 다시 막아버린다.

이와 달리, 강축 동안에는 연속적인 활동 전위들이 각각 앞서 방출된 Ca^{2+} 모두가 근소포체로 능동 재흡수되기 전에 근소포체로부터 Ca^{2+}을 방출한다. 그 결과 세포질의 Ca^{2+} 농도가 지속적으로 증가함으로써 가는 필라멘트의 이용 가능한 미오신 결합부위들의 수가 감소하지 않게 한다. 이러한 조건에서는 더 많은 미오신 결합부위가 이용 가능한 채로 남아 있어서 더 많은 가교가 가는 필라멘트에 결합하게 된다.

단일 연축의 장력이 작은 다른 원인으로서 힘줄과 단백질 티틴 같은 탄성 구조들이 있는데, 이 구조들은 가교가 발생시킨 힘이 근섬유의 끝으로 전달되는 것을 지연시킨다. 단일 연축은 매우 짧기 때문에, 이러한 구조들을 통해 힘이 완전히 전달되기 전에 가교의 활성은 이미 감소하고 있다. 강축 동안에는 가교의 활성과 힘 발생이 훨씬 오래 지속되기 때문에 탄성 구조들의 영향은 작다.

길이-장력 관계

단백질 티틴의 한쪽 끝은 Z선에 부착되어 있고 다른 쪽 끝은 굵은 필라멘트에 부착되어 있는데(그림 9.4 참조). 이완된 근육이 지니는 수동적인 탄성 특성의 대부분은 티틴의 용수철 같은 특성 때문이다. 근섬유를 신장시키면 이완된 근섬유에서 **수동 장력**이 증가하는데(**그림 9.21**), 이것은 능동적인 가교운동에서 비롯되는 것이 아니라 티틴 필라멘트의 신장에서 비롯된다. 늘어난 근섬유를 풀어 놓으면, 마치 잡아당겨 늘린 고무줄을 놓았을 때 일어나는 것처럼, 근섬유는 휴식상태의 길이로 되돌아간다. 다른 기전으로서 수축 동안에 근섬유가 생성한 능동 장력의 세기는 근섬유의 길이를 변화시킴으로써 달라질 수 있다. 근섬유를 다양한 길이로 신장시키고 각 길이에서 강축이 일어나도록 자극하면, 이때 생성된 능동 장력의 크기는 그림 9.21에서와 같이 근섬유의 길이에 따라 달라질 것이다. 근섬유가 가장 큰 등척성 능동 장력을 발생시킬 때의 근섬유 길이를 **최적 길이**(optimal length, L_0)라고 한다.

근섬유의 길이가 L_0의 60%나 그 이하일 때는 자극이 가해져도 근섬유는 장력을 발생시키지 못한다. 이 길이에서 길이가 늘어남에 따라 각 길이에서의 등척성 장력은 증가해 L_0에서 최대가 된다. 근섬유를 더 늘리면 장력은 **감소**한다. L_0의 175%나 그 이상에서는 근섬유에 자극이 가해져도 장력을 발생시키지 못한다(이정도로 신장되었을 때 수동적인 탄성 장력은 꽤 클 수 있다).

신체 대부분의 골격근은 이완해 있을 때 수동적인 탄성 성질에 의해 근육의 길이는 거의 L_0를 유지하고 있어서 장력을 생성하는 데 최적 길이에 있다. 이완된 근섬유의 길이는 근육에 부과된 하중이나 이완된 근육을 신장시키는 다른 근육들의 수축에 의해 변할 수 있는데, 근섬유의 길이가 변하는 정도는 그 근육이 뼈에 부착된 것에 의해 제한된다. L_0에서 30%의 변화를 초과하는 경우는 거의 없고 이보다 훨씬 작다. 이 길이 범위에서 장력을 발생시킬 수 있는 능력은 L_0에서 발생시킬 수 있는 장력의 1/2 이하로 감소하지는 않는다(그림 9.21b의 파란색 부분 참조).

수축 동안에 근섬유의 길이와 능동 장력을 발생시키는 근섬유의 능력과의 관계를 필라멘트 활주 기전의 관점에서 부분적으로 설명할 수 있다. 이완해 있는 근섬유를 신장시키면 가는 필라멘트들이 굵은 필라멘트들을 지나 당겨짐으로써 두 필라멘트 간에 중첩된 부분이 감소한다. 근섬유를 L_0의 175%로 신장시키면 필라멘트들 간에 중첩된 부분이 없게 된다. 이 지점에서는 액틴에 결합한 가교가 없어서 장력이 발생하지 않는다. 근섬유가 L_0로 짧아져 가면, 중첩하는 필라멘트가 점점 많아져서 자극 때문에 발생하는 장력은 중첩된 부위에 있는 가교들의 수가 증가하는 것에 비례해 증가한다. 필라멘트의 중첩은 L_0에서 이상적이어서 가는 필라멘트에 결합하는 가교들의 수가 최대로 되게 함으로써 최대 장력을 생성한다.

L_0보다 짧은 길이에서 장력이 감소하는 것은 여러 요인의 결과이다. 예를 들면 (1) 근절에서 마주하고 있는 양 끝에서 나온 가는 필라멘트들이 서로 중첩하는 세트는 가교가 액틴에 결합해 장력을 발생시키는 능력을 방해할 것이며, (2) 매우 짧은 길이에서는 Z선들이 비교적 단단한 굵은 필라멘트들의 끝과 충돌함으로써 근절의 단축에 대한 내부 저항이 생길 것이다.

9.4 골격근의 에너지 대사

앞에서 보았던 것처럼, ATP는 근섬유의 수축과 이완에 관련된 네 가지 기능을 수행한다(표 9.1 참조). 다른 유형의 세포들에서는 골격근이 휴식상태에서 수축 활동의 상태로 전환될 때만큼 ATP 분해율이 많이 증가하지 않는다. ATP 분해율은 근섬유 유형에 따라 20배에서 수백 배까지 증가한다. 수축 활동의 시작 시점에 존재하는 ATP의 양은 몇 회의 연축만을 뒷받침할 수 있다. 근섬유가 수축 활동을 지속하려면 수축 과정 동안에 ATP가 분해되는 만큼 빠른 속도로 물질대사에 의해 ATP가 합성되어야 한다. 수축 활동의 세기와 지속시간이 매우 다양하지만 근육이 ATP 농도를 유지하는 기전은 생리학적 과정에는 물질과 에너지의 이동과 균형이 필요하다는 생리학의 일반 원리의 전형적인 예가 된다.

근섬유가 ATP를 합성하는 세 가지 방법이 있다(**그림 9.22**).

- **크레아틴인산**(creatine phosphate, CP)에 의한 ADP의 인산화
- 미토콘드리아에서 ADP의 산화적 인산화
- 세포질에서 해당과정에 의한 ADP의 인산화

크레아틴인산

크레아틴인산(CP)에 의한 ADP의 인산화는 수축 활동이 시작될 때 ATP를 매우 빠르게 생산하는 방법이다. 크레아틴(C)과 인산 사이의 화학결합이 파괴될 때 방출되는 에너지의 양은 ATP에 결합된 마지막 인산기가 분리될 때 방출되는 것과 거의 동일하다. 이 에너지는 인산기와 함께 ADP에 전달되어 ATP를 형성하는데,

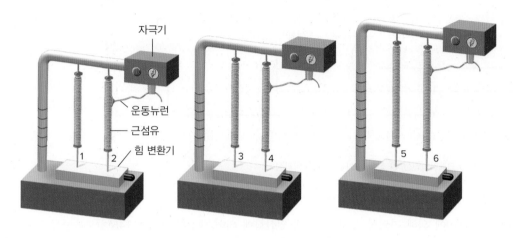

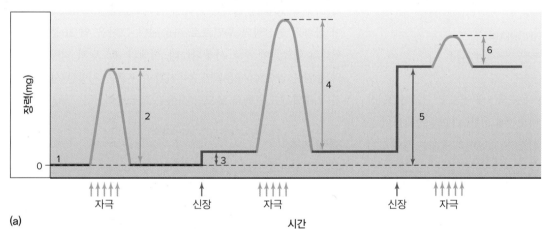

(a)

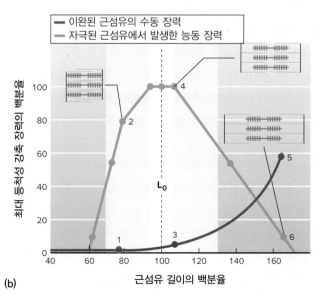

(b)

그림 9.21 골격근섬유에서 수동 장력과 능동 장력의 측정. (a) 근섬유가 3개의 서로 다른 길이를 유지하게 하고 수동 장력을 측정한다(붉은 선의 1, 3, 5 부분). 각각에 대해 융합강축 자극을 주고 능동 장력을 측정한다(녹색 선의 2, 4, 6 부분). (b) 최대 등척성 장력에 대한 퍼센트로 표시된 수동 장력과 능동 장력 근섬유 길이와의 관계를 그래프로 나타냈다. 1에서 6까지 표시된 점은 (a)의 점과 일치한다. 파란색 상자 영역은 신체에서 정상적으로 근섬유의 길이가 변할 수 있는 대략의 범위를 나타낸다. 삽화는 가는 필라멘트와 굵은 필라멘트로 근절을 나타낸다.

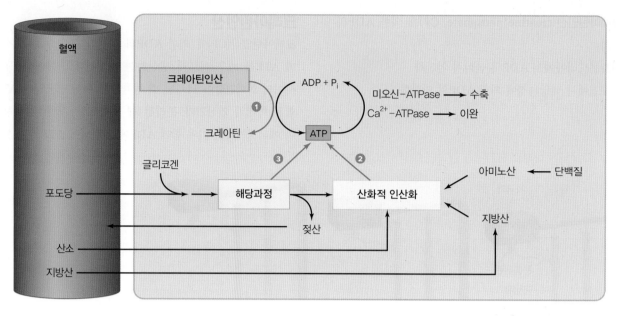

그림 9.22 근육 수축 동안 ATP 생산의 세 가지 공급원: ❶ 크레아틴인산, ❷ 산화적 인산화, ❸ 해당과정.

이 반응은 크레아틴인산화효소(creatine kinase)에 의해 가역적으로 일어난다.

$$CP + ADP \xrightleftharpoons[\text{크레아틴인산화효소}]{} C + ATP$$

휴식상태에서 근섬유는 ATP 농도의 5배 정도로 크레아틴인산을 축적한다. 수축이 시작되면, 미오신에 의한 ATP의 분해율이 증가하기 때문에 ATP의 농도가 감소하고 ADP의 농도는 증가하는데, 이때 질량작용의 법칙에 따라 정반응이 잘 일어나 크레아틴인산으로부터 ATP가 생성된다. 이러한 에너지 전달은 매우 빨라서 수축의 시작 시에 근섬유의 ATP 농도는 거의 변하지 않고 크레아틴인산의 농도는 급격히 감소한다.

크레아틴인산으로부터 ATP의 생성은 단 1개의 효소반응이 필요해 매우 빠르게 이루어지지만, 이 과정으로 생성될 수 있는 ATP의 양은 세포에 있는 크레아틴인산의 초기 농도에 의해 제한된다. 하지만 수축 활동이 몇 초 이상 지속되려면 근육은 앞에서 언급한 다른 두 공급원으로부터 ATP를 생산할 수 있어야 한다. 수축 활동 시작에 크레아틴인산의 사용은 다수의 효소에 의해 느리게 일어나는 산화적 인산화와 해당과정이 ATP 분해율을 맞추는 수준으로 ATP 생성률을 증가시키는 데 필요한 몇 초간의 시간적 여유를 제공한다.

산화적 인산화

중등도의 근육 활동에서 근육 수축에 사용되는 ATP의 대부분은 산화적 인산화에 의해 생성된다(그림 3.46 참조). 중등도 운동의 처음 5~10분 동안에는 근육의 글리코겐이 포도당으로 분해되어 산화적 인산화의 주연료로 사용된다. 그다음 약 30분 동안은 혈액의 연료들이 주로 사용되는데, 혈액의 포도당과 지방산이 거의 동일한 양으로 사용된다. 이 시기 이후로는 지방산 사용이 점차 우세해지고 근육의 포도당 사용은 감소한다.

해당과정

운동의 강도가 최대 ATP 분해율의 약 70%를 초과하면, 해당과정이 근육에 의해 생산되는 ATP 총량의 상당한 부분을 담당한다. 해당과정은 포도당 1분자로부터 ATP를 적은 양만 생산하지만, 효소와 기질이 충분하기만 하면 ATP를 매우 빠르게 생성할 수 있고, 산소가 없을 때도 ATP를 생성할 수 있다. 해당과정에 사용될 포도당은 두 공급원, 즉 (1) 혈액의 포도당 또는 (2) 수축하는 근섬유에 저장된 글리코겐으로부터 얻을 수 있다. 근육 활동의 강도가 증가함에 따라 ATP 총생산량 중에서 해당과정에 의해 생산되는 부분은 커지고, 이것에 상응해 젖산 생산이 증가한다(그림 3.42 참조).

근육 활동이 끝날 때 근육의 크레아틴인산과 글리코겐의 농도는 감소해 있다. 근섬유를 원래의 상태로 되돌리기 위해 이 에너지 저장 물질들은 재충전되어야 한다. 이 두 과정은 모두 에너지가 필요하므로, 근육은 수축이 멈춘 후에도 얼마 동안은 많은 양의 산소를 계속해서 소모한다. 또한 축적된 젖산을 대사하고 간질액의 산소 농도를 운동 이전의 상태로 되돌리기 위해 여분의 산소가 더 필요하다. 이러한 과정들은 격렬한 운동 직후에 깊고 빠른 호흡이 지속된다는 사실로 입증된다. 이렇게 운동 후에 증가한 산소 소모량이 **산소부채**(oxygen debt)를 갚는다. 즉 운동 후에 산화적 인산화에 의해 생산이 증가한 ATP가 크레아틴인산과 글리코겐의 형태로 에너지 비축량을 복원하는 데 사용된다.

근육피로

골격근섬유를 반복적으로 자극했을 때, 자극이 지속됨에도 불구하고 근섬유가 발생시킨 장력은 결국 감소한다(**그림 9.23**). 이렇게 앞서 일어난 수축 활동의 결과로 근육장력이 감소하는 것을 **근육피로**(muscle fatigue)라고 한다. 피로한 근육의 또 다른 특징은 단축속도가 느리고 이완속도도 느리다는 것이다. 피로의 시작과 발생률은 활동하는 골격근섬유의 유형, 수축 활동의 강도와 지속시간, 개인의 체력에 달려 있다.

근육피로가 생긴 후에 근육을 쉬게 하면, 근육은 자극에 대해 다시 수축할 수 있는 능력을 회복한다. 하지만 휴식 기간이 너무 짧으면 피로는 더 일찍 시작된다(그림 9.23 참조). 회복속도도 이전 수축 활동의 기간과 강도에 달려 있다. 근섬유들은 지속적으로 자극되면 빨리 피로하지만 몇 초간의 짧은 휴식 후에 빠르게 회복한다. 이러한 유형의 피로는 무거운 물체를 들어 올려서 가능한 오래 유지하려고 할 때처럼 단기간의 고강도 운동 후에 생긴다. 이러한 유형의 활동 중에는 혈관들이 눌려 근육을 통하는 혈류가 중단될 수 있다.

이와 달리, 장거리 달리기와 같이 수축기와 이완기가 주기적으로 포함되는 저강도 운동을 오래 지속하면 피로는 느리게 시작된다. 이렇게 반복적인 수축 활동 후에 생긴 피로에서 회복하는 데는 몇 분에서 몇 시간이 걸릴 수 있다. 마라톤과 같이 극도로 긴 시간 동안 운동한 후에는 근육피로와 함께 근육 손상도 있을 수 있기 때문에, 근육이 완전히 회복하는 데는 며칠이나 몇 주가 걸릴 수도 있다.

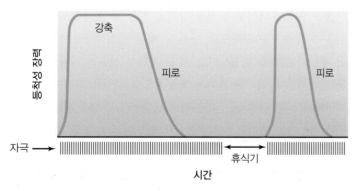

그림 9.23 등척성 강축이 지속되는 동안의 근육피로와 휴식기 이후의 회복.

여러 유형의 근육세포에서 다양한 유형의 수축 활동 후 생기는 급성 피로의 원인은 지금까지 계속되고 있는 많은 연구 주제지만 아직 완전하게 밝혀지지 않았다. 활동 중인 근육세포들에서 생기는 대사의 변화로는 ATP 농도의 감소와 ADP, P_i, Mg^{2+}, (젖산에서 생긴) H^+, 산소 자유라디칼 등의 증가가 있다. 이러한 대사 변화는 개별적으로 또는 조합해 다음과 같은 효과를 유발한다.

- 근소포체의 Ca^{2+} 방출, 재흡수, 저장 등을 감소시킴
- Ca^{2+} 활성화에 대한 가는 필라멘트 단백질들의 민감도를 감소시킴
- 미오신 가교의 액틴 결합과 파워스트로크 운동을 직접 억제함

이러한 기전 각각은 특별한 실험 조건에서 의미가 있는 것으로 밝혀졌지만, 이러한 효과가 본래 그대로의 신체 근육에서도 비교적 정확하게 나타나는지는 아직 해결해야 할 숙제이다.

수많은 다양한 과정이 저강도 운동을 오래 한 후에 생기는 만성 피로에 관련되어 있다. 방금 나열한 급성 피로의 효과들은 크지는 않지만 만성 피로에도 나타난다. 적어도 2개의 다른 기전이 중요한 것으로 여겨지고 있다. 하나는 근소포체에서 Ca^{2+}이 방출되는 리아노딘 수용체 채널의 조절이 변하는 것이다. 오래 운동하는 중에 이 채널은 Ca^{2+}이 새어나가도록 바뀜으로써 지속적으로 농도가 증가한 세포질의 Ca^{2+}이 수축성 단백질들을 분해하는 가수분해효소들을 활성화한다. 그 결과 근육이 손상되고 약해지는데, 이러한 증상은 새로운 단백질들의 합성이 손상된 것들을 대체할 때까지 지속된다.

에너지원의 고갈도 지구력 운동 중에 생기는 근육피로의 원인이 될 수 있다. ATP의 고갈은 이 유형의 피로에 직접적인 원인이 아닌 것 같지만 수축에 필요한 많은 양의 에너지를 공급하는 근육 글리코겐의 감소는 근육피로의 시작과 밀접하게 관련되어 있다. 이 외에도 저혈당과 탈수가 피로를 증가시키는 것으로 밝혀졌다. 그래서 특정 수준의 탄수화물 대사는 저강도 운동 중의 피로를 막는 데 필요한 것 같지만, 이러한 필요의 기전은 아직 모른다.

대뇌 피질의 특정 부위가 흥분성 신호를 운동뉴런으로 보내지 못할 때 근육피로와는 매우 다른 형태의 피로가 일어난다. 이것을 **중추명령피로**(central command fatigue)라고 하는데, 이것은 근육이 피로하지 않음에도 불구하고 운동을 그만두고 싶게 만들 수 있다. 운동선수의 운동 성과는 운동에 적합한 근육들의 신체적 상태뿐만 아니라 운동 중 매우 힘든 시기가 되었을 때 근육에 중추명령을 내리는 정신력에도 달려 있다. 흥미롭게도, 에너지 상

태와 중추명령 기전 사이에 관계가 있는 것이 최근 연구 결과 밝혀졌는데, 탄수화물 용액으로 입을 헹군 실험대상자들은 물만으로 입을 헹군 실험대상자들보다 피로하기 전까지 더 오래 운동할 수 있었다. 이것은 입에 있는 탄수화물 수용체들이 뇌의 동기부여에 관련된 중추에 더 많은 에너지가 들어오고 있는 중임을 알려줄 때 중추명령피로가 억제되는 앞먹임(feedforward) 기전을 나타낸다.

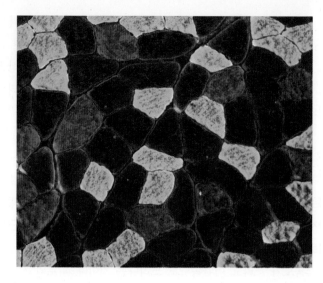

그림 9.24 면역조직 염색으로 확인한 인체에서 발견되는 세 가지 유형의 골격근섬유. 파란색은 1형, 초록색은 2A형, 검은색은 2X형 근섬유이다. Scott Powers

9.5 골격근섬유의 유형

모든 골격근섬유가 기계적 특성과 대사적 특성이 동일한 것은 아니다. 근섬유들의 유형을 최고 단축속도와 ATP를 생산하는 주요 대사경로에 기초해 (1) 최고 단축속도에 따라 빠른 연축 섬유와 느린 연축 섬유로 구분하고, (2) ATP를 생산하는 주요 대사경로에 따라 산화성 섬유와 해당성 섬유로 구분한다.

빠른 연축 섬유와 느린 연축 섬유가 지니고 있는 미오신 형태들은 ATP를 분해하는 최고 속도가 서로 다르다. ATP를 분해하는 최고 속도는 가교주기의 최고 속도를 결정해 궁극적으로 근섬유의 최고 단축속도를 결정한다. 느린 연축 섬유는 1형 섬유라고도 하는데, 미오신의 ATPase 활성이 낮다. 빠른 연축 섬유는 2형 섬유라고도 하는데, 미오신의 ATPase 활성이 높다. 빠른 미오신은 구조의 변이에 따라 몇 종류의 아형인 2A, 2X, 2B로 구분한다(2B형은 포유동물에서 발견되지만, 사람의 경우 유전자는 있지만 발현되지는 않는다).

골격근섬유를 구분하는 두 번째 방법은 ATP 합성에 이용되는 대사경로의 효소 체계 유형에 따른 것이다. 어떤 근섬유는 미토콘드리아를 많이 가져서 산화적 인산화 능력이 매우 크다. 이러한 근섬유를 **산화성 섬유**(oxidative fiber)로 구분한다. 산화성 섬유에서 ATP 대부분의 생성은 연료 물질과 산소를 근육으로 운반하는 혈류에 달려 있다. 그러므로 산화성 섬유가 수많은 작은 혈관에 둘러싸여 있는 것은 당연하다. 또한 산화성 섬유는 산소 결합 단백질인 **미오글로빈**(myoglobin)을 많이 가지고 있는데, 미오글로빈은 근섬유로의 산소 확산율을 증가시키고 양은 적지만 산소 저장고로도 기능한다. 산화성 섬유에 존재하는 많은 양의 미오글로빈 때문에 근섬유의 색깔이 암적색으로 보여서 종종 산화성 섬유를 **적색 근섬유**(red muscle fiber)라고도 한다. 미오글로빈은 구조와 기능이 헤모글로빈과 약간 비슷하다(그림 2.19, 13.25 참조).

이와 달리, **해당성 섬유**(glycolytic fiber)는 미토콘드리아는 거의 가지고 있지 않지만 해당과정 효소들과 글리코겐을 많이 가지고 있다. 해당성 섬유는 산소 사용이 제한된 것에 상응해 근섬유를 둘러싸는 혈관이 거의 없고 미오글로빈도 거의 없다. 해당성 근섬유는 미오글로빈을 거의 가지고 있지 않아서 색깔이 옅기 때문에 **백색 근섬유**(white muscle fiber)라고도 한다.

이 두 특징에 따라 골격근섬유를 세 유형으로 구분할 수 있다(**그림 9.24**).

- **느린 산화성 섬유**(slow-oxidative fiber, 1형)는 미오신-ATPase 활성이 낮고 산화적 인산화 능력은 높다.
- **빠른 산화해당성 섬유**(fast-oxidative-glycolytic fiber, 2A형)는 미오신-ATPase 활성과 산화적 인산화 능력이 높고 해당과정 능력은 보통이다.
- **빠른 해당성 섬유**(fast-glycolytic fiber, 2X형)는 미오신-ATPase 활성과 해당과정 능력이 높다.

근섬유의 수축속도와 미오신의 ATPase 활성과 더불어 다른 근섬유 유형이 다양한 등척성 장력을 만들 수 있다. 느린 산화성 섬유는 장력을 지속적으로 만들고, 빠른 산화해당성 섬유는 중간 정도의 장력을 발생시키고, 빠른 해당성 섬유는 가장 큰 장력을 발생시킨다. 이러한 차이는 부분적으로 근섬유 직경의 차이에 기인한다. 느린 근섬유는 작은 직경을 갖는다. 근섬유 횡단면의 단위면적당 가는 필라멘트와 굵은 필라멘트의 수는 모든 유형의 골격근 섬유에서 거의 같다. 그러므로 근섬유의 직경이 큰 빠른 근섬유는 만들 수 있는 가교의 수가 많아서 더 큰 장력을 발생시킨다. 수축 동안에 연결된 가교의 비율과 각 가교에 의해 만들어지

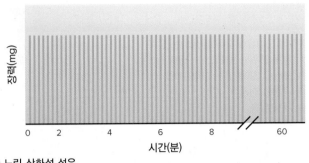

(a) 느린 산화성 섬유

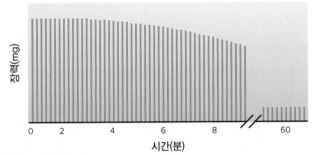

(b) 빠른 산화해당성 섬유

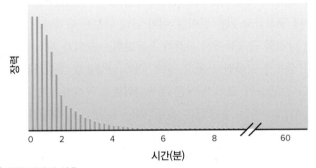

(c) 빠른 해당성 섬유

그림 9.25 세 유형의 근섬유들의 피로 발생률. 수직선들은 각각 짧은 강축 자극과 이완에 대한 수축 반응이다. 약 9분에서 60분 사이에 나타나는 수축 반응은 그림에서 생략했다.

는 장력의 크기는 느린 산화성 섬유에서 가장 적고, 빠른 해당성 섬유에서 가장 많다.

또한 세 유형의 근섬유는 피로를 견디는 능력에서 차이가 있다. 빠른 해당성 섬유는 빨리 피로해지지만, 느린 산화성 섬유는 피로를 견디는 능력이 매우 커서 장력이 거의 감소하지 않은 채 오랫동안 수축 활동을 유지할 수 있다. 빠른 산화해당성 섬유는 피로를 견디는 능력이 중간이다(**그림 9.25**).

표 9.3에 세 골격근섬유의 특성을 요약했다.

9.6 전 근육의 수축

앞에서 서술했듯이, 전 근육은 운동단위로 조직화된 많은 근섬유로 구성되어 있다. 1개의 운동단위에 속한 모든 근섬유는 근섬유의 유형이 동일하다. 그래서 근섬유의 명칭을 운동단위에 적용해 느린 산화성 운동단위, 빠른 산화해당성 운동단위, 빠른 해당성 운동단위라고 부를 수 있다.

대부분의 골격근은 세 유형의 운동단위로 구성되어 있으며, 세 유형의 운동단위는 서로 섞여 있다(**그림 9.26**). 한 유형의 근섬유로만 구성된 근육은 없다. 존재하는 근섬유 유형의 비율에 따라 근육은 최고 수축속도, 최대 장력, 근육피로에서 상당한 차이가 있을 수 있다. 예를 들면 등 근육은 똑바로 선 자세를 지탱하는 동안에 오랫동안 피로하지 않은 채 수축 활동을 지속할 수 있어야 하는데, 이 근육들은 느린 산화성 섬유를 매우 많이 포함하고 있다. 이와 달리, 팔 근육은 권투선수가 펀치를 가할 때처럼 짧은 시간에 큰 장력을 만들 수 있어야 하는데, 이 근육들은 빠른 해당성 섬유의 비율이 높다. 중거리를 빨리 달리는 데 사용하는 다리

표 9.3	세 유형의 골격근섬유 특징		
	느린 산화성 섬유(1형)	빠른 산화해당성 섬유(2A형)	빠른 해당성 섬유(2X형)*
ATP 생성의 주공급원	산화적 인산화	산화적 인산화	해당과정
미토콘드리아	많음	중간	거의 없음
모세혈관	많음	많음	거의 없음
미오글로빈 함량	높음(적색근)	높음(적색근)	낮음(백색근)
해당과정 효소의 활성	낮음	중간	높음
글리코겐 함량	낮음	중간	높음
피로속도	느림	중간	빠름
미오신-ATPase 활성	낮음	중간	높음
수축속도	느림	빠름	가장 빠름
근섬유 직경	작음	큼	큼
근섬유에 분포한 운동뉴런 크기	작음	중간	큼

* 머리와 목에 있는 일부 근섬유는 눈, 중이뼈, 후두, 턱 움직임의 조절을 포함해 위의 세 가지 범주에 정확히 맞지 않다.

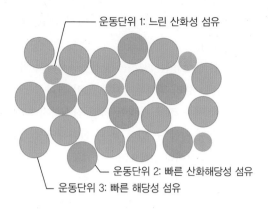

운동단위 1: 느린 산화성 섬유

운동단위 2: 빠른 산화해당성 섬유

운동단위 3: 빠른 해당성 섬유

(a)

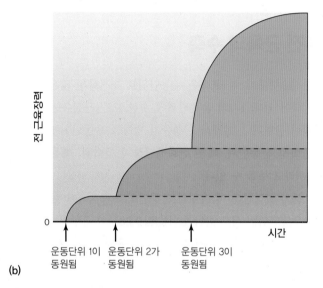

(b)

그림 9.26 (a) 세 유형의 운동단위로 구성된 근육의 횡단면 모식도. (b) 세 유형의 운동단위가 연속해서 동원된 결과 생기는 강축 장력, 빠른 해당성 섬유로 구성된 운동단위 3은 장력을 가장 크게 증가시키는데, 그 이유는 근섬유의 직경이 크고 운동단위당 포함된 근섬유의 수가 가장 많기 때문이다.

의 근육들은 전형적으로 빠른 산화해당성 섬유의 비율이 높다. 그러나 개인들 사이에도 상당한 차이가 생긴다. 예를 들면 세계적인 장거리 육상선수들은 평균적으로 다리의 장딴지근에 75% 이상의 느린 근섬유를 가지고 있는 반면, 단거리 육상선수들은 장딴지근에 75%의 빠른 근섬유를 가지고 있다.

이제 근섬유 1개의 특성을 가지고 전 근육의 수축과 조절을 설명할 것이다.

근육장력의 조절

한 근육이 발생시킬 수 있는 총 장력은 두 요인, 즉 (1) 각 근섬유가 발생시키는 장력의 세기와 (2) 특정 시간에 수축하고 있는 근섬유의 수에 달려 있다. 신경계는 이 두 가지 요인을 조절함으로써 단축속도뿐만 아니라 전 근육의 장력을 조절한다. 근섬유 1개에서 발생하는 장력의 세기를 결정하는 조건은 이미 설명했고, 이것

표 9.4	근육장력을 결정하는 요인

I. 각각의 근섬유에 의해 발생하는 장력
   A. 활동 전위의 빈도(빈도-장력 관계)
   B. 근섬유 길이(길이-장력 관계)
   C. 근섬유 직경
   D. 세포 유형
   E. 피로

II. 수축 활동에 참여하는 근섬유 수
   A. 운동단위당 근섬유 수
   B. 수축 활동에 참여하는 운동단위 수

을 **표 9.4**에 요약했다.

특정 시간에 수축하고 있는 근섬유의 수는 (1) 각각의 운동단위에 속한 근섬유의 수(운동단위의 크기)와 (2) 수축 활동 중인 운동단위의 수에 의해 결정된다.

운동단위의 크기는 근육마다 상당히 다르다. 매우 섬세한 움직임을 만들어내는 손과 눈의 근육들은 운동단위의 크기가 작다. 예를 들면 눈의 근육들에는 운동뉴런 1개가 기껏해야 13개의 근섬유에 분포하고 있을 뿐이다. 이와 달리 단순한 움직임을 만들어내는 다리의 근육들에서 각각의 운동단위는 크기가 커서 수백 개의 근섬유를 포함하고 있고, 수천 개의 근섬유를 포함하는 경우도 있다. 근육이 크기가 작은 운동단위들로 구성되어 있으면, 그 근육이 생성하는 총장력은 운동단위들을 추가로 활성화함으로써 조금씩 증가할 수 있다. 근육의 운동단위 크기가 크면, 운동단위가 추가로 활성화될 때마다 장력의 증가는 크게 일어날 것이다. 따라서 근육장력의 미세한 조절은 운동단위의 크기가 작은 근육들에서 가능하다.

앞에서 서술했듯이 근섬유 1개가 발생시키는 힘은 부분적으로 근섬유의 직경에 달려 있어 직경이 클수록 힘이 크다. 또한 빠른 해당성 섬유가 직경이 가장 크다는 것도 우리는 이미 알고 있다. 따라서 100개의 빠른 해당성 섬유로 구성된 운동단위는 100개의 느린 산화성 섬유로 구성된 운동단위보다 더 큰 힘을 발생시킨다. 또한 빠른 해당성 운동단위는 더 많은 근섬유를 가지는 경향이 있다. 이러한 두 가지 이유 때문에 빠른 해당성 운동단위가 활성화되면 느린 산화성 운동단위가 활성화된 경우보다 더 큰 힘이 발생할 것이다.

특정 시간에 근육에서 활성을 띤 운동단위의 수를 늘리는 과정을 **동원(recruitment)**이라고 한다. 동원은 운동뉴런으로의 흥분성 시냅스 입력을 활성화함으로써 이루어진다. 활성을 띤 운동뉴런의 수가 많을수록 더 많은 운동단위가 동원됨으로써 근육의 장력은 더 커진다.

운동뉴런의 크기가 운동단위들의 동원에 매우 중요하다. 운동뉴런의 크기는 뉴런의 세포체 직경을 말하며, 세포체의 크기는 일반적으로 뉴런의 축삭 직경과 관련되어 있다. 1개의 흥분성 시냅스에서 동일한 수의 나트륨이온이 크기가 큰 운동뉴런과 작은 운동뉴런 내로 들어갔다면, 작은 세포에서는 나트륨이온들이 좁은 세포막 표면적에 걸쳐 분포하기 때문에 탈분극은 더 크게 일어난다. 따라서 동일한 수준의 시냅스 입력이 주어지면 가장 작은 뉴런들이 먼저 동원된다. 즉 가장 작은 뉴런들이 먼저 활동 전위를 생성한다. 큰 운동뉴런은 시냅스 입력의 수준이 증가할 때에만 동원된다. 가장 작은 운동뉴런은 느린 산화성 운동단위에 분포하기 때문에(표 9.3 참조), 이 운동단위들이 먼저 동원되고, 이어서 빠른 산화해당성 운동단위가 동원되고, 마지막으로 매우 강한 수축 동안에 빠른 해당성 운동단위가 동원된다(그림 9.26 참조).

따라서 지구력을 많이 요구하는 운동 유형에서 일어나는 수축과 같은 중등도의 수축 동안에는 빠른 해당성 운동단위가 거의 동원되지 않고, 대부분의 수축 활동은 피로내성이 더 큰 산화성 섬유에서 일어난다. 수축 강도가 근육이 발생시킬 수 있는 최대 장력의 40%를 초과할 때는 빨리 피로해지는 크기가 큰 빠른 해당성 운동단위들이 동원된다.

요약하면, 전 근육장력의 신경 조절은 (1) 개별 운동단위의 활동 전위 빈도(그 운동단위에 속한 근섬유들이 발생시키는 장력을 변화시킴)와 (2) 운동단위들의 동원(수축 활동을 하는 근섬유의 수를 변화시킴)을 포함한다. 운동뉴런 대부분의 활성은 연속적으로 발생하는 활동 전위들로 일어나며, 이것은 개별 운동단위에서 연축 1개가 아니라 강축을 생성한다. 근섬유 1개의 장력은 연축에서 최대 강축으로 변할 때 겨우 3~5배 증가한다(그림 9.20 참조). 그러므로 근섬유에 분포하는 뉴런의 활동 전위 빈도를 변화시키는 것은 동원된 운동단위의 장력을 겨우 3~5배 조정하는 수단이 된다. 전 근육이 발휘하는 힘은 운동단위를 동원함으로써, 미세한 움직임으로부터 극단적으로 강력한 수축까지, 3~5배보다 훨씬 더 넓은 범위에 걸쳐 변할 수 있게 된다. 따라서 동원은 전 근육의 장력을 변화시키는 1차적인 수단이 된다. 동원은 뇌의 운동 중추에서 다양한 운동뉴런으로 출력되는 중추명령에 의해 조절되는데, 이것은 제10장에서 설명한다.

단축속도의 조절

앞에서 서술했듯이 1개의 근섬유가 단축되는 속도는 (1) 근섬유에 부과된 하중과 (2) 근섬유가 빠른 근섬유인지 느린 근섬유인지에 의해 결정된다. 전 근육의 경우, 전 근육의 단축속도를 결정하는 특성은 (1) 전 근육에 부과된 하중과 (2) 그 근육에 포함된 운동단

위의 유형이 된다. 하지만 전 근육의 단축에서는 동원이 세 번째 중요한 요인이 되는데, 이것으로 근육에 부과된 하중이 일정하게 유지되는 상태에서도 매우 빠르게부터 매우 느리게까지 근육의 단축속도가 어떻게 변할 수 있는지를 설명할 수 있다. 근섬유 크기와 유형이 동일한 운동단위 2개로만 구성된 한 근육을 예로 살펴보자. 단축속도는 하중의 증가와 더불어 감소하기 때문에, 1개의 운동단위가 홀로 4 g의 하중을 들어 올리는 것은 2 g의 하중을 들어 올리는 것보다 느리게 단축된다. 2개의 운동단위가 함께 활동하면, 4 g의 하중을 들어 올릴 때 각 운동단위는 하중의 반만을 부담하게 되어, 각각의 근섬유는 2 g만을 들어 올릴 때처럼 단축된다. 다시 말해 2개의 운동단위가 활성화될 때, 근육은 더 빠른 속도로 4 g의 하중을 들어 올릴 것이다. 따라서 운동단위들의 동원은 힘과 속도를 모두 증가시킨다.

훈련에 대한 근육의 적응

근육 수축의 지속시간과 세기 외에 근육을 사용하는 규칙성도 근육의 성질에 영향을 미친다. 골격근에 분포한 뉴런이 파괴되거나 신경근접합부가 기능을 못하게 되면, 운동신경의 지배를 받지 않게 된 근섬유들은 점차 직경이 작아지고 근섬유에 포함된 수축성 단백질의 양이 감소하게 된다. 이러한 조건을 **탈신경 위축**(denervation atrophy)이라고 한다. 또한 부러진 팔이나 다리를 깁스로 고정할 때처럼 근육을 오랫동안 사용하지 않으면 여기에 분포한 신경은 정상적이지만 근육은 위축된다. 이러한 조건을 **불사용 위축**(disuse atrophy)이라고 한다.

신경자극이 결핍될 때 근육량이 감소하는 것과 달리, 수축 활동의 양이 증가하면(훈련) 근섬유의 ATP 생산 능력과 발현되는 미오신 아형의 변화뿐만 아니라 근섬유의 크기도 증가한다[근육 비대(hypertrophy)].

저강도 훈련

장거리 달리기와 같이 비교적 낮은 강도로 오랫동안 하는 훈련[일반적으로 '유산소 훈련(aerobic exercise)'이라고 함]은 이러한 유형의 수축 활동에서 동원되는 근섬유들의 미토콘드리아 수를 증가시키고, 빠른 근섬유의 구성이 2X에서 2A로 바뀐다. 또한 이 근섬유들을 둘러싸는 모세혈관의 수가 증가한다. 이러한 변화들은 모두 피로를 최소화하면서 지구력을 요구하는 활동을 수행하는 능력을 증가시킨다. 다음 장에서 서술할 것인데, 지구력 훈련은 골격근뿐만 아니라 호흡계와 순환계도 변화시키고, 근육으로 산소와 연료 분자의 공급을 증가시킨다.

고강도 훈련

역도와 같이 단기간의 고강도 훈련[일반적으로 '근력강화 훈련 (strength training)'이라고 함]은 주로 고강도 수축 동안에 동원되는 빠른 해당성 섬유에 영향을 미친다. 이 근섬유들은 위성세포가 활성화되고 액틴과 미오신 필라멘트의 합성이 증가해 더 많은 근원섬유를 형성하기 때문에 직경이 증가한다(비대). 빠른 근섬유에서 발현되는 미오신도 2A형에서 2X형으로 바뀐다. 또한 해당과정 효소의 합성이 증가하기 때문에 해당과정 능력도 향상된다. 이와 같은 고강도 훈련의 결과로 근육의 힘이 증가하고 훈련에 익숙해진 부위의 근육이 불룩해진다. 이러한 근육은 힘이 매우 좋지만 지구력이 거의 없어서 빠르게 피로해진다.

고강도 훈련으로 얻은 모든 근력이 근육 비대 때문만은 아니다. 특히 여성에게서 자주 관찰되는 것인데, 훈련에 의해 근력이 근육 비대 없이 2배까지 커질 수 있다. 이것에 대한 가능한 기전은 운동 조절에 관련된 신경 경로들의 변화이다. 예를 들면 규칙적인 웨이트 트레이닝은 운동단위 동원의 동시화를 증가시키고, 빠른 해당성 운동뉴런을 동원하는 능력을 향상시키며, 힘줄의 감각 수용기로부터 근섬유로의 억제성 입력을 감소시킨다(제10장 참조).

훈련은 근육에 빠른 근섬유와 느린 근섬유의 비율에 제한적인 변화를 일으키는데, 연구에 따르면 극도로 강한 훈련을 하더라도 두 유형의 근섬유 비율 변화는 10% 이하이다. 하지만 앞에서 서술했듯이, 훈련은 대사 효소들의 합성속도를 변화시킴으로써 근육의 빠른 산화해당성(2A) 섬유와 빠른 해당성(2X) 섬유의 비율이 변하게 된다. 지구력 훈련을 하면 근섬유의 산화적 인산화 능력이 증가하기 때문에 빠른 해당성 섬유의 수는 감소하고 빠른 산화해당성 섬유의 수는 증가한다. 근력강화 훈련은 이를 반대로 일어나게 한다.

서로 다른 유형의 운동훈련은 근육의 힘과 지구력에 서로 다른 변화를 일으키기 때문에, 운동성과를 향상시킬 목적으로 규칙적으로 운동하는 사람은 자신이 원하는 운동성과에 적합한 유형의 훈련을 선택해야 한다. 예를 들면 역도는 장거리 달리기 선수에게 필요한 지구력을 향상시키지 못하고, 조깅은 역도 선수에게 필요한 근력을 향상시키지 못한다. 하지만 훈련의 대부분은 근력과 지구력 모두에 약간의 효과가 있다. 반복되는 훈련 기간에 반응해 근육들에서 생긴 이러한 변화는 수 주일에 걸쳐 서서히 일어난다. 규칙적인 훈련을 중단하면, 근육은 서서히 원래 훈련하지 않았던 상태로 되돌아가게 된다.

훈련에 의해 근육에서 유도된 변화를 매개하는 조절 분자

서로 다른 유형의 수축 활동으로 근육에서 생긴 변화들의 원인이 되는 신호들에 관한 연구는 이제 시작 단계이다. 이 신호들은 근섬유 수축 활동의 빈도 및 강도에 관련되어 있기 때문에, 오랜 시간에 걸쳐 생성되는 활동 전위들의 패턴과 근육장력과 Ca^{2+} 신호전달과 관련되어 있다. 여러 가지 신경인자와 화학인자가 관련되어 있을 가능성이 있지만, 국소적으로 생성되는 인슐린 유사 성장인자 1(IGF-1, 제11장 참조)이 중요한 기능을 지니고 있을 것이라는 실험증거들이 축적되고 있다. 동화스테로이드(안드로겐)도 근육의 힘과 성장에 효과를 발휘하는데, 이 내용은 제17장에서 다룬다.

최근에 혈액에서 **미오스타틴**(myostatin)이라는 조절 단백질이 발견되었다. 미오스타틴은 골격근세포에 생성되어 그 세포의 수용체에 결합하는데, 음성 되먹임 효과를 발휘해 근육의 지나친 비대를 억제하는 것으로 밝혀졌다. 유전자 돌연변이로 미오스타틴이나 그 수용체가 결핍된 인간과 기타 포유류는 예외적으로 근육이 성장한다. 연구자들은 현재 근위축증(9.7절에서 설명함)과 같이 근육을 위축시키는 질환을 치료하기 위해 미오스타틴의 활성을 차단하는 방법을 찾고 있다.

노화의 영향

근육이 발생시키는 최대 힘은 30~80세 사이에 30~40%가 감소한다. 이렇게 장력이 감소하는 것은 일차적으로 근섬유의 평균 직경이 감소하기 때문이다. 이러한 변화 중 일부는 신체 활동이 감소한 결과이기 때문에 규칙적인 훈련으로 막을 수 있다. 하지만 근육이 운동에 적응하는 능력은 나이와 함께 감소한다. 나이 든 사람이 동일한 강도와 시간으로 훈련해도 젊은 사람에서 생기는 양만큼의 변화가 생기지 않는다.

그러나 노화의 이러한 영향은 부분적일 뿐이고, 나이 든 사람에서조차 훈련을 늘리면 확실히 의미 있는 적응이 생긴다. 유산소 훈련이 심혈관 기능에 유익하기 때문에 큰 관심을 받고 있다(제12장 참조). 하지만 적당한 강도의 근력강화 훈련은 나이와 함께 생기는 근육조직의 소실을 부분적으로 막을 수 있다. 더구나 근력강화 훈련은 뼈와 관절을 더 강하게 유지하는 데 도움이 된다.

훈련에 의한 근육통

특별한 유형의 훈련을 수행하는 데 사용되지 않았던 근육으로 광범위한 운동을 수행하면 다음 날 근육통이 생긴다. 이러한 근육통은 근육세포와 세포막의 구조가 손상되어 염증반응을 활성화한 결과이다(제18장 참조). 염증반응의 일부로서 면역계 세포가 분비하는 히스타민 같은 물질들이 근육에 있는 통각뉴런의 감각종말을 활성화한다. 근육통은 대부분 편심성 수축으로 일어나는데, 이것은 등장성 수축이나 등척성 수축 때보다 외부의 힘에 의해 근섬유가 늘어날 때 근육이 더 많이 손상된다는 것을 알려준다. 그래서 무거운 물건을 조금씩 내리는 운동은 동일한 무게를 들어 올리는 운동보다 더 심한 근육통을 일으킨다. 이것은 운동 트레이너에게 잘 알려진 현상을 잘 설명해 주는데, 계단을 뛰어 올라갈 때 사용된 근육의 단축 수축은 계단을 뛰어 내려갈 때 사용된 근육의 편심성 수축보다 근육통이 덜 생긴다. 흥미롭게도, 역도 운동 중에 나타나는 근력 증가의 대부분은 움직임의 편심성 부분에 의한 것이다. 따라서 근육통과 훈련에 대한 적응의 기초를 이루는 기전들은 서로 연관되어 있다.

근육과 뼈의 지렛대 작용

수축 중인 근육은 연결된 힘줄에 의해 뼈에 힘을 발휘한다. 힘이 충분히 클 때, 근육이 수축함에 따라 뼈가 움직인다. 수축 중인 근육은 잡아당기는 힘을 발휘할 뿐이어서, 근육이 붙어 있는 뼈는 근육이 짧아질 때 서로 당겨진다. **굴곡**(flexion)은 관절에서 사지가 굽혀지는 것을 말하고, **신전**(extension)은 사지가 펴지는 것

을 말한다(**그림 9.27**). 이 맞서는 동작들은 적어도 2개의 근육이 필요한데, 하나는 굽혀지게 하고 다른 하나는 펴지게 한다. 한 관절에서 반대 방향으로의 움직임을 만들어내는 근육들의 집단을 **대항근**(antagonist)이라고 한다. 예를 들면 그림 9.27에서 이두박근의 수축은 팔꿈치에서 팔이 굴곡되도록 하고, 반면에 대항근인 삼두근의 수축은 팔이 신전되도록 한다. 두 근육은 수축할 때 전완에 끌어당기는 힘만을 발휘한다.

대항근들의 세트는 굴곡-신전뿐만 아니라 사지의 측면 운동이나 회전에도 필요하다. 몇 개 근육의 수축은 동일한 사지에 작용하는 다른 근육들의 수축 상태에 따라 두 형태의 사지 운동을 일으킨다. 예를 들면 걸을 때 종아리의 장딴지근 수축은 무릎에서 다리의 굴곡을 일으킨다(**그림 9.28**). 그러나 장딴지근 수축이 다리

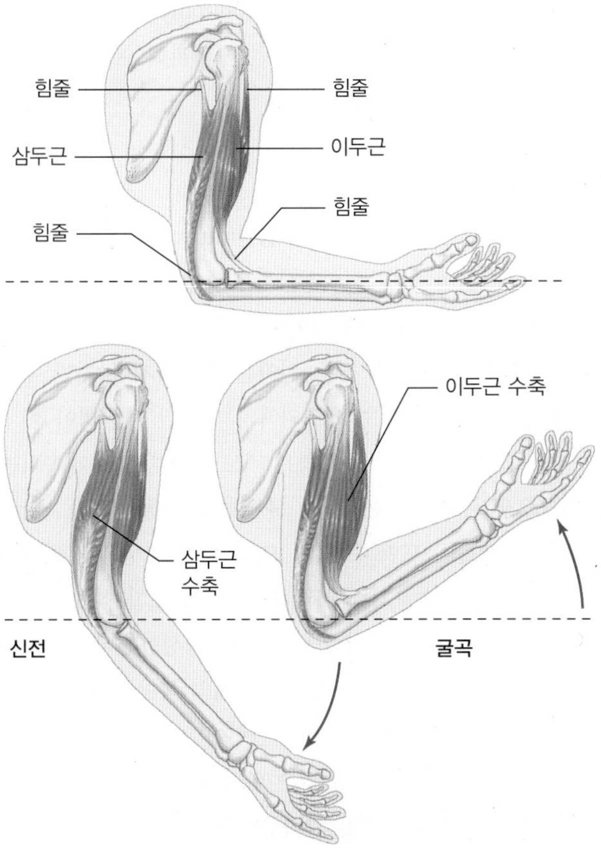

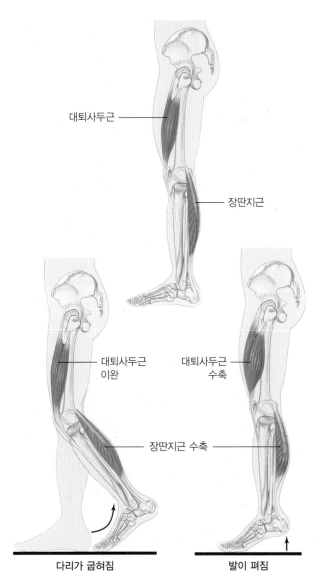

그림 9.28 종아리의 장딴지근 수축은 대퇴사두근이 이완해 있을 때는 다리가 굽혀지게 하고, 대퇴사두근이 수축하는 중이면 무릎관절이 굽혀지지 않게 하면서 발이 펴지게 한다.

힘줄   힘줄
삼두근   이두근
힘줄   힘줄

이두근 수축
삼두근 수축
신전   굴곡

그림 9.27 전완의 굴곡과 신전에 필요한 대항근.

를 신전시키는 대퇴사두근의 수축과 동시에 일어나면, 무릎관절이 굽혀지는 것을 막고 발목관절만이 움직일 수 있게 한다. 발이 펴지고 발끝으로 몸을 세우게 된다.

신체의 근육과 뼈, 관절은 지렛대 시스템으로 배열되어 있다. 지렛대 시스템은 '생리학적 과정은 화학적·물리적 법칙에 의해 일어난다'는 생리학의 일반적인 원리의 좋은 예가 된다. 지렛대의 기본 원리는 이두근에 의한 팔의 굴곡에서 예증되는데(**그림 9.29**), 이두근은 팔꿈치 관절로부터 약 5 cm 떨어진 전완에 위쪽으로 당기는 장력을 발휘한다. 이 예에서, 손에 쥐어진 10 kg의 물체는 팔꿈치로부터 약 35 cm 떨어져 아래쪽으로 10 kg의 하중을 발휘한다. 아래쪽으로 향하는 힘(10 kg)과 팔꿈치로부터의 거리(35 cm)의

곱이 근육에 의해 발휘된 등척성 장력(*X*)과 팔꿈치로부터의 거리(5 cm)의 곱과 같을 때, 즉 10 × 35 = *X* × 5일 때 물리학 법칙에서 전완은 힘의 평형을 이루고 있고, 이때 *X*는 70 kg이다. 중요한 점은, 근육이 발휘하는 장력(70 kg)이 지탱하고 있는 하중(10 kg)보다 매우 크기 때문에 이 시스템은 역학적으로 불리하게 작동한다는 것이다.

하지만 대부분의 근육 지렛대 시스템의 작동이 역학적으로 불리한 점은 기동성의 증가로 상쇄된다. **그림 9.30**에 나타냈듯이, 이두근이 1 cm 짧아지면 손은 7 cm를 움직인다. 손이 7 cm를 움직인 동일한 시간에 근육은 1 cm 짧아지기 때문에, 손이 움직이는 속도는 근육의 단축속도보다 7배나 빠르다. 지렛대 시스템은 근육의 단축속도를 증폭시키므로, 짧고 비교적 느린 근육의 움직임이 손을 빠르게 움직이게 한다. 그래서 투수는 팔 근육들이 조금만 단축하더라도 144~160 km/h의 속도로 야구공을 던질 수 있다.

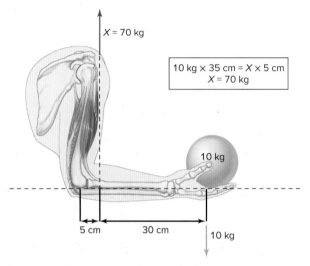

그림 9.29 10 kg의 하중을 지탱하는 동안 전완에 작용하는 힘들의 기계적 평형. 여기에서는 힘의 척도로 힘의 과학적 표준단위인 뉴턴 대신에 간단하게 하기 위해 무게를 사용한다.

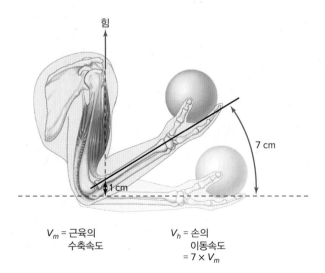

그림 9.30 팔의 지렛대 시스템은 이두근의 수축속도를 증폭시킴으로써 손의 이동속도를 더 빠르게 증가시킨다. 그리고 움직임의 범위도 증폭된다(근육의 1 cm 단축에 의해 손은 7 cm를 움직인다).

9.7 골격근 질환

수많은 질병이 골격근 수축에 영향을 미칠 수 있다. 많은 질병이 근섬유 자체의 결함보다는 근육 수축을 조절하는 신경계 부분의 결함으로 생긴다. 예를 들면 **소아마비**(poliomyelitis)는 한때 흔했던 바이러스성 질환으로서, 운동뉴런을 파괴해 골격근을 마비시키고 호흡곤란으로 죽을 수도 있다.

근육 경련

골격근의 불수의적인 강축은 **근육 경련**(muscle cramp)을 일으킨다. 경련 중에 활동 전위는 비정상적으로 높은 빈도로 일어나는데, 수의적 수축이 최대일 때 일어나는 빈도보다 훨씬 더 높다. 활동 전위의 빈도가 이렇게 높은 원인은 확실하지 않지만, 근육과 신경섬유 모두를 둘러싸는 세포외액의 전해질 불균형이 한 원인일 가능성이 있다. 전해질 불균형은 과도한 운동이나 지속되는 탈수 때문에 생길 수도 있는데, 이 불균형이 운동뉴런과 근섬유에 직접 활동 전위를 유도할 수 있다. 또 다른 가능성은 전해질 불균형이 근육 내 감각수용기를 자극하고, 이 신호가 척수에 도달했을 때 그 부위의 운동뉴런이 반사에 의해 활성화된다는 것이다.

호르몬 불균형이나 콜레스테롤 강하제의 복용과 같은 특정 조건들도 근육 경련 발생률의 증가와 관련이 있다. 흥미롭게도, 최근의 연구는 매운 음식에서 발견되는 화학물질이 근육 경련 발생률을 현저히 감소시킨다는 것을 보여주었다. 입, 목, 위 등의 감각 신경 세포에서 수용체를 자극함으로써(7.5절 참조) 근육 경련을 일으

키는 알파 운동뉴런의 과도한 변화를 줄이는 신경 채널을 활성화한다는 것이다.

저칼슘성 강축

저칼슘성 강축(hypocalcemic tetany)은 세포외액의 Ca^{2+} 농도가 정상값의 약 40%로 감소할 때 일어나는 골격근의 불수의적 강축이다. 이것은 Ca^{2+}이 흥분-수축 연관에 필요하다는 것을 우리가 알고 있기 때문에 의외라고 여길 수 있다. 하지만 근육 수축에 필요한 Ca^{2+}은 세포외액의 Ca^{2+}이 아니라 근소포체에 저장된 Ca^{2+}이다. 세포외액의 Ca^{2+} 농도 변화는 근소포체의 Ca^{2+}이 아니라 세포막에 직접 작용한다. 세포외액의 Ca^{2+} 농도가 낮은 **저칼슘혈증**(hypocalcemia)은 흥분성 세포막의 나트륨 채널 개방을 증가시킴으로써 막을 탈분극하고 자발적인 활동 전위가 생기게 한다. 이것이 근육 수축 증가의 원인이 된다. 세포외액의 Ca^{2+} 농도의 조절 기전은 제11장에 서술했다.

근위축증

근위축증(muscular dystrophy)은 비교적 흔한 유전질환의 하나이며, 미국에서 태어난 남성 3,500명 중 1명꼴로 나타난다(여성에서의 빈도는 낮음). 근위축증은 골격근과 심근의 점진적인 퇴화와 연관되는데, 근육을 약화시켜 결국에는 호흡마비나 심장마비로 인해 죽음에 이른다.

근위축증은 가로무늬근의 코스타미어를 구성하는 단백질 중 1개 또는 그 이상이 결손되거나 기능에 결함이 생겼을 때 일어난다. **코스타미어**(costamere)는 가장 밖에 위치한 근원섬유들의 Z선들을 근섬유막과 세포외기질에 연결하는 단백질들의 구조적·기능적 집합체이다(**그림 9.31a**). 코스타미어 단백질들은 여러 기능을 수행하는데, 힘을 근절에서 세포외 기질로 전달하고, 근섬유의 수축이나 신장 시 생기는 물리적인 힘에 대해 근섬유막을 안정화시키며, 근섬유의 수축 활동을 근섬유 재구성의 조절과 연결시키는 세포내 신호를 개시한다. 수많은 특정 코스타미어 단백질의 결손이 다양한 유형의 근위축증을 일으키는 것으로 밝혀졌다.

듀센형 근위축증(Duchenne muscular dystrophy)은 **디스트로핀**(dystrophin) 단백질을 암호화하는 X염색체상의 유전자가 결핍되어 일어나는 열성 성 연관 유전질환이다. 디스트로핀은 근위축증과 관련된 것으로 밝혀진 최초의 코스타미어 단백질인데, 이 단백질의 이름은 위축증(dystrophy) 때문에 붙여졌다. 제17장에 서술되어 있듯이, 여성은 X염색체를 2개 가지고 있고, 남자는 1개만 가지고 있다. 따라서 정상적인 X염색체 1개와 비정상적인 X염색체 1개를 가지고 있는 여성은 일반적으로 이 병에 걸리지 않지만, X염색체가 비정상적인 남성은 항상 이 병에 걸린다. 유전자의 이상으로 단백질은 기능을 못하거나 존재하지 않는다. 디스트로핀은 수축성 필라멘트 액틴과 바로 위에 있는 근섬유막의 단백질들을 서로 연결하는 매우 큰 단백질이다. 이 단백질이 결손되면, 수

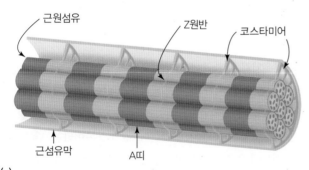

근원섬유 **Z원반** **코스타미어**

근섬유막 **A띠**

(a)

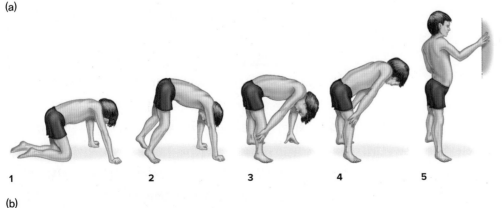

1 2 3 4 5

(b)

그림 9.31 (a) Z선을 세포막과 세포외액의 단백질에 연결하는 코스타미어 단백질을 보여주는 모식도. (b) 듀센형 근위축증을 앓고 있는 소년. 골반과 몸통의 근육이 먼저 약해지기 때문에 환자는 누웠다 일어서려면 팔을 사용해 다리를 세워야 한다.

축 동안에 근섬유는 구조가 반복적으로 변형됨으로써 세포막이 쉽게 파열되어 죽게 된다. 따라서 증상은 근육 사용과 나이에 따라 악화된다. 2~6세에 위축 증상이 엉덩이와 몸통의 근육들에서 뚜렷하게 나타나는데, 대부분의 환자는 20세 이상 살지 못한다(**그림 9.31b**). 위축증이 있는 근육세포에 정상적인 유전자를 삽입함으로써 이 질병을 치료하려는 예비 시도들이 진행되고 있다.

중증근무력증

중증근무력증(myasthenia gravis)은 근육을 사용할수록 근육의 피로와 쇠약이 점점 심해지는 것이 특징적인 신경근 질환이다. 중증근무력증은 미국에서 7,500명당 1명꼴로 발생하며, 남성보다 여성에서 발병률이 높다. 가장 흔한 원인은 운동종판의 니코틴성 아세틸콜린 수용체가 자신의 면역계 항체에 의해 파괴되는 것이다(제18장의 자가면역질환 참조). 축삭 말단에서 아세틸콜린이 정상적으로 분비되지만, 수용체 분자의 감소 때문에 종판전위의 크기가 뚜렷하게 감소해 있다. 실제로 모든 근육이 영향을 받을 수 있는데, 특히 눈과 얼굴의 근육, 음식물을 삼키는 데 관련된 근육, 호흡근육 등이 두드러지게 영향을 받는다.

최근에 이 질병을 치료하기 위한 수많은 시도가 이루어고 있다. 그중 하나가 **아세틸콜린에스테레이스 억제제**[예: 피리도스티그민(pyridostigmine)]의 투여이다. 이것은 시냅스에서 아세틸콜린이 이용될 수 있는 시간을 연장함으로써 아세틸콜린 수용체의 감소를 부분적으로 보상할 수 있다. 다른 치료법은 면역반응을 둔화시키는 것이다. 글루코코르티코이드 처치는 면역기능을 억제하는 방법 중 하나이다(제11장 참조). **흉선제거**(thymectomy)는 항체의 생산을 감소시키는데, 약 50%의 환자에서 증세를 호전시킨다. **혈장반출**(plasmapheresis)은 유해한 항체를 함유하고 있는 혈액의 액체 부분(혈장)을 대체하는 치료법이다. 이 치료법들을 조합해 사용함으로써 중증근무력증에 의한 사망률은 많이 감소하고 있다.

평활근과 심근

9.8 평활근의 구조

다른 유형의 근육인 **평활근**(smooth muscle)을 살펴보자(**그림 9.32**). 두 가지 특징이 모든 평활근에 공통적으로 있다. 평활근에는 골격근과 심근에 존재하는 가로무늬 패턴이 없고(세포가 매끄

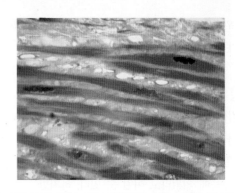

그림 9.32 얇은 판을 이루고 있는 평활근세포들을 염색한 표본의 현미경 사진. 세포는 방추형이고, 핵은 1개이며, 줄무늬가 없는 것을 주목하라. Ed Reshke

럽게 보임), 평활근에 분포한 신경은 체성신경 가지가 아니고 자율신경 가지이다. 그래서 평활근은 수의적으로 조절되지 않는다.

평활근도 골격근처럼 액틴 필라멘트와 미오신 필라멘트 간의 가교운동을 사용해 힘을 발생시키고 칼슘이온을 사용해 가교의 활성을 조절한다. 하지만 수축성 필라멘트들의 조직화와 흥분-수축 연관의 과정은 평활근에서 꽤 다르다. 더구나 흥분-수축 연관 기전의 관점에서 평활근들 간에는 다양성이 상당히 있다.

평활근세포는 직경이 2~10 μm이고 길이는 50~400 μm인 방추형이다. 평활근세포는 직경이 10~100 μm이고 길이가 수십 cm인 골격근에 비해 매우 작다. 골격근섬유들은 근육의 전체 길이에 걸칠 정도로 매우 긴 반면, 많은 평활근세포는 서로 연결되어 얇은 판 모양의 세포층을 형성한다. 골격근섬유는 이미 분화되어 분열능력이 매우 제한된 다핵세포인 반면, 평활근세포는 일생 동안 분열할 수 있는 단핵세포이다. 조직이 손상되면 다양한 측분비물질이 평활근세포들의 분열을 촉진한다.

골격근섬유처럼 평활근세포도 미오신을 함유하는 굵은 필라멘트와 액틴을 함유하는 가는 필라멘트를 지닌다. 가는 필라멘트에는 트로포미오신이 있지만 그 기능은 불확실하고, 조절단백질 트로포닌은 없다. 일부 유형의 평활근에 칼데스몬이라는 단백질이 가는 필라멘트에 연결되어 있어서 수축 조절에 작용한다. 가는 필라멘트는 세포막이나 또는 **조밀체**(dense body)라는 세포질의 구조물에 결합해 있는데, 조밀체는 기능적으로 골격근 섬유의 Z선과 비슷하다. **그림 9.33**에서 보이듯이 필라멘트들은 세포의 장축에 대해 대각선 방향으로 배열해 있다. 근섬유가 짧아질 때, 액틴이 부착된 두 점 사이의 세포막 부위들이 부풀어 오른다. 굵은 필라멘트와 가는 필라멘트는 가로무늬근에서처럼 근원섬유로 조직화되지 않고 규칙적으로 배열하지 않아 근절도 없기 때문에 평활근세포에는 줄무늬 패턴이 없다. 그럼에도 불구하고 평활근의 수축도 필라멘트 활주 기전에 의해 일어난다.

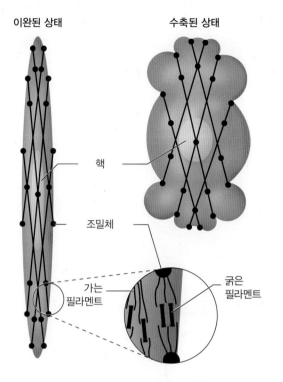

이완된 상태   수축된 상태

핵

조밀체

가는 필라멘트

굵은 필라멘트

그림 9.33 평활근의 굵은 필라멘트와 가는 필라멘트는 세포막에 결합하거나 세포질의 조밀체에 결합되어 대각선 사슬로 배열해 있다. 활성화되면 굵은 필라멘트와 가는 필라멘트는 서로 지나쳐 활주함으로써 평활근섬유를 수축시켜 두껍게 만든다.

평활근의 미오신 양은 가로무늬근의 1/3 정도에 지나지 않는 반면 액틴의 양은 2배 정도 더 많다. 이러한 차이에도 불구하고 평활근이 발생시키는 횡단면적당 최대 장력은 골격근이 발생시키는 최대 장력과 비슷하다.

평활근섬유에 의한 등척성 장력은 골격근에서의 경우와 비슷하게 섬유의 길이에 따라 달라서, 장력 발생은 중간 정도의 길이에서 최대가 되고 이보다 짧거나 길어지면 더 작아진다. 하지만 평활근에서는 골격근보다 넓은 근섬유 길이의 범위에 걸쳐 의미 있는 장력이 생성될 수 있다. 이러한 특성은 대부분의 평활근이 부피가 변할 때 벽에 있는 평활근섬유들의 길이 변화가 동반되는 속이 빈 구조나 기관을 둘러싸고 있기 때문에 고도로 적응한 것이다. 그래서 방광에 많은 양의 소변이 쌓일 때처럼 기관이 부피가 비교적 크게 변해도 벽에 있는 평활근섬유들은 장력을 발생시킬 수 있는 능력을 어느 정도 가지고 있다. 반면에, 골격근에서 이러한 정도의 변형은 액틴 필라멘트와 미오신 필라멘트가 중첩되는 지점을 벗어나게 골격근섬유를 신장시킬 것이다.

9.9 평활근의 수축과 조절

가로무늬근에서처럼, 세포질의 Ca^{2+} 농도 변화가 평활근의 수축을 조절한다. 하지만 Ca^{2+}이 가교주기를 활성화하는 방식과 Ca^{2+} 농도를 변화시키는 기전은 크게 다르다.

가교의 활성화

평활근에는 Ca^{2+}-결합 단백질인 트로포닌이 없기 때문에 트로포미오신은 액틴에 가교의 접근을 차단하는 위치에 있지 않다. 그래서 가는 필라멘트는 가교주기를 조절하는 주 스위치가 아니다. 그 대신, 평활근에서의 가교주기는 미오신을 인산화하는 Ca^{2+}-조절 효소에 의해 조절된다. 평활근에서는 미오신의 인산화된 형만이 액틴에 결합해 가교주기를 수행한다.

다음의 일련의 사건들이 평활근섬유에서 세포질의 Ca^{2+}이 증가한 뒤에 일어난다(**그림 9.34**).

❶ Ca^{2+}이 Ca^{2+}-결합 단백질인 칼모듈린에 결합한다. 칼모듈린은 모든 세포의 세포질에 존재하며(제5장 참조), 그 구조는 트로포닌의 구조와 관련되어 있다.

❷ Ca^{2+}-칼모듈린 복합체는 세포질의 다른 단백질인 **미오신 가벼운 사슬 인산화효소**(myosin light-chain kinase, MLCK)에 결합함으로써 이 효소를 활성화시킨다.

❸ 활성화된 MLCK는 ATP를 사용해 미오신 머리 부분의 가벼운 사슬을 인산화한다.

❹ 미오신 인산화는 굵은 필라멘트의 골격에서 가교를 일으켜 세움으로써 가교가 액틴에 결합하게 한다.

❺ 미오신 가벼운 사슬이 인산화되어 있는 한 가교는 주기를 반복해 힘을 발생시킨다.

여기서 중요한 차이점은 굵은 필라멘트에서 Ca^{2+}을 매개로 한 변화가 평활근의 가교 활성을 개시하는 반면, 가로무늬근에서는 Ca^{2+}이 가는 필라멘트에서의 변화를 매개한다는 것이다. 하지만 최근 연구들에 의하면 일부 유형의 평활근에서 단백질 칼데스몬에 의해 매개되는 가는 필라멘트의 Ca^{2+}-의존성 조절도 있다.

평활근의 미오신은 ATPase 활성이 골격근의 미오신에 비해 10~100배 정도 낮다. ATP의 가수분해율이 가교주기의 속도를 결정하기 때문에, 평활근의 단축은 골격근의 단축에 비해 훨씬 느리다. 이렇게 낮은 에너지 사용률 때문에 평활근은 수축 활동이 지속되는 중에도 피로하지 않다. 평활근에서 ATP의 두 가지 역할에 주목해야 한다. 한 ATP는 가수분해되어 미오신 가벼운 사슬을

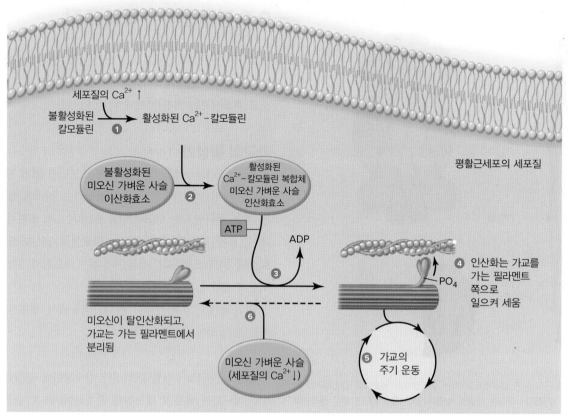

그림 9.34 Ca^{2+}에 의한 평활근 수축의 활성화. 번호를 매긴 단계들에 대한 서술은 본문을 참조하시오.

인산화함으로써 가교주기를 시작하게 하고, 그런 후에 가교주기마다 한 ATP가 가수분해되어 힘 발생에 필요한 에너지를 제공한다.

탈인산화된 미오신은 액틴에 결합할 수 없기 때문에, 수축된 평활근을 이완하기 위해서는 미오신이 탈인산화되어야 한다. 미오신 탈인산화는 **미오신 가벼운 사슬 인산가수분해효소**(myosin light-chain phosphatase)에 의해 매개되는데, 이 효소는 평활근이 휴식할 때와 수축할 때 모두에서 항상 활성화되어 있다(그림 9.34의 **❻**단계), 세포질의 Ca^{2+} 농도가 증가하면, 활성화된 MLCK에 의한 미오신 인산화 속도가 인산가수분해효소에 의한 탈인산화 속도보다 빨라져서 세포에 인산화된 미오신의 양이 증가함으로써 장력이 증가하게 된다. 세포질의 Ca^{2+} 농도가 감소하면, 탈인산화 속도가 인산화 속도보다 빨라져서 인산화된 미오신의 양이 감소함으로써 근육이 이완한다.

일부 평활근에서는 자극이 지속되어 세포질의 Ca^{2+} 농도가 높게 유지되고 있을 때, 등척성 장력이 유지됨에도 불구하고 가교에 의한 ATP의 분해율이 감소하는데, 이 상태를 **빗장상태**(latch state)라고 한다. 빗장상태의 평활근은 움직임이 전혀 없는 골격근의 강직과 거의 유사한 상태로 장력을 유지할 수 있다. 빗장상태에서 가교가 액틴으로부터 분리되기는 하지만 그 속도는 매우 느리다. 그래서 순 결과로 빗장상태의 평활근은 ATP 소모율이 매우 낮은 상태로 장력을 오랫동안 유지할 수 있게 된다. 이러한 기전의 유용성을 위장관의 괄약근에서 볼 수 있는데, 여기에서 평활근은 장시간에 걸쳐 수축을 유지해야 한다. **그림 9.35**에 평활근과 골격근의 활성화를 비교했다.

세포질 Ca^{2+}의 공급원

세포질 Ca^{2+}의 두 공급원이 평활근의 수축을 개시하는 데 기여한다: (1) 근소포체와 (2) 세포막의 Ca^{2+} 채널을 통해 세포 내로 들어가는 세포 밖의 Ca^{2+}. 두 공급원 각각이 기여하는 Ca^{2+} 양은 평활근마다 다르다.

우선 근소포체의 역할을 알아보자. 평활근에서 근소포체의 양은 골격근보다 적고, 근소포체도 골격근에서처럼 가는 필라멘트와 굵은 필라멘트에 관련된 특이적인 패턴으로 배열해 있지도 않다. 더구나 평활근에는 세포막과 연속되는 T-세관도 없다. 근육세포의 직경이 작고 수축속도도 늦어서 근육세포로 흥분성 신호가 빠르게 전달되게 하는 기전도 필요하지 않다. 하지만 근소포체의 부분들이 세포막 가까이 위치하고 있어서 골격근에서 T-세관과 종말수조와의 관계와 비슷한 조합을 이루고 있다. 이 부위에서 세포막의

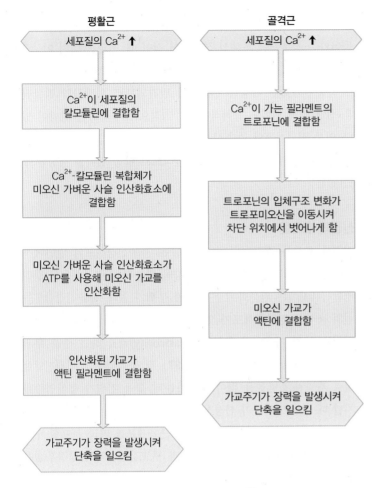

평활근	골격근
세포질의 Ca²⁺ ↑	세포질의 Ca²⁺ ↑

평활근
- 세포질의 Ca^{2+} ↑
- Ca^{2+}이 세포질의 칼모듈린에 결합함
- Ca^{2+}-칼모듈린 복합체가 미오신 가벼운 사슬 인산화효소에 결합함
- 미오신 가벼운 사슬 인산화효소가 ATP를 사용해 미오신 가교를 인산화함
- 인산화된 가교가 액틴 필라멘트에 결합함
- 가교주기가 장력을 발생시켜 단축을 일으킴

골격근
- 세포질의 Ca^{2+} ↑
- Ca^{2+}이 가는 필라멘트의 트로포닌에 결합함
- 트로포닌의 입체구조 변화가 트로포미오신을 이동시켜 차단 위치에서 벗어나게 함
- 미오신 가교가 액틴에 결합함
- 가교주기가 장력을 발생시켜 단축을 일으킴

그림 9.35 평활근섬유와 골격근섬유에서 세포질 Ca^{2+}의 증가로부터 가교의 주기운동에 이르는 경로.

활동 전위는 근소포체의 Ca^{2+} 방출과 연관될 수 있다. 일부 유형의 평활근에서는 활동 전위가 Ca^{2+} 방출에 필요하지 않다. 이 경우에는 세포 밖의 화학전달물질이 세포막의 수용체에 결합한 것에 대한 반응으로, 세포막에서 방출되거나 세포질에서 생성된 2차 전달자가 보다 중앙에 위치한 근소포체의 Ca^{2+} 방출을 일으킬 수 있다(그림 5.10 참조).

흥분-수축 연관에서 세포 밖의 Ca^{2+}은 어떻게 작용할까? 세포 밖의 화학전달물질에 의해 조절되는 리간드-개폐성 Ca^{2+} 채널 외에도 평활근세포의 세포막에는 전압-개폐성 Ca^{2+} 채널이 존재한다. 세포외액의 Ca^{2+} 농도는 세포질의 Ca^{2+} 농도보다 10,000배 이상 높으므로, 세포막의 Ca^{2+} 채널이 열리면 세포 내로 Ca^{2+} 유입이 증가한다. 세포의 크기가 작기 때문에 세포 내로 들어가는 Ca^{2+}은 얼마 확산하지도 않아서 세포 내부의 결합 부위에 이른다.

세포막을 통해 세포질의 Ca^{2+}을 세포 밖으로 능동수송하고 동시에 Ca^{2+}을 근소포체로 능동 재흡수함으로써 세포질의 Ca^{2+}이 제거되면 평활근세포는 이완하게 된다. 평활근에서 Ca^{2+}의 제거

율은 골격근에 비해 매우 느린데, 그 결과 단일 연축은 골격근에서 1초도 지속되지 않는 데 비해 평활근에서는 수 초간 지속된다.

활성화 정도도 근육 유형 간에 다르다. 골격근에서는 1개의 활동 전위가 가는 필라멘트에 존재하는 모든 트로포닌을 포화시킬 만큼 충분한 Ca^{2+}을 방출시키는 반면, 평활근섬유에서는 대부분의 자극에 가교의 일부만이 활성화된다. 그러므로 평활근세포에서 생성되는 장력은 세포질의 Ca^{2+} 농도를 변화시킴으로써 단계적으로 나타날 수 있다. Ca^{2+} 농도가 많이 증가할수록 더 많은 가교가 활성화되어 장력은 더 크다.

일부 평활근에서는 세포질의 Ca^{2+} 농도가 외부 자극이 없어도 낮은 수준의 기본 가교 활성을 유지하는 데 충분하다. 이러한 활성을 **평활근긴장**(smooth muscle tone)이라고 한다. 세포질의 Ca^{2+} 농도를 변화시키는 요인들도 평활근긴장의 세기를 변화시킨다.

근섬유막의 활성화

평활근섬유막으로 입력되는 많은 신호가 근육의 수축 활동을 바꿀 수 있다(표 9.5). 이러한 것은 세포막의 활성화가 체성운동뉴런의 시냅스 입력에만 의존하는 골격근과 대비된다. 평활근으로 들어가는 입력에는 수축을 증가시키는 것도 있고 수축을 억제하는 것도 있다. 더구나 평활근섬유막은 어느 한순간에 많은 입력을 받을 수 있는데, 근육의 수축 상태는 다양한 억제성 자극과 흥분성 자극의 상대적인 세기에 따라 다르다. 이러한 모든 입력은 앞 절에서 서술했듯이 세포질의 Ca^{2+} 농도를 변화시킴으로써 수축 활동에 영향을 미친다.

평활근에는 막의 탈분극에 반응해 수축할 수 있는 것도 있고 막전위 변화가 없어도 수축할 수 있는 것도 있다. 흥미롭게도, 활동 전위가 일어나는 평활근에서 활동 전위의 탈분극 단계 중에 양전하를 세포 내로 운반하는 것은 Na^+이 아니라 Ca^{2+}이다. 즉 막의 탈분극은 전압-개폐성 Ca^{2+} 채널을 개방함으로써 나트륨 매개 활동 전위가 아닌 칼슘 매개 활동 전위를 만들어낸다.

전기적인 활성과 세포질의 Ca^{2+} 농도의 관점에서 볼 때 또 다

표 9.5	평활근의 수축 활동에 영향을 미치는 요인
근육세포의 세포막에서 자발적으로 생기는 전기적 활성	
자율신경세포에서 방출되는 신경전달물질	
호르몬	
근육세포를 둘러싸는 세포외액의 화학조성(측분비물질, 산도, 산소, 삼투압, 이온 농도)의 변화	
신장 자극	

른 중요한 방법에서 평활근은 골격근과 다르다. 평활근세포에서 세포질의 Ca^{2+} 농도는 막전위의 차등적인 탈분극(또는 과분극)에 의해 증가(또는 감소)할 수 있는데, 이것이 열린 Ca^{2+} 채널의 수를 증가시키거나 감소시킨다.

자발적인 전기적 활성

일부 유형의 평활근세포는 신경 입력이나 호르몬 입력 없이 자발적으로 활동 전위를 생성한다. 이러한 세포들의 세포막은 휴지전위를 일정하게 유지하지 않는다. 그 대신, 세포막은 역치 전위에 도달할 때까지 점차적으로 탈분극해 활동 전위를 생성한다. 재분극 후에 막은 다시 탈분극을 시작해(**그림 9.36a**) 연속적인 활동 전위들을 발생함으로써 수축 활동의 주기적인 상태를 만들어낸다. 역치까지 자발적으로 탈분극하는 막전위의 변화를 **박동원 전위**(pacemaker potential)라고 한다.

다른 유형의 평활근 박동원세포는 약간 다른 활성 패턴을 지닌다. 막전위는 세포막을 통과하는 이온의 흐름이 규칙적으로 변이하기 때문에 상하로 변동한다. 이러한 주기적인 변동을 **서파**

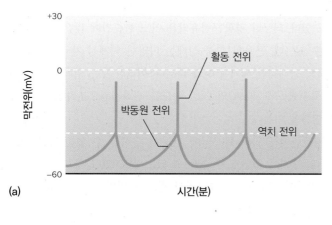

(a)

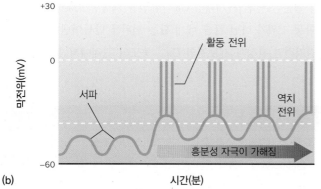

(b)

그림 9.36 평활근섬유에서 활동 전위의 생성. (a) 일부 평활근세포는 규칙적인 간격으로 역치에 도달하는 박동원 전위를 갖는다. (b) 서파의 패턴을 갖는 박동원세포들은 주기적으로 탈분극하는데, 흥분성 자극이 세포를 역치로 탈분극시켜 활동 전위를 일으킨다.

(slow wave)라고 한다(**그림 9.36b**). 음식물이 위장관의 한 분절로 들어가는 경우처럼 흥분성 신호들이 겹칠 때, 서파는 역치 이상으로 탈분극되고 활동 전위가 생겨 평활근의 수축으로 이어진다.

박동원세포는 위장관 전역에서 발견되므로 위장관의 평활근은 신경 입력 없이도 규칙적이고 주기적으로 수축하는 경향이 있다. 일부 심근세포와 중추신경계의 일부 뉴런도 박동원 전위를 가지고 있어서 외부 자극 없이도 자발적으로 활동 전위를 생성할 수 있다.

신경과 호르몬

신경과 호르몬 평활근의 수축 활동은 자율신경세포의 말단에서 분비되는 신경전달물질에 의해 영향을 받는다. 골격근섬유와 달리 평활근세포에는 전문화된 운동종판 부위가 없다. 자율신경절후뉴런의 축삭은 평활근세포가 있는 부위로 들어가서 많은 가지로 갈라지는데, 각 가지마다 **축삭염주**(varicosity)라고 하는 부푼 부위들이 연달아 포함되어 있다(**그림 9.37**). 각 축삭염주는 신경전달물질로 채워진 소낭들을 많이 포함하는데, 활동 전위가 축삭염주를 지날 때 소낭의 일부가 신경전달물질을 방출한다. 1개의 축삭으로부터 나온 축삭염주들이 여러 개의 근육세포를 따라 분포할 수도 있고, 1개의 근육세포가 교감신경과 부교감신경의 신경절후섬유에 속한 축삭염주들 가까이에 분포해 있을 수도 있다. 따라서 수많은 평활근섬유가 1개의 뉴런에서 방출되는 신경전달물질에 영향을 받을 수 있고, 1개의 평활근섬유가 2개 이상의 뉴런에서 방출되는 신경전달물질에 영향을 받을 수 있다. 신경전달물질은 수축 활동을 증가시키는 것도 있고 감소시키는 것도 있다. 이것은 자신의 운동뉴런으로부터 흥분성 입력만을 받는 골격근의 경우와 다른 점인데, 평활근의 장력은 신경 활성에 의해 증가할 수도 있고 감소할 수도 있다.

더구나 특정 신경전달물질은 서로 다른 평활근 조직에서 서로 반대되는 효과를 발휘할 수 있다. 예를 들면 교감신경의 신경절후 뉴런에서 방출되는 신경전달물질인 노르에피네프린은 α_1-아드레날린성 수용체에 작용해 대부분의 혈관에서 평활근의 수축을 증가시키지만, 기도(세기관지)에서는 평활근의 β_2-아드레날린성 수용체에 작용해 평활근을 이완한다. 따라서 반응의 유형이 흥분성인지 억제성인지는 화학전달자에 의해 결정되는 것이 아니라 화학전달자가 결합한 막의 수용체와 그 수용체가 활성화하는 세포내 신호전달 기전에 의해 결정되는 것이다.

평활근섬유의 세포막에는 신경전달물질들에 대한 수용체 외에도 다양한 호르몬에 대한 수용체가 포함되어 있다. 호르몬이 수용체에 결합하면 수축 활동의 증가나 감소로 이어질 수 있다.

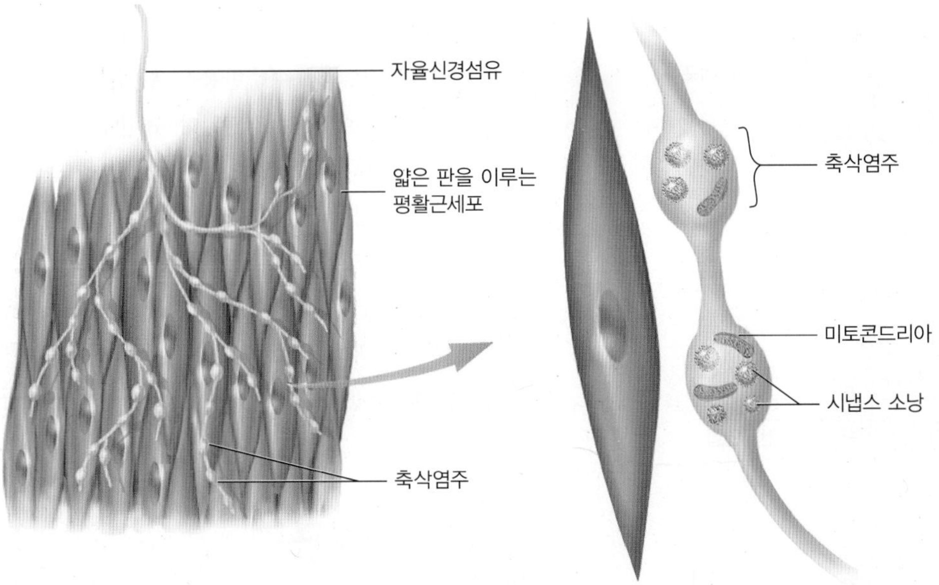
자율신경섬유
얇은 판을 이루는
평활근세포
축삭염주
축삭염주
미토콘드리아
시냅스 소낭

그림 9.37 평활근에 분포한 자율신경절후뉴런. 분기된 축삭을 따라 존재하는 축삭염주에서 방출된 신경전달물질이 근육세포막의 수용체로 확산한다. 교감신경 뉴런과 부교감신경 뉴런 둘 다 이 패턴을 따르는데, 이 뉴런들은 대부분 겹쳐서 분포한다. 오른쪽 그림에서 축삭염주의 크기는 세포에 비해 과장되어 있다.

화학전달자에 의해 유도된 평활근 수축 활동의 변화들 대부분은 막전위의 변화 때문에 생기지만 항상 그러한 것은 아니다. 예를 들면 2차 전달자인 이노시톨3인산(IP3)은 막전위의 변화 없이도 근소포체에서 Ca^{2+}을 방출시킴으로써 수축을 유발할 수 있다(그림 5.10 참조).

국소 인자

국소 인자 측분비물질, pH, 산소와 이산화탄소의 농도, 삼투농도, 세포외액의 이온 조성 등의 국소 인자도 평활근의 장력을 변화시킬 수 있다. 국소 인자에 대한 반응은 근육의 일시적인 내부 환경 변화에 반응해 평활근의 수축을 변화시키는 한 방법이 되는데, 이러한 것은 신경이나 호르몬의 원거리 신호전달과는 상관없이 독립적인 조절을 가능하게 한다.

많은 국소 인자가 평활근의 이완을 유도한다. 산화질소(NO)는 평활근을 이완하는 가장 흔한 측분비물질 중 하나이다. NO는 다양한 상피세포나 혈관의 내피세포는 물론 일부 뉴런의 축삭 말단에서도 방출된다. NO는 수명이 짧기 때문에 측분비 방식으로 작용해 방출된 부위에서 매우 가까이 있는 세포에만 영향을 미친다.

일부 평활근은 늘어났을 때 수축하는 반응을 나타낼 수 있다. 근섬유가 늘어나면 기계적 자극-개폐성 이온 채널이 열려 막이 탈분극하게 된다. 이 결과로 생긴 수축은 근육을 신장시키는 힘과 반대로 작용한다.

특정 시간에 신체의 평활근들은 다양한 신호를 동시에 받고 있다. 수축 활동의 상태는 이완을 촉진하는 신호의 세기에 대해 수축을 촉진하는 신호의 세기가 얼마나 큰지에 따라 결정된다. 이것은 대부분의 생리적 기능은 다수의 조절계에 의해 조절되며, 종종 서로 길항적으로 작동한다는 생리학의 일반 원리의 전형적인 예다.

평활근의 유형

평활근은 골격근에서 '근육조직'이 형성된 것처럼 근육조직이 형성되어 있지 않다(그림 9.2 참조). 대신에 평활근세포는 다양한 방법으로 배열하는데, 대개의 경우 위, 방광, 기타 기관들처럼 한 기관 내에서 근육조직이 넓은 층을 형성한다. 그럼에도 불구하고 이 장에서는 전통적인 개념의 평활근을 사용한다. 여러 가지 기관에서 평활근의 수축 활동에 영향을 줄 수 있는 인자가 매우 다양하기 때문에 평활근섬유를 분류하기가 어렵다. 하지만 많은 평활근을 세포막의 전기적인 특성에 근거해 **단일단위 평활근**(single unit smooth muscle)과 **다단위 평활근**(multi unit smooth muscle) 중 하나로 분류한다.

단일단위 평활근

단일단위 평활근의 근육세포들은 전기적 활성이나 기계적 활성에서 동시적 활성을 나타낸다. 즉 자극에 대해 전 근육조직이 한 단위로 반응한다. 이러한 동시적 활성은 근육세포 각각이 간극연접으로 이웃한 근육세포들과 연결되어 있기 때문에 일어나는 것인데, 간극연접이 한 세포에서 생긴 활동 전위를 국소전류에 의해 다른 세포로 전파될 수 있게 한다. 그러므로 단일단위 평활근의

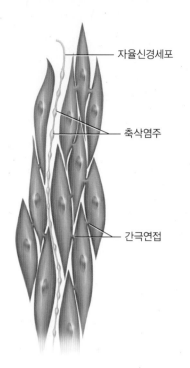

그림 9.38 단일단위 평활근의 신경 분포는 조직의 몇 개 근육세포에만 제한되어 있다. 전기적인 활성은 세포들 간의 간극연접을 통해 세포에서 세포로 전달되어 조직 전체로 퍼진다.

근육세포들 집단 어디에서나 생기는 전기적 활성은 연결된 다른 세포들 모두에게 전달될 수 있다(**그림 9.38**).

단일단위 평활근의 일부 세포는 자발적으로 활동 전위를 생성하는 박동원세포이다. 이 활동 전위는 간극연접을 통해 박동원 활성이 없는 대부분의 다른 세포들에게 전달된다.

신경, 호르몬, 국소 인자 등은 일반적으로 평활근에 대해 앞에서 설명했던 다양한 기전을 이용해 단일단위 평활근의 수축 활동을 변화시킬 수 있다. 이 근육조직에 신경이 분포한 정도는 기관에 따라 매우 다양하다. 축삭 말단은 대개의 경우 박동원세포를 포함하고 있는 근육조직의 부위에 한정되어 있다. 박동원세포의 활동 전위 빈도를 조절함으로써 전 근육조직 활동이 조절될 수 있다.

단일단위 평활근의 또 다른 특징은 근육을 신장시킴으로써 수축반응이 유도될 수 있다는 것이다. 예를 들면 위처럼 속이 빈 기관의 경우, 내강 물질의 부피가 증가한 결과 기관 벽의 평활근이 늘어남으로써 수축반응이 시작된다.

장관, 자궁, 직경이 작은 혈관 등의 평활근은 단일단위 평활근이다.

다단위 평활근

다단위 평활근은 간극연접이 아예 없거나 거의 없다. 근육세포마다 독립적으로 반응하고, 근육조직은 여러 단위로 작용한다. 다단

위 평활근에는 자율신경계의 가지들이 풍부하게 분포하고 있다. 전 근육조직의 수축반응은 활성화된 근육세포들의 수와 신경자극의 빈도에 의해 결정된다. 뉴런에 의한 근육조직의 자극이 어느 정도의 탈분극을 일으켜 수축반응을 일으킬 수 있지만 대부분의 다단위 평활근 근육세포에서는 활동 전위가 일어나지 않는다. 순환하는 호르몬도 다단위 평활근의 수축 활동을 증가시키거나 감소시킬 수 있지만 신장 자극은 다단위 평활근의 수축을 유발하지 않는다. 폐로 연결되는 큰 기도와 직경이 큰 동맥의 평활근과 피부에서 털에 부착된 평활근은 다단위 평활근이다.

9.10 심근

근육의 세 번째 유형인 **심근**(cardiac muscle)은 심장에만 있다. 심근은 제12장의 순환계에서 자세히 살펴볼 것이고, 여기에서는 기능에 대해 간단히 설명하고 골격근, 평활근과는 어떻게 다른지

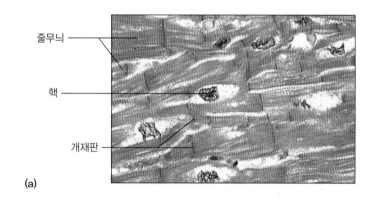

(a)

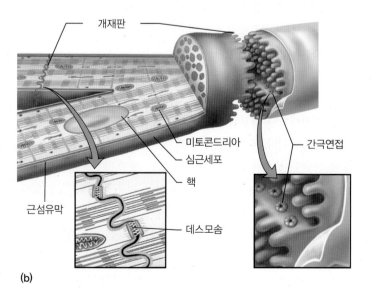

(b)

그림 9.39 심근. (a) 광학현미경 사진. (b) 심근세포와 개재판. Ed Reschke

비교한다.

심근세포의 구조

심근은 골격근과 평활근의 특성이 조합되어 있다. 심근은 골격근처럼 미오신을 포함하는 굵은 필라멘트들이 액틴을 포함하고 있는 가는 필라멘트와 섞여 구성된 근절이 규칙적으로 반복되기 때문에 가로무늬를 가지고 있다. 트로포닌과 트로포미오신도 가는 필라멘트에 존재하고, 골격근에서와 같은 기능을 한다. 세포막은 T-세관 시스템을 포함하고 있고, 이것에 Ca^{2+}을 저장하고 있는 근소포체가 연관되어 있다. 하지만 Ca^{2+}을 방출하기 위해 이 세포막 시스템들이 상호작용하는 기전은 골격근과 다른데, 이것을 간단하게 살펴볼 것이다.

평활근세포처럼 각각의 심근세포는 비교적 작으며(길이 100 μm, 직경 20 μm), 보통 1개의 핵을 가진다. 이웃한 세포들은 세포의 끝 부위가 **개재판**(intercalated disk)이라는 구조물에서 서로 연결되어 있다. 개재판에는 데스모솜(그림 3.9 참조)이 있어서 세포들을 결합시키고, 개재판에 근원섬유가 부착되어 있다(**그림 9.39**). 또한 개재판에는 단일단위 평활근에서처럼 간극연접도 존재한다. 심근세포는 층으로 배열해 속이 빈 내강을 둘러싸는데, 이 경우에 심근세포는 혈액이 채워진 심장의 방을 둘러싼다. 심장 벽의 근육이 수축하면, 이것은 마치 손을 움켜쥐듯이 작용해 내부 혈액에 압력을 가한다.

심근의 흥분-수축 연관

심근세포의 수축은 골격근에서처럼 T-세관으로 전파되는 막의 활동 전위에 반응해 일어나지만, 이 흥분을 힘 발생에 연결시키는 기전은 골격근과 평활근의 특징을 나타낸다(**그림 9.40**). 심근세포의 활동 전위 동안에 탈분극은 부분적으로 전압-개폐성 Ca^{2+} 채널을 통한 Ca^{2+}의 유입에 기인한다. 이 Ca^{2+} 채널은 **L형 Ca^{2+} 채널**(L-type Ca^{2+} channel)이라고 하는데(전류가 길게 지속되기 때문에 이름 붙여짐), 골격근세포의 흥분-수축 연관에서 전압 감지기로 작용하는 디히드로피리딘(DHP) 수용체가 변형된 형이다. 세포로 들어간 Ca^{2+}은 세포막의 탈분극에 참여하고 세포질 Ca^{2+}의 농도를 증가시킬 뿐만 아니라 근소포체에서 훨씬 많은 양의 Ca^{2+}을 방출시키는 자극제로도 작용한다. 심근세포의 근소포체에 있는 리아노딘 수용체는 Ca^{2+} 채널로서, 골격근에서처럼 직접 전압에 의해 열리는 것이 아니라 세포질의 자극제인 Ca^{2+}의 결합에 의해 열린다. 세포질의 Ca^{2+}이 증가하면, 골격근에서 서술한 것과 동일한 기본 기전에 의해 가는 필라멘트가 활성화되어 가교주기가 개시됨으로써 장력이 생성된다(그림 9.11, 9.15 참조).

심근의 수축을 일으키는 Ca^{2+}의 대부분은 근소포체에서 방출된 것이지만, 그 과정은 골격근에서와 달리 세포 밖의 Ca^{2+}이 세포질로 유입되는 것에 의존한다. 세포질의 Ca^{2+} 농도가 근소포체와 근섬유막의 1차 능동 Ca^{2+} 펌프와 근섬유막의 Na^+/Ca^{2+} 역수송체에 의해 원래의 매우 낮은 휴식상태의 값으로 복구되면 수축이 끝난다. 세포외액과 근소포체로 되돌아간 Ca^{2+}의 양은 흥분 시 세포질로 유입된 양과 정확히 맞다. 휴식 중인 사람에서 심근

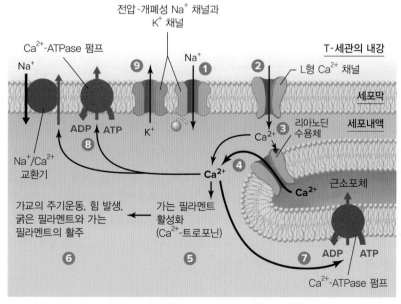

그림 9.40 심근에서의 흥분-수축 연관.

❶ 활동 전위가 시작할 때 Na^+ 유입에 의해 막이 탈분극된다.

❷ 탈분극에 의해 T-세관의 L형 Ca^{2+} 채널이 열린다.

❸ 소량의 '수축유발제' Ca^{2+}이 세포질로 들어가 세포의 탈분극에 기여한다. 이 유발제 Ca^{2+}은 근소포체 막의 세포내액 리아노딘 수용체(Ca^{2+} 채널)에 결합해 채널을 개방한다.

❹ 근소포체에서 세포질로 Ca^{2+}이 확산해 세포질의 Ca^{2+} 농도를 증가시킨다.

❺ Ca^{2+}이 트로포닌에 결합해 가는 필라멘트의 근소포체 가교결합 부위를 노출시킨다.

❻ 가교의 주기운동이 힘을 발생시키고 가는 필라멘트와 굵은 필라멘트의 활주를 일으킨다.

❼ Ca^{2+}-ATPase 펌프에 의해 Ca^{2+}이 근소포체로 재흡수된다.

❽ Ca^{2+}-ATPase 펌프와 Na^+/Ca^{2+} 교환기가 세포질의 Ca^{2+}을 세포 밖으로 제거한다.

❾ K^+이 유출되어 활동 전위를 끝냈을 때 막전위는 재분극된다.

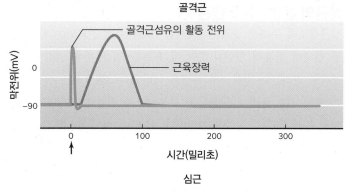

골격근

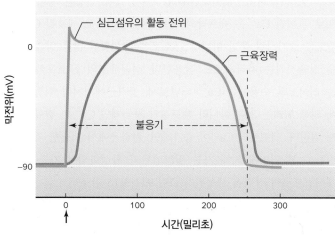

심근

그림 9.41 골격근과 심근에서의 활동 전위와 연축 장력의 타이밍. 근육장력의 크기는 나타내지 않았다.

의 단일 연축 동안에 세포질로 유입되는 Ca^{2+}의 양은 가는 필라멘트의 가교 결합 부위의 약 30%를 노출시킬 수 있는 정도일 뿐이다. 제12장에서 서술할 것이지만 호르몬과 자율신경계의 신경전달물질이 흥분-수축 연관 동안에 방출되는 Ca^{2+}의 양을 조절함으로써 심근 수축의 세기를 변화시킬 수 있다. 그래서 심근 수축은 평활근과 유사한 방식으로 차등적이다.

L형 Ca^{2+} 채널의 전류가 길게 지속되는 것이 강축을 하지 못하는 심근의 중요한 특성의 기초가 된다. 막의 활동 전위가 매우 짧고(1~2밀리초) 힘 발생이 훨씬 길게 지속되는(20~100밀리초) 골격근과 달리, 심근에서는 길게 지속되는 Ca^{2+} 전류 때문에 활동 전위와 연축이 매우 길게 지속된다(**그림 9.41**). 세포막은 탈분극되어 있는 동안 추가 자극에 반응하지 않는 불응기 상태에 있기 때문에(그림 6.22 참조) 단일 연축의 한 기간에는 여러 개의 활동 전위를 일으킬 수 없다. 이것은 반복하는 펌프로 작용하는 심장의 기능을 위해 매우 중요한데, 그 이유는 심장은 확장해 혈액을 채우는 것과 수축해 혈액을 방출하는 것을 번갈아 하고 있기 때문이다.

표 9.6	근육세포의 특징			
특징	골격근	평활근		심근
		단일단위	다단위	
굵은 필라멘트와 가는 필라멘트	있음	있음	있음	있음
근절-줄무늬	있음	없음	없음	있음
가로세관	있음	없음	없음	있음
근소포체(SR)*	++++	+	+	++
세포들 간의 간극연접*	없음	있음	거의 없음	있음
활성화시키는 Ca^{2+}의 공급원	SR	SR과 세포외액	SR과 세포외액	SR과 세포외액
Ca^{2+}의 조절 위치	트로포닌	칼모듈린	칼모듈린	트로포닌
수축속도	빠름-느림	매우 느림	매우 느림	느림
박동원에 의한 활동 전위의 자발적 생성	없음	있음	없음	전문화한 일부 세포에 있지만, 대부분 세포에는 없음
근육긴장 (외부 자극 없이 낮은 수준으로 유지되는 장력)	없음	있음	없음	없음
신경자극의 효과	흥분	흥분 또는 억제	흥분 또는 억제	흥분 또는 억제
흥분과 수축에 대한 호르몬의 생리학적 효과	없음	있음	있음	있음
근육세포를 신장시켰을 때의 수축 발생	없음	있음	없음	없음

* '+'의 수는 근섬유에 존재하는 SR의 상대적인 양을 나타낸다.

무엇이 심근에서 활동 전위를 유발하는가? 그림 9.36a에 서술한 평활근의 기전과 비슷하게, 특정 전문화된 심근세포들이 활동 전위를 자발적으로 생성하는 박동원 전위를 나타낸다. 심근세포는 간극연접에 의해 연결되어 있기 때문에, 활동 전위는 박동원세포에 의해 시작되었을 때 심장 전체로 빠르게 퍼진다. Ca^{2+} 방출과 수축력의 조절 외에, 제12장에서는 호르몬과 자율신경계의 신경전달물질이 심장 박동원세포의 탈분극 빈도를 조절함으로써 심장박동수를 변화시키는 방법도 서술할 것이다.

표 9.6에 서로 다른 유형의 근육이 지니고 있는 특징을 비교했다.

해답은 책 뒷부분에 있다.

1. 골격근 구조에 관한 서술로 옳지 않은 것은 무엇인가?
   a. 근원섬유는 여러 개의 근섬유로 구성된다.
   b. 대부분의 골격근은 결합조직인 힘줄에 의해 뼈에 부착되어 있다.
   c. 굵은 필라멘트의 각 끝은 6개의 가는 필라멘트에 둘러싸여 있다.
   d. 가교는 미오신 분자의 한 부분이다.
   e. 가는 필라멘트는 액틴, 트로포미오신, 트로포닌으로 구성되어 있다.

2. 골격근의 근절에 관한 서술로 옳은 것은 무엇인가?
   a. M선은 명대의 중앙에 존재한다.
   b. 명대는 한 Z선과 다음 Z선 사이의 공간이다.
   c. H구역은 굵은 필라멘트와 가는 필라멘트가 겹치는 부위이다.
   d. Z선은 암대의 중앙에 존재한다.
   e. 암대의 폭은 굵은 필라멘트의 길이와 같다.

3. 근섬유가 동심성 등장성 수축을 하는 동안에 근절에서의 변화에 관한 서술로 옳은 것은 무엇인가?
   a. M선에서 M선까지의 길이는 변하지 않는다.
   b. Z선은 암대의 끝에 더 가까워진다.
   c. 암대의 길이가 더 짧아진다.
   d. 명대의 길이가 더 길어진다.
   e. M선은 암대의 끝에 더 가까워진다.

4. 골격근섬유에서의 흥분-수축 연관에 관한 서술로 옳은 것은 무엇인가?
   a. Ca^{2+}-ATPase 펌프는 T-세관으로 Ca^{2+}을 흡수한다.
   b. 활동 전위는 근소포체의 막을 따라 전파된다.
   c. Ca^{2+}은 DHP 수용체를 통해 세포질로 방출된다.
   d. DHP 수용체는 종말수조의 리아노딘 수용체 Ca^{2+} 채널의 개방을 일으킨다.
   e. 아세틸콜린은 DHP 수용체 채널을 개방한다.

5. 골격근섬유에서 등장성 연축의 잠복기가 등척성 연축보다 더 긴 이유는 무엇인가?
   a. 흥분-수축 연관이 등장성 연축 중에 더 느리기 때문에
   b. 근섬유가 단축 중일 때 활동 전위가 더 느리게 전파되어 전 근섬유를 활성화하는 데 추가 시간이 더 필요하기 때문에
   c. 흥분-수축 연관에 걸리는 시간 후에도 가교가 액틴에 결합해 하중보다 더 큰 장력을 근섬유에 발생시키는 데 충분한 시간이 더 필요하기 때문에
   d. 피로는 등장성 수축 때 훨씬 빠르게 시작하고, 근육이 피로해지면 가교는 훨씬 더 느리게 움직이기 때문에
   e. 등장성 연축은 느린(I형) 근섬유에서만 일어나서 잠복기가 더 길기 때문에

6. 강한 수축이 일어나는 처음 몇 초 동안에 근섬유의 ATP 농도 감소를 방지하는 것은 무엇인가?
   a. 가교에 미리 에너지가 충전되어 있어서 가교주기가 여러 번 이루어질 때까지도 ATP는 필요하지 않다.
   b. ADP가 크레아틴인산에 의해 ATP로 빠르게 전환된다.
   c. 포도당이 해당과정에 의해 대사되어 많은 양의 ATP를 생성한다.
   d. 수축 즉시 미토콘드리아가 산화적 인산화를 시작한다.
   e. 지방산이 산화해당성 과정에 의해 빠르게 ATP로 전환된다.

7. 골격근에서 '빠른 산화해당성' 근섬유의 특징으로 옳은 것은 무엇인가?
   a. 미토콘드리아가 적고, 글리코겐 함량이 높다.
   b. 미오신의 ATPase 활성이 낮고, 주변에 모세혈관이 별로 없다.
   c. 해당과정 효소들의 활성이 낮고, 수축속도는 중간 정도이다.
   d. 미오글로빈 함량이 높고 해당과정 효소들의 활성이 중간 정도이다.
   e. 근섬유의 직경이 작고 피로가 빨리 시작된다.

8. 평활근의 구조에 관한 서술로 옳지 않은 것은 무엇인가?
   a. 가는 필라멘트는 조절 단백질 트로포닌을 포함하고 있지 않다.
   b. 굵은 필라멘트와 가는 필라멘트는 근절로 조직화되어 있지 않다.
   c. 가는 필라멘트는 Z선 대신 조밀체에 결합되어 있다.
   d. 세포들은 1개의 핵을 가지고 있다.
   e. 단일단위 평활근은 세포들을 연결하는 간극연접을 가지고 있다.

9. 평활근에서 미오신 가벼운 사슬 인산화효소의 역할은 무엇인가?
   a. Ca^{2+}에 결합해 흥분-수축 연관을 개시한다.
   b. 가교를 인산화해 가교가 가는 필라멘트와 결합하게 한다.
   c. ATP를 분해해 가교주기의 파워스트로크에 필요한 에너지를 제공한다.
   d. 가교의 미오신 가벼운 사슬을 탈인산화해 근육을 이완한다.
   e. 세포질의 Ca^{2+}을 근소포체로 능동 재흡수한다.

10. 단일단위 평활근이 다단위 평활근과 다른 점은 무엇인가?
    a. 단일단위 평활근은 수축속도가 느린 반면, 다단위 평활근은 빠르다.
    b. 단일단위 평활근에는 T-세관이 있지만 다단위 평활근에는 없다.
    c. 단일단위 평활근에는 자율신경이 분포하지 않는다.
    d. 신장되었을 때 단일단위 평활근은 수축하는 반면, 다단위 평활근은 수축하지 않는다.
    e. 단일단위 평활근은 자발적으로 활동 전위를 생성하지 않는 반면, 다단위 평활근은 생성할 수 있다.

11. 심근세포와 평활근세포의 유사성에 관한 서술로 옳은 것은 무엇인가?
    a. 수축에 앞서 활동 전위가 항상 일어난다.
    b. 수축을 활성화하는 Ca^{2+}의 공급원 대부분은 세포외액의 것이다.
    c. 활동 전위는 서파에 의해 생성된다.
    d. T-세관이 잘 발달되어 있다.
    e. Ca^{2+}의 방출과 수축력은 차등적으로 일어난다.

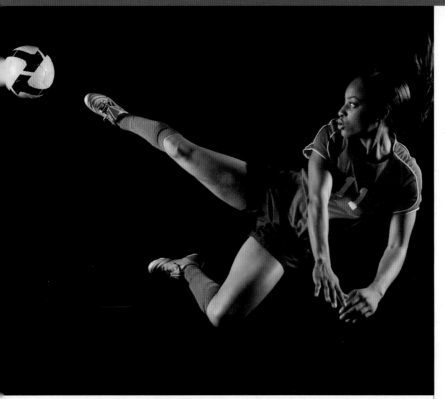

축구공을 쫓아가서 차는 데는 정교한 운동 조절 시스템이 요구된다. Blend Images-Erik Isakson/Brand X Pictures/Getty Images

앞 장들에서는 신경계(제6~8장)와 골격근(제9장)의 복잡한 구조와 기능을 다루었다. 이 장에서는 이러한 시스템들이 신체의 움직임을 시작하고 조절하기 위해 어떻게 상호작용하는지 배울 것이다. 손을 뻗어 물체를 움켜쥐는 것을 생각해 보자. 몸통은 물체 쪽으로 기울어지고, 손목, 팔꿈치, 어깨가 뻗고(일직선으로) 안정화되어, 물체는 물론 팔과 손의 무게를 지지한다. 손가락은 물체 둘레로 내밀어 쭉 뻗은 다음 구부려 그 물체를 잡는다. 뻗는 정도는 물체의 크기에 따라 달라지고, 구부리는 힘은 물체의 무게와 견고함(예를 들어 달걀을 잡을 때는 바위를 잡을 때보다 덜 세게 잡는다)에 따라 달라질 것이다. 이 모든 것을 통해, 계속 자세를 바꾸어도 몸은 직립자세와 균형을 유지한다.

제9장에서 설명한 것처럼 이러한 움직임의 구성요소는 운동단위인데, 각각 하나의 운동뉴런과 그 뉴런의 지배를 받는 모든 골

격근섬유로 이루어져 있다. 골격근에 대한 모든 신경의 영향이 운동뉴런에 수렴되고 이를 통해서 골격근에만 영향을 줄 수 있기 때문에, 중추신경계 운동뉴런이 밖으로 가는 마지막 공통 경로가 된다. 특정 근육에 연결되는 모든 운동뉴런은 그 근육에 대한 운동뉴런 풀(motor neuron pool)을 이룬다. 특정 근육에 대한 풀의 세포체는 척수의 복각(ventral horn)이나 뇌줄기(brainstem)에서 서로 인접해 있다.

뇌줄기나 척수 내에서는 많은 뉴런의 축삭 말단이 운동뉴런과 시냅스를 이루어 그 활동을 조절한다. 정상적으로 조절된 행동의 정확성과 속도는 흥분성과 억제성 입력의 균형에 의해 이루어진다. 예를 들어 만약 특정 운동뉴런으로 가는 억제성 시냅스 입력이 제거되면 그 뉴런으로 전달되는 흥분성 입력은 아무런 방해를 받지 않게 되며, 운동뉴런의 발화가 증가해 수축 증가가 유도된다. 움직임, 즉 손가락을 구부리는 것과 같은 단순한 움직임조차도 단 하나의 근육에 의해 이루어지는 것이 아니라는 것을 이해하는 것이 중요하다. 신체의 움직임은 다양한 근육에 있는 많은 운동단위가 정확한 순서에 따라 활성화됨으로써 이루어진다.

이 장에서는 운동뉴런에 수렴해 그들의 활성을 조절하는 서로 관련 있는 신경 입력에 대해서 다루며, 제1장에서 설명한 생리학의 일반 원리 몇 가지를 본다. 이 장 전체에 걸쳐, 개별 뉴런과 복잡한 신경망 내에서의 신호전달은 세포, 조직, 기관 사이의 정보 흐름이 항상성의 필수적인 특징이며, 생리학적 과정의 통합을 가능하게 한다는 생리학의 일반 원리를 입증해 준다. 운동뉴런에 대한 입력은 흥분성 또는 억제성일 수 있는데, 이 사실은 대부분의 생리적 기능이 다수의 조절계에 의해 제어되며, 종종 서로 길항적으로 작동한다는 생리학의 일반 원리의 좋은 예다. 마지막으로, 중력을 거슬러 자세와 균형을 유지하는 것은 생리적 과정이 화학적·물리적 법칙에 좌우된다는 생리학의 일반 원리와 관련이 있다. 우리는 먼저 운동계가 어떻게 기능하는지에 대한 일반 모델을 제시하고, 그다음 이 모델을 구성하고 있는 각각에 대해 자세히 설명할 것이다. 골격근(특히 자세 유지에 관련된 근육)이 실행하는 많은 수축은 등척성(제9장)이라는 것을 명심하라. 이런 등척성 수축은 신체 부위를 움직인다기보다 안정화시키지만, 전체적인 신체 움직임의 조절에 필수적이기 때문에 이 장에 포함했다. ■

10.1 운동 조절 체계의 계층성

골격근 조절에 관여하는 뉴런은 계층적 방식으로 조직되어 있다고 생각할 수 있는데, 계층의 각 단계는 운동 조절에서 특정 업무를 담당한다(그림 10.1). 의식적으로 계획된 움직임을 시작하기 위해, 운동 조절 계층의 최고위 수준에서 '스웨터 집어 들기' 또는 '서명하기' 또는 '전화 받기'와 같은 일반적인 의도가 발생한다. 이러한 상위중추에는 기억, 감정, 동기부여와 관련된 피질 및 피질하 영역을 포함하는 뇌의 많은 영역이 포함된다(자세한 것은 뒤에서 다룰 것임).

정보는 이러한 상위중추 '명령'뉴런으로부터 운동 조절 계층의 중간 수준을 이루고 있는 뇌의 부위로 중계된다. 중간 수준의 구조는 의도된 행동을 수행하는 데 필요한 개별적인 자세와 움직임을 지정한다. 스웨터를 집어 드는 예에서, 중간 수준 계층의 구조는 몸을 기울여 팔과 손을 스웨터 쪽으로 뻗고, 균형을 유지하기 위해 몸의 무게중심을 이동시키는 명령을 조정한다. 중간 수준의 계층적 구조는 소뇌, 피질하 핵과 뇌줄기뿐만 아니라 대뇌 피질의 감각영역과 운동영역에 위치한다(그림 10.1과 **그림 10.2** 참조). 이 구조물들은 그림 10.1에서 화살표가 가리키는 것처럼 광범위하게 상호 연결되어 있다.

중간 계층 단계의 뉴런은 명령뉴런으로부터 입력신호를 받으면

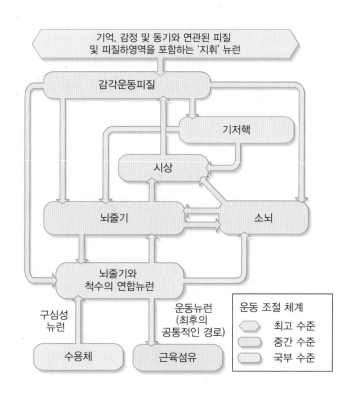

그림 10.1 신체의 움직임을 조절하는 신경계의 간소화된 계층 구조. 운동뉴런은 신체의 모든 골격근을 조절한다. 감각운동피질은 골격근 활동을 조절하기 위해 함께 작용하는 대뇌 피질의 여러 부분을 포함한다. 계층의 중간 수준도 전정기관과 눈으로부터 입력을 받는다(그림에는 표시되지 않음).

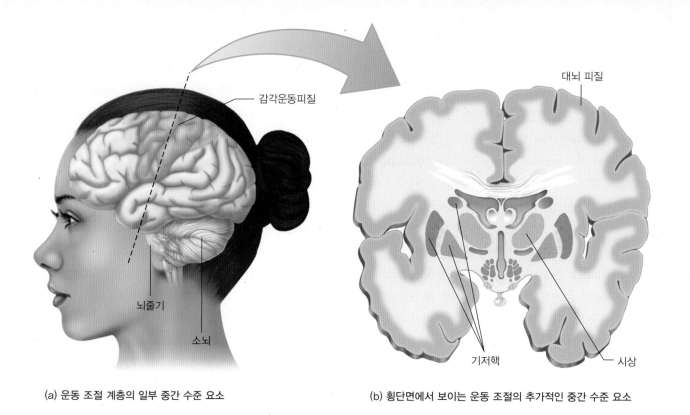

(a) 운동 조절 계층의 일부 중간 수준 요소

(b) 횡단면에서 보이는 운동 조절의 추가적인 중간 수준 요소

그림 10.2 (a) 운동 조절 계층의 중간 수준 다섯 가지 요소 중 세 가지를 보여주는 뇌의 옆모습. (그림 10.9에서 감각운동피질의 자세한 모습을 보여준다.) (b) 대뇌 피질, 시상, 기저핵을 보여주는 뇌의 횡단면.

서, 동시에 전정기관과 눈뿐만 아니라 근육, 힘줄, 관절, 피부에 있는 수용기로부터 구심성 정보를 받는다. 이런 구심성 입력을 활용해 중간 수준의 뉴런은 움직임을 수행하는 데 필요한 신경 활동 패턴의 내부 모델을 구축한다. 이런 패턴을 때때로 **운동 프로그램**(motor program)이라고 한다. 이 모델은 신체 부위의 시작 위치, 그들이 이동할 공간의 속성, 그들이 상호작용할 환경요소(스웨터를 걸 옷걸이 같은 것)에 대한 정보를 통합한다. 움직임을 계획하는 것에서 감각경로의 중요성은, 이러한 경로가 손상되었을 때 감각적 결손뿐만 아니라 움직임이 느려지고 균형 잡힌 수의적 운동을 할 수 없다는 사실에 의해 입증된다.

운동 프로그램에 의해 결정된 정보는 **하행경로**(descending pathway)를 통해 운동 조절 계층의 국부 수준으로 전달된다. 거기에서 근육으로 투사되는 운동뉴런의 축삭은 뇌줄기나 척수에서 빠져나간다. 계층의 국부 수준은 구심성 뉴런, 운동뉴런, 연합뉴런을 포함한다. 국부 수준 뉴런은 원하는 행동을 달성하기 위해 어떤 운동뉴런이 활성화되고, 언제 이런 일이 일어날지를 정확하게 결정한다. 그림 10.1에서 국부 수준으로의 하행경로는 감각운동피질과 뇌줄기에서만 발생하는 점에 주목하라. **감각운동피질**(sensorimotor cortex)이라는 용어는 근육의 움직임을 조절하기 위해 함께 작용하는 전두엽과 두정엽의 광범위한 영역을 묘사하

는 데 사용된다. 다른 뇌 부위, 특히 기저핵(기저 신경절이라고도 함), 시상, 소뇌는 대뇌 피질과 뇌줄기로부터의 하행경로를 통해 간접적으로만 국부 수준에 영향을 미친다.

운동 프로그램은 대부분의 움직임이 진행되는 동안 지속적으로 조정된다. 초기 운동 프로그램이 시작되고 행동이 진행 중일 때, 계층의 중간 수준에 있는 뇌 영역은 운동이 발생한 것에 대한 구심성 정보를 지속적으로 업데이트해서 받는다. 공간에서의 신체와 각 신체 부위의 위치에 대한 구심성 정보를 **자기수용감각**(proprioception)이라고 한다. 예를 들면 집어 들고 있는 스웨터가 젖어 있고 예상했던 것보다 더 무거워서, 처음 결정한 근육 수축의 힘으로는 그것을 들어 올리기에 충분하지 않다고 해보자. 의도한 움직임과 실제 움직임 사이의 불일치가 감지되어 프로그램의 수정이 결정되고, 그 수정은 계층의 국부 수준과 운동뉴런으로 전달된다. 국부 수준에서 전적으로 작용하는 반사회로 역시 진행 중인 움직임을 다듬는 데 중요하다. 따라서 일부 자기수용감각의 입력은 결코 의식적 지각 수준에 도달하지 않으면서, 진행 중인 움직임에 영향을 미치고 처리된다.

만약 복잡한 움직임이 자주 반복되면 학습이 이루어지고 움직임이 숙달된다. 그러면 중간 계층의 수준으로부터 오는 초기 정보는 더 정확해지고 수정은 거의 할 필요가 없게 된다. 미세조정과

표 10.1	수의적 운동을 위한 개념적 운동 조절 계층

I. 상위 중추
 A. 기능: 개인의 의도에 따라 복잡한 계획을 세우고, 명령뉴런을 통해 중간 수준 계층과 소통한다.
 B. 구조: 기억, 감정 및 동기부여, 감각운동피질과 관련된 영역. 이러한 모든 구조는 다른 많은 뇌 구조로부터 입력을 받고 상호 연관시킨다.

II. 중간 수준
 A. 기능: 상위 중추에서 받은 계획을, 운동을 수행하는 데 필요한 뉴런 활성화 패턴을 결정하는 다수의 더 작은 운동 프로그램으로 전환한다. 이러한 프로그램은 각 관절운동을 결정하는 하위 프로그램으로 나뉜다. 그 프로그램과 하위 프로그램들은 하행경로를 통해 국부 조절 수준으로 전달된다.
 B. 구조: 감각운동피질, 소뇌, 기저핵의 일부, 일부 뇌줄기핵, 시상.

III. 국부 수준
 A. 기능: 중간 조절 수준으로부터 전달된 프로그램과 하위 프로그램을 수행하기 위해 필요한 특정 시간에 특정 근육의 장력과 특정한 관절의 각도를 지정한다.
 B. 구조: 뇌줄기 또는 척수의 연합뉴런, 구심성 뉴런, 운동뉴런.

는 관계없이 빠르게 수행된 움직임은 초기 운동 프로그램에 의해서만 이루어진다.

표 10.1에 운동 조절 계층의 구조와 기능을 요약했다.

수의적 및 불수의적 행동

운동계가 고도로 상호 연결되어 있고 복잡한 신경해부학적 기반을 가지고 있다는 점을 고려하면, **수의적 운동**(voluntary movement)이라는 어구를 아주 정확하게 사용하기는 어렵다. 그러나 우리는 다음 특징을 가지는 행동을 언급하기 위해 이 어구를 사용할 것이다: (1) 우리가 무엇을 하고 있고, 왜 하는지를 의식하면서 운동하는 경우와 (2) 우리의 주의집중이 행동 또는 행동의 목적에 맞추어지는 경우이다.

반면에, **불수의적**(involuntary)이라는 용어는 이러한 특징이 없는 행동을 묘사한다. 무의식(unconcious), 자동(automatic), 반사작용(reflex)은 종종 불수의적과 동의어로 쓰이지만, 운동 시스템에서는 **반사작용**이라는 용어가 좀 더 정확한 의미를 가진다.

수의적 행동과 불수의적 행동을 구별하려는 시도에도 불구하고, 거의 모든 운동행동은 두 가지 요소를 모두 포함하고 있으며, 이 둘을 구별하는 것은 쉽지 않다. 예를 들면 걷기와 같이 반복적인 성질을 가진 고도의 의식적인 일부 행동은 뇌와 척수에 미리 프로그래밍된 패턴 생성 회로에 의해 시작된다. 그런 회로에 의해 활성화되는 근육 수축의 교차 패턴은 걷다가 장애물이나 평평하지 않은 지형에 마주칠 때 일어날 수 있는 것과 같이 독특한 상황에 반응해 무의식적으로 변화한다.

그러므로 대부분의 운동행동은 순전히 수의적이거나 불수의적인 것이 아니라, 이 두 가지 요소를 모두 가지고 있다. 더욱이 행동은 수행하는 빈도에 따라 연속적으로 전환된다. 예를 들어 사람이 수동변속기 차를 운전하는 방법을 처음 배울 때, 기어 변속을 하는 데는 상당히 의식적인 주의가 필요하다. 연습을 하면, 똑같은 행동이 자동적으로 된다. 반면에, 일반적으로 불수의적인 반사행동은 특별한 노력으로 수의적 행동으로 수정될 수도 있고, 심지어 예방할 수도 있다.

우리는 이제 운동 조절 시스템의 개별 구성요소에 대한 분석으로 넘어간다. 먼저 국부 조절 기전으로 시작한다. 왜냐하면 그 기전의 활동은 하행경로가 영향력을 발휘하는 기초가 되기 때문이다. 이 설명을 통해 명심해야 할 것은 운동뉴런은 항상 근육으로 가는 마지막 공통 경로를 형성한다는 것이다.

10.2 운동뉴런의 국부적 조절

국부 조절 시스템은 운동 조절 계층에서 상위 중추로부터 운동뉴런으로 지시를 전달하는 중계지점이다. 더욱이 국부 조절 시스템은 예기치 않은 이동의 장애물과 주변 환경에서의 고통스러운 자극에 대해 운동단위 활동을 조정하는 데 매우 중요하다.

이러한 조정을 수행하기 위해 국부 조절 시스템은 움직이게 되는 신체 부위의 근육, 힘줄, 관절, 피부 등의 감각수용기로부터 구심성 신경섬유에 의해 전달되는 정보를 이용한다. 앞서 언급한 바와 같이, 구심성 신경섬유는 계층의 상위 수준으로도 정보를 전달한다.

연합뉴런

하행경로와 구심성 뉴런에서부터 운동뉴런으로 전달되는 대부분의 시냅스 입력은 운동뉴런으로 직접 가지 않고, 오히려 운동뉴런과 시냅스를 이루는 연합뉴런(interneuron)으로 간다. 연합뉴런은 척수뉴런의 약 90%를 차지하며 여러 가지 형태가 있다. 어떤 것들은 그들이 시냅스를 이루는 운동뉴런 가까이에 있어서 국부 연합뉴런이라고 한다. 다른 것들은 척수와 뇌줄기에서 짧은 거리를 위아래로 뻗어 있거나, 중추신경계의 대부분을 통과하는 돌기를 가진다. 오른팔로 야구공을 던지면서, 왼발은 앞으로 내딛는 것과 같은 복잡한 움직임을 통합하기 위해서는 긴 돌기를 가진 연합뉴런이 중요하다.

연합뉴런은 상위 중추와 말초수용기로부터뿐만 아니라, 다른 연합뉴런으로부터의 입력을 통합하는 운동 조절 계층의 국부 수

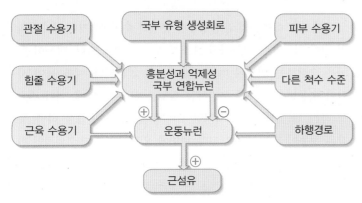

그림 10.3 운동뉴런 활동을 조절하는 국부 연합뉴런으로의 입력 수렴. ⊕ 기호는 흥분성 시냅스를 의미하며 ⊖ 기호는 억제성 시냅스를 의미한다. 나타내지 않은 다른 뉴런들이 운동뉴런에 직접 시냅스를 형성할 수 있다.

준의 중요한 요소이다(**그림 10.3**). 이들은 어느 근육이 언제 활성화되는지를 결정하는 데 매우 중요하다. 이는 걷거나 뛰기 같은 반복적이고 리드미컬한 활동을 조정하는 데 특히 중요한데, 이를 위해서 척수 연합뉴런이 교대 순서로 사지 운동을 활성화하고 억제하고 하는 것을 담당하는 패턴 생성 회로를 암호화한다. 게다가 연합뉴런은 상위 운동중추의 명령하에 움직임을 켜거나 끌 수 있는 '스위치'로 작용할 수 있다. 예를 들어 뜨거운 접시를 집어 들면, 국부 반사궁(reflex arc)이 손의 피부에 있는 통각수용기에 의해 시작될 것이고, 보통은 접시를 떨어뜨리게 된다. 그러나 만약 그 접시에 저녁 식사가 담겨 있으면, 하행 명령은 국부적 활성을 억제해 안전하게 내려놓을 수 있는 위치에 도달할 때까지 접시를 잡을 수 있게 한다. 국부 연합뉴런의 다양한 입력 통합은 대부분의 생리적인 기능이 다수의 조절계에 의해 조절되며, 종종 서로 길항적으로 작동한다는 생리학의 일반 원리를 나타내는 대표적인 예다.

국부적 구심성 입력

방금 주목한 바와 같이, 구심성 섬유는 가끔씩 국부 연합뉴런에 영향을 미친다(곧 논의될 경우인데, 구심성 섬유는 운동뉴런에 직접 시냅스를 이룬다). 구심성 섬유는 다음의 세 곳에 위치한 감각 수용기로부터 정보를 운반한다.

- 운동뉴런에 의해 조절되는 골격근
- 길항작용을 하는 다른 근육
- 근육의 활동에 의해 영향받는 신체 부분의 힘줄, 관절, 피부

이러한 수용기는 근육의 길이와 장력, 관절의 움직임, 움직임 효과 등을 감지한다. 바꾸어 말하면 움직임 자체가 구심성 입력을

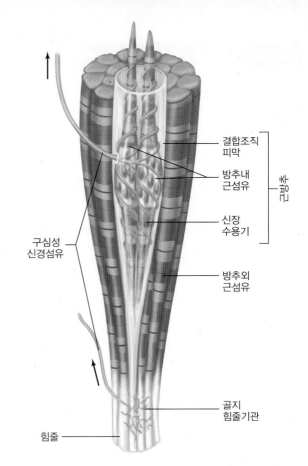

그림 10.4 근방추와 골지힘줄기관. 근방추는 방추외 근섬유에 비해 크기가 과장되어 있다. 골지힘줄기관에 대해서는 이 장 후반부에 논의할 것이다.

발생시키고, 차례로 그것은 움직임이 어떻게 진행되는지에 영향을 미친다. 다음에 보게 되겠지만, 그들의 입력은 때때로 근육에 대해 음성 되먹임 조절을 제공하고, 또한 사지와 몸의 위치를 의식적으로 자각하도록 기여한다.

길이 감시 시스템

근육 내에 깊숙이 파묻혀 있는 신장수용기는 근육의 길이와 근육 길이의 변화율을 감시한다. 이러한 수용기들은 변형된 근섬유를 감싸고 있는 구심성 신경섬유의 말단 부위로 이루어져 있고, 그중 여러 개는 결합조직 피막으로 싸여 있다. 이들을 총칭해 **근방추**(muscle spindle)라고 한다(**그림 10.4**). 방추 내의 변형된 근섬유는 **방추내 근섬유**(intrafusal fiber)로 알려져 있다. 근육의 대부분을 형성하고, 그 힘과 움직임을 만들어내는 골격근 섬유(그것이 제9장의 초점이었음)는 **방추외 근섬유**(extrafusal fiber)이다.

방추 내에는 두 종류의 신장수용기가 있다. 하나는 근육이 어느 정도 신장되는지에 대해 가장 잘 반응하는 핵쇄섬유(nuclear chain fiber)이고, 다른 하나는 신장의 규모와 신장되는 속도 모두에 대해 반응하는 핵낭섬유(nuclear bag fiber)이다. 두 종류의

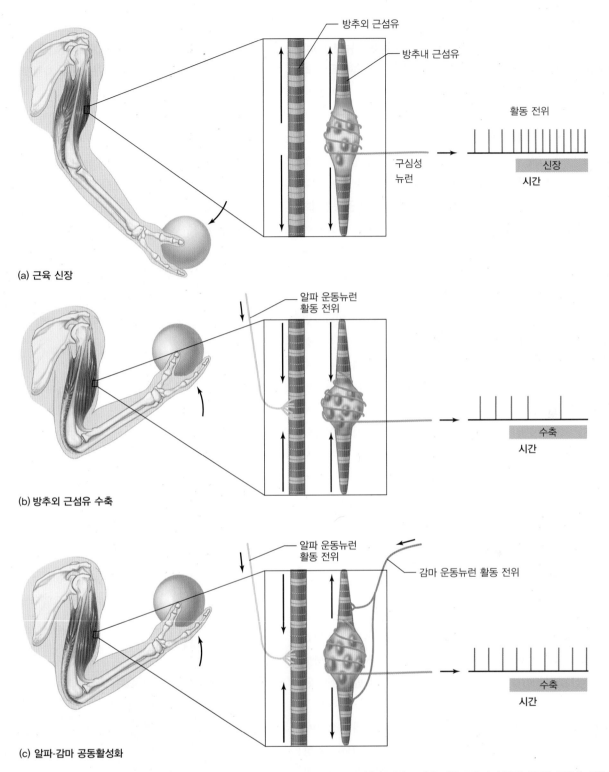

(a) 근육 신장

방추외 근섬유
방추내 근섬유
구심성 뉴런
활동 전위
신장
시간

(b) 방추외 근섬유 수축

알파 운동뉴런 활동 전위
수축
시간

(c) 알파-감마 공동활성화

알파 운동뉴런 활동 전위
감마 운동뉴런 활동 전위
수축
시간

그림 10.5 근육세포의 알파-감마 공동활성화는 근육의 길이에 대한 근방추 민감도를 유지시킨다. (a) 외적인 부하에 의한 근육의 수동적 신장은 근방추 신장수용기를 활성화하고, 구심성 신경의 활동 전위 빈도를 증가시킨다. (b) 방추외 근섬유의 수축은 신장수용기의 장력을 제거하고 활동 전위 발화율을 낮춘다. (c) 알파와 감마 운동뉴런의 동시활성화는 방추내 근섬유 중심 부위의 신장을 유지하게 되고, 근육 길이에 대한 구심성 정보는 계속해서 중추신경계로 도달하게 된다.

신장수용기는 완전히 분리되어 있지만, 이들을 집합적으로 **근방추 신장수용기**(muscle-spindle stretch receptor)라고 한다.

근방추는 결합조직에 붙어 있으며 방추외 근섬유와 평행하게 배열되어 있다. 따라서 외적인 힘에 의한 근육의 신장은 방추내 근섬유도 잡아당겨 신장시키고, 수용기 말단을 활성화한다(**그림 10.5a**). 근육이 더 많이 더 빠르게 신장될수록 수용기의 발화율은 더욱 커진다.

방추외 근섬유는 직경이 큰 운동뉴런인 **알파 운동뉴런**(alpha motor neuron)에 의해 활성화된다. 만약 알파 운동뉴런을 따라 활동 전위가 방추외 근섬유의 수축을 유발한다면, 그 결과로 나타나는 근육의 단축은 방추의 장력을 제거하고, 신장수용기의 발화율을 둔화시킨다(**그림 10.5b**).

그러나 만약 그림 10.5b에서처럼 근육이 항상 활성화되어 있다면, 근방추의 느슨함은 빠른 단축 수축 동안에 근육 길이에 대해 이용 가능한 감각정보가 감소할 것이다. **알파-감마 공동활성화**(alpha-gamma coactivation)라는 기전은 이러한 정보 손실을 예방한다. 방추내 근섬유의 두 말단 부분은 직경이 작은 **감마 운동뉴런**(gamma motor neuron)에 의해 활성화된다(**그림 10.5c**). 특정 근육에 대한 알파와 감마 운동뉴런의 세포체는 척수나 뇌줄기에서 서로 가깝게 놓여 있다. 두 유형 모두 바로 인접한 연합뉴런에 의해 활성화되고 때로는 하행경로의 뉴런에 의해 직접 활성화된다. 방추내 근섬유의 수축성 말단은 전체 근육의 힘이나 단축에 기여할 정도로 크지도 않고 충분히 강하지도 않다. 그러나 이들은 방추내 근섬유의 중심 수용기 부위에서 긴장과 신장을 유지할 수 있다. 그러므로 감마 운동뉴런만 활성화해도 신장될 근육의 민감성이 증가한다. 감마 운동뉴런과 알파 운동뉴런의 공동활성화는 단축 수축 동안 근방추 중심부가 느슨해지지 않도록 예방한다(그림 10.5c 참조). 이는 현재 진행되고 있는 동작 중에 조정을 제공하고, 미래의 움직임을 계획하고 예상하도록, 근육 길이에 대한 정보를 지속적으로 이용할 수 있게 한다.

신장반사

근방추에서 나와 중추신경계로 들어갈 때, 구심성 섬유는 다른 경로로 가는 가지들로 나뉜다. **그림 10.6**에서 경로 A는 신장되었던 근육으로 되돌아가는 운동뉴런에 직접 흥분성 시냅스를 형성함으로써 **신장반사**(stretch reflex)라고 하는 하나의 반사궁을 완성한다.

이러한 반사작용은 균형을 잡고 자세를 유지하는 데 중요하며, 일상적인 건강검진의 일부인 **무릎반사**(knee-jerk reflex)의 형태로 가장 익숙할 것이다. 검사자는 무릎 위를 지나가고 대퇴의 신근을 하퇴의 경골에 연결하는 슬개건(그림 10.6 참조)을 가볍게 친다. 톡 쳐서 힘줄이 밀어 넣어지면, 여기에 붙어 있는 대퇴근이 신장되고, 이 근육 내의 모든 신장수용기가 활성화된다. 이는 신장수용기로부터 오는 구심성 신경섬유에 활동 전위 발생을 자극하게 되고, 이러한 활동 전위는 같은 근육을 조절하는 운동뉴런의 흥분성 시냅스를 활성화한다. 운동단위가 자극되고, 대퇴근이

수축되어 환자의 하퇴는 잠깐 동안 펴진다. 무릎반사가 적절하게 잘되는 것은 의사에게 구심성 섬유, 운동뉴런으로 가는 시냅스 입력의 균형, 운동뉴런, 신경근 접합부, 근육 자체가 정상적으로 기능하고 있음을 알려준다.

신장된 근육에서 구심성 신경섬유는 연합뉴런 없이 그 근육으로 향하는 운동뉴런에 직접 시냅스를 이루기 때문에, 이런 유형의 반사는 **단일 시냅스성 반사**(monosynaptic reflex)라고 한다. 신장반사가 유일한 단일 시냅스성 반사궁으로 알려져 있다. 다른 모든 반사궁은 구심성 뉴런과 원심성 뉴런 사이에 적어도 하나(대개는 여러 개)의 연합뉴런을 가지므로 **다시냅스성 반사**(polysynaptic reflex)이다.

그림 10.6의 경로 B에서 신장수용기로부터의 구심성 신경섬유 가지들은 억제성 연합뉴런 위에서 끝난다. 활성화되었을 때는 길항근을 조절하는 운동뉴런을 억제하는데, 길항근의 수축은 반사

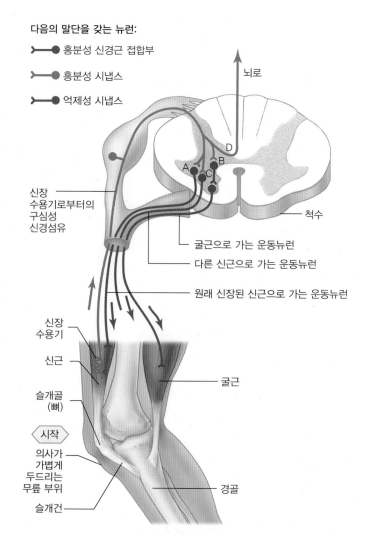

다음의 말단을 갖는 뉴런:

흥분성 신경근 접합부
흥분성 시냅스
억제성 시냅스

뇌로

척수

신장 수용기로부터의 구심성 신경섬유

굴근으로 가는 운동뉴런
다른 신근으로 가는 운동뉴런
원래 신장된 신근으로 가는 운동뉴런

신장 수용기
신근
슬개골 (뼈)

굴근

경골

시작

의사가 가볍게 두드리는 무릎 부위
슬개건

그림 10.6 무릎반사와 관련된 신경. 슬개건을 두드리면 신근이 늘어나서 그 신근과 다른 신근들의 보상수축(경로 A와 C), 굴근의 이완(경로 B), 근육 길이에 대한 정보가 뇌로 가게 된다(경로 D). 화살표는 활동 전위의 전파 방향을 가리킨다.

반응을 방해한다. 예를 들면 무릎반사에서 무릎을 구부리는 근육으로 가는 뉴런은 억제된다. 신장반사의 구성요소는 다시냅스성이다. 특정 신체 움직임의 작용근과 길항근 모두에 영향을 주는 신경 경로의 나뉨(갈림)을 **상반 신경지배**(reciprocal innervation)라고 한다. 이것은 신장반사뿐만 아니라 많은 운동의 특징이며, 어떤 상황에서는 길항근 그룹이 동시에 수축되어서 사지관절을 경직시킨다.

그림 10.6의 경로 C는 **협동근**(synergistic muscle)의 운동뉴런을 활성화한다. 즉 협동근은 수축해서 의도된 운동을 돕는 근육이다. 무릎반사의 예에서 이것은 다리를 뻗게 하는 다른 근육을 포함한다.

그림 10.6의 경로 D는 확실한 신장반사의 부분은 아니다. 이는 근육 길이의 변화에 대한 정보가 상위중추로 올라간다는 것을 입증한다. 구심성 뉴런의 축삭은 뇌줄기까지 이어지고, 운동 조절을 처리하는 뇌의 영역으로 근육 길이에 대한 정보를 전달하는 경로에서 다음 연결을 형성하는 연합뉴런과 시냅스를 이룬다. 이 정보는 익숙하지 않은 행동의 수행과 같이 느리고 통제된 운동을 하는 동안에 특히 중요하다. 상행경로는 또한 사지의 위치를 의식적으로 지각하는 데 기여하는 정보를 제공한다.

장력 감시 시스템

특정 운동뉴런 집합에 주어진 입력은 그들이 지배하는 근육에서 다양한 정도의 장력을 이끌어낼 수 있다. 장력은 근육 길이, 근육에 가해지는 하중, 근육 피로의 정도에 따라 다르다. 그러므로 운동 조절 시스템에 실제로 발생한 장력을 알리기 위한 되먹임이 필요하다.

이러한 되먹임의 일부는 피부, 근육, 관절수용기로부터의 구심성 입력에 의해서뿐만 아니라, 시각(우리 스스로 물체를 들어 올리는지 혹은 내리는지를 볼 수 있음)에 의해서도 제공된다. 추가적인 수용기 유형은 특별히 근육 힘줄의 신장을 모니터링하는데, 이는 수축하는 운동단위가 얼마만큼의 장력을 발휘하고 있는지와 근육에 작용하는 외부 힘과 관련이 있다.

이 장력 감시 시스템에 사용되는 수용기는 **골지힘줄기관**(Golgi tendon organ)인데, 이것은 근육 접합부 가까이에 있는 힘줄에서 콜라겐 다발을 감싸는 구심성 신경섬유의 말단이다(그림 10.4 참조). 이 콜라겐 다발들은 휴지 상태에는 약간 구부러져 있다. 근육이 신장되거나 부착된 방추외 근섬유가 수축될 때 장력이 힘줄에 가해진다. 이 장력은 콜라겐 다발을 곧게 펴고, 수용기 끝부분을 비틀어서 활성화시킨다. 힘줄은 보통 근육 전체가 수동적으로 신장될 때보다 근육의 능동적 수축에 의해 훨씬 더 많이 신장된

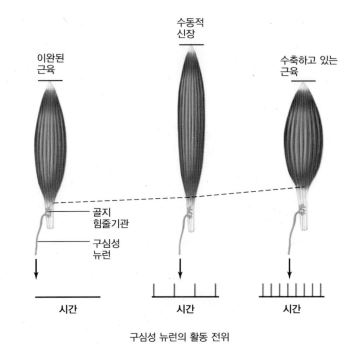

그림 10.7 골지힘줄기관의 활성화. 근육이 수축할 때와 비교해 보면, 이완된 근육의 수동적인 신장은 힘줄의 신장을 줄여주고, 골지힘줄기관의 활동 전위를 감소시킨다.

다(**그림 10.7**). 활성화되었을 때, 골지힘줄기관은 활동 전위를 개시해 중추신경계로 전달한다.

골지힘줄기관으로부터 오는 구심성 뉴런의 가지들은 근육 힘에 대한 의식적 지각을 제공하기 위해 뇌로 올라가고, 이 정보는 진행 중인 운동 프로그램을 수정하는 데 사용될 수 있다. 이런 분지는 또한 척수에 있는 연합뉴런에 넓게 투사되는데, 여기서 근육의 반사적인 조절에 기여한다. 영향을 받는 근육으로는 특정 힘줄 기관과 연관된 근육뿐만 아니라 사지의 다른 관절을 움직이는 근육도 포함할 수 있다. 골지힘줄기관으로부터의 근육 장력 정보와 근방추로부터의 근육 길이 정보를 합치면, 걷기와 달리기를 하는 동안에 사지 굽힘, 확장, 경직을 반사적으로 조정할 수 있다.

도피반사

근방추 신장수용기와 활성화된 근육의 골지힘줄기관으로부터의 구심성 정보 외에도, 다른 입력이 국부적 운동 조절 시스템으로 전달된다. 예를 들면 압정을 밟아서 일어나는 것 같은 피부의 고통스러운 자극은 굴근을 활성화하고 동측(ipsilateral, 신체의 같은 쪽에 있는) 다리의 신근을 억제한다. 그 결과로 인한 작용은 영향 받은 다리를 유해 자극으로부터 멀리 이동하게 하므로, 이것을 **도피반사**(withdrawal reflex)라고 한다(**그림 10.8**). 같은 자극이 대측성(contralateral, 자극으로부터 신체의 반대쪽에) 다리에

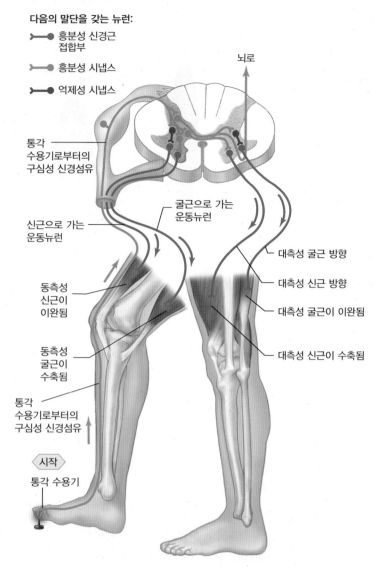

다음의 말단을 갖는 뉴런:

- 흥분성 신경근 접합부
- 흥분성 시냅스
- 억제성 시냅스

뇌로

통각 수용기로부터의 구심성 신경섬유

굴근으로 가는 운동뉴런

신근으로 가는 운동뉴런

동측성 신근이 이완됨

동측성 굴근이 수축됨

통각 수용기로부터의 구심성 신경섬유

시작

통각 수용기

대측성 굴근 방향

대측성 신근 방향

대측성 굴근이 이완됨

대측성 신근이 수축됨

그림 10.8 통각 수용기가 감지한 통증에 반응해 동측 굴근의 운동뉴런이 자극된다(도피반사). 그림에 나타난 경우에는, 반대쪽 다리를 뻗어서(교차 신근반사) 몸의 무게를 지탱한다. 화살표는 활동 전위의 전파 방향을 가리킨다.

서는 정반대의 반응을 일으킨다. 굴근 운동뉴런이 억제되는 동안에 신근으로 가는 운동뉴런은 활성화된다. 이러한 **교차 신근반사**(crossed-extensor reflex)는 다친 발이 굴근에 의해 들어 올려질 때, 대측성 다리가 신체의 무게를 지탱할 수 있게 한다(그림 10.8 참조).

10.3 뇌의 운동중추와 조절되는 하행경로

이제 뇌의 운동중추와 국부적 조절계를 지휘하는 하행경로를 살펴보자(그림 10.1 재검토).

대뇌 피질

전두엽과 두정엽의 뉴런 연결망은 수의적 운동을 계획하고 계속 조절하는 데 핵심적 기능을 하며, 최고 및 중간 수준의 운동 조절 계층 모두에서 작용한다. 운동 조절을 위해 하행경로를 발생시키는 수많은 뉴런은 전두엽의 뒤쪽에 위치한 감각운동피질(sensorimotor cortex)의 두 영역에서 유래하는데, **1차 운동피질**[primary motor cortex, 때로는 단순히 **운동피질**(motor cortex)이라고 함]과 **전운동 영역**(premotor area)이 그것이다(그림 10.9).

그림 10.9에 보여진 그 밖의 감각운동피질 영역은 두 대뇌 반구 사이에서 접혀 내려간 전두엽피질의 표면에 대부분이 놓여 있는 **보조운동피질**(supplementary motor cortex)과 **체성감각피질**(somatosensory cortex), **두정엽 연합피질**(parietal-lobe association cortex) 부분이 포함된다. 신체의 여러 부분에서 근육 집단을 조절하는 운동피질의 뉴런이, 체성감각피질에서 볼 수 있는 것과 유사한 체성감각부위 지도(somatotopic map)에 해부학적으로 배열되어 있다(그림 10.10).

피질의 이런 영역은 해부학적·기능적으로 뚜렷이 다르지만, 이들은 아주 많이 상호 연결되어 있으며, 많은 위치에서 개별적인 근육이나 움직임을 나타내게 된다. 따라서 운동을 조절하는 피질 뉴런은 신경망을 형성하는데, 이는 각각의 개별 움직임에 많은 뉴런이 참여함을 의미한다. 뿐만 아니라, 어떤 하나의 뉴런도 하나 이상의 움직임에서 기능할 수 있다. 신경망은 앞의 두 단락에서 명명된 위치를 포함하여 두정엽과 전두엽피질의 여러 위치로 가로질러 분포할 수 있다. 연결망 내에서 뉴런들의 상호작용은 유연해 뉴런은 다른 상황에서 다르게 반응할 수 있다. 이런 적응성은 다양한 원천에서 들어오는 신경신호를 통합하고 많은 부분의 최종 조정을 매끄럽고 목적에 합당한 움직임으로 할 수 있는 가능성을 높여준다. 이는 또한 우리가 목적에 도달할 수 있는 놀랄 만큼 다양한 방법을 설명해 줄 것이다. 예를 들면 우리는 오른손이나 왼손으로 머리를 빗거나, 머리 앞이나 뒤에서 시작해서 빗을 수 있다. 이와 동일한 적응성은 또한 운동행동의 모든 측면에서 일어나는 학습의 일부를 설명한다.

우리는 감각운동피질의 다양한 영역을, 직접적이든 간접적이든 운동뉴런으로 가는 하행경로를 생기게 하는 것으로 설명했다. 그러나 의도적인 움직임을 개시하는 데는 추가적인 뇌 영역이 관여되는데, 이를테면 기억, 감정, 동기부여에 관련된 영역과 기저핵, 소뇌 등이 포함된다.

대뇌 피질의 연합 영역은 운동 조절에서 다른 기능도 있다. 예를 들면 두정엽 연합피질의 뉴런은 손을 뻗고 잡는 시각조절에 중요하다. 이 뉴런들은 손동작 패턴에 관한 운동신호와 잡으려는 물

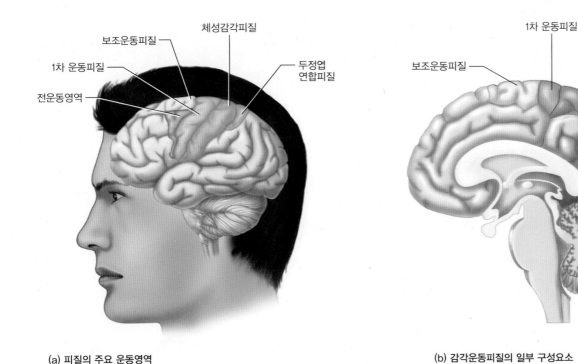

(a) 피질의 주요 운동영역

(b) 감각운동피질의 일부 구성요소

그림 10.9 (a) 대뇌 피질의 주요 운동영역, (b) 두 대뇌 반구 사이에서 아래로 접힌 대뇌 피질 부분에 놓여 있는 보조운동피질을 보여주는 우뇌의 정중선 단면도. 다른 피질 운동영역도 이 영역까지 확장된다. 전운동, 보조운동, 1차 운동, 체성감각, 두정엽 연합피질은 모두 함께 감각운동피질을 구성한다.

체의 3차원적 특징에 관한 시각계로부터의 신호를 일치시키는 데 기여한다. 책상 위 눈앞에 물 한 컵이 있다고 생각해 보자—눈을 감고서 하는 것보다, 눈으로 자신의 팔과 손의 움직임을 따라갈 때 훨씬 더 부드럽게 손을 뻗어 컵을 집어 들 수 있을 것이다.

운동 조절에 관련된 피질 영역이 활성화되는 동안에 피질 하부의 기전 또한 활성화된다. 이제부터 운동 조절 시스템의 이러한 영역을 알아보자.

피질하 핵과 뇌줄기 핵

뇌줄기와 피질 밑 대뇌 내부에는 고도로 상호 연결된 수많은 구조물이 놓여 있는데, 여기서 그들은 움직임을 조절하기 위해 피질과 상호작용한다. 그들의 영향은 대뇌 피질로 올라가는 경로와 일부 뇌줄기 핵으로부터 내려가는 경로에 의해 운동뉴런에 간접적으로 전달된다.

이런 구조물은 동기부여와 움직임의 개시에도 작은 역할을 할 수 있지만, 그것을 계획하고 감시하는 데도 매우 중요한 역할을 하는 것은 분명하다. 그들의 역할은 원하는 행동을 수행하는 데 필요한 움직임의 구체적인 순서를 결정하는 프로그램을 수립하는 데 있다. 피질하 핵 및 뇌줄기 핵은 숙련된 움직임을 학습하는 데도 중요하다.

피질하 핵 가운데 중요한 것은 쌍을 이루고 있는 **기저핵**(basal

nuclei)이며(그림 10.2b 참조), 이는 별도의 핵이 밀접하게 연관되어 그룹을 구성한다. 제6장에서 설명한 것처럼 이 구조들은 흔히 기저 신경절(basal ganglia)이라고 하지만, 중추신경계 내부에 존재하므로 핵이란 용어가 해부학적으로 더 적절하다. 그들은 일부 고리형 병렬회로에서 연결을 형성해 운동 시스템의 활동이 감각운동피질의 특정 영역으로부터 기저핵으로, 기저핵에서 시상으로 전달되고, 이어서 회로가 시작된 피질 영역으로 되돌아온다(그림 10.1 재검토). 이들 회로 중 일부는 움직임을 촉진하며, 다른 일부는 움직임을 억제한다. 이는 뇌졸중이나 외상에 따른 피질하 핵의 뇌손상이 근육의 과다수축 또는 이완마비(flaccid paralysis)를 유발하는 이유를 설명한다. 즉 어떤 특정 회로가 손상되는가에 따라 달라진다. 기저핵의 중요성은 다음에 논의하는 바와 같이 특정 질병 상태에서 특히 분명하게 알 수 있다.

파킨슨병

파킨슨병(Parkinson's disease)에서는 기저핵의 입력이 감소하며, 촉진회로와 억제회로의 상호작용이 불균형해지고, 운동피질의 활성화(방금 언급된 회로의 기저핵-시상 부분을 통한)가 감소한다. 파킨슨병의 임상적인 특징은 운동량 감소[운동불능증(akinesia)], 느린 움직임[**운동느림증**(bradykinesia)], 근육 강직(muscular rigidity), 휴식 시 떨림(tremor) 등이 있다. 다른 운동 이상 및 비

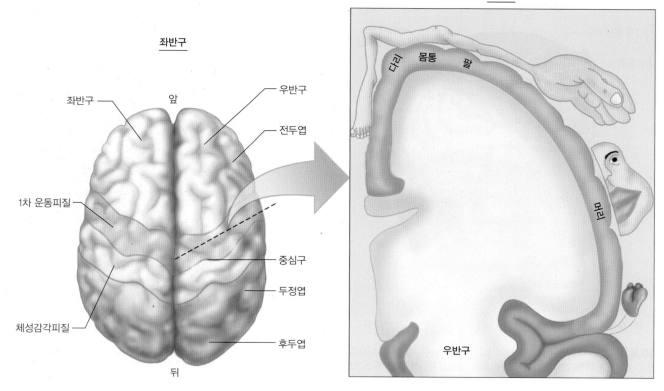

그림 10.10 1차 운동피질에 있는 주요 신체 영역의 체성감각부위 지도. 넓은 영역 내에서 어느 한 영역만이 신체의 한 영역의 움직임을 전적으로 조절하지는 않으며, 피질에 표시된 것이 상당 부분 중복되고 겹쳐 있다. 신체 구조의 상대적 크기는 그 운동 조절에 전념하는 뉴런의 수에 비례한다. 주로 신체 좌측의 근육을 조절하는 우측 운동피질만이 그림에서 보인다.

운동성 이상도 있을 수 있다. 예를 들면 일반적인 증상으로는 얼굴 표정이 가면을 쓴 것같이 변하고, 무감정한 모습, 팔 흔들림 없이 발을 끌며 걷는 걸음걸이, 구부러지고 불안정한 자세 등이 포함된다.

파킨슨병의 증상은 기저핵의 부적절한 기능을 반영하지만, 초기 결함의 주요 부분은 **흑질**(substantia nigra, '검은 물질')의 뉴런에서 발생하는데, 흑질은 뇌줄기의 핵으로 그 세포들이 가진 어두운 색소로 인해서 명명되었다. 이 뉴런들은 정상적으로 기저핵으로 투사되는데, 거기서 축삭 말단에서 도파민을 방출한다. 도파민은 일반적으로 그곳의 활동에 '브레이크' 역할을 한다. 파킨슨병에서는 이 흑질 뉴런들이 퇴화하며, 기저핵으로 전달하는 도파민의 양이 감소한다. 뇌에서 다른 신경전달물질들도 영향을 받을 수 있는데, 아마도 도파민의 감소로 인한 2차적인 것이다. 예를 들어 최근에 밝혀진 증거에 따르면 파킨슨병이 진행된 환자의 특정 뇌 영역에서 아세틸콜린의 양이 감소했다.

흑질 뉴런의 퇴화와 파킨슨병의 발병 원인이 무엇인지는 현재 알려져 있지 않다. 일부 경우에서 미토콘드리아의 기능, 산화적 스트레스로부터의 보호, 대사 분해의 표적이 된 세포 단백질의 제거 등과 연관된 유전자 기능의 관찰된 변화에 근거해 파킨슨병의 유전적 원인이 있을 수 있다는 증거가 제시된다. 과학자들은 망간, 일산화탄소, 일부 살충제와 같은 환경 독성물질에 노출되는 것도 이 질병의 발생에 기여하는 요인이 될 수 있다고 추정하고 있다. 흑질의 파괴와 명백하게 관련된 한 가지 화학물질이 MPTP(1-methyl-4-phenyl-1,2,3,6-tetrahydropyridine)이다. MPTP는 합성헤로인 같은 아편유사체 약물의 제조 과정에서 만들어지는 불순물로 이것을 주사하면 파킨슨병 유사 증후군이 유발된다.

파킨슨병 치료에 사용되는 약은 주로 기저핵에서 도파민 활성을 회복하도록 고안된 것이다. 치료약은 세 가지 주요 범주로 나뉜다.

■ 도파민 수용체의 작용제(자극제)
■ 시냅스에서 도파민을 대사하는 효소의 억제제
■ 도파민 자체의 전구물질

가장 보편적으로 처방되는 약물은 세 번째 범주에 속하는 **레보도파**(Levodopa, L-dopa)이다. L-도파는 혈류로 들어가 혈액-뇌장

벽을 통과하고, 뉴런에서 도파민으로 전환된다. (도파민 자체는 혈액-뇌 장벽을 통과할 수 없고 전신에 너무나 많은 부작용을 일으키기 때문에 약물로 사용할 수 없다.) 새로 형성된 도파민은 기저핵에 있는 수용체를 활성화해 병의 증상을 호전시킨다. L-도파는 가끔 부작용을 일으키는데, 과도한 도파민 활성을 보이는 조현병 환자에서 보여지는 것과 같은 환각과 자발적이고 비정상적인 운동 활성이 포함된다. 파킨슨병의 다른 치료법으로는 기저핵의 과활성 부위를 파괴하는 것과 **뇌심부 자극법**(deep brain stimulation)이 있다. 뇌심부 자극법은 기저핵 영역에 전극을 외과적으로 심고, 전극을 인공 심박조율기와 유사한 전기펄스 발생기에 연결한다(제12장). 이 방법은 많은 경우에 증상을 완화하지만, 그 기전에 대한 내용은 아직 명확하지가 않다. 도파민 생산이 가능한 미분화 줄기세포의 주입도 가능한 치료법으로 모색되고 있다.

파킨슨병 환자의 일부는 가벼운 인지문제가 있는데, 이런 환자들은 도파민이 아닌 아세틸콜린의 뇌 내 수준을 증가시키는 약으로 치료한다. 한 가지 널리 쓰이는 약이 **리바스티그민**[rivastigmine, **엑셀론**(Exelon)]인데, 콜린성 활동의 상실과 연관된 알츠하이머병을 가진 치매 환자를 치료하는 데 사용되는 약과 같은 종류에 속한다.

소뇌

소뇌는 뇌줄기의 등쪽에 위치한다(그림 10.2a 참조, 제6장 재참조). 소뇌는 뇌줄기 핵으로의 입력과 (시상을 거쳐) 운동뉴런으로 내려가는 경로를 생성하는 감각운동피질 영역으로의 입력에 의해서 간접적으로 자세와 움직임에 영향을 미친다. 소뇌는 감각운동피질과 움직임에 영향을 받는 일부 수용기인 전정계, 눈, 피부, 근육, 관절, 힘줄로부터 정보를 받는다.

운동 기능에서 소뇌의 한 가지 역할은 운동 프로그램의 다른 단계, 특히 움직임의 작용요소와 길항요소의 적절한 시간 맞춤을 정확히 실행하도록 대뇌 피질과 척수에 시간 신호를 제공하는 데 있다. 또한 여러 개의 관절이 관여하는 움직임을 조정하는 데 도움을 주며, 이러한 움직임의 기억을 저장해 다음에 수행할 때 그 움직임을 쉽게 할 수 있게 한다.

소뇌는 운동 계획에도 참여하는데, 의도하는 움직임의 속성에 대한 정보와 주변 공간에 대한 정보를 통합한다. 그다음에 소뇌는 이를 운동 프로그램의 개선을 담당하는 뇌 영역에 앞먹임(제1장 참조) 신호로 제공한다. 더욱이 운동이 진행되는 동안에 소뇌는 근육이 무엇을 해야 하는지에 대한 정보와 근육이 실제로 무엇을 하고 있는지에 대한 정보를 비교한다. 의도한 움직임과 실제 이루어지는 움직임 사이에 불일치가 생기면, 소뇌는 운동피질과 피질

하부 중추에 오류 신호를 보내 진행 중인 프로그램을 수정한다.

운동 프로그램을 설정하는 데 소뇌의 중요성은 **소뇌 질환**(cerebellar disease) 환자에서 소뇌의 결함을 관찰할 때 가장 잘 이해할 수 있다. 그들은 일반적으로 팔다리나 눈의 움직임을 활발하게 수행하지 못하며, 최종 목적지에 가까이 갈수록 떨면서 움직이는 것이 증가하는, 이른바 **의도성 떨림**(intention tremor)을 보인다. 이는 휴식 동안 떨림이 있는 파킨슨병과는 차이가 있다. 또한 소뇌 질환이 있는 사람은 여러 관절의 움직임을 하나의 매끄러운 조정된 움직임으로 결합시키지 못한다. 움직임의 정확성과 시간 맞춤에서 소뇌의 역할은 우리가 복잡한 일을 수행하는 데 도움을 주는 것으로 이해할 수 있다. 예를 들어 테니스 선수는 네트 위로 날아오는 공을 보고 그 공이 날아오는 경로를 예상하고, 교차하는 길을 따라 달려가서 코트 반대편으로 공을 되돌려 보내는 데 필요한 속도와 힘으로 공을 칠 수 있게 라켓을 휘두른다. 소뇌에 손상이 있는 사람은 이 같은 수준의 조정된, 정밀한 학습 운동을 해낼 수가 없다.

불안정한 자세와 어색한 걸음걸이는 소뇌 질환을 특징짓는 다른 두 가지 증상이다. 예를 들어 소뇌 손상을 입은 사람들은 발을 벌리고 걷고, 걸음걸이가 술에 취한 사람들에게서 볼 수 있는 것과 유사하며, 균형을 유지하는 것이 어렵다. 시각적 입력이 일부 운동 조정의 상실을 보상하는 데 도움이 된다. 이 환자들은 눈을 뜨고는 한 발로 설 수 있지만, 눈을 감고서는 서지 못한다. 마지막 증상은 새로운 운동 기술을 배우는 데 어려움을 겪는 것과 관련이 있다. 소뇌 질환을 가진 사람들은 새로운 상황에 반응해서 움직임을 수정하기가 어렵다. 감각운동피질 영역의 손상과는 달리, 소뇌 손상은 일반적으로 마비나 힘이 없어지는 것과는 관련이 없다.

하행경로

다양한 뇌 영역이 자세와 움직임에 미치는 영향은 그들에게 영향을 주는 운동뉴런과 연합뉴런으로 가는 하행경로를 통해서 일어난다. 그 경로는 두 종류가 있는데, 그 이름에서 알 수 있듯이 대뇌 피질에서 시작되는 **피질척수로**(corticospinal pathway)와 뇌줄기에서 시작되는 **뇌줄기 경로**(brainstem pathway)가 있다.

두 가지 하행경로의 뉴런은 알파와 감마 운동뉴런의 시냅스 또는 그들에 영향을 주는 연합뉴런과의 시냅스에서 끝난다. 가끔 이것은 국부적인 반사궁에서 기능하는 것과 동일한 연합뉴런이며, 그것 때문에 운동뉴런의 활동이 변경되기 전에 하행신호들이 완전히 국부적인 정보와 통합되도록 책임진다. 다른 경우에서 연합뉴런은 자세 또는 보행운동에 관련된 신경망의 일부이다. 알파 운

동뉴런에 대한 하행경로의 최종 효과는 흥분성 또는 억제성일 수 있다.

중요한 것은, 일부 하행 신경섬유들이 **구심성 신경계**에 영향을 준다는 것이다. 이들은 (1) 중추신경계로 들어가는 섬유인 구심성 뉴런의 말단에 있는 시냅스전 시냅스를 통하거나, (2) 상행경로에 있는 연합뉴런의 시냅스를 통해서 영향을 준다. 구심성 신경계에 대한 이 하행 입력의 전반적인 효과는, 국부적 또는 뇌의 운동 조절 영역에서 그들의 영향력을 조절해 특정 부분의 구심성 정보의 중요성을 변경하거나 그 초점을 선명하게 하는 것이다. 예를 들어 수술을 집도하는 의사처럼 특별히 섬세하거나 복잡한 일을 수행할 때, 하행 입력은 손과 손가락 움직임을 모니터링하는 자기수용감각 입력을 전달하는 구심성 경로에서 신호를 촉진할 것이다. 이런 하행(운동) 조절이 상행(감각) 정보를 능가하는 것은 운동 시스템과 감각 시스템 사이에 실질적인 기능 분리가 없음을 보여주는 또 다른 예다.

피질척수로

피질척수로의 신경섬유는 감각운동피질에 세포체가 있고 척수에서 끝난다. 피질척수로는 **추체로**(pyramidal tract) 또는 **추체계**(pyramidal system)라고도 하는데, 그 이유는 이들이 연수의 배쪽 표면을 따라서 통과하면서 삼각형 모양을 하기 때문이다. 척수와 뇌줄기 접합부 근처의 연수에서 대부분의 피질척수 섬유는 교차(X자 교차)해서 반대쪽으로 내려간다(**그림 10.11**). 그러므로 신체의 왼쪽 골격근은 주로 뇌의 오른쪽 절반에 있는 뉴런에 의해서 조절을 받으며, 그 반대도 마찬가지다.

피질척수 섬유가 대뇌 피질로부터 뇌를 통해 내려가면서, 이들은 감각운동피질에서 시작해 뇌줄기에서 끝나는 경로인 **피질연수로**(corticobulbar pathway, *bulbar*는 '뇌줄기에 속한다'는 뜻임)의 신경섬유와 동반하게 된다. 피질연수로의 섬유는 연합뉴런을 통해 직접적 또는 간접적으로 눈, 얼굴, 혀, 목의 근육을 자극하는 운동신경을 조절한다. 이러한 섬유는 머리와 목 근육의 수의적 움직임을 위한 주요 조절원인 데 반해 피질척수 섬유는 신체의 원위부 말단의 수의적 움직임 조절에 작용한다. 우리는 편의상 피질연수로를 일반적 용어인 **피질척수로**에 포함할 것이다.

수렴과 발산은 피질척수로의 특징이다. 예를 들면 수많은 다른 신경원이 감각운동피질의 뉴런으로 수렴하는데, 이는 많은 요인이 운동행동에 영향을 미칠 수 있음을 고려한다면 놀라운 일이 아니다. 하행경로로서, 감각운동피질의 넓은 영역에서 나온 뉴런들이 국부 수준에서 단일 운동뉴런에 수렴되어 보통은 다수의 뇌 영역들이 단일 근육을 조절하게 된다. 또한 단일 피질척수 뉴런의 축

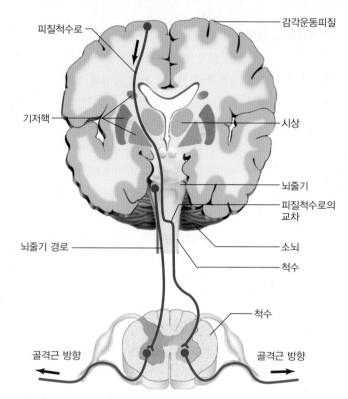

그림 10.11 피질척수로와 뇌줄기 경로. 대부분의 피질척수 섬유는 뇌줄기에서 교차되어 척수 반대쪽으로 내려가지만, 뇌줄기 경로는 대부분 교차하지 않는다. 여기서는 하행하는 뉴런이 척수에 있는 운동뉴런에 직접 시냅스를 형성하고 있는 모습을 간단히 보여주었지만, 일반적으로는 국부 연합뉴런과 시냅스를 이룬다.

삭은 현저하게 발산되어 척수의 다양한 층에 있는 다수의 다른 운동뉴런 집단과 시냅스를 이루고, 그렇게 함으로써 운동피질이 움직임의 많은 다른 요소를 조정할 수 있게 한다.

이러한 조절의 '모호함'은 손가락 끝을 움직일 수 있는 섬세함을 생각해 보면 놀라운 일인데, 왜냐하면 피질척수로가 손가락으로 물체를 조작할 때처럼 신체 말단의 빠르고 미세한 움직임을 조절하기 때문이다. 피질척수로에 손상이 생기면 움직임이 느려지면서 약해지고, 손가락의 움직임이 없어지며, 움켜쥔 손을 놓기가 힘들어진다.

뇌줄기 경로

뇌줄기의 뉴런에서 나온 축삭은 또한 운동뉴런에 영향을 주기 위해 척수로 내려가는 경로를 형성한다. 이들 경로를 어떤 때는 피질척수로(추체로)와 구별하기 위해 **추체외로계**(extrapyramidal system) 또는 간접경로라고 한다. 그러나 이들 경로에 대해 널리 받아들여지는 일반적인 용어는 없다. 편의상 이들을 집합적으로 뇌줄기 경로(brainstem pathway)라고 하겠다.

뇌줄기 경로의 소수가 반대쪽 근육에 영향을 미치기 위해 교차하기는 하지만, 대부분의 뇌줄기 경로 축삭은 교차하지 않은 채

로 남아 신체의 같은 쪽 근육에 영향을 미친다(그림 10.11 참조). 척수에서는 뇌줄기 경로의 섬유들이 별개의 무리로 내려가며, 원래의 위치에 따라서 명명된다. 예를 들면 전정척수로(vestibulo-spinal pathway)는 뇌줄기의 전정핵으로부터 척수로 내려가는 반면에, 망상척수로(reticulospinal pathway)는 뇌줄기의 망상체에 있는 뉴런으로부터 내려간다.

앞에서 언급했듯이, 피질척수 뉴런은 일반적으로 미세하고 분리된 움직임, 특히 손가락과 손의 움직임에 관련된 근육을 조절하는 운동뉴런에 가장 큰 영향력을 갖는다. 대조적으로, 뇌줄기 하행경로는 직립자세의 유지, 보행운동, 특정한 자극 쪽으로 돌 때 머리와 신체의 움직임 등에서 사용되는 사지의 근위부와 몸통의 큰 근육 집단들의 조정에 더 깊이 관여하고 있다.

그러나 하행경로들 사이에는 많은 상호작용이 있다. 예를 들어 피질척수로의 일부 섬유는 자세에서 중요한 기능을 가지고 있는 연합뉴런에서 끝나는 반면에, 뇌줄기 하행경로의 섬유는 때때로 별개의 근육 운동을 조절하기 위해 알파 운동뉴런에서 직접 끝난다. 이와 같은 중복성 때문에, 일반적으로 보상이 완전하지는 않음에도 불구하고 한 시스템은 다른 시스템의 손상으로 인한 상실된 기능을 보상할 수 있다.

피질척수로와 뇌줄기 하행경로 사이의 구분이 명확하지는 않다. 모든 움직임은 자율적이든 수의적이든 두 경로 모두의 지속적으로 조정된 상호작용이 필요하다.

10.4 근육 긴장

심지어 골격근이 이완되어 있을 때에도, 외부적인 힘에 의해서 잡아당길 때는 경미하고 균일한 저항이 있다. 이 저항을 **근육 긴장**(muscle tone)이라고 하며, 이것은 임상의들이 환자의 신경근육 기능을 평가하는 중요한 진단 도구가 될 수 있다.

평활근의 내재적인 근육 긴장은, 장력을 발생시키는 가교의 낮은 수준의 활동을 유발하는, 세포질에 있는 Ca^{2+}의 기준치 때문에 발생한다. 이와는 대조적으로, 골격근의 근육 긴장은 근육과 관절의 수동적인 탄성 특성과 진행하는 알파 운동뉴런의 활동 정도 둘 다에 원인이 있다. 사람이 많이 긴장을 풀고 있을 때, 알파 운동뉴런의 활동은 신장 저항력에 유의미하게 기여하지 않는다. 그러나 사람이 점차 기민해지면 알파 운동뉴런의 활성화가 더 많이 발생하며 근육 긴장이 증가한다.

비정상적인 근육 긴장

긴장과도(hypertonia)라고 하는 비정상적으로 높은 근육 긴장은 많은 질병을 동반하며, 관절을 수동적으로 빠르게 움직일 때 매우 분명하게 알아볼 수 있다. 저항이 증가한 이유는 알파 운동뉴런의 활동 수준이 증가해서 근육을 이완시키려고 함에도 불구하고 계속 수축하기 때문이다. 긴장과도는 보통 운동뉴런을 억제하는 하행경로의 장애와 함께 발생한다.

임상적으로 하행경로와 운동피질의 뉴런은 흔히 **상부 운동뉴런**(upper motor neuron, 이들은 실제로는 운동뉴런이 아니기 때문에 혼동하기 쉬운 부적절한 명칭이다)이라고 한다. 그러므로 이들의 기능장애로 인한 비정상은 **상부 운동뉴런 장애**(upper motor neuron disorder)로 분류한다. 따라서 긴장과도는 일반적으로 상부 운동뉴런 장애를 가리킨다. 이 임상적 분류에서 진정한 운동뉴런인 알파 운동뉴런을 **하부 운동뉴런**(lower motor neuron)이라고 한다.

경직(spasticity)은 일종의 긴장과도이며, 근육이 조금 늘어날 때까지 긴장을 더 높이지 않으며, 긴장을 잠깐 증가시킨 후 짧은 시간 동안 수축이 가라앉는다. 저항의 시간 후에 일어나는 '주는(give)' 기간을 **접는 칼 현상**(clasp-knife phenomenon)이라고 한다. (검사관이 이런 상태의 환자 사지를 구부릴 때, 마치 주머니칼을 접는 것처럼 처음에는 스프링이 구부리는 동작에 저항을 하지만 일단 굽혀지기 시작하면 쉽게 접힌다.) 경직은 무릎반사와 같은 운동반사의 반응 증가와 수의적 행동의 조정 및 힘의 감소를 동반할 수 있다. **강직**(rigidity)은 증가한 근수축이 계속되며 수동적인 신장에 대한 저항이 일정하게 나타나는(파상풍에서 발생하는 것처럼) 긴장과도의 한 형태이다. 긴장과도의 두 가지 다른 형태가 개별 근육 또는 복수의 근육에서 갑자기 발생할 수 있으며, 근육세포나 신경 경로가 문제가 되어 시작될 수 있다. **근육 경련**(spasm)은 짧은 불수의적인 수축이며, 근육의 **쥐**(cramp)는 오래 계속되는 불수의적이고 아픈 수축이다(제9장 참조).

긴장저하증(hypotonia)은 비정상적으로 근육긴장이 낮은 상태로 근육 약화, 위축(근육부피 감소), 반사반응 감소 또는 부재를 동반한다. 심각한 근육 약화가 아닌 한 손재간과 조정력은 일반적으로 유지된다. 긴장저하증은 소뇌 질환 후에 발생하지만, 알파 운동뉴런(하부 운동뉴런), 신경근 접합부 또는 근육 자체의 질환을 동반하는 경우가 더 흔하다. **이완성**(flaccid)이라는 용어는 '약함' 또는 '부드러움'을 의미하며, 긴장저하증 근육을 묘사하는 데 자주 쓰인다.

근위축성 축삭경화증

근위축성 축삭경화증(amyotrophic lateral sclerosis, ALS)은 알파 운동뉴런의 점진적인 퇴화가 긴장저하증과 골격근의 위축을 유발하는 하부 운동뉴런 질환이다. 처음에 사지와 몸통 근육의 약화가 감지되는 것이 흔하지만, 일반적으로 호흡기 근육과 삼키는 근육이 연관되어 치명적인 상태가 된다. 보통 중년기에 진단되며, 진행 속도가 빨라서 진단 후 3~5년의 평균 수명을 보인다. ALS로 고통받은 유명 야구선수의 사례 때문에 **루게릭병**(Lou Gehrig's disease)이라고도 한다. 이 질환은 여성보다는 남성에서 더 흔하며, 매년 미국에서는 약 5,600명의 신규환자가 생긴다. 대부분의 경우 원인은 잘 모르지만, 바이러스나 신경독소, 중금속, 면역계의 이상, 효소 이상 등이 원인일 수 있다. 대략 5~10%의 환자가 유전성인데, 그중 절반이 산화적 스트레스 중 만들어지는 활성산소로부터 뉴런을 보호하는 효소 유전자의 결함이 원인이다(제2장 참조). 현재로서는 ALS를 고칠 방법이 없다. 가능한 한 오랫동안 편안함과 독립성을 유지하고 증상을 완화하기 위해 약과 호흡기치료, 작업요법, 물리치료를 하게 된다.

10.5 직립 자세와 균형의 유지

신체를 지지하는 골격은 장골과 다관절 척추의 시스템인데, 협조적인 근육 활동을 통해서 제공되는 지지가 없으면 중력에 대항해 똑바로 설 수가 없다. 즉 중력에 대항해 체중을 지탱하는 직립 자세를 유지하는 근육은 뇌줄기와 척수의 신경망에 '연결된' 반사기전과 뇌에 의해서 조절된다. 앞에서 소개한 많은 반사 경로(예: 신장반사와 교차 신근반사)가 자세 조절에 작용을 한다.

직립 자세를 유지하는 문제에는 균형을 유지하는 것이 더해진다. 인간은 비교적 작은 바닥 위에서 균형을 잡아야 하는 높은 구조로 되어 있으며, 무게중심이 골반 바로 위의 꽤 높은 곳에 있다. 안정성을 위해서 무게중심은 발이 제공하는 바닥면적의 지지 내에서 유지해야만 한다(**그림 10.12**). 무게중심이 이 바닥을 벗어나 움직이면, 지지하는 바닥면적을 넓히기 위해 한 발을 옮기지 않는 한 몸이 넘어질 것이다. 하지만 복잡한 상호작용을 하는 **자세반사**(postural reflex)가 균형을 유지하기 때문에 사람들은 불안정한 균형 조건에서 서 있을 수 있다.

자세반사의 구심성 경로는 눈, 전정기관, 자기수용감각에 관련된 수용기(예: 관절, 근육, 촉각 수용기) 등의 세 가지 근원에서 나온다. 원심성 경로는 골격근에 연결되는 알파 운동뉴런이며, 통합중추는 뇌줄기와 척수에 있는 신경망이다.

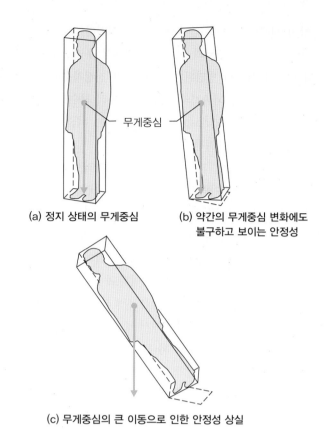

(a) 정지 상태의 무게중심

(b) 약간의 무게중심 변화에도 불구하고 보이는 안정성

(c) 무게중심의 큰 이동으로 인한 안정성 상실

그림 10.12 무게중심은 한 물체에 있는 점으로, 그 점에 줄을 달아서 끌어 올리면 중력으로 인해 아래로 향하는 모든 힘과 정확히 균형을 이룰 것이다. (a) 안정성이 유지되려면 무게중심이 물체의 맨 아래 부분(그림에서 윤곽선으로 그린 큰 상자)의 위쪽으로 수직 투영한 범위 내에 있어야 한다. (b) 안정된 상태. 상자가 약간 기울어졌지만, 무게중심이 바닥에 점선의 직사각형으로 표시한 아래면 영역 내에 남아 있으므로 상자는 직립 위치로 되돌아온다. (c) 불안정한 상태. 상자의 무게중심이 물체의 밑바닥 어느 곳에도 들어가 있지 못할 만큼 상자가 기울면 물체는 넘어질 것이다.

이들 통합중추 외에도, 뇌에는 신체의 기하학적 구조, 지지조건, 수직에 관한 방향의 내부적 모델을 형성하는 중추가 있다. 이 내적 표현은 두 가지 목적이 있다: (1) 공간에서 신체의 위치와 방향을 인지하고 행동을 계획하기 위한 참조 틀을 제공하고, (2) 직립 자세를 유지하는 데 관련된 운동 조절을 통해 안정성에 기여한다.

직립 자세를 유지하는 데 반사를 사용하는 익숙한 예가 많이 있다. 그중 하나가 교차신근반사이다. 한쪽 다리를 구부리고 땅에서 들어 올리면, 체중을 지탱하기 위해 다른 쪽 다리를 더 세게 뻗게 되고, 몸의 여러 부분의 위치는 무게중심을 체중을 싣고 있는 한쪽 다리로 옮기게 된다. 이와 같은 무게중심의 이동은 **그림 10.13**에서 보는 것처럼 보행운동의 걷기 기전에서 중요한 요소이다.

앞에서 설명한 대로 눈, 전정기관, 자기수용감각의 체성수용기로부터의 구심성 입력이 통합되어 최적의 자세 조정을 한다. 그러나 시력이나 전정 입력의 상실만으로 사람이 넘어지는 것은 아니

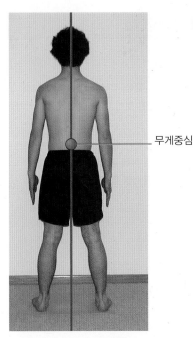

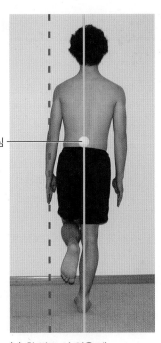

무게중심

(a) 정상적인 자세의 무게중심

(b) 한 발로 서 있을 때 무게중심의 이동

그림 10.13 걸을 때의 자세 변화. (a) 정상적인 서 있는 자세. 무게중심이 두 발 사이에 바로 떨어진다. (b) 왼발을 올리면 온몸이 오른쪽으로 기울면서 무게중심이 오른발 위로 이동한다. (b)의 점선은 두 발로 서 있을 때 무게중심의 위치를 가리킨다.

다. 시각장애인은 정밀도는 약간 떨어지지만 상당히 균형을 잘 유지하며, 전정 기전이 파괴된 사람도 광범위한 재활을 하면 시각계와 체성수용기가 기능을 하는 한 일상생활에서 장애가 거의 나타나지 않는다. 반면에, **큰섬유 감각신경병증**(large fiber sensory neuropathy)이라고 하는 상태에서 일어나는 것과 같이, 구심성 자기수용감각 입력의 상실은 자세와 균형을 극도로 약화시킨다. 이 장애를 가진 사람들은 자신의 자세와 균형을 유지하기 위해 항상 공간에서 신체 부위의 위치를 시각적으로 추적 관찰해야 한다.

10.6 보행

보행(walking)은 많은 근육의 조정을 필요로 하는데, 각각의 근육이 정확한 시간에 정확한 정도로 활성화된다. 우리는 불안정한 위치로 몸을 앞으로 기울인 다음, 한쪽 다리를 앞으로 움직여서 지지를 제공하게 하면서 보행을 시작한다. 신체가 지지되는 쪽에서 신근이 활성화되어 체중을 지탱할 때, 지지하지 않는 다리를 구부려서 앞으로 움직이도록 대측 신근이 억제된다. 보행의 주기적인 교대 움직임은 주로 국부적인 수준에서 척수에 있는 연합뉴런의 중추 패턴 생성 네트워크에 의해 발생한다. 연합뉴런 연결망은 팔, 어깨, 몸통, 엉덩이, 다리, 발의 적절한 근육을 조절하는 다양한 운동뉴런 풀(pool)의 출력을 조정한다.

연결망의 뉴런들은 그들의 리듬을 확립하기 위해 세포막의 자발적인 박동원 특성과 패턴화된 시냅스 활동 모두에 의존한다. 그러나 동시에 연결망은 놀라울 정도로 적응성이 있으며, 하나의 연결망은 입력에 따라서 많은 다른 신경 활동 패턴을 생성할 수 있다. 이러한 입력은 다른 국부적인 연합뉴런, 구심성 섬유 및 하행 경로에서 생겨난다.

이들 복잡한 척수신경 연결망은 하행경로나 감각 되먹임으로부터의 명령 입력이 없는 상태에서도 사지의 율동적인 움직임까지 생성할 수 있다. 이는 뇌줄기 바로 위에서 대뇌를 척수로부터 외과적으로 분리한 동물과 관련된 고전적인 실험에서 입증되었다. 수의적 움직임이 전혀 없더라도, 척수의 패턴 생성 회로와 반사경로를 활성화함으로써 정상적인 보행과 달리기 행동을 시작할 수 있었다. 이는 구심성 입력과 국부적 척수신경망이 보행운동의 조정에 실질적으로 기여하고 있음을 입증해 주는 것이다.

정상적인 상태에서는 보행운동 중의 척수뿐만 아니라 대뇌 피질, 소뇌, 뇌줄기에서도 신경 활성화가 일어난다. 게다가 자세 조절, 자발적 중단 명령(물웅덩이를 건너뛰기 위해 걸음을 멈추는 것처럼) 및 환경에 대한 적응(불규칙한 간격의 징검다리 건너기 같은)에는 중간 수준과 상위 수준의 운동 조절 계층이 필요하다. 감각운동피질의 작은 부위 손상도 걸음걸이에 심각한 장애를 초래할 수 있는데, 이는 감각운동피질의 보행운동 조절에서의 중요성을 입증해 주는 것이다.

해답은 책 뒷부분에 있다.

1. 다음 중 운동 조절의 계층적 구성을 올바르게 서술한 것은 무엇인가?
   a. 골격근 수축은 대뇌 피질의 뉴런에 의해서만 시작될 수 있다.
   b. 기저핵은 수의적 움직임에 필요한 신경 활동의 패턴을 구체적으로 명시하는 운동 프로그램의 생성에 참여한다.
   c. 소뇌의 뉴런들은 척수의 복각에 있는 알파 운동뉴런과 직접 시냅스를 이루는 긴 축삭을 가지고 있다.
   d. 알파 운동뉴런의 세포체는 대뇌 피질의 1차 운동 영역에서 발견된다.
   e. 기저핵에 세포체가 있는 뉴런은 골격근세포와 흥분성 또는 억제성 시냅스를 형성할 수 있다.

2. 신장반사에서,
   a. 골지힘줄기관은 그 힘줄에 연결된 방추외 근섬유에서 수축을 활성화한다.
   b. 근육에서 근방추 수용기의 길이 증가는 길항근 수축으로 이어진다.
   c. 근육에서 근방추 수용기로부터의 활동 전위는 동일한 근육 내의 운동뉴런에서 근방추외 근섬유까지 단일 시냅스성 흥분성 시냅스를 형성한다.
   d. 근육 내의 방추내 근섬유 이완은 동일한 근육 내의 방추외 근섬유와 흥분성 시냅스를 형성하는 감마 운동뉴런을 활성화한다.
   e. 감각운동피질에 대한 구심성 뉴런은 작용근을 자극해서 수축시키고 길항근을 억제한다.

3. 다음 중 어느 것에 의해 오른쪽 다리의 신근반사 수축이 일어나겠는가?
   a. 왼발로 압정을 밟았을 때
   b. 오른쪽 다리에서 굴근을 뻗을 때
   c. 오른발 엄지발가락에 망치를 떨어뜨렸을 때
   d. 오른쪽 다리의 통각수용기로부터의 활동 전위
   e. 오른쪽 다리의 굴근에 있는 근방추 수용기로부터의 활동 전위

4. 왼쪽 팔 굴근에 대한 감마 운동뉴런에 활동 전위를 자극하기 위해 심어 놓은 전극을 사용한다면, 다음 중 어떤 것이 가장 유력한 결과인가?
   a. 왼쪽 팔의 굴근 억제
   b. 왼쪽 팔 근방추 수용기로부터의 활동 전위 감소
   c. 왼쪽 팔 골지힘줄기관으로부터의 활동 전위 감소
   d. 알파 운동뉴런을 따라서 왼쪽 팔 굴근으로 활동 전위 증가
   e. 오른쪽 팔 굴근의 수축

5. 1차 운동피질은 어디에서 발견되는가?
   a. 소뇌
   b. 대뇌의 후두엽
   c. 대뇌의 체성감각피질과 전운동 영역의 사이
   d. 척수의 복각
   e. 두정엽의 연합피질 바로 뒤

참 또는 거짓

6. 오른쪽 대뇌 반구의 1차 운동피질 뉴런은 주로 신체의 왼쪽에 있는 근육을 조절한다.

7. 상부 운동뉴런 장애를 가진 환자는 일반적으로 근육긴장이 감소하고 이완성 마비가 온다.

8. 피질척수로에서 하행 뉴런은 주로 몸통 근육과 자세반사를 조절하는 반면 뇌줄기 경로의 뉴런은 원위부 말단의 미세한 운동을 조절한다.

9. 파킨슨병 환자에서 흑질의 뉴런으로부터 도파민 과다는 그 사람이 수의적 움직임을 수행할 때 의도성 떨림(intention tremor)을 일으킨다.

10. 세균 독소가 억제성 신경전달물질의 방출을 차단했을 때 파상풍이 발생한다.

내분비계

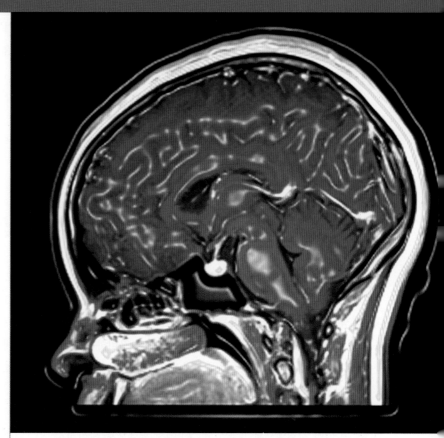

인간의 뇌에서 시상하부, 뇌하수체 줄기, 뇌하수체(이미지 중간의 흰색 구조)의 연결을 보여주는 시상면 MRI 사진. Living Art Enterprise/Science Source

제6~8장과 제10장에서 신경계가 신체를 조절하는 두 가지 조절계 중 하나라는 것을 배웠고, 이제 다른 하나의 조절계인 내분비계에 관심을 돌려보자. **내분비계**(endocrine system)는 뇌, 심장, 신장, 간, 위와 같은 다양한 기관에 위치한 호르몬 분비세포뿐만 아니라 호르몬을 분비하는 관이 없는 **내분비샘**(endocrine gland)들로 구성되어 있다. 외분비샘(관이 있는)은 제15장에서 배울 것이다. **호르몬**(hormone)은 혈액으로 들어가는 화학전달자인데, 분비되는 장소로부터 작용하는 세포까지 혈액을 통해 운반된다. 특정 호르몬에 영향을 받는 세포를 그 호르몬의 표적세포라 한다. 이 장의 목표는 먼저 내분비학에 대한 상세한 개요, 즉 호르몬의 일반적인 특징에 대한 구조적·기능적 분석을 제시한 다음, 몇 가지 중요한 호르몬계에 대해 더 자세히 분석하는 것이다. 계속하기 전에 먼저 제3장과 제5장에서 설명한 리간드-수용체 상호작용과 세포 신호전달의 원리를 다시 살펴보라. 그것은 호르몬의 작용 기전과 관련이 있다.

호르몬은 다양한 기관계를 기능적으로 연결한다. 그래서 제1장에서 처음 소개된 생리학의 일반 원리 몇 가지를 내분비계 연구에 적용할 수 있는데, 여기에는 기관계의 기능은 서로 조정된다는 원리가 포함된다. 이 조정은 이 장의 이어지는 절에서 다루게 될 또 다른 중요한 생리학의 일반 원리인 건강과 생존에 필요한 항상성 유지에 핵심 요소다. 많은 경우 한 호르몬의 작용은 다른 호르몬 작용에 의해 증강될 수도 있고, 억제되거나 상쇄될 수도 있다. 이는 대부분의 생리적 기능이 다수의 조절계에 의해 조절되며, 종종 서로 길항적으로 작동한다는 생리학의 일반 원리를 분명히 보여주며, 특히 대사에 관련된 내분비 조절과 뇌하수체 기능 조절에 관한 부분이 그 예가 될 수 있다. 호르몬이 운반단백질과 수용체에 결합하는 것은 생리학적 과정이 화학적·물리적 법칙에 의해 일어난다는 생리학의 일반 원리를 잘 보여준다. 시상하부와 뇌하수체전엽이 해부학적으로 연결된 것은 구조가 기능의 결정요인이며 함께 진화해 왔다는 것을 입증한다(시상하부가 뇌하수체전엽의 기능을 조절). 갑상샘호르몬을 합성하는 갑상샘 세포 내로 요오드를 흡수하는 조절 과정은 물질의 조절된 교환이 구획과 세포막을 가로질러 일어난다는 생리학의 일반 원리를 잘 보여준다. 마지막으로, 이 장에서는 세포, 조직, 기관 사이의 정보 흐름은 항상성의 필수적인 특징이며, 생리학적 과정의 통합을 허용한다는 생리학의 일반 원리를 예시한다. ■

호르몬과 호르몬 조절계의 일반적 특성

11.1 호르몬과 내분비샘

내분비샘은 외분비샘이라고 하는 체내의 또 다른 유형의 분비샘과 구별된다. 외분비샘은 그들의 생산물을 관으로 분비하는데, 그곳에서 분비물이 신체 외부로 배출되거나(땀으로) 장과 같은 다른 기관의 내강으로 들어간다. 이와 달리 내분비샘은 관이 따로 존재하지 않으며 호르몬을 혈액으로 방출한다(**그림 11.1**). 호르몬은 실제로는 먼저 간질액으로 방출되고 그곳에서 혈액으로 확산하지만, 단순화하기 위해서 간질액 단계를 생략하고 기술할 것이다.

그림 11.2는 대부분의 내분비샘과 기타 호르몬 분비 기관, 이들이 분비하는 호르몬, 이 호르몬들이 조절하는 주요 기능을 요약한 것이다. 내분비계는 다양한 구성요소가 해부학적으로 연결되어 있지 않다는 점에서 신체의 다른 대부분의 기관계와 다르다. 기능적인 의미에서 하나의 시스템을 형성한다. 예를 들어 심장처럼 분명히 다른 기능을 가진 몇몇 기관이 내분비계의 일부로 목록에 있는 것을 보면서 의아해할지도 모른다. 그 이유는 이런 기관이 다른 기능을 수행하는 세포 외에도 호르몬을 분비하는 세포도 가지고 있기 때문이다.

그림 11.2에서 뇌의 일부인 시상하부도 내분비계의 일부로 간주된다는 점을 주목하라. 이것은 시상하부와 그 연장 구조물인 뇌하수체후엽의 어떤 축삭 말단에서 방출되는 화학전달자가 인접한 세포에 영향을 미치는 신경전달물질로서 작용하지 않고, 오히려 호르몬으로서 혈액으로 들어가기 때문이다. 그다음에 혈액은

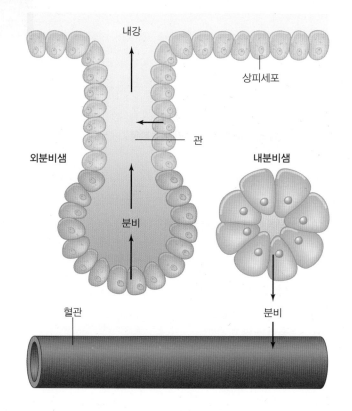

그림 11.1 외분비샘의 분비물질은 체외로 나가거나 그림에서 보이는 것처럼 장과 같은 구조의 내강이나 피부 표면으로 연결되는 관으로 들어간다. 그에 반해 내분비샘은 간질액으로 들어가서 혈액으로 확산해 멀리 있는 표적세포에 도달할 수 있는 호르몬을 분비한다.

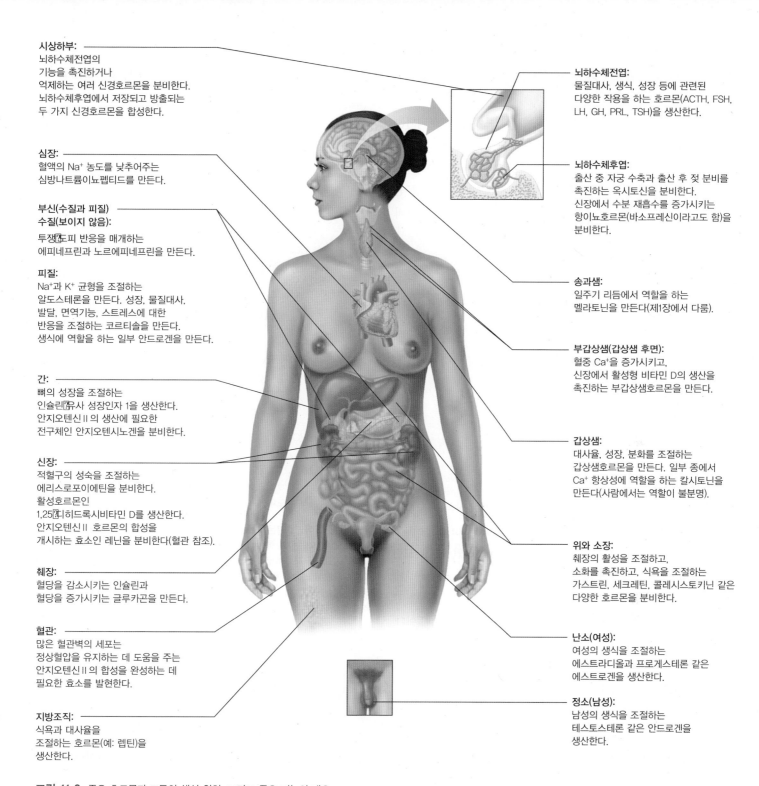

시상하부:
뇌하수체전엽의
기능을 촉진하거나
억제하는 여러 신경호르몬을 분비한다.
뇌하수체후엽에서 저장되고 방출되는
두 가지 신경호르몬을 합성한다.

심장:
혈액의 Na$^+$ 농도를 낮추어주는
심방나트륨이뇨펩티드를 만든다.

부신(수질과 피질)
수질(보이지 않음):
투쟁도피 반응을 매개하는
에피네프린과 노르에피네프린을 만든다.

피질:
Na$^+$과 K$^+$ 균형을 조절하는
알도스테론을 만든다. 성장, 물질대사,
발달, 면역기능, 스트레스에 대한
반응을 조절하는 코르티솔을 만든다.
생식에 역할을 하는 일부 안드로겐을 만든다.

간:
뼈의 성장을 조절하는
인슐린유사 성장인자 1을 생산한다.
안지오텐신 II의 생산에 필요한
전구체인 안지오텐시노겐을 분비한다.

신장:
적혈구의 성숙을 조절하는
에리스로포이에틴을 분비한다.
활성호르몬인
1,25디히드록시비타민 D를 생산한다.
안지오텐신 II 호르몬의 합성을
개시하는 효소인 레닌을 분비한다(혈관 참조).

췌장:
혈당을 감소시키는 인슐린과
혈당을 증가시키는 글루카곤을 만든다.

혈관:
많은 혈관벽의 세포는
정상혈압을 유지하는 데 도움을 주는
안지오텐신 II 의 합성을 완성하는 데
필요한 효소를 발현한다.

지방조직:
식욕과 대사율을
조절하는 호르몬(예: 렙틴)을
생산한다.

뇌하수체전엽:
물질대사, 생식, 성장 등에 관련된
다양한 작용을 하는 호르몬(ACTH, FSH,
LH, GH, PRL, TSH)을 생산한다.

뇌하수체후엽:
출산 중 자궁 수축과 출산 후 젖 분비를
촉진하는 옥시토신을 분비한다.
신장에서 수분 재흡수를 증가시키는
항이뇨호르몬(바소프레신이라고도 함)을
분비한다.

송과샘:
일주기 리듬에서 역할을 하는
멜라토닌을 만든다(제1장에서 다룸).

부갑상샘(갑상샘 후면):
혈중 Ca$^+$을 증가시키고,
신장에서 활성형 비타민 D의 생산을
촉진하는 부갑상샘호르몬을 만든다.

갑상샘:
대사율, 성장, 분화를 조절하는
갑상샘호르몬을 만든다. 일부 종에서
Ca$^+$ 항상성에 역할을 하는 칼시토닌을
만든다(사람에서는 역할이 불분명).

위와 소장:
췌장의 활성을 조절하고,
소화를 촉진하고, 식욕을 조절하는
가스트린, 세크레틴, 콜레시스토키닌 같은
다양한 호르몬을 분비한다.

난소(여성):
여성의 생식을 조절하는
에스트라디올과 프로게스테론 같은
에스트로겐을 생산한다.

정소(남성):
남성의 생식을 조절하는
테스토스테론 같은 안드로겐을
생산한다.

그림 11.2 주요 호르몬과 그들의 생성 위치, 그리고 중요 기능의 개요.

이 호르몬들을 그들이 작용하는 장소까지 운반하게 된다.

그림 11.2는 수많은 내분비샘과 호르몬이 있다는 것을 보여준다. 이 장에서 모든 것을 다 포함하고 있지는 않다. 그림 11.2에 목록된 일부 호르몬은 그들이 관여하는 조절계의 맥락에서 가장 중요하게 여겨진다. 예를 들어 췌장호르몬(인슐린과 글루카곤)은 유

기대사의 맥락에서 제16장에 기술되어 있으며, 생식호르몬은 제17장에서 광범위하게 다루고 있다.

그림 11.2에서 분명한 점은 하나의 샘이 다양한 호르몬을 분비할 수 있다는 것이다. 일반적으로 하나의 세포 유형은 하나의 호르몬만을 분비하므로, 다양한 호르몬을 분비하는 것은 여러 유형

의 내분비세포가 같은 샘에 존재함을 말해주는 것이다. 그러나 몇몇 경우에는 하나의 세포가 하나 이상의 호르몬이나 같은 호르몬의 다른 형태를 분비하는 경우도 있다.

마지막으로, 경우에 따라서는 내분비샘 세포에 의해 분비되는 호르몬이 다른 유형의 세포에서도 분비될 수 있고, 또한 다른 위치에서 신경전달물질로서 또는 측분비나 자가분비물질로서 작용할 수 있다. 예를 들면 시상하부의 뉴런에서 분비되는 호르몬인 소마토스타틴은 위와 췌장세포에서 분비되어, 그 부위에서 측분비물질로 작용한다.

11.2 호르몬의 구조와 합성

호르몬은 세 가지 주요 구조로 분류된다.

- 아민
- 펩티드와 단백질
- 스테로이드

아민호르몬

아민호르몬(amine hormone)은 아미노산인 티로신의 유도체이다. 갑상샘에서 생산되는 **갑상샘호르몬**(thyroid hormone), 부신수질에서 생산되는 카테콜아민(catecholamine)인 **에피네프린**(epinephrine)과 **노르에피네프린**(norepinephrine), 시상하부에서 생산되는 **도파민**(dopamine)을 포함한다. 요오드를 함유한 갑상샘호르몬의 구조와 합성은 11.9절에서 상세하게 설명할 것이다. 우선 **그림 11.3**에 아민호르몬의 구조를 나타냈다. 카테콜아민의 구조와 합성 단계에 관한 것은 제6장에서 설명했으며, 그 구조는 여기 그림 11.3에 재현했다.

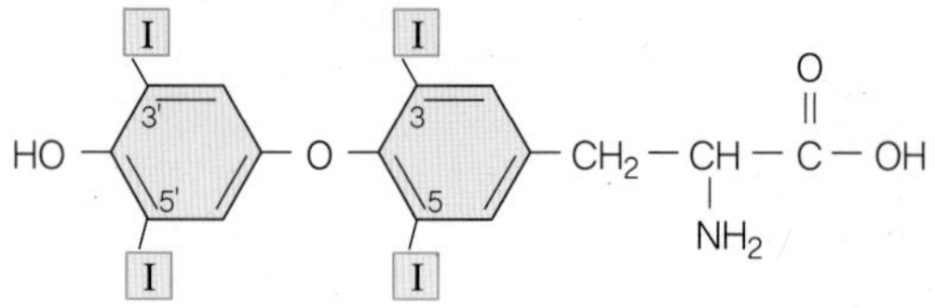

3, 5, 3', 5'-테트라요오드티로닌(티록신, T_4)

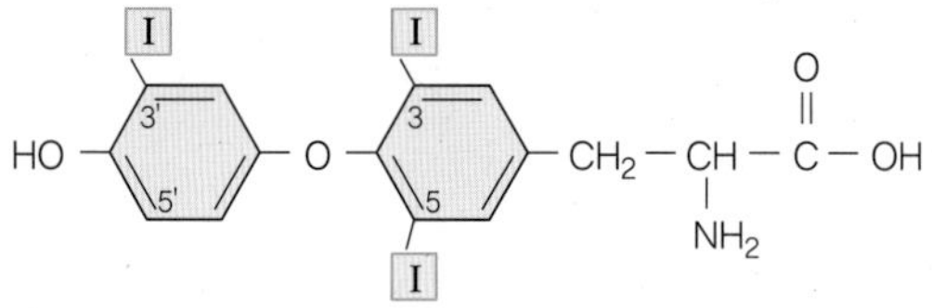

3, 5, 3'-트리요오드티로닌(T_3)

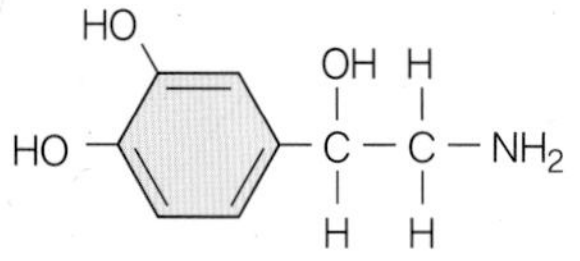

노르에피네프린

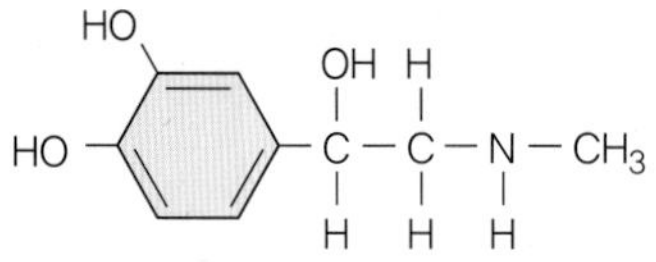

에피네프린

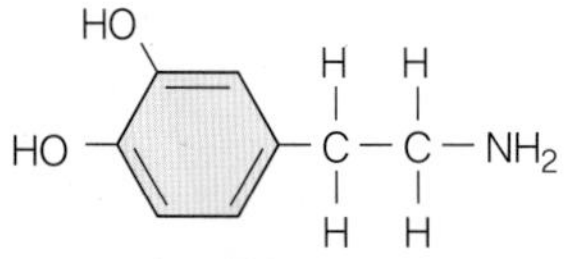

도파민

그림 11.3 아민호르몬의 화학적 구조: 티록신, 트리요오드티로닌(갑상샘호르몬), 노르에피네프린과 에피네프린, 도파민(카테콜아민). 두 갑상샘호르몬은 단지 1개의 요오드 원자 차이인데, 약어로 쓴 T_3와 T_4에서 그 차이점을 표시한다. T_3와 T_4의 2개의 고리에서 탄소 원자의 위치는 번호가 매겨진다. 이는 그림에서 보는 바와 같이 T_3와 T_4의 완전한 명칭에 대한 근거를 제공한다. 갑상샘에서 생성되는 주요 분비물질은 T_4이지만, 표적세포에서는 활성이 더 강력한 T_3로 활성화된다.

부신은 각 신장의 위쪽에 하나씩 모두 2개가 있다. 각각의 **부신**(adrenal gland)은 안쪽에는 카테콜아민을 분비하는 **부신수질**(adrenal medulla)이 있고, 이를 둘러싼 바깥쪽에는 스테로이드 호르몬을 분비하는 **부신피질**(adrenal cortex)로 구성되어 있다. 부신수질은 실제로 축삭 없이 세포체만 가진 변형된 교감신경절이다. 대신에, 분비물질을 혈액으로 내보내기 때문에 내분비샘의 기준을 충족시킨다.

부신수질은 주로 두 가지 카테콜아민인 에피네프린과 노르에피네프린을 분비한다. 인간의 부신수질은 에피네프린을 노르에피네프린보다 약 4배 정도 많이 분비한다. 그 이유는 부신수질이 노르에피네프린을 에피네프린으로 전환하는 반응을 촉매하는 효소인 페닐에탄올아민-N-메틸전달효소(phenylethanolamine-N-methyltransferase, PNMT)를 다량 발현하기 때문이다(그림 6.35 참조). 에피네프린과 노르에피네프린은 교감신경과 유사한 작용을 하지만, 교감신경에서는 PNMT가 발현되지 않기 때문에 노르에피네프린만 만들어진다. 이러한 작용은 여러 장에서 설명되고 있으며, 11.16절에 요약했다.

다른 카테콜아민호르몬인 도파민은 시상하부에 존재하는 뉴런에서 합성된다. 도파민은 문맥계(11.8절 참조)라는 특별한 순환계로 방출되어 뇌하수체로 운반된다. 그곳에서 도파민은 특정 내분비세포의 활성을 억제한다.

펩티드와 단백질호르몬

대부분의 호르몬은 폴리펩티드이다. 기능이 알려진 짧은 폴리펩

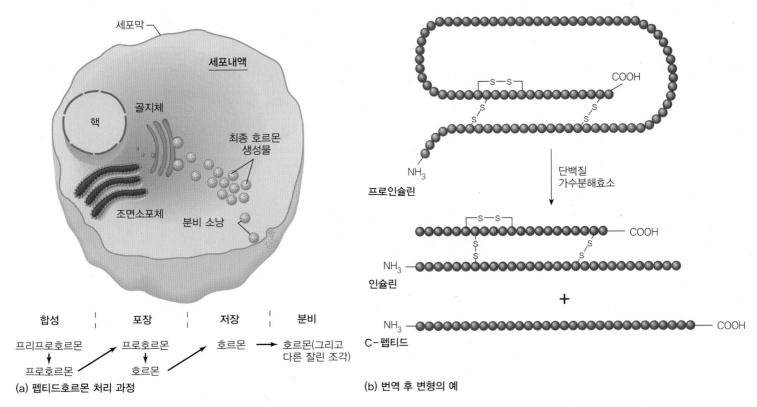

(a) 펩티드호르몬 처리 과정

합성	포장	저장	분비
프리프로호르몬	프로호르몬	호르몬 →	호르몬(그리고 다른 잘린 조각)
프로호르몬	호르몬		

(b) 번역 후 변형의 예

그림 11.4 펩티드호르몬의 전형적인 합성과 분비. (a) 펩티드호르몬은 보통 신호펩티드가 포함된 프리프로호르몬에서 프로호르몬으로 효소에 의해 가공된다. 더욱 가공된 하나 또는 그 이상의 활성 호르몬이 분비 소낭에 저장된다. 호르몬을 저장한 분비 소낭으로부터 호르몬의 분비는 세포외배출작용에 의해 일어난다. (b) 펩티드호르몬 합성의 예. 인슐린은 프리프로호르몬(그림에는 나타나 있지 않음)으로 합성된 후 여기서 보이는 프로호르몬으로 절단된다. 그림에서 각 구슬은 아미노산을 나타낸다. 단백질가수분해효소의 작용에 의해 프로호르몬은 인슐린과 C-펩티드(총 4개의 아미노산이 추가로 제거되었지만, 그림에서는 보이지 않음)로 절단된다. 이 절단으로 인슐린은 이황화결합에 의해 연결된 2개의 펩티드사슬로 된다는 점을 주목하라.

티드는 간단히 펩티드로 부른다. 알려진 기능을 가진 3차 구조의 더 긴 폴리펩티드는 단백질이라고 한다. 이런 유형의 호르몬은 3개의 아미노산으로 이루어진 작은 펩티드에서부터 큰 단백질까지 종류가 다양한데, 이들 중 몇몇은 탄수화물을 가지고 있어서 당단백질이다. 편의상 이 호르몬 모두를 **펩티드호르몬**(peptide hormone)이라 간단히 언급할 것이다.

대부분의 경우에 펩티드호르몬은 처음에는 내분비세포의 리보솜에서 프리프로호르몬으로 알려진 큰 분자로 합성되고, 그다음에 조면소포체에서 단백질가수분해효소에 의해 절단되어 **프로호르몬**(prohormone)이 된다(**그림 11.4a**). 이어서 프로호르몬은 골지체에서 분비 소낭 안으로 포장된다. 이 과정[**번역 후 변형**(post-translational modification)이라고 함]에서 프로호르몬은 또다시 절단되어 활성형의 호르몬과 다른 펩티드 절편으로 분리된다. 그 결과 세포외배출작용에 의해 분비 소낭의 내용물이 방출되도록 세포가 자극될 때 호르몬과 함께 다른 펩티드들도 분비된다. 어떤 경우에는 이러한 다른 펩티드들도 호르몬 효과를 나타낼 수 있다. 즉 세포는 단 하나의 펩티드호르몬 대신에 표적세포에 대한 효과가 각각 다른 다양한 펩티드호르몬(하나의 프로호르몬에서

유래한)을 분비할 수도 있다는 것이다. 이와 관련된 잘 연구된 예는 췌장에서의 인슐린 합성이다(**그림 11.4b**). 인슐린은 먼저 폴리펩티드인 프리프로호르몬 형태로 합성이 되고 나서 프로호르몬으로 가공 처리된다. 효소에 의해 프로호르몬의 부분이 잘려서 인슐린과 다른 산물인 C-펩티드로 분리된다. 인슐린과 C-펩티드 둘 다거의 같은 몰량으로 순환혈액으로 분비된다. 인슐린은 대사과정에서 주요한 조절인자인 반면에, C-펩티드는 다양한 세포 유형에 대해 여러 가지 작용을 수행하는 것으로 여겨진다.

스테로이드호르몬

스테로이드호르몬(steroid hormone)은 호르몬의 세 번째 분류군을 구성한다. **그림 11.5**에서 스테로이드호르몬의 몇 가지 예를 보여준다. 그들의 고리 같은 구조는 이미 제2장에서 설명했다. 스테로이드호르몬은 주로 부신피질과 **생식샘**(gonad, 정소와 난소)에서 주로 생산되며, 임신 기간 중의 태반에서도 생성된다. 또한 11.21절에서 배우게 되겠지만 비타민 D는 체내에서 수산화반응효소에 의해 활성형 스테로이드호르몬으로 전환된다.

스테로이드호르몬의 일반적 합성 과정은 **그림 11.6a**에 설명되

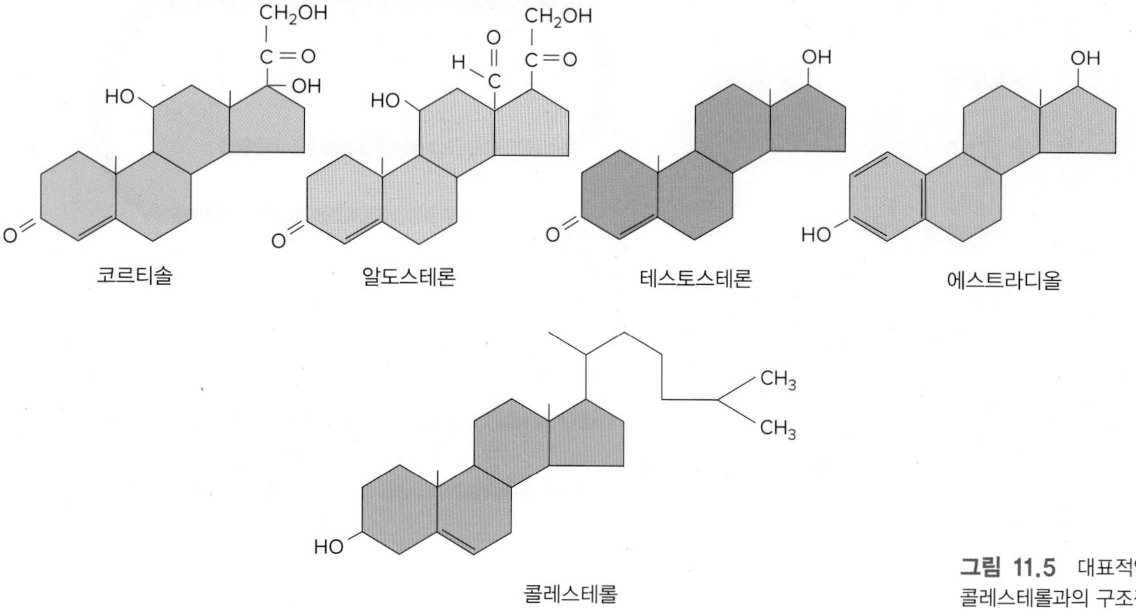

그림 11.5 대표적인 스테로이드호르몬의 구조와 콜레스테롤과의 구조적 관계.

코르티솔   알도스테론   테스토스테론   에스트라디올   콜레스테롤

어 있다. 생식샘과 부신피질 모두에서 호르몬 생성 세포는 뇌하수체호르몬이 세포막 수용체에 결합함에 따라 자극을 받게 된다. 이 수용체는 아데닐산고리화효소와 cAMP 생성을 활성화하는 G_s 단백질과 연결되어 있다(그림 5.6 참조). 그다음에 이어지는 cAMP에 의한 단백질인산화효소 A의 활성화는 수많은 세포내 단백질의 인산화를 일으키며, 이는 다음 단계 과정을 더욱 촉진한다.

모든 스테로이드호르몬은 콜레스테롤에서 유도되는데, 콜레스테롤은 세포외액으로부터 유입되거나 세포내 효소에 의해 합성된다. 최종적인 스테로이드호르몬 산물은 세포의 종류나 세포에서 발현되는 효소의 양에 의해 달라진다. 예를 들어 난소의 세포는 테스토스테론을 에스트라디올로 전환하는 데 필요한 효소를 많이 가지고 있는 반면에 정소의 세포는 이 효소의 상당량을 발현시키지 않으므로 주로 테스토스테론을 생성하는 것이다.

일단 형성된 스테로이드호르몬은 세포질에서 막으로 결합된 소낭에 저장되지 않는데, 왜냐하면 지질 친화적인 특성으로 인해 스테로이드는 지질이중층을 확산에 의해 자유롭게 통과할 수 있기 때문이다. 결과적으로, 일단 합성되고 나면 스테로이드호르몬은 세포막을 통과해 순환혈액으로 확산한다. 스테로이드호르몬은 그들의 지질 특성 때문에 혈액에 잘 녹지 않는다. 따라서 대부분의 스테로이드호르몬은 혈장에서 운반단백질인 알부민과 다양한 특정 단백질과 가역적으로 결합하게 된다.

다음 절에서는 부신피질과 생식샘에서의 스테로이드 합성 경로를 설명한다. 태반에서의 스테로이드 합성 경로는 다소 특이하며 제17장에서 간략히 논의할 것이다.

부신피질호르몬

부신피질에서 분비되는 다섯 가지 주요 호르몬은 알도스테론, 코르티솔, 코르티코스테론, 디히드로에피안드로스테론(DHEA), 안드로스테네디온이다(그림 11.6b). **알도스테론**(aldosterone)은 주로 신장의 Na^+, K^+, H^+ 농도 조절을 통한 염류(무기질) 평형의 조절 작용을 하므로 **무기질코르티코이드**(mineralocorticoid)로 알려져 있다. 그 작용기전은 제14장에 자세히 기술되어 있다. 간략하게 말해 알도스테론의 생성은 부신피질의 세포막 수용체에 결합해 이노시톨 3인산(IP3) 2차 전달자 경로를 활성화하는 또 다른 호르몬인 **안지오텐신 II**(angiotensin II)의 조절하에 있다(제5장 참조). 이는 앞에서 설명한 바 있는 대부분의 스테로이드호르몬이 생성되는 보다 일반적인 cAMP 매개에 의한 기전과는 다르다. 일단 합성된 알도스테론은 순환혈액으로 들어가서 신장세포에 작용해 Na^+과 H_2O의 보유를 자극하고, K^+과 H^+을 소변으로 배출하도록 한다.

코르티솔(cortisol)과 또 그에 관련되지만 덜 기능적인 스테로이드인 코르티코스테론은 포도당과 다른 유기 영양분 대사에서 중요한 효과가 있기 때문에 **당질코르티코이드**(glucocorticoid)라고 한다. 사람에서는 코르티솔이 지배적인 당질코르티코이드이므로 코르티솔에 대해서만 논의할 것이다. 코르티솔은 유기대사에 미치는 효과 외에도 많은 작용을 수행하는데, 스트레스에 대한 신체 반응 촉진과 면역계 조절 등을 포함한다(11.14절 참조).

디히드로에피안드로스테론(DHEA)과 안드로스테네디온은 **안드로겐**(androgen)으로 알려진 스테로이드호르몬 종류에 속한다. 이 종류에는 정소에서 생산되는 주요 남성 스테로이드인 **테스토스**

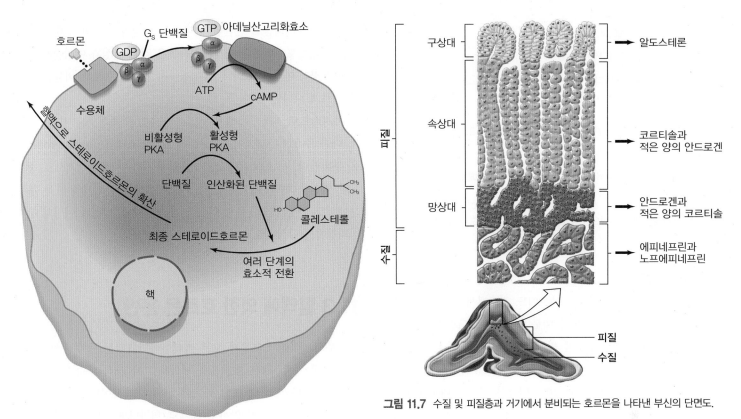

(a) 스테로이드호르몬 합성과 분비의 일반적인 사건

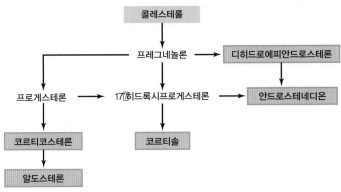

(b) 주요 부신 스테로이드호르몬

그림 11.6 (a) 스테로이드 합성에 흔히 관련된 과정들의 도식적 개요. (b) 상자 안에 나타낸 다섯 가지 호르몬은 부신피질에서 분비되는 주요 호르몬이다. 디히드로에피안드로스테론(DHEA)과 안드로스테네디온은 안드로겐, 즉 테스토스테론과 같은 호르몬이다. 코르티솔과 코르티코스테론은 당질코르티코이드이며, 알도스테론은 오직 부신피질의 한 부분에서만 생산되는 무기질코르티코이드이다. 주의사항: 단순화하기 위해 모든 효소 단계를 표시하지는 않았다.

그림 11.7 수질 및 피질층과 거기에서 분비되는 호르몬을 나타낸 부신의 단면도.

르티코스테론을 합성하고, 이것을 알도스테론으로 전환할 때 필요한 효소를 발현하지만(그림 11.6b 참조) 코르티솔과 안드로겐 형성에 필요한 효소를 암호화하는 유전자를 발현시키지 못한다. 따라서 이 층에서는 알도스테론이 합성되고 분비되지만 다른 주요 부신피질호르몬은 분비하지 않는다. 반면에 속상대(zona fasciculata)와 망상대(zona reticularis)는 정반대의 효소를 포함하며, 알도스테론을 분비하지 않고 코르티솔과 안드로겐을 분비한다. 사람에서는 속상대가 주로 코르티솔을, 망상대가 주로 안드로겐을 만든다.

특정 질병에서는 부신피질이 여러 가지 스테로이드의 양을 감소시키거나 증가시킬 수 있다. 예를 들면 부신피질에서 코르티솔 형성에 필요한 효소가 결핍되면 코르티솔 전구물질을 안드로겐 경로로 전환하는 결과가 생긴다. (그림 11.6b를 보면서 이런 일이 어떻게 일어날지 상상해 보라.) 이런 유형의 유전성 질환의 한 예로 **선천성 부신 과형성**(congenital adrenal hyperplasia, CAH)을 들 수 있다(더 자세한 내용은 제17장 참조). CAH에서 부신 안드로겐의 과다 생성으로 인해 여성 태아의 생식기가 남성화되는 결과가 생긴다. 출생 시에 아기가 남아인지 여아인지 겉으로 구분이 불분명할 수 있다. 다행히도, 이 질병의 가장 흔한 형태는 많은 나라에서 출생 시에 정기적으로 검진되고 있어 적절한 치료를 즉각적으로 시작할 수 있다.

테론(testosterone)도 포함된다. 부신의 안드로겐은 테스토스테론보다는 훨씬 효능이 덜하며, 보통은 성인 남성에게서 생리적으로 크게 중요하지는 않다. 그러나 제17장에서 설명하는 바와 같이 성인 여성 그리고 태아와 **사춘기**(puberty) 남녀에서는 기능을 한다.

부신피질은 뚜렷이 다른 3개의 층으로 구성되어 있다(**그림 11.7**). 가장 바깥쪽 층인 구상대(zona glomerulosa)의 세포는 코

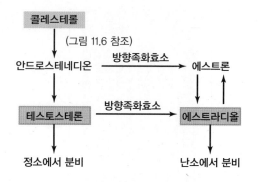

그림 11.8 생식샘에서의 스테로이드 생산. 오직 난소만이 에스트로겐, 에스트론, 에스트라디올 생산에 필요한 효소(방향족화효소)의 농도가 높다.

생식샘호르몬

부신피질에 비해 생식샘은 스테로이드 경로에서 다른 효소들을 발현한다. 정소와 난소 모두의 내분비세포는 알도스테론과 코르티솔 생산에 필요한 효소들을 발현하지 않는다. 그들은 부신에서처럼 안드로스테네디온으로 유도하는 안드로겐 경로에 관여하는 효소들을 고농도로 함유하고 있다. 더욱이 정소의 내분비세포는 안드로스테네디온을 테스토스테론으로 전환하는 효소를 다량 발현하므로, 정소에서 주로 분비되는 안드로겐은 테스토스테론이다(**그림 11.8**). 난소의 내분비세포는 여성의 성호르몬을 합성하며 이를 총칭해 **에스트로겐**(estrogen, 주로 에스트라디올과 에스트론)이라 한다. **에스트라디올**(estradiol)은 여성의 일생에 걸쳐 지배적으로 존재하는 에스트로겐이다. 난소의 내분비세포는 안드로겐을 에스트로겐으로 전환하는 것을 촉매하는 효소인 방향족화효소(aromatase)를 다량 발현한다(그림 11.8 참조). 그 결과 테스토스테론보다는 에스트라디올이 난소에서 분비되는 주요 스테로이드호르몬인 것이다.

그러나 난소의 내분비세포에서도 매우 적은 양의 테스토스테론이 확산해 나오고, 정소에서도 매우 적은 양의 에스트라디올이 테스토스테론으로부터 생산된다. 뿐만 아니라 생식샘과 부신피질에서 혈액 속으로 방출된 후에 스테로이드호르몬은 다른 기관에서 더 전환될 수 있다. 예를 들면 테스토스테론은 표적세포 일부

에서 에스트라디올로 전환된다. 따라서 남성과 여성의 주요 성호르몬인 테스토스테론과 에스트라디올은 각각 남성과 여성에게 특이적인 것이 아니다. 그러나 두 성별에서 호르몬 농도의 비율은 매우 다르게 나타난다.

마지막으로, 배란 후 생기는 난소 구조인 황체의 내분비세포는 또 다른 주요한 스테로이드호르몬인 **프로게스테론**(progesterone)을 분비한다. 이 스테로이드는 임신을 유지하는 데 결정적으로 중요한 역할을 한다(제17장 참조). 프로게스테론은 신체의 다른 부분에서도 합성되는데, 특히 임신한 여성의 태반, 남성과 여성의 부신피질에서 합성된다.

11.3 혈액에 의한 호르몬 운반

대부분의 펩티드호르몬과 모든 카테콜아민호르몬은 수용성이다. 따라서 몇 가지 펩티드호르몬을 제외하고 이들 호르몬은 그냥 혈장에 녹아서 운반된다(**표 11.1**). 그에 반해, 스테로이드호르몬과 갑상샘호르몬은 잘 녹지 않아서 대체로 혈장단백질과 결합해 혈액을 따라 순환한다. 스테로이드호르몬과 갑상샘호르몬이 주로 혈장 내에서 큰 단백질과 결합해 존재함에도 적은 농도의 이들 호르몬은 혈장에 용해된 상태로 존재한다. 용해된 또는 유리형 호르몬은 결합형 호르몬과 평형을 이룬다.

유리형 호르몬 + 결합단백질 ⇌ 호르몬 – 단백질 복합체

이 반응은 생리학적 과정은 화학적·물리적 법칙에 의해 일어난다는 생리학의 일반 원리의 좋은 예다. 내분비샘이 유리형 호르몬을 더 많이 분비하면 이 평형반응의 균형은 오른쪽으로 이동하게 될 것이고, 호르몬이 혈장 내 결합단백질로부터 분리되어 표적샘 세포로 확산되면 평형은 표적샘에서 왼쪽으로 이동하게 될 것이다. 혈장 내의 총 호르몬 농도는 유리형과 결합형 호르몬을 합한 것이다. 그러나 오직 **유리형** 호르몬만이 모세혈관벽 밖으로 확

표 11.1	호르몬의 분류				
화학적 종류	혈장에서의 주요 형태	수용체 위치	가장 일반적인 신호 기전*		분비/대사 속도
펩티드와 카테콜아민	유리형(결합되지 않음)	세포막	1. 2차 전달자(예: cAMP, Ca^{2+}, IP_3) 2. 수용체에 의한 효소 활성(예: JAK) 3. 수용체의 내재성 효소 활성(예: 티로신 자가인산화)		빠름(수 분)
스테로이드와 갑상샘호르몬	단백질-결합	세포 내부	세포내 수용체는 직접적으로 유전자 전사를 변화시킨다.		느림(수 시간에서 수일)

* 호르몬과 같은 화학전달자의 다양한 작용기전은 제5장에 자세히 설명되어 있다.

산해 나가고 표적세포와 만날 수 있다. 그러므로 대부분이 결합형 호르몬인 총 호르몬의 농도보다 유리형 호르몬의 농도가 생물학적으로 더 중요하다. 다음에 보겠지만, 단백질과의 결합 정도도 호르몬의 대사율과 배출에 영향을 미친다.

11.4 호르몬의 대사와 배출

일단 호르몬이 합성되고 혈액으로 분비되어 표적조직에 작용하게 되면, 호르몬의 증가한 활성도는 더는 필요치 않으므로 보통은 혈액 내 호르몬의 농도가 정상으로 돌아온다. 이는 표적세포가 호르몬에 장시간 노출됨에 따라 발생할 수 있는 과도하고 해로운 작용의 가능성을 막는 데 필요하다. 혈장 내 호르몬의 농도는 다음 사항에 의해 달라진다.

- 내분비샘에서의 분비속도
- 혈액으로부터의 제거속도

호르몬의 '제거'는 배출이나 대사적 전환으로 일어난다. 간과 신장이 호르몬을 대사하거나 배출하는 주요 기관이다. 제거에 관한 좀 더 자세한 설명은 14.4절에서 찾아볼 수 있다.

그러나 간과 신장이 호르몬을 제거하는 유일한 통로(채널)는 아니다. 때때로 표적세포에서 호르몬이 대사되기도 한다. 예를 들어 일부 펩티드호르몬의 경우 호르몬-수용체 복합체가 세포막에서 세포내섭취작용에 의해 세포 내로 들어감으로써 세포 표면으로부터 호르몬을 신속히 제거하고 세포 내에서 분해될 수 있게 한다. 그런 다음, 수용체는 보통 세포막으로 돌아가서 재활용된다.

그 외에, 혈액과 조직 내의 효소들이 카테콜아민과 펩티드호르몬을 빠르게 분해한다. 따라서 이러한 호르몬은 짧은 시간(단 몇 분에서 한 시간)만 혈류 내에 남아 있는 경향이 있다. 이와는 대조적으로, 단백질 결합 호르몬은 결합해 있는 한 효소에 의한 배출이나 대사로부터 보호된다. 그러므로 순환하는 스테로이드호르몬과 갑상샘호르몬의 제거는 일반적으로 종종 몇 시간에서 며칠까지 더 오래 걸린다.

일부 경우에서는 호르몬의 대사 작용으로 호르몬이 불활성화되기보다는 **활성화**되기도 한다. 다시 말하면 분비된 호르몬이 대사 작용에 의해 전환될 때까지 비교적 활성을 나타내지 않는다는 것이다. 한 가지 예가 갑상샘에서 생성되는 T_4인데, T_4는 표적세포 내에서 훨씬 더 활성화된 형태인 T_3로 전환된다.

그림 11.9는 호르몬이 분비된 후의 그들의 운명을 요약한 것이다.

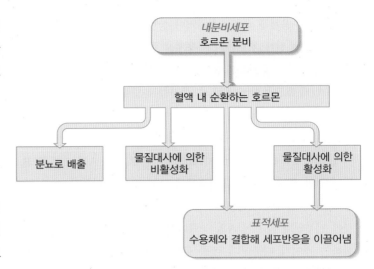

그림 11.9 내분비세포에서 분비된 후 호르몬의 작용과 있을 수 있는 운명. 모든 경로가 모든 호르몬에 적용되는 것은 아니다. 많은 호르몬이 표적세포 내부에서 대사에 의해 활성화된다.

11.5 호르몬의 작용 기전

호르몬 수용체

호르몬은 혈액을 따라 운반되기 때문에 모든 조직에 도달할 수 있다. 하지만 호르몬에 대한 반응은 대단히 특이적이어서 오직 표적세포에서만 호르몬 반응이 일어난다. 반응하는 능력은 표적세포의 세포막 혹은 세포 내에 있는 특정 수용체의 존재 유무에 달려 있다.

제5장에서 강조했듯이 화학전달자에 대한 표적세포의 반응은 전달자가 특정 세포 수용체에 결합할 때 시작하는 일련의 과정에서 마지막으로 일어나는 사건이다. 펩티드호르몬과 카테콜아민 같은 수용성 화학전달자의 수용체는 표적세포의 세포막에 위치한 단백질이다. 이와는 대조적으로, 스테로이드호르몬과 갑상샘호르몬 같은 지질 용해성 화학전달자의 수용체는 주로 표적세포 내에 위치한 단백질이다.

호르몬은 호르몬 수용체를 조절함으로써 표적세포의 반응에 영향을 끼칠 수 있다. 다시 말하지만, 제5장에서는 상향조절과 하향조절 같은 수용체 조절의 기본적인 개념을 설명했다. 호르몬의 맥락에서, **상향조절**(up-regulation)은 세포 내 호르몬 수용체 수의 증가인데, 종종 낮은 농도의 호르몬에 장시간 노출되었을 때 일어난다. 이를 통해 표적세포는 호르몬에 대한 반응도를 증가시키는 효과를 얻는다. **하향조절**(down-regulation)은 수용체 수의 감소인데, 종종 높은 농도의 호르몬에 노출되었을 때 일어난다. 이는 일시적으로 표적세포의 호르몬에 대한 반응도를 감소시켜 과잉 자극을 방지한다.

경우에 따라 호르몬은 그들 자신의 수용체뿐만 아니라 다른 호르몬의 수용체를 하향조절하거나 상향조절할 수 있다. 만약 한 호르몬이 두 번째 호르몬의 수용체를 하향조절로 유도한다면, 그 결과는 두 번째 호르몬의 효과 저하가 될 것이다. 반면에, 호르몬이 두 번째 호르몬의 수용체 수 증가를 유도할 수도 있다. 이 경우 두 번째 호르몬의 효과는 증가한다. 이런 후자의 현상은 허용이라고 알려진 중요한 호르몬-호르몬 상호작용의 기초가 된다.

일반적으로 **허용**(permissiveness)이란 호르몬 A가 호르몬 B의 완전한 효과를 위해 존재해야 한다는 것을 의미한다. 이런 허용 효과에 필요한 것은 대개 호르몬 A가 낮은 농도로 존재하는 것이 전부인데, 호르몬 A의 능력이 호르몬 B의 수용체를 상향조절하는 것이기 때문이다. 예를 들면 에피네프린은 지방세포로부터 혈액으로 지방산이 방출되도록 자극하는데, 이는 에너지 요구가 증가하는 시기에 중요한 기능이다. 그러나 에피네프린은 갑상샘호르몬의 허용량이 없으면 이를 효과적으로 수행할 수 없다(**그림 11.10**). 한 가지 이유는 갑상샘호르몬이 지방조직에서 에피네프린에 대한 베타-아드레날린성 수용체 합성을 자극하기 때문이다. 그 결과 지방조직은 에피네프린에 훨씬 더 민감해진다. 그러나 수용

체 상향조절이 허용의 모든 경우를 설명하지는 못한다. 때때로 그 효과는 특정한 호르몬 작용을 매개하는 신호전달 경로의 변화 때문일 수도 있다.

호르몬-수용체 결합으로 일어나는 일

호르몬이 수용체에 결합할 때 시작되는 이벤트, 즉 호르몬이 세포 내 반응을 유도하는 기전은 제5장에서 설명했듯이, 모든 화학전달자에 적용되는 하나 이상의 신호전달 경로이다. 세포 내 신호전달 과정의 조절은 모든 화학전달자의 작용 원리에 해당하는 것으로서 이미 제5장에서 설명했다. 다시 말해 호르몬에 의해서 시작되는 작용기전도 신경전달물질과 측분비, 자가분비물질에 의해 사용되는 기전과 비교해서 특별할 것이 없다는 것이므로, 여기서는 간단히 검토할 것이다(표 11.1 참조).

펩티드호르몬과 카테콜아민의 효과

앞에서 말한 바와 같이 펩티드호르몬과 카테콜아민의 수용체는 표적세포의 세포막 바깥 표면에 위치한다. 이 위치가 중요한데, 이들 호르몬은 세포막을 통해 확산해 들어가기에는 지나치게 친수성이기 때문이다. 호르몬 결합으로 수용체가 활성화되면 제5장에서 설명한 세포막 수용체에 대한 하나 혹은 그 이상의 신호전달 경로가 유발된다. 즉 활성화된 수용체는 다음 사항에 직접 영향을 미친다.

- 수용체의 일부인 효소 활성
- 수용체와 연관된 세포질의 야누스인산화효소(janus kinase)의 활성
- cAMP, Ca^{2+}과 같은 2차 전달자를 생성하는 효과기 단백질(이온채널 및 효소)을 세포막에서 연결하는 G 단백질

이온채널의 개폐는 막을 가로지르는 전위를 변화시킨다. Ca^{2+} 채널이 관련되면, 이온성 2차 전달자로서 중요한 칼슘이온의 세포질 내 농도가 변화한다. 효소 활성의 변화는 대개 매우 빠르게 일어나고(예를 들면 인산화 때문에), 다양한 세포 단백질의 활성 변화를 일으킨다. 어떤 경우에는 신호전달 경로도 특정 유전자를 활성화하거나 억제함으로써 이들 유전자에 의해 암호화된 단백질의 합성률에 변화를 일으킨다. 따라서 펩티드호르몬과 카테콜아민은 동일한 표적세포에 대해 빠르게 작용하거나(비유전자) 느리게 작용(유전자 전사)할 수 있다.

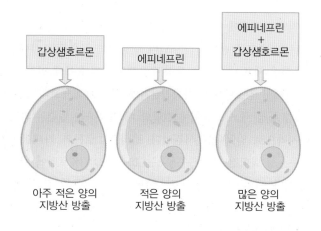

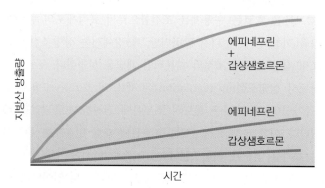

그림 11.10 에피네프린에 의한 지방세포로부터의 지방산 방출을 '허용'하도록 하는 갑상샘호르몬의 능력. 갑상샘호르몬은 세포의 베타-아드레날린성 수용체 수를 증가시킴으로써 이 효과를 발휘한다. 갑상샘호르몬 그 자체는 단지 적은 양의 지방산 방출을 자극한다.

스테로이드와 갑상샘호르몬의 효과

스테로이드호르몬과 갑상샘호르몬은 친지질성이며, 그들의 수용체는 세포 내에 존재하고 핵수용체 슈퍼패밀리의 일원이다. 제5장에서 지용성 전달자에 대해 설명한 것처럼 호르몬이 수용체에 결합하게 되면 특정 유전자의 전사를 활성화(또는 어떤 경우에는 억제)함으로써 그 유전자에 의해 암호화된 단백질의 합성률을 변화시킨다. 이러한 단백질 농도 변화의 궁극적인 결과는 세포가 수행하는 특정 과정의 강화 또는 억제 혹은 세포의 단백질 분비율의 변화이다. 이들 호르몬에 대한 수용체가 세포막에도 존재한다는 증거가 있지만, 사람에서의 생리학적 중요성은 아직 확립되어 있지 않다.

호르몬의 약리적 효과

의학적인 목적으로 보통 생리학적 농도에서 관찰되지 않는 매우 많은 양의 호르몬을 투여하는 것은 개인에게 영향을 미칠 수 있다. 이러한 **약리적 효과**(pharmacological effect)는 과도한 양의 호르몬 분비가 관련된 질병에서도 일어날 수 있다. 치료제로 고용량의 호르몬을 사용하는 것이 흔하므로 약리적 효과는 의학적으로 매우 중요하다. 아마도 가장 일반적인 예가 알레르기와 염증 반응을 억제하기 위해 프레드니손과 같은 매우 강력한 합성 형태의 코르티솔을 투여하는 것이다. 그런 상황에서는 (11.15절에서 설명하는 것처럼) 여러 가지 원치 않은 부작용이 관찰될 수도 있다.

11.6 호르몬 분비를 조절하는 입력

호르몬 분비는 주로 내분비세포로 투입되는 세 가지 입력의 조절을 받는다(그림 11.11).

■ 혈장 내 무기질 이온이나 유기 영양소의 농도 변화
■ 내분비세포에 연결된 뉴런에서 방출되는 신경전달물질
■ 내분비세포에 작용하는 다른 호르몬(또는 어떤 경우에는 측분비물질)

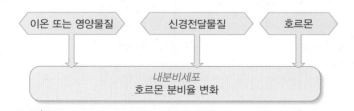

그림 11.11 호르몬 분비를 자극하거나 억제하도록 내분비샘 세포에 직접 작용하는 입력들.

각각의 부문을 더 자세히 살펴보기 전에, 하나 이상의 입력에 의해 호르몬 분비가 영향을 받을 수 있다는 것을 강조해야 한다. 예를 들면 인슐린 분비는 포도당과 다른 영양소의 세포외 농도에 의해 자극되고, 각기 다른 자율신경계에 의해 자극되거나 저해된다. 따라서 내분비세포의 조절은 대부분의 생리적 기능이 다수의 조절계에 의해 조절되며, 종종 서로 길항적으로 작동한다는 생리학의 일반 원리를 분명하게 보여준다. 그 결과의 산출물인 호르몬 분비 속도는 자극과 저해 입력의 상대적 양에 따라 결정된다.

호르몬에 적용되는 용어인 분비는 세포로부터 세포외배출작용으로 방출되는 것을 의미한다. 어떤 경우에는, 스테로이드호르몬과 같은 호르몬은 분비되는 것이 아니라 대신에 세포막을 통해 세포 밖 공간으로 확산한다. 분비나 확산에 의한 방출이 때때로 호르몬 합성 증가와 동반되기도 한다. 간단히, 이 장과 책의 나머지 부분에서는 호르몬 '분비'의 자극이나 억제를 언급할 때 대개는 이러한 가능성을 특별히 구별하지는 않을 것이다.

무기질 이온 또는 유기 영양분의 혈장 내 농도에 의한 조절

여러 호르몬의 분비는 (최소한 어느 정도는) 특정 무기질 이온이나 유기 영양분의 혈장 내 농도에 의해서 직접적으로 조절된다. 각각의 경우에, 호르몬의 주요 기능은 분비를 조절하는 이온이나 영양소의 혈장 내 농도를 음성 되먹임 방식으로 조절하는 것이다(1.5절 참조). 예를 들면 인슐린 분비는 혈장 포도당 농도의 증가로 자극된다. 그 결과 인슐린은 골격근과 지방조직에 작용해 세포막을 통해 세포질로 포도당이 촉진 확산되도록 촉진한다. 따라서

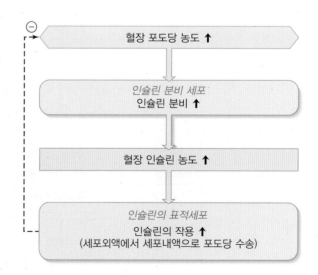

그림 11.12 물질(이 경우는 유기 영양분)의 혈장 내 농도에 의한 음성 되먹임 조절의 결과로 호르몬 분비 조절이 어떻게 되는지에 대한 예. 다른 경우에서는 조절되는 혈장 물질이 Ca^{2+} 같은 이온일 수도 있다.

인슐린의 작용은 혈장 내 포도당 농도를 정상으로 되돌려놓는다 (그림 11.12). 또 다른 예는 11.21절에서 상세히 설명되듯이 부갑상 샘호르몬(PTH)에 의한 Ca^{2+}의 균형 조절이다. 이 호르몬은 이름 에서 알 수 있듯이 갑상샘에 아주 근접한 위치에 있는 부갑상샘 세포에서 만들어진다. 혈장 Ca^{2+} 농도의 감소는 직접 PTH 분비를 자극한다. 그런 다음 PTH는 뼈와 다른 조직에 여러 가지 작용을 해서 혈액으로의 Ca^{2+} 방출을 증가시키고, 그렇게 함으로써 혈장 Ca^{2+} 농도를 정상치로 회복시킨다.

뉴런에 의한 조절

앞에서 언급한 바와 같이 부신수질은 변형된 교감신경절이므로 교감신경의 절전섬유에 의해 자극된다(제6장의 자율신경계에 대한 논의 참조). 부신수질을 조절하는 것 외에도 자율신경계는 다른 내분비샘에 영향을 미친다(그림 11.13). 다른 분비샘들에 대한 부교감신경과 교감신경의 입력 둘 다 일부는 억제, 일부는 자극이 될 수도 있다. 인슐린과 위장관 호르몬의 분비가 그 예인데, 부교감신경계의 뉴런에 의해서는 자극되고, 교감신경 뉴런에 의해서는 억제된다.

시상하부와 뇌하수체후엽에서 분비되는 한 큰 그룹의 호르몬들은 뇌 자체의 뉴런에 의한 직접적인 조절을 받는다(그림 11.13 참조). 이 부류에 대한 것은 11.8절에서 자세하게 설명할 것이다.

다른 호르몬에 의한 조절

많은 경우에 특정 호르몬의 분비는 다른 호르몬의 혈중 농도에 의해서 직접적으로 조절된다. 종종 첫 번째 호르몬의 유일한 기능은 순서대로 다음 호르몬의 분비를 직접 자극하는 것이다. 다른 호르몬의 분비를 자극하는 호르몬을 흔히 **자극호르몬**(tropic hormone)이라고 한다. 자극호르몬은 대개 분비를 자극할 뿐만 아니라 자극받은 분비샘의 성장도 자극한다. (특히 성장 촉진 작용을 언급할 때 *trophic*이라는 용어를 자주 사용하지만, 단순하게 하기 위해 우리는 *tropic*이라는 일반적인 용어만 사용할 것이다.) 이런 유형의 호르몬 연속작용은 11.8절에서 상세히 다룬다. 그러나 자극작용 외에도, 다중 호르몬 연쇄반응에 있는 몇몇 호르몬은 다른 호르몬의 분비를 억제하기도 한다.

11.7 내분비 장애의 유형

호르몬과 내분비샘은 아주 다양한 종류가 있으므로 내분비계 장애의 특징이 매우 다양할 수 있다. 예를 들면 내분비성 질환은 대사불균형을 보여 체중 증가 혹은 감소를 초래할 수 있다. 몇 가지 예만 들면, 어린 시절에 정상적으로 성장과 발달이 이루어지지 않거나, 비정상적인 고혈압 또는 저혈압이 되거나, 생식능력이 상실

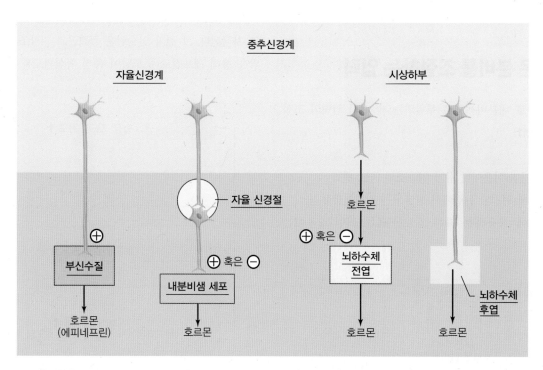

그림 11.13 호르몬 분비에 영향을 미치는 신경계의 경로. 자율신경계는 부신수질과 많은 다른 내분비샘의 호르몬 분비를 조절한다. 시상하부의 특정 뉴런 중 일부는 뇌하수체후엽에서 끝나며 호르몬을 분비한다. 뇌하수체후엽에서 분비되는 시상하부호르몬과 뇌하수체전엽에 영향을 주는 다른 시상하부호르몬의 효과는 이 장의 뒷부분에서 설명한다. ⊕와 ⊖ 기호는 각각 자극작용과 억제작용을 나타낸다.

되거나, 정신적·감정적 변화 등으로 나타날 수 있다. 특정 호르몬에 영향을 받는 것에 따라 달라지는 이러한 다양한 특징에도 불구하고, 본질적으로 모든 내분비성 질환은 아래 네 가지 중 하나로 분류할 수 있다.

- 호르몬의 지나친 부족[**분비감퇴**(hyposecretion)]
- 호르몬 과다[**분비과다**(hypersecretion)]
- 호르몬에 대한 표적세포 반응성 감소[과소반응(hyporesponsiveness)]
- 호르몬에 대한 표적세포 반응성 증가[과대반응(hyperresponsiveness)]

분비감퇴

내분비샘이 정상적으로 기능하지 못하는 것 때문에 호르몬이 너무 적게 분비될 수가 있는데, 이것을 **1차 분비감퇴**(primary hyposecretion)라고 한다. 예는 다음과 같다.

- 분비샘의 부분적 또는 전체적 손상에 의한 호르몬 분비의 감소
- 효소 결핍으로 인한 호르몬 합성의 감소
- 요오드 섭취 결핍에 의한 갑상샘호르몬의 분비 감소

감염이나 독성 화학물질에 노출되는 것과 같은 많은 다른 원인은 내분비샘의 손상이나 호르몬 합성 또는 분비 능력의 감소라는 공통분모를 가진다.

분비감퇴의 또 다른 주요 원인은 **2차 분비감퇴**(secondary hyposecretion)이다. 이 경우 분비샘이 손상되지는 않지만(적어도 처음에는), 자극호르몬에 의한 자극이 너무 적거나 또는 드물게 억제호르몬이 지나치게 많다. 자극호르몬이 비정상적으로 낮은 속도로 합성되고 분비된다고 하면 이런 일이 일어날 수 있다. 오래 지속적으로 자극호르몬의 자극작용이 부족하면 예외 없이 분비샘의 위축으로 이어지는데, 혈중 자극호르몬 농도가 정상으로 회복되면 시간이 흐르면서 되돌려질 수 있다.

1차 분비감퇴와 2차 분비감퇴를 구별하기 위해서는 자극호르몬의 혈중 농도를 측정한다. 자극호르몬 농도가 증가했다고 하면 그것은 1차 분비감퇴이고, 증가하지 않았거나 정상 수준보다 낮다면 2차 분비감퇴이다.

호르몬 분비감퇴를 치료하는 가장 흔한 방법은 없어진 호르몬을 투여하거나 호르몬의 합성 유사체를 투여하는 것이다. 이것은 보통 구강(알약), 국소(피부에 바르는 크림), 또는 주사에 의해 이루어

진다. 투여 경로는 대체되는 호르몬의 화학적 성질에 따라 달라진다. 예를 들어 갑상샘호르몬 부족인 사람들은 정상 호르몬 농도를 회복하기 위해 매일 알약을 복용하는데, 왜냐하면 갑상샘호르몬은 장에서 쉽게 흡수되기 때문이다. 그에 반해서 인슐린이 필요한 환자들은 대개 주사를 통해 인슐린 공급을 받는다. 인슐린은 펩티드이므로 구강으로 섭취하면 위장관 효소에 의해 소화되어 버린다.

분비과다

호르몬은 또한 **1차 분비과다**(primary hypersecretion, 분비샘 자체가 호르몬을 너무 많이 분비하는 것)나 **2차 분비과다**(secondary hypersecretion, 자극호르몬에 의해서 분비샘이 지나친 자극을 받는 것)가 될 수 있다. 1차 혹은 2차 분비과다의 원인 중 하나는 호르몬을 분비하는 내분비세포 종양의 존재이다. 이러한 종양들은 종종 양성(즉 악성암이 아님)인데, 자극이 없거나 음성 되먹임이 증가해 있는 상태에서조차도 높은 속도로 지속적으로 호르몬을 생산하는 경향이 있다.

내분비 종양이 분비과다를 일으킬 때, 종양이 좁은 부위에 한정되어 있다면 수술로 제거하거나 방사선으로 파괴할 수 있다. 이러한 방법은 종양과 상관없이 내분비샘이 분비과다하는 경우에도 유용하게 사용될 수 있다. 이러한 두 가지 방법은 과민성 갑상샘의 분비과다를 치료하는 데 사용될 수 있다(11.12절 참조). 많은 경우 호르몬 합성을 억제하는 약물로 분비과다를 막을 수 있다. 대안적으로, 호르몬 분비를 바꾸지 않고 표적세포에서의 호르몬 작용을 차단하는 약물(수용체 길항제)로 치료할 수도 있다.

과소반응과 과대반응

어떤 경우에는 호르몬 분비에 이상이 없는데도 내분비계의 구성요소가 정상적으로 기능하지 않을 수 있다. 문제는 표적세포가 호르몬에 정상적으로 반응하지 않는 것인데, 이 상태를 과소반응 또는 호르몬저항성이라 한다. 과소반응으로 인한 질병의 중요한 예가 가장 흔한 형태의 당뇨병[**2형 당뇨병**(type 2 diabetes mellitus)]인데, 이것은 인슐린의 표적세포가 이 호르몬에 대해서 과소반응을 보인다.

과소반응은 호르몬에 대한 수용체의 결핍이나 기능 상실이 원인이다. 예를 들면 유전학적으로 남성인 사람 중 일부에서 안드로겐에 대한 수용체가 존재하지 않아 나타나는 결함을 가진다. 그 결과 그들의 표적세포는 안드로겐과 결합할 수 없게 되고, 마치 호르몬이 생산되지 않는 것처럼 특정한 남성 특징의 발달이 부족하게 된다(더 자세한 사항은 제17장 참조).

과소반응의 두 번째 유형은 호르몬에 대한 수용체는 정상일

수 있지만, 호르몬이 수용체에 결합한 후 세포 내에서 일어나는 신호전달 과정에 어떤 결손이 있는 경우이다. 예를 들면 활성화된 수용체가 cAMP나 그 호르몬에 대한 신호전달 경로의 다른 구성요소의 형성을 자극하지 못할 수 있다.

과소반응의 세 번째 원인은 분비 후에 일부 다른 조직에 의해서 대사적으로 활성화되어야만 하는 호르몬 때문이다. 활성화를 촉매하는 효소의 결핍이 있을 수 있다. 예를 들면 어떤 남성은 테스토스테론(주요 순환 안드로겐)을 정상적으로 분비하고 안드로겐에 대한 정상적인 수용체를 가지고 있다. 하지만 이 남성들은 테스토스테론을 디히드로테스토스테론으로 전환하는 세포 내의 효소를 가지고 있지 않은데, 이 디히드로테스토스테론은 안드로겐 수용체와 결합하는 강력한 테스토스테론 대사산물로서, 얼굴과 몸에 있는 털의 성장과 같은 2차 성징에 관여하는 테스토스테론의 작용 일부를 매개한다.

그와 대조적으로, 호르몬에 대한 과대반응 또한 문제를 일으킬 수 있다. 예를 들면 앞에서 배운 바와 같이 갑상샘호르몬은 에피네프린에 대한 베타-아드레날린성 수용체의 상향조절을 유발하므로, 갑상샘호르몬의 분비과다는 결국 표적세포가 에피네프린에 과대반응하는 원인이 된다. 이 결과로 갑상샘호르몬의 혈장 농도가 증가한 전형적인 사람들에게서는 심장박동수가 증가한다.

시상하부와 뇌하수체

11.8 시상하부와 뇌하수체를 포함하는 조절계

뇌하수체(pituitary gland 또는 hypophysis, 그리스어로 '밑에서 자라다'라는 뜻)는 **시상하부**(hypothalamus) 바로 밑에 있는 접형골의 주머니(말안장으로 불림)에 위치하고 있다(**그림 11.14**). 뇌하수체는 시상하부의 뉴런에서 뻗어 나온 축삭과 작은 혈관들이 포함된 **누두**(infundibulum 또는 pituitary stalk)에 의해 시상하부와 연결된다. 사람의 뇌하수체는 본래 2개의 인접해 있는 엽으로 구성되어 있는데, 전엽은 **뇌하수체전엽**(anterior pituitary gland) 또는 샘뇌하수체(adenohypophysis)라고 하며, 후엽은 **뇌하수체후엽**(posterior pituitary gland) 또는 신경하수체(neuro-hypophysis)라고 한다. 발생학적으로 뇌하수체전엽은 라트케낭(Rathke's pouch)이라는 인두(pharynx)의 함입으로 생겨나는 반면에, 뇌하수체후엽은 실제로는 분비샘이 아니라 시상하부의 신경 구성요소들이 연장된 것이다.

두 종류로 뚜렷하게 구별되는 시상하부 뉴런 군집[시삭상핵(supraoptic nucleus)과 실방핵(paraventricular nucleus)]의 축삭은 누두를 지나 모세혈관(혈액과 간질 사이의 용질 교환이 이루어지는 작은 혈관)과 근접해 뇌하수체후엽 내에서 끝난다(**그림 11.14b**). 그러므로 이 뉴런들은 다른 뉴런들과 시냅스를 형성하지 않는다. 대신에 그들의 말단은 모세혈관에 직접적으로 닿아 있다. 뉴런의 말단에서 분비된 호르몬은 모세혈관으로 들어가고 그런 다음 정맥으로 흘러 들어가 몸 전체를 순환한다.

시상하부와 뇌하수체후엽 사이의 신경 연결과는 대조적으로, 시상하부와 뇌하수체전엽 사이에는 중요한 신경 연결이 없다. 그러나 특별한 유형의 혈관 연결이 있다(그림 11.14b 참조). 시상하부와 누두의 연결지점은 **정중융기**(median eminence)로 알려져 있다. 정중융기의 모세혈관은 다시 연결되면서 시상하부-뇌하수체 문맥 혈관(hypothalamo-hypophyseal portal vessel 또는 portal vein)을 형성한다. 문맥(portal)이라는 용어는 두 세트의 모세혈관을 연결하는 정맥을 의미한다. 제12장에서 배우겠지만, 보통 모세혈관의 혈액은 심장으로 되돌아가는 정맥으로 배출된다. 오직 문맥계에서 한 세트의 모세혈관이 정맥으로 흐르고 나서, 두 번째 세트의 모세혈관이 형성되고 결국 심장으로 되돌아가는 정맥으로 다시 빠져나간다.

시상하부-뇌하수체 문맥 혈관은 누두를 지나 뇌하수체전엽으로 들어가고, 그곳에서 두 번째 세트의 모세혈관인 뇌하수체전엽 모세혈관으로 흘러 들어간다. 따라서 시상하부-뇌하수체 문맥 혈관은 혈액이 정중융기에서 뇌하수체전엽의 세포로 직접 전달될 수 있는 국지적인 경로를 제공한다. 곧 알게 되겠지만, 이런 국지적인 혈액계는 시상하부의 세포체에서 합성된 호르몬들이 직접적으로 뇌하수체전엽의 세포 활동을 바꿀 수 있는 기전을 제공한다. 이는 체순환을 우회하는 것으로, 그 분비샘에서 호르몬 분비를 효과적이고 특이적으로 조절하게 해준다.

뇌하수체호르몬과 그들의 주요 생리적 작용에 대한 조사를 뇌하수체후엽의 두 호르몬으로 시작한다.

뇌하수체후엽호르몬

우리는 뇌하수체후엽이 실제로 시상하부의 신경이 확장된 부분임을 강조했다(그림 11.14 참조). 뇌하수체후엽호르몬은 뇌하수체후엽 자체가 아닌 시상하부에서 합성된다. 특히 시상하부의 시삭상핵과 실방핵의 세포체에서 합성되며, 이들 뉴런의 축삭은 누두를 지나 뇌하수체후엽까지 와서 끝난다. 작은 소낭에 싸인 호르몬은 신경의 축삭을 따라 내려가서 뇌하수체후엽의 축삭 말단에 축

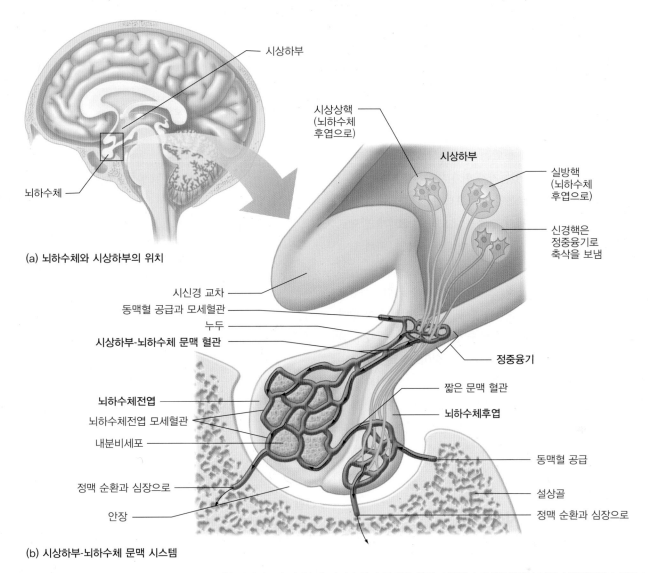

(a) 뇌하수체와 시상하부의 위치

시상하부

뇌하수체

시상상핵
(뇌하수체
후엽으로)

시상하부

실방핵
(뇌하수체
후엽으로)

신경핵은
정중융기로
축삭을 보냄

시신경 교차

동맥혈 공급과 모세혈관

누두

시상하부-뇌하수체 문맥 혈관

정중융기

짧은 문맥 혈관

뇌하수체후엽

뇌하수체전엽

뇌하수체전엽 모세혈관

내분비세포

동맥혈 공급

정맥 순환과 심장으로

설상골

안장

정맥 순환과 심장으로

(b) 시상하부-뇌하수체 문맥 시스템

그림 11.14 (a) 뇌와 시상하부에 대한 뇌하수체의 관계. (b) 시상하부와 뇌하수체 사이의 신경 및 혈관 연결. 실방핵과 시삭상핵에서 나온 시상하부의 뉴런은 누두로 내려가 뇌하수체후엽에서 끝나는 반면에, 다른 뉴런들(하나의 핵만 단순하게 보여주었지만, 실방핵에서 나온 일부 세포까지 포함해서 실제로는 여러 개 핵임)은 정중융기에서 끝난다. 뇌하수체전엽으로의 거의 모든 혈액 공급은 정중융기에서부터 시작하는 시상하부-뇌하수체 문맥 혈관을 통해서 이루어진다. 긴 문맥이 정중융기의 모세혈관과 뇌하수체전엽의 모세혈관을 연결한다. (뇌하수체후엽에서 유래된 짧은 문맥은 뇌하수체후엽을 떠나는 혈액의 아주 적은 일부만 운반하고, 뇌하수체전엽이 받는 혈액의 극히 일부만 공급한다.) 화살표는 혈액이 흐르는 방향을 나타낸다.

적된다. 다양한 자극이 이러한 뉴런들에 대한 입력을 활성화하면, 활동 전위가 축삭 말단까지 전도되는 활동 전위가 유발되고, 세포외배출작용을 통해 저장되어 있던 호르몬의 방출이 촉발된다. 그런 다음 호르몬은 모세혈관으로 들어가서 심장으로 되돌아가는 혈액에 의해 멀리까지 운반된다. 이렇게 해서 뇌는 마치 내분비 기관인 것처럼 자극을 받아들이고 반응할 수 있다. 뇌하수체후엽은 체순환계로 호르몬을 방출함으로써 멀리 떨어진 기관의 기능을 조정할 수 있다.

두 가지 뇌하수체후엽 호르몬은 **옥시토신**(oxytocin)과 **바소프레신**(vasopressin)이다. 옥시토신은 생식과 관련한 두 가지 반사작용에 관여한다. 한 예로, 옥시토신은 유방의 평활근세포 수축을

자극함으로써 수유기간 중에 젖이 분비되는 결과를 가져온다. 이는 유아에게 수유하는 동안 젖꼭지의 자극에 반응해 일어난다. 젖꼭지 내의 감각세포가 옥시토신을 생성하는 시상하부의 세포까지 가서 끝나는 자극성 신경신호를 뇌로 보내고, 시상하부 세포들을 활성화해 호르몬 방출이 되도록 한다.

두 번째 반사작용은 임신한 여성이 분만을 할 때 일어나는데, 자궁경부에 존재하는 신장수용기(stretch receptor)가 신경신호를 시상하부로 다시 보내면, 그에 반응해서 시상하부에서 옥시토신이 분비된다. 그다음에 옥시토신은 태아가 완전히 분만될 때까지 자궁의 평활근세포 수축을 자극한다(자세한 내용은 제17장 참조). 옥시토신은 남성에게도 존재하지만, 남성에서의 전체적인 내

분비 기능이 무엇인지는 불분명하다. 최근 연구 결과는 옥시토신이 사람을 포함한 수컷, 암컷 포유류에서 기억과 행동의 다양한 측면에 관련될 수 있다고 제안한다. 암수 한 쌍의 결합, 모성행동, 사랑과 같은 감정이 여기에 포함된다. 만약 이것이 사람의 경우에도 사실이라면, 이는 뇌의 다른 영역에 존재하는 옥시토신 함유 뉴런 때문으로 보이는데, 신체에 있는 어떤 옥시토신이 혈액-뇌 장벽을 통과해 뇌로 들어갈 수 있는지가 현재로서는 불분명하다.

또 다른 뇌하수체후엽호르몬인 바소프레신은 혈관 주변의 평활근세포 수축을 일으켜 혈관의 수축을 유도하고, 그렇게 함으로써 혈압을 상승시킨다. 예를 들어 부상을 입어 출혈로 인해 혈압이 떨어졌을 때, 그것에 대응해 이런 현상이 발생할 수 있다. 바소프레신은 신장 내에서도 작용해 소변의 수분 배출을 감소시킴으로써 체액을 유지하고 혈액량 유지에 도움을 준다. 이런 일이 일어날 수 있는 한 가지 과정은 사람이 탈수 상태가 되었을 때이다. 신장에서 나타내는 기능 때문에 바소프레신은 **항이뇨호르몬**(antidiuretic hormone, ADH)으로 알려져 있다. (소변으로 손실되는 물의 양이 증가하는 것을 이뇨라고 하며, 바소프레신은 소변을 통한 수분 손실을 감소시키기 때문에 항이뇨의 특성이 있다.) 바소프레신의 작용은 순환계 조절(12.10절)의 맥락과 체액 균형(14.7절)의 맥락에서 다룰 것이다.

뇌하수체전엽호르몬과 시상하부

시상하부의 시삭상핵과 실방핵을 제외한 다른 핵들은 모든 뇌하수체전엽호르몬의 분비를 조절하는 호르몬을 분비한다. 편의상 그림 11.14에서는 하나의 핵으로부터 이러한 뉴런이 발생하는 것으로 간단하게 나타냈지만, 실제로는 여러 개의 시상하부 핵이 축삭들을 보내서 그 말단이 정중융기에서 끝난다. 뇌하수체전엽의 기능을 조절하는 시상하부호르몬들을 총칭해 **뇌하수체자극호르몬**(hypophysiotropic hormone, 뇌하수체의 다른 이름이 *hypophysis*임을 기억하라)이라고 하며, 보통 시상하부방출호르몬 또는 시상하부억제호르몬이라고도 한다.

한 가지(도파민)를 제외하고, 각각의 뇌하수체자극호르몬은 세 단계 호르몬 연쇄반응의 첫 번째 호르몬에 해당한다(**그림 11.15**).

1. 뇌하수체자극호르몬은
2. 뇌하수체전엽호르몬의 분비를 조절하는데, 뇌하수체전엽호르몬은
3. 어떤 다른 내분비샘의 호르몬 분비를 조절한다.

이 마지막 호르몬이 표적세포에 작용하게 된다. 이런 연쇄반응의

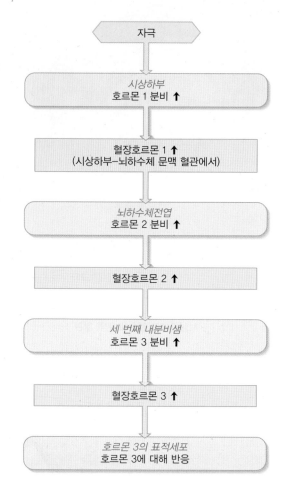

그림 11.15 뇌하수체자극호르몬(시상하부의 호르몬 1)이 뇌하수체전엽호르몬(호르몬 2)의 분비를 조절하고, 차례로 세 번째 내분비샘의 호르몬(호르몬 3) 분비를 조절하는 전형적인 순차적 패턴. 시상하부-뇌하수체 문맥 혈관은 그림 11.14에 나타냈다.

적응적 가치는 다양한 유형의 중요한 호르몬 되먹임 기전을 가능하게 해준다는 점이다(자세한 것은 이 장 뒷부분에서 설명함). 연쇄반응은 또한 소수의 시상하부 뉴런의 반응을 큰 말초 호르몬 신호로 증폭시킬 수 있다. 연쇄반응의 중간 단계, 즉 뇌하수체전엽호르몬과 함께 이러한 연쇄반응 순서의 설명을 시작하고자 하는데, 그 이유는 뇌하수체자극호르몬의 이름이 대부분 뇌하수체전엽호르몬의 이름에 바탕을 두고 있기 때문이다.

뇌하수체전엽호르몬의 개요

그림 11.16에서 볼 수 있듯이 뇌하수체전엽은 인간에서 기능이 확실하게 밝혀진 최소 여섯 가지 호르몬을 분비한다. 이들 여섯 가지 호르몬은 모두 펩티드로, **난포자극호르몬**(follicle-stimulating hormone, FSH), **황체형성호르몬**(luteinizing hormone, LH), **성장호르몬**(growth hormone, GH 또는 somatotropin으로도 알려짐), **갑상샘자극호르몬**(thyroid-stimulating hormone, TSH 또는

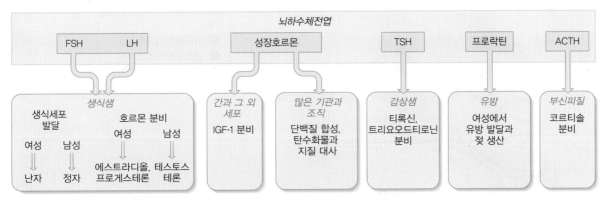

그림 11.16 여섯 가지 전형적인 뇌하수체전엽호르몬의 표적과 주요 기능.

thyrotropin으로도 알려짐), **프로락틴**(prolactin), **부신피질자극호르몬**(adrenocorticotropic hormone, ACTH 또는 corticotropin으로도 알려짐)이 이에 해당한다. 마지막 네 가지 호르몬은 뇌하수체전엽에서 서로 뚜렷하게 구별되는 세포 유형으로부터 각각 분비되는 반면에, FSH와 LH는 생식샘을 자극하기 때문에 통틀어서 **생식샘자극호르몬**(gonadotropic-hormone 또는 gonadotropin)이라고 하며, 흔히 동일한 세포에서 분비된다.

두 가지 다른 펩티드인 **베타-리포트로핀**(beta-lipotropin)과 **베타-엔도르핀**(beta-endorphin)은 모두 ACTH와 동일한 프로호르몬으로부터 유래했지만, 인간에서의 생리적 역할은 불분명하다. 그러나 동물 연구에 의하면 베타-엔도르핀은 진통 효과가 있는 것으로 나타났고, 베타-리포트로핀은 혈액순환에서 지방을 동원해 에너지원을 공급할 수 있음을 보게 되었다. 이런 기능 모두 스트레스가 많은 도전 상황에 대처하도록 기여할 수 있다.

그림 11.16에 여섯 가지 전형적인 뇌하수체전엽호르몬의 표적 기관과 주요 기능을 요약했다. 그중 두 가지 호르몬의 주요 기능이 표적세포를 자극해 다른 호르몬을 합성하고 분비하는 것(그리고 표적세포의 성장과 기능을 유지하는 것)뿐이라는 점을 주목하라. 갑상샘자극호르몬은 갑상샘이 티록신과 트리요오드티로닌을 분비하도록 유도한다. 부신피질자극호르몬은 부신피질이 코르티솔을 분비하도록 자극한다.

세 가지 다른 뇌하수체전엽호르몬도 다른 호르몬의 분비를 자극하지만, 그 외의 기능도 있다. 성장호르몬은 간을 자극해 **인슐린-유사 성장인자-1**(insulin-like growth factor 1, IGF-1)로 알려진 성장촉진 펩티드호르몬을 분비하게 하고, 그 밖에 뼈와 물질 대사에 직접적인 영향을 미치기도 한다(11.19절). 여포자극호르몬과 황체형성호르몬은 생식샘을 자극해 성호르몬인 에스트라디올과 프로게스테론이 난소에서 또는 테스토스테론이 정소에서 분비되도록 한다. 하지만 그 밖에도 난자와 정자의 성장과 발달을 조절한다. FSH와 LH의 작용은 제17장에서 자세히 설명하므로, 여기서는 더 이상 다루지 않는다.

프로락틴은 주요 기능이 다른 내분비샘호르몬의 분비를 통제하는 것이 아니라는 점에서 여섯 가지 전형적인 뇌하수체전엽호르몬 중에서는 독특하다. 프로락틴의 가장 중요한 작용은 임신기 동안의 유선발달 자극과 수유(젖분비)할 때 모유 생성을 자극하는 것이다. 이는 유방의 샘세포에 직접 영향을 줌으로써 일어난다. 수유기 동안에는 프로락틴이 2차 작용을 해 생식샘자극호르몬의 분비를 억제하므로, 여성의 수유기간에는 생식력이 감소한다. 남성에서 프로락틴의 생리적 기능은 아직 연구가 진행 중이다.

뇌하수체자극호르몬

앞에서 언급했듯이 뇌하수체전엽호르몬의 분비는 주로 시상하부에서 합성되고, 뇌하수체자극호르몬이라고 총칭되는 호르몬들에 의해 조절된다. 뇌하수체자극호르몬은 시상하부의 별개의 핵에서 기원한 뉴런에서 분비되며, 시상하부-뇌하수체 문맥 혈관의 기원인 모세혈관 주위의 정중융기까지 분비된다. 활동 전위가 발생한 다른 뉴런들이 세포외배출작용을 통해 신경전달물질을 방출하는 것처럼, 이들 뉴런에서의 활동 전위 발생은 세포외배출작용으로 호르몬을 분비하게 한다. 그러나 시상하부호르몬은 정중융기의 모세혈관으로 들어가서 시상하부-뇌하수체 문맥 혈관에 의해 뇌하수체전엽으로 운반된다(**그림 11.17**). 그곳에서 시상하부호르몬은 뇌하수체전엽의 모세혈관으로부터 나와, 뇌하수체전엽의 다양한 분비샘 세포를 둘러싸고 있는 간질액으로 확산한다. 시상하부호르몬은 특정 막-결합 수용체와 결합하게 되면 다양한 뇌하수체전엽호르몬의 분비를 자극하거나 억제한다.

이런 시상하부의 뉴런들은 앞에서 설명했던 축삭이 뇌하수체후엽에서 끝나는 시상하부 뉴런들이 하는 것과 동일한 방법으로 호르몬을 분비한다. 두 가지 경우 모두 호르몬은 시상하부 뉴런의

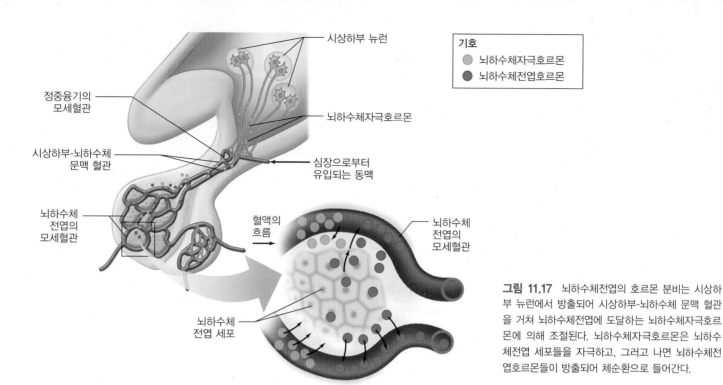

그림 11.17 뇌하수체전엽의 호르몬 분비는 시상하부 뉴런에서 방출되어 시상하부-뇌하수체 문맥 혈관을 거쳐 뇌하수체전엽에 도달하는 뇌하수체자극호르몬에 의해 조절된다. 뇌하수체자극호르몬은 뇌하수체전엽 세포들을 자극하고, 그러고 나면 뇌하수체전엽호르몬들이 방출되어 체순환으로 들어간다.

세포체에서 합성되어 축삭을 따라 뉴런 말단까지 전달되고 뉴런의 활동 전위에 반응해서 방출된다. 그러나 두 가지 결정적인 차이가 두 시스템을 구별한다. 첫째, 뇌하수체후엽호르몬을 분비하는 시상하부 뉴런의 축삭은 시상하부를 떠나 뇌하수체후엽에서 끝나는 반면에, 뇌하수체자극호르몬을 분비하는 신경의 축삭은 훨씬 짧아서 시상하부 내에 남아 정중융기의 모세혈관에서 끝난다. 둘째, 뇌하수체후엽호르몬이 분비되어 들어가는 모세혈관 대부분에서는 즉시 체순환으로 흘러 나가는데, 호르몬을 전신에 분배할 수 있도록 심장으로 운반한다. 이와는 대조적으로, 뇌하수체자극호르몬은 주요 혈류와 직접적으로 연결되어 있지 않은 시상하부의 정중융기 모세혈관으로 유입되고, 시상하부-뇌하수체 문맥 혈관으로 흘러 들어가서 뇌하수체전엽의 세포로 운반된다.

뇌하수체전엽호르몬은 분비되자마자 뇌하수체자극호르몬을 운반하는 동일한 모세혈관으로 확산해 들어갈 것이다. 그다음에 모세혈관에서 정맥으로 빠져나가 일반적인 혈액순환으로 들어가며, 거기서 뇌하수체전엽호르몬은 표적세포와 접촉하게 된다. 문맥순환계는 뇌하수체자극호르몬이 뇌하수체전엽의 세포까지 고농도로, 거의 지체하지 않고 도달할 수 있게 해준다. 문맥의 총혈류량은 소량이기 때문에 상대적으로 적은 수의 시상하부 뉴런에서 분비되는 극소량의 뇌하수체자극호르몬이 체순환계를 통하면서 희석되는 것 없이 뇌하수체전엽호르몬의 분비를 조절할 수 있게 해준다. 이는 구조가 기능의 결정요인이며 함께 진화해 왔다는 생리학의 일반 원리를 아주 잘 보여주는 예다. 뇌하수체자극 인자

들을 총혈류량이 낮은 비교적 소수의 정맥으로 방출함으로써, 뇌하수체자극 인자들의 농도가 빠르게 증가해 뇌하수체전엽호르몬의 방출을 크게 증가시킬 수 있다(증폭). 또한 체순환으로 유입되는 뇌하수체자극호르몬의 총량이 매우 적으므로, 몸의 다른 부분에서 의도치 않은 효과가 생기는 것을 방지할 수 있다.

여러 가지 뇌하수체자극호르몬이 있는데, 각각은 한 가지 뇌하수체전엽호르몬 분비에 영향을 미치며, 또는 적어도 하나의 경우에서는 뇌하수체전엽의 두 가지 호르몬 분비에 영향을 미친다. **그림 11.18**과 이 장의 본문에서는 간단히 사람에서의 생리적 역할이 명확하게 기록된 뇌하수체자극호르몬만 요약했다.

여러 뇌하수체자극호르몬은 그들이 분비를 조절하는 뇌하수체전엽호르몬의 이름을 따라 명명되었다. 그래서 ACTH(부신피질자극호르몬, corticotropin)의 분비는 **부신피질자극호르몬-방출호르몬**(corticotropin-releasing hormone, CRH)에 의해 자극되고, 성장호르몬의 분비는 **성장호르몬-방출호르몬**(growth hormone-releasing hormone, GHRH)에 의해, 갑상샘자극호르몬[타이로트로핀(thyrotropin)]의 분비는 **갑상샘자극호르몬-방출호르몬**(thyrotropin-releasing hormone, TRH)에 의해, 황체형성호르몬과 여포자극호르몬[생식샘자극호르몬(gonadotropin)]은 생식샘자극호르몬-방출호르몬(gonadotropin-releasing hormone, GnRH)에 의해 자극된다.

그러나 그림 11.18에서 두 가지 뇌하수체자극호르몬은 뇌하수체전엽호르몬의 방출을 자극하지 않고 오히려 억제한다는 것에

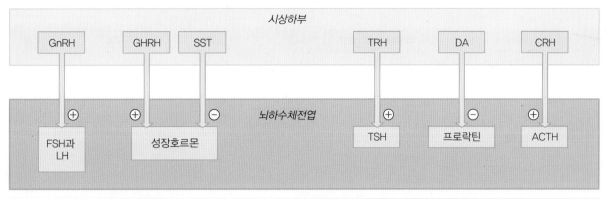

주요 뇌하수체자극호르몬	뇌하수체전엽에 대한 주요 효과
부신피질자극호르몬-방출호르몬(CRH) ⟶	ACTH의 분비 촉진
갑상샘자극호르몬-방출호르몬(TRH) ⟶	TSH의 분비 촉진
성장호르몬-방출호르몬(GHRH) ⟶	GH의 분비 촉진
소마토스타틴(SST) ⟶	GH의 분비 억제
생식샘자극호르몬-방출호르몬(GnRH) ⟶	LH와 FSH의 분비 촉진
도파민(DA)* ⟶	프로락틴의 분비 억제

*도파민은 카테콜아민임. 그 외의 다른 모든 뇌하수체자극호르몬은 펩티드이다. 프로락틴(PRL)-방출호르몬에 대한 증거는 있지만,
사람에게서 명백하게 확인되지는 않았다. 한 가지 가능성은 TRH가 TSH에 대한 작용 외에 이 역할을 할 수도 있는 것이다.

그림 11.18 명확하게 입증된 뇌하수체전엽에 작용하는 뇌하수체자극호르몬의 효과. 뇌하수체자극호르몬은 시상하부-뇌하수체 문맥 혈관을 경유해 뇌하수체전엽에 도달한다. ⊕와 ⊖기호는 각각 자극작용과 억제작용을 나타난다.

주목해 보자. 그들 중 하나는 성장호르몬의 분비를 억제하는 **소마토스타틴**(somatostatin, SST)이다. 다른 하나는 프로락틴 분비를 억제하는 **도파민**(dopamine, DA)이다.

그림 11.18에서 보는 바와 같이 성장호르몬은 두 가지 뇌하수체자극호르몬에 의해서 조절되는데, 소마토스타틴에 의해 방출이 억제되고, 성장호르몬-방출호르몬에 의해 방출이 자극된다. 그러므로 성장호르몬의 분비율은 시상하부 뉴런이 방출하는 반대적인 두 호르몬의 상대적인 양에 의해 결정되며, 그뿐만 아니라 뇌하수체전엽에 존재하는 GH 생성 세포가 이들 호르몬에 대해 갖는 상대적인 민감도에 따라 달라진다. 이는 대부분의 생리적 기능은 다수의 조절계에 의해 조절되며, 종종 서로 길항적으로 작동한다는 생리학의 일반 원리의 핵심 사례이다. 그런 이중조절은 다른 뇌하수체전엽호르몬에도 존재할 수 있다. 실험동물에서 프로락틴-방출호르몬에 대한 증거가 상당히 확실한 프로락틴의 경우는 특히 더 그렇다(만약 존재한다 하더라도 사람의 프로락틴에 대한 그러한 생리적 조절의 중요성은 불분명하다).

내분비 기능의 시상하부 조절의 전체 연속적 과정을 분명히 보여주기 위해 그림 11.16과 11.18에 제시한 정보를 요약해 **그림 11.19**에 나타냈다.

뇌하수체자극호르몬이 뇌하수체전엽의 기능을 조절한다는 것을 고려하면, 다음과 같은 질문을 해야만 한다: 무엇이 뇌하수체자극호르몬의 분비를 조절하는가? 뇌하수체자극호르몬을 분비하는 일부 뉴런은 자발적인 활성을 가질 수 있지만, 대부분 뉴런의 발화에는 신경과 호르몬의 입력이 필요하다.

뇌하수체자극호르몬의 신경 조절

시상하부의 뉴런들은 사실상 중추신경계의 모든 부위로부터 자극성, 억제성 시냅스 입력을 받으며, 특정 신경 경로가 개별적인 뇌하수체자극호르몬 분비에 영향을 미친다. 카테콜아민, 세로토닌과 같은 다수의 신경전달물질은 뇌하수체자극호르몬을 생성하는 시상하부 뉴런의 시냅스에서 방출된다. 당연히, 이러한 신경전달물질에 영향을 미치는 약물은 뇌하수체자극호르몬의 분비를 변화시킬 수 있다.

게다가 특정 뇌하수체자극호르몬의 분비에 대해 강력한 24시간 주기의 영향이 존재한다(제1장 참조). 이들 세포에 입력되는 신경자극은 시상하부의 다른 영역에서 발생하는데, 이는 결국 빛의 유무를 인지하는 시각경로로부터의 입력과 연결된다. 이런 유형의 신경조절의 좋은 예가 포유류의 낮/밤 주기와 연결되어 분비되는 CRH의 신경조절이다. 이러한 패턴의 결과로 깨어나기 직전에 혈중 ACTH와 코르티솔의 농도가 증가하기 시작한다.

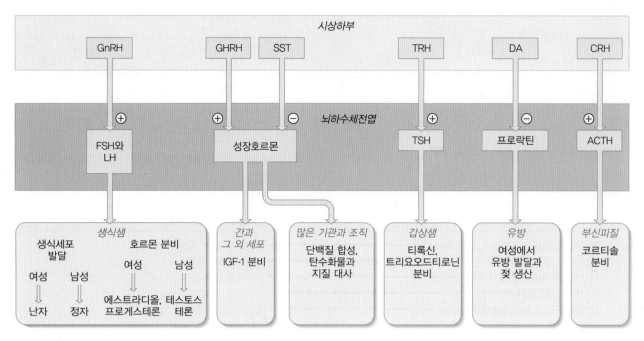

그림 11.19 그림 11.16과 11.18의 조합에 의한 시상하부-뇌하수체전엽계의 요약. ⊕와 ⊖기호는 각각 자극작용과 억제작용을 나타낸다.

시상하부와 뇌하수체전엽의 호르몬 되먹임 조절

뇌하수체자극호르몬에 의해 시작된 각 호르몬 연쇄반응의 두드러진 특징은 그 연쇄반응의 하나 이상의 호르몬이 시상하부-뇌하수체 시스템에 음성 되먹임 작용을 한다는 것이다. 제1장에서 소개한 바와 같이, 음성 되먹임은 대부분의 항상성 조절계의 핵심 구성요소이다. 이 경우에 음성 되먹임 조절은 호르몬 반응을 약화하는 데, 즉 호르몬 분비율을 극단적으로 제한하는 데 효과적이다. 예를 들어 스트레스성 자극이 차례차례 CRH, ACTH, 코르티솔의 분비를 증가시킬 때, 그 결과로 나타나는 혈장 내 코르티솔 농도의 증가는 CRH를 분비하는 시상하부 뉴런과 ACTH를 분비하는 뇌하수체전엽의 세포를 저해한다. 그러므로 음성 되먹임이 없다고 하면 그만큼 코르티솔의 분비는 증가하지 않는다. 코르티솔의 음성 되먹임 조절은 스트레스에 대한 ACTH의 반응을 종결하는 데도 결정적이다. 11.15절에서 보겠지만 이는 다른 것 중에서도, 과도한 코르티솔은 면역기능과 대사반응 등에 잠재적으로 손상을 줄 수 있기에 매우 중요하다.

코르티솔로 묘사된 상황은 연쇄적 반응 경로의 세 번째 내분비샘에서 분비되는 호르몬이 뇌하수체전엽 및/또는 시상하부에 대한 음성 되먹임 효과를 발휘하는 것이고, 이는 **긴 고리 음성 되먹임**(long-loop negative feedback)으로 알려져 있다(**그림 11.20**).

프로락틴은 다른 내분비샘에 대해 주요한 조절을 하지 않는 뇌하수체전엽호르몬이기 때문에, 즉 세 단계 호르몬 연쇄반응에 참여하지 않기 때문에 긴 고리 되먹임이 존재하지 않는다. 프로락틴

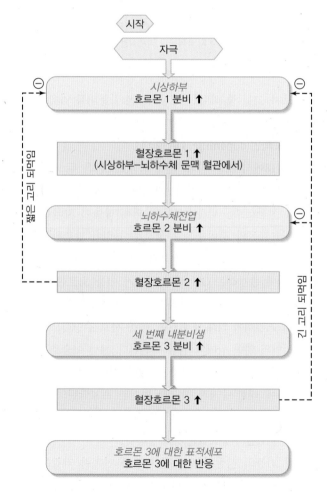

그림 11.20 짧은 고리 되먹임과 긴 고리 되먹임. 긴 고리 되먹임은 단계에서의 세 번째 호르몬에 의해 시상하부 및/또는 뇌하수체전엽에 작용한다. 짧은 고리 되먹임은 뇌하수체전엽호르몬에 의해 시상하부에 작용한다.

시스템에는 음성 되먹임 조절이 존재하는데, 이 호르몬 자체가 시상하부에 작용해 도파민 분비를 자극하고 나서 프로락틴 분비를 억제한다. 시상하부에 대한 뇌하수체전엽호르몬의 영향은 **짧은 고리 음성 되먹임**(short-loop negative feedback)이라고 한다(그림 11.20 참조). 프로락틴과 마찬가지로 성장호르몬을 포함한 몇몇 다른 뇌하수체전엽호르몬 역시 시상하부에 대해 짧은 고리 음성 되먹임 작용을 나타낸다.

시상하부와 뇌하수체전엽에서 '비연쇄적' 호르몬의 역할

바로 앞에서 설명한 되먹임 패턴에 맞는 것 외에도 시상하부 및/또는 뇌하수체전엽에 대한 자극성과 억제성 호르몬 영향이 많이 있다. 다시 말해 어떠한 호르몬이 그 자체로는 특정 호르몬 연쇄반응에 참여하지 않는데도 불구하고, 그 연쇄반응의 순서에 있는 뇌하수체자극호르몬이나 뇌하수체전엽호르몬의 분비에 중요한 영향을 줄 수 있다. 예를 들어 일반적으로 프로락틴이 에스트라디올 분비를 조절하지 않는데도 불구하고 에스트라디올은 뇌하수체전엽에 의한 프로락틴 분비를 현저하게 증가시킨다. 따라서 우리가 설명해온 연쇄반응 순서들을 독립된 단위로 보아서는 안 된다.

수많은 **여포**(follicle)가 존재하는데, 각각의 여포는 **교질**(colloid, **그림 11.21b**)이라는 단백질이 풍부한 물질을 함유하는 중심부를 상피세포가 둘러싼 밀폐된 구 모양을 구성한다. 여포의 상피세포는 갑상샘호르몬의 합성과 분비의 거의 모든 단계에 참여한다. 갑상샘호르몬의 합성은 혈액을 순환하던 요오드가 상피세포의 기저측면막을 Na^+과 함께 공동수송으로 가로질러 오면서 시작되는데(**그림 11.22**의 ❶단계), 이 과정을 **요오드화물 포착**(iodide trapping)이라고 한다. Na^+은 Na^+/K^+-ATPase에 의해 세포 밖으로 펌프된다.

음전하를 띠는 요오드 이온은 여포 상피세포의 정단막으로 확산해 **펜드린**(pendrin)이라고 하는 내재성 막단백질에 의해 교질로 운반된다(❷단계). 펜드린은 Na^+-비의존성 염화물/요오드화물 운반체이다. 여포의 교질에는 **티로글로불린**(thyroglobullin)이라는 단백질이 다량 함유되어 있다. 일단 교질 내로 들어오면 요오드화물은 여포의 상피세포 내강 표면에서 요오드로 빠르게 산화되고, 티로글로불린 내에 있는 티로신 잔기의 페놀 고리에 부착한다(❸단계). 이 과정을 요오드 **유기화**(organification)라고 한다. 티로글로불린 자체는 여포의 상피세포에 의해 합성되고 세포외배출작용을 통해 교질로 분비된다.

갑상샘

11.9 갑상샘호르몬의 합성

갑상샘호르몬은 신체의 많은 부분에 걸쳐 다양한 효과를 발휘한다. 이 호르몬의 작용은 매우 광범위하고, 그 농도 불균형의 결과가 너무 심각하므로 갑상샘의 기능을 자세히 검토할 가치가 있다.

앞에서 언급했듯이 갑상샘은 생리적으로 중요성이 있는 요오드 함유 분자를 합성하는데, **티록신**(thyroxine, 4개의 요오드를 함유하므로 T_4라고 함)과 **트리요오드티로닌**(triiodothyronine, 3개의 요오드를 함유해 T_3라고 함, 그림 11.3 참조)이 각각 그것이다. 대부분의 T_4는 표적조직에서 탈요오드화효소(deiodinase)에 의해 T_3로 전환된다. 그래서 T_4의 혈중 농도가 일반적으로 T_3보다 더 높음에도 불구하고 T_3를 주요 갑상샘호르몬으로 간주할 것이다. (T_4를 추가적인 T_3를 위한 저장고의 일종이라고 생각할 수 있다.) T_4는 잘 없어지지 않기 때문에, 갑상샘 기능이 저하되는 상황에서 일반적으로 T_4를 처방한다.

갑상샘은 목 안에서 기관의 앞에 걸쳐 있다(**그림 11.21a**). 갑상샘은 태아기 초기에 먼저 기능을 하기 시작한다. 갑상샘 내에는

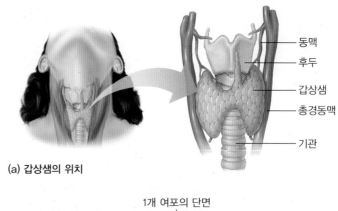

(a) 갑상샘의 위치

동맥
후두
갑상샘
총경동맥
기관

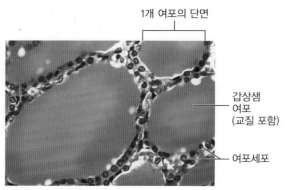

1개 여포의 단면

갑상샘 여포 (교질 포함)

여포세포

(b) 갑상샘 여포

그림 11.21 (a) 2개의 엽으로 이루어진 갑상샘의 위치. (b) 교질로 채워진 인접한 여러 개 여포의 횡단면. 출처: (b) Biophoto Associates/Science Source

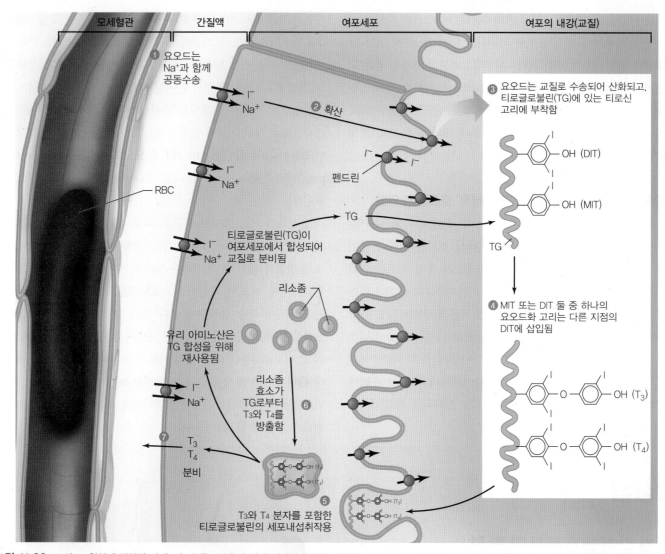

① 요오드는 Na⁺과 함께 공동수송

② 확산

③ 요오드는 교질로 수송되어 산화되고, 티로글로불린(TG)에 있는 티로신 고리에 부착함

RBC

펜드린

TG

티로글로불린(TG)이 여포세포에서 합성되어 교질로 분비됨

리소좀

유리 아미노산은 TG 합성을 위해 재사용됨

리소좀 효소가 TG로부터 T₃와 T₄를 방출함

⑥

⑦ T₃ T₄ 분비

⑤ T₃와 T₄ 분자를 포함한 티로글로불린의 세포내섭취작용

④ MIT 또는 DIT 둘 중 하나의 요오드화 고리는 다른 지점의 DIT에 삽입됨

OH (DIT)

OH (MIT)

TG

OH (T₃)

OH (T₄)

그림 11.22 T_3와 T_4 형성에 관련된 단계. 각 단계는 본문에 맞게 설명되어 있다. 여기에 표시되지는 않았지만, 마지막 단계(7)는 하나 이상의 운반체 단백질이 필요하다는 증거가 늘어나고 있다.

교질에서 요오드화물을 산화시키고, 티로글로불린의 티로신에 부착시키는 효소를 **갑상샘 과산화효소**(thyroid peroxidase)라고 하며, 이것 역시 여포의 상피세포에서 합성된다. 요오드는 티로글로불린 내의 특정 티로신에 있는 2개의 위치 중 한 곳에 첨가될 수 있다. 하나의 요오드가 결합한 티로신을 모노요오드티로신(monoiodotyrosine, MIT)이라 하고, 2개의 요오드가 부착한 것은 다이요오드티로신(diiodotyrosine, DIT)이라고 한다. 다음으로, MIT 또는 DIT 분자의 페놀 고리가 티로신의 나머지 부분으로부터 제거되어 나와서 티로글로불린 분자에 있는 다른 DIT에 연결된다(**④**단계). 이 반응 또한 갑상샘 과산화효소가 매개할 수 있다. 2개의 DIT 분자가 연결되면 결과적으로 티록신(T_4)이 된다. 하나의 MIT와 하나의 DIT가 연결될 경우에는 T_3가 된다. 그러므로 T_4와 T_3의 합성은 실제로 갑상샘 여포 내에 있는 세포외 (교질) 공간에서 일어난다는 점에서 독특하다.

마지막으로 갑상샘호르몬이 혈액으로 분비되기 위해서는 여포 상피세포의 교질 쪽 막이 확장되어 세포내섭취작용에 의해 교질 부분(요오드화된 티로글로불린을 포함한)을 집어삼킨다(**⑤**단계). T_4와 T_3를 포함하고 있는 티로글로불린은 세포 내부의 리소좀에 접촉하게 된다(**⑥**단계). 티로글로불린의 단백질가수분해로 T_4와 T_3가 방출되고, 그런 다음 여포의 상피세포에서 간질액으로(막결합 운반체의 도움을 받을 가능성이 있음), 그리고 그곳에서 혈액으로 확산한다(**⑦**단계).

요오드화 티로글로불린은 갑상샘의 여포 내에 충분히 저장되어 있어서 요오드의 섭취 없이도 몇 주 동안은 갑상샘호르몬을 공급할 수 있다. 이러한 저장능력은 내분비샘 중에서 갑상샘을 독특하게 만들지만, 대부분 동물의 음식 섭취에서 예측 불가능한 요오드 섭취를 고려하면 이는 필수 적응방식이다.

그림 11.22에 보여준 과정들은 물질의 조절된 교환은 구획과 세포막을 가로질러 일어난다는 생리학의 일반 원리를 설명해주는 중요한 예시이다. 요오드화물을 농도 차에 역행해서 세포 사이 공간에서 여포세포의 세포질로 세포막을 가로질러 운반하기 위해서는 펌프가 필요하며, 요오드화물을 세포질에서 교질 공간으로 유출하는 것을 매개하기 위해서는 펜드린이 필요하다. 이런 과정들은 갑상샘 질환이 의심되는 환자에게 아주 적은 양의 방사성 요오드를 투여함으로써 임상적으로 이용할 수 있다. 방사성 요오드는 갑상샘에 농축되므로, 핵의학 스캔으로 갑상샘을 시각화할 수 있게 한다.

11.10 갑상샘 기능의 조절

방금 설명한 갑상샘 여포 상피세포의 모든 작용은 본질적으로 TSH에 의해 자극되며, 우리가 본 바와 같이 TSH는 TRH에 의해 자극된다. TSH 생성의 기본적인 조절 기전은 뇌하수체전엽에 대한 T_3와 T_4의 음성 되먹임 작용이며, 그보다는 덜하지만 시상하부에 작용하는 음성 되먹임 작용이다(그림 11.23). 그러나 TSH는 T_3와 T_4의 생성을 자극하는 것 이상의 기능을 한다. TSH는 또한 여포 상피세포에서 단백질 합성을 증가시키고, DNA 복제와 세포분열을 증가시키며, 여포 상피세포의 단백질을 합성하는 데 필요한 조면소포체와 기타 세포 기구들의 양을 증가시킨다. 그러므로 갑상샘세포가 정상보다 높은 농도의 TSH에 노출되면 갑상샘은 그 크기가 커지는 비대(hypertrophy)를 겪게 된다. 어떤 원인에 의해 갑상샘이 커진 것을 갑상샘종(goiter)이라 한다. 갑상샘종이 발생하는 여러 가지 다른 원인이 있으며 11.12절에서 설명할 것이다.

11.11 갑상샘호르몬의 작용

갑상샘호르몬 수용체는 분포가 더 제한적인 다른 많은 호르몬의 수용체와는 다르게 대부분 체세포의 핵 안에 존재하며, 따라서 T_3의 작용은 광범위하게 많은 기관과 조직에 영향을 미친다. 스테로이드호르몬처럼 T_3는 유전자 전사와 단백질 합성을 유도함으로써 작용한다.

대사작용

T_3는 인슐린과 같은 다른 호르몬만큼은 아니지만 탄수화물 및 지

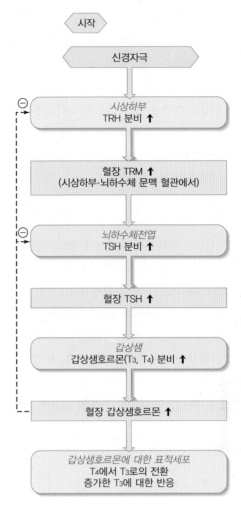

그림 11.23 TRH-TSH-갑상샘호르몬의 연쇄작용. T_3와 T_4는 ⊖기호로 표시된 음성 되먹임 조절에 의해 TSH와 TRH의 분비를 억제한다.

질대사에 여러 가지 영향을 끼친다. 그럼에도 불구하고 T_3는 소장에서의 탄수화물 흡수를 촉진하고 지방세포에서의 지방산 방출을 증가시킨다. 이러한 작용은 물질대사를 높은 비율로 유지하는 데 도움을 주는 에너지를 공급한다. 공급된 에너지의 대부분은 몸 전체에서 Na^+/K^+-ATPase 활성화를 지원하기 위해 쓰이며, Na^+/K^+-ATPase는 T_3에 의해 자극된다. 그러므로 세포의 ATP 농도는 갑상샘호르몬의 자극에 반응해 Na^+/K^+-ATPase의 활성을 유지하는 세포의 능력에 대단히 중요하다. ATP 농도는 음성 되먹임 기전에 의해 부분적으로 조절되는데, ATP는 ATP 생성에 참여하는 세포 내의 해당과정 효소에 대해 음성 되먹임 작용을 한다. 그러므로 세포의 ATP 저장량 감소는 되먹임 작용을 하게 하고 해당과정의 증가를 유발한다. 이는 ATP 농도를 복구하는 추가적인 포도당 대사를 하게 한다.

이러한 과정의 부산물 중 하나가 열이다. 따라서 T_3의 자극에 기인해 세포에서 ATP가 Na^+/K^+-ATPase에 의해 높은 속도로 소

비되기 때문에, ATP의 세포 저장량은 연료대사를 증가시키는 것을 통해 유지되어야 한다. 이러한 T_3의 칼로리 작용은 일반적인 사람에게서 매일 생산되는 총열량의 상당 부분을 차지한다. 이러한 작용은 체온의 항상성에도 필수적인데, 갑상샘호르몬의 작용은 항상성이 건강과 생존을 위해 필수적이라는 생리학의 일반 원리를 증명해 주는 여러 가지 방법 중 하나일 뿐이다. 갑상샘호르몬이 없다면 열 생산은 감소할 것이고, 체온(그리고 대부분의 생리적 과정)은 위태롭게 될 것이다.

허용작용

T_3의 작용 중 일부는 카테콜아민 작용에 대한 허용효과에 기인한다. T_3는 많은 조직, 특히 심장과 신경계에서 베타-아드레날린성 수용체를 상향조절한다. 그러므로 갑상샘호르몬의 농도가 과도한 증상이 에피네프린과 노르에피네프린이 과도한 일부 증상(교감신경계의 활성)과 거의 비슷한 것은 놀랄 일이 아니다. 이는 카테콜아민의 농도가 정상 범위일지라도 증가한 T_3에 의해 카테콜아민의 작용이 강력해지기 때문이다. 이와 같은 증강효과 때문에 T_3가 과다한 사람들은 과도한 교감신경 작용이 관련된 불안, 초조, '빠른 심장박동'을 완화하기 위해 베타-아드레날린성 수용체 차단제로 치료받는 경우가 흔하다.

성장과 발달

T_3는 뇌하수체전엽에서 성장호르몬이 정상적으로 생성되는 데 필요하다. 그러므로 T_3가 매우 낮을 때 아이들은 성장이 감소한다. 게다가 T_3는 신경계를 발달시키는 매우 중요한 호르몬이다. T_3는 축삭 말단의 형성과 시냅스의 생산, 수상돌기의 성장과 수상돌기 신장 부분('가지돌기 가시'라고 함)의 성장, 미엘린의 형성 등 발달 중인 중추신경계에 많은 효과를 미친다. T_3의 결핍은 **선천성 갑상샘기능저하증**(congenital hypothyroidism)을 야기한다. 이 증후군의 특징은 발달이 잘 안된 신경계와 심각하게 손상된 지적 기능(정신지체)이다. 미국에서는 갑상샘의 비정상적인 발달이 선천성 갑상샘기능저하증의 가장 흔한 원인이다. 신생아 이상 유무 검사를 통해서 아기가 태어났을 때 T_4로 치료할 수 있고 성장과 정신 발달이 장기간 손상되는 것을 예방할 수 있다.

전 세계적으로 선천성 갑상샘기능저하증의 가장 흔한 원인(미국에서는 드물지만)은 산모의 요오드 섭취 결핍이다. 산모의 식단에 요오드가 없으면 태아는 요오드를 섭취할 수가 없다. 따라서 태아의 갑상샘이 정상일지라도 갑상샘호르몬을 충분하게 합성할 수가 없다. 만약 이러한 상황이 발견되고, 출생 직후에 요오드와 갑상샘호르몬을 투여해서 바로 잡으면 정신적·신체적 장애를 최

소화할 수 있다. 만약 이러한 치료가 신생아 시기에 시작되지 않으면 선천성 갑상샘기능저하증으로 인한 지적장애를 회복시킬 수가 없다. 많은 국가에서 요오드를 첨가한 소금을 이용함에 따라 선천성 갑상샘기능저하증이 본질적으로 제거되었지만, 요오드화 소금을 이용할 수 없는 일부 나라에서는 여전히 흔한 질환이다.

T_3가 신경계 기능에 미치는 영향은 태아와 신생아 시기에만 국한되는 것이 아니다. 예를 들면 성인에서도 적절한 신경 및 근육 반사와 정상적인 인지 기능에 T_3가 필요하다.

11.12 갑상샘기능저하증과 갑상샘기능항진증

갑상샘호르몬의 혈장 농도가 정상보다 만성적으로 낮은 것이 특징인 상태는 어떤 것이든 **갑상샘기능저하증**(hypothyroidism)이라고 한다. 대다수 갑상샘기능저하증의 경우는 갑상샘 조직의 기능적 손실이나 손상 혹은 불충분한 요오드 섭취로 인한 1차적인 결함이 원인이다.

요오드가 결핍되면 갑상샘호르몬 합성에 문제가 발생해 혈중 농도가 감소하게 된다. 이는 결국 시상하부와 뇌하수체전엽에 대한 음성 되먹임 작용을 해제시킨다. 이는 뇌하수체전엽으로 빠져나가는 문맥 순환에서 TRH 농도 증가로 이어진다. TRH의 증가와 갑상샘호르몬의 뇌하수체전엽에 대한 음성 되먹임 작용의 상실로 인해 혈장의 TSH 농도가 증가한다. 결과적으로 갑상샘의 과다자극은 치료하지 않을 경우 그 크기가 놀랄 정도로 커질 수 있는 갑상샘종을 생성할 수 있다(**그림 11.24**). 이런 형태의 갑상샘기능저하증은 요오드가 식단에 첨가되면 되돌릴 수 있다. 미국에서는 이런 갑상샘기능저하증이 드물게 나타나는데, 그 이유는 소량의 NaCl을 NaI로 대체한 요오드화 소금을 널리 사용하기 때문이다.

미국에서 갑상샘기능저하증의 가장 흔한 원인은 갑상샘 정상 기능의 자가면역 파괴인데, 이를 **자가면역성 갑상샘염**(autoimmune thyroiditis)이라고 한다. 자가면역성 갑상샘염의 한 가지 형태는 면역계 세포들이 갑상샘 조직을 공격하는 **하시모토병**(Hashimoto's disease)이 원인으로 작용한다. 다른 많은 자가면역 질환과 유사하게 하시모토병은 여성에게서 더 흔하게 나타나며, 나이가 들면서 천천히 진행된다. 염증으로 인해 갑상샘 기능이 저하되고 또 그로 인해 갑상샘호르몬이 감소하기 시작하면, 음성 되먹임 작용이 감소해서 TSH의 농도가 증가한다. 그 결과 갑상샘이 과도하게 자극되면 세포비대가 초래되고, 갑상샘종으로 발달할

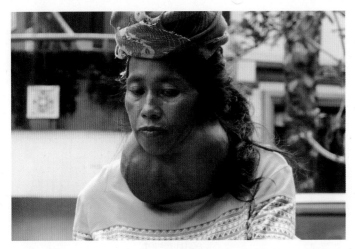

그림 11.24 상당히 진행된 단계의 갑상샘종. domonabikebali/Alamy Stock Photo

수 있다.

자가면역성 갑상샘염을 치료하는 일반적인 방법은 T4 함유 알약을 매일 복용하는 것이다. 이렇게 함으로써 음성 되먹임 때문에 TSH 농도를 정상치로 감소시킬 수 있다. 또한 갑상샘기능저하증은 장기간에 걸쳐 뇌하수체전엽에서의 TSH 방출이 불충분할 때 발생할 수 있다. 이를 2차 갑상샘기능저하증이라고 하며, TSH의 호르몬 분비 자극작용이 장기간 손실됨에 따라 갑상샘의 위축으로 이어질 수 있다.

성인에서 갑상샘기능저하증의 특징은 호르몬의 결핍 정도에 따라서 경미할 수도 있고 심각할 수도 있다. 이는 추위에 대한 민감성 증가[**추위 민감증**(cold intolerance)]와 체중이 증가하는 경향을 포함한다. 두 증상 모두 갑상샘호르몬에 의해 정상적으로 생성되는 열 발생 작용이 감소하는 것과 관련이 있다. 다른 많은 증상은 피로감과 피부색, 머리카락, 식욕, 위장관 기능, 신경 기능(예: 우울증)의 변화와 같이 분산되고 비특이적인 것으로 나타날 수 있다. 인간에서는 신경 기능에 대한 효과의 근거가 불분명하지만, 현재는 실험동물 연구를 통해 갑상샘호르몬이 성인 포유류 뇌에 광범위한 영향을 미친다는 사실이 분명해졌다.

치료되지 않은 심각한 갑상샘기능저하증에서는 신체 여러 부위의 세포 사이 공간에 글리코사미노글리칸(glycosaminogly-can)이라는 특정 친수성 중합체가 축적된다. 정상적으로 갑상샘호르몬은 결합조직 세포에서 분비되는 이런 세포외 화합물이 과도하게 발현되는 것을 막는다. 그러므로 T3가 너무 적을 때는 이러한 친수성 분자가 축적되어 수분이 이 물질에 갇히게 되는 경향이 있다. 이로 인해 특징적으로 얼굴과 다른 신체 부위에 부기가 나타나는데 이를 **점액수종**(myxedema)이라고 한다.

갑상샘기능저하증의 경우처럼 **갑상샘기능항진증**(hyperthy-roidism) 또는 **갑상샘중독증**(thyrotoxicosis)이 생기는 방법도 다양하다. 이 중에는 호르몬 분비성 갑상샘 종양(희귀함)이 있지만, **그레이브스병**(Graves' disease)이라는 자가면역 질환이 가장 흔한 갑상샘기능항진증의 형태이다. 이 질환은 갑상샘 세포의 TSH 수용체에 결합해 활성화시키는 항체가 생성되는 것이 특징이며, 이로 인해 갑상샘의 성장과 활성이 만성적으로 과잉자극된다.

갑상샘중독증의 징후와 증상은 갑상샘기능저하증에 대해 앞서 논의한 일부분에서 예측해볼 수 있다. 갑상샘기능항진증 환자는 **열 못 견딤**(heat intolerance), 체중 감소, 식욕 증가를 보이는 경향이 있고, 종종 교감신경계의 활성 증가 징후(불안, 떨림, 흥분, 심장박동수 증가)를 보이기도 한다.

갑상샘기능항진증은 특히 심혈관계에 영향을 주기 때문에 매우 심각할 수 있다(주로 카테콜아민에 대한 2차적인 허용 작용). 이는 갑상샘호르몬 합성을 억제하는 약물로 치료하거나, 수술을 통해 갑상샘을 제거하거나, 방사성 요오드를 사용해 갑상샘 일부를 파괴하는 방법으로 치료할 수 있다. 마지막 방법의 경우는 방사성 요오드를 섭취함으로써 이루어진다. 갑상샘은 체내에서 요오드를 흡수하는 주된 기관이기 때문에 대부분의 방사성 요오드는 갑상샘 내에서 나타나며, 고에너지 방사선이 갑상샘 조직을 부분적으로 파괴한다.

스트레스에 대한 내분비 반응

11.13 코르티솔의 생리학적 기능

이 책의 대부분은 항상성에 대한 실제적 또는 인식된 위협인, 가장 넓은 의미의 **스트레스**(stress)에 대한 신체의 반응과 관련이 있다. 따라서 외부 온도, 수분 섭취, 기타 항상성 요인의 어떤 변화도 일부 생리적 변수의 현저한 변화를 최소화하도록 설계된 반응을 일으킨다. 이 절에서는 스트레스에 대한 기본적인 내분비 반응을 기술했다. 이러한 항상성에 대한 위협은 신체적 외상, 추위에의 장시간 노출, 장시간의 심한 운동, 감염, 쇼크, 산소 공급 감소, 수면 부족, 통증, 감정적 스트레스 등을 포함하는 다양한 상황이 총망라된다.

추위 노출에 대한 생리학적인 반응은 감염이나 공포와 같은 정서적 스트레스와는 매우 다르다는 것이 확실해 보이지만, 어떤 면에서 이러한 모든 상황에 대한 반응은 동일하다고 할 수 있다: 변함없이, 부신피질에서 당질코르티코이드 호르몬인 코르티솔의 분비는 증가한다. 부신수질에서 호르몬인 에피네프린이 분비되는 것과 같은 교감신경계의 활동 또한 많은 종류의 스트레스에 반응해서 증가한다.

스트레스 과정에서 코르티솔 분비가 증가하는 것은 앞에서 설명한 시상하부-뇌하수체전엽계에 매개된다. **그림 11.25**에 나타낸 바와 같이 특정 스트레스에 반응하는 신경계 부분들에서 시상하부로의 신경 입력은 CRH의 분비를 유도한다. 이 호르몬은 시상하부-뇌하수체 문맥 혈관에 의해 뇌하수체전엽으로 운반되고, 이곳에서 ACTH의 분비를 자극한다. ACTH는 혈액을 통해 순환해 부신피질에 이르게 되고, 코르티솔이 방출되도록 자극하게 된다.

ACTH의 분비와 그로 인한 코르티솔의 분비는 바소프레신에 의해서도 자극되는데, 바소프레신은 일반적으로 스트레스에 반응해서 증가하며 그림 11.14에 보여진 짧은 문맥 혈관을 통하거나 체순환을 통해서 뇌하수체전엽에 도달할 수 있다. 몇몇 사이토카인(면역계를 구성하는 세포에서 분비됨, 제18장)도 직접적으로, 그리고 CRH의 분비를 자극함으로써 ACTH 분비를 촉진한다. 이러한 사이토카인들은 예를 들면 전신 감염에서 면역계가 자극되었을 때 내분비 스트레스 반응을 유발하는 수단을 제공한다. 면역기능에 대한 이러한 관계의 있을 수 있는 의미는 다음 절과 제18장에 더 상세하게 설명했다.

코르티솔의 효과는 스트레스 반응 과정에서 가장 잘 설명되지만, 코르티솔은 항상 부신피질에서 생성되며 스트레스를 받지 않는 상황에서도 여러 가지 중요한 작용을 한다. 예를 들어 코르티솔은 소동맥과 같은 혈관의 내강을 둘러싸는 평활근세포의 에피네프린과 노르에피네프린에 대한 반응성에 허용작용을 한다. 부분적으로 이러한 이유로 코르티솔은 정상적인 혈압을 유지하는 데 도움을 준다. 코르티솔의 분비가 대폭 감소하면 저혈압이 발생할 수 있다. 마찬가지로, 코르티솔은 신진대사의 항상성에 관련된 특정 효소들의 세포 내 농도를 유지하는 데 필요하다. 이러한 효소들은 주로 간에서 발현해 식간에 간에서의 포도당 생산을 증가시키는 작용을 함으로써 혈중 포도당 농도가 정상 이하로 현저하게 감소하는 것을 막는다.

코르티솔의 두 가지 중요한 전신작용은 항염증 및 항면역 기능이다. 코르티솔이 면역계 기능을 억제하는 기전은 다양하고 복잡하다. 코르티솔은 둘 다 염증반응에 관여하는 류코트리엔과 프로스타글란딘의 생성을 억제한다. 또한 코르티솔은 손상된 세포들의 리소좀 막을 안정화시켜 단백질 분해효소가 방출되는 것을 방지한다. 게다가 코르티솔은 손상 부위에서 모세혈관의 투과성을 감소시키고(따라서 간질로 혈장이 누출되는 것을 감소시킴), 림프구와 같은 특정 핵심 면역세포들의 성장과 기능을 억제한다. 따라서

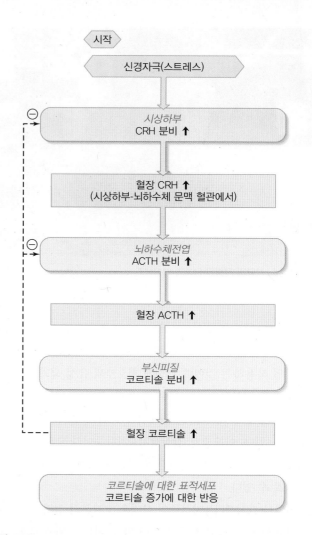

그림 11.25 CRH-ACTH-코르티솔 경로. 신경 입력은 스트레스성 자극에 관련된 것들과 일주기 리듬과 같은 비스트레스성 입력이 포함된다. 코르티솔은 (1) 시상하부에 작용해 CRH 합성과 분비를 억제하고, (2) 뇌하수체전엽에 작용해 ACTH 생성을 억제함으로써 체계적으로 음성 되먹임 조절(⊖기호)을 한다.

코르티솔은 면역계에 브레이크 역할을 할 수 있는데, 코르티솔이 결핍되면 사소한 감염에 대해서도 과도하게 반응할 수 있다.

또한 코르티솔은 태아기와 신생아 시기에 중요한 발달호르몬이다. 코르티솔은 뇌의 여러 부분, 부신수질, 장, 폐 등을 포함한 수많은 조직과 분비샘의 적절한 분화에 관여한다. 마지막의 경우에서, 코르티솔은 폐에서 표면장력을 감소시켜 폐가 더 쉽게 부풀게 하는 물질인 계면활성제 생산에 매우 중요한 역할을 한다(제13장 참조).

따라서 스트레스 반응의 맥락에서 코르티솔의 작용을 정의하는 것이 일반적이지만, 외부 스트레스가 없는 상황에서 항상성을 유지하는 것도 코르티솔의 중요한 기능이라는 점을 기억할 필요가 있다.

11.14 스트레스에서 코르티솔의 기능

표 11.2는 스트레스를 받는 동안 코르티솔의 혈장 농도 증가의 주요 효과를 요약한 것이다. 유기대사에 미치는 영향은 아미노산, 포도당, 글리세롤, 유리 지방산의 혈장 농도가 증가하도록 에너지원을 동원한다. 이러한 영향은 스트레스 상황에 직면했을 때 매우 이상적으로 적합하다. 첫째, 잠재적 위험에 직면한 동물은 종종 먹는 것을 포기해야만 하는 상황이 되는데, 이러한 대사적 변화를 통해 금식하는 동안 스트레스 대처에 적응하게 된다. 둘째, 체내 단백질의 분해작용에 의해 나오게 된 아미노산은 간의 당신생과정을 거쳐 잠재적인 포도당 공급원이 될 뿐만 아니라, 상해가 발생할 경우 조직을 복구하는 데 필요한 아미노산의 잠재적 공급원이 될 수 있다.

유기대사 외에 코르티솔은 스트레스 중에 중요한 영향을 끼친다. 예를 들면 코르티솔은 노르에피네프린에 반응해서 혈관 평활근의 수축력을 증가시키고, 심혈관계 성능을 향상시킨다.

표 11.2의 III항목에 언급되어 있듯이 우리는 코르티솔의 증가가 스트레스에 대한 신체의 최적 반응에 왜 그렇게 중요한지에 대해 다른 이유를 아직 모르고 있다. 분명한 것은 극심한 스트레스에 노출된 사람이 혈장 코르티솔의 농도가 비정상적으로 낮을 경우에 일반적으로 순환기능 상실로 사망할 수 있다는 것이다. 코르티솔이 완전히 없을 경우 치명적이다.

표 11.2의 IV항목은 다량의 코르티솔 또는 그 합성유사체를 투여할 경우 손상이나 감염에 대한 염증 반응을 크게 감소시킨다는 사실을 반영한다. 이러한 효과 때문에 코르티솔의 합성유사체는 알레르기, 관절염(관절의 염증), 기타 염증성 질환 및 이식 거부반응(모두 제18장에서 자세히 논의함) 등을 치료하는 데 유용하다. 이런 효과는 COVID-19 폐감염의 염증작용을 치료하는 데 강력

한 코르티솔 유사체인 덱사메타손을 고용량 사용함으로써 입증되었다. 이와 같은 항염증 및 항면역 효과는 다량의 당질코르티코이드를 투여할 경우에만 달성될 수 있다고 여겨졌기 때문에 코르티솔의 약리적 효과로 분류되어 왔다.

비록 정도는 덜하지만 스트레스 중에 이루어지는 코르티솔의 혈장 농도에서도 이러한 항염증, 항면역 효과가 나타나는 것이 명백해졌다. 따라서 감염이나 외상에 의한 전형적인 혈장 코르티솔의 증가는 신체의 면역반응 저하 효과를 발휘해서 과도한 염증으로 인해 나타날 수 있는 손상을 막아준다. 이러한 효과는 앞에서 언급했던 특정 사이토카인(면역세포에서 분비됨)이 ACTH의 분비를 자극하고, 그렇게 함으로써 코르티솔의 분비를 촉진한다는 사실의 중요성을 설명한다. 이러한 자극은 사이토카인이 관여하는 염증 과정을 증가한 코르티솔이 부분적으로 억제한다는 점에서 음성 되먹임 시스템의 일종이다. 더구나 코르티솔은 일반적으로 감염이 일으키는 열을 완화한다.

스트레스에 대한 급성 코르티솔 반응은 적응할 수 있게 되는 반면에, 정서적 스트레스를 포함한 만성 스트레스는 신체에 해로운 영향을 미친다는 점이 명확해졌다. 만성 스트레스는 코르티솔의 지속적인 분비 증가를 야기한다는 것을 일부 연구가 입증했다. 이러한 경우, 비정상적으로 높은 코르티솔 농도는 인체의 감염에 대한 저항력을 떨어뜨리도록 면역계의 활동을 충분히 감소시킬 수 있다. 또한 혈당 농도에 영향을 끼치기 때문에 당뇨병 증상이 악화할 수 있고, 뇌의 특정 뉴런의 사망률 증가를 초래할 수도 있다. 마지막으로 만성적 스트레스는 생식능력의 저하, 사춘기 지연, 아동기와 청소년기에서의 억제된 성장을 동반할 수 있다. 전부는 아니지만 일부 효과는 당질코르티코이드의 분해작용과 연관되어 있다.

요약하면, 스트레스란 항상성에 대한 실제적 또는 잠재적 위협이 존재하는 상황이라고 광범위하게 정의된다. 그런 경우에서는 혈압을 유지하고 혈중에 여분의 에너지를 공급하며, 불필요한 기능을 일시적으로 줄이는 것이 중요하다. 코르티솔은 이런 활동들을 수행하는 가장 중요한 호르몬이다. 코르티솔은 혈관반응성을 높이고, 에너지를 공급하기 위해 단백질과 지방을 분해하며, 성장과 생식을 억제한다. 스트레스를 받는 동안 신체가 지불하는 대가는 코르티솔이 강한 분해작용을 하는 것이다. 따라서 면역계, 뼈, 근육, 피부와 기타 수많은 조직의 세포들은 당신생에 기질을 공급하기 위해 분해작용을 겪는다. 단기적으로는 이러한 작용이 중대한 문제가 되는 것은 아니다. 그러나 만성적 스트레스는 골밀도, 면역기능, 생식능력의 심각한 감소를 야기할 수 있다.

표 11.2	스트레스 중 코르티솔의 혈장 농도 증가의 효과
I. 유기대사에 대한 효과	
A. 뼈, 림프, 근육 및 그 밖의 곳에서 단백질 분해작용의 촉진	
B. 간에서 아미노산 흡수 촉진 및 포도당으로의 전환(당신생)	
C. 혈장 포도당 농도의 유지	
D. 지방조직에서 트리글리세리드의 분해작용을 자극해 글리세롤과 지방산의 혈액으로의 방출	
II. 혈관의 반응도 강화(노르에피네프린과 다른 자극에 반응해 혈관수축을 유지하는 능력 증가)	
III. 스트레스의 손상 영향에 대항하는 확인되지 않은 보호 효과	
IV. 염증 및 특정 면역반응의 억제	
V. 비필수적인 기능(예: 성장과 생식)의 억제	

11.15 부신기능부전과 쿠싱증후군

코르티솔은 생명 유지에 필수적인 여러 호르몬 중 하나이다. 코르티솔의 결핍은 신체의 항상성 유지를 불가능하게 하고, 특히 감염과 같은 스트레스에 직면했을 때 코르티솔이 없으면 대개 며칠 내로 사망에 이를 수 있다. 코르티솔의 혈장 농도가 정상보다 만성적으로 낮은 상황을 일반적인 용어로 **부신기능부전**(adrenal insufficiency)이라고 한다. 부신기능부전 환자는 질환의 심한 정도와 원인에 따라 다양한 증상을 보인다. 이러한 환자는 전형적으로 허약, 피로, 식욕부진, 체중 감소 등을 보고한다. 검사를 해보면 저혈압(어느 정도는 에피네프린의 심혈관계에 대한 전체 작용을 허용하는 데 코르티솔이 필요하기 때문)과 저혈당, 특히 단식 후의 저혈당(코르티솔의 정상적인 대사 작용의 상실로 인해)을 나타낼 수도 있다.

부신기능부전의 원인은 여러 가지가 있다. **1차 부신기능부전** (primary adrenal insufficiency)은 예를 들면 **결핵**(tuberculosis)과 같은 감염성 질환이 부신에 침투해 부신을 파괴할 때와 같이 드물게 일어날 수 있는 부신피질기능의 상실이 원인이다. 부신은 또한 (드물지만) 침습성 종양에 의해 파괴될 수 있다. 그러나 지금까지 가장 흔한 증후군은 면역계가 자신의 부신피질세포의 일부 구성요소를 '외부의 것'으로 잘못 인식하는 자가면역 공격 때문에 발생한다. 이 결과 생기는 면역반응은 염증을 일으키고 결국 부신피질의 많은 세포를 파괴하게 된다. 이것 때문에 부신피질의 모든 영역이 영향을 받는다. 따라서 1차 부신기능부전에서는 코르티솔뿐만 아니라 알도스테론과 부신 안드로겐의 농도가 정상치 아래로 감소한다. 알도스테론 농도가 감소함에 따라 혈액 내 Na^+, K^+, 수분이 불균형해지는 추가적인 문제가 발생하는데, 그 이유는 알도스테론이 그런 변수들의 주요 조절자이기 때문이다. 염분과 수분의 불균형은 **저혈압**(hypotension)을 초래할 수 있다. 이러한 원인으로 부신피질이 파괴되는 것에 의한 1차 부신기능부전은 이 증후군을 처음 발견한 19세기 의사의 이름을 따서 **애디슨병** (Addison's disease)이라고도 한다.

1차 부신기능부전은 코르티솔의 혈장 농도를 측정해 진단한다. 1차 부신기능부전에서는 코르티솔 농도가 정상보다 훨씬 낮은 반면에, ACTH 농도는 코르티솔의 음성 되먹임 작용이 없으므로 크게 증가한다. 이 병을 치료하려면 스트레스(예: 감염)를 받는 동안 증가해야 하는 정도의 용량으로 매일 당질코르티코이드와 무기질코르티코이드를 경구 투여해야 한다. 또한 환자는 탄수화물이 충분히 섭취되는지와, K^+과 Na^+의 섭취 조절을 위해 식단을 주의 깊게 체크해야 한다.

부신기능부전은 뇌하수체 질병으로 인해 발생할 수 있는 불충분한 ACTH 분비 때문이기도 한데, 이를 **2차 부신기능부전**(secondary adrenal insufficiency)이라고 한다. 그 증상은 ACTH에 의존하지 않는 알도스테론 분비가 다른 기전에 의해 유지되기 때문에 1차 부신기능부전보다 덜 극적인 경우가 자주 있다(14.8절에서 상세히 논의됨).

부신기능부전은 적극적으로 치료하지 않으면 생명의 위협을 받을 수 있다. 이 질병의 또 다른 이면인 **과다한 당질코르티코이드**는 보통 즉각적으로 위험하지는 않지만, 매우 심각해질 수도 있다. **쿠싱증후군**(Cushing's syndrome)에서는 스트레스를 받지 않는 사람도 혈중에 코르티솔이 과다하게 존재한다. 그 원인은 1차적인 결함(예: 부신의 코르티솔 분비 종양)이나 2차적인 결함(일반적으로 뇌하수체전엽의 ACTH 분비 종양)일 수 있다. 후자의 경우를 **쿠싱병**(Cushing's disease)이라고 하며, 쿠싱증후군의 대부분을 차지한다. 특히 코르티솔의 농도가 보통 저조한 밤에 코르티솔의 혈중 농도가 증가함에 따라 뼈, 근육, 피부, 기타 기관에서 통제할 수 없을 정도로 분해작용이 촉진된다. 그 결과 뼈의 강도가 약해져서 **골다공증**(osteoporosis, 뼈 질량의 손실)까지 이어질 수 있고, 근육이 약화되며, 피부가 얇아져서 쉽게 멍이 들게 된다. 분해작용의 증가로 간의 당신생에 필요한 다량의 전구체들이 생산됨에 따라, 당뇨병에서 나타나는 정도로 혈당 농도가 증가한다. 그러므로 쿠싱증후군 환자는 당뇨병 환자와 동일한 증상을 보일 수 있다.

똑같이 문제가 되는 것은 코르티솔의 항면역 작용으로 초래될 수 있는 **면역억제**(immunosuppression)의 가능성이다. 쿠싱증후군은 종종 사지의 지방량 손실과 관련이 있으며 몸통, 얼굴, 목 뒷부분으로의 지방 재분배와 관련이 있다. 고농도의 코르티솔에 의해 종종 유발되는 식욕 증가와 결부되어, 많은 환자에서 비만(특히 복부비만)과 특징적인 얼굴 모습이 생길 수 있다(**그림 11.26**).

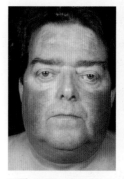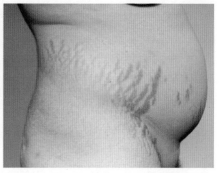

그림 11.26 발그레한 쿠싱증후군 환자. 왼쪽: '달덩이 얼굴'과 얼굴의 다혈증(높은 혈류량으로 인해 붉어진다)을 주목하라. 오른쪽: 허리둘레의 증가로 인한 처진 복부(내장지방의 증가로)와 얇은 피부의 줄무늬, 피부의 늘어남에 주목하라.

출처: Biophoto Associates/Science Source

쿠싱증후군과 관련된 또 다른 문제는 **고혈압**(hypertension) 발생의 가능성이다. 이는 알도스테론 생산 증가 때문이 아니라 코르티솔의 약리학적인 작용에 의한 것인데, 고농도에서 코르티솔은 신장에 대해 알도스테론과 유사한 작용을 해 이온과 수분 보유를 유발하고 이에 따라 고혈압의 원인이 되기 때문이다.

쿠싱증후군의 치료는 원인에 따라 다르다. 예를 들어 쿠싱병에서는 가능하다면 뇌하수체 종양을 수술로 제거하는 것이 가장 좋은 대안이다.

중요한 점은 당질코르티코이드가 염증, 폐질환 및 기타 질환을 치료하는 데 간혹 치료법으로 사용된다는 사실이다. 만약 당질코르티코이드를 장기간 고용량으로 투여하게 되면, 이러한 치료의 부작용은 쿠싱증후군이 될 수 있다.

11.16 스트레스 중에 분비되는 기타 호르몬

다양한 종류의 스트레스를 받는 동안 일반적으로 방출되는 다른 호르몬으로는 알도스테론, 바소프레신, 성장호르몬, 글루카곤, 베타-엔도르핀(뇌하수체전엽에서 ACTH와 함께 방출됨)이 있다. 인슐린 분비는 일반적으로 감소한다. 바소프레신과 알도스테론은 수분과 Na^+을 체내에 유지하도록 작용하는데, 이는 탈수, 출혈, 땀 흘림 등에 의한 잠재적인 손실에 직면한 상태에서의 중요한 반응이다. 성장호르몬, 글루카곤, 인슐린의 변화에 따른 전반적인 효과는 코르티솔과 에피네프린의 작용과 마찬가지로 에너지 저장소를 동원해 포도당의 혈장 농도를 높이는 것이다. 만약 인간에서 스트레스 과정에 베타-엔도르핀의 기능이 있다고 한다면, 이는 진통효과와 관련될 것이다.

그 밖에 교감신경계도 스트레스 반응에서 핵심 기능을 한다. 제6장에 기술된 바와 같이 스트레스 과정에서 교감신경계의 활성화는 종종 투쟁-도피 반응이라고도 한다. 증가한 교감신경계 활성화의 주요 효과 목록에는 부신수질에서의 에피네프린 분비를 포함해, 신체적 활동이 필요할 수 있고 신체 손상이 발생할 수 있는 긴급 상황에 어떻게 대처하는지에 대한 것들로 대부분 구성되어 있다(**표 11.3**).

스트레스로 인해 분비율이 변하는 호르몬들에 대한 이런 표현이 완전한 것은 아니다. 알려진 거의 모든 호르몬의 분비는 스트레스에 의해 영향을 받을 확률이 높다. 예를 들어 프로락틴은 증가하지만, 이러한 변화의 적응적 중요성은 불명확하다. 그와 대조적으로, 뇌하수체의 생식샘자극호르몬과 성호르몬은 감소한다. 앞서 지적한 바와 같이, 생식작용은 위기 상황에서 필수적인 기능은 아니다.

표 11.3	스트레스 중에 부신수질에서의 에피네프린 분비를 포함하는 교감신경계의 작용
간과 근육의 글리코겐 분해작용 증가(포도당의 빠른 공급원 제공)	
지방조직 트리글리세리드의 분해 증가(당신생을 위한 글리세롤과 산화를 위한 지방산 공급 제공)	
심장기능 증가(예: 심장박동률 증가)	
내장의 혈관수축과 골격근의 혈관확장을 통해 내장에서 골격근으로 혈액 유출	
뇌의 호흡중추 자극과 기도 확장으로 폐 환기의 증가	

스트레스에 대한 반응은 기관계의 기능은 서로 조정된다는 생리학의 일반 원리의 전형적인 예다. 이런 광범위한 여러 호르몬의 표적기관은 항상성을 유지하기 위해 서로 협조하며 반응해야 한다.

성장의 내분비 조절

11.17 뼈의 성장

내분비계의 주요 기능 중 하나는 성장을 조절하는 것이다. 적어도 십여 가지 이상의 호르몬이 직간접적으로 성장을 촉진하거나 억제하는 중요한 기능을 한다. 이러한 복잡한 과정은 유전적 요인과 영양을 포함한 다양한 환경적 요인의 영향을 받으며, 대부분의 생리적 기능은 다수의 조절계에 의해 조절되며 종종 길항적으로 작동한다는 생리학의 일반 원리를 실례로써 제시한다. 성장 과정은 몸 전체에서의 세포분열과 순 단백질 합성을 수반하지만, 사람의 키는 특히 척추와 다리뼈의 성장에 의해 명확하게 결정된다. 성장률을 결정하는 데 있어 호르몬의 역할을 설명하기 전에 우선 뼈와 성장 과정의 개요를 제시한다.

뼈는 칼슘염, 특히 인산칼슘이 침착된 단백질(콜라겐) 기질로 구성된, 살아 있는 대사가 활발한 조직이다. 묘사를 잘하기 위한 목적으로, 성장하는 긴 뼈는 말단 부분 또는 **골단**(epiphysis)과 나머지 부분인 **골간**(shaft)으로 나눠서 말한다. 골간과 접촉하고 있는 각 골단 부분은 **골단 성장판**(epiphyseal growth plate)이라는, 왕성하게 증식하고 있는 연골(콜라겐과 기타 섬유성 단백질로 구성된 결합조직)판이다(**그림 11.27**). 골단성장판의 가장자리에 있는 뼈 형성 세포인 **조골세포**(osteoblast)는 이 가장자리에서 연골 조직을 뼈로 전환하는 반면에, 동시에 **연골세포**(chondrocyte)는 판의 내부에서 새로운 연골로 저장된다. 골단성장판은 이런 방식

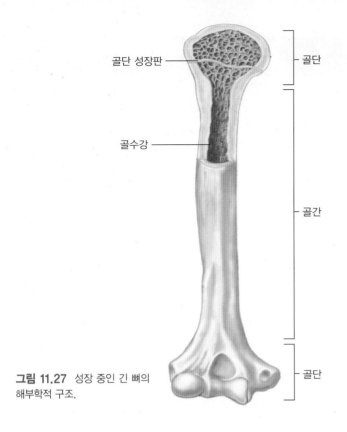

그림 11.27 성장 중인 긴 뼈의 해부학적 구조.

골단 성장판

골수강

골단

골간

골단

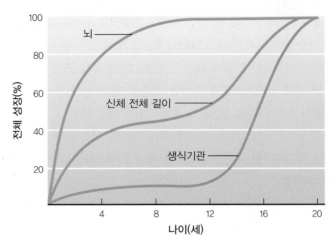

그림 11.28 뇌, 전신 키(긴 뼈와 척추 성장의 측정치)와 생식기관의 상대적 성장. 뇌의 성장은 5세까지 거의 완료되는 반면에, 최대 키(뼈의 최대 길이 연장)와 생식기관의 크기는 10대 후반에 이르러서야 최대가 된다는 점을 주목하라.

으로 넓어지고, 골간이 길어짐에 따라 점차 골간의 중심에서 밀려난다.

골간의 직선적 성장은 골단성장판이 존재하는 한 지속되지만, 사춘기의 끝에 다른 호르몬의 영향으로 성장판 자체가 뼈로 전환되면 길이 성장은 멈춘다. 이를 **골단 폐쇄**(epiphyseal closure)라 하며 뼈마다 각기 다른 시기에 발생한다. 따라서 사람의 **골연령**(bone age)은 뼈 엑스레이 촬영으로 어느 뼈에 골단폐쇄가 일어났는지를 결정해서 알 수 있다.

그림 11.28에서 보는 바와 같이 어린이는 키가 빠르게 커지는 시기가 분명하게 두 번 나타나는데, 첫 번째는 생애 첫 2년간이고 두 번째는 사춘기이다. 키의 증가와 특정 기관의 성장속도에 반드시 상관관계가 성립하는 것은 아님을 주목하라.

사춘기의 **성장 급등**(growth spurt)은 남녀 모두 수년간 지속되지만, 이 기간 중 성장은 남자아이에서 더 크게 나타난다. 게다가 남자아이는 사춘기가 여자아이보다 약 2년 늦게 시작되기 때문에 사춘기 시작 전에 더 성장한다. 이런 요소는 남자와 여자의 평균 키 차이를 설명해 준다.

11.18 성장에 대한 환경 요인의 영향

적절한 영양과 건강은 성장에 영향을 미치는 주요 환경적 요인이

다. 충분한 양의 아미노산, 지방산, 비타민, 무기질 등이 없으면 성장이 방해된다.

영양실조의 성장억제 효과는 어느 발달 시기에서도 볼 수 있지만, 특히 생애 초기에 발생했을 때 가장 심각하다. 이러한 이유로 산모의 영양실조는 태아의 성장 지체를 초래할 수 있다. 출생 시 저체중은 유아사망률 증가와 높은 연관성이 있기 때문에, 출생 전 영양실조는 산전 및 산후 초기의 사망률 증가를 초래한다. 더욱이, 되돌릴 수 없는 뇌 발달 저해가 산전 영양실조에 의해 야기될 수 있다. 유아기와 어린 시절의 영양실조 역시 지적 발달과 모든 신체 성장에 방해가 될 수 있다.

영양실조나 병으로 인해 성장이 일시적으로 저해된 후 적절한 영양공급이 되고, 질병에서 회복되면 아이는 그 나이에 예상되는 정상 키 범위 내로 들어오는 **성장 회복**(catch-up growth)이라고 하는 놀랄 만한 성장 급등을 할 수 있다. 이러한 가속화된 성장을 설명할 수 있는 기전은 밝혀져 있지 않지만, 최근 증거는 성장판 내 줄기세포 분화속도와 관련이 있을 수 있다고 제시한다.

11.19 성장에 대한 호르몬의 영향

인간의 성장에 가장 중요한 호르몬은 성장호르몬, 인슐린-유사 성장인자-1, 인슐린-유사 성장인자-2, T_3, 인슐린, 테스토스테론, 에스트라디올 등이며, 모두 다 광범위한 영향을 미친다. 이 모든 호르몬 외에도 많은 종류의 펩티드 성장인자가 영향을 미치는데, 대부분은 측분비나 자가분비 방식으로 특정 세포의 분화 및/또는 분열을 자극하기 위해 작용한다. 세포분열을 촉진하는 분자를 유

사분열 촉진물질(mitogen)이라고 한다.

다양한 호르몬과 성장인자는 모두 일생의 같은 시기에 성장을 자극하는 것은 아니다. 예를 들어 태아의 성장은 어린 시절과 청소년기의 성장기에서보다는 성장호르몬, 갑상샘호르몬, 성 스테로이드에 의존하는 것이 덜하다.

성장호르몬과 인슐린-유사 성장인자

뇌하수체전엽에서 분비되는 성장호르몬은 태아의 성장에는 미미한 영향을 끼치지만, 1~2세 이후의 성장에 가장 중요한 호르몬이다. 성장호르몬의 주요 성장 촉진 효과는 많은 표적조직에서 세포분열을 자극하는 것이다. 따라서 성장호르몬은 골단판에서 연골세포의 성숙과 세포분열을 자극해 뼈 길이 성장을 촉진함으로써 골단판을 지속적으로 넓히고, 뼈 형성에 필요한 연골성 물질을 더 많이 공급한다.

중요한 것은 성장호르몬이 세포에 직접 작용해 대부분의 유사분열 효과를 발휘하는 것이 아니라 성장호르몬의 유도로 간에서 합성되고 방출되는 유사분열 촉진호르몬인 IGF-1을 매개로 해 간접적으로 작용한다는 점이다. 인슐린과 구조가 약간 비슷(이런 것으로부터 그 이름이 유래함)함에도 불구하고 이 메신저 호르몬은 인슐린과는 다른 독특한 효과가 있다. 성장호르몬의 영향을 받아 IGF-1은 간에서 분비되어 혈액으로 들어가고, 호르몬으로서 기능을 한다. 뿐만 아니라, 성장호르몬은 뼈를 포함한 다른 많은 종류의 세포를 자극해 IGF-1을 분비하게 하는데, 이런 곳에서 IGF-1은 자가분비나 측분비물질로서 기능을 한다.

성장호르몬과 IGF-1이 뼈의 골단판에 어떻게 상호작용하는지에 대한 현재의 개념은 다음과 같다.

1. 성장호르몬은 골단판의 연골세포 전구세포(전구 연골세포) 및/또는 분화 중인 초기연골세포를 자극해 연골세포로 분화시킨다.
2. 이러한 분화 중에, 세포는 IGF-1을 분비할 뿐만 아니라 IGF-1에 반응하는 것도 시작한다.
3. 그다음에 IGF-1은 자가분비나 측분비물질(혈액 유래의 IGF-1과 함께)로 작용하는데, 분화 중인 연골세포를 자극해 세포분열이 일어나게 한다.

성장호르몬의 주요 성장 촉진 효과를 매개하는 IGF-1의 중요성은 **단신**(short stature)이 성장호르몬 분비의 감소뿐만 아니라 IGF-1의 생산 감소나 조직이 IGF-1에 반응하지 못할 때도 유발될 수 있다는 사실에서 잘 볼 수 있다. 예를 들면 한 가지 희귀

표 11.4	성장호르몬의 주요 효과

I. 성장 촉진: 뼈와 다른 조직의 전구세포가 분화되도록 유도하고, 세포분열을 자극하는 인슐린-유사 성장인자-1(IGF-1)을 분비하도록 한다. 또한 IGF-1을 분비하도록 간을 자극한다.

II. 주로 근육에서 단백질의 합성을 자극한다.

III. 항인슐린 효과(특히 고농도에서)
　A. 트리글리세리드의 분해를 유도하는 자극에 지방세포가 더 잘 반응하게 해 지방산을 혈액으로 방출한다.
　B. 당신생을 자극한다.
　C. 지방세포와 근육세포에서 포도당 흡수를 자극하는 인슐린의 능력을 감소시켜, 혈당 농도를 상승시킨다.

한 형태의 단신인 **성장호르몬 무감각증후군**(growth hormone-insensitivity syndrome)은 성장호르몬 수용체가 성장호르몬에 대해 반응하지 못할 정도로 변화하게 되는 돌연변이 때문에 일어난다. 그 결과 성장호르몬에 반응해 IGF-1을 생산하지 못하고, 결국 어린이의 성장 속도가 감소한다.

IGF-1의 분비와 활성은 개인의 영양상태와 성장호르몬 이외의 많은 다른 호르몬에 의해 영향을 받을 수 있다. 예를 들어 어린 시절의 영양실조는 혈장 성장호르몬 농도가 증가하더라도 IGF-1의 생성을 억제할 수 있다.

성장호르몬은 IGF-1을 통해서 세포분열에 미치는 특정 성장 촉진 효과 이외에도 여러 가지 조직과 기관, 특히 근육의 단백질 합성을 직접 자극한다. 이는 아미노산의 흡수, 리보솜의 합성과 활성을 모두 증가시킴으로써 이루어진다. 이러한 모든 일은 단백질 합성에 필수적이다. 단백질 대사에 대한 이러한 동화작용의 효과는 조직과 기관의 능력 확대를 촉진한다. 성장호르몬은 또한 에너지 항상성의 조절에도 기여한다. 성장호르몬은 지방세포에 저장되어 있는 트리글리세리드의 분해를 부분적으로 촉진해 지방산을 혈액으로 방출한다. 또한 간에서 당신생을 자극하고, 세포로의 포도당 수송을 촉진하는 인슐린의 능력을 저해한다. 그러므로 성장호르몬은 순환하는 에너지원을 증가시키는 경향이 있다. 때문에 당연히 운동, 스트레스, 단식과 같이 에너지 가용성의 증가가 유익한 상황에서는 혈액으로 성장호르몬이 분비되는 것이 촉진된다. 성장호르몬의 대사효과는 일생 동안 중요하며, 성인에서 뼈 성장이 멈춘 오랜 후에도 계속된다. 표 11.4에 성장호르몬의 주요 효과 일부가 요약되어 있다.

그림 11.29는 성장호르몬 분비 조절을 보여준다. 간단히 말해 조절계는 시상하부에서 분비되는 두 가지 호르몬에 의해 시작된다. 성장호르몬의 분비는 성장호르몬-방출호르몬(GHRH)에 의해 자극되고, 소마토스타틴(SST)에 의해 억제된다. 보통은 서로 어긋나게 작동하는(하나가 높으면 다른 하나는 낮음) 이 두 신호의 변화

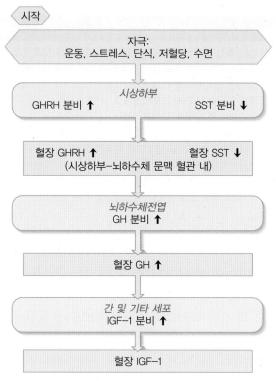

(a) GH와 IGF-1 분비 조절 경로

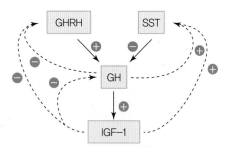

(b) GH와 IGF-1의 되먹임 조절

그림 11.29 성장호르몬(GH)과 인슐린-유사 성장인자-1(IGF-1)의 분비를 조절하는 호르몬 경로. (a) 다양한 자극이 GHRH 분비를 증가시키고 SST 분비는 감소시켜서, GH와 IGF-1의 농도를 증가시킬 수 있다. (b) GH와 IGF-1 분비의 되먹임 조절은 GHRH와 GH의 억제(⊖기호) 및 SST의 자극(⊕기호)에 의해 이루어진다. GHRH에 대한 GH의 짧은 고리 억제의 존재 여부는 사람에게서는 완전히 확립되어 있지 않다. 이 그림에 보여지지 않은 것은, 순서에 없는 여러 호르몬(예: 갑상샘호르몬과 코르티솔)이 시상하부 및/또는 뇌하수체전엽에 미치는 영향을 통해 성장호르몬의 분비에 영향을 준다는 점이다.

결과로, 성장호르몬의 분비는 가끔씩 폭발적으로 발생하고, 눈에 띄게 매일 반복되는 리듬을 보인다. 거의 하루 종일 성장호르몬은 거의 또는 전혀 분비되지 않다가, 운동과 같은 특정 자극에 의해 폭발적 분비가 유도될 수 있다. 대조적으로, 사람이 잠들고 나서 1~2시간 후에 한 번 또는 그 이상의 오래 계속되는 폭발적 분비가 일어날 수 있다. 성장호르몬과 IGF-1이 시상하부와 뇌하수체전엽에 작용하는 음성 되먹임 조절이 그림 11.29에 요약되어 있다.

시상하부의 조절 외에도 다양한 호르몬, 특히 성 스테로이드, 인슐린, 갑상샘호르몬은 성장호르몬 분비에 영향을 미친다. 이러한 모든 입력의 순 결과는, 성장호르몬의 분비속도가 청소년기(성장이 가장 빠른 시기)에 가장 높고, 그다음에 어린 시절에 높으며, 성인에서는 가장 낮은 것으로 나타난다. 노화와 관계된 성장호르몬 분비의 감소는 나이가 들면서 생기는 체질량 감소와 뼈 질량의 저감, 체구와 골질 감소, 지방조직의 확장, 피부 얇아짐 등의 부분적인 원인이다.

DNA 재조합기술로 생산된 사람 성장호르몬의 가용성은 성장호르몬 결핍으로 인해 키가 작은 어린이들의 치료를 크게 촉진했다. 현재 논란이 많이 되는 것은 성장호르몬 결핍이 아닌 키 작은 어린이들과 근육량을 늘리려는 운동선수, 성장호르몬 관련 노화 변화를 되돌리려고 하는 노인들에게 성장호르몬을 투여하는 것이다. 표 11.4에서 분명하게 해야 하는 것은, 건강한 사람(운동선수와 같은)에게 GH를 투여하면 심각한 부작용을 초래할 수 있다는 점이다. 그런 상황에서 GH를 남용하면 당뇨병과 유사한 증상뿐 아니라 그 밖의 수많은 문제로 이어질 수 있다. 만성적으로 성장호르몬의 농도가 증가한 결과는 말단비대증(이 장의 뒤에서 설명)이라는 질병에서 극적으로 보여진다.

언급한 바와 같이, 아직 연구 중이지만 태아 성장에서 GH의 역할은 출생 후 다음 단계에서와 거의 같은 정도로 중요성을 가지는 것 같지는 않다. 그러나 IGF-1은 태아의 전체 신체의 성장과 특히 태아 신경계의 정상적인 성숙을 위해 필요하다. 태아기 동안의 IGF-1 분비에 대한 주요 자극은 태반세포에서 분비되는 호르몬인 태반성 락토겐이 주는 것 같은데, 이는 성장호르몬과 비슷한 염기서열을 갖고 있다.

마지막으로 또 다른 전달자에 대해 주목해야 하는데, 그것은 IGF-1과 밀접한 관련이 있는 **인슐린-유사 성장인자-2**(insulin-like growth factor-2, IGF-2)이다. IGF-2는 성장호르몬과 무관하게 분비되고, 태아기에 결정적으로 중요한 유사분열 촉진물질이다. IGF-2는 평생 지속적으로 분비되지만, 출생 후의 기능은 확실하게 알려져 있지 않다. 최근의 증거는 IGF-2의 농도와 노인의 골격 근량과 근력 유지 사이의 연관성을 제시하고 있다.

갑상샘호르몬

갑상샘호르몬은 성장호르몬의 합성을 촉진하기 때문에 정상적인 성장에 필수적이다. 또한 T_3는 뼈에 직접 작용하는데, 연골세포의 분화, 발달 중인 뼈에서 새로운 혈관의 성장, 섬유아세포 성장인자와 같은 다른 성장인자에 대한 골세포의 반응성 등을 촉진한다. 결과적으로 갑상샘기능저하증이 있는 유아와 어린이는 예상보다 성장속도가 느리다.

인슐린

인슐린의 주요 작용은 제16장에 설명했다. 인슐린은 포도당과 아미노산이 세포외액에서 지방조직, 골격근세포, 심근세포로 수송되는 것을 촉진하는 동화작용 호르몬이다. 인슐린은 지방 저장을 촉진하고 단백질 분해를 억제한다. 따라서 적절한 양의 인슐린이 정상적인 성장에 필요하다는 것은 놀랍지도 않다. 인슐린의 단백질 분해 억제 효과는 성장에 관해서는 특히 중요하다. 그러나 이런 일반적인 동화작용 효과 외에, 인슐린은 태아기와 아마도 어린 시절에 세포분화와 세포분열에 직접적인 성장 촉진 효과를 발휘한다.

성 스테로이드

제17장에서 설명하겠지만, 성 스테로이드(남성의 테스토스테론, 여성의 에스트라디올)의 분비는 8~10세에서 증가하기 시작하고, 그다음 5~10년 사이에 안정 상태에 이른다. 긴 뼈와 척추골의 성장을 나타내는 사춘기의 정상적인 성장 급등은 성 스테로이드의 생산 증가를 필요로 한다. 성 스테로이드의 주요 성장 촉진 효과는 성장호르몬과 IGF-1의 분비를 자극하는 것이다.

그러나 성장호르몬과는 달리 성 스테로이드는 뼈의 성장을 자극할 뿐만 아니라 골단폐쇄를 유도함으로써 궁극적으로 뼈의 성장을 멈추게 한다. 이런 성 스테로이드의 이중적 효과는 청소년기에서 보여지는 패턴을 설명해 준다: 뼈의 급속한 길이 연장이 정점에 이르면 평생의 성장이 완전히 중단된다.

뼈에 대한 이와 같은 이중 효과 외에도, 테스토스테론은 신체의 많은 비생식 기관과 조직에서 단백질 합성에 대해 직접적인 동화작용 효과를 발휘한다. 이것은 여성에 비해 남성의 근육량이 증가한 것을 적어도 부분적으로 설명해 준다. 테스토스테론의 이런 효과는, 운동선수들이 근육량과 근육의 힘을 증강하려는 시도로 **동화성 스테로이드**(anabolic steroid)인 안드로겐을 간혹 사용하는 이유이기도 하다. 이런 스테로이드로는 테스토스테론, 합성 안드로겐, 디히드로에피안드로스테론(DHEA), 안드로스테네디온 등이 포함된다. 그러나 이들 스테로이드는 간 손상, 전립선암의 위험성 증가, 불임, 행동과 감정의 변화 등 여러 가지 잠재적인 독성 부작용을 나타낸다. 더욱이 여성에서는 남성화가 일어날 수 있다.

코르티솔

스트레스에 반응해 부신피질에서 분비되는 주요 호르몬인 코르티솔은 특정 조건에서는 강력한 **성장 억제** 효과를 가질 수 있다. 높은 농도로 존재할 때는 코르티솔은 많은 기관에서 DNA 합성을 억제하고 단백질 분해작용을 자극하며, 뼈의 성장을 저해한다. 더욱이 코르티솔은 뼈를 분해하고 성장호르몬과 IGF-1의 분비를 억제한다. 이러한 모든 이유 때문에, 어린이들에게서 감염과 기타 스트레스 요인을 동반하는 혈장 코르티솔의 증가는 적어도 부분적으로 만성 질환과 함께 발생하는 성장둔화의 원인이 된다. 소아 쿠싱증후군의 대표적인 특징 중 하나는 직선적 성장속도의 급격한 감소이다. 뿐만 아니라, 천식이나 다른 질환의 약리학적 당질코르티코이드 투여 치료는 그 용량에 따라 어린이의 직선적 성장을 감소시킬 수 있다.

이로써 성장에 영향을 주는 주요 호르몬을 살펴보았다. **표 11.5**에 그 호르몬들의 작용을 요약했다.

표 11.5	성장에 영향을 미치는 주요 호르몬
호르몬	주요 작용
성장호르몬	출생 후 성장의 주요 자극: 전구세포가 분화하고 세포분열을 촉진하는 인슐린-유사 성장인자-1(IGF-1)의 분비 유도 IGF-1을 분비하도록 간을 자극 단백질 합성 촉진
인슐린	태아의 성장 촉진 IGF-1의 분비를 자극해 출생 후 성장을 촉진 단백질 합성 촉진
갑상샘호르몬	성장호르몬 분비와 작용을 허용 중추신경계 발달 허용
테스토스테론	상당 부분 성장호르몬의 분비를 자극해 사춘기 성장 촉진 최종 골단 폐쇄의 원인 남성의 단백질 합성 자극
에스트라디올	사춘기 때 성장호르몬의 분비 자극 최종 골단폐쇄의 원인
코르티솔	성장 억제 단백질 분해작용 촉진

칼슘 항상성의 내분비 조절

신체의 많은 호르몬이 성장과 같이 중요하지만 생존에 꼭 필요하지는 않은 기능을 조절한다. 그와 대조적으로, 일부 호르몬은 그 호르몬이 없으면 재앙이 될 수 있고, 심지어 생명이 위태롭게 되는 극히 중요한 기능을 조절한다. 그러한 기능 중 하나가 칼슘 항상성이다. 칼슘은 체액에서 수용성의 이온화된 형태(Ca^{2+})와 단백질에 결합한 형태로 존재한다. 이 장에서는 단순화하기 위해, 이후의 내용부터는 생리적으로 활성인 이온화된 형태의 칼슘을 언급할 것이다.

　세포외 Ca^{2+} 농도는 보통 좁은 항상성 범위 내에서 유지된다. 어느 쪽으로든 편차가 크면 무엇보다도 신경과 근육의 작용을 방해할 수 있다. 예를 들어 혈장 Ca^{2+} 농도가 낮으면 신경과 근육의 세포막 흥분성이 증가한다. 혈장 Ca^{2+} 농도가 높으면 심장부정맥이 유발되고, 막전위에 영향을 주어 신경근의 흥분성이 저하된다. 이 절에서는 호르몬의 작용으로 칼슘 항상성이 달성되고 유지되는 기전을 논의한다.

11.20 칼슘 항상성의 효과기 부위

칼슘 항상성은 뼈, 신장, 위장관 사이의 상호작용에 의존한다. 위장관과 신장의 활동이 온몸의 Ca^{2+} 순 흡수와 배출을 결정하며, 그렇게 함으로써 전체적인 Ca^{2+} 균형이 결정된다. 이와는 대조적으로, 세포외액과 뼈 사이에서의 Ca^{2+} 교환은 전신 균형을 변화시키지 않는 대신에 체내에서의 Ca^{2+} 분포를 변화시킨다. 그래서 우리는 뼈의 세포 구성과 무기질 조성에 대한 논의부터 시작한다.

뼈

체내 전체 칼슘의 약 99%가 뼈에 있다. 따라서 뼈 안팎으로의 Ca^{2+} 흐름이 혈장 Ca^{2+} 농도 조절에 대단히 중요하다.

　뼈는 **골질**(osteoid)이라고 하는 콜라겐 기질로 둘러싸인 여러 종류의 세포로 구성된 결합조직인데, 침착된 미네랄, 특히 칼슘, 인산과 **수산화인회석**(hydroxyapatite)으로 알려진 수산화 이온의 결정들이 침착되어 있다. 어떤 경우에 뼈는 혈액세포가 형성되는 중심 골수강을 가진다. 뼈 무게의 약 1/3이 골질이고, 2/3는 무기질이다(골세포의 무게는 무시해도 좋다).

　뼈 형성과 파괴에 관여하는 세 종류의 골세포는 조골세포, 골세포, 파골세포이다(**그림 11.30**). 11.17절에서 기술했듯이 조골세포는 뼈 형성 세포다. 조골세포는 콜라겐을 분비해 주위의 기질을 형성하고 석회화되는데, 이 과정을 **무기질침착**(mineraliza-tion)이라고 한다. 석회화된 기질에 둘러싸인 조골세포는 **골세포**(osteocyte)라고 한다. 골세포는 긴 세포질 돌기를 갖고 있어서 전체로 뻗으면서 다른 골세포들과 밀착연접을 형성한다. **파골세포**(osteoclast)는 큰 다핵세포인데, 결정을 녹이는 수소이온과 골질을 소화시키는 분해효소를 분비해 이전에 형성된 뼈를 분해(재흡수)한다.

　뼈는 평생 조골세포(및 골세포)와 파골세포가 함께 작용해서 끊임없이 재형성된다. 파골세포가 오래된 뼈를 흡수하고 나면 조

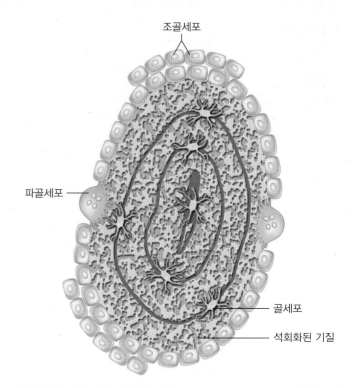

그림 11.30 뼈의 작은 일부의 횡단면. 갈색 부분은 무기질화된 골질이다. 골세포는 긴 돌기를 가지고 있는데, 작은 관을 통해 뻗어서 서로 연결되고 밀착연접으로 조골세포와 연결된다(그림에는 없음).

골세포가 그 부위로 들어가 새로운 기질을 만들고, 이 기질은 무기질화된다. 이 과정은 뼈에 가해지는 중력과 근육 장력 스트레스에 부분적으로 의존해 조골세포의 활성을 자극한다. **표 11.6**에 요약된 바와 같이, 많은 호르몬과 뼈에서 국부적으로 생산되는 다양한 자가분비 및 측분비 성장인자들도 기능을 가지고 있다. 열거된 호르몬 중에서 부갑상샘호르몬(나중에 설명)만이 주로 혈장 Ca^{2+} 농도에 의해 조절된다. 그럼에도 불구하고, 다른 열거된 호르몬들의 변화도 뼈 질량과 혈장 Ca^{2+} 농도에 중요한 영향을 미친다.

신장

제14장에 기술된 바와 같이 신장은 혈액을 여과하고 용해성 노폐물을 제거한다. 이 과정에서 신장의 기능 단위를 구성하는 세뇨관 세포는 여과된 것 중 필요한 용질 대부분을 회수(재흡수)해 소변으로의 손실을 최소화한다. 따라서 소변으로 배출되는 Ca^{2+}의 양은 세뇨관으로 여과되는 양과 재흡수되어 혈액으로 돌아오는 양의 차이가 된다. Ca^{2+} 배출의 조절은 주로 재흡수 과정을 통해 작동한다. 혈장 Ca^{2+} 농도가 증가하면 재흡수는 감소하고, 혈장 Ca^{2+}이 감소하면 재흡수는 증가한다.

　Ca^{2+}의 호르몬 조절기는 인산이온의 균형을 조절한다. 인산이

조골세포

파골세포

골세포

석회화된 기질

표 11.6	뼈 질량에 영향을 미치는 주요 호르몬 요약

뼈 형성과 뼈 질량 증가를 돕는 호르몬
인슐린
성장호르몬
인슐린-유사 성장인자-1(IGF-1)
에스트로겐
테스토스테론
칼시토닌(사람에서는 생리적 역할이 불분명함)

뼈 흡수 증가와 뼈 질량 감소를 돕는 호르몬
부갑상샘호르몬(만성적 증가)
코르티솔
갑상샘호르몬 T_3

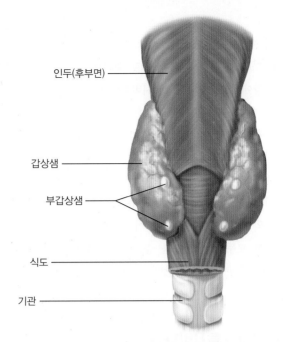

그림 11.31 부갑상샘. 보통 4개의 부갑상샘이 갑상샘 뒤쪽 표면에 파묻혀 있다.

온도 여과와 재흡수의 조합에 달렸으며, 재흡수 과정은 호르몬으로 조절된다.

위장관

위장관에서 혈액으로의 Na^+ 또는 K^+과 같은 용질의 흡수는 보통 약 100%이다. 반면에 섭취한 Ca^{2+}의 상당량은 소장에서 흡수되지 않고 대변과 함께 몸에서 배출된다. 뿐만 아니라 소장에서 Ca^{2+}을 흡수하는 능동수송계는 호르몬 조절을 받는다. 따라서 식사로부터 흡수되는 Ca^{2+} 양에서 크게 조절된 증가나 감소가 발생할 수 있다. 이러한 흡수 과정의 호르몬 조절은 다음에 보는 바와 같이 몸 전체의 Ca^{2+} 균형을 조절하는 주요 수단이다.

11.21 호르몬 조절

혈장 Ca^{2+} 농도를 조절하는 두 가지 주요 호르몬은 부갑상샘호르몬과 1,25-디히드록시비타민 D이다. 세 번째 호르몬인 칼시토닌은, 만약에 있다고 한다면, 사람에서는 매우 한정된 기능을 한다.

부갑상샘호르몬

뼈, 신장, 위장관은 직간접적으로 **부갑상샘**(parathyroid gland)에서 분비되는 단백질 호르몬인 **부갑상샘호르몬**(parathyroid hormone, PTH)에 의해 조절된다. 부갑상샘은 목 안에서 갑상샘 뒤쪽 표면에 파묻혀 있지만 갑상샘과는 완전히 다르다(**그림 11.31**). PTH 생산은 분비세포의 세포막에 있는 Ca^{2+} 수용체를 통해 직접 작용하는 세포외 Ca^{2+}에 의해 조절된다. 혈장 Ca^{2+} 농도의 감소는 PTH 분비를 자극하고, 혈장 Ca^{2+} 농도의 증가는 그 반대 작용을 한다.

PTH는 세포외 Ca^{2+} 농도를 증가시키는 여러 가지 작용을 함으로써 원래 이 호르몬의 분비를 자극했던 감소한 Ca^{2+} 농도를 보상한다(**그림 11.32**).

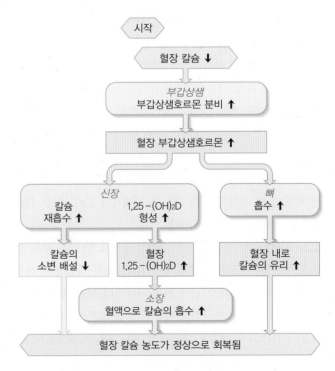

그림 11.32 부갑상샘호르몬이 혈장 Ca^{2+} 농도의 감소를 되돌리게 하는 기전. 1,25-$(OH)_2D$(1,25-디히드록시비타민 D)에 대한 더 충분한 설명은 그림 11.33을 참조하라. 부갑상샘호르몬과 1,25-$(OH)_2D$는 인산이온 농도 조절에도 관여한다.

1. 이 호르몬은 파골세포에 의한 뼈 흡수를 직접 증가시켜, Ca^{2+}(및 인산)이 뼈에서 세포 외액으로 이동하게 한다.
2. 신장에서 1,25-디히드록시비타민 D(곧 상세하게 기술된다)의 형성을 직접 자극해, 장에서의 Ca^{2+}(및 인산)의 흡수를 증가시킨다. 따라서 장에 대한 PTH의 효과는 간접적이다.
3. 신장에서 Ca^{2+} 재흡수를 직접 증가시켜, 소변으로의 Ca^{2+} 배출을 감소시킨다.
4. 신장에서 인산이온의 재흡수를 감소시켜, 소변에서 인산이온의 배출을 증가시킨다. 이는 PTH가 뼈에서 Ca^{2+}과 인산이온 모두의 재흡수를 증가시키고, 1,25-디히드록시비타민 D의 생성이 증가해 장에서 Ca^{2+}과 인산이온의 흡수 증가로 이어질 때 혈장 인산이온이 증가하지 않도록 한다.

1,25-디히드록시비타민 D

비타민 D(vitamin D)라는 용어는 스테로이드 화합물과 밀접한 연관이 있는 집단을 의미한다. 비타민 D3[vitamin D3, **콜레칼시페롤(cholecalciferol)**]는 햇빛에서 나오는 자외선이 피부의 콜레스테롤 유도체(7-디하이드로콜레스테롤)에 작용해 형성된다. **비타민 D2[vitamin D2, 에르고칼시페롤(ergocalciferol)]**는 식물에서 유래한다. 둘 다 비타민 정제와 강화식품에서 발견할 수 있고, 집합적으로 비타민 D라고 부른다.

의복, 기후, 기타 요인으로 사람들은 식이 비타민 D에 자주 의존하게 된다. 이러한 이유로 비타민 D는 원래 비타민으로 분류되었다. 비타민 D는 공급원에 상관없이 수산기 첨가에 의해 대사되는데, 처음에는 25-수산화효소에 의해 간에서, 그다음에는 1-수산화효소에 의해 특정 신장세포에서 대사된다(**그림 11.33**). 이러한 변화의 최종 결과는 비타민 D의 활성호르몬 형태인 **1,25-디히드록시비타민 D[1,25-dihydroxyvitamin D, 줄여서 1,25-(OH)₂D]**가 된다.

1,25-(OH)₂D의 주요 작용은 장에서의 Ca^{2+} 흡수 자극이다. 따라서 비타민 D 결핍의 주요 결과는 장에서의 Ca^{2+} 흡수 감소와 그로 인한 혈장 Ca^{2+}의 감소이다.

1,25-(OH)₂D의 혈중 농도는 생리적 조절을 받는다. 주요 조절 부분은 두 번째 수산화 단계로, 1-수산화효소의 작용으로 신장에서 주로 일어나며 이는 PTH에 의해 자극된다. 낮은 혈장 Ca^{2+} 농도는 PTH의 분비를 자극하기 때문에 이런 조건에서는 마찬가지로 1,25-(OH)₂D의 생성도 증가하게 된다. 이 두 호르몬이 함께 작용해 혈장 Ca^{2+}을 정상으로 회복시킨다.

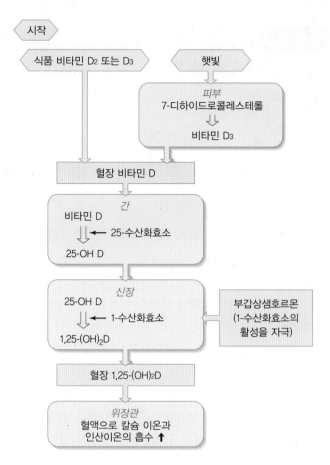

그림 11.33 비타민 D에서 활성형인 1,25-(OH)₂D로의 대사.

칼시토닌

칼시토닌(calcitonin)은 갑상샘 내에 있지만 갑상샘 여포와는 구별되는 여포곁세포라는 세포에 의해 분비되는 펩티드호르몬이다. 칼시토닌은 주로 파골세포를 억제해 혈장 Ca^{2+} 농도를 감소시키고, 그렇게 함으로써 뼈 흡수를 감소시킨다. 칼시토닌의 분비는 혈장 Ca^{2+} 농도의 증가로 자극되는데, PTH의 분비 자극과는 정반대이다. 그러나 PTH와 1,25-(OH)₂D와는 달리 칼시토닌은 사람의 혈장 Ca^{2+}의 일상적인 조절에는 아무런 기능을 하지 않는다. 혈중 Ca^{2+} 농도가 매우 높을 때 칼시토닌은 뼈 흡수를 감소시키는 인자가 될 수 있다.

11.22 대사성 골 질환

다양한 질환이 비정상적인 뼈 대사를 반영한다. **구루병**(rickets, 어린이에게 나타남)과 **골연화증**(osteomalacia, 성인에게 나타남)은 골기질의 무기질 침착이 결핍된 상태로, 뼈가 약해지고 쉽게 부러지게 한다. 더욱이 구루병을 앓고 있는 아이는 약해진 발육 중인 다리뼈가 받는 무게 때문에 전형적으로 심한 안짱다리를 가진다. 구루병과 골연화증의 주요 원인은 비타민 D의 결핍이다.

이런 질병들과는 대조적으로, 골다공증은 뼈 흡수와 뼈 형성의 불균형으로 인해 기질과 무기질이 모두 손실된 상태이다. 그 결과 뼈 질량과 강도가 감소해 뼈의 약화와 골절 발생이 증가한다. 골다공증은 움직이지 못하는 사람('불활동성 골다공증'), 뼈 흡수를 촉진하는 호르몬의 혈장 농도가 과다한 사람, 뼈 형성을 자극하는 호르몬의 혈장 농도가 부족한 사람에게 발생할 수 있다(표 11.6 참조). 그러나 골다공증은 가장 흔히 노화와 함께 보인다. 모든 사람이 노화 과정에 뼈가 손실되지만, 골다공증은 남성보다는 나이든 여성에서 더 흔하다. 주요 이유는 폐경기에 뼈 흡수를 억제하는 에스트로겐의 효과가 없어지기 때문이다.

골다공증은 예방에 관심을 기울여야 한다. 에스트로겐 또는 그 합성 유사체로 폐경기 이후의 여성을 치료하는 것이 뼈 손실률을 줄이는 데는 효과적이지만, 장기간의 에스트로겐 대체요법은 일부 여성에서 심각한 부작용(예: 유방암에 걸릴 확률이 높아지는 것)을 초래할 수 있다. 빠르게 걷기와 계단 오르기 같은 체중이 실린 규칙적인 운동프로그램도 도움이 된다. 평생 적절한 식이 칼슘 섭취와 비타민 D를 섭취하는 것이 뼈 질량을 증강하고 유지하는 데 중요하다. 또한 여러 가지 물질이, 일단 생긴 골다공증에 대해, 효과적인 치료 수단으로 제공된다. 가장 두드러지는 것은 파골세포에 의한 뼈 흡수를 억제하는 **비스포스포네이트**(bisphospho-nate)계 약물들이다. 다른 뼈 흡수 차단물질로는 칼시토닌과 **선택적 에스트로겐 수용체 조절제**(selective estrogen receptor modu-lator, SERM)가 있는데, 그 이름이 의미하듯이 에스트로겐 수용체와 상호작용(그리고 활성화)해 폐경기 후 낮아진 에스트로겐을 보상해 준다.

다양한 병태생리학적인 질병은, 다음에 기술하는 바와 같이, 혈장 Ca^{2+} 농도를 비정상적으로 높이거나(고칼슘혈증) 낮춘다(저칼슘혈증).

고칼슘혈증

고칼슘혈증(hypercalcemia)의 비교적 흔한 원인은 **1차 부갑상샘기능항진증**(primary hyperparathyroidism)이다. 이는 보통 4개의 부갑상샘 중 하나의 양성종양(선종으로 알려진) 때문에 발생한다. 이러한 종양은 세포외 Ca^{2+}에 의해서 적절히 억제되지 않는 비정상적 세포로 구성된다. 그 결과 선종은 PTH를 과량 분비해 뼈로부터의 Ca^{2+} 재흡수 증가, 신장에서의 Ca^{2+} 재흡수 증가, 신장에서 1,25-$(OH)_2D$의 생산 증가 등을 유발한다. 1,25-$(OH)_2D$의 증가는 소장에서의 Ca^{2+} 흡수 증가로 이어진다. 1차 부갑상샘기능항

진증의 가장 효과적인 치료는 부갑상샘 종양의 수술적 제거이다.

특정 유형의 암은 **악성 체액성 고칼슘혈증**(humoral hypercal-cemia of malignancy)을 유발할 수 있다. 고칼슘혈증의 원인은 PTH와 구조적으로 비슷해서 PTH와 비슷한 효과가 있는 PTH 관련 펩티드(PTH-related peptide, PTHrp)를 방출하기 때문이다. 이 펩티드는 특정 유형의 암세포(예: 일부 유방암세포)에 의해 생산된다. 그러나 암세포에서 방출된 PTHrp로 인한 고칼슘혈증에 의해 부갑상샘의 기능이 억제되는 것 때문에, 정상 부갑상샘에서 진짜 PTH의 방출이 감소한다. PTHrp를 분비하는 암을 치료하는 것이 악성 체액성 고칼슘혈증의 가장 효과적인 치료법이다. 그 밖에 비스포스포네이트와 같이 뼈 흡수를 감소시키는 약물이 치료에 효과적일 수 있다.

마지막으로, 비타민 D의 과도한 섭취는 요구량을 훨씬 초과해 비타민 D 보충제를 섭취한 일부 사람들에서 일어날 수 있는 고칼슘혈증으로 이어질 수 있다.

원인에 관계없이 고칼슘혈증은 주로 흥분성 조직에 심각한 증상을 유발한다. 이러한 증상 중에는 피로감, 근육 약화로 인한 무기력증, 메스꺼움, 구토(위장관에 대한 효과 때문) 등이 포함된다.

저칼슘혈증

저칼슘혈증(hypocalcemia)은 부갑상샘의 기능 상실[**1차 부갑상샘기능저하증**(primary hypoparathyroidism)]의 결과일 수 있다. 저칼슘혈증의 한 원인은 갑상샘 질환이 있는 사람이 갑상샘 절제수술을 받을 때 일어날 수 있는(드물지만) 부갑상샘이 함께 제거되는 것이다. PTH의 농도가 낮아 신장으로부터의 1,25-$(OH)_2D$ 생산도 감소한다. 이 두 가지 호르몬의 감소는 뼈 흡수, 신장의 Ca^{2+} 재흡수, 장의 Ca^{2+} 흡수 감소로 이어진다.

표적조직의 PTH 효과에 대한 저항성(과소반응)은, 이런 경우 혈액의 PTH 농도가 높아지는 경향이 있음에도 불구하고, 부갑상샘기능저하증 증상을 초래할 수 있다. 이러한 상태를 **거짓부갑상샘기능저하증**(pseudohypoparathyroidism)이라고 한다.

또 다른 흥미로운 저칼슘혈증 상태가 **2차 부갑상샘기능항진증**(secondary hyperparathyroidism)이다. 장에서 비타민 D가 흡수되지 않거나 신장 질환으로 인해 신장에서 1,25-$(OH)_2D$ 생산이 감소하면 2차 부갑상샘항진증으로 이어질 수 있다. 장에서 Ca^{2+} 흡수가 감소한 결과로 혈장 Ca^{2+} 농도가 감소하면 부갑상샘의 자극으로 이어진다. 증가한 PTH 농도는 혈장 Ca^{2+} 농도를 정상으로 회복시키는 작용을 하지만, 뼈에서 Ca^{2+}의 상당한 손실을 감수하게 되고 대사성 골 질환이 가속화된다.

저칼슘혈증의 증상은 흥분성 조직에 대한 영향 때문이기도 하

다. 신경과 근육의 흥분성을 증가시켜서 중추신경계 효과(발작), 근육 경련[**저칼슘성 강축**(hypocalcemic tetany)], 신경 흥분성을 유도할 수 있다. 칼슘염과 1,25-$(OH)_2D$ 또는 비타민 D가 부갑상샘기능저하증을 장기간 치료하는 데 이용된다.

해답은 책 뒷부분에 있다.

1~5: 호르몬을 그 기능이나 특징과 짝 지으시오(a~e를 선택).

호르몬

1. 바소프레신
2. ACTH
3. 옥시토신
4. 프로락틴
5. 황체형성호르몬

기능

    a. 부신피질 자극
    b. 시상하부의 아민 유래 호르몬에 의해 조절됨
    c. 항이뇨
    d. 테스토스테론 생성 자극
    e. 분만 중 자궁 수축 자극

6. 다음 그림에서 A와 B 중 어느 호르몬이 수용체 X와 더 높은 친화성으로 결합하는가?

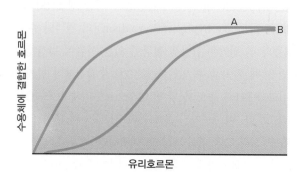

7. 다음 중 쿠싱병의 증상이 아닌 것은 무엇인가?
    a. 고혈압
    b. 뼈 손실
    c. 억제된 면역기능
    d. 갑상샘종
    e. 고혈당(혈당 증가)

8. 떨림, 신경과민, 증가한 심장박동수는 모두 _____의 증상이 될 수 있다.
    a. 교감신경의 활성 증가
    b. 부신수질에서 에피네프린의 과다 분비
    c. 갑상샘기능항진증
    d. 갑상샘기능저하증
    e. 답은 a, b, c(모두 맞음)

9. 다음 중 이론적으로 작은 키가 될 수 있게 하는 것은 무엇인가?
    a. 갑상샘자극호르몬을 과다하게 만드는 뇌하수체 종양
    b. IGF-1 수용체의 불활성을 유발하는 돌연변이
    c. 지연된 사춘기의 시작
    d. 소마토스타틴의 시상하부 농도 감소
    e. 혈장 GH는 정상이지만 GHRH에 대한 GH의 되먹임 감소

10. 다음 중 올바른 서술을 고르시오.
    a. 스트레스를 받는 동안 코르티솔은 근육과 지방세포에서 동화작용을 하는 호르몬이다.
    b. 갑상샘호르몬의 결핍은 표적조직에서 Na^+/K^+-ATPase 펌프의 세포 농도를 증가시킬 것이다.
    c. 뇌하수체후엽은 긴 문맥으로 시상하부와 연결된다.
    d. 부신기능부전은 종종 혈압을 증가시키고, 혈장 포도당 농도를 증가시킨다.
    e. 식단에서 요오드 결핍은 적어도 수 주 동안은 순환하는 갑상샘호르몬의 농도에 심각한 영향을 미치지 않을 것이다.

11. 정상보다 낮은 농도의 혈장 Ca^{2+}은 _____(를)을 야기한다.
    a. PTH 매개의 25-OH D의 증가
    b. 신장의 1-수산화효소 활성의 감소
    c. Ca^{2+}의 소변 배출 감소
    d. 뼈 흡수의 감소
    e. 피부로부터 비타민 D 방출의 증가

12. 다음 중 1차 부갑상샘기능항진증과 일치하지 않는 것은 무엇인가?
    a. 고칼슘혈증
    b. 혈장의 1,25-$(OH)_2D$ 증가
    c. 인산이온의 소변 배출 증가
    d. 뼈에서 Ca^{2+} 재흡수 감소
    e. 신장에서 Ca^{2+} 재흡수 증가

참 또는 거짓

13. T_4는 갑상샘호르몬의 주요 순환 형태지만, T_3보다는 활성이 덜하다.

14. 말단비대증은 보통 저혈당증, 저혈압과 관련이 있다.

15. 갑상샘호르몬과 코르티솔은 모두 에피네프린의 작용에 허용적이다.

심혈관 생리학

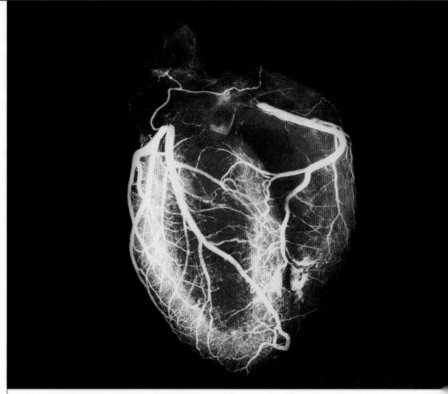

관상동맥의 색조 증강 혈관조영 영상. SPL/Science Source

순환계의 일반적 특성

12.1 순환계의 구성

세포가 서로 조금 떨어져 있는 상태에서, 농도가 높은 곳에서 낮은 곳으로 무작위적으로 이동하는 물질의 이동(확산)은 세포의 대사 요구를 충족시키기에는 너무 느리다. 이 때문에 커다란 다세포 생물체는 분자와 그 밖의 물질을 세포, 조직 및 기관들 사이의 먼 거리에서 신속하게 운반할 수 있는 기관계가 필요하다. 이것은 펌프[**심장**(heart)]를 포함하는 **순환계**[circulatory system 또는 **심혈관계**(cardiovascular system)], 일련의 연결된 관인 **혈관** [blood vessel 또는 **혈관계**(vascular system)], 관을 채우고 있는 물, 용질, 세포가 들어 있는 액체성 결합조직인 **혈액**(blood)에 의해 달성된다. 제9장에서 심장과 혈관벽에 존재하는 심근 및 평활근 세포가 수축하고 힘을 생성하는 자세한 기전을 설명했다. 이 장에서는 이러한 수축이 순환계 내에서 어떻게 압력을 만들고 혈액을 이동시키는지 배우게 된다.

제1장에서 설명한 생리학의 일반 원리를 이 장에서 많이 사용하고 있다. 12.2절에서는 생리학적 과정은 화학적·물리적 법칙에 의해 일어난다는 생리학의 일반 원리를 보여주는 전형적인 예인 혈압, 혈류, 혈류 저항 사이의 관계를 배우게 된다. 구조는 기능의 결정요인이며 함께 진화한다는 생리학의 일반 원리가 이 장을 통해 더 명확해질 것이다. 예를 들어 혈관의 여러 유형의 구조가 어떻게 체액 교환에 관여하는지, 혈압을 조절하는지, 혈액 저장소를 제공하는지 학습할 것이다.

대부분의 생리적 기능은 다수의 조절계에 의해 조절되며, 종종 서로 길항적으로 작동한다는 생리학의 일반 원리는 혈관 지름과 혈액량에 대한 호르몬 및 신경 조절(혈관계 및 심혈관 기능의 통합 부분에서)의 예로 설명하게 된다. 또한 혈전을 생성하고 용해하는 반대 기전도 설명할 것이다(항상성 부분에서). 심혈관 기능의 통합 및 건강과 질병에 관련된 심혈관 양상에서는 동맥압 조절을 예로 들어 또 다른 생리학의 일반 원리인 건강과 생존에 필수적인 항상성을 설명한다. 마지막으로 여러 기관계의 기능이 서로 조정된다는 생리학의 일반 원리를 보여주는 여러 가지 예를 들 것이다. 예를 들어 순환계와 비뇨계는 혈압, 혈액량 및 나트륨 균형을 조절하기 위해 함께 작용한다.

먼저 순환계의 구성요소에 대한 개요와 순환계의 기능을 결정하는 몇 가지 물리적 요인을 논의하는 것으로 시작할 것이다.

혈액

혈액은 **혈장**(plasma)이라고 하는 액체에 유형 성분(formed element, 세포와 세포 조각)이 현탁되어 구성된다. 혈장에는 수많은 단백질, 영양소, 대사 폐기물 및 기관계 사이를 이동하는 여러 분자가 용해되어 있다. **적혈구**(erythrocyte, RBC)와 **백혈구**(leukocyte)는 세포이고 **혈소판**(platelet)은 세포 조각이다. 혈액세포의 99% 이상이 조직에 산소를 운반하고 조직으로부터 이산화탄소를 운반하는 적혈구이다. 백혈구는 감염과 암을 예방하고 혈소판은 혈액응고 기능을 한다. 혈액의 지속적 움직임으로 인해 혈액세포는 혈장 전반에 걸쳐 고르게 분산되어 유지된다.

적혈구용적률(hematocrit)은 혈액에서 적혈구가 차지하는 용적을 백분율로 정의한다. 이것은 혈액을 고속으로 원심분리해 측정한다. 원심분리된 혈액에서 적혈구는 원심분리관의 아래에, 혈장은 위에, 백혈구와 혈소판은 상층과 하층 사이에 연막(buffy coat)이라고 하는 얇은 막을 형성한다(**그림 12.1**). 정상적인 적혈구용적률은 남성의 경우 약 45%, 여성의 경우 42%이다.

체중이 70 kg인 사람의 혈액량은 약 5.5 L이다. 여기에 정상 적혈구용적률 45%를 적용하면 다음과 같다.

$$적혈구\ 부피 = 0.45 \times 5.5\ L = 2.5\ L$$

이 부피에는 백혈구와 혈소판도 포함되어 있으나 무시할 정도이므로 혈장 부피는 혈액 부피와 적혈구용적률의 차이와 같다. 따라서

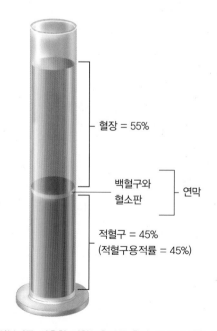

그림 12.1 원심분리를 이용한 적혈구용적률 측정. 표시된 값은 건강한 남자의 전형적인 값이다. 혈장과 적혈구 사이에 백혈구와 혈소판이 섞인 얇은 층이 있어 실제 혈장 수치는 55%보다 약간 적다.

체중이 70 kg인 사람의 경우는 다음과 같다.

$$\text{혈장 부피} = 5.5\ \text{L} - 2.5\ \text{L} = 3.0\ \text{L}$$

혈장

혈장은 물에 용해된 다량의 유기물과 무기물로 구성된다. 혈장 대부분은 물이다(90% 이상).

혈장단백질(plasma protein)은 무게로 치면 혈장 용질의 대부분을 차지한다. 이것의 역할은 모세혈관으로 세포외액의 흡수를 촉진하는 삼투압을 발생시키는 것이며, 이 장의 12.11절에서 다룰 것이다. 혈장단백질은 **알부민**(albumin), **글로불린**(globulin), **섬유소원**(fibrinogen)의 넓은 범위로 분류할 수 있다. 알부민과 글로

불린의 기능은 많이 중복되며 이 책의 관련 내용에서 설명할 것이다. 알부민은 세 가지 혈장단백질 중 가장 많은 양을 차지하며 간에서 합성된다. 섬유소원은 혈액응고 과정에서 기능하며 이 장의 12.26절과 12.27절에서 자세하게 다룬다. **혈청**(serum)은 섬유소원과 응고에 관여하는 다른 단백질이 제거된 혈장이다. 단백질 외에도 혈장에는 영양소, 대사 노폐물, 호르몬 및 Na^+, K^+, Cl^- 등의 다양한 무기 전해질이 들어 있다.

혈액세포

모든 혈액세포는 다른 혈액세포의 전구체(전구세포)를 생성할 수 있는 미분화 세포인 **다분화능성 조혈줄기세포**(multipotent hema-topoietic stem cell)라고 하는 한 가지 세포에서 생긴다(**그림 12.2**). 다분화능성 줄기세포가 분열할 때, 첫 번째 분지에 의해 림프구를 생성할 수 있는 골수 림프구 전구세포가 되거나 혹은 다른 모든 종류의 전구세포가 되는 수임줄기세포(committed stem cell)로 된다. 수임줄기세포는 적혈구의 예와 같이 한 가지 경로를 따라 분화한다.

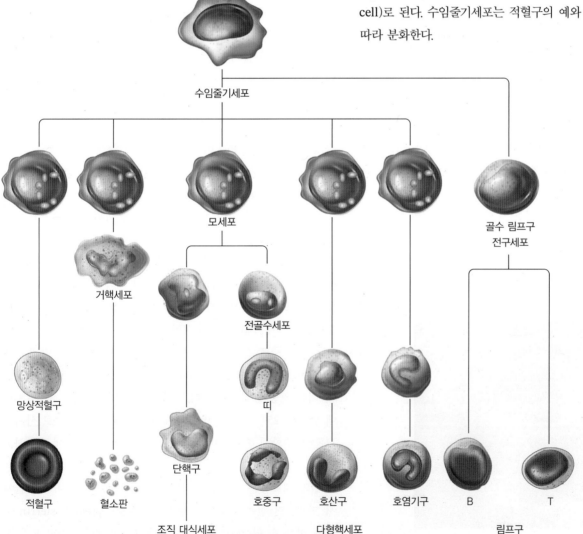

그림 12.2 골수에 의한 혈액세포 생산. 몇 가지 추가적 세포 유형의 이름과 기능은 제18장에 설명했다.

적혈구

적혈구(erythrocyte)의 주요 기능은 기체 운반이다. 적혈구는 폐에서 흡수한 산소와 세포에서 생성된 이산화탄소를 운반한다. 적혈구는 산소와 이산화탄소가 가역적으로 결합할 수 있는 단백질인 **헤모글로빈**(hemoglobin)을 다량 갖고 있다. 산소는 헤모글로빈 분자의 철 원자(Fe^{2+})에 결합한다. 혈액 내 헤모글로빈의 평균 농도는 여성에서는 14 g/100 mL, 남성에서는 15.5 g/100 mL이다. 헤모글로빈의 구조와 기능에 대한 자세한 설명은 제13장에서 할 것이다.

적혈구는 구조가 기능의 결정요인이며 함께 진화한다는 생리학의 일반 원리를 보여주는 아주 좋은 예다. 적혈구는 양면이 오목한 원반 모양, 즉 가운데보다 가장자리가 더 두꺼운, 중앙이 구멍 없이 움푹 들어간 도넛과 같은 모양이다(**그림 12.3**). 적혈구의 이런 모양과 작은 크기(지름이 7 μm)는 부피에 대한 면적 비율을 높여서 산소와 이산화탄소가 세포 내외로 빠르게 확산할 수 있게 한다.

적혈구의 생산 부위는 **골수**(bone marrow)라고 하는 특정 뼈, 특히 **적골수**(red bone marrow)의 부드러운 내부이다. 분화와 함께 적혈구 전구체는 헤모글로빈을 생산하지만 결국에는 단백질 합성을 위한 기구인 핵과 세포소기관을 잃게 된다(그림 12.2 참조). 골수에 있는 미성숙 적혈구는 여전히 약간의 리보솜을 갖고 있는데, 이것을 특별한 염색액으로 처리하면 그물구조(망상구조)를 나타내기 때문에 이 미성숙 적혈구를 **망상적혈구**(reticulocyte)라 한다. 일반적으로 적혈구는 골수를 떠난 후 하루 정도 지나면 리보솜을 잃기 때문에 망상적혈구는 순환하는 적혈구의 약 1%에 불과하다. 그러나 비정상적으로 적혈구가 빠르게 생산되면 혈액에서 더 많은 망상적혈구가 발견되는데, 이는 임상적으로 중요하다.

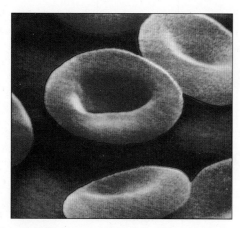

그림 12.3 사람 적혈구의 주사전자현미경 사진(5,000배율). 출처: Bill Longcore/Science Source

적혈구는 핵과 대부분의 세포소기관이 없어 스스로 번식할 수도 없고 오랫동안 정상적인 구조를 유지할 수도 없다. 적혈구의 평균 수명은 약 120일 정도이며, 이것은 적어도 적혈구의 1%가 파괴되고 매일 대체되어야 한다는 것을 의미한다. 이것은 하루 2,500억 개의 세포에 해당하는 양이다! 손상되거나 죽어가는 적혈구에 대한 파괴는 일반적으로 비장과 간에서 일어난다. 나중에 설명하겠지만, 이 과정에서 방출되는 철 대부분은 보존된다. 헤모글로빈의 주요 분해 생성물은 **빌리루빈**(bilirubin)인데, 이것은 순환계로 되돌아가 혈장의 특징적 색깔인 노란색의 원인이 된다(빌리루빈의 운명은 제15장에서 설명한다).

건강한 적혈구를 생산하기 위해서는 철, 비타민, 호르몬 등을 포함한 몇 가지 물질이 필요하다.

철 산소는 적혈구 내에서 헤모글로빈 분자에 있는 철 원소에 결합한다. 소량의 철은 오줌, 대변, 땀, 피부로부터 떨어져 나가는 세포를 통해 몸에서 소실된다. 여성은 생리혈을 통해 더 많은 철분을 잃는다. 철의 평형을 유지하기 위해서는 신체로부터 소실된 철의 양만큼 철이 들어 있는 식품을 섭취해 보충해야 한다. 특히 철이 풍부한 음식에는 소고기, 간, 조개류, 달걀노른자, 콩류, 견과류, 곡류 등이 있다. 철 균형이 심각하게 깨지면 **철분 결핍**(iron deficiency)으로 인해 헤모글로빈 생산이 부족해지거나 체내에 철 과잉[**혈색소침착증**(hemochromatosis)]이 발생해 비정상적인 철 침착과 간, 심장, 뇌하수체전엽 분비샘, 췌장, 관절을 포함한 여러 기관에 손상이 발생한다.

철 평형을 위한 항상성 조절은 주로 장 상피에서 일어나며, 이 상피는 섭취한 음식에서 철을 능동적으로 흡수한다. 일반적으로 섭취한 철 가운데 극히 소량만을 흡수한다. 그러나 흡수하는 철의 양은 신체의 철분 평형상태에 따라 음성 되먹임 조절에 의해 증가 또는 감소한다. 즉 체내에 철이 많을수록 섭취한 철을 적게 흡수한다(이 기전은 제15장에서 설명한다).

신체는 주로 간에 상당한 양의 철을 저장하고 있으며 **페리틴**(ferritin)이라고 하는 단백질에 결합하고 있다. 페리틴은 철 결핍에 대한 완충제 역할을 한다. 전체 체내 철의 50%가 헤모글로빈에 있으며, 25%는 신체 세포 내에서 헴 함유 단백질(주로 사이토크롬)에 결합해 존재하며, 나머지 25%는 간의 페리틴에 결합하고 있다.

철의 재활용은 매우 효율적이다. 오래된 적혈구가 비장과 간에서 파괴되면 철은 혈장으로 방출되어 **트랜스페린**(transferrin)이라는 철 수송 혈장단백질에 결합한다. 트랜스페린은 거의 모든 철분을 골수로 전달해 새로운 적혈구에 사용하게 한다. 적혈구 철의 재순환은 우리 신체가 흡수하고 배출하는 양보다 하루에 20배 많은 철에 해당하는 양이기 때문에 매우 중요하다.

염산과 비타민 B₁₂ 염산(folic acid)은 잎이 많은 식물, 효모, 간에서 많은 양이 발견되는 비타민으로 뉴클레오타이드 염기인 티민 합성에 필요하다. 그러므로 염산은 DNA 합성과 정상적인 세포 분열에 필수적이다. 이 비타민이 부족해지면 체내의 모든 세포 분열에 문제가 생기며, 적혈구 전구체를 포함한 빠르게 증식하는 세포에서 가장 두드러진다. 결과적으로 염산이 부족하면 적혈구 생산이 줄어든다.

정상적인 수의 적혈구 생산에는 극미량(1 μg/일)의 코발트(Co)가 들어 있는 **비타민 B₁₂**[vitamin B₁₂, 코발라민(cobalamin)이라고도 함]도 필요한데, 이 비타민은 염산의 작용에 필요하기 때문이다. 비타민 B₁₂는 동물성 식품에만 들어 있어서 엄격한 채식만을 하면 비타민 B₁₂가 결핍될 수 있다. 또한 위장관에서 비타민 B₁₂를 흡수하기 위해서는 위에서 분비하는 **내인성 인자**(intrinsic factor)라는 단백질이 필요하다(제15장 참조). 따라서 내인성 인자의 결핍은 비타민 B₁₂의 결핍을 일으키고 결과적으로 적혈구가 부족해 발생하는 **악성빈혈**(pernicious anemia)을 일으킨다.

호르몬 건강한 사람의 경우 순환하는 적혈구의 총량은 골수의 적혈구 생산이 되먹임 조절 기전으로 조절되기 때문에 놀라울 정도로 일정하게 유지된다. 앞에서 정상적인 적혈구의 생산, 즉 **적혈구생성**(erythropoiesis)에는 철, 염산, 비타민 B₁₂가 반드시 있어야 한다는 것을 언급했다. 그러나 이러한 물질 중 어느 것도 적혈구 생산율을 조절하는 신호가 되지는 못한다.

적혈구생성의 직접적인 조절은 주로 신장에 있는 호르몬 방출 결합 조직 세포의 특정 집단에 의해 혈액으로 분비되는 **적혈구생성소**(erythropoietin)라는 호르몬에 의해 일어난다. 적혈구생성소는 골수에 작용해 적혈구 전구세포의 증식과 성숙한 적혈구로의 분화를 자극한다.

적혈구생성소는 일반적으로 골수를 자극해 평상시 소실된 적혈구를 보충할 수 있을 정도의 속도로 적혈구를 생산하도록 소량으로 분비된다. 신장으로 운반되는 산소의 양이 감소하면 적혈구생성소의 분비율이 정상값 이상으로 현저하게 증가한다. 이러한 현상이 발생하는 상황에는 심장에 의한 불충분한 혈액 공급, 폐 질환, 빈혈(적혈구 수 혹은 헤모글로빈 농도의 감소), 장시간의 운동, 높은 고도에 대한 노출 등이 있다. 적혈구생성소의 분비 증가로 인해 혈장 적혈구생성소 농도, 적혈구 생산 및 혈액의 산소 운반 능력 모두 증가한다. 따라서 조직으로의 산소 운반이 정상으로

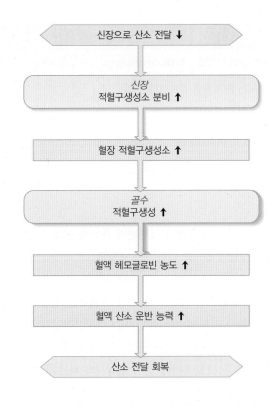

그림 12.4 신장으로의 산소 공급이 감소하면 적혈구생성소 분비 증가를 통해 적혈구 생산이 증가한다.

회복된다(**그림 12.4**). 남성 호르몬인 테스토스테론도 적혈구생성소 분비를 자극한다. 이것은 여성보다 남성의 적혈구용적률이 더 높다는 것을 부분적으로 설명해 준다.

빈혈(anemia)은 다음과 같은 이유로 혈액이 산소를 운반하는 능력이 감소하는 것이다.

- 정상적인 양의 헤모글로빈을 가진 총 적혈구 수의 감소
- 적혈구당 헤모글로빈 농도 감소
- 위 두 가지의 조합

빈혈은 다양한 원인으로 발생하며 그중 일부를 **표 12.1**에 정리했다. **낫형적혈구증**[sickle-cell disease, 낫형적혈구 빈혈증(sickle-cell anemia)이라고도 함]은 헤로글로빈 사슬에서 1개의 아미노산이 바뀌는 유전적 돌연변이로 발생한다. 대부분의 모세혈관(가장 작은 혈관)과 같이 산소 농도가 낮은 곳에서 비정상적인 헤모글로빈 분자는 서로 결합해 적혈구 막을 변형시키고 낫 모양 또는 다른 이상한 모양을 형성하는 섬유 모양의 중합체를 형성한다. 이런 이유로 모세혈관이 막히고 결과적으로 조직 손상과 통증이 발생하며 변형된 적혈구가 파괴되어 결과적으로 빈혈이 발생한다.

낫형적혈구증은 돌연변이 유전자가 동형접합자(즉 각 부모로부

표 12.1	빈혈의 주요 원인
식이성 철분 결핍[철 결핍성 빈혈(iron-deficiency anemia)], 비타민 B12, 엽산	
독성 약물 또는 암에 의한 골수 기능 상실	
혈액 손실(출혈)	
신장 질환으로 인한 적혈구생성소의 불충분한 분비	
과도한 적혈구 파괴(예: 낫형적혈구증)	

터 유전자 1개씩을 물려받아 돌연변이 유전자 사본 2개를 가지게 된 사람)인 사람에게서만 나타나는 질병의 한 예이다. 낫형적혈구증 형질(sickle-cell trait)을 가진 이형접합자(돌연변이 사본 1개와 정상 유전자 1개)인 사람에서 정상 유전자는 정상적인 헤모글로빈을 암호화하고 돌연변이 유전자는 비정상적인 헤모글로빈을 암호화한다. 이 경우 적혈구는 두 가지 유형의 헤모글로빈을 모두 갖고 있지만 높은 고도에서와 같이 평상시와 다르게 산소 농도가 낮을 때만 증상이 나타난다. 여러 세대에 걸쳐 인간의 낫형적혈구 돌연변이가 지속되는 이유는 이형접합자가 열대 지역의 모기에 의해 전파되는 말라리아 원충으로 발생하는 혈액 감염증인 **말라리아**(malaria)에 대한 내성이 더 강하기 때문이다.

마지막으로 적혈구 수가 정상보다 많은 상태도 있는데 이를 **적혈구증가증**(polycythemia)이라 한다. 제13장에서 설명하는 고산지대의 거주자에서 발생하는 증상이 적혈구증가증이다. 이 경우 적혈구 수의 증가는 혈액의 산소 운반 능력을 증가시키므로 일종의 적응반응이다. 그러나 나중에 논의되는 바와 같이 적혈구용적률이 증가하면 혈액 점성이 높아진다. 따라서 적혈구증가증은 혈관을 통한 혈액 흐름을 더 어렵게 만들고 심장에 더 많은 부담을 준다. 합성 적혈구생성소의 남용과 그로 인한 적혈구증가증이 유망한 경주용 자전거 선수의 죽음을 초래한 이후 스포츠 경기에서 '혈액 도핑(blood doping)'을 통해 이를 금지하고 있다.

백혈구

백혈구(leukocyte)는 혈액을 통해 순환하고 다양한 조직 사이에 산재해 있다(그림 12.2 참조). 백혈구는 면역 방어에 관여하며 호중구, 호산구, 단핵구, 대식세포, 호염기구, 림프구를 포함한다. 이러한 백혈구의 기능에 대한 간단한 설명은 다음과 같으며 백혈구 각각의 기능은 제18장에서 자세하게 설명한다.

- **호중구**(neutrophil)는 식세포이며 백혈구 중 가장 많은 수를 차지한다. 호중구는 혈액에서 발견되지만 염증이 발생하

면 모세혈관을 빠져나가 조직으로 들어간다. 호중구가 식균작용을 통해 세균과 같은 미생물을 삼키면 단백질분해효소, 산화 화합물 및 디펜신(defensin)이라고 하는 항균단백질을 갖고 있는 세포내이입 식포 안에서 세균을 파괴한다. 감염이 일어나는 동안 골수에서 호중구의 생성과 방출이 크게 자극된다.

- **호산구**(eosinophil)는 혈액과 위장관, 호흡기, 요로의 점막 표면에 존재하며 진핵생물인 기생충의 침입을 막아준다. 어떤 경우에는 호산구가 기생충을 죽일 수 있는 독성 화학물질을 방출하기도 하고 또 다른 경우에는 식균작용을 하기도 한다.

- **단핵구**(monocyte)는 짧은 시간 동안 혈액을 순환한 후 조직과 기관으로 이동해 대식세포로 발달하는 식세포이다.

- **대식세포**(macrophage)는 피부, 호흡기, 소화관의 내층과 같은 외부환경과 접촉하는 상피를 포함해 침입체와 마주치는 전략적 장소에 위치한다. 대식세포는 바이러스와 세균을 삼킬 수 있는 커다란 식세포이다.

- **호염기구**(basophil)는 감염부위에서 헤파린이라고 하는 항응고 인자를 분비해 혈액 순환이 감염된 부위를 씻어내는 데 도움을 준다. 호염기구는 감염과 싸울 수 있는 세포와 단백질을 감염부위로 끌어들이는 역할을 하는 히스타민도 분비한다.

- **림프구**(lymphocyte)는 T 림프구와 B 림프구로 구성된다(그림 12.2 참조). 림프구는 바이러스, 세균, 독소, 암세포와 같은 특정 병원체로부터 몸을 보호한다. 일부 림프구는 병원체를 직접 죽이고 다른 림프구는 외부 분자에 결합해 외부 분자를 파괴하는 과정을 시작하는 순환계에 항체를 분비한다.

혈소판

순환하는 혈소판은 수많은 과립을 갖고 있으며 적혈구보다 훨씬 작은 무색, 무핵의 세포 조각이다. 혈소판은 **거핵세포**(megarkaryocyte)라고 하는 큰 골수세포의 세포질 부분이 떨어져 나와 순환계로 들어갈 때 생성된다(그림 12.2 참조). 혈액응고에서 혈소판의 역할은 이 장의 12.26절에서 설명한다.

혈액세포 생산 조절

어린아이에서 뼈 대부분의 골수가 혈액세포를 생산한다. 그러나 성인이 되면 흉골, 두개골 기저부, 척추, 골반, 팔다리뼈의 끝부분만 혈액세포를 생산할 수 있는 기능이 남게 된다. 성인의 골수 무게는 간 무게와 비슷하며 엄청난 속도로 혈액세포를 생산한다.

표 12.2	주요 조혈성장인자(HGF)
명칭	생성을 자극하는 세포
적혈구생성소	적혈구
집락-자극인자(CSF) (예: 과립구 CSF)	과립구와 단핵구
인터루킨(예: 인터루킨 3)	여러 가지 백혈구
혈소판생성소	혈소판(거핵세포로부터)
줄기세포인자	다양한 형태의 혈액세포

다양한 전구세포의 증식 및 분화는 **조혈성장인자**(hematopoietic growth factor, HGF)라고 하는 여러 가지 단백질 호르몬과 주변 분비물질에 의해 여러 단계에서 자극된다. 적혈구생성소가 조혈성장인자의 한 가지 예다. 다른 것은 참조를 위해 **표 12.2**에 나열했다(조혈성장인자는 사이토카인이라고 하는 더 큰 계열에 속하기 때문에 명명에 있어 혼란스러울 수 있으며 이 내용은 제18장에서 다룬다).

HGF의 생리작용은 다음과 같은 이유로 매우 복잡하다.

■ 종류가 너무 많다.
■ 특정 HGF는 종종 신체의 여러 세포에서 생성되기도 한다.
■ HGF는 종종 혈액세포의 생산을 자극하는 것 외에 다른 작용도 한다.

또한 특정 골수세포 및 생성 과정에서 HGF의 다양한 상호작용이 있기 때문이다. 예를 들어 적혈구생성소가 적혈구생성을 위한 주요 자극원이지만 적어도 10개의 다른 조혈성장인자가 이 과정에 함께 협력한다. 마지막으로 여러 경우에 HGF는 전구세포의 분화와 증식을 자극할 뿐만 아니라 이들 세포의 통상적인 계획된 죽음[세포자살(apoptosis)]을 억제한다.

특정 HGF의 투여에 대한 임상적 중요성이 입증되고 있다. 예를 들면 신장 질환으로 적혈구생성소를 생산하지 못하는 사람에게 적혈구생성소를 사용하고 항암제에 의해 골수가 손상된 사람에게 과립백혈구 생산을 자극하기 위해 과립구집락자극인자(granulocyte colony-stimulating factor, G-CSF)를 사용한다.

혈류

심장의 펌프작용에 의해 생긴 압력으로 몸 전체에 혈액이 빠르게 흐르게 된다. 혈액의 모든 성분이 함께 움직이기 때문에 이러한 유형의 흐름을 **집단흐름**(bulk flow)이라 한다. 혈관의 엄청난 규모의 가지치기로 인해 체내의 거의 모든 세포는 가장 작은 가지

중 하나인 모세혈관세포로부터 몇 개 정도의 세포 거리에 있다. 영양소와 대사 최종산물은 확산으로 모세혈관과 세포간질액 사이를 이동한다. 세포간질액과 세포내액 사이의 이동은 세포막을 가로지르는 확산과 매개 수송으로 이루어진다.

어느 특정 순간에 전신을 순환하는 혈액의 약 5%만이 실제로 모세혈관에 들어 있다. 그러나 전신 순환계의 궁극적 기능인 영양소, 산소 및 호르몬 신호를 제공하고 대사 최종산물과 세포의 다른 생성물을 제거하는 기능은 바로 이 5%가 수행한다. 순환계의 다른 모든 구성성분은 모세혈관을 통해 적절한 혈류가 일어나도록 하는 전반적인 기능을 수행한다.

순환

순환계는 폐쇄된 회로를 형성해 한 세트의 혈관을 통해 심장에서 나간 혈액이 다른 세트의 혈관을 통해 심장으로 되돌아온다. 실제로 순환계에는 두 가지 회로(**그림 12.5**)가 있으며, 모두 심장에서 시작하고 종결되고 길이 방향으로 2개의 기능적 절반으로 나뉜다. 심장의 각 반쪽에는 2개의 방이 있으며, 위쪽 방을 **심방**(atrium), 아래쪽 방을 **심실**(ventricle)이라 한다. 양쪽에 있는 심방에서 심실로 혈액을 보내지만 건강한 성인의 심장에 있는 2개의 심방 또는 2개의 심실 사이에는 일반적으로 직접적인 혈류는 없다.

폐순환(pulmonary circulation)은 우심실에서 밀려 나와 폐를 거쳐 좌심방으로 혈액이 들어간다. 그런 다음 좌심실에서 나간 혈액이 폐를 제외한 신체의 모든 기관과 조직을 거치는 **체순환**(systermic circulation)을 통해 우심실로 돌아온다. 이 두 가지 순환에서, 심장에서 혈액을 운반하는 혈관을 **동맥**(artery)이라 하고, 신체의 기관과 조직에서 심장으로 다시 혈액을 운반하는 혈관을 **정맥**(vein)이라 한다.

체순환에서 혈액은 하나의 커다란 동맥인 **대동맥**(aorta)을 통해 좌심실을 나간다(그림 12.5 참조). 체순환의 동맥은 대동맥에서 분기되어 점진적으로 더 작은 혈관으로 나뉜다. 가장 작은 동맥은 **소동맥**(arteriole)으로 갈라지고, 소동맥은 매우 작은 혈관

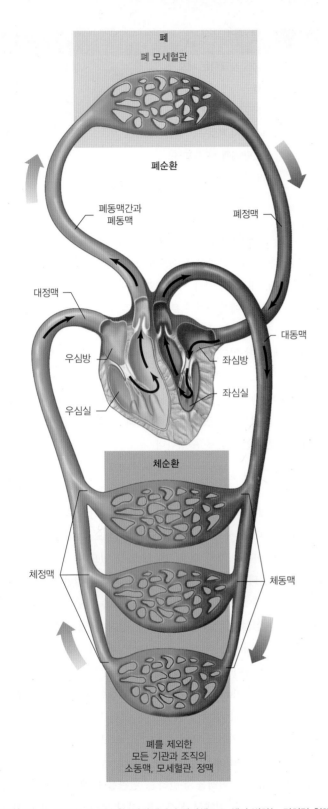

폐
폐 모세혈관

폐순환

폐동맥간과
폐동맥

폐정맥

대정맥

대동맥

우심방

좌심방

좌심실

우심실

체순환

체정맥

체동맥

폐를 제외한
모든 기관과 조직의
소동맥, 모세혈관, 정맥

그림 12.5 체순환 및 폐순환. 파란색에서 빨간색으로 색이 변하는 것처럼 혈액은 폐를 통해 흐르면서 산소가 공급되고(빨간색) 다른 기관과 조직을 통해 흐르면서 약간의 산소를 잃는다(빨간색에서 파란색으로). 산소가 제거된 혈액은 이 책 전체에서 관례에 따라 파란색으로 표시한다. 실제로는 더 짙은 빨간색이거나 자주색이다. 피부 아래의 정맥은 파랗게 보이는데 장파장의 붉은빛은 피부세포와 피하지방에 흡수되고 단파장의 푸른빛은 투과되기 때문이다. 단순화하기 위해 심장을 출입하는 동맥과 정맥은 하나의 관으로 표시했지만, 실제로 동맥의 경우에는 하나지만 폐정맥은 상당수이고 대정맥은 2개가 있다(그림 12.9 참조).

(약 100억 개로 추산)인 **모세혈관**(capillary)이 되고, 이는 다시 합쳐져 더 큰 지름의 혈관인 **소정맥**(venule)을 형성한다. 소동맥, 모세혈관, 소정맥을 합쳐 **미세순환**(microcirculation)이라 한다.

체순환의 소정맥은 합쳐져 더 큰 혈관인 정맥이 된다. 여러 말초 기관과 조직의 정맥이 합쳐져 2개의 커다란 정맥, 즉 심장 아래쪽으로부터 온 혈액을 모으는 **하대정맥**(inferior vena cava)과 심장 위쪽에서 온 혈액을 모으는 **상대정맥**(superior vena cava)으로 연결된다. (단순화하기 위해 이것은 그림 12.5에서 하나의 혈관으로 그려져 있다.) 이 2개의 정맥은 혈액을 우심방으로 돌려보낸다.

폐순환도 비슷한 순환 경로로 구성되어 있다. 혈액은 하나의 큰 동맥인 **폐동맥간**(pulmonary trunk)을 통해 우심실을 나가 2개의 **폐동맥**(pulmonary artery)으로 나뉘어 하나는 오른쪽 폐에 다른 하나는 왼쪽 폐에 혈액을 공급한다. 폐에서 동맥은 계속 가지를 치고 소동맥에 연결되어 모세혈관으로 이어지고 소정맥과 정맥으로 합쳐진다. 혈액은 4개의 **폐정맥**(pulmonary vein)을 통해 폐를 나가 좌심방으로 들어간다.

혈액은 폐 모세혈관을 통해 흐르면서 호흡을 통해 폐로 들어온 산소를 흡수한다. 따라서 폐정맥, 심장의 왼쪽, 체순환 동맥의 혈액은 산소 함량이 높다. 이 혈액이 말초 조직과 기관의 모세혈관을 통해 흐를 때 이 산소 중 일부는 세포에서 사용하기 위해 혈액 밖으로 확산해 체정맥 및 폐동맥 혈액의 산소 함량이 낮아진다.

그림 12.5에서 볼 수 있듯이 혈액은 먼저 폐를 통과해야만 체정맥에서 체동맥으로 이동할 수 있다. 따라서 체정맥을 통해 신체의 말초 기관과 조직으로부터 되돌아오는 혈액은 다시 말초 기관과 조직으로 나가기 전에 산소가 공급된다.

폐는 심장의 오른쪽에서 나온 모든 혈액을 공급받지만, 체순환 동맥의 가지치기로 병렬로 배열된 말초 기관과 조직은 좌심실에서 나온 혈액 일부를 공급받는다(그림 12.5에 나타낸 3개의 모세혈관망 참조). 이러한 배열은

- 신체 조직이 산소가 풍부한 혈액을 공급받을 수 있도록 보장하고
- 여러 조직의 대사활동 변화에 맞추어 여러 조직을 통한 혈류를 독립적으로 조절할 수 있게 한다.

참고로 휴식 중인 성인의 좌심실에서 펌핑되어 나온 혈액의 전형적인 분포는 그림 12.6에 나와 있다.

마지막으로, 이 절에서 설명한 체순환의 일반적인 해부학적 형태와 약간 다른 몇 가지 예외가 있는데, 예를 들면 간과 뇌하수체 전엽이 이에 해당한다. 이 기관에서 혈액은 심장으로 돌아오기 전

기관	휴식 시 혈류(mL/분)
뇌	650 (13%)
심장	215 (4%)
골격근	1,030 (20%)
피부	430 (9%)
신장	950 (20%)
내장 기관	1,200 (24%)
기타	525 (10%)
전체	5,000 (100%)

그림 12.6 휴식 시 다양한 기관과 조직에 흐르는 전신 혈류의 분포. (운동을 하는 동안 혈액의 흐름이 어떻게 변하는지는 그림 12.64를 참조하라.) 출처: Chapman, C. B., and Mitchell, J. H. "The Physiology of Exercise." *Scientific American* 212, no. 5(1965): 88-99.

에 연속적으로 배열된 2개의 모세혈관망을 거쳐 정맥으로 연결된다. 제11장과 제15장에서 설명한 것처럼 이러한 양상을 **문맥계**(portal system)라 한다.

12.2 혈압, 혈류, 저항

순환계의 한 가지 중요한 특징은 혈압, 혈류, 혈류 저항 사이의 관계이다. 이러한 요인을 혈액에 적용한 것을 통칭해 **혈류역학**(hemodynamics)이라고 하며, 이것은 생리학적 과정이 화학적·물리적 법칙에 의해 일어난다는 생리학의 일반 원리를 보여준다. 순환계의 모든 부분에서 혈류(F)는 항상 압력이 높은 곳에서 낮은 곳으로 흐른다. 어떤 액체에 의해 가해지는 압력을 **정수압**(hydrostatic pressure)이라고 하지만 순환계 설명에서는 보통 단순히 '압력'으로 줄여서 사용하며, 혈액이 가하는 힘을 나타낸다. 이 힘은 심장의 수축 때문에 발생하며 그 크기는 나중에 설명하는 여러 가지 이유로 순환계 전체에서 다양하다. 유속의 단위는 단위 시간당 부피이며 일반적으로 분당 리터(L/분)이다. 혈류를 발생시키는 압력차(ΔP)의 단위는 수은주 밀리미터(mmHg)로 표시하는데, 역사적으로 혈압이 수은주를 얼마나 높이 밀어 올릴 수 있는지를

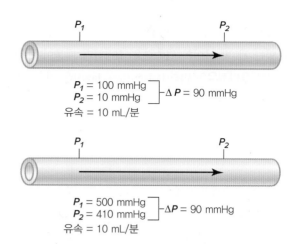

그림 12.7 하나의 관 안에서 두 지점 사이의 흐름은 두 지점 사이의 압력 차에 비례한다. 이 2개의 동일한 관 내에서 흐름은 압력 차가 같기 때문에 같다(10 mL/분). 화살표는 혈류 방향을 나타낸다.

결정해 혈압을 측정했기 때문이다. 유속을 결정하는 것은 순환계의 어느 지점에서의 절대압력이 아니라 관련 지점 사이의 압력 차이다(**그림 12.7**).

그러나 두 지점 간의 압력 차이를 아는 것만으로 혈류량을 알 수는 없다. 이를 위해서는 혈류에 대한 **저항**(resistance, R)도 알아야 하는데, 이것은 혈액이 특정 압력 차이에서 두 지점 사이를 흐르는 것이 얼마나 어려운지 알아야 한다는 것이다. 저항은 혈류를 방해하는 마찰을 측정하는 것이다. 이러한 변수와 관련된 기본 방정식은 다음과 같다.

$$F = \Delta P/R \qquad (12\text{-}1)$$

혈류량은 두 지점 사이의 압력 차에 직접 비례하고 저항에 반비례한다. 이 식은 순환계뿐만 아니라 액체나 기체의 집단흐름에 의해 움직이는 모든 계에도 적용된다(예: 비뇨계와 호흡계).

저항은 직접 측정할 수 없지만 직접 측정한 F와 ΔP로부터 계산할 수 있다. 예를 들면 그림 12.7에서 두 관의 저항은 다음과 같이 계산할 수 있다.

$$90 \text{ mmHg} \div 10 \text{ mL/분} = 9 \text{ mmHg/mL/분}$$

이 예는 어떻게 저항을 계산할 수 있는지를 보여주지만 실제로 저항을 결정하는 것은 무엇인가? 저항을 결정하는 한 가지 요인은 **점성**(viscosity)으로 알려진 액체의 특성인데, 이것은 유동성 액체 분자의 마찰 함수로 마찰이 클수록 점성도 커진다. 저항을 결정하는 또 다른 요인은 액체가 흐르는 관의 길이와 반지름이다.

이러한 특성은 관 내부 표면적에 영향을 미치므로 흐르는 액체와 정지해 있는 관 벽 사이의 접촉량을 결정하기 때문이다. 다음 방정식[수정된 **푸아죄유의 법칙**(Poiseuille's law)]은 이 세 가지 결정 요인이 미치는 영향을 정의하고 있다.

$$R = \frac{8L\eta}{\pi r^4} \qquad (12\text{-}2)$$

여기서, η = 액체의 점성
L = 관의 길이
r = 관 내부의 반지름
$8/\pi$ = 수학적 상수

즉 저항은 액체의 점성과 관의 길이 두 가지에 정비례하고, 관 반지름의 4제곱에 반비례($1/r^4$)한다.

혈액의 점성은 고정된 것이 아니라 적혈구용적률이 증가함에 따라 증가한다. 따라서 적혈구용적률 변화는 특정 상황에서 혈류 저항에 상당한 영향을 미칠 수 있다. 예를 들어 극심한 탈수 상태에서 체내 수분의 감소는 적혈구용적률의 상대적 증가로 이어지므로 혈액 점성이 증가한다. 빈혈(적혈구용적률 감소)에서는 혈액의 점성이 감소할 수 있다. 그러나 대부분의 생리적 환경에서 적혈구용적률과 혈액의 점성은 크게 변하지 않기 때문에 혈관 저항을 조절하는 데 관여하지 않는다.

이와 마찬가지로, 혈관의 길이는 체내에서 거의 일정하게 유지되기 때문에 길이 또한 이러한 혈관 저항을 조절하는 요인이 아니다. 대조적으로, 혈관의 반지름은 일정하게 유지되지 않기 때문에 혈관의 반지름(식에서 '$1/r^4$'로 표현)이 혈관의 저항 변화를 결정

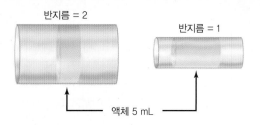

(a) 저항에 대한 관 지름의 영향

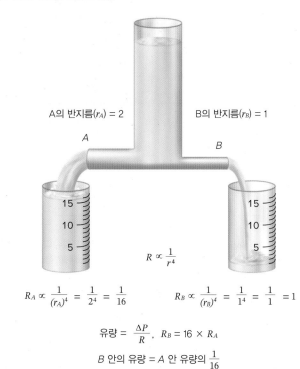

$$R_A \propto \frac{1}{(r_A)^4} = \frac{1}{2^4} = \frac{1}{16} \qquad R_B \propto \frac{1}{(r_B)^4} = \frac{1}{1^4} = \frac{1}{1} = 1$$

유량 $= \dfrac{\Delta P}{R}$, $R_B = 16 \times R_A$

B 안의 유량 = A 안 유량의 $\dfrac{1}{16}$

(b) 유량에 대한 관 지름의 영향

그림 12.8 저항(R)과 유량에 대한 관 반지름(r)의 영향. (a) 주어진 부피의 액체는 더 작은 관에서 훨씬 더 넓은 벽 표면적에 노출되어 혈류에 대한 더 큰 마찰 저항이 생긴다. (b) 압력 기울기가 같다면, 반지름이 반으로 줄어든 관을 통한 유량은 16배 적다.

표 12.3	순환계
구성요소	**기능**
심장	
심방	혈액이 정맥에서 심실로 흐르는 방. 심방 수축은 심실 충만에 도움이 되지만 필수적인 것은 아니다.
심실	수축으로 인해 혈액이 폐 및 체혈관계를 통해 다시 심장으로 돌아가는 압력을 생성하는 방.
혈관계	
동맥	압력 손실이 거의 없이 다양한 기관에 혈액을 공급하는 저항이 낮은 관. 심실 이완기 동안 혈류를 유지하기 위한 압력 저장고 역할도 한다.
소동맥	혈류에 저항하는 주요 부위, 다양한 기관으로의 혈류 분배를 조절하는 역할을 한다. 동맥혈압 조절에 관여한다.
모세혈관	영양분, 기체, 최종 대사산물, 혈액과 조직 간의 체액 교환이 일어나는 주요 부위.
소정맥	염증 및 감염 동안 혈액에서 조직으로 백혈구가 이동하는 부위인 저장성 혈관.
정맥	혈액을 심장으로 다시 운반하는 저항이 낮은 고용량 혈관. 이 혈관의 혈액 수용력은 혈류 흐름을 촉진하도록 조정된다.
혈액	
혈장	용해된 영양분, 이온, 폐기물, 기체, 기타 물질을 포함하는 혈액의 액체 성분. 혈장의 조성은 모세혈관에서 간질액의 조성과 평형을 이룬다.
혈액세포	주로 기체 운반에 기능하는 적혈구, 면역 방어 기능에 기능하는 백혈구, 혈액응고를 위한 혈소판(세포 조각)이 포함된다.

하는 가장 중요한 요인이다. **그림 12.8**은 반지름이 저항에 어떤 영향을 주는지, 그리고 그 결과 관을 통과하는 용액의 흐름에 미치는 영향을 보여주고 있다. 관의 반지름이 2배 감소하면 관 저항은 16배나 증가한다. 이 예에서 ΔP가 일정하게 유지된다면, 관을 통한 혈류량은 $F = \Delta P / R$에 따라 16배 감소한다.

혈압, 혈류 및 저항에 관한 이 방정식은 혈관을 통한 혈액의 흐름뿐만 아니라 심장의 여러 방으로 들어오고 나가는 혈액의 흐름에도 적용된다. 이러한 흐름은 판막을 통해 발생하며 판막 개구부의 저항은 판막 사이 특정 압력의 차이에서 판막을 통과하는 흐름을 결정한다.

계속 읽으면서 순환계의 궁극적 기능은 여러 기관의 모세혈관을 통해 적절한 혈류를 확보하는 것임을 기억해야 한다. 각 구성요소가 이런 목표에 기여하는 방식을 이해하기 위해서는 각 구성요소에 대한 설명을 읽으면서 **표 12.3**의 요약을 참조하라.

심장

12.3 해부 구조

심장은 보호 기능을 하는 섬유질 주머니인 **심낭**(pericardium)으로 둘러싸인 근육 기관으로 가슴에 위치한다(**그림 12.9**). 섬유성 층이 또한 심장에 밀착되어 있는데, 이를 **심장외막**(epicardium)이라 한다. 심낭과 심장외막 사이의 아주 좁은 공간은 심장이 심낭 안에서 움직일 때 윤활유 역할을 하는 수분이 많은 액체로 채워져 있다.

심장의 벽인 **심근**(myocardium)은 주로 심장 근육 세포로 구성되어 있다. 모든 혈관의 내부 벽과 마찬가지로 심장의 내부 표면에는 **내피세포**(endothelial cell) 또는 **내피**(endothelium)라고 하는 세포의 얇은 층으로 덮여 있다.

앞에서 언급했듯이 사람의 심장은 오른쪽과 왼쪽으로 나뉘며 각각은 심방과 심실로 구성된다. 2개의 심실은 **심실중격**(interventricular septum)이라는 근육 벽에 의해 분리되어 있다. 심장의 양쪽 절반에 있는 심방과 심실 사이에는 단방향 **방실판막**

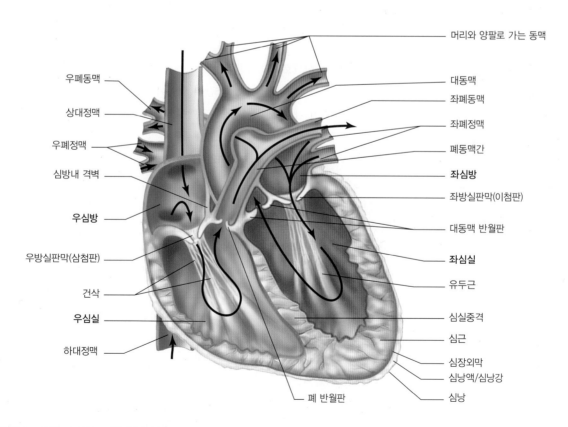

그림 12.9 심장의 단면도. 화살표는 혈류 방향을 나타낸다.

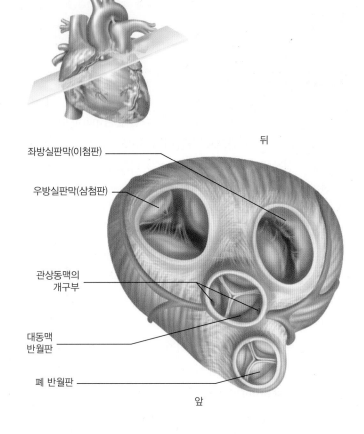

좌방실판막(이첨판)

우방실판막(삼첨판)

관상동맥의
개구부

대동맥
반월판

폐 반월판

뒤

앞

그림 12.10 심방을 제거하고 위에서 본 심장의 모습으로 심장 판막을 보여준다. 좌방실판막은 종종 승모판이라고 한다. 심근에 혈액을 공급하는 관상동맥은 대동맥 판막 바로 바깥쪽에서 심장을 빠져나간다.

[atrioventricular(AV) valve]이 있어서 혈액이 심방에서 심실로는 흐를 수 있지만 심실에서 심방으로 역류하지는 않는다. 오른쪽 방실판막은 3개의 섬유성 조직판 또는 첨판을 가지고 있기 때문에 **삼첨판**(tricuspid valve)이라 한다(**그림 12.10**). 왼쪽 방실판막은 2개의 조직 판을 가지고 있으므로 **이첨판**(bicuspid valve)이라고 한다. 이것은 주교의 모자와 닮았기 때문에 왼쪽 방실판막을 흔히 **승모판**(mitral valve)이라는 다른 이름으로 사용하기도 한다.

방실판막의 개폐는 판막 양쪽의 압력 차이로 일어나는 수동적 과정이다. 심방 혈압이 심실보다 높으면 판막은 밀려서 열리고 혈액이 심방에서 심실로 흐른다. 반대로 수축하는 심실이 연결된 심방의 내부 압력보다 큰 압력을 갖게 되면 심방과 심실 사이의 방실판막은 강제로 닫히게 된다. 따라서 혈액은 일반적으로 심방으로 다시 이동하지 않고 우심실에서 폐동맥간으로, 좌심실에서 대동맥으로 강제로 이동한다.

심실이 수축할 때 방실판막이 밀려서 심방으로 뒤로 열리는 것 [**탈출증**(prolapse)이라 하는 상태]을 방지하기 위해 판막은 심실 벽의 돌출부인 **유두근**(papillary muscle)에 섬유성 줄인 **건삭**

(chordae tendineae)을 통해 고정된다. 유두근은 판막을 열거나 닫지 않는다. 유두근은 단지 판막의 움직임을 제한하고 혈액의 역류를 방지하는 역할만 한다. 이러한 힘줄이나 근육에 손상 또는 질병이 발생하면 판막 탈출증이 유발될 수 있다.

폐동맥간으로 들어가는 우심실 개구부와 대동맥으로 들어가는 좌심실 개구부에도 판막이 있는데, 이를 각각 **폐동맥판막**(pulmonary valve)과 **대동맥판막**(aortic valve)이라 한다(그림 12.9 및 12.10 참조). 이 판막은 반달 모양을 하고 있어 반월판(semilunar valve)이라고도 한다. 이 판막은 심실이 수축하는 동안 혈액이 동맥으로 흘러 나가게 하지만, 심실이 이완하는 동안에는 혈액이 반대 방향으로 역류하는 것을 방지해 준다. 방실판막처럼 이 판막도 수동적으로 작용한다. 이 판막의 개폐 여부는 판막 양측의 압력 차이에 따라 다르다.

심장 판막의 또 다른 중요한 점은 판막이 열린 상태에서는 혈류에 대한 저항이 거의 없다는 것이다. 결과적으로 이들 사이의 작은 압력 차이가 커다란 혈류를 생성한다. 그러나 질병으로 인해 판막이 좁아지거나 혹은 충분히 열리지 못하면 비록 판막이 열리더라도 혈류에 대해 높은 저항을 보이게 된다. 이런 상태에서, 수축하는 심장은 판막을 가로지르는 혈류를 일으키기 위해 비정상적으로 높은 압력을 만들어야 한다.

상대정맥과 하대정맥이 우심방으로, 폐정맥이 좌심방으로 들어가는 입구에는 판막이 없다. 그러나 심방 수축으로 인해 심방으로 들어가는 부위를 수축시켜 역류에 대한 저항이 증가하기 때문에 심방에서 나오는 매우 적은 양의 혈액이 정맥으로 되돌아간다. (실제로, 약간의 혈액이 정맥으로 다시 분출되며 이것은 심방이 수축할 때 목 정맥에서 종종 볼 수 있는 정맥 맥박을 설명하는 근거가 된다.)

그림 12.11은 전체 순환계를 통한 혈류경로를 요약한 것이다.

심근

심장 대부분은 놀라운 탄력성과 지속력을 가진 특화된 근육세포로 이루어져 있다. 심근의 근육세포는 서로 조밀하게 결합한 층으로 배열되어 있으며 혈액으로 채워져 있는 방을 완전히 둘러싸고 있다. 한 방의 벽이 수축할 때, 액체로 채워져 있는 풍선을 꽉 쥐는 주먹과 같이 모여서 둘러싸고 있던 혈액에 압력을 가한다. 장기간 휴식을 할 수 있고 대부분의 수축 중에 특정한 부분만 활성화되는 골격근 세포와는 달리, 모든 심장 세포는 심장박동이 있을 때마다 수축한다. 매초 한 번씩 박동하는 심장 근육세포는 평균 수명 동안 거의 약 30억 번을 쉬지 않고 수축할 수 있다. 놀랍게도, 이 엄청난 작업량에도 불구하고 사람의 심장은 자체의 심장

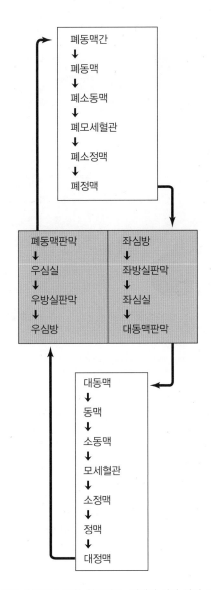

```
폐동맥간
  ↓
폐동맥
  ↓
폐소동맥
  ↓
폐모세혈관
  ↓
폐소정맥
  ↓
폐정맥
```

```
폐동맥판막        좌심방
  ↓               ↓
우심실          좌방실판막
  ↓               ↓
우방실판막        좌심실
  ↓               ↓
우심방          대동맥판막
```

```
대동맥
  ↓
동맥
  ↓
소동맥
  ↓
모세혈관
  ↓
소정맥
  ↓
정맥
  ↓
대정맥
```

그림 12.11 전체 순환계를 통한 혈류경로. 채색된 상자 안의 구조는 심장 안에 있다.

세포를 대체할 수 있는 능력이 제한되어 있다. 심장 근육세포의 약 1% 정도만이 매년 교체되는 것으로 생각된다.

다른 측면에서, 심근은 평활근 및 골격근과 비슷하다. 심근은 ATP 결합에 저장된 화학에너지를 힘 발생으로 전환할 수 있는 전기적으로 흥분이 가능한 조직이다. 활동 전위는 세포막을 따라 전파되고, Ca^{2+}은 세포질로 들어가며, 힘을 생성하는 가교(cross-bridge, 교차결합)의 주기가 활성화된다. 심근세포의 구조와 기능에 대한 일부 상세한 내용은 이미 제9장에서 다루었다.

심장 세포의 약 1%는 수축 기능을 하지 않는 대신 정상적인 심장 흥분에 필수적인 특수 기능을 한다. 이 세포는 심장의 **전도계**(conducting system)로 알려진 회로를 구성하고 있으며 간극 연접(gap junction)을 통해 심장 근육세포와 전기적으로 연결되

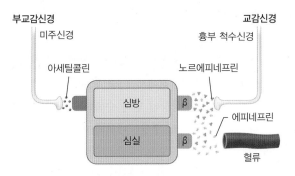

그림 12.12 심장의 자율신경 분포. 표시된 뉴런은 경로에서 신경절후 뉴런이다. M = 무스카린형 아세틸콜린 수용체, β = β-아드레날린성 수용체.

어 있다. 전도계는 심장박동을 개시하고 심장 전체에 신속하게 활동 전위가 퍼지도록 돕는 역할을 한다.

신경 분포

심장은 교감신경과 부교감신경 섬유로부터 많은 입력을 받으며, 부교감신경 섬유는 미주신경에 포함된다(**그림 12.12**). 교감신경의 신경절후 섬유는 심장 전체에 분포하고 노르에피네프린을 방출하는 반면에, 부교감신경 섬유는 주로 심방에 있는 특수 세포에서 끝나며 아세틸콜린을 방출한다. 심근의 노르에피네프린 수용체는 주로 β-아드레날린성이다. 이 장에서 자세하게 다루지는 않겠지만 표적 조직에 있는 β-아드레날린성 수용체의 하위 유형에는 구조적 위치와 카테콜아민에 대한 친화성이 다른 것이 있다(표 6.11 참조). 부신수질에서 분비되는 호르몬인 에피네프린은 노르에피네프린과 동일한 수용체에 결합해 심장에 같은 작용을 한다. 아세틸콜린에 대한 수용체는 무스카린성 형태이다. 자율신경계와 수용체에 대한 자세한 내용은 제6장에서 논의했다.

혈액 공급

심실을 통해 펌핑되는 혈액은 영양소와 대사 최종산물을 심근세포와 교환하지 않는다. 다른 모든 기관의 세포와 마찬가지로 심근세포도 대동맥에서 가지를 친 동맥을 통해 혈액을 공급받는다. 심근에 혈액을 공급하는 동맥이 **관상동맥**(coronary artery)이고, 이를 통과하는 혈액이 **관상혈류**(coronary blood flow)이다. 관상동맥은 대동맥의 첫 부분에 있는 대동맥판막 첨단 바로 뒤에서 뻗어나오고(그림 12.10 참조) 다른 기관과 유사하게 동맥, 소동맥, 모세혈관, 소정맥, 정맥의 가지 친 망을 이룬다. 대부분의 심장 정맥은 하나의 커다란 정맥인 관상정맥동(coronary sinus)으로 합쳐져 우심방으로 들어간다.

12.4 심장박동의 조정

심장은 심장의 왼쪽과 오른쪽으로 분리해 혈액을 동시에 체혈관과 폐혈관으로 내보낸다는 점에서 이중 펌프이다. 혈액을 효율적으로 내보내기 위해서는 심방이 먼저 수축하고 곧바로 심실이 수축해야 한다. 골격근과 여러 평활근에서와 마찬가지로, 심근에서의 수축도 세포막의 탈분극으로 유발된다. 간극연접은 심근세포를 서로 연결하고 활동 전위가 한 세포에서 다른 세포로 퍼져 나갈 수 있게 한다. 그러므로 하나의 심근세포에서 개시된 흥분은 결국 모든 심근세포의 흥분을 유발한다. 이런 초기의 탈분극은 일반적으로 상대정맥 근처의 우심방에 위치한 **동방결절**(sinoatrial node, SA node)이라고 하는 전도계의 작은 집단 세포에서 발생한다(**그림 12.13**). 동방결절에서 발생한 활동 전위는 심방 전체로 퍼지고, 그다음 심실로 전해져 심실 전체에 퍼진다. 이것은 두 가지 질문을 제기한다.

■ 흥분상태는 어떤 경로로 퍼져 나가는가?
■ 동방결절에서는 어떻게 활동 전위를 시작하는가?

우선 첫 번째 질문을 다루고 다음 절에서 두 번째 질문을 다룰 것이다.

흥분의 순서

동방결절은 일반적으로 전체 심장의 박동원(pacemaker)이다. 동방결절의 탈분극은 다른 모든 심근세포의 탈분극으로 이어지는 활동 전위를 생성한다. 나중에 살펴보겠지만, 심장의 전기적 흥분은 심근의 수축과 연관되어 있다. 따라서 동방결절의 방전율은 분당 심장이 수축하는 횟수인 **심장박동수**(heart rate, 심박률)를 결정한다.

동방결절에서 시작된 활동 전위는 간극연접을 통해 세포에서 세포로 전달되어 심근 전체로 퍼진다. 탈분극은 우선 심방의 근육세포를 통해 퍼지고 우심방과 좌심방이 본질적으로 동시에 수축할 정도로 전도가 빠르다.

활동 전위가 심실에 퍼지는 데는 수축 능력은 상실했지만 낮은 저항으로 활동 전위를 전도하는 변형된 심근세포로 구성된 보다 더 복잡한 전도계가 관여한다(그림 12.13 및 **그림 12.14** 참조). 심방 탈분극과 심실 탈분극 사이를 연결하는 것은 우심방 기저부에 위치한 **방실결절**(atrioventricular node, AV node)이라고 하는 전도계의 한 부분이다. 활동 전위는 **결절간 경로**(internodal pathway)를 통해 동방결절에서 방실결절로 상대적으로 빠르게

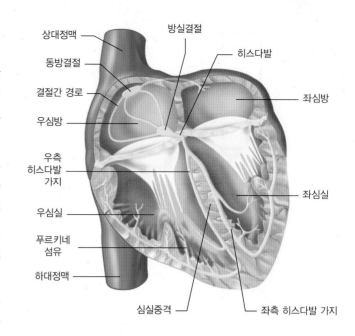

그림 12.13 심장의 전도계(노란색으로 표시함).

전달된다. 방실결절은 특별히 중요한 특징을 가진 가늘고 긴 구조로 되어 있는데, 방실결절을 통한 활동 전위의 전파는 상대적으로 느리다(약 0.1초 정도 걸림). 이러한 지연 현상은 심실 흥분이 일어나기 전에 심방 수축이 완료되게 해주는 역할을 한다.

방실결절이 흥분되면 활동 전위는 심실중격(interventricular septum) 아래로 전파된다. 이 경로에는 **히스다발**(bundle of His) 혹은 방실다발(atrioventricular bundle)이라 하는 전도계 섬유가 있다. 방실결절과 히스다발은 심방과 심실 사이의 유일한 전기적 연결을 구성한다. 이 경로를 제외하고 심방은 비전도성 결합조직 층에 의해 심실과 분리되어 있다.

심실중격 내에서 히스다발은 우측과 좌측의 **히스다발 가지**(bundle branch)로 나뉘는데, 이것은 심장의 아래쪽[심첨(apex)]에서 갈라져 양쪽 심실의 벽으로 들어간다. 이 경로는 큰 지름과 낮은 저항을 가진 간극연접으로 연결되어 빠른 전도가 가능한 세포인 **푸르키네 섬유**(Purkinje fiber)로 구성된다. 푸르키네 섬유의 가지를 친 망은 활동 전위를 심실 전체의 근육세포로 빠르게 전도한다.

푸르키네 섬유를 통한 빠른 전도와 이들 섬유의 확산 분포는 우심실 세포와 좌심실 세포의 탈분극을 거의 동시에 일으켜 심장 전체를 마치 하나인 것처럼 수축하게 한다. 하지만 실제로 탈분극과 수축은 심실의 아래쪽 첨부에서 약간 일찍 시작해 위쪽으로 퍼져 나간다. 그 결과 아래에서 위로 치약을 짜는 것과 같이 출구 판막 쪽으로 혈액을 이동시키는 효율적인 수축이 이루어진다.

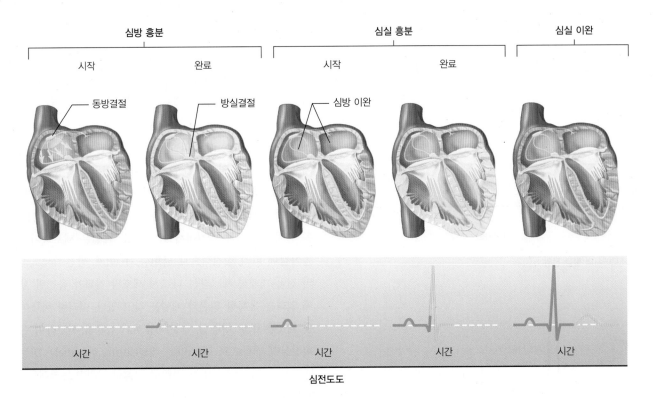

그림 12.14 심장 흥분 순서. 노란색은 탈분극한 영역을 나타낸다. 심전도를 이용해 신호가 퍼지는 것을 모니터링한다.

심장의 활동 전위와 동방결절의 흥분

심장 세포의 세포막을 따라 활동 전위가 전파되는 기전은 뉴런 및 골격근 세포와 같은 흥분성 조직에서 일어나는 기전과 유사하다. 제6장과 제9장에서 설명했듯이 세포막을 통한 물질(이온)의 조절된 교환이 포함되며, 이는 제1장에서 소개한 생리학의 일반 원리 중 하나이다. 그러나 서로 다른 유형의 심장 세포는 독특한 이온 채널(통로)을 갖고 있어 서로 다른 활동 전위를 생성한다. 이런 방식으로 서로 다른 심장 세포들은 심장을 통한 흥분 전파에서 특정 역할을 할 수 있도록 특화되어 있다.

심근세포의 활동 전위

그림 12.15a는 이상적인 심실 심근세포의 활동 전위를 보여준다. 심실 심근세포의 활동 전위 발생과 관련된 세포막 투과성의 변화는 **그림 12.15b**에 있다. 골격근 및 뉴런에서와 같이 심근의 휴식기 막은 Na^+에 비해 K^+에 대한 투과도가 훨씬 더 크다. 따라서 휴식기 막전위는 Na^+ 평형전위($+60$ mV)보다 K^+ 평형전위(-90 mV)에 훨씬 더 가깝다. 마찬가지로 활동 전위의 탈분극기는 주로 전압-개폐성 Na^+ 채널이 열려 일어난다. Na^+ 이온의 유입은 세포를 탈분극하고 양성 되먹임 양상으로 더 많은 Na^+채널의 개방을 유발한다.

또한 골격근 및 뉴런에서와 마찬가지로 증가한 Na^+의 투과성은 Na^+ 채널이 빠르게 불활성화되기 때문에 매우 일시적이다. 그

러나 다른 흥분성 조직과는 달리 심근에서의 Na^+ 투과성 감소는 막을 휴식기로 곧바로 재분극하지는 않는다. 오히려 일시적으로 열리는 특이적 종류의 K^+ 채널에 의해 부분적인 재분극이 일어나고, 막은 약 0 mV의 고원(plateau)에서 장기간 탈분극된 상태를 유지한다(**그림 12.15a** 참조). 이러한 탈분극이 지속되는 이유는 다음과 같다.

- 휴식기에서 열린 K^+ 채널의 폐쇄로 K^+의 투과도가 휴식기 이하로 감소하고
- Ca^{2+}에 대한 세포막 투과도가 크게 증가하기 때문이다.

두 번째 기전은 골격근에서는 일어나지 않는데 이에 대한 설명은 다음과 같다.

심근세포에서, 막의 탈분극은 세포막에 있는 전압-개폐성 Ca^{2+} 채널을 열어 Ca^{2+} 이온이 전기화학적 농도기울기에 따라 세포 안으로 흐르게 한다. 이 Ca^{2+} 채널은 Na^+ 채널보다 훨씬 더 느리게 열리고 오랫동안 열려 있으므로 이러한 Ca^{2+} 채널을 **L형 Ca^{2+} 채널**(L-type Ca^{2+} channel, L은 오래 지속됨이라는 의미)이라 한다. 이 채널은 골격근의 흥분-수축 연관에서 전압감지기로 기능을 하는 디하이드로피리딘(dihydropyridien, DHP) 수용체의 변형된 형태이기 때문에 **DHP 채널**(DHP channel)이라고도 한다(그림

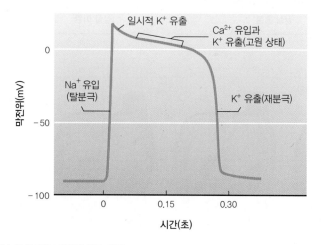

일시적 K⁺ 유출

Ca²⁺ 유입과
K⁺ 유출(고원 상태)

Na⁺ 유입
(탈분극)

K⁺ 유출(재분극)

(a) 심실근세포에서의 활동 전위

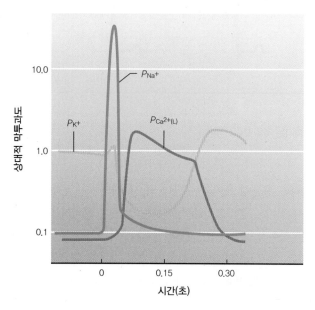

P_{Na^+}

P_{K^+}

$P_{Ca^{2+}(L)}$

(b) 심실근세포의 투과성

그림 12.15 (a) 심실근세포에서 기록한 막전위. 그림에 표시한 것은 각 단계에서의 주요 이온의 움직임이다. (b) (a)의 활동 전위 동안 K⁺, Na⁺, Ca²⁺에 대한 투과성(P)을 동시에 측정했다. 여러 종류의 K⁺ 채널이 K⁺의 투과성에 기여한다.

9.12 참조). 양이온인 Ca²⁺의 세포 내로의 흐름은 K⁺의 세포 밖으로의 유출과 정확한 균형을 이루게 해 세포막을 고원 상태 값에서 탈분극 상태로 유지하게 한다.

궁극적으로, 재분극은 L형 Ca²⁺ 채널의 최종적 불활성화 및 또 다른 아형의 K⁺ 채널의 열림으로 인해 발생한다. 이런 K⁺ 채널은 뉴런 및 골격근에서 설명한 것과 유사하다. K⁺ 채널은 탈분극에 반응해 열리고(약간의 지연 후) K⁺ 전류가 막을 음전위로 재분극하면 닫힌다.

심방 근육세포의 활동 전위 모양도 심실근세포에서 설명한 것과 비슷하지만 고원 상태의 지속 시간은 더 짧다.

결절세포의 활동 전위

심근세포의 활동 전위와 전도계 결절세포의 활동 전위에는 중요한 차이가 있다. **그림 12.16a**는 동방결절에 있는 한 세포의 활동 전위를 보여준다. 동방결절 세포는 안정적 휴식기 전위가 없는 대신에 느린 탈분극을 한다. 이와 같은 점진적인 탈분극을 **박동원 전위**(pacemaker potential)라 하는데, 박동원 전위가 막전위를 역치에 이르게 하고, 역치에 도달하면 활동 전위가 발생한다.

그림 12.16b에 나와 있는 세 가지 이온 채널 기전이 박동원 전위에 기여한다. 첫 번째는 K⁺ 투과도의 점진적 감소이다. 이전 활동 전위의 재분극 단계에서 열렸던 K⁺ 채널은 세포막이 음전위로 돌아감에 따라 점진적으로 닫힌다. 두 번째, 박동원세포는 대부분의 전압-개폐성 채널과는 다르게 세포막 전위가 음전위 값을 가질 때 열리는 독특한 일련의 채널을 갖고 있다. 이러한 비특이적 양이온 채널은 주로 내향성, 탈분극성 Na⁺ 전류를 전도하며 이 채널의 비정상적 개방으로 '재미있는 채널(funny channel)' 또는 **F형 채널**[F-type channel 또는 **과분극-활성화 고리형 뉴클레오타이드-개폐성 채널**(hyperpolarization-activated cyclic nucleotidegated channel)]이라고 한다. 세 번째, 박동원 채널은 아주 짧은 시간 동안만 열리지만 내향 Ca²⁺ 전류 및 박동원 전위가 최종적으로 탈분극할 수 있도록 증폭하는 데 중요한 역할을 하는 Ca²⁺ 채널이다. 이 채널을 **T형 Ca²⁺ 채널**(T-type Ca²⁺ channel)이라 하는데, 여기서 T는 일시적(transient)이라는 의미이다. 동방결절과 방실결절의 활동 전위는 기본적으로 모양이 비슷하지만, 동방결절 세포의 박동원 전류는 방실결절 세포보다 더 빠르게 역치 값에 도달하기 때문에 동방결절 세포가 일반적으로 활동 전위를 시작하고 심장의 뛰는 속도를 결정한다.

박동원 기전이 결절세포를 역치에 이르게 하면 활동 전위가 발생한다. 탈분극 단계는 Na⁺이 아니라 L형 Ca²⁺ 채널을 통한 Ca²⁺ 유입으로 유발된다. 이 Ca²⁺ 전류는 전압-개폐성 Na⁺ 채널보다 더 천천히 막을 탈분극하며, 그 결과 활동 전위는 다른 심장세포보다 결절세포막을 따라 더 느리게 전파된다. 이것은 방실결절을 통한 심장 흥분이 느리게 전달되는 이유를 설명해 준다. 심근세포에서와 같이 오래 지속되는 L형 Ca²⁺ 채널은 결절 활동 전위를 연장시키지만 결국 닫히고, K⁺ 채널이 열리고 막이 재분극된다. 막전위가 음전위로 되돌아오면 박동원 기전이 다시 활성화되어 같은 과정이 반복된다.

따라서 박동원 전위는 동방결절에 자발적이고 율동적인 자가 흥분 능력인 **자동능**(automaticity)을 제공한다. 박동원 전위의 기울기, 즉 단위시간당 막전위가 얼마나 빠르게 변하는지에 따라 역치에 도달하는 속도와 다음 활동 전위가 발생하는 속도가 결

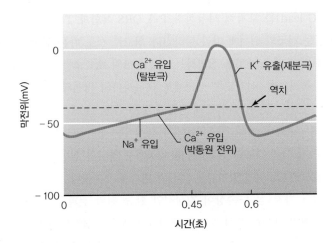

(a) 결절세포 박동원 전위

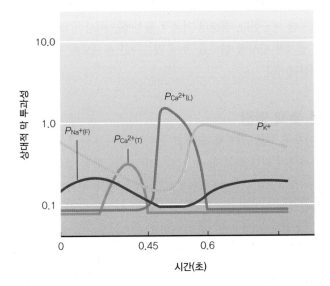

(b) 결절세포의 막 투과성

그림 12.16 (a) 심장 결절세포의 막전위 기록. 각 단계에서의 주요 이온의 이동을 그림에 표시했다. K^+ 투과성의 점진적 감소는 박동원 전위에도 기여하고(그림 12.16b 참조), 이 단계에서 비특이적 양이온 채널을 통해 Na^+이 들어간다. (b) (a)에 표시된 활동 전위 동안 네 가지 서로 다른 이온 채널을 통한 투과성을 동시에 측정한 것이다. 괄호 안의 문자(F, T, L)는 본문에 설명한 이온 채널의 유형을 나타낸다. 그림 12.15b에서 심실근 막전위에 관여하는 여러 가지 K^+ 채널과 반대로 결절세포에서 K^+의 투과성을 조절하는 K^+ 채널의 특정 하위 유형이 있다.

정된다. 신경이나 호르몬의 영향을 전혀 받지 않은 동방결절의 원래 속도는 분당 약 100회 정도 탈분극을 한다(안정상태에 있는 사람의 심장박동수가 이보다 더 느린 이유에 대해서는 뒤에서 다룰 것이다).

전도계에서 동방결절 이외의 다른 세포는 더 느린 고유의 박동원 속도를 갖고 있어서 일반적으로 동방결절의 활동 전위에 의해 역치에 도달할 수 있으며 자체의 리듬을 나타내지는 않는다. 그러나 특정 상황에서는 이들이 박동원 역할을 할 수 있는데, 이것을

변위 박동원(ectopic pacemaker)이라고 한다. 흥분은 동방결절로부터 방실결절 경로만을 통해 양쪽 심실로 전달되기 때문에, 약물 또는 질병으로 인해 방실결절의 기능에 이상이 생기면 심방에서 심실로의 활동 전위 전달이 감소하거나 완전히 차단되게 된다. 이것은 **방실결절 전도장애**(AV conduction disorder)로 알려져 있다. 만약 이런 장애가 발생하면, 더 이상 동방결절에 의해 구동되지 않는 히스다발과 푸르키네 망에 있는 자율박동세포가 고유의 속도로 흥분을 시작해 심실의 박동원으로 작용하게 된다. 이에 의한 탈분극 속도는 꽤 느리며 일반적으로 분당 25~40회이다. 따라서 방실결절이 손상되면 심실은 심방과 완전히 동기화되지 못하고 수축하며 동방결절에 의해 더 빠른 속도로 계속된다. 이러한 상황에서 심방은 방실판막이 닫힐 때 종종 수축하기 때문에 덜 효율적이다. 다행스럽게도 심방의 펌프작용은 격렬한 운동을 할 경우를 제외하고는 심장 기능에 상대적으로 중요하지 않다.

심한 방실결절 전도장애 및 기타 많은 비정상적인 리듬에 대한 현재의 치료법은 심실세포를 정상 속도가 되도록 전기적으로 자극하는 장치인 **인공박동원**(artificial pacemaker)을 수술을 통해 영구적으로 이식하는 것이다.

심전도

심전도(electrocardiogram, ECG 또는 EKG—*k*는 독일어 *elektrokardiogramm*에서 유래)는 심장의 전기적 활동 상황을 평가하기 위한 도구이다. 수많은 개별 수축성 심근세포에서 동시에 활동 전위가 발생할 때 전류는 심장 주위의 체액을 통해 전도되며 피부 표면에 설치한 기록 전극으로 감지할 수 있다. **그림 12.17a**는 오른쪽 손목과 왼쪽 손목 사이의 전위차로 기록된 이상적인 정상 심전도를 보여준다(심장을 통한 활동 전위의 전파와 시간에 따라 이 파형이 어떻게 일치하는지 그림 12.14를 참조하라).

첫 번째 나타나는 P파(P wave)는 심방 탈분극 동안의 전류 흐름에 해당한다. 약 0.15초 후에 발생하는 두 번째 파는 **QRS 복합파**(QRS complex)이며 심실 탈분극 결과이다. 이 복합파는 두꺼운 심실벽을 통한 탈분극파에 의한 경로가 매 순간 다르고 그에 따라 체액에 발생한 전류의 방향도 바뀌기 때문에 복잡하게 생겨난다. 그 형태와는 관계없는 것(예: Q 및/또는 S 부분이 없을 수 있음)도 여전히 QRS 복합파라 한다. 마지막으로 나타나는 T파(T wave)는 심실 재분극으로 나타난다. 심방 재분극은 일반적으로 QRS 복합파와 동시에 일어나기 때문에 심전도에서는 분명하지 않다.

전형적인 심전도는 심장의 여러 다른 영역에 대한 가능한 많은 정보를 얻기 위해 사지와 가슴의 여러 기록 부위에 **심전도 유도**

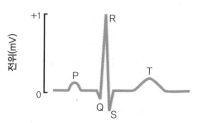

(a) 심전도(ECG)

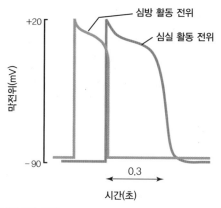

(b) 심방 및 심실 활동 전위

그림 12.17 (a) 손목에 부착된 전극에서 기록한 이상적인 심전도. (b) (a)에서 측정한 심전도와 동기화된 단일 심방 근육세포와 단일 심실 근육세포에서 기록한 활동 전위. P파는 심방 탈분극, QRS 복합파는 심실 탈분극, T파는 심실 재분극에 대응된다.

(ECG lead)를 부착해 사용한다. P파, QRS 복합파, T파의 모양과 크기는 전극의 위치에 따라 달라진다. 참고로 서로 다른 심전도 유도를 위한 전극 배치를 설명하는 **그림 12.18**과 **표 12.4**를 참조하라.

반복하자면, 심전도는 심근세포 하나하나의 막전위 변화를 직접 기록하는 것이 아니다. 대신에, 수많은 심장세포에서 동시에 발생하는 변화에 의해 세포외액에서 생성되는 전류를 측정하는 것이다. 이 점을 강조하기 위해 **그림 12.17b**는 하나의 심방과 심실 근육세포에서 동시에 일어나는 막전위 변화를 보여준다.

여러 가지 심근 손상이 정상적인 활동 전위 전파를 변형시키고 파형의 모양과 생성 시기를 변경하기 때문에 심전도는 특정 유형의 심장 질환을 진단하기 위한 강력한 도구이다. **그림 12.19**에 한 가지 예시가 나와 있다. 그러나 심전도는 심장의 전기적 활성에 대한 정보만 제공한다. 심장의 기계적 활성에는 이상이 있지만 이 결함이 전기적 활성에 변화를 주지 않는다면 심전도의 진단적 가치는 제한적이다.

흥분-수축 연관

심근세포의 활동 전위와 수축을 연결하는 기전은 근육 생리학에서 자세하게 설명했다(제9장, 그림 9.40 복습). 활동 전위가 고원상태를 이루고 있는 동안에 L형 Ca^{2+} 채널을 통해 세포 바깥으로부터 유입되는 소량의 Ca^{2+}은 근소포체 막에 있는 리아노딘(ryanodine) 수용체로부터 더 많은 양의 Ca^{2+} 방출을 유발한다. 가는

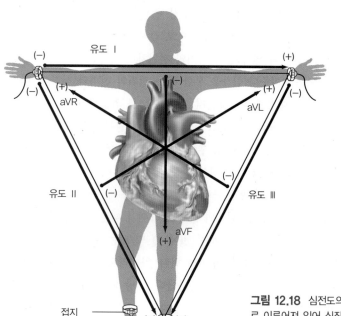

(a) 표준 사지 유도

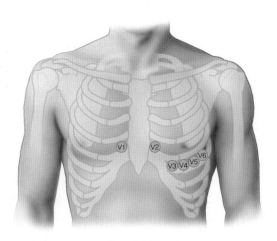

(b) 흉부 유도

그림 12.18 심전도의 전극 배치. 12개 각각의 유도는 기준전극(음극)과 기록전극(양극)의 서로 다른 조합으로 이루어져 있어 심장의 전기적 활성을 '관찰'하기 위한 다양한 각도를 제공한다. (a) 표준 사지 유도(I, II, III)는 양 손목과 왼쪽 다리(오른쪽 다리는 접지 전극) 사이에 삼각 구도를 형성한다. 증강 유도는 두 전극을 기준 삼아 삼각형의 각도를 이등분한다. (예를 들어 aVL 유도는 오른쪽 손목과 발을 음극으로 결합시켜 이 둘 사이의 선을 따라 하나의 기준점을 만들고 왼쪽 손목 위에 있는 기록 전극을 향하고 있다.) (b) 흉부 유도(V1~V6)는 그림과 같이 가슴 위에 배치된 기록전극이고 사지 유도와 합쳐져 심장 중앙에서 기준점을 이룬다.

표 12.4　심전도 유도

유도 명칭		전극 부착 위치
표준 사지 유도	기준 전극(-)	기록 전극(+)
유도 I	오른쪽 팔	왼쪽 팔
유도 II	오른쪽 팔	왼쪽 다리
유도 III	왼쪽 팔	왼쪽 다리
증강 사지 유도		
aVR	왼쪽 팔과 왼쪽 다리	오른쪽 팔
aVL	오른쪽 팔과 왼쪽 다리	왼쪽 팔
aVF	오른쪽 팔과 왼쪽 팔	왼쪽 다리
전흉부(가슴) 유도		
V1	혼합 사지 유도	흉골 오른쪽에서 제4늑간
V2	혼합 사지 유도	흉골 왼쪽에서 제4늑간
V3	혼합 사지 유도	흉골 왼쪽에서 제5늑간
V4	혼합 사지 유도	쇄골 중앙에서 제5늑간
V5	혼합 사지 유도	V4의 왼쪽에서 제5늑간
V6	혼합 사지 유도	왼팔 아래에서 제5늑간

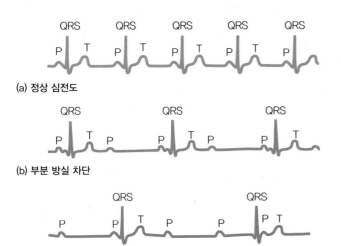

(a) 정상 심전도

(b) 부분 방실 차단

(c) 완전 방실 차단

그림 12.19 건강한 사람과 방실 차단으로 고통 받는 두 사람의 심전도. (a) 정상 심전도. (b) 부분 방실 차단. 방실결절이 손상되면 매번 다른 심방 자극만이 심실로 전달된다. 두 번째 P파 뒤에 QRS와 T파가 뒤따르지 않는다는 점에 유의하라. (c) 완전 방실 차단. 심방과 심실의 전기적 활성 사이에 동기화가 없으며, 심실은 히스다발 내의 매우 느린 박동원세포에 의해 구동된다.

필라멘트의 Ca^{2+} 활성화와 가교주기는 골격근에서와 마찬가지로 힘 발생으로 이어진다(그림 9.15 및 그림 9.11 참조). Ca^{2+}이 Ca^{2+}-ATPase 펌프와 Na^+/Ca^{2+} 역수송체에 의해 근소포체 및 세포 바깥으로 되돌아가게 되면 수축은 종결된다.

흥분 동안에 세포질 내의 Ca^{2+} 농도가 증가하는 양은 심근 수축의 강도를 결정하는 주요 요인이다. 골격근에서 한 번의 활동 전위는 수축을 활성화할 수 있는 트로포닌 부위를 완전히 포화시킬

수 있는 충분한 양의 Ca^{2+}을 방출한다는 것을 기억할 것이다. 이에 반해, 휴식기의 심장박동 동안 심근의 근소포체로부터 방출되는 Ca^{2+}의 양은 일반적으로 모든 트로포닌 부위를 포화시키기에는 충분하지 않다. 따라서 만약 근소포체로부터 더 많은 Ca^{2+}이 방출(예를 들면 운동 중에 발생하는 것처럼)된다면 더 많은 가교주기가 활성화되고 근수축 강도도 증가할 수 있다. 세포질의 Ca^{2+} 농도를 변화시키는 기전은 나중에 논의할 것이다.

심장의 불응기

다행히도 심근은 골격근에서 발생하는 것과 같은 수축에 있어 유의할 정도의 가중이 일어나지는 않는다(그림 9.19 복습). 만약에 심장에서 오랫동안의 강직성 수축이 일어난다면, 심실은 이완 상태일 때만 혈액을 채울 수 있게 되므로 심장은 펌프 기능을 잃어 작동하지 않게 된다. 심장이 강직성 수축을 하지 못하는 것은 심근의 **절대불응기**(absolute refractory period)가 길기 때문인데, 절대불응기란 활동 전위 도중 및 이후 흥분성 막의 재흥분이 불가능한 기간이다. 뉴런과 골격근 섬유의 경우와 마찬가지로 주된 기전은 Na^+ 채널의 불활성화이다. 골격근의 절대 불응기는 골격근의 수축기간(20~100 msec)에 비해 매우 짧기(1~2 msec) 때문에 첫 번째 활동 전위로 인한 수축이 진행되는 동안 두 번째 활동 전위가 유발될 수 있다(그림 9.10 참조). 대조적으로, 심근의 활동 전위는 길어지고 탈분극된 고원 상태 때문에 심근의 절대불응기는 거의 수축기간 만큼 지속(약 250 msec)되며 심근은 수축이 진행

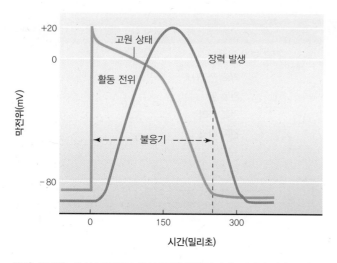

그림 12.20 심실 근육세포에서 막전위 변화와 수축 사이의 관계. 불응기는 수축기와 거의 동일하다. 장력의 단위는 표시하지 않았다.

되는 동안 여러 번 재흥분할 수 없다(**그림 12.20**, 그림 9.41 복습).

12.5 심장주기의 기계적 동태

앞에서 살펴본 규칙적인 탈분극 과정은 심방과 심실에서 수축과 이완의 반복적인 **심장주기**(cardiac cycle)를 유발한다(**그림 12.21**). 먼저 심장주기의 개요를 살펴보고 주요 단계와 각 단계에서 일어나는 현상을 살펴본다. 각 단계를 유발하는 압력과 부피 변화에 대한 설명과 함께 주기를 자세히 살펴볼 것이다.

심장주기는 심실에서 일어나는 사건의 이름을 사용해 크게 두 단계로 나뉜다. **수축기**(systole)는 심실 수축과 혈액이 박출되는 시기를 뜻하고, 이와 교대로 일어나는 **이완기**(또는 확장기, diastole)는 심실 이완과 심실 내에 혈액이 채워지는 시기를 말한다. 전형적인 심장박동수(심박률)는 72회/분으로, 심장주기는 대략 0.8초/회이며, 수축기가 0.3초, 이완기가 0.5초 동안 지속한다.

그림 12.21에서 나타낸 것과 같이 수축기와 이완기는 모두 2개의 개별 시기로 세분할 수 있다. 수축기의 처음 동안 심실은 수축하게 되지만 심장의 모든 판막이 닫혀 있어 혈액이 전혀 박출되지 않는다. 이 시기에는 심실 부피가 일정하게 유지되기 때문에 **등용적성 심실 수축기**(isovolumetric ventricular contraction)라고 한다(*iso*는 '동일'이라는 뜻이며 이 문장에서는 '불변'을 의미하기도 한다). 심실벽은 장력을 발달시켜 그 안에 있는 혈액을 압박해 심실 혈압을 올린다. 그러나 심실의 혈액량은 일정하고 혈액도 물처럼 본질적으로 비압축성이기 때문에 심실근 섬유는 짧아질 수 없다. 그러므로 등용적성 심실 수축기는 근육의 장력은 증가하지만

길이는 짧아지지 않는 골격근의 등척성 수축과 비슷하다.

심실 압력이 높아져 대동맥과 폐동맥간의 압력을 초과하면 대동맥과 폐동맥판막이 열리고 수축기의 **심실 박출기**(ventricular ejection)가 시작된다. 수축하는 심실근 섬유가 짧아지면서 혈액이 대동맥과 폐동맥간으로 밀려 나간다. 수축기 동안 각 심실에서 박출되는 혈액의 양을 **박동량**(stroke volume, SV)이라 한다.

이완기 첫 번째 동안 심실이 이완하기 시작하고 대동맥과 폐동맥판막이 닫힌다. (수축기와 이완기 사이의 구분은 논쟁거리이다. 여기에 제시된 것은 심실 수축이 멈추고 폐동맥과 대동맥판막이 닫히는 시점이다.) 이때 방실판막 역시 닫혀 있어서 어떤 혈액도 심실로 들어오거나 나가지 못한다. 심실 용적이 변하지 않으므로 이 기간을 **등용적성 심실 이완기**(isovolumetric ventricular relaxation)라고 한다. 심장주기에서 모든 판막이 닫히는 유일한 시간은 등용적성 심실 수축기와 등용적성 심실 이완기이다.

다음으로 방실판막이 열리고 심방으로부터 혈액이 흘러 들어옴으로써 **심실 충전**(ventricular filling)이 일어난다. 심방 수축은 대부분의 심실 충전이 이루어진 다음인 이완기 말에 일어난다. 심실은 심방이 수축할 때만이 아니라 대부분의 이완기 동안 혈액을 받아들인다. 실제로 휴식 중인 사람의 경우 심실 충전의 약 80%가 심방 수축 이전에 일어난다.

이것으로 기본적인 개요에 대한 설명을 마친다. 이제부터 **그림 12.22**를 사용해 심장주기 동안 좌심방과 좌심실 및 대동맥에서 일어나는 압력과 부피의 변화를 분석할 수 있다. 우측 심장에서의 사건도 절대압력을 제외하고는 좌측 심장과 매우 유사하다.

이완기 중반에서 이완기 말기까지

좌심방과 좌심실 및 대동맥에서 일어나는 과정에 대한 분석은 그림 12.22의 가장 왼쪽으로부터, 즉 이완기 중반에서 말기까지의 단계로 시작한다. 아래의 번호는 그림 12.22에 표시된 번호가 매겨진 단계에 해당한다.

① 좌심방과 좌심실 모두 이완되어 있지만 심방은 정맥에서 심장으로 돌아오는 혈액으로 채워지므로 심방 압력이 심실의 압력보다 약간 높다.

② 이 압력의 차이로 방실판막이 열린 상태를 유지하고 폐정맥에서 심방으로 들어오는 혈액은 계속해서 심실로 들어간다.

요점을 다시 강조하자면, 심장의 모든 판막은 열릴 때 매우 작은 저항을 제공하므로 상대적으로 큰 흐름을 생성하기 위해서는 판막에 매우 작은 압력 차이만 필요하다.

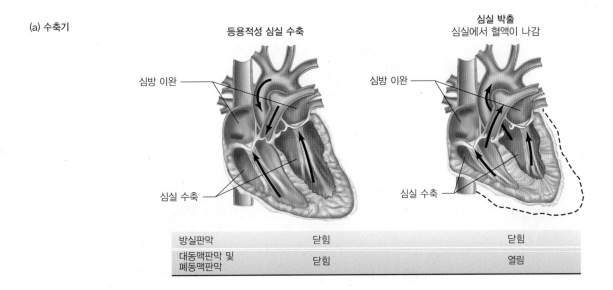

(a) 수축기

등용적성 심실 수축

심실 박출
심실에서 혈액이 나감

심방 이완

심방 이완

심실 수축

심실 수축

	등용적성 심실 수축	심실 박출
방실판막	닫힘	닫힘
대동맥판막 및 폐동맥판막	닫힘	열림

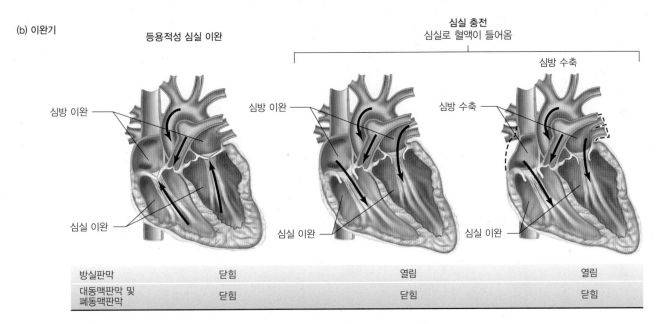

(b) 이완기

등용적성 심실 이완

심실 충전
심실로 혈액이 들어옴

심방 수축

심방 이완

심방 이완

심방 수축

심실 이완

심실 이완

심실 이완

	등용적성 심실 이완		심방 수축
방실판막	닫힘	열림	열림
대동맥판막 및 폐동맥판막	닫힘	닫힘	닫힘

그림 12.21 심장주기의 구분. (a) 수축기, (b) 이완기. 심장주기의 각 단계는 심장의 양쪽에서 같다. 압력 차이에 의한 혈액의 흐름을 화살표로 표시했다. 그러나 판막이 닫혀 있으면 혈액 흐름은 발생하지 않는다는 점을 유념해야 한다.

③ 이 기간과 이완기 내내 대동맥압이 심실압보다 높아 대동맥판막은 닫혀 있다는 점에 유의해야 한다.

④ 이완기 동안 혈액이 동맥으로부터 체혈관계로 흘러 나가기 때문에 대동맥압은 서서히 낮아진다.

⑤ 이와는 반대로 심실 내 압력은 약간 올라가는데 이것은 혈액이 심방에서 이완된 심실로 흘러 들어와 심실 부피를 팽창시키기 때문이다.

⑥ 이완기가 끝날 무렵, 동방결절이 활동 전위를 발생시키고 심방이 탈분극하면서 심전도에서 P파로 나타난다.

⑦ 심방의 수축은 심방압을 증가시킨다.

⑧ 심방압의 상승은 소량의 혈액을 추가로 심실로 밀어 보내는 데 이를 종종 '심방 구출(atrial kick)'이라 한다.

⑨ 이로써 심실 이완기 말기에 이르고, 이때의 심실에 있는 혈액량을 **이완기말 용적**(end-diastolic volume, EDV)이라 한다.

수축기

이제까지 심실은 혈액으로 채워지면서 이완되었다. 그러나 심방 수축 직후 심실이 수축하기 시작한다.

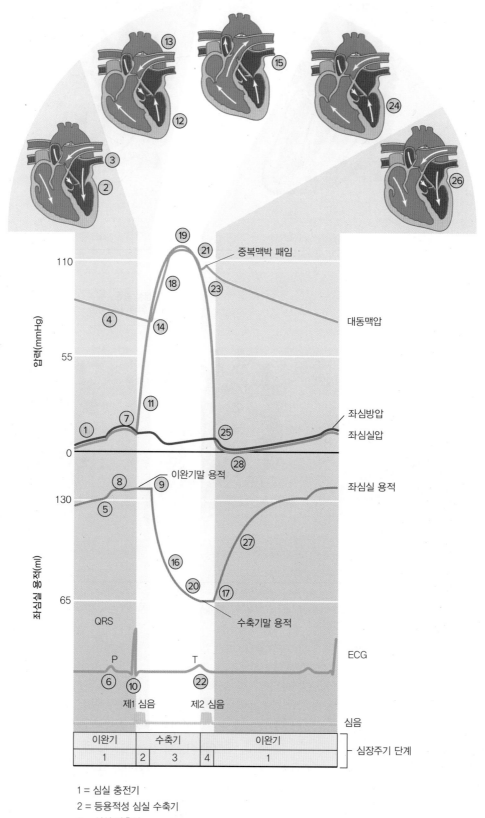

중복맥박 패임

대동맥압

좌심방압
좌심실압

이완기말 용적

좌심실 용적

수축기말 용적

ECG

제1 심음

제2 심음

심음

이완기	수축기		이완기	심장주기 단계
1	2	3	4	1

1 = 심실 충전기
2 = 등용적성 심실 수축기
3 = 심실 박출기
4 = 등용적성 심실 이완기

그림 12.22 심장주기 동안 좌심방, 좌심실, 대동맥에서 일어나는 사건의 요약(종종 '도해'라고 함). 각 숫자로 표시된 단계에 대한 설명은 본문을 참조하라.

⑩ 방실결절로부터 탈분극의 파동은 심전도의 QRS 복합파로 표시되는 것과 같이 심실 조직을 통과해 심실 수축을 유발한다.

⑪ 심실이 수축함에 따라 심실압이 급격하게 증가하고 이 압력은 곧바로 심방압을 초과한다.

⑫ 이러한 압력기울기의 변화는 방실판막을 닫히게 해 혈액이 심방으로 역류하는 것을 방지한다.

⑬ 이때 대동맥압은 여전히 심실압을 초과하기 때문에 대동맥판막은 닫혀 있고 수축하고 있는데도 심실을 비울 수 없다. 짧은 시간 동안 모든 판막이 닫히게 되는데 이를 등용적성 심실 수축기라 한다. 닫힌 방실판막이 뒤로 부풀게 되어 심방압 파형이 조금 위로 상승한다.

⑭ 이 같은 짧은 시기는 심실압이 빠르게 증가해 대동맥압을 초과할 때 끝난다.

⑮ 이제 압력기울기에 의해 대동맥판막이 열리고 심실 박출이 시작된다.

⑯ 심실부피곡선을 보면 처음에는 박출이 빠르게 이루어지다가 점차 느려진다는 것을 알 수 있다.

⑰ 박출 후 심실에 남아 있는 혈액량을 **수축기말 용적**(end-systolic volume, ESV)이라고 한다.

심실은 완전히 비워지지 않는다. 각 주기 동안에 빠져나가는 혈액량은 이완기말에 포함된 혈액과 수축기말에 남아 있는 혈액의 차이다. 그러므로

$$박동량(SV) = 이완기말 용적(EDV) - 수축기말 용적(ESV)$$

그림 12.22에서 볼 수 있듯이, 휴식 중인 성인의 전형적인 값은 이완기말 용적 = 135 mL, 수축기말 용적 = 65 mL, 박동량 = 70 mL이다.

⑱ 혈액이 대동맥으로 흘러 들어감에 따라 심실압과 함께 대동맥압이 증가한다. 박출되는 동안 내내 심실과 대동맥 사이에는 아주 작은 압력 차이만 보여주는데 이는 대동맥판막이 열려서 혈류에 대한 저항이 거의 없기 때문이다.

⑲ 최고 심실압과 대동맥압은 심실로부터 혈액 박출이 끝나기 전에 도달한다는 것에 유의해야 한다. 즉 이러한 압력은 지속적인 심실 수축에도 불구하고 수축기 말기에 감소하기 시작한다. 이는 수축기의 마지막 기간에 심실 수축의 강도가 감소하기 때문이다.

⑳ 이러한 힘의 감소는 수축기 말기 동안 혈액 방출 속도가 감소한다는 것으로 알 수 있다.

㉑ 심실에서 혈액이 박출되는 속도가 혈액이 동맥에서 조직으로 배출되는 속도보다 느려짐에 따라 대동맥의 부피와 압력이 감소한다.

이완기 초기

이완기에서 이 단계는 심실 근육이 이완되고 박출이 끝나면서 시작된다.

㉒ 심전도의 T파는 심실 재분극에 해당함을 기억해 보자.

㉓ 심실이 이완하면 심실압은 대동맥압보다 낮아지게 된다. 방금 들어온 혈액량으로 인해 대동맥압은 상당히 높은 상태를 유지한다. 압력기울기의 변화로 대동맥판막이 강제로 닫힌다. 대동맥의 탄성 복원과 판막에 부딪쳐 되돌아오는 혈액 때문에 대동맥압이 순간 약간 증가하는데, 이를 **중복맥박 패임**(dicrotic notch)이라 한다.

㉔ 심실압이 여전히 심방압보다 높기 때문에 방실판막은 닫힌 상태를 유지한다. 그런 다음 짧은 시간 동안 등용적성 심실 이완기 동안 모든 판막은 다시 닫힌다.

㉕ 이 시기는 빠르게 감소하는 심실압이 심방압 이하로 낮아지면서 끝난다.

㉖ 이와 같은 압력기울기의 변화로 방실판막이 열린다.

㉗ 방실판막이 닫힌 이후 심방에 쌓인 정맥혈이 심실로 빠르게 흐른다.

㉘ 심실압의 빠른 감소로 인해 이 초기 충전 단계에서 혈류 속도가 증가한다. 이는 심실의 이전 수축이 심장의 탄력성 성분을 압축했기 때문에 일단 수축기가 끝나면 심실이 바깥쪽으로 되돌아가려는 경향 때문에 발생한다. 이 확장은 그렇지 않은 경우보다 더 빠르게 심실압을 낮추고 심지어 음압(대기압 이하)을 만들기도 한다. 따라서 일부 에너지는 수축기 동안 심근 내에 저장되고 이어지는 이완기 동안에 이 에너지가 방출되어 심실 충전을 돕는다.

대부분의 심실 충전이 초기 이완기 동안 이루어진다는 사실은 매우 중요하다. 이것은 심장이 매우 빨라지는 경우 심실 충전이 심각하게 손상되지 않도록 해 이완기 지속 시간과 그에 따른 전체 충전 시간을 단축시킨다. 그러나 심장박동수가 200회/분 이상에 도달하면 심실 충전 시간이 부족해지고, 따라서 심장박동 때마다 밀어내는 혈액량이 감소한다.

초기 심실 충전은 또한 효과적인 펌프작용을 방해하는 전도 결함이 적어도 휴식 중인 건강한 사람에서 심실 충전을 심각하게 손상하지 않는 이유를 설명해 준다. 예를 들면 **심방세동**(atrial fibrillation) 동안에 심방 세포들이 완전히 비동조 방식으로 수축해 효율적인 펌프로 작동하지 못하는 상태에서도 사실이다.

폐순환에서의 혈압

우심실과 폐동맥에서의 압력 변화(**그림 12.23**)는 방금 설명한 좌심실과 대동맥의 경우와 질적으로 비슷하다. 그러나 양적으로는 뚜렷한 차이가 있다. 체순환 동맥의 수축기와 이완기 압력이 120/80 mmHg인 데 반해 폐동맥의 압력은 각각 25/10 mmHg이다. 그러므로 나중에 설명하겠지만 폐순환은 저압계이다. 이 차이는 심실의 구조에도 분명하게 반영되는데, 우심실의 벽 두께가 좌심실에 비해 훨씬 얇다. 그러나 수축 시 압력의 차이에도 불구하고 두 심실의 박동량은 같다.

심음

심장 수축으로 인한 두 번의 **심음**(heart sound)은 가슴에 부착한 청진기를 통해 정상적으로 들을 수 있다. 첫 번째 음은 부드럽고 낮은 음조인 닥(lub)으로 방실판막이 닫힐 때 나고, 두 번째 음은 더 큰 소리인 쿵(dup)으로 폐동맥판막과 대동맥판막이 닫힐 때 발생한다. 그림 12.22에서 '닥'은 수축기의 시작을 나타내고, '쿵'은 이완기가 시작될 때 발생한다. 닫히는 판막으로 인해 발생하는 진동으로 생기는 이러한 소리는 정상이지만 **심잡음**(heart murmurs)으로 알려진 다른 소리는 심장병의 징후일 수 있다.

심잡음은 심장 결함으로 인해 혈류가 난류로 되면서 생길 수 있다. 혈액이 판막과 혈관을 통해 흐르는 정상적인 혈류를 **층류**(laminar flow)라 하는데, 이 경우 혈액은 부드러운 동심원 층으로 흐른다(**그림 12.24**). 난류(turbulent flow)는 비정상으로 좁아진 판막[**협착증**(stenosis)]을 지나 평상시의 방향으로 빠르게 혈액이 흘러갈 때, 손상된 틈이 있는 판막 상태인 **폐쇄부전**(insufficiency)을 통해 혈액이 역류할 때, 또는 혈액이 **심중격 손상**(septal defect)이라 하는 심방과 심방 사이 또는 심실과 심실 사이의 벽에 존재하는 작은 구멍을 통해 흐를 때 생긴다.

심잡음의 정확한 시기와 위치는 의사에게 유용한 진단의 단서를 제공한다. 예를 들면 수축기 동안 들리는 심잡음은 폐동맥판막 또는 대동맥판막의 협착, 방실판막의 폐쇄부전 또는 심실중격의 천공을 암시한다. 반대로 이완기 동안 들리는 심잡음은 협착성 방실판막, 폐동맥판막, 대동맥판막의 폐쇄부전을 의미한다.

12.6 심박출량

시간의 함수로서 각 심실이 분출하는 혈액량은 일반적으로 분당 리터(L)로 표시하며 **심박출량**(cardiac output, CO)이라 한다. 안정상태에서 체순환과 폐순환으로 흐르는 심박출량은 같다.

심박출량은 분당 박동수인 심장박동수(HR)에 각 심실이 박동마다 박출하는 혈액량인 박동량(SV)을 곱해 계산할 수 있다.

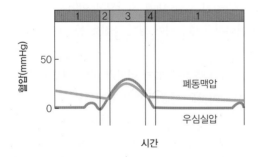

1 = 심실 충전기
2 = 등용적성 심실 수축기
3 = 심실 박출기
4 = 등용적성 심실 이완기

그림 12.23 심장주기 동안 우심실과 폐동맥의 압력. 혈압은 좌심실과 대동맥의 혈압보다 낮다.

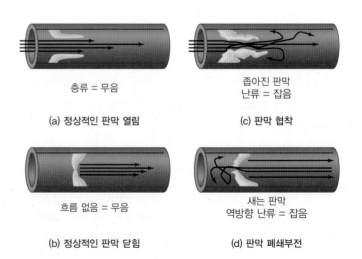

그림 12.24 난류 혈류 및 심잡음을 유발하는 심장판막 이상. (a)와 (b) 정상 판막은 열리면 혈액이 순방향으로 원활하게 층류로 흐르게 하고 닫히면 혈액의 역류를 막아준다. 어떤 상태에서도 소리가 들리지 않는다. (c) 판막 협착은 혈액의 빠른 난류를 일으켜 고음의 휘파람 소리 같은 잡음을 만든다. (d) 판막 폐쇄부전은 판막이 닫혀야 할 때 역방향의 난류를 일으켜 저음의 꾸르륵거리는 소리 같은 잡음을 만든다.

$$CO = HR \times SV$$

예를 들면 각 심실의 심장박동수가 분당 72회이고 1회 박동량이 70 mL의 혈액을 박출시키면 심박출량은 다음과 같다.

$$CO = 72회/분 \times 0.07 \text{ L/회} = 5.0 \text{ L/분}$$

이 수치는 휴식 중인 평균 체격을 가진 성인의 값이다. 혈액 총량이 약 5.5 L인 것을 감안할 때 거의 모든 혈액이 1분에 한 번씩 혈관계로 박출되고 순환하는 것이다. 잘 훈련된 운동선수가 강한 운동을 할 때 심박출량은 35 L/분에 달하며, 이는 전체 혈액을 분당 7번 혈관계로 박출하고 순환하는 양이다. 운동을 전혀 하지 않던 사람도 운동 중에는 심박출량이 20~25 L/분에 이를 수 있다.

심박출량을 계산하기 위해 사용하는 두 가지 결정인자인 심장박동수와 박동량을 변하게 하는 요소들에 대한 다음 설명은 심장의 오른쪽과 왼쪽 모두에 적용된다. 왜냐하면 안정상태에서 심장박동수와 박동량은 오른쪽 심장과 왼쪽 심장 모두에서 같기 때문이다. 심장박동수와 박동량이 항상 같은 방향으로 변하는 것은 아니다. 예를 들면 혈액 손실 후에는 박동량은 감소하나 심장박동수는 증가한다. 이러한 변화는 심박출량에 반대되는 영향을 미친다.

심장박동수 조절

동방결절에 대한 신경 또는 호르몬 영향이 전혀 없는 상태에서 심장은 규칙적으로 약 100회/분의 속도로 박동한다. 이것이 동방결절 고유의 자발적 활동 전위 발생률(방전율)이다. 그러나 동방결절

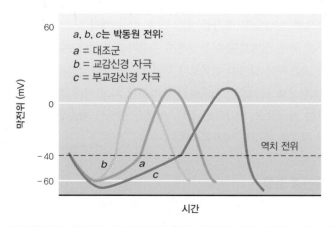

그림 12.25 동방결절 세포의 박동원 전위 기울기에 대한 교감신경과 부교감신경 자극의 효과. 부교감신경의 자극은 박동원 전위의 기울기를 감소시킬 뿐 아니라 박동원 전위가 시작되기 전의 막전위를 더 음전위가 되게 한다. 출처: Hoffman, B. F., and Cranefiled, P. E., *Electrophysiology of the Heart*. New York, NY: McGraw Hill, 1960.

은 일반적으로 신경과 호르몬의 지속적인 영향을 받기 때문에 심장박동수(심박률)는 이보다 더 느리거나 빠르다.

많은 수의 부교감신경과 교감신경의 절후 뉴런이 동방결절 위에서 끝난다. 부교감신경 뉴런(미주신경)의 활성은 심장박동수를 느리게 하고, 교감신경 뉴런의 활성은 심장박동수를 증가시킨다. 이를 **변시성 효과**(chronotropic effect)라고 한다. 휴식상태에서 심장에는 교감신경보다 부교감신경의 활성이 더 크게 작용하고 있으므로 정상적인 휴식기의 심장박동수는 분당 70~75회로 고유의 심장박동수인 분당 100회보다 느리다.

그림 12.25는 교감신경과 부교감신경 활성이 동방결절 기능에 어떻게 영향을 미치는지 보여준다. 교감신경의 자극은 F형 채널의 투과성을 증가시킴으로써 박동원 전위의 기울기를 증가시킨다. 이들 채널을 통한 주요 전류는 Na$^+$이 세포 안으로 유입되기 때문에 더 빠른 탈분극이 발생한다. 이는 동방결절 세포가 역치에 더 빨리 도달하게 하고 심장박동수를 증가시킨다. 부교감신경 활성 증가는 반대 효과를 보이는데, 유입되는 전류의 감소로 박동원 전위 기울기가 감소한다. 따라서 역치에 더 천천히 도달하고 심장박동수도 감소한다. 부교감신경 자극은 K$^+$에 대한 막투과성을 증가시켜 동방결절 세포의 세포막을 과분극시켜 박동원 전위가 더 낮은 음전위(K$^+$ 평형전위에 더 가까운)에서 시작하고 감소한 기울기를 갖게 한다.

심장에 분포하는 신경 이외의 요인들도 심장박동수에 영향을 미친다. 부신수질에서 체순환계로 분비되는 주요 호르몬인 에피네프린은 뉴런에서 방출되는 노르에피네프린과 마찬가지로 동방결절의 같은 β-아드레날린성 수용체에 작용해 심장박동을 빠르게 한다. 심장박동수는 또한 체온, 혈장의 전해질 농도, 에피네프린 이외의 호르몬 및 심근세포에서 생성되는 대사산물인 아데노신의 변화에 민감하다. 그러나 이들 요인은 심장 신경으로부터의 입력에 비해 중요하지 않다. **그림 12.26**은 심장박동수의 주요 결정 요

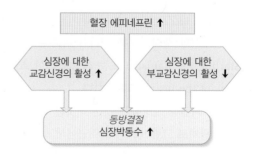

그림 12.26 심장박동수에 영향을 미치는 주요 요인. 모든 효과는 동방결절에 영향을 미친다. 그림은 심장박동수가 어떻게 증가하는지 보여준다. 상자 내의 모든 화살표를 역방향으로 하면 심장박동수가 어떻게 감소하는지를 나타내게 된다.

인을 요약한 것이다.

동방결절 외에도 교감신경과 부교감신경은 전도계의 다른 부위에도 분포한다. 교감신경의 자극은 전체 심장 전도계를 통한 전도속도를 증가시키는 반면, 부교감신경의 자극은 심방과 방실결절을 통한 흥분의 전파 속도를 감소시킨다. 이를 **전도영향성**(dromotropic effect)이라고 한다. 심장박동수의 자율적 조절은 대부분의 생리적 기능은 다수의 조절계에 의해 저장되며, 종종 서로 길항적으로 작동한다는 생리학의 일반 원리를 보여주는 가장 좋은 예 중 하나이다.

박동량 조절

심박출량을 결정하는 더 중요한 변수는 박동량(stroke volume), 즉 한 번의 수축 동안 심실이 박출하는 혈액량이다. 심실이 수축하는 동안 심실은 완전히 비워지지 않는다는 것을 기억해야 한다. 따라서 더 강한 수축은 더 많은 비우기를 유발해 박동량을 증가시킬 수 있다. 박동량의 박출 동안 힘의 변화는 다양한 요인에 의해 일어날 수 있지만 대부분의 생리적 또는 병태생리적 상태에서는 세 가지가 주된 요인이다.

- 이완기말 용적 변화[심실 수축 직전 심실의 혈액 부피, 종종 **전부하**(preload)라고도 함]
- 심실에 대한 교감신경계 자극 정도의 변화
- **후부하**(afterload)의 변화(즉 심실의 혈액 박출에 대항하는 동맥압)

심실의 이완기말 용적과 박동량의 관계: 프랑크-스탈링 기전

심근의 기계적 특성이 수축력과 박동량 변화를 일으키는 고유 기전의 기초가 되는데, 심실은 이완기 동안 혈액이 더 많이 채워질수록 수축기에 더 강력하게 수축한다. 다르게 말하면 다른 요인이 모두 같다면, 이완기말 용적이 증가할수록 1회 박동량이 증가한다. 이 관계를 **심실-기능 곡선**(ventricular-function curve)으로 묘사했다(**그림 12.27**). 박동량과 이완기말 용적 사이의 관계는 이를 발견한 2명의 생리학자를 기리기 위해 **프랑크-스탈링 기전**(Frank-Starling mechanism) 또는 심장에 대한 스탈링의 법칙(Starling's law of the heart)이라고 한다.

프랑크-스탈링 기전을 설명하는 것은 무엇인가? 기본적으로 이는 길이-장력의 관계로 그림 9.21의 골격근에서 설명한 것과 같다. 즉 이완기말 용적이 수축 직전의 심실 근절이 얼마나 늘어나는지를 결정하는 주된 요인이기 때문이다. 이완기말 용적이 클수록 더 많이 늘어나고 더 강하게 수축한다. 그러나 그림 12.27과 그림

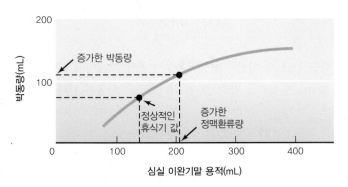

그림 12.27 심실-기능 곡선. 심실의 이완기말 용적과 박동량의 관계(프랑크-스탈링 기전)를 나타낸다. 가로축은 '근절의 길이', 세로축은 '수축력'으로 표시할 수 있다. 즉 이것은 길이-장력 곡선으로 골격근에서와 유사하다(그림 9.21 참조). 매우 높은 용적에서 골격근에서와 같이 힘(따라서 박동량)이 감소한다는 것은 표시하지 않았다.

9.21을 비교하면 골격근과 심근 사이의 길이-장력 관계에 중요한 차이가 있음을 알 수 있다. 다수의 휴식기 골격근이 최적 길이인 것과는 대조적으로 휴식기에 있는 심근의 정상 길이는 수축을 위한 최적 길이가 아니라 곡선의 상승기에 있다. 이런 이유로 혈액이 많이 채워질수록 심근 섬유가 추가로 더 늘어나 수축력이 더 증가한다.

근육 길이 변화와 근력 변화를 연결하는 기전은 골격근보다 심근에서 더 복잡하다. 굵은 필라멘트와 가는 필라멘트의 중첩이 변하는 것과 더불어 심근세포를 최적의 길이로 늘리면 굵은 필라멘트와 가는 필라멘트 사이의 간격이 줄어들고(연축 동안에 더 많은 가교가 결합할 수 있음), 트로포닌의 Ca^{2+}에 대한 민감성이 증가하고, 근소포체로부터 Ca^{2+}의 방출이 증가한다.

프랑크-스탈링 기전의 의미는 다음과 같다. 어떤 심박률에서도, 정맥을 통해 심장으로 돌아오는 혈액의 흐름인 **정맥환류(량)**(venous return)의 증가는 이완기말 용적과 박동량을 증가시켜 자동으로 심박출량 증가를 일으킨다. 이 관계의 한 가지 중요한 기능은 좌우 심박출량을 동일하게 유지하는 것이다. 예를 들면 심장의 오른쪽이 갑자기 왼쪽보다 더 많은 혈액을 박출하기 시작하면 좌심실로 들어오는 혈액량이 증가하게 되고 이때 좌심실의 박출량이 자동으로 증가하게 된다. 이것은 혈액이 폐순환계에 축적되지 않도록 해주는 역할을 한다.

교감신경 조절

교감신경은 전체 심근에 분포한다. 교감신경에서 분비하는 노르에피네프린은 β-아드레날린 수용체에 작용해 심실의 **수축성**(contractility)을 증가시킨다. 심실 수축성이란 주어진 이완기말 용적에서의 수축 강도를 말한다. 근육에서 힘을 발생시키는 과정인 수

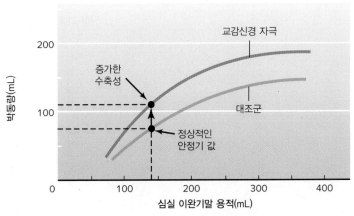

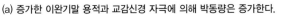

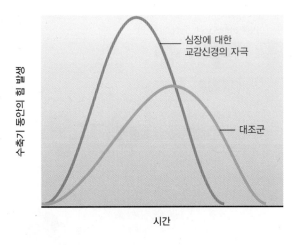

(a) 증가한 이완기말 용적과 교감신경 자극에 의해 박동량은 증가한다.

(b) 심실에서의 힘 발생에 대한 교감신경 자극의 효과

그림 12.28 교감신경 자극은 심실 근육의 수축성을 증가시킨다. (a) 특정 이완기말 용적에서 박동량은 증가한다. (b) 최대 수축력이 발생함에 따라 힘이 생기는 속도와 이완되는 속도 모두 증가한다.

축과 수축성을 혼동하지 않도록 주의해야 한다. 이 수용체에 작용하는 혈장 에피네프린도 심근 수축성을 증가시킨다. 그러므로 교감신경 자극이나 혈중 에피네프린에 의한 심근 수축력 및 박동량 증가는 심실의 이완기말 용적 변화와는 상관이 없다. 따라서 프랑크-스탈링 기전은 증가한 수축성을 반영하지 않는데, 수축성은 특정 이완기말 용적에서 증가한 수축력으로 특별히 정의되기 때문이다. 특정 이완기말 용적에서 수축력을 증가시키는 외인성 요인은 **수축촉진효과**(inotropic effect)가 있다고 한다.

프랑크-스탈링 기전과 교감신경 자극 간의 차이를 **그림 12.28a**에 설명했다. 초록색의 심실-기능 곡선은 그림 12.27에서 보여준 것과 같다. 주황색의 심실-기능 곡선은 같은 심장에서 교감신경의 자극 동안에 얻었다. 프랑크-스탈링 기전이 여전히 적용되고 있지만 교감신경의 자극 중에는 특정 이완기말 용적에서 박동량이 더 크다. 즉 증가한 수축성은 이완기말 심실 용적을 더 완전하게 박출하게 한다.

심근의 수축성을 정량화하는 한 가지 방법은 **박출분획**(ejection fraction, EF)으로, 이완기말 용적(EDV)에 대한 박동량(SV)의 비율이다.

$$EF = SV/EDV$$

박출분획은 백분율로 표시하는데 건강한 심장은 휴식상태에서 평균 50~75%이다. 수축성이 증가하면 박출분획도 증가한다.

심근에 대한 교감신경 자극이 증가하면 더 강력한 수축이 일어날 뿐 아니라 심실 수축과 이완 모두 더 빠르게 일어난다(**그림 12.28b**). 후자의 효과는 매우 중요한데 왜냐하면 앞에서 설명한 바와 같이 심장에 대한 교감신경의 활성 증가는 심장박동수를 증가시키기 때문이다. 심장박동수가 증가할수록 이완기의 심실 충전에 사용할 수 있는 시간은 감소하지만, 교감신경 뉴런에 의해 수축과 이완도 동시에 빨라지므로 심장주기의 더 많은 시간을 심실 충전에 이용할 수 있게 함으로써 이 문제를 부분적으로 보상한다.

심근 수축성의 교감신경 조절과 관련된 세포 기전은 **그림 12.29**에 있다. 아드레날린성 수용체는 cAMP 생성 및 단백질인산화효소 활성화를 포함하는 G단백질 연계 연쇄반응(cascade)을 활성

표 12.5	자율신경이 심장에 미치는 영향	
영향을 받는 부위	**교감신경(β-아드레날린성 수용체, 노르에피네프린)**	**부교감신경(무스카린성 수용체, 아세틸콜린)**
동방결절(SA node)	심장박동수 증가	심장박동수 감소
방실결절(AV node)	전도율 증가	전도율 감소
심방근	수축성 증가	수축성 감소
심실근	수축성 증가	유의미한 영향 없음

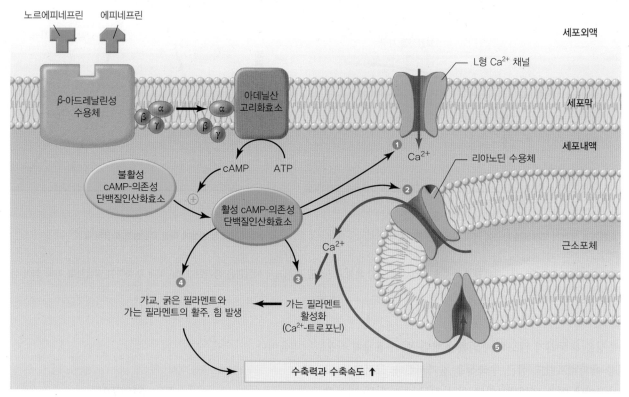

그림 12.29 심장 근육세포의 수축성에 미치는 교감신경 효과의 기전. 어떤 경로에서는 인산화효소가 여기에 표시하지 않은 보조 단백질을 인산화한다.

화한다. 흥분-수축 연계에 관여하는 많은 단백질이 인산화효소에 의해 인산화되어 수축성을 강화한다. 이러한 단백질에는 다음이 포함된다(그림에 숫자로 표시되어 있음).

① 세포막에 있는 L형 Ca^{2+} 채널
② 리아노딘 수용체 및 근소포체에 있는 관련 단백질
③ 가는 필라멘트 단백질, 특히 트로포닌
④ 가교와 관련된 굵은 필라멘트 단백질
⑤ Ca^{2+}을 근소포체로 다시 되돌리는 데 관여하는 단백질

이런 변화로 인해 세포질 Ca^{2+} 농도는 더 빠르게 증가하고 흥분 동안 더 높은 농도에 도달하며, 흥분 후 더 빨리 흥분 전의 값으로 돌아가게 되므로 가교 활성화와 주기의 순환 속도가 빨라진다. 최종 결과는 심장에 대한 교감신경 활성화가 일어나는 동안 더 강하고 빠른 수축이 일어나는 것이다.

심실에는 부교감신경 분포가 거의 없으므로 부교감신경계는 일반적으로 심실 수축성에 직접적인 영향을 미치지 않는다.

표 12.5는 자율신경이 심장 기능에 미치는 영향을 요약한 것이다.

후부하

증가한 동맥압은 박동량을 감소시키는 경향이 있다. 골격근이 추를 들어 올리는 것처럼 동맥압은 수축하는 심실근이 혈액을 박출할 때 대항해 일을 하는 '부하(load)'를 만들기 때문이다. 심장이 혈액을 박출하기 위해 얼마나 열심히 일해야 하는지를 설명하는 데 사용되는 용어는 **후부하**(afterload)이다. 부하가 클수록 수축하는 근섬유는 주어진 수축성에서 더 짧아질 수 있다(그림 9.17 참조). 그러나 정상 심장에서는 몇 가지 고유한 조정이 박동량에 대한 동맥압의 전반적인 영향을 최소화하기 때문에 이 요소는 더 이상 다루지 않는다. 그러나 고혈압과 심부전에 관한 부분에서 혈관 저항 변화와 동맥압의 장기간 상승이 심장을 약화시켜 결국에는 박동량에 영향을 미칠 수 있음을 알게 될 것이다.

그림 12.30은 박동량과 심장박동수를 결정하는 요인을 심박출량 조절 요약에 통합한 것이다.

12.7 심장 기능 측정

사람의 심박출량과 심장 기능은 다양한 방법으로 측정할 수 있다. 예를 들면 **심장초음파**(echocardiography)를 이용하면 전체 심장

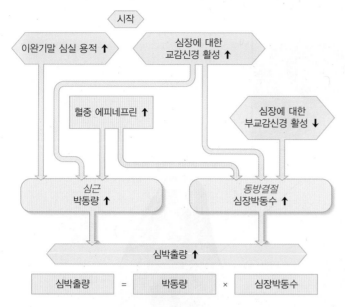

그림 12.30 심박출량을 증가시키는 주요 요인. 모든 상자 안 화살표를 역방향으로 하면 어떻게 심박출량이 감소하는지를 보여준다.

주기에 걸쳐 심장의 2차원 및 3차원 이미지를 얻을 수 있다. 이 과정은 심장에 초음파를 주사하고 되돌아오는 울림을 컴퓨터로 전자적으로 분석해 심장의 연속적인 이미지를 생성한다. 이 기술로 심장판막의 기능 이상이나 심장벽의 수축 이상을 감지할 수 있으며 박출분획 측정에도 사용할 수 있다.

심장초음파는 사용하는 모든 기구가 신체 밖에 있어 비침습성 기술이다. 다른 영상화 기술은 침습성이다. 그 하나로 **심혈관조영술**(cardiac angiography)은 카테터(catheter)라고 하는 얇고 유연한 관을 동맥이나 정맥을 통해 심장에 일시적으로 삽입해야 한다. 방사선 불투과성 조영제를 함유한 액체를 고속 X선 비디오 촬영 중에 카테터를 통해 주입한다. 이 기술은 심장 기능을 평가하는 데 유용할 뿐만 아니라 완전히 막힌 관상동맥의 막힘 여부를 확인하는 데도 유용하다.

혈관계

12.8 혈관계 개요

근육성 심장의 작용이 혈액 이동을 위한 전체적인 원동력을 제공하긴 하지만 혈관계는 혈압을 조절하고 여러 조직으로의 혈류 분배에 중요한 역할을 한다. 혈관의 많은 분지와 부위별 특성화는 개별 조직의 대사 요구에 맞추어 혈류를 효율적으로 일치시킬 수

있다. 이 절에서는 혈관계를 구성하는 다양한 종류의 특화된 혈관을 살펴보면서 구조가 기능의 결정요인이라는 생리학의 일반 원리를 다시 강조할 것이다.

혈관의 구조적 특징은 **그림 12.31**에서와 같이 부위에 따라 다르다. 그러나 심장에서 가장 작은 모세혈관에 이르기까지 전체 순환계에는 공통적인 한 가지 구조적 구성요소가 있다. 즉 흐르는 혈액과 접촉하는 면은 매끄러운 1개의 세포층을 이루고 있는 내피세포(내피)로 되어 있다. 모세혈관은 내피 및 연관된 세포와 기저막으로만 구성되는 반면, 다른 모든 혈관은 하나 이상의 결합조직과 평활근 층을 가지고 있다. 내피세포는 **표 12.6**에 요약한 바와 같이 여러 기능을 하며 이 장과 다른 장의 해당 부분에서 설명하고 있다.

앞에서 심장주기 동안 대동맥과 폐동맥 압력을 설명했다. **그림 12.32**는 체순환과 폐순환의 나머지 혈관에서 발생하는 압력의 변화를 보여준다. 각각의 혈관에 대해 다루는 부분에서는 이러한 압력 변화의 이유를 설명할 것이다. 잠시 동안 혈액이 각 순환로에서 심방으로 되돌아오는 여정을 끝마칠 때쯤이면 심실 수축으로 생성된 압력 대부분이 없어진다는 것을 기억해 두자. 두 순환경로의 어떤 지점에서든 평균 압력이 심장 쪽의 상류보다 항상 낮은데, 그 이유는 혈관이 한 지점에서 다음 지점으로 흐르는 것에 대해 저항으로 작용하기 때문이다(그림 12.8 복습).

12.9 동맥

대동맥과 기타 동맥들은 많은 양의 탄력조직을 포함하는 두꺼운 벽을 가지고 있다(그림 12.31 참조). 동맥에도 평활근이 있지만 편의상 탄성 관으로 간주한다. 동맥의 큰 지름은 혈액을 다양한 기관으로 전달하는 낮은 저항의 도관 역할과 같은 주요 기능에 적합하다. 탄성과 관련된 두 번째 주요 기능은 이완기 동안 조직을 통해 혈류를 유지하기 위한 '압력저장고(pressure reservoir)' 역할을 하는 것으로 뒤에서 설명한다.

동맥혈압

물로 채워진 풍선과 같은 탄성 용기 내부의 압력을 결정하는 요인은 무엇일까? 풍선 내부의 압력은 다음에 따라 다르다.

- 물의 부피
- 풍선이 얼마나 쉽게 늘어날 수 있는지

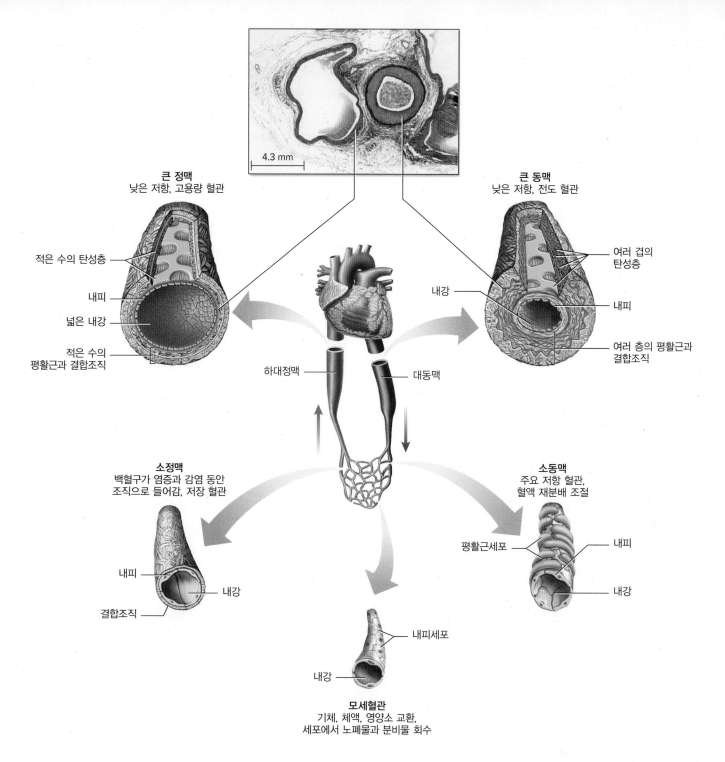

큰 정맥
낮은 저항, 고용량 혈관

적은 수의 탄성층

내피

넓은 내강

적은 수의
평활근과 결합조직

큰 동맥
낮은 저항, 전도 혈관

여러 겹의
탄성층

내강

내피

여러 층의 평활근과
결합조직

하대정맥

대동맥

소정맥
백혈구가 염증과 감염 동안
조직으로 들어감, 저장 혈관

내피

내강

결합조직

소동맥
주요 저항 혈관,
혈액 재분배 조절

평활근세포

내피

내강

내피세포

내강

모세혈관
기체, 체액, 영양소 교환,
세포에서 노폐물과 분비물 회수

그림 12.31 혈관의 특징 비교. 크기는 축척에 맞춰 그리지 않았다. 삽입 그림: 정맥 근처의 중간 크기 동맥에 대한 광학현미경 사진(4배 확대). 두 혈관의 벽 두께와 내강의 지름 차이에 유의하라. 기능에 대한 자세한 내용은 표 12.3을 보라. Biophoto Associates/Science Source

풍선이 얇고 신축성이 있으면 약간의 압력 증가만으로 많은 양의 물을 추가할 수 있다. 반대로 두껍고 늘어나기 어려운 풍선은 적은 양의 물만 넣어도 압력이 많이 증가한다. 어떤 물체가 얼마나 쉽게 늘어나는지를 나타내는 데 사용하는 용어가 **순응도**(compliance, 신전도)이다.

$$순응도 = \Delta부피/\Delta압력$$

물체의 순응도가 클수록 더 쉽게 늘어날 수 있다. 제13장에서 볼 수 있듯이 순응도는 폐 기능의 중요한 요소이다.

이러한 원리가 동맥혈압 분석에 적용된다. 심실 수축은 수축기

표 12.6	내피세포의 기능

심장과 혈관에서 혈액세포가 들러붙지 않도록 하는 물리적 내벽 역할을 한다.

혈장과 간질액 사이의 영양소, 최종 대사산물 및 체액 교환을 위한 투과 장벽 역할을 한다. 이를 통해 거대분자 및 기타 물질의 수송을 조절한다.

프로스타사이클린 및 산화질소[내피세포 유래 이완제(EDRF)]와 같은 혈관이완제 및 엔도텔린-1과 같은 혈관수축제를 포함해 인접한 혈관 평활근세포에 작용하는 측분비물질을 분비한다.

혈관 신생(새로운 모세혈관의 성장)을 매개한다.

신호를 감지하고 혈관벽의 인접 세포에 작용하는 측분비물질을 방출해 혈관 리모델링에서 중심적인 기능을 한다.

세포외 기질의 형성 및 유지에 기여한다.

손상에 반응해 성장인자들을 생성한다.

혈소판의 응집과 혈액응고 및 항응고를 조절하는 물질을 분비한다.

불활성 전구체로부터 활성 호르몬을 합성한다(제14장).

호르몬 및 기타 매개 물질을 추출하거나 분해한다(제11장 및 제13장).

면역반응 동안 사이토카인을 분비한다(제18장).

동맥경화증에서 혈관 평활근 증식에 영향을 미친다(12.24절).

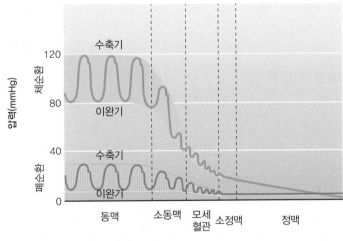

그림 12.32 체혈관과 폐혈관의 압력.

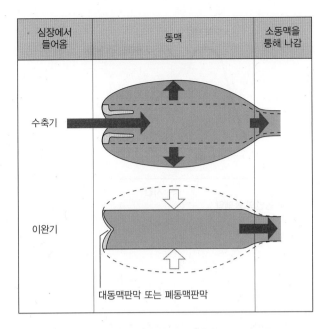

그림 12.33 심장주기 동안 동맥 안과 밖으로의 혈액 이동. 화살표의 길이는 동맥으로 들어오고 나가는 양과 동맥에 남아 있는 상대적인 양을 나타낸다.

동안 혈액을 동맥으로 밀어낸다. 수축기 동안 같은 양의 혈액이 동시에 동맥에서 소동맥으로 흘러간다면 동맥 내의 총혈액량은 일정하게 유지되고 동맥압은 변하지 않을 것이다. 그러나 그렇지 않다. **그림 12.33**과 같이 수축기 동안 박동량의 약 1/3에 해당하는 혈액량만 동맥을 떠난다. 박동량의 나머지는 수축기 동안 동맥에 남아 혈관을 팽창시키고 동맥압을 증가시킨다. 심실 수축이 끝나면 확장된 동맥벽이 수축하는 풍선처럼 수동적으로 오므라들고 이완기 동안에도 혈액은 소동맥으로 계속해서 유입된다. 다음

심실 수축은 동맥벽이 여전히 남아 있는 혈액에 의해 늘어나는 동안 발생한다. 따라서 동맥압은 0으로 떨어지지 않는다.

그림 12.34a에서 보여주는 대동맥압 양상은 모든 큰 체동맥에서 발생하는 전형적인 압력 변화이다. 심실 박출이 최대일 때 도달하는 최고 동맥압을 **수축기압**(systolic pressure, SP)이라 한다. 최저 동맥압은 심실 박출이 시작하기 직전에 발생하며 이것을 **이완기압**(diastolic pressure, DP)이라 한다. 동맥압은 일반적으로 수축기압/이완기압으로 기록하며, 그림의 예에서는 120/80 mmHg이다. 미국 인구의 연령별 평균값은 **그림 12.34b**를 보라. 수축기압과 이완기압 모두 남성보다 여성에서 평균 10 mmHg 낮다.

수축기압과 이완기압의 차이(예: 120 − 80 = 40 mmHg)를 **맥압**(pulse pressure)이라 한다. 심장이 박동할 때마다 손목이나 목에 있는 동맥에서 맥박을 느낄 수 있다. 이완기 동안은 동맥에서 아무것도 느껴지지 않지만, 다음 수축기에서 급격한 압력 증가가 동맥벽을 밖으로 민다. 우리가 감지할 수 있는 맥동을 만드는 것은 혈관의 팽창이다.

맥압의 크기를 결정하는 가장 중요한 요인은 다음과 같다.

- 박동량
- 박동량의 박출 속도
- 동맥의 순응도

구체적으로, 심실 박출로 생성되는 맥압은 혈액 박출량이 증가하

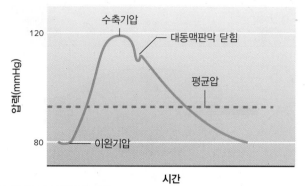

(a) 심장주기 동안의 동맥압

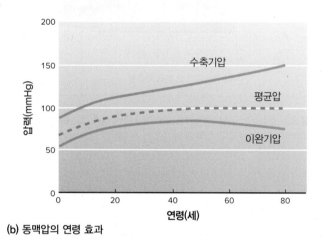

(b) 동맥압의 연령 효과

그림 12.34 (a) 젊은 성인 남성의 심장주기 동안 동맥압 변화. 여성의 동맥압은 평균 약 10 mmHg 더 낮다. (b) 미국 인구에서 연령에 따른 동맥압 변화. 출처: National Institutes of Health Publication #04-5230, August 2004.

거나, 박출 속도가 증가하거나, 동맥의 순응도가 낮을 경우(예: 경화될 때) 더 커진다. 이 마지막 현상은 나이가 들어감에 따라 진행되는 동맥벽이 굳어진 **동맥경화증**(arteriosclerosis)에서 나타나며 수축기압이 증가하고 이완기압이 감소함으로써 결과적으로 40세 이후에 종종 발생하는 맥압 증가의 원인을 설명해 준다(그림 12.34b 참조).

그림 12.34a를 보면 동맥압은 심장주기 전반에 걸쳐 계속 변화하는 것이 분명하다. 심장주기 중의 **평균동맥압**(mean arterial pressure, *MAP*)은 이완기가 수축기보다 약 2배 더 오래 지속되기 때문에 단순히 수축기압과 이완기압의 중간값이 아니다. 평균동맥압은 복잡한 수학적 방법으로 얻을 수 있지만, 일반적인 휴식기 심장박동수에서는 이완기압에 맥압(*SP-DP*)의 1/3을 더한 값과 거의 같다.

$$MAP = DP + \frac{1}{3}(SP - DP)$$

그러므로 그림 12.34a의 예에서는

$$MAP = 80 + \frac{1}{3}(40) = 93 \text{ mmHg}$$

평균동맥압은 전체 심장주기에 걸쳐 조직으로 혈액을 흐르게 하는 평균 압력이기 때문에 중요한 매개변수다. 대동맥과 다른 큰 동맥은 지름이 너무 커서 혈류에 대한 저항을 무시할 수 있을 정도이고 누워 있을 경우 큰 동맥은 어디에서나 평균 압력이 비슷하기 때문에 특별히 어떤 동맥인지를 언급하지 않고 '동맥' 압력을 의미한다고 할 수 있다(직립 자세의 중력효과에 대해서는 12.19절에서 논의할 것이다).

한 가지 더 중요한 점은, 동맥의 순응도가 맥압을 결정하는 중요한 요소지만 일반적으로 평균동맥압에 큰 영향을 주지는 않는다는 것이다. 순응도가 변함에 따라 수축기압과 이완기압이 변하지만 서로 반대 방향으로 변한다. 예를 들어 (동맥경화증에 의해) 낮은 동맥 순응도를 갖고 있지만 그 외에는 정상 순환계를 가진 사람은 증가한 수축기압과 감소한 이완기압으로 큰 맥압을 갖게 된다. 그러나 최종 결과는 정상에 가까운 평균동맥압을 보인다. 그러므로 맥압은 평균동맥압보다 동맥경화를 판단하는 더 나은 진단 지표이다. 평균동맥압의 결정 요인은 12.14절에서 설명한다. 다음은 혈압 측정 방법을 설명한다.

체동맥압 측정

사람의 수축기압과 이완기압은 일반적으로 **혈압계**(sphygmomanometer)를 사용해 측정한다. 압력계가 달린 팽창식 완대(cuff)를 위팔에 감싸고, 완대 바로 아래 상완동맥 위에 청진기를 올려놓는다.

그런 다음 완대에 공기를 넣어 주머니 압력이 수축기 혈압보다 더 높아지게 한다(**그림 12.35**). 완대의 높은 압력은 팔 조직을 통해 전해져 완대 아래의 동맥을 완전히 압박해 동맥을 통한 혈액의 흐름을 중단시킨다. 그다음 완대의 공기를 천천히 배출시키면 완대의 압력과 동맥에 가해지는 압력이 떨어진다. 완대의 압력이 수축기압 바로 아래로 떨어지면, 동맥이 조금 열려 수축기 정점에서 짧은 시간 동안 혈액이 흐르게 된다. 이 시간 동안 부분적으로 압박된 동맥을 통한 혈류는 작은 열림과 개구부 양쪽의 압력 차이가 커서 매우 빠른 속도로 흐른다. 빠른 속도의 혈류는 난류가 되고 청진기를 통해 들을 수 있는 **코로트코프음**(Korotkoff's sound)이라 하는 진동을 생성한다. 완대 압력이 감소함에 따라 소리가 처음 들리는 압력을 수축기압이라고 한다.

완대의 압력이 더 낮아짐에 따라 각 주기에서 동맥을 통한 혈

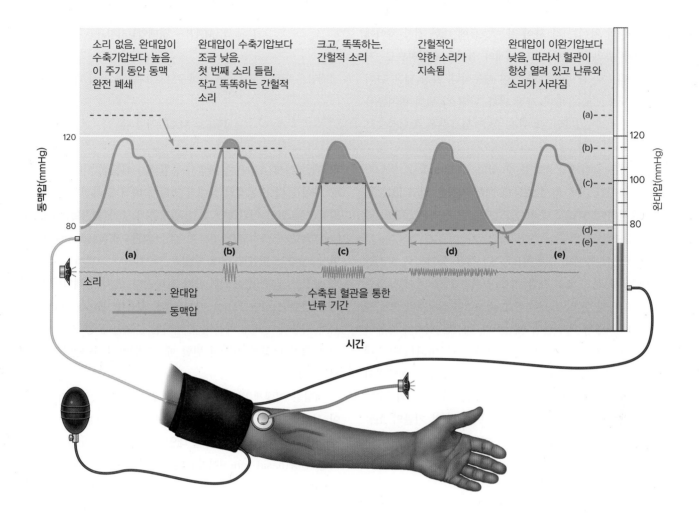

그림 12.35 혈압계의 완대 압력이 점차 낮아지면서 청진기를 통해 들리는 소리. 완대 압력이 수축기압 바로 아래로 내려갈 때 소리가 처음 들리고, 완대 압력이 이완기압 아래로 떨어지면 소리가 사라진다. 이러한 소리를 코로트코프음이라고도 한다.

액의 흐르는 시간이 길어진다. 완대의 압력이 이완기압에 도달하면 열린 동맥을 통해 흐름이 계속되고 난류가 없어지기 때문에 모든 소리가 사라진다. 따라서 이완기압은 소리가 사라지는 시점에서의 완대 압력으로 알 수 있다.

혈압을 측정하는 동안 들리는 소리는 앞에서 설명한 심장 판막이 닫히면서 생기는 심장 소리와 같지 않다는 것을 이 설명에서 알아야 한다. 가정에서 자동혈압측정기를 사용할 수 있으며, 이를 이용해 개인은 정확한 자신의 혈압 변화를 평가할 수 있다.

12.10 소동맥

소동맥에는 두 가지 주요 기능이 있다.

- 개별 기관의 소동맥은 주어진 평균동맥압에서 해당 기관으로 흐르는 상대적인 혈류를 결정하는 역할을 한다.
- 소동맥은 모두 함께 평균동맥압 자체를 결정하는 주요 요인이다.

첫 번째 기능은 지금 설명하고, 두 번째 기능은 12.14절에서 설명할 것이다.

그림 12.36은 일련의 압축성 배수관이 있는, 액체로 채워진 수조로 구성된 간단한 모형으로 혈액-혈류 분포의 주요 원리를 보여준다. 각 배수관을 통한 유량을 결정하는 것은 무엇인가? 12.2절에서 설명한 바와 같이 유량(F)은 압력기울기(ΔP)와 흐름에 대한 저항(R)의 함수이다.

$$F = \Delta P/R$$

추진압(수조의 액체 기둥 높이)은 각 관에 대해 동일하게 작용하기 때문에 유량의 차이는 각 관이 갖는 흐름에 대한 저항 차이에 의해 결정된다. 관의 길이는 같고, 액체의 점성은 일정하므로, 저항 차이는 전적으로 관 반지름의 차이 때문이다. 가장 넓은 관이 저항이 가장 낮으므로 유량이 가장 많다. 만약 각 관의 반지름을 독립적으로 바꿀 수 있다면 각 관을 통한 혈류량은 독립적으로 조절된다.

이러한 분석은 순환계에 적용할 수 있다. 수조(tank)는 압력저장고 역할을 하지만 너무 커서 흐름에 대한 저항은 거의 없는 주요 동맥과 유사하다. 따라서 우리 몸의 모든 큰 동맥은 일종의 압력저장고로 간주할 수 있다.

각 기관 내에서 동맥은 점진적으로 더 작은 동맥으로 분지한 다음 소동맥으로 분지한다. 가장 작은 동맥은 매우 좁아 뚜렷한 혈류 저항을 나타낼 수 있지만 더 좁은 소동맥이 혈관계의 주요 저항 부위이므로 모형의 배수관에 해당한다. 이것은 혈액이 소동맥을 통해 흐를 때 평균압이 약 90 mmHg에서 35 mmHg로 크게 감소하는 것을 설명한다(그림 12.32 참조). 맥압 또한 소동맥에서 감소하므로 하류의 모세혈관, 소정맥, 정맥에서는 맥동이 거의 없다.

모형의 배수관(그림 12.36 참조)과 마찬가지로 각 기관의 소동맥 반지름은 독립적으로 조정된다. 모든 기관을 흐르는 혈류량(F)은 다음 관계식으로 나타낼 수 있다.

$$F_{기관} = (MAP - 정맥압)/저항_{기관}$$

정맥압은 일반적으로 0에 가까우므로 다음과 같이 나타낼 수 있다.

$$F_{기관} = MAP/저항_{기관}$$

평균동맥압(MAP)은 신체에서 동일하기 때문에 기관 사이의 혈류량 차이는 각 소동맥의 상대적 저항에 따라 달라진다. 소동맥에는 평활근이 있어 이완하면 혈관 반지름이 증가[**혈관확장(vasodilation)**]하고 수축하면 반지름이 감소[**혈관수축(vasoconstriction)**]한다. 따라서 혈류량 **분배** 양상은 각 기관과 조직에 분포한 소동맥 평활근의 수축 정도에 따라 달라진다. 휴식 상태의 혈류 분포를 나타내는 그림 12.6을 다시 보면, 혈류량 분배는 여러 기관에서의 저항이 다르기 때문이다. 이러한 분포는 운동 중에 일어나는 것과 같이 다양한 저항이 변할 때 크게 바뀔 수 있다(12.20절에서 설명).

저항은 어떻게 바꿀 수 있을까? 소동맥 평활근은 자발적 활성이 상당하다(즉 신경성, 호르몬성, 측분비 자극과는 무관하게 수축). 이 자발적인 수축 활성을 **내인성 긴장**[intrinsic tone 또는 기저성 긴장(basal tone)]이라고 한다. 이것이 기저 수준의 수축을 유지하는데, 신경전달물질과 혈중 호르몬 같은 외부 신호로 증가

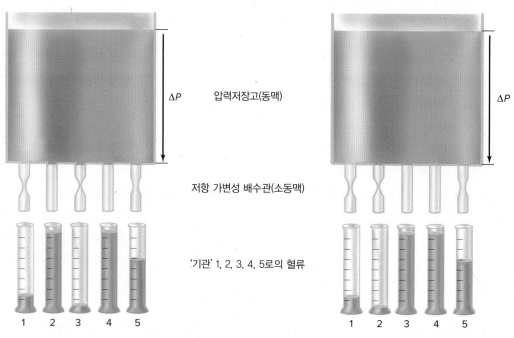

그림 12.36 다양한 기관의 동맥압, 소동맥 반지름 및 혈액-혈류 분포 사이의 관계에 대한 물리적 모형. 왼쪽 패널에서 혈류량은 2번 관에서 높고 3번 관에서 낮은 반면, 오른쪽 패널에서는 그 반대다. 혈류의 이러한 변화는 2번 관을 수축시키고 3번 관을 이완시킴으로써 이루어졌다. 혈류는 시간당 부피 단위(일반적으로 mL/분)라는 것을 기억해야 한다.

하거나 감소할 수 있다. 이러한 신호는 혈관 평활근세포의 세포질 Ca^{2+} 농도 변화를 유발해 작용한다(평활근의 흥분-수축 연계에 대한 설명은 제9장 참조). 고유의 내인성 긴장 이상으로 수축력이 증가하면 혈관수축이 발생하고 수축력이 감소하면 혈관확장이 발생한다. 소동맥의 수축과 확장을 조절하는 기전에는 두 가지 일반적인 범주가 있다.

- 국부적 조절
- 외인성(반사적) 조절

국부적 조절

국부적 조절(local control)이라는 용어는 기관이나 조직이 자체의 소동맥 저항을 변화시켜 혈류량을 자가 조절하는 기전으로 신경이나 혈중 호르몬에 의한 조절과는 독립적이다. 여기에는 자가 분비나 측분비물질에 의한 변화도 포함된다. 이 자가조절은 능동적 충혈, 혈류 자동조절, 반응성 충혈, 상처에 의한 국부적 반응 등과 같은 현상에서 명백하다.

능동적 충혈

대부분의 기관과 조직은 대사 활동이 증가할 때 혈류 증가[**충혈**(hyperemia)]가 나타난다(**그림 12.37a**). 이것을 **능동적 충혈**(active hyperemia)이라고 한다. 예를 들어 운동하는 골격근으로 가는 혈류는 근육의 활동 증가에 정비례해 증가한다. 능동적 충혈은 더 활동적인 기관이나 조직에서 소동맥이 이완된 직접적인 결과이다.

능동적 충혈에서 소동맥 평활근을 이완시키는 요인은 소동맥을 둘러싼 세포외액의 국부적인 화학적 변화이다. 이런 변화는 소동맥 근처의 세포에서 대사 활동이 증가한 결과이다. 여러 요인의 상대적인 영향 정도는 관련된 기관과 활동이 증가한 시간에 따라

다르다. 따라서 세포외액에서 발생하는 국부적인 화학적 변화를 나열하겠지만 정량화는 하지 않을 것이다.

아마도 조직이 더 활성화될 때 발생하는 가장 명백한 변화는 산화적 인산화에 의한 ATP 생산에 사용되는 산소 농도의 국부적 감소일 것이다. 물질대사가 증가하면 다음과 같은 여러 가지 다른 화학적 요인이 증가한다.

- 산화적 대사 최종 생성물인 이산화탄소
- 수소이온(H^+, pH의 감소) - 예: 젖산으로부터
- ATP 분해 산물인 아데노신
- 활동 전위 재분극이 반복될 때 축적된 K^+ 이온
- 에이코사노이드(eicosanoid), 세포막 인지질의 분해 산물
- 고분자량 물질의 분해에서 생성된 삼투활성 물질
- **전칼리크레인**(prekallikrein)이라는 전구체 형태로 간에서 분비되어 혈장에서 국부적으로 생성되는 효소인 **칼리크레인**(kallikrein)의 작용으로 혈중 단백질인 **키니노겐**(kininogen)으로부터 국부적으로 생성되는 펩티드인 **브래드키닌**(bradykinin)
- **산화질소**(nitric oxide, NO). 내피세포에서 방출되는 기체로 인접한 혈관 평활근에 작용한다. 이 기체의 작용은 다음에서 다룬다.

이 모든 화학적 요인의 국부적인 변화가 통제된 실험 조건에서 소동맥 확장을 유발하는 것으로 밝혀졌으며, 이러한 요인 모두는 아마도 하나 이상의 기관에서 능동적 충혈 반응에 영향을 미칠 것이다. 더욱이 또 다른 중요한 국부적 요인이 밝혀질 가능성도 있다. 세포외액의 이러한 모든 화학적 변화는 소동맥 평활근에 국부적으로 작용해 이완시킨다. 어떠한 신경이나 호르몬이 직접 관여하지 않는다.

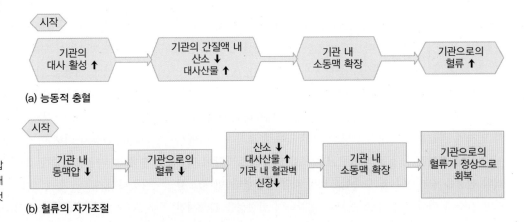

그림 12.37 (a) 대사 활동 증가와 (b) 혈압 감소에 반응하는 기관 혈류의 국부 조절. 대사활동 감소나 혈압 증가는 여기에서 보인 것과 반대되는 변화를 일으킬 것이다.

능동적 충혈이 골격근, 심근 및 우리 몸에서 가장 광범위한 정상적인 대사 활동을 보여주는 분비샘에서 가장 잘 발생한다는 것은 그리 놀라운 일이 아니다. 자체 혈류를 국부적으로 조절하는 각 혈관의 능력은 혈류가 필요한 조직(예: 국부 대사율 및 산소 소비가 증가한 조직)에 혈류를 분배하는 효율적인 방법이다.

혈류 자동조절

능동적 충혈 동안 조직 또는 기관에서의 대사 활동 증가가 국부적 혈관확장을 유도하는 시작점이 된다. 그러나 소동맥 저항의 국부적 변화는 조직이나 기관이 혈압 변화로 인해 혈액 공급이 변화될 때도 일어날 수 있다(**그림 12.37b**). 저항의 변화는 혈압 변화에도 불구하고 혈류를 거의 일정하게 유지하는 방향이므로 이를 **혈류 자동조절**(flow autoregulation)이라고 한다. 예를 들어 한 기관에 혈액을 공급하는 동맥이 부분적으로 막혀 기관에 대한 동맥압이 감소하면 혈류량이 감소한다. 이에 대한 반응으로 국부적인 조절이 소동맥 혈관확장을 일으켜 혈류 저항을 감소시킴으로써 혈류량을 다시 정상 수준으로 회복시킨다.

혈류 자동조절의 기전은 무엇일까? 한 가지 기전은 능동적 충혈에서 설명한 동일한 대사 인자로 구성된다. 동맥압의 저하는 기관으로 가는 혈류량을 낮추어 기관으로의 산소 공급이 감소하고 국부적으로 세포외 산소 농도가 감소한다. 동시에 이산화탄소, 수소이온, 대사산물의 세포외 농도는 혈액이 생성되는 속도만큼 빠르게 제거되지 못하기 때문에 모두 증가한다. 따라서 일정한 대사 활동에서 혈액 공급이 감소하는 동안 발생하는 국부적 대사 변화는 대사 활동이 증가하는 동안 나타나는 변화와 유사하다. 이것은 두 상황 모두 혈액 공급과 세포 대사 활동 수준 사이에 불균형이 있기 때문이다. 능동적 충혈에서의 혈관확장과 낮은 동맥압에 대한 반응인 혈류 자동조절은 서로 다르게 시작하지만 동일한 대사 기전을 수반한다.

혈류 자동조절은 동맥압이 감소하는 상황에만 국한되지 않는다. 반대 현상은 여러 가지 이유로 동맥압이 증가할 때 발생한다. 혈압 증가로 인한 초기 혈류 증가는 국부적 혈관확장 화학 인자들을 생성되는 것보다 더 빠르게 제거하고 또한 산소의 국부 농도를 증가시킨다. 이러한 이유로 소동맥이 수축해 증가한 혈압에도 불구하고 비교적 일정한 국부 혈류를 유지한다.

비록 지금까지의 설명이 자동 혈류조절을 매개하는 국부적 화학 인자의 역할을 강조했지만 다른 기전도 특정 조직과 기관에서 이 현상에 관여한다. 소동맥 평활근은 또한 증가한 동맥압이 혈관벽의 신장을 증가시킬 때 수축함으로써 직접 반응한다. 반대로 동맥압 감소로 인한 신장 감소는 혈관 평활근의 긴장성을 감소시킨

다. 이러한 신장에 대한 소동맥 평활근의 직접적인 반응을 **근원성 반응**(myogenic response)이라고 한다. 이것은 세포막의 Ca^{2+} 채널을 통해 평활근세포 내로 Ca^{2+} 이동의 변화로 발생한다.

반응성 충혈

어느 한 기관 또는 조직에 대한 혈액 공급이 완전히 차단된 경우, 흐름이 재개되면 혈류가 일시적으로 크게 증가한다. 이런 현상을 **반응성 충혈**(reactive hyperemia)이라 하며, 혈류 자동조절의 극단적인 한 형태이다. 혈류가 없는 기간 동안 영향을 받은 기관이나 조직의 소동맥은 앞에서 설명한 국부적 요인으로 인해 확장된다. 동맥에 대한 혈류 차단이 제거되는 순간에 활짝 열린 소동맥을 통해 혈류가 크게 증가한다. 손가락을 아주 단단하게 감아놓았던 반창고를 제거했을 때 이런 효과를 경험했을 수 있다. 반창고를 풀면 혈류량이 증가해 손가락이 선홍색으로 변했을 것이다.

손상에 대한 반응

조직 손상으로 에이코사노이드와 다양한 기타 물질이 세포로부터 국부적으로 방출되거나 혈장의 전구체로부터 생성된다. 이런 물질은 상처 부위의 소동맥 평활근을 이완시켜 혈관확장을 일으킨다. 염증으로 알려진 이 현상은 일반적인 과정의 한 부분으로 이에 관한 내용은 제18장에서 자세히 설명한다.

외인성 조절

교감신경 뉴런

소동맥 대부분에는 많은 교감신경 절후뉴런이 분포한다. 이 뉴런은 혈관 평활근의 α-아드레날린성 수용체에 결합해 혈관 수축을 일으키는 노르에피네프린을 주로 방출한다.

이와는 대조적으로, 전도계를 포함해 심근에 있는 노르에피네프린 수용체는 주로 β-아드레날린성 수용체이다. 그러므로 β-아드레날린성 수용체 길항제는 소동맥에는 영향 없이 심장에서만 노르에피네프린의 작용을 차단하고 억제하는 약으로 사용할 수 있으며, α-아드레날린성 수용체 길항제의 경우 그 반대도 가능하다.

소동맥에 대한 교감신경 뉴런의 조절은 혈관확장을 유발하는 데 사용할 수 있다. 교감신경은 활성이 완전히 멈추는 때는 없이 기관에 따라 어느 정도의 활성을 나타내기 때문에 항상 혈관의 내인성 긴장에 더해 어느 정도의 긴장성 수축을 유발한다. 교감신경 활성 비율을 이러한 기본 수준 이하로 낮춤으로써 혈관확장이 가능하다.

피부는 교감신경 조절의 아주 좋은 예다. 실온에서 피부 소동

맥은 이미 적당히 교감신경에 의한 자극을 받고 있다. 적당한 자극(예: 추위, 공포, 혈액 손실)은 이러한 교감신경에 대한 자극을 반사적으로 증가시켜 소동맥을 더욱 수축시킨다. 대조적으로, 증가한 체온은 반사적으로 피부로의 교감신경 입력을 억제하고 소동맥이 확장되며 피부를 통해 열이 발산된다.

능동적 충혈, 혈류 자동조절과는 대조적으로 혈관에 대한 교감신경 뉴런의 일차적 기능은 국부적 대사 요구와 혈류 조정이 아니라 전체 신체의 요구를 충족시키는 반사작용과 관련된다. 이러한 신경 경로를 사용하는 가장 일반적인 반사작용은 신체의 소동맥 저항에 영향을 주어 동맥압을 조절하는 것이다(다음 절에서 상세히 다룸). 다른 반사작용은 특별한 기능을 달성하기 위해 혈류를 재분배한다(이전의 예와 같이 피부를 통한 열 손실을 증가시키기 위해).

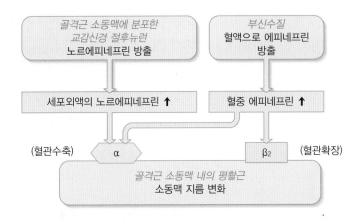

그림 12.38 교감신경과 혈중 에피네프린이 골격근 소동맥에 미치는 영향. 노르에피네프린은 뉴런 말단에서 방출되어 소동맥으로 확산하고, 호르몬인 에피네프린은 혈액을 통해 전달된다. α-아드레날린성 수용체와 β2-아드레날린성 수용체의 활성화는 반대 효과를 나타낸다. 간단히 하기 위해 노르에피네프린은 α-아드레날린성 수용체에만 결합하는 것으로 나타냈다. 노르에피네프린이 소동맥의 β2-아드레날린성 수용체에도 결합할 수 있지만 그 효과는 매우 작다.

부교감신경 뉴런

몇 가지 예외를 제외하고 소동맥에 대한 부교감신경의 분포는 거의 또는 전부 중요하지 않다. 즉 혈관 대부분은 부교감신경의 입력이 아니라 교감신경의 입력을 받는다. 이것은 대부분의 조직에서 자율신경이 이중으로 분포하는 양식과는 대조적이다.

비콜린성 비아드레날린성 자율 뉴런

제6장에 설명한 바와 같이, 아세틸콜린이나 노르에피네프린을 방출하지 않아 비콜린성 및 비아드레날린성 뉴런이라고 하는 자율신경 절후뉴런 그룹이 있다. 대신 이 뉴런은 다른 혈관확장제인 산화질소(NO)를 방출한다. 이런 뉴런은 위장관계의 혈관 조절에 중요한 역할을 하는 장신경계에서 특히 두드러진다(제15장 참조).

이런 뉴런은 또한 다른 부위, 예를 들어 음경과 음핵의 소동맥에도 분포해 발기를 중개한다. 남성의 발기부전 치료에 사용하는 **실데나필**(sildenafil, 상품명 비아그라)과 **타달라필**(tadalafil, 상품명 시알리스) 같은 일부 약물은 산화질소 신호 경로를 강화해 혈관확장을 촉진함으로써 작용한다.

호르몬

에피네프린은 교감신경에서 분비되는 노르에피네프린과 마찬가지로 소동맥 평활근의 α-아드레날린성 수용체에 결합해 혈관수축을 일으킬 수 있다. 그러나 많은 소동맥 평활근세포가 β-아드레날린성 수용체와 β2-아드레날린성 수용체 아형을 함께 가지고 있고 에피네프린이 β2-수용체에 결합하면 근세포가 수축하기보다 이완되기 때문에 더 복잡하다(**그림 12.38**).

대부분의 혈관망(vascular bed)에서 혈관 평활근에 β2-아드레날린성 수용체가 있긴 하지만, α-아드레날린성 수용체가 훨씬 많아 중요하지 않다. 그러나 골격근의 소동맥은 중요한 예외가 된다. 골격근의 소동맥에는 많은 β2-아드레날린성 수용체가 있어서 순환 중인 에피네프린은 근육의 혈관망에서 혈관확장에 기여한다.

소동맥 조절에 중요한 또 다른 호르몬은 소동맥 대부분을 수축시키는 **안지오텐신 II**(angiotensin II)이다. 이 펩티드는 레닌-안지오텐신계(renin-angiotensin system)의 일부이며, 이 호르몬의 생성이나 작용을 막는 약물은 고혈압을 치료하는 주요 치료법이다. 소동맥 수축을 일으키는 또 다른 호르몬은 **바소프레신**(vasopressin)으로 이는 혈압 감소에 대한 반응으로 뇌하수체후엽에서 혈액으로 방출된다(제11장 참조). 바소프레신과 안지오텐신 II의 조절 요인과 기능은 제14장에서 자세히 설명할 것이다.

마지막으로, 심장의 심방에서 분비되는 호르몬인 **심방성나트륨이뇨펩티드**(atrial natriuretic peptide, ANP)는 혈관확장제이다. 이 호르몬의 효과가 소동맥의 전체적인 생리적 조절에서 얼마나 중요한지는 아직 확실히 정립되지 않았다. 그러나 ANP는 Na$^+$ 균형과 혈액량을 조절해 혈압에 영향을 미치며 이에 대해서는 제14장에서 설명한다.

내피세포와 혈관 평활근

앞 절에서 많은 물질이 혈관 평활근의 수축 또는 이완을 유도할 수 있다는 것을 분명히 알게 되었다. 이 중 많은 물질이 소동맥 평활근에 직접 작용하지만, 어떤 물질은 평활근에 인접한 내피세포를 통해 간접적으로 작용한다. 내피세포는 간접적으로 작용하는 물질 및 특정 기계적 자극에 반응해 인접 혈관 평활근으로 확산

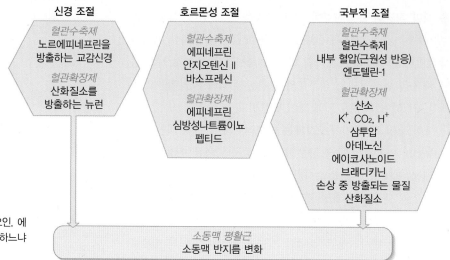

신경 조절	호르몬성 조절	국부적 조절
혈관수축제 노르에피네프린을 방출하는 교감신경 **혈관확장제** 산화질소를 방출하는 뉴런	**혈관수축제** 에피네프린 안지오텐신 II 바소프레신 **혈관확장제** 에피네프린 심방성나트륨이뇨 펩티드	**혈관수축제** 혈관수축제 내부 혈압(근원성 반응) 엔도텔린-1 **혈관확장제** 산소 K^+, CO_2, H^+ 삼투압 아데노신 에이코사노이드 브래디키닌 손상 중 방출되는 물질 산화질소

소동맥 평활근
소동맥 반지름 변화

그림 12.39 소동맥 반지름에 영향을 미치는 주요 요인. 에피네프린은 어떤 아형의 아드레날린성 수용체가 존재하느냐에 따라 혈관수축제 혹은 혈관확장제가 될 수 있다.

해 이완 또는 수축을 유발하고 그 결과 각각 혈관확장 또는 혈관수축을 유발하는 여러 측분비물질을 분비한다.

내피세포에서 방출하는 매우 중요한 측분비 혈관확장제 중 하나는 산화질소(NO)이다. [참조: 이것은 앞에서 설명한 것처럼 신경 말단에서 분비되는 것이 아니라 내피세포에서 방출되는 산화질소를 의미한다. 내피에서 방출되는 혈관확장제로 작용하는 측분비 인자가 산화질소라는 것이 밝혀지기 전까지는 이를 내피 유래 이완인자(endothelium-derived relaxing factor, EDRF)라 불렀는데, 이 이름은 산화질소 이외의 물질도 이런 일반적인 정의에 부합할 수 있어 아직도 자주 사용된다.] 산화질소는 소동맥 내피세포에서 상당한 양으로 지속적으로 방출되며 기저 상태의 소동맥 혈관확장에 기여한다. 또한 소동맥의 반사나 국부적 조절에 영향을 미치는 수많은 화학 매개체에 반응해 이것의 분비는 빠르고 현저하게 증가한다. 예를 들어 산화질소 방출은 염증 동안 국부적으로 생성되는 물질인 브래디키닌과 히스타민에 의해 촉진된다.

내피세포가 방출하는 또 다른 혈관확장제는 에이코사노이드인 **프로스타사이클린**(prostacyclin)이다. 이것을 **프로스타글란딘 I_2**(prostaglandin I_2, PGI_2)라고도 한다. NO와는 달리, PGI_2의 기본적인 분비량은 적지만 다양한 자극에 반응해 분비량이 현저하게 증가할 수 있다. 혈액을 응고시키는 혈관 반응에서의 PGI_2 역할은 12.26절에서 설명한다.

특정 기계적·화학적 자극에 반응해 내피세포가 방출하는 중요한 혈관수축 측분비 인자 중 하나는 **엔도텔린-1**(endothelin-1, ET-1)이다. ET-1은 측분비 작용뿐 아니라 특정 상황에서는 혈액에서 호르몬으로 기능할 수 있을 만큼 충분히 높은 농도를 이루어 광범위한 소동맥 수축을 일으킬 수 있다.

특정 기관에서의 소동맥 조절

그림 12.39는 소동맥 반지름을 결정하는 요인을 요약한 것이다. 국부적 조절과 반사적 조절의 중요성은 기관에 따라 다르며, **표 12.7**은 특정 기관에서 소동맥 조절의 주요 특징을 참조용으로 나열한 것이다. 소동맥 반지름에 대한 다양한 영향과 다양한 상황에서의 중요성은 대부분의 생리적 기능은 다수의 조절계에 의해 조절되며 종종 서로 길항적으로 작동한다는 생리학의 일반 원리를 보여준다.

12.11 모세혈관

12.1절에서 설명한 바와 같이 특정 순간에 전체 순환 중인 혈액의 약 5%가 모세혈관을 통해 흐르고 있다. 이 5%가 심혈관계 전체의 궁극적 기능인 영양소, 대사 최종산물, 세포 분비물의 교환을 수행하고 있다.

모세혈관은 빛이 눈에 들어올 수 있게 해주는 투명 구조인 각막(제7장 참조)을 제외한 신체의 모든 조직에 뻗어 있다. 대부분의 세포는 모세혈관으로부터 0.1 mm(단지 세포 몇 개의 너비) 이내에 있기 때문에 확산거리는 매우 짧고 교환은 매우 효율적으로 일어난다. 성인의 모세혈관은 약 40,000 km 정도 되는데 각각의 모세혈관 길이는 약 1 mm에 불과하고 지름은 적혈구가 간신히 지나갈 정도인 8 μm 정도이다(비교를 위해 사람 머리카락의 지름은 약 100 μm이다).

조직의 기능에서 모세혈관의 필수적인 역할은 모세혈관이 어떻게 발달하고 성장하는지[**혈관형성**(angiogenesis)]에 관한 많은 질문을 유발했다. 예를 들면 상처가 치유되는 동안 무엇이 혈관 형

표 12.7	특정 기관의 소동맥 조절 요약

심장

높은 내인성 긴장, 휴식상태에서 산소 추출이 매우 높으므로 적절한 산소 공급을 유지하기 위해 산소 소비가 증가하면 혈류량이 증가해야 한다.

주로 국부적 대사 인자, 특히 아데노신 및 혈류 자동조절에 의해 조절된다. 교감신경의 직접적인 영향은 미약하고 일반적으로 국부적 요인이 우세하다.

수축기 동안 대동맥 반월판이 관상동맥의 입구를 막아 근육 안의 혈관은 압축된다. 따라서 관상동맥 혈류는 주로 이완기 동안 발생한다.

골격근

운동 중에는 국부적 대사 인자에 의해 조절된다.

교감신경 활성화는 감소한 동맥압에 대한 반사 반응에서 혈관수축(α-아드레날린성 수용체에 의해 매개됨)을 일으킨다.

에피네프린은 저농도에서는 β₂-아드레날린성 수용체를 매개로 혈관을 이완시키고, 고농도에서는 α-아드레날린성 수용체를 매개로 혈관수축을 일으킨다.

위장관, 비장, 췌장 및 간 ('내장 기관')

실제로 부분적으로 서로 직렬로 연결된 2개의 모세혈관망이다. 위장관, 비장, 췌장의 모세혈관에서 나온 혈액은 문맥을 통해 간으로 흐른다. 또한 간은 별도의 동맥 혈액도 공급받는다.

교감신경 활성화는 감소한 동맥압에 대한 반사 반응과 스트레스 중에 α-아드레날린성 수용체를 매개로 혈관수축을 일으킨다. 또한 정맥 수축은 간으로부터 흉부 정맥으로 많은 양의 혈액을 이동시킨다.

혈류 증가는 식사 후 발생하며 국부적 대사 인자, 뉴런, 위장관에서 분비되는 호르몬에 의해 매개된다.

신장

혈류 자동조절이 주요 요인이다.

교감신경 자극은 감소한 동맥압에 대한 반사 반응과 스트레스 중에 α-아드레날린성 수용체를 매개로 혈관수축을 일으킨다. 안지오텐신 II는 또한 주요 혈관수축제이다. 이러한 반사작용은 나트륨과 수분을 보존하는 데 도움이 된다.

뇌

혈류 자동조절이 뛰어나다.

뇌 내의 혈액 분배는 국부적 대사 인자에 의해 조절된다.

혈관확장은 동맥혈의 이산화탄소 농도 증가에 반응해 일어난다.

자율신경계의 영향을 비교적 적게 받는다.

피부

주로 교감신경에 의해 조절되며 α-아드레날린성 수용체에 의해 매개된다. 반사적 혈관수축은 동맥압 감소와 추위에 반응해 발생하는 반면, 혈관확장은 열에 반응해 발생한다.

땀샘과 비콜린성, 비아드레날린성 뉴런에서 방출되는 물질도 혈관확장을 유발한다.

정맥총에는 많은 양의 혈액을 포함하고 있어 피부색에 기여한다.

폐

체순환에 비해 저항이 매우 낮다.

주로 중력과 폐 안의 수동적인 물리적 힘에 의해 조절된다.

낮은 산소 농도에 반응해 국부적 인자에 의해 매개되는 혈관수축이 일어나는데, 이는 체순환에서 일어나는 것과 정반대이다.

성을 촉진하는가? 암은 지속적인 종양 증식에 요구되는 새로운 모세혈관의 성장을 어떻게 자극하는가? 혈관내피세포는 세포 이동과 분열을 통한 새로운 모세혈관망의 구축에 결정적으로 관여한다고 알려져 있다. 혈관내피세포는 섬유아세포와 같은 다양한 조직세포 및 내피세포 자체에 의해 국부적으로 분비되는 다양한 **혈관형성인자**(angiogenic factor)[예: 혈관내피 성장인자(vascular endothelial growth factor, VEGF)]에 의해 자극을 받는다.

암세포도 혈관형성인자를 분비한다. 이 인자들의 분비와 작용을 방해하는 약물의 개발은 항암 치료법에서 유망한 연구 분야이다. 예를 들어 **안지오스타틴**(angiostatin)은 체내에서 자연적으로 만들어져 혈관 성장을 억제하는 펩티드이다. 외부 안지오스타틴을 투여하면 생쥐에서 종양의 크기를 줄이는 것으로 밝혀졌다.

또 다른 예로 결장직장암 치료제로 사용되는 약물은 혈류에서 VEGF와 결합하고 가둠으로써 혈관형성을 도와주는 역량을 감소시키는 항체이다.

모세혈관망의 구조

모세혈관의 구조는 기관마다 다르지만, 전형적인 모세혈관(**그림 12.40**)은 평활근이나 탄성조직 없이 한 층의 두께로 기저막에 놓여 있는 내피세포로 이루어진 얇은 벽으로 된 관이다(그림 12.31 복습). 몇몇 기관(예: 뇌)의 모세혈관에는 기저막을 둘러싸고 있는 2차 세포층이 있어 물질이 모세혈관벽을 통해 확산하는 능력에 영향을 미친다.

모세혈관의 내피 벽을 이루는 편평세포는 서로 밀착해 있지 않

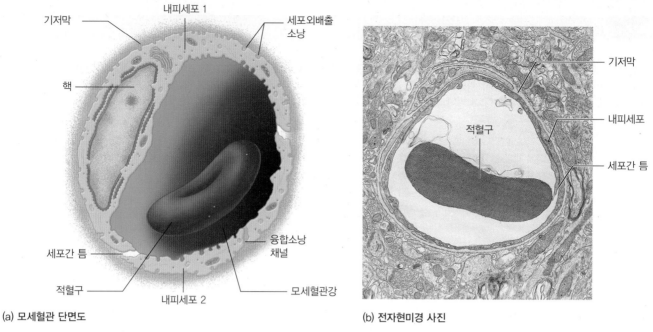

그림 12.40 (a) 모세혈관 단면도. 그림에는 2개의 내피세포가 있으나 다른 핵은 절단된 다른 면에 있기 때문에 핵은 하나만 보인다. 융합소낭 채널은 내피세포 2의 일부이다. (b) 하나의 적혈구가 들어 있는 모세혈관의 전자현미경 사진. 핵은 사진에 표시하지 않았다. 혈액세포는 장축이 대략 7 μm이다. 출처: Michael Noel Hart, M.D., Univerisity of Wisconsin, Madison.

고, **세포간 틈**(intercellular cleft)이라고 하는 좁고 물이 채워진 (water-filled) 공간으로 분리되어 있다. 내피세포는 일반적으로 많은 수의 세포내섭취 소낭(endocytotic vesicle)과 세포외배출 소낭(exocytotic vesicle)을 갖고 있으며, 종종 이러한 소낭이 융합해 세포를 가로지르는 **융합소낭 채널**(fused-vesicle channel)을 형성한다(**그림 12.40a**).

모세혈관을 통한 혈류는 미세순환을 구성하는 다른 혈관들의 상태에 따라 다르다(**그림 12.41**). 예를 들어 모세혈관에 혈액을 공급하는 소동맥의 혈관확장은 모세혈관의 혈류량을 증가시키는 반면, 소동맥 혈관수축은 모세혈관의 혈류량을 감소시킨다.

또한 일부 조직과 기관에서 혈액은 소동맥으로부터 모세혈관으로 직접 들어가지 않고 소동맥과 소정맥을 연결하는 **후소동맥**(metarteriole)으로부터 들어간다. 후소동맥은 소동맥과 마찬가지로 흩어져 있는 평활근 세포를 포함한다. 모세혈관이 후소동맥에서 나오는 부위는 고리형 평활근인 **모세혈관전 괄약근**(precapillary sphincter)으로 둘러싸여 있으며, 이 괄약근은 국부적 대사인자에 반응해 수축하거나 이완한다. 수축하면 모세혈관전 괄약근이 모세혈관의 입구를 완전히 차단한다. 조직이 활동적일수록 더 많은 모세혈관전 괄약근이 열려 있고 혈관망의 더 많은 모세혈관으로 혈액이 흐른다. 모세혈관전 괄약근은 소동맥에서 나오는 모세혈관 입구에 존재하기도 한다.

모세혈관 혈류속도

그림 12.42a는 도관이 갈라지면 유체의 유속에 어떤 영향을 미치는지 보여주는 간단한 기계 모델이다. 지름이 1cm인 일련의 공이 6개의 좁은 관으로 갈라지는 하나의 관을 통해 밀려가고 있다. 각

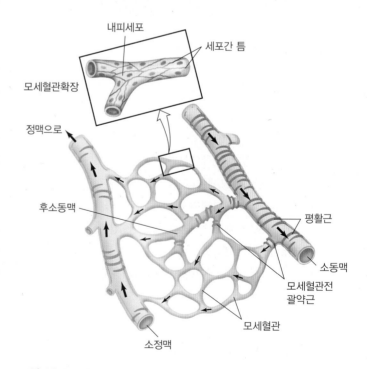

그림 12.41 미세순환에 대한 그림. 모세혈관에는 평활근이 없음에 유의해야 한다.

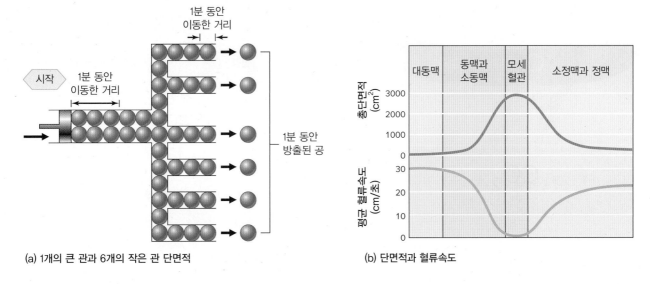

(a) 1개의 큰 관과 6개의 작은 관 단면적

(b) 단면적과 혈류속도

그림 12.42 총단면적과 혈류속도와의 관계. (a) 좁은 관들의 총단면적은 넓은 관의 총단면적보다 3배 더 넓다. 따라서 작은 관의 혈류속도는 넓은 관의 1/3배에 해당한다. (b) 체순환의 단면적과 혈류속도.

각의 개별 관은 넓은 관보다 횡단면이 좁지만, 좁은 관 횡단면의 합은 넓은 관보다 넓다. 넓은 관에서 각각의 공은 분당 3 cm의 속도로 움직이지만, 좁은 관에서의 전진속도는 총단면적이 3배이기 때문에 넓은 관의 1/3인 분당 1 cm에 불과하다.

이 예는 다음과 같은 중요한 원리를 설명한다. 지속적 흐름이 병렬로 배열된 연속된 관의 집단을 통해 이동할 때 관의 단면적 합이 증가함에 따라 유속은 감소한다. 이것이 정확히 순환계의 경우이다(**그림 12.42b**). 혈류의 속도는 대동맥에서 빠르고, 동맥과 소동맥에서 점차 느려지며, 광대한 단면적의 모세혈관을 통과할 때는 그 속도가 급격히 느려진다. 모세혈관을 통한 느린 흐름은 혈액과 간질액 사이의 물질 교환에 필요한 시간을 최대화한다. 소정맥과 정맥에서는 단면적이 줄어들기 때문에 혈류속도는 점차 빨라진다. 다시 강조하자면, 혈류속도는 심장과의 가까운 정도가 아니라 혈관 유형의 전체 단면적에 따라 달라진다.

모세혈관벽을 통한 확산: 영양소와 최종 대사산물의 교환

모세혈관을 통한 혈액의 극도로 느린 이동은 모세혈관벽을 가로지르는 물질 교환 시간을 최대화한다. 물질이 세포간질액과 혈장 사이를 이동할 수 있도록 하는 세 가지 기본적 기전은 확산, 소낭수송, 집단흐름이다. 매개수송(제4장 참조)은 뇌를 포함한 일부 조직의 모세혈관에서 일어나는 네 번째 기전이다. 여기에서는 확산과 소낭수송을 설명하고, 집단흐름은 다음에 설명한다.

뇌의 모세혈관을 제외한 모든 모세혈관에서 확산은 영양소, 산소, 최종 대사산물이 모세혈관벽을 순이동하는 가장 중요하고 유일

한 수단이다. 혈액과 세포 사이의 물질 교환에서 확산의 중요성은 생리적 과정이 화학 및 물리 법칙으로 결정된다는 생리학의 일반 원리를 보여준다. 다음 절에서 설명하겠지만 집단흐름에 의해서도 물질이 조금 이동하지만 그 양은 무시할 수 있다.

제4장에서 확산속도를 결정하는 요인을 설명했다. 산소와 이산화탄소를 포함한 지용성 물질은 모세혈관 내피세포의 세포막을 통해 쉽게 확산한다. 반면에, 이온 및 기타 극성 분자는 지질 용해성이 낮아 내피벽(endothelial lining)에 있는 작고 물로 채워진 채널을 통과해야 한다.

모세혈관벽에 있는 물로 채워진 채널은 지용성 분자만큼은 아니지만 이온 및 작은 극성 분자의 이동률을 높여준다. 이 채널이 있는 한 가지 위치는 세포간 틈, 즉 인접한 세포 사이의 좁고 물로 채워진 공간이다. 내피세포를 관통하는 융합소낭 채널은 물로 채워진 또 다른 채널 형태를 제공한다.

물로 채워진 채널은 아주 적은 양의 단백질 확산을 허용한다. 호르몬과 같은 특정 단백질 또한 소낭수송(내강 쪽 세포막의 세포내섭취와 간질액 면에서 세포내섭취 소낭의 세포외배출)에 의해 내피세포를 통과할 수 있다.

물로 채워진 채널의 크기가 다양한 것은 기관에 따라 모세혈관의 '누출성(leakiness)' 차이를 설명해 준다. 극단적인 예로 뇌에는 '밀착' 모세혈관이 있으며 여기에는 세포 사이에 틈이 없고 밀착연접(tight junction)으로만 되어 있다. 따라서 수용성 물질은 분자가 작은 것이라도 혈액-뇌 장벽을 통한 운반체 매개수송에 의해서만 뇌간질액 공간 안팎으로 이동할 수 있다(제6장 참조).

모세혈관에 대한 반대의 극단적인 예는 간의 모세혈관으로, 내

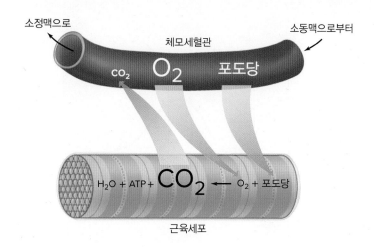

그림 12.43 체모세혈관에서의 확산기울기.

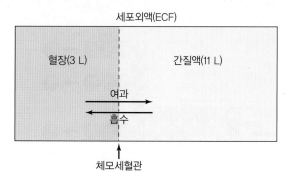

그림 12.44 집단흐름에 의한 세포외액의 분포.

피세포를 관통하는 큰 융합소낭 채널뿐만 아니라 커다란 세포간 틈도 있어서 단백질 분자도 쉽게 통과할 수 있다. 간의 주요 기능 중 두 가지는 혈장단백질 합성과 혈장단백질에 결합한 물질의 대사이기 때문에 이것은 중요하다. 대부분의 기관과 조직에서 모세혈관의 누출성은 뇌와 간 모세혈관의 극단 사이에 있다.

산소와 영양물질의 모세혈관 안팎의 확산기울기는 이들 물질을 세포가 이용하기 때문에 발생한다. 최종 대사산물의 확산기울기는 물질을 세포가 생성한 결과로 발생한다. 근육에서 포도당, 산소, 이산화탄소 세 가지 예를 살펴보자(그림 12.43). 포도당은 운반체 매개수송으로 간질액에서 근육세포로 지속적으로 운반되고, 산소는 동일 방향으로 확산을 통해 이동한다. 간질액에서 포도당과 산소를 제거하면 간질액의 포도당 농도가 모세혈관 내 혈중 포도당 농도보다 낮아져 모세혈관에서 간질액으로 확산기울기가 형성된다.

동시에 이산화탄소는 근육세포에서 계속 생성되어 간질액으로 확산한다. 그 결과 간질액의 이산화탄소 농도가 모세혈관의 혈중 농도보다 높아져 간질액에서 모세혈관 쪽으로 이산화탄소 확산기울기가 생성된다.

양방향으로 이동하는 물질의 경우 국부 대사율이 궁극적으로 모세혈관 내외의 확산기울기를 설정한다.

조직이 대사율을 높이려면 혈액으로부터 더 많은 영양소를 얻어야 하고 더 많은 최종 대사산물을 제거해야 한다. 이것을 달성하기 위한 한 가지 기전은 능동적 충혈이다. 두 번째 중요한 기전은 혈장과 조직 사이의 확산기울기가 커지는 것이다. 산소와 영양소에 대한 세포에서의 이용 증가는 조직에서의 농도를 낮추는 반면, 이산화탄소와 다른 최종 산물의 생성 증가는 조직 농도를 증가시킨다. 두 경우 모두 물질의 모세혈관 내외의 농도 차이가 증가

해 확산율도 증가한다.

모세혈관벽을 통한 집단흐름: 세포외액의 분포

영양소, 산소, 최종 대사산물의 확산 교환이 모세혈관을 통해 일어남과 동시에 완전히 별개의 다른 과정인 혈장(단백질은 제외)의 집단흐름이 모세혈관을 통해 발생한다. 이 과정의 기능은 영양소와 최종 대사산물의 교환이 아니라 세포외액 부피의 분배이다(그림 12.44). 세포외액에는 혈장과 간질액이 포함된다. 일반적으로 간질액이 혈장보다 약 4배 정도 많은데, 체중이 70 kg인 사람은 이 양이 11 L 대 3 L이다. 이러한 분포는 고정되어 있지 않으며, 간질액은 혈장에 체액을 공급할 수도 있고 혈장으로부터 체액을 받을 수도 있는 저장고 같은 역할을 한다.

여과

앞에서 설명한 바와 같이 대부분의 모세혈관벽은 물과 혈장단백질을 제외한 거의 모든 혈장 용질에 대한 투과성이 높다. 따라서 모세혈관벽 안팎에 정수압 차이가 있는 경우 모세혈관벽은 다공성 여과기처럼 작용해 단백질이 없는 혈장을 물로 채워진 채널을 통해 모세혈관의 혈장으로부터 간질액으로 집단흐름에 의해 이동하게 한다[이것을 기술적으로는 초여과(ultrafiltration)라고 하지만 여기서는 간단히 여과(filtration)라 하겠다]. 단백질을 제외한 혈장 내 모든 용질의 농도는 여과액과 혈장에서 거의 같다.

집단흐름의 크기는 일정 부분 모세혈관의 혈압과 간질액의 정수압 차이에 의해 결정된다. 일반적으로 전자가 후자보다 훨씬 높다. 따라서 단백질이 없는 혈장을 모세혈관에서 간질액으로 여과하고 단백질은 혈장에 남겨두기 위해서는 상당한 정수압 차이가 있어야 한다.

모든 혈장이 간질 공간으로 여과되지 않는 이유는 무엇인가? 그 이유는 여과를 일으키는 정수압 차이가 여과에 반대로 작용하는 삼투압에 의해 상쇄되기 때문이다. 이것을 이해하기 위해서는

삼투압의 원리를 복습해야 한다.

삼투

제4장에서 물 농도가 높은 용액에서 물 농도가 낮은 용액으로 반투막을 통해 물의 순 이동이 어떻게 일어나는지 설명했다. 달리 말하면, 물은 막에 대해 불투과성인 용질 농도가 낮은 곳에서 불투과성인 용질 농도가 높은 곳으로 이동한다. 더욱이 이 물의 삼투압 흐름은 막을 통과할 수 있는 용질과 함께 '끌어당긴다'. 따라서 막의 양쪽에 있는 불투과성 용질의 농도 차이에 따른 이차적인 물 농도의 차이는 정수압 차이로 생성되는 집단흐름과 유사한 방법으로 물과 투과성 용질을 모두 포함하는 용액의 이동을 유발할 수 있다. 정수압과 마찬가지로 막을 가로지르는 삼투압을 나타내는 데도 압력 단위(mmHg)를 사용한다.

용질의 효과

이러한 분석을 모세혈관을 가로지르는 삼투압에 의한 흐름에도 적용할 수 있다. 모세혈관 내의 혈장과 그 바깥쪽 간질액에는 Na^+, Cl^-, K^+ 등의 모세혈관 세공을 쉽게 통과할 수 있는 저분자 용질[결정질(crystalloid)이라고 함]이 다량 함유되어 있다. 이 용질은 모세혈관벽을 쉽게 통과하기 때문에 혈장과 간질액에서 농도는 같다. 따라서 결정질의 존재는 물 농도에 별다른 차이를 만들지 않는다.

대조적으로, 혈장단백질[교질(colloid)이라고도 함]은 모세혈관 구멍을 통해 이동할 수 없으며 간질액에서 농도가 매우 낮다. 혈장과 간질액에서 단백질 농도 차이는 혈장에서 물의 농도가 간질액에서보다 약간 낮아(약 0.5% 정도) 삼투압을 일으켜 간질액으로부터 모세혈관 내로 물의 흐름을 유발하는 경향이 있다는 것을 의미한다. 간질액의 결정질은 물과 함께 움직이므로 모세혈관벽을 가로지르는 삼투압 또는 정수압에 의한 흐름은 혈장이나 간질액에서 결정질의 농도를 변경하지는 않는다.

이 마지막 문장의 핵심 단어는 농도(concentration)이다. 두 영역에서 물의 양(부피)과 결정질의 양은 변화한다. 그러므로 혈장에서 간질액으로 액체의 여과가 증가하면 결정질 농도가 변하지 않더라도 간질액의 부피를 증가시키고 혈장 부피는 감소시킨다.

스탈링 힘

요약하면, 반대되는 힘이 모세혈관벽을 통해 액체를 이동시킨다(그림 12.45a).

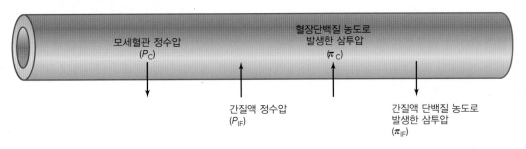

(a) 스탈링 힘 – 네 가지 요소

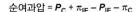

순여과압 = $P_C + \pi_{IF} - P_{IF} - \pi_C$

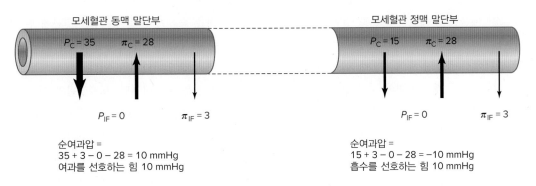

(b) 스탈링 힘 – 정량화

그림 12.45 스탈링 힘. (a) 모세혈관을 투과하는 액체의 이동을 결정하는 네 가지 요소. (b) 모세혈관의 동맥 말단에서 여과를 유발하고 정맥 말단에서 흡수를 일으키는 힘의 정량화. 외항성 힘을 임의로 양의 값으로 표시하므로 순여과압이 양의 값이면 여과에 유리한 반면, 음의 값이면 액체의 순흡수가 발생함을 나타낸다. (b)에서 화살표는 힘의 크기를 나타낸다. 간질액 정수압(P_{IF})은 거의 0이기 때문에 (b)의 간질액 정수압에 대한 화살표를 표시하지 않았다.

- 모세혈관 혈액의 정수압과 간질액의 정수압 차이는 모세혈관 밖으로 여과를 일으킨다.
- 단백질 농도 차이로 인한 혈장과 간질액 사이의 물 농도 차이는 간질액이 모세혈관으로 **흡수**(absorption)되게 한다.

따라서 **순여과압**(net filtration pressure, NFP)은 네 가지 변수의 대수적 합에 직접 의존한다. 이 네 변수는 모세혈관 정수압인 P_C(모세혈관 밖으로 액체 이동을 촉진), 간질 정수압인 P_{IF}(모세혈관으로 액체 이동을 촉진), 혈장단백질 농도로 인한 삼투압인 π_C(모세혈관으로 액체 이동을 촉진), 간질액 단백질 농도로 인한 삼투압인 π_{IF}(모세혈관 외부로 액체 이동을 촉진)이다. 수학적으로 표현하면 다음과 같다.

$$NFP = P_C + \pi_{IF} - P_{IF} - \pi_C$$

모세혈관 밖으로 향하는 힘을 양의 값으로, 안으로 향하는 힘을 음의 값으로 임으로 표기했다. 순여과압을 결정하는 네 가지 요인은 심장에 대한 프랑크-스탈링 기전을 밝히는 데 기여한 생리학자 스탈링이 이 힘을 처음으로 설명했기 때문에 **스탈링 힘**(Starling force)이라고 한다.

이제 체순환에서 이러한 이동을 정량적으로 고찰할 수 있다(**그림 12.45b**). 동맥혈압(동맥압)의 대부분은 혈액이 소동맥을 통해 흐르면서 이미 소진되어 전형적인 모세혈관의 동맥 말단부에서 체액을 밀어내는 정수압은 약 35 mmHg에 불과하다. 모세혈관의 이러한 말단부에서의 간질액 단백질 농도는 3 mmHg의 정수압에 해당하는 크기로 모세혈관 밖으로 액체의 흐름을 생성한다. 간질액의 정수압은 사실상 0이므로 이 모세혈관 말단부의 안쪽으로 향하는 유일한 압력은 혈장단백질에 의한 삼투압이며 28 mmHg이다. 그러므로 모세혈관의 동맥 쪽 말단부에서 유출압이 유입압보다 10 mmHg 크기 때문에 모세혈관 밖으로 집단여과(bulk filtration)가 일어난다.

모세혈관의 정맥 말단에서 스탈링 힘의 유일한 실질적 차이는 혈액이 모세혈관벽을 따라 흐를 때 혈관벽의 저항으로 인해 혈액 정수압(P_C)이 35에서 약 15 mmHg로 감소하는 것이다. 다른 세 가지 힘은 동맥 말단에서와 거의 같고, 순유입압이 유출압보다 약 10 mmHg만큼 더 크기 때문에 모세혈관으로 액체의 집단흡수(bulk absorption)가 일어난다. 따라서 혈장에서 모세혈관의 동맥 말단에 있는 간질 공간으로의 체액 순이동은 모세혈관의 정맥 말단에서 반대 방향으로 일어나는 체액 흐름에 의해 균형을 이루는 경향이 있다. 실제로 신체의 모세혈관을 총체적으로 보면 일반적

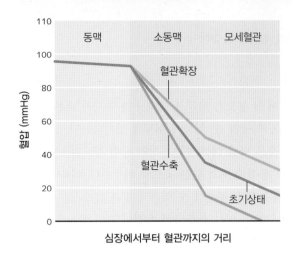

그림 12.46 한 기관의 모세혈관압에 대한 소동맥 확장 또는 수축의 효과(일정한 동맥압 조건에서).

으로 순외향력이 내향력보다 약간 크기 때문에 순여과량은 약 4 L/일이다(이 수치에는 신장의 모세혈관은 포함되지 않는다). 이 체액의 운명은 림프계 부분에서 설명한다.

모세혈관압의 신체 부위별 차이

예시에서는 35 mmHg에서 15 mmHg로 변하는 일반적인 모세관 정수압을 가정했다. 사실 모세혈관 정수압은 신체 부위에 따라 다르며 다음 내용에서 설명하겠지만 사람이 누워 있는지, 앉아 있는지, 서 있는지에 따라 크게 영향을 받는다. 또한 어느 부위의 모세혈관 정수압은 주로 해당 영역의 소동맥 저항 변화로 매개되는 생리학적 조절 대상이다. **그림 12.46**에서 볼 수 있듯이, 특정 조직 내의 소동맥이 확장하면 동맥과 모세혈관 사이 저항을 극복하는 데 더 적은 압력이 손실되기 때문에 해당 영역의 모세혈관 정수압이 상승한다. 증가한 모세혈관 정수압으로 여과가 증가하고 단백질이 없는 더 많은 액체가 간질액으로 이동한다. 반대로 소동맥의 수축은 모세혈관 정수압을 감소시키고 간질액이 혈관 내로 순이동하는 것을 촉진한다. 실제로, 모세혈관에 혈액을 공급하는 소동맥은 너무 확장하거나 수축해 모세혈관 전 길이에 걸쳐 각각 여과만 또는 흡수만 일어날 수도 있다.

중요한 점을 반복하자면, 모세혈관의 여과와 흡수는 모세혈관과 조직 사이에서 영양소와 최종 대사산물을 교환하는 작은 기능을 한다. 그 이유는 순 집단흐름(net bulk flow)의 결과로 모세혈관 안팎으로 이동하는 포도당이나 이산화탄소와 같은 물질의 총량이 순 확산(net diffusion)에 의해 이동하는 양에 비해 극히 적기 때문이다.

마지막으로, 모세혈관 유체역학의 이러한 분석은 체순환만을 고려한 것이다. 폐순환의 모세혈관에도 동일한 스탈링 힘이 적용

되지만 네 가지 요인의 상대 수치가 다르다. 특히 폐순환은 저항이 낮고, 압력이 낮은 순환계이므로 폐 모세혈관 정수압(체액을 폐 모세혈관 밖 간질로 이동시키는 주요 힘)은 평균 약 7 mmHg에 불과하다. 이것은 다른 조직에서보다 폐 간질액에 더 많은 단백질이 축적되어 있는 것으로 상쇄된다. 전반적으로 폐의 스탈링 힘은 다른 조직에서와 같이 여과를 약간 선호하지만 광범위하고 활동적인 림프 배수는 간질 공간과 기도에 세포외액이 축적되는 것을 막아준다.

부종

일부 병태생리학적 상황에서 스탈링 힘의 불균형이 **부종**(edema, 간질 공간에 체액이 비정상으로 축적되는 증상)을 유발할 수 있다. 심부전(heart failure, 12.22절에서 자세히 설명함)은 증가한 정맥압이 모세혈관으로부터의 혈류를 감소시키고 증가한 모세혈관 정수압(P_C)이 과도한 여과 및 간질액의 축적을 유발하는 상태이다. 결과적인 부종은 몸 또는 폐 조직에서 발생할 수 있다.

보다 일반적인 경험은 예를 들어 발목을 삔 경우와 같이 부상으로 발생하는 부종이다. 손상에 대한 반응으로 국부적으로 방출되는 히스타민 및 기타 화학적 인자가 분비되고 이것이 소동맥을 확장해 모세혈관압과 여과를 증가시킨다(그림 12.45 및 12.46 참조). 또한 손상된 조직 내에서 방출되는 화학물질은 내피세포를 변형시켜 세포간 틈의 크기를 증가시키고 혈장단백질이 혈류에서 더 쉽게 빠져나갈 수 있게 한다. 이는 간질액의 단백질 삼투압(π_{IF})을 증가시켜 여과와 부종이 발생하는 경향을 증가시킨다. 마지막으로, 혈장단백질 농도의 비정상적 감소도 부종을 유발할 수 있다. 이 조건은 모세혈관에서 주요 흡수력(π_C)을 감소시켜 순 여과를 증가시킨다. 혈장단백질 농도는 간질환(혈장단백질 생산 감소) 또는 신장질환(오줌 내 단백질 유실)에 의해 감소할 수 있다. 또한 간질환과 마찬가지로 단백질 영양실조[**단백부족증**(kwashiorkor)]는 혈장단백질의 생산을 저해한다. 그 결과 부종이 발생하는데 특히 복강의 간질 공간에서 두드러지며, 단백질 섭취가 부족한 사람에서 일반적으로 관찰되는 부어오른 배 모양을 나타낸다.

12.12 소정맥 및 정맥

혈액은 모세혈관에서 소정맥으로 흐르고 다시 정맥으로 흐른다. 모세혈관에서와 마찬가지로 간질액과 소정맥 사이에서 약간의 물질 교환이 발생한다. 실제로, 거대분자의 투과성은 특히 손상된 부위에서 모세혈관에서보다 소정맥에서 종종 더 크다. 소정맥은 혈액을 수용할 수 있는 용량이 크기 때문에 **저장성 혈관**(capacitance vessel)이다. 또한 염증 및 감염 중에 백혈구가 조직으로 이동하는 부위이기도 하다.

정맥은 혈액이 심장으로 돌아올 때 통과하는 마지막 관이다. 체순환에서 이 정맥환류를 일으키는 힘은 말초정맥과 우심방 사이의 압력 차이다. 말초정맥의 첫 번째 부분 압력은 일반적으로 매우 낮다(10~15 mmHg). 왜냐하면 심장에 의해 혈액에 전달되는 대부분의 압력은 소동맥, 모세혈관, 소정맥을 통해 흐를 때의 저항으로 소진되기 때문이다. 우심방의 압력은 보통 0 mmHg에 가깝다. 따라서 **말초정맥**(peripheral vein)에서 우심방으로 흐르기 위한 전체 추진압은 평균 10~15 mmHg에 불과하다. (말초정맥에는 흉강 내에 포함되지 않은 모든 정맥이 포함된다.) 지름이 큰 정맥은 혈액 흐름에 대한 저항이 낮아 이러한 압력 차이가 적절하다. 따라서 정맥의 주요 기능은 조직에서 심장으로 흐르는 혈류를 위한 저항이 낮은 도관 역할을 하는 것이다. 팔과 다리의 말초정맥은 심장 쪽으로만 흐름을 허용하는 판막이 있다.

저항이 낮은 도관으로의 기능 외에도 정맥은 두 번째 중요한 기능을 수행한다. 정맥의 지름은 혈액량의 변화에 따라 반사적으로 변해 말초정맥압을 유지하고 심장으로의 정맥환류를 유지한다. 앞에서 우리는 심장으로의 정맥환류량은 심실 이완기말 용적과 그에 따른 박동량의 주요 결정 요인임을 강조했다. 이제 우리는 말초정맥압이 박동량의 중요한 결정 요소임을 알 수 있다. 다음은 정맥압이 어떻게 결정되는지 설명한다.

정맥압 결정 요인

모든 탄성이 있는 관의 압력을 결정하는 요소는 내부 액체의 부피와 벽의 순응도이다. 앞으로 살펴보겠지만 혈액 대부분은 정맥에 들어 있으므로 결과적으로 전체 혈액량은 정맥압을 결정하는 중요한 요소 중 하나이다. 또한 정맥의 벽은 동맥의 벽보다 얇고 훨씬 유연하다(그림 12.31 참조). 따라서 정맥은 정수압이 비교적 작게 증가해도 많은 양의 혈액을 수용할 수 있다. 이런 방식으로 혈액을 보유하는 능력이 높기 때문에 소정맥과 마찬가지로 저장성 혈관이다. 혈액 총량의 약 60%는 체 소정맥과 정맥에 들어 있으나(**그림 12.47**), 정맥의 압력은 평균 10 mmHg에 불과하다. (대조적으로 체동맥은 100 mmHg의 압력에서 혈액의 15% 미만을 갖고 있다.)

정맥의 벽에는 교감신경 뉴런에 의해 자극되는 평활근이 있다. 이 뉴런의 자극은 정맥 평활근의 수축을 유발하는 노르에피네프린을 방출해 혈관 지름과 순응도를 감소시키고 내부 압력을 증가시킨다. 그러면 정맥압이 증가해 더 많은 혈액이 정맥에서 우측 심

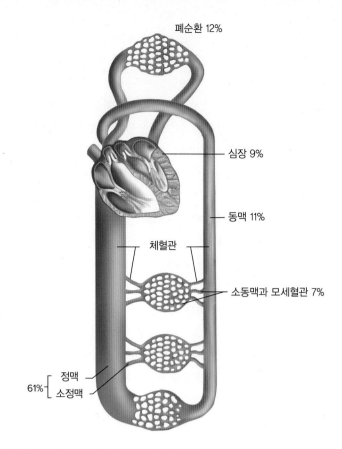

폐순환 12%

심장 9%

동맥 11%

체혈관

소동맥과 모세혈관 7%

정맥
61% [소정맥

그림 12.47 순환계 각 부위에서 전체 혈액량 분포.

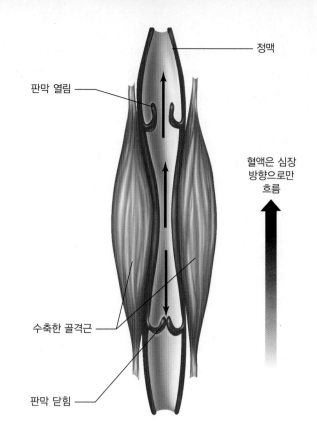

정맥

판막 열림

혈액은 심장 방향으로만 흐름

수축한 골격근

판막 닫힘

그림 12.48 골격근펌프. 근육 수축 동안 정맥혈관 지름이 감소하고 정맥압이 증가한다. 역방향 압력은 정맥판막을 강제로 닫히게 하기 때문에 압력 증가는 혈액을 심장 방향으로만 흐르게 한다.

장으로 이동한다. 소동맥의 효과와 비교해 정맥 수축의 효과가 다르다는 것에 유의하라. 소동맥이 수축하면 수축이 체순환의 전방 흐름을 **감소**시키는 반면, 정맥의 수축은 전방 흐름을 **증가**시킨다. 교감신경 뉴런이 가장 중요한 자극이긴 하지만 소동맥 평활근과 같은 정맥 평활근도 호르몬 및 측분비 혈관확장제와 혈관수축제에 반응한다.

정맥 평활근의 수축 외에 두 가지 다른 기전이 정맥압을 증가시키고 정맥환류를 촉진할 수 있다. 이 기전은 **골격근펌프**(skeletal muscle pump)와 **호흡펌프**(respiratory pump)이다. 골격근이 수축하는 동안 근육을 통과하는 정맥이 부분적으로 압축되어 지름이 줄어들고 더 많은 혈액이 심장으로 되돌아간다. 이제 우리는 말초정맥 판막의 주요 기능을 설명할 수 있다. 골격근펌프가 국부 정맥압을 증가시키면 판막은 혈류를 심장 쪽으로만 흐르게 하고 모세혈관으로 역류하는 것을 막아준다(**그림 12.48**).

호흡펌프는 시각화하기가 더 어렵다. 제13장의 설명처럼 흉강의 기저부(흉부)에는 흉부와 복부를 분리하는 횡격막이라는 큰 근육이 있다. 공기를 흡기하는 동안 횡격막이 내려와서 복부를 눌러 복압을 높이게 된다. 이 압력 증가는 복강 내 정맥에 수동적으로 전달된다. 동시에 흉부의 압력이 감소해 흉부 정맥과 우심방의

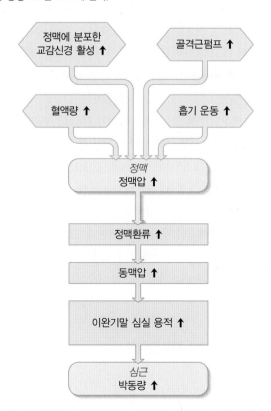

정맥에 분포한 교감신경 활성 ↑

골격근펌프 ↑

혈액량 ↑

흡기 운동 ↑

정맥
정맥압 ↑

정맥환류 ↑

동맥압 ↑

이완기말 심실 용적 ↑

심근
박동량 ↑

그림 12.49 말초정맥압, 정맥환류량, 박동량을 결정하는 주요 요인. 상자 안 화살표 방향을 반대로 하면 이러한 요인이 어떻게 감소할 수 있는지를 나타낸다. 이완기말 심실 용적에 대한 증가한 흡기의 효과는 실제로 상당히 복잡하지만 여기서는 간결하게 정맥압의 증가로만 표시했다.

압력이 감소한다. 복부와 흉부 압력 변화의 순 효과는 말초정맥과 심장 사이의 압력 차이를 증가시키는 것이다. 따라서 흡기 중에 정맥환류가 강화되고(정맥판막이 없다면 호기가 이 효과를 역전시킬 수 있음), 운동할 때처럼 깊고 빠른 호흡은 혈액이 심장으로 흐르는 데 도움이 된다.

이런 설명은 여러분에게 정맥환류와 심박출량이 독립적인 항목이라는 잘못된 느낌을 주었을 수도 있다. 오히려 정맥환류의 변화는 주로 프랑크-스탈링 기전을 통해 심박출량에 동등한 변화를 거의 즉각적으로 유발한다. 정맥환류량과 심박출량은 짧은 시간 동안의 일시적 차이를 제외하고는 같다.

요약하면(**그림 12.49**), 정맥 평활근 수축, 골격근펌프, 호흡펌프는 모두 정맥환류를 촉진하기 위해 작용해 같은 양만큼 심박출량을 향상시킨다.

12.13 림프계

림프계(lymphatic system)는 간질액에서 유래한 액체인 **림프**(lymph)가 작은 기관(림프절)과 관[**림프관**(lymphatic vessel)]을 이루고 있는 망상 구조물이다. 림프계는 엄밀히 말해 순환계의 일부는 아니지만, 림프계의 관이 간질액이 순환계로 이동하는 경로를 제공하기 때문에 이 장에서 설명한다(**그림 12.50a**).

거의 모든 기관과 조직의 간질에 존재하는 수많은 **림프모세관**(lymphatic capillary)은 혈관의 모세혈관과는 완전히 다르다. 모세혈관과 같이 림프모세관도 기저막 위에 놓인 내피세포의 단일층으로 이루어진 관이지만 단백질을 비롯한 모든 간질액 성분이 투과할 수 있는 커다란 물로 채워진 채널을 갖고 있다. 림프모세관은 모세혈관과는 달리 림프관으로 유입되는 관이 없기 때문에 첫 번째 림프관이다.

소량의 간질액이 집단흐름에 의해 지속적으로 림프모세관으로 들어간다. 이 림프액은 림프모세관에서 다음 림프관으로 흘러 들어가 점점 더 큰 림프관을 형성한다. 신체의 다양한 지점, 특히 목, 겨드랑이, 사타구니 및 내장 주변에서 림프는 면역체계의 일부인

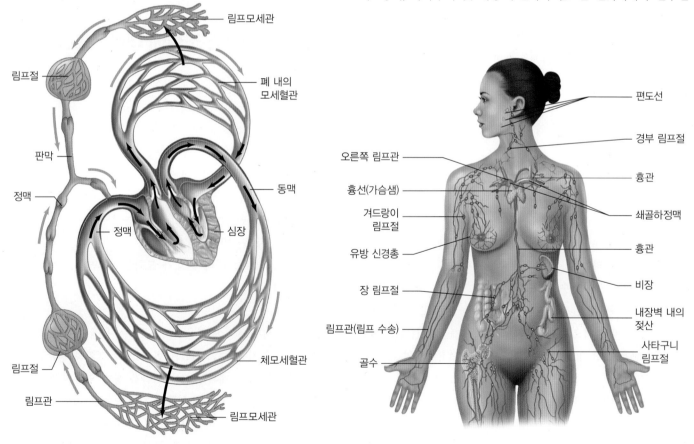

(a) 순환계로 림프 배수

(b) 림프의 분포

그림 12.50 순환계(청색 및 적색)와 관련된 림프계(녹색). (a) 림프계는 간질액에서 순환계로 가는 단방향 계이다. (b) 쇄골하정맥으로 혈액이 들어가기 전에 림프는 목, 겨드랑이, 사타구니, 장 주위의 림프절을 통해 흐른다.

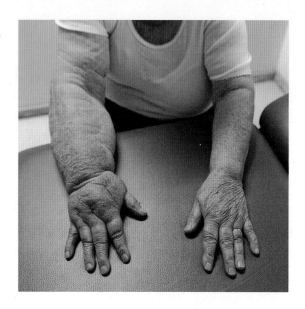

그림 12.51 림프부종. 오른쪽 유방암의 외과적 치료 후 림프계 손상으로 오른쪽 팔에서 혈관계로 되돌아오는 림프가 막혔다. Sergio Azenha/Alamy Stock Photo

처럼 작용한다. 림프관에는 정맥과 유사한 판막이 있어서 이러한 수축은 림프관이 순환계로 들어가는 지점을 향해 단방향 흐름을 만든다. 림프관 평활근은 신축에 반응성이 있어서 간질액이 축적되지 않아 림프관 내로 림프액이 유입되지 않으면 평활근은 비활성 상태가 된다. 그러나 모세혈관 밖으로 체액의 여과가 증가하면 림프관으로 유입되는 간질액이 증가해 림프관 벽이 늘어나고 평활근의 주기적 수축이 유발된다. 이것은 림프흐름 속도를 림프 생성 속도로 조정해 부종을 예방하는 음성 되먹임 기전에 의해 조절하는 것이다.

또한 림프관의 평활근에는 교감신경 뉴런이 분포하는데, 운동과 같은 다양한 생리학적 상태에서 교감신경 뉴런의 흥분은 림프 흐름의 증가를 일으킬 수 있다. 림프관에 가해지는 외부의 힘도 림프 흐름을 증가시킨다. 이러한 힘에는 정맥에 대한 설명에서와 같이 동일한 외부 힘인 골격근펌프와 호흡펌프가 포함된다.

림프절(**그림 12.50b**)을 통해 흐른다(제18장에서 설명). 궁극적으로 모든 망은 흉부 위쪽에 있는 경정맥과 쇄골하정맥의 교차점 근처의 정맥으로 배출되는 2개의 큰 림프관에서 끝난다. 이 연접부에 있는 판막은 림프관에서 정맥으로의 단방향 흐름만 허용한다. 따라서 림프관은 간질액을 순환계로 운반한다.

림프관에서 순환계로의 간질액 이동은 앞에서 언급한 바와 같이 모든 혈관 모세관(신장의 모세혈관은 제외)에서 여과되는 체액이 흡수되는 양보다 하루에 약 4 L 정도 초과하기 때문에 매우 중요하다. 이 4 L는 림프계를 통해 혈액으로 되돌아간다. 이 과정에서 혈관 모세관에서 간질액으로 누출될 수 있는 소량의 단백질도 순환계로 되돌아간다.

어떤 상황에서는 림프계가 손상되거나 폐쇄되어 과도한 간질액 축적[**림프부종(lymphedema)**]을 유발할 수 있다. 이것은 유방암 치료 중 수술에 의한 림프절 제거 및 림프관 파괴로 간질액이 병든 조직에 고여 발생할 수 있다(**그림 12.51**).

림프계는 과도한 간질액을 배출하는 기능 외에도 위장관에서 흡수한 지방이 혈액으로 들어가는 경로를 제공한다(제15장 참조). 림프관은 또한 암세포가 발생한 곳으로부터 신체의 다른 부위로 퍼지는 경로가 될 수 있다(이것이 때때로 암 치료에 림프절을 함께 제거하는 이유이다).

림프 흐름 기전

대체로 림프모세관이 합쳐진 후의 림프관은 자체 수축으로 림프를 밀어낸다. 림프관 벽의 평활근은 고유의 주기적 수축으로 펌프

심혈관 기능의 통합: 체동맥압 조절

12.14 체동맥압 조절에 대한 개요

제1장에서 다음과 같은 순서로 항상성 조절계의 기본 구성요소를 설명했다.

1. 비교적 좁은 범위에서 유지되는 내부 환경의 변수
2. 이 변수의 변화에 민감한 수용체
3. 수용기로부터의 구심성 경로
4. 구심성 입력을 받아들이고 종합하는 통합중추
5. 통합중추로부터의 원심성 경로
6. 원심성 경로를 따라 신호가 도착할 때 변수를 변화시키는 작용기

심혈관 기능의 조절과 통합은 이 용어를 사용해 설명할 것이다.

조절되어야 하는 주요 심혈관 변수는 체 순환의 평균동맥압이다. 이 압력은 폐를 제외한 모든 기관을 통한 혈류의 원동력이기 때문에 놀라운 일이 아니다. 이를 유지하는 것은 이러한 기관으로의 적절한 혈류를 보장하기 위한 전제 조건이다. 정상 범위 내에서 혈압을 유지하는 것의 중요성은 항상성이 건강과 생존에 필수적이라는 생리학의 일반 원리를 보여준다. 혈압을 유지하기 위해 작동하는 항상성 조절 기전이 없으면 혈압이 과도하게 감소해 신체

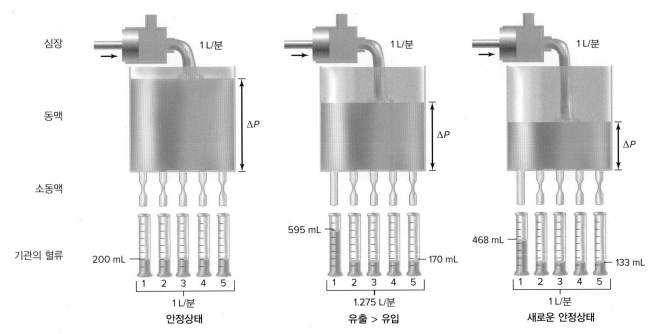

그림 12.52 총 소동맥 저항에 대한 동맥압 의존성. 하나의 소동맥 망을 확장하면 보상적 조절이 발생하지 않는 경우 동맥압과 장기 혈류에 영향을 미친다. 중간 패널은 새로운 안정상태에 도달하기 전의 일시적인 중간 상태를 나타낸다.

조직은 빠르게 죽을 것이다.

평균 체동맥압은 다음 두 요소를 곱한 결과이다.

- 심박출량
- **총 말초저항**(total peripheral resistance, *TPR*)은 모든 체 혈관 혈류저항의 합이다.

이러한 이유로 *TPR*은 **체혈관저항**(systemic vascular resistance, *SVR*)이라고도 한다.

평균 체동맥압(*MAP*) = 심박출량(*CO*) × 총 말초저항(*TPR*)

심박출량과 총 말초저항은 시간에 따른 체동맥의 평균 혈액량을 결정하기 때문에 평균 체동맥압을 설정한다. 압력을 만드는 것이 혈액량이기 때문이다. 이 관계는 아무리 강조해도 지나치지 않다. 평균동맥압의 모든 변화는 심박출량 및/또는 총 말초저항이 변한 결과여야 한다.

평균동맥압은 심박출량과 총 말초저항의 곱이 변하는 경우에만 변한다는 것을 기억하자. 예를 들어 심박출량이 2배가 되고 총 말초저항이 절반으로 감소하면 심박출량과 총 말초저항의 곱은 변하지 않기 때문에 평균동맥압은 변하지 않는다. 심박출량은 단위시간당 동맥으로 펌프질하는 혈액량이므로 평균 동맥 혈액량과 압력의 두 가지 결정 인자 중 하나여야 한다는 것은 당연하다. 평균동맥압에 대한 총 말초저항의 기여도는 덜 명확하지만 앞의 그림 12.36에 소개한 모형으로 설명할 수 있다.

그림 12.52에서 볼 수 있듯이, 펌프는 액체를 분당 1 L의 속도로 용기에 밀어 넣는다. 안정상태에서 액체는 배수관을 통해 총 1 L/분의 속도로 흘러 나간다. 따라서 배수 압력으로 작용하는 액체 기둥의 높이(Δ*P*)는 안정적으로 유지된다. 그런 다음 1번 배수관을 확장해 반지름을 늘리고 저항을 줄이며 흐름을 증가시킨다. 이 장치의 총 유출량은 즉시 분당 1 L보다 커지고 펌프로 들어가는 양보다 더 많은 액체가 저장고를 나가게 된다. 따라서 액체의 부피와 높이는 유입과 유출 사이의 새로운 안정상태에 도달할 때까지 감소하기 시작한다. 다시 말하면 주어진 펌프 압력에서 전체 유출저항의 변화는 저장고 안 액체의 부피와 높이(압력) 변화를 생성해야 한다.

이러한 분석은 펌프를 심장에, 저장고를 동맥에, 배수관을 여러 소동맥 망이라고 가정하면 순환계에 적용할 수 있다. 앞에서 설명한 바와 같이, 체순환 회로에서 저항의 주요 부위는 소동맥이다. 더욱이 총 저항 변화는 일반적으로 소동맥 저항의 변화로 생긴 것이다. 따라서 총 말초저항은 총 소동맥 저항으로 결정된다.

배출관 1번을 여는 것에 대한 생리학적 비유는 운동이다. 운동 중에는 골격근 소동맥이 확장되어 저항이 감소한다. 심박출량과 다른 모든 혈관계의 소동맥 지름이 변하지 않은 상태로 유지된다면 골격근 소동맥을 통한 유출 증가로 인해 체동맥압이 감소할 것이다.

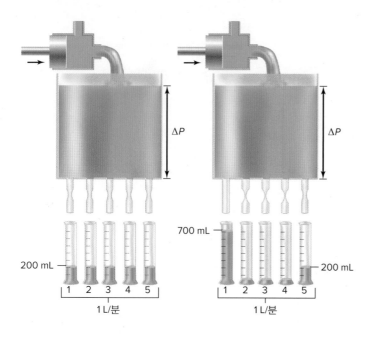

그림 12.53 어떤 혈관망 수축에 의한 다른 혈관망의 확장에 대한 보상. 유출관 1번 관이 열리면 유출관 2~4번 관이 동시에 좁아져 총 유출저항, 총유출률 및 저장고 압력은 모두 일정하게 유지된다.

체동맥압에 영향을 주는 것은 **총 소동맥 저항**이라는 점을 다시 강조한다. 기관 간 저항 차이는 이와 관련이 없다. **그림 12.53**은 이것을 설명하고 있다. 오른쪽 그림은 앞의 예와 같이 배출관 1번이 열려 있고 동시에 2~4번 관은 수축되어 있다. 2~4번 관의 증가한 저항은 1번 관의 감소한 저항을 보상한다. 따라서 전체 저항은 변하지 않고 저장고 압력도 변하지 않는다. 1번 관을 통한 흐름은 증가하고, 2~4번 관의 흐름은 감소하며, 5번 관의 흐름은 변하지 않지만 총유출량은 1 L/분을 유지한다. 이 과정은 운동 중에 일어나는 체혈관 저항의 변화와 유사하다. 골격근 소동맥(1번 관)이 확장될 때 소동맥이 신장, 위장관 같은 다른 기관(2~4번 관)에서 수축하면 체 순환의 총저항은 여전히 유지될 수 있다. 대조적으로 뇌의 소동맥(5번 관)은 변하지 않고 남아 있어 뇌에 대한 지속적 혈액 공급을 보장한다.

그러나 이러한 형태의 저항 조절로는 총저항을 어느 한도 내에서만 유지할 수 있다. 분명히 1번 관이 매우 넓게 열리면 다른 관을 완전히 닫아도 잠재적으로 총 유출 저항이 감소하는 것을 막지 못할 수 있다. 그런 상황에서 동맥의 압력을 유지하기 위해 심박출량이 증가해야 한다. 우리는 이러한 일이 실제로 운동하는 동안에 일어날 수 있다는 것을 알게 될 것이다.

지금까지 심박출량(*CO*)과 총 말초저항(*TPR*)이 평균동맥압을 결정하는 두 가지 변수인 이유를 직관적인 방법으로 설명했다. 그러나 이러한 직관적인 접근 방법은 평균동맥압이 심박출량과 총

말초저항의 곱의 결과인지는 구체적으로 설명하지 못한다. 이 관계는 유량, 압력, 저항과 관련된 기본 방정식으로 명백하게 유도할 수 있다.

$$F = \Delta P/R$$

이 식을 대수적으로 다시 정리하면,

$$\Delta P = F \times R$$

체혈관계는 일련의 연속적인 혈관이기 때문에 이 방정식은 전체혈관계, 즉 동맥에서 우심방까지 유효하다. 따라서 ΔP항은 평균동맥압(*MAP*)에서 우심방의 압력을 뺀 값이고, F는 심박출량(*CO*), R은 총 말초저항(*TPR*)을 나타낸다.

$$MAP - 우심방\ 압력 = CO \times TPR$$

우심방의 압력이 0에 가까우므로 이 항을 생략할 수 있으며 위 식은 이전에 제시한 방정식이 된다.

$$MAP = CO \times TPR$$

이 식은 심혈관 생리학의 기본 방정식이다. 유사한 방정식을 폐순환에도 적용할 수 있다.

$$평균\ 폐동맥압 = CO \times 총\ 폐혈관\ 저항$$

이 식은 이 장에 제시된 정보를 통합하는 방법을 제공한다. 예를 들어 평균 폐동맥압이 평균 체동맥압보다 훨씬 낮은 이유를 이제 설명할 수 있다(**표 12.8**). 폐동맥과 체동맥을 통한 혈류량(즉 심박출량)은 같다. 따라서 저항이 다를 때만 압력이 달라질 수 있다. 우리는 폐혈관이 체혈관에 비해 혈류에 대한 저항이 훨씬 적다는

표 12.8	체순환과 폐순환의 혈역학 구성	
	체순환	**폐순환**
심박출량(L/분)	5	5
수축기압(mmHg)	120	25
이완기압(mmHg)	80	10
평균동맥압(mmHg)	93	15

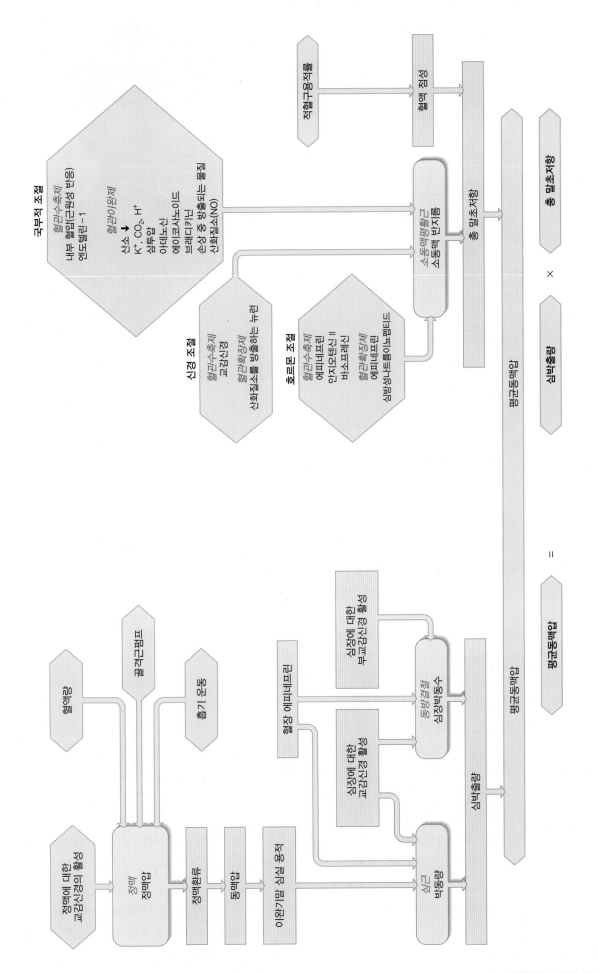

그림 12.54 체동맥압을 결정하는 요인 요약. 그림 12.30, 12.39, 12.49와 적혈구용적률이 저항에 미치는 영향을 추가했다.

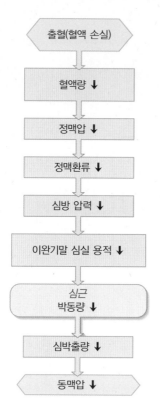

그림 12.55 혈액량이 감소하면 평균동맥압이 감소하는 일련의 과정.

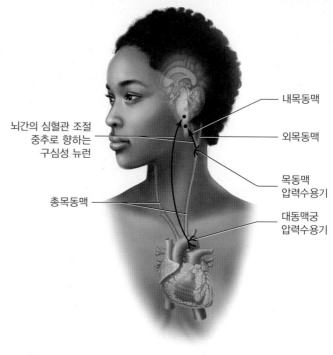

그림 12.56 동맥 압력수용기의 위치.

것을 추론할 수 있다. 즉 총 폐혈관 저항은 총 말초저항보다 낮다. 앞에서 설명한 바와 같이, 총 말초저항은 폐혈관 저항과 구별하기 위해 체혈관 저항이라고도 한다.

그림 12.54는 평균 체동맥압을 결정하는 요소의 전체 체계를 나타낸다. 이 정보는 새로운 것이 아니다. 모든 내용은 이전 그림에 나와 있다. 단 하나의 변수만 변경하면 심박출량 또는 총 말초저항이 변화해 평균 체동맥압이 변한다. 예를 들어 **그림 12.55**는 심각한 혈액 손실[출혈(hemorrhage)]을 초래하는 출혈이 어떻게 평균동맥압을 감소시키는지 보여준다. 반대로, 평균동맥압의 편차(예: 출혈 중 발생)는 항상성 반사작용을 유발해 심박출량 및/또는 총 말초저항이 동맥압의 초기 변화를 최소화하는 데 필요한 방향으로 변경된다.

단기간(수 초에서 수 시간)에 평균동맥압에 대한 이러한 항상성 조절은 **압력수용기 반사**로 일어난다. 효과기는 주로 심장과 혈관에 분포한 자율신경세포 활성의 변화와 이것에 영향을 줄 수 있는 호르몬(에피네프린, 안지오텐신 II, 바소프레신)의 분비 변화이다. 장기간의 경우에는 압력수용기 반사의 중요성은 감소하고 혈압을 결정하는 데 혈액량을 조절하는 요인이 더 지배적으로 작용한다. 다음의 두 절에서는 이러한 현상을 설명한다.

12.15 압력수용기 반사

동맥 압력수용기

동맥압의 항상성을 조절하는 반사는 주로 압력 변화에 반응하는 동맥 수용기에서 시작된다. 이 수용기 중 2개는 머리에 혈액을 공급하는 2개의 더 작은 동맥으로 좌우 총목동맥이 갈라지는 부위에 있다(**그림 12.56**). 이 분기점에서 동맥의 벽은 보통보다 얇고, 많은 가지를 가진 감각신경 말단이 분포한다. 동맥의 이 부분을 목동맥동(carotid sinus)이라고 하며('동'은 공동 또는 팽창한 채널을 의미), 감각뉴런은 신장과 변형에 매우 민감하다. 혈관벽이 신장하는 정도는 동맥 내 압력과 직접 관련이 있다. 따라서 목동맥동은 압력을 감지하는 **압력수용기**(baroreceptor) 역할을 한다.

목동맥동과 기능적으로 유사한 부위가 대동맥궁에도 있는데 이를 **대동맥궁 압력수용기**(aortic arch baroreceptor)라 한다. 2개의 목동맥동과 대동맥궁 압력수용기가 동맥 압력수용기(arterial baroreceptor)를 구성한다. 구심성 뉴런이 뇌줄기로 향해 심혈관 조절 중추의 뉴런에 정보를 입력한다.

목동맥동에서 유래한 구심성 뉴런에서 기록한 활동 전위는 압력수용기 반응의 양상을 보여주고 있다(**그림 12.57a**). 이 실험에서 목동맥동의 압력을 인위적으로 조절했기 때문에 압력이 맥동하지 않고 일정하다(즉 수축기와 확장기압 사이에서 평소와 같이 변하지 않음). 특정의 일정한 압력(예: 100 mmHg)에서 뉴런은 특정 빈도로 방전한다. 이 빈도는 동맥압을 높이면 증가하고 압력을 낮

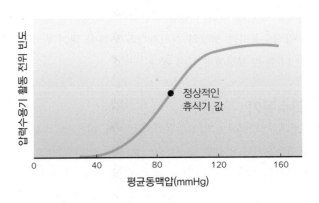

(a) *MAP*와 압력수용기 발화 사이의 관계

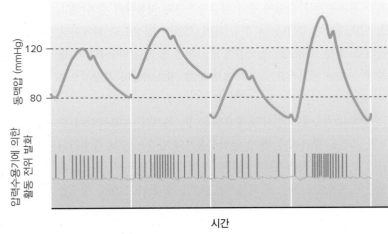

(b) 압력수용기 발화에 대한 동맥압과 맥압의 영향

그림 12.57 압력수용기 발화 빈도는 혈압 변화에 따라 변한다. (a) 목동맥동으로부터의 구심성 뉴런 활동 전위 발화에 대한 평균동맥압 변화의 효과. 이 실험은 혈압을 원하는 임의의 값으로 설정할 수 있도록 분리한 목동맥동에 혈액을 일정 압력으로 흘리면서 수행되었다. (b) 압력수용기 활동 전위 발생 빈도는 압력에 따라 변한다. 맥압 증가는 정상 평균동맥압에서도 전반적으로 활동 전위 빈도를 증가시킨다.

추면 감소할 수 있다. 따라서 목동맥동의 방전 빈도는 평균동맥압에 정비례한다.

이전과 동일한 평균 압력을 사용해 실험을 반복하면서 압력 맥동이 일어나게 하면(**그림 12.57b**), 주어진 평균 압력에서 맥압이 커질수록 목동맥동의 흥분 빈도가 빨라지는 것으로 나타났다. 맥압에 대한 이러한 반응성은 혈압 조절에 추가적 정보 요소를 더하는데, 이는 혈액량과 같은 요인의 작은 변화가 평균동맥압의 변화가 거의 또는 전혀 없이 동맥의 맥압 변화를 일으킬 수 있기 때문이다.

연수 심혈관중추

압력수용기 반사의 주요 통합중추는 연수에 위치한 **연수 심혈관중추**(medullary cardiovascular center)라고 하는 고도로 상호 연결된 확산 신경망이다. 이 중추의 뉴런은 다양한 압력수용기로부터 입력을 받는다. 이 입력은 미주신경(부교감신경) 뉴런의 세포체와 수상돌기에서 심장으로, 교감신경에서 심장, 소동맥, 정맥으로 연결되는 신경 경로를 따라 심혈관중추에서 활동 전위 빈도를 결정한다. 동맥 압력수용기의 발화 빈도가 증가하면 교감신경 뉴런의 활성은 감소하고, 부교감신경 뉴런의 활성은 증가한다(**그림 12.58**). 압력수용기의 발화 빈도가 감소하면 반대 양상이 일어난다.

안지오텐신 II 생성과 바소프레신 분비도 압력수용기 활동으로 변해 혈압 회복을 돕는다. 감소한 동맥압은 소동맥을 수축시켜 동맥압을 증가시키는 이 두 호르몬의 혈장 농도를 증가시킨다.

동맥 압력수용기 반사

동맥 압력수용기 반사에 대한 설명을 이제 끝마쳤다. 출혈 중(**그림 12.59**)과 같이 동맥압이 감소하면 동맥 압력수용기의 발화율도 감소한다. 적은 수의 활동 전위가 구심성 신경을 따라 연수 심혈관중추로 전달되어 다음을 유발한다.

- 심장에 대한 교감신경 활성 증가 및 부교감신경 활성 감소로 심장박동수 증가
- 심실근에 대한 교감신경 활성 증가로 심실 수축력 증가
- 소동맥에 대한 교감신경 활성 증가로 인한 소동맥 수축(및 안지오텐신 II와 바소프레신의 혈장 농도 증가)
- 정맥에 대한 교감신경 활성 증가로 정맥 수축 증가

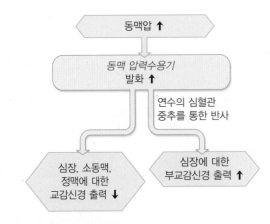

그림 12.58 동맥 압력수용기 반사의 신경 구성요소. 초기 변화가 동맥압 감소이면 상자의 모든 화살표는 반대가 된다.

최종 결과는 심박출량이 증가(심장박동수와 박동량의 증가)하고, 총 말초저항이 증가(동맥 수축)하며, 혈압이 정상으로 회복한다. 반대로, 어떤 이유로든 동맥압이 증가하면 동맥 압력수용기의 발화가 증가해 반사적으로 심박출량과 총 말초저항이 보상적으로 감소한다.

동맥 압력수용기 반사의 중요성을 강조했으니 이제 똑같이 중요한 조건을 추가해야 한다. 압력수용기의 반사는 주로 동맥압의 단기 조절자 역할을 한다. 어떠한 혈압 변화에도 즉각 활성화해 혈압을 정상으로 빠르게 회복시키는 기능을 한다. 그러나 동맥압이 며칠 이상 정상 설정점 이상으로 증가한 상태로 유지되면 동맥 압력수용기는 이 새로운 압력에 적응해 주어진 압력에서 활동 전위 발화 빈도를 줄인다. 따라서 혈압이 만성적으로 증가한 환자의 경우 동맥 압력수용기는 혈압의 시시각각의 변화에 대해 반대로 작용하지만 더 높은 설정점에 있게 된다.

기타 압력수용기

대정맥, 폐혈관, 심장벽에도 압력수용기가 있으며, 이들 중 대부분은 동맥 압력수용기와 비슷한 방식으로 기능한다. 이런 기타 압력수용기들이 뇌의 심혈관 조절중추에 체정맥, 폐, 심방 및 심실 압력의 변화에 대해 지속적 정보를 제공함으로써 조절 민감도를 더욱 증가시킨다. 본질적으로 이들은 동맥압 조절의 앞먹임(feedforward) 구성요소에 기여한다. 예를 들면 심실압의 약간의 감소는 심박출량과 동맥 압력수용기가 감지할 수 있을 만큼 동맥압을 감소시키기 전에 반사적으로 교감신경계의 활성을 증가시킨다.

12.16 혈액량 및 동맥압의 장기 조절

동맥 압력수용기(및 기타 압력수용기)가 장기간의 압력 변화에 적응한다는 사실은 압력수용기 반사가 장기간의 동맥압을 설정하지 못한다는 것을 의미한다. 장기(long-term) 조절의 주요 기전은 혈액량을 통해 이루어진다. 앞에서 설명했듯이 혈액량은 정맥압, 정맥환류, 이완기말 용적, 박동량, 심박출량에 영향을 미치기 때문에 동맥압의 주요 결정요인이다. 따라서 증가한 혈액량은 동맥압을 증가시킨다. 그러나 정반대의 인과 고리도 존재한다. 동맥압 증가는 제14장에서 설명할 내용처럼 신장에서 물과 염분의 배설을 증가시켜 혈액량(더 구체적

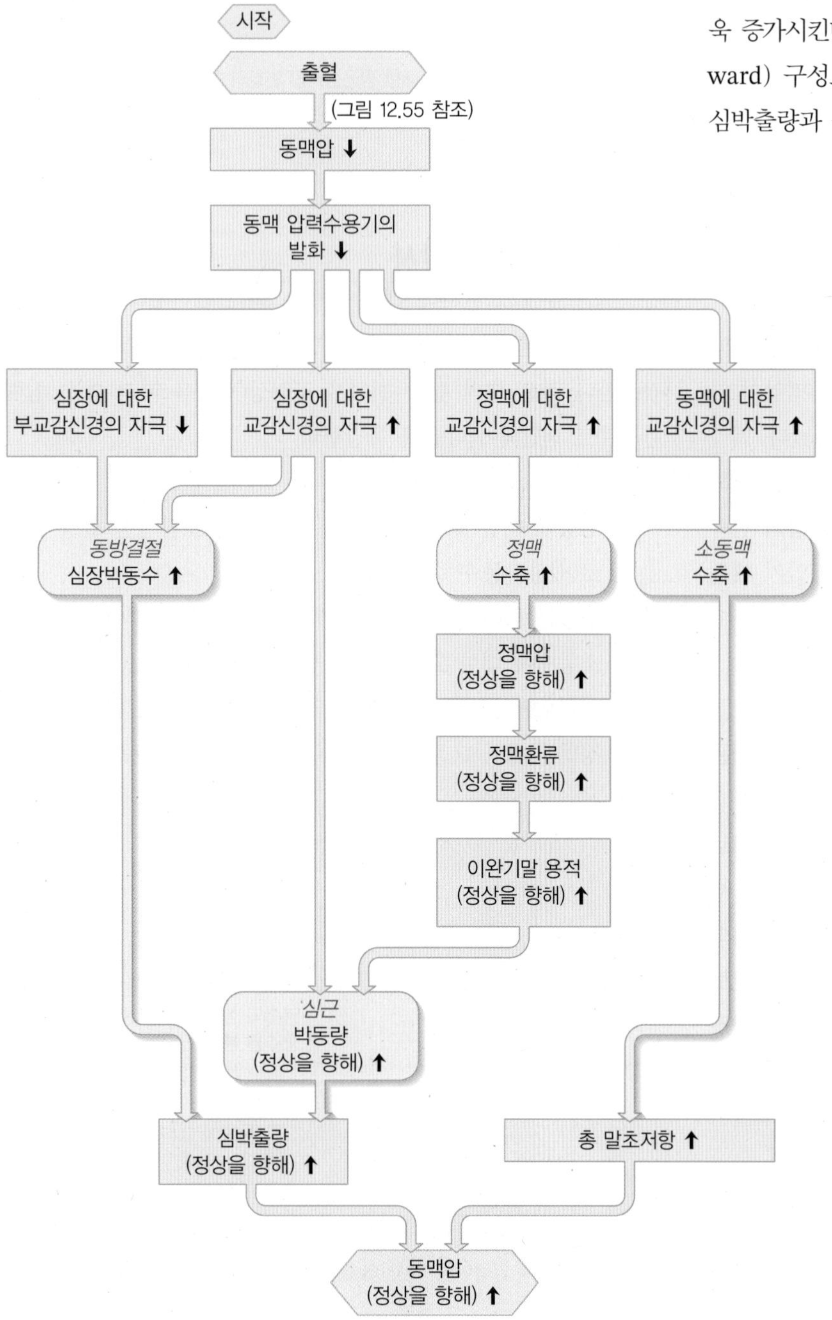

시작

출혈

(그림 12.55 참조)

동맥압 ↓

동맥 압력수용기의 발화 ↓

| 심장에 대한 부교감신경의 자극 ↓ | 심장에 대한 교감신경의 자극 ↑ | 정맥에 대한 교감신경의 자극 ↑ | 동맥에 대한 교감신경의 자극 ↑ |

동방결절 심장박동수 ↑

정맥 수축 ↑

소동맥 수축 ↑

정맥압 (정상을 향해) ↑

정맥환류 (정상을 향해) ↑

이완기말 용적 (정상을 향해) ↑

심근 박동량 (정상을 향해) ↑

심박출량 (정상을 향해) ↑

총 말초저항 ↑

동맥압 (정상을 향해) ↑

그림 12.59 출혈에 대한 동맥 압력수용기 반사에 의한 보상. 보상 기전은 동맥압을 완전히 정상으로 회복하지 않는다. '정상을 향해'라고 표시된 증가는 출혈 전 수치와 비교한 것이다. 예를 들어 박출량은 출혈로 발생한 낮은 상태(반사가 일어나기 전)에 비해 반사적으로 '정상을 향해' 증가하지만, 출혈 이전 수준에는 도달하지 못한다. 간단하게 나타내기 위해 혈장 안지오텐신 II와 바소프레신 또한 반사적으로 증가하고 소동맥 수축을 도와준다는 사실은 나타내지 않았다.

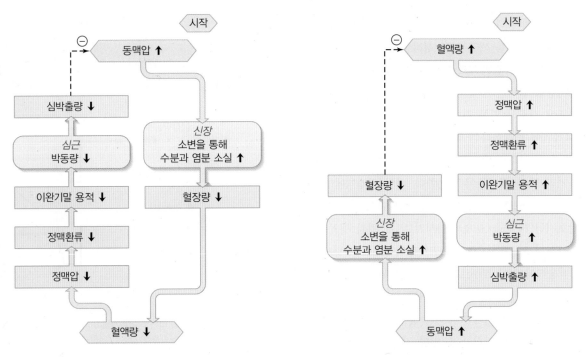

(a) 평균동맥압 증가가 혈액량에 미치는 효과

(b) 혈액량 증가가 평균동맥압에 미치는 효과

그림 12.60 동맥압과 혈액량 사이의 인과 관계. (a) 예를 들어 심박출량 증가에 의한 동맥압 상승은 신장에 의한 체액 배출을 촉진해 혈액량 감소를 유발한다. 이것은 동맥압을 원래의 값으로 회복하는 경향이 있다. (b) 예를 들어 수분 섭취 증가에 의한 혈액량 증가는 동맥압 증가를 유발하며, 이는 신장에 의한 수분 배출을 촉진해 혈액량을 원래 값으로 복원되게 해준다. 이러한 관계로 인해 혈액량은 동맥압의 주요 결정 요인이다.

으로는 혈액량의 혈장 성분)을 감소시킨다.

그림 12.60은 이러한 2개의 인과 고리가 혈액량과 동맥압을 모두 결정하는 음성 되먹임 회로를 구성하는 방법을 보여준다. 어떤 이유로든 혈압이 증가하면 혈액량이 감소해 혈압이 다시 내려가는 경향이 있다. 어떠한 이유에서든 혈액량 증가는 혈압을 증가시켜 혈액량을 다시 낮추는 경향이 있다. 중요한 점은 이것이다: 동맥압은 혈액량에 영향을 주지만 혈액량도 동맥압에 영향을 미치므로 장기적으로 볼 때 혈액량도 안정적인 값에서만 안정될 수 있다. 결과적으로 정상 상태에서의 혈액량 변화는 혈압의 가장 중요한 장기 결정 요인이다. 혈액량과 혈압을 유지하는 데 비뇨계와 순환계의 협력은 기관계의 기능은 서로 조정된다는 것을 보여주는 좋은 예이며 이것은 제1장에서 소개한 생리학의 일반 원리 중 하나이다.

12.17 그 밖의 심혈관 반사와 반응

압력수용기 이외의 수용기에 대한 자극도 동맥압 변화를 일으키는 반사작용을 시작할 수 있다. 예를 들어 다음의 자극은 모두 혈압을 증가시킨다: 동맥 산소 농도 감소, 동맥 이산화탄소 농도 증가, 뇌로 가는 혈류 감소, 피부에서 발생하는 통증 등. 반대로 내장이나 관절에서 발생하는 통증은 동맥압을 감소시킬 수 있다.

식사나 성적 행위와 같은 여러 생리적 상태도 혈압 변화와 관련이 있다. 예를 들면 스트레스가 심한 업무 회의에 참석하면 평균 혈압이 20 mmHg, 걷기는 10 mmHg 올라가고 수면은 10 mmHg 낮아질 수 있다. 감정 또한 혈압에 상당한 영향을 미치며 사람들이 화나거나 불안할 때보다 행복하다고 말할 때 혈압이 낮아지는 경향이 있다.

이러한 변화는 수용기 또는 상위의 뇌중추에서 연수 심혈관중추 또는 어떤 경우에는 이러한 중추와 다른 경로에 대한 입력에 의해 유발된다. 예를 들면 대뇌 피질이나 시상하부에 세포체가 있는 어떤 뉴런의 신경섬유는 연수 중추를 완전히 우회해 척수의 교감신경 뉴런과 시냅스를 이룬다.

혈압을 조절하는 반사와 관련된 중요한 임상 상황은 **쿠싱현상**(Cushing's phenomenon)이다(제11장에서 설명한 내분비장애인 쿠싱증후군 및 질병과 혼동하지 말 것). 쿠싱현상은 두개골 내압이 증가하면 평균동맥압이 급격히 증가하는 현상이다. 빠르게 성장하는 악성 종양 또는 내부 출혈이나 부종을 유발하는 외상성 두부 손상을 포함해 여러 가지 상황이 뇌의 압력을 증가시킬 수 있다.

이러한 상황과 신체의 다른 부위에서 일어나는 유사한 현상과의 차이점은 두개골이 뇌를 싸고 있어 생리적 부종이 발생할 때 바깥쪽으로 부풀지 못해 결과적으로 압력이 안으로 가해진다는 사실이다. 이 내향성 압력은 두개골 혈관을 짓누르는 힘으로 작용해 혈관 반지름이 감소해 혈류 저항이 크게 증가한다(저항은 반지름 감소의 4제곱에 비례한다는 점을 기억하라). 혈류가 대사 요구량에 필요한 수준 이하로 감소하고 뇌의 산소량이 감소하며 이산화탄소 및 기타 대사 폐기물이 증가한다. 뇌의 간질액에 축적된 대사산물은 체 소동맥을 조절하는 교감신경 뉴런을 강력하게 자극해 총 말초저항(TPR)을 크게 증가시키고, 그 결과 평균동맥압이 크게 증가한다($MAP = CO \times TPR$). 원칙적으로 이렇게 증가한 체압은 적응력이 있어 짓누르는 압력을 극복하고 혈액이 다시 뇌를 통해 흐르게 할 수 있다. 그러나 원래 문제가 두개내 출혈(intracranial hemorrhage)이라면 뇌로의 혈류를 회복하면 더 많은 출혈이 발생하고 문제가 악화할 수 있다. 정상 평균동맥압으로 뇌의 혈류를 회복시키기 위해서는 뇌종양이나 두개골 안에 축적된 간질액을 제거해야 한다.

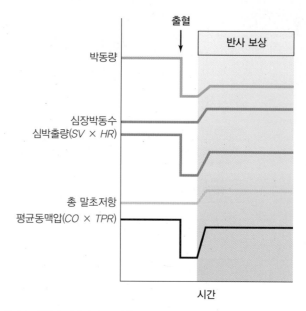

그림 12.61 출혈이 시간에 따라 심혈관계에 미치는 영향. 출혈 직후 동맥압 감소는 박동량 감소와 그에 따른 심박출량 감소로 인한 이차적인 것이라는 점에 유의하라. 이 그림은 그림 12.59의 '증가' 및 '감소' 화살표의 상대적 비율을 강조한다. 표시된 모든 변수는 출혈 직후 상태에 비해 증가하지만 모두 출혈 전에 비해 높지는 않다.

정상과 질병상태에서의 심혈관 양상

12.18 출혈과 저혈압의 여러 원인

저혈압(hypotension)이라는 용어는 원인에 상관없이 낮은 동맥압을 의미한다. 저혈압의 한 가지 원인은 예를 들어 출혈에서와 같이 혈액량의 상당한 손실이며, 이는 앞의 그림 12.55에 나타낸 일련의 과정에 의해 저혈압이 발생한다. 저혈압의 가장 심각한 결과는 뇌와 심근으로 흐르는 혈류 감소이다. 출혈에 대한 즉각적인 대응반응은 그림 12.59에 요약된 것처럼 동맥 압력수용기 반사이다.

그림 12.61은 혈액량이 감소할 때 시간 경과에 따라 다섯 가지 변수가 어떻게 변하는지를 보여주는 그림 12.59에 대한 추가적 설명을 보여준다. 출혈의 직접적인 결과로 변화하는 요인의 값(박동량, 심박출량, 평균동맥압)은 압력수용기 반사작용에 의해 정상으로 회복되지만 완전한 정상으로는 회복되지 않는다. 이와는 달리, 위의 값은 출혈로 직접 변하지 않고 출혈에 대한 반사작용(심장박동수 및 총 말초저항)에 의해서만 출혈 전보다 증가한다. 증가한 말초저항은 많은 혈관(심장 및 뇌는 제외)에서 소동맥에 대한 교감신경 자극이 증가한 결과로 발생한다. 따라서 소동맥 혈관 수축으로 피부의 혈류가 현저하게 감소할 수 있다. 이것이 심각한 출혈

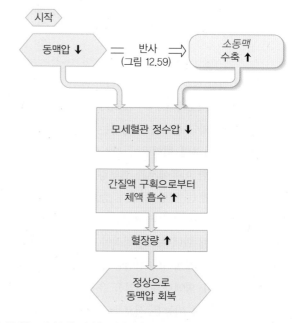

그림 12.62 자가수혈 기전은 간질액이 모세혈관 내로 이동함으로써 혈액 손실을 보상한다.

후 피부가 창백해지고 차가워지는 이유이다. 신장과 소화기관으로의 혈류 또한 감소하는데, 이것은 이들 기관의 일반적인 기능이 생명에 즉각적으로 필요한 것이 아니기 때문이다.

두 번째 중요한 유형의 보상 기전은 간질액이 모세혈관으로 이동하는 것과 관련이 있다(그림 12.59에는 표시되지 않음). 이것은 혈압 감소와 소동맥 수축 증가 모두 모세혈관 정수압을 감소시켜

표 12.9	출혈 후 체액 변화		
	정상	출혈 직후	출혈 18시간 후
총혈액량(mL)	5,000	4,000	4,900
적혈구 부피(mL)	2,300	1,840	1,840
혈장량(mL)	2,700	2,160	3,060

간질액의 흡수를 촉진하기 때문에 발생한다(**그림 12.62**). 따라서 처음에 발생한 혈액 손실과 혈액량의 감소는 간질액이 혈관계 내로 이동하면서 어느 정도 보상된다. 자가수혈(autotransfusion)이라고 하는 이 기전은 중증도 출혈 후 12~24시간 이내에 혈액량을 사실상 정상 수준으로 회복시킬 수 있다(**표 12.9**). 이때 혈액량의 전체 회복은 혈장량의 증가에 의한 것이다. 따라서 혈구용적률은 실제로 감소한다.

출혈에 대한 초기 보상 기전(압력수용기 반사 및 간질액 흡수)은 매우 효율적이어서 약간의 평균동맥압 또는 심박출량 감소만으로도 총혈액량의 30% 정도 손실이 발생하더라도 지속될 수 있다.

간질액의 흡수는 단지 세포외액을 재분배하는 것뿐이라는 점을 강조해야 한다. 혈액량의 궁극적인 회복에는 수분 섭취를 늘리는 것과 신장을 통한 수분 손실의 최소화가 포함된다. 이런 느리게 작용하는 보상에는 갈증이 증가하고 오줌으로의 염분과 수분 배출이 감소한다. 이것은 레닌, 안지오텐신, 알도스테론을 포함하는 호르몬 및 기타 순환 인자에 의해 매개되며 제14장에 설명되어 있다. 손실된 적혈구의 보충에는 적혈구생성(erythropoiesis, 미성숙 적혈구의 성숙)을 자극하는 적혈구생성소(erythropoietin)라는 호르몬이 필요한데, 이것에 관한 것은 12.1절에서 설명했다. 이러한 보상 과정은 그림 12.62에서 설명한 빠르게 일어나는 반사적 보상과는 달리 수일에서 몇 주가 소요된다.

출혈은 혈액량 감소로 일어나는 저혈압의 놀라운 예다. 전체 혈액 손실로 인한 것이 아니라 체액 고갈로 인해 저혈압이 발생할 수 있는 다른 방법이 있다. 체액 손실은 많은 양의 땀을 흘리거나, 화상과 같이 피부를 통해 일어나거나, 설사나 구토와 같이 위장관을 통해 일어나기도 하며, 비정상적인 많은 양의 오줌으로도 발생할 수 있다. 이러한 다양한 경로를 통해 신체는 수분과 Na^+, Cl^-, K^+, H^+, HCO_3^-과 같은 이온을 고갈시킬 수 있다. 경로에 상관없이 체액 손실은 혈액량을 감소시키고 출혈에서 나타날 수 있는 유사한 증상 및 보상적 심혈관 변화를 유발할 수 있다.

저혈압은 또한 혈액 또는 체액의 손실이 아닌 다른 원인으로도 일어날 수 있다. 한 가지 주요 원인은 심장의 수축력 감소이다(예:

심장발작). 또 다른 원인은 드물지만 강렬한 감정이 저혈압과 실신을 일으킬 수 있다. 감정에 관여하는 상위의 뇌중추가 순환계에 대한 교감신경의 활성을 억제하고 심장에 대한 부교감신경의 활성을 촉진해 동맥압과 뇌혈류를 현저하게 감소시킨다. **혈관미주신경성 실신**(vasovagal syncope)으로 알려진 이 과정은 일반적으로 일시적이다. 헌혈자에게서 간혹 나타나는 현기증은 일반적으로 감정에 의해 일어난 저혈압 때문이지 혈액 손실 때문은 아니다. 0.5 L의 혈액을 서서히 헌혈하면 보통은 심각한 저혈압을 일으키지 않기 때문이다. 소동맥 평활근을 이완시키는 내인성 물질이 대량 방출되면 총 말초저항이 감소해 저혈압이 유발될 수 있다. 이것의 중요한 예는 심각한 알레르기 반응 중에 일어나는 저혈압이다(제18장).

쇼크

쇼크(shock, 충격)란 기관 및 조직으로의 혈류 감소로 기관 및 조직이 손상되는 모든 상황을 나타낸다. 동맥압은 일반적으로 쇼크 상태에서 낮아진다. **저혈량성 쇼크**(hypovolemic shock)는 출혈이나 혈액 이외의 체액 손실로 인한 혈액량 감소로 발생한다. **저저항성 쇼크**(low-resistance shock)는 알레르기 및 감염에서처럼 과도한 혈관확장제의 방출로 이차적으로 총 말초저항이 감소하기 때문이다. **심장성 쇼크**(cardiogenic shock)는 다양한 요인(예: 심장발작)으로 인해 심박출량이 극단적으로 감소하기 때문에 발생한다.

쇼크가 오래 지속되면 순환계, 특히 심장이 손상된다. 심장 기능이 저하되면 심박출량은 더욱 감소하고 쇼크는 점점 더 악화한다. 궁극적으로 수혈 및 기타 적절한 요법으로 일시적으로 혈압을 회복시키더라도 쇼크는 돌이킬 수 없게 될 수 있다.

12.19 직립 자세

누워 있는 수평 위치에서 서 있는 수직 위치로 자세를 전환할 때 순환계에서 유효 순환 혈액량 감소가 발생한다. 이것이 왜 그렇게 되는지 이해하기 위해서는 심장과 발 사이 혈관의 긴 연속적인 혈액 기둥에 중력이 작용하는 것에 대한 이해가 필요하다.

이 장 앞 부분에서 설명한 압력은 모든 혈관이 심장과 거의 같은 높이에 있는 수평 위치에 있는 경우이다. 이 위치에서 혈액의 무게는 무시할 수 있는 압력을 생성한다. 이와 반대로 사람이 서 있을 때 모든 곳의 혈관 내압은 심장 수축에 의해 생성된 압력과 심장에서 측정 부위까지의 혈액 기둥 무게와 같은 추가적 압력을 더한 것과 같다. 예를 들어 평균 성인의 경우 심장에서 발끝까지 뻗은 혈액 기둥의 무게는 80 mmHg에 해당한다. 따라서 발의 모세혈관에서 압력은 25 mmHg(심근 수축에 의해 발생하는 평균 모세혈관압)에서 105 mmHg로 증가할 수 있으며 추가된 80 mmHg은 혈액 기둥의 무게 때문이다.

중력에 의한 이러한 압력 증가는 유효 순환 혈액량에 여러 가지 방식으로 영향을 미친다. 첫째, 사람이 서 있을 때 다리(와 엉덩이 및 골반 부위도)에서 발생하는 증가한 정수압이 순응도가 큰 정맥벽을 밖으로 밀어 현저한 팽창을 일으킨다. 그 결과 정맥에 혈액이 고이게 된다. 즉 모세혈관에서 나오는 혈액 중 일부는 심장으로 되돌아가지 않고 단순히 정맥을 팽창시킨다. 동시에 중력에 의한 모세혈관압의 증가는 모세혈관에서 간질 공간으로의 체액의 여과를 증가시킨다. 이것이 우리가 오래 서 있을 때 발이 붓는 이유이다. 혈액이 정맥에 고이고 모세혈관 여과가 증가하는 복합적인 효과는 가벼운 출혈로 생기는 효과와 매우 유사하게 유효 순환 혈액량을 감소시킨다.

정맥 울혈은 사람이 갑자기 일어설 때 가끔 현기증을 느끼는 이유를 설명해 준다. 감소한 정맥환류는 이완기말 용적을 일시적으로 감소시키고 이에 따라 심실의 확장을 감소시킨다. 이는 박동량을 감소시켜 심박출량과 혈압을 감소시킨다. 그러나 이것은 일반적으로 일시적인데 동맥압의 감소는 출혈에 대한 그림 12.59에 나타낸 것과 유사한 압력수용기 매개 보상 반사를 즉시 일으키기 때문이다.

중력의 영향은 다리의 골격근 수축으로 상쇄될 수 있다. 움직이지 않고 다리 근육을 가볍게 수축해도 다리의 깊은 정맥이 간헐적으로 완전히 비워져 심장에서 발끝까지 중단되지 않는 정맥혈이 더 이상 존재하지 않는다(**그림 12.63**). 그 결과, 정맥 팽창과 울혈이 모두 감소하고 모세혈관의 정수압과 모세혈관 밖으로의 체액 여과가 현저하게 감소한다. 이러한 현상은 병사들이 차렷 자세로 오랫동안 서 있으면 다리 근육 수축이 최소화되기 때문에 실신하기도 한다는 사실로 알 수 있다. 중력에 의해 유발된 정맥 및 모세혈관 압력 변화가 제거되기 때문에 이러한 상황에서의 실신은 적응이라 간주할 수 있다. 기절한 사람이 수평이 되면 정맥에 고인 혈액이 이동하고 다리와 발의 간질액에서 체액이 다시 모세혈관으로 흡수된다. 결과적으로 실신한 사람을 직립 자세로 부축하는 것은 잘못된 행동이다.

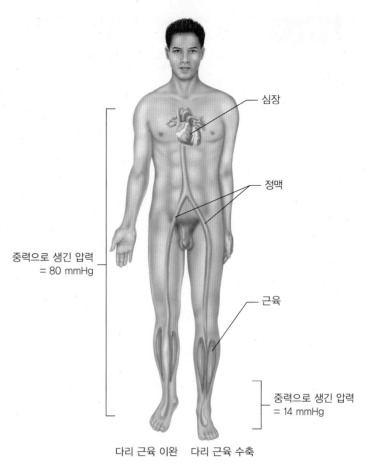

그림 12.63 직립 자세에서 다리 골격근 수축은 모세혈관압과 모세혈관 여과를 감소시킨다. 골격근 수축은 정맥을 압박해 간헐적으로 혈액을 비워 혈액 기둥이 단절되게 한다.

12.20 운동

훈련된 운동선수는 운동하는 동안 심박출량이 휴식기의 5 L/분에서 최대 35 L/분까지 증가할 수 있다. **그림 12.64**는 격렬한 운동 중 심박출량의 분포를 보여준다. 예상대로 심박출량 증가의 대부분은 근육으로 흘러간다. 그러나 심박출량이 증가함에 따라 증가한 물질대사와 작업 부하의 증가를 지원하기 위해 심장으로의 혈류도 증가하고, 대사에서 발생한 열의 발산이 필요할 경우 피부로의 혈류도 증가한다. 이 세 가지 혈관망을 통한 혈류 증가는 이들 기관의 소동맥 혈관이 확장된 결과이다. 골격근과 심근 모두에서 국부적인 대사 인자가 혈관확장을 매개하는 반면, 피부의 혈관확장은 주로 피부에 대한 교감신경 뉴런의 자극이 감소해 일어난다. 소동맥의 혈관확장이 이러한 세 가지 혈관망에서 발생하는 것과 동시에 소동맥 혈관수축이 신장과 소화기관에서 발생한다. 이 혈관수축은 교감신경 뉴런의 활성이 증가하기 때문으로 그림 12.64의 혈류 감소로 나타난다.

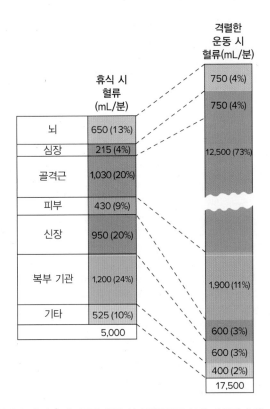

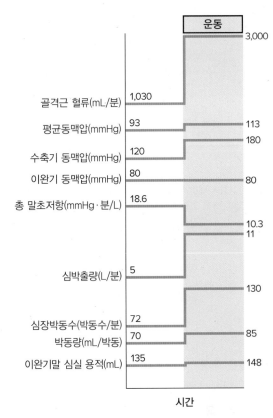

그림 12.64 휴식기 및 격렬한 운동 시 심박출량의 분배. 휴식기 수치는 앞의 그림 12.6에 제시했다. 출처: Chapman, C. B., and Mitchell, J. H. "The Physiology of Exercise." *Scientific American* 212, no 5 (1965) 88-99.

그림 12.65 조깅과 같은 가벼운 직립 운동 중 심혈관계 변화의 요약. 운동 직전에는 가만히 앉아 있었다. 총 말초저항은 평균동맥압과 심박출량으로부터 계산되었다.

골격근, 심근, 피부에 있는 소동맥의 혈관확장은 혈류에 대한 총 말초저항을 감소시킨다. 이러한 감소는 다른 기관의 소동맥 수축에 의해 부분적으로 상쇄된다. 그러나 이러한 저항의 보상적 변화는 근육 소동맥의 매우 큰 확장을 보상할 수 없으며 최종 결과는 총 말초저항의 감소이다.

운동 중 동맥압은 어떻게 되는가? 항상 그렇듯이 평균동맥압은 단순히 심박출량과 총 말초저항의 산술곱이다. 대부분 형태의 운동을 하는 동안(**그림 12.65**는 가벼운 운동의 경우를 나타냄) 총 말초저항이 감소하는 것보다 심박출량이 다소 증가하는 경향이 있으므로 평균동맥압은 일반적으로 약간 증가한다. 반대로 맥압은 크게 증가하는데 이는 박동량과 박동량을 박출하는 속도가 모두 증가하면 수축기압이 크게 증가하기 때문이다. '운동'은 조깅과 같이 일정 기간 동안 발생하는 근육의 반복적인 수축과 이완을 의미한다는 점에 유의해야 한다. 근육에서 한 번의 강력한 등척성 근수축은 혈압에 아주 다른 영향을 미치며 곧이어 설명할 것이다.

운동하는 동안 심박출량의 증가는 심장박동수의 큰 증가와 박동량의 작은 증가로 뒷받침된다. 심장박동수의 증가는 동방결절에 대한 부교감신경 활성의 감소와 교감신경 활성 증가로 인해 발생한다. 증가한 박동량은 주로 증가한 심실 수축력에 기인하며, 증가

한 박출분율에 의해 나타나고 심실근에 대한 교감신경에 의해 매개된다. 그러나 그림 12.65에서 이완기말 심실 용적이 약간 증가(약 10%)했음을 유의하라. 이러한 증가한 심실 충전 때문에 프랑크-스탈링 기전은 증가한 수축력만큼은 아니지만 박동량의 증가에도 기여한다.

우리는 운동 중 심장에 직접 작용해 심박출량을 변화시키는 요인을 설명했다. 그러나 이러한 요인만으로는 증가한 심박출량을 설명하기에는 불충분하다. 사실 심박출량은 심장으로의 정맥환류를 돕는 말초 과정들이 동시에 동일한 정도로 활성화되는 경우에만 높은 수준으로 증가할 수 있다. 그렇지 않으면 높은 심장박동수로 인한 짧아진 충전 시간으로 이완기말 용적이 감소하고 그에 따라 프랑크-스탈링 기전에 의해 박동량이 감소한다.

운동 중 정맥환류를 촉진하는 요인은 다음과 같다.

■ 골격근펌프의 활성 증가
■ 흡기(호흡펌프)의 깊이와 빈도 증가
■ 교감신경이 매개하는 정맥 긴장도의 증가
■ 확장된 골격근 소동맥을 통해 동맥에서 정맥으로의 혈류가 더 용이해짐

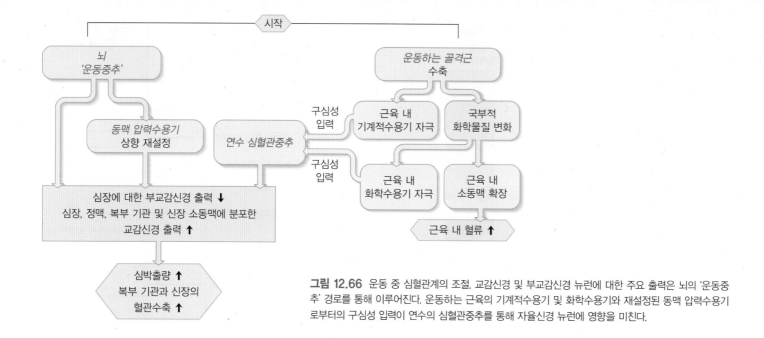

그림 12.66 운동 중 심혈관계의 조절. 교감신경 및 부교감신경 뉴런에 대한 주요 출력은 뇌의 '운동중추' 경로를 통해 이루어진다. 운동하는 근육의 기계적수용기 및 화학수용기와 재설정된 동맥 압력수용기로부터의 구심성 입력이 연수의 심혈관중추를 통해 자율신경 뉴런에 영향을 미친다.

그림 12.66은 운동 시 심혈관 변화를 유도하는 조절 기전을 요약한 것이다. 앞에서 설명한 바와 같이, 일단 운동이 진행되면 골격근과 심장근의 소동맥 혈관확장은 근육 내의 국부적인 대사인자에 의한 결과로 능동적 충혈을 나타낸다.

대부분의 다른 소동맥, 심장, 정맥에 대한 교감신경 자극은 증가시키고, 심장에 대한 부교감신경 자극은 감소시키는 요인은 무엇인가? 운동 중 이러한 자율신경 자극의 조절은 지속적인 구심성 입력에 의해 수정되는 사전 프로그래밍된 양상의 좋은 예를 제공한다. 뇌에서 하나 이상의 조절중추는 대뇌 피질의 신호 출력에 의해 운동 중에 활성화되며 이러한 중추에서 적절한 자율신경계의 절전뉴런으로 향하는 하행경로는 운동의 전형적인 신경충격 발화 양상을 유도한다. 이러한 중추가 활성화되고 운동이 시작하기 전에도 심장 및 혈관 기능의 변화가 발생한다. 따라서 이것은 앞먹임 조절 체계를 구성한다.

일단 운동이 진행되면 혈류와 대사 요구량이 일치하지 않으면 특히 격렬한 운동 중 근육에서 국부 화학적 변화가 발생할 수 있다. 이러한 변화는 근육의 화학수용기를 활성화한다. 이러한 수용기의 구심성 입력은 연수 심혈관중추로 이동하고 상위 뇌 중추로부터 자율신경 뉴런에 도달하는 출력을 촉진한다. 그 결과 비활성 기관의 심장박동수, 심근 수축성 및 혈관 저항이 더욱 증가한다. 이러한 체계는 운동 중인 근육에 필요한 총 산소 및 영양분과 심장의 펌핑 사이에서 더욱 정교한 조화가 가능하게 한다. 운동하는 근육의 기계적수용기도 자극되어 그 신호가 연수 심혈관중추에 입력된다.

마지막으로, 동맥 압력수용기는 변화된 자율신경 출력에도 기능을 한다. 운동 중에 평균 혈압과 맥압이 증가한다는 것을 알고 있으면, 동맥의 압력수용기가 이러한 증가한 동맥압에 반응하고 동맥압 증가를 상쇄시키도록 고안된 양식인 부교감신경 출력 증가 및 교감신경의 출력 감소를 유도하는 신호를 보낼 것이라고 논리적으로 가정할 수 있다. 그러나 실제로는 이와 정반대의 현상이 발생한다. 동맥 압력수용기는 동맥압을 휴식기 이상으로 증가시키는 데 관여한다. 그 이유는 운동을 시작하면 중추 명령 출력의 한 신경 요소가 동맥 압력수용기에 전달되어 설정 압력을 위쪽으로 '재설정'하기 때문이다. 이러한 재설정으로 압력수용기는 마치 동맥압이 감소한 것처럼 반응하고 부교감신경의 감소 및 교감신경 유출 증가에 대한 출력(활동 전위 빈도 감소) 신호를 보낸다. **표 12.10**은 적당한 운동, 즉 장시간 동안 큰 근육군을 사용하는 운동(조깅, 수영, 빨리 걷기 등) 중에 발생하는 변화를 요약한 것이다.

마지막으로 역도에서와 같이 강력한 힘을 유지하고 단축 속도는 느린 수축이 일어나는 다른 주요 운동 범주의 경우를 보자. 여기에서도 심박출량과 동맥압은 증가하고 운동하는 근육의 소동맥은 국부적인 대사 인자로 인해 혈관확장이 일어난다. 그러나 여기에는 결정적인 차이가 있다. 수축이 유지되는 동안 수축하는 근육이 그들의 최대 힘을 10~15% 초과하면 근육이 그 안을 지나는 혈관을 물리적으로 압박하기 때문에 근육을 흐르는 혈류가 크게 감소한다. 즉 소동맥 혈관확장은 혈관의 물리적 압박으로 극복된다. 따라서 심혈관 변화는 근육으로 흐르는 혈류 증가를 유발하는 데 비효율적이며 이러한 수축은 피로가 시작되기 전에 잠시만 유지될 수 있다. 더욱이 혈관의 압박으로 총 말초저항이 상당히 증가할 수 있으며(지구력 운동에서와 같이 감소하는 대신) 수축

표 12.10		적당한 운동 중 심혈관 변화
변수	변화	설명
심박출량	증가	심장박동수 및 박동량 모두 증가지만, 심장박동수가 훨씬 더 많이 증가한다.
심장박동수	증가	동방결절에 대한 교감신경 활성은 증가하고 부교감신경 활성은 감소한다.
박동량	증가	심실근에 대한 교감신경 활성이 증가함에 따라 수축성이 증가한다. 증가한 심실 이완기말 용적은 프랑크-스탈링 기전에 의한 박동량 증가에도 기여한다.
총 말초저항	감소	심장 및 골격근의 저항은 다른 혈관의 저항이 증가하는 것보다 더 많이 감소한다.
평균동맥압	증가	총 말초저항 감소보다 심박출량이 증가한다.
맥압	증가	박동량과 박동량의 박출 속도가 증가한다.
이완기말 용적	증가	높은 심장박동수로 인해 충전 시간이 감소하지만, 정맥 수축, 골격근펌프 및 흡기 운동 증가와 같은 정맥환류를 선호하는 인자는 이것을 보상하고도 남는다.
심장과 골격근에 대한 혈류	증가	능동적 충혈은 국부적 대사 인자에 의해 매개되는 두 혈관망에서 발생한다.
피부에 대한 혈류	증가	피부 혈관에 대한 교감신경 활성화는 체온 상승에 의해 반사적으로 억제된다.
내장에 대한 혈류	감소	복부 기관과 신장 혈관에 분포한 교감신경의 활성화가 증가한다.
뇌에 대한 혈류	조금 증가	뇌 소동맥의 자동조절은 증가한 평균동맥압에도 불구하고 일정한 흐름을 유지한다.

중 평균동맥압이 크게 증가하는 데 기여한다. 이러한 유형의 운동에만 심장이 자주 노출되면 심실벽의 비대와 심실 용량 감소를 포함해 좌심실에 유해한 변화가 발생할 수 있다.

최대 산소소모율과 훈련

지구력 운동의 강도가 증가하면 산소소비량 또한 비례해 증가하다가 운동량이 더 많이 증가하더라도 더 이상 증가하지 않는 상태에 도달한다. 이것을 **최대 산소소모율**(maximal oxygen consumption, $\dot{V}_{O_2}$ max)이라고 한다. 이 상태에 도달한 후에는 운동 중인 근육은 혐기성 대사에 의해 단지 아주 일시적으로 일을 증가하고 유지할 수 있다.

이론적으로 $\dot{V}_{O_2}$ 최댓값은 다음에 의해 제한될 수 있다.

- 심박출량
- 혈액에 산소를 공급하는 호흡계의 능력
- 운동 중인 근육의 산소 이용 능력

사실상, 보통의 건강한 사람의 경우(매우 고도로 훈련된 운동선수는 제외) 심박출량이 $\dot{V}_{O_2}$ 최댓값을 결정짓는 요소이다. 운동량이 증가하면서(**그림 12.67**), 심장박동수는 최댓값에 도달할 때까지 점진적으로 증가한다. 박동량은 훨씬 적게 증가하며, $\dot{V}_{O_2}$ 최댓값의 75%에서 안정되는 경향이 있다. 박동량 증가를 제한해 심박출량

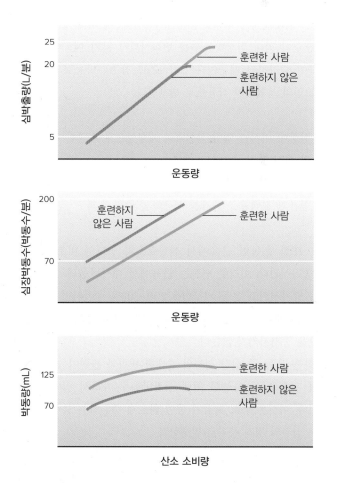

그림 12.67 훈련한 사람과 훈련하지 않은 사람에서 운동량 증가에 따른 심박출량, 심장박동수, 박동량 변화.

을 제한하는 주요 요인은 다음과 같다.

- 심장의 이완기 충전 시간을 감소시키는 매우 빠른 심장박동수
- 매우 짧은 시간 동안 심실 충전을 추가로 증가시키기 위한 정맥환류를 도와주는 말초 요인(골격근펌프, 호흡펌프, 정맥의 혈관 수축, 소동맥 혈관확장)의 능력 부족

개인의 $\dot{V}_{O_2}$ 최댓값은 어떤 특정 값에 고정된 것이 아니며, 그 사람의 신체 활동 정도에 따라 변화할 수 있다. 예를 들어 오랜 기간 누워서 생활을 하면 $\dot{V}_{O_2}$ 최댓값은 15~25% 감소할 수 있는 반면 장기간의 강도 높은 신체 훈련은 그것을 유사한 값으로도 증가시킬 수 있다. 효과적인 훈련은 지구력 유형의 운동이어야 하며, 훈련 기간, 빈도, 강도가 어느 최소 수준에 도달해야 한다. 예를 들면 매주 3회, 시속 8~13 km의 속도로 20~30분 정도의 달리기는 대부분의 사람에게 상당한 훈련 효과를 나타낸다.

휴식 시, 훈련 전과 비교해 훈련된 사람은 심박출량의 변화는 없으나 박동량은 증가하고 심장박동수는 감소한다(그림 12.67 참조). $\dot{V}_{O_2}$ 최댓값에서 심박출량은 훈련 전 값에 비해 증가하는데, 이는 훈련이 최대 심장박동수를 변화시키지 않기 때문이고 최대 박동량이 증가하기 때문이다(그림 12.67 참조). 박동량의 증가는 다음 요인의 복합적인 작용으로 발생한다.

- 심장에 미치는 영향(심실벽의 재형성으로 적당한 심실 비대와 심실 용적 증가)
- 혈액량의 증가 및 골격근의 혈관 수 증가를 포함해 근육의 혈류와 정맥환류 증가를 허용하는 주변 효과

훈련은 또한 운동한 근육에서 산화효소의 농도와 미토콘드리아 수를 증가시킨다. 이러한 변화는 근육에서 대사반응의 속도와 효율성을 증가시키고 운동 지구력을 200~300% 증가시키지만 훈련 받지 않은 개인의 경우 $\dot{V}_{O_2}$ 최댓값을 제한하지 않기 때문에 $\dot{V}_{O_2}$ 최댓값을 증가시키지 않는다.

노화는 운동 중 심장 성능의 중대한 변화와 관련이 있다. 가장 뚜렷한 것은 달성 가능한 최대 심장박동수(따라서 심박출량)의 감소이다. 이것은 특히 확장기 동안 빠르게 충전하는 능력을 감소시키는 심장의 경직 증가로 발생한다.

12.21 고혈압

고혈압(hypertension)은 만성적으로 증가한 체동맥압(140/90 mmHg 이상)으로 정의한다. 고혈압은 심각한 공중보건 문제이다. 미국 인구에서 최소 7,600만 명(34%)을 포함해 전 세계적으로 10억 명(성인 인구의 26%)이 넘는 사람이 이 질환을 앓고 있는 것으로 추산된다. 고혈압은 장애와 사망의 주요 원인 중 일부에 기여한다. 가장 영향을 많이 받는 기관 중 하나가 심장이다. 고혈압 환자의 좌심실은 증가한 동맥압(후부하)에 대한 만성적 펌프질에 적응하기 위해 근육량이 증가한 **좌심실 비대증**(left ventricular hypertrophy)을 보인다. 질병의 초기 단계에서 이러한 비대는 펌프로서의 심장 기능을 유지하는 데 도움이 된다. 그러나 시간이 흐르면서 심근세포의 구성과 특성에 변화가 발생하고, 이것은 수축 기능을 감소시키고 심부전을 초래한다.

고혈압이 있으면 또한 동맥경화증, 심장발작, 신장 손상, **뇌졸중**(stroke)의 발생 가능성이 증가한다. 뇌졸중은 뇌혈관의 폐쇄 또는 파열로 국부적으로 뇌의 손상을 일으킨다. 혈압과 건강의 관계에 대한 장기 자료는 수축기압이 20 mmHg 증가하고 확장기압이 10 mmHg 증가할 때마다 심장질환과 뇌졸중의 위험성이 2배로 증가한다는 것을 보여준다.

고혈압은 원인에 따라 분류한다. 원인이 불확실한 고혈압을 **1차 고혈압**[primary hypertension, 이전에는 '본태성 고혈압(essential hypertension)'이라고 함]으로 진단한다. **2차 고혈압**(secondary hypertension)은 원인이 확인되었을 때 사용하는 용어이다. 당연히 1차 고혈압이 더 흔한 질병이다.

정의상 1차 고혈압의 원인은 알려져 있지 않지만 여러 유전적·환경적 요인이 관여된 것으로 의심된다. 유전성으로 나타나는 고혈압의 경우, 레닌-안지오텐신-알도스테론계(제14장 참조)에 관여하는 효소를 암호화하는 일부 유전자 및 내피세포의 기능과 소동맥 평활근 수축 조절에 관여하는 여러 유전자가 관련되어 있다. 이론적으로 고혈압은 심박출량 또는 총 말초저항의 증가로 발생할 수 있지만, 실제로 잘 연구된 1차 고혈압의 대부분은 소동맥 반지름의 감소에 의한 총 말초저항의 증가가 가장 중요한 요인으로 보인다.

여러 환경적 위험 요인이 1차 고혈압 발생의 원인이 된다. 이러한 요인을 줄이는 생활 방식의 변화는 고혈압 환자와 건강한 사람 모두에서 혈압을 낮추는 결과를 가져온다. 비만과 깊은 관련이 있는 인슐린 저항성(제16장에서 논의)도 위험 요인이며 체중 감소는 다수의 사람에서 혈압을 상당히 낮추는 역할을 한다. 만성적인 고염분 섭취도 고혈압과 관련이 있으며, 최근 연구에서는 혈장 Na^+

표 12.11 | 만성 고혈압 치료에 사용하는 약물 및 작용 기전

이뇨제
- 소변으로 나트륨과 수분의 배출을 증가시켜 혈액량과 압력을 감소시킨다(제14장).

β-아드레날린성 수용체 길항제(β-차단제)
- 심박출량을 감소시킨다.

칼슘 채널 차단제
- 혈관 평활근세포로의 Ca^{2+} 유입 감소로 혈관확장 및 총 말초(체혈관)저항이 감소한다.

레닌-안지오텐신-알도스테론계 억제제/길항제(제14장)
- 안지오텐신-전환효소(ACE) 억제제: 안지오텐신 II 생성을 감소시켜 혈관을 이완시키고 총 말초저항을 감소시킨다. 또한 알도스테론을 감소시켜 더 많은 나트륨과 수분 배출을 하게 한다.
- 안지오텐신 수용체 차단제(ARB): 수용체에 대한 안지오텐신 II의 결합을 감소시켜 총 말초저항을 감소시킨다. 또한 알도스테론 감소를 유발해 더 많은 나트륨과 수분 배출을 허용한다.
- 무기질코르티코이드 수용체(MR) 길항제: 신장에서 알도스테론 수용체에 대한 결합을 감소시켜 더 많은 나트륨 및 수분 배출을 허용한다.
- 직접적인 레닌 억제제: 안지오텐신 I의 생성을 억제함으로써 안지오텐신 II를 감소시킨다(위의 ACE 억제제 참조).

교감신경계 조절제
- *중추 α수용체 작용제:* 뇌 안의 표적에 작용해 교감신경 출력을 감소시킨다.
- *중추 α수용체 길항제:* 혈관 평활근을 이완시켜 총 말초저항을 감소시킨다.

농도가 약간만 상승해도 교감신경계를 만성적으로 과다 자극하고, 소동맥 수축 및 동맥 내강의 협착으로 이어지는 기전이 밝혀졌다. 이런 혈관 변화는 많은 경우 1차 고혈압의 특징이다. 비만과 과도한 염분 섭취 외에도 1차 고혈압 발병에 기여하는 것으로 추측되는 다른 환경 요인에는 흡연, 과도한 음주, 적은 양의 과일 및 채소 섭취, 통곡물이 적은 식사, 비타민 D와 칼슘 부족, 운동 부족, 만성 스트레스, 카페인 과다 섭취, 임산부 흡연, 저체중아 출산, 유아기 모유 수유를 하지 않는 것이 포함된다.

2차 고혈압 원인도 여러 가지가 알려져 있다. 신장이나 신장으로의 혈액 공급이 손상되면 **신장성 고혈압**(renal hypertension)이 발생할 수 있다. 이 경우 레닌 방출이 증가해 강력한 혈관수축제인 안지오텐신 II의 농도를 과도하게 높이고, 신장에서 부적절하게 오줌 생성이 감소해 과도한 세포외액이 증가한다. 어떤 사람은 유전적으로 신장에서 Na^+의 재흡수를 과도하게 하는 경향이 있다. 이런 환자들은 저염식이나 이뇨제(diuretic)에 잘 반응하는데, 이 뇨제는 오줌을 통해 Na^+과 물의 배출을 증가시킨다(제14장 참조). 코르티솔, 알도스테론, 에피네프린, 갑상샘호르몬의 과다분비와 관련된 증후군과 같은 여러 내분비장애가 고혈압을 초래한다(제11장, 제14장 참조). 마지막으로 고혈압과 비정상적인 야간 호흡 양상인 수면 무호흡증(제13장 참조)이 연관되어 있음이 확인되었다.

고혈압 치료에 사용되는 주요 범주의 약물을 **표 12.11**에 요약했다. 이러한 약물은 혈액량, 심박출량 및/또는 총 말초저항 모두를 감소시킨다. 이 장의 다음 부분에서 이런 약물과 동일한 약물 대부분이 심부전 치료와 심장발작의 예방 및 치료에도 사용된다는

것을 알게 될 것이다. 이런 중복의 한 가지 이유는 이러한 질병이 서로 연관되어 있기 때문이다. 예를 들면 이 내용에서 설명한 것과 같이 고혈압은 심장질환 발병의 주요 위험 요소이다.

12.22 심부전

심부전[heart failure, **울혈성 심부전**(congestive heart failure)이라고도 함]은 심장이 적절한 심박출량을 펌프질하지 못할 때 발생하는 징후 및 증상의 모음이다. 이것은 다양한 원인으로 발생할 수 있는데 예를 들면 고혈압에서 만성적으로 증가한 동맥압에 대한 펌프질 및 감소한 관상 혈류로 인한 심근의 구조적·손상이다. 심부전 환자를 두 가지 범주로 구분하는 것이 표준 관행이 되었다.

- 이완기 기능장애가 있는 사람(심실 충전 문제)
- 수축기 기능장애가 있는 사람(심실 박출 문제)

심부전이 있는 많은 사람이 두 가지 범주 모두의 요소를 나타낸다. **확장기 기능장애**(diastolic dysfunction)에서 심실벽의 순응도가 감소되어 있다. 즉 비정상적인 경직으로 정상적인 이완기 충전 압력에서는 충전 능력이 감소해 불충분하다. 그 결과, 이완기 말 용적이 감소하고(경직된 심실에서 이완기말 압력이 꽤 높을지라도), 프랑크-스탈링 기전에 의해 박동량이 감소한다. 순수한 이

완기 기능장애에서 심실의 순응도는 감소하지만 심실의 수축성은 정상이다.

몇 가지 상황에서 심실 순응도가 감소할 수 있지만 가장 일반적인 요인은 체성 고혈압이다. 앞에서 설명한 바와 같이 좌심실이 만성적으로 증가한 동맥압(후부하)에 맞서 펌핑할 때 비대가 발생한다. 이러한 비대와 관련된 구조적·생화학적 변화는 심실을 경직시키고 확장할 수 없게 만든다.

확장기 기능장애와 달리 **수축기 기능장애**(systolic dysfunction)는 심장발작으로 인한 것과 같은 심근 손상으로 발생한다(다음에 설명함). 이러한 유형의 기능장애는 심근 수축력의 감소, 즉 주어진 이완기말 용적에서 더 낮은 박출 용적을 특징으로 한다. 이것은 박출 분획의 감소와 **그림 12.68**에 나타낸 것처럼 심실-기능 곡선의 하향 이동으로 나타난다. 이런 영향을 받은 심실은 비대해지지는 않지만 이완기말 용적이 증가한다.

심부전에 의한 심박출량 감소는 이완기 또는 수축기 기능장애에 의한 것인지에 상관없이 동맥 압력수용기 반사를 촉발한다. 이러한 상황에서 이런 반사는 분명하지 않은 이유로 구심성 압력수용기가 덜 민감하기 때문에 평상시보다 더 많이 유발된다. 즉 압력수용기는 주어진 평균동맥압 또는 박동성 맥압에서 정상보다 느리게 충격을 발사하고, 뇌는 이러한 감소한 발사를 평소보다 더 큰 압력 감소로 해석한다. 반사의 결과는 다음과 같다.

- 심장에 대한 교감신경 활성화 감소 및 부교감신경 활성화 감소를 통해 심장박동수가 증가하고
- 총 말초저항은 두 종류의 중요한 호르몬 혈관수축제인 안지오텐신 II와 바소프레신의 혈장 농도 증가뿐만 아니라 체소동맥의 교감신경 활성화 증가에 의해 증가한다.

심장박동수 및 총 말초저항의 반사적 증가는 초기에 이러한 매개변수의 변화가 출혈에 의해 유발된 것과 같이 심박출량 및 동맥압을 회복하는 데 도움이 된다.

심부전을 앓는 동안 만성적으로 유지되는 압력수용기 반사는 또한 수분 보존과 세포외 부피의 증가(때로 대규모의)를 초래한다. 이것은 제14장에서 설명하는 것처럼 반사 신경의 신경분비 원심성 요소가 신장에서 나트륨과 물의 배출을 감소시키기 때문이다. 남아 있는 체액은 세포외 용적의 팽창을 유발한다. 혈장 부피는 세포외액 부피의 일부이기 때문에 혈장량 또한 증가한다. 이것은 차례로 정맥압, 정맥환류, 이완기말 심실 용적을 증가시켜 프랑크-스탈링 기전에 의해 박동량을 정상으로 회복시키는 경향이 있다(그림 12.68 참조). 따라서 체액 보존은 적어도 처음에는 심박출

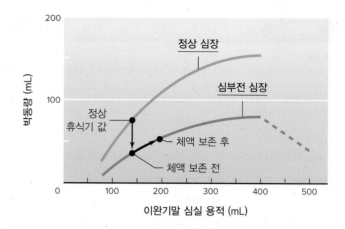

그림 12.68 정상 심장과 수축기 기능장애(수축력 감소)로 인한 심부전이 있는 심장에서 이완기말 심실 용적과 박동량 사이의 관계. 정상 곡선은 그림 12.27에 있다. 수축력이 감소하면 심실-기능 곡선은 아래로 이동한다. 즉 주어진 이완기말 용적에서 박동량은 낮아진다. 체액의 보존은 이완기말 용적을 증가시키고 프랑크-스탈링 기전에 의해 박동량을 정상으로 회복시킨다. 이러한 보상은 기본적인 결함인 수축성이 체액의 보존에 의해 변하지 않은 경우에도 발생한다.

량 감소에 대한 적응 반응이기도 하다.

그러나 체액 보존이 진행되면서 문제가 나타난다. 첫째, 정상적인 심실과는 반대로 수축기 기능장애가 있는 심실은 혈액에 의해 팽창하게 되면 실제로 수축력이 감소하고 상황은 악화된다. 둘째, 체액 보존은 수반되는 정맥압의 상승과 함께 간질액이 축적되는 부종을 일으킨다. 정맥압이 높아지면 왜 부종을 일으킬까? 혈액은 모세혈관에서 소정맥을 통해 정맥으로 배출되고 정맥압이 증가하면 모세혈관압 또한 증가해 모세혈관에서 간질액으로 체액 여과가 증가한다(그림 12.45 참조). 따라서 신장에 남아 있는 체액 대부분은 여분의 혈장이 아닌 여분의 간질액이 된다. 다리와 발의 부종이 특히 두드러진다.

이와 관련해 가장 중요한 것은 이완기 또는 수축기 기능장애로 인한 좌심실 부전이 폐의 간질공간 또는 폐의 공기 공간 자체에 체액 축적을 초래해 **폐부종**(pulmonary edema)을 유발한다는 것이다. 이것은 폐의 가스 교환을 손상시킨다. 이러한 체액 축적의 원인은 좌심실이 우심실만큼 혈액을 박출하지 못해 모든 폐혈관의 혈액량이 증가하기 때문이다. 결과적으로 폐 모세혈관에 생성된 울혈은 모세혈관압이 일반적으로 매우 낮은 값 이상으로 증가해 림프계가 체액을 회수하는 것보다 더 빠른 속도로 여과가 발생한다. 이러한 상황은 일반적으로 밤에 악화한다. 낮에는 환자가 직립 자세로 있어서 다리에 체액이 축적되는데, 환자가 밤에 누워 있을 때 체액이 천천히 모세혈관으로 다시 흡수되어 혈장량이 증가하고 폐부종 발병을 촉진한다.

심부전에 대한 반사반응의 또 다른 구성요소는 처음에는 이롭

표 12.12 · 만성 심부전 치료에 사용되는 약물 및 작용 기전

이뇨제
- 소변으로 나트륨과 수분의 배출을 증가시켜 혈액량과 압력을 감소시킨다(제14장).
- 부종 및 심장 기능 약화를 유발하는 과도한 체액 축적을 줄인다.

β-아드레날린성 수용체 길항제(β-차단제)
- 심박출량을 감소시켜 심장의 부담을 줄인다.

심장 강직성 약물
- β-아드레날린성 경로를 강화한다.
- 심근의 Ca^{2+}을 증가시켜 심실 수축성(예: 디기탈리스)을 증가시킨다.

레닌-안지오텐신-알도스테론계 억제제/차단제(제14장)
- 안지오텐신-전환효소(ACE) 억제제: 안지오텐신 II 생성을 감소시켜 혈관확장(총 말초저항 감소) 및 알도스테론 생성 감소(나트륨 및 수분 배출 증가)를 유발한다.
- 안지오텐신 수용체 차단제(ARB): 수용체에 대한 안지오텐신 II의 결합을 감소시켜 총 말초저항을 감소시키고 알도스테론 생성을 감소시킨다(나트륨과 물의 배출을 증가시킨다).
- 무기질코르티코이드 수용체(MR) 길항제: 신장에서 알도스테론 수용체에 대한 결합을 감소시켜 더 많은 나트륨 및 수분 배출을 허용한다.

지만 소동맥에 대한 교감신경 뉴런과 안지오텐신 II 및 바소프레신에 의해 매개되는 총 말초저항의 증가로 결국에는 부적응하게 된다. 기능이 저하된 심장이 펌핑해야 하는 동맥혈압을 만성적으로 유지함으로써 이러한 증가한 저항은 기능이 저하된 심장을 더 열심히 일하게 만든다.

심부전에 대한 한 가지 확실한 치료는 가능한 경우 유발 원인(예: 고혈압)을 바로잡는 것이다. **표 12.12**는 치료에 가장 흔히 사용하는 여러 형태의 약물을 열거한 것이다. 마지막으로, 심장이식도 때때로 선택적 치료지만 심장 기증자가 적고, 비용이 많이 들며, 수술 후 관리의 어려움으로 인해 매우 소수의 환자에게만 실현 가능한 선택사항이다.

12.23 비대성 심근증

비대성 심근증(hypertrophic cardiomyopathy)은 자주 심부전으로 진행되며, 500명 중 1명꼴로 발병하는 가장 흔한 유전성 심장 질환 중 하나이다. 이름에서 알 수 있듯이 심근, 특히 심실 격벽과 좌심실 벽의 두께가 증가하는 것이 특징이다. 벽이 두꺼워지는 것과 관련해 근육세포의 규칙적인 배열과 벽 내의 전도세포가 파괴된다. 격벽의 비대는 특히 운동 중에 대동맥판막을 지나는 혈액의 박출을 저해해 심박출량이 조직의 대사 요구를 충족할 만큼 충분히 증가하지 못하게 할 수 있다.

심장 자체는 일반적으로 이러한 혈류 감소의 피해자이며, 초기 경고 신호가 될 수 있는 한 가지 증상은 관련된 **가슴 통증**[협심증

(angina pectoris 또는 angina)]이다. 더욱이 전도 경로의 파괴는 위험하고 때로는 치명적인 부정맥을 유발할 수 있다. 이 질병을 앓는 많은 사람이 어떤 증상도 보이지 않기 때문에 병이 상당히 진전될 때까지 발견되지 않을 수 있다. 이러한 이유로 비대성 심근증은 젊은 운동선수가 예기치 못한 심장 급사를 하는 드문 상황에서 가장 흔한 원인이다. 치료를 하지 않아 질환이 진행되면 이전에 설명한 모든 결과와 함께 심부전으로 이어질 수 있다. 이 병이 진행되는 기전을 아직 완전히 이해하지는 못하고 있지만 이를 유발하는 것으로 밝혀진 유전적 돌연변이는 주로 트로포닌, 트로포미오신, 미오신을 포함한 주로 수축계 단백질을 포함한다. 발견 당시 상태의 심각성에 따라 치료에는 부정맥을 예방하는 약물을 투여하거나, 격벽과 판막을 수술하거나, 심장이식 등의 처치를 한다.

12.24 관상동맥 질환과 심장발작

우리는 심근이 심방 및 심실 내의 혈액으로부터 산소와 영양분을 직접 얻지 않고 관상동맥을 통한 자체 혈액 공급에 의존한다는 것을 보았다. **관상동맥 질환**(coronary artery disease)에서 하나 또는 그 이상의 관상동맥 변화는 심장에 불충분한 혈류[**허혈**(ischemia)]를 유발한다. 그 결과 영향을 받은 부위의 심근 손상, **심근경색**(myocardial infarction), **심장발작**(heart attack)과 같이 심장의 해당 부분이 죽을 수 있다. 관상동맥 질환이 있는 많은 환자는 심장발작을 겪기 전에 일반적으로 운동이나 감정적 긴장 중에 부적절한 관상동맥 혈류 및 협심증의 반복적인 일시적 에피소드

를 경험한다.

심근경색의 증상에는 종종 왼쪽 팔로 퍼지는 장기간의 흉통, 메스꺼움, 구토, 발한, 무기력증, 호흡곤란 등이 포함된다. 심근경색은 전형적인 심전도 변화를 관찰하고 혈장 내 특정 심근 단백질을 검출해 진단한다. 이 단백질은 심근이 손상되었을 때 혈액으로 누출된다. 가장 일반적으로 검출되는 것은 크레아틴 인산화효소의 심근 특이 아형 효소와 심장 트로포닌이다.

약 110만 명의 미국인이 매년 새로 혹은 재발성 심장발작을 경험하며 이 중 40% 이상이 이 질환으로 사망한다. 심근경색에 의한 심장 급사는 주로 손상된 심근세포가 촉발하는 비정상 흥분전도에 의한 **심실세동**(ventricular fibrillation) 때문이다. 이런 전도 형태는 혈류 생성에 비효율적인 완전히 부조화된 심실 수축

을 일으킨다(심실세동은 일반적으로 치명적이지만 이 장의 앞에서 설명한 심방세동은 일반적으로 경미한 심장 문제만을 유발한다). 심실세동이 있는 사람 중 소수만이 발작 직후의 응급 소생술로 생명을 구할 수 있다. 이러한 치료법이 **심폐소생술**(cardiopulmonary resuscitation, CPR)인데, 때로 심장이 멈췄을 때 소량의 산소가 함유된 혈액을 뇌, 심장 및 기타 중요 기관으로 순환할 수 있도록 구강 대 구강 인공호흡을 동반하는 일련의 흉부 압박을 반복하는 것이다. 심폐소생술에 이어, 세동을 유발하는 비정상적인 전기적 활성을 중지시키기 위해 심장에 전류를 흘리는 과정인 **제세동**(defibrillation)을 포함한 최종 치료가 이어진다. **자동제세동기**(automatic electronic defibrillator, AED)는 이제 공공장소에서 흔히 볼 수 있다. 이런 장치를 사용하면 심실세동 환자에

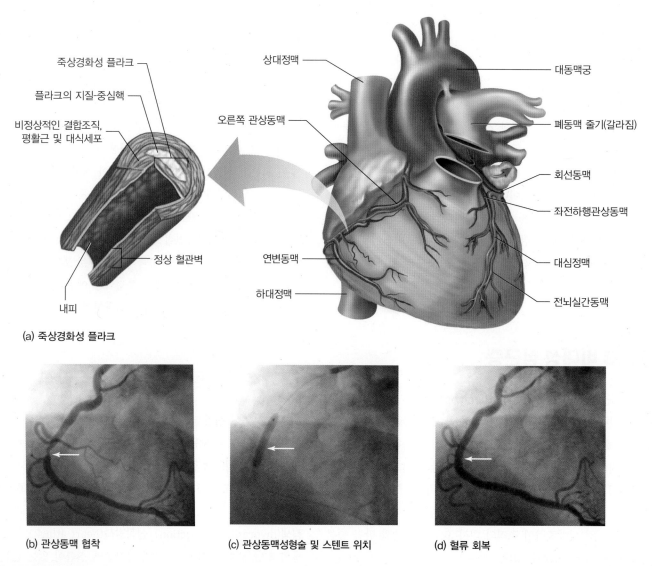

(a) 죽상경화성 플라크

(b) 관상동맥 협착

(c) 관상동맥성형술 및 스텐트 위치

(d) 혈류 회복

그림 12.69 관상동맥 질환 및 치료. (a) 주요 관상동맥 혈관을 나타내는 심장의 정면도. 삽화는 죽상경화성 플라크에 의한 혈관 협착을 보여준다. (b) 방사선비투과성 염료를 주입해 실시한 X선 혈관조영술에서 오른쪽 관상동맥의 현저한 폐색 소견을 보여준다(화살표). (c) 가이드 와이어를 사용해 좁은 부위에 염료가 채워진 풍선을 배치해 팽창시킨 다음 철망 스텐트를 삽입한다. (d) 이러한 시술 후 이전의 좁아졌던 부위를 통과해 혈액이 자유롭게 흐른다. (b, c, d) Matthew R. Wolff, M.D., University of Wisconsin, Madison.

게 적시에 도움을 주는 것이 상대적으로 간단해진다.

원인과 예방

관상동맥 질환의 주요 원인은 이들 혈관에 죽상경화증이 존재하기 때문이다(**그림 12.69**). **죽상경화증**(atherosclerosis)은 아래에 구성된 플라크와 함께 동맥의 내력 부분이 두꺼워진 것을 특징으로 하는 동맥 질환이다.

- 평활근세포, 대식세포(혈액 단핵구에서 유래), 림프구를 포함한 다수의 세포
- 세포 안과 밖 모두에서 콜레스테롤 및 기타 지방 물질의 침착
- 결합조직 기질의 밀집 층

이러한 죽상경화성 플라크는 노화와 관련된 동맥경화증의 원인 중 하나이다.

죽상경화증은 여러 기전으로 관상동맥 혈류를 감소시킨다. 여분의 근육세포와 벽의 다양한 퇴적물은 혈관 내강으로 팽창해 혈류에 대한 저항을 증가시킨다. 죽상경화 부위의 기능장애 내피세포는 과도한 혈관수축제(예: 엔도텔린-1)와 정상보다 적은 양의 혈관확장제(산화질소 및 프로스타사이클린)를 분비한다. 이러한 과정들은 점진적이며 때로는 최종적으로 혈관의 완전한 폐색으로 이어진다. 그러나 혈관 전체의 폐색은 일반적으로 좁아진 죽상경화성 동맥에 혈전[**관상동맥 혈전증**(coronary thrombosis)]이 형성되어 발생하며 이것이 심장발작을 유발한다.

죽상경화증을 유발하는 과정은 복잡하고 아직 완전히 밝혀지지 않았다. 손상은 내피와 그 아래의 평활근을 손상시키는 작용제에 의해 시작되어 처음에는 보호적일 수 있지만 결국에는 과도한 염증 및 증식 반응으로 이어질 가능성이 있다.

흡연, 특정 유형의 콜레스테롤 및 아미노산인 호모시스테인의 높은 혈중 농도, 고혈압, 당뇨병, 비만, 비활동적인 생활 방식·스트레스는 모두 죽상경화증 과정과 관상동맥 질환의 발생률과 중증도를 증가시킬 수 있는 위험 요인이다. 따라서 이 질병에 대한 예방 노력은 생활 습관의 변화 및/또는 약물 치료를 통해 이들 위험 요인을 제거하거나 최소화하는 데 중점을 둔다. 어떤 의미에서 폐경은 관상동맥 질환의 위험 요인이라고 할 수 있는데, 이것은 여성의 경우 폐경 이후까지 심장발작 발생률이 매우 낮기 때문이다.

다소의 혼동 가능성이 있기 때문에 운동에 대해 여기에서 간단히 언급한다. 격렬한 신체 활동의 갑작스러운 증가가 때때로 심장발작을 유발할 수 있는 것은 사실이지만 규칙적인 신체 활동을 수행하는 사람의 경우 그 위험이 현저하게 감소한다. 활동적인 생활 방식을 유지하면 정적인 생활 방식에 비해 심장발작의 전반적인 위험을 35~55%까지 줄일 수 있다. 일반적으로 운동을 많이 할수록 예방 효과는 더 좋아지지만, 어떤 운동이든 하지 않는 것보다 낫다. 예를 들어 매주 3~4회 적당한 속도로 걷기만 해도 상당한 이점을 얻을 수 있다.

규칙적인 운동은 여러 이유로 심장발작을 예방한다. 무엇보다도 다음을 유발한다.

- 안정기 심장박동수 및 혈압을 감소시킴으로써 심근의 산소요구량을 감소시키고
- 관상동맥의 지름을 넓히고
- 죽상경화증의 두 가지 중요한 위험 요인인 고혈압과 당뇨병의 중증도를 감소시키고
- '좋은' 콜레스테롤 운반 지방단백질(HDL, 제16장에서 설명)의 혈중 농도를 증가시킴과 동시에 총 혈장 콜레스테롤 농도를 감소시키며
- 혈액이 응고하려는 경향성을 감소시키고 신체의 혈전 용해 능력을 향상하고
- 호르몬인 인슐린에 대한 민감도를 증가시켜 혈당 조절을 향상한다(제16장 참조).

영양 또한 심장발작을 예방하는 데 도움이 될 수 있다. 포화지방(붉은 고기에 풍부)의 섭취를 줄이고 과일, 야채, 통곡물, 생선을 규칙적으로 섭취하면 혈액 내 '나쁜' 콜레스테롤인 LDL(제16장에서 설명)의 농도를 감소시킴으로써 심장발작 예방에 도움이 될 수 있다. 이런 형태의 콜레스테롤은 혈관에 죽상경화성 플라크를 형성하는 데 기여한다. 엽산(비타민 B의 일종. folic acid 또는 folate, folacin이라고도 함)과 같은 보충제가 예방에 도움이 될 수 있다. 이 경우 엽산은 심장발작의 위험 요인 중 하나인 아미노산 호모시스테인의 혈중 농도를 낮추는 데 도움이 되기 때문이다. 호모시스테인은 메티오닌과 시스테인 대사의 중간산물이다. 이 양이 증가하면 혈관의 내피세포 손상을 포함해 몇 가지 죽상경화증 효과를 일으킨다. 엽산은 호모시스테인 혈장 농도를 낮추는 대사 반응에 관여한다.

마지막으로, 알코올과 관상동맥 질환의 문제가 있다. 일부 연구에서는 적당량의 알코올 섭취, 특히 적포도주는 심장발작으로 사망할 위험을 감소시키는 것으로 나타났다. 이러한 효과는 저용량의 알코올 섭취로 인해 HDL 농도가 증가하고 혈전 형성이 억제된다는 것이다. 그러나 알코올은 특히 고용량일 경우 다양한 다른 질병(예: 간암 및 간경화) 및 사고로 인한 조기 사망 가능성을 높

인다. 이러한 복합적인 건강상 효과와 알코올 의존성이 발생할 위험성 때문에(표 8.4 참조) 의사들은 환자들이 건강상 장점을 위해 음주를 하는 것을 권하지 않는다. 술을 마시는 사람은 하루에 한 잔 이하의 표준 음주량만을 마시는 것이 좋다(표준 음주량은 대략 맥주 350 ml, 포도주 140 ml, 40도 술 40 ml에 해당한다).

약물 치료법

협심증 및 관상동맥 질환의 예방과 치료에 다양한 약물을 사용할 수 있다. 예를 들어 **니트로글리세린**(nitroglycerin, 체내에서 산화질소로 전환되기 때문에 혈관확장제임)과 같은 **혈관확장제 약물**(vasodilator drug)은 관상동맥과 체 소동맥 및 정맥을 확장함으로써 도움을 준다. 소동맥에 대한 효과는 총 말초저항을 낮추어 동맥압과 심장이 혈액을 박출하기 위해 해야 할 일을 감소시킨다. 정맥압을 낮춤으로써 정맥 확장을 통해 정맥환류를 감소시키고 그에 따라 심실이 덜 확장되고 이어지는 수축 동안의 산소 요구량을 감소시킨다. 또한 고혈압 환자에서 동맥압을 낮추기 위해 β-아드레날린성 수용체를 차단하는 약물을 사용한다. 이것은 심장박동수와 수축력에 대한 교감신경계의 효과를 억제해 심근의 활동과 심박출량을 감소시킨다.

혈액응고가 발생한 후 몇 시간 내에 응고를 예방하거나 역전시키는 약물도 심장발작의 치료(및 예방)에 매우 중요하다. 아스피린을 포함한 이러한 약물의 사용은 12.29절에서 설명할 것이다. 마지막으로 다양한 약물이 하나 이상의 콜레스테롤 대사경로에 영향을 주어 혈장 콜레스테롤을 낮춘다(제16장). 예를 들어 '스타틴(statin)'이라는 약물은 간에서 콜레스테롤 합성에 관여하는 중요한 효소를 방해한다.

중재법

심혈관 조영술(이 장 앞부분에서 설명함)로 좁아지거나 폐색된 부위를 확인한 후 관상동맥 질환을 치료하는 여러 중재법이 있다. **관상동맥성형술**(coronary balloon angioplasty)은 말단에 풍선이 달린 카테터(catheter)를 폐색된 동맥에 넣은 후 풍선을 확장하는 것이다(**그림 12.69c**). 이러한 과정은 혈관을 확장하고 비정상적인 조직 침전물을 분쇄해 내강을 확대한다. 이것은 일반적으로 좁아지거나 폐색된 관상혈관에 **관상 스텐트**(coronary stent)를 삽입하는 것을 동반한다(**그림 12.69d**). 스텐트는 스테인리스 철망 또는 다른 재료로 제작된 관으로 혈관을 확장해 유지하도록 하는 구조물이다. 외과적 치료는 막힌 관상동맥 부위에 새로운 혈관을 연결하는 **관상동맥 우회 이식술**(coronary artery bypass grafting)이다. 새로운 혈관은 종종 환자의 신체 다른 부위에서 채취한 정맥이다.

뇌졸중과 일과성 허혈발작

죽상경화증이 단지 관상 혈관에서만 일어나는 것은 아니다. 신체의 많은 동맥이 동일한 폐색 과정을 거치며, 죽상경화증이 심해지면 특정 부위로의 혈류 감소가 나타난다. 예를 들어 죽상경화증으로 인한 대뇌동맥 폐색 및 이와 관련된 혈액응고는 뇌졸중을 일으킬 수 있다. 죽상경화성 뇌혈관을 가진 사람들은 **일과성 허혈발작**(transient ischemic attack, TIA)으로 알려진 가역적인 신경학적 결함을 앓을 수 있으며, 이것은 실제로는 뇌졸중을 일으키지 않으면서 수 분에서 수 시간 동안 지속되기도 한다.

마지막으로, 폐색으로 심근경색과 뇌졸중은 모두 혈전 조각이나 지방 침착물이 부서져 다른 곳으로 이동해 더 작은 혈관을 완전히 차단할 때 발생할 수 있다. 이러한 조각을 **색전**(embolus)이라 하고 이러한 과정을 **색전증**(embolism)이라 한다. 색전증에 대한 자세한 내용은 제19장에 있다.

지혈: 혈액 소실의 방지

12.25 지혈의 개요

앞에서 혈액을 혈장이라는 액체에 부유하는 세포 성분의 혼합물로 정의했다. 이 절에서는 상처를 입은 후 과도한 혈액 손실을 방지하는 복잡한 기전을 설명한다.

출혈을 멈추게 하는 것을 **지혈**(hemostasis)이라고 한다. [이 용어를 항상성(homeostasis)과 혼동하지 말라.] 지혈 기전은 일상생활에서 가장 흔한 출혈 원인인 소동맥, 모세혈관, 소정맥과 같은 작은 혈관의 손상을 치료하는 데 가장 효과적이다. 이와는 달리 신체는 일반적으로 중간 또는 큰 동맥에서 출혈이 생기면 조절할 수 없다. 정맥 출혈은 정맥의 혈압이 낮아 혈액 손실 속도는 빠르지 않다. 실제로 출혈 부위를 심장보다 높게 해 정수압을 떨어뜨리면 정맥으로부터의 출혈을 멈출 수 있다. 또한 정맥 출혈이 내부에서 일어나면 조직에 혈액이 축적되어 간질압이 증가해 지속적인 혈액의 손실을 유발하는 압력기울기를 제거할 수 있다. 조직 내에 혈액이 축적되는 **혈종**(hematoma)은 모든 혈관 유형의 출혈 결과로 발생할 수 있다.

혈관이 절단되거나 다른 방식으로 손상되면 즉각적인 내재적 반응은 수축하는 것이다. 기전에 대해서는 완전히 알려져 있지 않지만 내피세포와 혈액세포에서 방출되는 국부 혈관확장제와 혈관수축제의 변화와 관련 있을 가능성이 있다(그림 12.39 참조). 이 단기 반응은 손상 부위의 혈액 흐름을 느리게 한다. 또한 이 수축은 반대쪽 내피 표면을 함께 압박하고, 이런 접촉은 점착성을 유발해 서로 접착할 수 있게 한다.

수축과 접촉성 점착에 의한 혈관의 영구적인 폐쇄는 미세순환이 일어나는 매우 작은 혈관에서만 발생하지만, 출혈의 멈춤은 궁극적으로 빠르게 연속적으로 발생하는 두 가지 상호 의존적 과정에 따라 달라진다.

1. 혈소판 마개 형성
2. 혈액응고(응고)

혈액의 혈소판은 위의 두 과정 모두에 관여한다.

12.26 혈소판 마개 형성

지혈에 혈소판이 관여하려면 혈관 내피 표면에 대한 접착력이 필요하다. 혈관 손상은 내피를 파괴하고 그 아래에 있는 결합조직에서 콜라겐 섬유를 노출시킨다. 혈소판은 주로 내피세포와 혈소판이 분비하는 혈장단백질인 **폰빌레브란트 인자**(von Willebrand factor, vWF)라는 매개체를 통해 콜라겐에 부착된다. 이 단백질은 노출된 콜라겐 분자에 결합해 구조를 변경하고 혈소판에 결합할 수 있게 된다. 따라서 vWF는 손상된 혈관벽과 혈소판 사이에서 가교 역할을 한다.

혈소판이 콜라겐에 결합하면 혈소판에서 다양한 화학적 작용물질을 포함하는 분비 소낭의 내용물을 방출하도록 촉발된다. 아데노신2인산(ADP) 및 세로토닌을 포함한 많은 이러한 작용제는 국부적으로 혈소판의 대사, 형태, 표면 단백질 등에 다양한 변화를 가져오는데, 이 과정을 **혈소판 활성화**(platelet activation)라 한다. 이러한 변화 중 일부는 오래된 혈소판에 새 혈소판을 부착시키는 양성 되먹임 현상을 일으킨다. 이를 **혈소판 응집**(platelet aggregation)이라고 하며, 이 과정은 혈관 내부에 **혈소판 마개**(platelet plug)를 빠르게 생성한다.

혈소판의 분비 소낭에 들어 있는 화학적 작용제는 혈소판 활성화 및 응집을 자극하는 유일한 자극제가 아니다. 혈소판의 부착은 혈소판의 세포막에 있는 아라키돈산으로부터 에이코사노이드 계열의 하나인 **트롬복산 A₂**(thromboxane A₂)의 합성을 빠르게 유도한다. 트롬복산 A₂는 세포외액으로 방출되고 국부적으로 작용해 혈소판 응집을 더욱 자극하고 혈소판 분비소낭의 내용물을 방출하게 한다(**그림 12.70**).

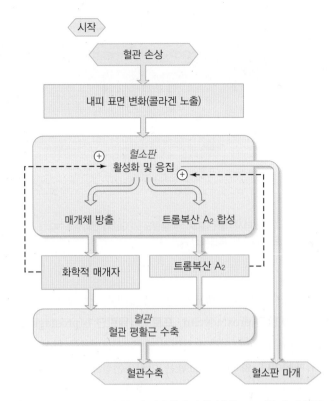

그림 12.70 혈관벽 손상 후 혈소판 마개 형성 및 혈관수축으로 이어지는 일련의 과정. 경로에 있는 2개의 양성 되먹임 경로에 유의하라.

다음에 설명하게 될 혈액응고에 필수적 역할을 하는 혈장단백질인 섬유소원(fibrinogen) 또한 이전에 설명한 요인들에 의한 혈소판 응집 과정에서도 중요한 역할을 한다. 이것은 응집하는 혈소판 사이에 가교를 형성함으로써 기능한다. 혈소판 활성화 중에 혈소판 세포막에 있는 섬유소원 수용체(결합부위)가 노출되고 활성화된다.

혈소판 마개는 혈관벽의 작은 틈을 완전하게 봉인할 수 있다. 이 효과는 혈소판의 또 다른 특성인 수축성에 의해 한층 더 강화된다. 혈소판은 응집된 혈소판에서 상호작용하도록 자극되는 매우 높은 농도의 액틴과 미오신을 함유하고 있다(제9장 참조). 이것이 혈소판 마개를 압축하고 강화한다. [시험관에서 발생하는 이러한 수축과 압축을 **혈병 응축**(clot retraction)이라 한다.]

혈소판 마개가 만들어지고 치밀해지는 동안 손상된 혈관의 평활근이 동시에 자극되어 수축한다(그림 12.70 참조). 따라서 손상 부위로의 혈류가 줄어들고 손상된 혈관 내 압력이 감소한다. 이러한 혈관수축은 혈소판 활성의 결과로 트롬복산 A₂와 혈소판의 분비 소낭에 들어 있는 여러 화학물질이 매개한다.

일단 시작되면 혈소판 마개는 혈관의 손상된 내피로부터 손상되지 않은 내피를 따라 양방향으로 계속 퍼져 나가 확장되지 않는 이유는 무엇일까? 한 가지 중요한 이유는 손상된 세포에 인접

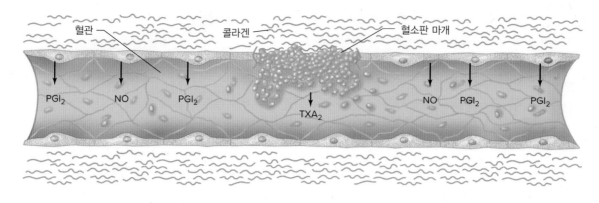

그림 12.71 프로스타사이클린[프로스타글란딘 I₂(PGI₂)]과 산화질소(NO)는 둘 다 내피세포에서 생성되며 혈소판 응집을 억제하므로 손상된 부위로부터 혈소판 응집이 확산하는 것을 막아준다. TXA₂ = 트롬복산 A₂.

한 손상되지 않은 내피세포가 혈소판 응집을 강하게 억제하는 **프로스타사이클린[prostacyclin, 프로스타글란딘 I₂(prostaglandin I₂, PGI₂)라고도 함]**이라고 알려진 에이코사노이드를 합성해 방출하기 때문이다. 따라서 혈소판은 아라키돈산으로부터 트롬복산 A₂를 생산하는 효소를 가지는 반면, 정상 내피세포는 아라키돈산으로부터 형성된 중간대사물을 트롬복산 A₂가 아닌 프로스타사이클린으로 전환하는 다른 효소가 포함되어 있다(**그림 12.71**). 프로스타사이클린 외에도 인접한 내피세포는 혈관확장제(12.10 참조)일 뿐만 아니라 혈소판 부착, 혈소판 활성화 및 응집에 대한 억제제인 **산화질소(nitric oxide, NO)**도 방출한다.

혈소판 마개는 아주 빠르게 형성되고 혈관벽의 틈을 밀봉하는 데 사용되는 기본 기전이다. 다음 내용에서는 더 천천히 일어나는 지혈 작용, 즉 혈액응고에도 혈소판이 필수적이라는 것을 볼 것이다.

12.27 혈액응고: 혈병 형성

혈액응고(blood coagulation 또는 clotting)는 주로 **섬유소**(fibrin)라고 하는 단백질 중합체로 이루어진 **혈병**(clot) 또는 **혈전**(thrombus)이라고 하는 고형의 겔 상태로 혈액이 전환되는 것이다. 혈액응고는 원래의 혈소판 마개 주변에서 국부적으로 발생하며 가장 우세한 지혈 방어이다. 이 기능은 혈소판 마개를 지원하고 강화하며 상처 난 부위에 남아 있는 혈액을 응고시키는 것이다.

그림 12.72는 혈액응고로 이어지는 과정을 매우 간단한 형태로 요약한 것이다. 혈소판 응집과 같은 이러한 과정은 혈관 손상이 내피를 파괴하고 혈액이 기저의 조직과 접촉하면 시작된다. 이 접촉은 국부적으로 일어나는 화학적 활성화의 연속된 반응을 시작

한다. 연속반응의 각 단계에서 비활성 혈장단백질 또는 '인자'가 단백질가수분해효소로 전환(활성화)되어 다음 단계에 필요한 효소의 생성을 촉매한다. 이러한 각각의 활성화는 비활성 혈장단백질 전구체로부터 작은 펩티드 조각을 잘라내 효소의 활성부위가 노출되는 결과를 만든다. 그러나 몇 가지 혈장단백질 인자는 활성화 후 효소가 아니라 효소의 보조인자로서 기능한다.

간단하게 보여주기 위해 그림 12.72에는 혈장단백질인 **프로트롬빈**(prothrombin)이 **트롬빈**(thrombin) 효소로 전환되는 핵심 시점까지 연속반응에 대한 세부 사항을 나타내지 않았다. 그런 다음 트롬빈은 커다란 막대 모양의 혈장단백질 분자인 섬유소원을 여러 폴리펩티드로 분리하는 반응을 촉매한다. 섬유소원 잔여물은 서로 결합해 섬유소를 형성한다. 섬유소는 초기에 서로 얽힌 가닥의 느슨한 그물망으로 효소에 의해 매개되는 공유 교차 결합으로 빠르게 안정화되고 강화된다. 이러한 화학적 결합은 트롬빈에 의해 촉매되는 혈장단백질 인자 XIII으로부터 형성되는 인자 XIIIa로 알려진 효소에 의해 촉매된다.

따라서 트롬빈은 느슨한 섬유소 형성뿐만 아니라 섬유소의 망상 구조를 안정화하는 기능을 하는 인자 XIII의 활성화도 촉매한다. 이외에도 트롬빈은 자체의 생성에 상당한 양성 되먹임 효과를 나타낸다. 이것은 연속 단계에 있는 여러 단백질의 활성화와 혈소판 활성화에 의해 일어난다. 그러므로 트롬빈의 형성이 시작되면 처음의 트롬빈으로 인해 더 많은 트롬빈의 생성이 일어나 반응이 활성화된다. 나중에 트롬빈을 생성하는 여러 반응 단계를 자세하게 설명할 때 이 내용을 활용할 것이다.

혈액응고 과정에서 많은 적혈구 및 기타 세포가 섬유소의 그물에 걸리게 되지만(**그림 12.73**) 혈병의 필수 구성요소는 섬유소이며 혈액응고는 혈소판을 제외하고 다른 세포 성분이 없어도 일어날 수 있다. 여러 일련의 반응이 혈소판 표면에서 일어나기 때문에

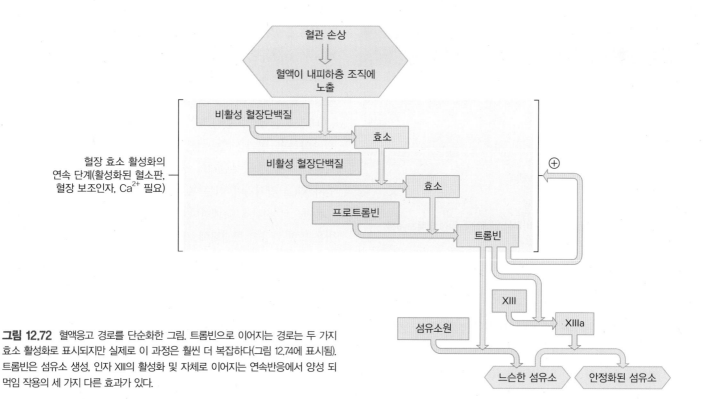

그림 12.72 혈액응고 경로를 단순화한 그림. 트롬빈으로 이어지는 경로는 두 가지 효소 활성화로 표시되지만 실제로 이 과정은 훨씬 더 복잡하다(그림 12.74에 표시됨). 트롬빈은 섬유소 생성, 인자 XIII의 활성화 및 자체로 이어지는 연속반응에서 양성 되먹임 작용의 세 가지 다른 효과가 있다.

활성화된 혈소판이 필수적이다. 언급한 바와 같이, 혈소판 활성화는 지혈 초기반응에서 콜라겐에 혈소판이 부착한 결과로 발생하지만, 트롬빈은 혈소판 활성화에 중요한 자극제이다. 활성화는 혈소판이 여러 혈액응고 인자에 결합하는 특정 세포막 수용체를 표시하게 하며, 이는 혈소판의 표면에서 반응이 일어나게 한다. 활성화된 혈소판은 또한 **혈소판 인자**(platelet factor, PF)라고 하는 독특한 인지질을 나타내며, 이것은 결합된 응고 인자에 의해 매개되는 단계에서 보조인자로 기능한다.

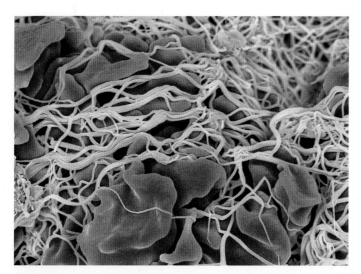

그림 12.73 섬유소로 둘러싸인 적혈구의 주사전자현미경(SEM) 사진. Steve Gschmeissner/Science Photo Library/Science Source

단백질 인자 외에도 혈액응고의 다양한 단계에서 혈장 Ca^{2+}이 필요하다. 그러나 혈장의 Ca^{2+} 농도는 낮은 농도에 도달하기 전에 근육 마비 또는 심장 부정맥으로 사망하기 때문에 응고 결함을 일으킬 정도로 충분히 감소할 수 없다.

이제 우리는 혈관 손상에서 프로트롬빈이 트롬빈으로 이어지는 혈액응고의 다단계 중 초기 단계에 대한 자세한 내용을 설명한다. 이 초기반응은 프로트롬빈-트롬빈 반응이 일어나기 직전 단계에서 합쳐지는 것 같이 겉보기에는 2개의 평행한 경로로 구성된다. 그러나 생리학적 상태에서 이 두 경로는 평행하지 않고 실제로 순차적으로 활성화되며 트롬빈이 두 과정의 연결 고리 역할을 한다. 또한 두 경로가 여러 지점에서 상호작용한다. 그러나 먼저 이 두 과정이 분리된 것으로 설명한 다음 실제 상호작용을 다루면 더 명확해질 것이다. 경로는 다음과 같다.

- **내인성 경로**(intrinsic pathway): 필요한 모든 것이 혈액에 있기 때문에 붙여진 명칭이다.
- **외인성 경로**(extrinsic pathway): 혈액 외의 세포성 인자가 필요하기 때문에 붙여진 명칭이다.

그림 12.74는 이 전체 과정을 이해하기 위한 필수적인 참고 자료가 될 것이다. 또한 **표 12.13**은 이러한 경로에 있는 인자들의 이름과 동의어의 참조 목록이다.

표 12.13	혈액응고 인자에 대한 공식 명칭과 일반적으로 많이 사용되는 동의어
인자 I (섬유소원)	
인자 Ia (섬유소)	
인자 II (프로트롬빈)	
인자 IIa (트롬빈)	
인자 III (조직인자, 조직 트롬보플라스틴)	
인자 IV (Ca^{2+})	
인자 V, VII, VIII, IX, X, XI, XII, XIII은 비활성 형태이다. 활성 형태는 'a'를 추가한다(예: 인자 XIIa). 인자 VI은 없다.	
혈소판 인자(PF)	

내인성 경로(그림 12.74의 왼쪽 위)의 첫 번째 혈장단백질은 인자 XII라고 한다. 이것은 손상된 내피의 기저 부분에 있는 콜라겐 섬유와 같은 특정 종류의 표면과 접촉할 때 인자 XIIa로 활성화될 수 있다. 인자 XII에서 인자 XIIa로의 접촉성 활성화는 그림 12.74에는 표시하지 않은 다른 몇 가지 혈장단백질의 참여가 필요한 복잡한 과정이다. 접촉성 활성화는 인체에서 채혈한 혈액이 유리 시험관 내에서 왜 응고되는지를 설명한다. 이것은 혈액이 공기 중에 노출되는 것과는 아무런 관련이 없지만 유리 표면이 콜라겐과 같은 역할을 해 손상된 혈관 표면에서처럼 동일하게 인자 XII의 활성화와 혈소판 응집을 일으키기 때문에 발생한다. 실리콘 코팅은 유리 표면의 활성화 효과를 감소시켜 응고를 지연시킨다.

그런 다음 인자 XIIa는 인자 XI의 활성화를 인자 XIa로 촉매하고, 이것은 인자 IX을 인자 IXa로 활성화한다. 이 마지막 인자는 인자 X을 인자 Xa로 활성화시키며, 이는 프로트롬빈을 트롬빈으로 전환하는 효소이다. 그림 12.74를 보면, 또 다른 혈장단백질인 인자 VIIIa는 인자 IXa가 매개하는 인자 X의 활성화에서 보조인자(효소가 아님) 역할을 한다는 점에 유의해야 한다. 혈액응고에서 인자 VIII의 중요성은 과도한 출혈이 특징인 **혈우병**(hemophilia)이 보통은 이 인자의 유전적 결손 때문인 점으로 알 수 있다. (인자 IX의 결핍으로 인한 혈우병인 경우도 다소 있다.)

이제 혈액응고의 연쇄반응을 시작하기 위한 외인성 경로(그림 12.74의 오른쪽 상단)를 알아보자. 건강한 사람의 경우 외인성 경로는 두 경로 중 더 중요한 것으로 여겨진다. 이 경로는 혈장단백질이 아닌 **조직인자**(tissue factor)라는 단백질에서 시작된다. 이것은 내피 밖 혈관벽에 있는 섬유모세포와 기타 세포 등 다양한 조직세포의 외부 세포막에 있다. 혈관 손상으로 내피가 파괴될 때 혈액이 이런 내피하세포(subendothelial cell)에 노출된다. 이

들 세포에 있는 조직인자가 혈장단백질인 인자 VII과 결합해 인자 VIIa로 활성화된다. 조직세포의 세포막에 있는 조직인자와 인자 VIIa의 복합체는 인자 X의 활성화를 촉매한다. 또한 인자 IX의 활성화를 촉매해 내인성 경로를 통해 더 많은 인자 X을 활성화하는 데 도움을 줄 수 있다.

요약하면, 혈액응고는 이론적으로 인자 XII의 활성화 또는 조직인자–인자 VIIa 복합체의 생성으로 시작될 수 있다. 두 경로는 인자 Xa로 합쳐지며, 이는 프로트롬빈을 섬유소 형성을 촉매하는 트롬빈으로 전환을 촉매한다. 그림 12.74에서 볼 수 있듯이 트롬빈은 또한 다음의 활성화에 기여한다.

- 내인성 경로 인자 XI과 VIII의 활성화
- 인자 V, 인자 Va는 인자 Xa의 보조인자 역할을 한다.

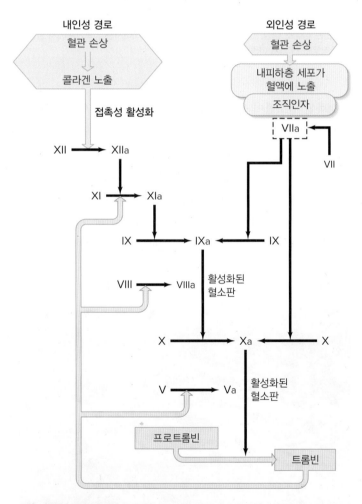

그림 12.74 2개의 혈액응고 경로(내인성 및 외인성)가 합쳐져 트롬빈 생성으로 이어질 수 있다. 그러나 대부분의 생리학적 조건에서 인자 XII와 내인성 경로를 시작하는 접촉성 활성화 단계는 아마도 혈액응고와는 거의 관련이 없다. 오히려 응고는 본문에서 설명한 대로 외인성 경로에 의해서만 시작한다. 인자 IX와 X이 우연히 내인성 경로에도 겹쳐 있다고 생각할 수 있지만, 그렇지 않다. 활성화 순서는 실제로 XI, IX, X이다. 명확히 나타내기 위해 응고 과정에서 칼슘의 기능은 표시하지 않았다.

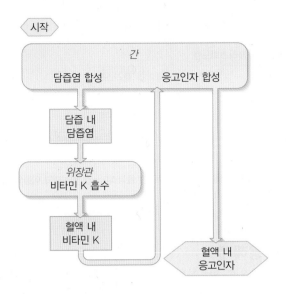

그림 12.75 혈액응고 과정에서 간의 역할.

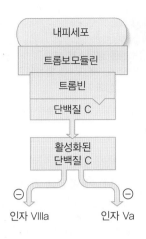

그림 12.76 트롬빈은 단백질 C를 통해 인자 VIIIa와 Va를 간접적으로 불활성화한다. 단백질 C를 활성화하기 위해서는 먼저 트롬빈이 내피세포에 있는 트롬빈 수용체인 트롬보모듈린에 결합해야 한다. 이 결합은 또한 트롬빈의 응고 촉진 효과를 없앤다. 부호는 인자 Va와 VIIIa의 불활성화를 나타낸다.

그림에 나와 있지 않은 것은 트롬빈이 혈소판도 활성화한다는 것이다.

언급한 바와 같이 생리학적 상태에서 방금 설명한 두 경로는 실제로 순차적으로 활성화된다. 이것이 어떻게 일어나는지 이해하려면 그림 12.74를 다시 보아야 한다. 내인성 경로의 첫 번째 부분 위에 손을 대고 그림의 외인성 경로 상단에 있는 다음에서 설명을 시작한다.

조직인자가 있는 외인성 경로는 체내에서 혈액응고를 시작하는 일반적인 방법이며, 인자 XII(완전한 내인성 경로의 시작)는 일반적으로 기능이 거의 없다(시험관 또는 몇 가지 비정상적인 상황에서 체내에서 혈액응고의 시작과 비교할 때). 따라서 트롬빈은 초기에 외인성 경로에 의해서만 생성된다. 그러나 트롬빈의 양이 너무 적기 때문에 적절하고 지속적인 응고가 일어나지 않는다. 그러나 내인성 경로(인자 V, VIII, XI 및 혈소판의 활성화)에 대한 트롬빈의 양성 되먹임 효과를 촉발하기에는 충분히 크다. 이것이 인자 XII와 독립적으로 내인성 경로를 유발하기 위해 필요한 전부이다. 그런 다음 이 경로는 적절한 응고에 필요한 많은 양의 트롬빈을 생성한다. 따라서 외인성 경로는 소량의 트롬빈의 초기 생산을 통해 인자 XII의 참여 없이 더 강력한 내인성 경로를 동원하는 수단을 제공한다. 본질적으로 트롬빈은 인자 XII의 필요성을 없애버린다. 더군다나 트롬빈은 내인성 경로를 동원할 뿐 아니라 인자 V와 혈소판을 활성화해 프로트롬빈-트롬빈 단계 자체를 촉진한다.

마지막으로, 간은 혈액응고 과정에 간접적으로 기여한다는 점에 유의해야 한다(**그림 12.75**). 그 결과 간질환이 있는 사람은 종종 심각한 출혈 문제를 겪는다. 첫째, 간은 많은 혈장 혈액응고 인자를 생산하는 곳이다. 둘째, 간은 담즙염을 생산하며(제15장), 이것은 지용성 물질인 **비타민 K**(vitamin K)의 정상적인 장내 흡수에 중요하다. 간은 프로트롬빈과 기타 여러 혈액응고 인자를 생산하기 위해 이 비타민이 필요하다.

12.28 항응고계

앞에서 우리는 내피세포가 방출하는 프로스타사이클린과 산화질소가 어떻게 혈소판 응집을 억제하는지 설명했다. 이러한 혈소판 응집은 혈액응고 과정에 필수적인 전구체이기 때문에 이들 작용 물질은 혈액응고의 정도와 범위를 감소시킨다. 그러나 신체에는 혈병 형성 자체를 제한하고 혈병이 형성된 후 이를 용해하는 기전이 있다. 혈액응고를 선호하고 제한하는 기전의 존재는 대부분의 생리적 기능은 다수의 조절계에 의해 조절되며, 종종 서로 길항적으로 작동한다는 생리학의 일반 원리의 좋은 예다.

혈병 형성을 저해하는 인자

혈병 형성을 억제하는 세 가지 이상의 다른 기전이 있어서, 혈병 형성 과정을 제한하고 혈병이 과도하게 퍼지는 것을 방지한다. 이러한 항응고 기전의 결함은 비정상적으로 높은 응고 위험과 관련이 있으며, 이를 **응고항진**(hypercoagulability)이라 한다.

첫 번째 항응고 기전은 혈액응고 초기 단계에서 작용하며, 주로 내피세포에서 분비되는 **조직인자 경로 저해제**(tissue factor pathway inhibitor, TFPI)라는 혈장단백질을 이용한다. 이 물질은 조

표 12.14	트롬빈의 작용
응고촉진제	섬유소원을 섬유소로 분해 응고인자 XI, VIII, V, XIII 활성화 혈소판 활성화 자극
항응고제	응고인자 VIIIa 및 Va를 불활성화하는 단백질 C를 활성화

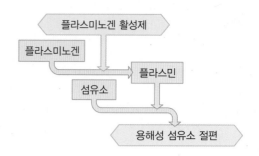

그림 12.77 기본 섬유소 용해계. 다양한 플라스미노겐 활성제와 이들의 활성화를 개시하는 다양한 경로가 있다.

직인자-인자 VIIa 복합체에 결합해 이러한 복합체가 인자 Xa를 생성하는 능력을 억제한다. 이 항응고 기전은 외인성 경로 자체가 적은 양의 트롬빈만 생성할 수 있는 이유이다.

두 번째 항응고 기전은 트롬빈에 의해 촉발된다. **그림 12.76**에서 볼 수 있듯이, 트롬빈은 **트롬보듈린**(thrombomodulin)이라는 내피세포 수용체에 결합할 수 있다. 이 결합은 트롬빈의 모든 혈병 생성 효과를 제거하고 트롬빈이 특정 혈장단백질인 **단백질 C**(protein C, 제5장의 단백질인산화효소 C와 구별)에 결합하게 한다. 트롬빈에 대한 결합은 단백질 C를 활성화하고, 이는 다시 다른 혈장단백질과 결합해 인자 VIIIa와 Va를 직접 불활성화한다. 앞에서 우리는 트롬빈이 내피가 손상될 때 인자 VIII과 V를 활성화한다는 것을 보았고, 이제 그것이 내피가 손상되지 않은 부위에서 단백질 C를 통해 간접적으로 VIIIa와 Va를 불활성화한다는 것을 알았다. **표 12.14**는 혈액응고 경로에 대한 트롬빈의 촉진 및 억제 효과를 요약한 것이다.

자연적으로 일어나는 세 번째 항응고 기전은 트롬빈 및 기타 혈액응고 인자를 불활성화하는 **항트롬빈 III**(antithrombin III)라는 혈장단백질이다. 항트롬빈 III의 활성은 내피세포의 표면에 있는 물질인 **헤파린**(heparin)과 결합할 때 크게 강화된다. 항트롬빈 III는 흐르는 혈액에 의해 혈병이 생긴 부위로부터 운반되어 온 혈액응고 인자를 빠르게 불활성화함으로써 혈병이 퍼지는 것을 방지한다.

섬유소 용해계

TFPI, 단백질 C, 항트롬빈 III는 모두 혈병 형성을 제한하는 기능을 한다. 그러나 지금부터 설명하는 체계는 혈병이 형성된 후 그것을 용해시킨다.

섬유소 혈병은 영원히 지속되지 않는다. 이것은 혈관이 완전히 수선될 때까지의 일시적인 방책이다. **섬유소 용해계**[fibrinolytic 또는 혈전 용해계(thrombolytic system)]가 혈병을 제거하는 주요 효과기이다. 이 체계의 생리학(**그림 12.77**)은 혈액응고계와 닮았다. 이것은 단백질인 **플라스미노겐 활성제**(plasminogen activator)에 의해 활성 효소인 **플라스민**(plasmin)으로 활성화될 수 있는 **플라스미노겐**(plasminogen)인 혈장 전효소를 구성한다. 일단 형성되면 플라스민은 섬유소를 분해해 혈병을 용해한다.

섬유소 용해계는 여러 종류의 플라스미노겐 활성제 및 이것을 생성하는 경로뿐만 아니라 이러한 플라스미노겐 활성제의 여러 억제제를 포함하는 혈액응고계만큼 복잡하다는 것이 입증되고 있다. 이 계가 작동하는 방식을 설명하기 위해 내피세포에서 분비되는 **조직 플라스미노겐 활성제**(tissue plasminogen activator, t-PA)라고 하는 특정 플라스미노겐 활성제의 한 가지 예에 국한해 설명한다. 혈액응고가 진행되는 동안 플라스미노겐과 t-PA는

표 12.15	내피세포의 항응고 역할
작용	**결과**
일반적으로 혈액과 내피하층 결합조직 사이에 온전한 장벽을 제공	혈소판 응집 및 조직인자-인자 VIIa 복합체의 형성은 유발되지 않는다.
PGI₂와 산화질소 합성 및 방출	이들은 혈소판 활성화 및 응집을 억제한다.
조직인자 경로 억제제 분비	이것은 조직인자-인자 VIIa 복합체가 인자 Xa를 생성하는 능력을 억제한다.
(트롬보듈린을 통해) 트롬빈에 결합해 단백질 C를 활성화	활성단백질 C는 응고인자 VIIIa 및 Va를 불활성화한다.
세포막 표면에 헤파린 분자 표시	헤파린은 항트롬빈 III에 결합하고, 이 분자는 트롬빈과 여러 다른 응고인자를 불활성화한다.
조직 플라스미노겐 활성제 분비	조직 플라스미노겐 활성제는 혈병을 용해하는 플라스민의 형성을 촉매한다.

모두 섬유소에 결합해 혈병에 끼어들게 된다. t-PA는 섬유소가 없는 상태에서는 매우 약한 효소이기 때문에 t-PA가 섬유소와 결합하는 것은 매우 중요하다. 섬유소는 t-PA가 플라스미노겐으로부터 플라스민을 생성하는 촉매 작용 능력을 상당히 증가시킨다. 따라서 섬유소는 자체 용해를 유도하는 섬유소 용해 과정에서 개시자이다.

t-PA의 분비는 이 장에서 언급한 내피세포가 발휘하는 다양한 항응고 기능 중 마지막 기능이다. 이러한 내용을 **표 12.15**에 요약했다.

12.29 항응고 약제

다양한 약물이 혈액응고를 예방하거나 반전시키기 위해 임상적으로 사용되며 이러한 약물의 작용에 대한 간략한 설명은 주요 혈액응고 기전에 대한 복습이 될 것이다. 이러한 약물의 가장 일반적인 용도 중 하나는 12.24절에서 설명한 바와 같이 종종 내피세포의 손상으로 발생하는 심근경색(심장발작)의 예방 및 치료를 위한 것이다. 이러한 손상은 혈액응고를 유발할 뿐 아니라 내피세포의 정상적인 항응고 기능까지 방해한다. 예를 들어 죽상경화증은 내피세포가 산화질소를 분비하는 것을 방해한다.

아스피린(aspirin)은 프로스타글란딘과 트롬복산을 생성하는 에이코사노이드 경로에서 사이클로옥시게네이즈(cyclooxygenase, COX) 효소를 저해한다(제5장 참조). 혈소판이 생산하는 트롬복산 A₂는 혈소판 응집에 중요하므로 아스피린은 혈소판 응집과 그에 따른 혈액응고를 모두 감소시킨다. 중요한 것은 저용량 아스피린은 **혈소판의 COX 활성**을 안정적으로 감소시키지만, 내피세포의 COX 활성은 감소시키지 않는 것이다. 따라서 혈소판 응집을 방지

하는 프로스타글란딘인 프로스타사이클린의 생성은 손상되지 않는다(약물에 대한 혈소판과 내피세포의 COX 반응 사이의 이러한 차이는 이유가 있다. 거핵세포에서 일단 생성되고 방출된 혈소판은 단백질을 합성하는 능력을 상실한다. 따라서 COX가 비가역적으로 차단되면 트롬복산 A₂의 합성은 혈소판의 수명 동안 없어진다. 이와는 반대로 내피세포는 약물에 의해 차단된 COX를 대체하기 위해 새로운 COX를 생성한다). 아스피린은 심장발작을 예방하는 데 효과적인 것으로 보인다. 게다가 심장발작 후 아스피린을 투여하면 돌연사 및 재발성 심장발작 발생률이 크게 감소한다.

아스피린과는 다른 기전으로 혈소판 기능을 방해하는 다양한 약물도 심장발작을 치료하고 예방할 가능성이 크다. 특히 특정 약물은 섬유소원이 혈소판에 결합하는 것을 차단해 혈소판 응집을 방해한다.

총체적으로 **경구용 항응고제**(oral anticoagulant)로 알려진 약물은 혈액응고 인자를 방해한다. 한 종류는 간에서 혈액응고 인자의 합성을 감소시키는 비타민 K의 작용을 방해한다. 또 다른 종류는 인자 Xa를 구체적으로 불활성화한다. 내피세포에서 항트롬빈 III에 대한 자연 발생 내피세포 보조인자인 헤파린은 또한 약물로 투여될 수 있으며, 그러면 내피세포에 결합해 혈액응고를 억제한다.

아스피린, 섬유소원 차단제, 경구용 항응고제, 헤파린(모두 혈액응고를 방지함)과는 다르게 다섯 번째 유형의 약물인 플라스미노겐 활성제는 혈액응고가 일어난 후 혈병을 용해한다. 이러한 약물의 사용을 **혈전용해 요법**(thrombolytic therapy)이라 한다. 심근경색 후 몇 시간 이내에 **재조합 t-PA**(recombinant t-PA)를 정맥에 투여하면 심근 손상과 사망률이 크게 낮아진다. 재조합 t-PA는 또한 혈관 폐색에 의한 뇌졸중 후 뇌 손상을 줄이는 데도 효과적이었다.

해답은 책 뒷부분에 있다.

1. 다음 중 혈구용적률이 증가하는 경우는 무엇인가?
   a. 사람에서 비타민 B₁₂ 결핍이 있을 때
   b. 적혈구생성소 분비가 증가할 때
   c. 백혈구 수가 증가했을 때
   d. 출혈 후에
   e. 신장으로 너무 많은 산소가 공급되는 것에 대한 반응으로

2. 적혈구가 생성되는 주요 부위는 어디인가?
   a. 간   d. 비장(지라)
   b. 신장   e. 림프절
   c. 골수

3. 다음 중 산소 함량이 가장 낮은 혈액을 갖고 있는 곳은 어디인가?
   a. 대동맥
   b. 좌심방
   c. 우심실
   d. 폐정맥
   e. 체 소동맥

4. 다른 요인이 같다면, 다음 중 저항이 가장 낮은 관은 무엇이인가?
   a. 길이 = 1 cm, 반지름 = 1 cm
   b. 길이 = 4 cm, 반지름 = 1 cm
   c. 길이 = 8 cm, 반지름 = 1 cm
   d. 길이 = 1 cm, 반지름 = 2 cm
   e. 길이 = 0.5 cm, 반지름 = 2 cm

5. 정상 심장주기에서 등용성 수축 동안의 압력 순서를 바르게 나타낸 것은 무엇인가?
   a. 좌심실 > 대동맥 > 좌심방
   b. 대동맥 > 좌심방 > 좌심실
   c. 좌심방 > 대동맥 > 좌심실
   d. 대동맥 > 좌심실 > 좌심방
   e. 좌심실 > 좌심방 > 대동맥

6. 전체적으로 볼 때 신체의 모세혈관은 _____.
   a. 동맥보다 단면적이 작다.
   b. 정맥보다 총혈류량이 적다.
   c. 소동맥보다 총저항이 크다.
   d. 동맥보다 혈류속도가 느리다.
   e. 동맥보다 총혈류량이 많다.

7. 다음 중 조직 부종을 일으키지 않는 것은 무엇인가?
   a. 혈장단백질 농도의 증가
   b. 체 모세혈관 세공 크기의 증가
   c. 정맥압의 증가
   d. 림프관의 막힘
   e. 혈장단백질 농도의 감소

8. 다음 중 체순환과 폐순환을 비교 설명한 것으로 옳은 것은 무엇인가?
   a. 체순환의 혈류량이 더 많다.
   b. 폐순환의 혈류량이 더 많다.
   c. 폐순환의 절대압이 더 높다.
   d. 혈류량은 양쪽 모두 같다.
   e. 압력기울기는 양쪽 모두 같다.

9. 심실과 심방수축 사이의 지연을 주로 담당하는 것은 무엇인가?
   a. 방실결절 박동기 전위의 얕은 기울기
   b. 방실결절 세포의 느린 활동 전위 전도 속도
   c. 심방 근육 세포막에서 느린 활동 전위 전도 속도
   d. 심실 푸르키네 섬유에서의 느린 활동 전위 속도
   e. 심방보다 심실에 대한 더 큰 부교감신경 자극

10. 수축기압이 135 mmHg, 맥압이 50 mmHg인 사람의 평균동맥압에 가장 가까운 값은 무엇인가?
    a. 110 mmHg
    b. 78 mmHg
    c. 102 mmHg
    d. 152 mmHg
    e. 85 mmHg

11. 다음 중 평균동맥압이 올라간 후 처음 몇 분 동안 항상성을 회복할 수 있도록 돕는 것은 무엇인가?
    a. 압력수용기 활동 전위의 빈도 감소
    b. 심장에 분포한 부교감신경 뉴런의 활동 전위 빈도 감소
    c. 심장에 분포한 교감신경 뉴런의 활동 전위 빈도 증가
    d. 소동맥에 분포한 교감신경 뉴런의 활동 전위 빈도 감소
    e. 총 말초저항의 증가

12. 심실근세포의 L형 Ca^{2+} 채널에 대한 설명으로 틀린 것은 무엇인가?
    a. 활동 전위의 고원부 동안에 열려 있다.
    b. 근소포체로부터 Ca^{2+} 방출을 유발하는 Ca^{2+}이 유입된다.
    c. T-세관 막에서 발견된다.
    d. 막의 탈분극에 반응해 열린다.
    e. 박동원 전위에 기여한다.

13. 다음 중 심전도(ECG)의 단계와 원인이 되는 심장 현상을 올바르게 짝 지은 것은 무엇인가?
    a. P파: 심실의 탈분극
    b. P파: 방실결절의 탈분극
    c. QRS복합파: 심실의 탈분극
    d. QRS복합파: 심실의 재분극
    e. T파: 심방의 재분극

14. 어떤 사람이 격렬하고 장기간의 운동을 할 때 _____.
    a. 신장으로 가는 혈류가 감소한다.
    b. 심박출량이 감소한다.
    c. 총 말초저항이 증가한다.
    d. 수축기 동맥압이 감소한다.
    e. 뇌로 가는 혈류가 감소한다.

15. 혈병 형성으로 이어지는 연쇄반응의 일부가 아닌 것은 무엇인가?
    a. 혈액과 혈관 바깥쪽에 있는 콜라겐의 접촉
    b. 프로트롬빈이 트롬빈으로 전환
    c. 안정된 섬유소 그물 형성
    d. 활성화된 혈소판
    e. 내피세포의 조직 플라스미노겐 활성제(t-PA) 분비

호흡생리학

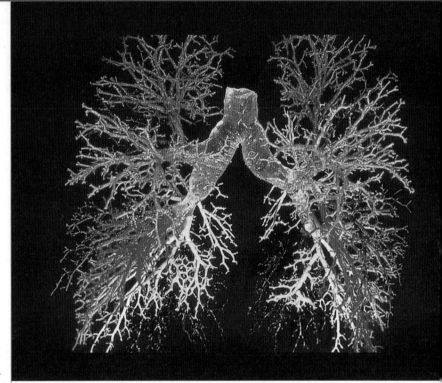

폐동맥과 기관지를 수지로 만든 주형. SPL/Science Source

앞 장에서 순환계의 주요 기능은 조직으로의 영양소 및 산소의 공급과 조직으로부터 이산화탄소와 대사 노폐물의 제거라고 배웠다. 이 장에서는 **호흡계**(respiratory system)가 어떻게 순환계와 긴밀하게 연결되어 있는지, 즉 환경으로부터 산소(O_2)를 취득해 혈액으로 이동시키고 혈액으로부터 이산화탄소(CO_2)를 제거하는 기전을 배울 것이다.

호흡(respiration)에는 두 가지 의미가 있다.

■ 제3장에서 설명한 내부호흡 또는 세포호흡이라는 세포에 의한 유기물 물질대사에서의 산소 이용

■ 폐 생리학(pulmonary physiology)이라는 생물 개체와 외부 환경 사이의 산소와 이산화탄소의 교환이다.

형용사 '폐의(pulmonary)'는 폐를 말하는 것이다. 두 번째 의미가 이 장의 주제이다. 인체 세포는 대부분의 에너지를 산소가 관련된

화학반응을 통해 얻는다. 그리고 세포는 산화적 물질대사의 주요 최종 산물인 이산화탄소를 제거할 수 있어야만 한다. 단세포 생물과 몇몇 매우 작은 단순한 세포 종류를 가진 생물은 외부 환경과 직접 산소와 이산화탄소를 교환할 수 있지만, 사람과 같은 복합세포를 가진 생물 개체의 대부분 세포는 그럴 수 없다. 그러므로 대형 동물로의 진화는 외부 환경과의 산소와 이산화탄소를 교환할 수 있는 특별한 구조의 발달이 필요했다. 사람과 기타 포유류에서 호흡계는 구강, 비강, 폐, 폐로 통하는 일련의 관과 호흡 동안 폐 안팎으로의 공기 이동을 책임지는 흉곽 구조를 포함한다.

호흡계의 구조, 기능, 조절에 대해 읽을 때 제1장에서 배운 생리학의 일반 원리에 대한 많은 예를 볼 것이다. 생리학의 일반 원리는 생리학적 과정이 화학적·물리적 법칙에 의해 일어난다는 것인데 이는 헤모글로빈에 대한 산소와 이산화탄소의 결합, 대사에 의해 생성된 혈액 산성도의 조절, 폐의 수축과 팽창을 조절하는 요소를 이야기할 때 이 원리가 증명되는 것을 볼 수 있다. 기체의 확산은 물질의 조절된 교환은 구획과 세포막을 가로질러 일어난다는 생리학의 일반 원리에 대한 아주 좋은 예다. 또한 폐의 기능적

표 13.1	호흡계의 기능
혈액에 산소 공급	
혈액의 이산화탄소 제거	
신장과 함께 혈액의 수소이온 농도(pH)를 조절	
소리의 생성(발성)	
흡입된 미생물에 대한 방어	
폐 모세혈관 혈액에서 일부 화학전달자를 제거하고 다른 화학전달자를 생성하거나 첨가함으로써 동맥 내 화학전달자의 농도 조절에 영향을 끼침	
다리 혈관과 같은 전신 정맥에서 발생하는 혈병의 포획과 용해	

단위인 폐포는 '구조는 기능의 결정요인이며 함께 진화한다'는 생리학의 일반 원리의 예가 될 수 있다는 것을 배울 것이다. 마지막으로 중추신경계에 의한 폐의 조절은 항상성이 건강과 생존을 위해 필수적이라는 생리학의 일반 원리의 또 다른 예로 볼 것이다. **표 13.1**은 이 장에서 배우게 될 호흡계의 다양한 기능을 나열한 것이다. ■

13.1 호흡계의 구조

2개의 폐(lung, 허파)는 왼쪽과 오른쪽으로 나뉘며, 각각은 엽(lobe)으로 세분된다. 폐는 주로 공기를 포함하는 작은 주머니인 **폐포**(alveoli, 단수형은 alveolus)로 구성되는데, 이는 성인에서 약 3억 개에 달한다. 폐는 혈액과 기체를 교환하는 장소이다. **기도**(airway)는 공기가 흐르는 관으로 공기가 외부 환경으로부터 폐포로 들어갔다가 다시 나오는 통로이다.

흡기(inspiration, inhalation)는 호흡 동안 기도를 통해 외부 환경으로부터 폐포로의 공기 이동이다. **호기**(expiration, exhalation)는 반대 방향으로의 공기 이동이다. 흡기와 호기는 **호흡주기**(respiratory cycle)를 구성한다. 전체 호흡주기 동안 심장의 우심실은 폐동맥을 통해 각 폐포를 둘러싼 모세혈관으로 혈액을 공급한다. 안정 기간 중 건강한 성인에서 분당 약 4 L의 신선한 공기가 폐포로 들어오거나 나가고, 심박출량인 5 L의 혈액이 폐 모세혈관을 통해 흐른다. 격한 운동 중에는 공기 흐름은 20배, 혈액흐름은 5~6배 증가할 수 있다.

기도와 혈관

흡기 동안 공기는 코나 입(또는 둘 다)을 통해 공기와 음식물의 공통된 통로인 **인두**(pharynx)로 이동한다(**그림 13.1**). 인두는 음

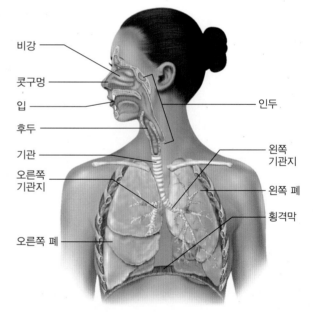

그림 13.1 호흡계의 구조. 폐 안의 주요 기도가 보이게 앞쪽의 갈비뼈는 제거했다. 보이지 않는 것: 후방에서 식도로 연결되는 인두.

비강

콧구멍

입

후두

기관

오른쪽 기관지

오른쪽 폐

인두

왼쪽 기관지

왼쪽 폐

횡격막

식물이 위로 이동하는 식도(esophagus)와 기도의 일부인 **후두**(larynx)로 나뉜다. 후두에는 **성대**(vocal cord)가 있는데, 이는 내강을 가로질러 수평으로 뻗어 있는 2개의 탄성 조직이다. 성대를 통한 공기의 흐름은 성대를 진동시켜 소리를 만든다. 코, 입, 인두, 후두를 통칭해 **상부 기도**(upper airway)라 한다.

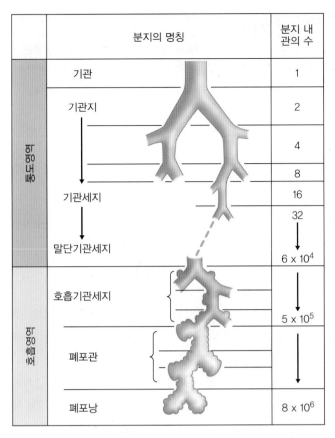

	분지의 명칭	분지 내 관의 수
통도영역	기관	1
	기관지	2
	↓	4
		8
	기관세지	16
	↓	32
	말단기관세지	6 × 10⁴
호흡영역	호흡기관세지	5 × 10⁵
	폐포관	
	폐포낭	8 × 10⁶

그림 13.2 기도 분지. 오른쪽과 왼쪽 기관지에서 분지 패턴의 비대칭성은 묘사하지 않았다. 기도와 폐포의 지름은 비율대로 그리지 않았다.

후두는 기다란 관인 **기관**(trachea)로 연결되며, 기관은 다시 2개의 **기관지**(bronchi, 단수형은 bronchus)로 나뉘어 각각 양쪽의 폐로 들어간다. 폐 안에서 이는 20번 이상 분지해 점점 더 좁고 짧은 다수의 관이 된다. 각각의 명칭은 **그림 13.2**에 요약했다. 기관과 기관지 벽에는 연골 고리가 있어 원기둥 형태를 만들어 이 구조를 지지한다. 기도의 분지에서 연골이 없는 첫 번째 가지를 **기관세지**(bronchiole)라 하며, 이는 더 작은 가지인 말단기관세지(terminal bronchiole)로 분지한다. 폐포는 먼저 **호흡기관세지**(respiratory bronchiole)의 벽에 부착되어 나타나기 시작한다. 폐포의 수는 폐포관에서 증가하며(그림 13.2 참조), 기도는 폐포를 전반적으로 구성하는 **폐포낭**(alveolar sac)이라는 포도송이 같은 군집으로 끝난다(**그림 13.3**). 기관세지는 수축 또는 이완해서 지름을 조절하는 평활근으로 싸여 있는데, 이는 제12장에서 배운 것처럼 작은 혈관(소동맥)의 지름이 조절되는 것과 같은 방식이다.

후두 이후의 기도는 두 영역으로 나눌 수 있다. **통도영역**(conducting zone)은 기관의 시작에서부터 말단기관세지의 끝 부위까지다. 이 영역에는 폐포가 없어 혈액과 기체 교환을 하지 않는다. **호흡영역**(respiratory zone)은 호흡기관세지에서부터 그 이후 부위이다. 이 영역에는 폐포가 있고 여기서 혈액과 기체 교환을 한다.

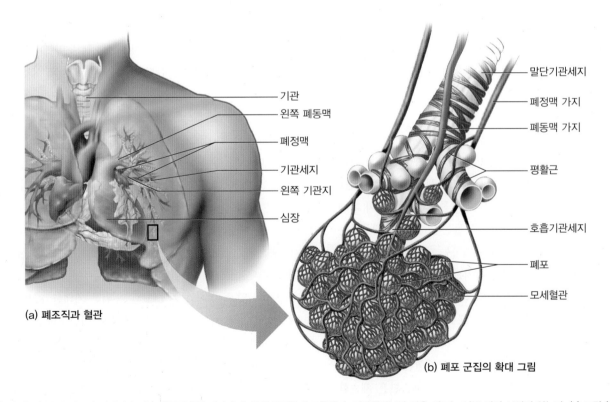

(a) 폐조직과 혈관

기관
왼쪽 폐동맥
폐정맥
기관세지
왼쪽 기관지
심장

말단기관세지
폐정맥 가지
폐동맥 가지
평활근
호흡기관세지
폐포
모세혈관

(b) 폐포 군집의 확대 그림

그림 13.3 혈관과 기도의 관계. (a) 폐는 상호관계를 나타내기 위해 투명하게 표현했다. 기관세지보다 작은 기도는 너무 작아 보이지 않는다. (b) 그림 (a)의 작은 부분을 확대하면 기도의 연장선과 그 말단에서 폐포의 군집이 보인다. 표면뿐만 아니라 폐 전체가 이러한 군집의 구성으로 이루어져 있다. 빨간색은 산소 농도가 높은 혈액을, 파란색은 산소 농도가 낮은 혈액을 나타낸다.

구강과 비강에서는 점액과 코털들에 의해 공기 중에 있는 입자를 잡는다. 호흡기관세지 끝부분까지의 기도 상피조직 표면에는 계속적으로 인두를 향해 밀어내는 섬모가 있다. 또한 상피 표면에는 샘(gland, 선)과 점액을 분비하는 개별 상피세포, 흡입한 병원균을 포식하는 대식세포가 있다. 흡기된 공기에 포함된 먼지와 같은 입자 물질은 점액에 흡착되어, 섬모에 의해 지속적으로 천천히 인두 쪽으로 이동된 후 삼켜진다. 소위 점액 에스컬레이터라 불리는 이것은 입자 물질과 먼지 입자를 통해 몸 안으로 들어온 세균을 제거해 폐를 깨끗이 유지하는 데 중요하다. 섬모의 활동과 숫자는 만성적인 흡연을 포함한 여러 유해물질에 의해 감소한다. 원래는 섬모에 의해 정상적으로 제거되어야 하는 점액을 흡연자가 종종 뱉어내는 이유가 이것이다.

또한 기도 상피조직은 점액이 쉽게 이동하도록 수용성 액체를 분비한다. 이 액체의 생성이 손상되어 점액층이 두꺼워지고 탈수되어 기도를 막는 질환이 **낭포성 섬유증**(cystic fibrosis, CF)이며 백인에게서 가장 흔한 치명적인 유전질환이다. CF는 단백질인 **CF 막전도조절자**(CF transmembrane conductance regulator, CFTR)라는 상피조직 염소 채널의 상염색체 열성 돌연변이에 의해 일어난다. 이로 인해 세포막을 통한 이온과 물의 이동에 문제가 생겨 분비물이 두꺼워지고 폐 감염 발생률을 높인다. 이것은 일반적으로 다음과 같은 요법이 사용된다.

- 폐에서 점액의 제거를 개선하는 요법
- 폐렴을 예방하기 위한 적극적인 항생제 사용

CF의 치료는 지난 수십 년간 발전해 왔지만, 평균 기대 수명은 여전히 약 35세이다. 결국 폐 이식이 필요할 수 있다. 폐 이외에 다른 장기 또한 영향을 받는데, 특히 위장기관과 연관된 분비기관이 영향을 받는다(예를 들면 제15장에서 소개될 췌장의 외분비기관).

자극에 반응한 기관세지의 수축은 입자물질과 자극물이 기체 교환 장소에 유입되는 것을 방지하도록 돕는다. 감염에 대항하는 또 다른 방어 기전은 기도와 폐에 존재하는 대식세포에 의해 제공된다. 이 세포들은 폐에 도달한 흡기된 입자와 세균을 포획해 파괴한다. 대식세포는 기도 상피조직의 섬모처럼 흡연과 공기 오염물에 의해 손상된다. 통도영역의 생리는 **표 13.2**에 요약되어 있다.

폐혈관은 일반적으로 기도를 따라 위치하며 많은 분지를 한다. 이 중 가장 작은 혈관은 폐포를 둘러싼 모세혈관 망으로 분지한다(그림 13.3 참조). 제12장에서 배운 것처럼, 폐순환은 체순환에 비해 혈액 흐름에 대해 저항이 매우 낮으며 이로 인해 모든 폐혈관의 압력은 낮다. 이는 폐의 간질 공간에 체액의 축적을 최소

표 13.2	기도에서 통도영역의 기능
공기 흐름을 위한 낮은 저항 통로를 제공한다. 저항은 기관세지 평활근 수축의 변화와 기도에 작용하는 물리적 힘에 의해 생리적으로 조절된다.
미생물, 유해한 화학물질 및 기타 외부 물질에 대항해 방어작용을 한다. 섬모, 점액과 대식세포가 이러한 기능을 수행한다.
공기를 따뜻하고 촉촉하게 한다.
목소리를 낸다(성대).

화하려는 중요한 적응이다(스탈링 힘과 모세혈관들을 가로지르는 체액의 이동에 대한 설명은 그림 12.45 참조).

기체 교환 장소: 폐포

폐포는 기도의 내강에 연속적으로 있는 작고 속이 비어 있는 주머니다(**그림 13.4a**). 전형적으로 하나의 폐포벽은 2개의 인접한 폐포로 공기를 분리한다. 공기와 맞닿아 있는 폐포벽에서 대부분의 표면은 평평한 **I형 폐포세포**(type I alveolar cell)가 하나의 세포층을 연속적으로 이루어 정렬되어 있다. 이들 세포 사이에 **II형 폐포세포**(type II alveolar cell)가 끼어 있는데 이는 폐포 붕괴를 방지하는 데 중요한 표면활성제라는 세제 같은 물질을 분비하는 좀 더 두꺼운 특화된 세포이다(**그림 13.4b**).

폐포벽에는 모세혈관과 매우 작은 간질 공간이 있으며, 간질 공간은 간질액과 결합조직의 느슨한 망으로 구성된다(그림 13.4b 참조). 대부분의 폐포벽에서는 간질 공간은 없고, 폐포 표면 상피조직의 기저막과 모세혈관벽 내피가 융합되어 있다. 이런 독특한 해부학적 구조 때문에 폐포벽 모세혈관 안의 혈액은 폐포 안의 공기와 매우 얇은 장벽($0.2\ \mu m$, 적혈구의 평균 직경은 $7\ \mu m$)으로 분리되어 있다. 모세혈관과 접촉해 있는 폐포의 총 표면적은 테니스코트의 크기와 대략 비슷하다. 따라서 면적의 광대함과 장벽의 얇음은 많은 양의 산소와 이산화탄소가 확산에 의해 빨리 교환되도록 한다. 이는 생리학의 일반 원리 중 두 가지에 대한 좋은 예다. 즉 (1) 생리학적 과정에는 물질(이 경우 산소와 이산화탄소) 그리고 각 구획 사이의 에너지를 필요로 한다는 것, (2) 구조(이 경우 확산 장벽의 얇은 두께와 기체 교환을 위한 거대한 표면적)는 기능(폐포 공기와 폐 모세혈관 사이의 산소와 이산화탄소의 이동)의 결정요인이며 함께 진화한다는 것이다.

일부 폐포벽에서는 구멍(pore)을 통해 폐포 사이에 공기의 흐름을 허용한다. 이 경로는 폐포로 통하는 기도가 질병으로 인해 막힐 때 매우 중요한데 그 이유는 일부 공기가 인접 폐포 사이의 구멍을 통해 폐포로 들어갈 수 있기 때문이다.

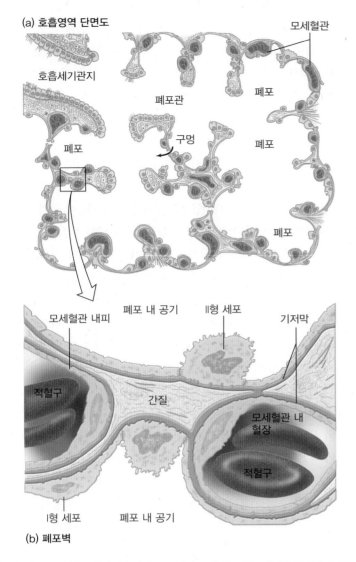

(a) 호흡영역 단면도

모세혈관

호흡세기관지

폐포관

폐포

구멍

폐포

폐포

폐포

모세혈관 내피

폐포 내 공기

II형 세포

기저막

적혈구

간질

모세혈관 내 혈장

적혈구

I형 세포

폐포 내 공기

(b) 폐포벽

그림 13.4 (a) 호흡영역의 단면도. 그림의 18개 폐포 중 4개에만 표시했다. 인접한 두 폐포는 종종 하나의 벽을 공유한다. (b) 폐포벽 일부를 확대한 그림. 출처: Gong and Drage

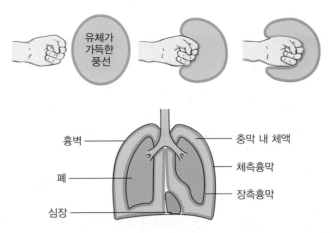

유체가 가득한 풍선

흉벽

폐

심장

흉막 내 체액

체측흉막

장측흉막

그림 13.5 용액을 채운 풍선에 주먹을 밀어 넣는 것으로 비유한 폐, 흉막, 흉벽의 관계. 오른쪽과 왼쪽 흉막 내 체액 사이에 아무런 연관성이 없는 것에 유의하라. 그림의 목적상 흉막 내 체액의 부피가 과장되게 표현되었다. 흉막 내 체액은 일반적으로 흉벽 안쪽 면의 흉막(체측흉막)과 폐의 바깥 면의 흉막(장측흉막) 사이에 매우 얇은 층의 용액으로 구성된다.

막낭의 관계는 액체로 채운 풍선에 주먹을 밀어 넣으면 어떤 일이 일어나는지 상상함으로써 시각화할 수 있다. **그림 13.5**에서 보여주듯이 팔은 폐로 향하는 주요 기관지를, 주먹은 폐를, 풍선은 흉막낭을 나타낸다. 풍선 한 표면은 주먹을 둘러싸고 그 표면은 뒤로 밀려 반대쪽 표면에 서로 근접하지만 얇은 층의 액체에 의해 분리된다. 이런 손과 풍선의 경우와 달리, 폐를 싸는 흉막 표면인 **장측흉막**(visceral pleura)은 결합조직에 의해 폐에 단단히 부착되어 있다. 유사한 방식으로 바깥층, 즉 **체측흉막**(parietal pleura)은 흉벽의 내부와 횡격막에 부착되어 있다. 각각의 흉막낭에서 흉막의 두 막은 매우 가까이 있지만 서로 부착하지는 않는다. 오히려 두 막은 부피가 단지 몇 mL에 불과한 **흉막 내 체액**(intrapleural fluid)이라는 극히 얇은 층에 의해 분리된다. 흉막 내 체액은 전체적으로 폐를 둘러싸고, 흉막 표면을 매끄럽게 해 호흡 동안 두 막이 서로 미끄러지도록 한다. 다음 절에서 보겠지만 흉막 내 체액의 정수압인 **흉막 내압**(intrapleural pressure, P_{ip})의 변화는 정상 호흡 동안 폐와 흉벽이 안팎으로 함께 움직이도록 한다.

두 흉막 표면이 병렬로 놓여 있는 것을 시각화하는 하나의 방법은 현미경 유리 슬라이드 사이에 물 한 방울을 놓아두는 것이다. 두 슬라이드는 서로 쉽게 미끄러지지만 떼어내기는 매우 어렵다.

폐와 흉벽(흉부)의 관계

심장처럼 폐는 목과 복부 사이 신체 부위인 **흉곽**(thorax)에 위치한다. 흉곽과 **흉부**(chest)는 동의어이다. 흉곽은 근육과 결합조직에 의해 목에서 경계 지어진 폐쇄된 공간으로 **횡격막**(diaphragm)이라는 커다란 돔 형태의 시트인 골격근에 의해 복부와 완전히 분리된다(그림 13.1 참조). 흉곽의 벽(흉벽)은 척추, 늑골, 흉골(sternum), **늑간근**(intercostal muscle)이라는 늑골 사이의 근육으로 이루어져 있다. 흉벽은 또한 탄성을 가진 결합조직도 많이 가지고 있다.

각각의 폐는 완전히 닫힌 주머니인 **흉낭**(pleural sac)으로 싸여 있으며, 이는 세포의 얇은 층인 **흉막**(pleura)으로 구성된다. 폐 하나의 흉막낭은 다른 폐의 흉막낭과는 분리되어 있다. 폐와 흉

13.2 환기의 원리

다음 3개 절에서는 생리학적 과정이 화학적·물리적 법칙에 의해 일어난다는 사실을 강조하는데, 이는 제1장에서 기술한 생리학의

일반 원리 중 하나이다. 폐의 수축과 팽창을 조절하는 힘과 폐와 외부 환경과의 공기 흐름을 이해하려면 몇 가지 물리학 법칙 지식이 필요하다. 이에 더해 흉강으로의 공기 누출로 인한 폐의 붕괴를 비롯한 몇 가지 병태생리학적 현상을 이해하는 데도 필요하다. 각 단계를 자세히 살펴보기 전에 호흡과 관련된 단계와 물리적 과정을 전반적으로 살펴볼 것이다(**그림 13.6**).

환기

환기(ventilation)는 대기와 폐포 사이의 공기 교환으로 정의된다. 혈액처럼 공기는 압력이 높은 영역에서 낮은 영역으로 집단흐름(bulk flow)에 의해 흐른다. 집단 흐름은 다음 공식으로 설명된다.

$$F = \Delta P/R \qquad \text{(13-1)}$$

흐름(F)은 두 지점의 압력 차이(ΔP)에 정비례하고 저항(R)에 반비례한다(이 공식이 제12장에서 기술한 혈관을 통한 혈액의 이동을 나타내는 등식과 같음에 주목하라). 공기가 폐 안팎으로 흐르기 위해 관련된 압력은 폐포 안의 기체 압력인 **폐포압**(alveolar pressure, P_{alv})과 코와 입의 기체 압력으로서, 일반적으로 인체 주변의 압력인 **대기압**(atmospheric pressure, P_{atm})이다.

$$F = (P_{alv} - P_{atm})/R \qquad \text{(13-2)}$$

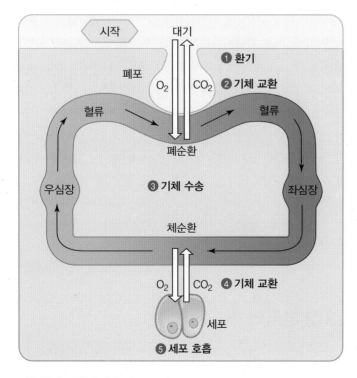

그림 13.6 호흡의 단계.

❶ 환기: 대기와 폐포 사이의 *집단흐름*에 의한 공기의 교환
❷ 폐포 공기와 폐 모세혈관 혈액 사이에서 *확산*에 의한 O_2와 CO_2의 교환
❸ 폐순환과 체순환을 통한 *집단흐름*에 의한 O_2와 CO_2의 운반
❹ 조직 모세혈관 혈액과 조직 세포 사이에서 *확산*에 의한 O_2와 CO_2의 교환
❺ 세포의 O_2 이용과 CO_2 생성

중요한 점은 다음과 같다. 심혈관계에서와 같이 호흡계의 모든 압력은 **상대적 대기압**으로 표시하는데, 이는 대기압이 해수면에서 760 mmHg이지만 고도가 상승함에 따라 대기압은 감소하기 때문으로, 호흡 사이 폐포압이 0 mmHg라는 것은 어느 고도에서도 폐포압은 대기압과 같다는 의미이다. 식 (13-2)에서 공기 흐름이 없을 때 $F = 0$이다. 즉 $P_{alv} - P_{atm} = 0$이므로 $P_{alv} = P_{atm}$이다. 즉 공기 흐름이 없고 기도가 대기에 열려 있을 때 폐포압은 대기압과 같다.

환기 동안, 폐포압이 대기압보다 작거나 크기 때문에 공기는 폐로 들어오거나 나간다(**그림 13.7**). 공기 흐름에 대한 등식 (13-2)에 따라서 음의 값은 내부로 향하는 압력 기울기, 양의 값은 바깥으로 향하는 기울기를 나타낸다. 그러므로 P_{alv}가 P_{atm}보다 작을 때 $P_{alv} - P_{atm}$은 음의 값으로, 공기는 안으로 들어온다(흡기). P_{alv}가 P_{atm}보다 클 때 $P_{alv} - P_{atm}$은 양의 값으로서 공기는 밖으로 나간다(호기). 이러한 폐포압의 변화는 앞으로 우리가 볼 흉벽과 폐의 부피 변화에 의해 발생한다.

보일의 법칙

폐의 부피 변화가 어떻게 폐포압을 변화시키는지 이해하기 위해서 $P_1V_1 = P_2V_2$라는 식으로 표현되는 **보일의 법칙**(Boyle's law)이라는 기본적인 물리학 법칙을 알아야 한다(**그림 13.8**). 일정한 온도에서, 고정된 수의 기체 분자에 의해 유발되는 압력(P)과 용기 부피(V)와의 관계는 다음과 같다. 용기 부피의 증가는 기체의 압력을 감소시키는 반면, 용기 부피의 감소는 압력을 증가시킨다. 다시 말해 폐쇄된 시스템에서 기체의 압력과 용기의 부피는 반비례한다.

호흡 동안 흡기 후 호기가 결정되는 올바른 일련의 작동 순서를 인식하는 것이 필수적이다. 흡기와 호기 동안 '용기'인 폐의 부피는 변하고, 이 변화는 보일의 법칙에 의해 폐포압을 변화시켜 폐 안팎으로 공기 흐름을 일으킨다. 그러므로 환기에 대한 설명은 폐 부피의 변화가 어떻게 생기는지에 초점을 맞추어야 한다.

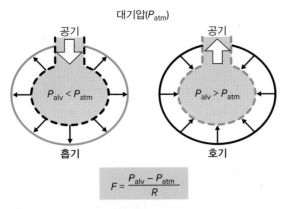

대기압(P_{atm})

공기

공기

$P_{alv} < P_{atm}$

$P_{alv} > P_{atm}$

흡기

호기

$$F = \frac{P_{alv} - P_{atm}}{R}$$

그림 13.7 환기에 필요한 관계. 폐포압(P_{alv})이 대기압(P_{atm})보다 낮을 때 공기가 폐로 들어온다. 흐름(F)은 압력 차이($P_{alv}-P_{atm}$)에 정비례하고, 기도 저항(R)에 반비례한다. 검은색 선은 흡기 또는 호기의 시작에서 폐의 위치를, 파란색 선은 흡기 또는 호기의 끝에서 폐의 위치를 나타낸다.

경벽압

폐 표면에 부착되어 폐를 잡아당겨 열거나 밀어서 닫도록 해주는 근육은 존재하지 않는다. 오히려 폐는 풍선과 같은 수동적인 탄성 구조여서 폐 부피는 다른 요인에 의존한다. 첫째는 폐 안팎의 압력 차이인 **경폐압**(transpulmonary pressure, P_{tp})이다. 둘째는 P_{tp}의 주어진 변화에 의해 폐가 얼마나 팽창되는가를 결정하는 폐의 신축성이다. 이 절의 나머지와 다음 3개 절에서는 경폐압에 대해 집중적으로 알아볼 것이며, 신축성은 폐의 순응도(compliance)에 대한 절에서 논의할 것이다.

폐 내부의 압력은 폐포 내부의 공기 압력(P_{alv})이고, 폐 바깥의

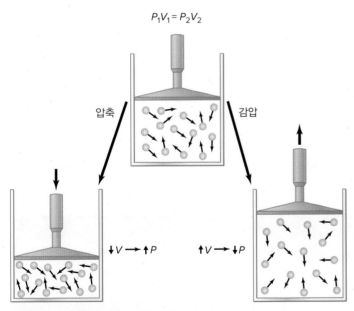

$P_1V_1 = P_2V_2$

압축

감압

$\downarrow V \rightarrow \uparrow P$

$\uparrow V \rightarrow \downarrow P$

그림 13.8 보일의 법칙: 일정한 수의 기체 분자(일정 온도에서)에 의해 가해지는 압력은 용기 부피에 반비례한다. 용기가 수축함에 따라 용기 내 압력은 증가한다. 용기가 팽창하면 용기 내 압력은 감소한다.

압력은 폐를 둘러싼 흉막 내 체액의 압력(P_{ip})이다. 따라서,

$$경폐압 = P_{alv} - P_{ip}$$
$$P_{tp} = P_{alv} - P_{ip} \qquad (13\text{-}3)$$

이 식을 식 (13-2)(폐 안팎으로의 공기 흐름에 대한 식)와 비교해 보고, 둘을 서로 구분하는 것이 중요하다(**그림 13.9**).

경폐압은 폐의 정적인 성질을 지배하는 **경벽압**(transmural pressure)이다. **경벽**(transmural)은 '벽을 가로지른'이란 뜻이고 관례상 구조물 내부의 압력(P_{in})에서 구조물 외부의 압력(P_{out})을 뺀 것으로 나타낸다. 폐 같은 풍선형 구조물의 팽창은 P_{out}에 비해 P_{in}이 증가하는 경벽압의 증가를 필요로 한다.

표 13.3과 그림 13.9는 호흡계의 주요 경벽압을 보여준다. 폐에 작용하는 경벽압(P_{tp})은 $P_{alv}-P_{ip}$이고 흉벽에 작용하는 경벽압(P_{cw})은 $P_{ip}-P_{atm}$이다. 흡기 동안 흉벽의 근육은 수축해 흉벽이 확장하도록 하며, 동시에 횡격막은 아래쪽으로 수축해 흉강은 더욱 확장된다. 흉강이 확장함에 따라 P_{ip}는 감소한다. P_{tp}는 결과적으로 좀 더 양의 값이 되므로 이로 인해 폐는 확장된다. 이렇게 되면 P_{alv}는 P_{atm}에 비해 더 음의 값이 되어(보일의 법칙에 따라) 공기의 흐름이 안으로 향한다[흡기(식 13-2)]. 그러므로 폐 내부의 압력(P_{alv})에 비해 폐를 둘러싼 압력(P_{ip})을 능동적으로 감소시킴으로 인해 폐를 가로지른 경벽압(P_{tp})을 증가시켜 폐에 공기를 채운다. 호흡근이 이완되면 폐의 탄력적 반동이 수동적 호기를 유발해 시작점으로 돌리게 된다.

호흡 사이 경벽압의 안정적 균형은 어떻게 수행되는가

그림 13.10은 안정 시 호흡계의 경벽압인 호흡근이 이완되고 공기 흐름이 없을 때 어떤 힘도 작용하지 않는 호기의 끝을 나타낸다. 정의에 따라 공기 흐름이 없고 기도가 대기에 열려 있다면 P_{alv}는 P_{atm}과 같아야만 한다[식 (13-2) 참조]. 폐는 항상 공기를 가지고 있기 때문에, 폐의 경벽압(P_{tp})은 항상 양의 값이어야만 한다. 그러므로 $P_{alv} > P_{ip}$이다. 안정 시, 공기 흐름이 없고 $P_{alv} = 0$이면, P_{ip}는 음의 값이어야만 하기에 폐를 열고 흉벽을 안으로 들어가게 하는 힘을 제공한다.

P_{ip}가 음의 값이 되도록 하는 힘은 무엇일까? 첫째, 늘림이나 뒤틀림에 반대로 작용하는 탄성 구조물의 경향으로 정의되는 폐의 **탄력적 반동**(elastic recoil)이다. 안정 중에도, 폐에는 공기가 있지만 있고 자연적으로 탄력적 반동 때문에 쪼그라들어 붕괴하려는 경향이 있다. 그러나 폐는 안정 시 탄력적 반동에 정확히 반대되는 양의 값의 P_{tp}에 의해 열린 상태를 유지한다. 둘째, 흉벽 또

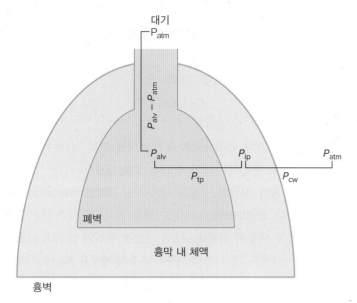

그림 13.9 환기에 관련된 압력 차이. 경폐압($P_{tp} = P_{alv} - P_{ip}$)은 폐의 크기를 결정한다. 안정 시 흉막 내 체액의 압력(P_{ip})은 수축하려는 폐와 확장하려는 흉벽 사이에 균형을 이룬다. P_{cw}는 흉벽을 가로지르는 경벽압($P_{ip} - P_{atm}$)을 나타낸다. $P_{alv} - P_{atm}$은 폐 안팎으로 공기 흐름을 구동하는 압력 차이다(흉막 내 체액의 부피는 시각적으로 잘 나타내기 위해 과장되게 표현했다.)

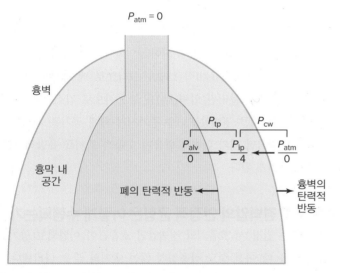

그림 13.10 어떠한 힘도 작용하지 않는 호기 끝에서의 폐포압(P_{alv}), 흉막 내 체액의 압력(P_{ip}), 경폐압(P_{tp}), 흉벽을 가로지르는 경벽압(P_{cw}). 경폐압($P_{alv} - P_{ip}$)은 폐의 탄력적 반동에 반대로 작용해 폐 부피를 안정하게 유지한다. 이와 유사하게 흉벽을 가로지르는 경벽압($P_{ip} - P_{atm}$)은 흉벽 외부로의 탄력적 반동에 대한 균형을 유지한다. 경벽압은 벽 내부의 압력에서 벽 외부의 압력을 뺀 것임에 주목하라(흉막 내 체액의 부피는 명확성을 위해 과장되게 표현했다).

한 탄력적 반동을 가지고 있어 안정 시 확장하려는 자연적인 경향을 가지고 있다. 안정 시 이에 반대되는 경벽압으로 인해 균형을 이룬다.

폐는 붕괴하려 하고 흉벽은 팽창하려고 하기 때문에 폐와 흉벽은 서로 살짝 떨어지게 된다. 이로 인해 폐와 흉벽 사이의 체액이 채워진 흉막 내 공간에서 극미한 확장이 생긴다. 그러나 체액은 공기와 같은 팽창을 할 수 없기 때문에 흉막 내 공간(너무 작아 흉막 표면은 여전히 서로 부착하고 있음)의 이런 작은 확장은 흉막 내 압력을 대기압보다 낮게 만든다. 이러한 방식으로, 폐와 흉벽의 탄력적 반동은 아주 조금씩 서로 반대쪽으로 움직여서 대기압보다 낮은 흉막 내의 압력을 만든다. 다시 한번, 물 한 방울이 사이에 긴 2개의 유리 슬라이드를 떼어내는 것을 상상해 보자. 슬라이드 사이에 생긴 용액의 압력은 대기압보다 낮아지게 된다.

이러한 안정적 균형을 이루는 경폐압의 중요성은 수술 또는 외상에서 폐의 손상 없이 흉벽이 뚫린 경우에 볼 수 있다. 대기의 공기가 상처를 통해 흉막 내 공간으로 들어가는 **기흉**(pneumothorax)에서 흉막 내 압력은 −4 mmHg에서 0 mmHg로 증가한다. 즉 P_{ip}는 대기압보다 4 mmHg 낮은 상태에서 P_{atm}과 같은 수준으로 증가한다. 그러면 폐를 열린 상태로 유지하는 경폐압은 사라지고 폐는 쪼그라들어 붕괴된다(**그림 13.11**).

동시에, 탄력적 반동이 반대 방향으로 더 이상 작동하지 않기에 흉벽은 바깥쪽으로 이동한다. 그림 13.11에서 폐에 구멍이 나서 폐 안으로부터 흉막 공간으로 공기가 새어나가는 경우에도 기흉이 발생함을 또한 주목하라. 폐의 표면장력이 높고 폐가 연약한 미숙아에게 인공 환기 동안 높은 기도압이 가해졌을 때 이러한 경우가 발생할 수 있다. 흉강은 심장, 기도, 식도 및 기타 구조를 포함하는 흉곽의 중앙 부분 종격(mediastinum)에 의해 좌측과 우측으로 나뉘기 때문에, 기흉은 보통 한쪽에만 국한된다.

흡기

그림 13.12와 **그림 13.13**은 안정 시 정상 흡기 동안 일어나는 과정을 요약한 것이다. 흡기는 횡격막과 늑골 사이에 위치한 외늑간근

표 13.3	호흡계의 두 가지 중요한 경벽압		
경벽압	$P_{in} - P_{out}$*	안정 시 수치	설명
경폐압(P_{tp})	$P_{alv} - P_{ip}$	0 - [-4] = 4 mmHg	폐를 열어두고 있는 압력 차이(폐 안으로의 탄력적 반동과 반대)
흉벽압(P_{cw})	$P_{ip} - P_{atm}$	-4 - 0 = -4 mmHg	흉벽을 안으로 유지시키는 압력 차이(흉벽 외부로의 탄력적 반동과 반대)

* P_{in}은 구조물 내부의 압력이고, P_{out}은 구조물 외부의 압력이다.

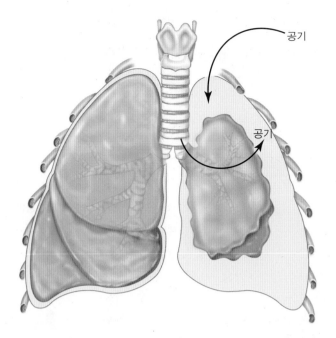

그림 13.11 기흉. 폐의 내부 또는 흉벽을 통해 대기로부터 공기가 흉강으로 들어오면 폐는 붕괴한다. 폐의 탄력적 반동과 표면장력의 결합은 흉막 내 압력과 기도압이 같을 때 폐가 수축을 유발해 붕괴를 야기한다.

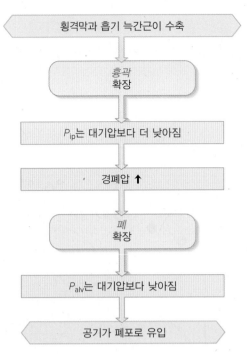

그림 13.12 흡기 중 일어나는 일련의 과정. 그림 13.13은 이 과정을 정량적으로 나타낸다.

(external intercostal muscle)의 수축에 의해 자연적으로 개시된다(**그림 13.14**). 횡격막은 정상적인 조용한 호흡에서 가장 중요한 흡기 근육이다. 횡격막을 자극하는 **횡격막 신경**(phrenic nerve) 내 운동뉴런의 활성화는 횡격막을 수축시켜 횡격막 반구가 복부쪽으로 하향 이동해 흉곽이 확장하도록 한다(그림 13.14 참조). 동시에, 흡기성 외늑간근을 자극하는 늑간신경 내 운동뉴런의 활성화는 외늑간근을 수축시켜 늑골을 위쪽과 바깥쪽으로 이동시켜 줌으로써 흉곽을 더욱 확장시킨다. 또한 그림 13.14에 보인 것과 같이 흉강의 확장에 관여하는 몇몇 근육에 주목하면 이는 최대 흡기 동안 중요한 역할을 한다.

중요한 점은 흡기성 근육의 수축으로 인한 흉곽 크기의 **능동적** (actively) 증가가 호흡 사이의 탄력적 힘에만 의존해 유지되던 안정을 무너뜨린다는 것이다. 흉곽이 확장하면서, 흉벽은 폐 표면으로부터 아주 살짝 멀어지게 된다. 흉막 내 체액의 압력은 호흡 사이에 있었던 대기압보다는 조금 작았던 압력에 비해 더 낮아지게 된다. 흉막 내 체액 압력의 이러한 감소는 경폐압을 증가시킨다. 그러므로 폐를 확장시키려는 힘인 경폐압은 이 시점에서 폐의 탄력적 반동보다 커져서 폐는 더욱 확장한다. 그림 13.13에서 흡기 끝에, 확장된 폐에 의해 탄력적 반동이 증가해 경폐압과 같게 되어 폐를 가로질러 평형이 다시 한번 형성됨을 주목하라. 다시 말해 경폐압이 폐의 탄력적 반동과 균형을 이룰 때(즉 공기 흐름이 없을 때인 흡기와 호기 끝에서) 폐의 부피는 안정하게 된다.

그러므로 흡기성 근육의 수축으로 흉곽 부피가 능동적으로 증가할 때 폐는 수동적으로 확장된다. 폐의 확장은 폐 전체에서 폐포 크기를 증가시킨다. 보일의 법칙에 따라 폐포 내부의 압력은 대기압에 비해 낮아진다(그림 13.13 참조). 이로써 대기로부터 기도를 거쳐 폐포로 가는 공기의 집단흐름을 유발하는 압력의 차이 ($P_{alv} < P_{atm}$)가 생성된다. 흡기 끝에, 추가로 들어온 공기 때문에 폐포압은 다시 대기압과 같아지고 공기 흐름은 중단된다.

호기

그림 13.13과 **그림 13.15**는 호기 동안 일어나는 과정을 요약한 것이다. 흡기 끝에, 횡격막과 외늑간근의 운동뉴런은 그들의 발화를 감소시켜 결국 근육이 이완된다. 횡격막과 흉벽은 근수축에 의해 더 이상 능동적으로 바깥쪽을 향해 당겨지지 않기에, 호흡 사이에 있었던 원래의 작은 크기를 회복하기 위해 안쪽으로 이동하기 시작한다. 이는 즉시 흉막 내 압력을 다시 증가하게 해 결과적으로 경폐압을 감소시킨다. 그러므로 폐를 확장시키려는 경폐압은 이제는 확장된 폐로 인해 증가된 폐의 탄력적 반동보다 작아져서 결국 폐는 수동적으로 원래 크기로 되돌아간다.

폐가 작아짐에 따라, 폐포 내부의 공기는 일시적으로 압축되어 보일의 법칙에 의해 폐포압은 대기압보다 커진다(그림 13.13 참조). 그러므로 공기는 폐포로부터 기도를 거쳐 대기로 나간다. 안정 시 호기는 수동적인 과정으로 흡기성 근육의 이완과 팽창된

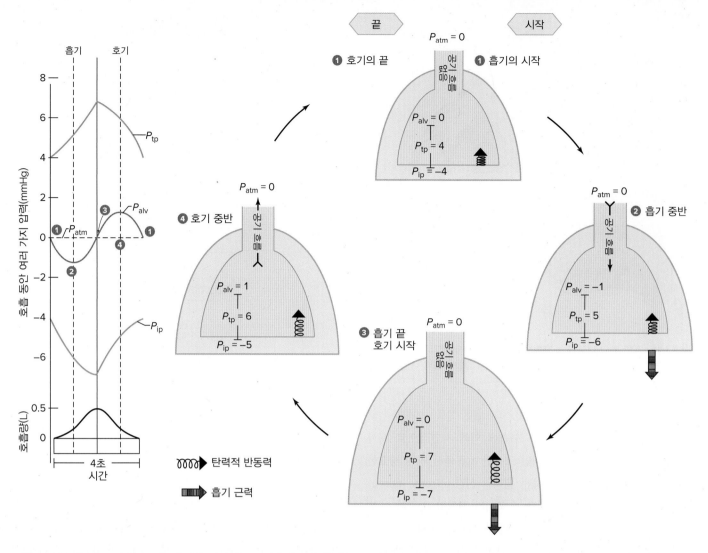

그림 13.13 일반적인 호흡주기 동안 폐포압(P_{alv}), 흉막 내 압력(P_{ip}), 경폐압(P_{tp})의 변화와 공기 흐름의 요약. 호기 끝에서 ❶, P_{alv}는 P_{atm}과 같아지며 공기 흐름은 없다. 흡기 중반에서 ❷, 흉벽은 팽창해 P_{ip}를 낮추고 P_{tp}가 더 양의 값을 갖도록 한다. 이는 폐를 팽창시켜 P_{alv}를 음의 값이 되도록 해 안쪽으로의 공기 흐름을 유발한다. 흡기 끝에 ❸, 흉벽은 더 이상 팽창하지 않으나 아직 수동적 반동은 시작하지 않는다. 폐의 크기는 아직 변하지 않고 기도가 대기에 열려 있기에 P_{alv}와 P_{atm}은 같고 공기 흐름도 없다. 호흡근이 이완됨에 따라, 폐와 흉벽은 탄력적 반동에 의해 수동적으로 수축되기 시작한다. 호기 중반에서 ❹, 폐는 계속 수축해 폐포의 기체를 압축한다. 결과적으로 P_{alv}는 P_{atm}에 비해 양의 값으로 공기 흐름은 바깥으로 움직인다. 호기 끝에서 호흡주기는 다시 시작한다. 일반적인 1회 호흡량을 가진 호흡주기의 전 과정 동안, P_{ip}는 P_{atm}에 비해 음의 값임을 주목하라. 왼쪽 그래프에서 P_{alv}와 P_{ip}의 차이($P_{alv} - P_{ip}$)는 곡선의 어느 지점에서나 P_{tp}와 동일하다. 명확성을 위해(그림 13.10과 같이) 흉벽의 탄력적 반동은 표시하지 않았다.

폐의 탄력적 반동에만 의존한다.

운동 중과 같은 특정 상황에서, 정상보다는 더 큰 부피의 호기는 흉곽 부피를 능동적으로 감소시키는 다른 세트의 늑간근과 복부근에 의해 이루어진다(그림 13.14 참조). 늑골 내의 내늑간근이 수축하면 흉벽을 아래쪽과 안쪽으로 움직여 흉강 부피를 감소시킨다. 복부근의 수축은 복부내압을 증가시켜 이완된 횡격막을 흉곽 쪽으로 올라가도록 한다.

13.3 폐의 역학

폐의 역학(lung mechanics)은 호흡과 숨 멈춤을 유지하는 동안 폐, 횡격막, 흉벽의 물리적 상호작용을 특징으로 한다. 앞으로 보게 될 것처럼 이는 세 가지 주요 생리적 기능을 포함한다. 첫째, 폐 내부에 공기를 더하고 제거하는 능력[순응도(compliance)]이다. 둘째, 폐의 역학은 공기과 폐포를 덮고 있는 세포외액 사이에 존재하는 표면장력을 극복하기 위한 메커니즘을 설명한다. 셋째, 폐의 역학은 임상적으로 정적 및 동적 폐 기능을 평가하는 데 사용되는 다양한 폐 용적을 설명한다.

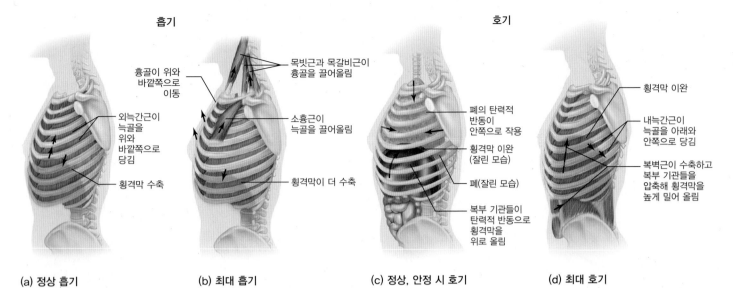

(a) 정상 흡기   (b) 최대 흡기   (c) 정상, 안정 시 호기   (d) 최대 호기

그림 13.14 흡기와 호기 중 호흡의 근육.

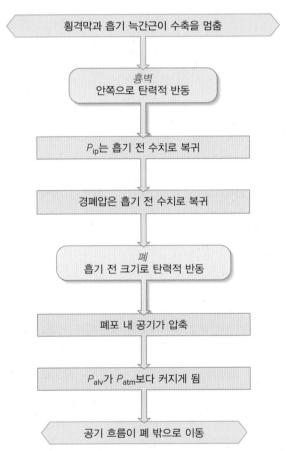

그림 13.15 호기 동안 일어나는 일련의 과정. 그림 13.13은 이 과정을 양적으로 나타낸다.

폐 순응도

반복해 이야기하면, 어느 경우에도 폐 확장의 정도는 경폐압(P_{alv} – P_{ip})에 비례한다. 그러나 주어진 경폐압의 변화가 폐를 어느 정도 확장할지는 폐의 신축성 또는 순응도에 의존한다. **폐의 순응도**(lung compliance, C_L)는 경폐압의 변화에 의해 생성되는 폐의 부피 변화 정도(ΔV_L)로 정의된다.

$$C_L = \Delta V_L / \Delta P_{tp} \tag{13-4}$$

이 식에서 폐의 순응도가 클수록 주어진 경폐압의 변화에서 폐는 더 쉽게 확장한다는 것을 알 수 있다(**그림 13.16**). 순응도는 경직도의 역으로 생각할 수 있다. 낮은 폐 순응도는 동일한 폐 확장을 하기 위해 정상보다 더 큰 경폐압이 필요하다는 것을 의미한다. 다시 말해 폐 순응도가 비정상적으로 낮을 때(경직도가 증가), 폐 확장을 위해 일상적인 흡기 동안 흉막 내 압력이 평소보다 더 낮아야 한다. 따라서 이를 위해서는 횡격막과 흡기성 늑간근의 좀 더 강한 수축이 필요하다. 그러므로 폐의 순응도가 낮을수록 동일한 확장을 위해 더 많은 에너지가 필요하다. 질병으로 폐 순응도가 낮은 사람은 얇게 호흡하는 경향이 있어서 적절한 양의 공기를 흡기하기 위해 더 높은 빈도로 호흡하는데 이로 인해 호흡의 효과가 감소한다.

폐 순응도의 결정 요인

폐 순응도의 주요 결정 요인은 두 가지다. 하나는 폐 조직, 특히 탄력성 결합조직의 신축성이다. 그러므로 폐 조직이 두꺼워지면 폐 순응도가 감소한다. 폐 순응도의 또 다른 중요한 결정 요인은 폐포 내 공기-수분 접촉면의 표면장력이다.

폐포세포의 내부 표면은 촉촉해서 폐포는 한 층의 얇은 액체

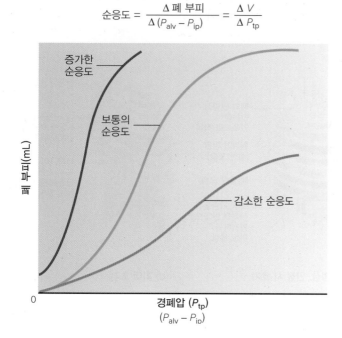

$$순응도 = \frac{\Delta\ 폐\ 부피}{\Delta\ (P_{alv} - P_{ip})} = \frac{\Delta V}{\Delta P_{tp}}$$

증가한 순응도

보통의 순응도

감소한 순응도

폐 부피(mL)

경폐압 (P_{tp})
($P_{alv} - P_{ip}$)

그림 13.16 폐 순응도의 그래프적 표현. 호흡의 크기가 점점 커져감에 따라 폐의 부피와 경폐압의 변화를 측정했다. 순응도가 정상보다 낮아지면(즉 폐가 경직되면), 경폐압이 증가할 때 폐 부피의 증가는 덜해진다. 폐기종에서와 같이 순응도가 증가하면, P_{tp}의 작은 감소에도 폐가 붕괴하게 된다.

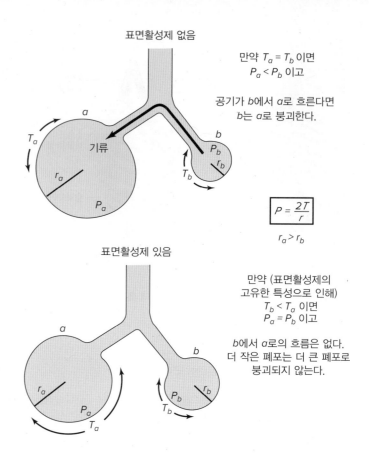

표면활성제 없음

만약 $T_a = T_b$ 이면
$P_a < P_b$ 이고

공기가 b에서 a로 흐른다면
b는 a로 붕괴한다.

T_a

a

기류

r_a

P_a

b

P_b

r_b

T_b

$$P = \frac{2T}{r}$$

$r_a > r_b$

표면활성제 있음

만약 (표면활성제의 고유한 특성으로 인해)
$T_b < T_a$ 이면
$P_a = P_b$ 이고

b에서 a로의 흐름은 없다.
더 작은 폐포는 더 큰 폐포로 붕괴되지 않는다.

a

r_a

P_a

T_a

b

P_b

T_b

r_b

그림 13.17 표면활성제의 안정화 효과. P는 폐포 내부의 압력, T는 표면장력, r은 폐포의 반지름을 나타낸다. 라플라스 법칙은 상자 안의 방정식으로 설명했다.

로 덮인 공기주머니로 생각할 수 있다. 공기-수분 접촉면에서, **표면장력**(surface tension)으로 알려진 물 분자 사이의 인력은 계속적으로 수축하려 하며, 더 이상의 확장에 저항하는 팽창된 풍선과 같은 수분 내층(water lining)을 만든다. 그러므로 폐 확장은 폐 결합조직의 확장뿐만 아니라 폐포 수분 내층의 표면장력을 극복하기 위한 에너지가 필요하다.

사실 순수한 물의 표면장력은 매우 커서, 만약 폐포를 순수한 물로 덮으면 폐 확장은 지칠 정도의 근육운동을 요구해 폐는 결국 쪼그라들어 무너지게 될 것이다. 그러므로 II형 폐포세포가 앞에서 언급한 세척제 같은 **표면활성제**(surfactant) 물질을 분비한다는 것은 매우 중요하며, 표면활성제는 폐포 표면에서 물 분자 사이의 응집력을 현저히 감소시킨다. 결과적으로 표면활성제는 표면장력을 낮추고 폐 순응도를 증가시켜 폐 확장을 쉽게 만든다.

표면활성제는 지질과 단백질의 혼합물이지만, 주요 성분은 인지질로 폐포의 수분 내층에 친수성 말단이 접하고 소수성 말단은 폐포 표면에서 공기와 수분 사이에 단일 분자 층을 형성한다. 표면활성제의 양은 호흡이 작고 일정할 때 감소하는 경향이 있다. 사람들의 호흡 패턴에 자주 산재하는 심호흡은 II형 세포를 확장시켜 표면활성제의 분비를 자극한다. 이것이 바로 흉부 또는 복부 수술을 받은 환자가 통증 때문에 얕은 호흡을 할 때 가끔 심호흡을 해야만 하는 이유이다.

라플라스 법칙(law of Laplace)은 그림 13.17에서 보여주듯이 압력(P), 표면장력(T), 폐포 반지름(r) 사이의 관계를 나타낸다.

$$P = 2T/r \qquad (13-5)$$

폐포 반지름이 감소함에 따라 폐포 내 압력은 증가한다. 폐포관을 서로 공유하는 인접한 2개의 폐포를 상상해보자(**그림 13.17** 참조). 폐포 a의 반지름(r_a)은 폐포 b의 반지름(r_b)보다 크다. 만약 표면장력(T)이 두 폐포에서 동일하다면, 폐포 b는 폐포 a보다 라플라스 법칙에 따라 높은 압력이 될 것이다. P_b가 P_a보다 크다면, 공기는 폐포 b에서 폐포 a로 흐르고 폐포 b는 쪼그라든다. 그러므로 작은 폐포는 불안정해 큰 폐포로 통합된다. 표면활성제의 또 다른 중요한 특성은 폐포의 표면적에 따라 표면장력을 바꾸어 크기가 다른 폐포들을 안정화시킨다는 것이다. 폐포가 작아짐에 따라, 내부 표면에서 표면활성제 분자는 내부 표면에 좁게 분산되어 표면장력을 낮춘다. 표면장력의 감소는 작은 폐포의 내부 압력이 큰 폐포의 내부 압력과 동일하도록 돕는다. 이는 크기가 다른 폐포에 안정성을 준다. **표 13.4**에 폐 표면활성제의 몇 가지 중요한 기능을

표 13.4	폐의 표면활성제에 관한 몇 가지 중요한 사실

폐의 표면활성제는 인지질과 단백질의 혼합물이다.

II형 폐포세포에 의해 분비된다.

폐포 표면 수분층의 표면장력을 낮추어 폐 순응도를 증가시켜 폐가 더 쉽게 팽창할 수 있도록 한다.

이 효과는 작은 폐포에서 더 커서, 작은 폐포의 표면장력이 큰 폐포보다 더 감소한다. 이는 폐포를 안정화시킨다.

심호흡은 II형 폐포세포를 확장시켜 표면활성제의 분비를 증가시킨다. 호흡이 작을 때는 표면활성제의 농도가 감소한다.

태아 폐에서의 생산은 임신 말기에 일어나는데, 이때 일어나는 코르티솔(당질코르티코이드) 분비 증가에 의해 자극받는다.

요약했다.

표면활성제가 부족할 때 나타나는 두드러진 예가 **신생아호흡장애증후군**(respiratory distress syndrome of the newborn)으로 알려진 질병이다. 이는 미숙아 사망의 주요 원인으로 표면활성제를 합성하는 세포가 너무 미성숙해 제대로 기능하지 못하기 때문에 나타난다. 태아는 폐가 양수로 채워져 있고 태반을 통해 산모의 혈액으로부터 산소를 받기 때문에 호흡 운동은 표면활성제를 필요로 하지 않는다. 낮은 폐 순응도 때문에, 질병이 있는 신생아는 흡기 시 상당한 노력이 필요해 궁극적으로 탈진, 호흡 중단, 폐의 붕괴, 사망을 초래하게 된다. 지난 30년간 새로운 치료법이 개발되기 전에, 이런 증상을 가진 신생아의 거의 절반이 사망했다. 현재 사용되는 치료법은 기계적 환기를 사용한 보조 호흡과 유아의 기도로 천연 또는 합성 표면활성제 투여를 사용하고 있다. 이 개선된 치료법은 사망률을 현저히 낮추어, 적절하게 치료받은 대부분의 신생아는 이제 생존하고 있다.

기도 저항

앞에서 언급한 바와 같이, 분당 폐포 안팎으로 이동하는 공기의 부피는 대기와 폐포 사이의 압력 차이에 정비례하고 기도흐름의 저항에 반비례한다[식 (13-2) 참조]. 기도 저항(airway resistance)을 결정하는 요인은 순환계에서 혈관저항을 결정하는 요인과 유사해 관의 길이, 관의 반지름 및 분자(이 경우 기체 분자) 사이의 상호작용 등이 그 요인이다. 순환계에서와 마찬가지로 가장 중요한 요인은 관의 반지름이다. 즉 기도 저항은 기도 반지름의 4제곱에 반비례한다.

공기 흐름에 대한 기도 저항은 일반적으로 매우 작기 때문에 아주 작은 압력의 차이로도 대량의 공기 흐름을 발생시킨다. 그림 13.13에서 보듯이, 안정 상태에서 정상 호흡 동안 대기-폐포 사이의 평균 압력 차이는 단지 약 1 mmHg이나 약 500 mL의 공기가 이 작은 차이에 의해 움직인다.

물리적·신경적·화학적 요인이 기도 반지름에 영향을 주기 때문에 저항에도 영향을 끼친다. 한 가지 중요한 물리적 요인은 폐포에서와 같이 기도를 확장하는 힘인 경폐압이다. 이는 작은 기도(지지하는 연골이 없는)가 붕괴되지 않도록 하는 중요한 요인이다. 흡기 동안 경폐압이 증가하기 때문에(그림 13.13 참조), 흡기 동안 폐가 확장함에 따라 기도 반지름은 증가하고 기도 저항은 낮아진다. 호기 동안은 반대 현상이 일어난다.

기도가 열린 상태를 유지하는 두 번째 중요한 물리적 요인은 기도 외부와 주변 폐포조직과 연결하는 탄성결합조직 섬유이다. 흡기 동안 폐가 확장함에 따라 이 섬유들은 당겨져서 호흡 사이에서보다 기도를 좀 더 열도록 돕는다. 이것을 **측면 견인**(lateral traction)이라 한다. 경폐압과 측면 견인 모두 같은 방향으로 움직여 흡기 동안 기도 저항을 감소시킨다.

이러한 물리적 요인은 또한 호기 동안 기도가 왜 좁아지고 기도 저항이 증가하는지를 설명해 준다. 흉막 내 압력의 증가는 작은 통도영역을 압축해 반지름을 감소시킨다. 그러므로 증가한 기도 저항 때문에, 아무리 노력해도 강제적인 호기 동안 공기 흐름의 비율을 증가시키는 데는 한계가 있다. 숨을 세게 내쉴수록 기도의 압축이 증가해 더 이상의 호기의 공기 흐름은 제한된다.

이러한 물리적 요인 외에도 다양한 신경내분비 또는 측분비(paracrine) 요인이 기도 평활근과 기도 저항에 영향을 준다. 예를 들어 에피네프린 호르몬은 베타-아드레날린성 수용체에 영향을 주어 기도 평활근을 이완시키지만, 에이코사노이드 계열의 류코트리엔류(leukotriens)는 염증 때 폐에서 생성되어 근육을 수축시킨다.

기도 저항이 보통 매우 낮아 공기 흐름에 크게 장애가 되지 않는데, 기도 저항에 영향을 주는 물리적·화학적 요인을 고려하는 이유는 무엇인가? 그 이유는 비정상적인 상황에서 이들 요인의 변화는 기도 저항을 현저하게 증가시키기 때문이다. 다음에 살펴볼 천식과 만성폐쇄폐질환이 그 중요한 예다.

천식

천식(asthma)은 기도 평활근이 간헐적으로 강하게 수축해 기도 저항을 현저히 증가시키는 증상을 갖는 질병이다. 천식의 기본적인 결함은 기도의 만성 염증으로서, 원인은 사람마다 다양하지만 알레르기, 바이러스 감염, 환경 인자에 대한 민감도 등이 포함된다. 이 염증은 운동(특히 춥고 건조한 공기), 흡연, 환경오염물질, 바이러스, 알레르기 항원, 정상적으로 분비된 기도수축 화학물질 및 다양한 기타 잠재적인 유발 인자에 의해 기도 평활근을 과민반응하게 해서 강하게 수축시킨다. 사실 미국에서 천식 발병률은 지속적으로 증가하고 있는데, 이는 부분적으로 환경오염물질이 원인으로 추측된다.

천식 치료의 첫째 방법은 만성염증과 기도 과민반응을 특히 류코트리엔(leukotriene) 억제제와 흡입식 당질코르티코이드(glucocorticoids)와 같은 **항염증제(anti-inflammatory drug)**로 감소시키는 것이다. 흥미로운 것은 매우 강력한 당질코르티코이드인 덱사메타손(dexamethasone)을 COVID-19 감염으로 인한 폐 염증을 치료하는 데 사용한 것이다. 둘째 방법은 급성의 과도한 기도 평활근 수축을 극복하기 위해 **기관지 확장제(bronchodilator drug)**로 기도를 이완하는 것이다. 후자의 약물들은 기도 평활근을 이완하거나 기관지 수축제의 작용을 막아 기도에 작용하는 것이다. 예를 들어 기관지 확장제 중 하나는 β_2-아드레날린성 수용체에 작용하는 에피네프린의 기능을 흉내 낸다. 다른 종류의 흡입식 제제는 기관지 수축에 관여하는 무스카린성 콜린성 수용체를 차단한다.

만성폐쇄성폐질환

만성폐쇄성폐질환(chronic obstructive pulmonary disease, COPD)은 기종(emphysema), 만성기관지염 또는 둘이 혼합된 경우를 의미한다. 이는 환기뿐만 아니라 혈액에의 산소 공급의 심각한 곤란을 야기하며, 미국에서는 장애와 사망의 주요 원인 중 하나이다. 천식과 달리, 이 질병에서 증가한 평활근 수축은 기도 폐쇄의 원인이 아니다.

기종은 이 장 후반부에 논의할 것이다. 여기서는 장애의 원인이 작은 기도의 손상과 붕괴라고 하면 충분하다.

만성기관지염(chronic bronchitis)은 기관지에서 점액이 과다하게 생성되고 작은 기도에서 만성적인 염증성 변화가 나타나는 특징이 있다. 장애의 원인은 기도에서 점액 증가와 염증이 있는 기도가 두꺼워지기 때문이다. 예를 들어 흡연과 같이 기종을 일으키는 인자는 또한 만성기관지염을 일으키기 때문에 두 질환은 흔히 같이 나타난다. 기관지염은 급성일 수 있는데, 예를 들면 상부호흡기감염을 일으키는 바이러스의 감염에 반응해 나타나는 것이다. 이 경우 급성기관지염에 따른 과도한 기침과 가래가 나타나며 보통 2~3주 이내에 해소된다.

폐 부피와 수용량

일반적으로, 1회 흡기 동안 폐로 들어오는 공기의 부피가 **1회 호흡량**(tidal volume, V_t)이며, 다음 호기 동안 폐를 떠나는 부피와 대략 비슷하다. 정상의 조용한 호흡 동안 1회 호흡량(안정 시 1회 호흡량)은 신체 크기에 따라 다르지만 약 500 mL이다. **그림 13.18**에 나타낸 바와 같이, 최대 흡기 동안 이 수치를 초과할 수 있는 공기의 최대량이 **흡기성 예비용량**(inspiratory reserve volume, IRV)이며 안정 시 1회 호흡량의 6배인 약 3,000 mL이다.

안정 시 1회 호흡량의 호기 후에도 폐는 여전히 많은 양의 공기를 가지고 있다. 앞서 설명한 바와 같이 이는 호흡근의 수축이 없는 폐와 흉벽의 안정 때의 상태이고 이때 공기의 양을 **기능적 잔기수용량**(functional residual capacity, FRC)이라 하며, 평균 약 2,400 mL이다. 매번 안정 시 호흡으로 500 mL의 공기가 흡기되어 폐에 남아 있는 공기에 추가되어 혼합되고, 이 중 500 mL가 호기된다. 호기성 근육의 최대 능동 수축을 통해 안정 시 1회 호흡이 호기된 후 남아 있는 공기의 많은 부분을 더 호기가 가능하다. 추가로 호기될 수 있는 부피를 **호기성 예비용량**(expiratory reserve volume, ERV)이라 하며, 약 1,200 mL이다. 최대 능동호기 이후에도 약 1,200 mL의 공기가 폐에 여전히 남아 있는데, 이를 **잔기용량**(residual volume, RV)이라고 한다. 그러므로 폐에서 결코 공기가 완전히 비워지지는 않는다.

폐활량(vital capacity, VC)은 최대 흡기 후 호기할 수 있는 공기의 최대량이다. 이 경우, 안정 시 1회 호흡량과 흡기성 예비용량, 호기성 예비용량을 모두 호기한다(그림 13.18 참조). 즉 폐활량은 세 용량의 합으로 폐기능을 검사하는 데 사용되는 중요한 측정값이다.

이 방법의 변형은 최대 흡기 후 가능한 빨리 최대 호기하는 **초당 강제호기량**(forced expiratory volume in 1 sec, FEV_1)이다. 여기서 중요한 수치는 폐활량 중 1초 이내에 '강제된' 호기의 비다. 건강한 사람은 폐활량의 최소 80%를 1초에 호기할 수 있다.

폐활량과 FEV_1의 측정은 **폐기능 검사**(pulmonary function test)의 유용한 진단 방법으로 알려져 있다. 예를 들어 **폐쇄성폐질환**(obstructive lung disease)을 앓고 있는 사람(천식의 경우처럼 증가한 기도 저항)은 폐활량의 80%보다 적은 FEV_1을 가지는데, 이는 좁은 기도로 공기를 빠르게 호기하기가 어렵기 때문이다. 폐쇄성폐질환과 달리 **억제성 폐질환**(restrictive lung disease)은 기도 저항은 정상이지만 폐 조직, 흉막, 흉벽 또는 신경근육계의 이상으로 호흡 운동에 결함이 있는 것이 특징이다. 억제성 폐 질환은 일반적으로 폐활량은 감소하지만, 폐활량 대 FEV_1의 비는 정상이다.

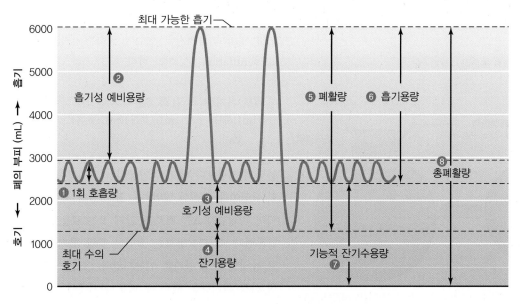

성인 남성의 호흡 부피와 수용량		
측정	일반적인 수치*	정의
호흡 부피		
❶ 1회 호흡량(TV)	500 mL	1회 호흡 시 흡기 또는 호기된 공기의 양
❷ 흡기성 예비용량(IRV)	3,000 mL	최대한 흡기했을 때 평소 흡기의 초과분의 공기량
❸ 호기성 예비용량(ERV)	1,200 mL	최대한 호기했을 때 평소 호기의 초과분의 공기량
❹ 잔기용량(RV)	1,200 mL	최대한 호기한 후 폐에 남아 있는 공기의 양. 호흡 사이 폐포는 부풀린 상태를 유지하며 다음 흡기에서 신선한 공기와 혼합됨
호흡 수용량		
❺ 폐활량(VC)	4,700 mL	최대한 흡기한 후 최대한 호기할 수 있는 공기의 양(ERV+TV+IRV) 폐기능뿐만 아니라 흉곽 근육의 강도를 평가하는 데 사용됨
❻ 흡기용량(IC)	3,500 mL	평소 호기한 후 흡기 가능한 공기의 최대량(TV+ IRV)
❼ 기능적 잔기수용량(FRC)	2,400 mL	평소 호기한 후 폐에 남아 있는 공기의 양(RV+ERV)
❽ 총폐활량(TLC)	5,900 mL	폐가 수용할 수 있는 공기의 최대량(RV+VC)
*안정 상태 시 일반적인 수치		

그림 13.18 흡기되거나 호기된 부피를 측정하는 기구인 폐활량계로 기록된 폐 부피와 수용량. 펜은 흡기 때 위로 이동하고 호기 때는 아래로 이동해 그래프를 그리게 된다. 수용량은 2개 또는 그 이상의 폐 부피의 합이다. 폐 부피는 폐의 총수용량(총폐활량)을 구성하는 4개의 성분이다. 잔기용량, 총폐활량, 기능적 잔기수용량은 폐활량계로 측정되지 않는다는 점에 유의하라.

13.4 폐포의 환기

분당 환기되는 총량을 **분당 환기량**(minute ventilation, $\dot{V}_E$)이라 하며, 식 (13-6)에서 나타낸 것과 같이 1회 호흡량에 호흡률을 곱한 값이다(V 위의 점은 분당을 의미).

$$\begin{array}{ccc} \text{분당 환기량} & = & \text{1회 호흡량} \times \text{호흡률} \\ \text{(mL/분)} & & \text{(mL/호흡)} \quad \text{(호흡 수/분)} \\ \dot{V}_E & = & V_t \quad \cdot \quad f \end{array}$$ (13-6)

예를 들어 안정 시 보통의 건강한 성인은 숨을 쉴 때마다 폐 안팎으로 약 500 mL의 공기를 이동시키고, 분당 12회 호흡한다. 그러므로 분당 환기량은 500 mL/호흡 × 12 호흡 수/분 = 6,000 mL/

분이다. 그러나 다음에서 볼 사강(dead space) 때문에 이 공기 모두가 혈액과의 기체 교환에 사용되지는 않는다.

사강

사강(dead space)은 기체 교환에 참여하지 않는 흡기된 공기의 부피이다. 이런 일이 일어나는 이유는 두 가지가 있다. 첫째는 기도 자체의 해부학적 구조 때문이다. 기도에서 통도영역의 부피는 약 150 mL이다. 혈액과 기체의 교환은 오직 폐포에서만 일어나며 이 기도의 통도영역인 150 mL에서는 일어나지 않는다. 그러면 1회 호흡량인 500 mL가 호기 동안 일어나는 일을 상상해 보자. 공기 500 mL는 강제로 폐포를 나와 기도로 통할 것이다. 이 폐포 공기 중 약 350 mL는 코 또는 입을 통해 내쉬지만, 약 150 mL는

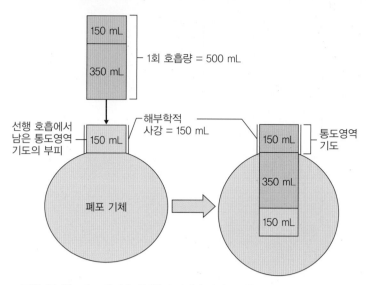

그림 13.19 폐포 환기에 해부학적 사강이 미치는 영향. 해부학적 사강은 통도되는 기도의 부피이다. 흡기된 1회 호흡량 500 mL 중 350 mL는 기체 교환에 관련된 기도로 들어간다. 나머지 150 mL는 기도의 통도영역에 남아 기체 교환에 참여하지는 않는다.

호기가 끝날 때 여전히 기도에 남는다. 다음 흡기 동안(**그림 13.19**) 공기 500 mL가 폐포로 들어오지만, 폐포로 들어온 처음 150 mL는 대기 공기가 아니라 이전 호기에서 기도에 남아 있던 150 mL이다. 그러므로 새로운 대기 공기의 350 mL만이 흡기 동안 폐포로 들어온다. 결과적으로 각 흡기로 호흡계에 들어온 대기 500 mL 중 150 mL은 폐포에 도달하지 못하고 단지 기도 안팎으로만 이동할 뿐이다. 기도의 통도영역은 혈액과 기체 교환을 하지 않기 때문에 이 부분을 **해부학적 사강**(anatomical dead space, V_D)이라고 한다.

각 흡기 동안 폐포로 들어오는 신선한 공기의 부피는 1회 호흡량에서 해부학적 사강의 부피를 뺀 값이다. 이전 예에서,

1회 호흡량(V_t) = 500 mL

해부학적 사강(V_D) = 150 mL

한 번의 흡기에서 폐포로 들어가는 신선한 공기(V_A) =

500 mL − 150 mL = 350 mL

분당 폐포로 들어가는 신선한 공기의 총량을 **폐포 환기량**(alveolar ventilation, $\dot{V}_A$)이라 한다.

폐포 환기량 = (1회 호흡량 - 사강) × 호흡률
(mL/분)　　(mL/호흡)(mL/호흡)　(호흡 수/분)
$$\dot{V}_A \quad = \quad (V_t - V_D) \quad \cdot \quad f \qquad \text{(13-7)}$$

분당 환기량보다 폐포 환기량이 기체 교환의 효율성에서 더 중요한 요인이다. 이러한 일반화는 **표 13.5**의 자료로 입증된다. 이 실험에서 피실험자 A는 빠르고 얕게, B는 보통으로, C는 느리고 깊게 호흡했다. 각 피실험자는 동일한 분당 환기량, 즉 분당 폐 안팎으로 동일한 양의 공기를 이동시킨다. 그러나 분당 환기량에서 해부적 사강 환기량을 뺐을 때 폐포 환기에서 큰 차이가 보인다. 피실험자 A는 폐포 환기가 없어 빠르게 의식을 잃게 되는 반면, C는 정상적으로 호흡하는 B보다 상당히 큰 폐포 환기를 가지게 된다.

이 예에서 도출된 또 다른 중요한 일반화는 호흡 깊이(1회 호흡량)의 증가가 호흡률(호흡 빈도)의 증가보다 폐포 환기를 증가시키는 데 훨씬 더 효과적이라는 점이다. 반대로, 깊이의 감소는 폐포 환기의 치명적인 감소를 초래한다. 이는 각 1회 호흡량의 고정된 부피가 사강으로 가기 때문이다. 만약 1회 호흡량이 감소한다면, 1회 호흡량 중 사강으로 들어가는 비율이 증가해 피실험자 A에서와 같이 전반적인 1회 호흡량이 대부분 사강에 있게 된다. 반면에 1회 호흡량의 증가는 전적으로 폐포 환기량을 증가시킨다. 이러한 개념은 생리학적으로 중요한 의미가 있다. 운동과 같이 환기를 증가시키는 대부분의 경우는 반사적으로 호흡률보다 호흡 깊이에서 상대적으로 큰 증가를 불러온다.

사강의 두 번째 구성요소는 일부 신선한 흡기 공기가 폐포에 도달했음에도 불구하고 기체 교환에 사용되지 않기에 발생한다. 이것은 일부 폐포가 여러 가지 이유로 혈액의 공급이 거의 적거나 아예 없기 때문이다. 이러한 공기의 부피를 **폐포 사강**(alveolar dead space)이라 한다. 이는 건강한 사람에서는 상당히 작지만 폐 질환 환자에서는 매우 클 수 있다. 앞으로 볼 예정이지만, 공기와 혈류를 이어주는 국소적 기전은 폐포 사강을 최소화한다. 해부

표 13.5	폐포 환기에 호흡 패턴이 미치는 영향					
피실험자	1회 호흡량 (mL/호흡)	×	호흡 빈도 (호흡 수/분)	=	분당 환기량 (mL/분)	해부학적 사강 환기 (mL/분)	분당 폐포 환기량 (mL/분)
A	150		40		6,000	150 X 40 = 6,000	0
B	500		12		6,000	150 X 12 = 1,800	4,200
C	1,000		6		6,000	150 X 6 = 900	5,100

학적 사강과 폐포 사강을 합쳐 **생리적 사강**(physiological dead space)이라고 한다. 이는 공기가 흡기는 되지만 폐를 통한 혈류와 기체 교환을 하지 않기 때문에 생리적 사강을 **낭비된 환기량**이라고도 한다.

13.5 폐포와 조직에서의 기체 교환

이제까지 폐포 환기를 생성하는 폐 기전을 논의했으나, 이것은 호흡 과정의 단지 첫 단계일 뿐이다. 산소는 폐포막을 가로질러 폐 모세혈관으로 이동해야 하고, 혈액을 통해 조직으로 운반되어야 하며, 조직 모세혈관을 떠나 세포외액으로 들어가야 하고, 마지막으로 세포막을 가로질러 세포 안으로 들어가야 한다. 이산화탄소는 비슷한 경로를 따라가지만 방향은 반대이다.

안정 상태에서 조직 모세혈관을 떠나 체세포에서 소모되는 산소의 부피는 동일한 기간 동안 폐에서 혈액으로 첨가되는 산소의 부피와 같다. 마찬가지로 안정 상태에서 체세포에 의해 생성되어 전신 혈액으로 들어가는 이산화탄소의 비율은 폐에서 혈액을 떠나 호기되는 이산화탄소의 비율과 같다.

그러나 세포가 소모하는 산소의 양과 세포가 생성하는 이산화탄소의 양이 보통 일치하지는 않는다. 탄수화물, 단백질, 지방을 대사하는 효소 경로에 따라 생성되는 이산화탄소의 양이 다르기 때문에 균형은 주로 에너지 생성을 위해 어떤 영양소가 사용되는가에 달려 있다. 소모된 O_2에 대한 생성된 CO_2의 비를 **호흡비**(respiratory quotient, RQ)라 한다. RQ는 탄수화물에서 1이고, 지방에서 0.7, 단백질에서 0.8이다. 혼합된 식단에서 RQ는 대략 0.8이다. 즉 10개 분자의 O_2가 소모될 때마다 8개 분자의 CO_2가 생성된다.

그림 13.20은 250 mL/분의 산소 소모, 200 mL/분의 이산화탄소 생성, 4,000 mL/분의 폐포 환기량, 5,000 mL/분의 심박출량인 경우 RQ가 0.8인 안정 상태의 사람에서 1분당 일반적인 기체 교환 값을 나타낸다.

대기 공기의 21%만이 산소이기 때문에, 그림에서 분당 폐포로 들어가는 총산소량은 4,000 mL의 21% 또는 840 mL/분이다. 이 흡기된 산소 중 250 mL는 폐포를 가로질러 폐 모세혈관으로 들어가고 나머지는 호기된다. 폐로 들어가는 혈액에는 이미 많은 양의 산소가 있는데, 여기에 새로운 250 mL가 첨가된 것이다. 혈액은 이후 폐에서 심장 좌측으로 흘러가서 좌심실에 의해 대동맥, 동맥, 소동맥을 거쳐 조직 모세혈관으로 들어가게 되는데, 모세혈관에서 분당 산소 250 mL가 혈액에서 나와 세포가 받아 사용된

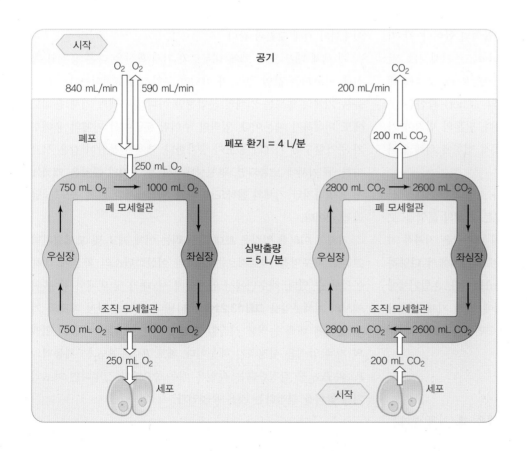

그림 13.20 안정 상태의 사람에서 대기, 폐, 혈액, 조직 사이에서 일어나는 일반적인 산소와 이산화탄소 교환에 대한 요약. 그림에서 나타낸 혈액에서 산소와 이산화탄소의 수치는 혈액 1 L당 수치가 아니라 분당 심박출량에서 운반되는 양(이 예에서는 5 L)이다. 동맥혈 1 L당 산소의 부피는 200 mL의 O_2/L이므로 1,000 mL O_2/5 L이다.

다. 그러므로 폐에서 혈액으로 첨가되는 산소의 양은 조직에서 나가게 되는 산소의 양과 같다.

이산화탄소의 경우는 반대로 적용된다. 이산화탄소의 상당량은 이미 전신 동맥 혈액에 존재하고 있고 세포가 생성한 분당 200 mL의 이산화탄소가 혈액이 조직 모세혈관을 흐르는 동안 첨가된다. 이 분당 200 mL는 폐를 지나는 혈액에서 나가 호기된다.

심장에 의해 분출된 혈액은 산소와 이산화탄소를 폐와 조직 사이에서 집단 흐름에 의해 운반하지만, 폐포와 혈액, 혈액과 체세포 사이의 이들 분자의 순(net) 이동은 확산에 의한다. 확산에 의한 기체 교환 기전을 이해하려면 기체의 기본적인 화학적·물리학적 특성을 알아야 하며, 이제 이에 대해 논의할 것이다.

기체의 분압

기체 분자는 끊임없이 무작위 운동을 한다. 이렇게 빨리 이동하는 분자는 충돌해 압력을 발휘하고, 이동률을 증가시키는 모든 것에 의해 그 규모도 증가한다. 기체의 압력은 온도(열은 분자가 움직이는 속도를 증가시키기 때문에)와 농도(단위 부피당 분자의 수)에 비례한다.

달톤의 법칙(Dalton's law)에 따르면, 혼합기체에서 각 기체가 가하는 압력은 다른 기체가 가하는 압력과는 무관하다. 이는 기체 분자는 보통 멀리 위치해 서로 영향을 주지 않기 때문이다. 혼합기체에서 각 기체는 다른 기체가 존재하지 않는 것처럼 행동하므로, 혼합기체의 총압력은 단순히 각 기체 압력의 합이다. 각 기체의 개별 압력을 **분압**(partial pressure)이라 하고, 기체 기호 앞에 P를 표시해 나타낸다. 예를 들어 산소의 분압은 P_{O_2}로 나타낸다. 기체분압은 그 농도에 정비례한다. 기체의 순(net) 확산은 분압이 높은 곳에서 낮은 곳으로 발생할 것이다. 달톤의 법칙이 가지는 중요성은 생리학적 과정이 화학적·물리적 법칙에 의해 일어난다는 생리학의 일반 원리의 또 다른 예다.

대기 공기는 질소 약 79%, 산소 약 21%와 소량의 수증기, 이산화탄소 및 불활성 기체들로 구성된다. 이 모든 기체의 분압을 모두 합한 값을 대기압 또는 기압이라 한다. 이 대기압은 지역적 기후 조건과 고도에 따른 중력 차이 때문에 세계 각지에서 다양하게 나타나며, 해수면에서 대기압은 760 mmHg이다. 혼합기체에서 특정 기체의 분압은 특정 기체의 농도비에 전체 기체의 총압력을 곱한 값이기 때문에, 대기의 P_{O_2}는 해수면에서 0.21 × 760 mmHg = 160 mmHg이다.

액체에서 기체의 확산

액체를 특정 기체가 포함된 공기에 노출시켰을 때, 기체 분자는 액체로 들어가서 용해된다. 또 다른 물리학 법칙인 **헨리의 법칙**(Henry's law)은 용해된 기체의 양은 액체가 평형을 이루고 있는 그 기체의 분압에 비례한다는 것이다. 결론적으로 평형 상태일 때, 액체 안의 기체 분자 분압은 기체상(gaseous phase)의 것과 동일하다는 것이다. 예를 들어 폐쇄된 용기에 물과 산소 기체가 있다고 가정해 보자. 기체상의 산소 분자는 끊임없이 물 표면을 접촉하고 일부는 물로 들어가 용해된다. 표면과 충돌하는 분자의 수는 기체상의 P_{O_2}와 정비례하며, 물로 들어가 용해되는 분자의 수 또한 P_{O_2}에 정비례한다. 기체상의 P_{O_2}가 액체에서의 P_{O_2}보다 큰 경우, 산소는 액체로 순 확산될 것이다. 액체의 P_{O_2}가 기체상의 P_{O_2}와 같을 때 확산 평형에 도달해 두 상에서 더 이상의 순 확산은 없게 될 것이다.

반대로, 높은 분압에서 용해된 기체를 포함하는 액체를 같은 기체의 분압이 낮은 기체상에 노출시키면, 두 상에서의 분압이 같아질 때까지 기체 분자는 액체에서 기체상으로 순 확산이 일어날 것이다. 이에 대한 친숙한 예는 탄산음료의 뚜껑을 열었을 때 용액으로부터 이산화탄소 거품(용액에서 기체상으로)이 나오는 경우이다.

앞의 두 단락에서 설명한 기체상과 액체상 사이의 교환이 폐포 공기와 폐 모세혈관 혈액 사이에서 일어나는 현상이다. 또한 액체 안에서 용해된 기체 분자도 분압이 높은 곳에서 낮은 곳으로 확산하며, 이는 몸 전체에서 세포, 세포외액 및 신체의 모세혈관 사이에서의 기체 교환과 같다.

왜 액체 내부 또는 액체 내부로의 기체 확산은 다른 용질의 확산에 사용되는 값인 '농도'가 아니라 분압으로 표현되는가? 그 이유는 기체의 농도는 기체의 분압뿐만 아니라 용액의 기체 용해도에도 비례하기 때문이다. 임의의 주어진 **분압**에서 기체의 용해도가 증가할수록 기체의 농도가 증가한다. 액체가 분압이 같은 서로 다른 두 기체에 노출되면, 평형상태에서 두 기체의 분압은 액체에서 동일하지만 기체의 **용해도**에 따라 액체에서의 기체 농도는 달라질 것이다.

기체의 이러한 성질을 토대로, 우리는 이제 폐포 및 모세혈관벽 그리고 세포막을 가로지르는 산소와 이산화탄소의 확산에 대해 논의할 수 있다. 해수면에서 안정상태 시, 대기 및 인체의 각 부위에서의 기체분압을 **그림 13.21**에 나타냈다. 우리는 먼저 폐포의 기체 압력에 대해 논의를 시작할 것인데 이는 이 값이 체동맥 혈액의 기체 압력을 설정하기 때문이다. 폐포 P_{O_2}와 P_{CO_2}는 체동맥의 P_{O_2}와 P_{CO_2}를 결정한다는 사실은 매우 중요하다. 그렇다면 폐포의 기체 압력을 결정하는 것은 무엇인가?

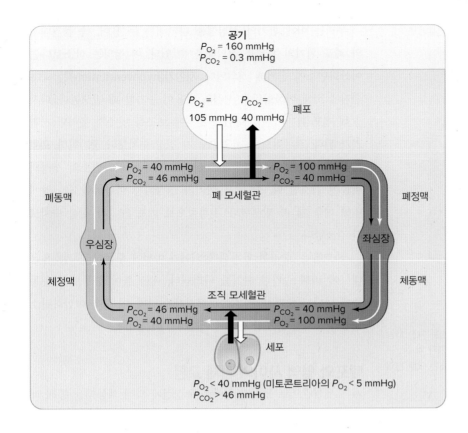

공기
P_{O_2} = 160 mmHg
P_{CO_2} = 0.3 mmHg

폐포
P_{O_2} = 105 mmHg
P_{CO_2} = 40 mmHg

폐동맥

폐 모세혈관
P_{O_2} = 40 mmHg
P_{CO_2} = 46 mmHg
P_{O_2} = 100 mmHg
P_{CO_2} = 40 mmHg

폐정맥

우심장

좌심장

체정맥

체동맥

조직 모세혈관
P_{CO_2} = 46 mmHg
P_{O_2} = 40 mmHg
P_{CO_2} = 40 mmHg
P_{O_2} = 100 mmHg

세포

P_{O_2} < 40 mmHg (미토콘드리아의 P_{O_2} < 5 mmHg)
P_{CO_2} > 46 mmHg

그림 13.21 해수면에서 흡기된 공기와 신체의 다양한 부위에서 산소와 이산화탄소 분압. 폐포 P_{O_2}와 폐정맥 P_{O_2}가 정확히 일치하지 않는 이유는 후반부에서 설명하겠다. 체동맥의 P_{O_2}는 폐정맥에서와 같은 것으로 보여지는데 사실은 폐를 통한 혈류의 해부학적인 관련 이유들 때문에 체동맥의 수치가 살짝 낮지만 명료하게 하기 위해 무시한 것을 알아두자.

폐포 P_{O_2}의 정확한 수치를 결정하는 요인은 다음과 같다.

- 대기의 P_{O_2}
- 폐포 환기의 속도
- 신체에서 산소 소모 속도

이 변수들로부터 폐포 기체 압력을 계산하는 식이 존재하지만, 우리는 상호작용을 정성적으로 살펴볼 것이다(**표 13.6**). 우선 우리는 한 번에 하나의 요인만을 가정해볼 것이다.

첫째, 높은 고도에서 발생되는 것처럼 흡기된 공기의 P_{O_2} 감소는 폐포의 P_{O_2}를 감소시킬 것이다. 폐포 환기의 감소도 단위시간당 보다 적은 양의 신선한 공기가 폐포로 들어오기 때문에 폐포의 P_{O_2}는 감소할 것이다(**그림 13.22**). 마지막으로, 격렬한 운동을 하는 경우처럼 세포에서 산소 소비의 증가는 안정상태에 비해 폐로 돌아오는 혈액의 산소 함량이 감소한다. 이것은 폐에서 폐 모세혈관으로의 산소 농도 기울기를 증가시켜 산소 확산을 증가시킨다. 폐포 환기가 변하지 않는다면, 들어온 신선한 공기 중 산소의 많은 부분이 폐포를 떠나 혈액으로 들어가 조직에서 사용될 것이기 때문에 폐포의 P_{O_2}는 낮아질 것이다(안정상태에서, 단위시간당 폐에서 혈액으로 들어가는 산소의 부피는

폐포의 기체 압력

일반적인 폐포의 기체 압력은 P_{O_2} = 105 mmHg이고, P_{CO_2} = 40 mmHg이다(질소는 폐에서 가장 풍부한 기체지만, 정상 조건에서 생물학적으로 불활성이고 폐에서 순 교환이 되지 않기 때문에 다루지 않는다). 이 수치를 호흡되는 공기에서의 기체 압력과 비교해 보자. P_{O_2}는 160 mmHg이고, P_{CO_2}는 0.3 mmHg이지만 너무 작아서 간단히 0으로 산정한다. 폐포의 P_{O_2}는 대기의 P_{O_2}보다 낮은데, 이는 폐로 들어온 산소의 일부가 폐 모세혈관으로 들어가기 때문이다. 폐포의 P_{CO_2}는 대기의 P_{CO_2}보다 높은데, 이는 이산화탄소가 폐 모세혈관으로부터 폐포로 들어가기 때문이다.

표 13.6	다양한 조건에 따른 폐포 기체 압력에 미치는 영향	
조건	폐포 P_{O_2}	폐포 P_{CO_2}
낮은 P_{O_2}에서의 공기 호흡	감소	변화 없음*
폐포 환기↑, 신체 대사의 변화 없음	증가	감소
폐포 환기↓, 신체 대사의 변화 없음	감소	증가
신체 대사↑, 폐포 환기의 변화 없음	감소	증가
신체 대사↓, 폐포 환기의 변화 없음	증가	감소
신체 대사와 폐포 환기는 비례해 증가	변화 없음	변화 없음

* 낮은 P_{O_2}에서의 호흡은 폐포 P_{CO_2}에 직접적인 영향을 주지 않는다. 그러나 본문에서 나중에 설명하겠지만 이러한 상황의 사람은 반사적으로 환기를 증가시키게 되어 P_{CO_2}가 감소할 것이다.

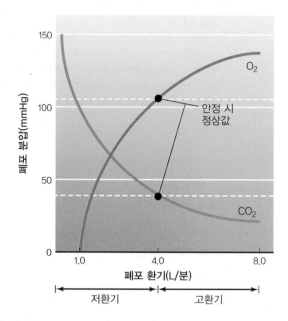

그림 13.22 일정한 대사율(세포의 산소 소비와 이산화탄소 생성)을 가진 사람에서 폐포 분압에 대한 폐포 환기의 증가 및 감소의 효과. 폐포 환기가 약 1 L/분일 때 폐포 P_{O_2}는 0에 근접함을 유의하라. 이때 폐포에 들어간 산소는 모두 혈액으로 이동해 폐포에는 남아 있는 산소는 사실상 없다.

조직에서 소모되는 부피와 항상 같다는 것을 기억하라). 지금까지는 낮춰진 폐포 P_{O_2}의 요인에 관해 논의했다. 폐포 P_{O_2}를 증가시키기 위해서는 세 가지 요인의 변화 방향을 바꾸면 된다.

폐포 P_{CO_2}의 경우도 유사하며, 이것도 한 번에 하나의 요인만 가정해 보자. 일반적으로 흡기된 공기에는 사실상 이산화탄소가 없기 때문에 이 요인은 무시할 수 있다. 폐포 환기의 감소는 호기되는 이산화탄소의 양이 감소해 폐포 P_{CO_2}가 증가한다(그림 13.22 참조). 이산화탄소의 생성 증가는 또한 폐포 P_{CO_2}를 증가시킬 것인데, 이는 단위시간당 더 많은 이산화탄소가 혈액에서 폐포로 확산되기 때문이다. 안정 상태에서, 단위시간당 폐포로 들어가는 이산화탄소의 부피는 조직에서 생성되는 부피와 항상 같다는 것을 기억하라. P_{CO_2}를 감소시키기 위한 요인은 변화의 방향을 바꾸면 된다.

간단하게 하기 위해 한 번에 하나의 요인만 변한다고 가정했지만, 둘 이상의 요인이 변하면 각 효과는 서로 더하거나 빼기만 하면 된다. 예를 들어 산소 소비와 폐포 환기 모두 동시에 증가한다면, 폐포 P_{O_2}에 대한 상반된 효과는 서로 상쇄되는 경향이 있기에 폐포 P_{O_2}는 변하지 않을 것이다.

마지막 예는 특정한 대기 중 P_{O_2}에서 폐포 P_{O_2}를 결정하는 것은 폐포 환기에 대한 산소 소비의 비율이며, 비율이 클수록 폐포 P_{O_2}는 낮아진다는 것을 강조한다. 마찬가지로, 폐포 P_{CO_2}는 폐포 환기 대비 이산화탄소 생성의 비율로 결정되며, 비율이 클수록 폐포 P_{CO_2}는 높아진다.

우리는 이제 환기의 적정성을 나타내는 두 용어, 즉 물질대사와 폐포 환기의 관계를 정의해볼 수 있다. 이 정의는 산소보다는 이산화탄소에 근거해 정의된다. **저환기**(hypoventilation)는 폐포 환기에 비해 이산화탄소 생성의 비율이 증가할 때 발생한다. 다시 말해 폐포 환기가 이산화탄소 생성에 보조를 맞추지 못하면 저환기가 된다. 결과적으로 폐포 P_{CO_2}가 정상 수치보다 증가한다. **과호흡**(hyperventilation)은 폐포 환기에 비해 이산화탄소의 생성의 비율이 감소할 때, 즉 폐포 환기가 생성되는 이산화탄소의 양에 비해 매우 클 때 발생한다. 결과적으로 폐포 P_{CO_2}가 정상 수치보다 감소한다.

'과호흡'은 '증가한 환기'와 동의어가 아님에 주목하라. 과호흡은 대사에 비해 증가한 환기를 나타낸다. 예를 들어 중등도의 운동 중에 나타난 증가한 환기는 과환기가 아닌데, 이 경우 이산화탄소 생성의 증가는 증가한 환기에 비례하기 때문이다.

폐포와 혈액 사이의 기체 교환

폐 모세혈관으로 들어간 혈액은 우심실에 의해 폐동맥을 통해 폐로 보내진 체정맥 혈액이다. 조직으로부터 온 정맥혈은 상대적으로 높은 P_{CO_2}(안정 상태의 건강한 사람에서 46 mmHg)와 상대적으로 낮은 P_{O_2}(40 mmHg)를 갖는다(그림 13.21과 **표 13.7** 참조). 폐포-모세혈관 막의 양쪽에서 산소와 이산화탄소 분압의 차이는 폐에서 혈액으로의 산소의 순 확산과 혈액에서 폐포로의 이산화탄소의 순 확산을 가져온다(단순화하기 위해, 간질 공간에 의해 제공되는 작은 확산 장벽은 무시한다). 이와 같은 확산이 일어나면 폐 모세혈관 혈액의 P_{O_2}는 증가하고 P_{CO_2}는 감소한다. 모세혈관의 분압이 폐포에서와 같아지면 기체의 순 확산은 중지된다.

건강한 사람의 경우, 산소와 이산화탄소의 확산 속도는 충분히 빠르고, 모세혈관에서 혈액의 흐름은 충분히 느려서 혈액이 모세혈관 끝에 도달하기 전에 평형에 도달한다(**그림 13.23**).

따라서 폐 모세혈관을 떠나 심장으로 돌아가 체동맥에 내보내지기 위한 혈액은 폐포 공기와 본질적으로 동일한 P_{O_2}와 P_{CO_2}를 갖는다(정확히 일치하지는 않는데, 이유는 나중에 설명하겠다). 이에 따라 이전 절에서 설명한 요인(대기 P_{O_2}, 세포의 산소 소비와 이산화탄소 생성, 폐포 환기)은 폐포의 기체 압력을 결정하며 이후 체동맥의 기체 압력을 결정한다.

폐포와 모세혈관 사이의 기체 확산은 다양한 방식으로 손상될 수 있으며(그림 13.23 참조), 그 결과로 혈액으로 산소가 제대로 확산되지 않는다. 하나는 폐 모세혈관과 접촉하는 모든 폐포의 총단면적이 감소하는 경우이다. **폐부종**(pulmonary edema)의 경우는 폐포 일부가 체액으로 채워질 것이다(12.11절과 12.13절

표 13.7	일반적인 기체의 압력			
	정맥혈	동맥혈	폐포	대기
P_{O_2}	40 mmHg	100 mmHg*	105 mmHg*	160 mmHg
P_{CO_2}	46 mmHg	40 mmHg	40 mmHg	0.3 mmHg

* 동맥 P_{O_2}와 폐포 P_{O_2}가 정확히 일치하지 않는 이유는 본문 후반에 설명된다.

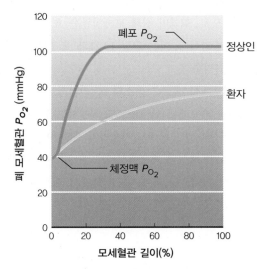

그림 13.23 폐 모세혈관을 따라 105 mmHg의 폐포 P_{O_2}와 혈액 P_{O_2}의 평형. 비정상적인 폐포 확산 장벽(질병으로 인한)에서 혈액의 산소 포화는 완전하지 않음에 유의하라.

에서 설명한 대로 부종이란 조직에서 체액의 축적이다. 폐에서 부종은 기체 확산 장벽을 높인다). **미만성 간질성 섬유증**(diffuse interstitial fibrosis)과 같은 질병에서는 폐포벽의 결합조직이 섬유화로 두꺼워져 확산이 저해된다. 이 질환에서 섬유증은 감염, 자가면역 질환, 흡입물에 대한 과민반응, 공기로 전파되는 유해한 화학물질에 대한 노출 등에 의해 유발된다. 이러한 종류의 확산성 질환의 전형적인 증상은 호흡곤란과 낮은 산소포화도의 혈액이다. 이러한 유형의 순수한 확산 문제는 산소에 국한되며, 보통 산소보다 빠르게 확산하는 이산화탄소의 제거에는 영향을 주지 않는다.

폐포에서 환기와 혈류의 조화

질병에 의해 유도되는 폐포와 폐 모세혈관 사이의 불충분한 산소 이동의 주요 원인은 확산의 문제가 아니고 개별 폐포에서의 공기 공급과 혈액 공급의 부조화이다.

폐는 약 3억 개의 폐포로 구성되며, 각각 폐 모세혈관 혈액으로부터 이산화탄소를 받거나 폐 모세혈관 혈액에 산소를 공급한다. 최대의 효율을 위해서는, 각 폐포에서 폐포 공기 흐름(환기)과 모세혈관 혈액 흐름(관류)의 올바른 비율이 가능해야 한다. 여

기에서 부조화가 발생하는 것을 **환기-관류 불균형**(ventilation-perfusion inequality)이라 한다.

환기-관류 불균형의 주요 영향은 체동맥 혈액의 P_{O_2}를 감소시키는 것이다. 사실, 환기와 관류에 대한 중력의 영향으로 건강한 사람에서도 동맥 P_{O_2}를 약 5 mmHg 감소시키기에 충분한 환기-관류 불균형이 생긴다. 직립 자세의 한 가지 영향은 중력으로 인해 폐 바닥 부분의 혈관이 채워지는 것이 증가해 폐의 혈류 분포에 차이가 나게 하는 것이다. 이는 이전에 이야기한 폐정맥과 체동맥 혈액의 P_{O_2}가 평균 폐포 공기보다 약 5 mmHg 정도 낮은 것에 대한 주요 설명이다(표 13.7 참조).

질병 상태에서 폐 순응도, 기도 저항, 혈관저항의 국소적 변화는 뚜렷한 환기-관류 불균형을 야기할 수 있다. 이런 현상의 극단적인 경우는 시각화하기 쉽다.

1. 혈액 응고로 인해 혈액 공급이 전혀 없는(사강이나 낭비된 환기) 환기성 폐포가 있을 수 있다.
2. 붕괴된 폐포로 인해 환기가 전혀 되지 않는 폐 지역에 혈액이 흐를 수 있다[이를 **션트**(shunt)라고 한다].

그러나 이 불균형은 의미 있기 위해 실무율(all-or-none)일 필요는 없다.

이산화탄소 제거도 환기-관류 불균형에 의해 저해되지만, 산소 취득과 같은 정도는 아니다. 이유는 복잡하지만, 동맥 P_{CO_2}의 작은 증가가 폐포 환기의 증가를 이끌어 통상 동맥 P_{CO_2}의 추가적인 증가를 방지한다. 그런데도 질병 상태에서의 심각한 환기-관류 불균형은 동맥 P_{CO_2} 증가로 나타날 수 있다.

폐 내에 있는 몇 가지 국소적 항상성 반응은 환기와 혈류의 부조화를 최소화해 기체 교환의 효율을 극대화한다(**그림 13.24**). 아마도 이 중 가장 중요한 것은 적은 산소가 폐혈관에 직접적으로 미치는 효과이다. 점액 덩어리가 작은 기도를 막음으로써 발생할 수 있는 한 집단의 폐포에서의 환기 감소는 폐포 P_{O_2}의 감소와 소동맥을 포함한 이 지역의 수축을 야기한다. 폐포와 인근 소동맥의 P_{O_2} 감소는 혈관수축을 유도해 혈류를 전환시켜 환기가 나쁜 지

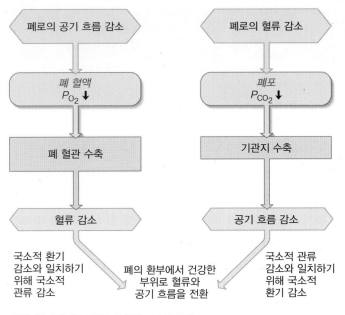

폐로의 공기 흐름 감소 → 폐 혈액 P_{O_2} ↓ → 폐 혈관 수축 → 혈류 감소

폐로의 혈류 감소 → 폐포 P_{CO_2} ↓ → 기관지 수축 → 공기 흐름 감소

국소적 환기 감소와 일치하기 위해 국소적 관류 감소

폐의 환부에서 건강한 부위로 혈류와 공기 흐름을 전환

국소적 관류 감소와 일치하기 위해 국소적 환기 감소

그림 13.24 환기-관류 조화의 국소적 조절.

역으로부터 멀어지게 한다. 이 독특한 폐동맥 혈관의 국소적 적응 효과는 혈류를 폐의 질병 부위가 아닌 환기가 잘되는 지역으로 향하도록 한다. 환기와 관류의 조화를 증가시키는 또 다른 요인이 발생할 수 있는데, 예를 들어 폐 소동맥에 작은 혈액응고로 인해 폐의 혈류가 국소적으로 감소했을 때이다. 혈류의 국소적 감소는 이 지역으로 조직에서 생성된 CO_2를 덜 가져오게 되어 P_{CO_2}의 국소적 감소를 초래한다. 이는 국소적 기관지 수축을 야기해 공기 흐름을 관류가 더 좋은 지역으로 분산시킨다.

혈관수축과 기관지 수축의 순 적응 효과는

1. 환기가 좋지 않은 지역에 혈류를 덜 공급해 혈류를 환기가 좋은 지역으로 전환하는 것
2. 공기 흐름을 질병 부위 또는 손상된 폐포로부터 건강한 폐포 쪽으로 향하게 하는 것이다.

이러한 요인은 폐 기체 교환의 효율을 크게 향상시키지만 건강한 폐에서도 이것이 완벽하지는 않다. 환기와 관류에 항상 작은 부조화가 존재하기에, 앞에서 이야기했듯이 정상적인 폐포-동맥 간에 O_2의 차이를 보이며 이는 약 5 mmHg이다.

조직과 혈액 사이의 기체 교환

체동맥 혈액이 온몸의 모세혈관으로 들어가면 얇은 모세혈관벽에 의해서만 간질액과 분리되는데, 이 벽은 산소와 이산화탄소 모두 잘 투과되는 성질을 지녔다. 다시 간질액은 산소와 이산화탄소 모

두 잘 투과하는 세포의 세포막에 의해 세포내액과 분리된다. 세포 안에서 일어나는 대사 반응은 끊임없이 산소를 소비하고 이산화탄소를 생성한다. 그러므로 그림 13.21에서와 같이 동맥혈에 비해 세포 내 P_{O_2}는 낮고, P_{CO_2}는 높다. P_{O_2}가 가장 낮은 곳(5 mmHg 이하)은 산소 소비의 장소인 미토콘드리아 내부이다. 결과적으로, 산소의 순 확산은 혈액에서 세포로, 세포 안에서는 미토콘드리아로 발생하고, 이산화탄소의 순 확산은 세포에서 혈액으로 발생한다. 이러한 방식으로, 혈액이 신체 모세혈관을 흐르면서 P_{O_2}는 감소하고 P_{CO_2}는 증가한다. 이는 그림 13.21과 표 13.7에 나타낸 정맥혈의 수치를 설명한다.

요약하면, 폐포에서 새로운 산소의 공급과 세포 내에서 산소의 소비는, 폐에서는 폐포에서 혈액으로 조직에서는 혈액에서 세포로의 산소의 순 확산을 만드는 P_{O_2} 기울기를 생성한다. 반대로, 세포에서 이산화탄소의 생성과 폐포에서 호기를 경유한 제거는, 조직에서는 세포에서 혈액으로 폐에서는 혈액에서 폐포로 이산화탄소의 순 확산을 만드는 P_{CO_2} 기울기를 생성한다.

13.6 혈액에서 산소의 운반

표 13.8은 체동맥 혈액, 간단히 동맥혈의 산소 함량을 요약한 것이다. 각 리터 단위에는 일반적으로 대기압에서 순수한 기체 산소 200 mL에 해당하는 산소 분자 수를 갖는다. 산소는 두 가지 형태로 존재한다.

■ 혈장과 적혈구 세포질에 용해된 형태
■ 적혈구 내에서 헤모글로빈 분자와 가역적으로 결합한 형태

헨리의 법칙에서 예측된 바와 같이 혈액에 용해된 산소의 양은 혈액 P_{O_2}에 정비례한다. 물속 산소의 용해도는 비교적 낮아서 정상 동맥 P_{O_2}인 100 mmHg에서 혈액 1 L에 단지 산소 3 mL만 용

표 13.8	해수면에서 체동맥혈의 산소 함유량
1리터(L)의 동맥혈에 포함되는 것	
3 mL	혈액에 용해되어 있는 산소 형태(1.5%)
197 mL	헤모글로빈에 결합된 산소 형태(98.5%)
총량:200 mL	산소
심박출량 = 5 L/분	
분당 조직으로 운반되는 산소의 양 = 5 L/분 × 200 mL O_2/L	
	= 1,000 mL O_2/분

해할 수 있다. 나머지 산소 197 mL, 즉 1 L에 있는 산소 함량의 98%는 적혈구로 운반되어 헤모글로빈과 가역적으로 결합한다.

각 **헤모글로빈**(hemoglobin) 분자는 4개의 소단위로 결합해 구성된 단백질이다. 각 소단위는 **헴**(heme)과 여기에 결합된 폴리펩티드로 구성된 하나의 분자 그룹이다. 헤모글로빈 분자의 4개 폴리펩티드를 총칭해 **글로빈**(globin)이라 한다. 헤모글로빈 분자에 있는 4개 헴의 각각(**그림 13.25**)은 산소 분자와 결합하는 철 원자(Fe^{2+}) 하나를 갖는다. 그림 13.25에 보인 것 같이 하나의 철 원자는 산소 분자 하나와 결합하기 때문에, 1개의 헤모글로빈 분자는 4개의 산소 분자와 결합할 수 있다(헤모글로빈 4차 구조에 대해서는 그림 2.19 참조). 그러나 간단히 하기 위해 산소와 헤모글로빈 사이의 반응식은 보통 헤모글로빈 분자 내의 단일 폴리펩티드-헴 소단위의 결합으로 나타낸다.

$$O_2 + Hb \rightleftharpoons HbO_2 \qquad (13\text{-}8)$$

그러므로 헤모글로빈은 **데옥시헤모글로빈**(deoxyhemoglobin, Hb)과 **옥시헤모글로빈**(oxyhemoglobin, HbO_2) 두 형태 중 하나로 존재한다. 많은 헤모글로빈 분자가 포함된 혈액 시료에서 옥시헤모글로빈 형태로 존재하는 헤모글로빈의 비를 **헤모글로빈 포화도**(percent hemoglobin saturation)로 나타낸다.

$$\text{헤모글로빈 포화도} = \frac{O_2\text{에 결합한 Hb의 수}}{O_2\text{에 결합할 수 있는 Hb의 최대 수}} \times 100 \qquad (13\text{-}9)$$

예를 들어 헤모글로빈에 결합한 산소의 양이 최대 수용량의 40%이면, 시료는 40% 포화되었다고 한다. 이 식에서의 분모를 혈액의 **산소 운반 능력**(oxygen-carrying capacity)이라고 한다.

헤모글로빈 포화도를 결정하는 요인은 무엇인가? 가장 중요한 요인은 혈액 P_{O_2}이다. 그러나 이 주제로 돌리기 전에 혈액에서 헤모글로빈에 의해 운반되는 산소의 총량은 헤모글로빈 포화도뿐만 아니라 혈액 1리터에 존재하는 헤모글로빈이 수가 얼마인지에도 의존함을 알아야 한다. 혈액에서 헤모글로빈의 두드러지게 감소한 것을 **빈혈**(anemia)이라 한다. 예를 들어 어떤 사람 혈액의 헤모글로빈 수가 리터당 정상보다 절반이라면 주어진 P_{O_2}와 포화도에서 혈액의 산소 함량은 절반밖에 되지 않는다. 혈중 헤모글로빈 함량이 감소하는 가장 흔한 원인은 예를 들면 만성적인 혈액 소실과 특정한 식이 결핍으로 인해 골수에서 적혈구가 제대로 생산되지 않기 때문이다.

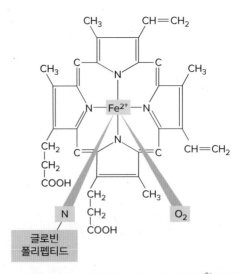

그림 13.25 2차원 구조로 표현한 헴. 산소는 철 원자(Fe^{2+})에 결합한다. 헴은 질소 원자에 의해 폴리펩티드 사슬과 결합해 헤모글로빈의 한 소단위를 형성한다. 4개의 소단위는 서로 결합해 헤모글로빈 한 분자를 형성한다. 헤모글로빈 분자를 구성하는 폴리펩티드의 배열은 그림 2.19에 있다.

헤모글로빈 포화도에서 P_{O_2} 효과는 무엇인가

식 (13-8)과 질량작용의 법칙(제3장 참조)에 근거해 혈액 P_{O_2} 증가가 헤모글로빈의 산소 결합을 증가시킬 것은 분명하다. 두 변수 사이의 양적 관계는 **그림 13.26**에 나타나 있는데, 이를 **산소-헤모글로빈 해리 곡선**(oxygen-hemoglobin dissociation curve)이라 한다[해리(dissociation)라는 용어는 헤모글로빈으로부터 산소가 '분리된다'는 의미로 이것은 '산소-헤모글로빈 연관(association)' 곡선이라고도 한다]. 앞에서 설명한 바와 같이 각 헤모글로빈 분

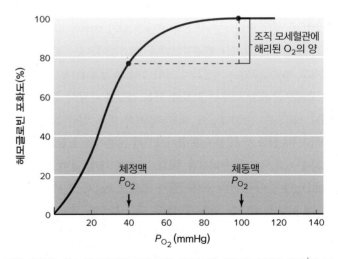

그림 13.26 산소-헤모글로빈 해리 곡선. 이 곡선은 37°C이고 동맥 내 H^+ 농도가 정상인 혈액을 보여준다. y축은 주어진 혈액 1 L당 산소의 함량을 mL로 나타낼 수도 있다(일반적으로 헤모글로빈이 100% 포화되었을 때 약 200 mL/L이다). 혈액의 O_2 포화와 O_2 함량 사이의 차이는 일산화탄소 중독과 빈혈을 논의할 때 중요하게 될 것이다(그림 13.29 참조).

자는 4개의 소단위를 가지고 있기 때문에 곡선은 S자형이다. 각 소단위는 산소 분자 하나와 결합할 수 있고, 4개 소단위의 반응은 순차적으로 일어나 하나의 결합은 다음 결합을 촉진한다.

이러한 헤모글로빈과 산소의 결합은 제3장에서 설명한 협동성(cooperativity)의 한 예로 생리학적 과정은 화학적·물리적 법칙에 의해 일어난다는 생리학의 일반 원리의 전형적인 사례이다. 이에 대한 설명은 다음과 같다. 데옥시헤모글로빈의 글로빈 단위들은 정전기적 결합으로 강하게 결합되어 있고 산소에 대해 상대적으로 낮은 친화성을 가진다. 헴 분자와 산소의 결합은 글로빈 소단위 사이의 이러한 결합의 일부를 파괴해 형태 변화를 이끌어 남아 있는 산소 결합 부위를 더 많이 노출시킨다. 그러므로 데옥시헤모글로빈에 하나의 산소 분자 결합은 동일한 헤모글로빈 분자의 나머지 부위에서 친화성이 증가하게 된다.

산소-헤모글로빈 해리 곡선의 형태는 산소 교환을 이해하는 데 매우 중요하다. 곡선의 기울기는 P_{O_2} 10~60 mmHg에서는 급하고, P_{O_2} 70~100 mmHg에서는 상대적으로 평평한[또는 고평부(plateau)] 형태를 보인다. 따라서 산소가 헤모글로빈과 결합하는 정도는 P_{O_2}가 10 mmHg에서 60 mmHg로 증가함에 따라 빠르게 증가해 P_{O_2}가 60 mmHg일 때 전체 헤모글로빈의 약 90%가 산소와 결합한다. 이후로, P_{O_2}의 추가적인 증가는 산소 결합을 약간만 증가시킨다.

높은 P_{O_2} 수치에서의 이 고평부는 많은 중요한 의미를 갖는다. 고도가 높은 지역이나 폐 질환을 포함한 많은 경우에서 폐포와 그에 따른 동맥 P_{O_2}의 감소가 어느 정도 발생한다. P_{O_2}가 정상 수치인 100 mmHg에서 60 mmHg로 감소하더라도, 60 mmHg의 P_{O_2}에서 헤모글로빈 포화도는 여전히 90%에 가깝기 때문에 헤모글로빈에 의해 운반되는 산소의 총량은 단지 10%만 감소한다. 곡선의 고평부는 뛰어난 안전장치이며, 폐기능이 어느 정도 한계가 있어도 헤모글로빈은 여전히 상당한 산소가 포화된다.

고평부는 또한 해수면 고도에 사는 건강한 사람이 과호흡을 하거나 100%의 산소 호흡에 의한 폐포(와 이로 인한 동맥의) P_{O_2} 증가가 왜 혈중 산소 농도를 증가시키지 않는지를 설명할 수 있다. 소량은 추가적으로 용해된다. 헤모글로빈은 정상 동맥 P_{O_2}인 100 mmHg에서 이미 거의 포화되었기 때문에, P_{O_2}가 그 이상 증가해도 더 이상의 산소를 얻을 수 없다. 이는 해수면 고도에 사는 건강한 사람에게만 적용된다. 만약 어떤 사람이 폐 질환이나 높은 고도로 인해 초기에 낮은 동맥 P_{O_2}를 가진다면, 동맥혈에는 초기에 많은 양의 데옥시헤모글로빈이 존재할 것이다. 폐포와 이에 따른 동맥 P_{O_2}를 증가시키면 헤모글로빈에 의한 더 많은 산소 운반이 가능해질 것이다.

60 mmHg로부터 20 mmHg까지 곡선의 가파른 부분은 조직으로의 산소 방출에 이상적이다. 즉 혈액에서 세포로 산소가 확산에 의한 P_{O_2}의 감소는 작은 감소에도 많은 양의 산소가 주변 조직의 모세혈관에서 방출된다.

이제 우리가 배웠던 다양한 막을 통한 산소의 이동을 되짚어보고 이번에는 헤모글로빈을 포함해 다시 따라가 볼 것이다. 헤모글로빈에 결합한 산소는 혈액 P_{O_2}에 직접 영향을 주지 않는다는 것, 오직 용해된 산소만 영향을 준다는 것을 인식하는 것이 필요하다. 그러므로 산소의 확산은 단지 용해된 산소에 의해서만 조절되므로 막을 경유한 분압의 기울기에서 헤모글로빈은 무시해도 되는 것이 허용된다. 그러나 헤모글로빈의 존재는 **그림 13.27**에서 보는 바와 같이 확산될 산소의 **총량**을 결정하는 주요 요인이다. 반투과성 막에 의해 분리된 두 용액은 동일한 양의 산소를 가지고 있다. 두 용액에서 기체의 압력은 동일하고, 산소의 순 확산은 일어나지 않는다. 구획 B에 헤모글로빈을 첨가하면 평형이 무너지는데 이는 산소의 상당수가 헤모글로빈에 결합하기 때문이다. 구획 B에서 산소의 양은 여전히 동일한 것은 사실임에도 불구하고, **용해된** 산소 분자의 수는 감소한다. 이에 따라 구획 B의 P_{O_2}는 A보다 작고, 그래서 산소는 A에서 B로 순 확산한다. 새로운 평형에서 산소의 분압은 다시 같아지지만, 대부분의 산소는 구획 B에 있으며 헤모글로빈과 결합되어 있다.

이제는 이와 같은 분석을 폐와 조직에 적용해 보자(**그림 13.28**). 폐로 들어가는 혈장과 적혈구의 P_{O_2}는 40 mmHg이다. 그림 13.26에서 알 수 있듯이, 이때의 P_{O_2}에서 헤모글로빈 포화도는 75%이다. 폐포 P_{O_2}는 105 mmHg로 혈액 P_{O_2}보다 높아서 산소는 폐포에서 혈장으로 확산된다. 이는 혈장 P_{O_2}를 증가시키고 적혈구 내

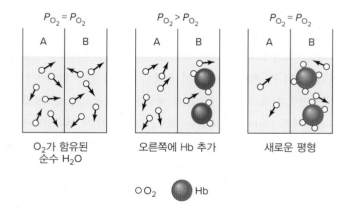

$P_{O_2} = P_{O_2}$ $P_{O_2} > P_{O_2}$ $P_{O_2} = P_{O_2}$

A | B   A | B   A | B

O_2가 함유된   오른쪽에 Hb 추가   새로운 평형
순수 H_2O

○○ O_2 ● Hb

그림 13.27 고정된 수의 산소 분자를 포함하고 반투과성 막에 의해 분리된 두 구획 사이에 헤모글로빈 첨가로 인한 산소 분포에의 영향. 새로운 평형에서 P_{O_2} 값은 다시 서로 동일해지지만 헤모글로빈이 첨가되기 전보다는 낮다. 그러나 헤모글로빈에 결합한 산소와 용해된 산소를 모두 합한 전체 산소의 양은 막의 우측에서 더 크다.

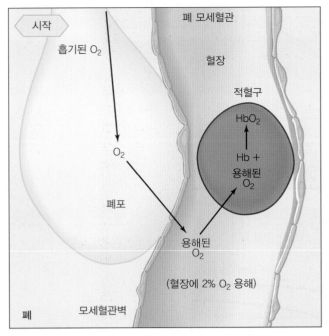

(a) 폐의 O₂ 흡수

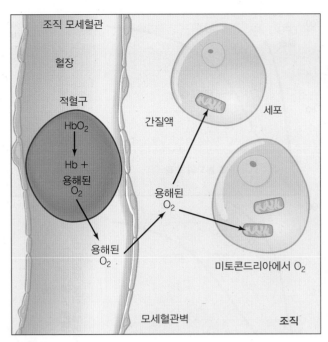

(b) 조직에 O₂ 전달

그림 13.28 폐와 조직에서 산소의 이동. 흡기된 공기의 이동은 집단흐름에 의해 폐포로 이루어지고, 막을 통한 이동은 모두 확산에 의한다.

산소의 확산을 유도해 적혈구 P_{O_2}를 증가시켜 산소와 헤모글로빈의 결합을 증가시킨다. 폐포에서 혈액으로 확산되는 산소의 대부분은 용해된 상태로 남아 있지 않고 헤모글로빈과 결합한다. 그러므로 헤모글로빈이 100% 포화가 될 때까지 혈액 P_{O_2}는 일반적으로 폐포 P_{O_2}보다 적은 상태이다. 이로 인해 많은 양의 산소가 이동하는 동안 산소 이동의 확산 기울기를 유지하게 된다.

조직 모세혈관에서 이 과정은 반대로 일어난다. 모든 세포에서 미토콘드리아가 산소를 소비하기 때문에, 세포 P_{O_2}는 주변 간질액의 P_{O_2}보다 작다. 그러므로 산소는 끊임없이 세포로 확산한다. 이로 인해 간질액의 P_{O_2}가 조직 모세혈관을 흐르는 혈액의 P_{O_2}보다 항상 작게 되어서, 산소의 순 확산은 모세혈관 안의 혈장으로부터 간질액으로 일어난다. 결과적으로, 혈장의 P_{O_2}는 적혈구의 P_{O_2}보다 감소해 산소는 적혈구로부터 혈장으로 확산한다. 적혈구 P_{O_2}의 감소는 헤모글로빈으로부터 산소를 해리시키고, 떨어져 나온 산소는 적혈구 밖으로 확산한다. 그로 인한 순 결과는 전적으로 확산에 의해 대량의 산소가 헤모글로빈에서 혈장, 간질액, 조직세포의 미토콘드리아 순으로 이동된다.

안정 상태 시 대부분 조직에서, 혈액이 조직 모세혈관을 떠날 때에도 헤모글로빈은 여전히 75% 포화되어 있다. 이 사실은 세포가 활동이 증가할 때마다 더 많은 산소를 얻을 수 있는 중요한 국소적 기전의 근거가 된다. 예를 들어 운동 중인 근육은 산소를 더 많이 소비해 세포와 간질액의 P_{O_2}를 낮춘다. 이것은 혈액 대 세포의 P_{O_2} 기울기를 증가시킨다. 결과적으로, 혈액으로부터 세포로 확산되는 산소의 비율은 증가한다. 결국 적혈구 P_{O_2}의 감소는 헤모글로빈과 산소의 추가적인 해리를 일으킨다. 이러한 방식으로, 운동 중인 근육에서 혈액으로부터 산소의 추출은 보통 때의 25%보다 훨씬 더 크다. 또한 능동적 충혈(active hyperemia, 제12장 참조)이라는 근육으로의 혈류 증가 역시 산소 공급 증가에 크게 기여한다.

헤모글로빈 포화도와 산소 운반 능력에 관여하는 기타 인자들의 효과

임의의 P_{O_2}에 대해, 다른 다양한 인자가 헤모글로빈 포화도에 영향을 끼친다. 그 과정을 보기에 앞서, 헤모글로빈 포화도와 혈액에 의해 실제 조직으로 운반되는 산소의 양[이전에 식 (13-9)에서 정의된 산소 운반 능력] 사이의 차이를 설명하는 것이 중요하다. **헤모글로빈 포화도**(Hemoglobin saturation)는 혈액 내 적혈구 농도[혈구용적(hematocrit)]에 상관없이 산소 또는 다른 기체가 철분 성분에 결합되어 있는 헤모글로빈의 백분율이다(그림 13.25 참조). 만약 빈혈처럼 혈구용적이 감소하면 헤모글로빈은 100% 산소로 포화될 수 있으나 혈액의 산소 운반 능력은 감소할 것이다. 아래에서 볼 수 있듯이 그것이 산소-헤모글로빈 해리 곡선의 y축 인식이 매우 중요한 이유이다(그림 13.26 참조).

헤모글로빈 포화도에 영향을 미치는 요인은 혈액 P_{CO_2}, H^+ 농

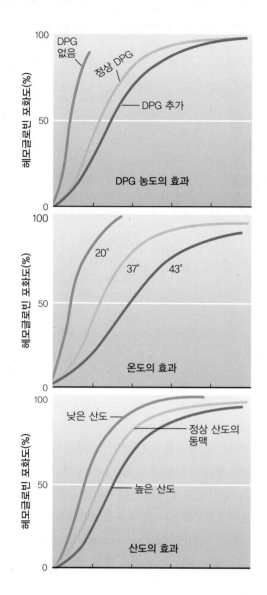

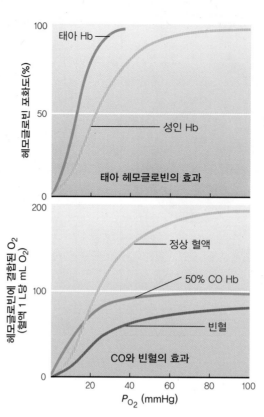

그림 13.29 P_{O_2}와 헤모글로빈 포화도 또는 O_2 함량 사이의 관계에 대한 DPG 농도, 온도, 산도, 태아 헤모글로빈, 일산화탄소, 빈혈의 영향. 정상 혈액의 온도는 그림과 같이 37°C에서 크게 벗어나지는 않지만, 생리적인 범위 내에서 원리는 여전히 동일하다. 높은 산도와 낮은 산도는 각각 높은 P_{CO_2}와 낮은 P_{CO_2}에 의해 발생할 수 있다. 태아 헤모글로빈은 성인 헤모글로빈보다 산소 친화성이 커서 태반을 통해 모체의 혈액으로부터 태아 혈액으로 산소가 확산되어 적절한 산소 공급이 가능해진다. 일산화탄소는 헤모글로빈 분자의 산소 결합부위를 점유하고 혈액의 산소 방출 능력(y축 이름의 변화에 유의)을 감소시키며 곡선을 왼쪽으로 이동시킨다. 빈혈은 혈액의 헤모글로빈 농도 감소이다. 출처: Levitsky, M.G., *Pulmonary Physiology*, 7th Edition, McGraw Hill Medical, New York, 2007.

도, 온도, **2,3-디포스포글리세르산**(2,3-diphosphoglycerate, DPG)라는 적혈구에 의해 생성되는 물질[비스포스글리세르산(bisphosphoglycerate, BPG)이라고도 함]의 농도, 태아 혈액에서만 발견되는 특별한 종류의 헤모글로빈의 존재가 이에 포함된다. **그림 13.29**에 설명한 바와 같이, DPG 농도, 온도, 산성도 증가는 해리 곡선을 오른쪽으로 이동시킨다. 이것은 임의의 P_{O_2}에서, 헤모글로빈은 산소에 대해 낮은 친화성을 갖는다는 의미이다. 반면 DPG 농도, 온도, 산성도 감소는 해리 곡선을 왼쪽으로 이동시켜, 임의의 P_{O_2}에서 헤모글로빈은 산소에 대해 높은 친화성을 갖는다.

2,3-디포스포글리세르산(DPG)

해당과정 동안 생성된 DPG는 헤모글로빈에 가역적으로 결합해 다른자리입체성 작용으로 산소 친화성을 낮춘다(그림 13.29 참조). 적혈구는 미토콘드리아가 없어서 전적으로 해당과정에만 의존한다. 결과적으로 적혈구는 많은 양의 DPG를 갖지만, 미토콘드리아가 있는 세포에는 DPG가 소량 존재한다. 결과적으로 DPG 농도가 증가할 때마다 혈액이 조직을 통과할 시 헤모글로빈의 산소 해리는 강화된다. DPG 농도의 이러한 증가는 조직의 불충분한 산소 공급과 관련된 다양한 조건에서 유발되어 산소 공급이 유지되도록 돕는다. 예를 들어 DPG의 증가는 조직 모세혈관에서 산소의 방출을 증가시키기 때문에, 혈액의 P_{O_2}가 감소하는 고도가 높은 지역에 있는 동안 DPG의 증가는 중요하다.

P_{CO_2}, H^+, 온도

증가한 P_{CO_2}, H^+ 농도, 온도의 효과는 조직 모세혈관의 혈액에 지속적으로 작용하는데 이는 이 인자들이 동맥혈에 비해 조직 모세혈관에서 더 크기 때문이다. 이산화탄소는 조직에서 혈액으로 들어가기 때문에 P_{CO_2}는 증가한다. 뒤에 설명하겠지만, H^+ 농도도

P_{CO_2}의 증가와 젖산과 같은 대사적으로 생성된 산의 방출로 인해 증가한다. 온도 또한 조직의 물질대사로 생성된 열 때문에 증가한다. 조직 모세혈관을 통과하면서 헤모글로빈은 증가한 혈액 P_{CO_2}, H^+ 농도, 온도에 노출되어 산소에 대한 친화성이 낮아진다. 그러므로 헤모글로빈은 조직 모세혈관 P_{O_2}의 감소가 유일한 작동 요인일 때보다 더 많은 산소를 내놓는다.

조직의 대사 활성이 높을수록 P_{CO_2}, H^+ 농도, 온도는 더 크게 증가한다. 임의의 P_{O_2}에서, 이런 원인들에 의해 헤모글로빈은 조직 모세혈관을 통과하는 동안 더 많은 산소를 방출해 더 활동적인 세포들에게 추가적인 산소를 제공한다. 그리고 여기에 증가한 대사 활성을 갖는 조직에 산소 공급을 증가시키는 또 다른 국소적 기전이 존재한다.

이러한 요인들이 산소에 대한 헤모글로빈의 친화성에 영향을 주는 기전은 무엇인가? 이산화탄소와 H^+은 헤모글로빈의 글로빈 부위와 결합해 헤모글로빈 분자의 구조를 변화시킨다. 그러므로 이 영향들은 일종의 다른자리입체성 조절이다(제3장 참조). 또한 온도 증가는 형태를 변형시켜 헤모글로빈의 산소 친화성을 감소시킨다.

태아 헤모글로빈

태아는 **태아 헤모글로빈**(fetal hemoglobin)이라는 독특한 헤모글로빈을 가지고 있다(그림 13.29 참조). 태아 헤모글로빈은 출생 후 발현되는 것과는 다른 유전자에 의해 암호화된 소단위들을 포함한다. 이들 소단위는 단백질의 최종 형태를 변형시켜 성인 헤모글로빈에 비해 높은 산소 친화성을 갖는다. 즉 태아 헤모글로빈은 임의의 P_{O_2}에서 성인 헤모글로빈에 비해 상당히 많은 산소를 결합한다. 이는 태반의 확산 장벽을 통한 산소 획득 증가를 허용한다. 그러므로 태아의 동맥 P_{O_2}는 공기 호흡을 하는 신생아에 비해 매우 낮지만, 태아 헤모글로빈이 태반에서 발생하는 태아에게 공급하기 위한 충분한 산소 획득을 허용하게 한다.

일산화탄소와 빈혈

일산화탄소(carbon monoxide, CO)는 무색, 무취의 기체로 체내의 특정 세포에 의해 소량으로 생성되며 신경계의 신호 분자 역할을 하는 등 생리적으로 중요한 기능을 하는 것으로 추측된다(표 6.6 참조). 그러나 고농도의 CO는 독성이 있다. CO는 또한 휘발유와 같은 탄화수소의 불완전 연소 산물이기도 하다. 고의 혹은 예기치 못한 CO의 흡입은 독성으로 인해 보통 질병이나 사망의 원인이 된다. CO의 가장 큰 생리적 특성은 헤모글로빈 내 산소 결합부위의 극히 높은 친화성이다(산소의 210배). 이 이유로, 폐 모세혈관 내에서 헤모글로빈과 결합하는 산소의 양을 결합부위 경쟁을 통해 줄어들게 한다. 그림 13.29의 예에서 산소 결합부위의 50%는 CO에 의해 점유된 것을 볼 수 있고, 이는 곡선의 고평부가 정상 혈액에서 발견되는 수치의 절반이 되는 이유가 된다. 그림 13.29의 하단 패널에 있는 y축은 헤모글로빈의 포화도보다는 혈액 1 L당 산소의 mL로 헤모글로빈에 결합된 산소로 표현된다. 이는 모든 산소가 결합할 수 있는 부위가 점유되었기 때문으로 일부는 산소가, 일부는 흡입된 CO양에 따라 CO가 점유한 것이다.

CO에는 두 번째 해로운 영향도 존재한다. 헤모글로빈에 결합한 CO는 앞서 설명한 소단위 사이의 일상적으로 일어나는 촉진 작용이 더 이상 발생하지 않도록 헤모글로빈 분자의 3차 및 2차 구조를 변형시킨다. 따라서 산소-헤모글로빈 해리 곡선의 전형적인 S자형 모양이 나타나지 않는다(그림 13.29 참조). 게다가 헤모글로빈의 모양 변화는 산소의 결합을 강하게 해 곡선이 정상의 왼쪽으로 이동하게 한다. 이러한 헤모글로빈의 산소 친화성 변화는 조직 내에서 헤모글로빈으로부터의 산소 방출을 감소시킨다. 나중에 살펴볼 것이지만, CO 중독 환자들은 일반적으로 분당 환기에서 반사적인 증가를 보이지 않기 때문에 상황이 계속해서 악화된다(뇌 기능이 크게 손상되지 않는 한 혈액 속의 P_{O_2}는 정상이기 때문이다).

13.6절에서 설명했듯이, 빈혈은 혈액 속 적혈구 농도(혈구용적) 감소에 기인해 혈액의 헤모글로빈 농도가 크게 감소하는 것이다. 그림 13.29에서 보듯이, 헤모글로빈의 양을 줄인다고 해서 헤모글로빈의 결합 특성이 바뀌지 않기 때문에 곡선 형태는 변하지 않는다. 따라서 빈혈은 각 헤모글로빈 분자에서 조직 내 산소의 방출에는 영향을 끼치지 않기 때문에 일반적으로 CO 중독만큼 심각한 응급 상황은 아니다. 그러나 혈액의 산소 방출 능력이 줄어들기 때문에 혈액 속에서 조직으로 방출되는 산소의 총량은 감소한다. 마지막으로, 빈혈의 과정은 일반적으로 CO 중독 과정에 비해 훨씬 느리기 때문에 임상상황에서 의학적인 응급상황이 덜 요구된다.

13.7 혈액에서 이산화탄소의 운반

이산화탄소(CO_2)는 부분적으로 독성을 갖는 노폐물인데 이는 H^+을 생성하기 때문이다. H^+ 농도의 큰 변화는 완충되지 않는다면 pH의 상당한 변화를 야기해 효소를 포함한 단백질들의 3차 구조를 변화시킨다. 안정 상태의 사람에서, 대사 활동은 분당 약 200 mL의 이산화탄소를 생성한다. 동맥 혈액이 조직 모세혈관을 흐

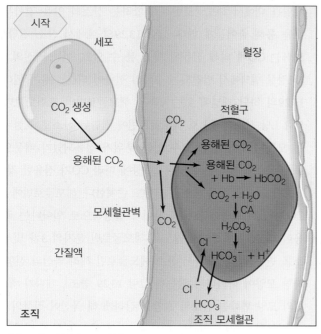

(a) 조직으로부터 CO_2 흡수

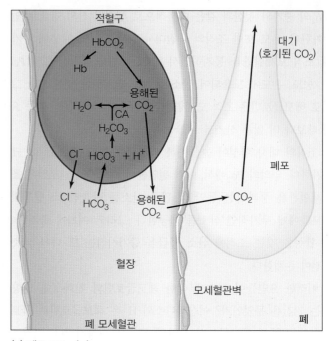

(b) 폐로 CO_2 수송

그림 13.30 CO_2 이동의 요약. CO_2의 호기는 집단흐름에 따라 이루어지는 반면에, 막을 통한 CO_2의 이동은 확산에 의한다. 조직에서 혈액으로 들어온 CO_2의 약 2/3는 궁극적으로 적혈구 안에서 HCO_3^-으로 전환되는데 이는 탄산무수화효소(CA)가 그곳에 존재하기 때문이지만 대부분의 HCO_3^-은 이후 적혈구 밖 혈장으로 이동해 Cl^-과 교환된다(염소이온의 이동). 적혈구에서 생성된 H^+의 운명에 대해서는 그림 13.31을 참조하라.

를 때, 이 이산화탄소의 양은 조직에서 혈액으로 확산된다(**그림 13.30a**). 이산화탄소는 산소에 비해 물에 잘 용해되기에, 혈액은 용해된 산소보다 더 많은 용해된 이산화탄소를 운반한다. 그렇더라도 혈액으로 유입된 이산화탄소의 단지 약 10% 정도만 혈장과 적혈구의 세포질에 용해된다. 조직에서 생성된 모든 CO_2를 폐로 운반하기 위해서는 혈중 CO_2의 상당 부분이 다른 형태로 운반되어야 한다.

혈액에 유입된 이산화탄소의 또 다른 25~30%는 헤모글로빈의 아미노기와 가역적으로 반응해 **카르바미노헤모글로빈**(carbaminohemoglobin)을 형성한다. 간단히 하기 위해, 헤모글로빈과의 반응은 다음과 같이 나타낸다.

$$CO_2 + Hb \rightleftharpoons HbCO_2 \qquad (13\text{-}10)$$

이 반응은 혈액이 조직 모세혈관을 흐를 때 형성되는 데옥시헤모글로빈이 옥시헤모글로빈보다 이산화탄소에 대한 친화성이 더 크다는 사실에 기인한다.

조직에서 혈액으로 들어오는 이산화탄소 분자의 나머지 60~65%는 HCO_3^-으로 전환된다.

$$\overset{\text{탄산무수화효소}}{CO_2 + H_2O \rightleftharpoons \underset{\text{탄산}}{H_2CO_3} \rightleftharpoons \underset{\text{중탄산염}}{HCO_3^-} + H^+} \qquad (13\text{-}11)$$

식 (13-11)의 첫 번째 반응은 속도가 제한되며 **탄산무수화효소**(carbonic anhydrase)에 의해 양방향으로 촉매되지 않는 한 매우 느리다. 이 효소는 적혈구에는 존재하나 혈장에는 존재하지 않기에 이 반응은 주로 적혈구에서 일어난다. 반대로, 탄산은 효소의 도움 없이 빠르게 HCO_3^-과 H^+으로 해리된다. 일단 형성되면, 대부분의 HCO_3^-은 HCO_3^- 1개와 염소이온 1개를 교환하는 운반체를 통해 적혈구에서 혈장으로 이동한다(이를 '염화물 이동'이라 하며, 전기적 중성은 유지된다). 적혈구를 떠나는 HCO_3^-은 식 (13-11)의 균형이 오른쪽으로 가게 한다.

식 (13-11)에 나타난 반응 역시 앞에서 언급한 바와 같이, 조직 모세혈관과 정맥혈에서 H^+ 농도가 동맥혈보다 높고 대사 활성이 증가함에 따라 H^+ 농도가 증가하는 것에 대한 이유를 설명해 준다. H^+의 운명은 다음 절에서 논의할 것이다.

이산화탄소는 혈액에서 이러한 다양한 운명을 겪기 때문에, 일반적인 혈액 화학 검사의 성분으로 측정되는 **총혈액 이산화탄소**(total-blood carbon dioxide)에는 용해된 이산화탄소, HCO_3^- 및 카르바미노헤모글로빈의 이산화탄소가 일반적으로 모두 포함된다.

체정맥 혈액이 폐 모세혈관을 지날 때에는 정반대의 현상이 일어난다(**그림 13.30b**). 혈액 P_{CO_2}는 폐포 P_{CO_2}보다 크기 때문에, CO_2는 혈액에서 폐포로 순 확산되는 현상이 일어난다. 혈액으로부터 CO_2의 소실은 혈액 P_{CO_2}를 낮추어 식 (13-10)과 (13-11)의 반응을 왼쪽 방향으로 진행시키게 한다. HCO_3^-과 H^+은 결합하여 H_2CO_3를 생성하고, H_2CO_3는 다시 CO_2와 H_2O로 해리된다. 유사하게, $HbCO_2$는 Hb와 유리 CO_2를 생성한다. 일반적으로, HCO_3^-과 H^+ 및 $HbCO_2$로부터 CO_2가 생성되는 속도와 동일한 속도로 CO_2는 폐포로 확산한다. 이런 방식으로, 조직에서 혈액으로 운반된 CO_2는 이제 폐포로 운반되고 호기 동안 제거된다.

13.8 조직과 폐 사이의 수소이온 운반

혈액이 조직을 흐를 때, 옥시헤모글로빈의 일부는 산소를 잃고 데옥시헤모글로빈이 되는 반면에, 상당량의 이산화탄소는 혈액으로 들어가서 HCO_3^-과 H^+을 생성한다. 이 H^+에는 어떤 일이 일어날까?

데옥시헤모글로빈은 H^+에 대한 친화성이 옥시헤모글로빈보다 매우 커서, 대부분의 H^+과 결합(완충)한다(**그림 13.31**). 데옥시헤모글로빈이 H^+과 결합하면 약칭으로 HbH로 나타낸다.

$$HbO_2 + H^+ \rightleftharpoons HbH + O_2$$

이런 방식으로, 혈액에는 생성된 H^+의 아주 소량만이 자유로운 상태로 남게 된다. 이것이 동맥혈(pH = 7.40)에 비해 정맥혈(pH = 7.36)이 조금 더 산성인 이유이다.

정맥혈이 폐를 흐를 때 이 반응은 역전된다. 데옥시헤모글로빈은 옥시헤모글로빈이 되고, 이 과정에서 조직에서 얻은 H^+을 방출한다. H^+은 HCO_3^-과 결합해 탄산을 생성하고, 탄산은 탄산무수화효소에 의해 이산화탄소와 물로 해리된다. 이산화탄소는 폐로 확산되어 호기된다. 일반적으로, 이산화탄소와 물로부터 생성된 조직 모세혈관에서의 모든 H^+은 HCO_3^-과 재결합해 폐 모세혈관에서 이산화탄소와 물을 생성한다. 그러므로 이 H^+은 동맥혈에 보이지 않는다.

어떤 사람이 저환기인 경우이거나 이산화탄소의 정상적인 제거를 막는 폐 질환이 있을 때에는 어떻게 될까? 동맥 P_{CO_2}뿐만 아니라 동맥 H^+ 농도도 증가할 것이다. 이산화탄소 잔류에 의한 동맥 H^+ 농도 증가를 **호흡성 산증**(respiratory acidosis)이라 한다. 반대로, P_{CO_2}와 H^+ 농도의 동맥혈 수치를 낮추는 과호흡은 **호흡성**

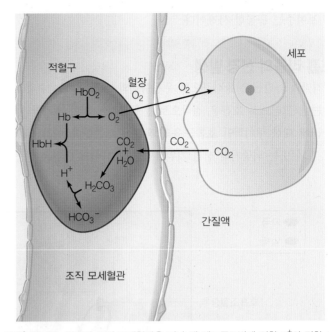

그림 13.31 혈류가 조직 모세혈관을 지날 때 헤모글로빈에 의한 H^+의 결합. 이 반응은 산소가 헤모글로빈으로부터 해리되어 형성된 데옥시헤모글로빈(Hb)이 옥시헤모글로빈(HbO_2)보다 H^+에 대한 친화성이 더 높기 때문에 촉진된다. 이런 이유로, 'Hb'와 'HbH' 모두 데옥시헤모글로빈에 대한 약자로 사용된다. 간단히 나타내기 위해서 HbO_2에 H^+ 결합이 산소 해리를 증가시키는 것은 그림에 나타내지 않았다.

알칼리증(respiratory alkalosis)을 발생시킨다.

헤모글로빈의 CO_2와 O_2 결합에 영향을 주는 요인은 **표 13.9**에 요약했다.

13.9 호흡 조절

평상시, 고도차, 운동 전후 호흡의 조절은 수 세기 동안 생리학자의 관심을 끌었다. 이는 건강과 생존을 위해 항상성이 왜 필수적인지 그리고 종종 반대되는 다양한 조절계에 의한 생리학적 기능이 어떻게 제어되는지를 포함한 생리학의 몇 가지 일반적인 원리

표 13.9	헤모글로빈에 대해 여러 가지 인자가 미치는 영향
헤모글로빈의 산소에 대한 친화성은 다음에 의해 감소한다. • H^+ 농도 증가 • P_{CO_2} 증가 • 온도 증가 • DPG 농도 증가	
H^+과 CO_2 둘 모두에 대한 헤모글로빈의 친화성은 증가한 P_{O_2}에 의해 감소한다. 즉 데옥시헤모글로빈은 옥시헤모글로빈보다 H^+과 CO_2에 더 큰 친화성을 갖는다.	

를 보여주는 훌륭한 사례이다.

호흡 리듬의 신경 발생

횡격막과 늑간근은 골격근으로 운동뉴런의 자극 없이는 수축하지 않는다. 그러므로 호흡은 전적으로 운동뉴런에 의한 횡격막과 늑간근에 대한 주기적인 호흡근육의 흥분에 의존한다. 이러한 뉴런의 파괴 또는 뇌줄기의 신경 기원과 호흡근 사이의 단절은 인공호흡을 실시하지 않는 한 호흡근의 마비와 사망을 초래한다.

흡기는 척수 운동뉴런의 활동 전위가 횡격막과 같은 흡기성 근육에 기폭되어 개시된다. 그 후 활동 전위가 중지되면 흡기성 근육은 이완되어, 폐의 탄력적 반동으로 호기가 일어난다. 호기성 근육의 수축이 호기를 촉진하는 운동과 같은 상황에서, 흡기 중에는 활동하지 않던 이들 근육에 대한 뉴런이 호기 중에 발화(firing)하기 시작한다.

호흡성 근육을 관장하는 뉴런의 발화를 교대로 증가시키거나 감소시키는 기전은 무엇일까? 이러한 신경 활성의 조절은 주로 심혈관 조절중추를 포함하는 뇌의 동일한 지역인 연수(medulla oblongata 또는 medulla) 내 뉴런에 존재한다. **연수 호흡중추**(medullary respiratory center)에는 2개의 중요한 해부학적 구성요소가 있다(그림 13.32). **등쪽호흡군**(dorsal respiratory group, DRG)의 뉴런은 주로 흡기 동안 발화되어 흡기에 관여하는 호흡근인 횡격막과 늑간근을 활성화하는 척수 운동뉴런에 정보를 입력한다. 안정 상태에서 주로 작용하는 흡기성 근육은 횡격막 신경에 의해 지배되는 횡격막이다. **배쪽호흡군**(ventral respiratory group, VRG)은 연수 호흡중추의 또 다른 주요 뉴런 복합체이다. **호흡리듬발생기**(respiratory thythm generator)는 VRG 상부에 있는 뉴런의 **프리뵈트징어 복합체**(pre-Bötzinger complex)에 위치한다. 이 리

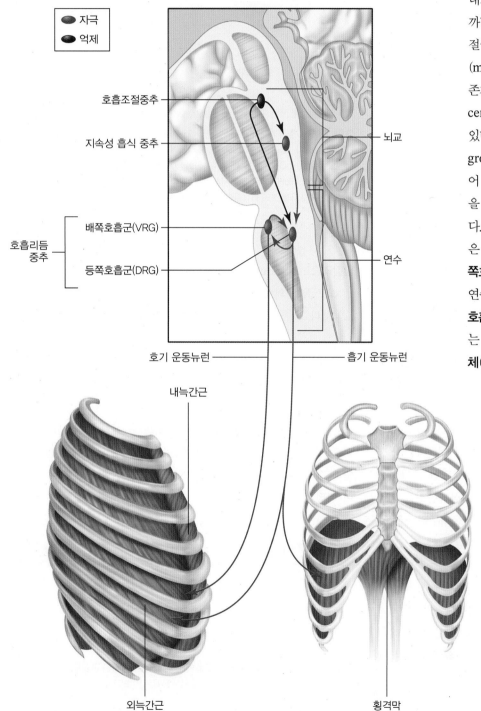

그림 13.32 호흡률과 호흡 깊이를 조절하는 뇌줄기 중추를 단순화한 그림. 흡기성 운동뉴런은 주로 등쪽호흡군(DRG)에 의해 구동되는 반면, 호기성 운동뉴런(대부분 강제된 호기와 격렬한 운동 때 활성화됨)은 주로 배쪽호흡군(VRG)에 의해 구동된다. DRG와 VRG는 서로를 자극해 단계적 흡기와 호기를 허용함을 주목하라. 뇌교 상부의 중추들은 주로 호흡의 미세 조절에 관여한다.

듬발생기는 박동원세포와 복잡한 신경망으로 구성되어 함께 활동하며 기저 호흡률을 설정하는 것으로 보인다.

VRG는 환기의 큰 증가가 필요할 때(예를 들면 격렬한 육체 활동 중에) 가장 중요해 보이는 호기성 뉴런을 포함한다. 능동 호기 동안, VRG로부터 온 호기성 출력 정보에 의해 활성화된 운동뉴런은 호기성 근육이 수축하도록 한다. 이것은 조용한 호흡 중 발생하는 수동적 호기에 의존하는 것보다 더 빠르게 공기를 폐 밖으로 내보내도록 돕는다.

조용한 호흡 동안 호흡리듬발생기는 흡기성 척수 운동뉴런들을 탈분극해 DRG의 흡기성 뉴런을 활성화시켜 흡기성 근육을 수축하게 한다. 흡기성 운동뉴런이 발화를 중지할 때, 흡기성 근육은 이완되어 수동적 호기가 시작된다. 호흡이 증가하는 동안, 흡기성 및 호기성 운동뉴런과 근육은 동시에 활성화되지 않고 교대로 작동한다.

연수의 흡기뉴런은 연수 위쪽의 뇌줄기 부위인 뇌교의 여러 지역의 뉴런으로부터 많은 시냅스 입력을 받는다. 이 입력은 연수 흡기 뉴런의 출력을 미세하게 조정하며, 또한 이를 억제해 흡기를 종료하는 데 도움을 줄 수 있다. 뇌교 하부 지역의 **지속성흡식중추**(apneustic center)는 이 출력의 주요 근원이지만, 뇌교 상부 지역의 **호흡조절중추**(pneumotaxic center)는 지속성흡식중추의 활동을 조절한다(그림 13.32 참조). **뇌교 호흡군**(pontine respiratory group)으로도 알려진 호흡조절중추는 특히 폐의 팽창 정도에 대한 정보를 제공하는 폐 수용체로부터의 구심성 입력으로 흡기와 호기의 전환이 원활하도록 돕는다. 연수와 뇌교의 호흡신경은 또한 뇌의 상위 중추로부터 들어오는 시냅스 입력을 받아 말하거나 잠수하거나 감정적이거나 통증이 있을 때에도 호흡 패턴을 자발적으로 조절한다.

흡기에 대한 또 다른 차단신호는 기도 평활근층에 위치하고 큰 폐의 팽창에 의해 활성화되는 **폐신장수용체**(pulmonary stretch receptor)로부터 온다. 신장수용체로부터 오는 구심성 신경섬유들의 활동 전위는 뇌로 전달되어 연수의 흡기뉴런들의 활동을 억제한다. 이를 **헤링-브로이어 반사**(Hering-Breuer reflex)라 한다. 이는 DRG의 흡기 신경들을 억제해 흡기를 종료하기 위해 폐로부터의 되먹임을 허용한다. 그러나 이 반사는 격렬한 운동과 같이 매우 큰 1회 호흡량이 필요한 상황에서만 호흡리듬을 설정하는 데 중요하다. 다음에 설명할 동맥 화학수용체도 동맥 산소가 감소하거나 동맥 이산화탄소 또는 H^+ 농도가 증가할 때 호흡의 횟수나 깊이를 증가시켜 호흡조절중추에 중요한 정보를 제공한다.

연수의 흡기뉴런에 대한 마지막 요점은 진정제-수면제(예: 바르비투르산염 등)나 아편류(예: 모르핀, 헤로인, 펜타닐 등)의 억제

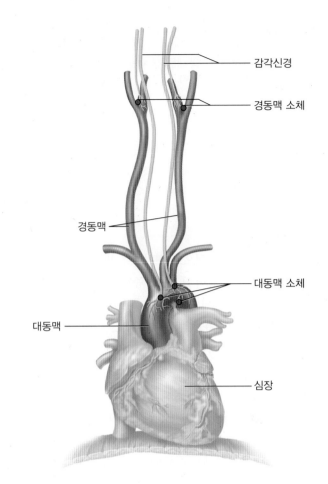

그림 13.33 경동맥 소체와 대동맥 소체의 위치. 경동맥 소체는 주요한 동맥의 압력수용체인 경동맥동에 가까이 있다(그림 12.56 참조). 오른쪽과 왼쪽의 총주동맥 분기점 모두 경동맥동과 경동맥 소체가 있다.

감각신경

경동맥 소체

경동맥

대동맥 소체

대동맥

심장

에 상당히 민감하다는 것이다. 이러한 약물의 과용으로 인한 사망은 종종 호흡 중단에 직접적으로 기인한다.

P_{O_2}, P_{CO_2}, H^+ 농도에 의한 환기 조절

호흡률과 1회 호흡량은 고정되어 있지는 않지만 넓은 범위에서 증가하거나 감소할 수 있다. 여기서는 속도나 깊이가 변화에 어떤 영향을 미치는지에 대해 논의하기보다는 간단히 환기 조절에 대해서만 알아볼 것이다.

연수 흡기뉴런으로 많은 입력이 들어오지만, 안정 상태에서 환기를 자발적으로 조절하는 데 가장 중요한 것은 말초(동맥)화학수용체와 중추화학수용체로부터 온다.

목의 총주동맥 분기점과 흉곽의 대동맥궁(**그림 13.33**)에 위치한 **말초화학수용체**(peripheral chemoreceptor)를 각각 **경동맥 소체**(carotid body)와 **대동맥 소체**(aortic body)라 한다. 두 위치 모두 동맥 압력수용체와 상당히 가깝지만 분명히 구분되며, 동맥혈에 밀접히 접촉해 있다. 특히 경동맥 소체는 뇌로 공급되는 산

말초화학수용체인 경동맥소체와 대동맥소체는 동맥혈의 변화에 반응한다. 이들은 다음 조건에 자극을 받는다.
- P_{O_2}의 상당한 감소(저산소증)
- H^+ 농도 증가(대사성 산증)
- P_{CO_2} 증가(호흡성 산증)

연수에 위치한 중추화학수용체는 뇌 세포외액의 변화에 반응한다. 이들은 H^+ 농도의 변화와 관련되어 P_{CO_2}의 증가에 의해 자극받는데[식 (13-11) 참조].

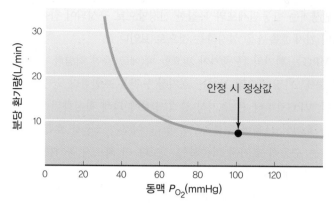

그림 13.34 다양한 산소분압을 가진 혼합기체를 호흡할 때 환기에 미치는 영향. 동맥 P_{CO_2}는 실험 과정 동안 40 mmHg로 유지했다.

소를 감지하기 위해 전략적으로 위치한다. 말초화학수용체는 주로 동맥 P_{O_2}의 감소와 동맥 H^+ 농도 증가에 의해 자극되는 특별한 수용체세포들로 구성된다(**표 13.10**). 이 세포들은 뇌줄기로 가는 구심성 신경섬유의 뉴런 말단에 시냅스를 형성해 교신한다. 여기서 이들은 연수 흡기뉴런에 흥분성 시냅스 입력을 제공한다. 경동맥소체 신호 입력은 호흡 조절과 관련된 주요 말초화학수용체이다.

중추화학수용체(central chemoreceptor)는 연수에 위치하고 말초화학수용체처럼 연수 흡기뉴런에 흥분성 시냅스 입력을 제공한다. 중추화학수용체는 뇌 세포외액의 H^+ 농도 증가에 의해 자극을 받는다. 나중에 보게 되겠지만, 그런 변화는 주로 혈액 P_{CO_2}의 변화에 기인한다.

P_{O_2}에 의한 조절

그림 13.34는 몇 분 동안 P_{O_2}가 낮은 기체혼합물을 호흡한 건강한 사람에 대한 실험을 보여준다. 이 실험은 동맥의 P_{CO_2}를 일정하게 유지해 단지 P_{O_2}만 변화하는 순효과를 연구할 수 있는 조건에서 수행되었다. 흡기된 공기의 산소 농도가 동맥 P_{O_2}를 60 mmHg로 낮출 때까지 환기의 증가는 거의 관찰되지 않았다. 그러나 이 점을 지나서, 동맥 P_{O_2}의 추가적인 감소는 환기의 뚜렷한 증가를 발생시켰다.

이러한 반사는 말초화학수용체에 의해 매개된다(**그림 13.35**). 낮은 동맥 P_{O_2}는 수용체 방전 속도를 증가시켜 구심성 신경섬유로 전도되는 활동 전위의 수와 연수 흡기뉴런들의 자극을 증가시킨다. 이로 인한 환기의 증가는 폐포에 더 많은 산소를 제공하고, 낮은 P_{O_2} 기체혼합물에 의해 유도되는 폐포와 동맥 P_{O_2}의 감소를 최소화한다.

우리가 더 작은 동맥 P_{O_2}의 감소에 둔감하다는 것이 놀라울 수 있지만, 산소-헤모글로빈 해리 곡선을 다시 살펴보자(**그림 13.26** 참조). 혈액에 의해 운반되는 산소의 총량은 동맥 P_{O_2}가 약

60 mmHg 이하로 감소할 때까지 그다지 감소하지 않는다. 따라서 증가된 환기가 이 점에 도달하기 전까지는 혈액에 첨가되는 산소의 양이 많지는 않다.

반복하자면, 말초화학수용체는 높은 고도에 있거나 폐 질환을 가졌을 때 발생하는 동맥 P_{O_2}의 감소에 반응한다. 그러나 말초화학수용체는 혈액의 산소 함량은 어느 정도 감소하지만, 동맥 P_{O_2}에 변화가 없는 경우에는 자극받지 않는다. 앞에서 설명한 대

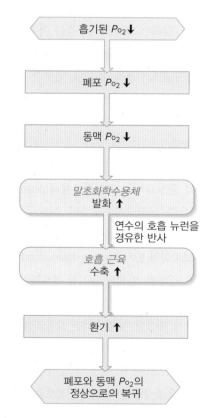

그림 13.35 낮은 동맥 P_{O_2}로 과호흡이 유발되어 환기가 변하지 않았다면 존재했던 수치보다 높은 폐포(그러므로 동맥도) P_{O_2}를 유지하게 되는 일련의 과정.

로, 빈혈은 동맥혈의 용존산소 농도는 정상이기 때문에 동맥 P_{O_2}의 감소가 없는 혈액 내 존재하는 헤모글로빈 양의 감소이다(그림 13.29 참조). 동맥혈 P_{O_2}는 주로 폐의 산소 확산 능력에 의해 결정되는 반면, 혈중 산소의 총량은 산소를 운반하는 헤모글로빈의 양에도 의존적인 것을 상기하라. 따라서 동맥 P_{O_2}가 정상인 사람에서 경도 및 중등도의 빈혈은 말초화학수용체를 활성화하지 못하고 환기 증가를 자극하지 않는다.

이 같은 분석은 일산화탄소가 존재해 헤모글로빈 결합 부위에 대해 경쟁해서 헤모글로빈에 결합한 산소의 양을 감소(그림 13.29 참조)시키는 것에 의해 산소의 함량이 어느 정도 감소할 때 적용된다. 일산화탄소는 혈액에 용해되는 산소의 양과 폐의 산소 확산 능력에 영향을 주지 않기 때문에, 동맥 P_{O_2}는 변하지 않고, 말초화학수용체 출력이나 환기의 증가가 발생하지 않는다.

P_{CO_2}에 의한 조절

그림 13.36은 다양한 양의 이산화탄소(CO_2)를 첨가한 공기를 호흡하는 실험에 대한 것을 보여준다. 흡기된 공기에서 이산화탄소의 존재로 폐포 P_{CO_2}가 증가하게 되고, 따라서 CO_2의 확산 기울기는 정상적인 상황에서 반대로 된다. 이는 폐포 공기로부터 CO_2의 순 획득을 야기해 동맥 P_{CO_2}를 증가시킨다. 동맥 P_{CO_2}의 매우 작은 증가에도 환기의 뚜렷한 반사적 증가가 발생함에 주목하라. 이와 같은 실험은 환기를 조절하는 반사 기전이 동맥 P_{CO_2}의 작은 증가를 방지한다는 것을 보여주는데 이는 P_{O_2}가 동등하게 감소하는 것을 방지하는 정도보다 더 크다.

물론 우리는 보통 이산화탄소가 함유된 공기주머니를 호흡하

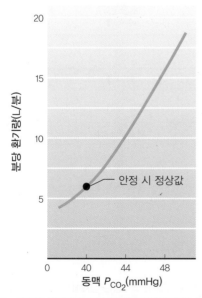

그림 13.36 흡기된 공기에 CO_2를 첨가해 이루어진 증가된 동맥 P_{CO_2}가 호흡에 미치는 영향.

지는 않는다. 폐기종과 같은 일부 폐 질환은 이산화탄소를 유지하는 원인이 될 수 있어 환기를 자극하는 동맥 P_{CO_2}의 증가를 야기한다. 이는 이산화탄소의 제거를 촉진한다. 반대로, 어떤 이유로든 P_{CO_2}가 정상 이하로 감소하면, 환기에 대한 자극이 일부 제거된다. 이는 환기를 감소시키고 대사적으로 생성된 이산화탄소가 축적될 수 있어서 P_{CO_2}가 정상으로 복귀한다. 이런 방식으로, 동맥 P_{CO_2}는 정상값인 40 mmHg 가까이 안정화된다.

환기를 반사적으로 조절하기 위한 동맥 P_{CO_2}의 변화 능력은 주로 H^+ 농도의 관련된 변화에 기인한다[식 (13-11) 참조]. **그림 13.37**에 요약한 바와 같이 말초와 중추화학수용체 모두 이러한 반사를 매개하는 경로를 개시한다. 말초화학수용체는 P_{CO_2} 증가로 인한 동맥 H^+ 농도 증가에 의해 자극된다. 동시에, 이산화탄소는 모세혈관 혈액과 뇌 간질액을 분리하는 막을 빠르게 확산하기 때문에 동맥 P_{CO_2}의 증가는 뇌 세포외액 P_{CO_2}의 급격한 증가를 일으킨다. 이런 P_{CO_2}의 증가는 뇌 세포외액의 H^+ 농도를 증가시켜 중추화학수용체를 자극한다. 말초 및 중추화학수용체로부터 오는 입력은 연수 호흡뉴런을 자극해 환기를 증가시킨다. 최종 결과는 동맥과 뇌 세포외액에서 P_{CO_2}와 H^+의 농도가 정상으로 돌아가는 것이다. P_{CO_2} 증가에 대한 이런 반사반응에 관여하는 두 수용체 중에서 중추화학수용체가 더 중요하며, 환기 증가의 70%를 책임진다.

또한 P_{CO_2} 증가와 P_{O_2} 감소의 효과는 연수에 대한 서로 독립적인 입력으로 존재할 뿐만 아니라 서로의 효과를 강하게 한다는 점에 유의해야 한다. 낮은 P_{O_2}와 높은 P_{CO_2}의 조합에 대한 급성 환기 반응은 개별 반응의 합보다 훨씬 더 크다.

이 절 전체에 걸쳐 연수에 반사적 입력을 경유한 환기로의 이산화탄소 자극 효과에 대해 논의했지만, 사실 매우 많은 양의 이산화탄소는 환기를 저해하고 치명적일 수 있다. 고농도의 이산화탄소는 연수에 직접 작용해서 마취유사 효과에 의해 호흡뉴런을 억제하기 때문이다. 매우 높은 혈액 P_{CO_2}의 다른 증상으로는 심한 두통, 불안감, 의식의 둔감 또는 소실이 있다.

이산화탄소 변화에 기인하지 않은 동맥 H^+ 농도 변화에 의한 조절

이산화탄소의 잔류 또는 과다 제거가 각각 호흡성 산증과 호흡성 알칼리증을 유발하는 것을 보았다. 그러나 동맥 H^+ 농도의 변화에서 많은 정상과 병적인 상황은 주로 P_{CO_2}의 변화보다는 다른 원인들에 의해 발생한다. 이것을 H^+ 농도가 증가할 때 **대사성 산증**(metabolic acidosis)이라 하며, 감소할 때 **대사성 알칼리증**(metabolic alkalosis)이라 한다. 이런 경우, 말초화학수용체가 환기를

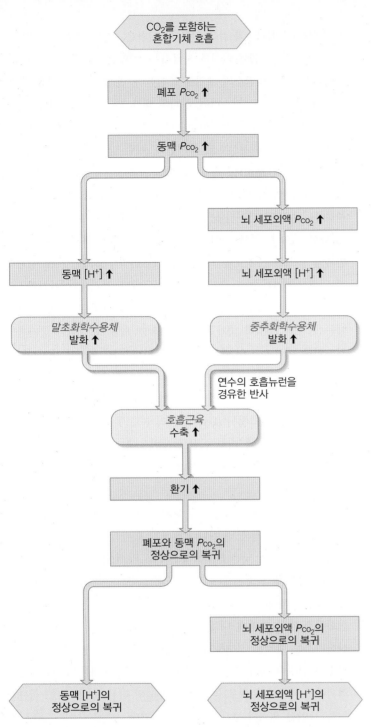

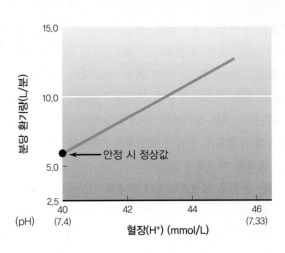

그림 13.38 젖산 투여에 의한 혈장 H^+ 농도의 증가에 반응한 환기의 변화. 출처: Lamberstein, C. J., in P. Bard (ed.), *Medical Physiological Psychology*, 11th ed., St. Louis, MO: Mosby, 1961.

에는 뇌 H^+ 농도가 단지 적은 양만 증가하기 때문이다. 이는 H^+이 혈액-뇌 장벽(blood-brain barrier)을 매우 느리게 통과하기 때문

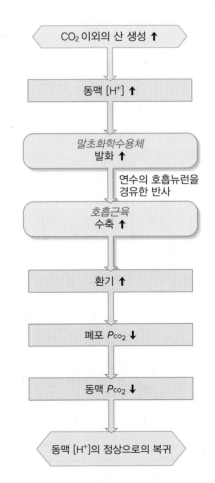

그림 13.37 증가한 동맥 P_{CO_2}에 의해 환기를 자극하는 과정. 말초화학수용체는 H^+ 농도 증가에 의해 자극을 받는 반면, P_{O_2} 감소에도 *자극*을 받는다는 점에 유의하라(그림 13.35 참조).

변화시키는 데 주요한 구심성 입력을 뇌에 제공한다.

예를 들어 격렬한 운동 시 혈액에서의 젖산 첨가는 과호흡을 야기하는데 이는 거의 전적으로 말초화학수용체에 의해 일어난다 (**그림 13.38, 그림 13.39**). 이 경우 중추화학수용체는 자극이 최소한으로 되는데, 이는 젖산으로부터 생성된 H^+에 의해 적어도 초기

그림 13.39 반사적으로 유도된 과호흡은 신체에서 산이 과다하게 생성되었을 때 동맥 H^+ 농도의 변화를 최소화한다. 이러한 조건에서 동맥 P_{CO_2}는 반사적으로 정상치보다 감소한다는 점에 유의하라.

이다. 반면에, 앞서 설명한 바와 같이, 이산화탄소는 혈액-뇌 장벽을 쉽게 통과해 뇌의 H^+ 농도를 변화시킨다.

이전 상황과 반대의 상황도 일어난다. P_{CO_2} 감소가 아닌 다른 방법으로 동맥 H^+ 농도가 감소하면(예: 구토할 때 위로부터의 H^+ 소실), 환기는 말초화학수용체 출력의 감소로 인해 반사적으로 억제된다.

동맥 H^+ 농도의 조절에서 이런 반사가 가지는 적응적 가치를 그림 13.39에 나타냈다. 대사성 산증에 의해 증가한 환기는 동맥 P_{CO_2}를 낮추어 동맥 H^+ 농도를 낮추어 정상으로 되돌린다. 유사하게, 대사성 알칼리증에 의한 저환기는 동맥 P_{CO_2}를 높여 결과적으로 H^+ 농도를 정상으로 회복시킨다.

이산화탄소와 무관한 일부 산에 의한 동맥 H^+ 농도의 변화가 말초화학수용체를 통해 환기에 영향을 줄 때, P_{CO_2}는 정상 범위에서 벗어남을 주목하라. 이는 동맥 P_{CO_2}의 변화를 희생해 동맥 H^+ 농도를 조절하는 반사작용이다. 인체의 거의 모든 효소는 생리적 pH에서 가장 잘 기능하기 때문에 정상적인 동맥 H^+의 유지는 필요하다.

그림 13.40은 P_{O_2}, P_{CO_2}, H^+ 농도에 의한 환기의 조절에 대해 요약한 것이다.

운동 중 환기 조절

폐포 환기는 운동 중에 20배가량 증가가 가능하다. P_{O_2}, P_{CO_2}, H^+ 농도 등 세 가지 변수를 기준으로 해 이러한 환기 증가를 유도하는 기전을 설명하기가 쉬워 보일 수 있다. 그러나 사실은 그렇지 않다. 운동, 적어도 중등도의 운동 중 환기에 대한 주요 자극에 대한 것은 아직 불분명하다.

증가한 P_{CO_2}가 자극제가 될까

운동 중인 근육은 더 많은 이산화탄소를 생성하기 때문에 혈액 P_{CO_2}가 증가하는 것은 논리적으로 보일 것이다. 그러나 이것은 체정맥에서만 사실이며, 체동맥에서는 그렇지 않다. 왜 동맥 P_{CO_2}는 운동 중 증가하지 않을까? 폐포 기체 압력에 대한 절에서 두 가지 사실을 상기하라.

- 폐포 P_{CO_2}는 폐포 환기에 대한 이산화탄소의 생성 비율에 의해 결정된다.
- 동맥 P_{CO_2}는 폐포 P_{CO_2}에 의해 결정된다.

중등도 운동 중에 폐포 환기는 이산화탄소 생성의 증가에 정확히 비례해 증가하므로 폐포 및 동맥 P_{CO_2}는 변하지 않는다. 사실, 매

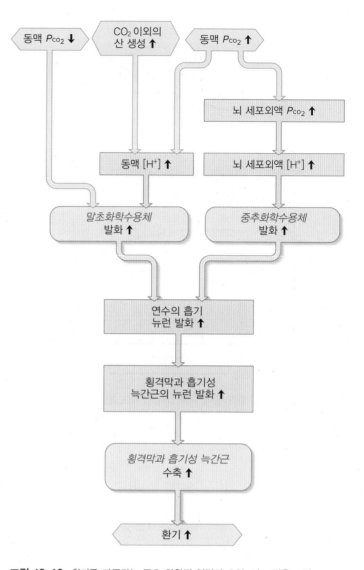

그림 13.40 환기를 자극하는 주요 화학적 입력의 요약. 이 그림은 그림 13.35, 13.37, 13.39를 종합한 것이다. 동맥 P_{O_2}가 증가하거나 P_{CO_2} 또는 H^+ 농도가 감소할 때 환기는 반사적으로 감소한다.

우 격렬한 운동 중에 폐포 환기는 이산화탄소 생성에 비해 상대적으로 조금 더 증가한다. 다시 말해 격렬한 운동 중에는 과호흡이 발생하므로 폐포 및 체동맥 P_{CO_2}는 실질적으로 감소할 수 있다(그림 13.41).

감소한 P_{O_2}는 자극제가 될까

산소의 경우에도 비슷하다. 운동 중 조직 내 산소 소비가 증가하므로 체정맥 P_{O_2}는 감소하지만, 일반적으로 폐포 P_{O_2}와 동맥 P_{O_2}는 변하지 않는다(그림 13.41 참조). 그 이유는 적어도 중등도 운동 중에 세포의 산소 소비와 폐포 환기는 서로 정확히 비례해 증가하기 때문이다.

이것은 제12장의 요점을 상기하기에 좋다. 건강한 사람의 경우

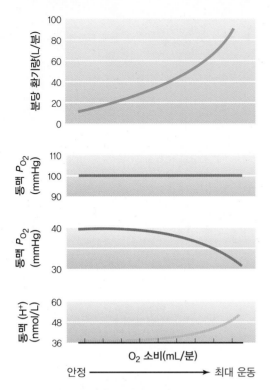

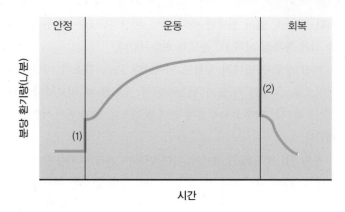

그림 13.42 환기는 운동하는 동안 변한다. (1) 운동을 시작할 때 갑작스러운 증가와 (2) 운동 끝에서 갑작스럽고 큰 감소가 있다.

그림 13.41 운동이 환기, 동맥 기체 압력, H^+ 농도에 미치는 영향. 모든 변수는 중등도 운동 중에는 일정하게 유지되고, 변화는 사람이 실제로 과호흡(P_{CO_2}의 감소)을 하는 격렬한 운동 중에만 발생한다. 출처: Comroe, J. H., *Physiology of Respiration*, Chicago, IL: Year Book, 1965.

격렬한 운동의 제한 요인은 환기가 아니라 심박출량이다. 앞서 설명한 것 같이, 환기는 동맥 P_{O_2}를 유지할 정도로 증가할 수 있다.

증가한 H^+ 농도는 자극제가 될까

동맥 P_{CO_2}는 중등도 운동 중 변하지 않고 격렬한 운동 중에는 감소하기 때문에 이산화탄소 축적으로 인한 과다한 H^+의 축적은 없다. 그러나 격렬한 운동 중에는 젖산이 생성되어 혈액으로 분비가 되기에 동맥 H^+ 농도는 증가한다(그림 13.41 참조). 이러한 H^+ 농도의 변화는 부분적으로 격렬한 운동에 수반되는 과호흡을 자극하는 데 관여한다.

기타 요인

운동 중 환기를 자극하는 데 다양한 다른 요소가 관여한다. 이에는 다음이 포함된다.

■ 관절과 근육 기계수용체로부터의 반사 입력
■ 체온 증가
■ 뇌에서 운동하는 근육에 접하는 운동뉴런으로의 내려가는 축삭으로부터의 분지를 통한 호흡뉴런에 대한 입력(중

추작용)

■ 혈장 에피네프린 농도 증가
■ 운동 중인 근육으로부터 K^+의 밖으로의 이동에 따른 혈장 K^+ 농도의 증가
■ 호흡중추에 대한 신경 입력에 의해 매개되는 조건부(학습) 반응

첫 번째와 세 번째 요인이 가장 유의미할 가능성이 높다(그림 13.42). 운동 시작 시 수 초 이내에 갑작스러운 환기의 증가와 종료 후 갑작스러운 환기의 감소가 나타나는데, 이러한 변화는 혈액의 화학적 조성의 변화나 체온의 변화에 의한 것이라 설명하기에는 매우 빠르게 일어난다.

그림 13.43은 운동 중 환기에 영향을 주는 다양한 요인을 요약한 것이다. 동맥 P_{O_2}, P_{CO_2}, H^+ 농도는 평균값은 변하지 않지만 그 주기적인 변화가 호흡중추에 추가적인 입력을 제공한다.

기타 환기 반응

보호 반사

일련의 반응은 자극적인 물질로부터 호흡계를 보호한다. 가장 친숙한 예가 기침과 재채기 반사로서 기도 상피세포들 사이에 위치한 감각수용체에서 기원한다. 재채기 반사 수용체는 코와 인두에 있으며, 기침 반사 수용체는 후두, 기관 및 기관지에 있다. 기침을 개시하는 수용체가 자극되면, 연수의 호흡뉴런은 반사적으로 깊은 흡기와 격렬한 호기를 일으킨다. 이와 같이 입자와 분비물은 기도의 작은 곳에서 큰 곳으로 이동해 폐로의 물질 유입이 방지된다.

알코올은 기침 반사를 억제하는데, 이것이 부분적으로 알코올 중독자들이 폐렴과 질식에 민감한 것을 설명해줄 수 있다.

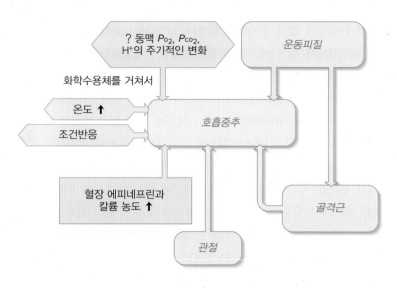

그림 13.43 운동 중 환기를 자극하는 인자들의 요약. '?'는 이론상의 입력을 나타낸다.

보호 반사의 또 다른 예는 유해물질을 흡기했을 때 종종 유발되는 호흡의 즉각적인 중단이다. 만성적 흡연은 이러한 반사를 상실하는 데 원인이 되기도 한다.

호흡의 자발적 조절

호흡 반사의 비자발적인 성질에 대해 자세히 논의했지만, 호흡운동의 자발적 조절 역시 중요하다. 자발적 조절은 대뇌 피질로부터 호흡성 근육 운동뉴런으로 내려가는 경로를 통해 수행된다. 이러한 자발적인 호흡 조절은 P_{CO_2} 또는 H^+ 농도의 증가와 같은 비자발적 자극이 강해지면 유지될 수 없다. 그 예가 아주 오랫동안 호흡을 참을 수 없는 것이다.

숨 참기의 반대인 의도적인 과호흡은 폐포와 동맥의 P_{CO_2}를 낮추고 P_{O_2}를 증가시킨다. 불행히도, 수영하는 사람은 잠수하기 직전에 오랫동안 숨을 참을 수 있도록 의도적으로 과호흡을 수행한다. '불행히도'라고 한 이유는 무의식을 일으켜 익사할 정도까지 동맥 P_{O_2}가 낮춰지는 때에도 낮은 P_{CO_2}는 여전히 숨 참기를 허용하고 있기 때문이다.

자발적 조절의 명백한 형태 외에 호흡은 연설하기, 노래하기, 삼키기와 같은 복잡한 상황에서도 조절되어야만 한다.

J 수용체로부터의 반사

폐에는 모세혈관벽 또는 간질(interstitium)조직 중 어느 쪽이든 J 수용체(J receptor)라 하는 한 그룹의 감각수용체가 있다. 이들은 일반적으로 휴면 상태지만 간질조직에 액체가 모이면서 폐의 간질 압력 증가에 의해 자극받는다. 건강한 사람의 격렬한 운동이나

폐혈관의 폐쇄[**폐색전증**(pulmonary embolism)] 또는 좌심실 정지(제12장)로 인한 혈관 울혈 동안 발생이 증가한다. 주된 반사적 효과는 빠른 호흡(tachypnea)과 마른기침이다. 게다가, J 수용체로부터의 신경 입력은 흉부 압박감과 호흡이 힘들고 어렵다고 느껴지는 **호흡곤란**(dyspnea)을 일으킨다.

13.10 저산소증

저산소증(hypoxia)은 조직 수준에서의 산소 결핍으로 정의된다. 저산소증에는 여러 가지 가능한 원인이 있지만, 일반적으로 다음 네 가지 부류로 나뉜다.

- **저산소성 저산소증**(hypoxic hypoxia) 또는 **저산소혈증**(hypoxemia): 동맥 P_{O_2}가 감소함
- **빈혈성 저산소증**(anemic hypoxia) 또는 **일산화탄소성 저산소증**(carbon monoxide hypoxia): 동맥 P_{O_2}는 정상이지만, 적혈구 수의 부족, 결핍 또는 비정상 헤모글로빈, 일산화탄소에 의한 헤모글로빈의 경쟁(그림 13.29 참조)으로 인해 혈액의 산소 함량이 감소함
- **허혈성 저산소증**(ischemic hypoxia) 또는 **저관류성 저산소증**(hypoperfusion hypoxia): 조직으로의 혈류가 너무 낮음
- **조직독성 저산소증**(histotoxic hypoxia): 조직에 도달하는 산소의 양은 정상이지만, 시안화물(cyanide) 같은 독성 인자가 세포의 대사 기전을 저해해 세포가 산소를 이용하지 못하게 함

저산소성 저산소증은 저산소증의 흔한 원인이다. 질환에서 저산소성 저산소증의 주요 원인은 **표 13.11**에 나열했다. 높은 고도에서 낮은 P_{O_2}에 노출되면 저산소성 저산소증을 야기하지만 질병은 아니다. 표 13.11의 간단한 요약은 이 장에서 다룬 호흡생리학과 병리생리학의 많은 주요 측면에 대한 개요를 제공한다.

이 표는 저산소증을 일으키는 일부 질병은 이산화탄소 보유와 동맥 P_{CO_2}를 증가[**고탄산혈증**(hypercapnia)]시킨다는 것도 강조한다. 이런 경우 산소를 공급해 산소 결핍만을 치료하는 것은 고탄산혈증에 대해 아무것도 하지 못하기 때문에 적절하지 않다. 사실 이런 치료법은 오히려 위험할 수 있다. 이러한 환자의 주요 호흡은 저산소증이 되는데 이는 여러 가지 이유로 증가된 P_{CO_2}에 대한 반사적 환기반응이 만성적인 상황에서는 없어지기 때문이다. 순수한 산소의 공급은 이러한 환자의 호흡을 정지시키는 원인이

표 13.11   질병에서 감소한 동맥 P_{O_2}(저산소성 저산소증)의 원인

I. **저환기**(hypoventilation)는 다음 원인에 의해 유발된다.
  A. 연수로부터 호흡근에 통하는 호흡 조절 경로의 어느 지역에서든지 일어나게 된 결함
  B. 심각한 흉곽의 비정상
  C. 상부 기도의 주요 장애
  D. 중앙 호흡중추를 억누르는 아편유사물질 같은 약물
저환기의 저산소혈증은 항상 증가한 동맥 P_{CO_2}가 동반된다.

II. **확산장애**(diffusion impairment)는 폐포막이 두꺼워지거나 표면적이 감소해 발생한다. 이후 그것은 혈액 P_{O_2}와 폐포 P_{O_2}가 평형에 도달하지 못하도록 한다. 종종 이는 운동 중 뚜렷하게 나타난다. 동맥 P_{CO_2}는 이산화탄소가 산소보다 더 쉽게 확산하기 때문에 정상일 수 있으나, 저산소혈증이 폐포 환기를 반사적으로 자극한다면 감소하고 또한 이산화탄소의 확산을 제한하기에 충분하게 손상이 심각하면 증가한다. 확산 간질성 섬유증(diffuse interstitial fibrosis)은 확산장애의 예다.

III. **션트**(shunt)는
  A. 심혈관계의 해부학적 비정상으로 혼합된 정맥혈이 심장의 오른쪽에서 왼쪽으로 갈 때 환기된 폐포를 우회하는 것이 원인이다. 심장의 왼쪽과 오른쪽 심방 사이의 구멍[개존 난원공(patent foramen ovale, PFO)이라 함]이 그 예다. 그림 13.21을 돌이켜보면 어떻게 우심방으로부터 좌심방으로 직접 흐르는 혈액이 폐에서 산소포화가 되는 것을 우회해 동맥 P_{O_2}가 낮아지는지 볼 수 있다.
  B. 혼합된 정맥혈이 환기가 되지 않은 폐포를 관류하는 폐 내 질환이다. 동맥 P_{CO_2}는 일상적으로 증가하지 않는데 이는 동맥 P_{CO_2}에 대한 션트의 영향이 저산소혈증에 의해 반사적으로 증가된 환기에 의해 상쇄되기 때문이다.

IV. **환기-관류 불균형**(ventilation-perfusion inequality)은 저산소혈증의 가장 흔한 원인이다. 동맥 P_{CO_2}는 환기가 얼마나 많이 반사적으로 자극받았는지에 따라 정상이거나 증가할 것이다. 이런 경로로 만성폐쇄성 폐질환을 포함한 많은 폐질환이 저산소증을 유발한다.

될 수 있다. 결과적으로, 이러한 환자는 일반적으로 100% 산소보다는 공기와 산소의 혼합기체로 치료한다.

환기-관류 불균형은 왜 CO_2보다 O_2에 더 영향을 미치는가

표 13.11에 설명한 바와 같이, 환기-관류 불균형(ventilation-perfusion inequality)은 종종 P_{CO_2} 증가와 관계없이 저산소혈증을 일으킨다. 이에 대한 설명은 혈액에서 O_2와 CO_2 운반의 근본적인 차이에 있다. 산소-헤모글로빈 해리 곡선의 형태가 S자형임을 상기하라(그림 13.26 참조). 100 mmHg를 초과하는 P_{O_2}의 증가는 이미 거의 100% 포화된 헤모글로빈에 많은 산소를 첨가하지 않는다. 환기가 나쁘면, 이상이 생긴 폐포는 혈액으로 관류되고 산소가 적은 혈액을 폐정맥으로 보내 일반 순환에 기여하게 된다. 이를 보완하기 위해 환기를 증가시킨다면, 산소포화도의 최소한의 증가로 인해 폐의 건강한 부위에서 P_{O_2}의 증가는 이 부위의

혈액에 산소를 많이 첨가하지 못한다. 폐의 여러 곳에서 온 혈액이 폐정맥에서 섞이면서 순 결과로 여전히 산소포화도가 낮은 혈액이 생긴다(저산소혈증).

그러나 CO_2의 경우는 매우 다르다. CO_2는 주로 수용성인 HCO_3^-의 형태로 혈액에서 운반되기 때문에, CO_2 함량 곡선은 상대적으로 직선이므로 생리적 농도에서 포화되지 못한다. 그러므로 폐의 환기가 좋지 않은 부위에서는 폐정맥으로 들어가는 CO_2 함량의 증가를 야기하지만(이 부위의 폐포에 CO_2가 축적되기 때문에), 환기의 보상적인 증가는 폐의 환기가 좋은 부위의 혈액에서 CO_2 함량을 정상 이하로 낮춘다. 이 경우 폐정맥의 혈액이 섞이면서, 순 결과는 본질적으로 정상인 CO_2 함량과 P_{CO_2}이다. 따라서 임상적으로 유의미한 환기-관류 부조화는 정상적인 P_{CO_2}와 함께 낮은 동맥 P_{O_2}를 야기할 수 있다.

폐기종

저산소증의 주요 원인인 폐기종의 병리생리학은 호흡생리학의 많은 기본 원리에 대한 유익한 개요를 제공한다. 폐기종(emphysema)은 탄성조직의 소실과 폐포벽의 파괴로 순응도 증가를 초래하는 것이 특징이다. 더욱이 기도 하부(아래쪽의 말단기관세지로부터)의 위축과 붕괴가 일어날 수 있다. 폐는 실제로 다양한 요인에 반응해 백혈구가 분비한 단백질분해효소들에 의해 공격을 받아 스스로 파괴되기도 한다. 흡연은 이 요인들 중 가장 중요한데 이는 단백질 분해효소의 분비를 촉진하고 다른 보호 효소들을 파괴한다.

폐포벽 소실의 결과로 인접 폐포가 융합해 수는 적지만 커다란 폐포가 되며, 벽에 원래 있던 폐 모세혈관이 소실된다. 종종 거대한 풍선 같은 구조를 갖는 폐포의 융합은 확산에 필요한 총 표면적을 감소시켜 기체 교환을 저해한다. 더욱이 파괴적인 변화는 폐 전체에 걸쳐 균일하지 않기 때문에, 몇몇 지역은 많은 양의 공기를 공급받으나 혈액은 적게 공급받는 반면, 다른 지역은 반대 양상을 보인다. 결과는 뚜렷한 환기-관류 불균형이다.

기체 교환의 문제 외에도, 폐기종은 기도 저항의 큰 증가와 연관되어 호흡이 드는 힘을 크게 증가시켜 심각한 경우에 저환기를 야기한다. 이것이 앞서 언급한 바와 같이 폐기종이 '만성폐쇄성폐질환(COPD)'으로 분류되는 이유이다. 폐기종에서 기도 폐쇄는 특히 호기 동안 하부 기도의 붕괴로 인해 발생한다. 이것을 이해하기 위해, 수동적으로 열린 기도를 유지하는 두 가지 물리적 요인인 경폐압과 기도 외부에 부착된 결합조직 섬유의 측면 당기기임을 상기하라. 폐 탄성조직의 파괴 때문에 이 두 요인은 폐기종에서 감소해 기도는 붕괴한다.

요약하면, 폐기종 환자들은 폐의 탄력적 반동의 감소, 기도 저항의 증가, 확산에 필요한 총 단면적의 감소, 환기-관류 불균형 등을 겪는다. 결과는 특히 환기-관류 불균형에서 항상 어느 정도의 저산소증을 보이는 것이다. 이미 설명한 대로, 동맥 P_{CO_2}의 증가는 일반적으로 질환이 광범위해지고 폐포 환기의 증가가 막히기 전까지는 일어나지 않는다.

높은 고도에 대한 순응

고도가 높아질수록 대기압은 점점 감소한다. 따라서 에베레스트 산 정상(약 8,848 m)에서 대기압은 253 mmHg이다(해수면에서는 760 mmHg). 공기 중 산소는 여전히 21%이고 이는 흡기되는 P_{O_2}는 53 mmHg(0.21 × 253 mmHg)임을 의미한다. 그러므로 순수한 산소를 호흡하지 않는 한 폐포와 동맥의 P_{O_2}는 높은 곳으로 갈수록 감소한다. 사람이 거주하는 가장 높은 곳의 마을은 고도가 약 5,486 m인 안데스 산맥에 있다.

산소 결핍의 효과는 사람마다 다양하지만 대부분 약 3,000 m 이상의 고도로 빠르게 올라가면 어느 정도 **고산병**(mountain sickness, altitude sickness)을 겪는다. 이 증상은 무호흡, 두통, 메스꺼움, 구토, 불면증, 피로, 사고 과정의 장애 등으로 나타난다. 몇몇 경우에는 훨씬 더 심각해 생명을 위협하는 폐부종(pulmonary edema)이 나타나는데 이는 폐 모세혈관으로부터 폐포 벽, 궁극적으로 공기가 있는 공간으로 체액이 새어 나오는 증상이다. 이는 이전에 설명한 바와 같이 낮은 산소 농도로 폐동맥이 반사적으로 수축했을 때, 폐에 고혈압이 발생하기 때문에 일어난다. 뇌부종이 발생할 수도 있다. 고산병을 치료하는 데는 산소 공급과 이뇨제 치료법이 사용되는데, 이뇨제는 소변으로 물 소실을 촉진해 폐순환을 포함한 혈압을 감소시키는 데 도움을 준다. 이는 폐와 뇌에서 모세혈관을 빠져나가는 체액의 양을 감소시킨다.

며칠 뒤, 비록 체력은 여전히 저하된 상태지만 고산병 증상은 보통 사라진다. 높은 고도에 대한 순응은 **표 13.12**에 나열한 보상 기전에 의해 수행된다.

마지막으로, 높은 고도에 대한 반응은 본질적으로 다른 원인에 의한 저산소증에 반응하는 것과 동일함을 주목하라. 따라서 폐질환으로 심각한 저산소증을 보이는 사람은 고산병 여행자에서와 같이 예를 들어 혈구 용적의 증가 같은 동일한 많은 변화를 보여줄 수 있다.

표 13.12	높은 고도의 저산소증에 대한 순응

말초화학수용체가 환기를 자극한다.

신장에 의해 주로 분비되는 호르몬인 적혈구 생성인자는 적혈구 생성을 자극해 결과적으로 혈액의 적혈구와 헤모글로빈 농도를 증가시켜 혈액의 산소 운반 능력을 증가시킨다.

DPG 증가와 산소-헤모글로빈 해리 곡선의 오른쪽으로 이동은 조직에서의 산소 방출을 촉진한다. 그러나 이러한 DPG의 변화는 항상 적응이 아니라 오히려 부적응일 수도 있다. 예를 들어 매우 높은 고도에서 곡선의 오른쪽 이동은 폐에서 산소의 탑재를 저해해 이 효과는 조직에서의 방출 촉진으로 인한 이익을 상쇄하고도 남을 정도일 수도 있다.

골격근 모세혈관 밀도의 증가(저산소증에 의한 혈관신생인자를 암호화하는 유전자 발현의 증가로 인한), 미토콘드리아의 수 및 근육 미오글로빈의 증가를 일으킨다. 이러한 증가는 산소 운반을 증가시킨다.

혈장 부피는 감소할 수 있어, 그 결과로 혈액의 적혈구와 헤모글로빈의 농도를 증가시킨다.

13.11 폐의 비호흡성 기능

폐는 기체 교환과 H^+ 농도 조절 외에도 다양한 기능을 수행한다. 가장 주목할 만한 것은 많은 생물학적 활성물질의 동맥 농도에 대한 영향이다. 국소적으로 간질액으로 분비되는 많은 물질(예: 신경전달물질, 측분비인자)은 모세혈관으로 확산해 체정맥으로 이동한다. 폐는 부분 또는 전체적으로 이 물질들을 혈액으로부터 제거해 동맥을 통해 신체의 다른 부위에 도달하는 것을 방지한다. 이러한 기능을 수행하는 세포는 폐 모세혈관을 싸고 있는 내피세포이다.

반대로, 폐는 또한 새로운 물질을 생성해 혈액에 첨가할 수도 있다. 이 물질의 일부는 폐 안에서 국소적인 조절 기능을 하지만, 충분히 많은 양으로 생성되면 폐 모세혈관으로 확산해 신체의 다른 부위들로 이동할 수 있다. 예를 들어 폐의 염증반응(제18장 참조)은 히스타민과 같은 강력한 화학물질을 대량 분비해 혈압 또는 혈류를 변화시킬 수 있다. 적어도 한 가지 경우에 폐는 안지오텐신 II라는 호르몬의 생성에 기여하는데, 이는 신체 대부분의 내피세포에 위치하는 효소의 활동에 의해 생성된다(제14장 참조).

마지막으로, 폐는 체순환에서 생성된 작은 혈병(blood clot)을 가두어 거르는 작용을 해 혈병이 다른 기관의 혈관을 막을 수 없게 체동맥에 이르지 못하도록 한다.

해답은 책 뒷부분에 있다.

1. 대기압(P_{atm}) = 0 mmHg, 폐포압(P_{alv}) = -2 mmHg이면
   a. 경폐압(P_{tp})은 2 mmHg이다.
   b. 정상 흡기의 말기이며 기류가 흐르지 않는다.
   c. 정상 호기의 말기이며 기류가 흐르지 않는다.
   d. 경폐압(P_{tp})은 -2 mmHg이다.
   e. 공기가 폐로 흐르고 있다.

2. 경폐압(P_{tp})은 정상 흡기 중에 3 mmHg 증가한다. A에서는 500 mL의 공기가 흡기된다. B에서는 250 mL의 공기가 P_{tp}의 동일한 변화를 위해 흡기된다. 어느 것이 사실인가?
   a. B의 폐 순응도는 A보다 적다.
   b. A의 기도 저항은 B보다 크다.
   c. B의 폐 표면장력은 A보다 작다.
   d. A의 폐는 표면활성제가 부족하다.
   e. 제공된 자료로 순응도를 추정할 수 없다.

3. 폐포 환기가 4,200 mL/분이고 호흡 빈도가 분당 12회, 1회 호흡량이 500 mL인 경우 해부학적 사강의 환기는 얼마인가?
   a. 1,800 mL/분
   b. 6,000 mL/분
   c. 350 mL/분
   d. 1,200 mL/분
   e. 제공된 데이터로 결정할 수 없다.

4. 다음 중 폐포 P_{O_2}를 증가시키는 것은 무엇인가?
   a. 물질대사의 증가와 폐포 환기에는 변화가 없음
   b. 해수면에서 용존율 15%의 산소로 호흡하는 것
   c. 물질대사의 증가에 따른 폐포 환기의 증가
   d. 물질대사에 변화가 없는 폐포 환기의 증가
   e. 일산화탄소 중독

5. 다음 중 체동맥의 산소포화도가 가장 크게 증가하는 경우는 무엇인가?
   a. 적혈구 농도(혈구용적) 20% 증가
   b. 해수면에서의 건강한 사람에게서 용존율 100%의 산소 호흡
   c. 40 mmHg에서 60 mmHg로 동맥 P_{O_2}의 증가
   d. 해수면에서의 건강한 사람의 과호흡
   e. 해수면에서 CO_2 5%, O_2 21%, N_2 74%로 이루어진 기체를 호흡하는 것

6. P_{O_2}가 60 mmHg인 동맥혈에서 다음 중 혈액 산소포화도가 가장 낮은 경우는 무엇인가?
   a. 정상 체온, 혈중 pH로 DPG 감소
   b. 체온 증가, 산증, DPG 증가
   c. 체온과 알칼리증 저하, 알칼리증, DPG 증가
   d. 알칼리증과 정상 체온
   e. 알칼리증과 체온 증가

7. 다음 중 천식에 대해 사실이 아닌 것은 무엇인가?
   a. 기본적인 결함은 만성 기도 염증이다.
   b. 항상 알레르기가 원인이다.
   c. 기도 평활근은 과민반응을 보인다.
   d. 스테로이드 흡입요법으로 치료할 수 있다.
   e. 기관지 확장제로 치료할 수 있다.

8. 다음 중 어느 것이 사실인가?
   a. 말초화학수용체는 낮은 동맥 P_{O_2}로 발화를 증가시키지만 동맥혈의 P_{CO_2}의 증가에는 민감하지 않다.
   b. 중추화학수용체에 대한 1차 자극은 낮은 동맥 P_{O_2}이다.
   c. 말초화학수용체는 대사 알칼리증 동안 발화를 증가시킨다.
   d. 운동 중 환기의 증가는 동맥혈의 P_{O_2} 감소에 기인한다.
   e. 말초화학수용체와 중추화학수용체 둘 다 동맥혈의 P_{CO_2}가 증가할 때 발화를 증가시킨다.

9. 환기-관류 불균형이 저산소증을 유발하는 이유는 무엇인가?
   a. 혈액 내 P_{CO_2}와 CO_2 함량 사이의 관계는 S자형 곡선을 보인다.
   b. 폐 부위의 환기-관류 일치의 감소는 해당 부위에서 폐동맥 혈관 확장을 유발한다.
   c. 환기량 증가가 환기-관류 일치가 낮은 영역의 O_2 함량을 완전히 복원할 수 없다.
   d. 환기 증가는 P_{CO_2}를 정상화할 수 없다.
   e. 폐혈관은 P_{O_2}의 변화에 민감하지 않다.

10. 정상적인 1회 호흡량이 호기된 후 사람은 가능한 한 많은 공기를 들이마신다. 흡기된 양의 공기는 무엇인가?
    a. 흡기성 예비용량
    d. 총폐활량
    b. 폐활량
    e. 기능적 잔기수용량
    c. 흡기용량

신장과 수분 및 무기이온의 조절

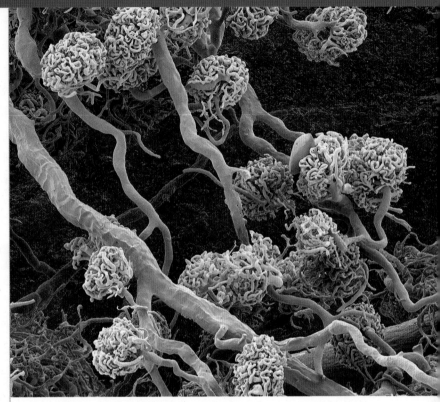

신장의 사구체 및 관련 혈관(주사 전자현미경 사진). Steve Gschmeissner/Science Photo Library/Getty Images

흥분성 조직(excitable tissue)의 기능에서 전해질 농도의 중요성에 대해 뉴런(제6장)과 근육에서(제9장), 항상성 관점에 대해서 뼈(제11장)에서 살펴보았다. 또한 제12장에서는 심혈관계 기능에 수분 유지가 얼마나 중요한지도 알아보았다. 최종적으로 제13장에서는 산-염기 균형의 단기적 조절에 호흡계가 얼마나 중요한지 강조했다. 이 장에서는 우리 몸의 수분과 무기이온의 항상성 조절에 대해 다룰 것이다. 뿐만 아니라, 어떻게 비뇨계가 호흡기관과 함께 대사 과정에서 생성된 유기 폐기물을 제거하는지와 산-염기 균형의 장기적 조절에서 비뇨계가 얼마나 중요한지도 알아볼 것이다. 사람의 비뇨계는 용해성 대사산물을 혈액에서 제거하고, 소변을 만드는 데 관여하는 모든 구조를 포함한다. 이러한 구조에는 2개의 신장, 2개의 요관, 방광, 요도를 포함한다. 신장은 이러한 과정을 수행하는 데 있어 가장 중심적인 역할을 한다.

물질의 전신적 평형 조절은 제1장에서 기술한 평형의 개념으로 살펴볼 수 있다. 이론상으로 물질은 섭취나 대사산물로 체내에 나타나고, 배설이나 대사를 통해 없어진다. 따라서 어떠한 물질의 양이 몸 안에서 일정하게 유지되려면, 총섭취량과 총생산량의 합이 총배설량과 총소비량의 합과 반드시 같아야 한다. 소변을 통한 배설조절의 반사작용은 세포외액의 특성을 결정하는 수분과 여러 가지 무기이온의 균형을 조절하는 주요 기전이다. 세포외 주요 이온들의 농도는 표 4.1에 제시한 것과 같다. 우선 신장이 일반적으로 어떻게 기능을 하는지 기술하고, 이 내용을 Na^+, H_2O, H^+, K^+ 등과 같은 특정 물질의 처리 과정에 적용하며, 또한 이러한 물질을 조절하는 반사작용을 다룰 것이다.

여러분이 신장의 구조, 기능 및 조절에 대해 읽어나가는 동안, 제1장에서 다루었던 생리학 원리들의 수많은 예시를 알게 될 것이다. 대사 폐기물의 조절 및 분비 기전과 이온을 비롯한 물질들의 재흡수 기능은 생리학 원리 중 항상성은 건강과 생존을 위해 필수적이라는 것을 말해준다. 신장이 제대로 기능하지 못하는 경우에는 독성 폐기물이 쌓일 뿐만 아니라 이온 및 일부 영양소(포도당, 아미노산 외)의 손실도 일어난다. 또 다른 생리학 원리, 즉 대부분의 생리적 기능은 다수의 조절계에 의해 조절되며, 종종 서로 길항적으로 작동한다는 것이 비뇨계에서는 뚜렷이 나타난다. 그 한 가지 예는 (앞으로 다루어질) 신장의 여과율에 대한 조절이다. 또 다른 생리학 원리, 즉 물질의 조절된 교환은 구획과 세포막을 가로질러 일어난다는 것도 이 장에서 종합적으로 다룬다. 앞서 언급한 것처럼 중요한 영양소와 이온의 체내 균형은 건강한 신장에 의해 정교하게 조절된다. 마지막으로, 신장의 기능적 단위인 네프론(nephron) 및 이와 연관된 혈관은 또 다른 생리학 원리의 좋은 예로서, 구조는 기능의 결정요인이며, 함께 바뀐다는 것을 말해준다. ■

신장 생리의 기본 원리

14.1 신장의 기능

'renal'이라는 용어는 '신장'이라는 뜻이다. 신장은 혈장의 몇몇 물질을 제거하거나 첨가하는 과정을 수행한다. 신장이 수행하는 다양한 기능은 **표 14.1**에 요약되어 있다.

첫째, 신장은 수분의 농도, 무기이온의 구성, 산-염기 평형, 내부 환경의 체액 부피(예: 혈액 부피) 등을 조절한다. 신장은 초과된 수분과 무기이온을 배설해 이들의 양을 좁은 항상성 범위 내에서 유지한다. 예를 들어 우리가 염분(식염, NaCl)의 섭취량을 늘리면, 신장은 나트륨이온(Na^+)과 염소이온(Cl^-)의 배설량을 증가시켜 체내 염분의 양을 일정하게 유지한다. 이와 반대로 몸 안에 Na^+과 Cl^-의 양이 충분하지 않으면, 신장은 이 이온들을 별로 배설하지 않을 것이다.

둘째, 신장은 대사 노폐물이 생기는 대로 가능한 빠르게 뇨로 배설한다. 이것은 우리 몸에 유독한 작용을 할 수 있는 노폐물로부터 우리 몸을 지키기 위한 기전이다. 이러한 노폐물로는 단백질의 분해 과정을 통해 만들어진 **요소**(urea), 핵산의 분해로 만들어진 **요산**(uric acid), 근육 크레아틴으로부터 만들어진 **크레아티닌**(creatinine), 헤모글로빈 대사산물인 빌리루빈(뇨의 색을 결정), 그 밖의 여러 가지 물질이 있다.

셋째, 신장은 약물이나 살충제, 식품첨가물 등과 같은 외인성

표 14.1	신장의 기능
I. 수분, 무기이온, 산-염기 평형 조절(폐와 협동, 제13장)	
II. 혈액에 있는 대사 노폐물을 제거해 뇨를 통해 배출함	
III. 혈액에 있는 유해한 화학물질을 제거해 뇨를 통해 배출함	
IV. 당신생작용	
V. 호르몬과 효소의 생산 　A. 적혈구 생산을 조절하는 적혈구생성소(erythropoietin)(제12장) 　B. 안지오텐신의 생성을 조절하고 혈압과 나트륨 평형에 영향을 끼치는 레닌(renin)(제14장) 　C. 칼슘 평형에 영향을 끼치는 1,25-디히드록시비타민 D(제11장)	

화학물질을 뇨를 통해 배설한다.

넷째, 신장에서는 당신생작용(gluconeogenesis)이 일어난다. 지속되는 공복 때, 신장은 아미노산과 그 밖의 전구물질로부터 포도당을 합성해 혈액으로 분비한다.

마지막으로 신장은 내분비샘 기능을 해 적혈구생성소(제12장 참조)와 1,25-디히드록시비타민 D(제11장 참조)와 같은 최소한 두 가지 호르몬을 분비한다. 또한 신장은 혈압과 나트륨 평형 조절에 중요한 레닌 효소를 분비한다(이 장 후반부에서 다룸).

14.2 신장과 비뇨계의 구조

신장은 복벽 뒤에 있으나, 복강에 있지 않고 복강을 둘러싸고 있는 복막 바로 뒤에 있다. 신장에서 흘러나오는 뇨는 **수뇨관**

(ureter)을 통해 **방광**(bladder)으로 이동된 후, **요도**(urethra)를 통해 제거된다(**그림 14.1**). 신장의 주요 구조는 **그림 14.2**의 단면도에 나타나 있다. 신장의 들쭉날쭉한 표면은 신문(hilum)이라 하는데, 이곳을 통해 **신동맥**(renal artery)과 **신정맥**(renal vein)이 흐른다. 신장과 수뇨관에 위치한 신경세포(neuron) 또한 이 문을 지난다.

수뇨관은 **신배**(calyx)라는 깔때기 모양의 구조로 되어 있으며, 이 구조는 소변을 수뇨관이 시작하는 곳으로부터 **신우**(renal pelvis)로 빼는 역할을 한다. 신장은 또한 결합조직으로 이루어진 보호 캡슐로 감싸여 있다. 신장은 **신장피질**(renal cortex)과 **신장수질**(renal medulla)로 구분할 수 있으며, 자세한 것은 뒤에 설명할 것이다. 수질의 끝부분과 신배가 만나는 곳은 **신장유두**(renal papilla)라 한다.

각 신장에는 **네프론**(nephron)이라는 소단위가 약 100만 개 있다. 각각의 네프론은 다음과 같이 구성되어 있다.

- 혈액의 여과가 시작되는 **신소체**(renal corpuscle)
- 신소체로부터 뻗어 나오는 **세뇨관**(renal tubule, **그림 14.3a**).

세뇨관은 하나의 상피세포층(기저막 위에 놓여 있음)으로 이루어진 매우 좁고 빈 원통형 관이다. 세뇨관을 따라 분포되어 있는 상피세포들은 세뇨관 위치에 따라 구조와 기능이 다르며, 세뇨관은

적어도 8개의 다른 구획으로 나뉘어 있다(**그림 14.3b**). 그러나 세뇨관의 기능에 대해 논의할 때는 관례적으로 2~3개의 인접한 구획을 묶어서 다루고 있어 이 책에서도 이 관례를 따를 것이다.

신소체에서 혈액이 여과되면 세포와 단백질이 없는 여과액이 형성된다. 이 여과액이 세뇨관을 따라 흐르면서 물질이 첨가되거나 제거된다. 마지막으로 각 네프론의 끝에 남아 있는 세뇨관액들이 수집관에서 합쳐져서 뇨가 되어 신장을 떠난다.

우선 여과기인 신소체의 해부학적 구조를 살펴보자. 신소체는 구조는 기능의 결정요인이라는 생리학 원리의 일반적 예다. 각 신소체의 수많은 모세혈관은 여과 표면을 넓힐 뿐만 아니라 필터 작용을 극대화하기 위한 효과적인 망체로 쓰이기도 한다. 각각의 신소체는 서로 연결되어 있고 실타래처럼 뭉쳐 있는 모세혈관 덩어리를 포함하고 있다. 이러한 구조를 **사구체**(glomerulus) 또는 **사구체 모세혈관**(glomerular capillaries, 그림 14.3과 **그림 14.4a**)이라 한다. 각각의 사구체는 **수입소동맥**(afferent arteriole)을 통해 혈액을 공급받고 있으며, 체액으로 가득 찬 주머니인 **보먼주머니**(Bowman's capsule)에 의해 둘러싸여 있다. 사구체와 보먼주머니가 합쳐져 신소체를 구성한다. 사구체를 통과하는 혈액의 20%만이 보먼주머니를 통해 여과된다. 그 외의 남은 혈액은 **수출소동맥**(efferent arteriole)을 통해 빠져나간다.

신소체를 이루고 있는 구조들의 상호관계를 보는 한 가지 방법으로, 느슨하게 움켜쥔 주먹(사구체)이 풍선(보먼주머니)을 누르

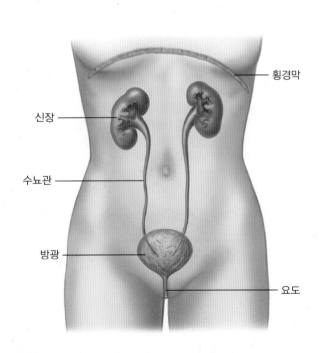

그림 14.1 여성의 비뇨계. 남성은 요도가 음경을 통과한다(제17장). 횡격막이 방향을 보여준다.

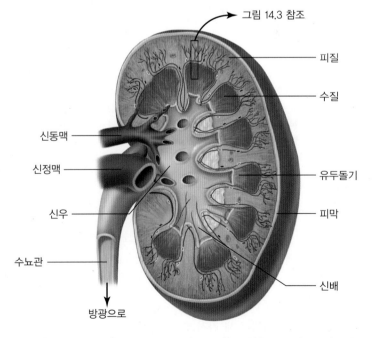

그림 14.2 신장의 주요 구성요소. 신장의 바깥쪽 부위를 피질, 안쪽 부위를 수질이라 한다. 신동맥을 통해 혈액이 유입되며, 신정맥과 요관은 신문(표시되지 않음)을 통해 빠져나간다.

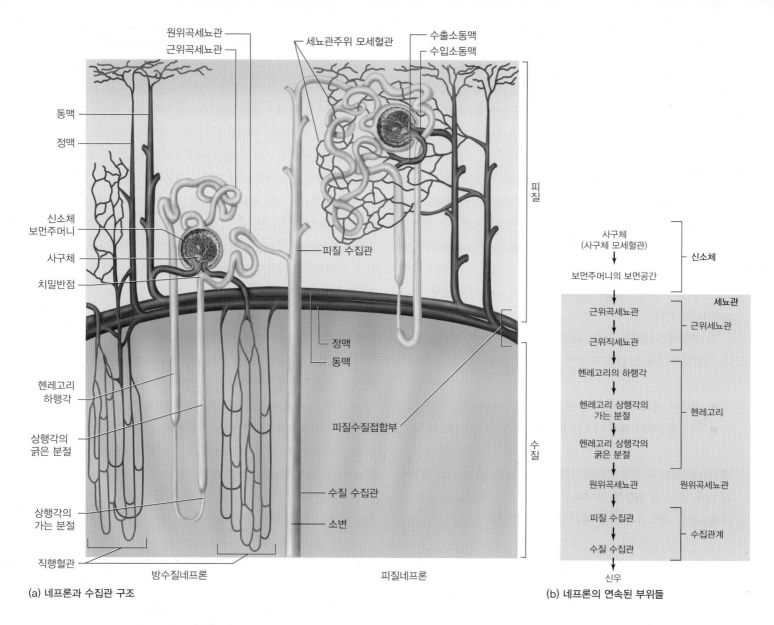

(a) 네프론과 수집관 구조

(b) 네프론의 연속된 부위들

그림 14.3 네프론과 수집관의 기본 구조. (a) 해부학적 구성. 밀집반은 뚜렷한 부분이 아니고 헨레 상행고리에 세포들이 모여 있는 플라크이다. 이곳에서 고리는 신소체와 연결되어 있는 소동맥 사이를 지나간다. 피질에는 모든 사구체가 모여 있으며, 수질에는 헨레고리와 수집관들이 평행하게 놓여 있다. 수질의 수집관은 신우로 배수한다. 두 종류의 네프론을 보이고 있는데, 방수질네프론(juxtamedullary nephron)은 수질 깊은 곳까지 뻗어 있는 긴 헨레고리가 있으며, 피질네프론(cortical nephron)은 헨레고리가 짧거나 없다. 방수질네프론의 수출소동맥은 긴 고리의 직립관으로 이어지고, 피질네프론의 수출소동맥은 세뇨관 주위 모세혈관으로 이어진다. 그림의 명확도를 위해 표시하지 않았지만, 세뇨관 주위 모세혈관은 피질의 방수질네프론의 세뇨관을 감싸고 있다. 이 모세혈관들은 1차적으로 피질네프론에서 기원한다. (b) 네프론의 연속된 부위들. 노란색 부분에 있는 모든 구획은 신세뇨관 부위다. 오른쪽에 있는 용어는 여러 연속된 구획을 함께 나타낼 때 일반적으로 사용된다.

면서 풍선에 박혀 있는 것을 상상하면 된다. 보먼주머니의 안쪽은 사구체가 밀면서 접촉하고 있지만 바깥 면은 아무런 접촉이 없다. 따라서 체액으로 채워진 **보먼공간**(Bowman's space)은 주머니 안에 있게 된다. 단백질이 없는 체액은 사구체로부터 보먼공간으로 여과되어 들어간다.

사구체 안의 혈액은 세 가지 층으로 구성된 여과 장벽을 통과해 보먼공간으로 유입된다(**그림 14.4b, c**). 여과 장벽은 다음과 같은 것들을 포함한다.

1. 단일층의 모세혈관 내피세포
2. 기저막의 비단백질층
3. 보먼주머니의 단일상피세포층

이 부위의 상피세포를 **족세포**(podocyte)라고 하는데, 이 족세포는 보먼주머니 나머지 부분(손과 접촉이 안 된 '풍선'의 일부분)의 단순편평상피세포와는 상당히 다르다. 족세포에는 수많은 돌기가 있어 문어 같은 구조이다. 체액은 처음에 내피세포를 통과하고 기

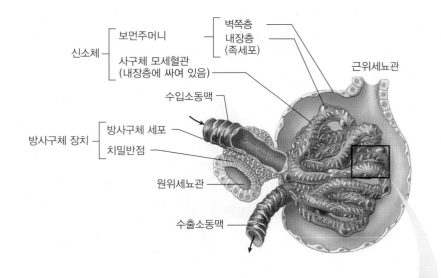

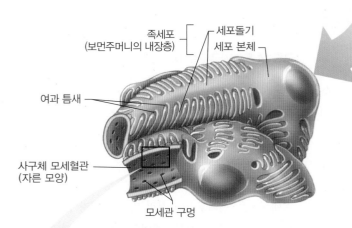

(a) 신소체

혈액은 수입 세동맥을 통해 사구체로 흘러 들어가
원심성 세동맥을 통해 사구체를 떠난다.
근위세뇨관은 보먼주머니에서 나온다.

(b) 족세포와 모세혈관

보먼주머니의 족세포는 모세혈관을 둘러싸고 있다.
족세포 사이의 여과 틈새에서 액체가 보먼주머니를
통과하도록 한다. 사구체는 구멍이 뚫린 모세관
내피세포로 구성된다. 내피세포를 둘러싸고 있는 것은
기저막이다.

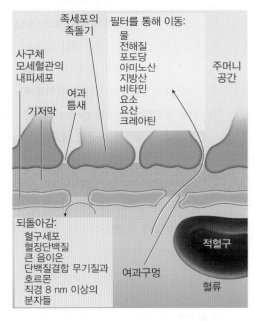

(c) 사구체 여과막

혈액 내 물질은 내피세포(단층) 사이의 모세혈관
구멍을 통해 여과된다. 그런 다음 여과액은 기저막을
통과하고 족돌기(pedicels라고도 함) 사이의 여과
틈새를 통과해 주머니 공간으로 들어간다. 여기에서
여과액은 근위세뇨관의 내강으로 운반된다.

그림 14.4 신소체. (a) 신소체의 해부학. (b) 족세포 및 모세혈관의 확대그림 (c) 사구체 여과막. 대부분의 혈장단백질은 돌아가지만 일부 폴리펩티드는 여과된다. 이것
이 기본적으로 단백질이 없는 보먼주머니에서의 여과물이다. 혈장단백질에 결합되지 않는 유리지방산만 여과된다.

저막을 지나, 마지막으로는 족세포돌기 사이에 이르게 된다.

모세혈관의 내피세포와 족세포에 이어 세 번째 종류의 세포는 **사구체 혈관사이세포**(mesangial cell)이다. 사구체 혈관사이세포는 평활근세포가 변형된 형태로 사구체 모세혈관 고리를 둘러싸고 있지만, 여과 경로를 이루고 있지는 않다. 이들의 기능은 나중에 기술한다.

보먼주머니와 연결되어 있는 세뇨관 구획은 **근위세뇨관**(proximal tubule)으로 근위곡세뇨관과 근위직세뇨관으로 이루어져 있다(그림 14.3b). 다음 구획은 **헨레고리**(loop of Henle)로 깊이 내려갔다가 급격하게 다시 올라가는 것이 마치 머리핀과 같은 고리 모양을 한다. 헨레고리는 근위세뇨관, **하행각**(descending limb), **원위곡세뇨관**(distal convoluted tubule), **상행각**(ascending limb)으로 이루어진다. 체액은 원위곡세뇨관으로부터 수집관으로 흐르며 수집관은 **피질 수집관**(cortical collecting duct)과 **수질 수집관**(medullary collecting duct)으로 나뉜다. 피질(cortical)과 수질(medullary)이라는 용어를 사용하는 이유는 곧 알게 된다.

보먼주머니부터 수집관에 이르는 각 네프론은 완전히 분리되어 있다. 이렇게 분리되어 있는 네프론은 피질 수집관에서 합쳐진다. 이러한 구조적 융합 결과, 뇨는 수백 개의 큰 수질 수집관을 통해 신장 중심인 신우(renal pelvis)에 모이게 된다. 신우는 수뇨관으로 이어진다(그림 14.2 참조).

신장에서 부위별로 중요한 다른 점이 있다(그림 14.2, 14.3 참조). 바깥 부분을 신장피질(renal cortex)이라 하고, 안쪽 부분을 신장수질(renal medulla)이라고 한다. 피질은 모든 신소체를 포함하고 있다. 헨레고리는 피질에서 시작해 수질로 내려가는데, 그 길이가 다르다. 수질 수집관은 수질을 통과해 신우로 이어진다.

모세혈관이 각 세뇨관의 길이를 따라 세뇨관을 둘러싸고 있는데, 이를 **세뇨관주위 모세혈관**(peritubular capillary)이라고 한다. 신장에는 사구체 모세혈관과 세뇨관주위 모세혈관 두 종류의 모세혈관이 있다. 이 두 종류의 모세혈관은 수출소동맥에 의해 서로 연결되어 있다(그림 14.3과 14.4a 참조). 즉 신장의 순환은 두 종류의 소동맥과 두 종류의 모세혈관을 포함하는 매우 특이한 순환이다. 세뇨관주위 모세혈관은 세뇨관에 혈액을 공급한 후 합쳐져 정맥을 이루고, 혈액은 이를 따라 신장을 떠난다.

네프론에는 두 종류가 있다(그림 14.3a 참조). 네프론의 약 15%를 차지하는 **방수질네프론**(juxtamedullary nephron)의 신소체는 피질 수질 접합부에 가장 가까운 피질 부분에 있다. 이 네프론의 헨레고리는 수질 깊숙이 뻗어 있으며, 수질 내 삼투기울기 형성에 관여한다. 수질 내 삼투기울기는 수분의 재흡수에 필요하다. 방수질네프론 가까이에 긴 모세혈관이 있는데, 이것을 **직립관**

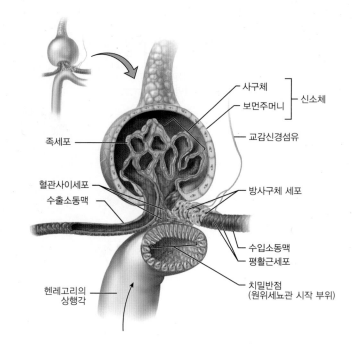

그림 14.5 방사구체 장치.

(vasa recta)이라 한다. 직립관은 수질 깊은 곳에서 고리를 이루고, 다시 피질-수질 접합부로 되돌아온다. 네프론의 대부분은 피질네프론(cortical nephron)으로서, 신소체가 피질의 바깥쪽에 위치하며 헨레고리는 수질 깊숙이 뻗어 있지 않다. 사실, 어떤 피질네프론은 헨레고리를 전혀 가지고 있지 않다. 이러한 피질네프론은 재흡수와 분비에는 관여하지만, 이 장의 후반부에서 언급하는 고장성 수질 간질액(interstitial fluid)에 관여하지는 않는다.

세뇨관과 소동맥의 구조적인 면에서 한 가지 더 중요한 것이 있다. 헨레고리 상행각의 끝부분은 수입소동맥과 수출소동맥 사이를 지나간다(그림 14.3 참조). 원위곡세뇨관으로 이어지는 이 부위의 벽에 **밀집반**(macula densa)이라는 연결되는 세포들이 있다. 수입소동맥 벽에는 **방사구체 세포**(juxtaglomerular cell, JG cell)라는 분비 세포가 있다. 밀집반과 방사구체 세포를 합쳐 **방사구체 장치**(juxtaglomerular apparatus, JGA, 그림 14.4a와 **그림 14.5** 참조)라고 한다. 나중에 다시 다루겠지만, 방사구체 장치는 이온과 수분의 평형 조절에 중요한 역할을 하며 혈압을 생성하는 중요한 요인들을 만들어낸다.

14.3 신장의 기본 과정

뇨의 형성은 혈장이 사구체 혈관으로부터 보먼공간에서의 여과로 시작된다. 이 과정을 **사구체 여과**(glomerular filtration)라고 하고, 여과액을 **사구체 여과액**(glomerular filtrate)이라 한다. 이 여과액에는 세포가 없으며, 큰 단백질을 제외하고는 혈장과 같은 농도의 물질이 있다. 이와 같이 작은 분자량 용질만 함유한 여과액을 초여과액(ultrafiltrate)이라고도 한다.

여과액이 세뇨관을 따라 흘러가는 동안, 물질이 세뇨관에서 세뇨관주위 모세혈관으로 이동하거나 또는 그 반대 방향으로 이동하면서 여과액의 조성이 변한다(**그림 14.6**). 세뇨관 내강으로부터 세뇨관주위 모세혈관으로 혈장이 이동하는 과정이 **세뇨관 재흡수**(tubular reabsorption)이다. 이와는 반대 방향, 즉 세뇨관주위 모세혈관으로부터 세뇨관 내강으로 이동하는 **세뇨관 분비**(tubular secretion)가 있다. 세뇨관 분비는 또한 세뇨관 세포로부터 만들어진 물질을 세뇨관 내강으로 내보내는 것을 나타내는 데 쓰이는 용어이다.

요약하면, 물질은 사구체 여과나 세뇨관 분비를 통해서 세뇨관으로 들어가거나 나올 수 있다. 물질이 일단 세뇨관 안에 들어가면 모두 배설되지 않고, 완전히 또는 부분적으로 재흡수될 수 있다. 따라서 뇨를 통해 배설되는 물질의 양은 여과량과 분비량의 합에서 재흡수량을 뺀 값과 같다.

$$배설량 = 여과량 + 분비량 - 재흡수량$$

여과, 분비, 재흡수의 세 가지 과정이 모든 물질에 적용되는 것은 아니다. 예를 들어 포도당과 같이 중요한 용질은 완전히 재흡수되는 반면, 독성물질들은 재흡수되지 않고 배설만 된다.

일반 원리를 강조하고자 세 가지 물질의 신장에서의 처리 과정

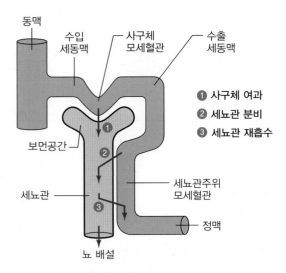

그림 14.6 신장 기능의 세 가지 기본 구성. 이 그림은 재흡수와 분비의 '방향'만 나타낸 것이고, 특정 부위나 일어나는 순서를 설명한 것은 아니다. 재흡수와 분비는 특정한 기질에 따라 세뇨관의 다양한 부위에서 이루어진다.

을 **그림 14.7**에 나타냈다. 사구체 모세혈관으로 들어오는 혈장의 약 20%가 보먼공간으로 여과되어 들어간다. 이 여과액은 모세혈관의 혈장과 같은 농도의 X, Y, Z를 포함하고 있으며, 근위세뇨관에 들어와서 나머지 세뇨관으로 계속 흐른다. 동시에, 남은 80%의 X, Y, Z물질을 포함한 혈장은 사구체 모세혈관을 떠나 수출소동맥을 경유해 세뇨관주위 모세혈관에 들어간다.

물질 X는 세뇨관주위 모세혈관에서 세뇨관 내강으로 100% 분비가 가능하지만 재흡수될 수는 없다고 가정하면, 신동맥으로 들어왔던 혈장에서 여과와 분비 작용으로 물질 X가 제거되고 뇨를 통해 체외로 배출된다. 인체에 잠재적으로 해가 되는 외부 물질은 대체로 이러한 과정을 통해 배출된다.

이와는 달리 물질 Y와 Z는 재흡수는 가능하지만 분비는 되지 않는다고 가정하면, Y는 적당량만 재흡수되고 여과량의 일부가 배설된다. 하지만 Z는 재흡수 기전이 매우 강력해서 여과된 모든 Z가 혈장으로 재흡수된다. 따라서 우리 몸으로부터 Z의 손실은 없다. 즉 Z의 경우 여과와 재흡수 과정이 서로 상쇄되어 마치 Z가 신장으로 들어온 적이 없는 것처럼 보이게 된다. 다시 생각해 본다면 Y는 신체에 필요하기는 하지만 항상성이 유지되는 범위 안에서만 필요하고, Z는 몸에 굉장히 중요하기 때문에 모두 재흡수된다고 생각하는 것이 자연스럽다.

혈장 내 물질은 여과, 재흡수, 분비가 각각 다른 조합으로 일어난다. 결정적인 점은 많은 물질에 있어서 진행 속도가 생리적인 조절을 받는다는 것이다. 체내 물질의 양이 정상 한계보다 높거나 낮으면 언제나 여과, 재흡수, 분비 속도 변화가 유발되어 항상성 기전이 물질의 체내 균형을 조절할 수 있다. 예를 들어 체내에 수분이 충분한 사람이 많은 물을 마셨다면 어떤 일이 생길지 생각해보자. 1~2시간 안에 생체 내 필요량을 초과한 모든 수분은 수분의 재흡수 감소로(일부는 여과 증가로) 뇨를 통해 배설될 것이다. 이러한 예에서 볼 수 있듯이 신장은 매우 좁은 범위 안에서 수분의 농도를 유지하는 항상성 수행기관이다.

사구체 여과, 세뇨관 재흡수, 세뇨관 분비의 세 가지 기본적인 신장의 처리 과정 외에 세뇨관 세포의 대사라는 네 번째 처리 과정이 또한 중요한 역할을 한다. 어떤 경우 신장의 세뇨관 세포는 일부 물질을 혈액이나 사구체 여과액으로부터 세뇨관 세포 내로 제거한 후 물질대사를 통해 체내에서 사라지게 한다. 다른 경우, 세포는 물질을 만들고, 만들어진 물질을 혈액과 세뇨관 체액에 더하기도 한다. 이러한 예로 암모늄이온(NH_4^+), 수소이온(H^+) 중탄산이온(HCO_3^- 또는 중탄산염)이 있다.

요약하면, 다음 일련의 질문으로 주어진 물질의 신장 처리 과정이 평가된다.

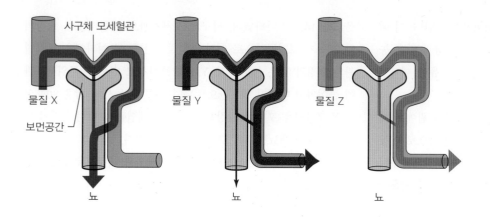

사구체 모세혈관

물질 X

보먼공간

뇨

물질 Y

뇨

물질 Z

뇨

그림 14.7 가상적 여과 물질 X, Y, Z의 신장에서의 처리 과정. X는 여과되고 분비되지만 재흡수되지는 않는다. Y는 여과되고 그중 일부는 재흡수된다. Z는 여과되고 여과된 것 모두 재흡수된다. 각 선의 두께는 각 과정의 양을 나타낸다.

1. 신소체에서 물질이 어느 정도 여과되는가?
2. 이 물질은 재흡수되는가?
3. 이 물질은 분비되는가?
4. 어떤 인자가 여과량, 재흡수량, 분비량을 조절하는가?
5. 어떤 경로를 통해 물질의 배설이 변화되어 체내 평형을 유지하는가?

사구체 여과

앞에서 기술했듯이, 사구체 여과액(즉 보먼공간의 유동액)은 일반적으로 세포를 포함하고 있지 않지만, 단백질을 제외한 혈장 물질은 혈관 내 혈장과 같은 농도이다. 그 이유는 사구체 여과가 수분과 저분자 물질(작은 폴리펩티드 포함)이 함께 이동하는 집단흐름(**bulk-flow**) 과정이기 때문이다. 대부분의 혈장단백질(알부민과 글로불린)은 여과액에서 완전히 제외된다. 이들이 배제되는 한 가지 이유는 신소체가 고분자량의 물질 이동을 제한하기 때문이다. 두 번째 이유는 신소체의 여과막이 음전하를 띠고 있으므로 대부분 음전하 혈장단백질의 이동에 반대로 작용하기 때문이다.

비단백질성 혈장물질은 사구체 여과액과 같은 농도로 있지만 한 가지 예외가 있다. 저분자 물질은 충분히 여과가 가능하지만 혈장단백질에 결합되어 있어서 여과되지 못하는 경우가 있다. 예를 들면 혈장 칼슘의 절반과 혈장 내 모든 지방산은 혈장단백질에 결합되어 있어서 여과되지 못한다.

여과에 존재하는 힘

모든 생리학적 과정은 화학적·물리적 법칙에 의해 일어난다는 생리학 원리로 돌아가볼 때, 물리적 힘을 이해하는 것이 항상성 유지 과정을 이해하는 데 중요하다. 모세혈관을 가로지르는 여과는 상반된 스탈링 힘(제12장 참조)에 의해 결정된다. 다시 말해 스탈링 힘은 아래와 같이 결정된다.

- 여과하는 모세혈관벽을 두고 형성된 정수압의 차이
- 여과 반대 방향으로의 삼투압에 의해 결정되는 단백질 농도의 차이(그림 12.45 참조)

그림 14.8에 요약되어 있듯이 스탈링 힘은 사구체 모세혈관에도 적용된다. 사구체 모세혈관 내의 혈압인 사구체 모세혈관 정수압(P_{GC})은 여과를 일으키는 힘이다. 보먼공간 내 액체는 정수압(P_{BS})을 형성해 여과에 반대 작용한다. 또 다른 상반된 힘은 삼투압(π_{GC})인데, 이것은 사구체 모세혈관 내 혈장단백질이 존재함으로써 생긴다. 사구체에서 여과가 일어나는 부위의 독특한 구조 때

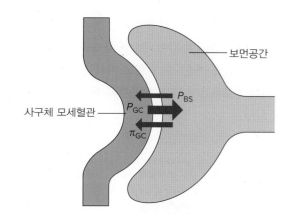

보먼공간

P_{BS}

사구체 모세혈관

P_{GC}

π_{GC}

힘	mmHg
여과 유도:	
사구체 모세혈관 혈압(P_{GC})	60
여과 반대:	
보먼공간 액체 압력(P_{BS})	15
혈장단백질로 인한 삼투압(π_{GC})	29
순 사구체 여과압 = $P_{GC} - P_{BS} - \pi_{GC}$	16

그림 14.8 사구체 여과에 관여하는 힘들. π는 사구체 모세혈관 혈장단백질에 의해 생기는 교질삼투압을 나타낸다(주의: 보먼공간의 단백질 농도는 매우 낮아서 여과가 일어나는 방향으로 작용하는 π_{BS}는 0이라 간주한다).

문에 보먼공간 내 여과액에는 단백질이 없어 보먼공간의 삼투압(π_{BS})은 0이다. 이와 같은 단백질 분포의 비균등성은 혈장 내 수분의 농도를 보먼공간 내 액의 농도보다 낮게 만들고, 이러한 수분 농도의 차이로 보먼공간에서 사구체 모세혈관으로의 액체 이동이 있게 된다. 이때 이 수분의 이동 방향은 사구체 여과에 대해 반대 방향이다.

그림 14.8에서 삼투압이 29 mmHg임을 주목하자. 이 수치는 모든 동맥과 비신장 모세혈관 혈장의 삼투압인 28 mmHg보다 미세하게 크다. 그 이유는 우리 몸의 대부분과는 다르게 많은 수분이 사구체 모세혈관을 통해 여과되어, 사구체 혈장에 남아 있는 단백질이 동맥 혈장에 있는 것보다 더 농축되었기 때문이다. 이와는 달리, 다른 모세혈관에서는 수분이 별로 여과되지 않아 모세혈관 단백질의 농도가 동맥의 단백질 농도에서 근본적으로 변하지 않는다. 다시 말해 다른 모세혈관의 상황과는 달리, 혈장 단백질 농도, 즉 삼투압은 사구체 모세혈관의 시작에서 끝으로 가면서 증가한다. 그림 14.8에 나타나 있는 삼투압 값은 모세혈관을 따라 형성되어 있는 삼투압의 평균이다.

요약하면 **순 사구체 여과압**(net glomerular filtration pressure)은 다음과 같다.

$$순\ 사구체\ 여과압 = P_{GC} - P_{BS} - \pi_{GC}$$

일반적으로 순 사구체 여과압은 항상 양수 값을 갖게 되는데, 그 이유는 사구체 모세혈관의 정수압(P_{GC})이 보먼공간의 정수압(P_{BS})과 삼투압(π_{GC})의 합보다 크기 때문이다. 순 사구체 여과압은 본질적으로 혈장의 단백질 없는(protein-free) 여과액을 사구체에서 밀어냄으로써 뇨 생성을 시작하고, 보먼공간으로 그리고 더 나아가 세뇨관과 신우로 보낸다.

사구체 여과율

단위시간당 사구체에서 보먼공간으로 여과된 체액의 양을 **사구체 여과율**(glomerular filtration rate, GFR)이라고 한다. 사구체 여과율은 총여과압 외에 신소체 막투과도와 여과가 일어날 수 있는 표면적에 의해 결정된다. 즉 주어진 순 여과압 조건에서 사구체 여과율은 막투과도와 표면적에 비례할 것이다. 사구체 모세혈관은 근육이나 피부의 모세혈관보다 투과성이 높아서 순 사구체 여과압에 의한 많은 양의 여과가 일어날 수 있다. 체중이 70 kg인 사람의 경우, 평균 사구체 여과율은 180 L/일(125 ml/분)이다. 이 값은 제12장에서 설명한 바와 같이 체내 다른 모든 모세혈관에서 일어나는 순 여과량 합계인 4 L/일보다 훨씬 크다.

체내 심혈관계 혈장의 총부피가 대략 3 L인 것을 고려하면, 신장이 모든 혈장을 하루에 60번 여과하는 셈이다. 이와 같이 많은 양의 혈장을 처리함으로써 신장은 내부 환경 성분을 빨리 조절하고, 많은 양의 노폐물을 배설할 수 있게 된다.

GFR은 고정된 수치가 아니고 생리적으로 조절된다. 이는 신경과 호르몬이 수입소동맥과 수출소동맥에 작용해 순 사구체 여과압의 변화가 일어나게 함으로써 가능하게 된다(그림 14.9). 사구체 모세혈관은 2종류의 소동맥(수입소동맥과 수출소동맥) 사이에 위치하고 있다는 점에서 독특하다. 수입소동맥이 수축하면 사구체 모세혈관 정수압(P_{GC})이 감소한다. 이것은 다른 기관에 있는 소동맥의 수축과 유사하며 동맥과 모세혈관 사이에서 많은 압력 손실이 일어나기 때문이다(그림 14.9a).

이와는 달리 수출소동맥만 수축하면 사구체 모세혈관 정수압이 증가한다는 점에서 반대 효과를 보인다(그림 14.9b). 이는 수출소동맥이 사구체 뒤에 위치하고 있어서, 이것이 수축하면 사구체 모세혈관 내에 있는 혈액이 막히기 때문이다. 수출소동맥이 확장되면(그림 14.9c) 사구체 모세혈관 정수압이 감소해 사구체 여과율이 감소하는 반면, 수입소동맥이 확장되면 사구체 모세혈관 정수압이 증가하고 이어서 사구체 여과율이 함께 증가한다(그림 14.9d). 마지막으로 두 가지 소동맥이 동시에 수축하거나 확장하면 상반되는 작용을 해 사구체 모세혈관 정수압은 변하지 않는다. 이는 대부분의 생리적 기능은 다수의 조절계에 의해 조절되며, 종종 서로 길항적으로 작동한다는 생리학의 일반 원리의 한 예다.

소동맥에 대한 신경과 내분비 영향 외에 사구체 모세혈관을 둘러싸고 있는 사구체 혈관사이세포에 대한 신경과 체액성 자극이 있다. 이 세포들이 수축하면 모세혈관의 표면적이 감소해 어떠한 순 여과 압력에서도 사구체 여과율을 감소시키는 요인이 된다.

보먼공간 내로 여과된 어떤 비단백질 또는 비단백질과 결합하는 물질의 총량을 측정할 수 있다. 사구체 여과율과 물질의 혈장 농도를 곱하면 된다. 이 수치를 물질의 **여과부하량**(filtered load)이라고 한다. 예를 들어 사구체 여과율이 180 L/일이고 혈장 포도당의 농도가 1 g/L이라면 포도당의 여과부하량은 180 L/일 × 1 g/L = 180 g/일이다.

물질의 여과부하량을 배설되는 양과 비교하면, 물질이 순 세뇨관 재흡수를 하게 되는지 또는 순 세뇨관 분비를 하게 되는지 알 수 있다. 뇨로 배설되는 물질의 양이 여과부하량보다 적을 때는 세뇨관 재흡수가 분명히 일어난 것이다. 반대로 뇨로 배설되는 물질의 양이 여과부하량보다 클 때는 세뇨관 분비가 반드시 일어난 것이다.

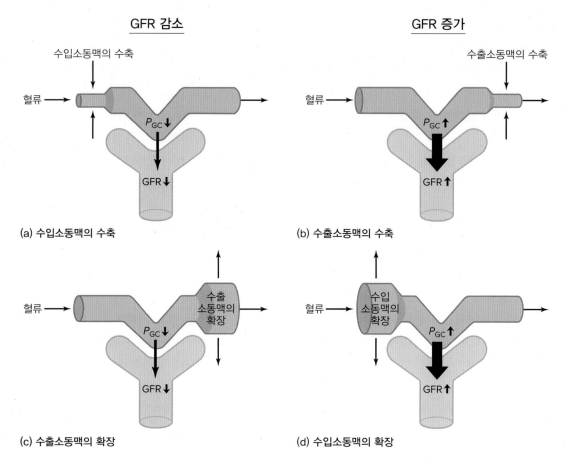

그림 14.9 수입소동맥(AA)과 수출소동맥(EA)에서의 수축과 확장으로 인한 GFR의 조절. (a) 수입소동맥의 수축과 (c) 수출소동맥의 확장은 P_{GC}를 증가시켜 GFR을 증가시킨다. (b) 수출소동맥의 수축과 (d) 수입소동맥의 확장은 P_{GC}를 증가시켜 GFR을 증가시킨다.

세뇨관 재흡수

표 14.2는 여과와 재흡수를 거치는 몇 가지 혈장 구성요소를 요약해 놓은 것이다. 이 표는 재흡수 기전의 중요함을 보여준다. 이 표의 수치는 평균적인 식생활을 하는 전형적인 정상인의 경우를 나타낸 것이다. 이 표에서 우리는 최소한 세 가지 중요한 결론을 얻을 수 있다.

■ 몸 안에 있는 물질의 양에 비해 여과되는 양이 엄청나게 크다. 예를 들어 우리 몸은 40 L의 수분을 포함하고 있지만 하루에 여과되는 수분의 양은 180 L에 이른다.
■ 노폐물의 재흡수는 비교적 완전하지 않아(요소의 경우와 같이) 많은 양이 뇨를 통해 배설된다.
■ 대부분의 유용한 혈장 구성성분(예: 수분, 무기이온, 유기 영양물)은 비교적 완전히 재흡수가 일어나서 여과된 양의 극히 일부만이 배설된다.

생리적으로 재흡수되는 과정과 그렇지 않은 과정을 구별하는 것

이 중요하다. 대부분 유기 영양물(예: 포도당)의 재흡수율은 언제나 매우 높으며 생리학적으로 조절되지 않는다. 따라서 이러한 물질은 여과 후에 완전히 재흡수되어 뇨에는 나타나지 않는다. 즉 그림 14.7의 Z와 같은 물질의 경우, 신장이 이러한 물질을 몸에서 제거하지 않기 때문에 신장이 존재하지 않는 것처럼 보인다. 따라서 신장은 이러한 유기 영양물의 혈장 내 농도를 조절하지 않는다. 신장은 단지 이미 존재하는 혈장 내 농도를 유지할 뿐이다.

신장의 주요 기능이 수용성 노폐물을 제거하는 것임을 다시 생각해보자. 이러한 일이 일어나기 위해서 혈액이 사구체에서 여과된다. 이러한 과정의 결과 중 하나로 정상 신체 기능에 필요한

표 14.2	여과와 재흡수를 하는 구성요소의 평균치		
구성요소	하루 여과율	하루 배설률	재흡수율
수분(L)	180	1.8	99
나트륨(g)	630	3.2	99.5
포도당(g)	180	0	100
요소(g)	54	30	44

물질들이 혈장에서 세뇨관액으로 여과된다. 이와 같이 중요한 물질의 손실을 막기 위해 신장은 유용한 물질을 다시 이용하고 동시에 노폐물을 배설하는 강력한 기전을 가지고 있다. 수분과 많은 이온의 재흡수율이 매우 높기는 하지만 생리적으로 조절된다. 예를 들어 수분의 섭취량이 감소하면 신장은 수분의 손실을 줄이기 위해 수분의 재흡수를 증가시킬 수 있다.

사구체 여과와는 대조적으로 물질을 간질액에서 세뇨관 내강으로 이동시키는 세뇨관 재흡수 과정에서는 집단흐름이 일어나지 않는다. 왜냐하면 세뇨관을 가로지르는 압력 차와 세뇨관 막의 투과성이 충분하지 않기 때문이다. 대신에 두 가지 처리 과정이 관여한다.

- 몇몇 물질은 세뇨관 상피세포를 연결하는 밀착연접을 가로질러 확산에 의한 재흡수가 일어난다(**그림 14.10**).
- 나머지 물질의 재흡수에는 세뇨관세포 세포막에 있는 수송단백질이 필요하다.

재흡수의 마지막 단계에서는 간질액으로부터 세뇨관주위 모세혈관으로 물질이 이동하는데, 확산과 집단흐름의 조합으로 이루어진다. 이 마지막 과정은 물질이 간질액에 도달하면 자동으로 일어난다.

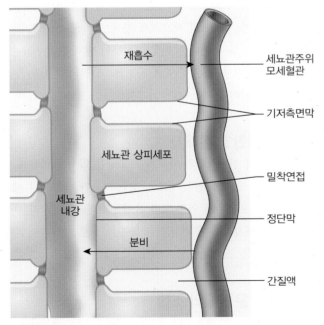

그림 14.10 세뇨관 상피의 모식도. 정단막(apical membrane)은 내강막(luminal membrane)이라고도 한다. '재흡수'는 세뇨관 내강의 액체 또는 상피세포의 물질들이 세뇨관주위 모세혈관으로 이동하는 현상으로 정의한다. 이는 세포 또는 밀착연접을 가로질러 일어난다. '재분비'는 혈액 및 상피세포 기원 물질을 세뇨관 내강으로 이동시키는 현상이다.

확산에 의한 재흡수

근위세뇨관에 의한 요소의 재흡수는 확산에 의한 수동적 재흡수의 한 예가 된다. 근위세뇨관 내 요소의 농도를 분석하는 것이 이와 같은 기전을 분명히 하는 데 도움이 된다. 앞에서도 제시했듯이 요소는 폐기물이지만, 물을 재흡수하는 과정에서 소량의 요소는 근위세뇨관에서 재흡수된다. 요소는 신소체 막을 통해 자유롭게 여과될 수 있기 때문에 보먼공간 내의 요소 농도는 세뇨관 주위 모세혈관의 혈장과 세뇨관을 둘러싼 간질액의 요소 농도와 같다. 이제 여과된 용액이 근위세뇨관을 따라 흐를 때 수분의 재흡수가 일어난다(이 기전은 나중에 설명할 것이다). 이러한 수분의 제거로 세뇨관액의 요소 농도가 증가해 간질액과 세뇨관 주위 모세혈관의 농도보다 높게 된다. 따라서 요소는 이 농도기울기를 따라 세뇨관 내강으로부터 세뇨관 주위 모세혈관으로 확산한다. 즉 요소의 재흡수는 수분의 재흡수에 의존적이다.

매개성 수송에 의한 재흡수

많은 용질은 1차 및 2차 능동수송을 통해 재흡수된다. 이 물질들은 우선 세뇨관 내강과 세포 내를 구분하는 내강막[luminal membrane, 정단막(apical membrane)이라고도 함]을 통과해야 한다. 그 후 물질은 세포의 세포질을 확산해 마지막으로 **기저측면막**(basolateral membrane)을 통과한다. 기저측면막은 밀착연접에서 시작되고 세포막의 옆면과 세포의 기저부를 이룬다. 이러한 경로를 세포관통 상피수송이라고 한다.

물질이 상피세포 전체를 지나 이동하는 것은 세뇨관 내강과 간질액 사이의 전기화학적 기울기를 역행해 일어나기 때문에 능동수송이다. 그러나 이 과정에서 내강막과 기저측면막 모두에서 능동수송이 일어날 필요는 없다. 예를 들어 나트륨이온(Na^+)은 농도기울기를 따라 (수동적으로) 확산이나 촉진확산에 의해 내강막을 지나 세포 안으로 들어가고 이어서 기저측면막의 Na^+/K^+-ATP 가수분해효소에 의해 농도기울기에 역행해 기저측면막을 지나 세포 밖으로 능동수송된다.

많은 물질의 재흡수는 나트륨의 재흡수와 짝을 이루어 일어난다. Na^+이 농도기울기를 따라 세포 안으로 들어올 때, 공동수송(cotransport)되는 물질은 같은 능동 공동수송체를 통해 농도기울기에 역행해 세포 안으로 들어온다. 포도당, 많은 아미노산, 기타 유기물질이 이와 같은 방식으로 재흡수된다. 몇 가지 무기이온도 다양한 방식으로 Na^+의 재흡수와 짝을 이루어 재흡수된다.

물질이 능동수송을 통해 세뇨관에서 재흡수될 때, 단위시간당 운반될 수 있는 양이 정해져 있기 때문에 그 한계가 있다. 이를 **최대 이동치**(transport maximum, T_m)라고 한다. 이는 수송되는 물

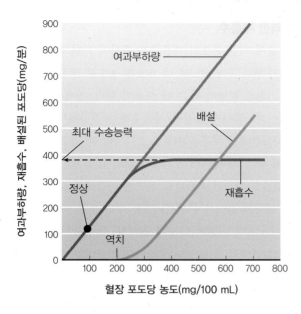

그림 14.11 혈당량과 포도당 여과부하량, 재흡수량 및 배설량 사이의 관계. 점선은 포도당이 재흡수될 수 있는 최대 속도를 나타내는 최대 수송능력을 나타낸다. 혈당량이 역치를 넘으면 포도당이 뇨에 나타나기 시작한다는 점에 주목하라.

질의 농도가 어느 수준까지 증가하면, 막에 있는 수송 단백질의 결합부위가 포화되기 때문이다. 중요한 예로 근위세뇨관에 있는 포도당 2차 능동수송 단백질을 들 수 있다. 앞에서 언급했듯이, 포도당은 보통 뇨에 없는데 그 이유는 모든 여과된 포도당이 재흡수되었기 때문이다. **그림 14.11**에서 그 예를 볼 수 있다. 이 그림은 혈장 포도당 농도와 포도당의 여과부하량, 재흡수, 배설의 관계를 보여준다. 건강한 사람이 당분이 많은 음식을 먹어도 혈장 포도당 농도는 150 mg/100mL을 넘지 않는다. 이 정도의 혈장 포도당 수준은 뇨에서 당이 나타나기 시작[**당뇨**(glucosuria)]하는 역치보다 작다. 또한 신장 전체의 최대 이동치가 당뇨의 역치보다 크다. 그 이유는 네프론이 일정 범위 내에서 최대 이동치를 갖고 있으며, 이를 평균하면 그림 14.11에서 보듯이 신장 전체의 최대 이동치가 되기 때문이다. 혈장 포도당 농도가 상당한 수의 네프론의 최대 이동치를 넘어서면 포도당이 뇨에서 나타나기 시작한다. 고혈당증인 사람[예: **잘 조절되지 않는 당뇨병**(diabetes mellitus)]의 경우, 혈장 포도당 농도가 역치인 200 mg/100 mL보다 높으면 포도당 여과부하량이 네프론이 포도당을 재흡수할 수 있는 능력을 넘어서게 된다. 즉 당뇨병 환자의 경우 포도당을 재흡수할 수 있는 신장의 능력은 정상일 수 있어도, 크게 증가한 포도당 여과부하량을 모두 재흡수할 수는 없는 것이다. 이번 장 후반부와 제16장에서 배우겠지만, 높은 포도당 여과부하량은 정상적인 신장 기능을 상당히 파괴할 수 있다[**당뇨병성 신장질환**(diabetic nephropathy)].

많은 다른 유기 영양분도 포도당과 같은 유형을 가진다. 예를 들어 대부분의 아미노산과 수용성 비타민은 매일 많은 양이 여과되지만 대부분 근위세뇨관에서 재흡수된다. 그러나 만약 이것의 혈장 내 농도가 매우 높다고 하면, 당뇨병에서와 마찬가지로 여과부하량에 대한 재흡수는 완벽하게 이루어지지 못하고 뇨로 많이 배설될 것이다. 즉 비타민 C를 많이 섭취한 사람은 혈장 내 비타민 C 농도가 높을 것이고, 결국 여과부하량이 세뇨관 재흡수 최대 이동치를 초과해 추가로 섭취된 비타민 C는 뇨로 배출되는 것이다.

세뇨관 분비

세뇨관 분비(tubular secretion)란 물질이 세뇨관주위 모세혈관에서부터 세뇨관 내강으로 이동하는 것이다. 세뇨관 분비는 사구체 여과와 같이 세뇨관 안으로 이동하는 경로를 갖고 있다. 세뇨관 분비는 재흡수와 같이 확산과 세포관통 매개성 수송에 의해 이루어진다. 세뇨관을 통해 분비되는 물질 중 가장 중요한 것으로는 수소이온(H^+)과 칼륨이온(K^+)이 있다. 그러나 염소와 크레아틴과 같은 많은 유기 음이온 역시 분비가 일어난다. 또한 페니실린과 같은 외인성 화학물질도 분비된다.

물질의 능동적 분비에는 혈액(간질액)으로부터 세포(기지측면 막을 가로질러) 안으로 또는 세포막으로 나가 내강(내강막을 가로질러)으로 들어가는 능동수송이 필요하다. 재흡수와 마찬가지로 세뇨관 분비는 보통 Na^+의 재흡수와 짝을 이루어 일어난다. 간질액 공간으로부터 세뇨관 액으로의 분비, 즉 세뇨관주위 모세혈관으로부터 물질을 끌어내는 현상은 신장이 단지 여과부하량에만 의존하지 않고 보다 높은 속도로 물질을 제거할 수 있는 능력을 배가시키는 기전이다.

세뇨관에 의한 물질대사

앞에서 공복 시 신세뇨관의 세포가 포도당을 합성해 혈류에 방출한다는 사실을 알아보았다. 세포는 또한 세뇨관 내강이나 세뇨관주위 모세혈관으로부터 얻은 몇몇 유기물질(예: 펩티드)의 분해작용도 한다. 분해작용을 통해 이러한 물질을 뇨로 배설함으로써 체내에서 제거하는 것이다.

막통로와 막운반체의 조절

많은 물질의 세뇨관 재흡수나 분비는 생리적으로 조절된다. 이러한 물질들의 재흡수나 분비는 세포막 채널(통로)과 수송 단백질의 활성이나 농도 조절에 의해 이루어진다. 이러한 조절은 호르몬과 측분비 또는 자가분비되는 물질에 의해 이루어진다.

신장 세뇨관 세포의 이온 채널이나 운반체의 구조나 기능, 조절에 대해 이해한다면 몇몇 유전질환에서 나타나는 결함에 대한 설명이 가능하다. 예를 들어 유전적 돌연변이로 근위세뇨관에서 포도당의 재흡수에 관여하는 나트륨-포도당 공동 운반체가 비정상이 될 수 있다. 이에 따라 뇨 중에 포도당이 배설될 수 있다[**가족성 신장 당뇨**(familial renal glucosurina)]. 이처럼 포도당 재흡수 능력은 정상이고, 포도당 여과부하량이 포도당 최대흡수력보다 큰 당뇨병과는 대조적이다(그림 14.11 참조).

세뇨관의 '분업'

노폐물을 적절히 배설하기 위해서는 사구체 여과율이 매우 높아야 한다. 이것은 수분과 혈장에 용해된 비노폐물 또한 매우 많은 양이 여과된다는 것을 의미한다. 근위세뇨관의 주된 역할은 이러한 여과된 수분과 용질을 재흡수하는 것이다. 중요한 예외로 K^+의 경우 근위세뇨관이 주요 분비 부위이다. 헨레고리도 비교적 많은 양의 주요 이온을 재흡수하고 수분은 비교적 적은 양을 재흡수한다.

근위세뇨관과 헨레고리에서 상당한 양이 재흡수되어, 헨레고리 후에 있는 세뇨관 구획으로 들어가는 용질의 양과 수분의 부피가 비교적 작다. 이들 세뇨관 원위부에서는 대부분 물질의 재흡수 속도를 미세하게 조절해 뇨로 배설되는 최종 물질량을 결정한다. 이때 분비도 조절되는데 그 분비 대상 물질의 종류는 적다. 따라서 대부분의 항상성 조절이 세뇨관 원위부에서 일어난다는 사실이 놀라운 일은 아니다.

14.4 신장 청소율

신장의 기능을 수치화하는 데 이용되는 유용한 개념으로 청소율이 있다. 어떤 물질이 혈장 내에서 단위시간당 신장에 의해 완전히 제거되는 양을 신장의 **청소율**(clearance)이라고 한다. 모든 물질은 독특한 그 자신만의 청소율 값을 가지고 있으나 단위는 항상 단위시간당 혈장의 부피이다. 물질 S에 대한 기본적인 청소율 공식은 다음과 같다.

$$S의\ 청소율 = \frac{단위시간당\ 배설된\ S의\ 양}{S의\ 혈장\ 농도}$$

즉 물질의 청소율은 단위시간당 혈장 내에서 물질이 완전하게 제거되는 정도를 나타낸다. 이것으로 뇨로 배설되는 물질의 양을 알 수 있다.

단위시간당 배설되는 물질의 양은 물질의 뇨 속 농도에 뇨의 부피를 곱한 것과 같다. 따라서 물질 S의 청소율은 다음과 같다.

$$C_S = \frac{U_S V}{P_S}$$

여기에서

C_S = S의 청소율

U_S = 뇨 속의 S 농도

V = 단위시간당 뇨량

P_S = 혈장 속 S 농도

청소율의 흥미로운 예를 보자. 예를 들어 정상 조건에서 포도당의 청소율은 얼마나 되겠는가? 그림 14.11에서 혈장으로부터 사구체로 여과되는 모든 포도당은 근위세뇨관 상피세포에 의해 재흡수된다는 것을 상기하자. 따라서 포도당 청소율(C_{gl})은 다음 식과 같이 쓸 수 있다.

$$C_{gl} = \frac{(U_{gl})(V)}{(P_{gl})}$$

여기에서 'gl'은 포도당을 의미한다. 포도당은 보통 완전히 재흡수되므로 정상 조건에서 뇨 속의 포도당 농도는 0이다(표 14.2 참조). 그러므로 이 식은 다음과 같이 줄일 수 있다.

$$C_{gl} = \frac{(0)(V)}{(P_{gl})}\ 또는\ C_{gl} = 0$$

즉 혈장에서 사구체로 여과되는 모든 포도당이 혈액으로 다시 재흡수되므로 포도당의 청소율은 0이다. 그림 14.11에서 보는 바와 같이 포도당의 최대 이동치(T_m)가 초과될 때에만 청소율이 양의 값을 갖게 된다. 이는 앞에서 기술한 바와 같이 신장질환이나 치료받지 않은 당뇨병의 가능성을 시사한다.

이제 자유로이 여과되지만 재흡수되거나 분비되지 않는 물질을 생각해보자. 다시 말해 이러한 물질은 포도당과 같이 생리적으로 중요한 물질이 아니거나 독성을 띠는 것이 아니어서 배설되는 신장에서 '무시'되는 것이다. 사람 몸은 이와 같은 특성을 갖는 물질을 만들지 않으나 자연계에서 발견된다. 이러한 물질의 한 예로 **이눌린**(inulin, 인슐린이 아님)이라는 다당류가 있는데, 이것은 우리가 먹는 일부 채소와 과일에 있다. 이눌린을 사람에게 정맥 주사를 하면 어떤 일이 일어날까? 혈장에서 네프론으로 들어가는 이눌린의 양(즉 여과부하량)은 뇨로 배설되는 이눌린의 양과 같고 이눌린은 재흡수나 분비가 되지 않을 것이다. 물질의 여과부하량은 사구체 여과율(GFR)에 물질의 혈장 농도를 곱한 것임을 상기하자. 물질의 배설되는 양은 방금 기술한 바와 같이 UV가 된다. 따라서 이눌린(in)의 경우에는 다음과 같은 식이 성립된다.

$$(GFR)(P_{in}) = (U_{in})(V)$$

이 식을 다시 정리하면 앞서 봤던 청소율의 식과 비슷한 식을 얻게 된다.

$$GFR = \frac{(U_{in})(V)}{(P_{in})}$$

다시 말하면 사구체 여과율은 이눌린의 청소율(UV/P)과 같다. 예를 들어 신장질환이 의심되는 사람의 사구체 여과율을 알고 싶으면 의사는 이눌린의 청소율을 구하기만 하면 된다. **그림 14.12**는 신장이 어떻게 이눌린을 처리하고 있는지 보여주는 예다. 이 절의 앞에서 언급한 바와 같이 사구체 여과율이 7.5 L/시간, 즉 125 mL/분임을 주목하자.

이눌린과 같이 신장에서 여과는 일어나지만 재흡수, 분비, 대사가 일어나지 않는 물질이라면 어떤 물질의 청소율과 사구체 여과율은 동일하다. 유감스럽게도 혈장 내에서 이러한 조건을 완벽하게 만족시키는 물질은 아직까지 없다. 이눌린 또한 임상에서 활용하기에는 아직 기술적인 문제가 있다. 따라서 임상에서는 보통 **크레아티닌 청소율**(creatinine clearance, C_{cr})을 사용해 대략적인 사구체 여과율을 얻는다.

크레아티닌은 근육에서 방출되는 노폐물로서, 신소체에서 여과되지만 재흡수는 되지 않는다. 그러나 약간의 분비가 일어난다. 따라서 크레아티닌 청소율이 사구체 여과율보다 약간 크긴 하지만 임상에서 활용하기에는 아주 적합하다. 대개 특정 사람의 몸에서 생성되는 크레아티닌 양은 일정하며, 사람들끼리 비교해도 대개 비슷하다. 따라서 혈액의 크레아티닌 농도가 증가한 것은 사구체 여과율의 감소를 의미하는 것으로 이는 신장질환이 있음을 말해준다.

위와 같은 사실로 중요한 일반화를 이끌어낼 수 있다. 어떤 물질의 청소율이 사구체 여과율보다 크다면 이 물질은 세뇨관에서 재분비된 것이다. 가상 물질인 X를 보자(그림 14.7 참조). X는 여과되고, 여과되지 않은 물질 X 전부는 분비되며 재흡수되지 않는다. 결과적으로 단위시간당 신장으로 들어간 모든 혈장으로부터 처음에 들어 있던 물질 X가 완전히 제거된 것이다. 따라서 X의 청소율은 **신혈장유량**(renal plasma flow)과 같다. 실험 상황에서 X와 같은 목적으로 사용되는 물질로 유기 음이온인 파라-아미노마뇨산(PAH)이 있다(이눌린처럼 이것은 정맥주사를 놔야 한다).

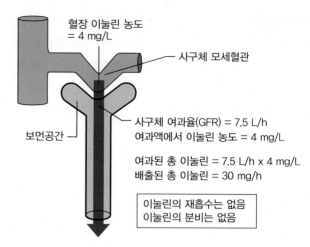

그림 14.12 신장의 이눌린 조절 예. 이눌린은 신소체에서 여과되지만 재흡수되거나 분비되지 않는다. 따라서 단위시간당 배설되는 이눌린의 양은 같은 시간 동안에 여과되는 양과 같다. 본문에서 설명한 바와 같이 이눌린 청소율은 사구체 여과율과 같다.

이와 유사한 논리로 다른 중요한 일반화를 이끌어낼 수 있다. 여과되는 물질의 청소율이 사구체 여과율보다 낮으면 이 물질은 재흡수가 반드시 일어난 것이다. 이와 같이 계산해 보는 것은 신장이 주어진 물질을 어떻게 다루는지에 대한 중요한 정보를 제공한다. 새로 개발된 약의 안전성과 효율성을 검사한다고 생각해 보자. 그 약품이 안전하고 치료적 효과가 있는 용량은 청소율과 관련이 있다. 우리가 그 약에 대한 청소율이 GFR보다 높다는 사실을 발견했다고 가정하자. 이 경우에는 약품이 세뇨관으로 분비된다는 사실을 의미하므로, 용량을 조금 더 높게 잡아야만 혈관에서 최적농도로 존재하게 할 수 있다.

14.5 배뇨

뇨는 수뇨관 벽 평활근의 수축으로 수뇨관을 타고 방광으로 내려간다. 뇨는 방광에 저장되었다가 **배뇨**(urination, micturition) 때 즉시 밖으로 배설된다.

방광은 **배뇨근**(detrusor muscle)이라 하는 평활근 벽으로 만들어진 풍선과 같은 방이다. 배뇨근이 수축하면 방광강의 뇨가 눌려 배뇨가 일어난다. 배뇨근의 기저부는 요도가 시작되는 부위로, **내요도 괄약근**(internal urethral sphincter)이라는 괄약근이 있다. 내요도 괄약근의 바로 아래에는 수의근이 원형으로 요도를 둘러싸고 있다. 이것을 **외요도 괄약근**(external urethral sphincter)이라고 하고, 이것은 배뇨근이 강하게 수축해도 배뇨가 일어나지 않도록 하는 기능을 한다.

무의식 조절

방광이 아직 차지 않았을 때와 배뇨를 할 때 방광의 구조에 영향을 미치는 신경 조절이 **그림 14.13**에 나타나 있다. 방광이 차지 않았을 때는 배뇨근에 입력되는 부교감신경의 자극이 최소이기 때문에 배뇨근이 이완한다. 배뇨근이 이완된 상태에서는 평활근 섬유의 배열이 내요도 괄약근을 폐쇄하도록 되어 있다. 거기에다 내요도 괄약근에 교감신경의 입력과 외요도 괄약근에 체성운동뉴런을 통한 강력한 입력 또한 존재한다. 따라서 방광이 차지 않았을 때는 내요도와 외요도 괄약근이 모두 닫힌 채로 존재한다.

그렇다면 배뇨를 하는 동안에는 무슨 일이 생길까?

1. 방광이 소변으로 가득 찬다면 내부 압력은 증가하고, 이는 방광벽의 신장수용기를 자극한다.
2. 이 수용기들로부터 구심성 뉴런은 척수에 신호를 전달하고, 부교감신경 뉴런을 자극한다.
3. 방광배뇨근이 수축할 때, 방광의 형태가 바뀌면서 내요도 괄약근이 확장된다. 동시에 신장수용기로부터의 구심성 입력은 반사적으로 내요도 괄약근에 가는 교감신경을 억제해 내요도 괄약근이 더욱 확장하도록 한다. 동시에 수용기들로부터 구심성 입력은 반사적으로 내요도 괄약근으로 가는 교감신경 뉴런을 억제하고, 이는 추가로 내요도 괄약근을 연다.
4. 수용기들의 구심성 입력은 또한 반사적으로 외요도 괄약근으로 향하는 체성운동뉴런을 억제하고, 외요도 괄약근의 이완을 유발한다.
5. 두 괄약근이 모두 열렸으므로, 배뇨근이 수축하면 배뇨가 일어난다.

수의적 조절

앞서 배뇨가 국소 척수신경 반사에 의해 일어난다고 기술했지만, 뇌로부터 내려오는 원심신경이 이 반사에 큰 영향을 미쳐서 수의적으로 배뇨가 일어나지 않게 하거나 일어나게 한다. 척수신경의 손상으로 원심신경이 소실된 사람은 이러한 조절 능력을 상실한다. 방광이 팽창하면 방광 벽의 수용기가 감지해 구심신경을 통해 뇌로 전달되고 배뇨를 재촉하게 한다. 그러나 뇌로부터 오는 원심신경을 활성화하면 내요도 괄약근을 지배하는 교감신경과 외요도 괄약근을 지배하는 체성운동신경을 자극함으로써 수의적으로 배뇨가 일어나지 않게 할 수 있다. 이와 반대로 원심신경을 통해 배뇨를 수의적으로 일어나게 할 수도 있다. 뇌의 여러 부분에서 일어나는 복잡한 상호작용은 배뇨를 조절할 수 있다. 간단히 말해서 뇌간에는 배뇨를 촉진할 수도, 억제할 수도 있는 영역이 존재한다. 더욱이 중뇌의 한 영역은 배뇨를 억제할 수 있으며, 후시상하부의 한 영역은 배뇨를 촉진할 수 있다. 마지막으로 어린 시절 용변 교육에서 학습된 대뇌 피질의 강력한 억제성 입력은 비자발적인 배뇨를 억제한다.

요실금

요실금(incontinence)이란 자신의 의지와는 상관없이 뇨가 흘러나옴으로써 사회적·위생적으로 문제를 일으키는 질병을 말한다. 대부분의 공통된 유형으로는 **긴장성 요실금**(stress incontinence, 재채기나 기침, 운동 등에 의한)과 **절박성 요실금**(urge incontinence, 배뇨 욕구와 관련된)이 있다. 요실금은 여성에게 좀 더 일반적이며 60세 이상 여성의 25% 이상에서 일주일에 1~2회 일어난다. 집에서 간호받거나 요양시설에 수용된 나이 든 여성에게서 매우 일반적으로 일어난다. 여성에게 있어서 요실금은 질 전정부

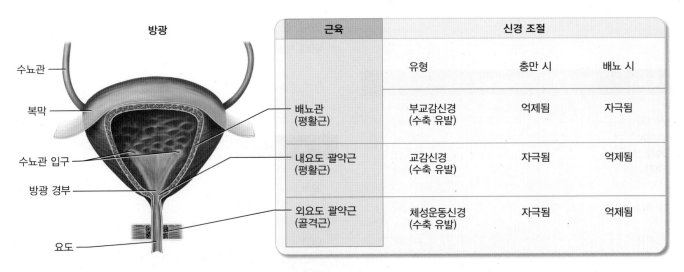

방광	근육	신경 조절		
		유형	충만 시	배뇨 시
배뇨관 (평활근)		부교감신경 (수축 유발)	억제됨	자극됨
내요도 괄약근 (평활근)		교감신경 (수축 유발)	자극됨	억제됨
외요도 괄약근 (골격근)		체성운동신경 (수축 유발)	자극됨	억제됨

그림 14.13 방광의 조절. (방광의 세로 단면 왼쪽에 표기되어 있다.) 여성들은 정확한 해부도에는 내요도 괄약근을 가지고 있지 않다.

의 요도 지지력 상실 때문에 일어난다(그림 17.17a 참조). 약물치료(질의 근육을 강화하기 위한 에스트로겐 대체 요법)는 긴장성 요실금을 경감시킨다. 심각한 경우에는 방광과 요도를 지지하는 질의 개선을 위해 외과적 수술이 필요하기도 하다.

절박성 요실금은 몇몇 환자의 경우 알 수 없는 이유로 발생한다. 그러나 방광이나 요도에 대한 어떠한 자극(예: 세균 감염)도 요실금을 일으킬 수 있다. 절박성 요실금은 배뇨관에 작용하는 부교감신경에 길항적인 약물인 톨테로딘(tolterodine)이나 옥시부티닌(oxybutynin)으로 치료될 수 있다. 이러한 약물은 항콜린성이므로 흐린 시력, 변비, 심장박동 증가 등과 같은 부작용이 생길 수 있다.

이온과 수분 평형의 조절

14.6 나트륨과 수분의 평형

제1장에서는 일반적인 사람의 몸무게에서 55~60%를 수분이 차지하고, 그 수분은 몸의 여러 구획에 산재해 있다는 사실을 다루었다(그림 1.3 참조). 수분은 항상성 유지에 매우 중요하므로, 체내 수분 평형을 조절하는 것은 생존에 필수적이다. 이는 생리학 원리 중 두 가지를 부각시킨다: (1) 항상성은 건강과 생존을 위해 필수적이다. (2) 물질(이 경우에는 물)의 조절된 교환은 구획과 세포막을 가로질러 일어난다.

표 14.3은 체내 수분 평형을 요약한 것이다. 여기의 수치들은 정상 범위라 간주되는 수치들의 평균값이다. 몸에서 획득하는 수분의 근원은 두 가지가 있다.

- 유기 영양분의 산화 과정에서 생성된 수분
- 음식과 음료를 통해 섭취된 수분(설익은 스테이크는 대략 70%가 수분)

수분이 외부 환경으로 손실되는 부위 네 곳은 피부, 호흡 기도, 위장관, 요로이다. 여성에 한해서는 월경이 수분 손실이 일어나는 다섯 번째 요인이다.

피부와 호흡 기도에서 증발에 의한 수분 손실은 지속적인 과정으로 **불감성 수분 손실**(insensible water loss)이라 하는데, 그 이유는 사람이 증발이 일어나는 것을 인식하지 못하기 때문이다. 수분은 피부에서 땀을 통해 증발되기도 한다. 위장관에서 대변을 통한 수분의 손실량은 적지만, 설사가 일어나면 손실이 심각해진다. 구토에 의해서도 심각한 위장관 수분의 손실이 일어날 수 있다.

표 14.4에 체내 염화나트륨(NaCl)의 평형이 요약되어 있다. 보통 피부와 위장관을 통한 Na^+과 Cl^-의 배설은 적지만, 심하게 땀을 흘리거나 구토 또는 설사를 하면 그 양이 현저히 증가한다. 출혈 또한 많은 양의 염화나트륨과 수분의 손실을 초래한다.

표 14.3과 14.4에서 볼 수 있듯이 정상 상태에서는 염화나트륨과 수분의 손실량은 획득량과 정확히 일치한다. 따라서 체내 염화나트륨과 수분의 총량 변화는 없다. 이러한 손실과 획득의 일치는 뇨를 통해 손실을 조절함으로써 이루어지는데, 뇨를 통한 손실량은 상당히 넓은 범위에서 변한다. 예를 들어 뇨를 통한 수분의 배설은 하루에 대략 0.4 L에서 25 L까지 변할 수 있다. 즉 사람이 사막에서 길을 잃었는지, 아니면 맥주 마시기 대회에 참가했는지에 따라서 변화의 폭이 큰 것이다. 미국인은 평균적으로 하루에 3.4g의 나트륨을 소비하지만(표 14.4에서 염화나트륨의 소비량은 8.5 g으로 나와 있음), 이보다 훨씬 높을 수도 있다. 의학계는 하루 2.3 g의 나트륨, 즉 5.8 g의 염화나트륨(1티스푼)을 섭취하기를 권장하고 있다. 건강한 신장은 염화나트륨의 손실과 획득의 균형을 맞추기 위해 염화나트륨의 배설량 범위를 쉽게 변화시킬 수 있다.

표 14.3	성인의 일평균 수분 섭취량과 손실량
섭취	
액체에서	1,400 mL
음식에서	1,100 mL
대사적 생성	350 mL
총합	2,850 mL
방출	
불감성 손실(피부 및 폐)	900 mL
땀	50 mL
대변에서	100 mL
소변에서	1,800 mL
총합	2,850 mL

표 14.4	1일 염화나트륨 섭취량과 손실량
섭취	
음식	8.50 g
방출	
땀	0.25 g
대변	0.25 g
소변	8.00 g
총합	8.50 g

14.7 신장에서 나트륨과 수분의 기본적인 처리 과정

나트륨(Na^+)과 수분은 분자량이 작고, 단백질에 결합되지 않으며, 혈장 안을 자유롭게 돌아다니기 때문에 모두 사구체 모세혈관으로부터 보먼공간으로 자유롭게 여과된다. 이 두 가지는 상당한 양이 재흡수되고 보통 99% 이상(표 14.2 참조) 재분비는 되지 않는다. 신장에서 사용하는 에너지의 대부분은 이런 엄청난 양의 물질(특히 수분과 나트륨)을 재흡수하는 일에 사용된다. 많은 양의 나트륨과 수분의 재흡수는 근위세뇨관에서 일어나지만(대략 2/3), 재흡수가 호르몬에 의해 주로 조절되는 곳은 원위곡세뇨관과 수집관이다.

나트륨과 수분의 재흡수 기전은 다음과 같은 두 가지로 요약된다.

- 나트륨 재흡수는 헨레고리의 하행각을 제외한 모든 세뇨관 구획에서 능동수송에 의해 일어난다.
- 수분의 재흡수는 삼투에 의해 일어나며 나트륨 재흡수에 의존적이다.

1차 능동적 나트륨 재흡수

세뇨관에서 일어나는 나트륨 재흡수의 기본적인 특징은 나트륨을 세포 안에서 간질액으로 내보내는 1차 능동수송으로서, **그림 14.14**에 근위세뇨관과 수집관의 예가 제시되어 있다. 이 능동수송은 세포의 기저측면막에 있는 Na^+/K^+-ATP 효소 펌프에 의해 일어난다. 능동수송에 의해 나트륨이 세포 밖으로 수송되면, 세포 내 나트륨 농도는 세뇨관 내강에 비교해 낮아지게 되어, 나트륨은 내강에서 세뇨관 상피세포 안으로 농도기울기를 따라 이동하게 된다.

나트륨이 막을 가로질러 세포 안으로 농도기울기에 따라 이동하는 기전은 구획마다 다르며, 이는 해당 구획 내강막에 있는 통로 또는 수송 단백질이 어떤 것인가에 따라 결정된다.

근위세뇨관

예를 들어 근위세뇨관 세포에서 내강으로 들어가는 단계는 포도당을 비롯한 다양한 유기 분자들과의 공동운반 또는 수소이온과의 역수송에 의해 일어난다. 후자의 경우, 이 세포 안으로 들어갈 때 H^+이 내강으로 나간다(**그림 14.14a**). 즉 근위세뇨관에서는 Na^+ 재흡수가 공동수송되는 물질의 재흡수와 H^+ 분비를 유도한다. 실제로 근위세뇨관 세포의 내강막에는 브러시 보더(brush border,

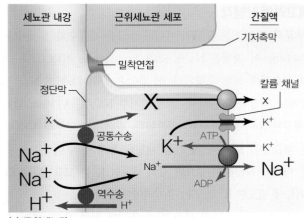

(a) 근위세뇨관

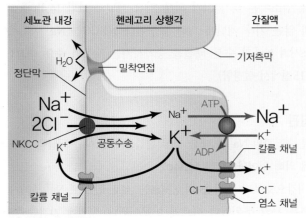

(b) 헨레고리 상행각

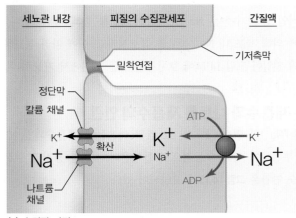

(c) 수집관 피질

그림 14.14 근위세뇨관(a)과 헨레고리의 상행각(b), 수집관(c)에서의 Na^+ 재흡수 기전(그림 14.15는 간질액에서 세뇨관주위 모세혈관으로 재흡수되는 Na^+의 이동을 보여주고 있다). 글자 크기는 농도의 높고 낮음을 의미한다. 'X'는 포도당이나 아미노산과 같은 유기 분자를 나타낸다. 이들은 Na^+과 함께 수송된다. Na^+/K^+-ATP 효소 펌프가 수송하는 K^+의 운명은 신장 K^+에 대해 다루는 마지막 절에서 논의한다.

그림 14.14a에는 나타나 있지 않음)가 있는데, 이것은 재흡수를 위한 표면적을 크게 증가시켜 준다.

헨레고리의 상행각

이 부분의 주요 기능은 물이 아니라 소금을 재흡수하는 것이다(그림 14.14b). 이 작업은 Na$^+$-K$^+$-2Cl Transporter(NKCC)라 하는 특이 수송체에 의해 수행된다. 이 작업은 근위세뇨관의 Na$^+$ 공동 수송체나 역방향 수송체와 같이 기저부 Na$^+$/K$^+$-ATPase 펌프에서 생성된 Na$^+$ 농도차에 의존한다. 관의 강으로부터 NKCC에 의해 재흡수된 K$^+$은 근처 칼륨 채널을 통해 관의 내강으로 순환된다. 이러한 재순환이 없으면 강의 액체는 K$^+$은 고갈된다. NKCC의 기능에 필요한 K$^+$ 농도는 유지되어야 한다.

적은 양의 K$^+$도 기저 외부 칼륨 채널에 의해 간질액에서 흡수된다. 염소이온 역시 기저 외부 칼륨 채널과 그림 14.4b에 표시되지 않은 기타 채널에 의해 흡수된다. NKCC는 Na$^+$ 재흡수를 감소시켜 Na$^+$과 수분 배설을 증가시키는 약물의 주요 대상이다(14.15절에서 설명함).

수집관

피질 수집관의 Na$^+$에 대한 정점 진입은 주로 Na$^+$ 채널을 통한 확산에 의해 일어난다(**그림 14.14c**).

내강으로부터 첨막을 가로지르는 세포 안으로 Na$^+$ 하향농도 운송은 관의 부위마다 다르게 이루어진다. 반면에 기저측면막에서는 모든 Na$^+$ 재흡수 관부위에서 동일하다. 세포 밖으로 Na$^+$의 일차적인 능동 수송은 Na$^+$/K$^+$-ATP 효소를 통해 이루어진다. 이 과정에 의해 세포 내 Na$^+$ 농도를 감소시키고, 이에 따라 농도하향 첨막의 진입이 그림 14.14에 보여주는 모든 부위에서 가능하다.

수분 재흡수와 나트륨 재흡수의 연관

나트륨(Na$^+$)과 염소(Cl$^-$) 및 그 밖의 이온들이 재흡수되면, 수분이 삼투현상에 의해 수동적으로 들어온다. 이러한 용질과 수분의 재흡수 연관은 **그림 14.15**에 요약되어 있다.

❶ Na$^+$은 세뇨관 내강에서 간질액으로 상피세포를 가로질러 수송된다. 포도당, 아미노산, 중탄산이온(HCO$_3^-$)과 같은 용질의 재흡수는 Na$^+$ 수송에 의존적인데 이들도 삼투현상에 기여한다.

❷ 이러한 용질이 세뇨관 상피세포에 의해서 세뇨관 내강으로부터 제거되면 세포 가까이에 있는 세뇨관 체액의 국부적인 삼투농도가 감소한다(즉 국소적 수분의 농도가 증가한다). 동시에 상피세포에 인접한 간질액에 용질이 있게 되면 국부적 삼투농도가 증가한다(즉 국소적 수분의 농도가 감소한다).

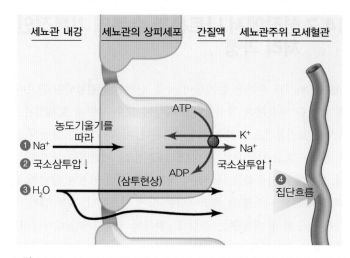

그림 14.15 수분과 나트륨 재흡수의 연관. 숫자에 대한 설명은 본문을 보라. 나트륨이 아닌 용질, 즉 포도당, 아미노산, 중탄산이온 등도 내강과 간질액 사이의 삼투농도 차이에 기여한다. 그러나 이 모든 기질의 재흡수는 궁극적으로 직접 또는 간접적인 나트륨에 대한 공동수송과 역수송에 의존한다(그림 14.14a 참조). 그러므로 이 그림에서는 안 보인다.

❸ 내강과 간질액 수분의 농도 차는, 내강으로부터 세뇨관 세포의 세포막이나 밀착연접을 가로질러 간질액으로 들어가는 수분의 순 확산을 일으킨다.

❹ 수분이 순 확산될 때, 나트륨과 간질액에 용해된 모든 것이 수분과 함께 집단흐름으로 세뇨관주위 모세혈관으로 이동한다. 이는 재흡수의 마지막 단계이다.

세뇨관 상피를 가로질러 수분이 이동하려면 상피세포가 수분에 대한 투과성이 있어야 한다. 수분의 농도기울기가 아무리 크더라도 수분에 대한 투과성이 없는 상피를 지날 수 없다(그림 14.14b 참조). 수분의 투과성은 세뇨관 구획에 따라 다양하며, 세포막에 있는 **아쿠아포린**(aquaporin)이라는 수분 채널(water channel)의 존재 여부에 크게 좌우된다. 근위세뇨관에서 수분의 투과성은 항상 매우 높아서 이 부분에서는 수분 분자가 Na$^+$이 재흡수되는 속도만큼 빠르게 재흡수된다. 그 결과 근위세뇨관에서의 재흡수는 Na$^+$과 수분이 같은 비율로 이루어진다.

다음 구획인 헨레고리와 원위곡세뇨관에서 수분의 투과도에 대한 것은 나중에 다루자. 이제 정말 중요한 지점으로 세뇨관 마지막 부위인 피질 수집관과 수질 수집관의 수분 투과도는 생리적 조절로 인해 매우 크게 변한다. 이들은 수분의 투과도가 조절되는 유일한 세뇨관 구획이다.

수집관에서 수분의 투과도, 즉 수동적 수분 재흡수를 조절하는 물질은 뇌하수체후엽에서 분비되는 펩티드호르몬인 **바소프레신**[vasopressin, 또는 **항이뇨호르몬**(antidiuretic hormone,

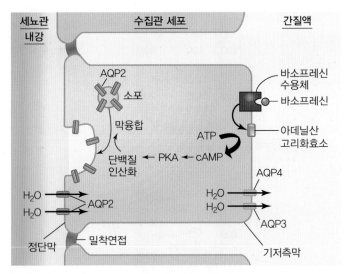

그림 14.16 수질 수집관에서 수분의 재흡수를 증가시키기 위한 아쿠아포린(AQP)의 조절과 기능. 바소프레신이 수용체와 결합하면 Gs 단백질(그림에는 보이지 않음)의 활성화를 통해 세포 내 cAMP 농도가 증가하고, 이에 따라 아데닐산고리화효소가 활성화된다. cAMP는 단백질인산화효소A(PKA)의 활성을 증가시킨다. PKA는 특정 단백질의 인산화를 증가시켜 AQP2를 포함하고 있는 소낭과 내강막의 융합 속도를 증가시키고, 그 결과 내강막의 AQP2 채널 수가 증가한다. 이어서 수분이 수동적 확산으로 세포 안으로 들어가고 이 수분은 바소프레신에 반응하지 않는 AQP3, AQP4를 통해 세포 밖으로 나간다.

ADH)이라고 함. 제11장 참조]이다. 바소프레신의 자극으로 수집관 세포에서 만들어진 아쿠아포린 채널은 내강막으로 삽입된다. 우리 몸에는 10가지 이상의 아쿠아포린이 존재하는데 AQP1, AQP2, AQP3 등과 같이 명명되었다. **그림 14.16**은 신장 수집관 세포에 있는 아쿠아포린 채널의 기능을 보여주고 있다.

바소프레신이 혈액으로부터 간질액으로 들어간 후 기저측면막 수용체와 결합하면 2차 전달자인 cAMP의 농도가 증가하게 된다. 이것은 단백질인산화효소 A(protein kinase A, PKA)를 활성화해 AQP2를 포함하는 소낭이 내강막에 융합되도록 한다. 이렇게 해서 소낭으로부터 막에 삽입되는 AQP2의 수가 증가하게 된다. AQP2 채널의 수가 증가하면, 농도기울기로 내강막을 지나 세포로 들어가는 수분의 확산이 증가하게 된다. 수분은 다시 기저측면막에 있는 AQP3와 AQP4를 통해 간질액으로 확산해 들어간다(기저측면막에 있는 AQP들은 바소프레신 의존적이지 않다). 바소프레신의 혈장 내 농도가 매우 높으면 수집관의 수분 투과도는 크게 증가한다. 따라서 수동적인 수분의 재흡수는 최대가 되고, 최종 뇨의 부피는 얼마 되지 않아 여과된 수분의 1%가 채 되지 않는다.

바소프레신이 없으면 수집관의 수분 투과도는 매우 낮다. 왜냐하면 첨부막의 AQP2 수는 최소가 되어 이들 부위에서 수분은 별로 재흡수되지 않는다. 그러면 세뇨관에 남아 있는 많은 양의 수분이 뇨로 배설된다. 바소프레신 농도가 낮아 뇨의 배설이 증가하는 것을 **수분 이뇨**(water diuresis)라 한다. **이뇨**(diuresis)는 어떤 원인이든지 뇨의 양이 많은 것을 의미한다. 다음 절에서는 바소프레신 분비의 조절을 다룰 것이다.

요붕증(diabetes insipidus)은 다른 종류의 당뇨병과는 확연히 다른 당뇨병으로, 바소프레신 체계에 이상이 있을 때 나타난다. 즉 뇌하수체후엽의 바소프레신 분비 이상[**중추성 요붕증**(central diabetes insipidus)]이나 바소프레신에 대한 신장의 반응 이상[**신장성 요붕증**(nephrogenic diabetes insipidus)]으로 요붕증이 생긴다. 요붕증 환자는 요붕증의 종류와 관계없이 탈수 상태라도 수집관의 수분 투과도는 낮다. 극단적인 경우에는 하루에 뇨의 양이 25 L인 지속적인 수분 이뇨도 있다. 이런 경우에는 이뇨로 잃은 수분의 양을 수복하기가 불가능에 가깝기 때문에 탈수, 극도로 높은 혈장 삼투현상으로 인한 죽음까지 이를 수 있다.

수분 이뇨의 경우, 뇨의 양은 증가하지만 분비되는 용질의 배설량은 증가하지 않는다. **삼투성 이뇨**(osmotic diuresis)의 경우 뇨의 양 증가는 용질의 배설 증가가 그 원인이다. 예를 들어 Na^+의 재흡수 이상은 보통 Na^+ 배설과 수분의 배설 증가로 이어진다. 왜냐하면 앞에서 언급했듯이 수분의 재흡수는 용질의 재흡수에 의존적이기 때문이다. 삼투성 이뇨의 또 다른 예로 당뇨병을 들 수 있다. 이 경우 큰 여과부하량으로 인해 재흡수되지 않은 포도당 때문에 내강에 수분이 유지되고, 그 결과물이 포도당과 함께 배설된다.

요약하면, 뇨를 통한 용질의 손실은 수분의 손실(삼투성 이뇨)을 동반하지만, 그 역은 성립되지 않는다. 즉 수분 이뇨는 반드시 동등한 용질의 손실을 동반하지는 않는다.

뇨의 농축: 역류 증폭계

이 절을 읽기 전에 제4장의 **저삼투성**(hypoosmotic), **등삼투성**(isoosmotic), **고삼투성**(hyperosmotic)이라는 용어를 복습하자.

방금 혈장 내 바소프레신의 양이 많을 때 신장이 어떻게 해서 적은 양의 뇨를 만들어내는지 다루었다. 이런 조건에서 뇨는 혈장에 비해서 농축(고삼투성)되어 있다. 이 절에서는 어떤 기전에 의해 이러한 고삼투성이 이루어졌는지 알아볼 것이다.

신장의 고삼투성 뇨를 만드는 능력은 수분의 흡수가 제한적인 상황에서도 생존할 수 있게 하는 중요한 요인이다. 사람의 신장은 뇨의 농도를 최고 1,400 mOsmol/L까지 만들 수 있는데, 이는 혈장의 농도가 285~300 mOsmol/L(편의상 300 mOsmol/L로 반올림함)임을 감안할 때 무려 5배나 높은 수치이다. 일반적으로 요소, 황, 인, 기타 노폐물과 이온의 하루 배설량은 600 mOsmol이다. 따라서 뇨의 최소 부피는 다음과 같이 계산할 수 있다.

$$\frac{600 \text{ mOsmol/일}}{1{,}400 \text{ mOsmol/L}} = 0.444 \text{ L/일}$$

이 뇨의 부피를 **필연적 수분 손실량**(obligatory water loss)이라고 한다. 수분 섭취량이 매우 낮은 사람은 이 필연적 수분 손실에 의해 탈수가 된다.

뇨의 농축은 세뇨관액이 수질 수집관을 따라 흐르면서 일어난다. 이 관을 둘러싸고 있는 간질액은 매우 고삼투성이다. 바소프레신이 있으면 수분은 관을 빠져나가 수질 간질액으로 들어간 후 수질 혈관으로 들어가 혈액을 따라 운반된다.

핵심이 되는 질문은 '어떻게 해서 수질 간질액이 고삼투성을 갖게 되었는가?'이다. 그 답은 몇 가지 서로 연관된 요인을 포함한다.

- 방수질네프론 헨레고리의 역류 구조
- 헨레고리 상행각에서의 염분 재흡수
- 수분에 대한 상행각의 불투과성
- 수질에 갇힌 요소(urea)
- 고삼투성 수질이 씻겨 나가는 것을 최소화하는 직립관의 U자 모양 고리

헨레고리가 근위세뇨관과 원위곡세뇨관 사이에서 머리핀 모양의 고리를 형성하고 있다는 것을 상기하자(그림 14.3 참조). 근위세뇨관에서 헨레고리로 들어오는 세뇨관액은 하행각을 따라 흘러 내려가다가 구부러진 곳에서 방향을 바꾸어 상행각을 따라 흘러 올라간다. 이 두 각에서 반대 방향으로 흘러가는 것을 역류라 하며 헨레고리 전체 구조는 **역류 증폭계**(countercurrent multiplier system) 기능을 해 수질 간질액을 고삼투성으로 만든다.

근위세뇨관에서는 항상 나트륨과 수분이 같은 비율로 재흡수되기 때문에, 근위세뇨관에서 헨레고리의 하행각을 들어가는 세뇨관액은 혈장의 삼투농도와 같은 300 mOsmol/L이다. 하행각에서 일어나는 일은 상행각에서 일어나는 현상을 알아야 이해할 수 있기 때문에 잠시 하행각에 대한 언급은 보류한다.

상행각 길이를 따라 Na^+과 Cl^-은 내강으로부터 수질 간질액으로 재흡수된다(**그림 14.17a**). 상행각의 윗부분(두꺼운 부분)에서는 이러한 재흡수가 Na^+과 Cl^-의 능동수송체에 의해 일어나고, 아랫부분(가는 부분)에서는 이러한 수송체가 없기 때문에 재흡수는 단순확산에 의해 일어난다. 역류 증폭계를 간단하게 설명하기 위해 상행각 전체를 Na^+과 Cl^-을 능동적으로 재흡수하는 동일한 구조로 취급할 것이다.

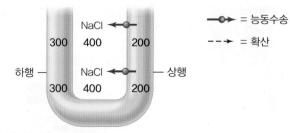

(a) 상행각의 NaCl 능동수송

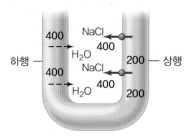

(b) 하행각의 수동적 물의 재흡수

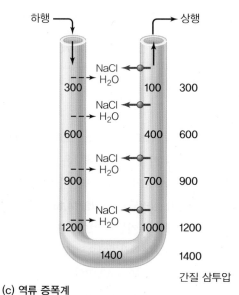

(c) 역류 증폭계

그림 14.17 고삼투농도의 신장수질 간질의 형성. (a) 상행각의 NaCl 능동수송(수분에 대해서는 투과성이 없다), (b) 하행각의 수동적 수분의 재흡수, (c) 세뇨관액이 세뇨관 내강을 통해 흐르면서 삼투농도가 증가한다.

중요한 것은 상행각은 비교적 수분에 대한 투과도가 낮아 염분을 따라 이동하는 수분은 별로 없다는 사실이다. 수분의 재흡수 없이 용질만 재흡수되기 때문에 수질 간질액은 상행각 내 세뇨관액보다 고삼투성이 되어간다.

다시 하행각으로 돌아가자. 이 구획은 상행각과는 달리 NaCl을 재흡수하지 않고 수분에 대해 높은 투과도를 갖고 있다(**그림 14.17b**). 따라서 수분은 이 부위와 간질액의 삼투농도가 다시 같아질 때까지 하행각을 떠나 보다 농축된 간질액으로 이동한다. 이러한 평형화가 진행되는 동안 간질액의 고삼투농도는 유지된다.

왜냐하면 상행각이 계속해서 NaCl을 퍼내어 상행각과 간질액 사이의 농도 차를 유지하기 때문이다.

따라서 수분의 확산으로 인해 하행각과 간질액의 삼투농도는 같아져서 그림 예의 경우, 이 두 부위의 삼투농도는 상행각보다 200 mOsmol/L 더 높게 된다. 이것이 역류 증폭계의 근본 기전이다. 역류 증폭계는 수질의 간질액이 더 농축되도록 한다. 수집관에서 수분을 끌어내어 뇨를 농축시키는 것이 이 고삼투농도인 것이다. 그러나 한 가지 더 '증폭'이라는 특징을 고려해야 한다.

지금까지는 이온이 수송되고 수분이 확산되는 동안 헨레고리에서 세뇨관액의 흐름이 멈춘 것으로 간주하고 이 역류 증폭계를 분석했다. 이제 헨레고리의 하행각과 상행각에서 흐름이 있다고 할 때 어떤 일이 일어나는지 보자(**그림 14.17c**). 각 수평 수준에 있던 200 mOsmol/L의 삼투농도 차는 세뇨관액이 수질로 깊이 흘러가면서 증폭된다. 세뇨관액이 헨레고리의 구부러진 곳에 이르면 세뇨관액과 간질액의 삼투농도는 1,400 mOsmol/L 정도의 매우 높은 삼투농도까지 증폭된다. 상행각의 NaCl 능동수송 기전(낮은 수분 투과도와 함께)은 이 증폭계의 기본임을 염두에 두자. 이것이 없으면 역류 증폭계가 헨레고리와 수질 간질액의 삼투농도에 아무런 영향을 주지 못해 이들의 삼투농도는 단순히 300 mOsmol/L로 있게 될 것이다.

이제 우리는 농축된 수질 간질액에 대해 알았다. 이제부터는 **그림 14.18**을 보면서 세뇨관액이 계속해서 헨레고리에서 원위곡세뇨관을 지나 수집관으로 흘러가는 것을 보자. 아울러 요소 재흡수와 요소가 간질액에 갇히는 현상(나중에 자세하게 다룰 것임)도 수질 간질액의 삼투농도를 최대화하는 데 기여한다. 역류 증폭계는 하행각 액을 농축시키지만 상행각에서는 삼투농도가 감소해 원위곡세뇨관으로 들어가는 세뇨관액은 혈장보다 묽어서 100 mOsmol/L로 저삼투성이다(그림 14.18). 원위곡세뇨관은 상행각과 마찬가지로 Na$^+$과 Cl$^-$을 능동수송하고 수분에 대해 비교적 투과성이 없어, 세뇨관액은 이곳을 지나면서 더 묽어진다. 이러한 저장성 액이 피질 수집관으로 들어간다. 상당한 양이 재흡수되었기 때문에 상행각 말단의 세뇨관액 흐름은 하행각으로 들어가는 흐름보다 훨씬 작다.

앞에서 언급한 바와 같이 바소프레신은 피질 수집관과 수질 수집관의 수분에 대한 투과도를 증가시켜 준다. 반면에 바소프레신은 수집관 이전 부위 세뇨관의 수분 재흡수에는 영향을 미치지 않는다. 따라서 이 호르몬의 혈장 농도와 관계없이 피질 수집관으로 들어가는 세뇨관액은 저장성이다. 그러나 여기서부터 바소프레신은 중요한 역할을 한다. 바소프레신의 농도가 높으면 피질 수집관의 액이 간질액과 피질 세뇨관 주위 혈장과 등삼투성이 될 때까

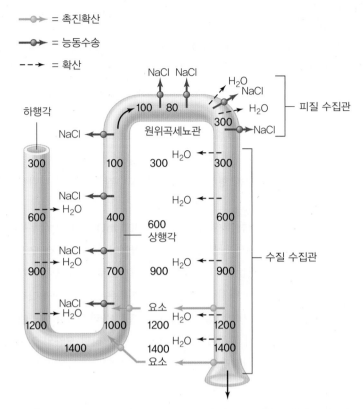

= 촉진확산
= 능동수송
= 확산

그림 14.18 신장 역류 증폭계에 의한 간질액 삼투농도 기울기 형성 모식도와 바소프레신 존재하에 고삼투성 뇨 형성에 대한 역류 증폭계의 역할. 고삼투성 수질은 NaCl 재흡수와 갇혀 있는 요소에 의해 이루어짐을 유의하라(그림 14.20에 기술되어 있음).

지 수분은 피질 수집관의 저장성 액으로부터 확산에 의해 재흡수된다.

이제 등장성 세뇨관액이 수질 수집관으로 들어가서 수집관을 따라 흘러간다. 바소프레신의 혈장 농도가 높으면 수분은 관을 떠나 수질 간질액으로 확산해 나간다. 왜냐하면 이곳 간질액은 헨레고리의 역류 증폭계와 요소 갇힘에 의해 높은 삼투농도가 확립되어 있기 때문이다. 이 수분은 수질 모세혈관으로 들어가서 정맥혈을 통해 신장을 떠난다. 수분의 재흡수는 수질 수집관 길이를 따라 일어나서, 바소프레신이 있으면 수집관 말단의 액은 헨레고리의 구부러진 부위—즉 수질 바닥—를 둘러싸고 있는 간질액과 같은 삼투농도를 갖게 된다. 그리하여 최종 뇨는 고삼투성이다. 신장은 가능한 한 수분을 유지함으로써, 수분이 결핍되었을 때 일어나는 탈수를 최소화한다.

반면에 혈장 바소프레신 농도가 낮으면 피질 수집관과 수질 수집관은 수분을 잘 투과시키지 않는다. 그 결과 많은 양의 저삼투성 뇨가 배설되어 우리 몸으로부터 과다한 양의 수분이 빠져나가게 된다.

수질의 혈액순환

앞에서 기술한 역류계와 관련된 중요한 의문이 생긴다. 왜 혈액이 수질 모세혈관을 지나갈 때 헨레고리에 의해 형성된 역류 기울기가 없어지지 않는가? 보통 삼투농도가 300 mOsm/L인 혈장이 매우 농축된 수질로 들어오면 다량의 Na^+과 Cl^-가 모세혈관으로 순확산되어 들어가고 수분은 모세혈관으로부터 나와서 간질액 기울기가 없어질 것으로 생각할 수 있다. 그러나 수질에 있는 혈관(직립관)은 머리핀 고리를 형성해 헨레고리 및 수질 수집관과 나란히 배열되어 있다.

그림 14.19에서 보는 바와 같이 혈액은 300 mOsm/L의 삼투농도를 갖고 혈관 고리의 상부로 들어온다. 혈액이 고리를 따라 수질로 깊이 흘러 내려갈수록 Na^+과 Cl^-은 혈관으로 확산해 들어가고 수분은 혈관에서 빠져나온다. 그러나 혈액은 고리의 구부러진 부위에 도달한 후 고리의 상행 혈관으로 흘러 올라가면서 이곳에서 거의 완전히 반대 과정이 일어난다. 따라서 머리핀 모양의 직립관은 확산에 의한 간질액으로부터의 용질 손실을 최소화한다. 동시에 헨레고리와 수집관으로부터 재흡수된 염분과 수분은 모세혈관의 스탈링 힘(Starling force)에 의해 동량이 집단흐름으로 다시 간질액으로 옮겨진다. 이와 같이 하여 안정된 상태의 역류기울기가 유지된다. NaCl과 수분이 헨레고리와 수집관에서 재흡수되기 때문에 직립관을 떠나는 혈액의 양이 직립관으로 들어오는 양보다 적어도 2배 많다. 최종적으로 직립관 전체를 통해 지나는 혈류

의 양은 총 신장 혈류량의 일부에 지나지 않는다. 이리하여 수질의 고장성 간질액이 씻겨 나가는 것을 최소화할 수 있다.

요소 재순환은 고장성 수질의 간질액을 확립하는 데 기여한다

앞에서 기술한 대로 역류 증폭계는 수질의 간질액을 고장성으로 유지되도록 하고 직립관이 그 유지를 돕는다. 우리는 이미 근위세뇨관에서의 수분 재흡수가 확산에 의한 요소 재흡수에 기여함을 배웠다. 요소는 네프론의 나머지 부위를 지나면서 재흡수되고 분비되며 다시 재흡수된다(그림 14.20). 이와 같이 해서 삼투적 활성이 있는 물질인 요소를 간질액에 가두어 간질액의 삼투농도를 증가시킨다. 그림 14.18에서 보는 바와 같이 요소는 실제로 신장 수질의 총삼투농도에 기여한다.

요소는 사구체에서 자유롭게 여과된다. 여과된 요소의 약 50%는 근위세뇨관에서 재흡수되고 남은 50%는 헨레고리로 들어간다. 수질의 간질액에 축적되어 있는 요소는 헨레고리의 가는 하행각과 상행각에서 촉진확산에 의해 다시 세뇨관 내강으로 들어온다. 그러므로 사구체에서 여과된 모든 요소는 원위세뇨관으로 들어가는 세뇨관액에 존재한다. 이 중 일부는 원위세뇨관과 피질 수집관에서 재흡수된다. 이후 요소의 반 정도는 수질 수집관에서 재흡수되고 5%만이 직립관으로 확산해 들어간다. 남은 양은 헨레고리로 다시 분비된다. 여과액의 15%가 수집관에 남아 있다가 뇨로 배설된다. 이와 같은 수질내 간질액을 통한 요소의 재순환과 직립관에 의한 최소한의 요소 흡수는 그림 14.18에서 보는 바와 같이 고삼투농도에 기여한다. 흥미로운 것은, 수질 간질의 요소 농도는

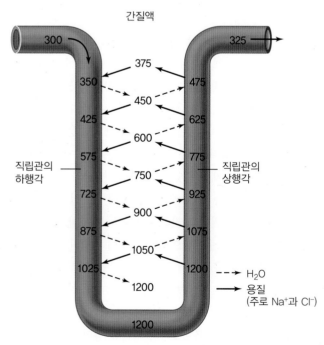

그림 14.19 신장 수질의 고장성 간질액을 유지하기 위한 직립관의 기능. 수분과 용질의 모든 이동은 확산에 의해 일어난다. 동시에 집단흐름에 의한 간질액의 흡수가 일어난다(그림에는 보이지 않음).

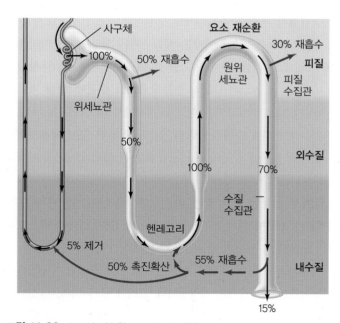

그림 14.20 요소의 재순환. 요소의 재순환은 내수질에 요소를 '가두어' 삼투농도를 증가시켜서 고장성을 형성하고 유지하는 것을 돕는다.

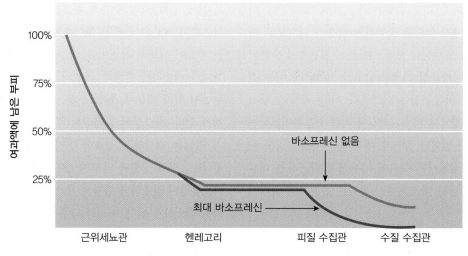

(a) 여과액에 남은 부피

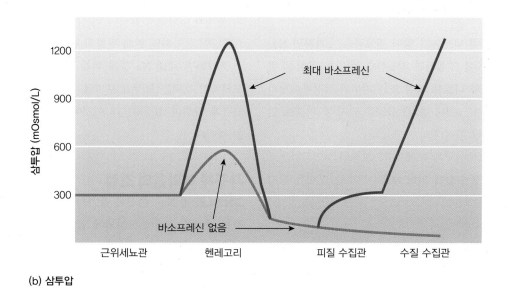

(b) 삼투압

그림 14.21 혈액 내의 바소프레신 부재 및 최대 바소프레신 농도가 (a) 네프론의 여과액에 남은 부피와 (b) 네프론의 길이에 따른 세뇨관액의 삼투농도에 미치는 영향.

항이뇨 상태에서 증가하고, 수분 재흡수에 기여한다는 사실이다. 이는 바소프레신에 의해서 일어난다. 즉 바소프레신은 수분 침투성에만 효과를 나타내는 것이 아니라 수질 내부 수집관의 요소에 대한 침투성 또한 증가시키는 것이다.

요약: 바소프레신에 의한 뇨량과 삼투농도의 조절

이제 소변의 농도 조절에 대한 바소프레신의 역할과 수분의 재흡수에 대해 정리할 때가 된 것 같다. **그림 14.21**이 바로 그것이다. 우선 방수질네프론으로 재흡수된 부피의 약 60~70%는 바소프레신에 의한 조절의 결과가 아니고, 근위세뇨관에서 등삼투적으로 일어난 것이다. 수집관에 대한 바소프레신의 직접적인 효과는 신장 수질 간질의 삼투농도 증가이다. 그 결과, 헨레고리 하행각의

내강으로부터 수분 재흡수가 증가한다. 따라서 바소프레신이 하행각에 직접적인 영향을 주지 않더라도 세뇨관 용액의 삼투농도가 증가하게 되는 것이다. 많은 사람들이 놓치고 지나가겠지만, 그림 14.21에서 흥미로운 점은 바소프레신이 있을 때보다 없을 때가 헨레고리의 최대 삼투농도가 더 낮다는 점이다. 앞에서도 설명했지만, 이는 바소프레신이 수질의 수집관에서 요소 재흡수를 유도하기 때문이다(그림 14.20 참조). 이러한 효과가 없을 경우에는 수질의 요소 농도가 감소하게 된다. 요소가 수질에 존재하는 용질의 약 절반가량을 차지하기 때문에(그림 14.18 참조), 헨레고리 바닥(수질에 존재하는)의 최대 삼투농도가 감소하는 것이다.

두 경우 모두 헨레고리 후반에서 세뇨관 용액의 삼투농도가 감소하는 것에 유념하자. 이 사실은 네프론의 수분이 불투과성인 구

역에서 세뇨관 용질의 재흡수가 선택적이라는 것을 말해준다. 따라서 배출되는 소변의 양과 농도를 조절하는 것은 궁극적으로 바소프레신인 것이다. 바소프레신의 부재 시에는 수집관에서 수분의 재흡수가 최소화되고, 여과율의 미세한 감소가 일어난다. 이는 소변량의 증가 및 소변의 저삼투성을 야기한다. 다른 예시로, 심각하게 수분이 부족한 환경에서 바소프레신이 최대치로 분비된다면 최대량의 수분 재흡수가 일어날 것이며, 매우 적은 양의 고농도 소변이 분비될 것이다. 현실에서는 수분에 자유롭게 접근하는 대부분의 사람은 혈중에 적당한 바소프레신 농도를 유지하며 살아가고 있다.

14.8 신장의 나트륨 조절

건강한 사람의 경우 체내 나트륨의 양이 필요량을 초과하면 Na^+ 배설이 증가하고 나트륨이 결핍되면 감소한다. 이러한 항상성 반응은 매우 정확해 대량의 나트륨 섭취 또는 피부와 위장관에서의 나트륨 대량 손실이 있어도 체내 총나트륨양은 단지 몇 퍼센트 안 되는 범위 안에서 변동될 뿐이다.

앞서 보았듯이, Na^+은 사구체 모세혈관으로부터 보먼공간으로의 여과가 자유롭고 능동수송에 의해 재흡수되지만, 분비는 되지 않는다. 즉 다음과 같다.

$$배설되는 Na^+ = 여과된 Na^+ - 재흡수된 Na^+$$

우리 몸은 위의 식 오른쪽에 있는 두 변수를 변화시켜서 Na^+ 배설을 조절할 수 있다. 그러므로 어떠한 이유로 체내 Na^+ 농도가 감소하면 Na^+의 재흡수가 증가하여 나트륨의 배설이 정상 수준 이하로 감소한다.

Na^+ 재흡수 조절 반응을 이해하는 데 처음 다룰 것은 어떤 것에 의해 조절이 시작되는가, 즉 어떤 변수가 실제로 감지하는 수용체인가이다. 놀랍게도 체내 나트륨의 총량을 감지할 만한 중요한 수용기는 없다. 더 정확하게 말하면, 비뇨계의 Na^+ 배설을 조절하는 반응은 경동맥동과 같은 심혈관계의 압력수용기와 나트륨 여과부하량을 탐지하는 신장의 수용기에 의해 시작된다.

제12장에서 설명했듯이 압력수용기는 심혈관계의 압력 변화를 감지하고 심장과 정맥과 소동맥을 통해 빠르게 압력 변화를 조절한다. 이 장에서 새롭게 알게 되는 것은 압력수용기에 의해 심혈관 압력이 조절되는 동시에 체내 총나트륨양의 조절이 이루어진다는 것이다.

신체 구획 사이 수분의 분포는 세포외액의 용질 농도에 크게 의존한다. Na^+은 연관된 음이온과 함께 용질의 약 90%를 차지하는 주요한 세포외 용질이다. 즉 체내 총나트륨양이 변하면 세포외 부피가 비슷하게 변한다. 세포외 부피는 혈장과 간질액 부피로 이루어져 있기 때문에, 혈장 부피는 체내 총나트륨양과 직접적인 관계가 있다. 제12장에서 혈장의 부피는 정맥, 심방과 심실, 동맥 등의 혈압을 결정하는 중요한 인자라는 것을 배웠다. 따라서 체내 총나트륨양과 심혈관 압력의 연관성은 정리가 되었다. 즉 체내 총나트륨양이 감소하면 혈장의 부피가 감소하고 이어서 심혈관계 압력이 감소하게 된다. 이러한 낮은 압력은 압력수용기를 통해 신장 소동맥과 세뇨관에 영향을 주는 반사를 개시해 사구체 여과율을 감소시키고 나트륨 재흡수를 증가시킨다. 후자의 경우 나트륨 배설을 감소시켜 체내 나트륨(그리고 수분)을 유지시킴으로써 혈장의 부피와 심혈관계 압력이 더 감소하는 것을 방지한다. 체내 총나트륨양이 증가하면 반대 방향의 반사작용이 일어난다.

요약하면 체내 Na^+양에 의해 세포외액의 부피가 결정되고, 세포외액의 부피는 혈장의 부피를 결정한다. 혈장의 부피에 의해 심혈관계 압력이 결정되는데 이것이 바로 Na^+ 배설 조절을 개시하는 것이다.

사구체 여과율의 조절

그림 14.22에 Na^+ 손실이 증가하면 사구체 여과율(GFR)이 감소하는 중요한 기전이 요약되어 있다. 사구체 여과율을 떨어뜨리는 직접적인 원인은 총 사구체 여과압의 감소이다. 이것은 신장의 낮은 동맥압과 신장 소동맥의 반사작용의 결과로 일어나는데 후자가 더 중요하다. 이러한 반사는 제12장에서 언급한 압력수용기 반사임을 주목하자. 다시 말해 심혈관압의 감소로 몸의 여러 곳에서 신경반사에 의한 혈관수축이 유발된다. 앞으로 다루겠지만, 안지오텐신 II와 바소프레신 같은 호르몬 또한 이러한 신장의 혈관수축 반응에 관여한다.

역으로, 체내 총나트륨양 증가로 혈장 부피가 증가할 때 신경내분비 신호로 사구체 여과율이 증가한다. 이러한 사구체 여과율의 증가로 신장의 Na^+ 손실이 증가해 세포외 부피가 정상으로 돌아온다.

나트륨 재흡수의 조절

장기간의 Na^+ 배설 조절에는 사구체 여과율의 조절보다 나트륨 재흡수 조절이 더 중요하다. Na^+ 재흡수 속도를 결정하는 주요 인자는 호르몬인 알도스테론이다.

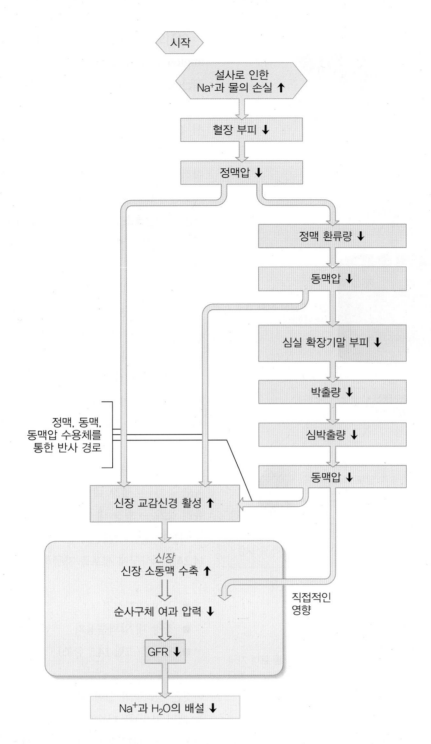

그림 14.22 혈장 부피의 감소는 직접 또는 신경을 통한 반사 경로를 통해 GFR을 감소시키고 따라서 나트륨과 수분의 배설도 감소한다.

알도스테론과 레닌-안지오텐신계

부신피질은 스테로이드호르몬인 **알도스테론**(aldosterone)을 생산한다. 알도스테론은 원위곡세뇨관과 피질의 수집관에서 Na^+ 재흡수를 자극한다. 이와 같이 세뇨관의 뒷부분에 영향을 미치는 것은 입력을 미세하게 조절하기 위해서이다. 왜냐하면 여과된 Na^+의 대부분은 여과액이 네프론의 뒷부분에 도달할 때 재흡수되기 때문

이다. 알도스테론이 완전히 없으면 여과된 Na^+(35 g NaCl/일)의 약 2%가 재흡수되지 않고 배설된다. 이와는 달리 혈장의 알도스테론 농도가 높으면 원위세뇨관과 수집관에 도달하는 모든 Na^+이 재흡수된다. 정상적으로 혈장 Na^+ 농도와 배설되는 Na^+의 양은 이 양극단의 중간에 있다.

바소프레신이 펩티드이고 빨리 작용하는 것과 반대로, 알도스

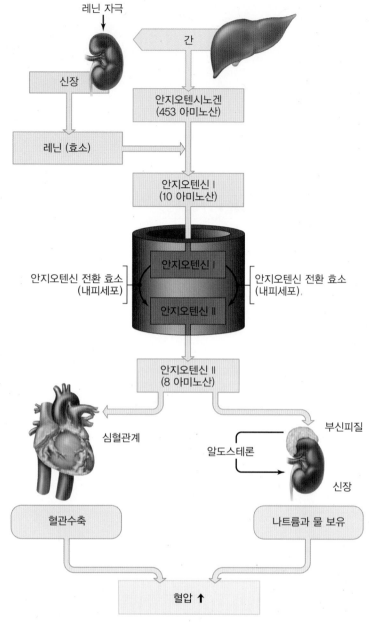

그림 14.23 레닌-안지오텐신계와 안지오텐신 II에 의한 알도스테론 분비 자극 요약. 안지오텐신 전환효소는 모세혈관 내피세포 표면에 있다. 혈장 레닌의 농도는 레닌-안지오텐신계의 속도제한 인자이다. 즉 혈장 안지오텐신 II의 농도가 주요 결정 인자이다.

안지오텐신 II(angiotensin II)는 **레닌-안지오텐신계**(renin-angiotensin systerm)의 구성요소로 **그림 14.23**에 요약되어 있다. **레닌**(renin)은 신장의 방사구체 장치의 방사구체 세포에서 분비되는 효소이다(그림 14.4a, 14.5를 다시 참조하자). 레닌은 혈류 내에서 간에서 만들어진 **안지오텐시노겐**(angiotensinogen)을 분해해 작은 폴리펩티드인 **안지오텐신 I**(angiotensin I)으로 만든다. 생물학적으로 활성을 띠지 않는 안지오텐신 I은 활성을 갖고 있는 안지오텐신 II로 바뀌게 된다. 이러한 전환을 매개하는 효소는 **안지오텐신 전환효소**(angiotensin-converting enzyme, ACE)라고 알려져 있으며 모세혈관 내피세포의 내강 표면에서 많이 발견된다. 안지오텐신 II는 많은 효과를 나타내지만, 가장 중요한 효과는 알도스테론의 분비 자극과 소동맥 수축(제12장 참조)이다. 혈장 안지오텐신 II의 농도는 NaCl이 고갈되었을 때는 높고, NaCl의 섭취가 많을 때는 낮다. 안지오텐신 II의 변화는 알도스테론 분비의 변화를 가져온다.

어떤 원인이 나트륨의 평형 변화로 인한 혈장 내 안지오텐신의 농도를 변화시키겠는가? 안지오텐시노겐과 안지오텐신 전환효소의 농도는 보통 과량으로 있어 안지오텐신 II 형성 속도를 제한하는 인자는 혈장 레닌 농도이다. 따라서 나트륨이 결핍되면 레닌의 분비 증가 → 혈장의 레닌 농도 증가 → 혈장 내 안지오텐신 I의 농도 증가 → 혈장 내 안지오텐신 II의 농도 증가 → 알도스테론 유리 증가 → 혈장 내 알도스테론 농도 증가로 진행된다.

나트륨 결핍이 레닌의 분비를 증가시키는 기전은 무엇인가(**그림 14.24**)? 방사구체 세포를 자극하는 요인이 적어도 세 가지 있다.

- 신장 교감신경
- 신장 내 압력수용기
- 밀집반(그림 14.5 참조).

이것은 생리학의 일반 원리 중 '대부분의 생리적 기능(이 경우에는 레닌 분비)은 다수의 조절계에 의해 조절되며, 종종 서로 길항적으로 작동한다'의 또 다른 좋은 예시이다.

신장 교감신경은 직접 방사구체 세포를 지배하고 있어서, 이 신경의 활성이 증가하면 레닌의 분비가 자극된다. 체내 나트륨이 감소해(따라서 혈장 부피도 감소) 심혈관압이 감소하면 압력수용기를 통해 신장 신경이 반사적으로 활성화되기 때문이다(그림 14.22 참조).

레닌의 분비를 조절하는 두 가지 다른 요인으로 **신장 내 압력수용기**(intrarenal baroreceptor)와 밀집반이 있는데, 이것들은 신장 안에 있으며 외부의 신경내분비 자극을 필요로 하지 않는다

테론은 스테로이드이고 느리게 작용한다. 왜냐하면 알도스테론은 유전자 발현과 단백질 합성의 변화를 유도하기 때문이다. 네프론에서 단백질은 Na^+ 수송에 관여한다. 그림 14.14c를 다시 보라. 알도스테론은 피질 수집관에 있는 모든 채널과 펌프 합성을 유도한다.

알도스테론 분비는 고염식을 먹으면 낮아지고, 저염식을 먹으면 높아진다. 알도스테론의 분비는 어떠한 상황에서 조절되는가? 그 답은 부신피질에서 직접 알도스테론의 분비를 자극하는 호르몬인 안지오텐신 II에 있다.

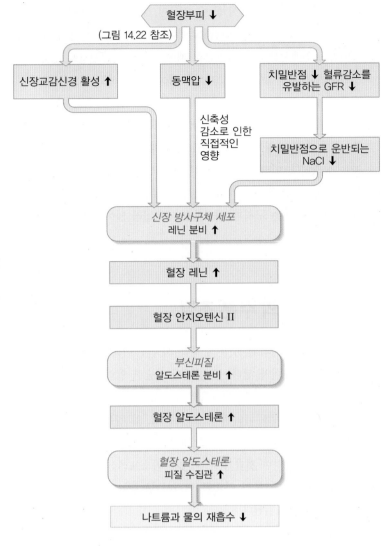

그림 14.24 혈장 부피 감소가 레닌-안지오텐신계와 알도스테론을 통해 피질 수집관에서 나트륨 재흡수를 증가시키고, 그 결과 나트륨 배설을 감소시키는 경로.

(하지만 신경 자극이 영향을 줄 수는 있다). 앞서 언급했듯이 방사구체 세포는 수입소동맥의 벽에 위치하고 있다. 이 세포는 소동맥의 혈압을 감지해 신장 내 압력수용기 기능을 한다. 혈장 부피가 감소해 신장 내 혈압이 감소하면, 세포는 덜 신장되어 보다 많은 레닌을 분비한다(그림 14.24 참조). 따라서 방사구체 세포는 신장 외부에는 압력수용기에 의해 촉발되는 교감신경의 자극과 방사구체 세포 자체의 압력 감응성에 대해 동시에 반응한다.

　방사구체 세포에 대한 다른 내부 자극은 헨레고리 상행각 말단 근처에 있는 밀집반을 통해 이루어진다(그림 14.2 참조). 밀집반은 세뇨관을 흐르는 체액의 Na^+ 농도를 감지한다. Na^+의 운반이 낮아지면 밀집반에서 방출되는 측분비물질이 근처의 방사구체 세포를 활성화시켜 레닌을 방출하도록 한다. 따라서 이 기전은 간접적인 방법으로 나트륨 섭취 변화에 반응한다. 만약 염분의 섭취가

적으면, Na^+이 덜 여과되고 밀집반에 덜 나타나게 된다. 반대로 염분의 섭취가 많으면 레닌 방출률이 크게 감소한다. 동맥압이 크게 감소하면 사구체 여과율이 감소하고 밀집반에 존재하는 Na^+이 적게 된다. 감소한 나트륨은 교감신경과 신장 내 압력수용기의 작용과 동시에 레닌의 방출을 증가시킨다(그림 14.24 참조).

　이러한 시스템의 중요성은 레닌 분비 조절에서 상당히 중복되는 것을 보더라도 알 수 있다. 그림 14.24에서 보듯이 다양한 기전이 동시에 관여한다.

　레닌-안지오텐신계는 나트륨 평형 조절을 도움으로써 동맥 혈압 조절에 기여한다. 그러나 이것이 동맥 혈압에 영향을 주는 유일한 방법은 아니다. 제12장을 보면 안지오텐신 II가 우리 몸의 많은 부위에서 강력한 소동맥 수축제로 작용하며, 말초혈관저항에 대한 효과로 인해 동맥 혈압이 높아짐을 알 수 있다.

　안지오텐신 II와 알도스테론의 양을 조절하는 약물들도 개발되어 있다. **리시노프릴**(lisinopril)과 같은 안지오텐신 전환효소 저해제는 안지오텐신 전환효소를 억제해 안지오텐신 I 으로부터 안지오텐신 II의 생성을 감소시킨다. **로사르탄**(losartan)과 같은 안지오텐신 II 수용기 차단제는 안지오텐신 II가 표적세포(혈관 평활근과 부신피질)에 있는 수용기에 결합하는 것을 억제한다. 마지막으로 **에플레레논**(eplerenone)과 같이 신장에서 알도스테론이 수용기와 결합하는 것을 억제하는 것도 있다. 이 약물들은 그 기전이 다르지만 모두 고혈압을 치료하는 데 효과가 있다. 즉 Na^+과 수분을 적절하게 배설하지 못하는 신부전증에 걸리면 많은 형태의 고혈압이 생길 수 있다.

심방성나트륨이뇨펩티드

다른 조절인자로 심방 나트륨이뇨 인자(ANF) 또는 심방 나트륨 호르몬(ANH)으로도 알려진 **심방성나트륨이뇨펩티드**(atrial natriuretic peptide, ANP)가 있다. ANP는 심장의 심방에 있는 세포에 의해 합성되고 분비된다. ANP는 세뇨관 구획에 작용해 Na^+ 재흡수를 억제한다. ANP는 신장의 혈관에도 작용해 신장의 여과율을 증가시키고 Na^+ 배설을 증가시킨다. Na^+ 배출의 증가로 인한 삼투성 이뇨증을 **나트륨 배설항진**(natriuresis)이라 한다. ANP는 또한 알도스테론의 분비를 직접 제한함으로써 Na^+의 배설을 증가시킨다. 따라서 체내에 나트륨의 양이 너무 많을 때 ANP가 분비될 것으로 예측할 수 있다. 그러나 나트륨 농도 변화가 이러한 ANP 분비를 자극하는 것은 아니다. 레닌과 알도스테론 분비 조절에 적용했던 것과 같은 논리에 의하면, ANP의 증가는 체내 나트륨 증가에 따른 혈장 부피의 팽창 때문이며, 특히 심방의 팽창 증가가 ANP의 분비를 자극한다(**그림 14.25**).

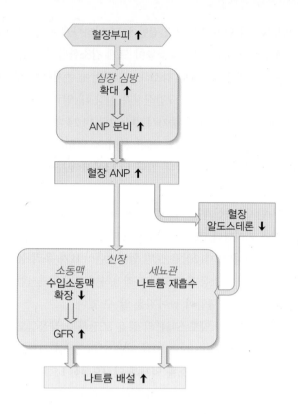

그림 14.25 심방성나트륨이뇨펩티드(ANP)는 나트륨 배설을 증가시킨다.

혈장부피 ↑

심장 심방
확대 ↑

ANP 분비 ↑

혈장 ANP ↑

혈장
알도스테론 ↓

신장

소동맥
수입소동맥
확장 ↓

세뇨관
나트륨 재흡수

GFR ↑

나트륨 배설 ↑

혈압과 신장 기능의 상호작용

Na$^+$의 재흡수를 조절하는 또 다른 중요한 자극은 동맥의 혈압이다. 앞에서 동맥압이 Na$^+$의 재흡수에 영향을 미치는 중요한 반사(레닌-안지오텐신계와 알도스테론을 포함한) 신호임을 언급했다. 이제 우리는 동맥압이 국소적으로 세뇨관 자체에도 작용한다는 것을 강조할 것이다. 특히 동맥압이 증가하면 Na$^+$의 재흡수가 억제되고, 이어서 Na$^+$ 배설이 증가하는데, 이것을 **압력 나트륨 배설항진**(pressure natriuresis)이라고 한다. 동맥압의 변화가 어떻게 나트륨 재흡수를 억제하는지 그 직접적인 기전은 알려지지 않았다.

요약하면, 혈압의 증가는 두 가지 기전에 의해 Na$^+$ 재흡수를 줄인다.

■ 레닌-안지오텐신-알도스테론계의 활성을 감소시킨다.
■ 국부적으로 세뇨관에 작용한다.

역으로, 혈압의 감소는 레닌-안지오텐신-알도스테론계를 자극해 Na$^+$ 배설을 감소시키고 세뇨관에 작용해 Na$^+$ 재흡수를 증가시킨다.

이제 동맥압과 혈액 부피와의 관계, 이 관계로 혈액 부피가 장기간 혈압을 결정하는 주요 인자라는 것을 기술했던 그림 12.60을

다시 보자. 그림 12.60에서 볼 수 있듯이, Na$^+$ 배설에 대한 혈압의 직접적인 효과는 주요한 연결고리이다. 어떤 이유로 신장이 정상 동맥압 조건에서도 Na$^+$을 충분히 배설하지 못해 고혈압이 생겼을 것이라는 가설을 낼 수 있겠다. 즉 정상 혈압에서도 나트륨을 제대로 배설하지 못하면 섭취한 나트륨이 일부 남게 되고, 이 나트륨을 배설하기 위해 혈압이 올라가게 되는 것이다. 이 경우 혈압 증가로 나트륨 배설이 증가한다고 해도 체내 나트륨양은 정상보다 높은 상태이다. 이러한 나트륨 평형에 대한 통합적인 조절은 생리학의 일반 원리 중 '기관계의 기능은 서로 조정된다'는 것과 '물질의 조절된 교환은 구획과 세포막을 가로질러 일어난다'는 원리의 예시다.

14.9 신장의 수분 조절

수분 배설량은 여과된 수분의 부피(사구체 여과율)와 재흡수된 수분의 부피 차이가 된다. 즉 앞에서 기술한 압력수용기 구심성 신호로 시작되는 사구체 여과율의 변화는 수분의 분비와 나트륨 분비에 같은 효과를 나타낸다. 그러나 Na$^+$의 경우와 마찬가지로 세뇨관의 수분 재흡수율도 수분 배설량을 결정하는 중요한 인자이다. 앞에서 논의한 것과 같이 이것은 바소프레신에 의해 결정된다. 따라서 이 호르몬의 분비를 변화시키는 반사작용에 의해 몸 전체의 수분이 조절된다.

제11장에서 기술한 바와 같이 바소프레신은 시상하부에 있는 일부 뉴런에 의해 생산된다. 이러한 뉴런에 대한 가장 중요한 입력 신호는 삼투수용기과 압력수용기로부터 온다.

삼투수용기에 의한 바소프레신 분비 조절

세포외 부피가 변하면 Na$^+$과 수분 모두의 배설 반사 변화가 동시에 일어난다는 것을 보았다. 세포외 부피 변화를 일으키는 상황이 Na$^+$과 수분의 양이 비례적으로 손실되거나 획득되는 것과 관련이 있는 경우가 많기 때문에 위와 같은 현상은 적응성을 보여준다고 하겠다. 반면에 상응하는 체내 총나트륨양의 변화가 없는 체내 총수분량 변화는, Na$^+$ 배설의 변화 없이 수분의 배설을 변화시킴으로써 수분량 변화를 상쇄할 수 있다.

이와 같은 반사가 어떻게 개시되는지 이해할 때 중요한 점은 Na$^+$과는 달리 수분만의 변화로는 세포외 부피에 크게 영향을 주지 않는다는 것을 인식하는 것이다. 그 이유는 Na$^+$이 세포외 구획에 있는 것과는 달리, 수분은 2/3가 세포 내 구획에 있으면서 몸 전체 체액에 분포하고 있기 때문이다. 따라서 수분만의 손실과 획

득은 심혈관 압력과 압력수용기에 약간의 영향을 줄 뿐이다. 이와는 달리 Na^+의 손실과 획득에 비례한 수분의 손실과 획득은 주로 체액의 삼투농도에 영향을 준다. 이 사실은 중요하다. 왜냐하면 주로 수분의 획득이나 손실이 우세한 조건에서 바소프레신 분비 조절반사를 개시하는 감각수용기가 시상하부에 있는 **삼투수용기** (osmoreceptor)이기 때문이다. 이 수용기들은 삼투농도의 변화에 반응한다.

한 예로 2 L의 물을 마셨다고 하자. 초과된 수분은 체액의 삼투농도를 낮추고, 그로 인해 시상하부 삼투수용기를 통해 바소프레신의 분비가 억제된다(**그림 14.26**). 그 결과 수집관의 수분 투과도는 급격하게 감소하고 이 부위의 수분 재흡수도 크게 감소해 많은 양의 저장성 뇨가 배설된다. 이와 같이 해서 초과된 수분은 제거되고 체액의 삼투농도는 정상으로 되돌아온다.

이와 반대되는 경우를 보자. 수분이 부족해 체액의 삼투농도가 증가하면, 삼투수용기를 통해 바소프레신의 분비가 반사적으로 증가하게 되어 수집관에서의 수분의 재흡수가 증가하고 소량

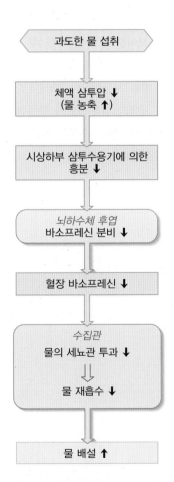

의 농축된 뇨가 배설된다. 신장은 용질보다 수분을 비교적 더 많이 유지시켜 체액의 삼투농도가 정상으로 돌아오는 것을 돕는다.

요약하면, 체액 삼투농도가 조절되기 위해서는 수분의 배설과 Na^+ 배설이 분리되어야 한다. 즉 신장은 경우에 따라 혈장과 비교해 Na^+ 및 기타 용질보다 많은 수분을 포함하고 있는 뇨를 배설하거나(수분 이뇨), 용질보다 적은 양의 수분을 포함하고 있는 뇨(농축된 뇨)를 배설해야 한다. 이러한 일은 두 가지 생리적 인자에 의해 가능하다.

■ 삼투수용기
■ 수집관에서 나트륨 재흡수가 배제된 바소프레신 의존성 수분의 재흡수

압력수용기에 의한 바소프레신 분비 조절

삼투수용기 매개 바소프레신 분비에 의해 혈장 삼투농도가 시시각각 조절된다. 또 다른 바소프레신 분비 조절 인자가 있는데, 가장 잘 알려진 것으로 시상하부에 있는 바소프레신성 뉴런에 대한 압력수용기의 입력신호가 있다.

예를 들어 설사나 출혈 때문에 생긴 세포외액 부피 감소는 레닌-안지오텐신계의 활성을 통해 알도스테론 방출을 증가시킨다. 그러나 세포외 부피 감소는 바소프레신의 분비도 증가시킨다. 이와 같이 증가한 바소프레신은 수집관에서 수분의 투과성을 증가시킨다. 즉 수분이 더 많이 재흡수되고 덜 배설되므로, 수분이 유지되어 세포외 부피가 안정화된다.

이러한 반사는 심혈관계에 있는 여러 압력수용기에 의해 개시된다(**그림 14.27**). 혈액 부피가 감소할 때와 마찬가지로 심혈관압이 감소하면 압력수용기의 흥분(활동 전위 발생 빈도)이 감소한다. 따라서 보다 적은 신경충격이 압력수용기로부터 구심성 뉴런과 상행경로를 경유해 시상하부로 전달되고 이로 인해 바소프레신이 분비된다. 이와는 반대로, 심혈관압이 증가하면 압력수용기에서 발생하는 신경 흥분 빈도가 증가해 바소프레신의 분비가 감소한다. 이와 같이 흥분 빈도에 반비례해 바소프레신 분비 기전이 작용하는 것은 구심성 경로에 있는 신경에서 분비되는 신경전달물질이 억제성이기 때문이다.

바소프레신은 수분 배설에 대한 효과 외에도 안지오텐신 II처럼 폭넓은 소동맥 수축을 유발한다. 이것은 동맥의 혈압을 정상으로 회복시키는 데 도움이 된다(제12장).

바로 앞에서 기술한 바소프레신 분비 압력수용기 반사는 비교적 역치가 크다. 즉 심혈관의 압력이 바소프레신 분비를 유발할 만큼 많이 감소해야 한다. 그러므로 이 반사는 앞에서 언급되었던

과도한 물 섭취

↓

체액 삼투압 ↓
(물 농축 ↑)

↓

시상하부 삼투수용기에 의한
흥분 ↓

↓

뇌하수체 후엽
바소프레신 분비 ↓

↓

혈장 바소프레신 ↓

↓

수집관
물의 세뇨관 투과 ↓
⇓
물 재흡수 ↓

↓

물 배설 ↑

그림 14.26 과다한 수분을 섭취했을 때 바소프레신을 감소시키고 수분의 배설을 증가시키는 삼투수용기 경로. 이와는 반대로 수분 결핍 시 바소프레신 분비가 증가한다.

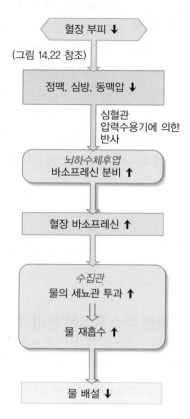

그림 14.27 혈장 부피가 감소했을 때 바소프레신 분비가 증가하는 압력수용기 경로. 이와는 반대로 혈장 부피가 증가하면 바소프레신 분비가 감소한다.

삼투수용기 반사와 비교해볼 때 대부분의 생리적 환경에서는 덜 중요하다. 그러나 출혈(hemorrhage)과 같은 병리적 상태에서는 매우 중요하다.

그 외의 바소프레신 분비 자극

지금까지 삼투수용기와 압력수용기로부터 바소프레신을 분비하는 시상하부 세포를 조절하는 두 가지 구심성 경로를 살펴보았다. 이 외에도 시상하부 세포는 다른 뇌 영역으로부터 시냅스 신호를 받고 있어서 통증, 공포, 다양한 약물에 의해 바소프레신 분비, 뇨 부피와 농도 등이 변한다. 예를 들어 에탄올은 바소프레신 분비를 억제하기 때문에 알코올을 많이 마시면 뇨량이 증가한다. 또한 저산소증은 말초동맥 화학수용기(그림 13.33 참조)로부터 연수를 거쳐 시상하부에 이르는 구심성 경로를 따라 도달한 신호를 통해 바소프레신 분비를 변화시킨다. 멀미도 매우 강력한 바소프레신 방출 자극이다. 바소프레신은 소장에 혈액을 공급하는 혈관을 수축시켜 혈액을 위장관에서 다른 곳으로 흐르게 해 섭취한 독성 물질의 흡수를 감소시킨다(제12장 참조).

14.10 요약 예시: 발한에 대한 반응

그림 14.28은 심한 발한에 반응해 신장이 Na^+과 수분을 배설할 때 관여하는 인자를 보여준다. 운동을 할 때 윗입술에 생긴 땀이 짜다는 것을 느꼈을 것이다. 땀은 수분 외에 Na^+과 Cl^-이 포함된 것이지만 체액에 비해 저장성이다. 그러므로 땀을 흘리면 세포 외 부피가 감소하고 체액의 삼투농도가 증가한다. 신장은 수분과 Na^+을 유지함으로써 땀을 통한 수분과 Na^+의 손실로 생긴 수분과 Na^+의 변화를 최소화하는 것이다.

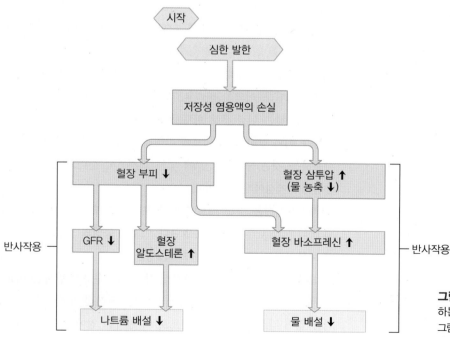

그림 14.28 심한 발한으로 나트륨과 수분의 배설이 감소하는 경로. 이 그림은 그림 14.22, 14.24, 14.27 등의 과정과 그림 14.26의 수분 배설의 역과정을 합쳐놓은 것이다.

14.11 갈증과 염분에 대한 욕구

신장은 새로운 Na^+과 수분을 만들 수 없기 때문에 염분과 수분이 부족하게 되면 이들을 섭취해 보충해야 한다. 신장은 섭취를 통해 손실이 보상될 때까지 이들의 배설을 최소화할 뿐이다.

혈장 삼투농도가 증가하거나 세포외액의 부피가 감소하면 갈증이 유발된다(그림 14.29). 정상 생리상태에서 혈장 삼투농도는 가장 중요한 자극이 된다. 혈장 삼투농도의 증가와 세포외액의 감소는 똑같이 바소프레신의 합성을 자극한다. 바소프레신의 분비를 조절하는 삼투수용기와 압력수용기는 갈증 기전에서도 바소프레신의 분비를 조절한다. 뇌 중추는 이러한 수용기로부터 입력신호를 받고 갈증을 중개하는데, 수용기는 시상하부에 있으며 바소프레신을 합성하는 영역과 가까운 데 있다.

갈증을 조절하는 다른 경로가 있다. 예를 들어 입과 목이 건조해 갈증을 느낄 때 수분으로 축이기만 해도 완화된다. 수분 섭취를 일종의 '계량(metering)'을 하는 것이 위장관 다른 부위에서도 일어난다. 예를 들어 목마른 사람이 물을 마시게 되면 잃어버린 수분을 충분히 충전한 뒤에는 물을 마시는 것을 멈춘다. 이러한 일은 대부분의 수분이 위장관에서 흡수되기 전에 일어나기 때문에 압력수용기와 삼투수용기를 자극할 기회는 없다. 이러한 과정은 아마도 입, 목, 위장의 구심성 감각신경에 의해 매개되어 과다한 수화를 방지하는 것 같다.

염분 욕구(salt appetite)는 염분 항상성의 중요한 부분을 차지하며, '쾌락적' 욕구와 '조절성' 욕구의 두 가지 요소로 구성된다. 대부분 포유류는 염분을 좋아해 염분 결핍 여부와 관계없이 먹을 수 있으면 언제나 먹는다. 인간은 염분에 대해 강한 쾌락적 욕구가 있어, 염분이 싸고 쉽게 이용할 수 있으면 언제나 많은 양의 염분을 섭취한다. 예를 들어 보통 미국인은 사람이 하루 0.5 g 이하의 염분을 섭취해도 생존할 수 있는데도 하루에 평균 10~15 g을 먹는다. 그러나 사람의 염분 결핍이 극단적으로 클 때까지는 염분 욕구가 별로 조절되지 않는다.

14.12 칼륨 조절

칼륨이온(K^+)은 세포 안에서 가장 풍부한 이온이다. 전체 칼륨의 2%만이 세포외액에 있지만, K^+ 농도는 신경, 근육 같은 흥분성 조직의 기능에 매우 중요하다. 이러한 조직들의 휴식기 세포막 전위가 직접적으로 세포내, 세포외 K^+ 농도에 연관되어 있다는 점을 상기하자(제6장). 따라서 세포외 K^+ 농도가 증가하거나[**고칼륨혈증**(hyperkalemia)], 감소하면[**저칼륨혈증**(hypokalemia)] 비정상적인 심장 주기[**부정맥**(arrhythmia)]와 비정상적인 골격근 수축, 비정상적인 뉴런의 활동 전위 전도가 야기된다.

정상적인 사람은 칼륨 평형을 유지한다. 이는 칼륨 섭취량에서 대변과 땀으로 배출된 칼륨양을 뺀 값과 뇨로 배설되는 칼륨의 양이 같기 때문이다. 또한 Na^+ 손실량처럼, 땀과 위장관을 통한 K^+ 손실량은 매우 적다. 그러나 구토와 설사를 하게 되는 경우 많은 양의 칼륨이 손실된다. 뇨를 통한 K^+ 배설은 체내 칼륨 조절의 가장 중요한 기전이다.

신장의 칼륨 조절

K^+은 사구체에서 자유롭게 여과된다. 세뇨관은 여과된 K^+을 대부분 재흡수하기 때문에 뇨로 배설되는 K^+은 거의 없다. 그러나 피질의 수집관은 K^+을 분비할 수 있으며, K^+ 배설량의 변화는 이 세뇨관 구획에서 일어나는 K^+ 분비의 변화 때문에 생긴다(그림 14.30).

칼륨이 고갈될 때는 항상성 반응이 일어나 K^+ 손실을 최소화하는데, 이때 피질의 수집관에서 K^+ 분비는 없다. 여과된 K^+ 중 아주 작은 양이 재흡수되지 않고 배설될 뿐이다. 정상적인 K^+ 섭취량 변동 폭에서는 여과된 소량의 K^+에 다양한 양의 K^+이 첨가되고 재흡수되지는 않는다. 이와 같이 해서 전신의 칼륨 균형이 유지된다.

그림 14.14c에 피질 수집관에 의한 K^+ 분비 기전이 나타나 있다. 이 세뇨관 구획에서, Na^+/K^+-ATP가수분해효소에 의해 기저측면막을 지나 세포 안으로 들어온 K^+은 내강막에 있는 K^+ 통로를 통해 내강으로 확산한다. 즉 피질 수집관에서 K^+의 분비는 이 세뇨관 구획에서의 Na^+의 재흡수와 연관되어 있다. K^+ 분비는

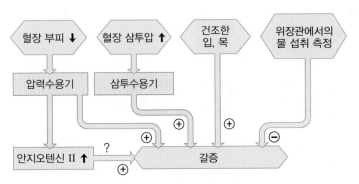

그림 14.29 갈증을 조절하는 입력신호. 대부분의 생리적인 조건에서 삼투수용기를 통한 신호 입력이 가장 중요한 자극이다. 심리적인 인자와 조건 반응 등은 나타나 있지 않다. 물음표(?)는 갈증에 대한 안지오텐신 II의 효과연구를 주로 실험동물을 통해서 얻었음을 나타낸다.

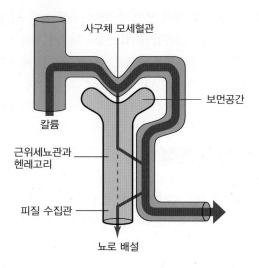

그림 14.30 신장에서 칼륨 처리 과정의 모식도.

사구체 모세혈관

보먼공간

칼륨

근위세뇨관과
헨레고리

피질 수집관

뇨로 배설

Na⁺이 재흡수되는 다른 세뇨관 구획에서는 일어나지 않는다. 왜냐하면 다른 세뇨관 구획은 칼륨 채널이 별로 없기 때문이다. 오히려 이 구획들에서는 Na^+/K^+-ATP효소에 의해 세포 안으로 들어온 K^+이 기저측면막에 있는 K^+ 채널을 통해 기저측면막을 가로질러 다시 확산되어 나간다(그림 14.14a 참조). 헨레고리의 상행각에서 내강으로의 K^+ 분비는 정단막의 K^+ 채널을 통해 일어난다. 그러나 이러한 일은 NKCC 수송체가 진행되기 충분한 세뇨관 K^+ 농도를 유지하는 재순환 과정이다(그림 14.14b).

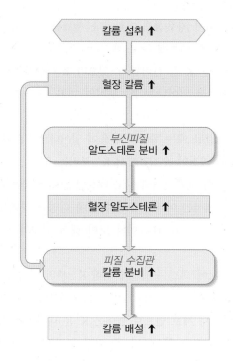

칼륨 섭취 ↑

혈장 칼륨 ↑

부신피질
알도스테론 분비 ↑

혈장 알도스테론 ↑

피질 수집관
칼륨 분비 ↑

칼륨 배설 ↑

그림 14.31 칼륨 섭취 증가로 칼륨 배설이 증가하게 되는 과정.

체내 칼륨의 항상성을 달성하기 위해 피질 수집관에서의 어떤 인자들이 K^+ 분비에 영향을 미치겠는가? 매우 중요하고 유일한 인자는 다음과 같다. 칼륨이 풍부한 음식을 섭취했을 때(그림 14.31), 혈장 K^+ 농도는 매우 적기는 하지만 약간 증가한다. 이로 인해 기저측면막에서 Na^+/K^+-ATP효소를 경유한 K^+ 흡수가 증가하고, 결국 K^+ 분비가 증가하게 된다. 역으로 K^+ 섭취가 적거나 설사에 의해 칼륨이 감소하면 기저측면막의 K^+ 흡수가 줄어든다. 이 결과 K^+ 분비와 배설이 감소하면서 칼륨 평형이 회복된다.

칼륨 분비와 칼륨 평형을 연결해 주는 두 번째 요소는 호르몬인 알도스테론이다(그림 14.31 참조). 알도스테론은 피질 수집관에서 Na^+ 재흡수를 자극하는 것과 동시에 이 세뇨관 구획에서의 K^+ 분비를 증가시킨다.

칼륨의 초과와 결핍에 의한 알도스테론의 합성 조절 항상성 기전(그림 14.31 참조)은 앞에서 설명한 레닌-안지오텐신계와 관련된 기전과 다르다. 알도스테론을 분비하는 세포는 부신피질에 있는데 세포외액의 K^+ 농도에 민감하다. 다시 말해 K^+ 섭취의 증가는 세포외 K^+ 농도를 증가시키고 이것은 부신피질을 직접 자극해 알도스테론을 합성하게 한다. 혈장 알도스테론 농도의 증가는 K^+ 분비를 증가시켜 몸 안의 초과된 칼륨을 제거한다.

역으로 세포외 K^+ 농도가 낮으면 알도스테론 합성을 감소시켜 K^+ 분비를 줄인다. 이리하여 정상 때보다 적은 양의 K^+이 뇨로 배설되어 정상적인 세포외 칼륨 농도를 회복한다.

그림 14.32에 알도스테론의 분비 조절과 알도스테론의 세뇨관에 대한 주된 효과가 요약되어 있다. 하나의 호르몬이 Na^+과 K^+의 배설을 조절한다는 사실은 두 이온의 항상성 사이에 심각한 모순이 있을 것이라는 의문을 갖게 한다. 예를 들어 어떤 사람이 나트륨이 결핍되어 많은 양의 알도스테론이 분비된다면, 칼륨 평형이 적절히 유지되고 있을지라도 이 호르몬의 K^+ 분비효과는 K^+ 손실을 야기할 수 있다. 보통 그러한 모순은 작은 불균형을 유발할 뿐이다. 왜냐하면 Na^+과 K^+의 조절을 중화하는 인자가 다양하게 있기 때문이다.

14.13 신장의 칼슘 및 인산 조절

칼슘과 인산의 균형은 주로 제11장에서 언급했던 부갑상샘호르몬(PTH)과 1,25-(OH)₂D에 의해 조절된다. 혈장 칼슘의 약 60%가 신장 여과에 관여하며 나머지는 단백질에 결합하거나 음이온과 복합체를 이루고 있다. 칼슘은 모든 세포 기능에 매우 중요해 신장은 세뇨관액으로부터 칼슘을 재흡수하는 강력한 기전을 갖고 있

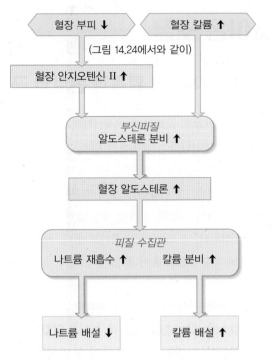

그림 14.32 알도스테론 분비 조절과 알도스테론의 나트륨 재흡수와 칼륨 분비에 대한 영향 요약.

다. 재흡수되는 칼슘이온(Ca^{2+})의 60% 이상이 호르몬의 조절을 받지 않는데 이는 근위세뇨관에서 일어난다. 칼슘의 재흡수 조절은 주로 원위곡세뇨관과 피질 수집관에서 일어난다. 혈장 Ca^{2+} 농도가 낮으면 부갑상샘에서 부갑상샘호르몬 분비가 일어난다. 부갑상샘호르몬은 이 부위의 Ca^{2+} 채널 개방을 자극해 Ca^{2+} 재흡수를 증가시킨다. 제11장에서 논의한 바와 같이 부갑상샘호르몬은 신장에서 다른 중요한 작용을 하는데 바로 1-수산화효소의 활성을 증가시켜 25(OH)-D를 1,25-(OH)2D로 전환한다. 1,25-(OH)2D는

위장관에서 칼슘이온과 인산이온의 흡수를 증가시킨다.

혈장 인산의 약 50%는 이온화되어 여과될 수 있다. 칼슘과 같이 여과된 인산이온의 대부분은 근위세뇨관에서 재흡수된다. 그러나 칼슘과는 달리 인산이온의 재흡수는 부갑상샘호르몬에 의해 감소해 인산이온의 배설이 증가한다. 따라서 혈장 Ca^{2+} 농도가 낮을 때는 부갑상샘호르몬이 Ca^{2+}의 재흡수를 촉진하지만, 이는 인산이온의 배설 또한 증가시킨다.

14.14 요약: 분업

표 14.5에 신세뇨관 부위에 따른 기능이 요약되어 있다. 지금까지 산과 염기 수송을 제외한 모든 과정을 다루었다. 산과 염기 수송은 14.19절에서 다룰 것이다.

14.15 이뇨제

뇨 배설량을 증가시키는 약을 **이뇨제**(diuretics)라고 한다. 이뇨제는 Na^+의 재흡수를 억제하고 이에 따라 염소와 중탄산염의 재흡수도 억제되어 이들 이온의 배설이 증가한다. 수분의 재흡수도 Na^+ 재흡수에 의존하기 때문에 수분의 재흡수 또한 감소해 수분 배설량이 증가한다.

임상적으로 유용한 다양한 이뇨제가 사용되고 있으며 Na^+을 재흡수하는 기전에 따라 분류된다. 예를 들어 **푸로세미드**(furosemide)와 같은 **고리이뇨제**(loop diuretics)는 헨레고리의 상행각에서 Na^+ 재흡수 첫 단계를 매개하는 수송 단백질(내강막을 가로질

표 14.5	신세뇨관에서의 '분업 기능' 요약	
세뇨관 부위	**주요 기능**	**조절인자**
사구체/보먼주머니	혈장 여과	스탈링 힘(P_{GC}, P_{BS}, π_{GC})
근위세뇨관	수분과 전해질의 대량 재흡수 전해질(K^+ 제외)과 유기산, 유기염기 분비	수분의 수동적 재흡수 및 전해질의 능동수송 부갑상샘호르몬에 의한 인산이온 재흡수 억제
헨레고리	수질 삼투농도 조절(방수질네프론), 요소 분비	
하행각 상행각	수분 대량 재흡수 Na^+과 Cl^- 재흡수	수동적 수분 재흡수 능동수송
원위세뇨관과 피질 수집관	남아 있는 소량의 용질 재흡수/분비의 미세조절	알도스테론의 Na^+ 재흡수 및 K^+ 배설 자극 부갑상샘호르몬의 칼슘 재흡수 자극
피질 및 수질 수집관	수분 재흡수의 미세조절 요소 재흡수	바소프레신에 의한 수동적 수분 재흡수 촉진

러 세포 내로 Na^+과 Cl^-을 운반하는 공동수송)을 억제한다.

고리이뇨제는 종종 원하지 않는 K^+ 배설도 함께 증가시키는 부작용을 가져온다. 원위 네프론으로의 Na^+ 수송의 증가는 피질 수집관의 K^+ 분비를 증가시킨다(그림 14.14c, 그림 14.32 참조). 이 때문에 의도되었던 Na^+ 및 수분의 손실 외에도 K^+의 손실을 가져온다.

고리이뇨제와는 반대로 **칼륨 보존성 이뇨제**(potassium-sparing diuretics)는 피질의 수집관에서 Na^+ 재흡수를 억제하지만, K^+의 분비를 촉진하지는 않는다. 칼륨 보존성 이뇨제는 또한 알도스테론의 작용을 억제하거나[예: **스피로노락톤**(spironolactone) 이나 에플레레논(eplerenone)] 수집관에 있는 Na^+ 채널을 차단한다[예: **트리암테렌**(triamterene)이나 아밀로라이드(amiloride)]. 이것으로 이 약제들이 K^+ 배설을 증가시키지 않는 이유를 알 수 있다. 만니톨(mannitol)과 같은 **삼투성 이뇨제**(osmotic diuretics)는 여과가 되지만 재흡수가 되지 않아 수분이 뇨에 남아 있게 된다. 당뇨병과 이와 연관된 당뇨로 인해 지나친 수분 손실과 탈수가 일어나는 이유가 이와 같다(그림 16.21 참조).

이뇨제는 가장 흔히 사용되는 약 중 하나이다. 한 가지 예를 든다면 이뇨제는 신장의 염분과 수분 유지와 관련된 질환을 치료하는 데 이용된다. 이 장 앞부분에서 강조한 것처럼 혈압조절은 신체의 총나트륨양과 세포외 부피를 안정화하는데, 그 이유는 이들 사이에 밀접한 상호관계가 있기 때문이다. 여러 유형의 질환에서 이러한 상호작용에 문제가 발생해 혈압을 유지시키는 반사작용이 신장에 의한 Na^+의 잔류를 야기한다. 지속적인 나트륨 섭취에도 불구하고 나트륨 배설이 거의 없게 되어 세포외액이 비정상적으로 팽창하게 된다[**부종**(edema)], 이뇨제는 이와 같이 신장에서 일어나는 Na^+과 수분의 잔류 방지에 이용된다.

이러한 현상의 가장 흔한 예로 **울혈성 심부전**(congestive heart failure)이 있다(제12장). 심부전을 가진 사람은 사구체 여과율이 감소하고 알도스테론 분비가 증가한다. 그러면 뇨에 극도로 낮은 Na^+만이 남게 된다. 그 결과 세포외 부피의 팽창과 부종이 생긴다. Na^+의 이러한 잔류 반응은 심장박출량 감소(심부전의 결과)와 이로 인한 동맥혈압의 감소에 의해 자극된다.

이뇨제가 사용되는 또 다른 질환은 고혈압이다(제12장). 이뇨제로 인해 나트륨과 수분이 배설되어 체액의 양이 감소하는데, 이것은 동맥을 확장시키고 혈압을 낮춘다. 체액의 나트륨 감소가 동맥을 확장시키는 기전은 아직 밝혀지지 않고 있다.

수소이온 조절

14.16 수소이온의 획득과 손실의 근원

산-염기 평형의 조절을 이해하려면 생리학적 과정은 화학적·물리적 법칙에 의해 일어난다는 생리학의 일반 원리를 미리 이해해야 한다. 물질대사 반응은 반응이 일어나는 용액의 수소이온(H^+) 농도에 매우 민감한데, 그 이유는 효소와 같은 단백질의 형태에 영향을 미쳐 단백질의 기능이 변하기 때문이다(그림 2.17 참조). 따라서 세포외액의 H^+ 농도는 잘 조절되고 있다. 제2장에 있는 H^+, 산성도, pH를 복습하면 도움이 될 것이다.

이러한 조절은 다른 이온들이 획득과 손실을 맞추어 균형을 유지하는 것과 같은 방식이다. 손실이 획득을 초과하면 동맥 혈장 H^+ 농도가 감소해 pH가 7.4를 넘는데, 이것을 **알칼리증**(alkalosis)이라 한다. 획득이 손실을 초과하면 동맥 혈장 H^+ 농도가 증가해 pH가 7.4보다 작게 되는데, 이것을 **산증**(acidosis)이라 한다.

표 14.6에 H^+ 농도의 획득과 손실에 중요한 경로를 요약했다. 제13장에서 봤듯이, 많은 양의 CO_2(약 20,000 mmol)가 산화적 대사작용으로 매일 생산된다. 이러한 CO_2 분자는 혈액이 말초 조직을 지나갈 때 다음 반응을 통해 수소이온의 생성에 관여한다.

$$\overset{\text{탄산무수화효소}}{CO_2 + H_2O \rightleftharpoons H_2CO_3 \rightleftharpoons HCO_3^- + H^+} \qquad (14\text{-}1)$$

위 반응에서 형성된 H^+ 농도는 혈액이 폐를 지나는 동안 역반응이 진행되어 다시 수분으로 통합되기 때문에(제13장) H^+ 농도의 순(net) 획득을 나타내는 것이 아니다. 저환기나 호흡계의 질환이 있을 때 CO_2가 남게 되어 H^+ 농도의 순 획득이 일어난다. 역으로 과환기에서는 CO_2의 순 손실이 발생하며 이것은 H^+ 농도의 순 제거를 유발한다.

표 14.6	수소이온(H^+)의 획득과 손실의 근원

획득
- CO_2로부터 H^+의 생성
- 단백질과 다른 유기 분자의 대사로부터 비휘발성 산의 생산
- 설사나 다른 장액(위 제외)의 HCO_3^- 손실로 생긴 H^+의 획득
- 소변으로 HCO_3^-의 손실에 의해 H^+의 획득

손실
- 다양한 유기 음이온의 대사 과정에 있어 H^+의 사용
- 구토에 의한 H^+의 손실
- 소변으로 H^+ 손실(주로 $H_2PO_4^-$와 NH_4^+의 형태)
- 과환기

우리 몸에서는 CO_2가 아닌 다른 물질로부터 유기산이나 무기산같은 **비휘발성 산**(nonvolatile acid)이 생긴다. 이들은 인산과 황산을 포함하며 주로 단백질, 젖산, 여러 유기산의 분해작용에 의해 생성된다. 하지만 이러한 유기산이 해리되면 음이온과 H^+ 농도가 생긴다. 그러나 동시에 다양한 유기 음이온의 대사작용에 의해 H^+ 농도가 이용되고 중탄산이온(HCO_3^- 또는 중탄산염)이 생산된다. 즉 비휘발성 용질의 대사작용은 H^+을 생산하기도 하고 이용하기도 한다. 고단백 음식 섭취가 일반적인 미국에서는 대부분의 사람에게서 비휘발성 산이 많이 생성된다. 하루 평균 순 생성량은 40~80 mmol이다.

H^+의 순 획득과 손실의 세 번째 원인은 위장관에서 분비된 물질이 몸 밖으로 나갈 때 생긴다. 구토물은 높은 농도의 H^+을 함유하고 있어 순 손실의 원인이 된다. 이와는 달리 다른 위장관 분비물은 염기성이며 H^+이 별로 없고 중탄산이온의 농도가 혈장보다 높다. 설사를 할 때 일어나는 위장관의 염기성 분비물 손실은 근본적으로 H^+의 획득을 가져온다. 식 (14-1)에서 보이는 질량작용의 법칙에 의해 우리 몸에서 HCO_3^-을 잃는다는 것은 H^+을 획득하는 것과 같다는 것을 알 수 있다. 그 이유는 HCO_3^-의 손실로 반응이 식 (14-1)의 오른쪽으로 일어나 체내에 수소이온을 생성하기 때문이다. 이와 유사하게 우리 몸에 HCO_3^-이 더 많아진다는 것은(HCO_3^- 획득) 반응이 식 (14-1)의 왼쪽으로 진행되어 H^+을 잃게 되는 것과 같다.

마지막으로 신장은 H^+의 순 획득이나 순 손실의 네 번째 원인이 된다. 즉 신장은 혈장으로부터 H^+을 제거하거나 첨가할 수 있다.

14.17 체내에서 수소이온에 대한 완충작용

수소이온(H^+)과 가역적으로 결합할 수 있는 물질을 **완충제**(buffer, 완충액)라고 한다. 대부분의 H^+은 세포외, 세포내 완충제에 의해 완충된다. 정상적인 세포외액의 pH는 7.4인데 이는 0.00004 mmol/L(40 nmol/L)의 H^+ 농도에 해당한다. 체내 물질대사에서 발생하는 비휘발성 산으로부터 생성되는 H^+이 매일 40~80 mmol이 되는데, 완충작용(buffering)이 없다면 체내 농도의 큰 변화가 초래될 것이다.

완충 반응의 일반적 형태는 다음 식과 같다.

$$\text{완충제} + H^+ \rightleftharpoons H \cdot \text{완충제} \qquad \text{(14-2)}$$

제3장에서 다루었던 질량작용의 법칙을 상기해보자. 이 법칙은 식 (14-2)에서 반응의 순 방향을 좌우한다. $H \cdot$완충제는 약산이어서 완충제와 H^+로 해리되거나 해리되지 않은 상태의 분자($H \cdot$완충제)로 존재할 수 있다. 어떤 이유로든 H^+의 농도가 증가하면 반응은 오른쪽으로 일어나서 보다 많은 H^+이 완충제와 결합하여 $H \cdot$완충제를 형성한다. 예를 들어 젖산의 증가로 인해 H^+의 농도가 증가하면, H^+의 일부는 몸 안의 완충제와 결합하여 H^+의 농도가 완충제가 없는 경우만큼 증가하지 않는다. 역으로 H^+의 손실 또는 염기의 첨가로 H^+의 농도가 감소하면 식 (14-2)에서 반응이 왼쪽으로 진행되어 $H \cdot$완충제로부터 수소이온이 유리된다. 이런 방식으로 완충제는 H^+ 농도를 안정화시킨다.

주요한 세포외 완충제로는 식 (14-1)에 요약되어 있는 CO_2/HCO_3^- 계이다. 이 계는 또한 세포내 완충작용에 일정한 역할을 한다. 그러나 세포내 주요한 완충제는 인산과 단백질이다. 세포내 단백질 완충제 중 하나는 헤모글로빈으로 제13장에서 설명했다.

완충작용은 몸으로부터 수소이온을 제거하거나 몸 안으로 첨가하는 것이 아니다. 단지 평형이 회복될 때까지 H^+을 붙잡아 두는 것뿐이다. 평형이 어떻게 이루어지는가 하는 것은 H^+ 조절의 남은 주제로 뒤에서 다룰 것이다.

14.18 항상성 조절의 통합

신장은 혈장의 H^+ 농도를 좁은 범위에서 유지하기 위해 수소이온의 획득과 손실의 균형을 맞추는 데 중요한 기능을 한다. 즉 신장은 대사 과정에서 생성된 비휘발성 산(탄산을 제외한 모든 산)으로부터 유리된 과다한 H^+을 배설한다. 이러한 비휘발성 산의 생성 증가, 저환기나 호흡 기능부전 혹은 위장관에서의 알칼리 손실 증가로 H^+의 순 획득이 일어날 수 있다. 이러한 일이 생기면 신장은 평형을 회복시키기 위해 몸에서 H^+을 제거한다. 과환기나 구토로 인해 H^+의 순손실이 생기면 신장은 H^+을 보충한다.

신장이 궁극적인 수소이온 균형 조절 기구지만, 호흡계도 항상성에 중요한 역할을 수행한다. 우리는 저환기, 호흡부전, 과환기 등이 H^+의 불균형을 야기한다는 사실을 알고 있다. H^+ 불균형이 비호흡성 원인 때문이라면 환기는 불균형을 보상하기 위해 반사적으로 변한다는 사실을 강조하고자 한다. 우리는 이러한 현상을 제13장에서 설명했다(그림 13.38 참조). 동맥의 H^+ 농도가 증가하면 환기를 자극하고 이로 인해 동맥의 P_{CO_2} (이산화탄소 분압)이 감소하며 이어서 H^+ 농도가 감소한다. 이와 반대로 혈장의 H^+ 농도가 감소하면 호흡이 억제되어 동맥의 이산화탄소 분압과 수소

이온 농도가 증가한다.

즉 호흡계와 신장은 함께 작용한다. 호흡계는 혈장 속의 변화된 H^+ 농도에 대해 매우 빠르게(수 분) 반응해 H^+ 농도가 너무 많이 변하는 것을 방지한다. 이런 과정은 보다 느리게 반응하는 신장이 (수 시간 또는 수일) 불균형을 제거할 때까지 일어난다. 호흡계가 H^+ 불균형의 실질적인 원인이라면, 신장은 유일한 항상성의 반응자이다. 역으로, 신장기능부전으로 몸에서 너무 적거나 너무 많은 양의 H^+이 제거되면 수소이온의 불균형을 초래할 수 있다. 이 경우 호흡 반응이 유일하게 조절에 관여한다. 이처럼 산-염기 평형을 조절하는 것은 몇몇 기관계 각각의 기능이 협동해서 작동한다. 이는 이 책 전반에 걸쳐 강조되는 또 하나의 생리학의 일반 원리에 해당한다.

14.19 신장의 체내 수소이온 조절 기전

신장은 혈장 중탄산이온(HCO_3^-)의 농도를 변화시켜 몸으로부터 수소이온(H^+)을 제거하거나 보충한다. 혈장 HCO_3^- 농도가 바뀌면 어떻게 H^+이 제거되거나 보충되는지에 대한 내용을 앞에서 언급했다. 즉 뇨로 HCO_3^-이 배설되면 혈장 H^+ 농도가 증가한다. 이것은 마치 H^+이 혈중에 첨가되는 것과 같다. 마찬가지로, 혈장에 HCO_3^-이 첨가되면 혈장 H^+ 농도가 감소하는데 이것은 H^+이 혈장에서 제거된 것과 같다.

즉 어떤 이유에서든 혈장 H^+ 농도가 낮아지면(알칼리증), 신장은 많은 양의 HCO_3^-을 배설해 항상성 반응을 한다. 그러면 혈장 H^+ 농도가 정상으로 회복된다. 이와 반대로 혈장 H^+ 농도가 높아지면(산증), 신장은 소변으로 HCO_3^-을 배설하지 않는다. 오히려 신장 세뇨관 세포는 새로운 HCO_3^-을 생산해 혈장에 첨가한다. 이리하여 혈장 H^+ 농도가 낮아져서 정상으로 회복된다.

중탄산이온의 처리 과정

중탄산이온(HCO_3^-)은 신소체에서 완전히 여과되고 근위세뇨관, 헨레고리의 상행각, 피질 수집관에서 상당량 재흡수된다. HCO_3^-은 또한 수집관에서 분비될 수 있다. 따라서 HCO_3^-의 배설량은 다음과 같은 식으로 나타낼 수 있다.

HCO_3^- 배설량 =
　　HCO_3^- 여과량 + HCO_3^- 분비량 - HCO_3^- 재흡수량

HCO_3^-의 분비량은 무시해도 좋다. 왜냐하면 HCO_3^-의 분비량

은 세뇨관의 재흡수량보다 훨씬 적기 때문이다. 따라서 우리는 HCO_3^-의 배설량은 여과량과 재흡수량의 차이라고 단순화하고 다루겠다.

HCO_3^- 재흡수는 능동적인 과정이다. 그러나 이 과정은 세뇨관 세포의 내강막이나 기저측면막에 있는 능동펌프를 이용한 일반적인 방식으로 이루어지지 않는다. 대신, HCO_3^- 재흡수는 세뇨관에서의 H^+ 분비에 의존한다. 이 분비된 H^+은 내강에서 여과된 HCO_3^-과 결합한다.

그림 14.33에 일련의 과정이 나타나 있다. 먼저 이산화탄소와 수분이 결합해 탄산이 형성되는데, 탄산무수화효소가 이 반응을 촉진한다. 탄산(HCO_3^-)은 즉시 해리되어 H^+과 HCO_3^-이 생긴다. HCO_3^-은 기저측면막을 가로질러 간질액으로 이동하고 이어서 혈액으로 들어간다. 동시에 H^+은 내강으로 분비된다. 세뇨관 구획에 따라 H^+의 분비는 1차 H^+-ATP효소 펌프, 1차 H^+/K^+-ATP효소 펌프, Na^+/H^+ 역수송체 등의 조합으로 이루어진다.

그러나 분비된 H^+은 배설되지 않는다. 대신 H^+은 내강에서 여과된 HCO_3^-과 결합해 이산화탄소와 수분을 만들고, 이들은 세포로 확산해 들어가 H^+ 생산의 또 다른 순환을 위해 사용된다. 전체적으로 볼 때 신소체에서 혈장으로부터 여과되어 나간 HCO_3^-이 없어진 셈이다. 그러나 혈장에서 없어진 HCO_3^-을 세포 안에서 생산된 HCO_3^-이 채운다. 결국 혈장에서의 HCO_3^- 농도의 순 변화는 일어나지 않았다. 이 과정을 '재흡수'라고 하는 것이 부적절하게 보일지도 모른다. 왜냐하면 세뇨관주위 혈장에 있는 HCO_3^-이 여과된 HCO_3^-과 같은 것이 아니기 때문이다. 그래도 전체적인 결과는 여과된 HCO_3^-이 Na^+이나 K^+과 같은 방식으로 재흡수된 것과 같다고 볼 수 있다.

14.20절에서 설명할 알칼리증에 대해 반응하는 것을 제외하고 신장은 보통 모든 여과된 HCO_3^-을 재흡수해 뇨를 통한 HCO_3^-의 손실을 막는다.

혈장에 새로운 중탄산이온의 첨가

그림 14.33에서 볼 수 있는 기본적인 개념은 내강으로 여과된 많은 양의 HCO_3^-이 존재하는 한, 분비된 H^+ 거의 대부분은 HCO_3^-와 결합한다는 것이다. 그러나 모든 HCO_3^-이 재흡수되어 내강에서 수소이온과 결합할 것이 더 이상 없으면 분비된 H^+은 어떻게 되겠는가?

그림 14.34에서 볼 수 있듯이, 그 답은 초과 분비된 H^+은 여과된 비중탄산염 완충제와 내강에서 결합한다는 것이다. 비중탄산염 완충제로는 보통 인산염(HPO_4^{2-})이 있다. (다른 여과된 완충제도 있지만 인산염이 가장 중요하다.) 수소이온은 그 후 인산염

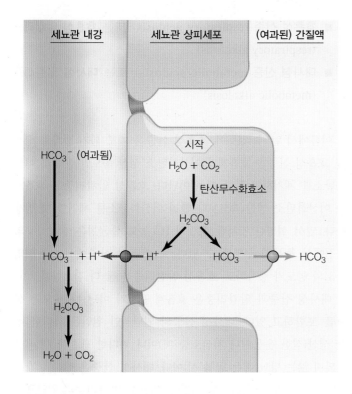

| 세뇨관 내강 | 세뇨관 상피세포 | (여과된) 간질액 |

HCO_3^- (여과됨)

시작

$H_2O + CO_2$

탄산무수화효소

H_2CO_3

$HCO_3^- + H^+$ ← H$^+$ HCO_3^- → HCO_3^-

H_2CO_3

$H_2O + CO_2$

그림 14.33 위세뇨관 및 피질 수집관에서 HCO_3^-의 재흡수에 대한 일반 모델. 세포에서 CO_2와 H_2O가 화합해 탄산(H_2CO_3)을 형성하는 것으로 시작한다. 그림에서 알 수 있듯이 활성형 H^+-ATP효소 펌프가 H^+을 내강막을 가로질러 세포 밖으로 이동시키는 데 관여한다. 여러 세뇨관 부위에서 이러한 운반 단계가 Na^+/H^+ 역수송체나 H^+/K^+-ATP효소 펌프에 의해 매개된다.

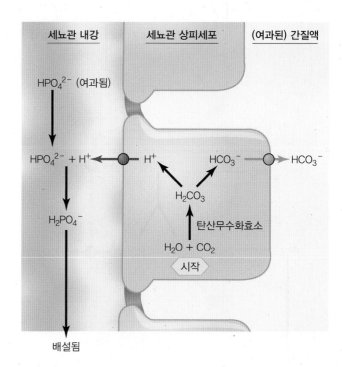

| 세뇨관 내강 | 세뇨관 상피세포 | (여과된) 간질액 |

HPO_4^{2-} (여과됨)

$HPO_4^{2-} + H^+$ ← H$^+$ HCO_3^- → HCO_3^-

H_2CO_3

$H_2PO_4^-$

탄산무수화효소

$H_2O + CO_2$

시작

배설됨

그림 14.34 수소이온(H^+)이 세뇨관으로 분비됨에 따라 새로운 중탄산이온(HCO_3^-)이 혈장에 추가된다. 세포 안에서 형성된 수소이온과 중탄산이온이 각각 내강과 혈장으로 이동하는 과정은 그림 14.33의 것과 같다. 그러나 내강에서 H^+은 여과된 HCO_3^-과 결합하는 대신 인산이온(HPO_4^{2-})과 결합해 $H_2PO_4^-$로 배설된다. 그림 14.33에서 설명했듯이 내강으로의 H^+ 수송은 H^+-ATP효소 펌프에 의해서만 일어나지 않는다. 여러 세뇨관 부위에서는 Na^+/H^+ 역수송체나 H^+/K^+-ATP효소 펌프도 관여한다.

의 일부분으로서 뇨에 배설된다. 이제 가장 중요한 부분에 도달했다. 그림 14.34에서 다음과 같은 점을 주의 깊게 보자. 이와 같은 상황에서 HCO_3^-은 탄산무수화효소에 의해 세뇨관 세포 내에서 생산되고 혈장으로 들어간다. 혈장으로 들어온 HCO_3^-은 혈장으로부터 여과되어 나간 HCO_3^-을 단순히 대체한 것이라 혈장에 의한 HCO_3^-의 순 획득이다. 즉 분비된 H^+이 내강에서 HCO_3^-이 아닌 다른 완충제와 결합하면, 전체적인 효과는 단순한 HCO_3^-의 보존(그림 14.33)이 아니라 오히려 혈장으로 새로운 HCO_3^-이 첨가되는 것이다. 이리하여 혈장의 HCO_3^- 농도를 높여 혈장을 알칼리화한다.

반복해서 말하면, 여과된 HCO_3^-이 모두 재흡수된 후에만 상당한 양의 수소이온이 인산염과 같은 여과된 비중탄산이온 완충제와 결합한다. 이렇게 되는 주된 이유는 중탄산염 완충제와 비중탄산염 완충제가 H^+과 결합하려고 경쟁하는데, 중탄산염의 완충제 여과부하량이 비중탄산염의 완충제 여과부하량보다 25배 이상 크기 때문이다.

뇨관이 새로운 HCO_3^-을 혈장으로 추가하는 또 다른 기전이 있다. 이 기전은 수소이온 분비와 연관되어 있지 않고, 신장

이 암모늄이온(NH_4^+)을 생산하고 분비함으로써 이루어진다(**그림 14.35**). 주로 근위세뇨관에 있는 세뇨관 세포가 사구체 여과액과 세뇨관 주위 혈장으로부터 글루타민을 흡수하고 대사작용을 한다. 이 과정에서 NH_4^+과 HCO_3^-이 세포 안에서 형성된다. HCO_3^-이 세뇨관 주위 모세혈관으로 이동해 새로운 혈장 HCO_3^-이 생기는 동안 NH_4^+은 Na^+/NH_4^+ 역수송체를 통해 내강으로 능동적으로 분비되고 배설된다.

그림 14.34와 14.35를 비교하면 다음 두 가지 중 어느 것을 통해서도 신장이 새로운 HCO_3^-을 혈장에 추가시킨다는 전체적인 결과가 같다는 것을 알 수 있다.

1. 수소이온 분비와 인산염과 같은 비중탄산이온 완충제와 결합한 H^+의 배설(그림 14.34 참조)
2. 배설을 동반하는 글루타민 대사과정(그림 14.35 참조)

즉 후자는 H^+이 암모니아에 '결합'해 배설되고, 전자는 수소이온이 비중탄산이온 완충제에 결합해 배설된다고 생각하면 된다. 즉 이 두 가지 형태로 뇨를 통해 배설되는 H^+의 양은 신장에 의해 혈

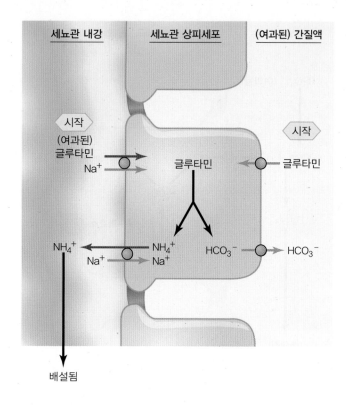

| 세뇨관 내강 | 세뇨관 상피세포 | (여과된) 간질액 |

그림 14.35 글루타민 대사와 암모늄(NH_4^+)의 배설이 일어남에 따른 혈장에의 새로운 중탄산이온 추가. 그림 14.34와 비교해 보라. 이 과정은 주로 근위세뇨관에서 일어난다.

장으로 첨가된 새로운 HCO_3^- 양의 척도가 된다. 실제로, '소변을 통한 H^+ 배설'과 '신장에 의한 혈장으로의 HCO_3^- 첨가'는 동전의 양면과 같다고 할 수 있다.

신장은 H^+을 배설하면서 충분한 양의 새로운 중탄산이온을 혈장에 가함으로써, 체내에서 생산된 비휘발성 산에서 생기는 수소이온을 상쇄시킨다.

14.20 산증과 알칼리증의 분류

산증 또는 알칼리증에 대한 신장의 반응은 **표 14.7**에 정리되어 있다. 반복하지만, 산증은 동맥 혈장의 H^+ 농도가 높아진 상태를, 알칼리증은 낮아진 상태를 가리킨다. 모든 상황은 2개의 범주로 나뉜다(**표 14.8**).

- 호흡성 산증(respiratory acidosis) 또는 호흡성 알칼리증 (respiratory alkalosis)
- 대사성 산증(metabolic acidosis) 또는 대사성 알칼리증 (metabolic alkalosis)

이름에서 알 수 있듯이, 호흡성 산증은 폐포 환기 변화로 생긴다. 호흡성 산증은 호흡계가 이산화탄소 생산 속도만큼 빨리 이산화탄소를 제거하지 못할 때 일어난다. 호흡성 알칼리증은 호흡계가 이산화탄소 생산 속도보다 빨리 이산화탄소를 제거할 때 발생한다. 앞서 설명한 것처럼, 동맥의 H^+ 농도 불균형은 질량작용의 관점에서 충분히 설명될 수 있다. 즉 호흡성 산증에서는 동맥의 P_{CO_2}와 농도가 증가하고, 호흡성 알칼리증은 둘 다 감소한다.

대사성 산증과 알칼리증은 호흡계 문제가 아닌 다른 모든 상황을 포함하고 있다. 대사성 산증의 일반적인 원인은 과다한 젖산 생산(심한 운동이나 저산소증 때)이나 과다한 케톤체 생산(조절되지 않는 당뇨 혹은 공복 시)이다. 대사성 산증은 설사와 같은 HCO_3^-의 과도한 손실로도 생긴다. 대사성 알칼리증의 원인으로는 지속적인 구토가 있는데, 이것은 위에서 H^+이 HCl 형태로 손실되는 것과 관련이 있다.

대사성 산증이나 알칼리증에서 동맥의 P_{CO_2}는 얼마나 되는가? 대사성 산증과 알칼리증은 이산화탄소의 과다한 유지나 손실보다 다른 요인 때문에 일어난다. 따라서 동맥의 P_{CO_2}가 변하지 않을 것이라고 예상되지만 실제로 그렇지 않다. 이 장의 앞에서 강조한 것처럼, 대사성 산증으로 H^+의 농도가 증가하면 반사적으로 호흡을 자극해 동맥의 P_{CO_2}를 낮춘다. 그러면 질량작용에 의해 H^+ 농도가 정상으로 회복된다. 이와는 반대로 대사성 알칼리증을 가진 사람은 반사적으로 호흡을 억제한다. 그 결과 동맥의 P_{CO_2}가 증가하고, 질량작용에 의해 H^+ 농도가 정상으로 회복된다.

대사성 산증과 알칼리증에서 혈장 P_{CO_2}의 변화는 산증과 알칼리증의 원인이 아니라 비호흡성 비정상에 대한 보상적 반사 반응의 결과이다. 즉 호흡성 산-알칼리증과는 달리, 대사성 산-알칼리증 조건에서는 동맥의 P_{CO_2}와 H^+의 농도가 반대 방향으로 변한다. 이 내용들은 표 14.8에 요약되어 있다.

표 14.7   산증과 알칼리증에 대한 신장의 반응

산증에 대한 반응

• 모든 여과된 중탄산염이 재흡수되기 위해 수소이온은 충분히 분비된다.
• 더 많은 수소이온이 분비되고 이것은 HPO_4^{2-}와 같은 비뇨계 비중탄산염 완충제와 결합해 배설되므로 새로운 중탄산염이 혈장에 추가된다.
• 세뇨관의 글루타민 대사와 암모늄 배설이 증가하고 이것은 새로운 중탄산염이 혈장으로 이동하는 데 기여한다.

순 결과: 더 많은 중탄산염이 혈액으로 첨가되고 혈장 중탄산염이 증가한다. 이것으로 산증이 상쇄되고 뇨는 상당한 산성을 띠게 된다(뇨의 pH 최솟값 = 4.4).

알칼리증에 대한 반응

• 수소이온의 분비 속도는 모든 여과된 중탄산염을 재흡수하기에 불충분해 상당한 양의 중탄산염이 뇨로 배설된다. 비중탄산염에 결합한 수소이온의 배설은 거의 없다.
• 세뇨관의 글루타민 대사와 암모늄 배설은 감소해 새로운 중탄산염이 혈장으로 이동하는 양이 감소한다.

순 결과: 혈장 중탄산염 농도가 감소해 알칼리증이 상쇄되고 뇨는 알칼리성이 된다(pH > 7.4).

표 14.8   산-염기 불균형 시 소동맥에서 수소이온, 중탄산염, 이산화탄소 농도의 변화

1차 장애	H^+	HCO_3^-	CO_2	HCO_3^- 변화의 원인	CO_2 변화의 원인
호흡성 산증	↑	↑	↑	신장의 보상	1차적 이상
호흡성 알칼리증	↓	↓	↓		
대사성 산증	↑	↓	↓	1차적 이상	반사적 환기 보상
대사성 알칼리증	↓	↑	↑		

해답은 책 뒷부분에 있다.

1. 다음 중 신장에서의 사구체 여과율을 증가시키는 것은 무엇인가?
   a. 혈장에서의 단백질 농도 증가
   b. 보먼공간의 유압 증가
   c. 사구체 모세혈관 혈압의 증가
   d. 사구체 모세혈관 혈압의 감소
   e. 수입소동맥 수축

2. 다음 중 신장 청소율에 대한 설명으로 옳은 것은 무엇인가?
   a. 단위시간당 배설되는 물질의 총량이다.
   b. 청소율이 사구체 여과율보다 큰 물질은 여과만 일어난다.
   c. 청소율이 사구체 여과율보다 큰 물질은 여과와 분비가 일어난다.
   d. 물질의 여과부하량과 뇨 생산 속도만 알면 계산할 수 있다.
   e. 크레아티닌 청소율은 신혈장유량과 비슷하다.

3. 다음 중 이뇨를 일으키지 않는 것은 무엇인가?
   a. 과도한 땀 분비
   b. 신경성 요붕증
   c. 네프론성 요붕증
   d. 과도한 수분 흡수
   e. 비조절성 당뇨

4. 다음 중 신장에서의 고장성 수질의 간질액 생성에 직접적으로 관여하는 것은 무엇인가?
   a. 헨레고리 하행각에서 나트륨의 능동수송
   b. 헨레고리 상행각에서 수분의 능동적 재흡수
   c. 원위곡세뇨관에서의 능동적 나트륨 재흡수
   d. 피질 수집관에서의 수분 재흡수
   e. 헨레고리로 요소의 분비

5. 레닌의 증가는 다음 중 어느 원인에 의해서 발생하는가?
   a. 나트륨 섭취의 감소
   b. 신장 교감신경 활성의 감소
   c. 신동맥의 혈압 증가
   d. 알도스테론 주사
   e. 본태성 고혈압

6. 다음 중 부갑상샘호르몬 작용으로 옳은 것은 무엇인가?
   a. 혈장 $25(OH)D$ 증가
   b. 혈장 $1,25\text{-}(OH)_2D$ 감소
   c. 칼슘 배설 감소
   d. 인산염 재흡수 증가
   e. 근위세뇨관에서 칼슘 재흡수 증가

7. 다음 중 대사성 산증에 대한 신장 반응의 요소에 해당하는 것은 무엇인가?
   a. 수소이온의 재흡수
   b. 세뇨관 강으로의 HCO_3^- 분비
   c. 세뇨관 강으로의 암모늄 분비
   d. 간질액으로 글루타민 분비
   e. 탄산무수화효소 중재에 의한 HPO_4^{2-} 생산

8. 다음 중 호흡성 알칼리증과 관련이 있는 것은 무엇인가?
   a. 가벼운 운동 중에 폐포 환기량 증가
   b. 과환기
   c. 혈장 HCO_3^- 증가
   d. 동맥 내 이산화탄소 증가
   e. 뇨 $pH < 5.0$

9. 다음 중 피질네프론과 방수질네프론의 차이점으로 옳은 것은 무엇인가?
   a. 대부분의 네프론은 방수질네프론이다.
   b. 피질네프론의 수출소동맥은 대부분 직립관을 거친다.
   c. 방수질네프론의 수입소동맥은 직립관을 거친다.
   d. 모든 피질네프론은 헨레고리를 가진다.
   e. 방수질네프론은 고삼투성 수질 간질을 생성한다.

10. 다음 중 비조절성 만성 신부전증과 관련이 있는 것은 무엇인가?
    a. 단백뇨
    b. 저칼륨혈증
    c. 혈장 $1,25\text{-}(OH)_2D$ 증가
    d. 혈장 적혈구생성소 증가
    e. 혈장 HCO_3^- 증가

음식물의 소화와 흡수

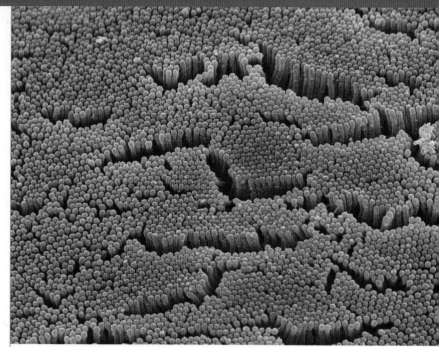

털연변부(brush border, 솔 가장자리)를 형성하는 장 미세융모에 색상을 입힌 주사전자현미경 사진(약 7700배율). Steve Gschmeissner/Science Photo Library/ Science Source

소화계(digestive system)는 섭취한 영양소와 물의 섭취, 처리, 흡수를 담당한다. 소화계는 기질, 미네랄, 비타민, 물의 공급과 몸 전체 대사 과정의 조절 및 통합에 중요하다. 소화계의 정상적 기능은 각 기관계의 정상적 기능뿐 아니라 전신의 항상성을 유지하는 데 필수적이다. 제1장에서 체내에서 어떤 물질을 얻는 것은 체내로부터 어떤 물질을 유실하는 것과 같다는 전신 균형의 개념(total-body balance)을 소개한 바 있다 (그림 1.12 참조). 이제 소화계에 적용되는 전신 균형의 개념에 대한 몇 가지 특정 사례를 학습할 것이다. 또한 제6장에서 소개한 바 있는 장관 신경계가 다른 부분의 신경계와 어떻게 상호작용해 뇌로부터 정보를 주고받는지 그리고 위장관계의 기능을 국소적으로 어떻게 조절하는지 학습할 것이다. 제14장에서 신장에 의해 배설(출력)이 조절되는 과정을 통해 수분과 전해질 균형이 어떻게 맞춰지는지 학습했다. 이제 이들과 다른 물질들이 체내로 흡수(입력)되는 기전과 통합된 조절 과정을 학습할 것이다.

이 장에는 제1장에서 소개한 생리학의 일반 원리를 입증하는 많은 사례가 있다. 첫째, 위장 기능이 내분비, 신경 및 측분비(paracrine) 조절에 관여한다는 사실은 세포, 조직, 기관 사이의 정보 흐름은 항상성의 필수 기능이며, 생리학적 과정들을 통합한다는 생리학의 일반 원리를 잘 설명해 준다. 이러한 원리는 특히 영양소를 조직으로 이동시키기 위해 위장관의 흡수 능력과 순환계와 림프계가 밀접하게 관련되어 있음을 강조한다. 둘째, 위장관 기능의 많은 부분은 대부분의 생리적 기능은 다수의 조절계(regulatory system)에 의해 조절되며, 종종 서로 길항적으로 작동한다는 생리학의 일반 원리를 설명한다. 예를 들어 위(stomach)로 유입된 내용물의 산도는 위장관에서 분비되는 호르몬에 의해서뿐만 아니라 측분비 인자와 신경 자극에 의해서도 증가하거나 감소한다. 셋째, 소화관의 상피세포는 주변 환경에서 혈액으로의 물질 수송을 조절하는데, 이는 물질의 조절된 교환은 구획과 세포막을 가로질러 일어난다는 생리학의 기본 원리를 보여주는 예다. 넷째, 소화 과정은 기본 화학에 의존한다는 것으로 생리학적 과정은 화학적·물리적 법칙에 의해 일어난다는 또 다른 생리학의 일반 원리를 반영한다. 다섯째, 위장관계를 구성하는 세포 단위부터 기관에 이르기까지 모든 단계에서 구조는 기능의 결정요인이며 함께 진화한다는 생리학의 일반 원리를 설명하는 사례를 보여준다. 가장 명백한 사례는 섭취된 물질을 흡수하기 위해 소장의 특수한 구조를 통해 넓은 표면적을 지니게 되었다는 것이다. ■

15.1 소화계의 개요

소화계(digestive system)는 입, 인두, 식도, 위, 소장, 항문으로 이루어진 **위장관**(gastrointestinal tract 또는 alimentary canal)과 침샘, 간, 담낭 및 외분비 췌장으로 이루어진 부속기관과 조직을 포함한다(**그림 15.1**). 부속기관은 관의 일부분은 아니지만 연결도 관을 통해 물질을 관으로 분비한다. 소화계의 전체적인 기능은 섭취한 음식물을 분자 형태로 소화시키고, 작은 분자, 이온, 물과 함께 신체의 내부 환경으로 전달한다. 신체의 내부 환경을 통해 순환계는 이들을 각 세포로 전달한다.

성인의 위장관은 입에서부터 항문까지 연계된, 길이가 약 9 m인 하나의 관이다. 이는 인간 시체에서 측정된 대략적인 길이로, 실제 생명체에서는 위장관 벽에 있는 평활근의 긴장성 수축으로 인해 더 짧다. 관의 내강(lumen)은 외부 환경과 연결되어 있는데, 이는 내강의 내용물이 사실상 신체 외부에 있는 것과 같음을 의미한다. 이러한 사실은 몇 가지 관의 특성을 이해하는 데 중요하다. 예를 들어 대장에는 수십억 마리의 세균이 살고 있는데, 이들 세균의 대부분은 무해하며 때론 유익하기까지 하다. 그러나 동일한 세균이 신체 내부 환경으로 유입되었는데, 만약 대장의 일부가 천공되면 심각한 감염을 일으킬 수 있다(이러한 상황에 대한 구체적인 사례 연구는 제19장을 참조하라).

대부분의 음식물은 분자량이 큰 거대분자 형태로 위장관에 들어오는데, 이들은 장 상피세포를 통과할 수 없다. 따라서 섭취한 음식이 흡수되려면 우선 용해되고 작은 분자로 분해되어야 한다(비타민, 무기질 같은 작은 영양소는 분해될 필요가 없으므로 온전한 상태로 상피세포를 통과할 수 있다). 이와 같이 용해되고 분해되는 과정을 **소화**(digestion)라고 하며, 이는 다양한 소화 효소의 작용 및 위의 외분비기관에서 분비된 화학물질에 의해 진행된다. 다당류는 **아밀레이스**(amylase)에 의해, 트리글리세리드(triglyceride)는 **라이페이스**(lipase)에 의해, 단백질은 다양한 **단**

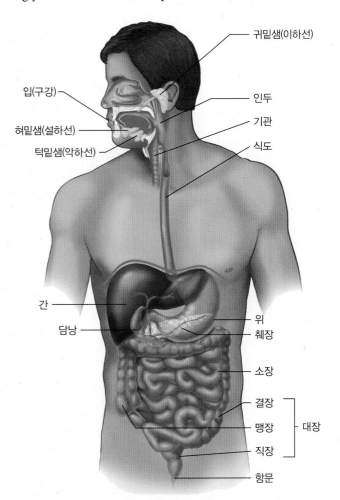

그림 15.1 소화계의 해부도. 간은 담낭과 위의 일부분 위에 존재하고, 위는 췌장의 일부분 위에 존재한다. 기관(trachea)은 방향성 표시를 위해 보여주고 있을 뿐 소화계의 일부는 아니다.

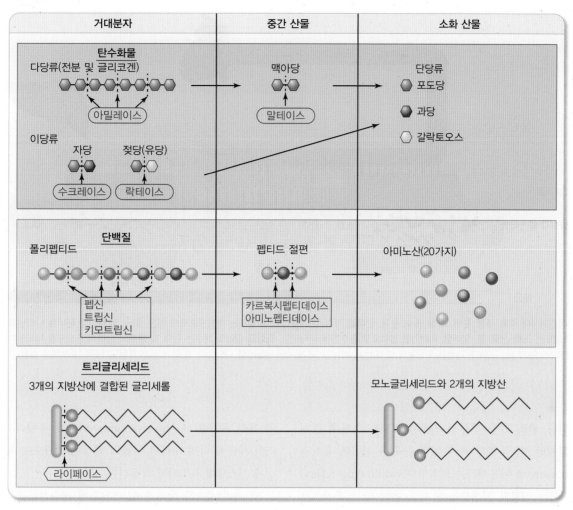

그림 15.2 섭취한 주요 거대분자와 이를 소화하는 효소(파란색) 및 그 소화 산물에 대한 개요. 효소가 존재하는 장소와 활성에 대한 자세한 내용은 이 장 뒷부분에서 설명한다.

백질가수분해효소(protease)에 의해 소화된다. 이 효소들은 **분비**(secretion) 과정을 통해 위장관 내강으로 유입된다. 즉 세포외배출작용에 의해 외분비세포로부터 분비된 효소는 위장관으로 연결된 관으로 유입됨으로써 궁극적으로는 위장관으로 분비된다. 또한 일부 소화 효소는 장 상피세포의 정단막(apical membrane, 내강막이라고도 함)에 존재한다. **그림 15.2**는 세 가지 유형의 연료 분자를 소화시키는 데 관여하는 주요 효소의 개요를 제공한다. 위장관의 특정 부위에서 발생하는 소화 및 분비에 대한 자세한 내용은 이 장 뒷부분에서 설명한다.

소화작용으로 생성된 분자는 소화가 필요 없는 물, 작은 영양소와 함께 위장관의 내강으로부터 이동해 장 상피세포층을 가로질러 간질액으로 유입되는데, 이 과정을 **흡수**(absorption)라고 한다. 흡수된 지방과 지용성 영양소는 림프관에 의해 흡수되고 궁극적으로는 심장 근처의 대정맥으로 유입된다(그림 12.50 참조). 흡수된 다른 모든 영양소는 직접 모세혈관으로 흡수되고 그 후 정

맥으로 유입되어 궁극적으로는 **간문맥**(hepatic portal vein)과 합쳐진다. 간문맥은 이 장 뒷부분에서 자세히 설명하겠지만 간으로 흘러 들어간다.

분비, 소화, 흡수가 일어나는 동안 위장관 벽의 평활근 수축은 내강의 내용물을 여러 가지 분비 물질과 잘 섞고 이들 혼합물을 입에서 항문까지 관을 통해서 이동시키는 두 가지 기능을 수행한다. 이러한 수축을 위장관의 **운동**(motility)이라고 한다. 어떤 경우, 위장관 근육의 움직임은 관의 길이 방향을 따라 물결과 같이 한 방향으로 움직이는데, 이러한 과정을 **연동운동**(peristalsis) 또는 **연동파**(peristaltic waves)라고 한다. 소화계의 기능은 이러한 네 가지 과정인 분비, 소화, 흡수, 운동과 이러한 과정들의 조절 기전으로 설명할 수 있다(**그림 15.3**).

소화는 입안에서 씹는 행위를 통해 큰 음식물 조각이 더 작은 입자로 분해되는 저작작용으로부터 시작되며, 침샘의 분비물과 혼합되어 볼루스(bolus, 그리스어로 '덩어리'를 의미함)라고 하는 덩

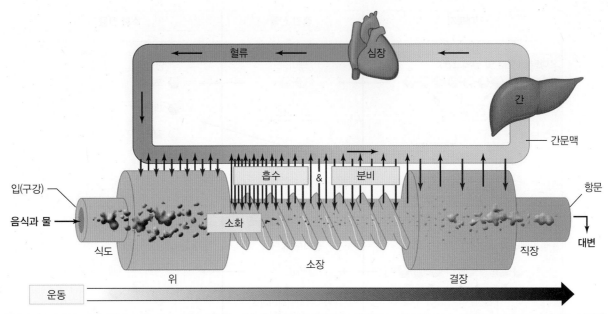

그림 15.3 위장관의 4대 주요 과정: 분비, 소화, 흡수, 운동. 안쪽을 가리키는 (빨간색) 화살표는 위장관으로의 이온, 효소, 담즙산염 분비를 나타낸다. 바깥쪽을 가리키는 (검은색) 화살표는 소화 산물, 물, 미네랄, 비타민이 혈액으로 흡수됨을 나타낸다. 화살표 길이와 개수는 관의 각 부위의 상대적 중요도를 나타낸다. 소장은 대부분의 소화, 흡수, 분비가 일어나는 곳이다. 대변은 위장관의 다섯 번째 기능인 '제거(elimination)'를 나타낸다. 소장의 물결 모양 구성은 관 전체에 걸친 근육 수축(운동)을 나타낸다.

어리를 형성한다. 관의 다음 부분인 인두와 식도는 소화에 크게 기여하지는 않지만, 이 부분의 벽에 있는 근육은 섭취한 음식과 음료를 위(stomach)로 이동시키는 연하반사(swallowing reflex)에 참여한다. 위는 식품의 거대분자를 저장, 용해 및 부분적으로 소화하고 내용물을 소장으로 비우는 속도를 조절하는 기능을 하는 주머니 모양의 기관이다. 위 벽의 세포에 의해 염산이 분비되면 산도가 높은 **위장**(gastric, '위'의 형용사) 환경이 조성된다. 섭취한 음식물 입자와 위 분비물의 혼합물을 **유미즙**(chyme)이라고 한다.

대부분의 소화 과정은 소화관의 다음 부위인 소장에서 진행된다. 소장은 가장 긴 부위이며 세 영역으로 나뉜다. **십이지장**(duodenum)은 위에서 유미즙을 받고, **공장**(jejunum)은 중간 부분이며, **회장**(ileum)은 소장의 말단 부위로, 유미즙이 대장으로 유입되는 부위이다. 소장의 표면적은 **융모**(villi, 단수는 villus)라고 하는 손가락 형상의 돌출부에 의해 크게 증가하는데, 이에 대해서는 이 장 뒷부분에서 자세히 다룬다. 간과 췌장의 관(duct)을 통해 분비된 분비물의 도움을 받아 소장은 모든 종류의 거대분자를 소화관 벽의 상피 내벽을 통해 운반될 수 있을 정도로 충분히 작은 크기의 분자로 소화시킨다(그림 15.2 참조).

관의 마지막 부위인 대장에서는 소화되지 않고 남은 물질에서 대부분의 이온과 물을 흡수시켜 농축시킨다. 또한 소화되지 않은 물질이 체외로 배출될 때까지 **대변**(fece)으로 일시적으로 저장한다. 대장에는 소장에서 흡수되지 않은 일부 물질을 대사하는 수십억 개의 유익한 세균(microbiome이라고도 통칭)이 존재한다. 이러한 세균에 의해 대사된 산물의 일부는 혈관으로 흡수되어 다른 신체 시스템에 유익하게 작용한다.

몇 가지 중요한 예외가 있지만(후에 서술함), 소화계는 섭취한 특정 영양소를 모두 흡수한다. 따라서 소화계는 일반적으로 신체 내부 환경에서의 영양소 농도의 항상성 조절을 담당하지 않는다. 그 대신, 흡수된 영양소의 혈장 농도와 신체 각 부위로의 분배는 많은 내분비샘에서 분비되는 호르몬과 신장(kidney)에 의해 주로 조절된다.

소량의 특정한 대사 최종 산물은 위장관을 통해 간으로 들어가 배설된다. 이는 건강한 개인의 경우 위장관이 수행하는 기능 중 지극히 작은 기능인 **제거**(elimination)이다. 실제로 폐와 신장은 일반적으로 이산화탄소 및 요소와 같은 신체 노폐물의 대부분을 제거하는 역할을 한다. 대변은 위장관 끝에 있는 항문을 통해 몸 밖으로 배출된다. 대변은 거의 대부분 장내 세균이거나 섭취 후 소화되거나 흡수되지 않은 음식물로, 실제로 신체 내부 환경에 존재하지 않았던 물질들이다.

위장관은 또한 다양한 면역 기능을 발휘하는데, 항체를 생성하거나 위산에 의해 파괴되지 않은 미생물과 싸우기도 한다. 예를 들어 소장에는 면역세포를 내포하는 **림프소절**(lymphatic nodules)이 존재하는데, 이러한 면역세포는 장의 운동성을 변화시키는 물질을 분비해 미생물들을 죽인다.

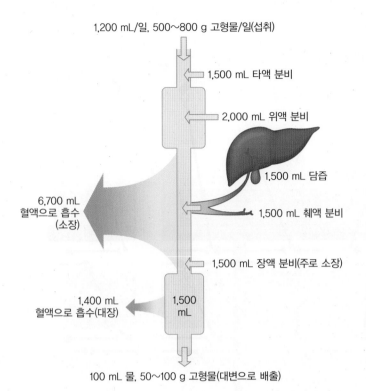

그림 15.4 매일 위장관에서 섭취, 분비, 흡수, 배설되는 고형물과 체액의 평균량

평균적인 미국 성인은 하루에 약 500~800 g의 음식물과 1,200 mL의 물을 섭취하지만 이는 위장관 내강으로 들어가는 물질의 지극히 일부에 불과하다. 침샘, 위샘, 췌장, 간, 장샘에서 매일 추가로 7,000 mL의 체액이 위장관으로 분비된다(**그림 15.4**). 매일 위장관으로 유입되는 약 8 L의 체액 중 99% 정도가 흡수되고 대략 100~200 mL 정도만 대변으로 유실된다. 이 소량의 체액 손실은 매일 신체에서 유실되는 총체액의 대략 4% 정도에 불과하다. 대부분의 체액 손실은 신장과 호흡기를 통해 이루어진다. 위장관으로 분비되는 체액 속 이온 성분 대부분도 혈액으로 재흡수된다. 또한 분비된 소화 효소는 스스로 소화되고 그 결과 생성된 아미노산은 혈액으로 흡수된다.

이로써 소화계의 구조와 기능에 대한 간략한 개요를 마친다. **표 15.1**은 소화계의 일반적인 기능을 요약한 것이다. 다음에는 위장관의 벽을 구성하는 세포층을 자세히 살펴볼 것이다.

표 15.1	소화계의 기능
영양소를 함유한 음식물 및 액체 섭취	
섭취한 음식물 속 거대분자를 흡수 가능한 분자 형태로 소화	
내장에서 신체 내부 환경으로 영양소 흡수	
연료 분자의 대사 변환 및 이물질 해독(간)	
간에서 분비되는 소량의 대사 최종 산물 제거	
항체를 생산하고 위산의 높은 산도에 의해서도 파괴되지 않는 감염성 미생물과 싸우는 등 다양한 면역 기능 수행	

15.2 위장관 벽의 구조

식도의 중간 부위부터 항문까지 위장관의 내벽은 **그림 15.5**와 같은 일반적인 구조로 이루어져 있다. 어떤 부위는 내강(안쪽)의 표면이 구불구불한 모양으로 주름져 있는데, 이는 흡수 가능한 표면적을 크게 증가시키기 위한 형태이다. 위에서부터는 이러한 표면이 한 층의 상피세포로 덮여 있는데, 이 상피세포는 내강 표면의 끝을 따라 세포끼리 서로 밀착연접(tight junction)에 의해 연결되어 있다(그림 3.9b 참조). 조직 속으로 함입되어 있는 상피세포는 산, HCO_3^-, 소화 효소, 물, 이온, 점액 등을 내강으로 분비하는 외분비샘을 형성한다. 상피의 다른 세포는 여러 양상의 소화와 식욕을 조절하는 데 중요한 호르몬을 혈액으로 분비한다.

상피의 바로 아래는 작은 혈관들과 뉴런, 림프관 등이 지나는 느슨한 결합조직 층인 **점막고유층**(lamina propria)으로 구성되어 있다(이와 같은 구조의 일부는 그림 15.5에는 나와 있지 않고, 그림 15.18에 상세히 나와 있다). 점막고유층은 점막근층(muscularis mucosa)에 의해서 아래에 있는 조직과 분리되는데, 점막근층은 평활근의 얇은 층으로 점막 표면의 작은 움직임에 관여한다. 이들 세 층(상피, 점막고유층, 점막근층)을 합쳐서 **점막층**(mucosa)이라고 하며 대부분의 소화와 흡수가 이루어지는 부위이다(그림 15.5 참조).

점막층 바로 아래는 두 번째 결합조직 층인 **점막하층**(submucosa)이다. 이 층은 혈관 및 림프관을 포함하고 있으며, **점막하신경총**(submucosal plexus)이라는 뉴런의 연결망을 포함하고 있다. 뉴런은 이 연결망으로부터 뻗어 나와 점막층까지 연결된다.

점막하층을 둘러싸고 있는 것은 **근육층**(muscularis externa)이라는 평활근층이다. 이 근육의 수축은 위장 내용물을 이동시키고 혼합하기 위한 힘을 제공한다. 세 층으로 구성된 위를 제외하고, 근육층은 두 층으로 구성되어 있다: (1) 비교적 두꺼운 안쪽의 환상근(circular muscle)은 섬유가 원형으로 구성되어 있어서 수축 시 내강을 좁아지게 하고, (2) 얇은 바깥층의 종주근(longitudinal muscle)은 수축 시 관을 짧게 만든다. 이 두 근육층 사이에는 뉴런의 두 번째 연결망이 존재하는데, 이를 **장근신경총**(myenteric plexus)이라고 한다. 뉴런은 이 연결망을 점막하신경총과 연결하고 또한 주변의 평활근층으로도 뻗어 나간다. 장근신경총은 자율신경계의 교감계 및 부교감계 신경들에 의해서 자극을 받는

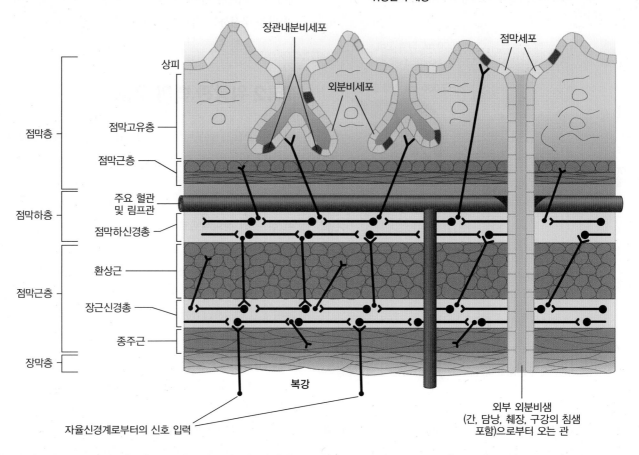

그림 15.5 장관벽 층의 종단면. 점막층의 점막고유층에 많이 존재하는 작은 혈관 및 림프관은 표현하지 않았다(주: 층의 두께는 실제 크기와 다르다).

다. 이렇게 복잡한 국소적인 신경의 연결망에 대해서는 이 장의 뒷부분에서 상세하게 설명할 것이다.

마지막으로, 위장관의 겉면을 둘러싸고 있는 얇은 결합조직 층을 **장막층**(serosa)이라고 부른다. 결합조직의 얇은 시트는 장막층을 복부벽(abdominal wall)에 연결해 주고, 복강 내에서 위장관을 지탱해 준다.

위장관의 상피 표면은 지속적으로 새로운 상피세포로 대체된다. 예를 들어 소장에서 새로운 세포는 내강 쪽으로 돌출된 손가락 모양의 융모 기저에 있는 세포에서 세포 분열을 통해 생성된다. 이러한 세포는 융모의 꼭대기로 이동하면서 분화하고 사멸해 위장관 내강으로 배출되는 노화된 세포를 대체한다. 항암제나 방사선 요법과 같이 세포 분열을 억제하는 치료에 의해 위장관의 내벽이 손상되기 쉬운 이유는 이렇듯 세포의 빠른 회전율 때문이다.

또한 융모의 기저부에는 **장관내분비세포**(enteroendocrine cells)가 있는데, 이들은 운동성과 췌장의 외분비를 포함하는 다양한 위장기능을 조절하는 호르몬을 분비한다.

15.3 위장관 작용의 조절

신체 내부 환경의 변수를 조절하는 제어 시스템과는 달리, 소화계의 제어기전은 주로 위장관 내강과 위장관 벽의 상태를 조절한다. 몇 가지 예외를 제외하고 이러한 제어기전은 신체의 영양 상태보다는 내강 내용물의 부피와 구성에 의해 지배된다.

위장관 반사(gastrointestinal reflex)는 상대적으로 적은 수의 내강 자극에 의해 시작된다.

- 내강 내용물의 부피에 따른 위장관 벽의 팽창
- 유미즙의 삼투압(총 용질의 농도)
- 유미즙의 산성도
- 유미즙 내 단당류, 지방산, 펩티드, 아미노산 등과 같은 특정 소화 산물의 농도

이러한 자극은 위장관 벽에 존재하는 기계수용기(mechanoreceptor), 삼투수용기(osmoreceptor), 화학수용기(chemoreceptor)에

작용해 효과기(위장관 벽에 존재하는 근육층과 내강으로 물질을 분비하는 외분비샘)에 영향을 주는 반사작용을 일으킨다.

신경에 의한 조절

위장관에는 자율신경계의 일종이면서 국소적 신경 조절에 관여하는 **장 신경계**(enteric nervous system)가 별도로 존재한다. 이 신경계는 장근신경총과 점막하신경총으로 구성되어 있다(그림 15.5 참조). 이들 뉴런은 신경총 내 다른 뉴런들과 시냅스를 형성하거나 평활근, 분비샘 및 상피세포 근처에서 신경말단을 형성한다. 많은 축삭돌기는 장근신경총을 떠나 점막하신경총의 뉴런들과 시냅스를 형성하거나 혹은 그 반대가 되는데, 이로 인해 하나의 신경총의 신경 활성이 다른 신경총의 신경 활성에 영향을 미친다. 더나아가 신경총의 한 부분에 가해진 자극은 위장관의 길이를 따라 위, 아래 양쪽으로 증폭 전도되는 자극을 유발할 수 있다. 예를 들어 소장 상부를 자극하는 것은 위장뿐만 아니라 장관 하부의 평활근 및 분비샘의 활성도 포함한다. 일반적으로 장근신경총은 평활근의 활성과 이동에 영향을 미치지만, 점막하신경총은 샘(gland)의 기능과 분비 활성에 영향을 미친다.

장 신경계는 아드레날린성과 콜린성 뉴런뿐 아니라 일산화질소(NO), 여러 신경펩티드(neuropeptides), ATP와 같은 기타 신경전달물질을 분비하는 뉴런도 포함한다.

장 신경계의 뉴런과 이전에 언급한 효과기(근육세포 및 외분비샘) 사이의 상호작용은 장관 안에서만 일어나는 신경반사로, 중추신경계(CNS)와는 독립적이다. 또한 자율신경계의 두 갈래인 교감신경계과 부교감신경계의 원심성 뉴런(efferent neuron)은 장관으로 들어가 두 신경총 안에 있는 뉴런과 시냅스를 형성한다. 이러한 경로를 통해 중추신경계는 위장관의 운동과 분비 활성에 영향을 미칠 수 있다.

따라서 신경 반사궁에는 (1) 수용체에서 신경총을 통해 위장관 내 모든 효과기 세포로 전달되는 **단기 반사**(short reflex)와 (2) 장관 수용체에서 구심성 신경(afferent neuron)을 통해 중추신경계로 가서 자율신경계 섬유를 통해 신경총과 효과기 세포로 되돌아오는 **장기 반사**(long reflex)의 두 가지 유형이 존재한다(**그림 15.6**).

마지막으로, 모든 신경반사가 장관에서의 신호에 의해 시작되는 것은 아니라는 점을 주목해야 한다. 배가 고프거나, 음식을 보거나 음식 냄새를 맡는 것, 개인의 감정 상태는 위장관에 중요한 영향을 미칠 수 있고, 그 영향은 자율신경 뉴런을 통해 중추신경계에 의해 조절된다.

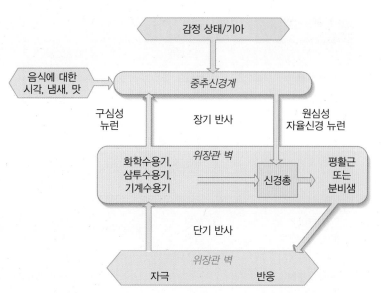

그림 15.6 위장관의 자극에 의해 활성화된 장기 및 단기 반사 경로. 장기 반사는 중추신경계를 위장관에 연결하는 뉴런을 활용한다. 화학수용기는 화학물질에 의해 자극을 받고 삼투수용기는 삼투농도(용질, 특히 이온의 농도)의 변화에 민감하며, 기계수용기는 위장관 벽의 팽창에 반응한다.

호르몬에 의한 조절

위장관계를 조절하는 호르몬은 위와 소장의 상피 전체에 흩어져 존재하는 장관내분비세포에서 주로 분비된다(그림 15.5 참조). 즉 이들 세포는 갑상샘이나 부신처럼 분리된 기관으로 군집을 이루지 않는다. 각 내분비세포의 한쪽 표면은 위장관의 내강에 노출되어 있다. 이 표면이 내강 속 유미즙과 접하게 되면, 유미즙에 존재하는 다양한 화학물질이 세포를 자극해 세포 반대편 쪽에서 혈액으로 호르몬을 분비하도록 한다. 위장관계 호르몬은 1차적으로 순환계를 거쳐 표적세포에 도달한다.

가장 잘 알려진 네 가지 위장관계 호르몬은 다음과 같다.

- **세크레틴**(secretin)
- **콜레시스토키닌**(cholecystokinin, CCK)
- **가스트린**(gastrin)
- **포도당 의존성 인슐린 분비 촉진 펩티드**(glucose-dependent insulinotropic peptide, GIP)

표 15.2에 이들 위장관 호르몬의 특성을 요약했으며, 이 표는 이후 논의에 참고자료를 제공할 뿐 아니라 다음의 일반화된 개념을 잘 설명해 준다: (1) 대부분의 호르몬은 위장관 내강 환경을 조절하는 되먹임(feedback) 제어 시스템에 참여한다. (2) 대부분의 위장관 호르몬은 한 가지 이상의 표적세포에 영향을 미친다.

이러한 두 가지 일반화된 개념에 대해 콜레시스토키닌(CCK)

표 15.2 위장관 호르몬의 특성

	가스트린	CCK	세크레틴	GIP
화학적 분류	펩티드	펩티드	펩티드	펩티드
생성 부위	위방부	소장	소장	소장
호르몬 분비 유발 자극	위의 아미노산과 펩티드 부교감신경	소장의 아미노산과 지방산	소장의 산	소장의 포도당과 지방
호르몬 분비 억제 인자	위산, 소마토스타틴			
표적기관의 반응				
위				
위산 분비	촉진	억제	억제	
운동	촉진	억제	억제	
췌장				
HCO₃⁻ 분비		세크레틴 작용 강화	촉진	
효소 분비		촉진	CCK 작용 강화	
인슐린 분비				촉진
간(담관)				
HCO₃⁻ 분비		세크레틴 작용 강화	촉진	
담낭				
수축		촉진		
오디 괄약근		이완		
소장				
운동	회장 자극			
대장	집단 운동 자극			

을 예로 들어 좀 더 자세히 알아보자. 소장 내 지방산과 아미노산의 존재는 소장 세포로부터 혈액 안으로 CCK의 분비를 촉진한다. 순환하는 CCK는 췌장을 자극해 소화 효소의 분비를 증가시키고 담낭을 수축시키며, 췌장과 간 분비물이 소장으로 흐르도록 하는 괄약근을 이완한다. 지방산과 아미노산이 흡수됨에 따라 이들의 내강 속 농도는 감소하게 되고, CCK를 분비하도록 하는 자극은 제거된다.

많은 경우 하나의 효과기 세포는 하나 이상의 호르몬에 대한 수용체를 가지고 있으며, 신경전달물질과 측분비물질에 대한 수용체들도 가지고 있다. 그 결과 다양한 자극이 세포 반응에 영향을 줄 수 있다. 이러한 현상 중 하나는 **강화작용**(potentiation)인데, 이는 호르몬에 대한 효과기의 반응은 두 번째 호르몬이 공존할 때 크게 증가한다는 것이다. 이러한 유형의 상호작용에서 두 호르몬에 대한 효과기 반응의 크기는 개별 자극 효과의 합보다 크다. 강화작용의 결과 중 하나는 위장관 호르몬 하나의 혈장 농도의 작은 변화가 다른 위장관 호르몬의 작용에 큰 영향을 미칠 수 있다는 것이다. 이러한 방식으로 상호작용하는 호르몬의 좋은 예는

그림 11.10을 참조하라.

효과기 세포의 기능을 자극(또는 경우에 따라서는 억제)하는 것 이외에도 위장관 호르몬은 위 및 장 점막과 췌장의 외분비 부분을 포함한 다양한 조직에 대해 영양(성장 촉진) 효과를 나타낸다. 마지막으로, 많은 위장관 호르몬에 대해 추가적으로 설명했는데, 그중 인크레틴(incretin)이라고 하는 효소는 일종의 혈당 조절 효소로 위장관에서 내분비기관인 췌장에 앞먹임 신호전달 역할을 함으로써 혈당 조절에 관여한다. 다른 호르몬들은 식욕을 조절하는 데 관여한다.

위장관 조절 단계

소화계의 신경 및 호르몬 조절은 대부분 자극이 감지되는 부위에 따라 뇌, 위, 장의 세 단계로 나뉜다.

뇌(cephalic, '머리'를 뜻하는 그리스어에서 유래) **단계**는 머리에 있는 감각수용기가 시각, 냄새, 맛, 저작작용에 의해 자극되었을 때 시작된다. 또한 다양한 감정적 상태도 이 단계를 개시한다. 이러한 반사의 원심성 경로는 우선 미주신경에서 발원하는 부교

감신경섬유에 의해 매개된다. 이런 섬유들은 위장관 내 신경총에 존재하는 뉴런들을 활성화하며, 이들은 차례로 분비와 수축 활성에 영향을 미친다.

위 단계(gastric phase)를 형성하는 반사작용은 위에 가해지는 네 종류의 자극, 즉 위의 팽창, 산도, 아미노산, 섭취된 단백질의 부분적 분해 과정에서 생성되는 펩티드 등에 의해 개시된다.

마지막으로 **장 단계**(intestinal phase)는 장관 내 자극, 즉 팽창, 산도, 삼투농도, 다양한 소화 산물에 의해 개시된다. 장 단계는 신경계의 단기 및 장기 반사작용과 소장 내 장관내분비세포에 의해 분비되는 위장관계 호르몬인 세크레틴, CCK, GIP 등에 의해 매개된다.

다시 강조할 것은 이들 각 조절단계는 다양한 자극이 반사작용을 개시하는 부위에 따라 명칭이 붙은 것이며 효과기의 활성 부위에 따라 붙은 것이 아니라는 것이다. 각 단계는 위장관의 거의 모든 기관에 대한 원심성 출력(efferent output)을 특징으로 한다. 또한 이러한 단계는 식사를 시작할 때를 제외하고는 시간적인 순서를 따라 발생하지 않는다. 즉 연쇄작용이 아니다. 오히려 섭취하는 동안과 훨씬 긴 흡수시간 동안에 이 모든 세 단계에 특정적인 반사작용이 동시에 나타날 수 있다.

위장 활동을 조절하는 데 사용될 수 있는 이러한 신경 및 호르몬 기전을 염두에 두고 이 장의 다음 네 절에서는 위장관의 시작부터 끝까지 각 영역에서 발생하는 분비, 소화, 흡수, 운동에 대해 알아볼 것이다.

15.4 구강, 인두, 식도

위장관의 초기 부위에서는 음식물 덩어리가 작은 조각으로 잘리고 침 분비물과 혼합되어 미끄러운 덩어리(bolus)로 성형되어 삼켜진다. 실제로 소화나 흡수는 거의 일어나지 않지만 감각 및 기계수용기의 자극은 뇌 단계에서 신호전달을 촉발해 구강 이후 부위의 위장관을 활성화한다. 이는 앞먹임 제어 기전의 매우 훌륭한 사례이다(제1장 참조).

타액(침)

타액(saliva)은 이하선(parotid gland), 설하선(sublingual gland), 턱밑샘(submandibular gland) 세 쌍의 **침샘**(salivary gland)에서 일련의 짧은 관을 통해 분비된다(**그림 15.7**). 타액은 점

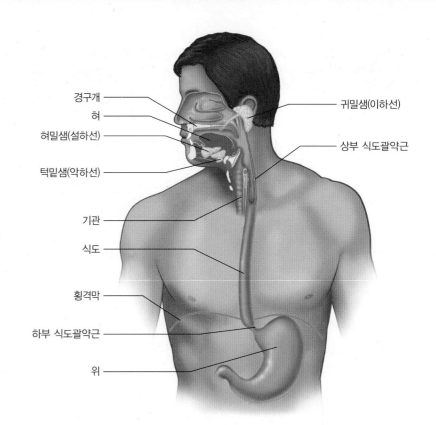

액, 물, HCO_3^- 및 여러 효소를 포함한다. 타액은 삼키기 위해 음식 입자를 적시고 윤활하며, 섭취한 음식과 치아 주위에 서식하는 세균의 대사 산물 산도를 완충시킨다. **점액**(mucus)은 위장관 전체의 상피세포에서 생성되는 점성이 있고 미끄럽고 당단백질이 풍부한 보호성 분비물이다. 잠재적으로 유해한 세균으로부터의 보호는 눈물과 비강 분비물에서도 발견되는 항균성 효소인 타액 **리소자임**(lysozyme)에 의해 제공된다. 타액에는 또한 다당류와 트리글리세리드의 소화를 개시하는 아밀레이스와 라이페이스가 포함되어 있다(그림 15.2 참조). 이러한 타액 효소는 위의 산성 환경에 의해 비활성화되기 전에 음식물에 작용해야 하기 때문에 제한된 시간 동안만 작용할 수 있어서 전반적인 소화 과정에서 작은 역할만 수행한다.

타액의 또 다른 기능은 일부 음식 분자를 용해하는 것이다. 용해된 상태에서만 이러한 분자가 입안의 화학수용기와 반응해 미각을 일으키고(제7장 참조) 뇌 단계 반사를 활성화할 수 있다. **표 15.3**은 침의 구성요소와 주요 기능을 요약한 것이다.

타액 분비는 교감신경 뉴런과 부교감신경 뉴런 양쪽에 의해 조절된다. 대부분의 기관에서 이들 두 신경의 길항작용과는 달리, 이 두 신경계가 모두 타액 분비를 자극하는데 특히 부교감신경 뉴런이 더 큰 반응을 유도한다. 타액 분비는 호르몬에 의해 조절되지 않는다. 섭취한 물질이 없는 상태에서는 타액이 적게 분비되면

그림 15.7 입, 인두, 식도의 구조. 호흡기 구조(기관 및 횡격막) 및 위는 방향성 표시를 위해 보여주고 있다.

[그림 레이블: 경구개, 혀, 혀밑샘(설하선), 턱밑샘(악하선), 기관, 식도, 횡격막, 하부 식도괄약근, 위, 귀밑샘(이하선), 상부 식도괄약근]

표 15.3	타액의 성분과 기능
성분	**기능**
물	음식물을 적시고 분자를 용해해서 화학수용을 촉진한다.
점액	음식물을 매끄럽게 하고 삼키기 쉽도록 작은 덩어리 형태로 만든다.
중탄산이온(HCO_3^-)	식품 및 세균의 대사 산물을 중화한다.
리소자임	잇몸과 치아의 건강을 유지하기 위해 세균을 죽인다.
아밀레이스	다당류의 소화를 개시한다.
라이페이스	트리글리세리드의 소화를 개시한다.

서 입안을 축축하게 유지한다. 음식 냄새를 맡거나 음식을 보게 되면 타액 분비를 위해 뇌 단계가 개시된다. 이 반사는 음식이 제공되었을 때 소리를 반복적으로 제시함으로써 개가 소리 신호에 반응해 침을 흘리도록 조절한 파블로프(Pavlov)에 의해 유명해진 것 같이, 다른 신호에 의해 조절될 수 있다. 타액 분비는 음식에 반응해 현저하게 증가할 수 있다. 이러한 반사반응은 구강의 벽과 혀 위에 존재하는 화학수용기(신 음식은 특히 강한 자극제임)와 압력수용기에 의해 일어난다.

타액 분비는 타액샘으로의 혈류량이 크게 증가하면서 진행되는데, 이는 부교감신경의 활성 증가에 따라 매개된다. 조직 1 g당 분비되는 타액이 최고 상태에 도달했을 때의 타액 분비량은 신체의 외분비샘 중에서 가장 많다(그림 15.4 참조).

쇼그렌증후군(Sjögren's syndrome)은 백혈구와 면역 복합체가 많은 외분비샘에 침투해 들어가 이들 외분비샘이 제 기능을 못하게 되어 발생하는 면역 이상 질환이다. 이 증후군에서 자주 발생하는 침샘 기능의 상실은 물을 자주 마시고 충치 예방을 위한 구강 불소 처치로 치료 가능하다. 또한 대부분이 여성인 이러한 환자는 미각을 상실하고, 저작운동이 곤란해지며, 심지어 구강 점막에 궤양(천공)이 생기기도 한다.

씹기(저작운동)

저작운동은 입과 턱 골격근에 존재하는 체성신경(somatic nerve)에 의해서 조절된다. 비록 저작운동이 자발적인 활동이지만, 뇌간(brainstem)의 패턴 생성 회로(pattern-generator circuit)(제10장 참조)와 음식이 잇몸, 경구개(그림 15.7 참조), 혀에 가하는 압력에 의해 활성화되는 반사에 의해 조정된다. 이러한 기계수용기의 활성화는 턱을 닫힌 상태로 유지하려고 하는 근육의 반사적 억제로 이어진다. 결과적으로 턱이 이완되면서 여러 기계수용기의 압력을 감소시켜 수축과 이완의 새로운 주기를 만들어낸다.

저작운동은 맛의 즐거움을 지속시킨다. 또한 음식물을 작은 덩어리 형태로 분쇄해 삼키기 쉽고 소화되기 쉽게 만든다. 커다란 음식물을 삼키려고 시도하는 경우, 만약 그 커다란 조각이 기도에 머무른다면 폐로 유입되는 공기를 막아 질식할 수 있다.

삼키기(연하운동)

연하운동은 혀로 구강 안쪽까지 밀어 넣은 음식이나 음료에 의해 인두 벽의 압력수용기가 자극되었을 때 일어나는 복잡한 반사작용이다(그림 15.8a). 이 수용체들은 뇌간의 연수(medulla oblongata)에 존재하는 **연하중추**(swallowing center)로 구심성 자극을 보낸다. 그러면 이 연하중추는 원심성 신경섬유를 통해 인두와 식도, 호흡 관련 근육으로 하여금 연하운동을 유발하도록 한다.

섭취한 물질이 인두로 이동함에 따라 연구개가 위로 올라가고 인두 벽 뒤에 머무르면서 음식물이 비강으로 유입되는 것을 막는다(그림 15.8b). 연하중추로부터의 자극은 호흡을 억제하고, 후두를 높이며, 성문(glottis, 성대 주변 영역과 성대 사이의 공간)을 닫아 음식이 기관으로 유입되는 것을 억제한다. 혀가 음식물을 인두 안으로 더 뒤로 밀어 넣음에 따라 음식물은 **후두개**(epiglottis)라는 조직의 날개판을 뒤쪽 방향으로 밀어내려고 성문을 덮는다(**그림 15.8c**). 이러한 작용은 음식의 **흡인**(aspiration), 즉 음식이 기관 아래로 이동해 질식을 유발하거나, 역류한 위 내용물이 폐로 유입되어 손상을 일으키는 등의 위험한 상황을 방지한다.

연하운동의 다음 단계는 식도에서 일어나는데(**그림 15.8d**), 식도는 흉강을 통과해 횡격막(흉강과 복강을 나눔)을 관통하고 횡격막으로부터 수 센티미터 아래에 존재하는 위에 연결된다. 식도의 상부 1/3은 골격근에 의해, 하부 2/3는 평활근에 의해 둘러싸여 있다.

제13장에서 설명한 대로(그림 13.13 참조) 흉강 내 압력은 대기압과 비교해서 상대적으로 낮을 수 있고, 대기압 이하의 압력은 식도의 흉강내 부분의 얇은 벽을 가로질러 내강으로 전달된다. 반면에 식도의 입구 쪽에 존재하는 인두의 내강 압력은 대기압과 동일하고, 식도의 반대쪽 끝인 위의 압력은 대기압보다 약간 높다. 따라서 이런 압력 차는 공기(상부로부터)와 위 내용물(하부로부터)을 모두 식도로 밀어 넣는 경향이 있다. 그러나 이러한 일은 발생하지 않는다. 왜냐하면 식도의 양쪽 끝은 보통 괄약근(sphincter muscle)의 수축에 의해 닫히기 때문이다. 골격근이 고리 형태로 인두 바로 밑 부분의 식도를 둘러싸고 있는데 이것이 **상부 식도괄약근**(upper esophageal sphincter)을 형성하는 반면, 식도의 끝부분에 존재하는 평활근은 **하부 식도괄약근**(lower esophageal sphincter)을 형성한다(그림 15.7 참조).

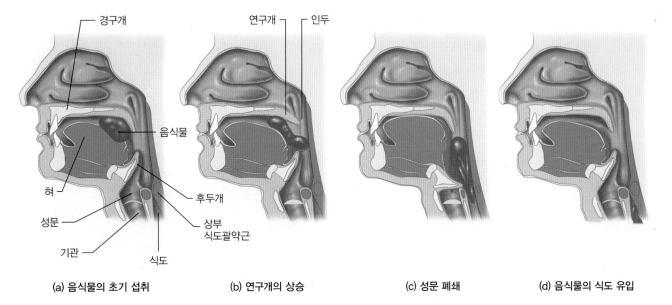

| (a) 음식물의 초기 섭취 | (b) 연구개의 상승 | (c) 성문 폐쇄 | (d) 음식물의 식도 유입 |

그림 15.8 연하운동 과정에서 인두와 식도 상부를 통한 음식물의 이동. (a) 혀를 이용해 음식물 덩어리를 인두 뒤쪽으로 밀어 넣는다. (b) 음식물이 코(비강)로 들어가지 않도록 연구개가 위로 올라간다. (c) 음식이나 물이 기관으로 들어가지 않도록 후두개로 성문을 덮고, 상부 식도괄약근은 이완된다. (d) 음식물이 식도 아래로 내려간다.

연하운동의 식도 단계(esophageal phase, 식도를 통해 음식물 덩어리가 비자발적으로 위로 이동하는 단계)는 상부 식도괄약근의 이완으로 시작된다. 일반적으로, 연하운동이 진행되고 있지 않을 경우 이 괄약근은 닫혀 있다. 이는 흡입된 공기가 인두(소화계 및 호흡계가 공유하는 구조)에서 기관으로 이동할 수 있도록 해준다. 음식물이 내려간 직후 괄약근은 다시 닫히고, 성문이 열리면서 호흡이 재개된다.

일단 식도 안에서 음식물은 연동운동(peristalsis, 식도를 따라 진행하는 근육 수축의 진행파)에 의해 내강을 압축하고 음식물을 위가 존재하는 앞쪽 방향으로 밀어낸다. 개개의 식도 연동파(peristaltic wave)는 위에 도달하기까지 약 9초 정도가 걸린다. 연하운동은 인간이 거꾸로 서 있거나 무중력 상태(우주 밖)일 때에도 일어나는데, 그 이유는 음식물을 위로 이동시키는 원동력은 중력이 아니라 연동파이기 때문이다.

하부 식도괄약근은 연하 과정 동안 열려 있고, 이완된 상태를 유지하면서 음식물이 위로 들어가도록 한다. 음식물이 통과한 후에는 이 괄약근이 닫히고, 식도와 위 사이 경계부는 다시 봉합된다.

연하운동은 연하중추라는 뇌간핵(brainstem nuclei) 집단에 의해 조정되는 신경 및 근육 반사이다. 골격근과 평활근이 모두 관여하므로 연하중추는 체성신경(골격근에 작용)과 자율신경(평활근에 작용) 모두에서 원심성 활동을 지시한다. 동시에, 식도 벽에 존재하는 수용체의 구심성 섬유가 연하중추에 정보를 보내는데, 이는 원심성 활동을 변화시킬 수 있다. 예를 들어 만약 큰 음식물 덩어리가 초기 연동파 과정 동안 위에 도달하지 않으면, 그

덩어리로 인한 식도의 팽창이 반사작용을 개시하는 수용체를 활성화해 연동작용을 지속하도록 연동작용의 반복된 파장을 일으킨다[**2차 연동운동**(secondary peristalsis)].

식도의 마지막 부위가 횡격막 아래에 위치해 있고 위와 동일한 복부 압력을 받기 때문에, 연하운동이 일어나지 않을 때 하부 식도괄약근은 위와 식도 사이의 장벽을 유지하는 데 도움을 준다. 즉 예를 들어 호흡하는 동안이나 복부 근육이 수축하는 동안 복강 내 압력이 증가한다면 위 안의 내용물과 식도 말단 부위의 압력이 모두 증가한다. 이는 위와 식도 사이의 압력 차가 발생하는 것을 막아 위의 내용물이 식도 안으로 역류하는 것을 방지한다.

하부 식도괄약근은 연하운동이 진행되는 동안뿐만 아니라 연하운동이 일어나지 않을 때도 짧은 기간의 이완기를 갖는다. 이러한 이완 기간 동안 위 속 소량의 산성 내용물이 일반적으로 식도로 역류한다. 식도로 역류한 산은 2차 연동파를 유발하며 또한 타액의 분비를 증가시켜 산을 중화하는 데 도움을 준다.

어떤 사람은 하부 식도괄약근 기능이 약해 위 속 내용물이 식도로 반복해서 역류하는데, 이러한 상태를 **위식도 역류**(gastroesophageal reflux) 또는 단순히 위산 역류(acid reflux)라고 한다. 흡연과 알코올 및 카페인 섭취가 이 문제를 유발할 수 있다. 위산 역류가 발생하면 위의 **염산**(hydrochloric acid)이 식도벽을 자극해 **속쓰림**(heartburn, 통증이 주관적으로 심장 부위에서 나타나는 것처럼 느껴지기 때문)으로 알려진 통증을 유발한다. 또한 아무런 식도 증상이 없는 경우에도 기침과 후두 염증을 유발할 수 있으며, 민감한 개인에게는 천식 증상의 발병에도 영향을

줄 수 있다. 이러한 증상은 산이 식도 위로 이동해 상부 식도괄약근에 나 있는 작은 구멍을 통해 누출되기 때문인 것으로 여겨지고 있다. 극단적인 경우 하부 식도에 궤양(ulceration), 흉터(scarring), 폐색(obstruction), 천공(perforations)이 발생할 수 있다.

위식도 역류는 과식 후에 발생할 수 있으며, 이는 위의 압력을 충분히 증가시켜 위 속 산성 내용물을 식도로 밀어 올릴 수 있다. 이것은 복강 내 압력이 증가한 개인, 예를 들어 상당한 복부 지방 축적이 있는 비만인 사람 또는 임신 후기에 발생할 가능성이 더 높다.

임신 중 태아의 성장은 복부 내용물에 대한 압력을 상승시킬 뿐 아니라 식도 말단 부위를 횡격막을 통해 흉강 쪽으로 밀기도 한다. 이 때문에 괄약근은 더 이상 복부 압력의 변화에 의한 도움을 받지 못한다. 따라서 임신 후반기에는 일반적으로 위산 역류가 잘 일어난다. 속쓰림은 종종 분만 전 임신 마지막 주에 감소하는데, 이는 자궁이 골반 쪽으로 내려오면서 위에 가해지는 압력이 감소하기 때문이다.

15.5 위

위에 들어간 음식 입자는 위 분비물과 완전히 혼합되어 유미즙을 형성한다. 유미즙은 단백질과 다당류의 분자 조각, 지방 입자, 이온, 물, 음식물을 통해 섭취되는 각종 분자를 포함한다. 물을 제외하고 사실상 이러한 이온이나 분자는 위 벽의 상피를 통과할 수 없으므로 위에서는 영양분의 흡수가 거의 일어나지 않는다. 위는 단백질을 분해할 뿐만 아니라 음식물의 완전한 소화와 흡수에 유리한 속도로 주기적으로 유미즙을 소장으로 비우는 저장 용기의 역할을 한다.

해부학적 구조

식도는 **위체부**(body)로 연결되어 있고 위체부의 최상부는 **위저부**(fundus)라고 한다(**그림 15.9**). 위의 아래쪽 부위는 **위방부**(antrum)로, 상대적으로 더 두꺼운 평활근층으로 구성되어 있으며 위 내용물을 혼합하고 분쇄하는 역할을 한다. 위방부와 소장 사이의 교차점은 **유문 괄약근**(pyloric sphincter)이라고 하는 고리 모양의 수축성 평활근으로 구성되어 있다. 위를 감싸고 있는 상피층은 점막층으로 함입되어 많은 관 모양의 샘을 형성하며, 여기서 분비되는 물질에 대해서는 다음에서 설명할 것이다.

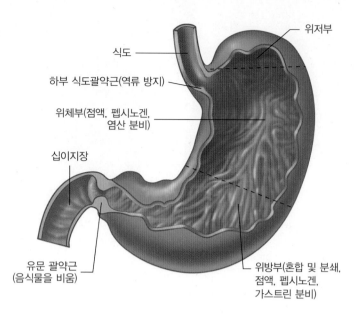

그림 15.9 위의 두 영역인 위체부와 위방부. 위저부는 위의 가장 윗부분을 나타내고, 기능적으로는 위체부의 일부분으로 간주한다.

위에서의 분비

위샘 입구에 있는 세포는 보호막 기능을 하는 점액과 HCO_3^-을 분비한다(**그림 15.10**). 샘을 감싸는 위샘 벽에는 산(acid)과 내인성 인자를 분비하는 **벽세포**(parietal cell)와 펩신의 전구체인 펩시노겐을 분비하는 **주세포**(chief cell)가 존재한다. **내인성 인자**(intrinsic factor)는 섭취한 비타민 B_{12}에 결합해 흡수를 돕는 단백질이며, 이에 대해서는 다음 절에서 자세히 설명한다. 종합하면, 위의 세 가지 주요 외분비 분비물인 점액, 산, 펩시노겐은 각각 서로 다른 종류의 세포에서 분비된다.

그림 15.10에 나타나 있는 벽세포 정단막의 독특한 함입 구조를 **소관**(canaliculi, 단수는 canaliculus)이라 하는데, 이들은 벽세포의 표면적을 증가시켜 위 내강으로의 분비를 극대화한다. 이는 구조(증가한 표면적)가 기능(효율적인 분비)의 결정요인이라는 생리학의 일반 원리를 재차 보여준다.

위방부의 위샘에는 G세포라고 하는, 가스트린을 분비하는 장관내분비세포를 포함하고 있다. 또한 측분비물질인 **히스타민**(histamine)을 방출하는 **장 크롬 친화성 유사세포**[enterochromaffin-like(ECL) cell]와, 폴리펩티드인 **소마토스타틴**(somatostatin)을 분비하는 D세포는 관 상의 분비샘(tubular glands) 전체 또는 주변 조직 내에 흩어져 존재하는데, 이 두 물질은 위산의 분비를 조절하는 데 기여하며 이후 다시 논의할 것이다.

위의 산성 환경은 극성 분자의 이온화 상태를 변경해 단백질 변성을 유발한다(제2장 참조). 이것은 소화 효소가 단백질을 분해할 수 있는 더 많은 부위를 노출시키고, 음식물에서 조직(예: 근

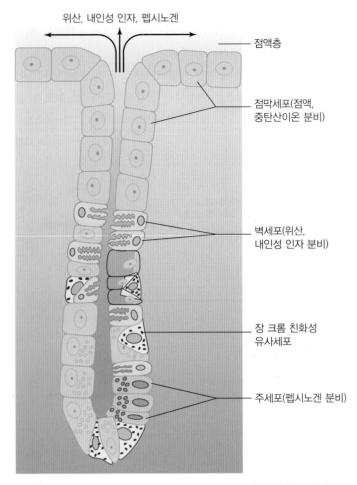

위 내강

위산, 내인성 인자, 펩시노겐

점액층

점막세포(점액, 중탄산이온 분비)

벽세포(위산, 내인성 인자 분비)

장 크롬 친화성 유사세포

주세포(펩시노겐 분비)

그림 15.10 위체부에 존재하는 위샘. 소마토스타틴과 가스트린을 분비하고 주로 위방부의 샘 안과 주위에 존재하는 D세포와 G세포는 표시하지 않았다. 벽세포 정단막의 톡톡한 함입 구조를 소관이라고 하며 분비에 효과가 있도록 표면적을 크게 증가시킨다.

육)의 구조적 틀을 형성하는 결합조직 단백질의 세포외 네트워크를 분해한다. 다당류와 지방은 상당 부분 산에 의해 용해되지 않는 주요 식품 성분이다. 높은 산도는 또한 음식물과 함께 유입되는 대부분의 세균을 죽인다. 그러나 이 과정은 완전히 효과적이지는 않으며, 일부 세균은 생존해 위장관의 나머지 부위, 특히 대장에서 군집을 이루어 증식한다.

HCl 생성 및 분비

위는 하루에 약 2 L의 염산을 분비한다. 위 내강의 H^+ 농도는 150 mM 이상이 될 수 있으며, 혈액에서의 농도보다 약 100만~300만배 더 높다. 이는 많은 양의 수소 이온을 생성하는 효율적인 생산 기전을 필요로 한다. 수소 이온의 근원은 벽세포의 CO_2인데, 벽세포에는 탄산 탈수 효소(carbonic anhydrase 또는 탄산 무수화 효소)가 존재한다. 13.7절에서 탄산 탈수 효소가 CO_2와 물의 반

응을 촉매해 탄산(carbonic acid)을 생성해 H^+과 HCO_3^-으로 해리되는 반응을 상기해보라. 벽세포의 정단막에 존재하는 1형 H^+/K^+-ATP 가수분해효소 펌프는 위의 내강 안으로 수소 이온을 유입시킨다(**그림 15.11**). 이 1형 능동수송은 또한 K^+을 세포 안으로 유입시키는데, K^+ 채널을 통해 내강으로 되돌아간다. H^+이 내강으로 분비됨에 따라 HCO_3^-은 기저측면막을 가로질러 모세혈관으로 유입되고 그 대신 Cl^-이 벽세포 내부로 유입되어 전기적 중성을 유지한다. 반응산물(H^+ 및 HCO_3^-)이 제거되면 질량작용의 법칙(law of mass action)에 의해 반응 속도가 빨라진다(제3장 참조). 이러한 방식으로 H^+의 생성과 분비는 연계되어 있다.

산 분비의 증가는 세포 내 소포체의 막에 편입되어 존재하는 H^+/K^+-ATP 가수분해효소 단백질이 정단막과 융합되면서 이들이 세포막으로 전달된 결과이다(**그림 15.12**). 이는 정단막에 펌프 단백질의 수를 증가시킨다. 이 과정은 제14장에서 설명한 바와 같이 ADH(항이뇨호르몬)에 반응해 신장 집합관(kidney collecting duct) 세포의 정단막으로 물 채널(아쿠아포린)이 전달되는 현상과 유사하다(그림 14.16 참조).

세 가지 화학전달자(chemical messenger)는 H^+/K^+-ATP 가수분해효소가 세포막으로 삽입되도록 촉진하는데, 가스트린(위에서 분비되는 호르몬), 아세틸콜린(ACh, 신경전달물질) 히스타민(측분비물질)이 이에 해당한다. 반면, 또 다른 측분비물질인 소마토스타틴은 위산 분비를 억제한다. 벽 세포막은 이러한 네 가지 물질의 수용체를 모두 가지고 있다(**그림 15.12**). 이는 대부분의 생리적 기능(이 경우, 위 내강으로의 H^+ 분비)이 다수의 조절계에 의해 제어되며, 종종 서로 길항적으로 작동한다는 생리학의 일반 원리를 설명해 주고 있다.

이러한 화학전달자들은 벽세포에 직접적으로 작용할 뿐만 아니라 서로의 분비에도 영향을 미친다. 예를 들어 히스타민은 가스트린 및 아세틸콜린 두 자극에 대한 반응을 현저하게 강화하며, 가스트린과 아세틸콜린은 둘 다 히스타민의 분비를 촉진한다. 식사 중에는 뇌 단계 및 위 단계에서 발생하는 자극이 이전 단락에서 설명한 네 가지 화학전달자의 방출을 변화시키기 때문에 위산 분비 속도가 현저하게 증가한다. 뇌 단계 동안에는 위의 장 신경계에 대한 원심성 부교감신경의 활성이 증가하고, 이에 따라 신경총 뉴런으로부터 아세틸콜린을, 가스트린을 분비하는 G세포로부터 가스트린을, ECL세포로부터 히스타민을 방출한다(**그림 15.13**).

일단 음식이 위에 도달하면 섭취된 물질의 부피로 인해 위 단계 자극들, 즉 위가 팽창하고 위 내강 내에 단백질 소화로 생성된 펩티드와 아미노산으로 인해 위산 분비는 더욱 촉진된다(그림 15.13 참조). 이러한 자극은 뇌 단계에서 사용되는 신경 경로와 일

부 동일한 경로를 사용해 전달된다. 위 점막의 뉴런은 이러한 내강 자극에 반응해 장 신경계의 세포로 활동 전위를 전달하고, 장 신경계는 릴레이 형식으로 신호를 가스트린 방출 세포, 히스타민 방출 세포 및 벽세포에 전달한다. 또한 펩티드와 아미노산은 가스트린 분비 장관내분비세포에 직접 작용해 가스트린 분비를 촉진한다.

위 내강 내 위산 농도는 그 자체로 산 분비량을 결정하는 하나의 중요한 요인이 되는데, 그 이유는 H^+(산)은 직접적으로 가스트린의 분비를 억제하기 때문이다. 이는 또한 위벽의 D세포에서 소마토스타틴의 방출을 자극한다. 소마토스타틴은 벽세포에 작용해 위산 분비를 억제하고, 가스트린과 히스타민의 분비도 억제한다(그림 15.13 참조). 이러한 과정의 최종 결과는 위산 분비에 대한 음성 되먹임 조절이다. 위 내강의 내용물이 더 산성화됨에 따라 위산 분비를 증진하는 자극은 감소하게 된다.

음식물의 단백질 함량이 증가하면 두 가지 이유로 위산 분비가 증가한다. 첫째, 단백질 섭취는 위 내강의 펩티드 농도를 증가시킨다. 앞서 본 바와 같이 펩티드는 가스트린에 대한 작용을 통해 산 분비를 자극한다. 두 번째 이유는 조금 더 복잡한데, 내강 산도에 대한 단백질의 영향을 반영한다. 음식물이 위로 들어가기 전인 뇌 단계에서는 내강 H^+ 농도가 증가하는데, 이는 분비된 H^+을 완충시키

는 완충제가 거의 없기 때문이다. 따라서 위산 분비 속도는 감소하게 되는데, 이는 높은 산도는 반사적으로 위산의 분비를 억제하기 때문이다(그림 15.13 참조).

음식물 중 단백질은 훌륭한 완충제이므로 위에 들어가면 H^+이 단백질에 결합해 단백질을 변성시키기 시작하면서 H^+ 농도가 감

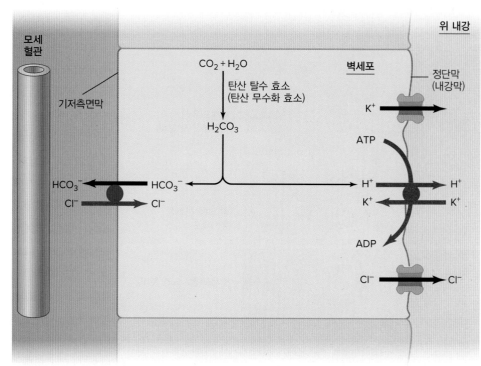

그림 15.11 벽세포에 의한 위산 분비 과정(이해도를 높이기 위해 구조를 단순화함). 1형 능동수송에 의해 위 내강으로 분비된 H^+은 벽세포 내에 고농도로 존재하는 탄산 탈수 효소가 촉매하는 이산화탄소와 물의 반응에 의해 생성된다. 이 반응으로 형성된 HCO_3^-은 벽세포 밖으로 수송되어 혈관 쪽으로 이동하면서 Cl^-과 교환된다.

그림 15.12 벽세포에 전달된 네 종류의 신경액이 2차 전달자를 만들어내면서 위산의 분비를 조절하는 과정. 2차 전달자는 세포 내 소포체의 막에 편입되어 존재하는 H^+/K^+-ATP 가수분해효소 펌프를 세포막으로 이동시키는 것을 조절한다. 위산 분비에 대한 펩티드와 아미노산의 영향은 보여주고 있지 않다.

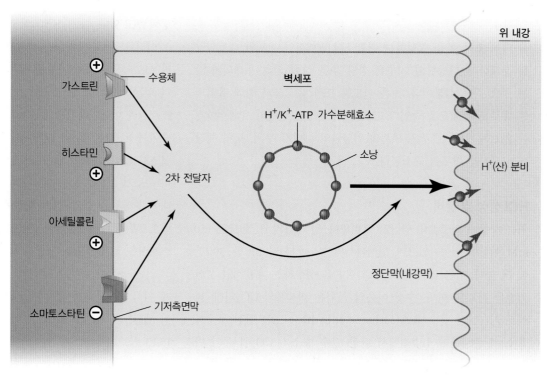

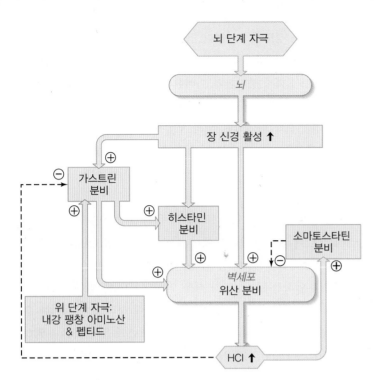

그림 15.13 위에서 분비되는 위산을 조절하는 뇌 단계와 위 단계. 점선과 ⊖는 위의 산도 증가가 가스트린 분비를 억제하는 것과 소마토스타틴이 위산의 분비를 억제하는 것을 나타낸다. 위산에 의한 가스트린의 분비 억제와 소마토스타틴에 의한 위산 분비 억제는 위산의 과다 생성을 방지하기 위한 음성 되먹임 고리이다.

소한다. 이와 같이 산도가 감소함에 따라 위산 분비 저해작용이 차단된다. 즉 음식물 속에 단백질 양이 많을수록 산의 완충작용 증가로 더 많은 위산이 분비된다.

이제 장 단계(intestinal phase)에서의 위산 분비 조절에 대해 언급하겠다. 이는 십이지장의 초기 부위에서의 자극이 위산 분비를 억제하는 반사작용이다. 이러한 위산 분비의 억제는 소장에서의 소화 활동 산성 조건에서 강하게 억제되기 때문에 유익하다.

이러한 반사작용은 위에서부터 유미즙이 십이지장으로 유입될 때 십이지장의 H^+ 농도가 위산의 생성을 억제하도록 한다.

산, 팽창, 고장성 용액, 아미노산을 포함하는 용액 및 소장의 지방산은 반사적으로 위에서의 위산 분비를 억제한다. 장 단계에서 위산 분비가 억제되는 정도는 장 내 이러한 물질의 양에 따라 달라진다. 그러나 결과적으로 위에서의 분비 활동은 소장에서의 소화 및 흡수 능력과 균형을 이룬다.

장 단계 동안 위산 분비의 억제는 단기 및 장기 신경반사와 위산 분비를 억제하는 호르몬에 의해 매개된다. 이러한 경로는 위산 분비를 직접적으로 조절하는 네 종류의 신호물질인 아세틸콜린, 가스트린, 히스타민, 소마토스타틴에 영향을 준다. 장관에서 방출되어 위의 활동을 반사적으로 억제하는 호르몬을 총칭해 **엔테로가스트론**(enterogastrones)이라고 하는데 여기에는 세크레틴과 콜레시스토키닌(CCK)이 포함된다.

표 15.4에 위산 분비의 조절에 대해 요약했다.

펩신 분비

펩신(pepsin)은 주세포에서 **펩시노겐**(pepsinogen)이라는 불활성 전구체 형태로 분비된다(**그림 15.14**). 펩시노겐은 위 내강의 낮은 pH에 노출되면 그 자체에 빠르게 작용하는 자가 촉매 과정에 의해서 펩신으로 전환된다.

펩시노겐의 합성과 분비에 이어 내강 내에서 펩신으로의 활성화 과정은 위장관 내에서 분비되는 다른 많은 단백질 분해효소에서 나타나는 과정의 한 예라고 할 수 있다. 이들 효소는 총칭해 **효소원**(zymogen)이라고 하는 비활성 형태로 세포 내에서 합성되고 저장된다. 결과적으로 효소원은 이들을 생성하는 세포 내에 존재하는 단백질과 반응하지 않기 때문에 단백질 분해에 의한 손상으

표 15.4	식사 중 위산(HCl) 분비의 조절	
자극	**경로**	**결과**
뇌 단계 시각, 냄새, 맛, 저작운동	부교감신경이 장 신경계로 전달	HCl 분비 ↑
위 내용물(위 단계) 팽창 펩티드 ↑ H^+ 농도 ↓	장·단기 신경반사 및 가스트린 분비의 직접적인 자극	HCl 분비 ↑
내장 내용물(장 단계) 팽창 H^+ 농도 ↑ 삼투 농도 ↑ 영양소 농도 ↑	장·단기 신경반사 세크레틴, CCK, 기타 십이지장 호르몬(엔테로가스트론)	HCl 분비 ↓

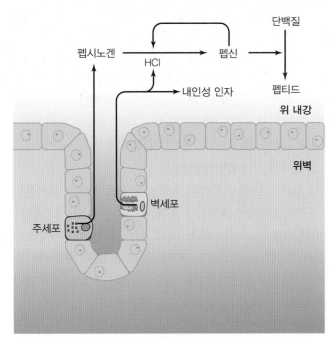

그림 15.14 위 내강에서 펩시노겐이 펩신으로 전환되는 과정. 위산(HCl)이 증가하면 위 내용물이 산성이 된다. 높은 산도(낮은 pH)는 펩시노겐을 펩신으로 전환한다. 이렇게 생성된 펩신은 또다시 펩시노겐을 펩신으로 전환하도록 촉매한다.

로부터 세포를 보호한다.

펩신은 높은 H^+ 농도(낮은 pH) 조건에서만 활성화된다. 펩신은 소장에 들어가면 비활성화되는데, 이는 소장과 췌장에서 분비되는 HCO_3^-이 H^+을 중화하기 때문이다. 펩시노겐 분비를 자극하는 1차 경로는 장 신경계로부터 주세포로의 신호 입력이다. 뇌 단계, 위 단계, 장 단계를 거치는 동안 위산의 분비를 자극하거나 억제하는 대부분의 요소는 펩시노겐 분비에도 동일한 영향을 미친다. 따라서 펩시노겐 분비는 산 분비와 동시에 일어난다.

펩신은 단백질 소화에 필수적이지는 않은데, 일부 병리학적 상태에서 펩신이 분비되지 않을 때도 단백질은 소장의 효소에 의해서도 충분히 소화될 수 있기 때문이다. 그러나 펩신은 단백질 소화를 촉진하며, 일반적으로 전체 단백질 소화의 약 20%를 담당한다. 이는 또한 육류의 결합조직 기질에 포함된 콜라겐의 소화에도 중요하다. 이것은 소화를 위해 더 넓은 표면적을 가진 더 작고 더 쉽게 처리되는 조각으로 잘게 썰기 때문에 유용하다.

이것으로 소화를 위한 위 분비 과정에 대한 논의를 마친다. 이제 위에서 발생하는 평활근 수축 패턴을 들여다보고, 위 운동이 조절되는 과정이 분비 과정의 조절과 얼마나 유사하게 진행되는지 알아볼 것이다.

위 운동

공복 시 위의 부피는 약 50 mL 정도이고 내강 직경은 소장 직경보다 약간 큰 정도에 불과하다. 음식물을 삼킬 때, 위 벽의 평활근은 음식물이 도달하기 전에 이완되어 압력의 큰 증가 없이도 부피가 거의 1.5 L까지 증가한다. 이러한 **수용적 이완**(receptive relaxation)은 위의 장 신경총(enteric nerve plexuses)을 지배하는 부교감신경에 의해 매개되며, 위의 구심성 미주신경(vagal input)과 뇌의 연하중추로부터의 원심성 입력에 의해 함께 조율된다. 장 뉴런에서 방출되는 산화질소와 세로토닌도 이러한 이완 작용을 매개한다.

식도에서와 마찬가지로 음식물이 위에 도달하면 연동파를 발생시킨다. 각 파동은 위체부에서 시작해 위방부로 진행되면서 잔물결을 일으키는 정도이다. 이러한 수축은 위 내용물을 위산 및 펩신과 혼합하기에는 정도가 매우 약하다. 그러나 파동이 위방부를 둘러싸는 큰 질량의 근육 벽에 근접함에 따라 보다 강력한 수축을 만들어 내강의 내용물을 혼합하고 또한 유문 괄약근을 닫히게 한다(**그림 15.15**). 유문 괄약근은 연동파가 도달하면 수축한다. 유문 괄약근이 닫히면서 적은 양의 유미즙만이 각 파동을 따라 십이지장으로 유입된다. 대부분의 위방부 내용물은 위체부 쪽으로 밀려난다. 유미즙의 이러한 후방돌진(retropulsion)은 강력한 전단력(shear force)를 형성해 음식 입자를 분산하고 유미즙을 혼합하는 데 도움을 준다. 하부 식도괄약근은 위 내용물의 역행 운동(retrograde movement)이 식도로 유입되는 것을 방지한다는 것을 기억하자.

무엇이 위의 연동파 생성의 원인인가? 이들 파동 속도(분당 약 3회)는 종주 평활근층(longitudinal smooth muscle layer)의 박동원세포(pacemaker cell)에 의해 생성된다. 이 평활근세포는 위의 **기본 전기 리듬**(basic electrical rhythm)으로 알려진 자발적 탈분극-재분극 주기(느린 파동)를 발생시킨다. 이러한 느린 파동은 위의 종주 평활근층을 따라 존재하는 간극연접을 통해 전달되며, 그 위에 겹쳐져서 존재하는 환상근층에도 유사하게 느린 파동을 발생시킨다. 신경 또는 호르몬 자극의 부재 시 이 정도의 탈분극은 강력한 수축을 유발하지 못한다. 흥분성 신경전달물질과 호르몬은 평활근에 작용해 막의 탈분극을 촉진하고 역치값에 도달하도록 기여한다. 느린 파동 주기의 정점에서 역치값에 도달하면 활동전위가 발생할 수 있고(**그림 15.16**), 더 큰 수축을 유발할 수 있다. 각 파동마다 발사되는 활동 전위의 수는 근육 수축의 강도를 결정한다. 따라서 수축 빈도는 내재성인 기본 전기 리듬에 의해 결정되고 본질적으로 일정하게 유지되는 반면에 수축력, 그리고 그 결과 매 수축 시 위가 비워지는 정도는 위방부 평활근에 작용하는 신경과 호르몬 자극에 의해 결정된다.

위 운동을 조절하는 반사작용의 시작은 위와 소장의 내용물에 따라 달라진다. 이전에 논의된 위산 분비 조절 요인(표 15.4 참조)도 위 운동성을 변화시킬 수 있다. 예를 들어 충분히 높은 농도의 가스트린은 위방부 평활근의 수축력을 증가시킨다. 위의 팽창은 또한 위벽의 기계수용기에 의해 유발되는 장기 및 단기 반사를 통해 위방부의 수축력을 증가시킨다. 따라서 과식 후에는 초기 위 수축력이 커져서 매 수축 시 위를 비우는 정도가 커진다.

이와 대조적으로, 위를 비우는 작용은 십이지장의 팽창 또는

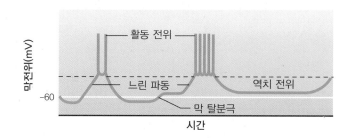

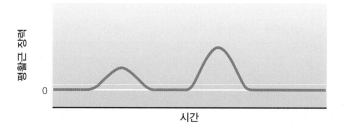

그림 15.16 위 평활근 섬유막 전위의 느린 파동의 정점이 역치 전위에 도달하면 활동 전위가 발생한다. 막의 탈분극 현상은 느린 파동을 역치값에 도달시켜 활동 전위의 발생 빈도와 평활근의 수축력을 증가시킨다.

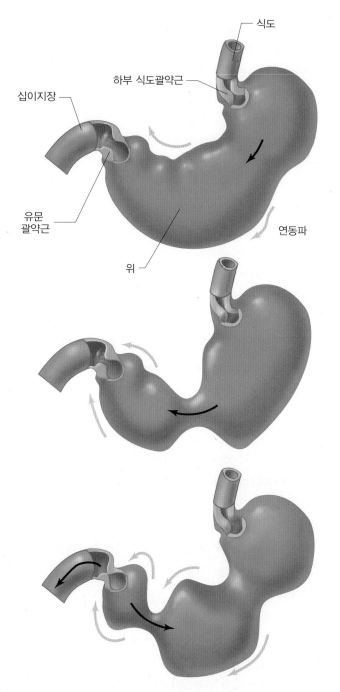

그림 15.15 위를 통과하는 연동파는 위에서 소량의 내용물을 십이지장으로 밀어낸다. 검은색 화살표는 내용물의 움직임을, 보라색 화살표는 위벽에서 연동파의 움직임을 나타낸다.

지방의 존재, 높은 산성도(낮은 pH), 십이지장 내강 내의 고장액(hypertonic solution)에 의해 억제된다. 이러한 반사를 **장위반사**(enterogastric reflex)라고 한다(**그림 15.17**). 이들은 위에서 산과 펩신의 분비를 억제하는 동일한 요인이기도 하다. 특히 지방은 이러한 화학적 자극 중 가장 강력한 자극이다. 이는 십이지장으로의 과도한 음식물 유입을 방지한다. 위가 비워지는 속도는 특히 경구 투여하는 약물이 있을 경우, 어떤 종류의 음식물과 함께 약을 먹는지를 고려할 때 중요해진다. 지방 함량이 높은 음식을 섭취할 경우 유문 괄약근을 통해 소장으로 약물이 이동하는 과정이 지연되기 때문에 경구 투여하는 약물의 흡수가 감소할 수 있다.

앞에서 언급한 바와 같이 십이지장 내 고장액의 존재는 위를 비우는 작용을 억제하는 자극 중 하나이다. 이 반사작용은 십이지장 내의 액체가 과도하게 고장액이 되는 것을 방지한다. 유미즙의 유입 속도를 늦춤으로써 소장 내에서 효소에 의해 고분자 물질이 다량의 저분자 물질로 빠르게 분해되도록 돕는다.

위에 대한 자율신경 뉴런의 작용은 위 및 십이지장에서 발생하는 반사작용과 별개로 중추신경계에 의해서도 독립적으로 활성화되어 위 운동에 영향을 미칠 수 있다. 부교감신경의 활동이 증가하면 위의 운동성이 증가하고, 반대로 교감신경의 활동이 증가하면 위의 운동성이 감소한다. 이러한 경로를 통해 통증과 감정은 운동성을 변화시킬 수 있다. 그러나 명백하게 유사한 감정 상태에서도 위장관계의 반응은 사람마다 서로 다르게 나타난다.

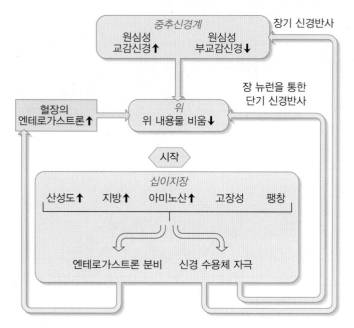

그림 15.17 위 비우기를 억제하는 장 단계의 조절 경로(장위반사). 위산과 펩시노겐의 분비는 유사하게 조절된다.

15.6 소장

해부학적 구조

그림 15.18에 나와 있는 것과 같이 소장 벽의 거시적 및 미시적 구조는 매우 정교하다. **돌림주름**(circular folds, 점막층 및 점막하층의 특화된 표면)은 융모라고 하는 손가락 모양의 돌기로 덮여 있다. 각 융모의 표면은 표면 막이 **미세융모**[microvilli, 단수는 microvillus. 집합적으로 **털연변부**(brush border)라고도 함]라고 하는 작은 돌출부를 형성하는 상피세포층으로 덮여 있다(그림 15.19 및 제15장 시작 부분 사진 참조). 이러한 흡수성 상피세포 사이에는 점액을 내강으로 분비하는 **배상세포**(goblet cell, 술잔세포라고도 함)가 분포해 있으며, 점액은 소장 벽의 내부 표면을 윤활하고 보호한다. 주름진 점막, 융모, 미세융모의 조합은 동일한 길이와 직경을 가진 평평한 표면보다 소장의 표면적을 약 600배이상 증가시킨다. 인간 소장의 총 표면적은 약 250~300 제곱미터로 대략 테니스 코트 면적이다. 이것은 구조가 기능의 결정요인이라는 생리학의 일반 원리를 보여주는 극적인 예로, 이 경우 크게 증가한 소장의 표면적은 흡수 능력을 극대화함을 보여준다. 대뇌피질의 접힘이 두개골에 훨씬 더 많은 수의 뉴런을 제공하고(제6장 참조) 폐포의 넓은 표면적이 폐의 기체 교환 능력을 향상시키는 것처럼(제13장 참조), 소장의 구조적 형태에서 기인한 넓은 표면적은 영양소의 효율적인 소화와 흡수를 가능케 한다.

각 융모 내부의 중심부에는 **유미관**(lacteal)이라는 끝이 막힌

단일 림프관과 모세혈관망으로 채워져 있다(그림 15.18 참조). 앞으로 살펴보겠지만, 소장에서 흡수되는 대부분의 지방은 유미관으로 유입된다. 유미관으로 흡수된 물질들은 흉관(thoracic duct, 가슴관이라고도 함)에 의해 림프계에서 큰 정맥으로 비워져 궁극적으로는 일반 순환계로 유입된다.

이전에 설명한 것처럼 소장은 크게 세 부분, 즉 초기의 짧은 부위인 십이지장(duodenum), 공장(jejunum), 가장 긴 부분인 회장(ileum)으로 구성되어 있다. 일반적으로 위에서부터 유입되는 유미즙은 대부분 소장의 처음 1/4 부위에 위치한 십이지장과 공장의 일부에서 완전히 소화·흡수된다. 그러므로 소장은 대부분의 영양소를 흡수하기 위한 매우 큰 저장소를 가지고 있는 셈이다. 따라서 질병 치료를 위해 소장의 일부분을 절제하더라도, 어떤 부위를 절제했는지에 따라 다르겠지만, 대체로 영양소 결핍으로 이어지지는 않는다. 게다가 남아 있는 조직에서 때로는 소화력과 흡수력이 증가해 질병으로 인해 제거된 부분을 보상하는 역할을 한다.

외분비 췌장과 간(**그림 15.20**)은 관을 통해 소장으로 연결되어 소장의 기능에 필수적인 분비물을 생성한다. **췌장**(pancreas)은 위 후면에 위치한 길쭉한 샘이다. 췌장의 중앙에 위치한 큰 췌장관은 췌장의 외분비 분비물을 십이지장으로 전달한다[제16장에서 배우겠지만, 췌장에는 내분비 기능도 있어 호르몬(예: 인슐린)을 혈액으로 직접 분비한다]. 복부 우측 상부에 위치한 큰 기관인 **간**(liver)은 **담즙**(bile)을 작은 여러 관으로 분비하는데, 이러한 여러 관은 총간관(common hepatic duct)을 형성한다. 식사 사이에 분비된 담즙은 총간관에서 분기되어 간 아래에 존재하는 작은 주머니인 **담낭**(gallbladder)에 저장된다. 식사 중에는 담낭 벽의 평활근이 자극을 받아 수축해 농축된 담즙 용액이 총담관(common bile duct, 총간관의 연장선에 존재하는 기관)으로 흘러 **오디 괄약근**(sphincter of Oddi)을 통해 십이지장으로 유입된다.

분비

매일 약 1,500 mL의 액체가 소장 세포에 의해 혈액에서 내강으로 분비된다. 물이 내강으로 이동(분비)하는 원인 중 하나는 융모 기저에 존재하는 장 상피에서 주로 Na^+, Cl^-, HCO_3^- 등 수많은 이온을 내강으로 분비함으로써 삼투현상에 의해 이동하는 것이다. 내강으로의 물의 이동은 특히 위에서 소장으로 유입되는 유미즙이 고장액일 때 촉진된다. 고장액은 음식물 중 용질의 농도가 높아 소화 과정에서 고분자 물질이 여러 저분자 물질로 분해되면서 만들어지는데, 이는 삼투기울기를 증가시켜 내강으로의 물의 이동을 유발한다.

이러한 분비는 점액과 함께 장관의 표면을 매끄럽게 하고, 내강의 소화 효소에 의해 상피세포가 과도하게 손상되는 것으로부터 보호한다. 그럼에도 불구하고 장 상피세포의 손상은 여전히 발생하므로 장 상피는 체내에서 가장 높은 세포 재생속도를 가지고 있는 조직 중 하나이다. 또한 장관으로 분비된 Na$^+$ 이온은 2형 능동수송을 작동시켜 내강으로부터 상피세포로 단당류와 아미노산을 흡수하도록 한다. 이 흡수 과정은 곧 다시 설명하겠다.

췌장에서의 분비

앞서 언급한 대로 췌장은 내분비 및 외분비 두 기능을 모두 가지고 있다. 그러나 이 장에서 다루고 있는 위장관계 과정은 외분비 기능이 직접적으로 담당하고 있다. 췌장에서 외분비를 담당하는 부분에서는 HCO$_3^-$과 수많은 종류의 소화 효소를 십이지장으로 분비한다(**그림 15.21**). 효소는 췌장관계의 말단 부분에 존재하는 **선포**(acini, 포도 또는 베리류를 의미)라고 하는 소엽에서 분비된다. HCO$_3^-$은 췌관 안쪽을 배열하는 상피세포에 의해 분비된다. 따라서 이러한 세포를 **선포세포**(acinar cell)라고 한다. 위에서 유입되는 유미즙의 높은 산도가 췌액의 HCO$_3^-$에 의해 소장에서 중화되지 않으면 췌장에서 분비되는 소화 효소를 비활성화할 수 있다.

췌관세포는 정단막에 존재하는 Cl$^-$/HCO$_3^-$ 교환기(Cl$^-$/HCO$_3^-$ exchanger)를 통해 HCO$_3^-$(이산화탄소와 물로부터 생성)을 관 내

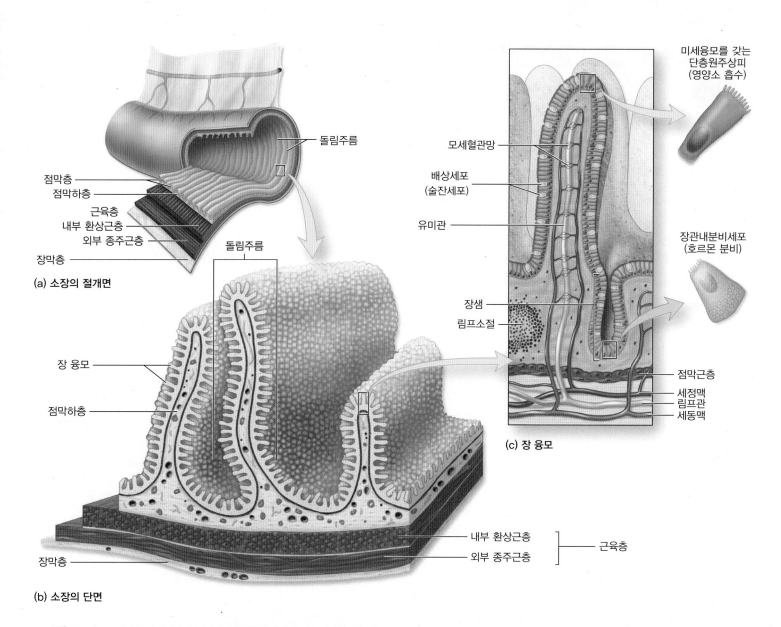

(a) 소장의 절개면

돌림주름
점막층
점막하층
근육층
내부 환상근층
외부 종주근층
장막층

돌림주름

장 융모
점막하층

내부 환상근층
외부 종주근층
근육층
장막층

(b) 소장의 단면

미세융모를 갖는
단층원주상피
(영양소 흡수)

모세혈관망
배상세포
(술잔세포)
유미관

장샘
림프소절

장관내분비세포
(호르몬 분비)

점막근층
세정맥
림프관
세동맥

(c) 장 융모

그림 15.18 표면적을 증가시키기 위해 특수화된 장벽의 미세 구조. (a) 점막층과 점막하층의 돌림주름은 표면적을 증가시킨다. (b) 점막층에서 형성되는 융모에 의해 표면적은 더욱 증가한다. (c) 상피에 미세융모를 갖는 융모의 구조는 표면적을 더욱 증가시킨다.

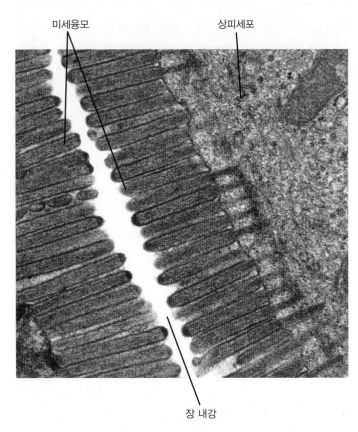

그림 15.19 소장의 내강 쪽을 향해 존재하는 소장 상피세포 표면의 미세융모를 보여주는 종단면. 미세융모는 털연변부를 형성한다(약 16,000배율). Steve Gschmeissner/Science Photo Library/Getty Images

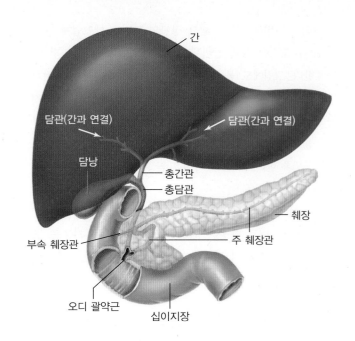

그림 15.20 간에서 발원한 담관 여러 개가 모여 총간관을 형성하고, 그 관은 가지를 쳐서 담낭으로 이어진다. 이 가지를 지나면 총간관이 총담관이 된다. 총담관과 주 췌장관이 합쳐지고, 그 내용물을 오디 괄약근에서 십이지장으로 내보낸다. 어떤 사람은 부속 췌장관을 가지고 있기도 하다.

강으로 분비하고, 이 과정에서 생성된 H^+은 기저측면막 세포외액의 Na^+과 교환된다(**그림 15.22**). H^+은 췌장 모세혈관으로 유입되는데, 이는 위에서 H^+(위산)을 생성하는 과정에서 생성되어 혈관으로 유입된 HCO_3^-(그림 15.11 참조)와 정맥에서 만나게 된다. 많은 수송계에서처럼, HCO_3^-을 분비하기 위한 에너지는 기저측면막에 존재하는 Na^+/K^+-ATP 가수분해효소 펌프에 의해 제공받는다. Cl^-은 제13장에서 학습한 적이 있는 낭포성 섬유증 막전도조절자(cystic fibrosis transmembrane conductance regulator, CFTR)를 통해 내강으로 재유입되기 때문에 일반적으로 세포 내에 축적되지는 않는다(13.1절 참조). Na^+과 수분은 세포간극경로(paracellular route)를 통해 췌장의 도관으로 이동하는데, 그 원동력은 CTFR을 통한 Cl^-의 이동으로 인해 형성된 Cl^-의 전기화학적 농도 기울기이다. Cl^-에 대한 이러한 의존성은 **낭포성 섬유증**(cystic fibrosis)을 유발하는 CFTR의 돌연변이가 췌장 HCO_3^-을 감소시키는 이유를 잘 설명한다. 더 나아가, 내강으로 정상적인 수분이 이동하지 못하게 되면 췌장 분비물을 농축시켜 체관을 막히게 하고 이는 췌장 손상으로까지 이어질 수 있다. 실제로 병든 췌장에서 나타나는 낭종(주머니 형성) 모양 및 섬유성(흉터) 모양

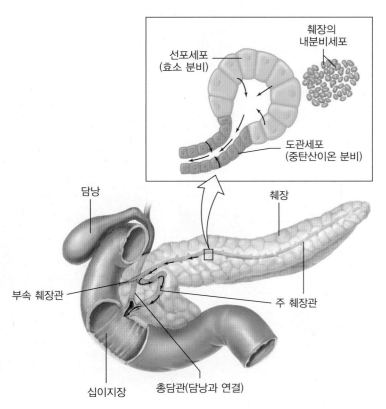

그림 15.21 췌장의 구조. 외분비 부분은 효소(선포세포로부터)와 HCO_3^-(도관세포로부터)을 췌장관으로 분비한다. 내분비 부분은 인슐린, 글루카곤 및 기타 호르몬들을 혈액으로 분비한다.

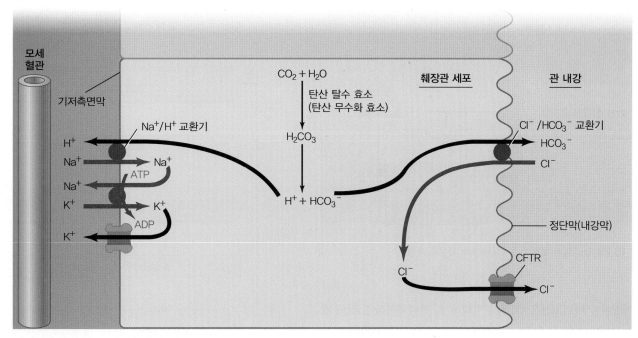

그림 15.22 췌장관 세포에서의 이온 수송 경로(CFTR: 낭포성 섬유증 막전도조절자)

은 이러한 질병 명칭의 유래가 되었다.

췌장에서 분비되는 효소들은 지방, 다당류, 단백질 핵산을 각각 지방산과 모노글리세리드, 당, 아미노산 뉴클레오티드로 소화시킨다. 이러한 효소의 일부와 이들의 활성은 **표 15.5**에 제시했다(그림 15.2 참조). 단백질 분해효소는 위의 펩시노겐에 대해 설명한 것처럼 비활성 상태[효소원(zymogens)]로 분비된 후 십이지장의 다른 효소에 의해 활성화된다. 펩시노겐처럼 효소원 형태의 분비는 췌장세포들을 자가소화(autodigestion)로부터 보호한다. 이 활성화 과정의 주요 단계는 장 상피세포의 정단막에 편입되어 존재하는 **엔테로키네이스**(enterokinase)라는 효소에 의해 매개된다. 엔테로키네이스는 일종의 단백질가수분해효소로, 췌장에서 분비된 **트립시노겐**(trypsinogen)을 활성형 효소인 트립신(trypsin)으로 전환한다. 트립신 또한 단백질가수분해효소이다. 트립신이 활성화되면 다른 췌장 효소원들의 펩티드 일부를 분리시켜 활성화한다

(그림 15.23). 이 활성화 기능은 섭취한 단백질을 소화시키는 트립신의 단백질 분해효소로서의 기능과 별개로 트립신의 추가적인 기능이다. 췌장에서 분비되는 단백질 비분해성 효소(예: 아밀레이스 및 라이페이스)는 처음부터 활성화된 상태로 방출된다.

췌장에서의 분비는 주로 식사 중에 증가하는데, 이는 췌장 자극의 결과 소장의 장관내분비세포로부터 세크레틴과 CCK 등의 호르몬이 분비되기 때문이다(표 15.2 참조). 세크레틴은 HCO_3^- 분비의 주요 자극제인 반면, CCK는 주로 선포세포로부터 효소의 분비를 촉진한다.

췌장에서 분비되는 HCO_3^-의 기능은 위에서 십이지장으로 유입된 염산을 중화하는 것이기 때문에, 십이지장에서의 증가된 산성도가 세크레틴 분비의 주요 자극원이라는 점은 명백하다(**그림 15.24**). 같은 맥락에서 CCK는 지방과 단백질 소화를 위한 소화 효소 등 다양한 소화 효소의 분비를 자극하기 때문에, 십이지장

표 15.5	췌장 효소	
효소	**기질**	**작용**
트립신, 키모트립신, 엘라스타제	단백질	단백질의 펩티드 결합을 절단해 펩티드 절편을 형성
카르복시펩티데이스	단백질	단백질의 카르복실기 말단의 아미노산을 절단
라이페이스	트리글리세리드	트리글리세리드로부터 두 지방산을 분리해 유리 지방산과 모노글리세리드를 형성
아밀레이스	다당류	다당류를 맥아당으로 분해
리보뉴클리에이스, 디옥시리보뉴클리에이스	핵산	핵산을 분해해 유리 뉴클레오티드를 형성

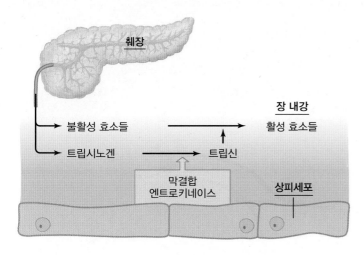

그림 15.23 소장에서 췌장 효소 전구체들의 활성화 과정.

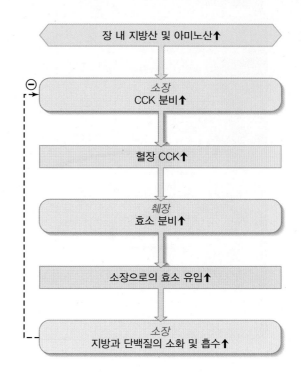

그림 15.25 췌장 효소 분비에 대한 호르몬 조절. 점선과 ⊖는 지방과 단백질이 소화됨에 따라 CCK 분비가 억제됨(음성 되먹임)을 보여준다.

내 지방산과 아미노산은 CCK 분비의 주요 자극원이라는 것도 명백하다(**그림 15.25**). 내강에 존재하는 산과 지방산은 내장벽에 존재하는 구심성 신경 말단에 작용해 췌장이 소화 효소와 HCO_3^-의 분비를 증가시키도록 하는 반사작용을 개시한다. 이러한 방식으로 소장에 유입된 유기 영양소는 그들 자신의 소화와 관련된 분비를 조절하는 신경 및 내분비 반사작용을 개시한다.

췌장의 외분비는 소화의 장 단계에서 유래하는 자극에 의해 조절되지만, 뇌 단계와 위 단계에서도 췌장으로 연결된 부교감신경을 통해 췌장의 외분비를 조절한다. 따라서 음식의 맛이나 음식 섭취에 따른 위의 팽창작용이 췌장의 분비를 증가시킨다(앞먹임 과정의 한 예시).

담즙의 생성과 분비

앞서 언급했듯이 간으로부터의 외분비 물질은 소장으로 유입되어 정상적인 소화작용에 도움을 준다. 이 장에서는 주로 담즙 분비와 직접적으로 관련된 간의 외분비 기능을 다룰 것이다. 담즙에는 HCO_3^-, 콜레스테롤, 인지질, 담즙색소, 많은 유기 폐기물, 담즙산염이라고 총칭되는 물질이 포함되어 있다. HCO_3^-은 췌장에서 분비되는 것처럼 위산을 중화하는 데 도움이 되는 반면, 담즙산염과 인지질은 식이 지방을 용해한다. 지방이 물에 용해되지 않기 때문에 담즙산염과 인지질이 지방을 용해해 소화 및 흡수 속도를 높인다. 담즙의 다른 성분들은 궁극적으로 혈액으로 추출되어 노폐물로 배설된다.

간의 기능적 단위는 간소엽(hepatic lobule)이다(**그림 15.26**). 소엽 내에는 담관(bile duct), 간문맥(hepatic portal vein), 간동맥(hepatic artery, 산소가 공급된 혈액을 간으로 수송함)으로 구성된 세 가닥의 간세동이(portal triads)가 있다. 소장에서 흡수된 물질은 간 동양혈관(hepatic sinusoid)로 들어가서 중심정맥(central vein)을 통해 대정맥으로 유입되거나 **간세포**(hepatocytes)로

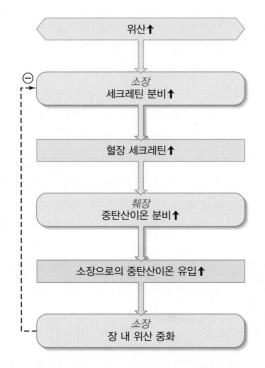

그림 15.24 췌장의 중탄산이온(HCO_3^-) 분비에 대한 호르몬 조절. 점선과 ⊖는 장 내로 유입된 산이 중화(pH↑)됨에 따라 세크레틴의 분비가 억제됨(음성 되먹임)을 보여준다.

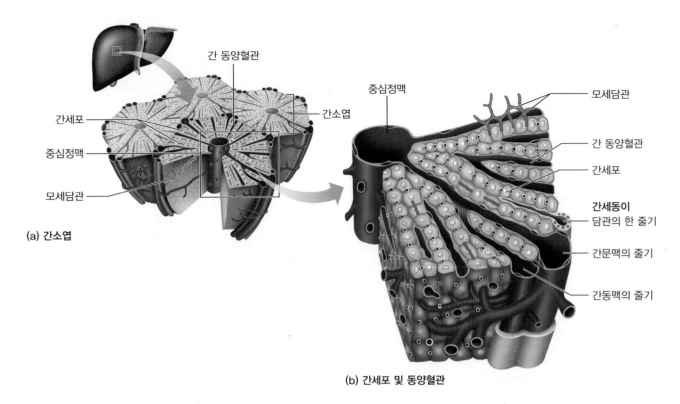

(a) 간소엽

(b) 간세포 및 동양혈관

그림 15.26 간의 현미경 구조. (a) 간소엽은 간의 기능적 단위이다. (b) 모세담관과 도관의 위치를 혈관 및 간세포의 위치와 상대 비교해 나타낸 간 일부의 단면도. 간문맥은 간 동양혈관과 소통하고, 흡수된 영양소를 소장으로부터 간으로 가지고 온다. 간세포는 영양소와 기타 물질들을 간 동양혈관으로부터 가지고 와서 가공한다. 담즙은 간세포에서 담즙산염을 받아들인 후 모세담관(초록색)으로 분비해 생성된다. 마지막으로 각 소엽의 중앙에 위치하는 중심정맥은 간소엽에서 전신 정맥순환계 (systemic venous circulation)로 혈액을 배출한다.

들어가서 변형된다. 간세포는 **모세담관**(bile canaliculi)으로의 분비를 통해 신체에서 물질을 제거할 수 있으며, 많은 모세담관이 모여 총간담관(common hepatic bile duct)을 형성한다(그림 15.20 참조).

담즙 성분 중에서 소화와 관련된 가장 중요한 성분은 담즙산염이다. 지방이 많은 식사가 소화되는 동안 담즙을 통해 장으로 유입되는 대부분의 담즙산염은 회장(소장의 마지막 부분)에 존재하는 특정 나트륨 연관 운반체(Na$^+$-coupled transporter)에 의해 흡수된다. 흡수된 담즙산염은 간문맥을 통해 다시 간으로 되돌아가서 담즙으로 분비된다. 문맥혈(portal blood)에서 간세포로의 담즙산염 흡수는 Na$^+$과 결합된 2형 능동수송에 의해 구동된다. 이렇듯 간에서 장으로 그리고 다시 간으로 되돌아가는 이 재순환 경로를 **장간 순환**(enterohepatic circulation)이라고 한다(**그림 15.27**). 소량(5%)의 담즙산염이 이러한 재순환 경로를 이탈해 대변으로 손실되지만, 간은 콜레스테롤을 이용해 새로운 담즙산염을 합성해 이를 대체한다. 많은 양의 음식물 소화를 위해 체내 총 담즙산염의 내용물은 장간 순환을 통해 몇 차례 재순환될 수 있다.

간은 콜레스테롤에서 담즙산염을 합성하는 것 외에도 혈액에서 추출한 콜레스테롤을 담즙으로 분비하기도 한다. 담즙 분비에

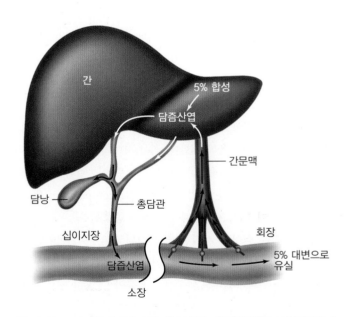

그림 15.27 담즙산염의 장간 순환. 담즙산염은 담즙(초록색)으로 분비되어 총담관을 통해 십이지장으로 유입된다. 담즙산염은 회장의 내강으로부터 간문맥(붉은색 화살표)을 통해 재흡수된다. 간(간세포)은 간문맥으로부터 유입된 담즙산염을 재이용한다. 간문맥은, 이 그림에서는 간단히 표시했지만, 회장에서뿐만 아니라 장 전체에 분포하는 혈관으로부터 혈액을 모아서 간으로 유입시킨다. 장에 간극이 나타나 있는 것은 이 그림이 장의 일부분만을 나타낸 것을 의미한다.

이어 대변으로 콜레스테롤이 배출되는 것은 혈액에서 콜레스테롤 농도의 항상성을 유지하는 기전 중 하나이며(제16장 참조), 일부 콜레스테롤 저하제가 작용하는 과정이기도 하다. 식이섬유는 담즙을 흡착해 혈중 콜레스테롤을 낮추는데, 이는 흡착된 담즙산염이 장간 순환을 이탈하기 때문이다. 따라서 간은 더 많은 담즙산염을 생산하기 위해 새로운 콜레스테롤을 합성하거나, 혈액에서 콜레스테롤을 제거하거나, 양쪽을 다 해야 한다. 콜레스테롤은 물에 불용성이지만, 담즙 내에서는 콜레스테롤이 미셀(micelles, 아래에 더 자세히 설명했다)이라는 작은 지방 입자 형태로 존재할 수 있어 용해도를 높일 수 있다. 혈액에서 콜레스테롤은 지단백질(lipoproteins)에 통합되어 존재한다. 침전된 콜레스테롤로 구성된 담석(gallstone)은 이 장의 끝에서 논의할 것이다.

담즙색소(bile pigments)는 오래되거나 손상된 적혈구가 비장과 간에서 분해될 때 헤모글로빈의 헴 부분에서 형성되는 물질이다. 담즙색소의 주된 성분은 간세포에 의해 혈액에서 추출되어 담즙으로 능동적으로 분비되는 **빌리루빈**(bilirubin)이다. 빌리루빈은 노란색이며 담즙의 색에 기여한다. 장을 통과하는 동안 일부 담즙색소는 혈액으로 흡수되고 결국 소변으로 배설되어 소변이 노란색을 띠는 것이다. 장관에 들어간 후 일부 빌리루빈은 박테리아 효소에 의해 변형되어 대변에 특징적인 색상인 갈색 색소를 형성하기도 한다.

담즙의 구성요소는 두 종류의 세포에서 분비된다. 담즙산염, 콜레스테롤, 인지질, 담즙색소는 간세포에서 분비되는 반면, HCO_3^-이 풍부한 용액의 대부분은 담관을 배열하고 있는 상피세포에서 분비된다. 담관에 의한 HCO_3^-의 분비는 췌장에 의한 분비와 마찬가지로 십이지장에 산이 존재할 때 세크레틴에 의해 자극된다.

담즙 분비는 식사 중과 식사 직후에 가장 많이 분비되지만 간은 항상 약간의 담즙을 분비한다. 식사 사이에 오디 괄약근은 닫힌 상태를 유지하고 묽은 담즙은 담낭으로 이동한다(그림 15.20 참조). 여기에서 담즙의 유기 성분(organic components)은 약간의 NaCl과 물이 혈액으로 흡수됨에 따라 농축된다.

지방이 많은 식사를 시작한 직후 오디 괄약근이 이완되고 담낭이 수축해 농축된 담즙을 십이지장으로 배출한다. 담낭 수축 및 괄약근 이완에 대한 신호는 장 호르몬인 CCK인 것으로 여겨지는데, 이는 이미 배운 바와 같이 십이지장 내 지방의 존재가 이 호르몬 방출의 주요 자극이기 때문이다. 담낭을 수축시키는 이러한 능력에서 콜레시스토키닌(cholecystokinin)이라는 이름이 붙여졌는데 chole는 '담즙'을, cysto는 '담낭'을, kinin은 '이동'을 의미한다. **그림 15.28**에 소장 내로 담즙의 유입을 조절하는 인자들

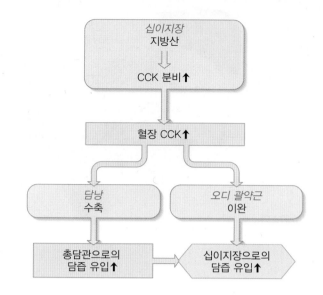

그림 15.28 소장으로 유입되는 담즙의 조절.

을 요약했다.

위에서 나온 유미즙이 소장, 췌장, 간에서 나온 분비물과 완전히 섞이면 본격적으로 음식물의 소화와 흡수가 시작된다. 다음으로는 이러한 과정에 대해 배운다.

소장에서의 소화와 흡수

영양소 소화 및 흡수의 대부분은 소장에서 진행된다. 이 절을 읽는 동안 물질의 조절된 교환은 구획(이 경우 소장의 내강에서부터 혈액과 림프쪽으로)과 (위장관을 배열하는 세포의) 세포막을 가로질러 일어난다는 생리학의 일반 원리가 흡수 과정을 어떻게 설명할 수 있는지 생각해 보라. 여기서는 탄수화물, 단백질, 지방의 소화와 흡수에 대한 주요 기전을 서술할 것이다. 핵산의 소화와 흡수도 유사한 일반적인 경로로 진행되기 때문에 여기서는 특별히 논의하지 않는다.

탄수화물

전형적인 미국식 식단에서 탄수화물의 하루 평균 섭취량은 대략 250~300 g 정도이다. 이것은 하루 평균 칼로리 섭취량의 절반에 해당한다. 이 탄수화물의 2/3 정도는 식물성 다당류인 전분이고, 나머지 대부분은 이당류인 설탕(자당)과 젖당(유당)으로 구성된다. 단당류에 해당하는 과당의 섭취는 자연식품으로 섭취할 경우 섭취하는 양이 상당히 적지만, 식단에 고과당 옥수수 시럽 등으로 달게 만든 가공식품이 포함된 경우는 섭취량이 많을 수 있다. 식물성 식품에 들어 있으면서 **식이섬유**[dietary fiber, 또는 간단히 섬유소(fiber)]라 하는 셀룰로오스 및 특정 기타 복합 다당류

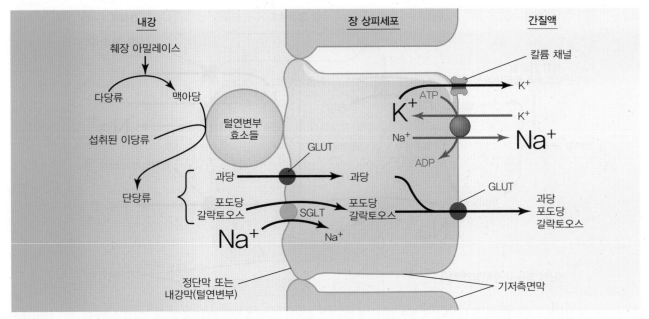

그림 15.29 소장에서 탄수화물의 소화와 흡수. 전분(다당류)과 섭취한 작은 당(이당류)은 췌장의 효소 및 내강의 막(털연변부) 효소에 의해서 단순당(단당류)으로 대사된다. 과당은 포도당운반체(GLUT)를 통해 촉진 확산에 의해 세포 내로 흡수된다. 포도당과 갈락토오스는 나트륨-포도당 공동수용체(SGLT)를 통해 Na^+과 공동수송에 의해 세포 내로 흡수된다. 그 후 단당류들은 기저측면막을 통해 촉진 확산에 의해(GLUT, 단순화하기 위해 한 종류로만 표현) 간질액으로 들어가고 혈액으로 확산한다. 흡수를 위해 필요한 에너지는 주로 기저측면막의 Na^+/K^+-ATP 가수분해효소 펌프에 의해서 공급된다. 정단막의 물결 모양은 그림 15.19에 나와 있는 털연변부를 나타낸다.

는 소장에서 효소에 의해 분해되지 않고 대장으로 전달되어 세균에 의해 부분적으로 대사된다. 주요 식이 탄수화물을 알아보려면 그림 15.2를 참조하라.

타액 아밀레이스에 의한 전분의 소화는 입안에서 시작되지만 전체 전분 소화의 지극히 작은 부분만을 차지한다. 전분 소화는 아밀레이스가 위산에 의해 불활성화되기 전까지 위의 상층부에서 아주 짧게 지속된다. 전분 소화의 대부분(95% 또는 그 이상)은 췌장에서 분비되는 아밀레이스에 의해 소장에서 완성된다(**그림 15.29**).

타액 아밀레이스와 췌장 아밀레이스에 의한 생성물은 이당류인 맥아당(maltose)과 짧은 가지사슬 형태 포도당 분자의 혼합물이다. 이 생성물들은 섭취한 설탕 및 젖당과 함께 소장 상피세포(털연변부)의 정단막에 존재하는 효소들에 의해 단당류인 포도당, 갈락토오스, 과당으로 분해된다. 그다음 이들 단당류는 장 상피를 거쳐 혈액으로 수송된다. 과당은 포도당운반체(glucose transporter, GLUT)라고 하는 단당류 수송체 계열의 한 유형을 통한 촉진 확산(facilitated diffusion)에 의해 상피세포로 유입되는 반면, 포도당과 갈락토오스는 나트륨-포도당 공동수송체(sodium-glucose cotransporter, SGLT)를 통해 Na^+과 결합된 2형 능동수송을 따라 이동한다. 그런 다음 이러한 단당류는 상피세포를 떠나 상피세포의 기저측면막에 존재하는 다양한 GLUT

단백질을 통해 촉진 확산으로 간질액으로 유입된다. 거기서 단당류는 모세혈관의 작은 구멍(pore)을 통해 혈액으로 확산한다. 섭취된 탄수화물의 대부분은 소장의 처음 20% 부위 내에서 소화, 흡수된다.

단백질

건강한 평균 체격의 성인은 필수아미노산을 공급받고, 요소로 전환되는 아미노산에 함유된 질소를 대체하기 위해 하루에 최소 약 40~60 g의 단백질이 필요하다. 전형적인 미국 식단에는 하루에 약 60~90 g의 단백질이 포함되어 있다. 이는 1일 평균 칼로리 섭취량의 약 1/6에 해당한다. 또한 많은 양의 단백질이 효소와 점액 형태로 위장관으로 분비되거나 상피세포의 사멸 및 분해를 통해 위장관으로 유입된다. 단백질의 출처(근원)와는 무관하게, 내강에 존재하는 대부분의 단백질은 디펩티드(dipeptide), 트리펩티드(tripeptide), 아미노산 등으로 분해되어 소장의 세포에서 흡수된다.

단백질은 우선 위에서 효소 펩신에 의해 부분적으로 펩티드 조각으로 분해되고, 추가적인 분해는 췌장에서 분비되는 주요 단백질가수분해효소(protease)인 **트립신**(trypsin)과 **키모트립신**(chymotrypsin)에 의해 소장에서 진행된다. 이러한 펩티드 조각들이 충분히 작거나 아니면 소장 상피세포의 정단막에 존재하는 **카르복시펩티데이스**(carboxypeptidases, 췌장에서 추가적으로 분비되는

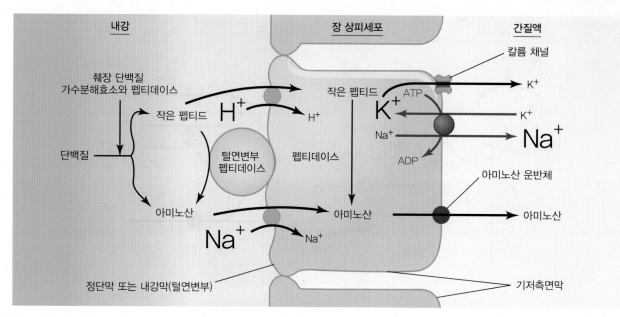

그림 15.30 소장에서의 단백질 소화와 펩티드 및 아미노산의 흡수. 단백질과 펩티드는 소장의 내강에서 작은 펩티드와 아미노산으로 소화된다. 작은 펩티드들은 세포질 내로 H⁺과 함께 공동수송에 의해서 흡수되며, 세포질 내에서 펩티데이스(펩티드가수분해효소)에 의해 아미노산으로 분해된다. 내강에 있는 작은 펩티드들도 내강(털연변부)막에 존재하는 펩티데이스에 의해 아미노산으로 분해된다. 아미노산은 Na⁺과 함께 공동수송에 의해 세포질 내로 흡수된다. 그런 다음 아미노산은 수많은 종류의 특이적 아미노산 운반체를 통해 촉진 확산에 의해서 기저측면막을 통과한다(설명의 단순성을 위해 그림에는 하나의 운반체만을 표시했다). 그 후 아미노산은 간질액에서 모세혈관의 작은 구멍들을 통해 혈액으로 확산한다. 이 과정에 필요한 에너지는 주로 기저측면막의 Na⁺/K⁺-ATP 가수분해효소 펌프에 의해서 공급되는데, 이는 세포내 Na⁺의 농도기울기를 유지해준다. 또한 단백질 소화는 위의 산성 환경에서 시작된다는 점을 기억하라. 정단막의 물결 모양은 그림 15.19에 나타나 있는 털연변부를 나타낸다.

프로테아제) 및 **아미노펩티데이스**(aminopeptidase)에 의해 유리(free) 아미노산으로 분해되면 흡수될 수 있다(**그림 15.30**). 이 마지막 두 효소는 각각 펩티드 조각의 카르복실 말단과 아미노 말단에서 아미노산을 분리한다. 적어도 20개의 서로 다른 펩티데이스(peptidase)가 상피세포의 미세융모 정단막에 존재하며, 이들은 펩티드 결합을 공격하는 방식에 있어 여러 특이성을 지니고 있다.

대부분의 단백질 분해 산물은 H⁺ 농도기울기에 연계된 2형 능동수송에 의해 2~3개 아미노산의 짧은 사슬 형태로 흡수된다(그림 15.30 참조). 짧은 펩티드의 흡수는 단당류보다 더 큰 분자 상태에서는 흡수되지 않는 탄수화물의 흡수 양상과는 사뭇 대조적이다. 역시 대조적으로, 유리 아미노산은 Na⁺과 연계된 2형 능동수송에 의해 상피세포로 유입된다. 서로 다른 아미노산에 특이적인 다양한 아미노산 운반체가 존재하지만, 설명의 단순성을 위해 그림 15.30에는 하나의 운반체만 표시했다. 상피세포의 세포질 내에서 디펩티드와 트리펩티드는 아미노산으로 가수분해된다. 이들은 세포로 들어간 유리 아미노산과 함께 기저측면막에 존재하는 촉진 확산 운반체(facilitated-diffusion transporter)를 통해 세포를 빠져나가 간질액으로 유입된다. 탄수화물의 경우와 마찬가지로 단백질의 소화와 흡수도 소장의 시작 부위에서 대부분 완결된다.

소화되지 않은 온전한 형태의 단백질의 경우 극히 소량만이 장

상피를 통과해 간질액으로 유입될 수 있다. 이는 세포내섭취작용과 세포외배출작용의 조합으로 일어난다. 소화되지 않는 단백질의 흡수 능력은 성인보다 유아에서 훨씬 더 크다. 그리고 모유로 분비된 항체(체내 면역 방어체계에 관여하는 단백질)는 소화되지 않은 온전한 상태로 영아에게 흡수될 수 있고, 모유로 분비된 항체는 영아에게 그대로 흡수되어 영아의 면역체계가 성숙할 때까지 어느 정도의 면역력을 제공한다.

지방

전형적인 미국형 식사에서 지방(fat)의 하루 평균 섭취량은 70~100 g으로, 대부분이 중성지방[트리글리세리드(triglyceride)]의 형태이다. 이것은 하루 평균 칼로리 섭취량의 약 1/3 정도를 차지한다. 중성지방의 소화는 구강과 위에서는 제한적으로 나타나고, 대부분 소장에서 진행된다. 이 과정의 주된 소화 효소는 췌장에서 분비되는 **췌장 라이페이스**(pancreatic lipase)이며, 이 효소는 글리세롤의 1번과 3번 탄소 원자의 지방산 결합을 끊는 것을 촉진함으로써 2개의 유리 지방산과 모노글리세리드를 생성한다.

$$\text{트리글리세리드} \xrightarrow{\text{췌장 라이페이스}} \text{모노글리세리드 + 2개의 지방산}$$

섭취한 음식의 지질은 물에 불용성이며 위 상부에서 큰 지질 방울로 응집된다. 이것은 마치 기름과 식초를 흔들어 섞은 후의 혼합물과 같다. 췌장 라이페이스는 수용성 효소이기 때문에 소장에서의 그 소화작용은 지질 방울의 **표면**에서만 일어날 수 있다. 따라서 섭취한 지방의 대부분이 큰 지질 방울의 형태로 남아 있게 되면 표면적 대 부피의 비율이 낮기 때문에 트리글리세리드의 소화 속도는 매우 느려질 것이다. 그러나 큰 지질 방울이 직경이 약 1 mm의 정도 매우 작은 수많은 방울로 분해됨에 따라 라이페이스의 작용 면적이 넓어져 소화 속도는 대체로 증가하게 된다. 이러한 과정을 **유화작용**(emulsification)이라고 하며, 작은 지질 방울의 현탁액을 에멀전(emulsion 또는 유탁액)이라고 한다.

지방의 유화는

- 큰 지질 입자를 작은 지질 입자로 분해하는 기계적 파괴와
- 작은 지질 입자가 큰 지질 입자로 재결합하는 것을 막기 위한 유화제(emulsifying agent)를 필요로 한다.

기계적 파괴는 위장관의 운동에 의해 일어나는데, 주로 위의 하부와 소장에서 내강의 내용물을 분쇄하고 혼합하는 과정에서 진행된다. 음식물 속에 포함된 인지질(phospholipid)은 담즙에서 분비되는 인지질 및 담즙산염과 함께 유화제 역할을 한다. 인지질은 글리세롤의 3번 탄소에는 하전된 인산기가, 나머지 2개의 탄소에는 2개의 비극성 지방산이 부착된 양친매성(amphipathic) 분자이다(제2장 참조). 담즙산염은 간에서 콜레스테롤로부터 합성되는데, 이 또한 양친매성이다(**그림 15.31**). 인지질과 담즙산염의 비극성 부분은 지질 방울의 비극성 내부와 결합한다. 표면으로 노출된 극성 부분은 유화제로 유사하게 코팅된 다른 지질 방울을 밀어냄으로써 더 큰 지방 덩어리로 재응집되는 것을 막는다(**그림 15.32**).

그러나 이러한 유화제로 지질 방울을 코팅하면 수용성인 췌장 라이페이스가 지질에 작용하는 것을 방해한다. 이 문제를 해결하기 위해 췌장은 **보조라이페이스**(colipase, 지방분해조효소)로 알려진 단백질을 분비하는데, 이는 양친매성이며 지질 방울 표면에 머무른다. 그러면서 보조라이페이스는 라이페이스와 결합해 라이페이스를 지질 방울 표면에 머무를 수 있도록 보조한다.

비록 유화작용이 소화 속도를 높인다고는 하지만, 라이페이스 작용에 의해 생성된 불용성 물질의 흡수는 **미셀**(micelle) 형성이라는 담즙산염의 두 번째 작용이 없다면 아주 느리게 진행될 것이다. 미셀은 에멀전과 구조적으로 유사하지만 크기가 직경 4~7 nm 정도로 훨씬 작다. 미셀은 담즙산염, 지방산, 모노글리세리드,

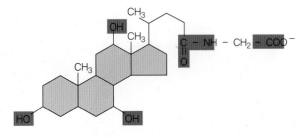

(a) 담즙산염(글리코콜산)

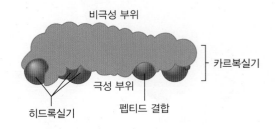

(b) 담즙산염의 3차원 구조

그림 15.31 담즙산염의 구조. (a) 간에서 분비되는 담즙산염의 여러 종류 중 하나인 글리코콜산의 화학적 구조(붉은색으로 표시된 것이 극성 구조). 스테로이드 구조와 유사함에 주목하라(그림 11.5 참조). (b) 담즙산염의 극성과 비극성 부위를 나타내는 3차원 구조.

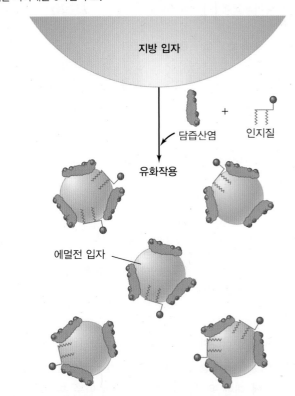

그림 15.32 담즙산염과 인지질에 의한 지방의 유화작용. 담즙산염과 인지질의 비극성 부위(초록색)는 지방 쪽으로, 극성 부위(붉은색)는 바깥쪽을 향하고 있다.

인지질로 구성되어 있으며, 각 분자의 극성 부분은 모두 미셀의 표면 쪽으로 향하고, 비극성 부분은 미셀의 중심 부분을 형성해 함께 한 덩어리로 존재한다(**그림 15.33**). 또한 미셀의 중심 부분에

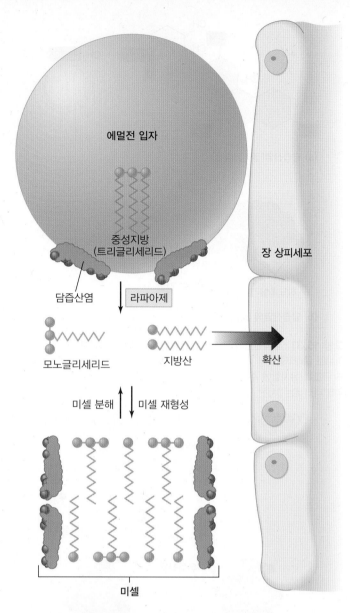

에멀전 입자

중성지방
(트리글리세리드)

장 상피세포

담즙산염　라파아제

모노글리세리드　지방산　확산

미셀 분해　미셀 재형성

미셀

그림 15.33 라이페이스에 의한 지방 소화 산물은 담즙산염 및 인지질과 결합한 미셀 상태로 용액에 존재한다. 설명의 단순화를 위해 인지질과 보조라이페이스(본문 참조)는 나타내지 않았고, 미셀의 크기는 크게 과장되어 있다. 미셀과 유리 지방산은 서로 평형을 이루므로 지방산이 세포 내로 흡수되면 미셀로부터 지방산이 더 많이 유리될 수 있다.

는 소량의 지용성 비타민과 콜레스테롤을 포함한다.

미셀은 어떻게 흡수를 증가시키는가? 비록 지방산과 모노글리세리드는 물에 대한 용해도가 매우 낮지만, 일부 분자는 용액에 존재하며, 소장 상피세포의 내강 쪽을 향하고 있는 정단막의 지질 부분을 자유롭게 통과해 확산한다. 지방 소화 생성물을 함유하고 있는 미셀은 용액 내 유리 상태로 존재하는 낮은 농도의 지방분해 산물 농도와 평형을 이룬다. 따라서 미셀은 끊임없이 분해되고 재형성된다. 내강에 존재하는 유리 지질이 상피세포로 확산함에 따라 유리 지질의 농도가 낮아지면, 미셀이 분해되면서 더 많은 지

질이 유리 상태로 방출된다(그림 15.33 참조). 한편, 여전히 진행 중인 소화 과정은 작은 지질 입자를 지속적으로 제공해 미셀을 보충한다. 이러한 방식으로 미셀은 대부분의 불용성 지방 소화 생성물을 작은 용해성 응집체로 유지하는 동시에, 용액 내에 소량의 생성물을 보충해 줌으로써 장 상피 내로 자유롭게 확산하도록 한다. 즉 미셀이 흡수되는 것이 아니라 미셀로부터 방출된 개별 지질 분자가 흡수되는 것임에 유의하라. 미셀은 소화작용이 방해받지 않으면서 동시에 지질이 용액으로부터 분리되는 것을 방지하기 위해 지방분해 산물을 천천히 방출하는 작은 불용성 지질의 '정거장(holding station)'으로 생각할 수 있다.

지방산과 모노글리세리드는 장 내강에서 상피세포로 유입되지만, 트리글리세리드는 세포의 다른 쪽에서 간질액으로 방출된다. 즉 상피세포를 통과하는 동안 지방산과 모노글리세리드는 트리글리세리드로 재합성된다. 이러한 과정은 트리글리세리드 합성을 위한 효소가 존재하는 활면소포체(smooth endoplasmic reticulum)에서 진행된다. 이 과정은 세포질의 유리 지방산과 모노글리세리드의 농도를 감소시켜 이들 분자가 장 내강에서 세포로 확산할 수 있도록 하는 농도기울기를 유지한다. 재합성된 지방은 담즙산염과 유사한 유화 기능을 수행하는 양친매성 단백질로 코팅된 작은 방울로 응집된다.

세포에서 이러한 지방 입자의 배출은 분비 단백질과 동일한 경로를 따른다. 지방 입자를 함유하는 소낭은 소포체를 빠져나와 골지체를 통해 처리되고 궁극적으로는 세포의 세포막과 융합되어 지방 입자를 간질액으로 방출시킨다. 이러한 1 μm 직경의 세포외 지방 입자를 **카일로미크론**(chylomicrons)이라 한다. 카일로미크론은 트리글리세리드뿐만 아니라 소장의 상피세포 내로 지방산과 모노글리세리드를 이동시킨 것과 동일한 과정으로 흡수된 다른 지질(인지질, 콜레스테롤, 지용성 비타민 포함)을 함유하고 있다.

상피세포로부터 방출된 카일로미크론은 모세혈관이 아닌 소장 융모 내에 있는 모세림프관인 유미관으로 이동한다. 카일로미크론은 모세혈관으로 직접 유입될 수 없는데, 그 이유는 모세혈관의 외부 표면에 존재하는 기저막(basement membrane, 세포외 당단백질층)이 카일로미크론의 확산을 방해하는 장벽으로 작용하기 때문이다. 이와는 대조적으로 유미관은 내피세포 사이에 커다란 틈새 구멍을 가지고 있어서 이 틈새 구멍을 통해 유미입자가 림프 내로 들어갈 수 있도록 한다(12.12절 참조). 제16장에서는 혈액을 따라 순환하는 카일로미크론이 어떻게 세포에서 이용되는지 설명할 것이다. 간단히 말해 카일로미크론을 코팅하는 양친매성 단백질은 응집체가 혈액에 용해된 상태로 존재하도록 해준다. 이러한 단백질은 지방 조직에 존재하는 수용체 단백질에 의해 인식되어

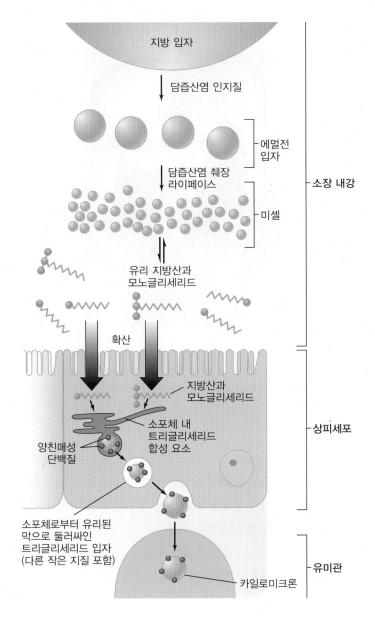

그림 15.34 소장 상피세포를 가로지르는 지방의 분해 및 흡수 과정 요약.

지방 입자

담즙산염 인지질

에멀전 입자

담즙산염 췌장 라이페이스

미셀

유리 지방산과 모노글리세리드

확산

소장 내강

지방산과 모노글리세리드

양친매성 단백질

소포체 내 트리글리세리드 합성 요소

상피세포

소포체로부터 유리된 막으로 둘러싸인 트리글리세리드 입자 (다른 작은 지질 포함)

카일로미크론

유미관

트리글리세리드 형태로 저장된다.

그림 15.34는 중성지방(트리글리세리드)이 소장 내강에서 림프계로 이동하는 경로를 요약한 것이다.

비타민

비타민은 신체의 건강한 기능에 필요한 작은 유기 분자이다. 이들은 소화가 필요하지 않지만, 소장에서 주로 흡수된다. 지용성 비타민 A, D, E, K는 앞에서 설명했던 지방의 흡수경로를 따른다. 이들은 미셀에 녹아 있다. 따라서 **흡수장애**(malabsorption)와 같은 병리적 상황처럼 장 내 담즙 분비에 이상이 생겼거나 담즙산염 작용이 방해를 받았을 경우 지용성 비타민의 흡수는 감소한다. **흡**

수장애증후군(malabsorption syndrome)은 지용성 비타민의 결핍을 초래할 수 있다. 예를 들어 **소아지방변증**(celiac disease, 셀리악병) 또는 **글루텐 민감성 장병증**(gluten-sensitive enteropathy)으로도 알려진 **비열대성 스프루**(nontropical sprue)는 글루텐(gluten)으로 통칭되는 밀 단백질에 대한 감수성이 높아져서 자가면역의 일환으로 장 털연변부가 손실되어 발생한다. 장 털연변부의 손실로 장 표면적이 감소함에 따라 많은 영양소가 흡수되지 못해 결과적으로 건강에 많은 악영향을 미치게 된다. 예를 들어 이것은 종종 비타민 D 흡수 장애와 관련이 있으며, 이는 궁극적으로 위장관에서 Ca^{2+} 흡수 감소를 초래해 결과적으로 Ca^{2+} 항상성을 파괴한다(11.21절 참조).

한 가지 예외를 제외하고 수용성 비타민은 확산 또는 매개수송(mediated transport)에 의해 흡수된다. 한 가지 예외는 비타민 B_{12}[시아노코발아민(cyanocobalamin)]로, 분자량이 매우 크고 전하를 띠고 있다. 따라서 흡수되기 위해서는 우선 내인성 인자(intrinsic factor)라는 단백질에 결합해야 한다. 내인성 인자는 앞서 설명한 바와 같이 위의 벽세포에서 분비된다. 비타민 B_{12}와 결합된 내인성 인자는 회장 하부에 있는 상피세포의 특정 부위에 결합하고, 그곳에서 비타민 B_{12}는 세포내섭취작용에 의해 흡수된다. 12.1절에서 설명한 대로 비타민 B_{12}는 적혈구 형성에 필요하며, 결핍 시 **악성빈혈**(pernicious anemia)을 유발한다. 이러한 형태의 빈혈은 (예를 들어 궤양이나 위암을 치료하기 위해) 위를 제거했거나 (위산 분비 세포의 자가면역에 의한 파괴로 인해) 내인성 인자가 분비되지 않는 경우 발생한다. 비타민 B_{12}의 흡수는 회장 하부에서 일어나기 때문에 질병으로 인해 이 부분이 제거되거나 기능 장애를 일으켰을 경우에도 악성빈혈이 초래된다. 건강한 사람들은 구강으로 섭취한 비타민 B_{12}를 흡수할 수 있지만, 악성빈혈 환자의 경우에는 내인성 인자의 부족으로 인해 그다지 효과적이지 않다. 따라서 악성빈혈의 치료에는 일반적으로 비타민 B_{12}를 주사 투여한다.

물과 미네랄

물은 유미즙에 가장 풍부하게 함유되어 있는 물질이다. 물은 매일 대략 8,000 mL 정도 섭취 또는 분비를 통해 소장으로 유입되는데, 이 중 1,500 mL 정도만 대장으로 유입되고 나머지 80% 정도는 소장에서 흡수된다(그림 15.4 참조). 위에서는 소량의 물이 흡수되고, 물의 확산을 위한 표면적도 훨씬 작으며, 수분 흡수에 필요한 삼투기울기를 형성하는 용질 흡수 기전이 결여되어 있다. 소장의 상피세포막은 물에 대한 투과성이 매우 높으며, 용질의 능동적 흡수에 의해 물의 농도차가 발생할 때마다 상피를 가로질러 물의 순 확산이 일어난다. 용질과 물의 흡수가 함께 이루어지는 기전은 제4장에서 설명했다(그림 4.25 참조).

Na⁺은 유미즙에 풍부한 용질이기 때문에 능동적으로 운반되는 용질의 대부분을 차지한다. Na⁺은 제4장에서 설명한 대로 Na^+/K^+-ATP 가수분해효소 펌프를 이용한 1형 능동수송 과정에 의해 흡수되는데, 이는 신장 세뇨관에서 진행되는 Na⁺ 및 수분의 재흡수 과정과 유사하다(14.7절 참조). Cl^-과 HCO_3^-은 Na⁺과 함께 흡수되는데, 흡수된 용질의 또 하나의 큰 부분을 차지한다. 철, 아연, 요오드와 같은 미량 원소와 마찬가지로 칼륨, 마그네슘, 인산염 및 칼슘 이온과 같이 더 적은 농도로 존재하는 다른 미네랄들도 흡수된다.

흡수 경로

장 상피를 통해 흡수된 영양소는 두 가지 다른 경로를 통해 순환하는 혈액으로 유입된다. 앞서 설명한 바와 같이 지방 및 기타 지용성 영양소는 먼저 림프계로 유입된다. 소장의 림프관은 신체의 다른 모든 곳에서와 마찬가지로 결국 수렴해 심장 근처의 대정맥으로 비워진다(그림 12.50 참조). 그런 다음 카일로미크론은 혈액을 순환하며 지질과 지용성 비타민을 모든 체세포에 전달한다.

이와는 대조적으로, 흡수된 다른 모든 영양소는 간질액에서 장 모세혈관으로 직접 이동하고 거기에서 혈액이 정맥으로 흐른다. 소장과 대장, 췌장, 위의 일부에서 나와 정맥으로 흐르는 혈액은 곧바로 하대정맥으로 유입되는 것이 아니라, 우선 간문맥을 통해 간으로 유입된다(**그림 15.35**). [문맥순환(portal circulation)에 대한 설명은 제11장을 참조하라.] 혈액은 심장으로 되돌아가기 위해 간을 떠나기 전에 간에서 두 번째 모세혈관망을 통해 흐른다. 이 문맥순환으로 인해 복부 기관에서 모세혈관으로 흡수된 물질은 일반 순환계로 들어가기 전에 간에서 처리될 수 있다. 여기에는 탄수화물 및 단백질 소화 산물, 물, 미네랄, 수용성 비타민이 포함된다.

간으로 영양분을 전달하는 것 외에도 간문맥 시스템은 추가적인 기능적 중요성을 가진다. 제16장에서 논의하겠지만 췌장 호르몬인 인슐린과 글루카곤을 간으로 전달해 영양소의 대사 과정을 조절한다. 또한 그림 15.11과 15.22에서 음식물을 처리하는 동안 벽세포는 위를 떠나는 혈액에 충분한 양의 HCO_3^-을 추가하고 췌장관 세포는 췌장을 떠나는 혈액에 충분한 양의 H⁺을 추가한다는 사실을 기억하라. 이 두 기관의 혈액이 간문맥에서 만나면 정상적인 pH 균형이 회복된다. 마지막으로, 간문맥 시스템이 중요한 이유는 간이 섭취한 유해물질을 대사(해독)할 수 있는 효소들을 함유하고 있어서 이러한 물질이 일반 순환계로 직접 들어가지 못하

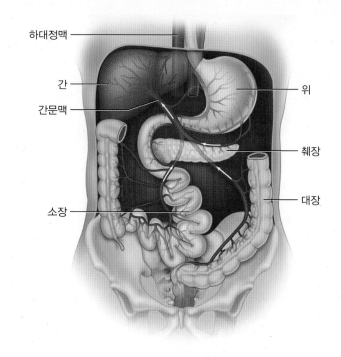

그림 15.35 간문맥 시스템. 위, 췌장, 소장, 대장의 모세혈관은 간문맥으로 흘러 들어가고, 간에서 다시 모세혈관을 형성한다. 간 모세혈관은 간정맥과 하대정맥으로 배출된다.

(그림 레이블: 하대정맥, 간, 간문맥, 소장, 위, 췌장, 대장)

도록 방어하기 때문이다.

그림 15.18, 15.19, 15.35에 표시된 림프계, 순환계 및 위장관의 흡수성 표면 사이의 관계는 '기관계의 기능은 서로 조정된다'는 생리학의 일반 원리를 강조한다. 위장관의 엄청난 흡수 및 분비 능력을 이해하려면 위장관으로의 혈류 분포와 위장관으로부터 림프관을 통한 배출 작용을 이해해야 한다.

소장의 운동

소장 벽의 평활근에 의해 일어나는 소장의 운동은 세 가지 주요 기능을 수행한다.

- 내강 내용물을 다양한 분비물과 혼합한다.
- 내강 내용물을 흡수가 일어나는 상피 표면과 접하게 한다.
- 내강 내용물을 대장 쪽으로 천천히 이동시킨다. 대부분의 물질은 소장에서 흡수되고 소량의 물, 이온 및 소화되지 않은 물질만 대장으로 이동한다.

위를 휩쓸고 지나가는 연동파와는 대조적으로, 음식물을 소화하는 동안 소장에서 가장 흔하게 일어나는 운동은 대장으로의 순 이동이 거의 없이 정치된 상태에서의 장 분절(intestinal segments)의 수축과 이완이다(**그림 15.36**). 수축하는 각 분절(영역)

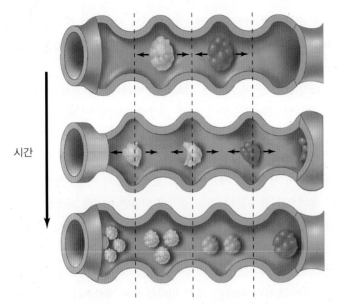

그림 15.36 소장의 일부가 주기적으로 수축 및 이완하지만 연동운동은 하지 않는 소장의 분절 수축운동으로, 식사 중 발생하는 주기적인 리듬이다. 점선은 장의 길이를 따라 동일한 위치를 보여주기 위한 기준점이다. 장의 뒤쪽 방향에서 수축이 진행될수록 유미즙은 더 잘게 잘리고 내용물이 앞뒤로 움직이면서 혼합된다.

은 길이가 수 센티미터에 불과하며 수축은 몇 초 동안만 지속된다. 수축하는 분절의 내강에 존재하는 유미즙은 장에서 앞뒤 방향으로 움직인다. **분절운동**(segmentation)으로 알려진 장의 이러한 주기적인 수축과 이완은 장 내용물의 연속적인 분할 및 세분화를 유발해 내강에서 유미즙을 완전히 혼합하고 장벽과 접촉하게 한다.

이러한 분절운동은 환상근 평활근층에 존재하는 박동원세포(pacemaker cell)에 의해 생성된 전기적 활동으로 시작된다(그림 15.18 참조). 위의 느린 파동과 마찬가지로, 이러한 장의 기본 전기리듬은 평활근 막전위에 진동을 발생시키고, 막전위가 역치값에 도달하면 활동 전위가 발생해 근육 수축을 촉진하게 된다. 분절운동의 빈도는 장의 기본 전기 리듬 빈도에 의해 설정된다. 그러나 일반적으로 일정한 리듬(분당 3회)을 갖는 위와는 달리 장의 리듬은 장의 길이 방향에 따라 다르며, 연속되는 영역의 경우, 이후 영역은 이전 영역보다 약간 낮은 빈도의 리듬을 갖는다. 예를 들어 십이지장에서의 분절운동은 분당 약 12회 수축하는 빈도로 발생하는 반면, 회장의 마지막 부분에서는 비율이 분당 9회 정도 수축하는 것에 불과하다. 이러한 분절운동 패턴은 유미즙을 조금씩 대장 쪽으로 밀어내는데, 이는 평균적으로 보았을 때 더 많은 유미즙이 대장으로부터보다는 대장 쪽으로 밀려나기 때문이다.

분절운동의 강도는 호르몬, 장 신경계 및 자율신경에 의해 변경될 수 있다. 즉 부교감신경 활동은 수축력을 증가시키고 교감신경 자극은 수축력을 감소시킨다. 따라서 감정뿐만 아니라 뇌 단계 자극은 장 운동을 변화시킬 수 있다. 위(stomach)의 경우와 마찬가지로 이러한 입력은 평활근 수축력에 변화를 일으키지만 기본 전기 리듬의 빈도를 크게 변화시키지는 않는다.

대부분의 음식물이 흡수된 후 분절운동이 멈추고 이동성 **근전기복합체**(migrating myoelectrical complex, MMC)로 알려진 연동운동의 형태로 바뀐다. 위의 하부에서 시작해 반복되는 파동의 연동 활동이 소장을 따라 약 60 cm 정도 이동한 다음 소멸된다. 다음 번 MMC는 소장에서 약간 더 아래쪽에서 시작하며, 연동 활동이 천천히 소장 아래쪽으로 이동해 대장에 도달하기까지 약 2시간 정도 소요된다. MMC가 회장의 끝에 도달할 때쯤이면 위에서 새로운 파동이 시작되고 이 과정은 반복된다.

MMC는 소장에 남아 있는 소화되지 않은 물질을 대장으로 이동시키며, 세균들이 소장에 남아서 과도하게 번식하는 것을 막는다. 비정상적인 MMC를 특징으로 하는 질병에서 소장 내의 세균의 과도한 증식은 큰 문제가 될 수 있다. 음식물이 위에 도달하면 MMC는 장에서 재빨리 멈추고, 분절운동으로 대체된다.

장 호르몬인 **모틸린**(motilin)의 혈장 농도 증가는 MMC를 개시하는 것으로 알려져 있다. 음식물의 섭취는 모틸린의 분비를 억제하고, 모틸린은 장 신경계와 자율신경계를 통해 MMC를 자극한다.

15.7 대장

대장의 1차적 기능은 배변 전에 배설물을 저장하고 농축하는 것이다. 2차적 기능은 일부 물과 이온 그리고 잠재적으로 유용한 세균 대사물을 재흡수하는 것이다.

해부학적 구조

대장(large intestine)은 직경이 약 6.5 cm이고 길이가 약 1.5 m이다(**그림 15.37**). 대장은 소장보다 직경이 더 크지만 더 짧고, 그 표면은 주름져 있지 않으며, 점막은 융모가 없기 때문에 상피 표면적은 소장보다 더 작다(그림 15.18 참조).

대장의 처음 부분은 **맹장**(cecum)이다. 회장과 맹장의 사이에 있는 괄약근을 **회맹판**[ileocecal valve 또는 **회맹괄약근**(ileocecal sphincter)]이라고 하는데, 이것은 주로 교감신경에 의해 지배되는 환상형의 평활근(circular smooth muscle)으로 구성되어 있다. 환상근은 결장의 팽창으로 인해 수축하고, 결장 내용물이 회장으로 역행하는 것을 제한한다. 이는 대장의 박테리아가 소장의 마지막 부분에 서식하는 것을 막는다. **충수**(appendix, 충양돌기)

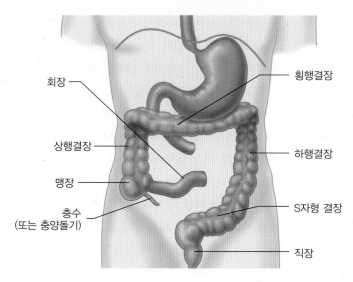

그림 15.37 대장의 부위. (대부분의 소장은 표시하지 않았고, 대장이 소장과 연결되는 위치를 나타내기 위해 회장의 일부만을 표시했다.)

회장

횡행결장

상행결장

하행결장

맹장

충수
(또는 충양돌기)

S자형 결장

직장

는 맹장에서 연장되는 작은 손가락 모양의 돌출부로 면역 기능에 관여할 수 있으며, 질병으로 인해 대장의 박테리아 개체수가 변경될 때 건강한 박테리아의 저장소 역할을 할 수 있다. **결장**(colon)은 비교적 곧은 세 부분—상행(ascending), 횡행(transverse), 하행(descending)—으로 구성되어 있다. 하행결장의 말단 부분은 S자형으로, **S자형 결장**(sigmoid colon)을 형성하며 대장의 비교적 곧은 부분인 **직장**(rectum)으로 대변을 배설하며 **항문**(anus)에서 끝난다.

대장에서의 분비, 소화, 흡수

대장의 분비물은 빈약하며, 소화 효소가 없고, 주로 점액과 HCO_3^-과 K^+을 함유하는 액체로 구성되어 있다.

매일 약 1,500 mL의 유미즙이 소장에서 대장으로 유입된다. 이 물질들은 대부분 소장 하부의 분비물에서 유래한다. 왜냐하면 섭취한 음식물의 대부분은 대장에 도달하기 전에 흡수되기 때문이다. 대장에서 흡수되는 체액은 일반적으로 매일 위장관에서 흡수되는 전체 체액 중 지극히 적은 부분만을 차지한다(그림 15.4 참조).

대장에서의 1차적 흡수 과정은 내강에서 세포외액으로의 Na^+의 능동수송이며, 이 과정에서 물의 삼투적 흡수를 동반한다. 대변이 오랫동안 대장 내에 머무르면, 거의 모든 수분은 흡수되고 단단한 대변 덩어리만 남는다. Na^+과는 대조적으로, 일반적으로 혈액에서 대장 내강으로 K^+의 순 이동이 발생한다. 다량의 체액이 대변으로 배설될 때, 전신에 칼륨의 심각한 고갈이 발생할 수 있다. 또한 내강으로부터의 Cl^-의 흡수에 연계되어 HCO_3^-이 내강

으로 순수하게 이동하게 되는데, 설사가 지속되는 환자에게서 이 HCO_3^-(염기)의 손실은 대사산증(metabolic acidosis)을 유발할 수 있다(제14장 참조).

대장은 또한 이 지역에 서식하는 박테리아에 의해 생성된 생산물의 일부를 흡수한다. 현재 결장에 서식하는 세균들은 건강에 도움을 주는 필수 대사물을 만든다고 여겨지고 있다. 예를 들어 일부 소화되지 않은 다당류(섬유질)는 대사되고 그 분해 산물은 대장에 서식하는 세균에 의해 짧은 사슬의 지방산으로 합성되어 혈액으로 흡수된다. 최근 증거에 의하면 이러한 지방산은 면역, 심혈관 건강 및 신경 기능에 중요한 기능을 하는 것으로 여겨지고 있다. 대장으로부터 분비된 HCO_3^-은 합성된 지방산에 의해 높아진 산도를 중화하는 역할을 한다. 결장 박테리아는 또한 혈액으로 흡수되는 소량의 비타민, 특히 비타민 K를 생성한다. 이들 세균은 또한 비타민 K와 같은 미량의 비타민을 생성해 혈액으로 보낸다. 비록 이렇게 생성된 비타민의 양은 하루 필요량에 비하면 지극히 적지만, 비타민 섭취가 부족할 경우에는 상당히 기여한다고 할 수 있다.

세균의 또 다른 생성물은 **방귀**(flatus)로, 이는 주로 질소와 이산화탄소의 혼합물이며 수소, 메탄, 황화수소 등도 소량 포함한다. 소화되지 않은 다당류가 세균에 의해 발효되면 결장에서 이러한 가스를 하루에 약 400~700 mL 생성한다(삼킨 공기에서 유래한 질소는 제외). 어떤 식품(예: 콩류)은 장내 소화 효소에 의해서는 소화되지 않지만, 대장에 서식하는 세균에 의해서는 쉽게 대사되어 많은 양의 가스를 생성하는 탄수화물을 대량 함유하고 있다.

대장의 운동 및 배변

대장에서 환상형 평활근의 수축은 소장에서보다 상당히 느린 리듬(30분당 1회)으로 분절운동을 일으킨다. 대장 내용물의 느린 이동으로 인해 소장에서 대장으로 유입된 물질은 약 18~24시간 동안 대장에 머문다. 이는 세균의 성장과 증식을 위한 시간을 제공한다. 하루에 3~4번, 일반적으로 식사 후에 **집단이동**(mass movement)으로 알려진 강렬한 수축의 물결이 직장을 향해 대장의 횡행 분절(transverse segment)을 따라 물질을 신속하게 이동시킨다. 대장은 부교감신경과 교감신경에 의해 자극을 받는다. 부교감신경 자극은 분절 수축을 증가시키는 반면, 교감신경은 결장의 수축을 감소시킨다.

항문은 직장의 배출구로 보통 평활근으로 구성된 **내항문괄약근**(internal anal sphincter)에 의해 닫혀 있으며, 골격근으로 이루어진 **외항문괄약근**(external anal sphincter)은 수의적 조절을 받는다. 대변 배설물의 집단이동에 의한 직장 벽의 갑작스러운 팽

| 표 15.6 | 소화 기관의 기능 | |

기관	외분비	소화와 흡수 관련 기능
구강 및 인두		저작운동 시작, 연하반사 개시
침샘	이온 및 물	음식물을 적시고 용해, 섭취된 산의 증화
	점액	윤활 작용
	아밀레이스	다당류 소화 효소(상대적으로 사소한 기능)
	항체 및 다른 면역 인자	치아 및 잇몸 손상 방지에 기여
식도		연동파에 의해 음식물을 위로 이동시킴
	점액	윤활 작용
위		음식물을 저장, 혼합, 용해 및 지속적 소화
		용해된 음식물을 소장으로 비우는 것을 조절
	HCl	고형 음식물 용해, 미생물 사멸, 펩시노겐을 펩신으로 활성화
	펩신	위에서 단백질 소화 개시
	점액	윤활 작용 및 상피 표면 보호
췌장		효소들 및 중탄산이온 분비, 소화 기능과 무관한 내분비 기능 수행
	효소	탄수화물, 지방, 단백질, 핵산 소화
	중탄산이온	위에서 소장으로 유입되는 위산(염산) 중화
간		담즙 분비
	담즙산염	불용성 지방 용해
	중탄산이온	위에서 소장으로 유입되는 위산(염산) 중화
	유기 노폐물 및 미량 금속	대변을 통한 제거
담낭		식사 사이(식간)에 담즙 농축 및 저장
소장		대부분의 물질을 소화 및 흡수, 음식물의 혼합 및 이동
	효소	거대분자의 소화
	이온 및 물	내강 내용물의 유동성 유지
	점액	윤활 작용 및 보호
대장		소화되지 않은 물질의 농축 및 저장, 이온 및 물 흡수, 내용물의 혼합 및 이동, 배변
	점액	윤활 작용

창은 **신경 매개 배변반사**(defecation reflex)를 일으킨다. 기계수용기의 자극에 의한 의식적인 배변 충동은 직장의 팽창을 불러일으킨다. 반사반응은 직장의 수축과 내항문괄약근의 이완, 외항문괄약근의 수축(초기)과 S자형 결장의 운동 증가로 구성된다. 궁극적으로는 직장에 가해지는 압력이 외항문괄약근의 이완 반사를 유발해 대변이 배출되도록 한다.

그러나 외항문괄약근을 지배하는 체신경의 하행경로(descending pathway)를 통해 뇌 중추가 괄약근을 이완시키는 반사 신호를 무시하도록 함으로써 외항문괄약근을 닫힌 상태로 유지해 배변을 지연시킨다. 이 경우 장시간의 직장 팽창은 역방향 움직임을 유발해 직장 내용물을 S자형 결장으로 되돌아가게 한다. 배변 충동은 다음 번 집단 이동에 의해 더 많은 대변이 직장으로 재차 유입될 때 직장의 부피가 증가하면서 배변반사가 재차 유발된다. 외항문괄약근에 대한 수의적 조절은 어린 시절에 학습된다. 척수 손상은 배변의 수의적 조절 능력을 잃게 만든다.

배변은 때때로 심호흡에 의해 도움을 받는데, 심호흡 후 성문이 닫히고 복근과 흉부 근육이 수축하면서 복부의 증가한 압력이 대장과 직장의 내용물에 전달된다. 이 조작[발살바법(Valsalva maneuver)이라 함]은 흉곽 내압을 증가시켜 동맥 혈압을 일시적으로 증가시킨 후, 정맥 환류가 감소함에 따라 감소한다. 배변 중 과도한 긴장으로 인한 심혈관계 변화는 드물게 뇌졸중이나 심장마비를 유발할 수 있으며, 특히 심혈관 기능이 제한된 노인 변비 환자에게서 그러하다.

이것으로 위장관 전체에서 일어나는 정상적인 분비, 소화, 흡수에 대한 논의를 마친다. 요약한 내용은 **표 15.6**에 제시되어 있다. 다음 절에서는 위장관에 영향을 미치는 가장 일반적인 장애에 대해 설명한다.

15.8 소화계의 병리학

다음은 소화계 장애의 일반 사례 중 몇 가지 예다.

궤양

위에서 고농도의 산과 펩신이 분비되는 것을 생각하면 왜 위가 스스로를 소화시키지 않는지 의문을 품는 것은 자명하다. 몇 가지 요인이 위 벽이 소화되는 것으로부터 보호한다.

- 점막층 표면은 약알칼리성 점액을 분비하는 세포로 배열되어 있고, 이는 내강 표면 위에 얇은 층을 형성한다. 점액의 단백질 성분과 알칼리성은 인접한 상피 영역에서 위산을 중화한다. 이러한 방식으로 점액은 산도가 매우 높은 내강의 내용물과 세포 표면 간의 화학적 장벽을 형성한다.
- 위를 배열하는 상피세포 사이의 밀착연접은 하부 조직으로의 위산 확산을 제한한다.
- 손상된 상피세포는 수일마다 위오목(gastric pit, 또는 위소와)의 세포분열에 의해 생성되는 새로운 세포에 의해 교체된다.

때때로 이러한 보호 기전이 불충분하면 위 표면이 침식되는 **궤양**(ulcer)으로 발전한다. 궤양은 위에서만 발생하는 것이 아니라 식도의 아랫부분 및 십이지장에서도 발생한다. 실제로 십이지장 궤양이 위궤양보다 10배 더 자주 발생하며, 미국 인구의 약 10%가 이에 속한다. 궤양 밑에 있는 조직의 혈관 손상은 위장관 내강으로 출혈을 일으킬 수 있다(**그림 15.38**). 경우에 따라서는 궤양이 위장관 벽 전체를 관통해 내강 내용물이 복강으로 유출되기도 한다. 위궤양과 십이지장궤양 진단에 사용하는 기구는 내시경(endoscope)이다(그림 15.38 참조). 이는 **내시경 검사**(endoscopy)라는 방법을 통해 위와 십이지장의 점막층을 비디오 기술을 이용해 직접 관찰하는 것이다. 더욱이 내시경 관찰자는 상부내시경 검사 도중에 국소적으로 치료하거나 조직 시료를 **생검**(biopsy)할 수 있다. 유사한 장비를 사용해 결장을 관찰할 수도 있다[굴곡 S자형 결장 내시경 검사(sigmoidoscopy) 또는 결장 내시경 검사(colonoscopy)].

궤양의 형성은 점막 보호막을 파괴해 내피조직의 부식을 일으키는 산과 펩신에 노출시키는데, 무엇이 점막 보호막의 손상을 유발하는지는 명확하지 않다. 위산이 궤양 형성에 필수적이기는 하지만, 반드시 1차적 요인은 아니다. 실제로 대부분의 궤양 환자는 정상적인 또는 정상 이하의 산 분비율을 보인다.

유전적 감수성, 약물, 알코올, 담즙산염, 위산과 펩신의 과잉분비 등 수많은 인자가 궤양 형성에 관여할 수 있다. 그러나 주요 요인 중 하나는 위궤양이나 **위염**(gastritis, 위벽의 염증)을 가지고 있는 많은 환자에게 서식하는 헬리코박터 파일로리(*Helicobacter pylori*)라는 세균의 존재이다. 항생제 투여로 이러한 세균을 억제하면 손상된 점막층을 치료하는 데 도움이 된다.

일단 궤양이 형성되면 약물로 위산 분비를 억제함으로써 지속적인 통증을 없애고 궤양을 치료할 수 있다. 두 종류의 약물이 위산 분비를 효과적으로 억제한다. 한 종류는 위산 분비를 자극하는 벽세포에 존재하는 특정 히스타민 수용체(H_2)를 차단한다. H_2 수용체의 적대자(antagonist)의 한 예로 **시메티딘**(cimetidine)을 들 수 있다. 두 번째 종류는 벽세포에 존재하는 H^+/K^+-ATP 가수분해효소 펌프를 직접적으로 억제하는 것이다. 이러한 약물을 소위 양성자 펌프(proton-pump) 억제제라고도 하며 **오메프라졸**(omeprazole)과 **란소프라졸**(lansoprazole)이 그 예다.

일반적으로 그렇다고 받아들여지고 있음에도 불구하고, 스트레스가 궤양을 유발하는 데 관여하는지는 아직 명확히 규명되지 않았다. 일단 궤양이 형성되면 감정적인 스트레스가 위산 분비를 증가시키고 식욕을 떨어뜨리고 식사 섭취량을 감소시킴으로써 궤양이 악화할 수 있다.

구토

구토(vomiting 또는 emesis)란 위와 소장 상부의 내용물을 구강을 통해 강력하게 토해내는 것이다. 연하작용과 마찬가지로 구토도 뇌간(brainstem)의 연수(medulla oblongata)에 있는 한 영역, 즉 이 경우에는 **구토중추**(vomiting or emetic center)라고 알려진 영역에 의해서 조정되는 복잡한 반사작용이다. 신체의 여러 다른 부위에 존재하는 수용체로부터 구토중추에 전달되는 신경 자극이 구토 반사를 일으킬 수 있다. 예를 들어 위나 소장의 과도한 팽창, 장벽과 뇌의 화학수용체에 작용하는 다양한 물질, 두개골 내 압력 증가, 머리의 회전 운동(멀미), 심한 통증, 목구멍 뒤쪽으로 가해지는 촉각 자극 등이 모두 구토를 유발할 수 있다. 뇌의 **최후 영역**(area postrema)은 연수의 핵이고 뇌-혈관 장벽(blood-brain barrier) 바깥쪽에 있는데, 혈액 내 독성물질에 민감하게 반응해 구토를 유발한다. 위, 십이지장, 뇌에 존재하는 수용체를 자극해 구토를 유발하는 **구토제**(emetics)로 알려진 많은 화학물질이 있다.

이와 같은 반사작용의 가치는 무엇인가? 섭취한 독성물질들이 흡수되기 전에 제거되는 것은 분명히 유익한 것이다. 게다가 일반적으로 구토에 동반되는 메스꺼움 또한 향후 같은 독성물질의 섭

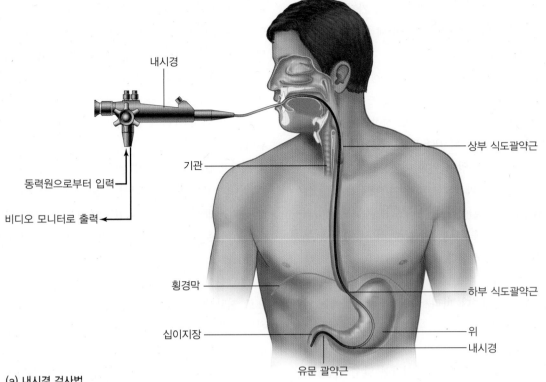

내시경

동력원으로부터 입력

비디오 모니터로 출력

상부 식도괄약근

기관

횡경막

하부 식도괄약근

십이지장

위

내시경

유문 괄약근

(a) 내시경 검사법

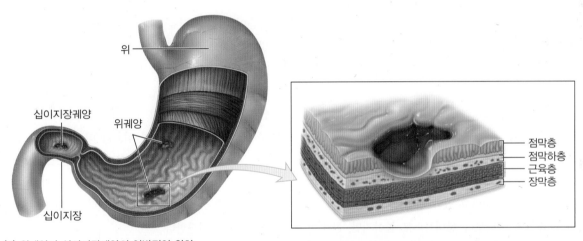

위

십이지장궤양

위궤양

점막층
점막하층
근육층
장막층

십이지장

(b) 위궤양과 십이지장궤양의 일반적인 위치

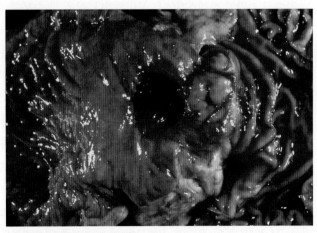

(c) 구멍이 뚫린 상태의 위궤양

그림 15.38 (a) 비디오 내시경 검사법으로 본 상부 위장관. 의사는 내시경을 구강(혹은 코)으로 삽입해 식도, 위, 십이지장까지 볼 수 있다. 내시경 끝에 있는 광원이 점막층을 비춘다. 내시경 끝에 달린 작은 비디오 칩이 영상을 비디오 기록기로 전송한다. 내시경은 국소 치료에 적용할 수 있고, 또 작은 조직 시료(생검)도 시행할 수 있다. 이 장치의 초창기 형태는 섬유광학기술을 이용했다. (b)와 (c)의 그림과 사진은 위궤양과 십이지장궤양의 전형적인 발병 위치와 형태를 나타낸다.

취를 피할 수 있도록 하는 조건적인 적응 가치를 가지고 있다. 멀미를 일으키는 것과 같은 다른 형태의 자극이 왜 구토중추와 연계되어 있는지는 불분명하다.

구토는 일반적으로 타액 분비 증가, 발한, 심장박동 증가, 창백함, 메스꺼움 증상들이 선행된다. 구토로 이어지는 사건은 심호흡, 성문 폐쇄, 연구개(soft palate)의 상승으로 시작된다. 이어서 복근이 수축하고, 복압이 증가해 위 내용물로 전달된다. 하부 식도 괄약근이 이완되고, 증가된 복압이 위의 내용물을 식도로 밀어낸다. 초기 단계에서 구강으로 배출되는 것 없이 이 같은 과정을 반복하는 것을 **구역질**(retching)이라 한다. 구토는 복부 수축압력이 크게 증가함으로써 증가한 흉곽 내압이 상부 식도괄약근을 통해 식도 내용물을 밀어낼 때 발생한다.

구토는 소장 상부의 강한 수축도 동반하는데, 이 수축은 장 내용물의 일부를 위로 역류시킨다. 따라서 이때의 토사물에는 약간의 담즙이 포함될 수 있다.

과도한 구토는 정상적으로 소장에서 흡수되어야 할 물과 전해질의 대량 손실을 유발할 수 있다. 이는 심각한 탈수 현상(dehydration)과 체내 염분의 불균형을 유발하고 혈장의 양이 감소해 순환계 문제를 초래할 수 있다. 구토에 따른 위산의 손실은 대사성 알칼리증(metabolic alkalosis, 14.20절 참조)을 초래할 수 있다. 중추에 작용하는 다양한 항구토제(antiemetic) 약물은 구토를 억제한다.

담석

이미 설명한 바와 같이, 담즙은 담즙산염뿐만 아니라 물에 불용성인 콜레스테롤과 인지질을 함유하며, 이들은 미셀의 형태로 담즙 내에서 가용성 형태로 유지되고 있다. 담즙 내 콜레스테롤 농도가 인지질과 담즙산염 농도보다 상대적으로 높아지면, 콜레스테롤이 용액 밖에서 결정화되어 **담석**(gallstones)을 형성한다. 이는 간에서 과량의 콜레스테롤을 분비하거나, 이온 및 수분 흡수의 결과로 담낭에서 콜레스테롤이 과다하게 농축되는 경우에 발생한다. 콜레스테롤 담석이 서구 세계에서 가장 빈번하게 발생하는 담석이긴 하지만, 담즙색소의 침착 또한 가끔 담석 형성에 관여한다.

만약 담석의 크기가 작다면 합병증 없이 총담관을 통해 장으로 유입될 수 있다. 그러나 큰 담석일 경우 담낭의 출구를 막게 되고, 이것은 평활근에 고통스러운 수축성 경련을 일으킨다. 보다 더 큰 병변은 담석이 총담관에 머무르는 경우에 일어나는데, 이 경우에는 담즙이 소장으로 유입되는 것을 막는다. 담즙이 크게 감소하면 지방의 소화 및 흡수가 감소한다. 뿐만 아니라 지용성 비타민인 A, D, K, E 등의 흡수가 저해되어 여러 문제를 일으키는데 예를 들어 혈액응고 문제(비타민 K 결핍 시)와 칼슘 흡수 불량(비타민 D 결핍 시)이 유발된다. 흡수되지 못한 지방은 대장으로 이동되고 결국에는 대변으로 배출된다[**지방변**(steatorrhea)]. 더욱이 대장 세균들은 이러한 지방의 일부를 지방산 유도체로 전환해 전해질과 수분의 이동 양상을 변화시킴으로써 대장으로의 액체의 순 흐름을 유도한다. 그 결과 설사와 체액 및 영양분 손실이 유발된다.

췌장으로부터의 도관이 십이지장으로 합류하기 직전에 총담관과 만나기 때문에, 만약 담석이 총담관을 막아버리면 담즙 및 췌장 분비물 모두 소장으로 유입되는 것을 막거나 제한하게 된다. 이 경우 위산을 중화하지 못할 뿐만 아니라 지방 및 대부분의 유기 영양소를 소화할 수 없게 되므로 심각한 영양 결핍을 초래하게 된다. 총담관이 막히게 되면 담관 내에 축적된 매우 높은 압력이 간으로 전달되어 추가적인 담즙 분비를 방해한다. 그 결과 정상 시에는 혈액으로부터 간으로 흡수되어 담즙의 형태로 분비되던 빌리루빈이 혈액에 축적되고 더 나아가 조직으로 확산하면서 피부와 눈에 노란 색소로 침착이 되는데, 이것을 **황달**(jaundice)이라 한다.

염증이 생긴 담낭을 제거[**담낭절제술**(cholecystectomy)]하거나 막힌 도관으로부터 담석을 제거하기 위해 수술이 필요할 수 있지만, 최신 기술은 약물을 사용해 담석을 용해한다. 담낭절제술을 받은 환자들도 여전히 담즙을 생성해 담관을 통해 이를 소장으로 배출시킨다. 따라서 지방의 소화 및 흡수는 유지될 수 있지만, 담즙 분비와 식사를 통한 지방 섭취가 더 이상 서로 연관성을 갖지 못한다. 따라서 정상적이라면 CCK의 자극으로 인해 많은 양의 담즙이 담낭으로부터 분비되지만, 이 경우는 그렇지 못해 많은 양의 고지방식을 소화시키기 어렵게 된다. 따라서 이 경우에는 보통 저지방 식이를 권장한다.

젖당불내증

젖당(lactose, 유당)은 우유의 주요 탄수화물이다. 젖당은 직접 흡수될 수는 없지만, 먼저 그 구성요소인 포도당과 갈락토오스로 소화되어 2차 능동수송 및 촉진 확산에 의해 쉽게 흡수된다. 젖당은 이당류로 소장 상피세포의 정단막에 편입되어 존재하는 효소인 락테이스(lactase)에 의해 소화된다(그림 15.2 및 15.29 참조). 락테이스는 보통 출생 시에 존재하며 젖먹이 아기가 모유 속의 젖당을 소화할 수 있도록 한다. 젖당의 유일한 식이 공급원은 우유와 유제품이기 때문에 대부분의 인간을 포함한 모든 포유류는 젖을 뗄 즈음에 이 이당류(젖당)를 소화시키는 능력을 상실하게 된다. 전 세계 몇몇 지역(주로 북유럽과 중앙아프리카 일부 지역)의 자손들을 제외하면, 대부분의 사람에서는 약 2세부터 락테이스 생성이 전체적으로 또는 부분적으로 감소한다. 이것이 **젖당불내증** (lactose intolerance)—젖당을 완전하게 분해할 능력이 없어서 섭취 후에 소장 내에 젖당의 농도가 높게 유지되는 증상—을 초래한다. 어떤 특정 인구 집단이 왜 락테이스 발현 능력을 보유하고 있는지에 대해 알려진 가설로는 신석기 시대에 어떤 특정 집단의 사람들이 가축을 식량원으로 삼았던 시기에 락테이스 유전자의 조절 부위에 돌연변이가 발생했다고 여기고 있다.

삼투기울기를 통해 물이 흡수되기 위해서는 우선적으로 용질이 흡수되어야 하는데, 젖당불내증을 가진 사람들의 소장 내 흡수되지 않은 젖당은 물의 흡수를 일부 방해한다. 젖당 함유액이 대장으로 전달되면 대장의 세균이 젖당을 소화한다. 그런 다음, 유리된 단당류를 대사해 다량의 가스(결장을 팽창시켜 통증을 유발)와 짧은 사슬을 가진 지방산을 생성해 대장 내강으로 액체의 이동을 유발해 설사를 일으킨다. 락테이스 분비량이 감소한 성인에게서 우유 또는 유제품을 섭취했을 때 나타나는 반응은, 섭취한 우유 및 유제품의 양과 장에 존재하는 락테이스 양에 따라 약간의 불쾌감에서 심각한 탈수성 설사에 이르기까지 그 증상이 다양하다. 이러한 사람은 락테이스를 첨가해 젖당을 미리 소화시킨 우유를 마시거나, 우유와 함께 락테이스를 함유한 알약을 복용하면 이와 같은 증상을 피할 수 있다.

변비와 설사

많은 사람은 매일 배변을 하지 않으면 대장 배설물에서 '독성'물질이 흡수되어 어떤 식으로든 독이 될 것이라는 잘못된 믿음을 가지고 있다. 대변이 장기간 장 내에 체류 후 혈액에서 그러한 독성물질이 발견되는지를 확인하려는 시도는 성공적이지 못했으며, 잦은 배변을 해야 하는 생리적 필요성도 존재하지 않는 것으로 보인다. 이는, 노폐물 제거에 있어서 위장관이 기여하는 정도는 폐나 신장에 비해 대체로 작다는 이 장 앞부분에서 언급했던 점을 강조한다. 사람을 편안한 상태로 유지하는 것은 그것이 무엇이든 간에 생리학적으로 적합하다.

다른 한편으로는, 사람에 따라 수일간 혹은 그 이상 배변을 하지 못했을 경우 두통, 식욕부진, 메스꺼움, 복부팽만과 같은 증상들이 발생할 수 있다. 이러한 **변비**(constipation) 증상은 독소에 의한 것이 아니라 직장 팽창에 의한 것이다. 대장 배설물이 대장에 오랫동안 머무를수록 더 많은 수분이 흡수되어 변이 굳어지고 건조해져서 배변이 더 어려워지고 고통스러워진다. 대장의 움직임이 저하되는 것이 변비의 1차 요인이다. 이는 노인에게서 종종 나타나고, 결장의 장 신경계 손상이나 정서적 스트레스로 인해 발생

할 수도 있다.

대장의 운동을 증가시켜 변비의 발생을 막는 요인 중 하나는 팽창이다. 언급한 바와 같이, 식이섬유[셀룰로오스(cellulose) 및 기타 복합 다당류]는 소장에 있는 효소에 의해 소화되지 않고 대장으로 전달되어 부피가 팽창해 운동성을 증가시킨다. 밀기울(bran 또는 왕겨), 대부분의 과일, 채소는 상대적으로 식이섬유를 많이 함유한 식품이다.

배변 횟수를 증가시키거나 배변을 용이하게 하는 **완하제**(laxative)는 다양한 기전에 의해 작용한다. 섬유질은 천연 완하제 역할을 한다. 미네랄 오일과 같은 완하제는 단순히 대변을 매끄럽게 해 배변을 용이하게 하고 고통을 완화한다. 마그네슘 및 알루미늄염이 함유된 것은 장 내 흡수율이 낮아서 장에서 수분이 머무르게 한다. 피마자유(castor oil)와 같은 또 다른 완하제는 결장의 운동성을 증가시키고 장벽을 가로지르는 이온 수송을 억제해 수분 흡수를 감소시킨다.

규칙적인 배변을 해야 한다는 일종의 선입견으로 인해 변비약을 과하게 사용할 경우 정상적인 배변 촉진 신호에 대한 대장의 반응성을 감소시킬 수 있다. 이러한 경우 변비약 복용 중단 시 장기간 배변을 못할 수 있어, 규칙적인 배변을 위해서라도 변비약을 복용할 필요가 있다고 여기게 되는 것 같다.

설사(diarrhea)는 물기가 많은 대변을 자주 본다는 것이 특징이다. 설사는 체액 흡수 감소, 체액 분비 증가, 또는 둘 다로 인해 발생할 수 있다. 설사에 수반되는 증가된 운동성이 (수분 흡수에 필요한 시간을 감소시킴으로써) 대부분의 설사를 유발하는 것은 아니고, 오히려 장 내 체액 성분 증가로 인한 장 팽창에 의해 설사가 발생한다.

장관의 세균성, 원생동물성, 바이러스성 질환이 분비성 설사를 유발한다. 세계 여러 지역의 풍토병인 **콜레라**(cholera)는 장 융모 기저에 있는 분비세포에서 고리형 아데노신1인산(cyclic AMP, cAMP) 생성을 자극하는 독소를 분비하는 세균에 의해 발생한다. 이는 정단막에서 Cl^- 채널이 열리는 빈도를 증가시켜 Cl^-의 분비를 증가시킨다. 이와 함께 물의 삼투 흐름이 장 내강으로 향하게 해 심각한 설사가 유발되는데, 이는 생명을 위협하는 탈수와 혈액량 감소로 인한 순환계 쇼크를 유발할 수 있다. 이러한 심각한 형태의 설사로 손실된 이온과 수분은 소금과 포도당이 함유된 간단한 용액을 섭취함으로써 보충할 수 있다. 이러한 용질의 능동적 흡수는 물의 흡수를 동반하며, 이는 설사로 손실된 체액을 보충한다. 여러 종의 세균에 의해 발병하는 **여행자 설사**(traveler's diarrhea)는 콜레라 세균과 동일한 기전에 의해 분비성 설사를 유발하지만 일반적으로 덜 심각하다.

이온과 수분 손실로 인한 혈액량의 감소 외에도 심한 설사에 의해 나타나는 다른 증상은 칼륨 결핍증 및 대사 산증(metabolic acidosis)인데(14.20절 참조), 이는 대변을 통한 K^+과 HCO_3^-의 과도한 손실에서 각각 기인한다.

해답은 책 뒷부분에 있다.

1-4. 다음 소화관 호르몬(a~d)과 그 호르몬에 대한 설명(1~4)으로 적당한 것끼리 연결하라.

호르몬

    a. 가스트린

    b. 콜레시스토키닌(CCK)

    c. 세크레틴

    d. 포도당-의존성 인슐린 분비 촉진 펩티드(GIP)

설명

    1. 소장에 산이 존재할 때 분비되며, 췌장과 담관으로부터 HCO_3^-의 분비를 자극한다.

    2. 소장에 포도당과 지방이 존재할 때 분비되며 인슐린 분비를 증가시키고 포도당에 대한 인슐린 반응을 증대시킨다.

    3. 위 내 위산에 의해서 억제되고 위에서 위산 분비를 촉진한다.

    4. 소장에 아미노산과 지방산이 존재할 때 분비되며, 췌장으로부터 소화 효소의 분비를 촉진한다.

5. 다음 중 펩신에 대한 설명으로 옳은 것은 무엇인가?

    a. 대부분의 펩신은 주세포에서 직접 분비된다.

    b. 펩신은 높은 pH에서 가장 활성이 높다.

    c. 펩신은 단백질 소화에 필수적이다.

    d. 펩신은 단백질 소화를 촉진한다.

    e. 펩신은 지방 소화를 촉진한다.

6. 다음 중 어떤 작용에 의해 미셀은 지방의 흡수를 증가시키는가?

    a. 라이페이스 효소와 결합해 지방 에멀전 표면에 효소를 붙잡아 둔다.

    b. 불용성의 지방 소화 산물을 작은 응집물로 유지한다.

    c. 장 상피세포를 가로질러 직접적인 흡수를 증진한다.

    d. 트리글리세리드를 모노글리세리드로 대사한다.

    e. 유미관으로의 흡수를 촉진한다.

7. 다음 중 식사 중에 위산 분비를 억제하는 요인은 무엇인가?

    a. 부교감신경의 장 신경계 자극

    b. 음식을 보고 냄새를 맡는 행위

    c. 십이지장의 팽창

    d. 위 내 펩티드의 존재

    e. 위의 팽창

8. 다음 중 간세포에서 주로 분비되지 않는 담즙의 성분은 무엇인가?

    a. HCO_3^-

    b. 담즙산염

    c. 콜레스테롤

    d. 인지질

    e. 빌리루빈

9. 다음 중 소장의 분절운동을 바르게 설명한 것은 무엇인가?

    a. 일종의 연동운동이다.

    b. 유미즙을 십이지장에서 회장까지만 이동시킨다.

    c. 장의 각 부위에서의 분절운동 빈도는 동일하다.

    d. 뇌 단계 자극에 의해 영향을 받지 않는다.

    e. 유미즙을 대장으로 천천히 이동시킨다.

10. 다음 중 대장에서 일어나는 1차적 흡수 과정은 무엇인가?

    a. 장 내강에서 혈액으로의 Na^+의 능동수송

    b. 물의 흡수

    c. 장 내강에서 혈액으로의 K^+의 능동수송

    d. 혈중으로 HCO_3^-의 능동적 흡수

    e. 혈액으로부터 Cl^-의 능동적 분비

물질대사와 에너지 균형의 조절

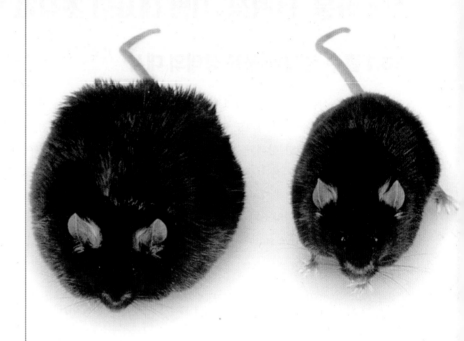

유전적으로 비만인 생쥐와 정상생쥐. The Rockefeller University/AP Images

제3장에서는 세포 수준에서 에너지 대사와 유기대사의 개념을 소개했다. 이 장에서는 제3장에서와 같은 개념으로 고려하지만 인체의 전체 수준에서 두 가지 주제를 다룬다. 첫째로, 이 장에서는 탄수화물, 지방, 단백질의 대사 경로가 어떻게 통합되고 조절되어 (심지어 단식 기간에도) 다양한 조직과 기관에 필요한 에너지원을 지속적으로 공급하는지 설명한다. 둘째로, 신체의 총에너지 균형과 체온 조절을 결정하는 요인이 무엇인지 설명한다.

우선, 대부분의 생리적 기능은 다수의 조절계에 의해 조절되며, 종종 길항적으로 작동한다는 생리학의 일반 원리의 좋은 예가 물질대사 조절이라는 점을 배우게 될 것이다. 이는 특히 주요 조절 호르몬인 인슐린과 그 대응 조절 호르몬인 코르티솔, 성장호르몬, 글루카곤, 에피네프린이 포도당과 기타 에너지원의 혈액 내 균형에 미치는 반대 효과에 의해 분명해질 것이다. 물질대사와 에너지 균형의 조절은 또한 건강과 생존을 위해서는 항상성이 필수적이며, 생리학적 과정에는 물질과 에너지의 이동과 균형이 필요하다는 생리학의 일반 원리를 잘 보여준다. 그다음에 이어지는 절에서는 에너지 균형과 항상성을 다시 한번 다룰 것인데, 특히 신체 질량의 조절에 주목한다. 에너지 균형을 중요한 항상성 과정, 즉 체온조절 측면에서 살펴본다. 신체와 환경 사이의 열 전달과 관련해, 생리적학 과정은 화학적·물리적 법칙에 의해 일어난다는 원리를 강조할 것이다. ■

탄수화물, 단백질, 지방 대사의 조절과 통합

16.1 흡수 상태와 공복 상태의 대사

정기적으로 음식을 섭취할 수 있게 된 것은 인류 역사에서 매우 최근의 일이며, 사실 아직까지도 보편적인 것은 아니다. 그러므로 음식 공급이 원활한 상태와 기아 상태가 번갈아 생기는 동안에 생존할 수 있도록 기전이 진화해 온 것은 놀라운 일이 아니다. 신체가 세포 활동을 위해 에너지를 공급하면서 겪는 두 가지 기능적 상태는 섭취된 영양소가 위장관으로부터 혈액으로 유입되는 **흡수 상태**(absorptive state)와 위장관에서 영양소가 비워지고 신체의 저장소에서 에너지원을 공급해야 하는 **공복 상태**(postabsorptive state)이다. 평균적인 식사는 완전히 흡수되기까지 약 4시간이 걸리기 때문에, 일상적인 하루 세 끼 식사 패턴은 늦은 아침, 늦은 오후, 대부분의 밤 동안에 공복 상태가 되게 한다. 24시간 이상 음식을 먹지 않은 상태는 단식이라고 한다.

흡수 상태 중에는 섭취된 영양소 중 일부가 신체가 필요로 하는 에너지를 즉각적으로 공급하며, 나머지는 다음의 공복 상태 동안에 요청될 수 있도록 에너지 저장소에 저장된다. 물 공급만 이루어진다면, 신체의 총에너지 저장은 보통 사람들이 몇 주 동안의

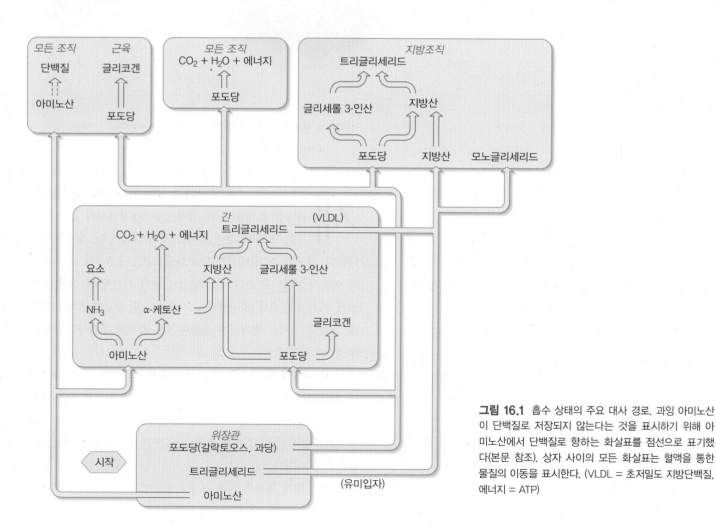

그림 16.1 흡수 상태의 주요 대사 경로. 과잉 아미노산이 단백질로 저장되지 않는다는 것을 표시하기 위해 아미노산에서 단백질로 향하는 화살표를 점선으로 표기했다(본문 참조). 상자 사이의 모든 화살표는 혈액을 통한 물질의 이동을 표시한다. (VLDL = 초저밀도 지방단백질, 에너지 = ATP)

단식을 견딜 수 있는 정도가 된다.

흡수 상태

그림 16.1에 흡수 상태의 사건들을 요약했다. 일반적인 식사에는 세 가지 주요 에너지 공급 식품군인 탄수화물, 지방, 단백질이 모두 포함되어 있으며, 그중 탄수화물이 일반적인 식사의 에너지 함량(칼로리)의 대부분을 구성한다. 제15장에서 밝혔듯이 탄수화물과 단백질은 각각 주로 단당류와 아미노산 형태로 위장관을 떠나 혈액으로 흡수된다는 것을 기억하라. 단당류, 아미노산과 달리 지방은 모세혈관으로 들어가기에는 너무 큰 유미입자 형태가 림프로 흡수된다. 그런 다음, 림프는 전신 정맥계로 배출된다.

흡수된 탄수화물

위장관에서 흡수된 탄수화물 중 일부는 갈락토오스와 과당이다. 이러한 당분들은 간에서 포도당으로 전환되거나, 포도당과 기본적으로 동일한 대사 경로로 들어가기 때문에 흡수된 탄수화물을 간단히 포도당으로 언급할 것이다.

포도당은 흡수 상태 동안 신체의 주요 에너지원이다. 흡수된 포도당의 대부분은 세포로 유입되어 이산화탄소와 물로 분해되는데, 이 과정에서 ATP 합성에 사용되는 에너지를 방출한다(제

3장에 설명한 바와 같이). 골격근은 체질량의 대부분을 차지하므로 휴식 상태에서도 포도당을 사용하는 주요 소비자이다. 골격근은 흡수 상태 중에 포도당을 분해할 뿐만 아니라 포도당 중 일부를 다당류인 글리코겐으로 합성해 나중에 사용하기 위해 근육세포에 저장한다.

지방조직세포(지방세포)도 에너지용으로 포도당을 분해하지만, 흡수 상태 중 지방세포에서 포도당의 가장 중요한 숙명은 지방(트리글리세리드)으로의 변환이다. 포도당의 분해산물은 글리세롤 3-인산과 지방산을 합성하는 데 쓰일 수 있으며, 이 분자들이 서로 결합해서 트리글리세리드를 형성한 후 세포 내에 저장된다.

흡수된 포도당의 또 다른 많은 부분은 간세포로 들어간다. 이것은 매우 중요한 점이다: 흡수 상태 동안에 간에 의해 포도당이 순 흡수된다. 포도당은 골격근에서와 마찬가지로 간에서 글리코겐 형태로 저장되거나, 지방조직에서처럼 대사되어 글리세롤 3-인산과 지방산을 생산하고 나서 트리글리세리드를 합성하는 데 사용된다. 간에서 포도당으로부터 합성된 트리글리세리드의 대부분은 유리형 콜레스테롤, 에스테르화 콜레스테롤과 함께 포장되고, 아포지방단백질로 불리는 양친매성 단백질로 둘러싸인다. 이러한 지질과 단백질의 분자 집합체는 **지방단백질**(lipoprotein)로 알려진 일반적인 종류의 입자에 속한다(**그림 16.2**). 이런 집합체는 간세

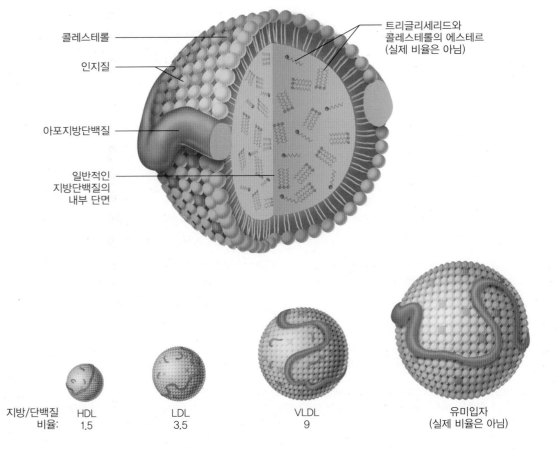

콜레스테롤
인지질
아포지방단백질
일반적인 지방단백질의 내부 단면

트리글리세리드와 콜레스테롤의 에스테르 (실제 비율은 아님)

지방/단백질 비율:
HDL 1.5
LDL 3.5
VLDL 9
유미입자 (실제 비율은 아님)

그림 16.2 네 가지 주요 지방단백질 유형의 상대적인 크기와 구성. 유미입자는 일정한 비율로 그리지는 않았지만, VLDL보다 약 10~20배 크다. 단백질과 지방의 상대적인 양은 고밀도 지방단백질이 저밀도 지방단백질보다 지방을 훨씬 적게 포함하도록 변한다는 것에 주목하라. 일부 절단한 그림은 일반적인 지방단백질의 내부를 보여준다.

포에 의해 분비되어 혈액으로 들어간다. 이 경우 지방 함량이 단백질보다 훨씬 많고 밀도는 지방이 단백질보다 낮으므로 **초저밀도 지방단백질**(very-low-density lipoprotein, VLDL)이라고 한다. 간세포에서 VLDL이 합성되는 과정은 제15장에서 기술한 바와 같이 장 점막세포에서 유미입자(또 다른 유형의 지방단백질, 그림 16.2 참조)가 합성되는 과정과 유사하다.

VLDL은 크기가 커서 혈액에서 모세혈관벽을 쉽게 통과할 수가 없다. 그 대신, VLDL의 트리글리세리드는 **지방단백질 분해효소**(lipoprotein lipase)에 의해 모노글리세리드(하나의 지방산과 연결된 글리세롤)와 지방산으로 가수분해된다. 이 효소는 특히 지방조직의 모세혈관 내피세포의 혈액 쪽 표면에 위치한다. 지방단백질 분해효소의 작용으로 생성된 지방산은 모세혈관에서 지방세포로 확산한다. 지방세포에서 지방산은 포도당 대사산물에 의해 공급되는 글리세롤 3-인산과 결합해 다시 트리글리세리드를 형성한다. 그 결과, 간에서 원래 포도당으로부터 합성된 VLDL 트리글리세리드의 지방산 대부분은 결국 트리글리세리드 형태로 **지방조직**에 저장된다.

지방단백질 분해효소의 작용에 의해 혈액에서 형성된 모노글리세리드의 일부 역시 지방세포로 흡수되며, 여기서 효소가 모노글리세리드의 2개의 사용 가능한 탄소 원자에 지방산들을 재부착시킴으로써 트리글리세리드를 형성한다. 뿐만 아니라 일부 모노글리세리드는 혈액을 통해 간으로 이동해 가서 대사된다.

흡수 상태 중에 포도당의 주요 운명을 요약하면 다음과 같다.

- 에너지로 이용
- 간과 골격근에 글리코겐으로 저장
- 지방조직에 트리글리세리드로 저장

흡수된 지질

제15장에 기술한 바와 같이, 흡수된 지질의 많은 부분은 유미입자로 포장되어 림프로 들어가서 순환된다. 혈장 유미입자 내의 트리글리세리드가 대사되는 과정은 방금 설명한 간에서 생성되는 VLDL의 대사 과정과 유사하다. 혈장 유미입자의 지방산은 주로 지방조직의 모세혈관 내에서 내피세포 지방단백질 분해효소의 작용으로 방출된다. 방출된 지방산은 지방세포로 확산하고, 지방세포에서 포도당 대사산물로부터 합성된 글리세롤 3-인산과 결합해 트리글리세리드를 형성한다.

지방세포에서 트리글리세리드 합성을 위한 포도당의 중요성은 아무리 강조해도 지나치지 않다. 지방세포에는 글리세롤을 인산화하는 효소가 없으므로, 이 세포에서는 글리세롤 3-인산이 글리세롤이나 다른 어떤 지방 대사산물로부터도 생성될 수 없고, 오직 포도당 대사산물로부터만 형성될 수 있다(어떻게 이런 대사산물들이 생성되는지는 그림 3.42를 다시 보라).

글리세롤 3-인산과는 대조적으로, 지방조직의 트리글리세리드 지방산은 세 가지 주요 공급원이 있다.

- 지방조직으로 유입된 포도당이 분해되어 지방산 합성을 위한 구성요소를 제공
- 혈액을 통해 수송되어 지방조직에 흡수되는, VLDL 트리글리세리드가 간에서 형성되는 데 사용되는 포도당
- 유미입자에 포함되어 혈액으로 수송된 후 지방조직에 흡수되는 트리글리세리드

앞에서 보았듯이, 두 번째와 세 번째 공급원은 순환하는 트리글리세리드로부터 지방산을 방출하기 위해 지방단백질 분해효소의 작

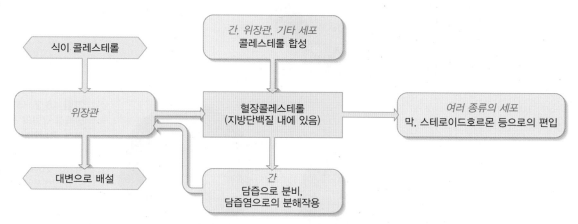

그림 16.3 콜레스테롤 균형. 담즙염으로 전환된 후 담낭에 저장되었다가 장으로 분비되는 콜레스테롤의 대부분은 간으로 재순환되어 되돌아간다. 식이 콜레스테롤의 변화는 혈장 콜레스테롤 농도를 바꿀 수 있지만, 보통은 크게 변하지 않는다. 간에 의한 콜레스테롤 합성은 식이 콜레스테롤이 감소했을 때 상향조절되고, 식이 콜레스테롤이 증가하면 하향조절된다.

용이 필요하다.

이 설명은 섭취한 지방의 **저장**을 강조했다. 단순화하기 위해, 그림 16.1에는 흡수 상태 동안에 다양한 기관이 에너지를 공급하기 위해 저장되지 않고 산화되는 섭취 지방의 일부는 포함하지 않았다. 흡수 상태에서 에너지로 사용되는 탄수화물과 지방의 상대적인 양은 어떤 식사를 했느냐에 크게 좌우된다.

콜레스테롤 균형 유미입자에 있는 한 가지 매우 중요한 흡수된 지질인 **콜레스테롤**(cholesterol)은 대사 에너지원으로 이용되지 않지만, 대신에 세포막을 구성하고 담즙염과 스테로이드호르몬의 전구체가 된다. 그러나 이런 중요성에도 불구하고 과도한 콜레스테롤은 질병을 유발할 수 있다. 구체적으로, 높은 혈장 콜레스테롤 농도는 동맥벽이 두꺼워져서 심장마비(heart attack), 뇌졸중, 기타 형태의 심혈관계 손상으로 이어질 수 있는 **죽상경화증**(athero-sclerosis)의 발달을 촉진한다(제12장).

체내 콜레스테롤 균형을 이루기 위한 조절 과정은 항상성이 건강과 생존에 필수적이라는 생리학의 일반 원리의 중요성을 설명할 기회를 제공한다. **그림 16.3**은 콜레스테롤 균형의 개요를 보여준다. 콜레스테롤의 두 가지 공급원은 식이 콜레스테롤과 체내에서 합성된 콜레스테롤이다. 식이 콜레스테롤은 동물성 식품에서 나오는데, 계란 노른자가 이 지질을 가장 많이 함유한다(큰 달걀 하나는 약 185 mg의 콜레스테롤을 함유하고 있음). 그러나 섭취한 콜레스테롤 모두가 혈액으로 흡수되는 것은 아니며, 일부는 위장관을 따라 통과한 후 대변으로 배설된다.

섭취한 콜레스테롤을 사용하는 것 외에도, 거의 대부분의 세포는 세포막을 구성하는 데 필요한 콜레스테롤의 일부를 합성할 수 있지만, 그 양이 충분하지 않기 때문에 콜레스테롤을 혈액으로부터 공급받는 것에 의존한다. 이는 콜레스테롤로부터 스테로이드호르몬을 합성하는 내분비세포에도 적용된다. 그 결과, 대다수 세포는 혈액으로부터 콜레스테롤을 제거하는 것이다. 이와는 대조적으로, 간과 소장은 많은 양의 콜레스테롤을 생산할 수 있으며, 합성된 콜레스테롤의 대부분은 다른 곳에서 사용되기 위해 혈액으로 유입된다.

지금부터는 콜레스테롤 균형의 다른 측면, 즉 체내 콜레스테롤의 순손실에 대한 간과 관련된 모든 경로를 살펴볼 것이다. 첫째, 혈장 콜레스테롤 일부는 간에서 흡수되어 담즙으로 분비되는데, 담즙은 담낭으로 운반되고 다시 소장의 내강으로 운반된다. 여기서 섭취된 콜레스테롤처럼 취급되고, 일부는 다시 혈액으로 흡수되며, 나머지는 대변으로 배설된다. 둘째, 간세포에 흡수된 대부분의 콜레스테롤은 담즙염으로 대사된다(제15장). 간에서 생성된

담즙염은, 분비된 콜레스테롤처럼, 결국 담관을 통해 소장으로 흘러 들어간다. (제15장에서 설명한 바와 같이 담즙염의 대부분은 원위 소장의 상피를 가로질러 혈액 속으로 흡수되어 되돌아간다.)

간은 분명히 콜레스테롤의 항상성을 조절하는 주요 기관이다. 왜냐하면 간은 새로 합성된 콜레스테롤을 혈액으로 넣어줄 수 있고, 혈액에서 콜레스테롤을 제거해 담즙 내로 분비하거나 담즙염으로 대사시킬 수도 있기 때문이다. 혈장 콜레스테롤 농도를 정상 범위 내로 유지하는 항상성 조절 기전은 이러한 간의 모든 과정을 작동시키지만, 가장 중요한 한 가지 반응은 콜레스테롤 합성과 관련된다. 간에서의 콜레스테롤 합성은 식사할 때마다 억제되고, 따라서 혈장 콜레스테롤이 증가한다. 콜레스테롤이 간의 콜레스테롤 합성에 결정적으로 필요한 간 효소인 HMG-CoA 환원효소를 저해하기 때문이다.

따라서 콜레스테롤 섭취로 인해 혈장 콜레스테롤 농도가 증가하자마자 간에서의 콜레스테롤 합성은 억제되며, 혈장 콜레스테롤 농도는 원래의 수치에 가깝게 유지된다. 반대로, 콜레스테롤 섭취가 줄어들어 혈장 콜레스테롤이 감소하면 간에서의 합성이 자극된다(억제에서 풀려남). 이런 증가한 합성은 혈장 콜레스테롤이 더는 감소하지 않게 한다. 콜레스테롤 합성의 이러한 음성 되먹임 조절의 민감성은 사람에 따라 매우 다르지만, 이것이 대다수 사람에게서 식이 콜레스테롤만 변화시키는 것으로 혈장 콜레스테롤 농도를 매우 크게 낮추기가 어려운 주된 이유이다.

현재 일반적으로 사용되는 많은 약물은 하나 이상의 콜레스테롤 대사경로에 영향을 줌으로써, 예를 들면 HMG-CoA 환원효소를 억제하거나 담즙염의 장 내 흡수를 방해함으로써 혈장 콜레스테롤을 낮출 수 있다.

그러나 모든 혈장 콜레스테롤이 질병에 대해 똑같은 역할과 중요성이 있는 것이 아니기 때문에 이야기가 더 복잡해진다. 대부분의 다른 지질들처럼 콜레스테롤은 다양한 지방단백질 복합체의 일부로서 혈장에서 순환한다. 이런 것으로는 각각 지방과 단백질의 상대적인 양과 아포지방단백질의 성질에 따라 구별되는 유미입자, VLDL, **저밀도 지방단백질**(low-density lipoprotein, LDL), **고밀도 지방단백질**(high-density lipoprotein, HDL)이 포함된다(그림 16.2 참조). LDL은 주요 콜레스테롤 운반자이며, 콜레스테롤을 온몸의 세포로 전달한다. LDL은 LDL의 아포지방단백질 구성요소에 특이적인 세포막 수용체에 결합한 다음, 세포내섭취작용에 의해 세포로 흡수된다. LDL과는 대조적으로, HDL은 죽상경화성 플라크의 콜레스테롤 함유 세포를 포함해, 혈액과 조직으로부터 과도한 콜레스테롤을 제거한다. 그런 다음 HDL은 콜레스테롤을 간으로 운반하고, 간에서 담즙으로 분비되거나 담즙염으로

전환된다.

LDL과 마찬가지로 HDL은 스테로이드를 생산하는 내분비세포로 콜레스테롤을 운반한다. 간과 이런 내분비세포의 세포막에는 HDL 아포지방단백질에 특이적인 수용체가 다수 존재하기 때문에 HDL의 흡수가 촉진되는데, 이들 수용체에 결합한 다음 세포 내로 흡수된다.

LDL 콜레스테롤은 혈장에 높은 농도로 존재하면 동맥벽의 콜레스테롤 침적 증가 및 심장마비 발생률의 증가와 연관될 수 있기 때문에 흔히 '나쁜' 콜레스테롤이라고 한다. ('나쁘다'라는 지칭이, LDL 콜레스테롤은 세포막 합성이 필요한 세포에 콜레스테롤을 제공하거나 생식샘과 부신의 경우에는 스테로이드호르몬을 생성하는 데 콜레스테롤을 제공하기 위해서 반드시 필요하다는 사실을 모호하게 해서는 안 된다.) 같은 기준에서 볼 때, HDL 콜레스테롤은 '좋은' 콜레스테롤이라고 한다.

죽상경화성 질환의 발병 가능성을 나타내는 가장 좋은 지표는 혈장 총콜레스테롤 농도가 아니라 혈장 HDL 콜레스테롤 대비 혈장 LDL 콜레스테롤의 비율인데, 이 비율이 낮을수록 질환 위험도가 낮아진다. 심장마비의 알려진 위험 인자인 흡연은 혈장 HDL을 낮추는 반면에, 체중을 감소시키고 (과체중의 사람이) 운동을 규칙적으로 할 경우에는 혈장 HDL을 일반적으로 높여준다. 에스트로겐은 LDL을 낮출 뿐만 아니라 HDL을 증가시키는데, 이는 폐경 전의 여성이 남성보다 관상동맥질환 발생률이 낮은 이유를 부분적으로 설명해 준다. 폐경 후 에스트로겐 대체요법을 받지 않은 여성은 콜레스테롤 수치와 관상동맥질환 발생률이 남성과 비슷해진다.

다양한 콜레스테롤 대사장애가 확인되었다. 예를 들면 **가족성 고콜레스테롤혈증**(familial hypercholesterolemia)에서는 LDL 수용체가 그 수가 감소하거나 제 기능을 하지 못한다. 결과적으로 LDL이 혈액 중에 매우 높은 농도로 축적된다. 치료하지 않으면, 이 질환은 흔치 않게 젊은 나이에 죽상경화증과 심장질환을 일으킬 수 있다.

마지막으로 LDL은 그 크기에 따라 적어도 두 가지 다른 형태가 존재한다('a'와 'b')는 것이 분명해지고 있다. 더 작은 형태인 LDL-b는 인간의 질병과 가장 밀접하게 관련된 것으로 보이며, 현재 상당히 중요한 연구의 초점이 되고 있다.

흡수된 아미노산

일부 아미노산은 흡수 상태 동안 간세포로 옮겨져서 간 효소와 혈장단백질을 포함하는 다양한 단백질을 합성하는 데 쓰인다. 또한 아미노기를 제거해 **α-케토산**(α-keto acid)이라고 알려진 탄수화물 유사 중간대사체를 합성하는 데 사용되기도 한다. 이 과정을 탈아미노화라고 한다. 아미노기는 간에서 요소를 합성하는 데 사용되며, 요소는 혈액으로 들어가서 신장에 의해 배설된다. **α-케토산**은 크렙스(Krebs, tricarboxylic acid) 회로로 들어가서(제3장 그림 3.45 참조) 간세포에 에너지를 제공하도록 분해될 수 있다. 또한 α-케토산은 지방산 합성에도 사용될 수 있으며, 그것 때문에 간에서의 지방 합성에 참여한다.

섭취한 아미노산의 대부분은 간세포로 이동되지 않고, 대신 다른 세포들로 유입되어(그림 16.1 참조) 그곳에서 단백질 합성에 사용된다. 모든 세포는 단백질 합성과 단백질 대사에 참여하기 위한 아미노산의 공급을 끊임없이 요구한다.

그림 16.1에서는 다음과 같은 중요한 사실을 강조하기 위해 단백질 합성을 점선 화살표로 표시했다: 흡수 상태 동안에는 단백질 순합성이 되지만, 이는 정확히 공복 상태 중에 분해되는 단백질을 대신하는 정도이다. 다시 말해 포도당이 글리코겐으로 저장되거나 지방이 트리글리세리드로 저장되지만, 과잉 아미노산은 단백질로 저장되지 않는다는 것이다. 오히려 안정적인 단백질 전환율을 유지하는 데 필요한 것보다 과잉으로 섭취한 아미노산은 탄수화물이나 트리글리세리드 합성에 사용된다. 그러므로 많은 양의 단백질을 섭취하는 것만으로는 총 체단백질을 증가시키지 못한다. 그러나 성장기 어린이나 무게를 견뎌야 하는 운동을 함으로써 근육량을 증가시키는 성인에서는 단백질의 일일 소비량 증가를 통해 높은 단백질 합성률을 지원하는 데 필요한 아미노산을 제공해 준다.

표 16.1에 흡수 상태 중의 영양소 대사를 요약했다.

공복 상태

흡수 상태가 끝나면서 글리코겐, 트리글리세리드, 단백질의 순합성이 그치게 되고, 이런 모든 물질의 순 분해과정이 시작된다. 공복 상태의 사건들을 **그림 16.4**에 요약했다. 이러한 사건의 전반적인 중요성은 공복 상태 중의 본질적인 문제 측면에서 이해될 수

표 16.1	흡수 상태 중의 영양소 대사 요약
에너지는 일반적인 식사에서 흡수된 탄수화물에 의해 주로 공급된다.	
간에서 포도당 순 흡수가 된다.	
일부 탄수화물은 간과 근육에 글리코겐으로 저장되지만, 에너지에 사용되고 남은 대다수 탄수화물과 지방은 지방조직에 트리글리세리드로 저장된다.	
흡수된 아미노산으로부터 일부 단백질 합성이 이루어진다. 식이 단백질에서 남아도는 아미노산은 에너지원으로 쓰이거나 트리글리세리드 합성에 사용된다.	

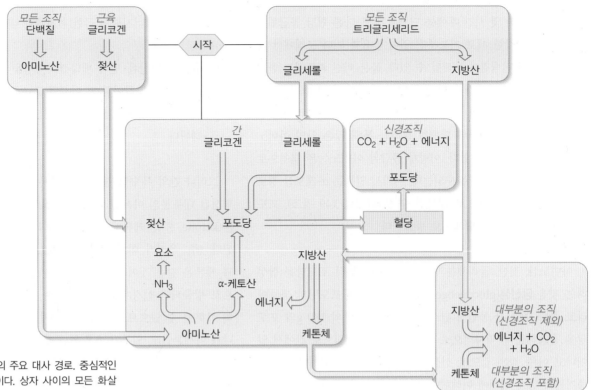

그림 16.4 공복 상태의 주요 대사 경로. 중심적인 초점은 혈당 농도 조절이다. 상자 사이의 모든 화살 표는 혈액을 통한 물질의 수송을 나타낸다.

있다: 위장관으로부터의 포도당 흡수는 없지만, 중추신경계는 보통 에너지원으로 포도당만 이용하기 때문에 혈장 포도당 농도는 항상 일정하게 유지되어야 한다. 만약에 혈장 포도당 농도가 지나치게 감소하면 신경 활동에 변화가 발생해 정신 기능이 경미하게 손상되는 것부터 발작, 혼수상태, 심지어 사망할 수도 있다.

콜레스테롤과 마찬가지로 포도당 균형의 조절은 건강과 생존을 위해 항상성이 필수적이라는 생리학의 일반 원리를 잘 설명해 주는 또 다른 고전적인 예다. 혈장 포도당 농도를 유지하는 사건은 (1) 혈당 공급원을 제공하는 반응과 (2) 세포가 에너지원으로 지방을 이용함으로써 포도당을 '절약'하는 것 두 가지로 나뉜다.

혈당 공급원

공복 상태 중의 세 가지 중요한 혈당 공급원은 다음과 같다(그림 16.4 참조).

1. 간에서는 저장되어 있던 글리코겐을 포도당 6-인산 단량체로 가수분해하는 **글리코겐 분해작용**(glycogenolysis)이 일어난다. 그런 다음 포도당 6-인산은 효소반응에 의해 포도당으로 전환되어 혈액으로 들어간다. 간의 글리코겐 분해작용은 교감신경계 활성화와 같은 적절한 자극이 있으면 몇 초 이내에 시작된다. 그 결과 항상성 범위 내로 혈장 포도당

농도를 유지하는 데 첫 번째 방어선이 된다. 그러나 이런 공급원으로부터 이용할 수 있는 포도당의 양은 간의 글리코겐이 거의 고갈되기 전 몇 시간 동안만 신체의 요구량에 맞춰 공급할 수 있다.

간에 글리코겐이 있는 것과 마찬가지로 골격근에서도 역시 글리코겐 분해작용이 일어난다. 그러나 간과는 달리 근육세포에는 포도당 6-인산을 포도당으로 형성시키는 효소가 없다. 그러므로 근육의 글리코겐은 혈당 공급원이 될 수 없다. 대신에 근육세포 내에서는 포도당 6-인산이 해당과정을 거쳐 ATP, 피루브산, 젖산을 생성한다(그림 3.42 참조). ATP와 피루브산은 근육세포에서 직접 사용된다. 그러나 젖산의 일부는 혈액으로 들어가 간으로 순환하며, 포도당 합성에 사용되고 포도당은 혈액으로 들어간다. 따라서 근육의 글리코겐은 간의 젖산 처리 과정을 통해 간접적으로 혈당을 공급하는 역할을 한다.

2. 지방조직의 트리글리세리드 분해작용인 **지방분해**(lipolysis)는 글리세롤과 지방산을 생산한다. 그런 다음 글리세롤과 지방산은 혈액으로 확산해 들어간다. 간에 도달한 글리세롤은 포도당 합성에 사용된다. 따라서 공복 상태 중의 중요한 혈당 공급원은 지방조직의 트리글리세리드가 분해되었을 때 나오는 글리세롤이다.

3. 공복 상태 몇 시간 후에는 단백질이 또 다른 혈당 공급원이 된다. 심각한 세포 기능부전 없이 근육과 기타 조직에서 많은 양의 단백질이 분해될 수 있다. 물론 이런 과정에는 한계가 있어서, 장기간의 단식 동안에 단백질 손실이 지속되면 결국 세포 기능의 붕괴, 질병, 사망이 초래된다. 그러나 이런 지점에 이르기 전에 단백질 분해를 통해 많은 양의 아미노산이 공급될 수 있다. 이렇게 공급된 아미노산은 혈액으로 들어가서 간에서 흡수되는데, 여기서 일부는 α-케토산 경로를 통해 포도당으로 대사될 수 있다(그림 3.49 참조). 포도당은 그런 다음 혈액으로 방출된다.

아미노산, 젖산, 글리세롤과 같은 전구체로부터 포도당을 합성하는 것을 **당신생**(gluconeogenesis), 즉 '새로운 포도당의 생성'이라고 한다. 24시간 동안의 단식에서는 당신생이 약 180 g의 포도당을 공급해준다. 역사적으로 이 과정은 거의 전적으로 간에서 일어나고 아주 적은 정도로 신장이 기여한다고 여겨졌지만, 최근의 증거는 신장이 예전에 이해했던 것보다 훨씬 더 많이 당신생에 기여함을 강력하게 제시한다.

포도당 절약작용(지방의 이용)

단식 중에 간(및 신장)에서 당신생으로 하루에 약 180 g의 포도당이 만들어져서 대략 720 kcal의 에너지를 공급한다. 이 장 후반부에서 설명하는 바와 같이, 평균 성인의 일반적인 총에너지 소모량은 하루 1,500~3,000 kcal이다. 그러므로 당신생만으로는 단식 중에 신체가 필요로 하는 모든 에너지를 공급할 수 없다. 따라서 흡수 상태에서 공복 상태로 전환되는 동안 조정이 이루어져야 한다. 신경계를 제외한 대부분의 기관과 조직은 포도당 분해작용을 현저하게 줄이고 지방 활용을 늘리는데, 지방은 주요 에너지원이 된다. **포도당 절약작용**(glucose sparing)으로 알려진 이러한 대사적 조정은 간에서 생성한 포도당을 신경계의 에너지원으로 사용하기 위해 '절약'한다.

이런 조정 과정에서 필수적인 단계는 지방분해, 즉 글리세롤과 지방산으로 분해되어 혈액으로 방출시키는 지방조직 트리글리세리드의 분해작용이다. 앞에서 지방분해는 포도당 합성의 기질로서 글리세롤을 제공한다는 점에서 그 중요성 측면이 설명되었다. 이제는 방출된 지방산에 초점을 맞추는데, 이 지방산은 수송체로 작용하는 혈장 단백질인 알부민과 결합해서 순환한다. [방출된 지방산은 단백질에 결합함에도 불구하고, 글리세롤과의 결합에서 '자유'롭기 때문에 유리 지방산(FFA)이라고 한다.] 순환하는 FFA는 신경계를 제외한 거의 모든 조직에서 흡수되어 대사된다. FFA는 두

가지 방법으로 에너지를 공급한다(자세한 내용은 그림 3.50 참조).

■ 유리 지방산은 먼저 베타산화과정을 통해 수소 원자(산화적 인산화에 참여함)와 아세틸 CoA를 생산한다.
■ 아세틸 CoA는 크렙스 회로에 들어가 이산화탄소와 물로 분해된다.

그러나 간의 특수한 경우에는, 공복 상태 중에 지방산으로부터 형성된 대부분의 아세틸 CoA가 크렙스 회로로 들어가지 않고 **케톤**(ketone, 또는 케톤체)이라고 총칭되는 세 가지 화합물로 처리된다. (주: 우리가 이미 살펴본 아미노산의 대사산물인 α-케토산과 케톤은 같은 것이 아니다.) 케톤은 장기간의 단식 동안에 혈액으로 방출되어 신경계를 **포함**한 많은 조직에서 크렙스 회로를 통해 산화될 수 있으므로 중요한 에너지 공급원이 된다. 케톤 중 하나가 아세톤인데, 일부가 호흡을 통해 배출되면서 장기간 단식 상태인 사람의 독특한 입냄새의 부분적인 원인이 된다.

단식 중 지방산과 케톤 이용의 최종 결과는 뇌와 신경계를 위해 포도당을 절약함과 동시에 신체에 필요한 에너지를 공급하는 것이다. 더욱이 방금 강조했듯이, 뇌는 케톤을 에너지원으로 사용할 수 있으며, 단식을 시작한 처음 며칠 동안은 혈액 내에 케톤이 쌓이면서 점점 더 사용량을 증가시킨다. 이러한 현상의 생존적 가치는 매우 중요하다. 뇌가 케톤을 사용하면서 포도당 요구도가 감소하면 당신생에 필요한 아미노산을 공급하기 위한 단백질 분해가 훨씬 덜 일어난다. 결과적으로 심각한 조직 손상 없이 오랜 단식을 견뎌낼 수 있는 능력이 강화된다.

표 16.2에 공복 상태의 사건들을 요약했다. 며칠간의 완전한 단식 후에도 글리코겐 분해작용, 당신생, 지방 활용으로의 전환 등의 복합적인 효과는 매우 효율적이어서 혈장 포도당 농도는 단지 몇

표 16.2	공복 상태 중의 영양소 대사 요약
글리코겐, 지방, 단백질의 합성이 축소되고 순 분해가 일어난다.
포도당은 간에 저장되어 있던 글리코겐과 혈액 매개의 젖산, 피루브산, 글리세롤, 아미노산으로부터의 당신생에 의해 간에서 형성된다. 단식이 오래 지속되면 신장에서도 당신생이 진행된다.
간(및 신장)에서 생산된 포도당은 혈액으로 방출되지만, 근육과 비신경계 조직에서는 포도당이 에너지원으로 사용되는 것이 크게 감소한다.
지방분해는 지방조직에서 지방산을 혈액으로 방출하고, 대다수 세포에 의한 지방산의 산화와 간에서 지방산으로부터 생산된 케톤이 신체 에너지 공급의 대부분을 제공한다.
뇌는 포도당을 계속 사용하지만, 혈액에 케톤이 쌓이면 케톤을 사용하기 시작한다.

퍼센트만 감소한다. 한 달 후에는 25%만 감소한다. (매우 마른 사람의 경우에는 이런 일이 훨씬 빨리 일어난다.)

16.2 흡수 상태와 공복 상태의 내분비 및 신경 조절

이제 이러한 대사 경로를 조절하고 통합하는 내분비 및 신경성 인자를 살펴보자. **그림 16.5**에 요약되어 있는 다음 질문에 주로 초점을 맞출 것이다.

1. 흡수 상태에서 단백질, 글리코겐, 트리글리세리드의 순 동화작용을 조절하는 것과 공복 상태에서 순 분해작용을 조절하는 것은 무엇인가?
2. 흡수 상태에서 세포가 에너지를 위해 포도당을 주로 이용하도록 유도하는 것은 무엇이며, 공복 상태 중에 지방을 이용하도록 유도하는 것은 무엇인가?
3. 흡수 상태 동안 간에서 포도당 순 흡수를 자극하지만, 공복

상태에 당신생과 포도당 방출을 자극하는 것은 무엇인가?

흡수 상태에서 공복 상태로의 전환의 가장 중요한 조절장치는(그리고 그 반대도 마찬가지로) 두 가지 췌장 호르몬인 **인슐린**(insulin)과 **글루카곤**(glucagon)이다. 그 밖에 부신에서 분비되는 에피네프린과 코르티솔, 뇌하수체전엽에서 분비되는 성장호르몬, 간과 지방조직에 작용하는 교감신경도 관련 기능이 있다.

인슐린과 글루카곤은 췌장의 내분비세포 집단인 **랑게르한스섬**(islets of Langerhans, 또는 간단히 췌장섬)에서 분비되는 폴리펩티드 호르몬이다. 섬세포에는 몇 가지 다른 유형이 있으며, 각각 서로 다른 호르몬을 분비한다. 베타세포(또는 B세포)는 인슐린의 공급원이고, 알파세포(또는 A세포)는 글루카곤의 공급원이다. 아직도 다른 섬세포들이 분비하는 다른 분자들이 있지만, 이런 다른 분자들의 기능은 사람에서 잘 확립되어 있지 않다.

인슐린

인슐린은 유기대사의 가장 중요한 조절자이다. 그러므로 인슐린의 분비와 혈장 농도는 흡수 상태 중에 증가하고 공복 상태 중에 감

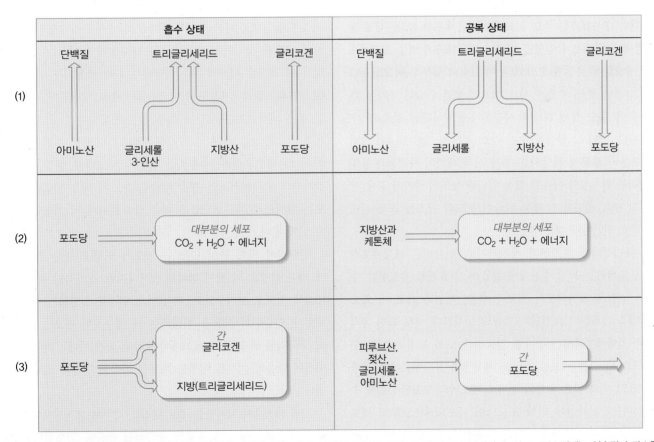

그림 16.5 흡수 상태에서 공복 상태로의 전환에서 중요 지점의 요약. 흡수 상태라는 용어는 *인슐린*의 작용으로 대체될 수 있고, 공복 상태는 *인슐린이 감소한 결과*로 바꿀 수 있다. 왼쪽 여백의 번호는 본문에서의 토론 질문을 표시한다.

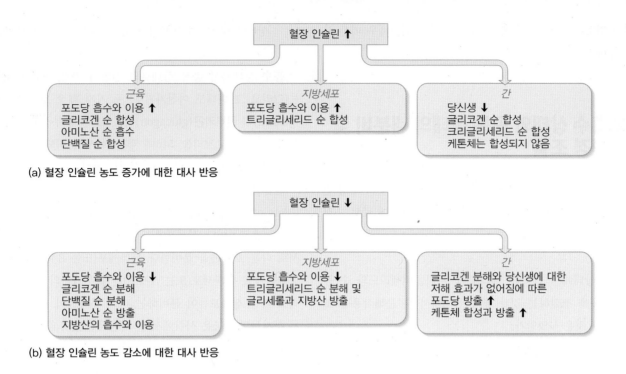

(a) 혈장 인슐린 농도 증가에 대한 대사 반응

혈장 인슐린 ↑

근육
포도당 흡수와 이용 ↑
글리코겐 순 합성
아미노산 순 흡수
단백질 순 합성

지방세포
포도당 흡수와 이용 ↑
트리글리세리드 순 합성

간
당신생 ↓
글리코겐 순 합성
크리글리세리드 순 합성
케톤체는 합성되지 않음

(b) 혈장 인슐린 농도 감소에 대한 대사 반응

혈장 인슐린 ↓

근육
포도당 흡수와 이용 ↓
글리코겐 순 분해
단백질 순 분해
아미노산 순 방출
지방산의 흡수와 이용

지방세포
포도당 흡수와 이용 ↓
트리글리세리드 순 분해 및
글리세롤과 지방산 방출

간
글리코겐 분해와 당신생에 대한
저해 효과가 없어짐에 따른
포도당 방출 ↑
케톤체 합성과 방출 ↑

그림 16.6 혈장 인슐린 농도의 (a) 증가나 (b) 감소에 대한 전반적인 표적세포 반응의 요약. (a)에서의 반응은 사실상 그림 16.1과 그림 16.5 왼쪽 부분의 흡수 상태 사건과 동일하다. (b)에서의 반응은 사실상 그림 16.4와 그림 16.5 오른쪽 부분의 공복 상태 사건과 동일하다.

소한다.

인슐린의 대사효과는 주로 근육세포(심근세포와 골격근세포 둘 다), 지방세포, 간세포에 영향을 미친다. **그림 16.6**에 이들 표적세포의 가장 중요한 반응들을 요약했다. 이 그림의 윗부분을 그림 16.1과 그림 16.5의 왼쪽 부분과 서로 비교해 보면 인슐린 증가에 대한 반응들이 흡수 상태 패턴의 사건들과 동일하다는 것을 볼 수 있을 것이다. 반대로, 혈장 인슐린 감소 효과는 그림 16.4와 그림 16.5의 오른쪽 부분에 해당하는 공복 상태 패턴의 사건들과 동일하다. 이러한 일치성의 이유는 혈장 인슐린 농도의 증가가 흡수 상태 사건의 주요 원인이고, 혈장 인슐린 농도의 감소는 공복 상태 사건의 주요 원인이기 때문이다.

모든 폴리펩티드 호르몬과 마찬가지로, 인슐린은 표적세포의 세포막에 존재하는 특정 수용체에 결합해 그 효과를 유도한다. 수용체와의 결합은 표적세포의 세포막 수송단백질과 세포 내 효소들에 영향을 미치는 신호전달 경로를 작동시킨다. 예를 들면 골격근세포와 지방세포에서는 증가한 인슐린 농도가 특정 포도당 수송체(GLUT-4) 함유 세포질 소낭을 세포막과 융합하도록 자극한다(**그림 16.7**). 이와 같은 융합의 결과로 세포막의 포도당수송체 수가 증가하면 촉진확산에 의해 포도당이 세포외액으로부터 세포 내로 엄청난 속도로 확산해 들어온다. 이런 막관통수송체의 조절된 이동은 물질(이 경우에는 포도당)의 조절된 교환이 구획과 세

포막을 가로질러 일어난다는 생리학의 일반 원리를 잘 보여준다.

포도당은 촉진확산에 의해 대부분의 체세포로 유입된다는 제4장의 내용을 상기하라. 그러나 포도당수송체의 여러 가지 하위유형이 이 과정을 매개하는데, 인슐린에 의해 조절되는 하위유형인 GLUT-4는 골격근세포와 지방세포에서 주로 발견된다. 매우 중요한 점은 뇌세포가 포도당에 매우 높은 친화성이 있고, 인슐린 비의존성의 활성을 가진 다른 하위유형의 GLUT를 발현한다는 것이다. 이 하위유형은 뇌에 있는 뉴런의 세포막에 항상 존재한다. 장기간의 단식에서처럼, 혈장 인슐린 농도가 매우 낮더라도 뇌세포는 혈액으로부터 포도당을 계속 받아들여서 뇌 기능을 유지할 수 있게 된다.

인슐린에 의해 활성 및/또는 농도가 영향을 받는 많은 효소에 대한 설명은 이 책의 범위를 벗어나지만, 전반적인 패턴을 **그림 16.8**에 참고로 보여주었고, 여러 가지 원리를 설명하기 위해 나타내었다. 인슐린의 작용을 이해하는 데 필수적인 정보는 표적세포의 궁극적인 반응(즉 그림 16.6에 요약된 물질)이다. 그림 16.8에는 이러한 반응의 기저를 이루는 특정 생화학적 반응의 일부를 나타냈다.

그림 16.8에서 보여주는 주요 원리는 각각의 표적세포에서 인슐린이 다양한 작용을 함으로써 궁극적인 반응을 일으킨다는 것이다. 골격근세포에 미치는 인슐린의 효과를 예로 들어보자. 인슐린

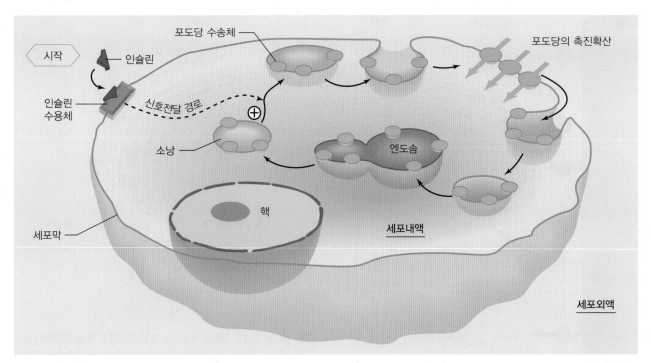

그림 16.7 골격근세포와 지방조직세포에서 세포질의 소낭으로부터 세포막으로 포도당수송체 이동을 촉진하는 인슐린의 자극. 이 수송체들이 세포내섭취작용에 의해 세포막에서 엔도솜을 통해 다시 소낭으로 계속 재활용되는 것에 주목하라. 인슐린 농도가 높은 한 전체 순환은 계속되며, 세포막수송체의 수가 높은 상태로 유지된다. 이렇게 해서 인슐린은 혈장의 포도당 농도를 감소시킨다. 이와는 대조적으로, 인슐린 농도가 감소하면 이러한 순환이 끊어지므로 소낭이 세포질에 축적되고, 세포막의 수송체 수가 감소한다. 따라서 인슐린이 없으면 혈장에서 세포로의 포도당 수송이 감소하기 때문에 혈장 포도당 농도가 증가한다.

은 골격근세포에서 글리코겐 형성과 저장을 다음과 같은 방법으로 촉진한다.

- 세포 내로 포도당 수송을 증가시킴으로써
- 글리코겐 합성 과정의 속도 제한 단계를 촉매하는 핵심 효소 [글리코겐 **합성효소**(glycogen synthase)]를 활성화함으로써
- 글리코겐 분해작용을 촉매하는 핵심 효소[글리코겐 **포스포릴레이스**(glycogen phosphorylase)]를 억제함으로써

결과적으로 인슐린은 이 세 가지 기전을 통해 골격근에 포도당을 글리코겐으로 변환시켜 저장되도록 한다. 이와 유사하게, 인슐린은 다음과 같은 방법으로 골격근세포에서 단백질 합성을 촉진한다.

- 세포막의 아미노산 활성 수송체 수를 증가시켜 세포 내로의 아미노산 수송을 증가시킨다.
- 이들 아미노산으로부터의 단백질 합성을 매개하는 리보솜 효소들을 활성화한다.
- 단백질 분해를 매개하는 효소들을 억제한다.

인슐린 분비의 조절

인슐린 분비의 주요 조절인자는 혈장 포도당 농도이다. 탄수화물이 포함된 식사를 한 후에 일어나듯이 혈장 포도당 농도가 증가하면 랑게르한스섬의 베타세포에 작용해 인슐린 분비를 자극하는데, 반대로 혈장 포도당의 감소는 인슐린 분비 자극을 없앤다. 이런 시스템의 되먹임 특성은 **그림 16.9**에 나타냈다. 식후의 혈장 포도당 농도 증가는 인슐린 분비를 자극한다. 인슐린은 근육과 지방조직으로의 포도당 유입을 자극할 뿐만 아니라 간에 의한 포도당의 순 방출보다는 순 흡수를 자극한다. 이러한 효과는 나중에 포도당의 혈중 농도를 식사 전의 수준으로 감소시켜 인슐린 분비를 유도하던 자극을 제거하고 이전 수준으로 되돌린다. 이는 항상성 과정이 음성 되먹임에 의해 조절되는 전형적인 예다.

혈장 포도당 농도 외에도 여러 가지 다른 요인이 인슐린 분비를 조절한다(**그림 16.10**). 예를 들면 아미노산 농도의 증가로 인슐린 분비가 촉진된다. 이는 또 다른 음성 되먹임 조절 기전이다. 단백질이 포함된 식사를 하고 난 후 혈중 아미노산 농도가 증가하는데, 혈장 인슐린이 증가해 근육세포와 기타 세포가 아미노산을 흡수하도록 함으로써 아미노산 농도는 다시 낮아진다.

인슐린 분비에 대한 중요한 호르몬 조절도 있다. 예를 들면 **인크레틴**(incretin)이라고 알려진 호르몬군은 식사에 반응해서 위장

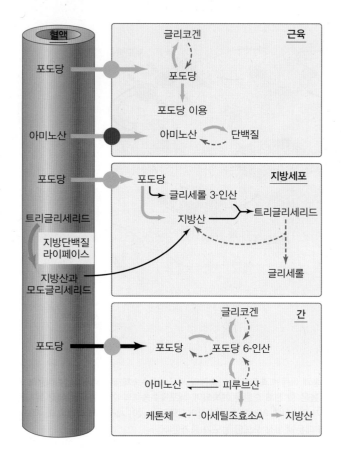

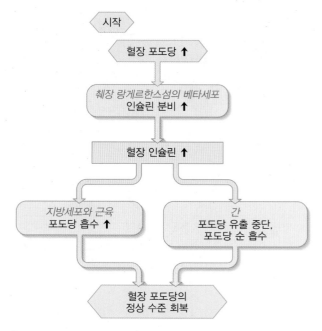

그림 16.9 인슐린 분비를 조절하는 혈장 포도당의 특성. 혈장에서 포도당 농도가 증가함에 따라(예: 탄수화물이 포함된 식사를 한 후) 인슐린의 분비가 빠르게 촉진된다. 인슐린 증가는 세포외액으로부터 세포 내로의 포도당 수송을 촉진함으로써 혈장 포도당 농도를 감소시킨다. 또한 인슐린은 간에서의 포도당 방출을 억제한다.

그림 16.8 그림 16.6에 요약된 것과 같이 인슐린에 대한 표적세포 반응의 기초가 되는 핵심 생화학적 사건들. 각각의 초록색 화살표는 인슐린에 의해 자극되는 과정을 나타내는 반면에 빨간색 점선 화살표는 인슐린에 의해 억제되는 과정을 나타낸다. 포도당과 아미노산의 수송단백질에 대한 효과를 제외하고, 다른 모든 효과는 인슐린 민감성 효소에 작용한다. 굽은 화살표는 다른 효소에 의해 반응의 가역성이 매개되는 경로를 나타낸다. 그런 효소는 일반적으로 인슐린과 기타 호르몬의 영향을 받는다. 검은색 화살표는 인슐린에 의해 *직접적인* 영향을 받지는 않지만, 대규모 작용의 결과로 인슐린이 증가하면서 촉진되는 과정이다.

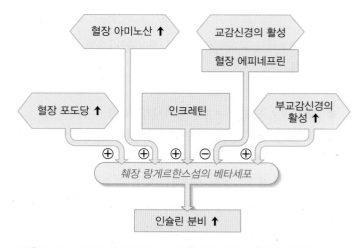

그림 16.10 인슐린 분비의 주요 조절. ⊕와 ⊖기호는 각각 촉진작용과 억제작용을 나타낸다. 인크레틴은 위장관 호르몬으로, 췌장에 앞먹임 조절 신호를 주는 작용을 한다.

관의 장 내분비세포에서 분비되는데, 포도당에 대한 인슐린의 작용을 더욱 증폭시킨다. 주요 인크레틴으로는 글루카곤-유사 펩티드 1(GLP-1)과 포도당 의존성 인슐린촉진 펩티드(GIP)가 있다. 인크레틴의 작용은 음식을 섭취하는 동안 포도당 조절에 앞먹임 조절 요소를 제공한다. 결과적으로 혈장 포도당이 유일한 조절자인 경우보다도 인슐린 분비는 더 많이 증가하므로, 식후 혈장 포도당 농도의 흡수 정점을 최소화한다. 이 기전은 식후에 혈장 포도당이 크게 증가할 가능성을 최소화하는데, 무엇보다도 신장의 용량을 초과해 신장 네프론에서 여과한 모든 포도당을 완전히 재흡수할 수 있게 한다.

현재 GLP-1 유사물질을 사용해 췌장이 충분한 양의 인슐린을 생성하지 못하고 신체 세포가 인슐린에 반응이 미약한 2형 당뇨병을 치료하고 있다. 식전에 이 유사물질을 주사하면 인슐린에 대한 세포의 낮은 민감도를 보상할 수 있을 정도로 환자의 순환 인

슐린 농도를 증가시킬 수 있다. 이 장의 후반부에서 다양한 당뇨병의 임상적 특징을 다룰 것이다.

마지막으로, 랑게르한스섬에 오는 자율신경뉴런의 입력도 인슐린 분비에 영향을 미친다. 식사하는 동안에 발생하는 부교감신경 뉴런의 활성화는 인슐린 분비를 촉진하고, 두 번째 형태의 앞먹임 조절을 구성한다. 이와는 대조적으로, 랑게르한스섬에 대한 교감신경의 활성화 또는 에피네프린(부신수질에서 분비되는 호르몬)의

혈장 농도 증가는 인슐린 분비를 억제한다. 낮은 혈장 포도당(저혈당), 스트레스, 운동(교감신경 활동이 증가하는 모든 상황) 등에 신체가 반응하는 것에 대한 이 관계의 중요성은 이 장의 후반부에서 설명할 것이지만, 이 모든 것은 혈장 포도당 농도의 증가가 이로울 수 있는 상황이다.

요약하면, 인슐린은 식후나 단식에 필요한 대사 조정을 조절하는 데 주기능을 가지고 있다. 그러나 기타 호르몬과 신경인자도 역시 중요한 기능이 있다. 그들은 모두 여러모로 인슐린과 반대되는 작용을 하는데, 이는 **포도당-길항적 조절**(glucose-counterregulatory control)이라고 알려져 있다. 다음에 설명하는 바와 같이, 이들 중 가장 중요한 것은 글루카곤, 에피네프린, 교감신경, 코르티솔, 성장호르몬이다.

글루카곤

언급했듯이, 글루카곤은 췌장섬의 알파세포에서 생산되는 폴리펩티드 호르몬이다. 글루카곤의 주요 생리적 효과는 간 내에서 나타나며, 인슐린과는 반대된다(**그림 16.11**). 따라서 글루카곤은

- 글리코겐 분해작용을 촉진한다.
- 당신생을 촉진한다.
- 케톤 합성을 촉진한다.

전체적인 결과는 공복 상태에서 중요한 포도당과 케톤의 혈장 농

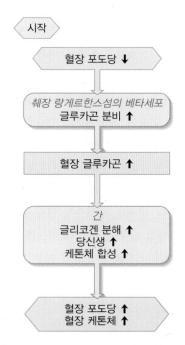

그림 16.11 글루카곤 분비를 조절하는 혈장 포도당의 특성.

도를 증가시키는 것이고, 저혈당의 예방이다. 인간의 지방세포 기능에 대한 글루카곤의 효과는, 만약 있다 하더라도, 아직 밝혀지지 않았다.

글루카곤 분비의 주요 자극은 순환하는 포도당 농도의 감소이다(결과적으로 혈장 인슐린의 감소를 유발한다). 그러한 반사의 적응적 가치는 분명하다. 감소한 혈장 포도당 농도는 혈액으로의 분비 증가를 유도하는데, 글루카곤이 대사에 미치는 효과로 인한 글리코겐 분해작용과 당신생에 의해 혈당 농도가 정상 수준으로 회복되게 한다. 동시에, 글루카곤은 뇌에서 사용할 수 있도록 케톤을 공급한다. 반대로, 증가한 혈장 포도당 농도는 글루카곤 분비를 억제함으로써 혈장 포도당 농도를 정상으로 되돌리는 데 도움을 준다. 그 결과 공복 상태 동안에는 혈장의 글루카곤/인슐린 비율이 증가하며, 이는 거의 전적으로 흡수 상태에서 공복 상태로의 전환을 설명해 준다. 항상성에 대한 글루카곤과 인슐린의 이중 및 상반된 작용은 대부분의 생리적 기능이 다수의 조절계에 의해 조절되며, 종종 서로 길항적으로 작동한다는 생리학의 일반 원리를 명확하게 보여준다.

인슐린의 분비와 마찬가지로 글루카곤의 분비는 포도당의 혈장 농도에 의해서뿐만 아니라 아미노산과 랑게르한스섬에 들어오는 신경 및 호르몬의 입력에 의해 조절된다. 예를 들면 단백질이 풍부한 식사를 한 후에 일어나는 것처럼, 특정 아미노산의 현저한 증가는 혈장 글루카곤의 증가를 촉진한다. 아미노산 역시 인슐린 분비를 촉진한다는 것을 기억하라. 그런 상황에서 분비된 글루카곤은 단백질이 풍부한 식사에서 인슐린의 증가 후에 발생할 수 있는 저혈당을 예방하는 데 도움이 된다. 또 다른 예로, 랑게르한스섬에 대한 교감신경은 글루카곤 분비를 자극하는데, 인슐린 분비에 대해서는 정반대 효과를 보인다. 그렇다면 글루카곤은 앞 장들에서 배운 투쟁-도피 반응의 일부임을 알 수 있다. 이는 스트레스나 비상시에 포도당의 형태로 추가적인 에너지를 공급하는 하나의 방법이다.

간 및 지방조직에 대한 에피네프린과 교감신경

방금 언급한 바와 같이, 췌장섬에 대한 에피네프린과 교감신경은 인슐린 분비를 억제하고 글루카곤 분비를 촉진한다. 또한 에피네프린은 영양소 대사에 직접적인 영향을 준다(**그림 16.12**). 주요한 직접적 효과는 다음 사항을 촉진하는 것이다.

- 간과 골격근 모두에서 글리코겐 분해작용을 촉진
- 간에서 당신생을 촉진
- 지방세포에서 지방분해를 촉진

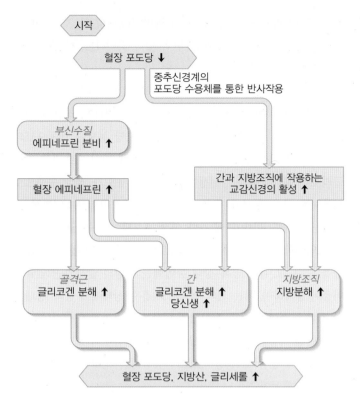

그림 16.12 낮은 혈장 포도당 농도(저혈당)에 대한 반응에서 교감신경계의 참여. 골격근에서의 글리코겐 분해작용은 젖산을 방출함으로써 혈장 포도당 회복에 기여하는데, 젖산은 간에서 포도당을 합성하는 데 사용되고 나서 혈액으로 방출된다. 또한 그림 16.10의 내용과 교감신경계는 인슐린을 억제하고 글루카곤의 분비를 촉진하는데, 혈장 에너지원의 증가에 더욱 기여한다는 본문의 내용을 상기하라.

간과 지방조직에 대한 교감신경의 활성화는 순환하는 에피네프린이 하는 것과 같은 반응을 이들 기관으로부터 이끌어낸다.

에피네프린은 지방세포에서 **호르몬 민감성 라이페이스**(hor-monesensitive lipase, HSL)라는 효소의 활성을 자극한다. 일단 활성화된 HSL은 다른 효소들과 함께 작용해 트리글리세리드를 유리 지방산과 글리세롤로 분해한다. 그런 다음, 두 가지 모두 혈액으로 방출되고, 직접 에너지원(지방산)으로 이용되거나 당신생의 전구체(글리세롤)로 쓰인다. 당연히, 인슐린은 흡수 상태 중에 HSL의 활성을 억제하는데, 이 시기에는 섭취한 음식으로부터 혈액이 영양소를 공급받으므로 저장된 지방을 분해하는 것이 별 이득이 안 되기 때문이다. 따라서 강화된 교감신경계의 활동은 특히 인슐린과는 정반대되는 포도당, 글리세롤, 지방산의 혈장 농도 증가와 같은 유기대사에 효과를 미친다.

이러한 효과들로부터 예상할 수 있듯이, 저혈당은 간과 지방조직에 대한 에피네프린 분비와 교감신경 작용을 모두 증가시킨다. 수용체와 경로는 완전히 다르지만, 이는 글루카곤 분비 증가를 유도하는 동일한 자극이다. 혈장 포도당 농도가 감소하면, 중추신경

표 16.3	유기대사에 미치는 코르티솔의 효과

I. 기초 농도는 공복 상태에서 당신생과 지방분해의 촉진을 허용한다.

II. 혈장 농도가 증가하면
   A. 단백질 분해작용이 증가한다.
   B. 당신생이 증가한다.
   C. 근육세포와 지방조직세포에 의한 포도당 흡수가 감소한다.
   D. 트리글리세리드 분해가 증가한다.

최종 결과: 아미노산, 포도당, 유리 지방산의 혈장 농도 증가

계의 포도당 민감성 세포는 부신수질, 간, 지방조직에 작용하는 교감신경 경로에서 활성이 증가하도록 유도하는 반사작용을 개시한다. 이와 같은 반응의 적응적 가치는 저혈당에 반응하는 글루카곤의 적응적 가치와 동일하다. 즉 혈당이 정상으로 회복되며, 지방산이 세포의 활용을 위해 공급된다.

코르티솔

부신피질에서 생성되는 주요 글루코코르티코이드인 코르티솔은 단식 상태에 적응할 수 있게 하는 필수적인 허용 기능이 있다. 단식이 당신생과 지방분해의 자극과 어떻게 연관되는지를 알아보았다. 하지만 이러한 중요한 대사 변환의 어느 것도 코르티솔이 충분하지 않은 사람의 경우에는 보통 정도로 일어나지 않는다. 다시 말해 단식 중에는 혈장 코르티솔의 농도가 크게 증가할 필요가 없으나, 혈중 코르티솔의 존재는 당신생과 지방분해에 필요한 간과 지방조직의 핵심 효소, 예를 들면 HSL의 농도를 유지해준다. 그러므로 코르티솔 결핍증이 있는 사람은 단식에 반응해 세포 기능에 지장을 줄 정도로 심각한 저혈당이 될 수 있다.

게다가 코르티솔은 스트레스를 받을 때처럼 혈장 농도가 증가하면 허용작용 이상의 기능을 할 수 있다. 고농도에서 코르티솔은 보통 단식과 연관된 많은 대사적 사건을 불러일으킨다(**표 16.3**). 사실상 코르티솔은 근육과 지방세포의 인슐린에 대한 민감도를 떨어뜨림으로써 단식 중에 혈장 포도당 농도가 유지되는 데 도움을 주고, 뇌를 위해 포도당을 절약하게 한다. 분명히, 여기에 글루카곤과 에피네프린 외에 인슐린과 정반대 작용을 하는 또 다른 호르몬이 있는 것이다. 실제로, 병적으로 혈장 코르티솔 농도가 높거나 치료를 위해 합성 글루코코르티코이드를 복용하는 사람은 세포가 인슐린에 대해 적절히 반응하지 않는 2형 당뇨병 환자와 유사한 증상을 보일 수 있다.

성장호르몬

성장호르몬의 주요 생리적 효과는 성장과 단백질 합성을 모두 촉

| 표 16.4 | 포도당-길항적 조절의 요약* | | | |

	글루카곤	에피네프린	코르티솔	성장호르몬
글리코겐 분해작용	✓	✓		
당신생	✓	✓	✓	✓
지방분해		✓	✓	✓
근세포와 지방조직세포로의 포도당 흡수 억제			✓	✓

*✓는 호르몬이 그 과정을 촉진함을 나타내며, ✓가 없으면 호르몬이 그 과정에 주요 생리적 효과를 미치지 않음을 나타낸다. 에피네프린은 간과 골격근 모두에서 글리코겐 분해작용을 촉진하는 반면, 글루카곤은 간에서만 글리코겐 분해작용을 촉진한다.

진하는 것이다. 이러한 효과와 비교했을 때 성장호르몬이 탄수화물과 지질 대사에 미치는 작용은 다소 덜하다. 그럼에도 불구하고 코르티솔의 경우와 마찬가지로 성장호르몬의 결핍이나 과잉은 지질과 탄수화물 대사에 심각한 이상을 일으킨다. 이러한 영양소에 미치는 성장호르몬의 효과는 단백질 대사에 대한 효과와는 대조적으로, 코르티솔의 효과와 유사하고 인슐린의 효과와는 상반된다. 성장호르몬은

- 지방분해 자극에 대한 지방세포의 반응성을 증가시킨다.
- 간의 당신생을 촉진한다.
- 근육과 지방조직으로 포도당이 흡수되도록 자극하는 인슐린의 능력을 감소시킨다.

이러한 세 가지 효과는 흔히 성장호르몬의 '항인슐린효과'라고 한다. 이러한 효과 때문에 말단비대증(과다한 성장호르몬 생성, 제11장 참조)을 가진 사람이 보이는 일부 증상은 2형 당뇨병으로 인해 인슐린 저항성을 보이는 사람의 증상과 유사하다.

표 16.4에 물질대사의 길항적 조절작용을 요약했다.

저혈당증

저혈당증(hypoglycemia)은 비정상적으로 낮은 혈장 포도당 농도로 광범위하게 정의된다. 혈장 포도당 농도는 다양한 유형의 질환이 있는 사람들에서, 대개 공복 상태 동안에, 매우 낮은 값으로 저하될 수 있다. **공복 저혈당증**(fasting hypoglycemia)과 그 원인이 되는 상대적으로 드문 질환들은 혈당 농도의 조절 측면에서 이해될 수 있다. 여기에는 (1) 인슐린-생성 종양으로 인한 인슐린 과다, 인슐린 분비를 자극하는 약물, 또는 인슐린 과다복용(당뇨병 환자의 경우), (2) 하나 이상의 포도당-길항적 조절의 결함(예: 간질환이나 코르티솔 결핍에 기인하는 불충분한 글리코겐 분해나 당신생 등)이 포함된다.

공복 저혈당증은 많은 증상을 유발한다. 심장박동수 증가, 떨림, 초조감, 발한, 불안감과 같은 일부 증상은 저혈당에 의해 반사적으로 야기된 교감신경계의 활성화로 설명된다. 두통, 정신 혼미, 현기증, 조정능력 상실, 분명하지 않은 말과 같은 다른 증상은 뇌의 뉴런으로 포도당이 너무 적게 오는 경우의 직접적인 결과이다. 혈장 포도당이 매우 낮은 농도로 떨어지면 경련과 혼수상태를 포함하는 훨씬 더 심각한 신경학적 영향이 발생할 수 있다.

16.3 운동과 스트레스에서의 에너지 항상성

운동 중에는 골격근과 심근의 수축에 필요한 에너지를 공급하기 위해 다량의 연료가 동원되어야 한다. 이러한 연료로는 혈장 포도당과 지방산에 더해, 근육 자체의 글리코겐이 포함된다.

운동 중에 사용되는 추가적인 혈장 포도당은 간에서 공급되는데, 저장된 글리코겐의 분해와 당신생 둘 다에 의해 공급된다. 또한 HSL이 활성화되는 것 때문에 지방조직에서 지방분해가 증가함에 따라 간에서 사용될 수 있는 글리세롤이 만들어지고, 그 결과 글리세롤과 지방산이 혈액으로 방출된다. 지방산은 운동 중인 근육의 추가적인 에너지원으로 작용한다.

운동 중에 혈장 포도당 농도는 어떻게 되는 걸까? 단시간의 가벼운 정도에서 중간 정도의 운동을 할 때는 변화가 거의 없는데, 단시간의 격렬한 활동 시에는 호르몬들의 길항적 작용 때문에 약간 증가할 수도 있다. 그러나 90분 이상의 장시간 운동(**그림 16.13**) 중에는 혈장 포도당 농도가 감소하기는 하지만, 보통 25% 이하 정도이다. 이로부터 우리는 운동 중에 증가한 포도당 사용량에 비례해 최소한 다소 처지기 시작하는 장시간 운동의 후반부까지는 간에서 포도당의 생산이 대략적으로 증가함을 볼 수 있다.

운동 중인 사람의 대사 상태(간의 포도당 생산 증가, 트리글리세리드 분해 증가, 지방산 이용 증가)는 단식 중인 사람과 유사하며, 내분비 조절 역시 동일하다. 운동은 인슐린 분비의 감소와 글

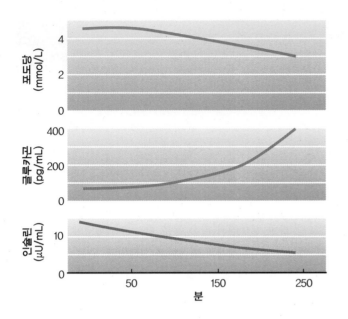

그림 16.13 일정한 강도로 적당한 운동을 장시간(240분) 하는 동안의 혈장 내 포도당, 글루카곤, 인슐린 농도(pg/mL = 밀리리터당 피코그램, μU/mL = 밀리리터당 마이크로 단위). 출처: Felig, P., and Wahren, J., Fuel Homeostasis in Exercise, *New England Journal of Medicine*, vol. 293, 1975, 1078-1084.

루카곤 분비의 증가가 특징이며(그림 16.13 참조), 이들 두 호르몬의 혈장 농도 변화가 운동 중의 주요한 조절자가 된다. 그 밖에 교감신경계의 활성이 증가하고(에피네프린의 분비 포함), 코르티솔과 성장호르몬의 분비가 함께 증가한다.

무엇이 운동 중에 글루카곤 분비 증가와 인슐린 분비 감소를 유발하는가? 적어도 **장시간 운동** 중 한 가지 신호는 혈장 포도당의 보통 수준의 감소이다(그림 16.13 참조). 이는 단식 때 이들 호르몬의 분비를 조절하는 것과 동일한 신호이다. 모든 강도의 운동에서 다른 입력으로는 순환하는 에피네프린의 증가와 췌장섬에 작용하는 교감신경 뉴런의 활성 증가가 포함된다. 따라서 운동의 증가한 교감신경계 활성 특징은 간과 지방조직에 작용해 직접적으로 에너지 동원에 기여할 뿐만 아니라, 인슐린 분비를 억제하고 글루카곤 분비를 촉진함으로써 간접적으로 기여한다. 이러한 교감신경 작용의 결과는 혈장 포도당 농도의 변화로 촉발되는 것이 아니라 중추신경계가 매개해 나타나는 운동에 대한 일부 신경반응이다.

운동에 대한 반응에서 한 가지 요소는 단식에 대한 반응과 상당히 다르다. 운동 중에는 골격근과 심근에서 포도당의 흡수 및 이용이 증가하는 반면에, 단식 중에는 현저하게 감소한다. 혈장 인슐린의 감소와 혈장 코르티솔 및 성장호르몬의 농도 증가가 있을 때는 모두 골격근으로의 포도당 흡수를 감소시키는데, 어떻게 운동하는 동안 골격근으로 촉진확산을 통한 포도당 이동이 높게 유

지될 수 있는가? 아직 밝혀지지 않은 기전에 의해 근육 수축은 세포 내 포도당 수송체 저장을 세포막으로 이송하고 수송체의 합성 증가를 일으킨다. 이런 이유로 운동 중인 근육이 쉬고 있는 근육보다 더 많은 포도당이 필요함에도 근육세포로 포도당을 수송하도록 유도하는 데는 인슐린이 덜 필요하게 된다. 우리는 나중에 이 기전이 왜 운동이 2형 당뇨병 치료에 효과적인지를 설명하는 중요한 요소라는 것을 볼 것이다.

운동과 공복 상태만이 인슐린 분비 감소와 글루카곤, 교감신경 작용, 코르티솔, 성장호르몬 증가의 내분비 측면에 의해 특징지어지는 유일한 상황은 아니다. 이 측면은 또한 신체적·정서적 둘 다에 해당하는 다양한 비특이적 스트레스에 반응해 일어난다. 이러한 스트레스에 대한 내분비 반응의 적응적 가치는 결과적인 대사 변화가 항상성에 대한 실제적 또는 위협적인 도전에 직면해서 몸이 신체 활동(투쟁-도피 반응)을 준비하도록 한다는 점이다. 또한 인슐린 감소와 코르티솔 증가 때문에 체내 단백질 저장의 분해작용에 의해 방출된 아미노산은 당신생 과정을 통해 에너지를 공급할 뿐만 아니라, 손상된 조직의 재생에 쓰일 수 있는 잠재적인 아미노산 공급원으로 기여할 수 있다.

만성적인 격렬한 운동은 또한 인체에 스트레스를 줄 수 있다. 이러한 경우, 어떤 비필수적인 기능들은 영양소가 주로 중추신경계와 근육으로 갈 수 있도록 현저히 감소한다. 이런 비필수적인 기능의 한 예가 생식이다. 결과적으로, 국가대표 체조선수와 같이 매일 엄격한 훈련을 받는 청소년은 사춘기가 늦어질 수 있다. 마찬가지로, 격렬한 운동을 만성적으로 하는 여성은 일시적으로 불임이 될 수 있는데, 이런 상태를 **운동 유발성 무월경**(exercise-induced amenorrhea, 규칙적인 생리주기의 결손, 제17장 참조)이라고 한다. 이러한 상태는 전문 발레리나에게서 일어날 수 있는 것처럼 체중 감소와 격렬한 운동을 함께 해야 하는 다양한 직업에서 발생한다. 운동 유발성 불임이 남성에게 발생하는지는 불분명하지만, 대부분의 증거는 그렇지 않음을 시사한다.

신체 총에너지 균형의 조절

16.4 에너지 소모의 일반 원리

유기 분자의 분해는 그들의 화학결합에 갇혀 있던 에너지 일부를 방출한다. 세포는 이 에너지를 사용해 근육 수축, 능동수송, 분자 합성과 같은 다양한 형태의 생물학적 작업을 수행한다. 이러한 과

정은 생리학적 과정이 화학적·물리적 법칙에 의해 일어난다는 생리학의 일반 원리를 분명히 보여준다. 열역학 제1법칙은 에너지는 생성되거나 소멸할 수 없고, 단지 한 형태에서 다른 형태로 변환될 수 있다고 명시한다. 그러므로 유기 분자를 분해할 때 방출되는 내부에너지(ΔE)는 열(H)의 형태로 나타나거나 일(W)을 수행하는 데 사용될 수 있다.

$$\Delta E = H + W$$

대사되는 동안에 유기 분자로부터 방출되는 에너지의 약 60%는 즉시 열로 발산되고, 그 나머지가 일에 사용된다. 일에 사용되는 에너지는 먼저 ATP 분자에 통합되어야 한다. 그다음에 ATP가 분해되면서 일에 필요한 즉각적인 에너지원으로 그 역할을 한다. 인체는 열을 일로 전환할 수 없지만, 화학적 반응에서 방출되는 열은 체온 유지에 도움이 된다.

생물학적 일은 두 가지 일반적인 범주, 즉 (1) **외적인 일**(external work)—골격근 수축으로 외부 물체를 움직이는 것과 (2) **내적인 일**(internal work)—외부의 물체를 움직이는 것 이외의 골격근 활동을 포함한 모든 형태의 일로 나눌 수 있다. 방금 언급했듯이, 영양소 분해작용으로부터 방출되는 에너지의 대부분은 즉시 열로 발산된다. 분명하지 않을 수도 있는 것은 내적인 일 역시 성장기를 제외하고는 궁극적으로 열로 전환된다는 것이다. 예를 들면 내적인 일은 심장수축 동안에도 수행되지만, 이때의 에너지는 궁극적으로 혈관을 흐르는 혈액의 마찰에 의해 발생하는 열로 나타난다.

따라서 세포가 유기영양소를 분해할 때 방출되는 총에너지는 신체의 열로 변환되거나, 외적인 일에 사용될 수도 있고, 유기 분자의 형태로 체내에 저장될 수도 있다. 그러므로 신체의 **총에너지 소모량**(total energy expenditure)은 다음과 같은 등식으로 나타낼 수 있다.

총에너지 소모량 = 생산된 내부 열 + 수행한 외적인 일 + 저장된 에너지

대사율

에너지의 기본 미터법 단위는 줄(joule)이다. 그러나 물질대사의 에너지양을 측정할 때는 **칼로리**(calorie, 4.184줄과 같음)라고 하는 다른 단위를 사용한다. 1 칼로리는 물 1 g의 온도를 14.5℃에서 15.5℃로 올리는 데 필요한 열량이다. 음식에 저장된 에너지양은 칼로리에 비해 상당히 높기 때문에 이런 맥락에서 좀 더 편리하게 에너지를 표현하는 것이 1,000 칼로리에 해당하는 **킬로칼로리**

표 16.5	대사율에 영향을 주는 몇 가지 요인
수면(수면 중 감소)	
연령(연령 증가에 따라 감소)	
성별(일반적으로 여성은 어떤 크기든 남성보다 대사율이 낮음)	
단식(BMR이 감소해서 저장에너지 보존)	
키, 체중, 체표면적	
성장	
임신, 월경, 수유	
감염 또는 기타 질병	
체온	
최근의 음식 섭취	이들 요인 중
근육 활동	어느 한두 가지라도 증가하면
정신적 스트레스	활동대사율이 증가한다.
환경 온도	
다양한 호르몬, 특히 에피네프린, 갑상샘호르몬, 렙틴의 순환 농도	

(kilocalorie, kcal)이다. (영양 분야에서, 1 음식 칼로리는 1 킬로칼로리와 같다.) 단위시간당 총에너지 소모량은 **대사율**(metabolic rate)이라고 한다.

대사율은 많은 요인에 의해 달라지기 때문에(**표 16.5**), 대사율을 평가하기 위한 가장 일반적인 방법은 표준화된 조건을 지정하고, **기초대사율**(basal metabolic rate, BMR)로 알려진 것을 측정하는 것이다. 기초 상태에서는, 피험자가 쾌적한 온도의 실내에서 휴식 상태로 있으면서 최소 12시간 동안 먹지 않는다(즉 공복 상태로 있는다). 수면 중 대사율이 BMR보다 낮을 수 있지만, 이런 상태를 임의적으로 '기초' 상태로 지정한다. BMR을 때때로 '삶을 위한 대사비용'이라고 표현하는데, 관련된 에너지 대부분이 심장, 근육, 간, 신장, 뇌에서 사용된다. 이어지는 논의에서 BMR이라는 용어는 지정된 조건이 충족되는 경우에만 대사율에 적용할 수 있다. 다음 절에서는 BMR 및 대사율의 몇 가지 중요한 결정요인을 설명한다.

갑상샘호르몬

활성형 갑상샘호르몬인 T_3는 신체 크기, 나이, 성별과 상관없이 BMR을 결정하는 가장 중요한 요인이다. T_3는 뇌를 제외한 대부분의 신체 조직에서 산소 소비와 열 생산을 증가시킨다. BMR을 증가시키는 이런 능력을 **칼로리 발생 효과**(calorigenic effect)라고 한다.

갑상샘기능항진증(제11장 참조) 환자들에서처럼 장기간의 과도한 T_3는 칼로리 발생 효과에 대한 부차적인 많은 효과를 유발한다. 예를 들어 증가한 대사 요구가 배고픔과 음식 섭취를 현저하게 증가시킨다. 더 많은 양의 섭취는 종종 대사요구량을 충족시키기

에 불충분하다. 결과적인 단백질과 지방 저장소의 순 분해는 체중 감소로 이어진다. 또한 열 생산이 더 많아지면 피부 혈관확장이나 발한과 같은 열 발산 기전이 활성화되고, 환자는 따뜻한 환경에 못 견디게 된다. 이와 반대로 갑상샘기능저하증 환자는 추위를 견디지 못한다.

에피네프린

에피네프린은 칼로리 발생 효과를 내는 또 다른 호르몬이다. 이 효과는 에피네프린이 글리코겐과 트리글리세리드의 분해를 촉진하는 것과 관련이 있을 수 있는데, 이들 분자의 분해와 그 이후의 재합성 과정 모두에서 ATP 가수분해와 에너지 방출이 일어나기 때문이다. 결과적으로 부신수질이 자율신경 자극을 받아 혈장 에피네프린이 현저하게 늘어나면 대사율이 증가한다.

식사 유도성 열 발생

음식을 섭취하면 식후 몇 시간 동안 대사율이 10~20% 증가한다. 이러한 효과는 **식사 유도성 열 발생**(diet-induced thermogenesis)이라고 알려져 있다. 섭취한 단백질이 가장 큰 효과를 낸다. 증가한 열 생산의 대부분은 흡수된 영양소가 간에서 대사되고, 위장관에서 소화 및 흡수에 에너지가 사용되면서, 그리고 지방 및 기타 조직에 에너지가 저장되면서 발생한다. 이러한 식사 유도성 열 발생의 기여 때문에 BMR 측정은 공복 상태에서 이루어진다. 다음에 보게 되겠지만, 음식 섭취의 **장기적 변화**(총칼로리의 증가나 감소) 역시 대사율에 중요한 영향을 미친다.

근육 활동

대사율을 가장 크게 증가시킬 수 있는 요인은 골격근의 활동 증가이다. 생리학자들은 때때로 근육 활동으로 인한 열 생산을 두 가지 방법으로 고찰한다. 첫 번째는 체육관에서 운동하거나 축구를 하는 것과 같은 스스로 하는 스포츠 관련 활동들과 연관된 것이다. 이를 **운동 관련 열 발생**(exercise-associated thermogenesis, EAT)이라고 한다. 두 번째는 운동, 수면 또는 식사 이외의 모든 활동을 포함하며, **비운동 활동 열 발생**(non-exercise activity thermogenesis, NEAT)이라고 한다. 후자의 경우는 걷기, 서 있기, 집안일이나 다른 허드렛일을 하는 것, 심지어 앉아서 안절부절 못하는 것과 같은 활동을 포함한다. NEAT가 사람의 일일 총에너지 소모에 중요하게 기여하고, 따라서 대사율과 열 생산에 의미 있게 기여할 수 있다는 증거가 축적되고 있다.

근육 수축이 최소로 증가해도 대사율은 크게 증가하며, 격렬한 운동은 에너지 소모량을 몇 배나 증가시킬 수 있다(**그림 16.14**). 그

70 kg인 사람의 다양한 활동 중 대략적인 에너지 소모량	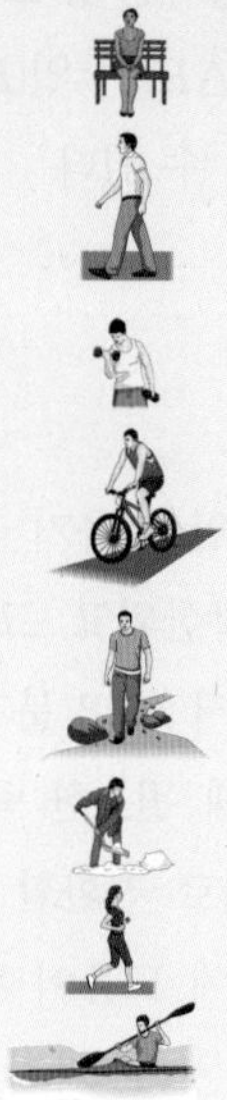
활동의 종류	**에너지(kcal/h)**
안정된 상태로 앉아 있기	100
평지에서 4.3 km/h 속도로 걷기	200
덤벨 들기(가벼운 운동)	220
평지에서 9 km/h 속도로 자전거 타기	300
3% 경사도에서 4.3 km/h 속도로 걷기	360
삽으로 눈 치우기	480
9 km/h 속도로 조깅	570
20회/분 속도로 노 젓기	830

그림 16.14 다양한 일반적인 활동에 대한 대략적인 에너지 소모율.

러므로 신체 활동 정도에 따라 건강한 젊은 성인의 총에너지 소모량은 약 1,500 kcal/24 h(주로 앉아서 생활하는 사람의 경우)에서 7,000 kcal/24 h 이상(매우 활동적인 사람의 경우)까지 다양할 수 있다. 근육 활동의 변화는 또한 수면의 특정 단계(근육 수축이 감소함)와 추운 환경에 노출되었을 때(몸을 떠는 것 때문에 근육 수축이 증가함) 발생하는 대사율의 변화를 부분적으로 설명한다.

16.5 신체 총에너지 저장의 조절

정상 조건에서 체중이 안정적으로 유지되기 위해서는 반드시 총에너지 소모량(대사율)이 총에너지 섭취량과 같아야 한다. 우리는 이미 에너지 소모의 궁극적인 형태인 내부의 열 생산, 외적인 일, 순 분자 합성(에너지 저장) 등을 확인했다. 투입원은 섭취한 음식에 포함된 에너지이다. 그러므로

음식물 섭취로 얻은 에너지 = 발생한 내부 열 + 외적인 일 + 저장된 에너지

정상적으로는 소변, 대변, 탈모, 탈피를 통해 손실되는 것이 무시할 정도로 적기 때문에, 이 등식은 영양소 배출을 통한 신체의

에너지 손실에 대한 조건을 포함하지 않는다. 그러나 특정 질병의 경우(특히 가장 중요한 질병인 당뇨병의 경우)에는 소변을 통해 손실되는 유기 분자의 양이 꽤 많기 때문에 손실량이 이 등식에 포함되어야 한다.

에너지 저장에 초점을 맞추어 등식을 다시 정리하면 다음과 같다.

$$저장된\ 에너지 = 음식물\ 섭취로\ 얻은\ 에너지 - (발생한\ 내부\ 열 + 외적인\ 일)$$

결과적으로, 에너지 섭취가 외적인 일과 함께 발생한 내부 열의 합과 차이가 날 때마다 저장된 에너지의 변화가 생긴다. 즉 신체의 총에너지 함량이 증가하거나 감소한다. 에너지 저장은 주로 지방조직에 지방의 형태로 저장된다.

이 시점에서 '체중'과 '신체 총에너지 함량'은 동의어가 아니라는 것을 강조할 필요가 있다. 체중은 지방, 탄수화물, 단백질의 양뿐만 아니라 물, 뼈, 무기질의 양에 의해서도 결정된다. 예를 들면 사람은 땀을 흘리거나 소변으로 배설되는 양이 과도하게 증가함에 따라 체중이 급격하게 감소할 수 있다. 또한 예를 들어 심부전 중에 발생하는 것처럼 수분 보유로 인해 체중이 크게 증가할 수도 있다.

더욱이 영양소에만 초점을 맞춘다 하더라도, 체중이 일정하다고 해서 신체 총에너지 함량이 일정하다는 것은 아니다. 그 이유는 지방 1 g은 9 kcal를 갖고 있지만, 탄수화물이나 단백질 1 g은 4 kcal의 에너지를 함유하기 때문이다. 예를 들면 노화는 대개 지방의 증가 및 단백질의 손실과 관련이 있다. 그 결과는 사람의 체중이 일정하게 유지된다 할지라도 신체 총에너지 함량은 증가한다는 것이다. 그러나 이러한 조건과는 별개로, 이 장의 나머지 부분에서는 체중 변화가 체지방 저장소의 변화와 동일시된다.

일반적으로 성인의 체중은 안정적인 설정점 주변에서 조절된다. 이론적으로, 이런 조절은 체중의 변화에 반응해 칼로리 섭취 및/또는 에너지 소모를 반사적으로 조정함으로써 달성될 수 있다. 칼로리 섭취 조절이 유일하게 중요한 조정이라고 가정했으며, 다음 절에서는 그 과정을 설명할 것이다. 그러나 이제는 체중 변화에 반응해 에너지 소모가 조정될 수 있다는 것이 분명해졌다.

인간에게 있어서 이런 과정을 보여주는 전형적인 예는 다음과 같다. 평소 체중이 비만이 아닌 사람들을 대상으로 하루 총에너지 소모량을 측정했고, 이후 절식해서 체중을 10% 줄이거나, 과식으로 체중을 10% 증가시킨 뒤에 다시 측정했다. 새로운 체중에서, 과식한 피험자는 휴식기와 비휴식기에서의 에너지 소모량이

모두 큰 증가를 보였고(15%), 절식 피험자는 비슷한 정도의 감소를 나타냈다. 이러한 에너지 소모량의 변화는 단순히 신체의 대사질량 변화나 체중의 증감만 가지고 설명할 수는 없다.

일반화하면, 신체 총에너지 저장의 식사 유도성 변화가 음성 되먹임 방식으로 에너지 저장의 증가 또는 손실에 반대하는 에너지소모량의 변화를 촉발한다는 것이다. 이러한 현상은 왜 다이어트를 하는 사람 중 일부가 상당히 쉽게 몇 파운드를 감량하고 나서 정체기에 빠지게 되는지를 설명하는 데 도움이 된다.

음식 섭취의 조절

음식 소비의 맥락에서, **식욕**(appetite)이라는 단어는 음식을 먹고 싶다는 심리적 욕구를 의미한다. **배고픔**(hunger)은 먹기 위한 생물학적 원동력이다. 배고픔은 우리가 느끼는 것이다. 이 용어는 비슷하고 종종 서로 바꿔서 사용되지만 구별이 가능하다. 예를 들면 아직 배고프지 않은데 맛있게 보이는 초콜릿케이크를 먹고 싶어 할 수도 있다. 대조적으로 **포만감**(satiety)은 배가 부른 느낌, 또는 배고픔이 없는 느낌이다.

음식 섭취의 조절은 다른 생물학적 조절 시스템과 동일한 방법으로 분석할 수 있다. 앞 절에서 강조했듯이, 이 시스템에서 유지되는 변수는 신체 총에너지 함량, 또는 좀 더 구체적으로 말하면 총지방 저장량이다. 이러한 조절 시스템의 필수적인 요소는 지방세포에서 합성되고, 함유하고 있는 지방의 양에 비례해 지방세포에서 방출되는 폴리펩티드 호르몬인 **렙틴**(leptin)이다. 이 호르몬은 시상하부에 작용해 음식 섭취를 줄이도록 하는데, 식욕과 배고픔을 자극하는 시상하부는 신경전달물질인 신경펩티드 Y의 방출을 부분적으로 억제한다. 렙틴은 또한 BMR을 증가시키므로, 앞 절에서 설명한 것처럼 과식이나 절식에 반응해 일어나는 에너지 소모량의 변화에 중요한 기능을 한다. 따라서 **그림 16.15**에서 보는 것처럼, 렙틴은 지방이 얼마나 많이 저장되어 있는지를 뇌에 신호를 전달함으로써 안정적인 신체 총 에너지양을 유지하도록 음성 되먹임 조절 시스템에서 기능한다.

렙틴이 칼로리 섭취와 에너지 소모의 **장기적인** 일치에 중요하다는 점을 강조해야 한다. 그 밖에 시상하부에 짧은 기간 작용하는 다양한 다른 신호가 개별 식사 시간과 식사 빈도를 조절하는 것으로 여겨진다(**그림 16.16**). 이러한 포만신호(식욕을 감소시키고 배고픈 느낌을 없애는 요인들)는 사람이 더는 허기를 느끼지 않게 하고, 배고픔이 돌아올 때까지의 기간을 설정한다. 예를 들면 식사 중에는 시상하부의 특정 부위에서 인슐린 의존성 포도당 사용률이 증가하는데, 이것이 아마도 포만신호가 되는 것으로 여겨진다. 음식 흡수 중에 증가하는 인슐린도 직접적인 포만신호로서

작용한다. 식사 유도성 열 발생은 체온을 약간 상승시키는 경향이 있는데, 이는 또 다른 포만신호로 작용한다.

마지막으로, 일부 포만신호는 위장관에 음식이 존재할 때 시작된다. 이러한 신호들로는 위와 십이지장에 존재하는 신장수용기 (stretch receptor)와 화학수용기가 함께 자극되어 유발되는 신경신호, 식사 중에 위와 십이지장에서 분비되는 특정 호르몬(예: 콜

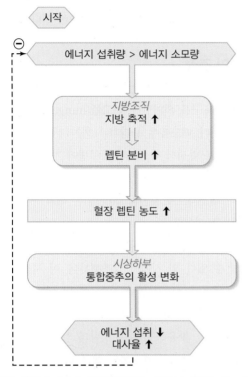

그림 16.15 신체 총에너지 저장을 조절하는 렙틴의 가정된 기능. 에너지(음식) 섭취량이 에너지 소모량보다 적으면 상자 내에 있는 화살표의 방향이 반대로 된다는 점에 유의하라.

레시스토키닌)에 의해서 촉발되는 신경신호가 포함된다.

포만신호로서 렙틴과 기타 인자들에 초점을 맞추었지만, 렙틴의 주요 기능은 대사율을 증가시키는 것임을 인식하는 것이 중요하다. 만약 사람이 굶주리게 되면, 분해작용 호르몬이 지방세포로부터 트리글리세리드를 동원하기 때문에 그 사람의 지방세포는 크기가 줄어들기 시작한다. 이러한 크기의 감소는 줄어드는 세포에서 분비되는 렙틴의 비례적 감소를 일으킨다. 렙틴 농도의 감소는 정상적으로 식욕을 억제하고 대사속도를 올리던 신호를 사라지게 한다. 그 결과 지방량 손실은 렙틴의 감소로 이어지고, 그것 때문에 BMR 감소와 식욕 증가를 가져온다. 이는 렙틴의 진정한 진화적 의의일 수 있는데, 다시 말하자면 렙틴의 감소는 BMR의 감소를 야기하고, 그것 때문에 굶주림 기간 동안 생명을 연장시킬 수 있다.

렙틴 외에도 최근에 발견된 또 다른 호르몬이 중요한 식욕조절자인 것 같다. **그렐린**(ghrelin)은 28개의 아미노산으로 이루어진 폴리펩티드로 주로 장 내분비세포에서 합성되고 방출된다. 그렐린은 또한 다른 위장관 조직과 비 위장관 조직에서도 소량 생산된다.

그렐린은 동물실험을 통해 확인되었고, 인간에서도 사실인 것 같은 몇 가지 주요 기능을 가지고 있다. 기능 중 하나는 뇌하수체 전엽으로부터 성장호르몬의 방출(ghrelin의 어원은 growth hormone *rele*ase의 첫음절)을 증가시키는 것이다. 이 장에 관련된 그렐린의 주요 기능은 시상하부의 섭식중추에서 신경펩티드 Y와 다른 신경펩티드들을 자극함으로써 배고픔을 증가시키는 것이다. 그렐린은 또한 지방분해를 감소시키고 위 운동과 위산 생산을 증가시킨다. 그렇다면, 그렐린에 대한 주요 자극은 단식과 저칼로리 식

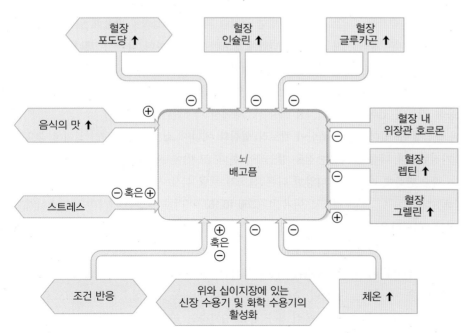

그림 16.16 배고픔을 조절하고 결과적으로 음식 섭취량을 조절하는 단기적 입력. ⊖기호는 배고픔의 억제를, ⊕기호는 배고픔의 자극을 의미한다.

단이라는 것이 이해가 된다.

그러므로 그렐린은 여러 가지 되먹임 고리에 참여한다. 단식이나 저칼로리 식단은 그렐린 증가를 유도한다. 이것은 배고픔을 자극하고, 먹을 것이 있으면 음식 섭취를 자극한다. 음식 섭취 후에는 그렐린의 분비가 감소하는데, 어쩌면 위의 팽창, 칼로리 흡수, 또는 다른 기전에 의해 감소하는 것으로 보인다.

글루카곤은 배고픔 억제자로 그림 16.16에 포함되어 있음을 주목하라. 왜 그래야 하는가? 저혈당증 외에 스트레스(교감신경계) 역시 글루카곤의 분비를 자극한다는 점을 상기하라. 그런 때에는, 일반적으로 배고픔은 억제되고 신체는 저장된 에너지에 의존하게 된다. 척추동물에게 있어서 이러한 것의 진화적 이익은 분명하다. 만약에 배고픈 동물이 먹이를 얻는 것과 위험으로부터 도망치는 것 중에서 하나를 결정해야만 한다면, 배고픔을 억제함으로써 선택사항 중 하나를 제거한다.

과체중과 비만

과체중(overweight)의 임상적 정의는 기능적인 것으로, 특히 고혈압, 죽상경화증, 심장병, 당뇨병, 수면 무호흡증과 같은 다양한 질병 혹은 장애가 발생함에 따라 심각한 건강 악화로 이어지는 체지방 증가 상태를 말한다. **비만**(obesity)은 특히 지방이 많이 축적된 것, 즉 극심한 과체중을 의미한다. 지방이 어느 정도 축적되어야 건강의 위험요인이 되는지를 규정하는 것은 어렵다. 이것은 질병 발생률과 체지방량의 어느 정도의 측정치 사이의 상관관계를 밝힌 역학 연구에 의해 평가된다. 체지방의 직접적인 측정이 없는 경우에 과체중인지 비만인지를 예측하는 간단한 수단이 **체질량지수**(body mass index, BMI) 계산이다. BMI는 체중(킬로그램 단위로)을 키(미터 단위로)의 제곱으로 나누어 계산한다. 예를 들면 체중 70 kg, 키 180 cm인 사람은 BMI가 21.6 kg/m^2(70/1.8^2)이다.

현재의 미국국립보건원 지침은 BMI 25 kg/m^2 이상을 과체중(즉 건강상 위험이 다소 증가한 상태)으로, 30 kg/m^2 이상을 건강상 위험이 심각하게 증가한 상태인 비만으로 분류하고 있다. 이러한 기준에 따르면 현재 20세 이상 미국 남녀의 2/3 이상이 과체중이며, 1/3 이상은 임상적으로 비만인 것으로 여겨지고 있다. 더 문제인 것은 미국을 비롯한 여러 나라에서 아동의 과체중 및 비만 발생률이 증가하고 있다는 것이다.

그러나 이러한 지침은 제한적이다. 첫째, 25~30 kg/m^{2}의 BMI에서 건강상 위험이 심각하게 증가하기 시작한다는 것이 역학 연구 결과와 항상 일치하는 것은 아니다. 둘째, BMI 25 kg/m^2 이상에서 건강상의 위험이 증가한다는 것을 인정한다 하더라도, 과체중이나 심지어 비만, 특히 몸을 많이 움직이지 않는 생활방식과 관련된 교란 요인들이 역학 연구에서 항상 설명되는 것은 아니다. 대신에, 건강상 위험의 증가는 체지방 그 자체가 문제인 것이 아니라, 적어도 부분적으로는 신체 활동 부족이 원인이 될 수 있다. 마지막으로, BMI는 직접 신체 지방 과다를 측정하는 것은 아니다. 일부 개인은 (예를 들면) 근력 운동과 근육 성장의 결과로 BMI가 25 kg/m^2 이상일 수 있다.

더욱 복잡하게도, 전체 지방뿐만 아니라 지방의 위치도 중요한 결과를 가져온다는 증거가 많아지고 있다. 구체적으로, 복부 지방이 많은 사람은 주로 엉덩이와 허벅지 하체에 지방이 있는 사람에 비해 당뇨병과 심혈관계 질환 같은 심각한 상황으로 이어질 위험이 더 높다. 현재로서는 이와 같은 현상에 대한 설명에 동의된 바는 없지만, 이들 부위에 존재하는 지방조직세포는 생리적으로 중요한 차이점이 있다. 예를 들면 복부에 있는 지방조직세포는 저장지방을 훨씬 더 능숙하게 분해해 분해산물을 혈액으로 방출한다.

비만의 근본적인 원인에 대해 알려진 것은 무엇일까? 출생 직후에 헤어져 각각 다른 가정에서 양육된 일란성 쌍둥이는 성인이 되어서 보니 체중이 놀랄 만큼 비슷했고, 비만 발생률도 매우 유사함을 보여주었다. 그러므로 쌍둥이 연구는 유전적인 요인이 비만을 일으키는 중요한 원인임을 보여준다. 우리 조상들은 자연 선택으로 소위 **절약유전자**(thrifty gene)를 가지도록 진화되었다고 추정되는데, 이 유전자는 식사할 때마다 지방을 저장하는 능력을 끌어올려서 사람이 그 이후의 단식까지 견딜 수 있도록 해준다. 오늘날에는 많은 나라에서 고지방 음식이 상대적으로 풍족하기 때문에 이러한 적응이 부담이 되어버렸다. 유전적 요인의 중요성에도 불구하고 심리적, 문화적, 사회적 요인 역시 중요한 기여를 할 수 있다. 예를 들면 미국을 비롯한 선진국에서 지난 50년 동안 비만 발생률이 증가한 것을 유전자의 변화로 설명할 수는 없다.

아주 최근의 연구는 비만의 원인으로서 발생 가능한 비정상적인 렙틴 시스템에 집중하고 있다. 생쥐의 한 종류는(이 장의 첫 페이지 사진에 나옴) 렙틴을 암호화하는 유전자가 돌연변이가 되어서 지방조직세포에서 비정상적인 불활성의 렙틴이 생성되고, 그 결과 유전적 비만이 된다. 그러나 그것은 비만인 사람 대다수에게는 해당하지 않는다. 대다수의 비만인 사람은 렙틴 분비가 정상이며, 혈중 렙틴 농도가 감소하지 않고 오히려 증가해 있다. 이런 관찰은 이 사람들이 렙틴 분비에 아무런 문제가 없다는 것을 나타내준다. 결과적으로, 이런 사람들은 2형 당뇨병인 사람이 인슐린 저항성을 보이는 것처럼 렙틴 저항성을 가진다.

비만 치료의 방법과 목표는 현재 폭넓게 재고되고 있다. 체지방 증가는 에너지 소모에 비해 에너지를 과도하게 섭취한 것이 원인임이 틀림없으며, 오랫동안 저칼로리 식이가 비만 치료의 중심이 되어 왔다. 그러나 이제는 식이요법만으로는 비만인 사람들에게 제한적인 효과만 있다는 사실이 분명해졌다. 90% 이상이 감량한 체중을 5년 이내에 거의 전부 또는 대부분 회복했다. 이미 설명한 바와 같이, 그런 식이요법이 비효과적인 한 가지 중요한 이유는 렙틴 농도가 감소함에 따라 사람의 대사율이 감소하는데, 때로는 하루 1,000 칼로리 정도의 적은 칼로리로 더 이상의 체중 감소를 방지할 수 있을 정도로 충분히 낮게 대사율을 감소시킨다. 이 때문에 많은 비만인이 건강한 체중을 가진 사람들이 섭취하는 양만큼 또는 그 이하의 칼로리를 섭취해도 체중이 계속 늘거나 안정적인 에너지 균형을 유지한다. 이러한 사람은 정상 체중인 사람보다 신체 활동이 덜하거나 기초대사율이 낮을 것이다. 마지막으로, 원하는 체중을 갖고자 식사량을 줄이려고 하는 많은 비만인이 의학적, 신체적, 심리적으로 고통을 받는다. 이는 신체가 더 높은 설정점에서 체중을 유지(더 구체적으로는 지방저장)하려는 '노력'을 하고 있다면 예상할 수 있는 것이다.

이러한 연구들을 종합해 보면, 속성 다이어트는 효과적인 장기간의 체중 조절 방법이 아니라는 것을 나타낸다. 그 대신에, 칼로리 섭취는 남은 인생 동안 지속적으로 유지할 수 있는 수준으로 설정해야 한다. 과체중인 사람의 그러한 섭취는 체중이 새로운 낮은 수준으로 안정될 때까지 일주일에 1 파운드 정도의 느리고 지속적인 체중 감소로 이어져야 한다. 가장 중요한 가르침은 체중 감량 프로그램에 신체 활동의 증가가 포함되어야 한다는 것이다. 운

동 자체는 칼로리를 소모하지만, 더 중요한 점은 앞서 설명한 것처럼 장기간의 칼로리 제한과 체중 감량 중에 대사율이 저하되는 경향을 운동을 통해 부분적으로 상쇄한다는 것이다.

무엇을 먹어야 할까

최근에 점점 더 많은 식이 요인이 관상동맥질환뿐만 아니라 고혈압, 암, 선천성 장애, 골다공증 등을 포함하는 다양한 질병이나 질환의 원인 또는 예방과 관련이 되고 있다. 이러한 관련성은 주로 동물연구, 사람을 대상으로 한 역학연구, 잠재적인 기전에 대한 기초연구의 결과이다. 이러한 발견 중 일부는 해석이 어렵거나 서로 상충할 수도 있다. 미국국립연구위원회(National Research Council)가 발행한 가장 일반적으로 사용되는 일련의 식단 권장사항 중 하나를 **표 16.6**에 제시했다.

표 16.6	미국국립연구위원회의 식단 권장사항 요약

지방 섭취를 총칼로리의 30% 이하로 줄인다. 대부분의 지방 소비는 단일 또는 다중 불포화지방산이어야 한다. 포화지방산 섭취를 칼로리의 10% 미만으로 줄이고, 콜레스테롤 섭취는 하루 300 mg 미만으로 한다.

매일 채소와 과일, 특히 녹황색 채소와 감귤류 과일의 조합으로 5회 이상 제공 분량으로 먹는다. 또한 통밀빵, 곡류, 두류를 혼합해 하루 6회 이상의 제공 분량을 섭취함으로써 복합탄수화물을 늘린다.

단백질 섭취를 적정 수준(약 0.8 g/kg 체중)으로 유지한다.

적절한 체중 유지를 위해 음식 섭취와 신체 활동의 균형을 유지한다.

알코올 섭취는 권장하지 않는다. 술을 마시는 사람은 순수한 알코올 기준으로 하루에 1온스로 제한한다.

나트륨 1일 총섭취량은 2.3 g 이하로 제한한다.

적절한 칼슘 섭취를 유지한다.

식이보조제는 어느 날이든 하루 RDA(영양 권장량)를 넘지 않도록 한다.

특히 1차와 2차 치아 형성 및 성장기에 불소의 최적 섭취를 유지한다. 대부분의 생수는 불소를 함유하고 있지 않다.

체온 조절

16.6 체온 조절의 일반 원리

앞의 논의에서 에너지 소모는 안정적인 체온을 유지하는 능력과 연관되어 있음을 강조했다. 열은 에너지를 위한 유기 영양소 분해에 관여하는 것을 포함해 여러 가지 화학반응의 부산물이다. 신체의 화학반응은 결국 전형적으로 높은 온도에서 가속화된다. 따라서 에너지 소비와 지출 그리고 열 생산이나 손실은 모두 상호 연결되어 있다. 이 절에서는 다른 환경 조건에서 열 획득이나 손실에 의해 정상적인 항상성 범위 내에서 체온이 유지되는, **체온 조절**(thermoregulation)의 과정을 논의한다.

사람은 **내온동물**(endotherm)인데, 몸을 따뜻하게 하기 위해 햇빛에너지에 의존하지 않고 스스로 체내에서 열을 발생시킬 수 있음을 의미한다. 더욱이 사람은 주위 온도가 크게 변동함에도 불구하고 체온을 매우 좁은 범위 내로 유지하므로 **항온동물**(homeotherm)이라고도 한다. 비교적 안정적인 체온은 외부의 온도와 함께 체내의 생화학 반응이 변동되지 않도록 한다. 그러나 체온의 큰 상승은 신경계의 오작동과 단백질 변성을 일으키기 때문에, 따뜻한 체온(건강한 사람은 약 37℃)을 유지하기 위한 정교한 조절 기전이 필요하다. 체온이 41℃까지 올라가면 일부 사람은 경련을 겪게 되고, 43℃는 생명 유지의 한계 온도로 여겨진다.

사람의 정상 체온에 대한 몇 가지 중요한 일반화는 처음부터 강조되어야 한다.

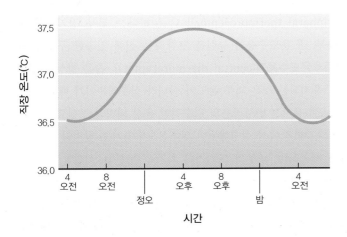

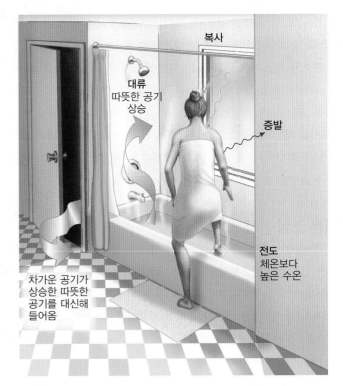

그림 16.17 일반적인 사람에서 보이는 심부(직장에서 측정) 체온의 일주기성 변화. 이 그림은 운동과 식사로 인한 매일의 사소한 온도 변동은 고려하지 않았다. y축의 절댓값이 모든 사람을 대표하는 것도 아니다. 출처: Scales, W. E., Vander, A. J., Brown, M. B., and Kluger, J. J., Human circadian rhythms in temperature, trace metals, and blood variables, *American Journal of Physiology, vol.* 65, 1988.

그림 16.18 열 전달 기전.

- 일반적으로 인체의 내부 온도[**심부체온**(core body temperature)으로도 알려짐] 추정치로 사용되는 직장(항문) 온도보다 구강 온도는 평균 약 0.5℃가 낮다. 그러므로 신체의 모든 부위가 같은 온도인 것은 아니다.
- 내부 온도는 일정하지 않다. 크게 변화하는 것은 아니지만, 활동 패턴과 외부 온도의 변화에 반응해 약간씩 변화한다. 더욱이 약 1℃ 정도의 특징적인 일주기성 변동이 있으며(**그림 16.17**), 밤에 체온이 가장 낮고 낮에 가장 높다.
- 여성에서 추가적인 변화는 호르몬인 프로게스테론의 영향으로 인해 월경주기의 후반기에 체온이 더 높아진다.

온도 조절은 일반적인 균형 방법으로 연구할 수 있다. 신체가 얻거나 잃는 총열량(환경으로부터 얻고 체내에서 생성된)은 열 획득과 열 손실의 순 차이에 의해 결정된다. 안정적인 체온을 유지한다는 것은 안정된 상태에서 열 획득과 열 손실이 똑같아야 한다는 것을 의미한다.

열 손실 또는 획득의 기전

체표면은 복사, 전도, 대류, 물의 증발로 외부 환경에 열을 빼앗긴다(**그림 16.18**). 그러나 이러한 각각의 과정을 정의하기 전에 복사, 전도, 대류는 특정한 상황에서 열 손실 대신 열 획득으로 이어질 수 있다는 점을 강조해야만 한다.

복사(radiation)는 모든 물체의 표면에서 열을 전자기파의 형태로 지속적으로 발산하는 과정이다. 열 발산 속도는 복사 표면의 온도에 의해 결정된다는 것이 물리학의 원리이다. 결과적으로, 만

약 체표면이 주위 환경의 다양한 표면보다 따뜻하면 신체로부터 열이 순 손실되며, 그 속도는 표면 간의 온도 차이에 의해 직접적으로 결정된다. 반대로, 신체는 태양에 의해 복사되는 전자기 에너지를 흡수함으로써 열을 얻는다.

전도(conduction)는 인접한 분자들이 서로 충돌하는 동안에 열에너지가 전달됨에 따라 열을 잃거나 얻는 것이다. 본질적으로, 열은 한 분자에서 다른 분자로 전도된다. 체표면은 공기나 물을 포함하는 더 차갑거나 더 따뜻한 물질과의 직접적인 접촉을 통해 전도함으로써 열을 잃거나 얻는다. 그러나 모든 물질이 열을 균등하게 전도하는 것은 아니다. 물은 공기보다 더 좋은 열전도체이다. 그러므로 비슷한 온도에서 공기보다는 물속에 있을 때 신체의 열 손실이 더 많다.

대류(convection)는 전도성 열 손실이나 열 획득이 몸 옆의 공기나 물의 움직임에 의해 도움을 받는 과정이다. 예를 들면 몸 옆에 있는 공기는 전도로 데워진다. 따뜻한 공기는 차가운 공기보다 밀도가 낮아, 차가운 공기는 가라앉고 가열된 공기를 상승하게 한다. 이것은 방금 몸에서 빠져나온 열을 빼앗아 간다. 멀어지는 공기는 더 차가운 공기로 대체되고, 차례차례 동일한 패턴이 뒤따른다. 따뜻한 공기는 밀도가 낮아서 상승하기 때문에 대류는 항상 발생하지만, 바람이나 선풍기 같은 외부 힘에 의해 크게 촉진될 수 있다. 결과적으로, 대류는 계속 차가운 공기를 공급함으로

써 전도성 열 교환을 돕는다. 그러므로 이 장의 나머지 부분에서 전도라는 용어는 또한 대류를 내포하게 될 것이다.

피부와 호흡기를 덮고 있는 막에서 수분의 **증발**(evaporation)이 체열 손실을 유발하는 또 다른 주요 과정이다. 600 kcal/L의 매우 많은 양의 에너지가 물을 액체 상태에서 기체 상태로 변환하는 데 필요하다. 그 결과, 체표면에서 수분이 증발할 때마다 이 과정을 추진하는 데 필요한 열이 체표면으로부터 전도되기 때문에 체표면이 식는다.

체온 조절 반사

제1장에서 설명한 바와 같이 온도 조절은 항상성 조절 시스템의 전형적인 예를 제공한다(그림 1.9 참조). 대사율 변화(운동이 가장 강력한 영향을 줌)나 공기 온도와 같은 외부 환경의 변화로 열 생산(획득)과 열 손실 사이의 균형이 지속적으로 방해를 받는다. 그 결과로 나타나는 체온의 변화는 온도수용기에 의해 감지된다(제7장 참조). 이 수용기는 열 생산 및/또는 열 손실이 수정되고 체온이 정상으로 회복되도록 다양한 효과기의 출력을 변화시키는 반사를 시작하게 한다.

그림 16.19에 이러한 반사작용의 구성요소들을 요약했다. 온도수용기는 두 곳에 있는데, 하나는 피부에 있고[**말초온도수용기**

(peripheral thermoreceptor)] 다른 하나는 복부 장기들과 시상하부 내 온도수용기 뉴런을 포함하는 신체 깊숙한 구조에 있다[**중추온도수용기**(central thermoreceptor)]. 좁은 항상성 범위 내로 유지되는 것은 피부 온도가 아니라 심부체온이기 때문에, 중추온도수용기는 반사작용의 필수적인 음성 되먹임 구성요소를 제공한다. 제1장에서 설명했듯이 말초온도수용기는 앞먹임 조절 정보를 제공하며, 피부의 뜨겁거나 차가운 부분을 식별할 수 있는 능력을 설명해 준다.

시상하부는 반사의 주요 전체 통합자 역할을 하지만, 다른 뇌 중추들도 반사작용의 특정 구성요소를 일부 조절한다. 시상하부와 다른 뇌 부위로부터 효과기로의 출력은 (2) 땀샘, 피부의 소동맥, 부신수질에 작용하는 교감신경과 (2) 골격근에 작용하는 운동 뉴런을 통해 이루어진다.

열 생산의 조절

근육 활동의 변화는 체온 조절을 위한 열 생산의 주요 조절을 구성한다. 심부체온의 감소에 대한 반응에서 첫 번째 근육 변화는 골격근의 수축이 점진적이고 전반적으로 증가하는 것이다. 이는 빠른 속도로 일어나는 진동의 리드미컬한 근육 수축과 이완으로 구성된 떨림을 유도할 수 있다. 몸을 떠는 동안에는 골격근으로

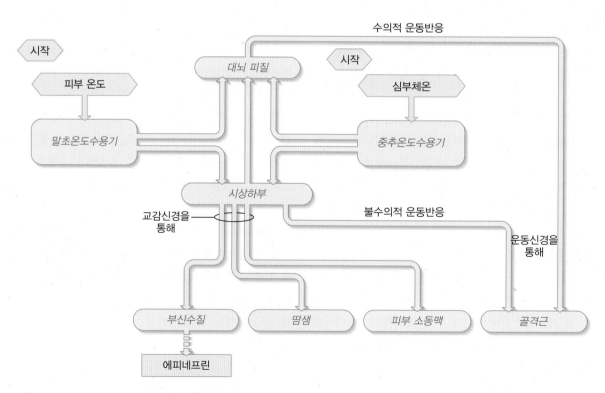

그림 16.19 말초온도수용기와 중추온도수용기에서 시작하는 온도 조절 기전의 요약. 부신수질에서 나온 점선 화살표는 이 호르몬 경로가 성인에서는 비교적 중요하지 않다는 것을 나타낸다. 실선 화살표는 신경 경로를 나타낸다. 시상하부는 하행경로를 통해 교감신경에 영향을 미친다.

가는 원심성 운동신경이 시상하부의 일차적 통제하에 있는 하행 경로에 의해 영향을 받는다. 떨림으로 수행되는 외적인 일은 거의 없기 때문에, 대사 기구에 의해 방출되는 에너지의 대부분은 **떨림 열 발생**(shivering thermogenesis)이라고 알려진 과정인 내부의 열로서 나타난다. 사람들은 또한 근육을 써서 열을 내기 위해 발을 동동 구르고 손을 문지르는 것과 같은 자발적인 열 생산 활동을 하기도 한다.

이와 반대되는 근육 반응이 열에 반응해서 일어난다. 기저 근육 수축은 반사적으로 감소하고, 자발적인 움직임 역시 줄어든다. 그러나 이와 같이 열 생산을 감소시키려는 시도는 제한적인데, 왜냐하면 기저 근육 수축은 원래 상당히 낮은 편이며, 열에 의해 생성된 심부체온의 상승이 **직접적으로** 세포에 작용해 대사율을 올리기 때문이다. 다시 말해 세포 온도의 상승은 세포의 모든 화학 반응이 일어나는 속도를 직접적으로 가속화한다. 이는 용해된 분자들의 열운동이 증가하면서 분자들이 서로 접촉할 가능성이 더 높아지기 때문이다. 그 결과 ATP는 세포에서 일어나는 많은 화학 반응에 참여하기 때문에 더 높은 속도로 소비된다. 이는 결국 세포의 에너지 저장으로부터 ATP 생산을 보상적으로 증가시키는데, 또한 대사의 부산물로서 열을 발생시킨다. 따라서 세포 온도가 상승하는 것 자체가 대사를 증가시킴으로써 추가적인 열 생산을 가져온다.

근육 수축만이 온도 조절 반사에서 조절되는 유일한 과정은 아니다. 많은 실험용 포유류에서 만성적인 추위 노출은 근육 활동이 증가해 나타난 결과가 아닌 대사율의 증가를 유도(그 때문에 열 생산)하는데, 이를 **비떨림 열 발생**(nonshivering thermogenesis)이라고 한다. 그 원인은 갈색지방 또는 **갈색지방조직**(brown adipose tissue)이라고 하는 특별한 형태의 지방조직 활동 증가를 포함한다. 갈색지방조직은 갑상샘호르몬, 에피네프린, 교감신경계의 자극을 받는다. 갈색지방조직 내에는 다량의 탈공역 단백질(uncoupling protein)이 들어 있다. 탈공역 단백질은 산화와 인산화를 분리하고(제3장 참조), 사실상 대사를 덜 효율적으로 만든다(ATP가 덜 생성됨). 이러한 비효율적인 대사의 주요 생성물은 열이며, 이 열은 체온을 유지하는 데 기여한다. 갈색지방조직은 유아에게 존재한다(성인에게도 약간 존재). 그러므로 비떨림 열 발생은 떨림 기전이 아직 충분히 발달하지 않은 유아에게서 일어난다.

복사 및 전도에 의한 열 손실 조절

신체는 체온 조절을 위해 중심부 부분을 피부와 피하 조직으로 이루어진 외피가 둘러싸고 있는 것으로 생각할 수 있다. 신체 중심부 부분의 온도는 약 37℃로 조절되지만, 피부 바깥층의 온도는 상당히 변화한다.

만일 피부와 피부밑에 있는 조직이 완벽한 단열재라고 한다면, 신체 중심부에서의 열 손실은 최소한으로 될 것이다. 피부 바깥 표면의 온도가 외부 온도와 동일하면, 순 전도는 0이 될 것이다. 그러나 피부는 완벽한 단열재가 아니므로, 일반적으로 피부 바깥층의 온도는 외부 온도와 신체 중심부 부분의 온도 사이의 중간쯤이 된다. 피부는 단열재로 작용하는 대신에 열 교환의 조절자로서 기능한다. 이런 능력과 관련해 그것의 효과는 혈류의 변화에 의한 생리적 통제를 받는다. 신체 중심부로부터 피부 쪽으로 혈액이 더 많이 올수록 피부의 온도는 신체 중심부 부분의 온도에 더 근접해진다. 사실상 혈관은 피부 표면 쪽으로 열을 이동시켜서 외부 환경으로 빼앗기게 한다. 이들 혈관은 주로 추위에 반응해서 반사적으로 자극되고 열에 반응해서 억제되는 혈관수축 교감신경에 의해 조절된다. 또한 피부에 작용하는 교감신경 뉴런집단은 신경전달물질을 분비해 적극적인 혈관확장을 일으킨다. 피부의 특정 부위는 다른 부위보다 이러한 혈관운동 반응이 훨씬 더 활발하므로 피부 온도는 위치에 따라 다양하게 나타난다.

마지막으로 복사와 전도에 의한 열 손실을 변경하는 세 가지 **행동** 기전은 체표면적을 변화시키는 것, 옷을 바꿔 입는 것, 주위 환경의 선택이다. 몸을 공처럼 동그랗게 말고, 어깨를 움츠리고, 추위에 반응하는 비슷한 동작은 외부 환경에 노출되는 체표면적을 줄이는 것이며, 그렇게 함으로써 복사와 전도에 의한 열 손실을 줄인다. 또한 인간에게 의복은 온도를 조절해 주는 중요한 구성 요소이고, 새의 깃털과 다른 포유류의 털이 가진 단열 효과를 대신해 준다. 옷의 겉면은 실제 인체 표면의 '외부'를 형성한다. 피부는 피부와 옷 사이에 갇혀 있는 공기로 직접 열을 빼앗기는데, 옷은 결국 내부 공기층으로부터 이 열을 받아들인 후 외부 환경으로 이동시킨다. 옷의 보온력은 주로 가두어진 공기층의 두께에 의해 결정된다. 열 손실을 변경시키는 세 번째 익숙한 행동 기전은 예를 들면 그늘에서 햇빛 속으로 이동하는 것과 같이 더 따뜻하거나 시원한 환경을 찾는 것이다.

증발에 의한 열 손실 조절

땀이 나지 않더라도 피부를 통해 확산해 수분 손실이 있으며, 피부는 완벽한 방수가 되지 않는다. 이와 비슷한 양의 수분 손실은 호기(날숨) 중에 호흡기 내벽에서 발생한다. 이러한 두 가지 수분 손실을 **불감성 수분 손실**(insensible water loss)이라고 하며, 사람은 약 600 mL/일의 양을 잃는다. 이 수분의 일부 증발은 전체 열 손실의 상당한 비율을 차지한다. 이러한 수동적인 수분 손실과는 대조적으로, 발한은 **땀샘**(sweat gland)에 의한 체액의 능동적인 분비와 그것을 피부 표면으로 운반하는 도관으로의 분출이 필요하다.

땀 생산은 땀샘에 작용하는 교감신경에 의해 자극된다. 땀은 NaCl을 주요 용질로 함유하는 희석액이다. 시간당 4L 이상의 발한율이 보고되었다. 4L의 수분 증발은 신체에서 거의 2,400 kcal의 열을 제거하게 될 것이다.

냉각효과를 내기 위해서는 땀이 증발해야만 한다. 증발률을 결정하는 가장 중요한 요인은 공기 중의 수증기 농도, 즉 상대습도이다. 습한 날에 겪는 불쾌감은 증발이 안 되기 때문이다. 땀샘에서는 계속 분비되지만, 땀이 피부에 남아 있거나 뚝뚝 흘러내린다.

효과기 기전의 통합

열 손실을 변경함으로써 피부 혈류량의 변화만으로 **온열 중성대** (thermoneutral zone)로 알려진 다양한 외부 온도 범위에 걸쳐서 체온을 조절할 수 있다. 사람은 알몸일 때 온열 중성대가 약 25~30℃이다. 이보다 더 낮은 온도에서는 피부 혈관이 최대로 수축하더라도 열 손실이 열 획득을 초과하는 것을 막지 못하며, 신체는 체온을 유지하기 위해 열 생산을 더 늘려야만 한다. 온열 중성대보다 더 높은 외부 온도에서는 최대 혈관확장으로도 열이 생성되는 만큼 빠르게 열을 제거할 수 없으므로, 또 다른 열 손실 기전(발한)이 강하게 작용하게 된다. 체온보다 외부 온도가 더 높을 때, 실제로 열은 복사와 전도에 의해서 몸에 더해진다. 그러한 상황에서는 증발만이 유일한 열 손실 기전이다. 사람이 그러한 온도를 견딜 수 있는 능력은 습도와 그 사람의 최대 발한 속도에 의해 결정된다. 예를 들어 공기가 완전히 건조할 때는 수분이 많은 사람이 130℃의 외부 온도를 20분 혹은 그 이상까지도 견딜 수 있는 반면에, 매우 습한 공기는 46℃도 단 몇 분밖에 견디지 못한다.

온도 순응

땀의 시작, 양, 조성의 변화가 만성적인 높은 온도에 적응할 수 있는 능력을 결정한다. 더운 환경에 새로 온 사람은 일을 할 수 있는 능력이 부족하다. 체온이 올라가고, 극심한 쇠약함이 생길 수 있다. 며칠이 지나고 나면, 훨씬 적은 체온 상승과 함께 작업허용한계가 대폭 개선되며, 그 사람은 열에 순응했다고 한다. 땀이 더 빨리 나기 시작하고 땀 분비량이 훨씬 더 많아지기 때문에 체온이 그만큼 올라가지 않는다.

땀의 성분 조성에도 중요한 변화가 있는데, 즉 땀의 이온농도가 현저히 감소한다. 땀을 통해 몸에서 Na^+이 손실되는 것을 최소화하는 이러한 적응은 부신피질호르몬인 알도스테론의 분비가 증가하기 때문이다. 땀샘분비세포는 혈장과 유사한 Na^+ 농도를 가

진 용액을 생산하지만, 땀샘관을 따라 피부 표면 쪽으로 흐르면서 Na^+ 이온 일부가 혈액으로 다시 흡수된다. 알도스테론은 신장 세뇨관에서의 Na^+ 재흡수 촉진과 동일한 방법으로 이와 같은 흡수를 자극한다.

추위에의 순응은 열 순응에 비해 훨씬 덜 연구되었는데, 그 이유는 사람들이 추위에 순응할 만큼 충분히 오랫동안 전신을 추위 스트레스에 노출하기 어렵기 때문이다. 게다가 추운 기후에 사는 사람들은 일반적으로 매우 따뜻한 옷을 입어서 추위에 대한 순응이 반드시 발달하지는 않았을 것이다.

16.7 발열과 고체온

발열(fever)은 시상하부에 있는 '온도조절장치'의 재설정으로 인해 심부체온이 상승하는 것이다. 열이 나는 사람은 더위나 추위에 반응해 여전히 체온을 조절하지만, 더 높은 설정점에서 조절한다. 발열의 가장 흔한 원인은 감염이지만, 신체적 외상과 조직 손상 또한 발열을 유발할 수 있다.

감염 중 발열은 보통 점진적으로 되지만, 오한의 형태로 빠르게 발생할 때는 열이 가장 현저하게 올라간다. 이런 경우에 시상하부 온도조절장치의 온도 설정이 급격히 올라간다. 이 때문에 실제 체온은 정상일 수 있지만 사람은 추위를 느끼게 된다. 그 결과 혈관수축과 몸의 떨림 같은 체온을 올리기 위한 전형적인 행동들을 하게 된다. 또한 몸을 웅크리고 담요를 덮을 수도 있다. 이렇게 복합적으로 열 손실은 줄이고 열 생산은 증가시키면서 체온을 새로운 설정점까지 올려서 안정시킨다. 온도조절장치가 정상으로 재설정되고 열이 '제동'될 때까지 이 새로운 값으로 계속 조절될 것이다. 그런 다음 사람은 덥다고 느끼게 되어 덮은 것을 벗어 던지고, 엄청난 혈관확장과 발한을 보이게 된다.

온도조절장치 재설정의 근거는 무엇인가? **내인성 발열물질** (endogenous pyrogen, EP)이라고 총칭되는 화학전달자는 감염이나 열 발생 자극이 있을 때 대식세포(다른 세포 유형도 마찬가지로)에서 방출된다. 그다음 단계는 EP 분비를 유도하는 정확한 자극에 따라 다양하게 달라진다. **그림 16.20**에서 볼 수 있듯이, 경우에 따라서는 EP가 혈액을 순환하다가 시상하부(혹은 뇌의 다른 부위)에 있는 온도수용기에 작용해 통합 중추로 들어가는 입력을 변경시킨다. 다른 경우에는 EP가 간에서 대식세포-유사세포에 의해 생성되어 그곳의 신경수용기를 자극함으로써 시상하부의 온도수용기로 전달되는 구심성 신경 입력을 발생시킬 수도 있다. 두 가지 경우 모두 재설정의 직접적인 원인은 시상하부 내에서 프로스

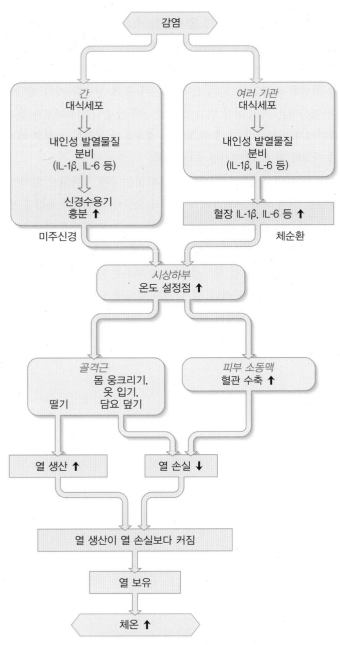

그림 16.20 감염이 발열을 일으키는 경로(IL-1β = 인터루킨 1-베타, IL-6 = 인터루킨 6). 효과기의 반응은 감염 중에 체온을 상승시키는 역할을 한다.

타글란딘의 국소적 합성과 방출이다. **아스피린**(aspirin)은 이러한 프로스타글란딘의 합성을 저해함으로써 열을 낮춰준다.

EP라는 용어는 화학전달자의 정체가 알려지지 않았을 때 만들어졌다. 인터루킨 1-베타(IL-1β), 인터루킨 6(IL-6), 종양괴사인자-알파(TNFα) 이렇게 최소 세 가지 단백질이 현재 EP로서 기능하는 것으로 알려졌다. 이들 단백질은 체온에 미치는 영향 외에도 감염에 대한 저항력을 강화하고 손상된 조직의 치유를 촉진하는 다른 많은 효과가 있다(제18장에서 설명함).

감염의 일관된 특징인 발열이 어떤 중요한 보호기능을 할 것으로 예상할 수 있다. 대다수 증거가 이것이 사실임을 시사한다. 예를 들면 체온의 상승은 병원체와 싸우는 백혈구의 증식 및 활동을 포함해 감염에 대한 신체의 방어 반응을 크게 자극한다. 발열이 유익한 반응일 가능성은, 감염되었을 때 발열을 억제하는 아스피린과 기타 약물을 사용하는 것에 대한 중요한 의문을 불러일으킨다. 이러한 의문은 평소의 가벼운 발열에 적용됨을 강조해야만 한다. 심한 고열은 특히 중추신경계에 해로울 수 있으며, 약물이나 기타 치료법을 통해 적극적으로 대처해야 한다는 것은 의문의 여지가 없다.

그렇다면 발열은 온도 설정점의 상승으로 인한 체온의 증가이다. 체온이 어떤 다른 이유로 온도 설정점의 변화 없이 좁은 범위의 정상적인 온도 이상으로 올라가는 현상을 **고체온**(hyperthermia)이라고 한다. 일반적인 사람들에서 고체온을 유발하는 가장 흔한 원인은 운동이다. 운동 시 설정점 이상으로 체온이 오르는 것은 근육에 의해 발생하는 내부 열 때문이다.

그림 16.21에서 볼 수 있듯이, 운동 초기 단계에서 열 생산이 즉각적으로 증가해 열 손실을 초과하고, 체내 열 저장과 심부체온의 상승을 유발한다. 이러한 심부체온의 상승은 중추 온도수용기를 통한 반사작용을 유발해 열 손실을 증가시킨다. 피부의 혈류와 발한이 늘어남에 따라 열 생산과 손실의 차이가 줄어들기 시작하지만 없어지지는 않는다. 그러므로 심부 온도는 계속 상승한다. 궁극적으로, 심부 온도는 열 손실이 다시 열 생산과 같아지는 정도의 비율로 열 손실 반사를 (중추 온도수용기를 통해) 유도할 수 있을 만큼 충분히 높아진다. 이 지점에서 심부 온도는 계속되는 운동에

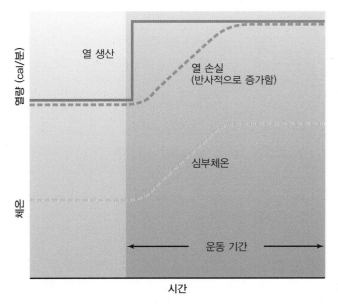

그림 16.21 운동 중 온도 변화. 열 손실은 반사적으로 증가한다. 열 손실이 또 다시 열 생산과 같아질 때 심부체온이 안정화된다.

도 불구하고 이 상승한 값에서 안정화된다. 어떤 상황에서는 고체온으로 생명의 위협을 받을 수도 있다.

열 탈진(heat exhaustion)은 발한과 피부혈관의 극심한 확장에 이어 수반되는, 혈장 부피의 감소에 따른 저혈압 때문에 종종 실신하게 되는 붕괴된 상태를 말한다. 평균 동맥압, 심박출량, 총 말초저항 사이의 관계는 $MAP = CO \times TPR$ 식에 따라 연관되어 있다는 제12장의 내용을 상기하라. 따라서 심박출량의 감소(혈장 부피의 감소로 인해)와 말초저항의 감소(혈관확장으로 인해)는 모두 저혈압의 원인이 된다. 열 탈진은 열 손실 기전 활동의 직접적인 결과로 발생한다. 이러한 기전은 매우 활발하게 작동하기 때문에 체온은 겨우 조금만 상승한다. 어떤 의미에서 열 탈진은 열 손실 기전이 너무 과하게 될 때 더운 환경에서 강제로 일을 중단시킴으로써 훨씬 더 심각한 열사병 상태를 유발할 수 있는 체온의 더 큰 상승을 막아주는 안전장치이다.

열 탈진과는 대조적으로 **열사병**(heatstroke)은 열 조절 시스템이 완전히 고장 나서 체온이 계속 상승하는 것을 의미한다. 열사병은 쓰러짐, 망상, 발작, 장기간의 무의식 등을 특징으로 하는 극히 위험한 상황인데, 이는 모두 체온이 크게 상승한 것이 원인이다. 열사병은 거의 항상 덥고 습한 환경에 노출되거나 과로한 것과 관련해서 발생한다. 대개 열 탈진이 오랫동안 치료되지 않고 마지막 단계에 왔을 때 열사병이 발생한다.

무엇이 열사병으로의 전환을 유발하는지는 명확하지 않지만, 탈수로 인한 뇌의 순환장애가 하나의 요인이다. 하지만 놀라운 발견은, 체온이 급속도로 올라감에도 불구하고 열사병에 걸린 사람은 결국 발한을 멈춘다는 것이다. 열사병은 체온 상승이 직접 대사를 자극하는, 즉 열 생산을 자극해 체온을 더 상승시키는 유해한 양성 되먹임 상황이다. 열 탈진과 열사병 모두를 치료하는 방법은 외부 냉각과 체액의 교체, 활동의 중단이다.

해답은 책 뒷부분에 있다.

1. 다음 중 잘못된 것은 무엇인가?
   a. 지방산은 간에서 포도당 합성에 사용될 수 있다.
   b. 포도당은 지방세포에서 지방산 합성에 사용될 수 있다.
   c. 특정 아미노산은 간에서 포도당 합성에 사용될 수 있다.
   d. 트리글리세리드는 위장관에서 유미입자 형태로 흡수된다.
   e. 흡수 상태는 섭취된 영양소가 위장관에서 혈액으로 유입되는 것이 특징이다.

2. 공복 상태 중에, 에피네프린이 _____함으로써 지방조직 트리글리세리드의 분해를 자극한다.
   a. 지방단백질 분해효소를 억제
   b. 호르몬 민감성 라이페이스를 자극
   c. 글리코겐 생산을 증가
   d. 호르몬 민감성 라이페이스를 억제
   e. 지방조직의 케톤체 생성 증가를 촉진

3. 다음 중 장시간의 격렬한 운동과 관련해 사실인 것은 무엇인가?
   a. 혈장 글루카곤 농도가 증가하게 된다.
   b. 혈장 인슐린 농도가 증가하게 된다.
   c. 혈장 포도당 농도는 변하지 않는다.
   d. 골격근의 포도당 흡수가 억제된다.
   e. 코르티솔과 성장호르몬의 혈장 농도가 모두 감소한다.

4. 치료되지 않은 1형 당뇨병의 특징은 무엇인가?
   a. 인슐린에 대한 지방세포와 골격근세포의 민감도가 감소한다.
   b. 혈장 인슐린 농도가 정상보다 높아진다.
   c. 소변 생산량의 증가로 인해 체액을 손실한다.
   d. 나이에 따른 발병(성인에서만 발생함)
   e. 비만

5. 다음 중 인슐린의 기능이 아닌 것은 무엇인가?
   a. 세포막을 가로질러 아미노산을 수송하는 것을 촉진한다.
   b. 간의 포도당 방출을 억제한다.
   c. 글루카곤 분비를 억제한다.
   d. 지방세포에서의 지방분해를 촉진한다.
   e. 골격근에서 글리코겐 합성효소를 촉진한다.

6. 갑상샘호르몬의 칼로리 발생 효과란 무엇인가?
   a. 갑상샘호르몬이 신체의 산소소비량을 증가시키는 능력이다.
   b. 체온 유지를 돕는 것이다.
   c. 왜 갑상샘기능항진이 종종 비타민 결핍 증상과 연관되는지 설명하는 데 도움이 된다.
   d. 기초대사율의 가장 중요한 결정 요인이다.
   e. 위의 모든 것이 사실이다.

7. 다음 열 교환 기전 중에서 국소적인 공기 흐름 때문에 발생하는 것은 무엇인가?
   a. 복사   c. 전도
   b. 대류   d. 증발

참 또는 거짓

8. 비떨림 열 발생은 온열중성대 밖에서 일어난다.

9. 피부 온도와 심부체온은 모두 항온동물에서 일정하게 유지된다.

10. 식욕과 배고픔을 렙틴은 억제하고, 그렐린은 촉진한다.

11. 활발하게 수축하는 골격근은 휴식 시보다 더 많은 인슐린이 필요하다.

12. 체질량지수는 미터 단위의 키를 킬로그램 단위의 체중으로 나누어 계산한다.

13. 전도에서는 열이 온도가 더 높은 표면에서 낮은 표면으로 이동한다.

14. 피부 혈관은 심부체온의 상승에 반응해 수축한다.

15. 증발 냉각은 건조한 날씨에 가장 효과적이다.

CHAPTER 17 생식

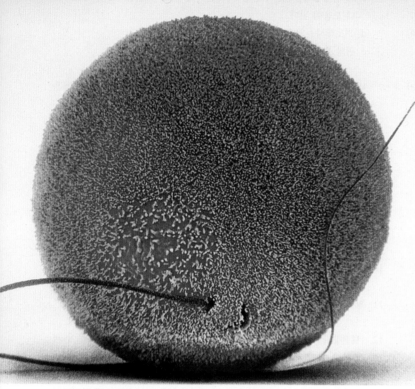

난자 표면을 침투하는 정자 세포의 주사전자현미경 사진. David M. Phillips/Science Source

생식은 생물 종이 자신을 영속시키는 과정이다. 이 책에서 배운 대부분의 생리학적 과정과는 달리, 생식은 개인의 생존에는 필요하지 않은 몇 가지 요소 중 하나지만 정상적인 생식 기능은 건강한 자손의 생산과 종의 생존에 필수적이다. 생식 및 부모 염색체의 합병은 변화하는 환경에 적응하는 데 필요한 개체의 생물학적 변이를 제공한다.

생식은 남성 생식세포(정자)와 여성 생식세포(난자)가 발달하고 자라며 결합해 새로운 생명체에서 새롭고 고유한 유전자 조합을 생산하는 과정을 포함한다. 이 새로운 개체인 접합체는 모체 자궁 내에서 배아(embryo)로, 그리고 이어서 태아(fetus)로 발전한다. 생식세포(배우자)는 생식샘인 남성의 고환과 여성의 난소에서 생성된다. 생식에는 또한 태아가 태어나는 과정도 포함된다. 일생의 과정 동안 생식 기능에는 성적 성숙(사춘기)뿐만 아니라 여성의 임신과 수유도 포함된다.

생식샘은 자손이 남성 또는 여성의 표현형으로 발전하는 데 영향을 미치는 호르몬을 생산한다. 생식샘 호르몬은 시상하부와 뇌하수체전엽에서 분비되는 호르몬에 의해 조절되고 영향을 받는다. 이러한 호르몬은 신경계와 함께 월경주기를 비롯한 여성 생식 순환 활동을 조절하고 대부분의 생리적 기능은 다수의 조절계에 의해 조절되며, 종종 서로 길항적으로 작동한다는 생리학의 일반 원리에 대한 놀라운 예를 제공한다. 생식세포 성숙의 과정은 생식샘, 뇌하수체전엽과 뇌 사이의 소통과 되먹임을 필요로 하며 생리학의 두 가지 원리, 즉 '세포, 조직, 기관 사이의 정보 흐름은 항상성의 필수적인 특징이며, 생리학 과정의 통합을 허용한다'는 것과 '기관계의 기능은 서로 조정된다'는 것을 설명한다. ■

배우자 형성, 성의 결정, 성의 분화, 생식내분비학의 일반 원리

17.1 총론과 배우자 형성

1차 생식기관은 **생식샘**(gonad)이라고 한다. 남성의 경우 **고환**(testes, 단수는 testis)이라 하고, 여성은 **난소**(ovaries, 단수는 ovary)라 한다. 양성 모두에서 생식샘은 두 가지 기능을 제공한다. 첫째, **배우자 형성**(gametogenesis)은 생식세포인 **배우자**(gamete)를 생성하는 것이다. 배우자는 남성에서는 **정자**(spermatozoa, 단수는 spermatozoan이고, 줄여서 sperm)를, 여성에서는 **난자**(ova, 단수는 ovum)를 말한다. 둘째, 생식샘은 **성호르몬**(sex hormone) 또는 **생식샘 스테로이드**(gonadal steroid)라고 하는 스테로이드 호르몬을 분비한다. 중요한 성호르몬은 **안드로겐**[androgen, **테스토스테론**(testosterone)과 **디히드로테스토스테론**(dihydrotestosterone, DHT) 포함]과 **에스트로겐**[estrogen, 주로 **에스트라디올**(estradiol)], **프로게스테론**(progesterone)이다. 남녀 모두 이 호르몬들이 있지만 안드로겐은 남성에서 우세하며 에스트로겐과 프로게스테론은 여성에서 우세하다.

배우자 형성

배우자 형성의 과정은 **그림 17.1**에 묘사되어 있다. 배우자 형성의 시점에서 보면 형성되고 있는 배우자는 **생식세포**(germ cell)라고 한다. 배우자 형성의 첫 단계는 유사분열에 의한 원시(분화되지 않은) 생식세포의 증식이다. 배우자 형성에 예외가 있지만, 각 인체 세포에는 23쌍의 염색체, 전체 46개 염색체가 있어서 DNA가 포함된다. 쌍을 이룬 염색체는 같은 모습으로 보이지만 각각의 부모에게 한쪽씩 받은 것이다. **유사분열**(mitosis)에서는 46개 염색체가 세포분열 과정으로 복제된 다음 2개의 새로운 세포로 나뉘는데 이를 딸세포라고 한다. 2개의 각 딸세포는 모두 46개 염색체를 가진 세포로서 원래의 세포와 같은 모습이며, 유사분열 과정 동안 동일한 유전정보를 받는 것이다.

이와 같이 원시 생식세포 각각은 46개의 염색체를 가지며, 유사분열을 통해 다음의 생식세포로 46개 염색체를 제공한다. 생식세포의 유사분열 시기는 여성과 남성에 따라 크게 차이가 난다. 남성에서는 배아기 고환에서 약간의 유사분열이 일어나 출생 때 **제1정모세포**(primary spermatocyte)를 형성하지만, 실제적인 유사분열은 사춘기 초기에 시작하고 평생 계속된다. 여성에서 생식세포의 유사분열은 난소에서 주로 태아기 발달 동안에 일어나 **제1난모세포**(primary oocyte)를 형성한다.

배우자 형성의 두 번째 단계는 **감수분열**(meiosis)로서 46개 염색체를 가진 생식세포에서 23개 염색체만을 가진 배우자를 만드는 과정이며, 각 상동염색체 짝으로부터 1개의 염색체가 선택된다. 감수분열은 연속적으로 두 번 세포분열이 일어나는 과정이며(그림 17.1 참조), 제1감수분열은 유사분열과 같다. 유사분열과 동일한 중기를 지나면서 염색체의 DNA는 복제된다. 그러므로 DNA 복제 후에 중간기 세포는 46개 염색체를 가지고 있는데, 2개의 동일한 DNA 가닥이고, 이를 자매염색분체(sister chromatid)라 하며, 이는 동원체(centromere)에 의해 서로 연결되어 있다.

처음 감수분열이 시작되면 상동염색체는 각각 2개의 자매염색분체로 나뉘고, 서로 나란히 위치한다. 그 결과 **2가**(bivalent) 염색체라고 하는 23쌍의 상동염색체가 형성된다. 자매염색분체는 굵어지고 막대 모양의 염색체로 되며 점차 잘 보이게 된다. 이어서 각각의 상응하는 짝 내에서 상동염색체의 대응하는 조각이 나란히 배열된다. 이것이 2개의 비자매염색분체가 서로 나뉘고 교환하는 과정을 거치도록 하는데, 이를 **교차**(crossing-over)라고 한다(그림 17.1 참조). 이와 같은 교차에 의해 상동염색체에 유전자의 재조합이 일어난다. 그 결과 두 자매염색분체는 더 이상 동일하지 않다. 재조합은 유전의 다양성을 만드는 유성생식의 가장 중요한 특징 중 하나이다.

염색체 교차가 일어난 후, 상동염색체가 세포의 중심에 한 줄

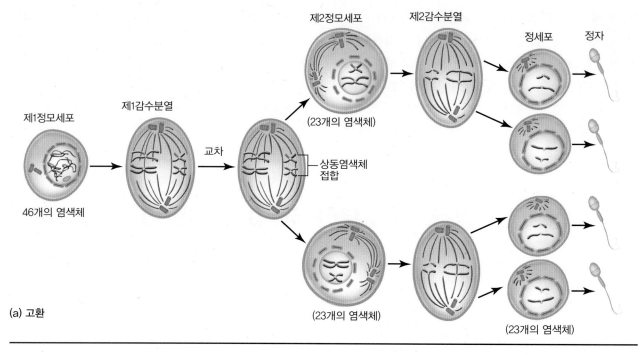

(a) 고환

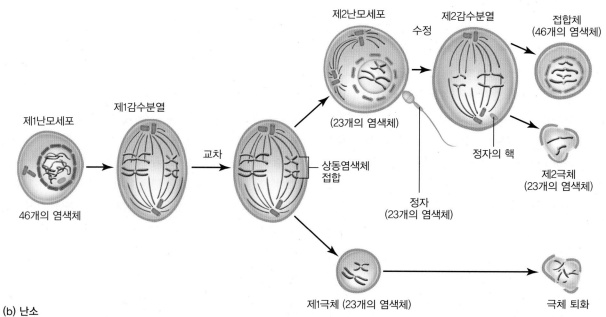

(b) 난소

그림 17.1 (a) 고환과 (b) 난소에서 배우자 형성. 인간의 정상적인 46개 염색체 중에서 명확하게 보여주기 위해 4개의 염색체(2세트)만 표시된다. 일반적인 개념으로 46,XY 남성 또는 46,XX 여성이다. 숫자는 각각의 체세포 핵에서의 총 염색체 수를 나타낸다. 문자는 존재하는 성염색체를 나타내며, 남성 또는 여성은 신체적 외형(표현형)이다. 부모 중 한쪽 염색체는 보라색이고, 다른 한쪽 염색체는 초록색으로 표시되었다. 세포의 크기는 난자의 발달과정에서 매우 극적으로 바뀔 수 있다.

로 나열된다. 각 쌍이 세포의 적도 면에 나열되는 것은 무작위로 이루어지기 때문에 때로는 모계의 부분이 세포의 특정 극 부위에 위치할 수 있음을 의미하고, 부계의 부분도 같은 의미를 가진다. 세포는 이어서 세포분열(제1감수분열)을 수행하는데, 어떤 특정한 쌍의 모계 염색분체는 세포분열 때 두 세포 중 한 세포로 가게 되며 부계 염색분체는 다른 세포로 가게 된다. 제1감수분열의 결과

물은 남성의 **제2정모세포**(secondary spermatocyte)와 여성의 **제2난모세포**(secondary oocyte)이다. 그림 17.1에서 여성의 경우 제1감수분열에서 생기는 2개의 세포 중 하나가 **제1극체**(first polar body)인데 이 극체는 기능이 없고 결국 분해된다. 상응하는 짝들이 서로 무작위적으로 세포의 적도면에 배치되기 때문에 23개의 모든 모계 염색분체가 한쪽 세포로, 모든 부계 염색분체는 다른

세포로 나뉘어 들어가게 될 가능성은 거의 없다. 그러므로 제1감수분열 동안 모계와 부계 염색체는 800만(2^{23})의 조합을 형성할 수 있다.

제2감수분열은 DNA의 복제가 더 이상 일어나지 않고 진행된다. 이 자매염색분체는 모계와 부계 어느 한쪽이나 양쪽 염색체에서 분리되고 떨어져 움직이며 새로운 딸세포를 형성한다. 그러므로 제2감수분열로 얻은 딸세포는 각 23개 염색체를 가진 하나의 염색분체를 포함한다. 비록 개념은 같지만 제2감수분열의 시기는 남성과 여성이 다르다. 남성에서는 사춘기 이후 **정세포**(spermatid)와 최종적으로 성숙한 정자세포(다음 절에서 자세히 설명함)의 생산과 함께 계속해서 일어난다. 여성에게 제2감수분열은 정자에 의해 제2난모세포가 수정될 때까지 발생하지 않는다. 이 결과로 난자(모계)에서 23개의 염색체를, 정자(부계)에서 23개의 염색체를 얻어 총 46개의 염색체를 포함하는 **접합체**(zygote)를 생산하게 되며, 제1극체와 마찬가지로 기능이 없고 분해될 **제2극체**(second polar body)가 생성된다.

요약하면, 배우자 형성은 딸세포를 생성하는 데 단 23개의 염색체만을 가지고 있으며 두 단계로 이루어진다. 제1감수분열은 딸세포에게 엄청난 유전적 다양성을 부여한다.

- 염색체 교차
- 2개의 딸세포를 형성하는 과정에서 모계와 부계의 염색분체 쌍의 무작위적 분포

17.2 성 결정

개체의 완전한 유전적 구성요소는 **유전자형**(genotype)으로 알려져 있다. 유전적으로 물려받은 개인의 성을 정하는 **성 결정**(sex determination)은 수정 당시에 결정된다. 성별은 **성염색체**(sex chromosome)라는 2개의 염색체에 의해서 유전적으로 결정된다. 성염색체 중 좀 더 큰 것은 **X염색체**(X chromosome)이고 작은 것은 **Y염색체**(Y chromosome)이다. 남성은 1개의 X염색체와 1개의 Y염색체를 가지고, 여성은 2개의 X염색체를 가진다. 그러므로 남성과 여성의 핵심적인 유전자형의 차이는 간단하게 1개 염색체의 차이다. 다음 절에서 배우겠지만, Y염색체의 존재는 남성의 생식샘, 즉 고환의 발달을 이끌어내며 Y염색체가 없으면 여성 생식샘인 난소가 생긴다.

난자는 X염색체만 공급할 수 있지만 정자는 감수분열 동안 반은 X염색체이고, 나머지 반은 Y염색체를 형성한다. 정자와 난자가 만날 때, 50%가 XX가 될 수 있고 50%는 XY가 될 수 있다. 흥미로운 것은 출생 시 성비는 정확히 1:1이 아니고 오히려 남성 출생의 우세 경향을 보이므로, X염색체와 Y염색체를 운반하는 정자에 기능적으로 차이가 있을 가능성이 있다.

2개의 X염색체가 있을 때, 1개만이 그 기능이 있고 기능이 없는 X염색체는 광학현미경으로도 관찰할 수 있는 **성염색질**(sex chromatin) 또는 **바소체**(Barr body)로 핵질이 진하게 형성된다. 긁어낸 구강점막이나 백혈구는 실험하기에 좋은 자료가 된다. 남성세포는 단 1개의 X염색체를 가지고 있어 성염색질이 진하게 형성되는 경우는 드물다.

더 정확한 성염색체의 구성을 측정하는 기술은 조직배양으로서 염색체를 가시화하는 **핵형**(karyotype) 분석이다. 이 기술은 XXX, XXY, XO(O는 두 번째 성염색체가 없다) 등 비정상 염색체 조합을 구분하는 데 사용된다. 이런 조합이 형성되면 성의 발달과정에서 해부 및 기능적으로 정상이 되기는 어렵다. 핵형은 또한 이 장의 뒷부분에서 설명하는 다운증후군(Down syndrome)의 특징적인 21번 3염색체와 같은 염색체 이상을 평가하는 데도 사용된다. 일반적인 남성은 46,XY 남성이며, 여기서 46은 각 세포핵의 총 염색체 수이고, 문자는 성염색체를 나타내며, '남성'은 표현형을 나타낸다. 따라서 일반적인 여성은 46,XX 여성이다.

17.3 성 분화

태아 생식계의 발달을 포함한 복합적인 과정을 총체적으로 **성 분화**(sex differentiation)라고 한다. 염색체 조합이 비전형적이면 비전형적인 성의 분화를 가져온다는 사실은 쉽게 생각할 수 있다. 그러나 정상 염색체 조합이어도 비정상적인 성의 발현과 기능[**표현형**(phenotype)]을 가진 사람이 나타날 수 있다. 성의 분화 과정이 비전형적이어서 성 표현형이 XX 또는 XY염색체와 일치하지 않는다. 유전자는 개체가 고환이나 난소를 가질지를 결정한다. 성 분화의 남은 부분은 유전적으로 결정된 생식샘, 특히 고환에서 생성되는 물질에 따라 진행된다.

생식샘의 분화

남성 또는 여성의 생식샘은 발생기에 같은 부위[비뇨생식기 융기(urogenital ridge)]에서 나타난다. 자궁기 6주까지 원시생식샘은 분화하지 않고(그림 17.2 참조) 유전적으로 남성일 경우 7주경에 고환의 발달이 시작된다. Y염색체의 유전자[**SRY 유전자**(SRY gene), Y염색체의 성 결정영역]는 이 시기에 비뇨생식기 융기세포

에서 표현되고 발달된다. Y염색체가 없을 경우(SRY 유전자가 없을 경우), 고환은 발달하지 않고 같은 지역에서 난소가 발달한다. SRY 유전자는 SRY 단백질을 암호화하는데, SRY 단백질은 비뇨 생식기 융기에 있는 여러 배아기세포가 고환으로 형성되는 유전자 활성화 과정을 결정한다.

내부·외부 생식기의 분화

태아의 내부 생식기와 외부 생식기는 어느 한쪽의 성적 표현형으로 발달된다(그림 17.2와 그림 17.3). 태아 생식샘이 기능하기 이전에, 원시 생식관은 울프관(Wolffian duct)과 뮐러관(Müllerian duct)으로 구성된 2개씩의 생식관이고, 여기에서 생식관과 비뇨계의 외부 생식기가 형성된다. 일반적으로 대다수 생식관은 1개의 관에서 여러 개의 관이 발달한다. 남성에서는 울프관이 지속되고 뮐러관은 퇴화하며, 여성에서는 반대의 현상이 일어난다. 외부 생식기와 질의 바깥 부분은 이런 생식관으로부터 발달되지 않고 신체 표면의 다른 구조로부터 형성된다.

2개의 관과 외부 생식기가 어느 쪽으로 발달할 것인지는 태아 고환의 존재 유무에 달려 있다. 고환은 테스토스테론과 단백질 호르몬인 뮐러관억제물질[Müllerian-inhibiting substance (MIS), 항뮐러관호르몬(anti-Müllerian hormone, AMH)]을 분비한다(그림 17.2 참조). SRY 단백질은 MIS를 생성하는 유전자의 발현을 유도한다. 즉 MIS는 뮐러관을 퇴화하게 한다. 동시에 테스토스테론은 울프관을 부고환(epididymis), 수정관(vas deferens), 사정관(ejaculatory duct), 정낭(seminal vesicle)으로 분화시킨다. 시간적 차이를 두고, 표적조직에서 테스토스테론으로부터 전환된 디히드로테스토스테론(DHT)의 영향을 받아 음경(penis)이 형성되고 음낭(scrotum)이 형성되도록 융합한다(그림 17.3 참조). 고환은 테스토스테론의 자극으로 마지막 경로에 음낭으로 내려온다. 고환이 음낭으로 내려오지 않는 것을 잠복고환증(cryptorchidism)이라고 하는데, 안드로겐 분비가 적은 유아에서 흔하다. 정자 생산은 정상 신체 온도보다 약 $2^{\circ}C$ 정도 낮은 온도를 요구하기 때문에, 잠복고환증에서 정자 생성이 감소한다. 그러므로 호르몬 처방과 수술 방법 등 정낭으로 고환을 옮기는 치료가 필요하다.

반대로 여성 태아에서는 고환이 없어서 테스토스테론과 MIS를 분비하지 않는다. MIS의 부재로 뮐러관이 퇴화하지 않고 오히려 자궁과 나팔관으로 발달한다(그림 17.2 참조). 테스토스테론이 없는 상황에서 울프관은 퇴화하고 질과 여성 외부 생식기가 몸의 표면 구조에서 발달된다(그림 17.3 참조). 이전의 생각과 다르게 X염색체에는 난소결정유전자(ovarian-determining gene)가 있는데 이 유전자의 발현은 SRY 단백질에 의해 저해되고 있다. 여성의

태아 내 발달은 고환에서 유래되는 여러 인자에 의해 중단되지 않는 한 자동적으로 일어날 수 있다. 따라서 46 염색체, XX배아와 태아에서 정상 난소가 발달되는 것은 SRY 유전자의 부재와 난소 결정 유전자의 존재 때문이다. 남성과 여성의 성 결정 및 성 분화는 그림 17.4에 요약되어 있다.

성 분화의 이상

정상 성 분화가 일어나지 않는 경우의 수는 다양하다. 예를 들어 안드로겐민감성상실증후군[androgen insensitivity syndrome, 고환여성화(testicular feminization)]은 유전형이 XY이고 고환은 있으나 표현형(외부 생식기와 질)은 여성으로서, 안드로겐 수용체 유전자의 돌연변이에 의해 안드로겐 수용체가 테스토스테론에 정상적으로 결합할 수 없어 일어난다. SRY 단백질의 영향으로 태아의 고환은 정상적으로 분화하지만, MIS와 테스토스테론 둘 다 분비한다. MIS는 뮐러관을 퇴화시키고, 테스토스테론에 반응하지 못하는 울프관도 퇴화시켜 관 체계의 발달이 없는 상태다. 남성의 외부 생식기로 형성되어야 할 조직은 안드로겐에 반응하지 않기 때문에 여성의 외부 생식기와 질이 발달한다. 고환은 내려오지 않으며, 일반적으로 진단을 할 즈음이면 제거되어 있다. 이 증상은 사춘기에 시작되어야 할 생리주기가 나타나지 않을 때까지 감지되지 않는다.

안드로겐민감성상실 증후군이 태아 성장이 안드로겐에 제대로 반응하지 못했을 때 일어나는 반면, 선천성부신과형성(congenital adrenal hyperplasia)은 태아의 안드로겐이 과다하게 생산되어 발생한다. 즉 이것은 태아의 고환으로부터 생산되는 안드로겐보다는 코르티솔을 합성하는 부신의 능력이 부분적으로 저하됨에 따라 과다 생산되는 부신 안드로겐 때문에 발생하는 현상이다. 이는 대부분의 코르티솔 합성경로(그림 17.5)에 있는 효소 유전자에 돌연변이가 일어나서 생긴다. 결과적으로 태아 혈액 내 코르티솔의 감소는 태아의 뇌하수체에서 분비되는 ACTH의 양을 증가시키는데 이는 코르티솔 음성 되먹임의 상실 때문이다. 태아의 혈장 ACTH 증가는 태아의 부신피질을 자극해 보다 많은 코르티솔을 만들게 함으로써 효소의 부분적 기능장애를 극복하고자 한다. 그러나 기억해야 될 것은, 부신피질이 코르티솔과 동일한 전구체에서 나오는 안드로겐도 합성할 수 있다는 사실이다(그림 11.6 참조). 전구체가 효율적으로 코르티솔로 변환될 수 없기 때문에 ACTH 자극은 안드로겐 생산을 증가시킨다. 태아의 안드로겐 생산 증가는 XX 태아(남성적인 외부 성기)의 남성화(virilization)를 촉발한다. 만약 태아가 적절히 치료되지 않으면 XX인 아기는 보통 모호한 생식기(ambiguous genitalia)를 가지고 태어난다. 즉 아기

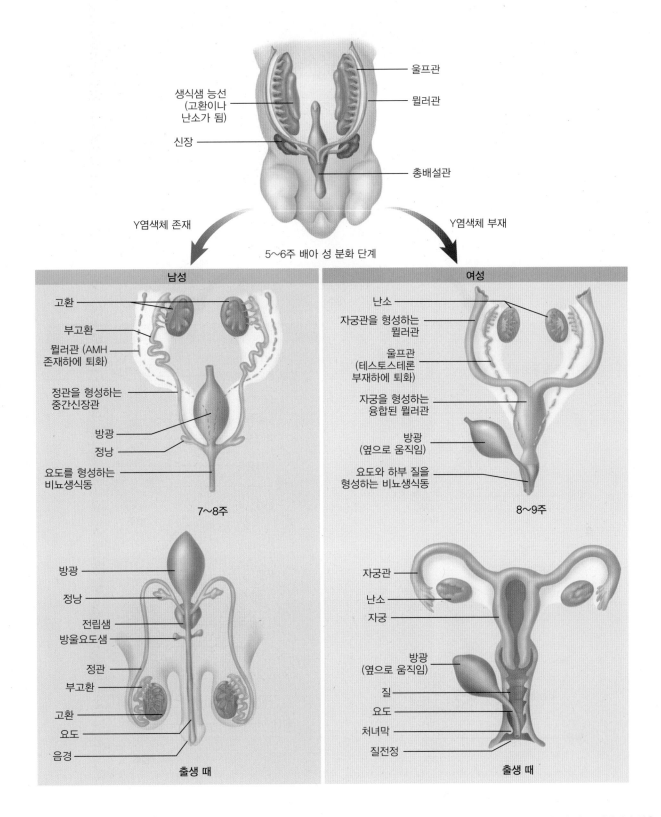

그림 17.2 배아기에서 남성과 여성의 내부 생식기 성 분화. 고환은 Y염색체에서 생산되는 SRY 단백질의 발현으로 인해 나타나는 반면, 난소는 Y염색체가 없을 경우 (SRY 단백질의 부재로 인해) 발달한다. 남성의 경우 고환은 울프관의 성숙을 자극해 정관 관련 구조의 분화를 유도하는 테스토스테론을 분비하고, 뮐러관과 연관 구조의 퇴화를 유도하는 뮐러관억제물질(MIS)을 분비한다. MIS는 항뮐러관호르몬(AMH)으로도 알려져 있다. 출생 때 고환은 음낭으로 내려간다. 여성에서는 테스토스테론이 없으므로 울프관이 퇴화하고, MIS가 없으면 뮐러관이 자궁관(난관)과 자궁으로 발달한다.

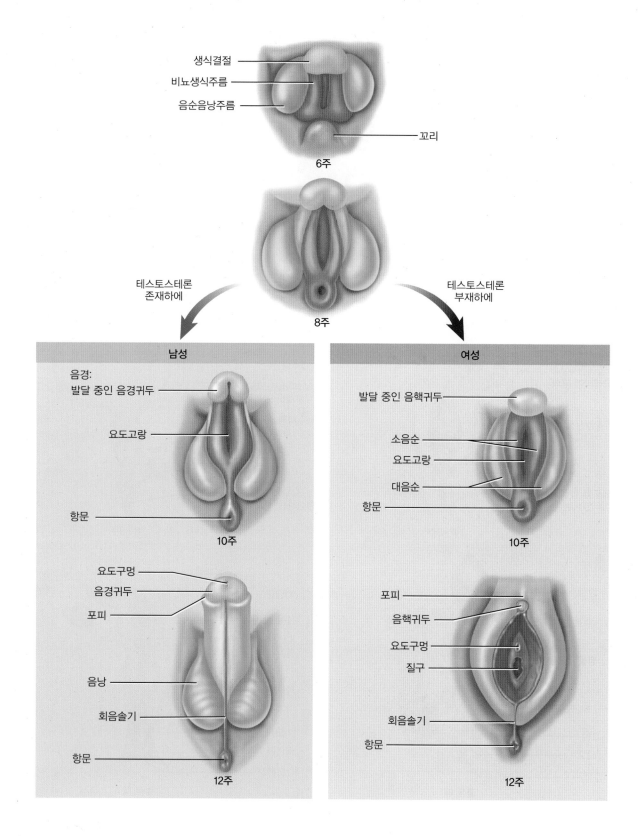

생식결절

비뇨생식주름

음순음낭주름

꼬리

6주

8주

테스토스테론
존재하에

테스토스테론
부재하에

남성

음경:
발달 중인 음경귀두

요도고랑

항문

10주

요도구멍
음경귀두
포피

음낭

회음솔기

항문

12주

여성

발달 중인 음핵귀두

소음순

요도고랑

대음순

항문

10주

포피

음핵귀두

요도구멍

질구

회음솔기

항문

12주

그림 17.3 남성과 여성의 외부 생식기 발달 과정. 외부 생식기의 성 분화를 위한 주요 신호는 남성에서 테스토스테론(그림 17.2에 표시된 고환에 의해 생성됨)과 테스토스테론이 표적조직에서 전환된 디히드로테스토스테론(DHT)의 존재이다. 발달 약 6주까지 남성 또는 여성에서의 외부 생식기가 될 세 가지 배아 구조는 생식결절, 비뇨생식주름, 음순음낭주름이다. 성 분화는 태아기 10주에 분명하게 나타나며 태아기 12주에 명백해진다. 여성의 표현형은 테스토스테론과 DHT가 없는 상태에서 발달한다. 그림에서 같은 색상은 남성과 여성의 상동 구조를 나타낸다.

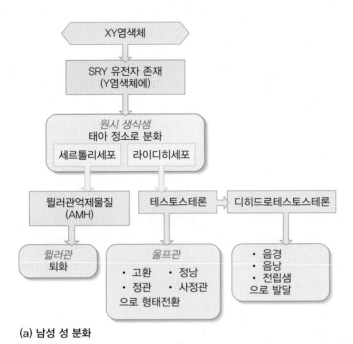

(a) 남성 성 분화

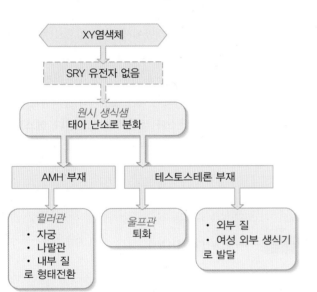

(b) 여성 성 분화

그림 17.4 성 분화의 요약. (a) 남성. (b) 여성. SRY 유전자는 SRY 단백질을 생성하는 유전자이다. 테스토스테론에서 디히드로테스토스테론으로의 전환은 표적세포에서 일어난다. 고환의 세르톨리세포와 라이디히세포에 관한 것은 17.6절에서 논의할 것이다. 또한 X염색체에는 난소의 정상적인 발달에 필요한 요소를 암호화하는 유전자가 있다.

가 남자 표현형인지 여자 표현형인지 불명확하다. 이러한 아기에게는 코르티솔 복구 치료가 필요하다.

드물게, 불균등 교차(그림 17.1)로 인해 Y염색체의 SRY 유전자가 X염색체에 삽입될 수 있다. 표현형에는 다양한 종류가 있지만 SRY 유전자가 포함된 X염색체를 물려받은 태아는 남성 표현형(46,XX 남성)을 가진 XX 핵형을 가지고 있다. SRY 유전자가 빠

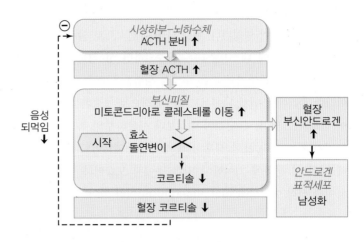

그림 17.5 선천성부신과형성을 지닌 여성 태아의 남성화 기전. 스테로이드 합성경로의 효소 저하는 코르티솔 생산의 감소와 부신 안드로겐 경로로 전구체를 유도한다. 코르티솔 음성 되먹임이 감소하기 때문에 태아의 뇌하수체에서 분비되는 ACTH가 증가한다. 코르티솔이 궁극적으로 정상화될 수 있긴 하지만, 문제는 ACTH가 자극한 부신 비대증과 부신 안드로겐의 과다 생산이다.

진 Y염색체를 물려받은 개인은 XY 핵형이지만 여성 표현형(46, XY 여성)을 갖게 된다.

태아 및 신생아 프로그래밍

고전적인 멘델유전은 모계와 부계 배우자가 결합할 때 한 사람의 유전적 속성이 확립된다는 것이다. 그러나 어린 시절의 경험은 이후의 삶에서 많은 유전자의 발현을 바꿀 수 있다. 이를 **후성유전학**(epigenetics) 또는 **후성유전 프로그래밍**(epigenetic programming)이라고 한다. 이러한 유전자 발현 변화의 원인으로는 산모의 영양실조와 같은 자궁 내 환경 변화가 있다. 조산과 같은 신생아 스트레스 요인도 후성유전학적 기전을 통해 성인 표현형에 영향을 미치는 것으로 알려져 있다. 이 효과 기전은 특정 유전자의 메틸화, 히스톤 변형, mRNA의 단백질로의 번역에 영향을 미치는 특정 RNA 존재를 포함한다(3.4절 참조).

어린 시절의 스트레스 요인에 의해 영향을 받는 것으로 나타난 성인 표현형 중에는 고혈압(제12장)과 2형 당뇨병(제16장)의 발생이 있다. 또 다른 흥미로운 것은 이러한 후성유전학적 변화가 다음 세대로 전달될 수 있다는 것이다. 즉 영향을 받은 성인의 자손에게 유전될 수 있다. 후성유전학은 상대적으로 새로운 분야지만, 특정 유전자 돌연변이로 인한 것이 아니라 후성유전학으로 인한 유전자 발현의 수정이기에 성인병의 유전을 예방하는 데 도움이 될 수 있고 새로운 치료법으로 이어질 수 있다.

뇌의 성 분화

성적 행동에 대해 살펴보자. 뇌에서의 차이는 태아 및 신생아 발

달 과정에서 이미 형성된다. 예를 들어 유전적으로 암컷인 원숭이에게 태아 후기에 테스토스테론을 주입하면 성 성숙기에 교미하는 시늉으로 올라타기와 같은 수컷의 성행동을 하는 증거가 있다. 이러한 관점에서 인체 뇌에서도 해부학적으로 중요한 차이가 있음이 알려지고 있다. 즉 남성이 여성보다 시상하부의 특정 신경핵의 크기가 훨씬 크다. 또한 생후 첫해 생식샘 스테로이드 분비가 증가해 뇌의 성 분화에 기여한다. 같은 종에서 모습이나 형태의 성적 차이를 성적 이형성(sexual dimorphism)이라 한다.

17.4 생식내분비학의 일반 원리

이 절의 내용은 제11장에서 소개한 생식샘 스테로이드호르몬의 합성을 검토하기에 좋다(그림 17.6). 스테로이드 생성경로는 근본적인 화학 원리를 이해하면 생리학적 조절을 이해할 수 있는 좋은 예이다. 이 합성경로의 각 단계는 특정 유전자에 의해 암호화된 효소에 의해 촉진된다. 이러한 효소의 돌연변이는 비정형 생식샘 스테로이드 합성과 분비를 유발할 수 있으며 성 발달과 기능에 중대한 결과를 가져올 수 있다. 부신에서와 마찬가지로 스테로이드 합성은 콜레스테롤로부터 시작된다(그림 11.6과 11.8 참조).

안드로겐

테스토스테론은 남성 성징을 나타내는 스테로이드호르몬이며, 총체적으로 안드로겐(androgen)이라고 한다. 남성에서 순환하는 테스토스테론은 대부분 고환에서 합성된다. 순환하고 있는 다른 안드로겐은 부신피질에서 생성되지만 그 효력은 테스토스테론보다 약하며 테스토스테론이 분비되지 않으면 단독으로는 남성생식 기능을 유지하지 못한다. 또한 이들 부신 안드로겐은 여성에서도 분비된다. 디히드로에피안드로스테론(DHEA)과 안드로스테네디온(androstenedione) 같은 부신 안드로겐은 식이보충제로서 효과를 보인다는 약간의 데이터로 기적의 약제로 과대 판매되고 있다. 마지막으로, 일부 테스토스테론은 **5-α-환원효소**(5-α-reductase)의 작용에 의해 표적조직에서 더 강력한 안드로겐인 디히드로테스토스테론(DHT)으로 전환된다.

에스트로겐과 프로게스테론

에스트로겐(estrogen)은 난소와 태반에서 많은 양으로 분비되는 스테로이드호르몬이다. 에스트로겐에는 세 종류가 있다. 앞서 언급했듯이, 에스트라디올은 혈장 안에 있는 가장 두드러진 에스트로겐으로 난소와 태반에서 생산되며 에스트로겐의 동의어로 쓰인다. **에스트론**(estrone) 또한 난소와 태반에서 생산된다. **에스트리올**(estriol)은 주로 임신한 여자의 태반에서만 생산된다. 모든 사례

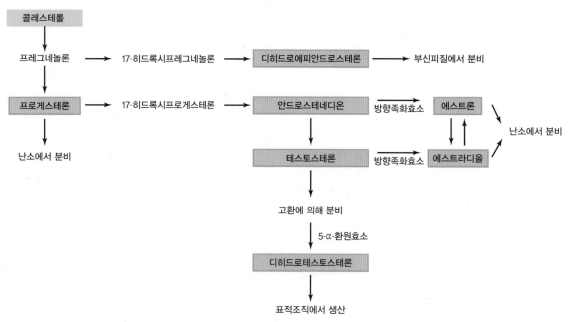

그림 17.6 고환과 부신에서의 안드로겐 합성과 난소에서의 프로게스테론 및 에스트로겐 합성. 부신피질(그림 11.6 참조)에서처럼 콜레스테롤은 스테로이드호르몬 합성의 전구체이다. 프로게스테론과 에스트로겐(에스트론과 에스트라디올)은 생리주기에 따른 난소의 주요 분비물이다(그림 17.22 참조). 부신피질은 남성과 여성에게서 약한 안드로겐을 생성한다. 고환에서 생성되는 주요 생식샘 스테로이드는 테스토스테론이며, 표적조직에서 보다 강력한 디히드로테스토스테론(DHT)으로 활성화될 수 있다. 주: 남성은 또한 일부 표적조직(특정 지방세포)에서 방향족화효소의 작용으로 말초 전환에 의해 테스토스테론으로부터 에스트로겐을 생성할 수 있다. 스테로이드호르몬의 기본 화학 구조는 그림 11.5를 참조하라.

에서 에스트로겐은 **방향족화효소**(aromatase)에 의해 안드로겐으로부터 생산된다(그림 17.6 참조). 상황에 따른 에스트로겐의 농도가 상당히 다양하기 때문에 그리고 여성에 비슷한 효과를 미치기 때문에 이 장에서 에스트로겐이란 명칭을 사용한다.

앞에서 언급했듯이 에스트로겐은 여성에게만 분비되는 호르몬이 아니며, 안드로겐도 남성에게만 분비되는 호르몬이 아니다. 혈장 에스트로겐은 남성의 고환에서 적은 양이 분비되며, 비생식샘조직(특히 지방조직)에서는 방향족화효소에 의해 안드로겐에서 에스트로겐으로의 전환이 일어난다. 반대로 여성에서는 적은 양의 안드로겐이 난소에서 분비되고 부신피질에서는 많은 양의 안드로겐이 분비된다. 이들 안드로겐 중 일부는 비생식샘조직에서 에스트로겐으로 전환되어 혈액으로 방출된다.

여성의 프로게스테론은 임신 도중의 태반기뿐만 아니라 생리주기의 일정 시기에 난소에서 분비되는 주요 물질이다(그림 17.6 참조), 프로게스테론은 또한 부신 스테로이드호르몬인 에스트로겐과 안드로겐에 대한 합성경로의 중간물질이다.

생식샘 스테로이드의 효과

제5장과 제11장에서 보았듯이, 모든 스테로이드호르몬의 작용은 비슷한 작용경로를 거친다. 세포 내 수용체와 결합하고, 호르몬 수용체 복합체는 핵에서 DNA와 결합하며, 특정 mRNA의 생성 변화를 유도한다. 이 결과로 유전자 전사를 통해 단백질 합성이 변하고, 표적세포에서 단백질의 농도 변화로 호르몬에 대한 반응을 나타낸다.

앞에서 설명했듯이 정자나 난자가 이동하는 관과 관에 인접한 분비샘[**부속 생식기관**(accessory reproductive organ)]의 발달은 생식샘호르몬의 유무에 따라 조절된다. 여성의 유방은 부속 생식기관에 해당하며 유방의 발달은 난소호르몬의 영향을 받는다. 남성과 여성의 많은 외부기관의 차이를 만드는 **2차 성징**(secondary sexual characteristics)의 발달도 생식샘 스테로이드호르몬의 영향을 받는다. 예를 들어 체모의 분포와 몸의 외형, 성인 평균 신장의 차이를 가져온다. 2차 성징은 생식에 직접 관여하지는 않는다.

시상하부-뇌하수체-생식기 조절

생식계의 기능은 일련의 호르몬 체제에 의해 통제된다(**그림 17.7**). 이 체제에서 처음 시작하는 호르몬은 **생식샘자극호르몬 방출호르몬**(gonadotropin-releasing hormone, GnRH)이다. 제11장에서 보았듯이, GnRH는 시상하부에서 생성되며 뇌하수체전엽의 조절에 관여하는 자극호르몬 중 하나로서 시상하부의 신경내분비세포에서 분비되어 시상하부와 뇌하수체 사이의 문맥 혈관을 통해

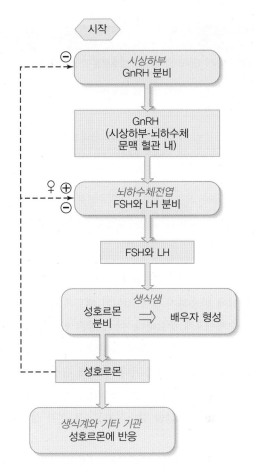

그림 17.7 남성과 여성에서의 생식 조절에 대한 일반적 방식. GnRH는 시상하부의 뇌하수체 자극호르몬과 같이 시상하부-뇌하수체 문맥혈 관계를 통해 뇌하수체전엽에 도달한다. 생식샘에서의 화살표는 성호르몬의 활동을 표시하며 측분비 인자로서 배우자에 영향을 준다. ⊖는 음성 되먹임 억제를 표시한다. ⊕는 여성의 생리주기 중간에 에스트로겐이 FSH와 LH의 분비를 자극함을 표시한다.

뇌하수체전엽에 도달한다. 뇌하수체전엽에서 GnRH는 **생식샘자극호르몬**(gonadotropin)인 **난포자극호르몬**(follicle-stimulating hormone, FSH)과 **황체형성호르몬**(luteinizing hormone, LH)의 분비를 촉진해 생식 기능을 자극한다. 그러므로 뇌는 1차 생식 조절기관이다.

GnRH 분비 뉴런의 세포체는 혈액 속의 호르몬뿐만 아니라 뇌를 통해서도 입력을 전달받는다. 이것이 바로 중추신경계에 대한 특정 스트레스 요인과 감정 및 외상이 생식 기능을 억제할 수 있는 이유이다. GnRH 뉴런에 시냅스를 이루는 시상하부의 독립된 영역의 뉴런이 GnRH 뉴런의 활성화에 밀접하게 관련되어 있는 **키스펩틴**(kisspeptin) 펩티드를 방출한다는 것이 최근에 발견되었다. GnRH의 분비는 GnRH 생성 시상하부 신경내분비세포의 활동 전위에 의해 일어난다. 이 활동 전위는 주기적으로 짧게 폭발적으로 일어나며, 주기적 방출 사이에는 분비가 일어나지 않는다. GnRH가 일정하게 증가해 있는 상태라면 뇌하수체세포의 생식샘

표 17.1	생식 기능의 조절 단계
태아기에서 영아기: GnRH와 생식샘 성호르몬이 높은 수준으로 분비된다.	
영아기에서 사춘기: GnRH와 생식샘 성호르몬의 분비율은 매우 낮다. 그리고 생식 기능은 정지되어 있다.	
사춘기에서 성인기: GnRH와 생식샘 성호르몬의 분비가 급격하게 증가한다. 큰 주기적 차이가 있는 바, 여성의 생리주기로 나타난다. 이것은 활발한 생식 기간임을 예고하는 것이다.	
노화기: 생식 기능이 크게 감소한다. 그 이유는 생식샘이 생식샘자극호르몬에 반응하는 정도가 낮아지기 때문이다. 생식능력이 여성에서 완전히 멈춘다.	

자극호르몬을 분비하는 반응이 항상 상승해 있는 상태로 남아 있어서 GnRH에 반응하지 않을 것이기 때문에 GnRH 분비의 주기성은 뇌하수체세포에 중요하다. 이 현상은 안드로겐 민감성 전립샘암 환자와 에스트로겐 민감성 유방암 여성에게 GnRH의 합성유사체를 투여함으로써 활용된다. GnRH 유사체의 투여가 FSH와 LH를 자극할 수 있다고 생각하지만, 일정한 비박동성 과다자극은 실제로 FSH와 LH를 감소시키고, 그 결과 생식샘 스테로이드 분비를 감소시킨다.

LH와 FSH는 여성에게 나타나는 작용에 따라 이름이 붙었지만 그들의 분자 구조는 남녀 모두에게서 동일하다. 두 호르몬은 생식샘에 작용하며, 그 결과는 다음과 같다.

- 정자 또는 난자의 성숙
- 성호르몬 분비 촉진

그리고 성호르몬은 생식샘을 포함해 생식계의 모든 영역에 많은 작용을 하고, 또 몸의 다른 부분에도 같은 작용을 한다. 이와 함께 생식샘 스테로이드는 GnRH, FSH, LH의 분비에 되먹임 효과가 있다. 생식샘 스테로이드는 GnRH 뉴런에 입력신호를 주는 시상하부에 존재하는 키스펩틴 뉴런 세포체를 저해하거나 직접적으로 GnRH에 음성 되먹임 효과를 나타낸다. **인히빈**(inhibin)과 같은 생식샘 단백질호르몬도 뇌하수체전엽에 되먹임 효과를 발휘한다. 이 호르몬 사슬 각각의 연결은 필수적이다. 시상하부 또는 뇌하수체전엽의 기능 저하는 생식샘 스테로이드 분비 저하와 배우자 형성의 장애를 초래하는데, 이는 마치 생식샘 자체가 병든 경우와 동일한 결과를 가져온다.

호르몬 분비의 양과 양상이 달라지면 생애 동안 생식 기능에 많은 변화가 생기며, 이를 **표 17.1**에 요약했다.

남성 생식의 생리학

17.5 남성 생식계 해부

남성 생식계는 2개의 고환을 포함해 외부로 정자를 내보내고 또 저장하는 관 체계, 이들 관으로 물질을 분비하는 샘, 음경을 포함한다(**그림 17.8**). 관 체계, 분비샘, 음경은 남성의 생식기관에 부수적인 기관을 구성한다.

고환은 복강의 바깥쪽으로 **음낭**(scrotum) 안에 있어 복강 벽의 바깥 주머니를 이루고 내부에는 2개의 주머니로 구분되어 각각 고환이 하나씩 있다. 초기 태아 발달기에 고환은 복강 내에 위치하지만 **임신**(gestation) 후기(주로 임신 7개월경)에 음낭으로 내려온다(그림 17.2 참조). 이 하강 현상은 성인기에 정상적인 정자의 생성을 위해 꼭 필요하다. 정자의 생성은 정상 체온보다 거의 2°C 내외의 낮은 온도를 요구한다. 체온보다 낮은 온도는 음낭 주변에 공기흐름으로 고환에 공급되는 혈관의 열교환 기전으로 이루어진다. 반대로 정자 생성과 테스토스테론 분비는 정상 체온에서 일어날 수 있어 고환이 정낭으로 하강하지 않아도 테스토스테론의 분비는 감소하지 않는다.

정자 생성(spermatogenesis)이 일어나는 고환에는 많은 가늘

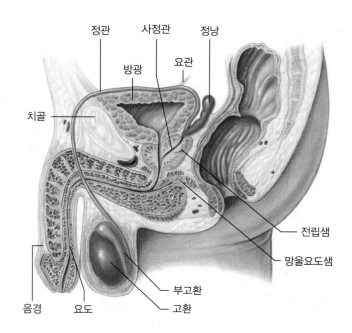

그림 17.8 남성 생식기관 관 체계의 해부학적 배치 구조. 이 그림은 고환, 부고환, 사정관, 정관, 정낭, 망울요도샘을 신체의 한쪽에서 본 그림이지만 모두 쌍으로 구성되어 있다. 방광과 요도는 여기에 보이지만 생식관 체계는 아니다. 일단 전립샘에서 사정관이 요도와 만나면 요관과 생식관이 서로 구분이 안 되고 합해지는 것이다.

고 복잡하게 꼬인 **세정관**(seminiferous tubule)이 있다(**그림 17.9**). 이 관의 전체 길이는 250 m이다. 고환을 구성하는 세정관은 망상구조를 형성하는 **고환망**(rete testis)으로 모인다(그림 17.9 참조). 고환망을 떠난 작은 관은 원심성 세관이라 하며, 섬유성 조직의 고환 덮개를 뚫고 나와서 **부고환**(epididymis)이라는 1개의 관을 형성한다. 부고환은 고환의 바깥쪽으로 느슨하게 붙어 있다. 부고환을 이루는 관은 꼬여 있는데 이것을 직선으로 펴면 약 6 m이다. 부고환은 **정관**(vas deferens)으로 이어지며 이 관은 크고 두꺼운 벽을 이루고 평활근으로 싸여 있다. 그림 17.9에는 나타나 있지 않지만, 정관과 고환에 공급되는 혈관과 신경은 함께 **정삭**(spermatic cord)에 붙어 있으며, 정삭은 복강 벽에 있는 슬릿형 통로와 서혜관(inguinal canal)을 통해서 고환으로 연결된다.

복강으로 들어간 2개의 정관(각각의 고환에서 유래한 것)은 계속해서 방광 밑까지 거슬러 올라간다(그림 17.8 참조). 방광 뒤에 놓여 있는 **정낭**(seminal vesicle)은 2개의 정관과 연결되어 있으며 다시 2개의 **사정관**(ejaculatory duct)으로 나간다. 사정관은 이어서 **전립샘**(prostate gland)을 통과하고, 방광에서 나오는 요도와 연결된다. 전립샘은 호두 크기의 구조로서 방광 아래에 있으며 요도의 윗부분을 둘러싸고 있다. 전립샘 분비액은 작은 요도 쪽에 열린 수백만 개의 구멍을 통해 분비된다. 요도는 전립샘에서부터 나와서 음경으로 들어간다. 쌍으로 된 **망울요도샘**(bulbourethral gland, 요도구선)은 전립샘 아래에 위치하며 그 분비물이 방금 전립샘을 떠난 물질과 합쳐져 요도로 흘러간다.

전립샘과 정낭은 많은 액체를 분비해 정자가 떠 있도록 한다. 이 액체는 정자세포와 **정액**(semen)으로 구성되었지만 정자의 비율은 낮다. 샘 조직은 다음과 같은 여러 가지 물질을 분비한다.

- 영양소
- 질의 산성 분비액과 남성 요도에 잔류한 산성 소변으로부터 정자를 보호하는 완충액
- 정자의 운동성을 높이는 물질(특히 정낭에서 나옴)
- 프로스타글란딘

정낭에서 생성되는 프로스타글란딘의 기능은 아직도 분명하지 않다. 망울요도샘 분비액은 윤활성을 가진 점액성 물질을 소량 포함한다.

세정관에서 신체 외부까지 정자의 이동통로 역할에 더해 몇 가지 관으로 된 체계의 조합이 정자 운반에 관여하는 부가적 기능을 수행한다(다음 절에서 설명).

17.6 정자 생성 과정

다양한 단계의 정자 생성 과정을 그림 17.1에서 소개했으며, **그림 17.10**에 요약했다. 분화되지 않은 생식세포를 **정원세포**(spermatogonia, 단수는 spermatogonium)라 하는데, 사춘기에 유사분열로 분열 과정을 시작한다. 분열이 시작되면서 딸세포를 생성하고, 특유의 세포분열주기 횟수에 따라 지속적으로 분열되어 각 1개의 줄기 정원세포에서 정원세포의 클론을 형성한다. 세포분열과 함께 분화 과정이 일어나고 마지막 유사분열과 일련의 분화 과정 후 형성되는 세포는 제1정모세포라 하며, 이것이 정자 생성 과정에서 감수분열을 시작할 세포이다.

여기서 강조해야 할 점은 각 줄기 정원세포에서 형성된 클론의 모든 세포가 이 경로를 거치는 것이라면 정원세포는 사라져 제1정모세포로 전환된다는 것이다. 그러나 클론 형성세포 중 하나가 유사분열 분화 중에 '떨어져 나감(drop out)' 현상이 초기에 일어나 줄기 정원세포로 남으며, 나중에 스스로 충분한 세포분열 과정을 이룬다. 생성된 클론 중의 세포 1개는 이와 같은 '떨어져 나감' 현상이 지속적으로 이루어져 미분화된 정원세포의 공급은 유지된다.

각각의 제1정모세포는 엄청나게 커지며, 감수분열의 첫 단계를 수행(그림 17.10 참조)해 2개의 제2정모세포를 만들고 각각 23개의 2개 염색분체를 가진 염색체를 함유한다. 각 제2정모세포는 제2감수분열을 수행해(그림 17.1 참조) 정세포를 형성한다. 이같이 제1정

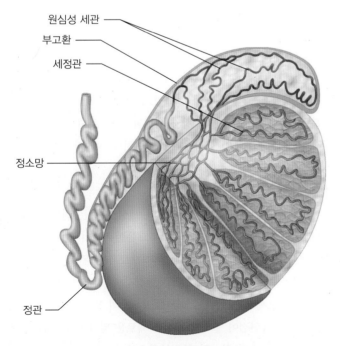

그림 17.9 고환의 단면도. 고환의 상위 부분을 제거해 내부를 볼 수 있게 했다.

원심성 세관
부고환
세정관
정소망
정관

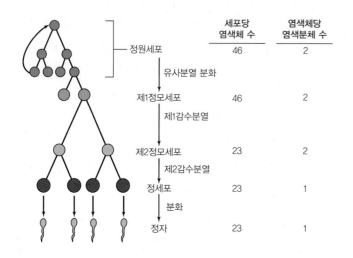

	세포당 염색체 수	염색체당 염색분체 수
정원세포	46	2
제1정모세포	46	2
제2정모세포	23	2
정세포	23	1
정자	23	1

유사분열 분화

제1감수분열

제2감수분열

분화

그림 17.10 정자 생성 과정의 요약. 정자 생성은 사춘기에 시작한다. 각 정원세포는 유사분열로 정원세포의 클론을 형성한다. 그림에 표시한 것은 단순화해 단 두 주기만을 표현하고 있다. 세 번째 유사분열 주기는 제1정모세포를 형성하는 것이다. 역행하는 화살표는 정원세포에서 원래의 정원세포로 되돌아가는 것을 표시하는데, 클론의 1개 세포는 제1정모세포로 가지 않고 원래의 분화되지 않은 정원세포로 되돌아가 새로운 클론을 형성한다. 각 제1정모세포는 4개의 정자를 형성한다.

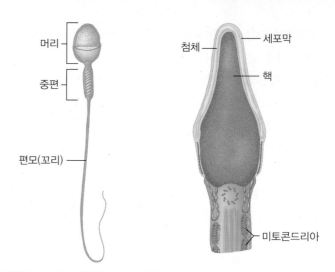

그림 17.11 정자. (왼쪽) 사람의 성숙한 정자의 모습. (오른쪽) 머리의 확대 부분. 첨체는 난자와 수정할 때 필요한 효소를 함유하고 있다.

모세포는 46개의 두 염색분체를 가진 염색체를 가지고 있어 각 4개의 정세포를 형성해 염색분체는 각기 23개의 염색체를 가진다.

정자 생성 과정의 마지막 단계는 정세포가 정자로 분화하는 과정이다. 이 과정은 세포의 형태 변화인데 길이 확대는 있지만 세포분열은 더 이상 없다. 정자의 머리(**그림 17.11**)는 거의 완전히 핵으로 이루어져 있고 유전정보(DNA)를 함유한다. 핵의 꼭대기는 **첨체**(acrosome)로 덮여 있는데 단백질로 가득 찬 주머니로서 몇 가지 효소가 있어 수정 과정에서 중요한 역할을 한다. 꼬리의 대부분은 편모(flagellum)인데, 편모는 수축 가능한 필라멘트 분화로 이루어져 채찍 모양의 움직임을 만들고 정자가 분당 1~4 mm의 속도를 내는 추진력을 갖게 한다. 미토콘드리아는 정자의 중간영역에 있으며, 편모운동에 필요한 에너지를 공급한다.

제1정모세포에서 정자까지 정자 생성의 전 과정은 대략 64일 걸린다. 전형적인 남성은 하루에 3,000만 개의 정자를 생산한다.

세르톨리세포

각 세정관은 기저막에 의해 구분된다. 세정관 각 관의 중심에 정자(spermatozoa)라는 성숙한 정자세포(sperm cell)가 들어 있는 액체로 채워진 강이 있다. 관 벽은 **세르톨리세포**(Sertoli cell)라고도 하는 생식세포와 그 지지세포로 이루어져 있다. 각 세르톨리세포는 기저막에서 관의 중앙에 강으로 연결되는 부분을 차지하며 밀착연접의 방법으로 세르톨리세포 사이에 연결되어 있다(**그림 17.12**). 이와 같이 세르톨리세포는 세정관의 외부 쪽으로 둥근 둘레를 형성해 부서지지 않은 고리 모양을 만든다. 밀착연접은 관을 중앙의 강을 이루는 부분과 구분해 두 분획으로 나누는데, 기저분획은 기저막과 밀착연접 사이를 나타내고 중심분획은 밀착연접에서 시작해 강을 포함한다.

세르톨리세포 사이의 연결 고리는 **세르톨리세포 장벽**(Sertoli cell barrier, 혈관-고환의 장벽)을 형성한다. 이것은 혈류에서 세정관 강으로 많은 화학물질이 이동하는 것을 막으며 강 내의 액체가 유지되도록 도와준다. 이로써 생식세포가 성장하는 환경을 제공하고, 세관조직에서의 분화 과정에 맞는 환경을 만든다. 세르톨리세포의 배열은 정자 생성 과정의 단계마다 환경의 차이가 있더라도 생식세포의 성장을 진행할 수 있도록 해준다.

라이디히세포

라이디히세포[Leydig cell, 또는 간질세포(interstitial cell)]는 작은 결합조직의 공간인 관 사이에 있으며, 테스토스테론을 생성하고 분비한다. 이처럼 고환의 정자 생성과 테스토스테론 생성 기능은 각각 다른 구조물인 세정관과 라이디히세포에 의해 수행된다.

성숙 정자의 생산

그림 17.12에서 볼 수 있듯이 정자의 생성 과정은 라이디히세포의 테스토스테론 분비를 자극하고 세르톨리세포의 활성을 증가시키는 생식샘자극호르몬에 의해 궁극적으로 조절된다. 정원세포의 유사분열과 분화는 제1정모세포를 형성하며, 기저 분획에서 일어난다. 제1정모세포는 이어서 세르톨리세포의 밀착연접들을 통과해(한쪽의 밀착연접이 열리고 동시에 새로운 밀착연접이 뒤쪽에서 형성) 이동함으로써 완전히 중심분획으로 들어갈 수 있다. 이 중

심분획은 감수분열이 일어나는 장소이고 정자로 전환이 일어나는 곳이며 세르톨리세포의 세포막에 함입함으로써 방 모양의 기질에 묻혀 있다. 사춘기에 테스토스테론 분비가 증가할 때(주로 증가에 의해 유발됨) 뇌하수체 전엽에서의 LH 증가에 의해 정자 형성이 활성화된다. 그 후에 일어나는 정자 형성의 단계는 다음과 같다.

① 정원세포는 유사분열에 의해 형성되며 (그림 17.10 참조) 46개의 염색체를 가지고 있다. A형 정원세포는 새로운 세포의 지속적인 공급을 위한 저장고 역할을 하며 B형 정원세포는 세정관의 내강을 향해 기저막으로부터 이동하기 시작한다.

② B형 정원세포는 확대되어 1차 정모세포가 되어 감수분열을 한다(그림 17.10 참조). 왜냐하면 분화하는 정원세포는 돌연변이를 일으키고 면역체계에 의한 공격을 유발하는 독성물질에 민감하므로 보호되어야 한다. 이것을 달성하기 위해, 정원세포는 세르톨리세포 사이에 팽팽한 접합부에 의해 형성되는 혈액-고환 장벽을 통과한다.

③ 이제 혈액-고환 장벽 안에서 첫 번째 감수분열이 일어나 23개의 염색체를 가진 2차 정모세포를 형성한다.

④ 두 번째 감수분열이 일어나 2개의 정자세포를 형성한다(그림 17.10 참조). 이런 식으로, 각각의 B형 정원세포는 4개의 정자세포를 생산한다.

⑤ 마지막으로, 각각의 정자는 정자 형성이라는 형태학적 변형을 겪어 정자를 생산하고 내강액으로 채워져 있는 세정관의 내강으로 방출한다.

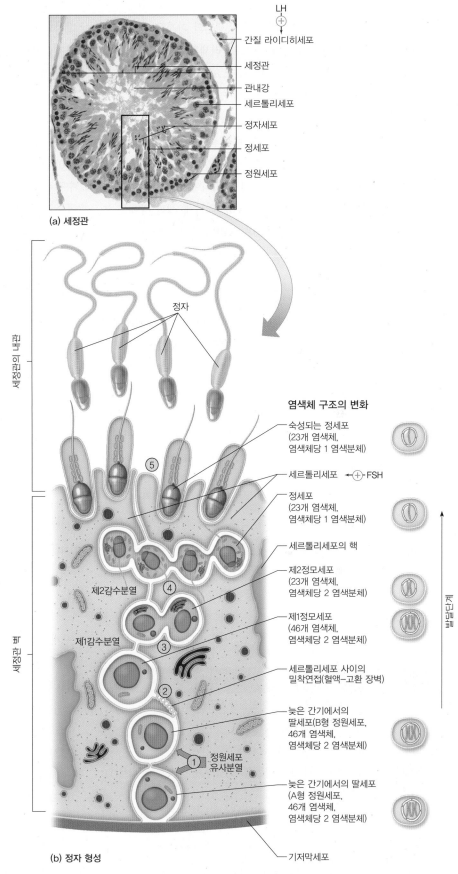

(a) 세정관

LH
⊕
간질 라이디히세포
세정관
관내강
세르톨리세포
정자세포
정세포
정원세포

정자

염색체 구조의 변화

성숙되는 정세포
(23개 염색체,
염색체당 1 염색분체)

세르톨리세포 ←⊕ FSH

정세포
(23개 염색체,
염색체당 1 염색분체)

세르톨리세포의 핵

제2정모세포
(23개 염색체,
염색체당 2 염색분체)

제1정모세포
(46개 염색체,
염색체당 2 염색분체)

세르톨리세포 사이의
밀착연접(혈액-고환 장벽)

늦은 간기에서의
딸세포(B형 정원세포,
46개 염색체,
염색체당 2 염색분체)

늦은 간기에서의 딸세포
(A형 정원세포,
46개 염색체,
염색체당 2 염색분체)

제2감수분열
제1감수분열

정원세포
유사분열

기저막세포

(b) 정자 형성

그림 17.12 (a) 세정관 및 관련 간질(라이디히)세포의 단면(명확함을 위해 파란색으로 염색됨, 250배율 광학현미경 사진). 세르톨리세포(정자 형성을 증가시키고 인히빈을 생산하기 위해 FSH에 의해 자극됨)는 정자 생산 부위인 세정관에 있다. 세정관은 라이디히세포(테스토스테론 생성을 위해 LH에 의해 자극됨)를 포함하는 간질 공간(흰색)에 의해 서로 분리된다. (b) 정자 형성. 발달 중인 세포는 세르톨리세포에 둘러싸여 있고 세포 밖에 있다. 단계 번호는 본문에 있다. a. Alvin Telser/McGraw Hill

그림 17.12에 나타난 바와 같이 정자 생성의 과정은 정자가 발달함에 따라 세포외에서 발생하고 세르톨리세포에 둘러싸여 발달된다. 전체 과정이 발생하는 데 70일이 소요된다.

세르톨리세포는 생식세포의 성장에 영양소를 제공하는 장소이며, 세관 강 액체를 분비한다. 이 액체는 매우 특징적인 이온 구성을 가지고 있다. 이 액체는 **안드로겐 결합 단백질**(androgen-binding protein, ABP)을 함유하고 있는데, 이 단백질은 테스토스테론과 결합하고 라이디히세포에서 분비되며 세르톨리세포 장벽을 통과해 세관 강으로 들어간다. ABP 덕분에 세포 강에는 높은 농도의 테스토스테론이 유지된다. ABP로부터 떨어진 테스토스테론은 성장하는 정모세포와 세르톨리세포에 지속적으로 노출된다.

세르톨리세포는 생식세포에 더 큰 영향을 미친다. 즉 뇌하수체전엽에서 분비되는 난포자극호르몬(FSH)과 라이디히세포에서 국소적으로 분비되는 테스토스테론의 반응으로 세르톨리세포는 다양한 화학전달물질을 생성 분비한다. 이 물질은 측분비(para-crine) 인자로서 생식세포의 분화와 증식을 촉진하는 기능을 한다. 부가적으로 세르톨리세포는 단백질 호르몬인 인히빈과 측분비 인자를 분비해 라이디히세포 기능에 영향을 미친다. 세르톨리세포의 여러 기능은 이 장 후반부에 논의할 것이며 **표 17.2**에 요약되어 있다.

17.7 정자의 이동

세정관에서부터 정자는 고환망을 통해 부고환으로 관 형태를 따라 배출되며 수정관으로 이동한다. 수정관과 부고환의 일부분은 밀착되어 있고, 음경에서 정액을 방출하는 **사정**(ejaculation)까지 정자를 보관하는 장소 역할을 한다.

정자가 부고환까지 이동하는 힘은 세르톨리세포에서 세정관으로 지속적으로 분비하는 액체의 압력에 의해 생긴다. 이 시기에 정자 자체는 일반적으로 운동성이 없다.

부고환을 통과하는 동안 부고환의 강은 액체를 흡수해 정자는 100배의 농도로 농축된다. 이어서 정자는 부고환의 끝을 통과해 수정관으로 들어간다. 여기서 밀도가 높은 덩이로 되어 액체의 흐름으로는 더 이상 움직이지 않고, 대신 부고환과 수정관의 평활근에 의한 연동성 수축에 의해 움직인다.

정관절제술(vasectomy, 외과적으로 정관을 제거하는 것)로 묶인 부분의 뒤쪽에 많은 액체가 누적되는 일은 일어나지 않는다. 정관절제술을 받은 경우에도 정자는 지속적으로 생성되고 밀도 높은 덩이로 형성되지만, 실제로는 용해되어 화학적 성분은 혈류로 흡수된다. 정관절제술은 테스토스테론의 분비에는 영향이 없는데, 그 이유는 라이디히세포의 기능은 바뀌지 않기 때문이다.

발기

음경(penis)은 완전한 세 종류의 실린더 모양 관으로 이루어져 전체 길이를 형성한다. 정상적으로, 소동맥은 혈관 분획을 형성하지만 거의 혈류를 보내지 않아 음경은 늘어지고 수축된 모습이다. 성적 흥분이 있으면 소동맥은 확장하고 3개의 관 분획은 커지며 혈액이 높은 압력으로 들어가 음경이 단단하게 된다[**발기**(erection)]. 혈관 이완은 음경 내 소동맥으로 신경자극전달에 의해 시작된다. 혈관 구획이 확장함에 따라 인접한 정맥이 수동적으로 눌리게 되어 국소적으로 압력이 증가해 충혈된다. 이같이 조직의 충혈에 의해 일어나는 과정은 빠르게 일어나며 완전한 발기에 걸리는 시간은 5~10초 정도이다.

음경의 소동맥에 미치는 신경자극은 무엇인가? 쉬고 있을 때 자극은 교감신경 활동으로 노르에피네프린을 유리해 동맥 평활근을 수축하고 있다. 발기 때는 교감신경계 자극이 억제된다. 더 중요한 점은 비아드레날린성, 비콜린성 자율신경계의 활동이다(**그림 17.13**). 뉴런과 연합 내피세포는 동맥의 평활근을 이완하는 **산화질소**(nitric oxide, NO)를 분비한다. 발기를 위한 1차 자극은 생식기, 특히 음경 머리 부분의 기계수용기로부터 오는 자극이다. 구심성 신경섬유는 척수 하부 시냅스를 자극하고 원심성 경로를 통제하는 개재뉴런(interneuron)에 영향을 준다.

고위 뇌중추에서 하행경로를 통해 음경의 소동맥에 작용하는 자율신경세포에 깊은 자극이나 억제의 형태로 영향을 미치는 긴장 상태가 형성되어야 한다. 음경 이외의 조직에서 오는 기계적

표 17.2	세르톨리세포의 기능
세르톨리세포 장벽에 혈장을 통한 화학물질을 제공한다.	
발생하는 정자에 영양을 제공한다.	
안드로겐 결합 단백질을 포함해 세관강 내 액체를 제공한다.	
테스토스테론과 FSH에 의한 자극에 반응해 정자의 증식과 분화를 자극하는 측분비 인자를 분비한다.	
단백질호르몬인 인히빈을 분비하는데, 이것은 뇌하수체에서 FSH의 분비를 억제한다.	
라이디히세포의 기능에 영향을 주는 측분비 인자를 분비한다.	
결함 있는 정자를 식세포작용으로 제거한다.	
배아 형성기 동안 항뮐러관호르몬(AMH)이라는 *뮐러관억제물질*(MIS)을 분비하는데 이는 여성의 원시생식관 체계를 퇴화시킨다.	

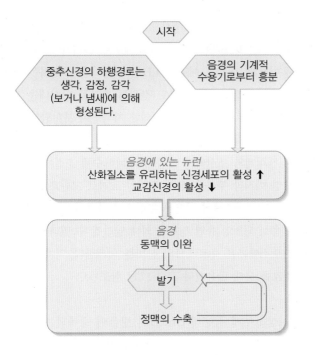

그림 17.13 발기의 반사 경로. 혈관이완제인 산화질소(NO)는 이 반사에서 동맥에 작용하는 가장 중요한 신경전달물질이다.

자극뿐 아니라 생각, 감정, 시각, 향기는 음경의 자극이 전혀 없어도 발기를 일으킬 수 있다. (또는 자극이 있어도 발기를 억제할 수 있다.)

발기부전(erectile dysfunction, impotence)은 성 접촉 과정에서 충분한 발기에 도달하지 못하거나 유지하지 못하는 것을 말한다. 이것은 자주 있는 문제이다. 비록 약하게 또는 중간 정도에 도달할 수 있지만 완전한 발기에 도달하지 못하는 기능부전은 미국의 40~70세 사이 성인 남성의 10% 정도 된다. 이 연령대에 발기부전은 2배가 된다. 이러한 이상의 원인은 복잡하다. 원심성 신경의 기능부전 또는 손상이 있거나, 하행경로에서의 내분비 이상, 여러 약물, 기호성 알코올, 특정 질병(특히 당뇨)이 해당된다. 발기부전에는 심리적 요인(예: 우울)이 작용하기도 하는데, 뇌에 의해 조절되어 신경 하행경로를 통해 일어난다.

먹는 약제인 **cGMP-인산디에스테르가수분해효소 억제제**[cGMP-phosphodiesterase type 5(PDE5) inhibitor]가 있는데, 판매되는 제품의 이름은 실데나필(sildenafil, 상품명 비아그라), 바데나필(vardenafi, 상품명 레비트라), 타다라필(tadalafil, 상품명 시알리스) 등이며, 이는 발기부전인 많은 남성에게 발기의 성공과 유지 능력을 증진시킬 수 있다. 중요한 것은 발기를 형성하는 것이 음경의 동맥혈관 이완이며, 산화질소(NO)와 자율신경세포의 자극을 형성하는 점이다. NO의 자극은 구아닐산고리화효소(guanylyl cyclase)를 자극해 cGMP를 형성하는 데 촉매작용을

한다(제5장 참조). 이 2차전달자는 동맥의 평활근을 이완하는 신경전달을 지속적으로 유지한다. cGMP는 효소 의존적으로 분해되면서 이 과정이 끝난다. PDE5 억제제는 이 효소의 활성을 막아 cGMP가 고농도로 유지되도록 하는 것이다.

사정

이미 언급했듯이 음경을 통해 정액을 배출하는 것이 사정인데, 사정은 주로 척수반사로 일어나며 음경에서의 기계수용기로부터 오는 구심성 경로를 통해 진행된다. 자극 수준이 충분히 높을 때 원심성 뉴런의 활동이 사라지는 형태이다. 이 과정은 두 가지로 구분할 수 있다.

1. 부고환의 평활근과 수정관, 사정관, 전립샘, 정낭 모두의 평활근이 수축하는 것으로 이는 교감신경의 자극으로 이루어져 정자와 액성 분비물이 요도를 통해 밀려 나가는 것이다[방출(emission)].
2. 정액은 평균 3 mL 정도(약 3억 개의 정자를 포함)가 일련의 빠른 요도평활근의 수축과 음경 저부의 골격근 수축에 의해 요도로부터 밀려 나가는 과정이다.

사정이 일어나는 동안 방광과 요도의 기저부 괄약근이 닫히기 때문에 정자는 방광으로도 들어갈 수 없고 뇨는 배출되지 않는다. 발기는 교감신경의 억제(음경의 소동맥에 작용하는)를 통해 이루어지고, 사정은 교감신경의 자극(배출관의 평활근에 작용해)으로 이루어진다.

사정 동안 일어나는 주기적인 근 수축은 강렬한 쾌감과 함께 신체의 많은 생리적 변화를 일으킨다. 이 일을 **오르가슴**(orgasm)이라고 한다. 골격근의 수축이 몸 전체에서 일어나고 심박수와 혈압이 증가하는 것을 주목하라. 한 번의 사정이 일어나면, 두 번째 사정을 할 수 없는 잠복기가 있다. 이 기간은 수 분에서 수 시간까지 매우 다양하다.

17.8 남성 생식 기능의 호르몬적 조절

고환의 조절

그림 17.14는 고환 기능의 조절을 요약한다. 정상의 성인 남자에서는 시상하부에서 생식샘자극호르몬 방출호르몬(GnRH)-분비 신경호르몬세포가 90분마다 활동 전위를 짧게 형성해 GnRH를 분비한다. GnRH는 시상하부-뇌하수체 간 문맥 혈관계를 통해 뇌

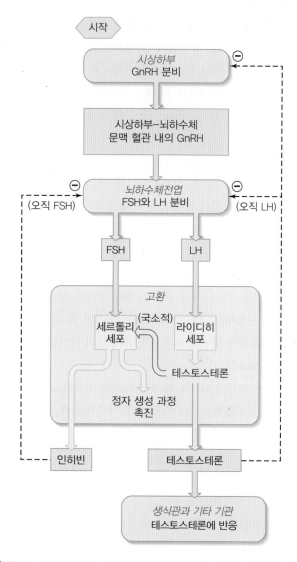

그림 17.14 남성 생식 기능에서의 호르몬 조절 요약. FSH는 단지 세르톨리세포에만 작용하고 LH는 라이디히세포에 우선적으로 작용한다. FSH의 분비는 세르톨리세포에서 분비되는 단백질호르몬인 인히빈에 의해 억제되고, LH의 분비는 라이디히세포에서 분비되는 스테로이드호르몬인 테스토스테론에 의해 억제된다. 테스토스테론은 세르톨리세포에 부분적으로 작용하며, FSH는 세르톨리세포에서 인히빈 분비를 자극하는 동안 정자 생성 과정을 촉진한다.

하수체전엽에 도달해 각 주기마다 FSH와 LH의 분비를 유발한다. 물론 같은 양일 필요는 없다. 이같이 FSH와 LH의 혈장 농도는 주기성을 보인다. 빠른 농도 증가에 이어 느린 농도 감소가 90분 간격으로 이어지는데, 호르몬이 느리게 혈장에서 제거되기 때문이다.

고환에서 FSH와 LH가 하는 활동은 구분된다(그림 17.14 참조). FSH는 주로 세르톨리세포에 작용해 정자 생성 과정에 필요한 측분비 인자의 분비를 자극한다. LH는 주로 라이디히세포에 작용해 테스토스테론을 분비하도록 자극한다. 호르몬으로서 전신에 작용할 뿐만 아니라, 라이디히세포에서 분비되는 테스토스테론

은 또한 간질 공간에서 세정관으로 확산됨으로써 국소적으로도 작용한다. 테스토스테론은 세르톨리세포로 들어가 정자 생성 과정을 용이하게 해준다. 이같이 LH는 세정관을 구성하는 세포에 직접적 작용은 없다고 하더라도 간접적 효과를 나타내는 필수적 물질인데, 테스토스테론은 LH에 의해 자극받아 분비되어 정자 생성 과정에 쓰인다.

남성 생식계의 조절에서 시상하부-뇌하수체 조절에 대해 논의가 필요한 마지막 부분은 음성 되먹임 효과로 고환호르몬에 의해 일어난다. FSH와 LH가 같은 세포형에서 만들어진다 하더라도 분비율은 음성 되먹임 유입 정보에 의해 달라질 수 있다.

테스토스테론은 주로 LH의 분비를 억제한다. 억제 기능은 두 가지 경로를 통해 반응한다(그림 17.14 참조).

■ 시상하부에 작용해 GnRH의 방출이 증폭되는 것을 낮추어 생식샘자극호르몬의 분비를 줄인다.
■ 뇌하수체전엽에 직접 작용해 주어진 GnRH의 양에 대한 반응을 감소시킨다.

고환은 FSH의 분비를 어떻게 감소시키는가? 주요 억제 신호는 직접 뇌하수체전엽에 작용해 단백질호르몬인 인히빈을 세르톨리세포에서 분비하게 하는 것이다(그림 17.14 참조). FSH가 세르톨리세포를 자극해 정자 생성 과정을 촉진하고 인히빈의 생성을 증가시키는 것이며, 인히빈은 FSH의 분비를 줄이는 완전한 음성 되먹임 고리를 형성한다.

이와 같이 복잡하지만, 분비되는 GnRH, LH, FSH, 테스토스테론, 인히빈과 생성되는 정자의 총량이 매일 급격하게 변하지는 않는다. 이 점이 여성 생식 과정에서 보이는 특징적인 주기적 변화와는 다르다.

테스토스테론

테스토스테론은 고환에서의 측분비 작용으로 정자 생성 과정을 필수적으로 수행하는 점과 음성 되먹임 효과로서 뇌하수체전엽과 시상하부에 영향을 미치는 작용이 있다. 여러 가지 테스토스테론의 작용은 **표 17.3**에 요약되어 있다.

제11장에서 호르몬을 살펴보았지만, 어떤 호르몬은 표적세포에서 좀 더 효과적인 능력을 가지기 위해 구조 변화가 일어난다. 테스토스테론의 경우에도 일부 표적세포에서 이러한 변화가 일어난다. 예를 들어 성인의 전립샘세포에서 테스토스테론은 디히드로테스토스테론(DHT)으로 전환되어 호르몬으로서 더 큰 효력을 가진다(그림 17.6 참조). 이런 전환은 5-α-환원효소에 의해 촉매되는

표 17.3	남성에서 테스토스테론의 효과
정자 생성 과정의 개시와 유지에 필요(세르톨리세포에 작용)	
시상하부에 작용해 GnRH의 분비를 감소	
뇌하수체전엽에 직접 작용해 LH의 분비를 억제	
남성의 부속 생식기관들의 분화를 유도하고 기능을 유지	
남성의 2차 성징을 유도, 유방의 성장에 대해 에스트로겐과 반대 작용	
단백질 합성 작용, 뼈의 성장, 뼈의 성장 중지	
성적 능력에 필요, 공격적 행동의 강화	
신장에서의 적혈구생성소 분비 자극	

데, 이 효소는 안드로겐의 몇몇 표적조직에서 발현된다. 어떤 특정 표적세포에서(예: 뇌) 테스토스테론이 에스트라디올로 전환되는데, 이것은 표적세포에서 활성도를 나타낸다. 방향족효소가 이 전환을 촉매한다. 이 경우 '남성' 성호르몬은 '여성' 성호르몬으로 전환되어 남성에서 활동하는 것임을 주목하라.

어떤 경우 5-α-환원효소 또는 방향족화효소가 없는 남성이 있기 때문에 표적세포에 따라서 테스토스테론이 테스토스테론으로 작용하거나 디히드로테스토스테론 또는 에스트라디올로 전환될 수 있다는 사실은 중요한 병태생리학적 암시를 내포한다. 그러므로 사람에 따라 테스토스테론 결핍증상을 보이는 사람도 있고 그렇지 않은 사람도 있다. 예를 들어 5-α-환원효소 결핍인 46,XY 태아는 정상적인 남성 생식의 관 체계 구조를 가지도록 분화할 수 있다(테스토스테론의 영향으로). 그러나 남성 외부 생식기의 발달은 정상으로 되지 않는데, 이 과정에는 DHT가 필요하기 때문이다.

전립샘암(prostate cancer)에 대한 처방을 보면, 전립샘 암세포는 DHT에 의해 자극을 받기 때문에 5-α-환원효소를 억제하는 방향으로 치료되고, 역시 **남성형 대머리**(male pattern baldness)도 5-α-환원효소 억제제로 처방하는데 이는 DHT가 두피에서 머리털 손실을 촉진하는 경향이 있기 때문이다.

생식기관의 부속 조직

남성의 관 체계, 분비샘, 음경의 태아기 분화와 이후의 성장 및 기능은 모두 테스토스테론에 의존한다(그림 17.2와 17.3 참조). 어떤 이유에서든 고환의 기능과 테스토스테론의 합성이 감소하면 생식기관 부슨 조직의 크기가 감소하고, 분비샘의 분비율이 현저히 감소하며, 관 체계를 둘러싼 평활근의 활동성도 작아진다. **성적 욕구**(libido), 발기, 사정도 이루어지지 않는다. 이러한 결함은 테스토스테론을 주입하면 감소한다. 또한 결함은 **거세**(castration, 생식

샘 제거) 혹은 테스토스테론의 분비나 작용 억제약물에 의해서도 발생할 것이다.

17.9 사춘기(남성)

사춘기(puberty)는 생식기관의 성숙 기간이며 이때부터 생산할 수 있다. 남성은 대체로 12~16세 사이에 일어난다. 사춘기의 시작 신호는 생식샘 스테로이드호르몬이 아니라 부신 안드로겐의 분비 증가이며 부신피질자극호르몬(ACTH)의 자극으로 일어날 것이다. 부신 안드로겐은 이른 시기에 치모와 액모의 발달을 가져오고, 또 성장호르몬과 인슐린-유사 성장인자 I(제11장 참조)을 통해 몸 전체의 빠른 성장을 유도한다. 이 외에 사춘기에 보이는 성 발달은 시상하부-뇌하수체전엽-생식샘 축의 활성 증가로 일어난다.

GnRH 분비의 강도와 파동성 분비의 빈도는 사춘기에 증가하며 아마도 시상하부의 키스펩틴 뉴런의 입력에 의해 자극을 받을 것이다. 이로써 뇌하수체의 생식샘자극호르몬 분비가 증가하고 세정관 성숙과 테스토스테론 분비가 자극된다. 테스토스테론은 정자 생성에 결정적 역할을 하며 생식기관의 부속기관에서 일어나는 사춘기적인 변화, 2차 성징과 성 욕구를 이끌어낸다. 사춘기에 GnRH의 분비 증가를 일으키는 뇌에서의 변화 기전은 아직 잘 모른다. 한 가지 중요한 사건은 사춘기에는 뇌가 생식샘호르몬의 음성 되먹임 효과에 민감성이 떨어진다는 것이다.

2차 성징과 성장

남성의 2차 성징 모두는 테스토스테론과 그 대사산물인 DHT에 좌우된다. 예를 들어 사춘기 전에 남성의 고환에서 테스토스테론 분비가 부족하면 수염과 액모, 치모는 극히 적다. 다른 안드로겐 의존성인 2차 성징은 인후의 성장으로 오는 목소리의 깊어짐, 피지 분비샘에서의 농후한 분비물(여드름으로 되기 전의 모습)과 남성형의 체지방 분포 등이다. 안드로겐 또한 주로 성장호르몬 분비를 촉진해 뼈의 성장을 자극한다. 궁극적으로 안드로겐은 뼈의 성장판을 닫아 뼈의 성장을 종결시킨다. 안드로겐은 근육에서 합성을 직접 자극한다는 점에서 '합성 스테로이드(anabolic steroid)'라고 할 수 있다. 안드로겐은 신장에서 적혈구생성소(erythropoietin) 호르몬 분비를 촉진하기 때문에 여성보다 남성에서 적혈구 용적 수치를 높게 유지한다.

행동

안드로겐은 사춘기 남성의 성 발달에 필수적이다. 그리고 남성에

서 성적 욕구 유지에 중요하다. 안드로겐이 성 행동뿐만 아니라 다른 인간 행동에 영향을 미치는지 아닌지는 확실치 않다. 그러나 다른 포유류에서 성별에 따른 안드로겐 의존적 행동의 차이는 존재한다. 예를 들어 공격성은 남성에서 분명히 큰데 이는 안드로겐 의존성이다.

합성 스테로이드의 사용

합성 안드로겐(anabolic steroid, 근육 강화 스테로이드라고도 함)의 남용은 특히 젊은 운동선수에게 중요한 공중보건 문제이다. 비록 근육 질량과 운동 성과에 긍정적인 효과가 있지만, 전립샘 조직의 과도한 자극과 공격성 증가 같은 부정적인 영향은 중요한 관심사이다. 역설적이게도, 남성의 근육 질량 및 기타 남성 특성의 증가는 음성 되먹임이 GnRH, LH, FSH 분비를 감소시킨다는 사실이다. 이것은 세르톨리세포에서 내인성 테스토스테론과 정자 생성 과정을 감소시킨다. 실제로 다음 절에서 설명하는 대로 고환 크기의 감소와 낮은 정자 수(불임)의 감소를 유도한다. 그래서 합성 스테로이드의 저용량 투여는 잠재적인 남성 피임으로 여겨지고 있다.

17.10 생식샘기능저하증

고환으로부터 테스토스테론의 분비가 감소하는 **생식샘기능저하증**(hypogonadism)은 다양한 이상 상태에 의해 일어날 수 있다. 생식샘기능저하증은 고환 자체의 형성부전(1차 생식샘기능저하증)이나 고환에 대한 적절한 자극의 부족(2차 생식샘기능저하증)으로 분류할 수 있다. 사춘기 이전에 고환의 정상적인 안드로겐 생산에 문제가 있으면 목소리 굵어짐, 치모의 생성이나 성적 욕구 증가와 같은 2차 성징이 발달할 수 없을 뿐만 아니라 정상적으로 정자를 생성하지 못한다.

선천성 원인으로 오는 증상에는 **클라인펠터증후군**(Klinefelter's syndrome)이 있다. 출생하는 남자의 500명 중 1명에서 일어나며, 이 장애의 일반적 원인은 여분의 X염색체(XXY)를 가지기 때문이다. 이는 감수분열 때 일어나는 비분리현상(nondisjunction) 때문이다. 비분리현상은 염색체 짝이 감수분열에 실패한 결과이며, 2개의 염색체 쌍이 하나의 딸세포로 들어가고 다른 딸세포는 1개의 염색체도 받지 못하기 때문이다. 전형적인 모습은 배우자 형성 과정(그림 17.1 참조)에서 2개의 성염색체가 제1감수분열기에 분리되지 못해 일어난다. 여분의 X염색체는 난자나 정자 모두에서 올 수 있다. 비분리현상이 난소에서 일어나면 난자 XX를 가져오고, 정자 Y를 만나 수정되면 그 결과 XXY의 유전자형이 된다. 만

약 비분리현상이 고환에서 일어나면 정자 XY가 형성되고 정상 난자 X와 수정되면 XXY의 유전자형이 만들어진다.

XXY 유전자형을 가진 남자 어린이는 사춘기 전까지는 정상적인 모습을 보인다. 사춘기 후 고환은 작고 발달이 덜 된 상태로 남아 있으며 라이디히세포와 세르톨리세포 기능이 불충분하다. 비정상적인 라이디히세포의 기능은 혈장과 고환의 테스토스테론 농도가 감소하는 결과를 가져온다. 이는 비정상적 세정관 발달을 유도해 정자 생산 감소를 초래한다. 정상적인 2차 성징은 나타나지 않고 유방의 크기가 커진다[**여성형 유방**(gynecomastia), **그림 17.15**]. 이러한 특성을 가진 남성은 상대적으로 높은 생식샘자극호르몬(LH와 FSH) 농도를 나타내며, 안드로겐과 인히빈의 음성 되먹임 기전이 상실되어 있다. 클라인펠터증후군이 있는 남성은 안드로겐을 대체 처방함으로써 성적 욕구 증가와 유방 크기의 감소 등 남성성을 얻을 수 있다.

남성에서 생식샘기능저하증은 LH와 FSH의 분비가 감소해 일어날 수도 있다(2차 생식샘기능저하증). LH와 FSH를 분비하는

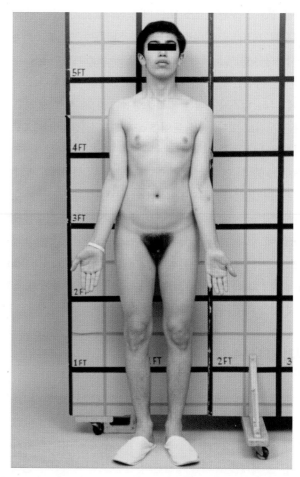

그림 17.15 클라인펠터증후군을 가진 20세 남자. 신체의 위/아랫부분의 비율이 상대적으로 증가하고, 여성형 유방, 작은 음경과 체모의 부족으로 여성형을 보여준다. Glenn D. Braunstein, M.D. Cedars-Sinai Medical Center, Los Angeles, CA

뇌하수체세포의 기능 상실이 주된 원인이지만, **고프로락틴혈증**(hyperprolactinemia, 혈액 속 젖분비호르몬의 증가)이 가장 일반적인 원인 중 하나이다. 프로락틴이 정상 남성에서는 거의 영향을 미치지 못하지만, 뇌하수체에는 이 호르몬 분비세포가 있다. 뇌하수체 종양이 프로락틴 분비세포에서 발생하면 높은 농도의 프로락틴을 생산하고 분비한다. 높은 농도의 프로락틴이 미치는 영향으로 LH와 FSH의 분비 억제를 들 수 있다(이는 남성과 여성에서 모두 일어난다). 고프로락틴혈증은 이 장 뒷부분에서 자세히 다룰 것이다.

2차 생식샘기능저하증을 유발하는 또 하나의 요인은 뇌하수체전엽 기능의 완전 상실인데, 이를 **뇌하수체기능저하증**(hypopituitarism)이라 한다. 뇌하수체 기능 저하 증상으로는 두통, 감염, 뇌하수체전엽 염증을 들 수 있다. 공중보건에서의 문제는 아편 남용으로 시상하부의 뇌하수체 기능이 억제되어 2차 부신 기능 부전을 초래하는 것이다(11.15절 참조).

뇌하수체전엽 기능이 저하되거나 상실되면 남성 환자는 테스토스테론으로 치료를 받아야 한다. 이 외에도 남성과 여성 환자는 낮은 ACTH 수치 때문에 코르티솔 처방이 필요하며, 낮은 TSH 때문에 갑상샘호르몬 처방이 필요하다. 어린이나 일부 성인은 성장호르몬 주입을 통해 치료받기도 한다. 대부분의 경우, 뇌하수체의 기능은 온전하게 남아 있어서 요붕증을 막기 위한 바소프레신이 필요하지는 않다(14.7절 참조).

17.11 남성 갱년기

남성 생식계의 나이에 따른 변화는 여성의 경우(이 장의 다음 부분에 기술됨)보다 극적이지는 않다. 테스토스테론과 뇌하수체 생식샘자극호르몬 분비는 사춘기에 시작되고, 최소한 어느 정도로 일생 동안 지속된다. 그러나 40세쯤부터는 테스토스테론 분비가 점진적으로 감소하는데, 이는 고환 기능의 느린 퇴화와 생식샘이 뇌하수체의 생식샘자극호르몬에 대해 반응하지 못함으로써 오는 결과로 보인다. 혈중 테스토스테론 수준 감소에 따라 성욕의 감소와 정자의 운동성 감소가 보이지만, 그럼에도 불구하고 나이가 든 많은 남성은 수태능력을 유지한다. 노화와 더불어, 어떤 남성은 우울증과 같은 감정적 문제를 나타낸다. 이런 현상은 **남성 갱년기**(andropause, male climacteric)의 특징인데, 호르몬의 변화가 어떤 역할을 하는지는 명확하지 않다.

여성 생식의 생리학

17.12 여성 생식계의 소개 및 해부

남성은 지속적으로 정자를 생산하는 데 반해 여성 배우자(난자)의 성숙과 난소로부터의 방출인 **배란**(ovulation)은 주기적이다. 여성 생식세포는 남성과는 달리 발달 단계에 따라 다른 명칭을 갖고 있다. 그러나 **난자**(egg)는 여성 생식세포를 통틀어 가리키는데, 별도로 언급하지 않는 한 우리는 이 용어를 통일해 사용할 것이다. 여성 생식계(예: 자궁)의 특정 성분의 구조와 기능은 난소 주기와 밀착되어 있다. 사람에서는 이 주기를 **생리주기**(menstrual cycle)라고 한다. 생리주기의 기간은 사람마다 매우 다르고 특수한 여성도 있지만 대략 28일이다. **생리성 출혈**(생리 또는 월경, menstruation)의 첫날을 제1일로 정한다.

생리는 자궁에서 일어나는 사건들의 결과인데, 생리주기 동안 일어나는 변화는 난소에서의 호르몬 분비가 주기적으로 변화함으로써 오는 현상이다. 난소는 여성 배우자의 성숙이 일어나는 장소이다. 난모세포는 정상적으로 충분히 성숙해 생리주기 중간에 배란된다.

난소와 시상하부, 뇌하수체전엽 분비샘은 난소의 주기 변화에 상호작용을 하며, 그 결과는 다음과 같다.

- 각 주기의 배우자 성숙
- 모든 여성 생식기관(특히 자궁)에 주기적 변동을 일으키는 호르몬 분비

성인 여성의 생식주기에서 이러한 서로 다른 구조의 상호작용은 기관계의 기능은 서로 조정된다는 생리학의 일반 원리의 좋은 예다. 이러한 변화는 자궁이 성장하는 배아를 받아들이고 자라게 할 준비를 하는 변화이다. 임신 상태가 되지 못하면 생리가 일어난다.

여성 생식기의 해부

여성 생식계는 2개의 난소와 여성 생식 통로인 2개의 **나팔관**(fallopian tube), 자궁경부, 질을 포함한다. 이 구조를 **여성 내부 생식기**(female internal genitalia)라고 한다(**그림 17.16**, **그림 17.17**). 남성과는 달리 여성의 비뇨관과 생식관 체계는 완전히 분리되어 있다. 이 절에 들어가기 전에 내부, 외부 여성 생식기 발달과 관련해 그림 17.2와 17.3을 복습하라.

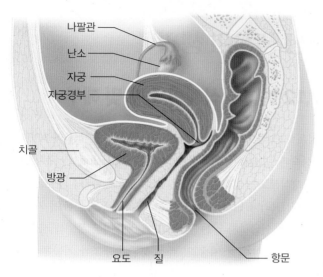

그림 17.16 여성 생식계의 치골부를 절단한 옆모습.

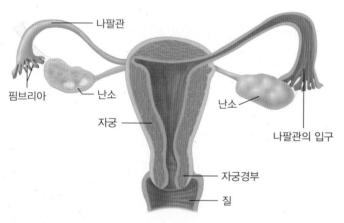

그림 17.17 여성 생식계의 생식관 사이 연결성을 보여주는 절단한 앞모습. 나팔관, 자궁, 질 등의 생식관 사이의 연결된 모습을 보여준다.

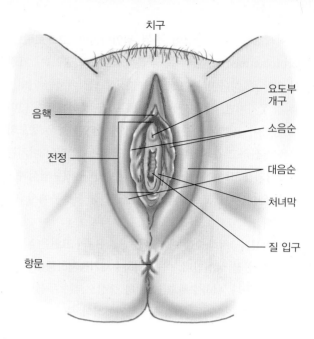

그림 17.18 여성 외부 생식기의 구조.

난소는 골반 상부 공간, 자궁의 양쪽 위치에 각각 있는 아몬드 크기만 한 기관이다. 나팔관의 끝은 직접 난소와 연결되어 있지 않고 매우 가깝지만 복강으로 열려 있다. 각 나팔관의 열린 부분은 깔때기 모양이고, 긴 손가락 모양의 섬모[**핌브리아**(fimbriae)]가 섬모상피로서 일렬로 둘러싸고 있다. 나팔관의 다른 쪽 끝은 자궁에 붙어 있고 직접 자궁강으로 열려 있다. **자궁**(uterus)은 공간을 가지고 있고, 두꺼운 벽으로 싸여 방광과 직장 사이에 위치하고 있는 근육기관이다. 자궁은 생리의 흐름이 일어나는 장소이며 임신기에는 태아가 자라는 곳이다. 자궁의 아랫부분은 **자궁경부**(cervix)이다. 경부의 작은 열린 부분은 **질**(vagina)로 이어지는데, 이곳은 자궁과 외부와의 연결통로다.

여성 외부 생식기(female external genitalia)(**그림 17.18**)는 치구, 대음순, 소음순, 음핵, 질전정과 전정선으로 이루어진다. **음부**(vulva)는 이들 구조를 지칭하는 다른 이름이다. 치구(mons pubis)는 치골 연결 부위 위에 둥근 언덕 모양의 지방성 융기이다. 대음순(labia majora)은 음낭의 여성형 동족체로서 음부 외부의 융기된 피부조직이다. 즉 음낭과 대음순은 발생학적으로 같은 기원에서 유래한 것으로서 유사한 기능을 한다. 소음순(labia minora)은 대음순 사이에 위치한 작은 피부의 겹침 부분으로서, 요도와 질의 개구부를 둘러싸고 있다. 그리고 이 영역은 전정(vestibule)으로 막혀 있으며 분비액이 분비된다. 질의 개구부는 요도의 뒤에 놓여 있다. 부분적으로 질의 개구부에는 점막형의 **처녀막**(hymen)이라는 얇은 접힘이 있다. **음핵**(clitoris)은 음경의 여성형 동족체이며 음부의 위쪽에 위치한 발기성 구조다.

17.13 난소의 기능

난소는 고환처럼 몇 가지 기능을 담당한다.

- 태아기 동안 배우자 생성 과정인 **난자 생성**(oogenesis)
- 난모세포의 성숙
- 성숙 난모세포의 배출인 배란
- 여성 스테로이드성 성호르몬(에스트로겐과 프로게스테론) 및 펩티드호르몬인 인히빈 분비

배란 전에는 난모세포의 성숙과 내분비 기능은 난소의 단일 구조인 난포에서 일어난다. 배란 후 난포는 더 이상 난자를 가지지 않은

상태인 황체로 변화하는데, 그 기능에 관해서는 뒤에 설명한다.

난자 생성 과정

출생 시에 난소는 총 200만~400만 개의 원시난자를 함유하고 있으며, 출생 후에 더 새로운 변화는 없다. 이같이 남성에 비해서 여성의 경우에는 신생아에서 이미 가질 수 있는 생식세포를 모두 가지고 있다. 그러나 단지 일부인 약 400개 정도만이 여성의 생애주기 동안 배란에 이를 뿐이다. 50세 정도에 이를 때까지 남아 있는 몇몇을 제외하고는 발육 과정에서 대부분 퇴화한다. 이러한 발육 양상의 결과, 사춘기 직후 배란되는 난자보다 50세 가까이에서 배란되는 난자는 적어도 35~40년 정도 더 오래되었음을 의미한다. 즉 난자는 연령에 따라 변화 가능성이 있어 중년 이후 여성에서 태어나는 어린이는 결함이 발견될 가능성이 크다.

태아기 초기에는 남성에서의 정자 생성 과정과 같이 원시 생식세포인 **난원세포**(oogonia, 단수는 oogonium)는 계속해서 유사분열을 수행한다(**그림 17.19**). 임신 7개월경에 태아 난원세포는 분열을 멈추어, 이 시점부터 새로운 생식세포가 발생하지 않는다.

태아 시기의 모든 난원세포는 제1난모세포(primary oocytes, 제1정모세포와 유사)로 발생하는데, 이때 DNA 복제를 통해 제1감수분열을 시작한다. 태아기에 완전한 감수분열이 이루어지는 것은 아니다. 출생 후 모든 난자는 제1난모세포로서 46개 염색체를 가지고 한 세포 내에 2개의 염색분체를 가지고 있으므로 이 세포들은 감수분열 정지(meiotic arrest) 상태에 있다.

이 상태는 사춘기까지 지속되고 난소에서 새로 활성을 개시할 때까지 지속한다. 실제로 배란이 결정된 제1난모세포만이 먼저 감수분열을 완성하고 그것도 배란 때에 일어난다. 이 분열은 제1정모세포의 분열과 유사하다. 그리고 각 딸세포는 23개 염색체를 가지게 된다. 이 분열에서는 2개의 딸세포 중 하나가 제2난모세포(secondary oocyte)이고 모든 세포질을 포함한다. 제1극체(first polar body)라고 하는 다른 딸세포는 매우 작고 기능이 없다. 이와 같이 제1난모세포는 큰 난자 크기의 제2난모세포로 되어 염색체의 반을 포함하며, 영양이 풍부한 세포질을 가지고 있다.

제2감수분열은 나팔관에서 **배란 후** 일어나지만 단지 제2난모세포가 수정되었을 때, 즉 정자가 뚫고 들어온 경우이다(그림 17.1 참조). 제2감수분열의 결과로 만들어진 딸세포는 23개 염색체를 포함하는 단일 염색분체이다. 이어서 제2난모세포는 한 번 더 분열해 난세포는 거의 모든 세포질을 포함하는 난세포와 작고 기능이 없는 제2극체로 된다. 난자 생성 과정의 결과 각 제1난모세포는 1개의 난자세포만을 생성한다(그림 17.19 참조). 반대로 제1정모세포는 4개의 살아 있는 정자세포를 생성한다.

난포의 성장

생애 전 과정에서 난소에서의 난자는 **난포**(follicle) 구조 내에 존재한다. 난포는 **원시난포**(primordial follicle)에서 시작하는데, 이는 **과립막세포**(granulosa cell)라고 하는 단일세포층에 둘러싸여 있는 1개의 제1난모세포를 구성한다. 원시난포 단계에서 지속적으로 발달해(**그림 17.20**), 난모세포가 커지면서 과립막세포는 증식을 거듭해 복층으로 된다. 내부 과립막세포는 **투명대**(zona

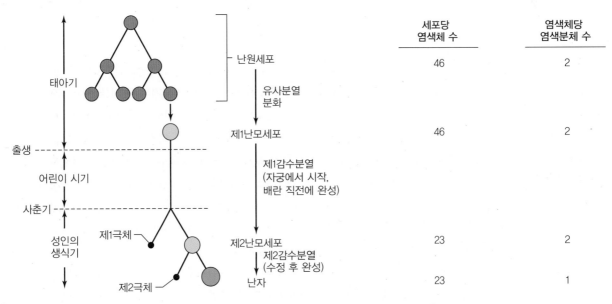

	세포당 염색체 수	염색체당 염색분체 수
난원세포	46	2
제1난모세포	46	2
제2난모세포	23	2
난자	23	1

그림 17.19 난자 생성 과정의 요약. 남성형의 그림 17.10과 비교해 보라. 제2난모세포는 배란되는데, 정자가 뚫고 들어오기(수정) 전에는 감수분열이 완전히 이루어지지 않는다. 난자와 정자의 핵이 합쳐져 2배체 세포를 형성하면 그것을 수정란 또는 접합자라 부른다. 제1난모세포 각각은 단지 제2난모세포 1개를 형성할 수 있을 뿐이며, 또 1개의 난자 생성으로 진행한다.

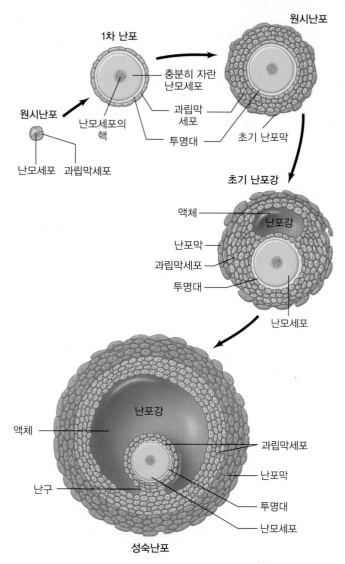

원시난포

1차 난포

원시난포

충분히 자란 난모세포

난모세포

과립막세포

난모세포의 핵

난모세포의 핵

과립막세포

투명대

초기 난포막

초기 난포강

액체

난포강

난포막

과립막세포

투명대

난모세포

난포강

액체

과립막세포

난구

난포막

투명대

난모세포

성숙난포

그림 17.20 사람의 난모세포와 난포의 발달. 완전히 성숙한 난포는 1.5 cm이다. 혈관은 보이지 않는다.

pellucida)라고 하는 두꺼운 층을 이루는 물질로 분리된다. 투명대는 당단백질을 갖고 있는데, 이는 정자가 난자의 표면에 결합하는 데 관여한다.

투명대가 있음에도 불구하고, 내부 과립막세포층은 투명대를 가로지르는 세포질 물질에 의해 난모세포와 간극연접(gap junction)을 형성해 난모세포와 밀접하게 연결되어 있다. 간극연접을 통해 영양물질과 화학전달자가 난모세포로 통과한다.

난포는 과립막세포의 세포분열에 의해 성장하기 때문에 과립막세포를 둘러싼 결합조직세포가 분화해 **난포막**(theca)으로 알려진 층을 형성한다. 이 난포막은 과립막세포에 의한 에스트로겐의 분비에 중요한 역할을 한다. 짧은 기간을 거친 후, 제1난모세포는 충분한 크기(~115 μm)에 도달하며 액체로 채워진 공간인 **난포강**(antrum)이 과립막세포의 중간에 형성되기 시작하고 액체를 채

워 공간이 커진다.

어떤 원시난포의 난포강 형성 전 그리고 초기 난포강 형성 단계(그림 17.20 참조)로의 진행은 유아기와 아동기에 일어나고, 그런 다음 생리주기 동안 완전한 난포강 형성이 일어난다. 그러므로 난소의 대부분 난포가 아직 원시 상태라 하더라도 난포강 형성 전과 초기 난포강 형성 단계의 난포 수는 상대적으로 일정하게 존재한다. 각 생리주기의 시작 시기에 이들 난포강 형성 전과 초기 난포강 난포 중에서 10~25개 정도가 큰 난포강을 가진 난포로 발달하기 시작한다. 생리주기에서 약 일주일이 경과하면 이어서 선택이 일어난다. 큰 난포강 난포 중 하나가 우세난포(dominant follicle)로 선택되어 지속적인 발달이 진행된다. 난포가 우세로 선택되는 정확한 과정은 알려지지 않았지만, 난포와 함께 국소적으로 생산된 에스트로겐의 양과 관련이 있는 것으로 추정된다(생식샘자극호르몬을 과도하게 주입받은 불임 여성이 많은 난포를 발달시킬 수 있는 이유이다). 우세하지 않은 난포(양쪽 난소에 있는)는 퇴화하며 이를 **폐쇄증**(atresia)이라 하는데, 이는 세포자살(apoptosis, 세포예정사)의 예라 할 수 있다. 퇴화된 난포에 있는 난자도 역시 죽는다.

폐쇄증은 난포강과 난포막에 한정된 것이 아니며, 그 이유는 난포도 어느 발달 단계든지 폐쇄증으로 진행될 수 있기 때문이다. 실제로 이 과정은 자궁 내 태아기에 일어나므로 200만~400만 개의 난포와 난자가 태아 초기에 일부분만이 남은 상태로 출생한다. 폐쇄증은 모든 사춘기 전기에도 지속되어 활발한 생식 활동을 시작할 때면 20만~40만 개의 난포만이 남게 된다. 이들 중에도 약 400개만이 여성 생식 기간에 활동하고 나머지는 폐쇄증으로 사라진다. 그러므로 출생 시에 존재했던 난소의 난포 중 99.99%가 폐쇄증으로 사라지는 것이다.

우세난포가 커지는 것은 주로 난포강의 확장(액체가 증가) 결과이며, 과립막세포층은 난자의 둘레를 싸고 난포강으로 뻗은 돌기를 형성하는데 이를 **난구**(cumulus oophorus)라 한다(그림 17.20 참조). 배란 시기가 다가오면 난자(제1난모세포)는 감수분열 정지 상태에서 벗어나 제1감수분열이 이루어져 제2난모세포가 된다. 난포 벽으로부터 난구가 분리되고 난모세포는 난포강 액에 자유로이 떠 있게 된다. 성숙 난포[**그라프난포**(graafian follicle)라고도 함]는 매우 커져(직경 약 1.5 cm) 난소의 표면에 공처럼 부풀어 있다.

배란은 난소와 난포의 얇은 벽이 효소의 작용으로 연결되는 부분 쪽으로 터지면서 이루어진다. 제2난모세포는 투명대와 과립막세포, 난구에 가까이 연결되어 둘러싸여 난포강 액에 의해 난소 표면으로 운반된다. 이러한 일들은 생리주기 약 14일경에 일어난다.

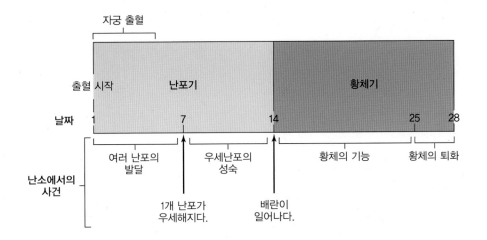

그림 17.21 생리주기 동안(수정이 일어나지 않았을 경우) 난소에서 일어나는 주기의 요약. 자궁 출혈이 시작되는 날을 주기의 첫날이라고 명명한다. 이 주기의 단계는 난소에서 일어나는 사건에 해당한다.

가끔 2개 이상의 난포가 성숙해 1개 이상의 난자가 배란되기도 하는데, 이것이 쌍둥이 출산의 원인이다. 이런 경우 출산되는 두 아이는 **이란성 쌍둥이**(fraternal twins, dizygotic twins)가 되는데, 배란된 난자가 각기 다른 유전자를 가지고 있기 때문이다. 서로 같은 일란성 쌍둥이의 형성은 뒤에 설명한다.

황체 형성

성숙 난포는 난포강 액과 난자를 내보낸 후 난포강의 주변이 붕괴되면서 빠른 변화가 진행된다. 과립막세포는 점차 커지고 완전한 분비샘 구조를 형성하는데 이를 **황체**(corpus luteum)라 하며 에스트로겐, 프로게스테론, 인히빈을 분비한다. 내보냈던 난자가 나팔관에서 수정이 되지 않으면 황체는 약 10일경 최대 발달을 이룬 다음 빠르게 세포자살에 의해 퇴화된다. 황체의 기능 상실은 생리를 가져오고 새로운 생리주기를 시작한다.

생리주기는 배란에 의해 분리되는 대략 같은 길이의 두 시기로 나뉜다(**그림 17.21**).

1. 성숙난포와 제2난모세포 발달기인 **난포기**(follicular phase)
2. 배란 후에 시작해 황체가 죽게 되는 **황체기**(luteal phase)

이러한 난소의 단계는 자궁 내막의 모양 변화와 관련이 있으며 조절된다.

난소호르몬 합성장소

생식샘 스테로이드의 합성은 그림 17.6에 소개되었고, 다음과 같이 요약할 수 있다: 에스트로겐(주로 에스트라디올과 에스트론)은 난포기에 주로 과립막세포에 의해 합성되어 혈류로 분비된다. 배란 후 에스트로겐은 황체에 의해 합성되고 분비한다. 난소의 다른 스테로이드호르몬인 프로게스테론은 과립막세포와 난포막세포에서 배란 직전 매우 작은 양이 합성되고 분비되지만 주요 공급원은 황체이다. 인히빈은 펩티드호르몬으로서 과립막세포와 황체에서 모두 분비된다.

17.14 난소 기능의 조절

난소 기능의 조절에 대한 주요 인자는 고환 기능에 대한 조절작용을 알아본 것과 유사하다. 조절작용은 GnRH, 뇌하수체전엽의 생식샘자극호르몬인 FSH와 LH, 그리고 생식샘의 성호르몬인 에스트로겐과 프로게스테론으로 이루어진 호르몬계에 의해 일어난다.

남성에서와 같이 전체적인 조절 순서는 시상하부의 신경내분비세포에서 주기적으로 분비되는 GnRH에 의존해 일어난다. 이 주기의 빈도와 증폭은 생리주기 전체 기간에 24시간 주기의 변화로 일어난다. 또한 뇌하수체전엽의 GnRH에 대한 반응과 난소의 FSH와 LH에 대한 반응은 생리주기 동안 변한다.

먼저 정상 생리주기 동안 혈장의 호르몬 농도 변화에 대해 알아보자(**그림 17.22**). (혈장 GnRH는 그림에서 생략했는데, 이는 시상하부로부터 시상하부-뇌하수체 문맥 혈관으로 분비되는 GnRH를 반영하지 않기 때문이다.) 그림 17.22의 선(line)은 하루의 분비에서 증가 또는 감소에 대한 평균을 나타낸다. 먼저 그림의 설명문과 원으로 표시된 숫자를 무시하고 호르몬적 양상만을 살펴보자.

FSH의 증가는 난포기 초기에 일어나고 그 후 일정하게 감소한다. 예외로서 주기의 중간에 정점이 있다. LH 농도는 난포기에 거의 일정하지만 주기의 중간에 큰 정점을 보여주는데[**LH 급증**(LH surge)], 이는 배란 전 대략 18시간에 해당하는 때이며, 이후 빠른 감소를 보이지만 황체기에는 느리게 감소한다.

에스트로겐은 주기의 첫 주에는 낮고 안정된 상태로 이어지다

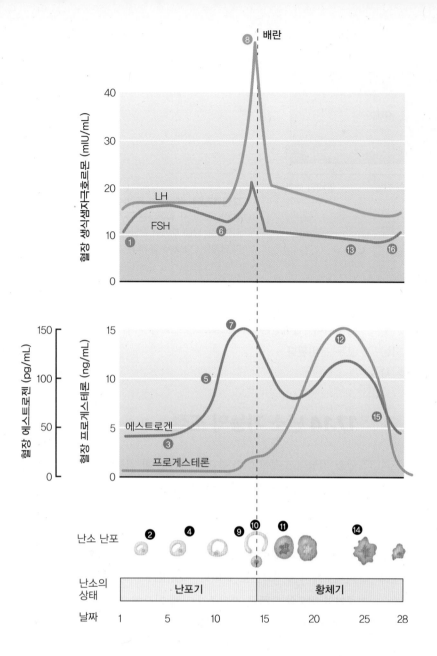

그림 17.22 생리주기 동안 혈장호르몬의 농도와 난소에서의 변화 요약. 원으로 표시된 숫자는 요약한 순서를 나타낸 것이다. 아래 설명에서 화살표는 인과관계를 표시한다. ❶ FSH와 LH 분비가 증가함(혈장 에스트로겐 농도가 낮아 음성 되먹임 기전이 거의 작용하지 않기 때문). → ❷ 여러 개의 난포강 난포가 커지기 시작하고 에스트로겐을 분비함. → ❸ 혈장 에스트로겐 농도가 증가하기 시작함. ❹ 1개의 난포가 우세난포로 되고 많은 양의 에스트로겐을 분비함. → ❺ 혈장 에스트로겐 수준이 눈에 띄게 증가함. → ❻ FSH의 분비와 혈장 FSH 농도는 우세난포가 되지 못한 난포의 폐쇄증으로 감소함. 그러나 그 후 ❼ 혈장 에스트로겐 증가는 생식샘자극호르몬 분비에 대해 '양성' 되먹임 기전으로 작용함. → ❽ LH 급증을 이끌어냄 → ❾ 난자는 첫 감수분열을 완성하고 세포질의 성숙이 일어남. 그동안 난포는 약간의 프로게스테론에 의해서 에스트로겐 분비가 감소함. ❿ 배란이 일어남. 그리고 ⓫ 황체가 형성되고 많은 양의 에스트로겐과 프로게스테론의 분비가 시작됨. → ⓬ 혈장 에스트로겐과 프로게스테론의 농도가 증가함. → ⓭ FSH와 LH의 분비가 억제되고 혈장 농도가 감소함. → ⓮ 황체는 퇴화(원인은 불명)하기 시작하고 호르몬 분비가 감소함. → ⓯ 혈장의 에스트로겐과 프로게스테론의 농도가 감소함. → ⓰ FSH와 LH의 분비가 시작되어 증가함. 그리고 새로운 주기가 시작됨(다시 ❶로 돌아감).

가, 둘째 주에 급격히 증가해 우세난소 난포의 성장과 함께 더 많은 에스트로겐을 분비한다. 그리고 에스트로겐은 LH가 정점을 이루기 전 짧은 시기에 줄어들기 시작한다. 두 번째 분비 증가는 황체에서 분비되며 이후에는 주기의 마지막 날까지 빠른 감소를 보인다. 프로게스테론은 난소의 난포기 동안 배란 직전까지 매우 적은 양이 분비된다. 배란 직후 황체 발달이 시작되면서 많은 양의 프로게스테론이 분비된다. 후반부의 프로게스테론 분비 증가와 감소는 에스트로겐과 유사하다.

그림 17.22에서 보여주지 못한 것은 혈장의 인히빈 농도다. 인히빈의 혈중 농도는 에스트로겐과 유사해 난포기 말기에 증가하고 황체기에도 높은 수준으로 남아 있다가 황체의 퇴화시기에 감소한다.

이어서 논의할 점은 이러한 호르몬 농도의 변화가 스스로 주기를 형성하는 데 서로 관여하고 있는지를 설명하는 것이다. 그림 17.22의 숫자는 본문 설명의 번호를 가리킨다. 난소호르몬의 되먹임 기전은 **표 17.4**에 요약했다.

초기와 중기 난포기 동안 난포의 발달과 에스트로겐 합성

이 절을 읽기 전에 먼저 그림 17.20을 검토해 발달 중인 난포의 구조를 복습해야 한다. 사춘기와 폐경기 사이의 난소에서는 난포강 형성 전 난포와 초기 난포강 난포의 수가 언제나 일정하게 존재한다. 이 단계에서 난포가 더 발달하려면 FSH의 자극이 필요하다. 사춘기 전, 혈장의 FSH 농도는 너무 낮아서 난포 발달을 이끌어낼 수 없다. 사춘기에 호르몬의 변화가 일어나 생리주기가 시작된다. 한 주기의 끝과 다음 주기를 시작하는(그림 17.22에서 숫자 ⓰

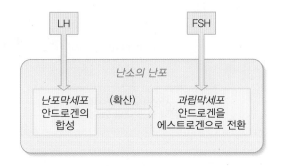

그림 17.23 초기와 중기 난포기의 에스트로겐 합성의 조절[난포막세포에서 분비되는 주요 안드로겐은 안드로스테네디온(androstenedione)이다]. 난포막에서 과립막세포로의 확산은 기저막을 통과해야 한다(여기에는 표시하지 않았다).

에서 ❶로) FSH의 분비 증가는 이 난포의 발달을 자극하고 난포 형성 전과 초기 난포강 난포의 한 집단을 크게 발달시킨다❷. 이 주기의 끝에서(⓰에서 ❶로) 일어나는 FSH 농도의 증가는 프로게스테론, 에스트로겐, 인히빈의 혈장 농도 감소(음성 되먹임 기전의 제거)가 있어야 한다.

이어지는 다음 주 동안 난포에서 FSH와 LH의 활동은 구분된다. FSH는 과립막세포에 작용하고 LH는 난포막세포에 작용한다. 이 호르몬 작용이 구분되는 이유는 과립막세포는 FSH 수용체를 가지고 있고 LH 수용체는 없기 때문이며, 난포막세포의 상황은 그 반대이기 때문이다. FSH는 과립막세포를 자극해 에스트로겐의 생성과 세포분열을 촉진하고 난포강이 커지도록 자극한다. 에스트로겐의 일부는 혈액으로 확산하고 상대적으로 높은 안정된 혈장 농도를 지속한다❸. 에스트로겐은 또한 난포 내에서 측분비 또는 자가분비 인자로 작용해 여기서는 FSH와 성장 인자와 함께 과립막세포의 증식을 자극해 더 많은 에스트로겐을 생성하게 한다.

그러나 과립막세포는 에스트로겐 생성을 필요로 하는데, 그 이유는 에스트로겐의 안드로겐 전구체가 생성되는 데 필요한 효소들이 불충분하기 때문이다(그림 17.6 참조). 난포막세포가 도움을 주게 되는데, **그림 17.23**에서 보여주는 것과 같이 LH는 난포막세포에 작용해 세포 증식과 안드로겐의 합성을 자극한다. 안드로겐은 과립막세포로 확산하며 방향족화효소에 의해 에스트로겐으로 전환된다. 이와 같이 과립막세포에 의한 에스트로겐의 분비는 난포에 있는 두 가지 세포와 뇌하수체의 생식샘자극 호르몬 두 종류의 합작으로 이루어진다.

이 점에서 난포의 두 가지 세포 형태는 고환의 두 가지 세포가 주기성을 갖는 것과 비슷하다고 할 수 있다. 과립막세포는 세르톨리세포와 유사해 생식세포의 발달과 성숙에 대한 미세 환경을 조절하며, 두 가지 세포 모두 FSH와 생식샘의 주요 성호르몬에 의해 자극받는다. 난포막세포는 라이디히세포와 유사해 안드로겐을 생성하고 LH에 의해 자극을 받는다(그림 17.2 참조).

둘째 주에는 1개 난포가 우세형(그림 17.22에서 ❹)이 되며 지금까지 성장하고 있던 다른 난포는 퇴화한다. 이러한 현상에 대한 이유는 그림 17.22에서 보여주는 바와 같이, 난포세포의 생존에 필요한 중요한 요인으로서 혈장의 FSH 농도가 감소하기 시작하는 것이며 폐쇄증을 막을 수 있는 충분한 FSH가 더 이상 없다는 것이다. 그러면 왜 우세난포는 살아남는 것일까? 여기에는 두 가지 이유로 먼저 성장을 시작한 난포가 성장을 지속하는 것이다. 첫째, 먼저 성장한 난포의 과립막세포는 FSH 수용체가 수적으로 증가해 있어 FSH에 대한 민감성이 더 크므로 우세를 얻는 것이다. 둘째, 과립막세포가 FSH뿐만 아니라 LH에 의해서도 자극을 받기 시작한 것이다. 앞 절에서 본 바와 같이 강조할 수 있는 것은 난포기의 첫 주에 LH는 단지 난포막세포에만 작용하지만, 우세난포의 성숙은 FSH에 의해 이 상황이 변화해 LH 수용체가 과립막세포에도 많이 나타나기 시작한다. 난포 내 국소적 에스트로겐의 증가는 이러한 요인에 기인한다.

우세난포는 충분한 에스트로겐을 분비하기 시작해 혈장 농도를 높인다❺. 여기서 우리는 왜 혈장의 FSH가 이 시기에 감소하기 시작하는지 설명할 수 있다. 즉 에스트로겐은 아직 상대적으로 낮은 농도지만 생식샘자극호르몬의 분비를 음성 되먹임으로 억제하고 있다(표 17.4와 **그림 17.24**). 에스트로겐의 주요 활동 영역인 뇌하수체전엽은 이 시기에 LH, FSH의 분비량을 줄이는데, GnRH의 양에 따라 달라진다. 그러므로 에스트로겐은 시상하부에도 작용해 GnRH의 박동성 분비와 증폭을 줄이도록 한다.

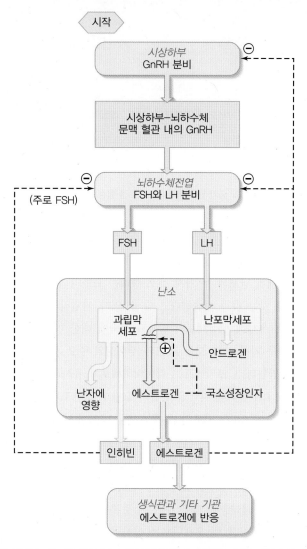

그림 17.24 초기와 중기 난포기의 난소 기능에 대한 호르몬 조절의 요약. 남성형(그림 17.14)과 유사한 점을 비교하라. 인히빈은 단백질 호르몬으로서 FSH의 분비를 억제한다. 과립막세포에서 파동 모양의 끊어진 화살표는 그림 17.23에서 보여준 바와 같이 안드로겐이 에스트로겐으로 전환됨을 표시하고 있다. 난소 내의 점선은 에스트로겐이 과립막세포의 기능을 증진함을 표시한다(국소적 양성 되먹임 기전).

이 음성 되먹임 작용에서 예견할 수 있는 것과 같이, 혈장의 FSH 농도가 (적은 양이지만 LH의 농도도) 감소하기 시작해 난포기를 지속하는 에스트로겐의 농도를 높게 유지한다(그림 17.22의 ❻). FSH가 혈장 농도가 LH보다 더 낮은 이유는 과립막세포가 인히빈을 분비하기 때문이며, 남성에서도 인히빈에 의해 주로 FSH의 분비가 억제된다(그림 17.24 참조).

LH 급증과 배란

생식샘자극호르몬의 분비에 대한 에스트로겐의 억제효과는 혈장에스트로겐 농도가 상대적으로 낮을 때, 즉 초기와 중기 난포기 동안 일어난다. 반대로 난포기의 말기에 에스트로겐의 혈장 농도

의 절정이 하루 또는 이틀 내에 일어난다(그림 17.22에서 ❼). 이로써 에스트로겐은 GnRH에 대한 뇌하수체의 민감성을 증폭시켜 LH 분비를 촉진하고(표 17.4와 **그림 17.25**), 또한 시상하부에서 GnRH의 분비를 촉진한다. 에스트로겐이 분비한 생식샘자극호르몬의 자극은 생리학적 조절계인 **양성 되먹임**의 중요한 예다. 이것 없이는 정상적인 생리주기와 배란이 진행될 수 없다.

혈장의 빠른 에스트로겐 농도 증가는 LH 급증을 유발한다(그림 17.22의 ❺와 ❽). 그림 17.22의 ❾에서 보듯이, FSH와 프로게스테론도 LH 급증 때 증가한다.

생리주기 중간에 일어나는 LH 급증은 배란을 유도하는 주요 사건이다. 혈장의 높은 LH 농도는 과립막세포에 작용해 배란을 유도하며 **표 17.5**에 표시되어 있다. 배란으로 생리주기는 절정에 이른다(그림 17.22 ❿과 수직 점선으로 표시).

LH 급증에 대한 과립막세포의 기능은 기술된 이 세포의 마지막 기능이다. 과립막세포의 기능을 **표 17.6**에 요약했다. LH 급증은 배란이 일어나는 것처럼 최고조에 도달한 다음 쇠퇴하기 시작한다. LH 급증을 종결시키기 위한 정확한 신호는 알려지지 않았지만, 앞에서 설명한 프로게스테론의 작은 증가(그림 17.22 참조)와 난소의 우세난포에서의 LH 수용체의 하향 조절 때문일 수 있으며,

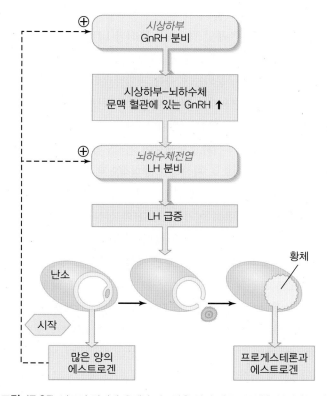

그림 17.25 난포기 말기에 우세난포는 많은 양의 에스트로겐을 분비하고 뇌하수체전엽에 작용하며, 또 시상하부에 작용해 LH 급증을 일으키는 원인이 될 가능성도 있다. 증가한 혈장의 LH는 배란과 황체 형성을 유도한다. LH의 이런 활동은 과립막세포를 경유해 조정된다.

표 17.5	난소 기능에 대한 LH 급증의 효과

1. 제1난모세포는 제1감수분열을 완결하고 수정이 일어났을 경우 착상을 위한 준비로 세포질의 변화를 수행한다. 난모세포에 대한 LH의 효과는 LH에 반응하는 과립막세포에서 유리된 전달자들에 의해 조정된다.

2. 난포강의 크기(액체의 용량) 증가와 난포로의 혈류 흐름은 현저하게 증가한다.

3. 과립막세포는 프로게스테론을 분비하고 에스트로겐의 분비는 감소시킨다. 이는 생리주기의 중간, 배란 직전에 에스트로겐의 혈장 농도를 감소시키고 혈장의 프로게스테론 농도가 작게 증가한다.

4. 효소와 프로스타글란딘은 과립막세포에서 합성되어 난포 난소막을 분해하는 역할을 한다. 이들 약해진 막은 파괴되고 난모세포와 그 주변의 과립막세포가 난소의 표면으로 이동하게 한다.

5. 부서진 난포의 남은 과립막세포는 (난포의 난포막세포와 함께) 황체로 전환되어 프로게스테론과 에스트로겐을 분비하기 시작한다.

이에 따라서 에스트로겐 유도성 양성 되먹임을 감소시킨다.

황체기

LH 급증은 성숙 난포에서 배란을 유도하고, 또 난포에 남은 과립막세포와 난포막세포를 황체로 전환되도록 하는 반응을 촉진한다(그림 17.22의 ⑪). 약 14일경에 낮지만 적절한 농도를 가진 LH는 황체 기능을 유지하도록 한다.

임신하지 않은 여성에서는 짧은 기간 동안 황체가 많은 양의 프로게스테론과 에스트로겐(그림 17.22의 ⑫), 인히빈을 분비한다. 에스트로겐의 존재로 고농도 프로게스테론은 뇌하수체의 생식샘자극호르몬 분비를 억제할 수 있다. 이것은 시상하부에서 GnRH의 분비를 억제하는 작용이다. 이 시기에 에스트로겐 농도가 높음에도 불구하고 프로게스테론은 또한 황체기의 처음 1/2 기간에 LH 급증을 막는다. 황체기에 혈장의 증가한 인히빈 농도는 FSH

표 17.6	과립막세포의 기능

난모세포에 영양 공급

난모세포와 난포막세포에 영향을 줄 수 있는 화학전달자 분비

난포강 액을 분비

초기와 중기 난포기 동안 난포의 발달을 조절하는 에스트로겐과 FSH의 작용 부위

방향족화효소에 의해 안드로겐(난포막세포에서 나온)을 에스트로겐으로 전환

인히빈을 분비해 뇌하수체를 경유한 FSH의 분비 억제 작용

난모세포에서 LH 유도 활동과 황체 형성과 배란에 난포의 절정기 형성 부위

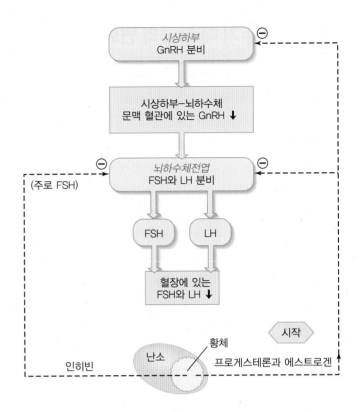

그림 17.26 황체기 동안 FSH와 LH의 억제. 발생하던 수태산물의 착상이 이루어지지 않고 혈액에 hCG가 나타나지 않으면, 황체는 퇴화되고 프로게스테론과 에스트로겐이 감소해 월경이 일어나 다음 생리주기가 시작된다.

의 분비를 억제하는 데 기여한다. 결과적으로 이 황체기 동안 혈장의 생식샘자극호르몬 농도는 매우 낮다(그림 17.22의 ⑬). 황체기에서 생식샘자극호르몬의 되먹임 억제는 **그림 17.26**에 요약했다.

황체는 생식샘자극호르몬의 분비 증가가 없으면 한정된 기간만 형성되고, 이어서 임신이 일어나지 않으면 2주 이내에 퇴화된다(그림 17.22의 ⑭). 퇴화된 황체와 함께 혈장의 프로게스테론과 에스트로겐 농도는 감소한다(그림 17.22의 ⑮). FSH와 LH(아마도 GnRH가 충분해서)의 분비가 증가하면(그림 17.22의 ⑯과 ❶), 난소호르몬의 높은 농도에 의한 억제 효과가 사라졌으므로 자유로운 상태가 되어 생리주기는 다시 시작된다.

여기까지가 난소 기능의 조절에 대한 설명이다. 중요한 것은 시상하부와 뇌하수체전엽이 조절자의 위치에서 필수적이지만, 실제적인 주기를 만드는 활동은 난소 내에 있다는 점이다. 난소에서 분비되는 에스트로겐이 충분하면 LH 급증을 일으키고, 배란이 일어나게 된다. 황체가 퇴화되면 호르몬 분비가 감소함에 따라 생식샘자극호르몬이 충분히 활동할 수 있게 증가해 다른 난포 집단을 촉진한다. 이같이 난소에서 일어나는 일은 호르몬의 되먹임 기전을 거쳐 시상하부와 뇌하수체의 조절을 받는다.

17.15 생리주기 때 자궁의 변화

생리주기의 변화상은 자궁의 변화이다(**그림 17.27**). 첫날(1일)은 앞에서도 언급했듯이 생리혈 흐름의 첫날이고, 생리혈 배출의 기간을 **생리기**(menstrual phase)라고 말한다(일반적으로 28일 주기형에서 3~5일이다). 즉 자궁의 상피층인 **자궁내막**(endometrium)이 퇴화되어 그 결과 생리혈로 나타난다. 이후 생리 흐름이 멈추고 에스트로겐의 영향 아래서 자궁내막이 두꺼워지기 시작한다. 이 자궁내막의 **증식기**(proliferative phase)는 10일경까지이며 생리혈의 멈춤과 배란이 일어나는 중간에 해당한다.

배란 직후, 프로게스테론과 에스트로겐의 영향 아래서 자궁내막은 샘 상피에서 글리코겐을 분비하기 시작하고 이어서 당단백질과 뮤코다당류(mucopolysaccharide)를 분비한다. 그러므로 배란과 다음 생리 시작 사이의 생리주기를 **분비기**(secretory phase)라고 한다. 그림 17.27에서 보여주는 바와 같이, 난소의 난포기는 자궁에서의 생리기와 증식기를 포함하고 난소 황체기는 자궁의 분비기와 같은 기간이다.

생리주기 동안 자궁의 변화는 혈장의 프로게스테론과 에스트로겐 농도 변화에 따라 일어난다(그림 17.22 참조). 증식기에 혈장 에스트로겐의 수준이 증가하는 것은 자궁내막과 자궁평활근[**자궁근층**(myometrium)]의 성장을 촉진한다. 이에 더해 자궁내막세포의 프로게스테론 수용체의 합성을 유도한다. 그렇게 배란과 황체의 형성이 뒤따르면(분비기 동안) 프로게스테론은 에스트로겐에 의해 자극된 자궁내막에 작용해 이미 형성된 분비 조직이 활성화되도록 전환하는 역할을 한다. 자궁내막 분비샘이 꼬이게 되고 글리코겐으로 채워지며 많은 수의 혈관이 생성되고, 또 여러 효소가 분비샘에 축적되는 등 결합조직이 만들어진다. 이러한 변화는 수태를 유지하는 데 필요한 영양과 착상을 위한 적절한 환경을 갖춘 자궁내막을 만드는 데 필수적이다.

프로게스테론은 또한 자궁내막의 수축을 억제해 에스트로겐과 일부에서 만들어지는 프로스타글란딘에 의한 자궁내막 자극에 대처하게 한다. 이것은 수정란이 한 번 자궁에 도달해 자궁벽에 착상하기 전에 자궁의 수축으로 체외로 쓸려 나가 버리지 않게 하는 데 필수적이다. 자궁의 이러한 운동 정지 상태는 임신 전체기간 동안 프로게스테론에 의해 지속되어 미성숙 분만을 막는다.

에스트로겐과 프로게스테론은 또한 자궁경부의 점액 분비에 작용한다. 에스트로겐 한 가지만의 영향 아래 있으면, 점액은 풍부하고 맑으며 수분성이다. 이러한 점액의 특징은 배란기에 가장 분명해 정자가 질에 놓이면 쉽게 점액을 통해 자궁과 나팔관으로 가는 경로로 움직이게 한다. 반대로 프로게스테론은 배란 직후에

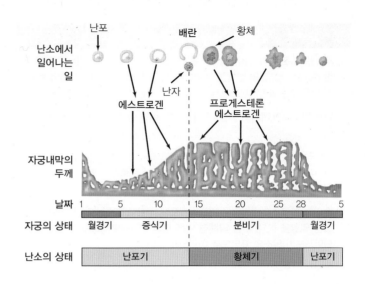

그림 17.27 생리주기 동안 난소와 자궁의 변화. 그림 17.22에서의 구체적인 호르몬 변화를 참조하라.

점액을 농후하고 끈적이게 만든다. 이런 점액은 질을 통해 자궁으로 들어가는 세균을 막는 '마개' 기능에 가장 중심적인 역할을 한다. 이와 같은 항세균 봉쇄 활동은 수태되었을 때 자궁과 태아를 보호한다.

혈장의 프로게스테론과 에스트로겐 농도 감소는 황체의 퇴화로 일어난다. 지금까지 호르몬에 의해 최고로 형성된 자궁내막이 호르몬 감소로 지탱하지 못하게 되어 생리혈이 형성된다. 먼저 자궁 혈관이 심층부에서 위축되어 자궁내막세포에 산소와 영양소 공급을 할 수 없다. 이후 완전히 내막세포가 붕괴되기 시작하고, 다음 주기에 재생될 자궁내막의 얇은 층을 제외하고 전부 붕괴된다. 또한 자궁의 평활근은 주기적인 수축을 시작한다.

혈장 에스트로겐과 프로게스테론의 농도 저하에 반응해 내막세포는 프프로스타글란딘을 생성해 혈관 수축과 자궁 수축이 일어난다. 생리성 경련과 **생리통**(dysmenorrhea)은 프로스타글란딘의 과다 생성으로 자궁 수축이 과다하게 일어나기 때문이다. 프로스타글란딘은 또한 몸의 모든 평활근에 작용해 메스꺼움, 구토, 두통 등 신체의 이상을 느끼게 하고 때로는 경련을 동반한다.

혈관 수축 시작 후 자궁내막의 소동맥은 이완되는데, 그 결과로 약해진 모세혈관벽을 통해 출혈이 일어난다. 생리혈은 자궁내막의 조각들과 함께 섞인 것이다. 전형적인 혈액의 손실은 생리주기 한 번에 약 50~150 mL이다.

생리주기에 발생하는 주요 사건은 **표 17.7**에 요약했다. 이 표에는 그림 17.22와 그림 17.27의 정보도 함께 제시하고 있다.

| 표 17.7 | 생리주기의 요약 |

날짜	주요 사건
1~5일	에스트로겐과 프로게스테론이 이전 황체의 퇴행으로 낮은 함량임 　그러므로: a. 자궁내막의 상피가 탈락함 　　　　　　 b. FSH와 LH의 분비가 억제 기전의 제거로 일어나고, 이 호르몬의 혈장 농도가 증가함 　　　　그러므로: 난포의 성장이 자극되어 성숙됨
7일	단일 난포가 우세로 됨
7~12일	혈장 에스트로겐은 우세난포가 분비하기 때문에 증가 　그러므로: 자궁내막이 자극되어 증식함
7~12일	에스트로겐과 인히빈의 음성 되먹임 작용으로 FSH 농도가 감소함 　그러므로: 비우세난포에서는 폐쇄증인 퇴화가 일어남
12~13일	LH 급증이 혈장 에스트로겐의 증가로 유도됨 　그러므로: a. 난모세포는 제1감수분열을 하고 세포질의 성숙 과정을 수행함 　　　　　　 b. 난포는 소화효소들과 프로스타글란딘을 분비하도록 자극함
14일	배란은 난포효소들과 프로스타글란딘에 의해 일어남
15~25일	황체가 형성되고 낮지만 적절한 LH 수준의 영향 아래 에스트로겐과 프로게스테론을 분비함. 그리고 이 호르몬의 혈장 내 농도가 높아짐 　그러므로: a 자궁내막의 분비 기능이 발달함 　　　　　　 b. FSH, LH의 분비가 억제되어 혈장 농도는 낮게 유지됨 　　　　그러므로: 새로운 난포의 발달은 없음
25~28일	황체가 퇴화됨(난자가 수정되지 못했을 때) 　그러므로: 혈장의 에스트로겐과 프로게스테론의 농도가 감소함 　　　그러므로: 28일경에 자궁내막은 탈피되고 마감함. 새로운 주기가 시작됨

17.16 생식샘 스테로이드의 기타 효과

에스트로겐은 난소 내에서 측분비 기능을 추가로 가지고 있고 뇌하수체전엽, 시상하부, 자궁의 기능에 효력을 미치며, 수많은 다른 작용을 수행한다. 이를 표 17.8에 요약했다.

프로게스테론도 그 작용이 다양하다(표 17.8 참조). 혈장의 프로게스테론 농도는 배란 직후 현저하게 상승하기 때문에 이 효과를 배란이 일어나는지 알아보는 데 사용할 수 있다. 첫째, 프로게스테론은 질 상피세포의 증식을 억제한다. 둘째, 배란 후 언제나 일어나는 체온의 상승(약 0.5℃)은 전 황체기 내내 지속되며, 뇌의 체온조절중추에 작용해 이런 변화를 가져온다.

프로게스테론의 자궁근층과 질에 대한 작용은 표 17.8에 제시했고, '항에스트로겐 작용'으로 말하는 것은 에스트로겐 수용체의 수가 줄어들기 때문이다. 반대로, 프로게스테론 수용체는 많은 조직(예: 자궁내막)에서 에스트로겐의 자극으로 합성이 시작되며, 프로게스테론의 민감성은 언제나 에스트로겐을 필요로 한다[에스트로겐 기폭제(estrogen priming) 역할].

일시적인 신체적 증상, 감정 변화 증상은 많은 여성에서 생리 개시 전에 나타나고 수일 내로 사라진다. 이 증상(유방이 부풀고, 통증이 있으며, 두통 등으로 아프거나 우울, 불안, 불안정, 기타 신체적, 감정적, 행동상의 변화)은 가끔 에스트로겐과 프로게스테론의 과다를 원인으로 보고 있다. 그러나 혈장에 이들 호르몬의 농도가 항상 정상일 때에도 이 증상을 나타내고 있으므로 그 증상의 원인은 잘 모른다. 이들 증상을 심각성에 따라 **생리전 긴장**(premenstrual tension), **생리전 증후군**(premenstrual syndrome, PMS), **생리전 불편 증상**(premenstrual dysphoric disorder, PMDD)으로 나누어 구분한다. 특히 PMDD는 일시적인 불능이 일어날 정도로 증상이 심각하다. 이 증상들은 생식샘 스테로이드와 뇌의 신경전달물질 간의 복합적 상호활동의 결과로 추정한다.

안드로겐도 여성의 혈류에 존재하며, 생성 부위는 부신과 난소이다(그림 17.6 참조). 이들 안드로겐은 여성에서도 중요한 역할을 수행하고 있다. 특히 치모, 액모, 머리카락, 골격근의 성장을 자극하고 성적 능력을 유지하게 한다. 그러나 과다한 안드로겐은 **남성화**(virilization)의 원인이 될 수 있다. 즉 여성형 지방 분포가 사라지고, 턱수염이 보이며, 남성형의 체모 분포가 나타나고, 목소리가 낮아지며, 골격근량이 증가하고, 음핵이 커지며, 유방은 크기가 작아지는 현상 등이 해당한다.

표 17.8 여성 생식샘 스테로이드의 효과

I. 에스트로겐
   A. 난소와 난포의 성장 자극(국소적 작용)
   B. 생식계의 상피조직 증식과 평활근 성장 자극. 그 밖에
      1. 나팔관: 섬모의 활동과 수축력 증가
      2. 자궁: 자궁근층의 수축 증가, 옥시토신에 대한 민감도 증가, 풍부한 액체성 자궁경부 점액 생성, 프로게스테론 수용체 유도에 의한 프로게스테론 작용에 대해 자궁내막의 준비
      3. 질: 상피세포층의 증가
   C. 여성 외부 생식기의 성장 촉진(특히 사춘기 동안)
   D. 유방의 성장 촉진, 특히 사춘기 동안 관조직과 지방의 침착
   E. 사춘기 동안 여성의 체형 발달 자극: 좁은 어깨, 넓은 엉덩이, 여성형 지방 분포(엉덩이와 가슴에 축적)
   F. 피부 지방분비샘에서의 액체 분비 자극. 이 '항여드름성' 효과는 안드로겐의 여드름 생성 작용에 대항함
   G. 뼈의 성장을 자극해 궁극적으로 뼈의 성장을 멈춤(성장판을 닫음). 골다공증에 대항해 보호 작용을 함: 골격근에 대한 합성 작용 효과를 갖지 않음
   H. 혈관에 작용('홍조 반응' 생성이 일어나지 않음)
   I. 시상하부와 뇌하수체전엽에 되먹임 작용 있음(표 17.4 참조)
   J. 프로락틴의 분비를 자극, 그러나 유방에 대한 프로락틴성 유즙 생성 촉진 작용은 억제
   K. 혈장콜레스테롤(제16장), 혈관, 혈액응고(제12장)에 대한 작용으로 동맥경화증에 대한 보호 작용

II. 프로게스테론
   A. 에스트로겐 자극으로 유도된 자궁내막에서 배아의 착상이 적합하도록 분비조직으로 전환
   B. 자궁경부의 점액을 농후하고 끈적한 성분으로 유도
   C. 나팔관과 자궁근층의 수축 억제
   D. 질 상피세포의 증식 억제
   E. 유방, 특히 분비성 조직의 성장 촉진
   F. 프로락틴에 의한 유즙 생성 유도작용 억제
   G. 시상하부와 뇌하수체전엽에 되먹임 효과(표 17.4 참조)
   H. 체온 증가

17.17 사춘기(여성)

여성의 사춘기는 남성의 경우와 비슷하다. 일반적으로 소년보다 소녀에서 좀 더 이른 시기(8~13세)에 시작한다. 여성에서는 GnRH(뇌하수체 생식샘자극호르몬)과 에스트로겐은 어린 시기에도 낮은 수준으로 분비된다. 이런 이유로 초기 난포강 형성 단계 이전에는 난포의 성숙이 없으며, 생리주기는 일어나지 않는다. 여성의 부속 성기관은 작고 기능이 없는 상태로 남아 있으며, 최소한의 2차 성징만 있다.

사춘기의 시작은 GnRH의 분비 증가를 일으키는 뇌 기능의 변화에 기인한다. 즉 시상하부호르몬의 변화로 GnRH의 분비를 촉진하고, 이로써 난포의 발달과 에스트로겐 분비를 자극한다. 에스트로겐은 난포발달에 결정적인 역할을 하며, 사춘기와 관련된 부속 성기관과 2차 성징의 변화를 유도한다. 초경(menarche)은 사춘기의 끝부분에 나타나는 현상이다(미국에서는 약 12.5세).

남성에서와 같이, 여성에서도 사춘기에 GnRH의 분비가 증가하는 결과를 나타내는 뇌의 변화 기전은 잘 모른다. 뇌는 주로 사춘기에 생식샘호르몬의 음성 되먹임 효과에 민감성이 떨어진다.

또한 지방조직호르몬인 렙틴(제16장 참조)은 GnRH의 분비를 자극하는 것으로 알려졌으며 사춘기에 그 역할을 한다. 이는 소녀의 몸에 에너지 저장(지방) 수준이 특정 수준에 도달하는 것과 상관이 있음을 제시한다.

정상적인 생리주기를 갖지 못하는 현상을 **무월경**(amenorrhea)이라고 한다. 1차 월경불순은 정상적인 생리주기를 사춘기 때 시작하지 못하는 것이고, 2차 월경불순은 이전에는 정상이었던 생리주기가 상실되는 것이다. 2차 월경불순의 가장 흔한 원인은 임신과 폐경이다. 과다한 운동과 **신경성 식욕부진**(anorexia nervosa, 자기 의지로 굶는 행위 포함)은 1차, 2차 월경불순을 모두 유발할 수 있다. 왜 이렇게 되는지에 대한 여러 이론이 있다. 한 가지 이론은 렙틴호르몬이 줄었다는 것을 통해 뇌가 신체의 지방이 줄었다는 사실을 감지하고, 시상하부가 GnRH 박동을 중지하도록 이끈다는 것이다. 목적론적 관점에서 볼 때, 임신한 여성은 성장하는 태아를 위해 상당한 칼로리가 필요하고, 지방이 부족하다는 것은 저장된 에너지가 불충분하다는 사실을 가리키기 때문에 이 이론은 이치에 맞다. 체지방이 적은 여자 운동선수들이 사춘기 전에 생식기능저하증과 월경불순을 나타낼 수도 있으며, 초경 이후에도

몇 년 동안 지속될 수 있다.

　남녀 모두에서 사춘기는 갑자기 개시되는 것이 아니라 몇 년에 걸쳐 발달하는데, 이는 생식샘자극호르몬, 테스토스테론 또는 에스트로겐의 혈장 농도가 서서히 증가한다는 점에서 확실하다. 일반적으로 사춘기가 여자는 6~7세, 남자는 8~9세 사이에 시작한다고 알려져 있음에도 불구하고 정상적인 사춘기 시작의 나이에 대해서는 논쟁이 많다.

　성조숙증(precocious puberty)은 2차 성징이 이르게 나타난 것으로 정의되며, 주로 생식샘 스테로이드 생산이 증가해서 발생한다. 이는 이른 사춘기의 시작을 유발하며 골격 형성, 가슴 성장(여자에서), 그리고 남자의 음경 확장을 불러일으킨다. 그러므로 이 아이들은 주로 어린 나이에 또래보다 키가 더 크다. 그러나 생식샘 스테로이드는 또한 골단 폐쇄를 일으켜 사춘기 성장을 막기 때문에 어른이 되었을 때의 키는 예상보다 작다. 생식샘 스테로이드가 정상보다 빠른 시점에서 증가하는 요인은 여러 가지가 있지만, 조숙한 사춘기의 중요한 원인은 GnRH, LH, FSH 분비의 조숙한 활동이다. 종종 GnRH 분비를 조절하는 중추신경계에 종양이나 감염으로 인해 일어난다. 정상적인 성장을 위해서 LH와 FHS 분비를 감소시키는 치료가 중요하다.

17.18 여성의 성 반응

여성의 성 접촉에 대한 반응은 혈액 흐름의 증가와 신체의 여러 부분에서 근육 수축이 특징적으로 나타낸다. 예를 들어 성적 흥분의 증가 때 유방의 혈관이 부풀고 유두가 서는 현상은 평활근 섬유의 수축으로 오는 결과이다. 음핵에는 감각신경 말단이 풍부하게 분포해 혈액 흐름 증가에 따라 직경과 길이가 커진다. 성 접촉 동안 질에 흐르는 혈류는 증가하고 질 상피세포는 점액으로 부드러워진다.

　여성에서의 오르가슴은 남성에서와 같이 즐거운 느낌과 많은 신체적 증상이 수반된다. 신체 모든 부분의 골격근 활동이 갑자기 증가하고, 심장박동수와 혈압이 증가하며, 일시적으로 주기적인 질과 자궁의 수축이 일어난다. 수정은 오르가슴이 없을 때도 일어날 수 있기 때문에 오르가슴 자체가 수정에 관여하는 역할은 극히 적다. 여성의 성적 욕구는 에스트로겐보다는 부신과 난소에서 분비되는 안드로겐에 더 좌우된다.

17.19 폐경

대략 48~55세의 여성에서는 생리주기가 불규칙적으로 된다. 생리의 불규칙성과 함께 시작되는 이 시기를 **폐경기**(perimenopause)라고 한다. 불규칙한 생리는 점차 완전히 멈추며 이를 **폐경**(menopause)이라고 한다. 생식기능의 멈춤과 함께 많은 신체적·감정적 변화가 일어난다.

　폐경과 이에 따르는 불규칙한 기능으로 난소기능 상실이 먼저 일어난다. 난소는 생식샘자극호르몬에 대한 반응 능력을 잃게 되고, 전부는 아니지만 대부분 난소의 난포와 난자는 이때 폐쇄증을 통해 사라진다. 시상하부와 뇌하수체전엽은 생식샘자극호르몬을 다량 분비하는 것으로 보아 정상 기능을 지속하고 있음을 증명한다. 혈장 에스트로겐과 인히빈 감소에 대한 주요 이유는 생식샘자극호르몬 분비에 대해 충분한 음성 되먹임 기전이 작용하지 않는다는 것이다.

　적은 양의 에스트로겐은 언제나 폐경 이후에도 혈장에 존재해 방향족화효소에 의해 부신 안드로겐이 에스트로겐으로 말초 전환이 일어나지만, 에스트로겐에 의존되는 조직을 유지하기에는 부족한 수준이다. 유방과 성기관은 점점 위축된다. 질 내피세포는 얇아지고 건조해져 성 결합을 고통스럽게 하는 원인이 될 수 있다. 에스트로겐은 잠재적인 뼈 보호 호르몬이기 때문에 에스트로겐의 감소는 골질을 상당히 줄인다[**골다공증**(osteoporosis)]. 이 결과 폐경 이후 여성에서 골절의 위험이 증가한다. **열감**(hot flash)은 더운 감각, 피부 동맥의 확장, 눈에 띄게 땀이 흐르는 등의 증상으로서 전형적인 폐경 증상이며, 주기적이면서 갑작스럽게 온다. 이와 함께 심혈관계 질환의 발병은 폐경 이후 증가한다.

　골다공증의 진행과 같은 많은 폐경 관련 증상은 에스트로겐의 투여로 줄일 수 있다. 에스트로겐을 폐경 이후 여성에게 투여하는 것이 바람직한가 하는 점은 에스트로겐 투여가 자궁내막암과 유방암의 위험을 증가시키기 때문에 논란 중이다.

임신, 피임, 불임, 생애 기간 호르몬 변화

17.20 수정과 초기 발달

임신이 일어나려면 정자와의 접촉이 배란 5일 전에서 배란 후 1~2일 안에 일어나야 한다. 이것은 정자가 배출된 다음 질로 들어가 난자와 수정될 수 있는 기간이 4~6일 정도이기 때문이며, 배란된 난자는 단지 24~48시간만 살아 있기 때문이다.

난자의 이동

배란기에 난자는 난소의 표면에서 떨어진다. 핌브리아 섬모는 나팔관의 끝부분을 이루는 한 층의 섬모상피이다. 배란 때에는 핌브리아 섬모의 평활근이 난소 표면에서 떨어지는 난자를 파동상 운동으로 나팔관의 안쪽으로 이동시킨다. 이들 섬모운동은 난소의 표면 위로 떠오르는 모양으로서 난자를 나팔관으로 쓸어 넣는 동작을 한다.

나팔관 안에서 난자의 움직임은 거의 완전히 나팔관 섬모에 의해 이루어지는데, 매우 느려서 자궁에 도달하기까지 약 4일이 걸린다. 수정은 나팔관 내에서 일어나며 수정되지 않은 난자는 짧은

생을 마치게 된다.

성교, 정자의 이동과 수정능획득

이 장의 앞에서 기술했듯이, 성교 동안 사정에 의해 정액이 질 속으로 주입된다. 성교 행위가 사정액의 압력 때문에 질로부터 경부로 정자를 이동시키는 원동력을 제공한다. 자궁경부의 점액을 통해 움직이는 정자는 앞에서 본 바와 같이 에스트로겐에 의해 변화된 점액에 의존한다. 정자는 사정 후 1분 만에 자궁으로 진입할 수 있다. 또한 정자는 자궁의 점액질 안에서 하루에서 이틀 정도 살아남을 수 있으며 이는 자궁을 통과할 충분한 시간이 된다. 정자가 자궁을 통과해 나팔관으로 진입하는 것은 정자 자체의 추진력과 자궁의 수축으로 이루어진다.

이렇게 이동하는 동안 정자는 엄청나게 많은 수가 죽는다. 질의

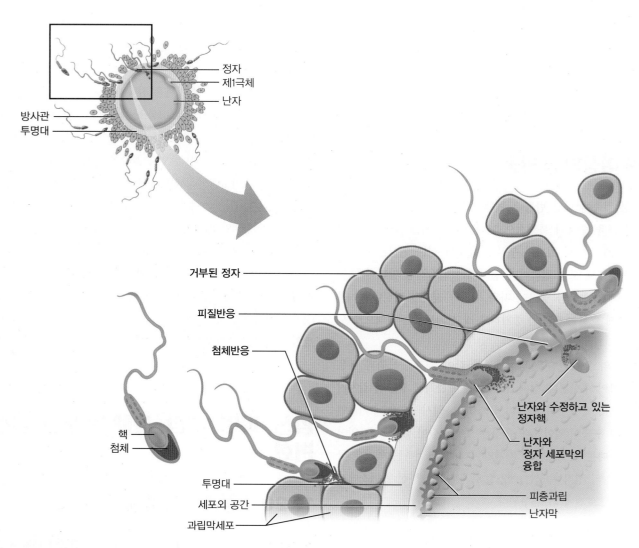

그림 17.28 수정과 다정자화 방어. 위쪽 이미지의 사각형은 아래의 확대 영역을 나타낸다. 정자의 크기를 명확하게 하기 위해 과장되어 있다. 이 장의 첫 페이지에 있는 사진은 정자와 난자의 실제 크기를 보여준다.

환경이 산성이어서 정자가 죽는다. 질이 산성인 이유는 효모와 세균 등의 감염에 대항하는 작용 때문이다. 다른 이유는 여행 동안 에너지가 필요하다는 것이다. 수백만 개의 정자가 질에 놓여지지만 약 100~200개만이 나팔관에 도달한다. 이것이 수정이 일어나기 위해 수많은 정자가 방출되어야 하는 주요 이유 중 하나이다.

정자는 여성 생식관 안에서 스스로 수정할 수는 없고, 수 시간 머물면서 여성 생식관에서 분비되는 물질에 의해 활동 변화가 일어난다. 이 과정을 **수정능획득**(capacitation)이라고 한다. 수정능획득은

- 먼저 정자의 꼬리에 있는 규칙적인 파동성 박동이 힘껏 앞으로 나아가게 하는 채찍 역할을 하는 추진력으로 바뀌어야 하고
- 정자의 세포막이 난자의 표면 막에 융합할 수 있는 능력을 가진 모습으로 변형되어야 한다.

수정

수정(fertilization)은 정자와 난자의 융합으로 배란 몇 시간 후부터 시작된다. 난자는 주로 배란 후 24~48시간 이내에 수정되어야 한다. 수많은 정자가 아직도 난자를 둘러싸고 있는 과립막세포의 융기 사이에 도달해 투명대에 결합한다(**그림 17.28**). 투명대 당단백질은 정자의 표면 단백질에 대한 수용체 역할을 한다. 정자의 머리부에는 많은 단백질이 있어서 투명대의 많은 수용체에 결합한다.

정자의 결합은 **첨체반응**(acrosome reaction)으로 유도된다. 정자의 머리 부분 세포막은 변형되어 막과 바로 연결되어 있는 첨체효소와 결합해 투명대에 이른다. 이 효소는 정자가 지나가는 투명대 경로를 소화시키고 이 외막층 부분을 꼬리를 써서 밀고 들어간다. 정자는 완전히 투명대를 뚫고 들어가 난자의 세포막에 도달해 막과 융합한다. 이후에는 느리게 난자의 세포질로 진입한다.

새로이 수정된 난자인 접합체(zygote)의 생존력은 정자의 추가 진입을 막는 데 있다. **다정자화 방어**(block to polyspermy) 기전은 다음과 같다. 정자와 난자 세포막 간의 초기 접합은 추가적인 정자의 결합을 막는 잠재적인 막의 변화 반응을 이끌어낸다. 그 후 **피질반응**(cortical reaction) 동안 난자 주변에 위치한 세포질 분비 소낭으로부터 세포외배출작용에 의해 그 내용물이 난자 세포막과 투명대 사이의 좁은 공간으로 방출된다. 이들 분자 중 일부 효소는 투명대에 들어가 정자 결합부위를 불활성화하고 투명대 전체를 단단하게 한다. 이렇게 추가로 정자가 투명대와 결합하는 것을 막고 이미 들어가고 있는 정자는 지속적으로 진입하게 된다.

수정된 난자는 몇 시간 내에 제2감수분열을 수행하고 1개의 딸세포는 전혀 원형질을 가지지 못한 모습인 제2극체로 되어 추출되고 파괴된다(그림 17.1b 참조). 염색체 수가 23인 두 세트(난자의 23, 정자의 23)는 전핵이라고 하는 구분할 수 있는 막으로 둘러싸이고, 세포의 중심으로 이동한다. 이 몇 시간 동안 2개의 전핵에 있는 염색체의 DNA는 복제되어, 전핵막을 부수고 유사분열을 시작할 준비를 하면서 수정은 완성된다. 수정은 세포분열을 수행하고 배아(embryo)로 발달하는 데 필요한 효소를 활성화한다. 수정에서의 중요 과정을 **그림 17.29**에 요약했다. 만약 수정이 되지 않으면 난자는 서서히 퇴화하고 자궁 내피세포에 의해 식세포작용이 일어난다.

드물지만 수정된 난자가 나팔관에 남아 있어 관의 벽에 착상되는 경우가 있다. 더 드문 경우로는 수정란이 나팔관 경로를 반대로 움직여 밖으로 나가 복강으로 들어가서 착상이 일어날 수 있다. **자궁외임신**(ectopic pregnancy)이라고 하는 이 두 가지 경우는 임신으로 진행될 수 없고 모체출혈의 위험 때문에 임신을 끝내도록 할 필요가 있다.

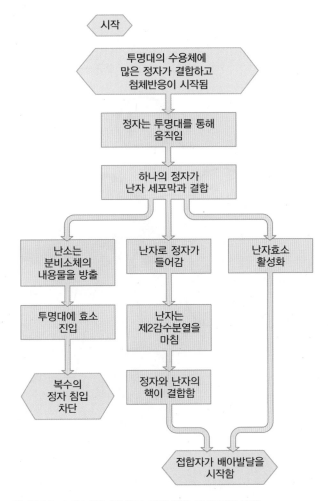

그림 17.29 수정, 다정자화 방어, 배아 발달 시작까지의 과정.

초기 발달과 착상, 태반 형성

배란부터 수정, 포배의 착상까지의 사건들을 **그림 17.30**에 요약했다. **수태산물**(conceptus, 임신 전체 기간을 통해 처음의 접합체로부터 최종적으로 만들어지는 모든 것)은 처음 3, 4일간 나팔관에 남아 있다. 주요 이유는 나팔관 근처에 있는 평활근이 자궁의 벽으로 들어가게 하는 과정에서 에스트로겐에 의해 수축된 상태로 있기 때문이다. 혈장의 프로게스테론 농도가 높아지면 이 평활근은 이완되고 수태산물이 진행해 간다. 이 나팔관에 머무는 동안 수태산물은 유사 세포분열을 수회 진행한다. 이 과정을 **난할**(cleavage)이라고 한다. 이 분열은 세포분열 전에 세포의 성장은 일어나지 않은 비정상 형태이다. 이같이 16개에서 32개 세포를 형성하는 수태산물은 처음의 수정란과 같은 크기로 자궁에 도달한다.

이들 세포 각각은 **개체형성능**(totipotency), 즉 완전한 개체로 발달할 능력을 가진 **줄기세포**(stem cell)이다. 그러므로 똑같은 쌍둥이(단일 접합체)는 난할 동안 어떤 시점에서 일어나 두 개체의 개별적인 세포로 성장, 분리된다. 반대로 이란성 쌍둥이(2개의 접합체)는 2개의 난자가 배란되고 수정되어 나타난 결과이다.

자궁에 도달한 후, 수태산물은 자유로이 자궁 내 액체에서 약 3일간 영양물을 얻으며 떠 있으면서 약 100개의 세포로 세포분열을 진행한다. 수태산물이 어느 단계에 이르면 이를 **배반포**(blastocyst)라 하는데 이 시기에 개체형성능을 잃게 되고 개별 분화를 시작한다. 배반포는 세포의 외부 층인 **영양세포**(trophoblast)와 **내세포괴**(inner cell mass), 중심 공간에 채워진 액체 부분으로 구성된다(**그림 17.31**). 이어지는 발달과정 동안 내세포괴는 자라서 인체를 형성한다. 처음 두 달은 **배아**(embryo)라고 하고 이후는 **태아**(fetus)라고 한다. 영양세포는 발달 전 과정을 통해 배아와 태아를 둘러싸고 있으며 몇 가지 중요한 호르몬과 영양물질을 분비한다.

착상

접합체가 배반포로 발달되는 기간은 생리주기의 14일에서 21일경으로 예상된다. 이 기간에 자궁의 상피는 프로게스테론(황체에서 분비됨)에 의해 준비되어 배반포를 받아들이게 된다. 대략 주기의 21일경(배란 후 7일)에 **착상**(implantation, 배반포가 자궁내막에 묻히는 것)이 시작된다(그림 17.31 참조). 영양세포는 매우 점착성

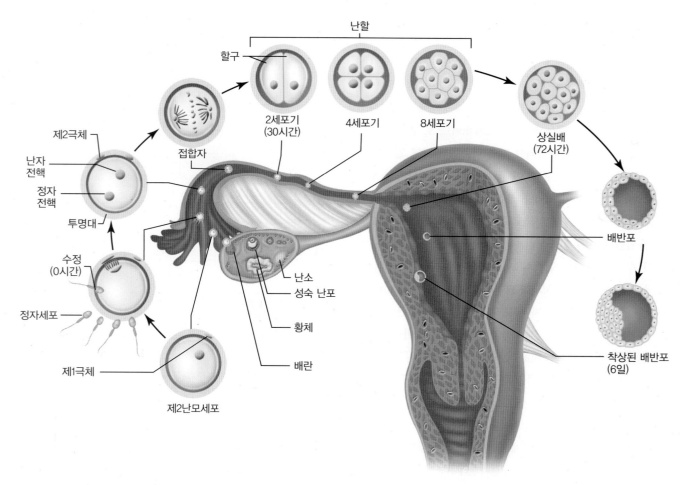

그림 17.30 배란에서 착상까지의 과정. 한쪽 난소와 나팔관만 보이게 그렸다.

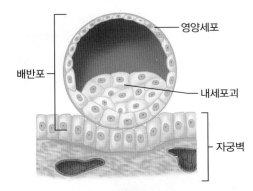

(a) 자궁벽 속으로 배반포의 접촉

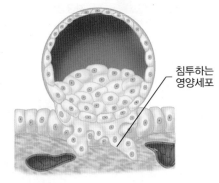

(b) 배반포의 착상

그림 17.31 앞의 LH의 절정 이후 6~7일경에 자궁벽 속으로 배반포의 (a) 접촉과 (b) 착상. 영양세포는 모체 순환계로 hCG를 분비해 황체를 돕고 임신을 유지시킨다. 영양세포는 결과적으로 태반의 구성요소로 성장한다.

이 있으며, 특히 내세포괴 위에 가로 놓인 부위에서 그러하다. 배반포의 바로 이 부분이 자궁내막에 부착되고 착상이 시작되는 곳이다.

처음 배반포와 자궁내막 사이의 접촉은 영양세포를 빠르게 증식시키고 이들 세포가 자궁내막세포 사이를 뚫고 들어가는 역할을 한다. 영양세포는 단백질분해효소를 분비해 배반포가 스스로 자궁내막층을 파고 들어가도록 만든다. 자궁내막도 역시 접촉 부분에 변화가 일어난다. 착상은 몇몇 측분비물질과 배반포와 자궁내막세포 사이의 소통이 필요하다. 그 후 착상이 이루어지며, 영양이 풍부한 자궁내막세포는 대사에너지를 공급하고 이른 시기의 배아의 성장에 필요한 원료물질을 제공한다.

태반 형성

이 간단한 영양 공급체계는 처음 몇 주 동안 매우 작은 크기인 배아에만 적합하게 제공된다. 이후 영양 공급 기능을 전반적으로 수행할 구조는 **태반**(placenta)이다. 즉 태아와 모체조직 사이의 연결 장소로서 모체와 태아 사이의 임신 전 기간에 걸쳐 물질 교환

이 일어나는 기관이다.

태반의 배아 부분은 영양세포의 가장 밖에 있는 층인 **융모막**(chorion)이며, 모체 부분은 융모막 아래에 놓인 자궁내막이다. 영양세포의 손가락 모양 돌기세포를 **융모막융모**(chorionic villi)라고 하는데, 이것은 융모막에서 뻗어 나와 자궁내막으로 향하고 있다(**그림 17.32**). 이 융모는 풍부한 모세혈관 망을 포함하고 있어 배아의 순환계와 연결되어 있다. 융모 둘레에 있는 자궁내막은 융모가 침범한 세포로부터 분비되는 효소와 다른 측분비물질에 의해 모체의 소동맥에서 공급되는 모체혈액의 풀인 **동**(sinus) 구조를 형성해 각 융모를 둘러싼다.

모체 혈액은 자궁동맥을 경유해 태반의 동에 들어간다. 동으로 들어간 혈류는 자궁정맥으로 나가고 이와 동시에 태아에서 융모막융모의 모세혈관에서 **제대동맥**(umbilical artery)으로 흘러 들어가며, 태아 모세혈관을 빠져나와 **제대정맥**(umbilical vein)을 형성한다. 이 제대혈관은 **탯줄**(umbilical cord)에 있으며 로프 모양의 구조로서 태아와 태반을 연결한다.

착상 후 5주경이면 태반은 잘 형성되어 있다. 이제 태아의 심장은 혈액을 펌프하기 시작해 완전한 배아와 그 이후 태아의 영양 공급과 대사 노폐물 배출 기전이 작동한다. 융모의 상피세포층

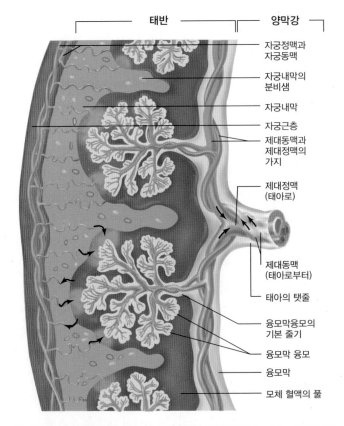

그림 17.32 태반 형성으로 태아와 모체조직이 서로 연결되는 모습. 태반의 방향은 그림 17.33을 참조하라.

과 자궁내막세포의 상피세포층은 태아 측의 모세혈관에서 분리되어 모체혈과 태아혈이 나뉘어 있다. 노폐산물은 태아 모세혈관의 혈액에서 모체 혈액을 이루는 이 층을 통과해 움직이고, 영양소와 호르몬, 성장 인자는 반대 방향으로 움직인다. 어떤 물질, 예를 들어 산소, 이산화탄소 등은 확산으로 옮겨 가고, 다른 것, 예를 들어 포도당은 상피세포의 세포막에 있는 단백질 운반체를 사용한다. 그 밖에 다른 물질(예: 몇몇 아미노산과 호르몬)은 태반 자체의 영양세포층에서 생성되어 태아와 모체의 혈액에 들어간다. 두 혈액 흐름 사이의 교환 방법으로 물질 교환이 이루어지지만, 실제적인 태아와 모체 혈액의 혼합은 없다. 배꼽 쪽의 정맥은 산소와 영양이 풍부한 혈액을 태반에서 태아로 운반하며, 동맥은 부산물과 바닥난 산소를 가진 혈액을 태반으로 운반한다.

양막강

그동안에 **양막강**(amniotic cavity)이라는 공간이 내세포괴와 융모막 사이에서 형성된다(**그림 17.33**). 이 강을 이루는 상피층은 내세포 집단에서 유래되고 이를 **양막**(amnion) 또는 **양막 주머니**(amniotic sac)라고 한다. 융모막의 내부 표면과 양막은 융합되어 있어 태아를 둘러싸고 있는 유일한 결합성 막이다. 양막강의 액체인 **양수**(amniotic fluid)는 태아의 세포외액과 유사하며 기계적인 교란이나 온도 차이로부터 완충 역할을 한다. 태아는 양막강에 떠 있으며 태반과 탯줄로 연결되어 이후 8개월 동안 신생아에 이르기까지 성장한다.

양수는 임신 16주경부터 **양막천자**(amniocentesis)로 얻을 수 있다. 이는 양막강으로 주삿바늘을 주입해 얻는다. 어떤 유전질환은 양수에서 또는 양수에 떠 있는 태아세포에서의 특정 화학물질을 발견함으로써 진단할 수 있다. 태아세포의 염색체는 태아의 성분별뿐만 아니라 특정 질병을 진단하기 위해 분석된다. 태아의 진단에 대한 또 다른 기술은 **융모막융모 표본채취법**(chorionic villus sampling)이다. 이 기술은 임신 9~12주의 이른 시기에 실시하는데 융모막융모의 조직을 태반에서 얻는다. 이 기술은 양막천자보다 태아를 잃을 위험[**유산**(miscarriage)]이 높다.

태아의 진단을 위한 세 번째 기술은 초음파(ultrasound)다. 이것은 엑스레이를 사용하지 않고 태아의 사진을 제공한다. 태아의 비정상성을 추적하는 네 번째 방법은 모체 혈액을 얻어서 비정상 상태에서 존재하는 특정 단백질의 농도 변화를 분석하는 것이다. 예를 들어 임신기에 생산되는 두 가지 호르몬(사람 융모성 생식샘자극호르몬과 에스트리올) 농도의 변화와 알파태아단백질(α-fetoprotein, 주로 태아 혈장단백질이며 태반을 통과해 모체 혈액으로 들어감)의 농도 변화는 **다운증후군**(Down syndrome)을

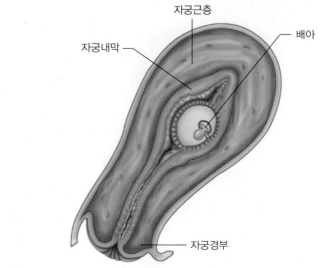

(a) 수정 후 3주

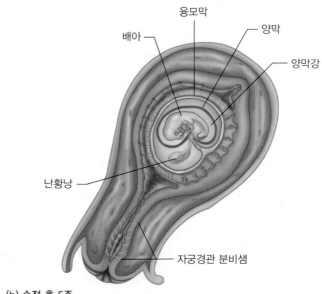

(b) 수정 후 5주

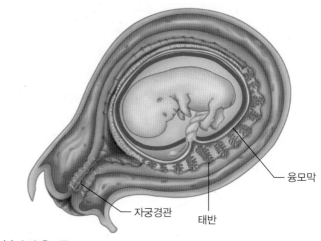

(c) 수정 후 8주

그림 17.33 수정 후 (a) 3주, (b) 5주, (c) 8주의 자궁 모습. 배아와 막은 실제 크기로 그린 것이다. 자궁은 실제 크기 범위 내에 있다. 난황낭(yolk sac)은 영양세포로부터 형성되는데, 이것은 인간에서 영양 기능은 없지만 배아 발달에 중요하다.

분별할 수 있으며, 이 질환은 얼굴과 체형이 정상아와 구분되는 지적·발달적 지체의 한 형태이다.

모체-태아 단위

모체 영양은 태아에게 중요하다. 임신 초기의 영양불량은 출생 시부터 존재하는 **선천적인**(congenital) 비정상성의 원인이 될 수 있다. 영양불량은 태아의 성장을 지연시키고 정상적인 태아보다 사망률이 높게 만들며 출생 후 성장률도 감소한다. 아울러 학습 부진과 기타 의료적 문제들이 자주 발생한다. 전체 에너지가 아닌 특정 영양소는 매우 중요하다. 예를 들어 신경 손상의 발생은 비타민 B군과 엽산의 결핍이 있는 어머니의 아이에서 증가하고 있다. 정상 모체와 태아의 갑상샘호르몬 농도는 정상적인 태아의 발달에 필요한 것이라고 한 제11장의 내용을 상기하라.

배아와 태아의 발달은 또한 어머니가 노출된 비영양적 인자(소음, 방사선, 화학물질, 바이러스 등)에 의해 영향을 받는다. 예를 들어 어머니가 섭취한 약물은 태반을 통과해 태아에게 도달할 수 있으며 태아의 성장과 발달에 장애를 가져올 수 있다. 이런 점을 보면, 불법 마약인 코카인뿐만 아니라 아스피린, 알코올, 흡연으로 오는 화학물질들이 큰 잠재적 영향 인자로 강조하고 있다. 이들 물질이 태아 출생 시 결함을 가져올 수 있기 때문에 **기형유발물질**(teratogen)이라고 한다.

후성유전학적 프로그래밍의 개념을 검토하기 위해 17.3절을 되돌아보기에 좋은 시간이다. 방금 설명한 모든 요소는 또한 성인의 표현형에 변화를 일으킬 수 있고, 다음 세대로 전달될 수 있는 유전자 발현의 변화를 초래할 수 있다. 이러한 변화는 돌연변이에 의한 것이 아니라 정상적인 특정 유전자의 발현 변화에 기인한다는 것을 기억해야 한다.

일반적으로 태아의 유전자 절반(아버지 쪽)이 어머니와 다르므로, 태아는 모체에 이식된 이물질로 볼 수 있다. 태아-모체 사이의 완전한 혈관 장벽 보전은 모체에 의한 면역 공격으로부터 태아를 보호한다.

17.21 임신 기간 호르몬 변화와 그 밖의 변화

전체 임신 기간 동안 혈장의 에스트로겐과 프로게스테론 농도는 지속적으로 증가한다(**그림 17.34**). 에스트로겐은 자궁근 전체의 성장을 자극해 태아의 분만 시에 수축력을 제공한다. 프로게스테론은 자궁의 수축을 억제해 태아가 미성숙 상태로 배출되지 않게 한다. 대략 임신 첫 두 달 동안, 대부분 에스트로겐과 프로게스테

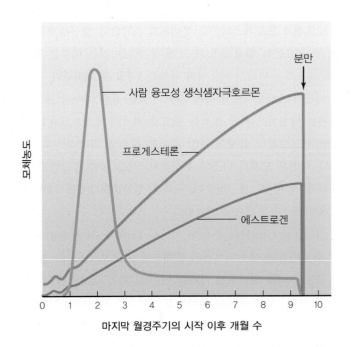

그림 17.34 임신기 때 에스트로겐, 프로게스테론, 사람 융모성 생식샘자극호르몬(hCG)의 모체에서의 농도. 호르몬 농도의 크기는 표기하지 않았다. 임신 중에 모체 혈액에서 얻은 에스트로겐과 프로게스테론 농도는 그림 17.22에 표시된 전형적인 생리주기보다 훨씬 높다.

론은 황체에서 분비된다.

임신이 일어나지 않으면 형성된 황체가 2주 후에 퇴화된다. 황체가 임신기 내내 유지되는 것은 **사람 융모성 생식샘자극호르몬**(human chorionic gonadotropin, hCG)이라고 하는 호르몬의 작용인데, 수태산물이 자궁내막을 파고 들어가기 시작하면서 주변에 있는 영양세포는 이 호르몬을 분비하기 시작한다. hCG는 모체 순환계로 들어가기 때문에 모체 혈장(또는 뇨)에서 이 호르몬을 구분할 수 있으므로 임신 진단에 쓰인다. 이 당단백질은 LH와 매우 비슷해 황체의 퇴화를 막을 뿐만 아니라 황체에서의 스테로이드 분비를 강하게 자극한다. 이같이 황체를 보존하는 신호는 수태산물에서 온 것이며, 모체조직에서 온 것이 아니다. hCG에 의한 황체의 구제는 장기 사이의 정보 흐름이 생리 과정 통합을 허용하는 생리학 원리의 한 예다. 즉 배아로부터의 영양아세포가 발달해 모체 혈액으로 분비되는 hCG는 난소를 자극해 생식선 호르몬을 분비한다. 이렇게 생식선 분비에 대한 음성 되먹임 반응을 통해 이식된 배아의 손실을 초래할 수 있는 월경주기가 억제된다.

hCG의 분비는 마지막 생리주기 이후부터 60~80일에 최고에 도달한다(그림 17.34 참조). 그 후 빠르게 감소해 3개월이 지나면 임신 전체 기간 동안 낮은 농도의 일정한 수준으로 거의 변화가 없이 진행된다. hCG의 분비 감소와 관련해 태반은 많은 양의 에

스트로겐과 프로게스테론을 분비하기 시작한다. 임신 6개월 이후 이 두 호르몬의 혈장 농도가 크게 증가하는 것은 대부분 태반의 영양세포가 분비하기 때문이며 황체는 3개월 후 퇴화한다.

태반의 스테로이드 분비에 대한 중요한 점은 태반이 프로게스테론을 합성하기 위해 효소를 필요로 하지만 에스트로겐의 전구체인 안드로겐의 합성을 위한 효소는 필요로 하지 않는다는 것이다. 태반은 모체의 난소와 부신에서 안드로겐을 공급받고, 태아 부신과 간에서도 공급받는다. 태반은 방향족화효소에 의해 안드로겐을 에스트로겐으로 전환한다.

그러므로 GnRH의 분비는 이어서 LH와 FSH를 분비하지만, 이 호르몬들은 에스트로겐의 존재하에 프로게스테론의 높은 혈장 농도에 의해 강력하게 억제된다. 이 두 가지 생식샘 스테로이드는 황체에서 높은 농도로 분비되고 그다음은 태반에서 전체 임신 기간 동안 분비되어 뇌하수체의 생식샘자극호르몬은 매우 낮게 억제되어 있다. 그러므로 임신기간에 생리주기나 난소주기는 일어나지 않는다.

태반의 영양세포는 hCG와 스테로이드의 생산뿐만 아니라 인히빈과 다른 호르몬들도 생산해 모체에 영향을 미칠 수 있다. 프로락틴과 성장호르몬의 기능을 합한 작용을 하면서 대량으로 분비되는 호르몬이 있다. 이것은 단백질 호르몬인 **사람 태반성 락토겐**(human placental lactogen)인데, 모체에 작용해 지방 이동을 자극하고(성장호르몬 역할과 유사) 당의 생성을 촉진한다. 또한 유방의 발달(프로락틴의 작용과 유사)을 자극해 수유를 준비한다. **렐락신**(relaxin)은 태반에서 생산되는 또 다른 호르몬이며, 주로 모체의 심혈관계에 영향을 미친다. 그중에는 혈관 확장과 동맥 순응도 증가 및 자궁으로의 혈류 증가가 있다. 마지막으로, 렐락신은 임신 중에 정상적인 신장 조절을 위한 모체 사구체 여과율의 증가를 촉진할 수 있다. 임신기간 중 모체에는 많은 생리적 변화가 있으며 이 중에서 호르몬 및 비호르몬 변화를 **표 17.9**에 요약했다.

표 17.9	임신에 대한 모체의 반응
태반	에스트로겐, 프로게스테론, hCG, 인히빈, 사람 태반성 락토겐, 기타 호르몬 분비
뇌하수체전엽	프로락틴 분비 증가, 매우 적은 양의 FSH와 LH 분비
부신피질	알도스테론과 코르티솔 분비 증가
시상하부-뇌하수체후엽	바소프레신 분비 증가
부갑상샘	부갑상샘호르몬 분비 증가
신장	레닌, 적혈구생성소, 1,25-디히드록시비타민 D의 분비 증가 소금과 물의 보유 *원인*: 알도스테론, 바소프레신, 에스트로겐의 증가
유방	성숙된 분비 구조물의 발달과 크기 증가 *원인*: 에스트로겐, 프로게스테론, 프로락틴, 사람 태반성 락토겐
혈액량	증가 *원인*: 적혈구생성소의 작용으로 총 적혈구 양이 증가하고, 혈장량은 소금과 물의 보유로 증가함. 혈장량은 언제나 적혈구보다 더 증가해 적혈구 용적률은 수치가 낮아짐
뼈의 회전	증가 *원인*: 증가한 부갑상샘호르몬과 1,25-디히드록시비타민 D의 증가
체중	평균 약 12.5 kg 증가하는데 이 중 60%가 물
순환	심박출량의 증가, 총 말초저항의 감소(자궁의 이완, 피부, 유방, 위장관과 신장 등), 평균 동맥압이 일정하게 유지됨
호흡	프로게스테론의 증가로 과호흡이 일어남(동맥의 P_{CO_2} 감소)
유기물 대사	대사율 증가 혈장포도당, 포도당신생, 지방산 이동의 증가 *원인*: 사람 태반성 락토겐과 코르티솔에 의한 인슐린 길항작용으로 인슐린에 대한 반응성 저하
입맛과 갈증	증가(특히 처음 3분기 이후)
영양 RDA	증가

* RDA: 1일 권장 섭취량(recommended daily allowance)

자간전증, 구역질과 구토

임신 여성의 5~10%는 너무 많은 체액(부종)을 함유하고, 뇨 중 단백질을 보이며, 고혈압을 나타낸다. 이런 증상은 **자간전증**(pre-eclampsia)의 증후이다. 더 심한 증상으로서 경련이 일어날 때 그 상태를 **자간증**(eclampsia)이라고 한다. 이 두 가지 증후군은 총체적으로 **임신중독증**(toxemia of pregnancy)이라고 하며, 이에 따라 태아의 성장률 감소와 죽음에 이르는 결과를 가져올 수 있다. 자간증의 원인이 되는 요인은 아직 잘 모르고 있으나, 모체 혈관의 비정상적인 수축과 영양세포에 의한 자궁내막의 부적절한 침해 현상으로서 태반으로의 혈액 공급이 부진한 결과로 보고 있다.

여성 중 일부는 **임신성 질환**(pregnancy sickness)으로 고통을 받는다(일반적으로 입덧이라고 함). 구역질과 구토는 대표적인 임신성 불편 증세로 임신 처음 3개월 동안 일어난다. 정확한 원인은 알지 못하지만, 에스트로겐의 높은 농도와 기타 물질들이 관여할 것이다. 임신성 질환은 특정 음식물에 대한 냄새 민감도 증가와 연관되어 있을 수 있다. 예를 들어 임신성 질환은 태아 성장을 방해할 수 있는 독성 알칼로이드 성분, 기생충, 여타 감염된 생물체를 가진 음식물의 섭취를 예방하기 위한 것일 수도 있다.

임신 중 매우 심하고 지속적인 구토는 탈수, 혈압 감소와 배뇨, 체중 감소와 같은 심각한 건강상의 결과를 초래하며 **임신오조증**(Hyperemesis gravidarum)이 생길 수 있다. 다양한 침상 안정 및 정맥 주사와 같은 대증요법이 있다. 이러한 치료는 효과가 있을 수 있으나, 기형성이 가능하기에 매우 주의해야 한다.

17.22 분만과 수유

임신 말기에 태아-태반은 다양한 신호를 보내 아기를 낳는 과정을 시작할 시간임을 임산부에게 알린다. 태아를 분만하고 태반이 나간 후 산모는 신생아와 발달 중인 유아에게 영양을 공급하기 위해 유선에서 모유를 생산한다.

분만

정상적으로 임신기간은 약 40주라 하는데 이는 마지막 생리주기의 첫날부터 계산해 40주, 배란과 수태 이후 38주이다. 임신기 마지막 몇 주 동안 자궁에서는 다양한 일이 일어나서, 출생(출산)을 대비하는 태반의 활동은 최고조에 이른다. 모든 이런 일을 출산을 포함해 **분만**(parturition)이라 한다. 전체 임신기를 통해 주로 프로게스테론에 의해 유지되는 모습을 보면, 자궁근층의 평활근세포는 상대적으로 연결이 느슨하고 자궁은 자궁경부의 구성 성분인 단단하고 유연성이 없는 콜라겐 섬유로 외부를 싸고 있다. 임신 마지막 몇 주 동안 에스트로겐의 수준이 높게 상승해 평활근세포는 코넥신(connexin)을 합성한다. 이 단백질은 세포 사이의 간극연접을 구성하는 것으로서 자궁근층 수축에 대비한다. 동시에 자궁경부는 부드럽고 유연하도록 효소에 의해 조절되어 콜라겐 섬유를 끊어주는 역할을 한다. 효소의 합성은 다양한 전달자에 의해 조정되는데 에스트로겐에 의해 합성을 자극받는 태반 프로스타글란딘과 에스트로겐이 포함된다. 에스트로겐은 또한 뇌하수체후엽호르몬인 옥시토신(oxytocin)에 대한 자궁근 수용체를 합성하도록 유도하는데, 옥시토신은 자궁 평활근의 수축을 강력히 자극하는 자극제이다.

출산은 자궁근층의 강한 리듬성 수축으로 이루어진다. 실제로 약하고 드물게 일어나는 자궁의 수축은 약 30주경에 시작해 강하고 높은 빈도로 점진적으로 증가한다. 마지막 달에는 자궁 내용물이 아래쪽으로 이동해 출산에 가까운 태아는 자궁경부 쪽으로 이동해 붙어 있다.

분만 개시 또는 직전에 양막주머니가 터지고 양수가 질을 통해 흐른다. 분만에서의 힘든 수축 운동이 시작되면 자궁수축은 점차 강하게 되고 대략 10~15분 간격으로 일어난다. 수축은 자궁의 위쪽에서 시작해 아래쪽으로 쏠려내리는 형태로 진행한다.

수축의 강도와 빈도가 점진적으로 증가하기 때문에 자궁경부는 이러한 힘으로 열리며, 최대 직경 10 cm 정도까지 열린다. 이때까지 수축만으로는 태아를 자궁 밖으로 움직이지 못한다. 이후의 수축으로 태아를 자궁경부와 질 쪽으로 움직인다. 모체는 복압을 높여 누르는 힘으로 아이의 출산을 위한 자궁수축 효과에 가세한다.

배꼽 혈관과 태반이 아직 기능을 하고 있어 태아가 아직 스스로 살아가는 것이 아니지만, 몇 분 내에 배꼽 혈관과 태반 혈관은 완전히 수축되며 태반으로의 혈류 흐름은 멈춘다. 태반 전체는 자궁벽에 배치되어 붙어 있는 상태에서 분리되고, 자궁수축의 파동으로 태반이 나온다.

분만 과정은 언제나 시작부터 끝까지 자동적으로 진행되어 의학적인 처치를 할 필요가 없다. 그러나 아이의 위치 또는 모체의 이상이 있을 경우, 낮은 비율이지만 정상 출산을 할 수 없다. 거의 90% 이상의 출산은 태아의 머리가 아래로 향해 있을 때며 힘이 드는 분만 운동이 시작될 때 자궁경부의 통로는 쐐기 모양으로 이완된다(**그림 17.35**). 가끔 태아의 다른 부분이 아래쪽으로 향하고 있을 때[**둔위**(breech presentation)]가 있다. 이때는 복부와 자궁절개를 통해 태아, 태반, 관련 막들을 수술하는 출산이 요구된다[**제왕절개**(cesarean section)]. 태아의 머리가 먼저 위치하는 것은 몇 가지 이유로 중요하다.

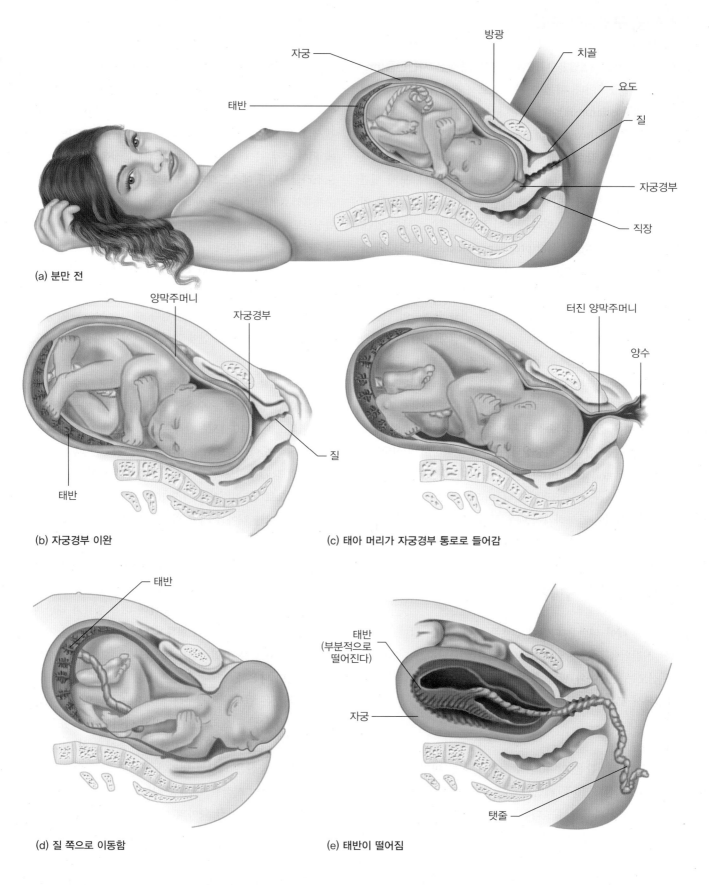

(a) 분만 전

자궁
태반
방광
치골
요도
질
자궁경부
직장

(b) 자궁경부 이완

양막주머니
자궁경부
태반
질

(c) 태아 머리가 자궁경부 통로로 들어감

터진 양막주머니
양수

(d) 질 쪽으로 이동함

태반

(e) 태반이 떨어짐

태반
(부분적으로
떨어진다)
자궁
탯줄

그림 17.35 분만 단계. (a) 분만이 시작되지 않았다. (b) 자궁경부가 이완된다. (c) 자궁경부가 완전히 이완되고 태아의 머리가 자궁경부 통로로 들어간다. 양막주머니가 터지고 양수가 배출된다. (d) 태아는 질 쪽으로 이동한다. (e) 배출 준비가 된 자궁벽으로부터 태반이 떨어진다.

- 만약 아이 머리가 먼저 위치하지 않고 몸의 다른 부분이 자궁경부에 접하고 있으면 효과적인 쐐기 모양의 배치가 이루어지기 어렵다.
- 머리의 둘레가 몸의 다른 부분과 비교해 직경이 크기 때문에 몸이 먼저 자궁경부 통로로 진입하면 통로는 머리로 막혀버릴 수 있어 출산되고 있는 아이의 호흡 시도에 문제가 발생할 수 있다.
- 탯줄이 통로 벽과 아이의 머리 또는 가슴 사이를 잡고 있으면 배꼽 혈관의 물리적 압착을 가져올 수 있다.

이러한 잠재적인 문제에도 불구하고 머리가 먼저 위치하지 않은 많은 아이가 문제없이 출산되고 있다.

분만 과정의 조절 기전

분만을 조절하는 몇 가지 주요 기전이 있다.

- 자궁근층을 이루는 평활근세포는 고유의 리듬성으로 자동수축 능력이 있어 자라고 있는 태아에 의해 확장되기 쉽게 이루어졌다.
- 임신기 자궁에서는 출산이 가까워지고 출산 운동이 시작되면 몇 종류의 프로스타글란딘(PGE_2와 $PGF_{2\alpha}$)을 분비해 잠재적인 자궁 평활근의 수축작용을 한다.
- 뇌하수체후엽에서 분비되는 호르몬인 **옥시토신**(oxytocin)은 자궁근에 대한 자극제로서 매우 강력하다. 이것은 직접 자궁평활근에 작용하고 또 프로스타글란딘의 합성을 자극한다. 옥시토신은 시상하부에 신경자극이 오면 뇌하수체후엽에서 반사적으로 분비되는데 자궁, 특히 자궁경부에 있는 수용체에 작용한다. 앞에서 설명한 바와 같이 자궁의 옥시토신 수용체 수는 임신 마지막 몇 주 동안 증가한다. 그러므로 옥시토신의 혈장 농도에 대한 자궁수축반응은 분만 시에 엄청나게 증가한다.
- 임신기간 내내 프로게스테론은 자궁근층에 에스트로겐, 옥시토신, 프로스타글란딘에 대한 민감성을 낮춤으로써 자궁수축을 억제하는 데 필수적이고 매우 강하게 작용한다. 많은 다른 동물에서의 경우와는 다르게 프로게스테론 분비율은 분만 직전이나 분만 동안 감소하지 않는다(프로게스테론의 공급원인 태반의 배출 이후까지). 그러므로 프로게스테론을 제거해도 분만 과정은 아무런 영향이 없다.

이런 기전을 **그림 17.36**에서 보여준다. 한 번 시작하면 자궁수

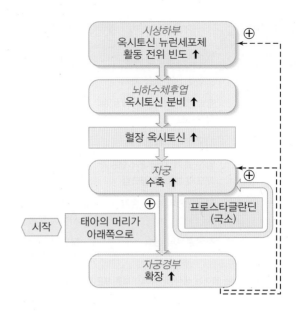

그림 17.36 분만 시 자궁수축의 촉진 인자. 몇 가지 입력되는 양성 되먹임 기전의 특성을 보라.

축은 양성 되먹임 작용으로 자궁 고유의 자궁수축을 쉽게 하도록 하며, 옥시토신 분비에 대한 반사자극에 따라 수축을 유도하는 두 가지 경로로 수행된다. 정확하게 무엇이 분만 개시에 상대적으로 중요한 것인지는 불분명하다. 한 가지 가설은 모체에서가 아닌, 태아-태반 단위에서 분만 개시에 대한 시작 신호를 제공한다는 점이다. 즉 태아가 태반이 산소와 영양분을 제공하고 노폐물을 제거해 주고 ACTH 호르몬 같은 신호를 주는 능력을 앞서 나간다는 것이다. 다른 이론은 '태반시계'가 있어서 태반 생성 CRH가 태아 생성 ACTH에 신호를 주어 작동한다는 것이다. 어떤 경우에서든 태아 ACTH에 의해 부신에서의 스테로이드 생산이 산모에게 출산의 중요한 신호를 주는 것 같다. 태아의 신호, 태반의 신호 또는 두 가지 모두의 신호이든, 분만의 시작은 태아 기질에서부터 모체 뇌 및 뇌하수체에 이르기까지 정보가 흐르는 생리학의 일반 원리의 훌륭한 예, 즉 생리학적 과정의 통합이다.

분만에서 프로스타글란딘의 작용은 여성 생식계에 관한 일련의 프로스타글란딘 작용 중 마지막이다. 이에 대한 것은 **표 17.10**에 요약되어 있다.

수유

유방 내에 있는 **유선**(mammary gland)에서 젖의 생산과 분비를 **유즙 생성**(lactogenesis)이라고 한다. 유선은 임신 말기에 크기와 세포 수를 증가시킨다. 아기가 태어난 후에 젖이 생산되고 분비되는데, 이 과정을 **수유**(lactation 또는 nursing)라고 한다. 각 유방에는 수많은 유선이 있고, 각 유선은 유두로 모이는 많은 가지를

표 17.10	여성 생식계에 대한 프로스타글란딘*의 작용	
생성 부위	프로스타글란딘 작용	결과
후기 난포강 난포	소화효소의 생성 자극	난포의 파열
황체	호르몬 분비와 기능에 방해 작용으로 추정	황체의 소멸
자궁	자궁내막의 혈관수축	생리의 시작
	임신 초기 자궁내막 혈관과 세포의 변화를 일으킴	착상 촉진
	자궁근층의 수축 증가	생리와 분만 모두 시작에 도움
	자궁경부의 성숙	분만기 동안 자궁 경부의 이완 촉진

* 프로스타글란딘이라는 용어는 생식생리학에서 보통 모든 에이코사노이드를 포함하며 느슨하게 사용된다.

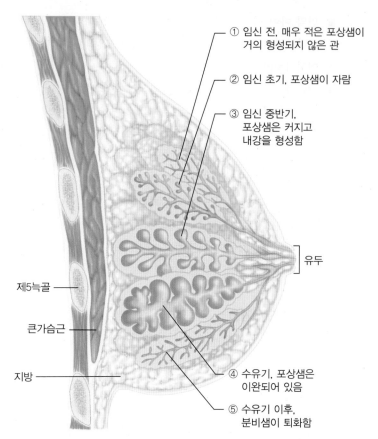

① 임신 전, 매우 적은 포상샘이 거의 형성되지 않은 관

② 임신 초기, 포상샘이 자람

③ 임신 중반기, 포상샘은 커지고 내강을 형성함

유두

제5늑골

큰가슴근

지방

④ 수유기, 포상샘은 이완되어 있음

⑤ 수유기 이후, 분비샘이 퇴화함

그림 17.37 유방의 해부도. 시간 경과에 따라 일어나는 순차적인 변화를 숫자로 표시했다. 출처: Elias et al.

가진 관으로 구성된 조직이다(**그림 17.37**). 이들 관은 주머니 모양의 분비샘인 **포상샘**(alveoli)에서 시작한다(이 alveoli란 용어는 폐의 공기주머니인 경우 폐포라 한다). 유방의 포상샘은 유즙 분비장소이며 포도송이와 같아서 관에 줄기 모양으로 붙어 있다. 포상샘과 관의 둘레에는 특수 수축세포인 **근상피세포**(myoepithelial cell)가 있다.

사춘기 이전에는 유방은 작고 내부의 분비샘 구조가 작다. 사춘기의 시작과 함께 에스트로겐이 증가하면 관 조직은 성장하고 많은 가지로 증식되지만 포상샘의 발달은 상대적으로 거의 이루어지지 않으며, 이 시기에 유방의 크기를 구성하는 많은 부분은 지방으로 축적되었다. 프로게스테론 분비도 사춘기에 시작하는데 각 주기의 황체기 동안 분비되며 이 호르몬은 포상샘의 성장을 자극함으로써 유방 성장에 기여한다.

생리주기마다 유방은 혈액의 에스트로겐과 프로게스테론 농도변화에 따라 파동성이 있다. 이 변화는 임신부 혈장의 농도 증가로 오는 자극의 결과 유방이 커지는 것과는 비교도 안 되는 작은 부분이다. 프로락틴은 뇌하수체전엽에서 분비되지만 에스트로겐, 프로게스테론, 사람 태반성 락토겐은 태반에서 분비된다. 이러한 호르몬의 영향 아래 관 조직과 포상세포의 구조는 점점 풍성하게 발달한다.

제11장에서 설명한 바와 같이 뇌하수체전엽 세포는 프로락틴을 분비하는데 이 호르몬의 분비에 영향을 주는 것은 시상하부에서 분비되는 두 가지 물질로 보고 있다. 즉 **도파민**(dopamine)은 분비 억제를 일으키고, 프로락틴 방출인자(prolactin-releasing factor, PRF)는 분비 자극을 일으키는 인자이다. 시상하부에서 분비되는 도파민과 PRF는 뇌하수체자극호르몬으로서 뇌하수체

전엽에 도달할 때는 시상하부-뇌하수체 문맥 혈관을 통과한다. 이와 같이 프로락틴 분비에 대한 양성적 및 음성적 뇌하수체 자극의 조절은 그림 11.28에서 설명하는 대로 뇌하수체에 의한 성장호르몬의 이중 조절이며, 이 기능은 대부분의 생리적 기능은 다수의 조절계에 의해 조절되고, 종종 서로 길항적으로 작동한다는 생리학의 일반 원리의 예다.

사춘기 이전에는 도파민에 의한 억제 영향으로 프로락틴 분비는 낮다. 그리고 점차 분비량이 증가하며 사춘기에 소년이 아닌 소녀에게서만 일어난다. 이 원인은 혈장 에스트로겐 농도가 증가하기 때문이다. 임신기 동안은 에스트로겐의 자극으로 프로락틴의 분비는 훨씬 많이 증가한다.

프로락틴은 유즙 생성을 자극하는 주요 호르몬이다. 프로락틴 농도가 증가하고 임신이 진행되면서 함께 유방이 커지고 발달하지만 언제나 유즙이 분비되는 것은 아니다. 에스트로겐과 프로게스테론 농도가 높으면 유방에서의 프로락틴 활동이 억제되기 때문에 유즙 생성을 억제한다. 프로락틴의 분비를 증가시키는 에스트로겐은 프로락틴과 함께 유방의 성장과 분화를 촉진하나, 프로게스테론은 프로락틴의 유즙 분비 촉진에 길항적으로 작용한다. 출

산을 통해 많은 양의 에스트로겐과 프로게스테론의 공급원인 태반이 배출되어 유즙 생성 작용은 이 억제 기능으로부터 해방되면서 이루어진다.

분만에 이어 에스트로겐 농도가 감소해 임신 말기 수준에 최고를 이루었던 프로락틴의 분비를 기초 상태로 낮추게 한다. 몇 개월 후 산모가 수유를 지속하고 있더라도 프로락틴은 임신 전의 수준이지만, 프로락틴의 우발성 분비는 유즙 생성을 위한 신호로 유방에 전달된다. 이 우발성 분비는 수유를 멈추면 수일 후에는 멈추지만, 수유를 지속한다면 중단 없이 분비된다.

프로락틴의 폭발적 분비를 조절하는 반사작용은 젖먹이에 의해 유두 수용체에서 시상하부로 전달되는 구심성 신호로 시작된다(그림 17.38). 이 신호의 역할은 도파민을 유리하는 시상하부뉴런을 억제하는 것이다.

그 밖에 다른 반사작용의 하나로서 수유에 필수적인 것이 있다. 유즙은 포상샘의 강(lumen)으로 분비되지만 여기에 있는 유즙은 유아가 먹을 수 없다. 먼저 관으로 이동되어야 유아의 흡인력으로 수유를 할 수 있다. 이 유즙관으로의 이동을 **유즙 배출반사**(milk ejection reflex)라 하며, 포상샘을 둘러싸고 있는 근상피세포의 수축에 의해 이루어진다. 수축은 옥시토신의 조절로서 이루어지는데, 이 호르몬의 분비는 젖먹임 반사이며 뇌하수체후엽 뉴런에서 반사적으로 분비된다(그림 17.38 참조). 고위 수준의 뇌중추는 옥시토신 분비에 영향을 주어, 수유하는 어머니가 아이의 울음소리를 듣거나 수유에 대해 생각만 해도 유즙이 흘러나온다.

수유는 시상하부-뇌하수체-난소의 축을 이루는 단계에 억제작용을 해 배란이 억제되는 결과로 나타난다. 이것은 프로락틴의 분비 증가와 시상하부의 GnRH 뉴런에 억제 영향을 미쳐 나타나는 결과이다. 만약 수유가 높은 빈도로 지속되면 배란은 수개월에서 수년 이상 지연된다. 이 '자연적' 출산 제한은 임신의 간격을 조정하는 데 도움이 된다. 유아에게 젖 이외에 다른 음식을 주기 시작하고 수유의 빈도가 감소할 때, 지속적인 수유는 하고 있더라도 배란이 다시 시작된다. 배란은 수유의 빈도 감소 없이도 재개될 수 있기에 적절한 출산 조절을 이루지 못해 수유 산모에게 계획 없는 임신이 일어날 수 있다.

출산 후 처음으로 분비되는 모유는 단백질이 풍부한 **초유**(colostrum)라는 수분성 액체이다. 유즙의 분비는 출산 후 약 24~48시간 뒤에 시작한다. 유즙은 네 가지 중요 영양소, 즉 물, 단백질, 지방, 탄수화물인 젖당(유당)을 함유한다.

초유와 모유에는 항체와 백혈구, 기타 면역물질이 있어 신생아를 보호하는 데 중요한 역할을 하며, 오랜 기간에 걸쳐 유아가 스스로 면역 체계를 활성화하는 데도 중요하다. 모유는 또한 많은

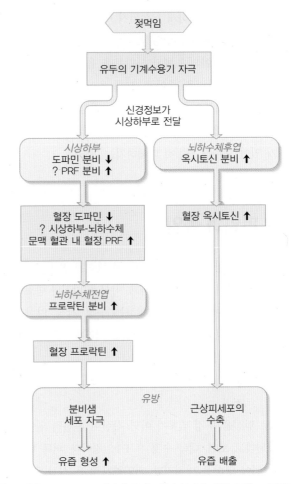

그림 17.38 수유기 프로락틴과 옥시토신의 분비에 대한 조절. 프로락틴 방출인자(PRF)의 중요성은 알려져 있지 않다(위 그림에 ?로 표시).

성장인자와 호르몬을 함유해 조직의 발달과 성숙에 도움을 주고, 여러 신경펩티드와 내재성 오피오이드(opioid)는 유아의 뇌와 행동 형성에 크게 기여한다. 이 물질 중 어떤 것은 유방 자체에서 합성해 유즙에 포함되는 것이며 모체 혈류에서 운반된 것이 아니다. 모유 단백질이 신생아의 혈류에 들어갈 수 있는 이유가 있다.

■ 신생아는 위의 산성도가 낮아 단백질이 변형되지 못한다.
■ 신생아의 소장 상피세포는 성인의 상피세포보다 단백질에 대한 투과도가 있다.

불행하게도 AIDS를 일으키는 바이러스와 같은 감염성 인자는 모유를 통해 전염될 수 있으며, 약물도 수유를 통해 신생아에게 이동할 수 있다. 예를 들어 모유의 알코올 함량은 모체 혈장에서와 같은 농도이다.

모유 수유는 적어도 6~12개월 동안 지속하도록 강력히 추천한다. 지구상에서 비교적 개발이 덜 된 지역에서는 모유를 대체

해 먹이는 이유식이 적절하게 희석되지 못하거나, 냉장 시설이 적절치 못해 오염되어 있거나, 영양상으로 부적합한 경우가 많다. 실제로 모유 수유가 유아의 질병과 사망률을 유의적으로 낮게 한다. 모유 수유가 위장 감염을 줄이고, 모체-유아 상호관계에 긍정적 효과가 있으며, 경제적으로도 오랜 기간의 건강에 이점이 있다. 우유는 많은 경우 모유의 대체 품목으로 사용되지만 농도에서 모유와 차이가 있어 모유를 완전히 대체하기는 어렵다.

17.23 피임과 불임

지금까지 수정, 착상, 임신, 분만, 수유에 관련된 생리기전과 호르몬을 논의했다. 이제 수정을 방지하고, 착상을 막거나 종료하는 데 이용되는 방법을 논의한다. 또한 원하는 수정, 착상, 임신을 방해하는 다양한 의학적 상황이 있다. 그리고 이러한 조건을 해결하기 위한 몇 가지 접근 방식이 있다.

피임

생리적으로 임신을 수정 직후가 아닌 착상이 완전히 일어난 시기부터 시작된다고 보면, 대략 수정 후 1주일경이다. 비록 나이와 같은 많은 요인이 영향을 미치지만, 피임하지 않은 성관계로 임신할 확률은 1년에 85%이다. 출생 조절을 위한 과정은 착상 이전에 수행되는데, 이 목적으로 사용하는 방법을 **피임**(contraceptive)이라 한다(**표 17.11**). 배아 또는 태아의 착상 후에 죽음에 이르게 하는 것을 **낙태**(abortifacient)라고 한다.

피임의 여러 형태인 정관절제술, 난관결찰, 질 캡, 스펀지, 정자살정제, 콘돔은 정자가 난자에 도달하지 못하게 하는 것이다. 더욱이 콘돔은 성병, 예를 들어 AIDS, 매독, 임균, 클라미디아, 포진의 위험을 감소시킨다.

경구 피임약(oral contraceptive)은 에스트로겐과 프로게스테론이 뇌하수체 생식샘자극호르몬의 분비를 억제할 수 있는 사실로 배란을 막는다. 한 가지 형태의 경구 피임약은 합성 에스트로겐과 프로게스테론 유사물질(프로게스토겐 또는 프로게스틴)의 혼합으로 이루어졌다. 다른 형태는 미니필이라고 불리는 것인데, 이것은 프로게스테론 유사물질로만 되어 있다. 실제로 구강피임약(특히 미니필)은 언제나 배란을 막는 것은 아니지만 다른 피임 효과가 있어 사용되고 있다. 예를 들어 프로게스토겐은 자궁경부 점액의 구성에 영향을 주고, 자궁경부를 통한 정자의 이동 능력을 감소시키며, 에스트로겐에 의해 유도되는 자궁내막의 증식을 억제해 착상에 적절치 못한 환경을 만든다. 현재는 시기, 조합, 호르

몬 투여량이 다른 여러 경구피임약이 존재한다.

효력이 높은 호르몬을 사용한 피임약에 대한 대체 방법은 피부 패치와 질의 고리이다. **자궁내 장치**(intrauterine device, IUD)는 수정 시점에 대한 것이 아니라 착상에 작용해 피임이 된다. IUD는 본질적으로 호르몬 또는 구리일 수 있다. 이 작은 물질이 자궁에 있어 배반포를 받아들이기 위한 자궁내막의 준비 과정을 막는다.

성교 전에 사용하는 방법(산전피임) 외에도 성교 후 72시간 이내에 사용하는 방법(성접촉 후 피임 또는 응급피임)이 다양하다. 이러한 방법은 배란, 수정란의 자궁으로의 수송 또는 착상을 방해한다. 성교후 후 4~5일 이내에 가족계획 클리닉에서 구리 IUD(표 17.11 참조)를 삽입하면 최대 99%까지 효과가 있다. 다른 방법은 에스트로겐을 높은 농도로 섭취하거나 에스트로겐과 프로게스틴 혼합 경구피임제를 다량 섭취(12시간 간격으로)하는 것이다. 또 다른 방법은 약물인 **미페프리스톤**(mifepristone)인데, 이것은 프로게스테론 활성 억제제로서 자궁에서 프로게스테론 수용체와 결합하기 때문에 수용체의 활성화는 일어나지 않는다. 이 프로게스테론 길항제는 자궁내막의 침식과 나팔관의 수축, 자궁근층의 비후를 일으킨다. 미페프리스톤은 낙태제로서 임신 후반기에 사용할 수도 있다.

주기법(rhythm method)은 배란기쯤에 성교를 자제하는 방법이다. 불행하게도 정확한 배란 시기를 정하기 어렵고 실제적 기술이 필요하다. 예를 들어 작은 체온의 상승이나 질 상피세포의 변화 등 배란에 대한 징후들은 단지 배란 후에만 일어나는 징후이다. 이 주기법의 문제는 여성마다 배란 시기가 매우 다르기 때문에 (5~15일 주기) 실패율이 높다(19%).

아직도 남성 피임에 대한 효과적인 화학물질은 없다. 남성은 지속적으로 정자를 생산하고 계속적으로 수정가능성이 있기 때문에 주기적인 개입이 효과적이지 않기 때문이다. 테스토스테론의 저용량 투여가 남성 피임약으로 제안되었는데, 라이디히세포 및 세르톨리세포의 FSH 및 LH 자극을 각각 감소시키지만, 성적 욕구(libido)는 유지된다.

불임

보호 없는 성교와 임신을 막을 수단이 없다면 첫해 동안 약 85%의 커플이 임신할 것이다. 남녀 생식 연령층에 있는 미국인의 6~15% 정도가 불임이다. 생식 연령에서의 불임은 남성(25%), 여성(58%), 설명되지 않는(17%) 요인으로 인해 발생할 수 있다. 여성 원인에는 신체적 문제가 포함된다. 예를 들면 나팔관 구조, 자궁, 불규칙한 월경주기와 같은 호르몬 문제, 또는 조기 난소 부전이다. 남성의 원인은 생식선 호르몬 장애, 시상하부-뇌하수체 시

표 17.11　여러 가지 피임 방법

방법	첫해 실패율*	효력에 대한 생리적 기전
장벽 방법		
콘돔(♂과 ♀)	9~26%	정자가 자궁으로 들어가는 것을 막음
다이어프램/자궁경부 캡(♀)		
자궁경부 스펀지(♀)		
살정제(♀)	16~50%	질에서 정자를 죽임(정자 주입 후)
불임법		
정관절제(♂)	0.2%	정액에 정자가 들어가는 것을 막음
난관결찰(♀)	0.5%	정자가 난자에 도달하지 못하게 함
자궁내 장치(IUD) (♀)	1% 이하	배반포의 착상을 막음
에스트로겐/프로게스틴		
경구피임약(♀)	3%	음성 되먹임 기전을 통해 LH 급증에 의한 배란을 막음
응급경구피임약(♀)	1%	경부 점액을 농후하게 해 정자가 자궁으로 들어가는 것을 막음
주사, 착상식 프로게스틴(♀)	0.5% 이하	자궁내막을 변화시켜 배반포의 착상을 막음
피부전달제(피부용 패치)(♀)	1~2%	
질 고리(♀)	1% 이하	

*실패율은 적절한 사용을 가정한 추정치이다.

출처: "Choice of Contraceptives," *The Medical Letter of Drugs and Therapeutics*, Volume 60, Issue 1557, 161-168, October 8, 2018, medicalletter.org; Hall, J. E., "Infertility and Fertility Control," *Harrison's Principles of Internal Medicine*, 19th Edition, McGraw Hill, 2015; Burkman, R. T., and Brzezinski, A., "Contraception and Family Planning," *Current Diagnosis and Treatment: Obstetrics and Gynecology*, 11th Edition, McGraw Hill, 2013. See also www.fda.gov for latest updates on information about contraception.

주: 살정제는 종종 다이어프램/자궁경부 캡 및 콘돔과 함께 사용된다.

　콘돔은 성병 예방에 효과적이다.

　주기(배란에 맞추어 금욕하는 것)와 성교 방해(철수)는 신뢰할 수 없기 때문에 목록에는 없다.

　금욕만이 임신 예방에 100% 효과적이다.

스템 및 원발성 고환 부전 또는 정자 생성에서의 문제를 포함한다 (17.10절 참조). 불임 남녀의 수는 약 30세 정도까지 같은 비율이지만, 이후에는 여성에서 더 빈도가 높다. 많은 경우에 불임은 약물이나 인공수정 또는 교정수술 처방으로 임신을 할 수 있다.

불임의 원인을 치료하지 못하는 경우, 여성에서 **체외 수정**(in vitro fertilization) 기술을 이용해 불임을 해결할 수 있다. 먼저 여성에게 다량의 난자 생성을 자극하는 약물 주사를 한다. 배란 직전 질을 통과하거나 복강 하부 벽을 통해 난소에 주사기를 삽입해 적어도 1개 이상 난자를 떼어낸다. 난자를 배양접시에 정자와 함께 며칠간 놓는다. 이어서 수정된 난자는 2세포에서 8세포의 집단으로 난할이 이루어진 후에 여성의 자궁으로 이식된다. 이 과정의 성공률은 1개 난자의 경우 약 40%이다.

17.24 생애 동안의 생식호르몬 요약

생식선은 많은 호르몬을 생성한다. 이 장에서는 남성의 고환에서 생성되는 항뮐러관 호르몬과 테스토스테론, 여성 난소에서 생성되는 에스트로겐과 프로게스테론에 초점을 맞췄다. 이제 이러한 호르몬을 되돌아보고 시간 경과에 따른 영향을 요약하는 것이 중요하다. **표 17.12**를 보고 다시 살펴보는 것도 도움이 된다. 표 17.12는 태아기부터 노년기까지의 호르몬 패턴을 보여준다(가임기 남성과 여성의 내분비 조절은 이전에 요약했다).

태아의 생명

Y염색체의 존재는 미분화 생식선이 고환으로 발달하도록 유도한다. 그런 다음, 고환에서 생성되는 항뮐러관 호르몬(AMH)의 존재는 고환이 없을 때 여성 내부 생식기로 발달되는 뮐러관 시스템의 퇴행을 유도한다. 태아 발달에서 조금 늦은 남성의 고환에 의한 테스토스테론 생산은 체세포 성 분화와 남성 표현형을 유도한다. 여성의 체세포 성 분화는 Y염색체와 고환이 없기 때문에 테스토스테론이 없을 때 발생한다.

유아기: 미니사춘기

영아 남녀의 경우 시상하부에서의 GnRH 분비가 증가한다. 이로 인해 뇌하수체전엽에서 성선자극호르몬 분비가 증가하고 성선호르몬 분비가 증가한다. 이것을 **미니사춘기**(minipuberty)라고 한다. 출생 후 첫 6개월 동안 유아의 고환에서 분비되는 테스토스테

표 17.12　생애 동안 생식선 호르몬과 그 효과

	남성 (고환)		여성 (난소)	
	생식선 호르몬	효과	생식선 호르몬	효과
태아기	항뮐러관 호르몬 효과	뮐러관 체계의 퇴행	항뮐러관호르몬의 부재	뮐러관 체계의 여성 내부 생식 기로 발전
	테스토스테론	남성형으로 체세포 성 분화	테스토스테론 부재	여성형으로 체세포 성 분화
미니사춘기: 유아기(산후 첫해)	테스토스테론	뇌의 성 분화	에스트로겐	경미한 여성화
사춘기	테스토스테론	2차 성징	에스트로겐	2차 성징 발달
		정자 형성	에스트로겐과 프로게스테론	월경주기 및 난포 성숙
		긴 뼈의 급격한 사춘기 성장 (성장호르몬과 함께) 및 종료 (성장판 융합)	에스트로겐	긴 뼈의 급격한 사춘기 성장 (성장호르몬과 함께) 및 종료 (성장판 융합)
성인	테스토스테론	2차 성징의 유지 및 정자 형성	에스트로겐과 프로게스테론	2차 성징, 월경주기, 수정 능력 의 유지
노화	남성 갱년기(55~65세): 테스토스테론 감소	2차 성징 및 정자 형성 감소	폐경(48~55세): 난소 에스트로 겐과 프로게스테론 생산 손실	월경과 임신 능력 중단
		노화 관련 질병 증가		노화 관련 질병 증가

론의 폭발은 발달 중인 뇌에 영향을 미친다. 이러한 테스토스테론 분비의 증가는 뇌하수체전엽으로부터의 성선자극호르몬(FSH 및 LH) 증가에 의해 유발된다. 유아 여아는 또한 뇌하수체전엽에서 FSH 및 LH 분비가 증가해 난소에서 에스트로겐 분비가 증가한다. 이것은 약간의 여성화 효과가 있는 것으로 보이지만 중추신경계에 큰 영향을 미친다는 증거는 없다.

사춘기

사춘기는 LH 및 FSH 방출을 자극하는 시상하부 GnRH 생산의 증가로 시작한다. 남성의 경우 이것은 테스토스테론 생산(2차 남성 성징의 발달을 유도함)을 자극하고 국소 테스토스테론과 함께 작용해 정자 생산을 자극한다. 여성의 경우 2차 여성의 성징, 월경주기, 성숙한 난자의 발달 및 배란을 유도하는 에스트로겐 및 프로게스테론 생산을 자극한다. 사춘기 성장급등은 남성의 테스토스테론과 여성의 에스트로겐에 의해 자극되고 종료된다.

성인

2차 성징과 생식력(남성의 경우 정자 형성, 여성의 경우 월경주기 및 배란)이 유지된다.

노화

여성의 경우 난소 에스트로겐 생산의 손실로 인해 폐경기 동안 생식력이 멈춘다(17.19절 참조). 폐경기는 매우 다양하지만, 일반적으로 48~55세 사이에 발생한다. 남성의 경우 일반적으로 노년기(남성 갱년기)에 테스토스테론이 감소하지만 이는 모든 남성에서 발생하지는 않는다(17.11절 참조). 일부 나이 든 남성은 생식력을 유지하기 위해 적절한 테스토스테론 생산과 정자 형성을 가지고 있다. 여성의 에스트로겐과 남성의 테스토스테론 감소는 특정 질병, 특히 골량 감소(골다공증)를 유발할 수 있다. 이것은 일반적으로 여성에 비해 남성에서 최소 10~20년 후에 발생한다.

해답은 책 뒷부분에 있다.

1. 다음 중 정상 여성의 내부와 외부 성기관의 발달에 필요한 것은 무엇인가?
   a. 항뮐러관호르몬
   b. SRY 유전자의 발현
   c. 순환하는 테스토스테론의 비민감성
   d. 테스토스테론의 완전한 부재
   e. Y염색체의 부재

2. 다음 중 남성의 정상적인 사춘기 개시 후 특징이 아닌 것은 무엇인가?
   a. 인히빈은 세르톨리세포로부터 FSH 분비를 감소시킨다.
   b. 테스토스테론은 세르톨리세포에 측분비작용을 한다.
   c. 테스토스테론은 시상하부로부터 GnRH를 자극한다.
   d. 테스토스테론은 LH 분비를 억제한다.
   e. 시상하부의 GnRH는 주기적으로 분비한다.

3~7. 질문에 알맞은 답을 연결하라(각각 1개만 답할 것).

생리주기의 날짜
   a. 제1일
   b. 제7일
   c. 제13일
   d. 제23일
   e. 제26일

일어나는 일
   3. 황체에서 분비되는 프로게스테론이 최고 수준에 도달함

   4. 에스트로겐의 양성 되먹임 기전이 최고조에 이름

   5. 한 난포가 우세난포로 전환

   6. 에스트로겐과 프로게스테론이 모두 감소하기 시작

   7. FSH의 증가는 난포강 난포에서 에스트로겐 분비를 시작하도록 자극함

8. 라이디히세포는 다음 중 무엇에 의해 가장 특징적인가?
   a. 테스토스테론의 방향족화
   b. 인히빈의 분비
   c. 테스토스테론의 분비
   d. FSH에만 작용하는 수용체의 표현
   e. 황체로의 형태 전환

9. 다음 중 폐경의 특징으로 가장 먼저 말할 수 있는 것은 무엇인가?
   a. 1차 난소 기능 상실
   b. LH 분비 감소로 인한 난소의 에스트로겐 분비 상실
   c. FSH의 분비 감소로 인한 난소의 에스트로겐 분비 상실
   d. 인히빈의 증가로 인한 FSH와 LH의 감소
   e. GnRH 주기 감소로 인한 FSH와 LH의 감소

10. 임신 3분기 중 제3기에 태반에서 모체 혈액에 우선적 공급원이 되지 못한 호르몬은 무엇인가?
   a. 에스트로겐
   b. 프로락틴
   c. 프로게스테론
   d. 인히빈
   e. hCG

CHAPTER 18 면역계

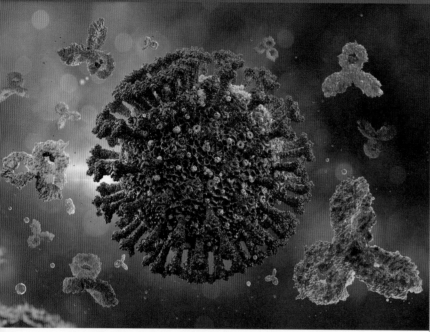

사람을 감염시키는 바이러스인 중증호흡기증후군-코로나바이러스 2(SARS-CoV-2)를 공격하는 항체(Y형 분자) 삽화. Corona Borealis Studio/Shutterstock

앞에서 여러 기관계를 배웠는데, 일부 기관계(예: 소화계)는 해부학적으로 연결된 장기로 구성되어 있다. 그러나 **면역계**(immune system)는 전신에 산재하는 혈액, 림프, 조직, 기관에 존재하는 다양한 세포군(질병과 싸우는 능력을 갖춤)으로 구성되어 있다. **면역학**(immunology)은 인체(숙주)가 비자기(외래물질)와 자기를 구분하는 생리적 기능인 방어기전을 다루는 학문이다. 이 과정에서 인체는 생물 혹은 무생물인 외래물질을 파괴하거나 무력화한다. 자기를 비자기와 구별하는 과정에서 면역방어시스템은 (1) 세균, 진균, 진핵기생충을 포함하는 **미생물**(microbe)과 바이러스와 같은 **병원체**(pathogen)로부터 인체를 보호하고, (2) 외래물질을 격리시키거나 제거하며, (3) 인체에 발생하는 암세포를 파괴한다[**면역감시**(immune surveillance)라고 알려진 기능].

면역방어 혹은 면역은 선천 면역과 적응 면역으로 나눌 수 있으며, 이 두 가지 면역은 상호작용을 한다. **선천 면역반응**(innate immune response)은 외래물질이나 외래세포로부터 생체를 방어

하며 물질이나 세포의 실체를 '특이적'으로 인식하는 절차를 요구하지 않는다(역주: 면역학에서 특이적이라는 말은 각각 물체나 세포를 구분할 수 있다는 의미를 내포한다). 이러한 이유로 선천성 면역은 비특이적 면역반응으로 알려져 있다. **적응 면역반응**(adaptive immune response)은 공격 대상인 물질과 세포를 림프구가 특이적으로 인식하는 과정을 필요로 한다. 이러한 이유로 적응 면역반응은 특이적 면역반응이라고 한다. 선천 면역반응과 적응 면역반응은 협력해서 기능을 수행한다. 예를 들면 선천 면역의 구성 요소는 적응 면역반응을 수행하는 세포가 활성화되도록 지시를 내린다.

이 장에서는 세균과 바이러스 병원체를 주로 다룰 것이다. 미국을 비롯한 산업화된 국가에서 주요 감염원은 세균과 바이러스이다. 그러나 지구 전체로 보면 진핵기생충이 심각한 감염질환과 사망의 원인이다. 예를 들면 현재 수억 명이 플라스모듐속(*Plasmodium genus*)의 원생생물 감염으로 인한 말라리아 질병을 앓고 있다.

세균(bacteria)은 단세포 생물로서 세포막과 세포벽을 가지고 있으나 세포내 막성 세포소기관을 가지고 있지 않다. 세균은 감염 장소에서 복제로 인해 조직 손상을 유발하거나 독소를 혈액으로 방출해 감염 장소 외 조직의 생리적 기능을 저하할 수 있다.

이 장의 도입부 사진에 제시된 SARS-CoV-2와 같은 **바이러스**(virus)는 단백질 외피에 둘러싸인 핵산이라 할 수 있다. 세균과 달리 바이러스는 생물체가 아니며 대사에 필요한 효소와 단백질 합성에 필수적인 리보솜을 가지고 있지 않다. 따라서 바이러스는 독자적으로 복제할 수 없고 숙주세포 내에서 숙주세포의 분자생물학적 도구를 사용해 복제해야 한다. 바이러스 핵산은 바이러스 복제에 필요한 단백질을 합성하도록 숙주세포에 지시를 내리지만 바이러스 복제에 필요한 뉴클레오티드와 에너지는 숙주세포로부터 제공받는다. 바이러스 형태에 따라 숙주세포 내에서 바이러스의 생활사와 복제방식은 다양하다. 감기 바이러스와 같은 바이러스는 숙주세포에 침투한 후 급속히 복제를 개시하며 숙주세포를 용해한 후 다른 세포를 감염시킨다. 생식기 포진을 일으키는 바이러스는 숙주세포에서 잠복기 상태로 존재하며 잠복기가 끝나면 급속한 복제를 개시해 숙주세포를 손상한다. 일부 바이러스는 숙주세포를 암세포로 형질전환시킨다.

제1장에서 기술한 생리학의 일반 원리 중 항상성이 건강과 생존에 필수적이라는 것이 면역계의 기본이다. 1개 이상의 항상성 과정에 이상이 발생하면 질병이 생긴다. 세포와 세포 사이의 신호전달은 면역계가 항상성을 조절하는 핵심 방식이다. 따라서 이 장을 학습하면서 여러분은 세포, 조직, 기관 사이의 정보 흐름이 어떻게 항상성의 필수적인 특징이 되고 어떻게 생리학적 과정으로 통합되는지 주목해야 할 것이다. ■

18.1 면역 방어를 매개하는 세포와 분비물질

선천 면역반응과 적응 면역반응을 구성하는 핵심적인 세포와 세포 분비물질을 개괄하는 것으로 시작할 것이다. 먼저 12.2절에 소개한 면역세포의 형태와 생성에 대해 복습할 필요가 있다.

면역세포
면역세포는 **백혈구**(leukocyte)라고 통칭되는 세포로서 다양한 형태를 가진다. **그림 18.1**의 사람 혈액 도말표본을 보면 면역세포의 대표적인 형태를 파악할 수 있다(그림 12.2도 참조). 적혈구와 달리 백혈구는 순환계로부터 조직으로 이동할 수 있으며 조직에서 기능을 수행할 수 있다. 백혈구는 줄기세포 분화기원에 따라 골수성세포와 림프계세포로 분류된다.

골수성세포
호중구(neutrophil), **호염기구**(basophil), **호산구**(eosinophil), **단핵구**(monocyte) 등의 세포가 골수성세포에 속한다. 골수성세포의 기능은 나중에 기술할 것이다. 골수성 전구세포에서 유래한 세

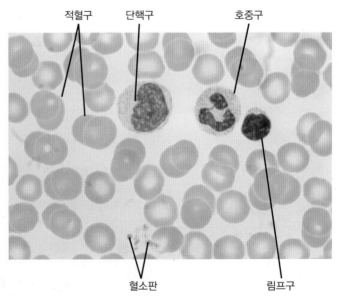

그림 18.1 적혈구, 혈소판, 백혈구의 조직학적 외형을 보여주는 사람의 혈액도말표본 광학현미경 사진. Biophoto Associates/Science Source

포에 **대식세포**(macrophage)도 포함된다. 대식세포는 사실상 모든 기관과 조직에서 발견되며 구조는 조직에 따라 다소 차이가 있다. 단핵구가 혈관벽을 관통해 조직에 이동한 후 대식세포로 분화한다. 대식세포의 주요 기능은 입자나 병원체에 대한 **식균작용**(phagocytosis, 세포내섭취작용의 한 형태로서 세포가 입자를 감싸서 포식해 파괴함. 그림 4.21b 참조)이다. 대식세포는 전략적으로 표적들과 잘 만날 수 있는 장소에 위치한다. 예를 들면 대식세포는 외부 환경과 접촉하는 다양한 상피층(피부, 호흡기관, 소화기관의 관 안쪽 표면)에서 다수 발견된다. 일부 기관에서 대식세포는 혈관과 림프관을 따라 분포한다. 대식세포와 구분되지만 대식세포와 기능이 유사한(예: 포식작용) 골수성세포에서 유래한 세포군이 존재한다.

수지상세포(dendritic cell)는 대식세포와 유사한 기능(예: 식균작용)을 한다. 이름이 암시하듯이 수지상세포는 생활사 일정 시기에 세포막에서 돌출한 돌기를 발달시킨다. 수지상세포는 운동성이 매우 뛰어나고 거의 모든 조직에 산재해 존재하지만 소화관 같이 내부와 외부 환경이 만나는 장소에 특히 많다. 활성화된 수지상세포는 포식한 병원체를 가공하며 림프관을 따라 비장과 같은 2차 림프기관으로 이동해 2차 림프기관에 상주하는 면역세포를 활성화한다.

비만세포(mast cell)는 결합조직에서 발견되며 특히 인체의 상피 표면 바로 아래 존재한다. 비만세포는 골수에 존재하는 독특한 세트의 골수성세포에서 유래하며 골수로부터 혈관을 거쳐 결합조직으로 이동한다. 비만세포의 분화와 세포분열은 결합조직에서 일어난다. 호중구는 비만세포와 유사한 특성을 공유하지만 성숙한 비만세포와 달리 주로 혈액에 존재한다. 비만세포의 가장 큰 해부학적 특징은 세포질에 매우 많은 수의 소낭이 존재하는 것이다. 히스티딘 아미노산 유래 아민계 화합물인 **히스타민**(histamine)은 비만세포의 세포질 소낭으로부터 국소적으로 분비되며 선천 면역반응을 촉진하는 역할을 한다.

림프계세포

B림프구(B lymphocyte) 혹은 **B세포**(B cell), T림프구(T lymphocyte) 혹은 **T세포**(T cell), **자연살생세포**(natural killer cell) 혹은 **NK세포**(NK cell), **형질세포**(plasma cell) 등을 비롯한 여러 유형의 **림프구**(lymphocyte)가 두 번째 세포군에 속하는 백혈구인 림프계세포에 포함된다. 림프구의 주요 기능은 다음에 설명할 것이다.

주요 면역세포의 생성 장소와 기능은 참고용으로 **표 18.1**에 정리했으며 다음 절에서 자세히 기술할 것이다. 현시점에서는 두 가지를 강조하고자 한다. 첫째, 림프구는 적응 면역반응에서 외래물질을 인식하는 세포이며 면역반응의 모든 과정에 필수적이다. 둘째, 호중구, 단핵구, 대식세포, 수지상세포는 다양한 기능이 있지만 염증매개체의 분비와 **식세포**(phagocyte)로서 기능이 특히 중요하다. 식세포는 식균작용 기능을 가진 모든 세포를 말한다.

표 18.1	면역반응을 매개하는 세포	
이름	**생성 장소**	**기능**
백혈구		
호중구	골수	식균작용 염증과 관련된 화학물질(혈관확장제, 화학유인물질 등) 방출
호염기구	골수	조직의 비만세포와 유사한 기능을 혈액에서 수행(아래 참조)
호산구	골수	다세포 기생충 파괴 즉각 과민반응에 관여
단핵구	골수	조직의 대식세포와 유사한 기능을 혈액에서 수행(아래 참조) 조직으로 들어가 대식세포로 분화
림프구	골수(B세포, NK세포)와 흉선(T세포)에서 성숙, 말초 림프기관에서 활성화	적응 면역반응에서 항원인식세포로 작용하며 적응 면역반응 전반에서 핵심 역할을 함
B세포		B세포 수용체(면역글로불린)가 항원과 결합하면 항체매개성 면역반응이 촉발됨 활성화되면 형질세포로 분화해 항체 분비 항원을 보조 T세포에 제시
세포독성 T세포(CD8+세포)		표적세포(바이러스 감염세포, 암세포, 조직이식편)의 세포막 항원에 결합해 표적세포를 직접 살해

(계속)

이름	생성 장소	기능
보조 T세포(CD4+세포)		B세포, 세포독성 T세포, NK세포, 대식세포를 활성화하는 시토카인 분비
조절 T세포(CD4+세포)		다른 면역세포의 억제자로 작용
NK세포		바이러스 감염세포, 암세포에 직접 비특이적 결합해 표적세포를 살해
		항체의존성 세포독성(ADCC) 과정에서 살해세포로 기능
형질세포	말초 림프기관, 면역반응 기간에 B세포에서 분화	항체 분비
대식세포	골수 거의 모든 조직과 기관에 거주 단핵구로부터 분화	식균작용
		독성물질을 분비해 세포외 살해
		항원을 가공해 보조 T세포에 제시
		염증, 보조 T세포의 활성화와 분화, 감염, 손상에 대한 전신 급성기반응에 관여하는 시토카인 분비
수지상세포	거의 모든 조직과 기관, 중추신경계의 소교세포	식균작용, 항원 제시
비만세포	골수, 거의 모든 조직과 기관에 거주, 골수로부터 분화	히스타민을 비롯한 염증에 관여하는 화학물질 분비

표 18.1 (계속)

면역세포의 분비물질: 시토카인

선천 면역반응과 적응 면역반응에서 면역세포는 숙주세포의 분열과 기능을 조절하는 다수의 단백질 전달자를 분비한다. 이러한 단백질 전달자를 **시토카인**(cytokine)이라고 하며 각각의 분자는 고유의 명칭이 있다. 시토카인은 특정 분비샘에서 만들어지는 것은 아니고 다양한 개별 세포에서 만들어진다. 시토카인은 분비되는 장소에서 작용하기 때문에 자가분비 혹은 측분비 방식으로 작동한다고 할 수 있다. 하지만 혈액으로 순환해 원거리에 있는 숙주의 방어에 관여하는 기관과 조직에 호르몬 방식으로 작용하는 경우도 있다.

시토카인은 면역계 구성요소를 연결하는 역할을 담당한다. 즉 시토카인은 화학적 정보 소통망으로서 면역세포 간에 '대화'를 매개한다. 이러한 **상호 대화**에 의해 면역 체계는 일사불란하게 기능을 수행한다. 한 종류 이상의 면역세포에서 동일한 시토카인을 분비하는 것이 일반적이며 비면역세포도 시토카인을 분비한다(예: 내피세포와 섬유아세포). 하나의 시토카인은 다른 시토카인 분비를 촉발하고 이 시토카인은 또 다른 시토카인의 분비를 촉발하는 연속 방식으로 최종 시토카인의 분비가 증폭될 수 있다. 인터루킨 2가 그 예인데 이 시토카인은 대부분의 면역세포 기능에 영향을 미친다. 시토카인의 기능적 중복성도 존재한다. 즉 여러 시토카인이 매우 유사한 효력을 가질 수 있다.

이 장에서는 몇 가지 시토카인과 그 기능을 논의할 것이며 참고용으로 표 18.2에 시토카인의 기능을 요약했다.

18.2 선천 면역반응

선천 면역반응은 외래세포나 물질의 고유한 정체성을 구분하는 인식 과정 없이 그들로부터 인체를 방어하는 시스템이다. 이러한 방어시스템이 외래물질을 자기 분자와 구분 짓는 것이 가능한 이유는 외래물질이 숙주가 가지고 있지 않은 **일반적인 분자적 특성**을 가지기 때문이다. 미생물 세포벽에 존재하는 특정 종류의 탄수화물이나 지질이 선천 면역이 인식하는 대표적인 외래물질의 공통 표식인자이다. 선천 면역반응이 일어나면 일부 면역세포의 세포막 수용체와 다양한 순환 단백질(보체단백질이 대표적임)이 이러한 표식 탄수화물이나 지질과 결합할 수 있다. 탄수화물과 지질에 기반한 외래물질 인식 시스템은 선천 면역반응과 적응 면역반응을 구분하는 핵심적인 특성이다. 적응 면역은 외래세포가 생산하는 **특정 단백질**을 인식해 외래세포를 구분한다.

손상이나 감염에 대한 염증과 항바이러스성 단백질인 인터페론이 선천 면역반응에 속한다. 염증과 인터페론 반응을 논의하기에 앞서 체표면이 감염에 대한 장벽을 형성하는 방식을 간단히 살펴보겠다.

표 18.2	선별된 시토카인의 특성		
시토카인	기원	표적세포	주요 기능
인터루킨 1, 종양괴사인자-α, 인터루킨 6	대식세포와 같은 항원제시세포	보조 T세포, 일부 뇌세포, 수많은 전신 세포	IL-2 수용체 발현 촉진, 발열 유도, 염증, 감염, 손상에 대한 전신반응 촉진
인터루킨 2	대다수 면역세포	보조 T세포, 세포독성 T세포, NK 세포, B세포	세포 증식 및 형질세포 분화 촉진
I형 인터페론	대다수 세포 종류	대다수 세포 종류	항바이러스 단백질 생산 촉진(선천성 반응)
II형 인터페론	NK세포와 활성화된 보조 T세포	NK세포와 대식세포	세포 증식 및 세포독성 화합물 분비 촉진
케모카인	내피세포를 포함한 손상세포	호중구와 기타 백혈구	손상과 염증 부위에 백혈구 축적 촉진

체표면 방어

면역반응 범주에 포함되지 않지만 외부 환경에 노출되는 표면 장벽은 병원체에 대한 1차 방어선을 구축한다. 예를 들면 병원체는 손상을 받지 않은 피부를 거의 침투할 수 없다. 비강 입구의 털, 기도 내부 표면을 보호하는 역할을 하는 기침과 재채기 반사 등이 특수한 체표면 방어 방식이다. 다양한 피부샘, 침샘, 눈물샘은 항미생물성 화학물질을 분비해 능동적으로 면역 기능을 수행한다. 항균 화학물질에는 항체, 리소자임(세균의 세포벽 파괴), 세균의 생존에 필요한 철의 획득을 차단하는 철 함유 단백질인 락토페린(세균이 철을 사용하는 것을 차단) 등이 있다.

기도, 상부 위장관의 상피세포에서 분비되는 점액(mucus)에도 항균 화학물질이 존재한다. 하지만 점액의 점액성 자체가 보다 중요한 병원체 방어기전이다. 점액에 부착된 입자는 혈액에 침투할 수가 없으며 섬모운동에 의해 상부 기도로부터 인두로 방출된 후 위로 삼켜지거나 관의 내피를 따라 분포하는 대식세포의 식균 작용에 의해 제거된다. 위에서 분비되는 위산이 병원체를 죽일 수 있다. 위산에서 살아남은 일부 세균은 대장에서 집락을 형성해 위장관계의 기능을 이롭게 한다.

염증

염증(inflammation)은 감염과 손상에 대응하는 국소적 면역반응이다. 염증은 외래 침입자를 파괴하거나 불활성화한다. 염증은 또한 조직 수선을 위한 장을 마련하는 역할도 한다. 식세포가 염증의 핵심 매개체이다. 앞에서 언급했듯이, 가장 중요한 식세포는 호중구, 대식세포, 수지상세포이다.

병원체가 침입했을 때 촉발되는 선천 면역반응으로서 염증에 대해 이 절에서 기술할 것이다. 염증은 추위, 열, 외상에 의한 손상으로도 유발된다. 나중에 설명하겠지만, 염증반응은 적응 면역반응을 수반하기도 한다. 이 과정에서 염증은 증폭된다.

세균 감염(예: 오염된 칼에 베였을 때)에 대한 전형적인 선천성 염증반응이 일어났을 때 발생하는 일련의 국소적 과정이 **그림 18.2**에 요약되어 있다. 조직 손상과 염증에 대한 흔한 증상은 국소적 발적(redness), 부종(edema), 발열(heat), 통증(pain)이다. 염증은 세균 감염에 의해서만 일어나는 것은 아니다. 여러 바이러스에 대한 염증반응의 증상은 대단히 심각할 수 있다.

수많은 화학매개체가 염증 증상을 유발하고 조절한다. 참고로 염증을 촉발하는 일부 화학매개체는 **표 18.3**에 요약되어 있다(이 장에서는 표에 표시된 모든 염증매개체에 대해 기술하지는 않을 것이다). 표에서 일부 염증매개체는 시토카인임에 주목하라.

여러 염증매개체가 혈관확장과 같은 염증 현상을 유발할 수 있다. 하나의 염증매개체가 여러 염증 현상을 유발하는 경우도 있다. 기원에 따라 염증매개체는 두 종류, 즉 (1) 혈장단백질로서 염증 장소에서 효소의 절단에 의해 생성되는 폴리펩티드[예: 키닌(kinin)], (2) 염증 부위의 거주세포(예: 손상된 세포와 비만세포) 혹은 염증 부위에 침윤하는 세포(예: 호중구)의 분비물.

그림 18.2에 요약되어 있는 것처럼 피하 조직에서 발생한 세균 감염을 예로 들어 감염 과정을 단계별로 설명해보자. 침투한 세균이 혈액이나 림프를 통해 전신을 돌아다니게 되면 어떤 조직이나 기관도 세균에 감염되고 피부와 동일한 염증반응이 일어날 수 있다.

혈관확장과 단백질 투과성 증가

손상 혹은 감염 부위에 있는 대부분의 미세혈관은 다양한 화학매개체에 의해 확장된다. 또한 화학매개체는 국소적으로 모세혈관과 소정맥의 내피세포 수축과 그로 인해 내피세포 간극 확장을 유도해서 단백질에 대한 투과성을 증가시킨다.

이러한 혈관의 변화 결과, (1) 염증 부위로 혈류량이 증가하고 단백질과 백혈구의 이동이 증가하며(염증 부위의 발적과 온도 증가의 원인), (2) 단백질 투과성이 증가해 염증에 관여하는 혈장단백질이 간질액으로 이동한다(정상상태에서는 내피층을 통과하지

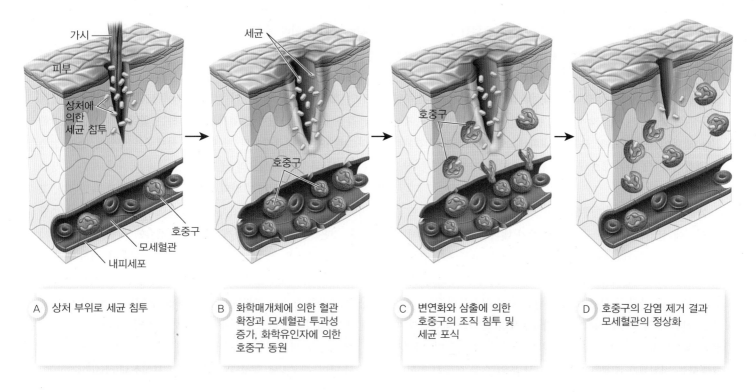

A 상처 부위로 세균 침투

B 화학매개체에 의한 혈관 확장과 모세혈관 투과성 증가, 화학유인자에 의한 호중구 동원

C 변연화와 삼출에 의한 호중구의 조직 침투 및 세균 포식

D 호중구의 감염 제거 결과 모세혈관의 정상화

그림 18.2 상처에 반응해 일어나는 국소적 염증반응.

못함).

그러나 제12장에 기술된 기전에 의해(그림 12.45 참조) 혈관확장과 단백질 투과성이 증가하면 혈장이 간질액으로 침투해 부종을 일으킨다. 부종은 단순히 미세순환의 변화로 인해 염증 부위가 부풀어 오르는 현상이며 부종의 적응적 의미는 알려진 바가 없다.

물질주성

염증이 시작되면 순환하는 호중구가 모세혈관과 소정맥의 내피세포층을 관통해 염증 부위로 이동한다(그림 18.2 참조). 이러한 과정(여러 단계로 구성됨)을 **물질주성**(chemotaxis)이라고 한다. 호중구와 내피세포에 존재하는 다양한 단백질과 탄수화물 부착 분자가 이 과정에 관여한다. 손상된 부위에 존재하는 세포(내피세포와 비만세포 포함)가 분비하는 전달자 분자가 물질주성을 조절한다. 이러한 전달자를 통틀어 **화학유인물질**(chemoattractant 또는 chemotaxin)이라 한다.

물질주성 첫 단계에서 호중구와 내피세포의 부착 분자 사이에

표 18.3	중요한 국소적 염증매개자	
매개자	기원	선별적 기능
키닌	혈장단백질의 효소작용 산물	혈관확장과 투과성 증가
보체	혈장단백질의 효소작용 산물	옵소닌화 또는 직접 병원체 살해
혈액응고 산물	혈장단백질의 효소작용 산물	조직 수선
히스타민	비만세포와 손상세포가 분비	혈관 투과성 증가
에이코사노이드	골수성세포를 포함한 여러 종류의 세포가 분비	혈관확장, 통증감각 촉발, 발열 유도
혈소판활성인자	골수성세포, 내피세포, 혈소판, 손상 조직세포를 포함한 여러 종류의 세포가 분비	염증의 여러 측면을 증폭, 혈소판 응집 보조
시토카인(케모카인 포함)	활성화된 면역세포, 단핵구, 대식세포, 호중구, 림프구, 내피세포와 섬유아세포를 포함한 일부 비면역세포가 분비	백혈구 화학유인
리소좀 효소, 산화질소, 기타 산소유래물질	손상세포, 호중구, 대식세포가 분비	병원체 거대분자 파괴

약한 결합이 형성된다. 이 상태에서 호중구는 혈관 표면을 따라 굴러다닌다. 이 과정을 **변연화**(margination)라 한다. 변연화 과정 (호중구가 내피세포에 붙었다 떨어졌다 함)에서 호중구는 필연적으로 손상된 부위에서 방출된 주화성물질에 노출되게 된다. 주화성물질은 호중구의 세포막에 새로운 부착 분자의 발현을 증가시킨다. 발현이 유도된 부착 분자는 내피세포의 부착 분자에 견고하게 결합한다. 그 결과 호중구는 혈류의 유압에 저항해 염증 장소에 모이게 된다.

삼출(diapedesis) 단계에서 호중구는 미세돌기를 내피세포 간극 사이에 삽입한 후 호중구 세포 전체가 내피세포벽에 압착해 간질액으로 빠져나간다. 이러한 방법으로 수많은 호중구가 염증 부위로 이동한다. 일단 간질액으로 이동하면 호중구는 주화성물질의 농도기울기를 따라 손상된 조직 부위로 이동한다(물질주성). 병원체는 선천 면역세포를 자극해 화학유인물질 분비를 촉진하기 때문에 농도기울기는 항상 조직 손상 부위에서 가장 높다. 따라서 호중구는 병원체가 존재하는 방향(손상 부위)으로 이동하게 된다.

여러 단계의 물질주성 과정에서 백혈구의 이동에 대한 선택권과 유연성이 결정된다. 서로 다른 세트의 화학유인물질이 백혈구의 종류에 따라 서로 다른 세트의 부착 분자 발현을 조절한다. 특정 종류의 백혈구 화학유인물질로 작용하는 시토카인의 역할은 이러한 점에서 매우 중요하다. 예를 들면 한 시토카인은 호중구의 물질주성을 결정하고 다른 시토카인은 호산구의 물질주성을 결정한다. 따라서 침입자의 종류에 따라 유도되는 시토카인이 특정 시간, 특정 조직에 이동하는 백혈구 세트를 결정하고 염증의 특성을 결정한다. 화학유인물질로 작용하는 시토카인을 **케모카인**(chemokine)이라 통칭한다.

식세포에 의한 살해

일단 호중구 등의 백혈구가 감염 장소에 도달하면 이 세포는 식균작용에 의해 침입한 병원체를 파괴하는 일련의 과정을 시작한다(**그림 18.3**). 식균작용의 첫 단계는 식세포와 병원체 간의 접촉이다. 이 과정은 식세포의 세포막 수용체와 병원체 혹은 미생물 세포벽의 탄수화물/지질 간의 상호작용에 의해 주로 촉발된다. 그러나 식세포가 미생물과 접촉한다고 해도 항상 식균작용이 촉발되는 것은 아니다. 특히 두꺼운 젤라틴 캡슐에 의해 둘러싸인 세균은 식균작용을 잘 유도하지 못한다. 대신, 인체가 생산하는 화학인자가 식세포를 병원체에 강하게 결합시킨다. 그 결과 식균작용이 증가하게 된다. 이러한 역할을 하는 물질은 '섭식할 준비를 한다'는 의미의 그리스 단어에서 유래한 **옵소닌**(opsonin)이다.

식세포가 세균을 둘러싸서 포식하면(**그림 18.4**), 미생물을 가둔 소낭이 세포질에 형성되는데 이것이 **포식소체**(phagosome)이다. 그러므로 세포막에서 유래한 포식소체 막은 식세포 내 미생물을 세포질로부터 분리하는 역할을 한다. 포식소체는 리소좀과 융합해 **포식리소좀**(phagolysosome)을 형성한다. 리소좀에서 유래한 가수분해효소는 포식리소좀 안에서 미생물의 거대분자를 분해하는 역할을 한다. 그뿐만 아니라, 포식리소좀 막에 존재하는 효소는 미생물의 거대분자를 파괴하는 데 관여하는 **과산화수소**(hydrogen peroxide) 등의 산소유도체와 **산화질소**(nitric oxide, NO)를 생산한다.

식세포가 병원체를 살해하는 방법은 세포 내에서 미생물을 파괴하는 것만이 아니다(**그림 18.5**). 식세포가 세포외액으로 분비하는 항미생물 물질도 미생물을 파괴할 수 있다. 일부 항균물질(예: 산화질소)은 세포외액에서 염증매개체로도 작용한다. 따라서 감

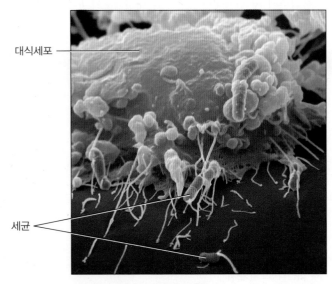

그림 18.3 세균과 접촉해 세균을 에워쌀 준비를 하는 대식세포. Eye of Science/ Science Source

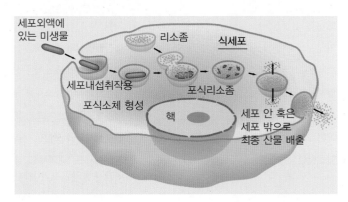

그림 18.4 식균작용과 세포내 미생물 파괴. 포식리소좀에서 파괴된 최종 산물은 세포외배출작용에 의해 세포 밖으로 방출되거나 식세포 자신의 대사에 사용된다.

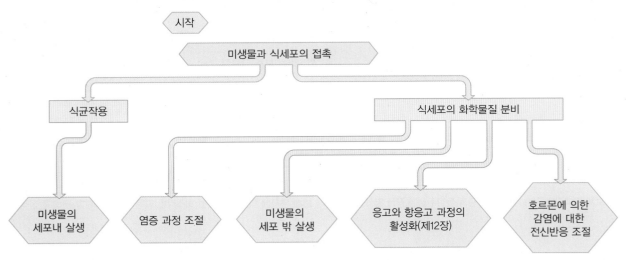

그림 18.5 선천 면역반응에서 식세포의 기능. 감염에 대한 전반적인 인체 반응을 조절하는 호르몬에 대한 설명은 제11장에 일부 언급했고 이 장의 후반부에서 다룰 것이다.

염 장소로 동원된 식세포는 병원체의 자극을 받아 케모카인 등의 염증매개체를 분비한다. 대식세포가 분비하는 염증매개체는 보다 많은 수의 식세포를 염증 장소로 소집한다. 식세포에 의한 염증이 증폭되는 이러한 과정은 효율적인 병원체를 제거하기 위한 전형적인 양성 되먹임 기전의 예다.

보체

보체(complement)라고 하는 일군의 혈장단백질은 병원체를 세포 밖에서 살해하는 또 다른 도구이다. 일부 보체 단백질은 항상 불활성 상태에서 혈액을 통해 순환한다. 감염 혹은 세포 손상에 반응해 활성화된 첫 번째 보체 단백질은 두 번째 단백질을 활성화하며 활성화된 두 번째 단백질은 세 번째 단백질을 활성화한다(즉 보체 활성화는 연속적인 계단 방식으로 진행된다). 이러한 방식으로 활성화된 보체 단백질은 감염 장소의 세포외액에서 다수 만들어진다. 보체계는 세포외액에 있는 최소 30종 이상의 단백질로 구성되기 때문에 상당히 복잡하다. 여기서는 몇 가지 보체 단백질의 기능만을 다루겠다.

보체 활성화 경로에서 중심적인 역할을 하는 단백질은 C3이다. C3의 활성화는 일련의 보체계 활성화의 시발점이 된다. 첫 번째 단계는 C3 산물인 C3b가 미생물 표면에 침착하는 것이다. C3b는 옵소닌으로 작용한다. 식세포는 C3b 수용체를 통해 C3b가 결합한 병원체를 인지하고 파괴한다. 세균에서 C3b가 작동하는 예는 **그림 18.6**에 묘사되어 있다. 또한 C3b는 단백질분해효소의 구성 성분으로서 보체 연쇄반응을 증폭시켜 **막공격복합체**(membrane attack complex, MAC)를 형성하는 데 관여한다. 막공격복합체는 세균의 세포막(바이러스 단백질 외피)에 박혀 구멍 형태의 통로를 형성하고 이 통로를 통해 세포질이 유출된다. 물, 이온, 작은 분자가 이러한 통로를 통해 병원체 내부로 침투하면 병원체 세포 내 환경의 교란이 일어나고 결국 병원균은 죽게 된다.

미생물을 직접 살해하는 기능 외에 보체계는 염증을 매개하는 기능도 있다(**그림 18.7**). 보체 연쇄반응의 산물인 일부 보체 단백질은 직접 혹은 염증매개체의 분비 촉진을 통해 혈관확장, 모세혈관의 단백질 투과성 증가, 물질주성을 유도한다.

나중에 설명하겠지만, 특정 림프구에 의해 분비되는 단백질의 일종인 항체는 **일반 보체경로**(classical complement pathway)의 최상위 단백질인 **C1**을 활성화하는 데 필요하다. 그러나 림프구는 비특이적 염증에는 관여하지 않는다. 그러면 비특이적 염증이 발생할 때 보체계 활성화는 어떻게 시작되는 것일까? 그 답은 최소 두 가지의 다른 보체 활성화경로에 있다. 그중 하나인 **대체 보체경**

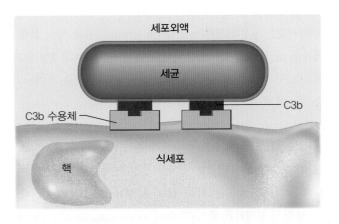

그림 18.6 세균에 대한 옵소닌으로서 C3b 예시. C3b의 일부 부위는 세균 표면의 탄수화물에 비특이적으로 결합하고 다른 일부 부위는 식세포 세포막에 존재하는 C3b 수용체에 결합한다. 세포와 세균은 실제 크기에 비례해 그리지 않았다.

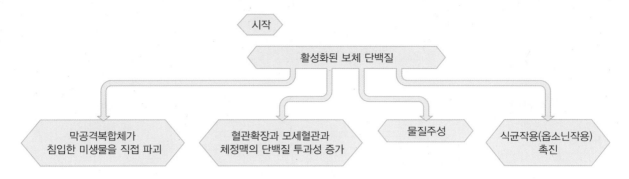

그림 18.7 보체 단백질의 기능. 보체는 혈관과 물질주성에 직접 영향을 미치거나 보체 분자에 의해 방출되는 히스타민 같은 염증매개체를 통해 간접적으로 영향을 미친다.

로(alternative complement pathway)는 항체 의존적이지 않고 C1을 경유하지도 않는다. C1 다음 단계에 위치한 불활성 보체 단백질이 미생물 표면의 탄수화물에 결합하면 대체 보체경로가 활성화된다. 대체 보체경로에서는 C3b(전술한 바와 같이 옵소닌으로도 작용)를 시발점으로 순차적으로 보체 단백질이 활성화된다. 그러나 모든 미생물이 대체 보체경로를 촉발하는 세포 표면을 가지고 있지는 않다.

선천 면역반응에 관여하는 다른 옵소닌

C3b 보체 외에도 여러 혈장단백질이 미생물의 세포벽 탄수화물/지질과 비특이적으로 결합해 옵소닌화를 촉진한다. 옵소닌 중 많은 수[예: C-반응성 단백질(C-reactive protein)]가 간에서 생산되고 혈장에 적정 농도로 유지된다. 하지만 염증이 발생하면 옵소닌 단백질의 생산과 혈장 내 농도가 현저히 증가한다.

조직 수선

염증의 마지막 단계는 조직 수선이다. 조직 수선 단계에서 기관 특이적 세포는 세포분열에 의해 증식할 수도 있고 그렇지 않을 수도 있다. 예를 들면 간세포는 증식하지만 골격근세포는 증식하지 않는다. 어느 경우든지 염증이 일어나는 부위에서 섬유아세포(결합조직 세포의 일종)가 급속히 분열하고 대량의 콜라겐을 분비하며 혈관세포가 증식해 신생혈관이 생성된다. 화학매개물질 중 국소적으로 생산되는 일군의 성장인자가 염증 수선의 모든 과정을 매개한다. 수선 과정이 종결되면 조직 리모델링이 진행된다. 조직 수선이 완전하지 않으며 흉터가 생긴다.

인터페론

인터페론은 시토카인의 한 종류로서 I형과 II형으로 나뉜다. I형 인터페론(type I interferon)은 숙주세포에서 바이러스의 증식을 비특이적으로 억제한다. 바이러스에 감염되면 대부분 세포는 인터페론을 생산하고 분비한다. 분비된 I형 인터페론은 바이러스의 감염 여부에 상관없이 자신을 분비한 세포와 분비하지 않은 인접한 세포의 세포막 수용체에 결합한다(**그림 18.8**). 인터페론 신호는 반응하는 세포가 10여 종의 항바이러스 단백질을 합성하도록 유도한다. 항바이러스 단백질은 이미 감염된 세포나 나중에 감염된 세포 모두에서 바이러스 증식을 억제한다. 또한 I형 인터페론은 암세포를 살해하거나 감염 시 열을 발생시키는 역할도 한다.

앞에서 설명한 I형 인터페론의 기능은 비특이적이다. 수많은 종의 바이러스가 인터페론 생산을 유도하며 생산된 인터페론은 수많은 바이러스 종의 증식을 억제한다(그러나 최근 연구에 의하면 I형 인터페론은 여러 측면에서 적응 면역반응에 영향을 미친다). 그러나 **코로나 감염증 2019**(coronavirus disease 2019, COVID-19)를 일으키는 **중증호흡기증후군 코로나바이러스 2**(severe acute respiratory syndrome coronavirus 2, SARS-CoV-2)를 포함한 일부 바이러스는 숙주세포가 인터페론 생산을 차단하거나 제한하는 기전을 가지도록 진화했다. 인터페론 생산이 상실되면 인체가 감염원을 제거하는 데 어려움이 생긴다.

면역세포는 **γ-인터페론**(interferon-gamma)이라 하는 II형 인터페론(type II interferon)을 생산한다. γ-인터페론은 I형 인터페론의 기능을 강화하고 대식세포의 세균 살해 능력을 증가시키며 염증 과정에서 케모카인으로 작용한다.

Toll-유사수용체

이 장의 도입부에서 언급한 것처럼 선천 면역에서 면역세포는 병원체에 공통적으로 존재하는 분자 특성을 인식한다. 이러한 분자 특성을 병원체연관 분자패턴(pathogen-associated molecular pattern, PAMP)이라고 한다. 그렇다면 이들에 대한 인식은 어떻게 이루어질까? 1985년에 초파리 분화(배에서 성체로 분화)를 연

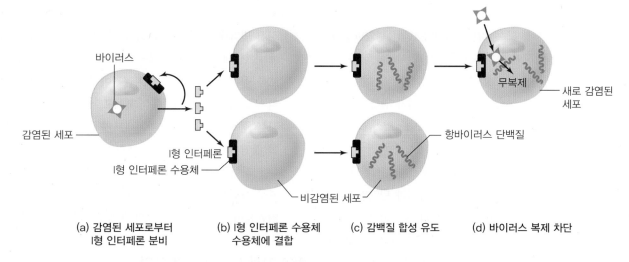

바이러스

감염된 세포

I형 인터페론 수용체

I형 인터페론

I형 인터페론 수용체

비감염된 세포

무복제

새로 감염된 세포

항바이러스 단백질

(a) 감염된 세포로부터
I형 인터페론 분비

(b) I형 인터페론 수용체
수용체에 결합

(c) 감백질 합성 유도

(d) 바이러스 복제 차단

그림 18.8 바이러스 복제를 억제하는 I형 인터페론의 기능. (a) 대다수 종류의 세포는 바이러스에 감염되면 I형 인터페론을 간질액으로 분비한다. (b) 분비된 I형 인터페론은 자기 자신을 분비하는 세포나(자가분비 기능) 인접한 세포의(측분비 기능) I형 인터페론 수용체에 결합한다. 일부 I형 인터페론은 혈관을 통해 이동해 멀리 떨어진 세포에 존재하는 I형 인터페론 수용체에 결합한다(내분비 기능). (c) I형 인터페론이 자신의 수용체에 결합하면 단백질 합성을 유도해 (d) 바이러스가 침투한 세포에서 바이러스의 복제를 억제한다.

구하는 과학자들이 Toll(현재 Toll-1이라 명명됨)이라는 초파리 분화인자를 발견했다(Toll-1은 배복위 방향성을 결정한다). 1996년에 Toll-1이 초파리 성체의 진균감염 저항성 인자라는 사실이 규명되었다. 이 발견에 대해 2011년 노벨생리학 의학상이 주어졌다. 그 후 Toll 계열의 단백질들이 다양한 동물(선형동물부터 포유류까지)에서 발견되었다. Toll은 다양한 세포에서 발현되면 대식세포와 수지상세포의 세포막과 엔도솜의 막에서 뚜렷한 발현양상을 보인다. Toll 단백질은 병원체 사이에서 보존성이 높은 PAMP에 결합한다. 지질다당류, 지질, 탄수화물, 바이러스와 세균의 핵산, 세균의 편모 단백질 등이 PAMP에 속한다. 면역세포에서 PAMP가 세포막 수용체에 결합하면 2차 신호전달자가 만들어지고 2차 신호전달자는 염증매개체(표 18.3 참조)로 작용하는 시토카인(IL-1, IL-12, TNF-α등)의 분비를 촉발한다. Toll 단백질 신호가 유도하는 시토카인은 선천성 면역세포의 활성을 증가시키며 일부는 적응면역세포를 활성화한다.

일부 Toll 단백질은 세포막 단백질이며 세포 밖에서 유래한 리간드와 결합하며 2차 신호전달자 형성을 유도하기 때문에 수용체로 분류되며 **Toll-유사수용체**(Toll-like receptor, TLR)라 한다. 하지만 모든 TLR이 세포에서 신호를 촉발하는 것은 아니다. 예를 들면 일부 TLR은 대식세포가 순차적으로 미생물을 처리하는 과정인 부착, 식균작용, 미생물 파괴를 유도한다.

TLR은 **패턴인식 수용체**(pattern-recognition receptor, PRR) 계열에 속한다. PRR이 인식하는 리간드는 다양하며 수많은 종류의 병원체에 존재한다. PRR 리간드는 병원체 간에 잘 보존된 공

통적인 분자 특성이며 대개 병원체의 생존과 기능에 필수적이다. 선천성 면역세포 중에 수지상세포와 대식세포의 세포막에서 TLR이 주로 존재한다.

Toll-4 돌연변이 생쥐 연구를 통해 포유류에서 TLR의 중요성은 잘 알려지게 되었다. 이 유전자 돌연변이 생쥐는 세균 세포벽 분자인 내독소(lipopolysaccharide, 지질다당류로서 세균 감염과 유사한 효과를 가짐)에 대해 과민반응을 보이며 세균 감염을 물리치는 능력이 떨어진다. 최근 연구에 의하면 사람의 TLR에 돌연변이가 발생하면 질병에 걸릴 위험성이 증가한다.

TLR은 무척추동물의 발생에 중요한 인자이고 일부 무척추동물과 모든 척추동물의 면역에서 중요한 역할을 수행하기 때문에 TLR에 대한 연구는 현재 활발히 진행되고 있다. TLR 분자의 일부 도메인은 식물의 질병 저항성과 관련이 있고 원핵생물이 치명적인 박테리오파지로부터 보호하는 데 관여하는 것으로 추정된다. 그러므로 TLR은 병원체 감염으로부터 생명체를 보호하기 위해 진화한 첫 번째 방어 기전이라 할 수 있다.

18.3 적응 면역반응

적응 면역반응은 매우 복잡하기 때문에 이를 먼저 개괄할 것이다. 적응 면역반응에 관여하는 요소는 나중에 상세히 설명할 것이다.

개요

림프구는 적응 면역반응에 필수적인 세포이다. 선천 면역반응과 달리 림프구는 공격할 대상인 특정 외래물질을 인식해야 한다. 적응 면역반응을 촉발하는 분자나 그 분자를 발현하는 세포를 **항원**(antigen)이라 한다. 항원은 항체나 림프구 수용체가 결합하는 모든 분자를 지칭하는 기능적 용어이다(분자의 구조, 위치, 기능은 고려되지 않음). 만약 항체와 림프구 수용체에 결합한 항원이 면역반응을 유도하면 그 항원은 **면역원**(immunogen)이라고 한다. 대부분의 항원은 면역반응을 유도하기 때문에 항원과 면역원을 구분하는 것은 의미가 없다. 이 장에서는 항원이라는 용어만 사용하기로 한다. 달리 표현하면 숙주가 자기 자신이라고 인식하지 않은 분자가 항원이다. 단백질과 고분자량의 다당류가 대부분의 항원을 차지한다. 바이러스 단백질 외투, 세균과 기타 외래 세포에 존재하는 단백질, 일부 암세포, 이식된 세포, 독소 등이 항원의 예다. 항원을 구별하는 림프구의 능력이 면역반응의 특이성을 결정한다.

전형적인 적응 면역반응은 3단계로 나뉜다.

1. **림프구의 항원 접촉 및 인식.** 발생 단계에서 림프구는 한 종류 항원에 결합하는 한 종류의 수용체를 세포막에 발현한다. 이러한 림프구는 나중에 그 항원에만 결합한다. 항원과 수용체 사이의 물리화학적 결합은 면역학에서 인식이라는 용어로 사용된다. 따라서 림프구가 항원을 구별하는 능력은 림프구 세포막에 발현하는 수용체의 특성에 의해 결정된다. 림프구는 한 종류의 항원에 특이적으로 결합한다.
2. **림프구 활성화.** 항원이 림프구 수용체에 결합하면 림프구 활성이 일어난다. 활성화 과정에서 림프구는 여러 번 세포분열을 통해 증식한다. 그 결과 하나의 전구세포로부터 발달한 딸세포는 부모세포가 인식하는 것과 동일한 항원을 인식한다(즉 부모와 자식의 항원수용체는 동일함). 이러한 현상을 **클론확장**(clonal expansion)이라고 한다. 사람의 림프구 집단은 1억 개 이상의 항원수용체를 가지고 있다고 추정된다(즉 1억 개 이상의 림프구 클론이 존재). 대부분의 활성화된 림프구는 면역 공격을 담당하는 효과기림프구로 분화한다. 일부 림프구는 **기억세포**(memory cell)로 분화한다. 기억세포는 미래에 동일한 항원의 공격에 대비하는 세포라고 할 수 있다.
3. **활성화된 림프구와 림프구 분비물에 의한 면역 공격.** 항원 특이적 수용체가 항원을 인식하면 활성화된 효과기림프구는 항원을 공격한다. 림프구의 한 종류인 B세포는 형질세포로 분화해 다량의 항체를 혈액에 분비한다. 분비된 항체는 병원

체나 외래물질을 옵소닌화한다. 옵소닌화는 대식세포와 같은 선천 면역세포의 공격 표적을 표식하는 역할을 한다. 림프구에 속한 세포독성 T세포는 활성화되면 항원을 발현하는 세포를 공격해 살해한다. 면역 공격이 성공적으로 완료되면 면역 공격에 관여한 대부분의 B세포, 형질세포, T세포는 세포사를 통해 제거된다. 효과기세포가 적절하게 제거되지 않으면 감염원이 제거된 후에도 과도한 면역반응이 지속될 수 있다(이러한 반응은 자기 조직을 파괴할 수 있다). 그러므로 림프구 사멸은 항상성 유지에 중요하다. 그러나 기억세포는 면역반응이 성공적으로 완료된 후에도 지속적으로 존재한다.

림프기관과 림프구의 기원

림프구가 발생하고 거주하는 기관과 조직을 먼저 알아보자. 그다음에 림프구의 종류를 기술하겠다(림프구의 다양한 종류는 앞 개요 부분에서 소개했고 표 18.1에 요약되어 있다).

림프기관

다른 백혈구처럼 림프구도 혈액을 통해 순환한다. 그러나 대부분의 림프구는 혈액으로부터 **림프기관**(lymphoid organ)이라 통칭되는 일군의 기관으로 이동할 수 있다. 림프기관은 1차 림프기관과 2차 림프기관으로 나뉜다.

골수와 흉선이 **1차 림프기관**(primary lymphoid organ)이다. 림프구의 발달은 1차 림프기관에서 시작된다. 1차 림프기관은 미감작 성숙 림프구(항원에 노출된 적이 없고 활성화된 적이 없는 림프구)를 지속적으로 공급한다. 면역반응이 일어나도 골수와 흉선에서는 미감작 림프구의 활성화가 일어나지 않는다.

림프절, 비장, 편도선이 **2차 림프기관**(secondary lymphoid organ)에 속한다. 소화기, 호흡기, 생식기, 비뇨기의 관내벽에 림프구가 모여 있는 조직도 2차 림프기관으로 분류된다. 미감작 림프구는 2차 림프기관에서 활성화되어 적응 면역반응에 참여한다.

이미 언급한 것처럼 골수와 흉선은 성숙한 림프구를 2차 면역기관에 공급한다. 그러나 2차 면역기관에 존재하는 대부분의 림프구는 1차 림프구에서 제공된 림프구와 동일하지는 않다. 골수와 흉선에서 유래한 림프구는 2차 림프구에서 반복된 세포분열에 의해 증식한다. 다시 말해 모든 림프구는 골수와 흉선에서 성숙한 조상에서 유래하지만 2차 림프기관의 림프구는 1차 림프기관부터 직접 유입된 세포는 아니다. 하나의 림프구로부터 세포분열에 의해 생성되는 자손세포를 림프구의 **클론**(clone)이라 한다.

림프기관은 순환계를 통해서만 서로 연결되어 있다. 12.1절에서 골수에 대해 기술한 바 있으며, 골수를 제외한 림프기관에 대

해 이 장에서 간단히 기술할 것이다.

흉선(thymus)은 흉부의 상부에 위치한다. 흉선의 크기는 나이에 따라 변한다. 출생 시 흉선은 상대적으로 크기가 큰 편이며 사춘기까지 성장을 계속한다. 사춘기 이후 흉선은 위축되고 지방조직으로 대체된다. 위축 전에 흉선은 주로 미성숙 림프구로 이루어져 있다. 미성숙 림프구는 흉선에서 성숙 림프구로 분화한 후 혈액을 통해 2차 림프기관으로 이동한다.

제12장에서 언급했듯이 림프관을 따라 흐르는 액체를 **림프**라 한다. 림프는 림프모세관을 통해 크기가 큰 림프관으로 유입하는 간질액이며 결국 체정맥으로 흘러 들어가 혈액과 합쳐진다. 림프는 림프관을 따라 순환하는 과정에서 인체에 산재해 있는 **림프절**(lymph node)을 통과하게 된다. 그러므로 림프를 따라서 이동하는 항원은 림프절의 림프구를 만나게 된다. 림프절에서 항원은 림프구를 활성화한다. 림프절은 림프로 채워진 동이라는 벌집 형태를 띠며(**그림 18.9**) 동 사이에 커다란 림프구 집단(림프소절)이 위치한다. 많은 수의 대식세포와 수지상세포도 림프절에서 발견된다.

비장(spleen)은 가장 큰 2차 림프기관이며 복강 왼편 상부와 횡격막 사이에 위치한다. 비장과 순환하는 혈액과의 관계는 림프절과 림프의 관계와 유사하다. 혈액은 비장 내부의 혈관망을 통해 비장으로 스며든다. 림프구, 대식세포, 수지상세포가 큰 무리로 모

여 있는 곳이 비장 내부에 발견된다. 비장 대식세포는 림프구와 상호작용을 하며 노화하거나 죽은 적혈구를 식균작용에 의해 제거한다.

편도선(tonsil)과 **아데노이드**(adenoid)는 인두에 모여 있는 작은 구형의 림프기관이다. 편도선과 아데노이드는 림프구, 대식세포, 수지상세포로 채워져 있으며 인두의 표면에 선와라 불리는 입구를 가지고 있다. 편도선과 아데노이드의 림프구는 흡입한 공기 혹은 섭취한 음식물을 통해 인체에 들어온 미생물에 반응한다.

일부 림프구는 부정기적으로 골수 혹은 흉선으로부터 2차 림프기관으로 이동한다. 그렇지만 대부분의 림프구는 2차 림프기관, 혈액, 림프, 인체의 조직 사이를 왕래한다. 림프구는 지속적으로 2차 림프기관(림프절뿐만 아니라 모든 2차 림프기관 포함)으로부터 림프관으로 이동하고(배액이라 함) 림프관으로부터 혈액으로 이동한다. 동시에 일부 혈액에 존재하는 림프구는 전신에 분포한 소정맥 내피를 관통해 간질액으로 이동한다. 간질액으로부터 림프구는 다시 림프모세관으로 이동하고 림프관을 거쳐 림프절로 이동한다. 일부 림프구는 림프절에 상주하는 경우도 있다.

감염이 발생했을 때만 림프구의 순환이 일어나는 것이 아니다. 림프구 순환은 상시 일어나며 감염이 발생하면 물질주성에 의해 림프구의 순환은 증가한다(즉 림프구는 활발히 감염 장소로 이동한다. 그림 18.2 참조). 림프구가 전신을 돌아다니는 것은 림프구가 항원과 접촉할 가능성을 증가시킨다.

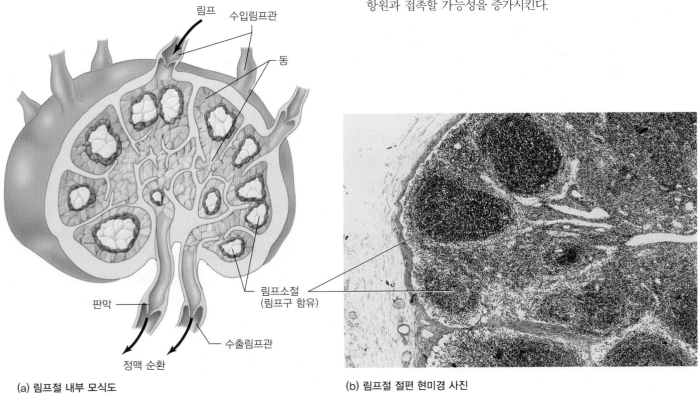

(a) 림프절 내부 모식도

(b) 림프절 절편 현미경 사진

그림 18.9 림프절의 (a) 해부도와 (b) 조직절편의 광학현미경 사진. Dr. Gopa Murti/Science Source

림프구의 기원

림프구의 종류는 표 18.1에 정리되어 있다. B림프구(B세포)는 골수에서 성숙한 후 혈액을 통해 2차 림프기관으로 이동한다(그림 18.10). B림프구의 성숙과 이동은 평생 진행된다. 2차 림프기관에서 세포분열에 의해 하나의 성숙한 B세포로부터 증식한 자손 B세포는 세대와 관계없이 부모 B세포와 동일하다. 즉 부모세포의 클론들이다.

B세포와 대조적으로 다른 림프구는 태아기와 신생아 초기에 미성숙 상태로 골수를 떠나 흉선으로 이동하고 그곳에서 성숙한 후 2차 림프기관으로 이동한다. 이 세포는 T림프구(T세포)라 명명되었다. B세포와 마찬가지로 T세포도 2차 림프기관에서 세포분열에 의해 증식하기 때문에 하나의 T세포에서 유래한 후손은 부모세포와 동일한 클론이다.

B세포, T세포와 구분되는 림프구 집단이 자연살생세포(natural killer cell, NK세포)이다. NK세포는 골수에서 유래한다. NK세포의 전구세포와 생활사에 대해서는 알려진 바가 없다. B세포, T세포와 달리 NK세포는 항원 특이성을 가지고 있지 않다.

체액성 면역반응과 세포 매개성 면역반응: B세포와 T세포의 기능

B세포

B세포는 활성화되면 형질세포로 분화해 항체(antibody)를 분비한다. 분비된 항체는 항체 생산을 촉발하는 동일한 항원을 찾아 전신을 순환한다. 항체는 세포외액에서 항원과 결합해 항원이나 항원을 발현하는 세포를 제거하는 데 도움을 준다.

항체 매개성 반응(antiboy-mediated response)은 체액성 반응(humoral response)이라고도 한다. '체액성'이라는 용어는 수용성 화학전달자(이 경우 혈액의 항체)를 통한 소통을 의미한다. 항체 매개성 반응은 매우 광범위한 표적을 가지고 있으며 주로 세포 밖에 존재하는 세균, 바이러스 등의 병원체와 독성 분자(독소)에 대항한다.

T세포

체액성 반응과 달리 T세포 반응은 세포 매개성 반응이다. T세포는 최소 3개의 기능이 다른 아형으로 분류할 수 있다.

- **세포독성 T세포**(cytotoxic T cell): 병원체나 암세포를 직접 살해한다.
- **보조 T세포**(helper T cell): 직간접적으로 B세포와 T세포가 기능을 발휘하는 데 필요하다.
- **조절 T세포**(regulatory T cell): 적응 면역반응에 대해 '브레이크' 역할을 하며 그 밖의 세포활성을 억제한다.

기능적 분류방식 외에 세포막에 발현하는 단백질인 CD4와 CD8의 발현 유무에 따라 T세포를 분류할 수 있다. 세포독성 T세포는 CD8을 발현하며 CD8⁺ T세포로 불리고, 보조 T세포와 조절 T세포는 CD4를 발현하며 CD4⁺ T세포로 불린다.

세포독성 T세포 세포독성 T세포는 '공격'세포이다. 활성화된 세포독성 T세포는 표적이 존재하는 위치로 이동해 항원을 매개로 표적세포에 결합한 후 화학물질을 분비해 표적세포를 살해한다. 세포독성 T세포의 표적은 암세포와 바이러스가 감염된 우리 몸의 세포가 일반적이다. 숙주세포 내에 사는 세균이나 기생충도 바이러스와 유사한 방식으로 세포독성 T세포에 의해 제거될 수 있다.

항체 매개성 반응과 세포독성 T세포 매개성 반응이 일어나는 인체의 위치 차이를 주목하라. B세포와 B세포에서 유래한 형질세포는 항원을 인식하고 활성화되는 장소를 떠나지 않는다. 하지만 형질세포가 분비하는 항체는 혈액을 순환하면서 원래 B세포를 활성화시킨 것과 동일한 항원을 찾아다닌다. 반면 세포독성 T세포는 그 자신이 표적을 찾아 혈액을 순환한다.

보조 T세포 지금까지 B세포와 세포독성 T세포의 일반적인 역할을 알아보았다. 그러면 보조 T세포의 역할은 무엇인가? 이름에서 짐작할 수 있듯이 보조 T세포는 공격 T세포의 기능을 담당하지 않고 B세포, 대식세포, 세포독성 T세포의 기능과 활성화를 돕는 역할을 수행한다. 보조 T세포는 면역반응의 첫 두 단계인 항원과 결합과 활성화 과정을 경험한다. 활성화된 보조 T세포는 B세포가 활성화되는 장소로 이동한다. 항원과 결합한 B세포는 활성화된 보조 T세포에 항원을 제시한다. 항원 특이적 보조 T세포는 B세포와 접촉해 B세포를 활성화한다. 이 과정에서 보조 T세포가 발현하는 세포 표면 단백질이 제공하는 신호와 보조 T세포가 분비하는 시토카인이 함께 B세포 활성을 유도한다.

보조 T세포가 세포독성 T세포를 활성화하는 과정은 더 복잡하다. 세포독성 T세포를 활성화하기 위해 보조 T세포는 먼저 수지상세포가 세포독성 T세포를 활성화하는 것을 도와준다. 그러므로 보조 T세포는 B세포와 달리 세포독성 T세포와 직접 상호작용하지는 않고 다른 종류의 세포를 매개로 간접적으로 도와주는 방식을 택한다. 보조 T세포가 분비하는 시토카인의 자극을 받지 않으면 대부분의 B세포와 세포독성 T세포는 정상적인 기능을 발휘할 수 없다.

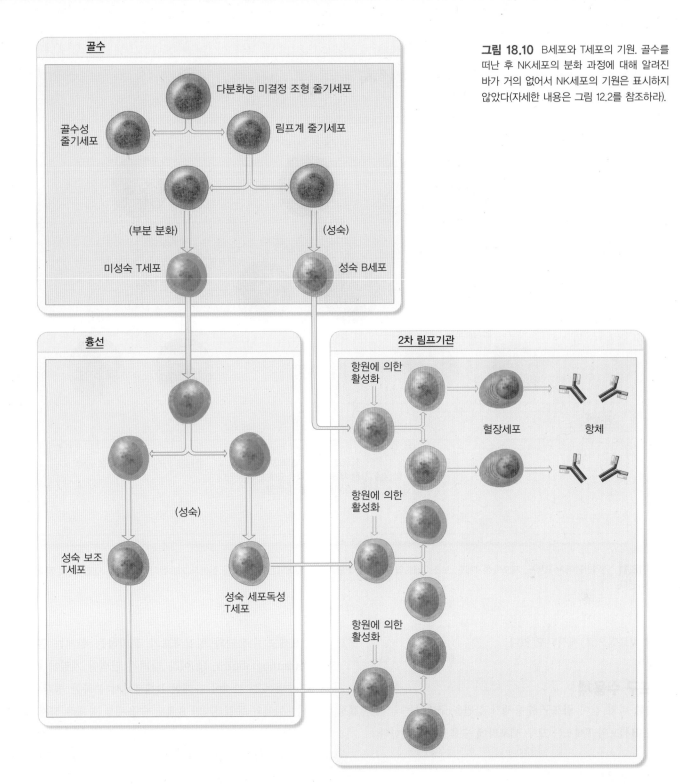

골수

다분화능 미결정 조형 줄기세포

골수성 줄기세포

림프계 줄기세포

(부분 분화)

(성숙)

미성숙 T세포

성숙 B세포

흉선

(성숙)

성숙 보조 T세포

성숙 세포독성 T세포

2차 림프기관

항원에 의한 활성화

혈장세포

항체

항원에 의한 활성화

항원에 의한 활성화

보조 T세포는 균일한 세포집단이 아니다. 분비하는 시토카인의 종류에 따라 보조 T세포는 여러 아형으로 나뉜다. 보조 T세포 아형이 분비하는 시토카인은 림프구, 대식세포, NK세포로 구성된 서로 다른 세포 세트에게 도움을 준다. 보조 T세포가 분비하는 일부 시토카인은 염증매개체로도 작용한다. B세포, 세포독성 T세포, 보조 T세포 간의 기본적 상호작용은 **그림 18.11**에 요약되어 있다.

조절 T세포 조절 T세포는 B세포와 세포독성 T세포가 자신의 단백질을 공격하는 것을 차단한다(만약 이러한 면역 공격이 일어나면 자가면역병이 발생할 수 있다. 이것에 대해서는 나중에 설명한다). 조절 T세포가 일부 자가면역병을 효과적으로 치료할 가능성에 대한 연구가 현재 활발히 진행되고 있다. 세포독성 T세포의 활성을 증가시키는 수단으로 조절 T세포의 활성을 억제하는 방식도

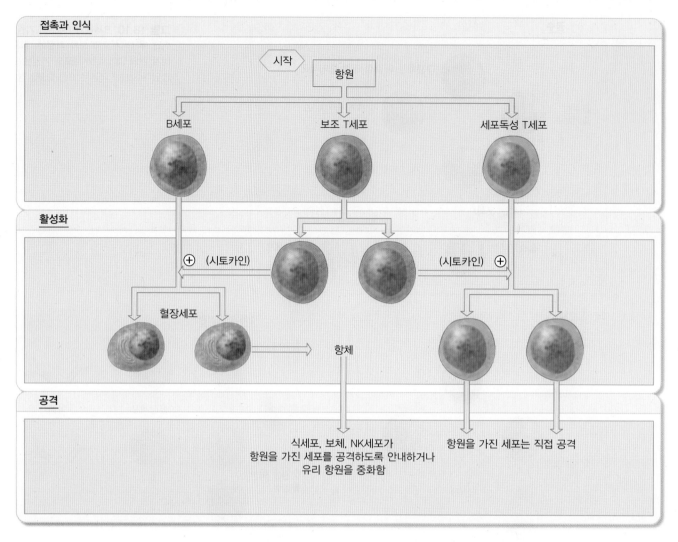

그림 18.11 면역반응에서 B세포, 세포독성 T세포, 보조 T세포의 기능. 공격 단계에서 일어나는 일은 다음 절에서 기술한다. ⊕기호는 시토카인의 자극 효과(활성화)를 나타낸다.

항암 치료법으로 제시되고 있다.

림프구 수용체

전술한 바와 같이 림프구 수용체가 항원을 구별하는 능력을 결정한다. B세포와 T세포는 모두 세포막에 수용체를 발현한다.

B세포 수용체

B세포는 항원과 보조 T세포가 분비하는 시토카인의 도움을 받아 활성화되고 증식하며 항체를 분비하는 형질세포로 분화한다는 사실을 상기하라. 특정 B세포로부터 분화한 형질세포는 하나의 항원에 결합하는 동일한 항체만 분비한다. 각각의 B세포는 세포막에 항체를 발현했다가 형질세포로 분화하면 항체를 분비하게 된다. 세포막 항체단백질(정확히 표현하면 당단백질)은 항원 특이적인 수용체다.

B세포 수용체와 형질세포가 분비하는 항체는 **면역글로불린**(immunoglobulin, Ig)이라 알려진 단백질 계열에 속한다. B세포 수용체는 그것이 유래한 B세포에서 분화한 형질세포가 분비하는 항체와 동일하지만 B세포 수용체를 항체라 하지 않는다. 오직 분비되는 면역글로불린만 항체라고 한다. 하나의 면역글로불린은 4개의 폴리펩티드 사슬이 연결되어 있다(**그림 18.12**). 2개의 긴 사슬을 무거운 사슬이라 하고 2개의 짧은 사슬을 가벼운 사슬이라고 한다. 무거운 사슬 아미노산 서열과 가벼운 사슬 일부의 아미노산 서열에 따라 면역글로불린은 다섯 종류로 나뉜다. 면역글로불린을 의미하는 Ig에 A, D, E, G, M 철자를 붙여 IgA, IgD, IgE, IgG, IgM으로 항체를 분류한다.

그림 18.12에 묘사된 것처럼 면역글로불린의 줄기 부분에 해당하는 영역을 **Fc**라 하며 2개의 무거운 사슬 하반부에 위치하고 무거운 사슬의 절반을 차지한다. 동종의 모든 면역글로불린의 무거

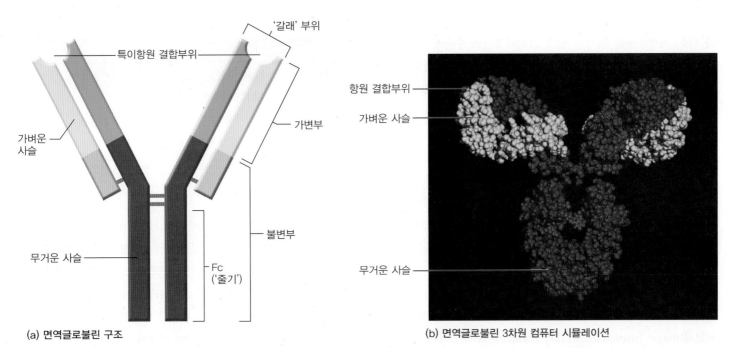

(a) 면역글로불린 구조

'갈래' 부위
특이항원 결합부위
가변부
가벼운 사슬
무거운 사슬
불변부
Fc ('줄기')

(b) 면역글로불린 3차원 컴퓨터 시뮬레이션

항원 결합부위
가벼운 사슬
무거운 사슬

그림 18.12 면역글로불린의 구조. (a) 특정 종류에 속한 모든 면역글로불린에서 가변부를 제외한 무거운 사슬의 아미노산 서열(Fc영역과 확장 영역 포함)은 동일하다. 가변부를 제외한 가벼운 사슬의 영역도 특정 종류에 속한 모든 면역글로불린에서 동일하다. 무거운 사슬과 가벼운 사슬의 이러한 부위를 '불변부'라 한다. 각 갈래 부위는 항원 결합 영역인 가변부를 포함한다. 사슬 사이에는 이황화결합이 존재한다. (b) 항원 결합부위, 무거운 사슬, 가벼운 사실을 보여주는 면역글로불린의 3차 구조 시뮬레이션. 보라색으로 표시된 영역은 탄수화물이 결합한 곳을 나타낸다. 이러한 탄수화물의 기능에 관한 것은 불명확하지만 면역글로불린이 기질과 결합할 때 관여할 것으로 추정된다.

운 사슬의 Fc영역과 일부 영역, 가벼운 사슬 일부 영역의 아미노산 서열은 동일하다. 나중에 논의하겠지만 면역글로불린의 Fc영역은 식세포와 보체계의 분자와 상호작용하는 데 중요하다.

무거운 사슬의 상부와 가벼운 사슬은 상호 결합을 하며 이 두 사슬의 상부 끝에 항원과 결합하는 아미노산 서열인 **항원 결합부위**(antigen-binding site)가 위치한다. 무거운 사슬과 가벼운 사슬의 불변부와 대조적으로 항원 결합부위의 아미노산 서열은 동종의 면역글로불린 간에 서로 다르기 때문에 가변부(variable region)라 한다. 그러므로 다섯 종류의 항체 내에 각각 수백만 개의 서로 다른 면역글로불린이 존재하며 각 면역글로불린은 하나의 항원에만 결합한다(일부 항체는 구조가 비슷한 여러 개의 항원과 결합하기도 한다). 항원 결합부위와 항원 간 상호작용은 단백질이 리간드와 결합하는 방식인 열쇠-자물쇠 간 상호작용과 유사하다.

B세포 수용체는 세포외액에 용해하는 분자뿐 아니라 체액에 존재하는 미생물과 같은 외래세포의 표면에 존재하는 항원과도 결합한다는 사실을 주지하라. 후자의 경우 B세포 수용체와 외래세포 표면에 발현하는 외래항원 간의 결합을 통해 B세포와 외래세포가 연결하게 된다.

지금까지 기술한 내용을 요약하면, 특정 B세포(동일한 B세포 클론)는 고유한 면역글로불린 수용체(즉 특정 항원 결합부위를 가진 수용체)를 가지고 있다. 그 결과 인체는 수백만 종류의 서로 다른 B세포 클론으로 무장하게 되며 일생 만나게 될지 모르는 방대한 수의 항원에 대항할 수 있다. 골수에서 B세포가 성숙을 거치는 동안 B세포 수용체(이 세포에서 분화한 형질세포는 항체를 분비)가 형성된다.

여기서 매우 흥미로운 의문이 생긴다. 사람의 유전체에서 면역글로불린을 암호화하는 유전자는 불과 200개 정도밖에 되지 않는다. 하나의 면역글로불린이 하나의 암호화된 유전자로부터 생산된다는 점을 감안하면 인체가 어떻게 수백만 개의 서로 다른 항원 결합부위를 가지는 면역글로불린을 생산할 수 있을까? 이러한 다양성은 분화하는 림프구 특이적인 유전적 과정 때문에 발생한다. 이러한 유전적 과정에 필요한 효소는 림프구만 발현한다. 면역글로불린의 항원 결합부위를 암호화하는 각 유전자의 DNA는 작은 절편으로 잘리고 무작위로 재배열된 후에 재결합해 새로운 DNA 분자를 형성한다. 이러한 절단과 재결합 과정은 B세포마다 다르기 때문에 모든 B세포의 면역글로불린을 암호화하는 유전자는 엄청난 다양성을 가지게 된다.

T세포 수용체

항원에 결합하는 T세포 수용체는 면역글로불린 계열의 분자로서 B세포 수용체와 유사하다(다른 특성도 있다). T세포 수용체는 2개의 사슬로 이루어진 단백질이며 항체와 유사하게 T세포 클론마다 다른 가변부위를 가지고 있다. 그러나 T세포 수용체는 T세포 표면에 고정되어 있으며, 항체처럼 분비되지는 않는다. B세포 발생 과정에서 일어나는 것처럼 T세포 성숙 과정에도 다양한 DNA 재배열이 일어난다. 그 결과 수백만 개의 T세포 클론이 만들어지며 각 클론은 하나의 항원만 인식한다. T세포의 성숙은 T세포가 흉선에 거주할 때 일어난다.

구조적 차이 외에 T세포 수용체는 B세포 수용체와 다른 중요한 차이점이 있다. 즉 T세포 수용체는 항원이 우리 몸의 특정 세포 **표면단백질**과 복합체를 형성하지 않으면 항원과 결합할 수 없다. T세포 수용체는 자가 단백질과 항원으로 구성된 복합체 전체를 인식한다.

자가 단백질-항원 복합체를 형성하는 자가 단백질은 6번 염색체에 존재하는 일군의 유전자에 의해 암호화되며 주요 **조직적합성복합체**(major histocompatibility complex, MHC)라 통칭된다. **MHC단백질**(MHC protein)은 사람에서 사람백혈구항원(human leukocyte antigen, HLA)이라 한다. 인류는 다양한 MHC 대립유전자를 가지도록 진화했다. 일란성 쌍둥이를 제외하고 두 사람 사이에 동일한 세트의 MHC 유전자를 가질 수 없기 때문에 세포막에 동일한 MHC단백질을 가진 사람은 존재하지 않는다. 그러므로 MHC단백질은 개인의 생물학적 고유성을 결정하는 유전표식인자, 즉 세포의 '신원확인 꼬리표'가 된다.

T세포 수용체가 항원을 인식하는 능력은 항원이 하나의 특정 MHC단백질과 복합체를 형성해야 하기 때문이며 MHC단백질은

표 18.4	림프구 수용체의 MHC 제한
세포 종류	MHC 제한
B	MHC단백질과 상호작용하지 않음
보조 T	대식세포, 수지상세포, B세포의 II형 MHC
세포독성 T	핵을 가진 인체의 모든 세포의 I형 MHC
NK	활성화를 위해 MHC와 상호작용이 필요하지 않음

T세포 수용체의 '제한요소(restriction element)'라 불리기도 한다. MHC단백질은 I형과 II형으로 분류된다. **I형 MHC단백질**(class I MHC protein)은 적혈구를 제외한 인체의 모든 종류 세포 표면에 발현하며 **II형 MHC단백질**(class II MHC protein)은 주로 대식세포, B세포, 수지상세포의 세포 표면에 발현한다. 특정 조건에서 다른 세포에서도 II형 MHC단백질이 발현될 수 있다.

모든 T세포 아형은 동일한 MHC를 필요로 하지 않는다(**표 18.4**). 세포독성 T세포는 I형 MHC단백질과 결합한 항원을 인식하고 보조 T세포는 II형 MHC단백질과 결합한 항원을 인식한다. MHC 요구도에 차별성이 생기는 이유 중 하나는 보조 T세포의 CD4 분자는 II형 MHC단백질에 결합할 수 있고, 세포독성 T세포의 CD8 분자는 I형 MHC단백질에 결합할 수 있기 때문이다.

외래항원이 어떻게 우리 자신의 세포 표면에서 MHC단백질과 복합체를 형성하는가? 그 답은 **항원제시**(antigen presentation)라고 알려진 과정에 있으며 지금부터 이에 대해 알아보자.

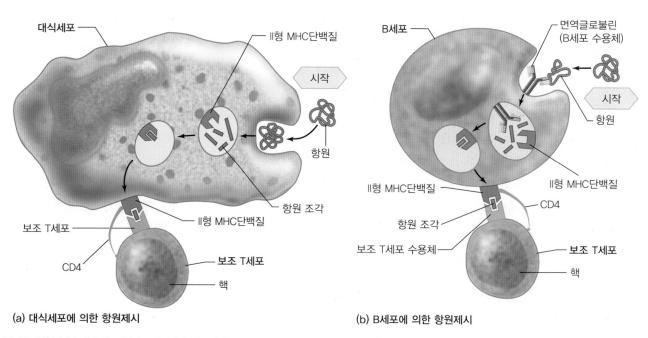

(a) 대식세포에 의한 항원제시

(b) B세포에 의한 항원제시

그림 18.13 항원이 (a) 대식세포와 (b) B세포에서 가공되어 보조 T세포에 제시되는 과정. 두 경우 모두 세포외액에 존재하는 항원에서 그림이 시작된다.

T세포로의 항원제시

T세포는 항원이 숙주세포 표면의 MHC단백질과 복합체를 형성할 때만 항원과 결합한다. 이러한 복합체를 형성하는 세포가 **항원제시세포**(antigen-presenting cell, APC)가 된다.

보조 T세포로의 항원제시

보조 T세포가 기능을 발휘하기 위해서는 II형 MHC단백질이 필요하다. 대식세포, B세포, 수지상세포만 II형 MHC단백질을 발현하며 보조 T세포에 대한 항원제시세포로 기능을 한다.

보조 T세포에 대한 APC로서 대식세포와 B세포의 기능은 **그림 18.13**에 모식화되어 있다. APC는 선천 면역반응과 적응 면역반응을 연결하는 고리이다. 대식세포와 수지상세포는 비특이적 방식으로 미생물이나 비세포성 항원을 포식한 후 단백질분해효소를 사용해 항원을 작은 폴리펩티드 절편으로 분해한다. 분해된 단백질 절편은 엔도솜에서 II형 MHC단백질과 결합한 후 세포막으로 수송되어 세포막에 발현된다. 보조 T세포는 대식세포와 수지상세포 표면에 발현한 펩티드-MHC복합체에 항원 특이적 방식으로 결합한다.

MHC단백질과 복합체를 형성해 보조 T세포에 제시되는 것은 가공되지 않은 단백질항원이 아니라 항원결정기 혹은 **항원결정부**(epitope)라 하는 폴리펩티드 절편임을 명심하라. 이 사실에도 불구하고 관례적으로 '항원결정부' 제시보다 '항원' 제시라는 표현을 쓴다.

B세포가 항원을 가공하고 보조 T세포에 제시하는 방식은 대식세포와 수지상세포가 채택하고 있는 방식과 동일하다(**그림 18.13b**). 항원 자극에 반응해 B세포가 보조 T세포에 항원을 제시하는 능력은 B세포의 2차 기능이며 B세포의 1차 기능은 항체를 분비하는 형질세포로 분화하는 것이다.

보조 T세포 수용체가 APC의 II형 MHC단백질 항원 복합체에 결합하는 것은 보조 T세포의 **항원 특이적** 활성화 과정의 핵심이다. 그러나 이러한 결합 자체는 T세포 활성화 유도에 충분하지 않다. 보조 T세포와 APC 표면에 존재하는 비항원성 단백질 쌍 사이의 상호작용이 T세포 활성화에 필수적이며, 이를 **공동자극**(costimulus)이라 한다(**그림 18.14**).

APC가 T세포에 공동자극 분자와 함께 항원 특이적으로 결합하면 APC는 다량의 시토카인인 **인터루킨 1**(interleukin 1, IL-1)과 **종양괴사인자-알파**(tumor necrosis factor-alpha, TNF-α)를 분비한다. IL-1과 TNF-α는 APC와 상호작용하는 보조 T세포를 활성화하는 측분비물질로 작용한다.

그러므로 APC는 세 가지 방식으로 보조 T세포를 활성화한다.

- 항원제시
- 비항원성 세포막단백질을 통한 공동자극신호 제공
- IL-1, TNF-α 등의 시토카인 분비(그림 18.14 참조)

활성화된 보조 T세포는 다양한 시토카인을 분비한다. 보조 T세포가 분비하는 시토카인은 보조 T세포 자신에게도 작용하고(자가분비 방식) 인근의 B세포, 세포독성 T세포, NK세포 등 여러 종류의 세포에 작용한다(측분비 방식). 최근 규명된 사실에 의하면 보조 T세포는 수지상세포가 세포독성 CD8+ T세포를 활성화하도록 프로그램화한다. 이러한 과정은 다음 절에서 다룰 것이다.

세포독성 T세포로의 항원제시

거의 모든 유핵세포는 I형 MHC단백질을 발현하기 때문에 세포독성 T세포에 대한 APC 기능을 가진다. 이러한 이유로 세포독성 T세포는 암세포로 변하거나 바이러스에 감염된 모든 세포를 파괴할 수 있다. I형 MHC단백질과 결합하는 항원은 우리 자신의 세포 내부에서 유래한다는 사실을 명심하라. 즉 세포독성 T세포 항원은 우리 자신의 세포에서 만들어지는 내재적 항원이다.

세포독성 T세포 항원은 어떻게 생성되는가? 바이러스를 예로 들어 설명해 보자. 바이러스가 일단 숙주세포에 기생하게 되면 바

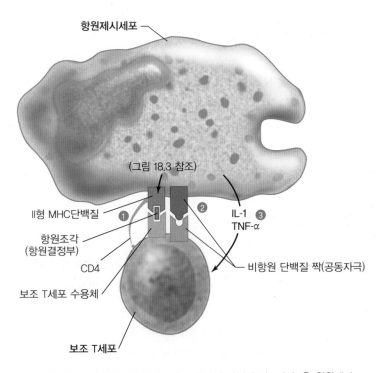

그림 18.14 보조 T세포의 활성화에는 세 가지 과정이 필요하다: ❶ 항원제시세포(APC)의 II형 MHC단백질에 결합한 항원의 제시, ❷ APC 세포막과 보조 T세포 세포막 간 공동자극분자 짝의 결합, ❸ APC가 보조 T세포에 작용하는 시토카인(IL-1, TNF-α 등) 분비.

(그림 18.3 참조)

II형 MHC단백질 ❶
항원조각 (항원결정부)
CD4
보조 T세포 수용체
보조 T세포
❷ IL-1 ❸ TNF-α
비항원 단백질 짝(공동자극)
항원제시세포

이러스 핵산은 숙주세포로 하여금 바이러스 단백질을 생산하게 한다. 이렇게 생산된 바이러스 단백질은 숙주세포 입장에서는 외래항원이 된다. 암세포는 화학물질, 방사선 등 여러 요인에 의해 발생한 1개 이상의 돌연변이를 가지고 있다. **암유전자**(oncogene)라 명명된 변형된 유전자는 정상세포에서 발견되지 않은 단백질을 암호화한다. 이러한 단백질이 암항원으로 작용한다.

바이러스에 감염된 세포나 암세포에서 생산된 일부 단백질 항원은 세포질의 단백질분해효소복합체(proteasome)에 의해 폴리펩티드 절편으로 가수분해된다. 그 후 폴리펩티드 절편은 소포체로 수송되고 I형 MHC단백질과 복합체를 형성하며 최종적으로 세포외배출작용에 의해 세포막으로 이동한다. 세포독성 T세포는 I형 MHC단백질에 결합한 항원을 인식한다(**그림 18.15**).

NK세포

전술한 바와 같이 NK(자연살생)세포는 림프구에 속한다. NK세포는 여러 면에서 세포독성 T세포와 유사한 기능을 가지고 있다. 예를 들면 NK세포의 표적세포는 바이러스에 감염된 세포와 암세포이며 NK세포는 표적세포에 직접 결합해 표적세포를 살해한다. 그러나 세포독성 T세포와는 달리 NK세포는 항원 특이성을 가지지 않는다. 즉 NK세포는 특정 항원을 인식하지 않고 바이러스에 감염된 세포나 암세포를 공격할 수 있다. NK세포는 T세포 수용체나 B세포 수용체인 면역글로불린을 발현하지 않는다. 표적을 인식하는 NK세포의 세포 표면 수용체에 대해서 알려진 바는 거의 없다. 알려진 한 종류의 수용체에 대해서는 나중에 소개할 것이다. MHC단백질은 NK세포의 활성화에 관여하지 않는다.

그러면 왜 특이(적응) 면역반응의 맥락에서 NK세포를 취급하는가? 나중에 기술하겠지만 그 이유는 적응 면역반응이 발생할 때 활성화된 보조 T세포가 분비하는 시토카인과 B세포가 분비하는 항체가 NK세포의 면역반응을 촉진하기 때문이다.

면역관용의 발생

적응 면역반응을 이해하기 위한 기본 틀로서 또 하나의 중요한 질문을 고려할 필요가 있다. 우리 몸은 왜 우리 자신의 분자에 대해 반응하지 않은 **면역관용**(immune tolerance)을 유발하는가? 면역반응을 촉발하는 외래분자를 항원이라 정의하는 측면에서 이러한 질문은 이상하게 들릴지 모르겠다. 그런데 우리 몸은 어떻게 우리 자신의 분자(특히 단백질)를 외래분자가 아니라 자기 분자인지 알 수 있을까?

DNA가 무작위로 절단되고 재조합되는 과정으로 인해 림프구 수용체는 천문학적 수의 다양성을 획득한다는 사실을 상기하라.

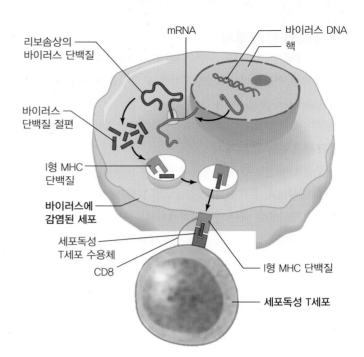

그림 18.15 바이러스에 감염된 세포가 바이러스 항원을 가공해 세포독성 T세포에 항원을 제시하는 과정. 세포의 핵 속에 존재하는 바이러스 DNA가 그림의 시작 부분이다. 바이러스 DNA는 감염된 숙주세포로 하여금 바이러스 단백질을 합성하도록 유도한다. 생성된 바이러스 단백질은 단백질분해효소복합체에 의해 가수분해된다. 단백질 절편은 소포체에서 숙주세포의 I형 MHC단백질과 결합하고 세포막으로 이동한다. 활성화된 보조 T세포가 분비하는 물질에 의해 활성화된 세포독성 T세포는 항원에 결합한다(그림에서는 보여주지 않았지만 어떤 상황에서는 세포독성 T세포가 공동자극신호를 받아야 활성화된다).

그러므로 우리 자신의 단백질에 결합할 수 있는 수용체를 가진 T세포 클론이 우리 몸에 출현하는 것은 지극히 당연하다. 자기 단백질에 반응하는 림프구는 이 단백질을 발현하는 세포를 공격할 것이며 이 상황은 우리 몸에 재앙을 일으킬 것이다.

림프구가 자기 분자에 활발히 반응하지 않은 이유는 최소 두 가지 기전으로 설명할 수 있다. 첫째, 태아기와 출생 초기에 T세포는 흉선에서 다양한 조합의 자기 단백질에 노출된다. 이 중 자기 단백질과 결합하는 T세포는 세포사(예정세포사)라는 과정에 의해 제거되며 이 과정이 **클론결실**(clonal deletion)이다. 둘째, **클론불활성화**(clonal inactivation)는 흉선에서 일어나지 않고 말초에서 일어나는 과정으로서 잠재적으로 자가 반응성을 가진 T세포를 무반응 상태로 유도한다.

태아기와 출생 초기의 클론결실과 불활성화는 어떤 기전에 의해 일어나는가? 보조 T세포를 예로 들어보자. 보조 T세포가 온전히 활성화되려면 항원 특이적 자극뿐 아니라 항원 비특이적인 공동자극(APC와 T세포 사이의 비항원성 단백질 간 상호작용)이 필요하다는 사실을 기억하라. 만약 공동자극신호가 주어지지 않으면(예를 들어 보조 T세포가 항원을 제시하지 못하는 APC를 만날 때) 보조 T세포는 항원에 의해 활성화되지 못하거나 영원히 불활성화 상태로 남게 된다. 이러한 면역관용은 생의 초기에 발생한다. 공동자극 분자의 발현에 활성화된 항원제시세포가 필요하다.

적응 면역반응을 이해하는 데 필요한 기본 틀에 대한 설명은 여기서 마친다. 다음 두 절에서 이러한 기본 틀을 이용해 전형적인 면역반응의 전반에 대해 설명하고 림프구 간의 상호작용을 강조할 것이며, 다양한 경로의 공격 기전을 기술할 것이다.

항체 매개성 면역반응:
세균, 세포외 바이러스, 독소에 대한 방어

세균을 파괴하는 과정이 항체 매개성 면역반응의 고전적인 예다. 세포외액에 존재하는 바이러스에 대한 면역반응도 세균에 대한 반응과 유사하다. 항체 매개성 면역반응이 순차적으로 일어나는 과정은 **표 18.5**와 **그림 18.16**에 요약되어 있다.

항원인식과 B세포 활성화

B세포 활성화를 위한 항원인식 과정의 시발점은 비특이(선천) 면역반응과 유사하다. 세균은 우리 몸의 내벽을 통해 침투해 간질액으로 이동한다. 그리고 세균은 림프계와 혈관을 통해 림프절과 비장으로 이동한다. 이곳에서 B세포는 B세포 수용체를 통해 세균의 세포 표면 항원을 인식해 세균과 결합한다.

드문 경우로(세포벽의 다당류 캡슐을 가진 세균), 세균이 B세포에 결합하는 것만으로도 B세포는 충분히 활성화될 수 있다. 하지만 대다수 항원의 경우 항원의 결합만으로는 B세포가 활성화하기에 충분하지 않다. 보조 T세포가 분비하는 시토카인이 간질액을 통해 인접한 B세포에 작용해야 항원이 B세포를 충분히 활성화할 수 있다.

보조 T세포가 세균에 반응해 시토카인을 분비하기 위해서는 보조 T세포가 APC의 II형 MHC단백질-항원 복합체와 결합해야 한다. 대식세포가 항원제시세포라 가정하자. 식균작용에 의해 대식세포에 들어온 세균의 단백질은 폴리펩티드 절편으로 가수분해되며 II형 MHC단백질과 결합한 후 세포막으로 이동한다. 보조 T세포가 이러한 복합체에 결합하면 활성화가 시작된다. 또한 대식세포는 (1) 비항원성 세포막단백질을 통해 공동자극신호를 제공하고, (2) IL-1, TNF-α를 분비해 보조 T세포의 활성화를 돕는다.

공동자극신호로 활성화된 보조 T세포는 **인터루킨 2**(interleukin 2, IL-2)를 분비한다. IL-1과 TNF-α는 보조 T세포를 자극해 IL-2 수용체 발현을 증가시킨다(IL-1과 TNF-α는 그 외 다양한 기능이 있다). 그러므로 IL-2는 자가분비 방식으로 활성화된 보조 T세포의 증식을 유도한다(그림 18.16 참조). 감수분열에 의해 증식하는 활성화된 보조 T세포는 클론 집단을 구성하며 IL-2뿐 아니라 다른 시토카인도 분비한다.

보조 T세포는 활성화된 후 림프절로 이동해 항원제시 B세포와 상호작용하며 직접 접촉과 시토카인 분비 방식으로 B세포를 활성화한다. 이 과정에 다른 시토카인(예: 호염기구에 의해 분비되는 IL-4)도 관여한다. 이렇게 활성화된 B세포는 형질세포로 분화해 특정 항원을 인식하는 항체를 분비한다. 그림 18.16에 묘사된 것처럼 일련의 단백질 전달자가 여러 형태의 세포를 연결해 주며 보조 T세포가 이 과정에서 핵심적인 조절자 역할을 한다.

그러나 앞서 언급했듯이 분열하는 일부 B세포는 형질세포로 분화하는 대신 수명이 긴 기억세포로 분화한다. 나중에 항원을 만나면 기억세포는 보다 빠르고 강력하게 항원에 반응하는 특성을 가진다(그림 18.16 참조).

지금까지 보조 T세포의 APC로 대식세포를 예로 들었지만 B세

표 18.5	세균에 대한 항체 매개성 면역반응 과정의 요약

I. 2차 림프기관에서 세균 항원은 세포막의 B세포 수용체에 결합한다.

II. 수지상세포, 대식세포, B세포와 같은 항원제시세포는
    A. 가공된 항원을 APC의 II형 MHC와 복합체를 형성해 보조 T세포에 제시한다.
    B. 막단백질 형태의 공동자극신호를 제공한다.
    C. 보조 T세포에 작용하는 IL-1, TNF-α 등의 시토카인을 분비한다.

III. APC에 반응해 보조 T세포는 IL-2를 분비해 자기 자신의 증식과 IL-2 등의 시토카인 분비를 촉진한다. 이러한 시토카인은 항원이 결합한 B세포를 증식하고 형질세포로 분화하도록 활성화한다. 일부 B세포는 형질세포 대신 기억세포로 분화한다.

IV. 형질세포는 항체반응을 유도한 항원에 대한 항체를 분비하고 항체는 혈액을 통해 전신을 순환한다.

V. 항체는 세균의 표면에 존재하는 항원에 결합한다.

VI. 항원에 결합한 항체는 호중구와 대식세포의 세균에 대한 식균작용을 촉진한다. 항체는 또한 보체계를 활성화해 식균작용을 촉진하고 막공격복합체를 통해 세균을 살해한다. 항체는 Fc 부위를 통해 NK세포에 결합하고 항체의존성 세포독성을 유도한다.

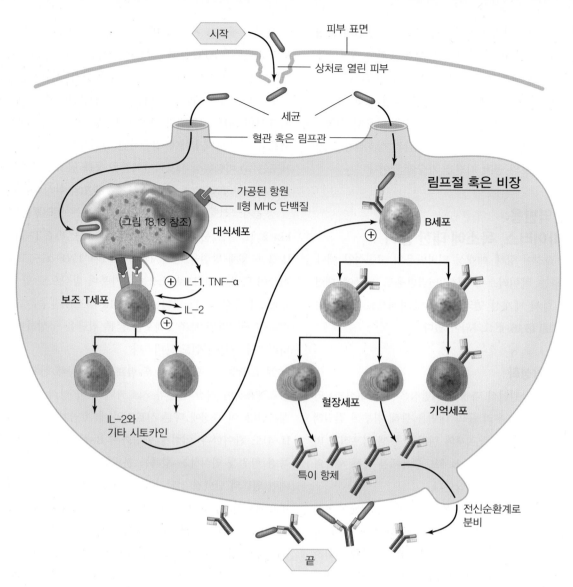

그림 18.16 세균 감염 후에 2차 림프기관에서 항체가 생산되는 과정. 세포 안에서 항원이 가공되는 과정에 대한 상세한 정보를 알기 위해서는 그림 18.13을 참조하라. 분비된 항체는 혈액을 통해 감염 장소로 이동해 항체반응을 유도한 세균에 결합한다. 항체가 세균에 결합한 후 촉발되는 공격 과정은 본문에 자세히 기술되어 있다.

포도 동일한 역할을 수행할 수 있다(그림 18.13 참조). 보조 T세포와 B세포가 항원 특이적으로 결합하면 보조 T세포와 B세포의 자손이 분비하는 시토카인이 B세포를 최대로 활성화한다.

항체분비

B세포로부터 분화한 후 형질세포는 죽기 전까지(형질세포의 수명은 1일 정도이다) 초당 수천 개의 항체를 생산한다. 앞서 언급한 것처럼 항체는 다섯 종류로 나눌 수 있는데 그중에 가장 많이 존재하는 항체는 흔히 **감마글로불린**(gamma globulin)으로 불리는 **IgG와 IgM**이다. IgG와 IgM은 세포외액에 존재하는 세균과 바이러스에 대한 적응 면역의 거대한 부분을 담당한다. **IgE**는 다세포 기생충에 대한 방어와 알레르기 반응에 관여한다. **IgA**는 위장관,

호흡기관, 비뇨생식관의 내벽에 존재하는 형질세포에 의해 분비되어 내벽과 내벽 표면에 국소적으로 작용한다. IgA는 젖샘에서도 분비되며 모유에 포함되는 주요 항체이다. **IgD**의 기능은 아직까지 알려진 바가 없다.

이 장에서 기술한 것처럼 우리 몸에 감염이 일어나면 감염조직과 가까운 림프절에 거주하는 B세포와 형질세포는 항원을 인식하고, 활성화되며, 항체를 생산한다. 항체(대부분 IgG와 IgM)는 림프와 혈액을 통해 순환하며 감염 장소로 되돌아온다. 혈관으로부터 감염 장소로 침투하는(비특이적인 염증에서 모세혈관과 소정맥은 투과성이 증가한다는 사실을 상기하라) 항체는 면역반응을 촉발한 세균의 표면 항원에 결합한다(그림 18.16 참조). 세균에 결합한 항체는 면역계가 세균을 공격하도록 지시하는 역할을 한다.

결론적으로, 항원을 인식하는 면역반응의 초기 단계에서 (1) B세포 표면의 면역글로불린은 항원과 결합하고, (2) 형질세포에 의해 분비된 항체는 B세포 표면의 면역글로불린과 결합하는 동일 항원을 가진 세균에 결합해 공격 표적으로 '표지'하는 역할을 한다.

공격: 항체의 역할

미생물 세포 표면의 항원에 결합한 항체는 직접 미생물을 죽이지는 않는다. 대신, 항체는 미생물과 미생물을 죽이는 도구(예: 호중구와 대식세포 같은 식세포), 보체, NK세포를 물리적으로 접속시키는 역할을 한다. 이러한 접속은 미생물에 대한 면역 공격을 촉발하지만 그 공격 범위는 미생물을 살해하는 데 한정된다. 항체의 작용방식은 미생물을 살해하기 위해 사용하는 화학물질의 독성으로부터 인접한 정상조직을 보호하는 데 도움이 된다.

식균작용의 직접 증진 효과 항체는 옵소닌으로 작용할 수 있다. 옵소닌의 작용은 식세포가 항원과 결합하는 것을 연결해 준다는 의미에서 C3b의 작용과 유사하다(그림 18.6 참조). **그림 18.17**이 보여주는 것처럼 식세포는 항체의 Fc영역에 결합하는 세포막수용체를 가지고 있다. Fc수용체를 통해 식세포가 항원에 결합하면 세균에 대한 식균작용이 촉발된다.

보체계 활성화 이 장의 앞부분에서 언급했듯이 선천(비특이) 염증반응에서 혈장의 보체계는 대체 보체경로를 통해 활성화된다. 반면에 적응 면역반응에서 항원에 결합한 IgG 혹은 IgM 항체는 일반 보체경로를 활성화한다. C1은 일반 보체경로 상의 첫 번째 분자로서 항원에 결합한 항체의 Fc영역에 결합한다(**그림 18.18**). 그 결과, C1의 효소 영역이 활성화되고 일반 보체경로의 전 과정이

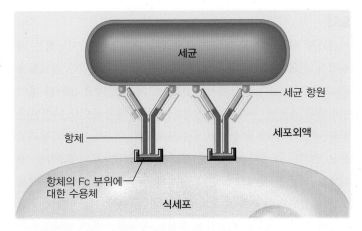

그림 18.17 항체에 의한 식균작용의 증진. 항체는 식세포를 세균에 연결한다. 이 기전과 C3b 보체가 매개하는 옵소닌화를 비교해 보라(그림 18.6 참조).

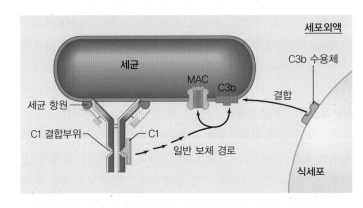

그림 18.18 세균 항원에 결합한 항체에 의한 일반 보체경로의 활성화. 항체의 Fc영역에 C1이 결합하면 C1이 활성화된다. 그리고 C3b와 함께 막공격복합체(MAC)가 생성된다. C3b는 옵소닌으로 작용해 식세포가 세균에 결합하는 것을 돕는다. C3b는 또한 MAC 형성을 개시하는 데 관여한다(그림에는 보여주지 않음).

시작된다. 일반보체계의 최종 산물인 막공격복합체(MAC)는 세포막을 용해해 표적세포를 살해할 수 있다.

또한 그림 18.6에서 보았듯이 활성화된 보체산물인 C3b는 옵소닌 기능이 있다. C3b가 미생물의 표면에 결합하면 호중구와 대식세포에 의한 식균작용이 증진된다. 따라서 항체는 직접 식균작용을 촉진하거나(그림 18.17 참조) C3b 보체를 활성화해서 식균작용을 촉진한다.

C1은 항체의 두 분지에 위치한 가변부 말단의 항원 결합부위에 결합하지 않고 Fc영역의 보체 결합부위에 결합한다는 사실에 주목하라. 보체 결합부위는 IgG와 IgM에 속한 모든 항체에서 동일하다. 그러므로 IgG와 IgM 항체가 항원과 결합하면 보체 분자는 이들 항체와 결합할 것이다. 다른 말로 표현하면, 하나의 세트로 구성된 보체 분자들은 활성화되면 침입자의 종류와 관계없이 동일한 기전을 작동시킨다.

항체-의존성 세포독성 우리는 C1과 식세포가 항원과 결합한 항체의 서로 다른 Fc영역에 비특이적으로 결합한다는 사실을 배웠다. NK세포도 동일한 방식으로 항원과 결합한 항체의 Fc영역에 결합할 수 있다(그림 18.17에서 식세포를 NK세포로 대체해보라). 그러므로 항체는 NK세포를 항원에 연결해 주는 역할을 한다고 할 수 있다. NK세포는 독성 화학물질을 분비해 표적세포를 살해한다. 이러한 NK세포의 세포 살해 기능은 항체에 의존하기 때문에 이 현상을 **항체-의존성 세포독성**(antibody-dependent cellular cytotoxicity, ADCC)이라고 한다. 항체가 ADCC에 항원 특이성을 부여한다는 점에서 ADCC는 항체 특이적 식균작용과 보체 활성화와 유사하다는 점을 주목하라. 전술한 바와 같이 NK세포가

표적을 구분하는 기전은 알려진 바가 없다. 그러므로 NK세포가 항체를 이용해 표적을 인식하는 예가 유일하게 알려진 NK세포의 표적 구분법이라 할 수 있다.

세균 독소와 바이러스의 중화 세균이 세포외액으로 분비하는 독소는 항원으로 작용해 항체반응을 유발한다. 유리된 독소에 항체가 결합하면 독소는 더 이상 표적세포와 상호작용을 할 수 없게 된다. 항체가 가지고 있는 2개의 항원 결합부위는 항원-항체 복합체 사슬이 엉킨 덩어리를 형성하게 한다. 이러한 항원-항체 덩어리는 쉽게 식균작용에 의해 제거된다.

세포외액에 존재하는 바이러스도 전술한 것과 유사한 방식으로 항체에 의해 제거될 수 있다. 바이러스 표면단백질은 항원으로 작용한다. 항체가 바이러스 표면항원에 결합하면 바이러스가 숙주의 세포막에 부착하는 것이 차단된다. 그러므로 바이러스는 더 이상 숙주세포에 침투하지 못하게 된다. 세균 독소와 마찬가지로 항체-바이러스 복합체도 사슬 모양으로 형성되며 쉽게 식세포의 표적이 된다.

능동적 체액성 면역과 수동적 체액성 면역

항원의 노출 전력에 따라 외래항원 침입에 대한 항체반응은 다양하다. 항원에 처음 노출되면 항체 생산은 몇 주에 걸쳐 천천히 진행되지만 두 번째 항원에 노출되면 즉각적인 항체반응이 유도되고 여러 종류의 항원 특이적 항체가 대량으로 생산된다(**그림 18.19**). 전술한 바와 같이 기억 B세포가 매개하는 항체반응은 선천 면역반응과 적응 면역반응을 구분하는 핵심적인 특성이다. 동일한 미생물이 재차 숙주를 감염시키면 기억 B세포가 분비하는 항체는 침입한 미생물에 대한 저항성을 현저히 증가시킨다. 우리 몸이 미생물, 미생물 독소, 다른 미생물 유래 항원과에 접촉했을 때 증가하는 저항성을 **능동면역**(active immunity)이라고 한다.

20세기까지 능동면역을 유발하는 유일한 방법은 숙주가 감염되는 것이었지만 미생물에서 유래한 물질의 백신이 현재 능동면역을 유발하기 위해 사용되고 있다. **백신**(vaccine)은 소량의 살아 있거나 죽은 병원체, 소량의 독소 혹은 미생물이나 미생물 독소에서 유래한 무해한 항원 분자, 병원체에서 유래하는 단백질을 암호화하는 mRNA 혹은 단백질을 포함할 수 있다. 후자의 기술이 SARS-CoV-2 백신 개발에 적용되었다. 백신의 일반 원리는 항상 같다. 즉 우리 몸이 항원에 노출되면 능동면역과 기억세포 생성이 촉진된다. 기억세포는 나중에 동일한 미생물이 우리 몸에 침입할 때 빠르고 효과적인 면역반응을 유도한다.

수동면역(passive immunity)이라 하는 두 번째 유형의 면역은

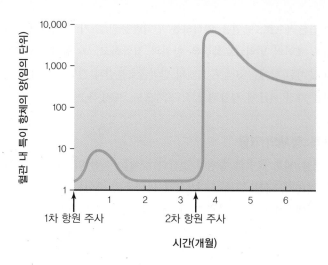

그림 18.19 항원에 처음 노출되었을 때와 재노출되었을 때 항체의 생산 속도. y축은 로그 단위임을 주목하라.

단순히 한 사람으로부터 다른 사람에게 미리 형성된 항체를 전달하는 것이다. 이러한 예는 산모와 태아 사이에도 작동한다. 왜냐하면 산모에서 생산된 IgG는 태반을 경유해 태아에게 전달되기 때문이다. 모유를 수유한 아이도 모유로부터 IgA를 공급받을 수 있다. 영아 시기에 IgA는 장 점막을 통과할 수 있기 때문에 항체를 생산하는 능력이 떨어진 신생아에게 모유에서 유래한 항체는 생의 첫 한 달 동안 신생아를 보호하는 데 매우 중요하다.

수동면역은 임상에도 적용된다. 유전공학적으로 생산한 항체나 사람으로부터 모은 감마글로불린은 간염과 같은 감염성 질환에 노출되거나 감염질환을 앓고 있는 환자에게 투여된다. SARS-CoV-2 백신이 출현하기 이전에 COVID-19 환자에게 이러한 항체 치료가 적용되어 일부 성공을 거두었다. 항체는 제한된 수명을 가진 단백질이기 때문에 수동면역의 보호 효과는 몇 주에서 몇 달간의 짧은 지속 기간을 가진다.

요약

지금까지 배운 지식을 바탕으로 세균과 같은 감염에 저항하는 데 있어서 선천 면역반응과 적응 면역반응 사이의 긴밀한 상호작용을 요약하는 것이 가능해졌다. 세균을 처음 만나면 **선천성 방어 시스템**이 세균이 우리 몸을 침입하는 것을 일차적으로 차단한다. 만약 세균이 우리 몸 안으로 침투하게 되면 염증반응이 가동되고 선천 면역은 식균작용에 의해 세균을 제거하거나 비식균작용 방식으로 세균을 살해하게 한다. 동시에 세균항원에 반응하는 B세포는 형질세포로 분화해 항체를 생산한다. 만약 선천 면역반응이 신속하고 성공적으로 작동하면 천천히 작동하는 특이 면역반응은 가동될 필요가 없다. 선천 면역반응이 부분적으로 성공하면 감염

은 상당량의 항체가 생산될 때까지 지속될 것이다. 항체는 식균작용을 증진하고 직접 병원균을 파괴한다. 항체는 또한 세균이 분비하는 독소를 중화한다. 동일한 세균에 우리 몸이 재감염되면 더 빠르고 높은 강도의 특이 면역반응이 가동될 것이다. 즉 우리 몸은 접촉한 적이 있는 세균에 대한 능동면역을 갖게 된다.

세포외액에 존재하는 바이러스에 대한 방어도 유사한 방식으로 진행되며 결국 바이러스는 파괴되거나 중화된다.

바이러스에 감염된 세포와 암세포에 대한 방어

앞 절에서 항체 매개성 면역반응이 세포외액에서 우리 몸의 면역계가 만나는 항원인 세균, 바이러스, 외래분자에 대한 장기적 방어 시스템을 구축하는 방식에 대해 학습했다. 이 절에서는 바이러스나 세포 내 병원체에 감염된 세포와 암세포로 형질전환된 인체의 세포가 파괴되는 과정을 자세히 살펴볼 것이다.

바이러스에 의해 감염된 세포의 파괴는 어떤 의미가 있는가? 파괴된 세포가 바이러스를 세포외액으로 방출하면 순환하는 항체가 바이러스를 중화할 수 있다. 이러한 방식은 소수의 숙주세포만 희생시킨다. 만약 바이러스가 활발히 복제해 수많은 세포를 감염시킨다고 가정하자. 우리 몸의 방어 시스템은 감염된 모든 세포를 살해할 것이다. 그렇게 되면 다량의 세포 소실이 발생할 것이고 이로 인해 기관의 기능이 심각하게 손상될 수도 있을 것이다.

세포독성 T세포의 역할

인체가 바이러스에 감염되었을 때 발생하는 전형적인 세포독성 T세포 반응이 **그림 18.20**에 요약되어 있다. 암세포에 의해 촉발되는 반응도 이와 유사하다. 앞서 언급했듯이 바이러스에 감염된 세포와 암세포는 외래단백질('내재적 항원'이라 할 수 있음)을 생산한다. 이 단백질은 가공되어 세포막

에서 I형 MHC단백질과 복합체를 형성하고 항원이 T세포에 제시된다. 항원 특이적 세포독성 T세포는 항원-I형 MHC복합체에 결합할 수 있다. 하지만 B세포와 유사하게 이 결합만으로는 세포독성 T세포가 충분히 활성화되지 못한다. 인접한 곳에 존재하는 활성화된 보조 T세포가 분비하는 시토카인이 세포독성 T세포 활성화에 필수적이다.

세포독성 T세포 활성화 과정에서 보조 T세포는 어떤 역할을 하는가? 그 역할은 그림 18.20에 제시되어 있다. 대식세포는 세포외액에 존재하는 유리된 바이러스(혹은 암세포의 경우 암세포 표면으로부터 방출되는 항원)를 포식한 후 가공을 거쳐 II형 MHC와 복합체를 형성하고 보조 T세포에 항원을 제시한다. 또한 대식세포는 보조 T세포에 공동자극신호를 제공하고 IL-1과 TNF-α를 분비한다. 활성화된 보조 T세포는 IL-2와 기타 시토카인을 분비한다. 분비된 IL-2는 보조 T세포의 증식을 촉진한다.

IL-2는 측분비 방식으로 바이러스에 감염된 세포나 암세포에 결합한 세포독성 T세포의 증식을 유도한다. 뿐만 아니라 활성화된 보조 T세포가 분비하는 IL-2 외 다른 시토카인도 세포독성 T세

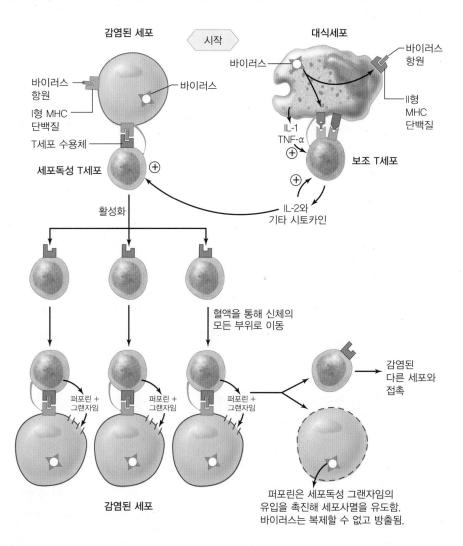

그림 18.20 세포독성 T세포가 바이러스에 감염된 세포를 살해하는 과정. 방출된 바이러스는 식균작용에 의해 제거될 수 있다. 퍼포린의 정확한 작용기전은 불확실하다. 암세포도 바이러스가 감염된 세포와 유사하게 세포독성 T세포 반응을 유도한다. 이 그림에 포함되지 않았지만 직접 세포살해의 두 번째 기전은 세포독성 T세포와 바이러스 감염세포의 표면에 존재하는 단백질 간의 상호작용을 통해서다. 이 경우, 감염된 세포의 표면단백질이 자극을 받아 세포사를 유도하는 세포질 효소를 활성화하는 신호를 촉발한다.

포 증식을 유도할 수 있다.

세포독성 T세포가 표적세포를 발견하고 결합한 후 증식이 일어나는 이유는 무엇인가? 해답은 바이러스에 감염된 세포나 암세포가 우리 몸에 1개 존재하는 일은 거의 없다는 사실에 있다. 특정 항원을 인지하는 세포독성 T세포의 클론 수가 늘어나면 증식한 세포독성 T세포가 다수의 바이러스에 감염된 세포와 암세포를 만날 가능성이 높아진다.

활성화된 세포독성 T세포가 표적세포를 살해하는 데 몇 가지 기전이 있다. 그중 가장 중요한 기전은 그림 18.20에 묘사되어 있다. 세포독성 T세포는 분비 소낭의 내용물을 접촉하고 있는 표적세포의 사이 접촉 공간에 세포외배출작용 방식으로 방출한다. 분비 소낭의 내용물에 **퍼포린**(perforin)이라는 단백질이 존재한다. 이 단백질은 보체계의 막공격단백질복합체와 유사한 구조를 가지고 있다. 퍼포린의 작용 방식은 자세히 알려져 있지 않다. 하지만 표적세포 살해 과정에서 퍼포린은 세포독성 T세포가 분비하는 세포독성 효소인 그랜자임(granzyme)이 감염된 표적세포로 수송하는 것을 촉진하는 것은 확실하다. 그랜자임은 표적세포의 사멸을 유도하는 효소를 활성화한다. 퍼포린은 표적세포에 대한 특이성을 가지고 있지 않다. 독성 T세포가 표적세포 사이의 좁은 공간에 퍼포린을 분비해야 감염되지 않은 주위 세포가 피해를 받지 않는다.

항원에 노출되어 증식하는 일부 세포독성 T세포는 완전히 활성화되는 대신 기억세포로 분화한다. 그러므로 B세포와 동일한 방식으로 세포독성 T세포에 대한 능동면역이 작동한다.

NK세포와 활성화된 대식세포의 역할

바이러스에 감염된 세포와 암세포를 공격하는 세포로 세포독성 T세포가 매우 중요하지만 다른 세포도 유사한 기능을 할 수 있다. NK세포와 활성화된 대식세포도 독성 화학물질을 분비해 표적세포를 살해할 수 있다.

NK세포가 항체를 매개로 표적세포에 결합할 수 있다는 사실을 항체 의존성 세포독성을 설명하는 절에서 언급한 바 있다. 이것은 NK세포가 바이러스에 감염된 세포와 암세포를 공격하는 하나의 방법에 지나지 않는다. 실제 바이러스에 감염된 세포와 암세포에 대한 강한 항체반응이 발생하는 경우는 드물다. 그러므로 대부분의 경우 NK세포는 항체의 도움 없이 **직접** 표적세포에 결합해야 한다. 앞서 언급했듯이 NK세포는 항원 특이성을 가지고 있지 않다. 대신, NK세포는 바이러스에 감염된 세포나 암세포에 비특이적으로 결합한다.

표적세포 특이적으로 활성화된 보조 T세포는 IL-2와 γ-인터페론을 분비한다. 이러한 시토카인은 NK세포를 증식시키고 세포독성 화학물질을 분비하게 하는 주요 신호로 작용한다(**그림 18.21**). (앞에서 언급했듯이 모든 세포는 I형 인터페론을 분비할 수 있지만 활성화된 보조 T세포와 NK세포만 γ-인터페론을 분비한다.)

그러므로 NK세포의 공격은 비특이적으로 작동하지만 NK세포의 기능이 작동하기 위해서는 보조 T세포가 관여하는 특이 면역반응이 필수적이라 할 수 있다. 더구나 활성화된 NK세포는 γ-인터페론을 분비하기 때문에 NK세포가 작동하는 데 양성 되먹임 기전도 관여한다(그림 18.21 참조).

IL-2와 γ-인터페론은 NK세포 외에 인근에 존재하는 대식세포에도 작용해 대식세포가 암세포와 바이러스나 다른 병원체에 감염된 세포를 살해하는 능력을 증진한다. IL-2와 γ-인터페론의 자극을 받은 대식세포는 **활성화된 대식세포**(activated macrophage)라 한다(그림 18.21 참조). 식균작용 외에 대식세포는 과량의 화학물질을 분비해 표적세포를 다양한 방식으로 살해할 수 있다. 감염 장소에 병원체가 잔존하는 이상 활성화된 대식세포는 지속적으로 T세포에 항원을 제시할 것이다. 그 결과, 면역반응은 지속될 것이다. 감염이 해소되면 조직 수선이 지속되지만 T세포는 병원체에 대항해 더는 활성화되지 않는다. 결국 면역반응은 감소하게 된다.

지금까지 언급한 바이러스에 대항하는 다양한 방어 기전을 **표 18.6**에 요약했다.

18.4 감염에 대한 전신반응

감염 장소 혹은 면역반응이 일어나는 장소와 동떨어진 기관과 조직에서 일어나는 감염에 대한 반응을 전신반응이라 한다. 이러한 전신반응은 통상 **급성기반응**(acute phase response)이라 한다(**그림 18.22**). 이러한 반응을 질병의 일부분이라고 생각하는 것은 당연하다. 하지만 대부분의 급성기반응은 감염에 대한 신체의 적응반응이라 할 수 있다.

감염의 가장 일반적이고 명확한 전신신호는 발열이다. 발열 기전은 제16장에 기술되어 있다. 이 장에서 다루는 것처럼 체열이 증가하면 다수의 인체 보호 기전이 원활하게 작동하기 때문에 적절한 발열은 인체에 이롭다.

감염에 반응해 간, 비장, 기타 조직이 철과 아연의 흡수 혹은 방출(혹은 모두)에 변화를 일으킨다. 그 결과 혈장의 철과 아연 농도가 감소한다. 세균이 증식하기 위해 높은 농도의 철이 필요하다는 측면에서 혈장에서 철 농도의 감소는 중요한 신체의 적응적 가

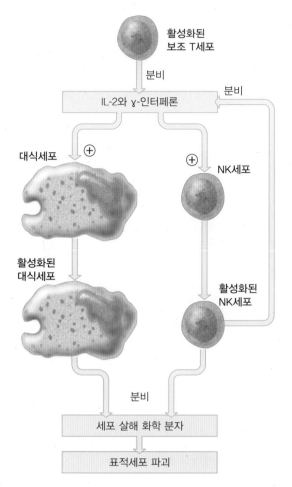

그림 18.21 NK세포와 대식세포 살해 능력을 촉발하는 데 있어서 활성화된 보조 T세포가 분비하는 IL-2와 γ-인터페론의 역할.

치를 가진다. 아연 감소의 역할은 알려진 바가 없다.

급성기단백질(acute phase protein)이라 하는 일군의 단백질이 간으로부터 분비되는 것도 감염에 대한 또 다른 적응반응의 예다. 급성기단백질은 염증 과정에서 조직의 손상을 감소시키는 방향으로 많은 영향을 미친다. 급성기단백질은 또한 조직 수선과 세포 잔해 및 미생물이 방출하는 독소를 제거하는 데 중요하다. 급성기 단백질에 속한 C-반응성 단백질은 비특이적 옵소닌으로도 작용해 식균작용을 증가시킨다.

감염이 발생하면 골수에서 호중구와 단핵구의 생성과 방출이 증가한다. 이 현상은 감염에 대한 중요한 반응 단계이다. 또한 감염에 반응해 근육은 아미노산을 방출한다. 방출된 아미노산은 감염과 싸우는 데 필요한 단백질 혹은 조직 수선에 필요한 단백질 합성을 위해 사용된다. 지방조직으로부터 방출되는 지방산은 에너지원으로 사용된다. 급성기반응이 발생하면 일부 호르몬의 분비도 증가한다. 코르티솔로 대표되는 이러한 호르몬은 면역반응에 대해 음성 되먹임 조절을 담당한다. 제11장에서 소개한 것처럼 코르티솔은 부신에서 생산되는 스테로이드호르몬으로 다수의 항염증 및 항면역 작용을 한다. 이러한 코르티솔의 작용은 면역계의 과활성화를 억제하는 강한 음성 조절자의 기능에 속한다.

감염과 다른 수많은 요소에 대한 모든 전신반응은 대식세포를 비롯한 여러 종류의 세포가 분비하는 시토카인에 의해 촉발된다(그림 18.22 참조). 특히 국소적인 면역반응에 작동하는 IL-1, TNF-α, 인터루킨 6(interleukin 6, IL-6)는 발열과 같은 원거리 반응을 유도하는 호르몬으로 작용한다.

급성기반응에서 대식세포의 역할을 마지막으로 대식세포에 대한 논의를 마친다. 대식세포의 다양한 기능은 **표 18.7**에 요약했다.

표 18.6	바이러스에 대한 숙주반응의 요약	
	관련된 주축 세포	**작용 설명**
선천 면역반응		
해부학적 장벽	신체 표면의 외피	물리적 장벽 제공, 항바이러스제
염증	조직 대식세포	세포 밖에 존재하는 바이러스 포식
인터페론(I형)	바이러스가 침투하는 대부분 종류의 세포	I형 인터페론은 숙주세포에서 비특이적으로 바이러스 복제 차단
적응 면역반응		
항체 매개성	항체를 분비하는 형질 세포(B세포에서 유래)	항체가 바이러스를 중화해서 바이러스 세포 침투 차단 항체가 보체계를 활성화해서 세포 밖에 존재하는 바이러스 포식 증진 항체가 항체 매개 세포독성을 통해 NK세포 소집
보조	보조 T세포	인터루킨 분비, NK세포, 대식세포, 세포독성 T세포의 활성화 유지, B세포가 형질세포로 분화하는 것을 보조
직접 세포 살해	세포독성 T세포, NK세포, 활성화된 대식세포	화학물질 분비를 통해 숙주세포를 파괴하고 세포외액으로 방출된 바이러스를 식균작용으로 제거 IL-2와 γ-인터페론에 의한 활성 촉진

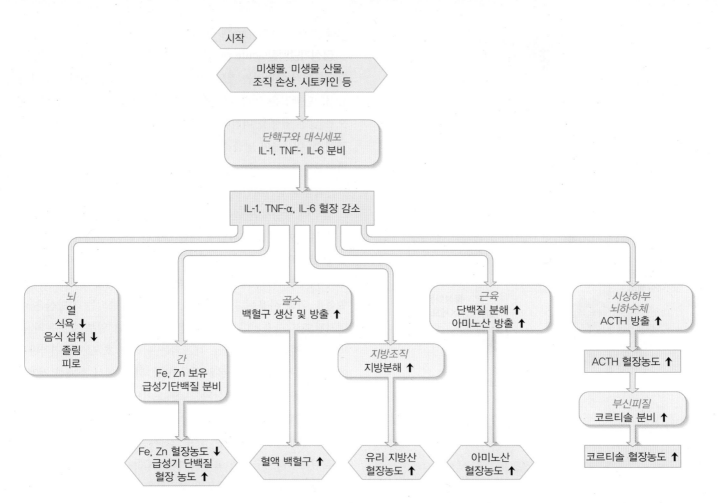

그림 18.22 감염 또는 조직 손상에 대한 전신반응(급성기반응). 표기되지 않은 시토카인도 급성기반응에 참여할 수 있다. 그림은 모든 급성기반응에 관여하는 요소를 포함하지 않았다. 예를 들면 IL-1과 몇몇의 다른 시토카인은 인슐린과 글루카곤의 분비를 촉진한다. 코르티솔은 면역반응을 억제하는 효과가 있다. 코르티솔은 과도한 면역 활성을 억제하는 음성 되먹임 작용을 한다(코르티솔의 조절 기전과 기초적 기능에 관해 제11장을 참조하라).

18.5 감염에 대한 저항성을 변화시키는 요인

감염저항성을 결정하는 요인은 다수 존재한다. 여기서는 그중에서 중요한 몇 가지만 소개한다. 단백질-칼로리 영양실조는 감염에 대한 저항성을 감소시키는 가장 중요한 단일 요인이다. 아미노산 부족으로 필수 단백질이 합성되지 못하면 정상적인 면역반응이 일어나지 못한다. 단백질 외에 다른 영양분이 부족해도 감염에 대한 저항성이 감소한다.

이미 존재하는 질환(감염성 질환과 비감염성 질환에 상관없이)도 인체를 감염에 취약하게 만든다. 예를 들면 당뇨병 환자는 감염에 취약하다. 이 경우 감염은 백혈구의 기능 저하와 관련이 높다. 조직 손상도 감염에 대한 저항성을 낮춘다. 그 이유는 조직 손상이 화학적 환경을 변화시키거나 혈액 공급을 차단하기 때문이다.

스트레스와 심리상태도 감염(그리고 암)에 대한 저항성을 증가시키거나 감소시키는 요인이다. 정신과 신체를 연결하는 상호작용 기전은 많이 존재한다. 예를 들면 림프조직은 신경에 연결되어 있

표 18.7	면역반응에서 대식세포의 기능

선천성 염증반응에서 대식세포는 미생물과 같은 입자물질을 포식한다. 대식세포는 또한 항균물질과 국소적 염증매개체(시토카인)를 분비한다. 염증성 시토카인으로 IL-1, TNF-α등이 있다.

대식세포는 항원을 가공해 세포독성 T세포와 보조 T세포에 제시한다.

분비된 IL-1과 TNF-α는 보조 T세포를 자극해 IL-2 분비와 IL-2 수용체 발현을 촉진한다.

적응 면역반응이 발생할 때 대식세포는 선천 면역반응과 비교해서 보다 높은 효율로 미생물을 살해하고 염증을 매개하는 능력을 가진다. 왜냐하면 항체가 옵소닌으로 작용하고 보조 T세포가 분비하는 IL-2와 γ-인터페론이 대식세포를 활성화하기 때문이다.

분비된 IL-1, TNF-α, IL-6은 감염과 조직 손상에 대한 전신반응의 많은 부분을 매개한다.

으며 면역 방어를 담당하는 세포는 다수의 신경전달물질과 호르몬수용체를 발현한다. 역으로, 면역세포가 분비하는 시토카인은 뇌와 내분비계에 심대한 영향을 미친다. 더욱이 림프구는 내분비샘이 분비하는 것과 동일한 호르몬을 분비한다.

그러므로 면역계는 신경과 내분비 기능을 변화시킬 수 있고 신경과 내분비의 활성도 면역계의 기능을 조절할 수 있다. 예를 들면 항체 생산이 심리상태에 의해 변화될 수 있다는 사실이 쥐와 생쥐 실험에서 증명되었다. 만약 이 현상이 사람에서 증명된다면 약 대신 심리조절 방식으로 자가면역병 환자의 면역 활성을 조절하는 것이 어느 정도 가능해질 것이다.

신체 운동이 감염과 암에 대한 저항성에 미치는 영향에 관한 문제는 수십 년간 논쟁거리였다. 최근 연구에 의하면 운동 강도, 지속시간, 습관성, 운동에 대한 심리적 스트레스 모두 수많은 면역기능에 긍정적인 영향과 부정적인 영향을 미친다(예: 순환하는 NK세포의 수). 하지만 이 모든 복잡성에도 불구하고 이 분야의 다수의 전문가는 적절한 운동과 신체 건강은 면역계와 감염 저항성에 이로운 효과를 미친다고 믿고 있다.

수면 부족도 면역기능을 저하하는 요인이 된다. 예를 들면 하룻밤 수면을 취하지 못하면 NK세포의 활성이 감소한다. 이 현상은 수많은 연구자가 관찰한 바가 있지만 그 이유는 알려진 바가 없다.

인위적으로 백혈구 생성을 감소시켜도 저항성이 심각하게 감소한다. 이 현상은 조직이나 기관 이식거부반응을 감소시키기 위해 면역억제제를 투여받은 환자에게 발생한다. 다음에 다룰 이식거부반응 편을 참조하라.

질병에 걸린 사람의 수를 고려했을 때 매우 중요한 저항적 기전의 예는 후천성면역결핍증(AIDS)이다.

후천성면역결핍증

면역계를 무력화하는 **사람면역결핍바이러스**(human immunodeficiency virus, HIV)가 **후천성면역결핍증**(acquired immune deficiency syndrome, AIDS)을 일으킨다(**그림 18.23**). HIV는 유전물질이 RNA인 레트로바이러스과에 속한다. HIV는 숙주세포에 침입한 후에 역전사효소를 사용해 RNA를 DNA로 전사시킨다. 합성된 바이러스 DNA는 숙주세포의 염색체에 삽입된다. 숙주세포 내에서 HIV의 복제가 진행되면 숙주세포의 세포사가 일어난다.

HIV는 전적이라고 할 수는 없지만 우선적으로 보조 T세포에 침입한다. 왜냐하면 보조 T세포의 세포막에 발현하는 CD4 단백질이 HIV의 표면단백질인 gp120의 수용체이기 때문이다. HIV가 보조 T세포에 결합하면 HIV가 세포 안으로 들어가는 것이 가능해진다. 그러나 HIV gp120 단백질이 CD4에 결합하는 것만으로 HIV가 숙주세포에 침투할 수 없다. 보조 T세포 표면에 발현하는 케모카인 수용체가 gp120의 공동수용체로 작용해야 HIV 침투가 가능하다. HIV 공동수용체에 돌연변이를 가진 사람은 HIV 감염에 저항성을 보인다. HIV 공동수용체에 결합해 HIV 감염을 차단하는 화학물질을 HIV 치료제로 개발하려는 연구가 활발히 진행되고 있다.

보조 T세포 내에서 복제하는 HIV는 직접 보조 T세포를 살해할 수 있다. 세포독성 T세포는 HIV가 복제하는 보조 T세포를 공격해 살해할 수도 있다. HIV는 알려지지 않은 기전에 의해 감염되지 않은 다수의 보조 T세포의 세포사를 유도하기도 한다. 적절한 수의 보조 T세포가 존재하지 않으면 B세포와 세포독성 T세포는 정상적으로 기능을 발휘할 수 없다. 따라서 AIDS 환자는 정상 면역계가 쉽게 퇴치할 수 있는 감염과 암으로 사망한다.

AIDS는 1981년에 처음 보고되었고 현재 전 세계적으로 중요한 비율을 차지하는 전염병이 되었다. HIV에 감염된 대부분의 사람은 곧바로 AIDS 증상을 보이지 않는다. HIV에 감염되어도 AIDS 증상을 보이는 경우도 있고 보이지 않는 경우도 있음을 명심하라. 후자의 경우 HIV 감염의 진단은 혈액에 존재하는 HIV에 대한 항체나 HIV RNA의 존재를 확인하는 것이다. 하지만 HIV에 감염된 사람은 매우 낮은 확률이지만 결국 AIDS가 발병하게 된다.

치료받지 않으면 HIV 감염으로부터 AIDS 발병까지 10여 년이 소요된다. HIV 감염 첫 5년 동안 급속히 복제하는 바이러스는 림프기관에서 다수의 보조 T세포를 지속적으로 살해한다. 하지만 동시에 보조 T세포의 보충도 지속적으로 일어난다. 그러므

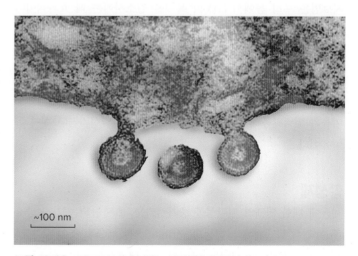

그림 18.23 T세포로부터 출아하는 사람면역결핍바이러스. Superstock.

~100 nm

로 보조 T세포의 수가 정상 범위(혈액에 존재하는 보조 T세포 수는 약 1,000세포/mm³임) 내에 존재하며 감염된 사람은 이 기간에 AIDS 증상을 보이지 않는다. 하지만 보조 T세포 수가 지속적으로 감소하면 세균, 진균, 기생충 감염과 같은 AIDS 증상이 나타난다. HIV 증상에는 감염 외에 체중 감소, 무기력, 열 등 전신 증상이 수반된다. 급성기반응을 유도하는 시토카인의 농도 증가가 이러한 증상의 원인이다. 정상인에게 흔치 않은 **카포시 육종**(Kaposi's sarcoma)과 같은 암도 AIDS 환자에서 높은 빈도로 발생한다. 치료를 받지 않으면 AIDS 환자는 증상이 나타난 2년 이내에 사망한다.

HIV가 전파되는 주요 경로는 다음과 같다.

■ 오염된 혈액이나 혈액 산물의 사람 간 전달
■ 감염된 사람과 성교
■ 임신이나 출생 시 산모로부터 태반을 통한 태아 감염
■ 수유를 통한 감염

HIV에 감염된 사람의 치료 방식은 두 가지다. 하나는 바이러스를 차단해 AIDS로 발병하는 것을 막는 치료법이고 다른 하나는 AIDS의 직접적인 사망원인인 기회감염과 암을 예방하거나 치료하는 것이다. 현재 일반적으로 권장되고 있는 HIV 감염치료는 최대 네 가지 약을 병용하는 것이다. 두 가지 약은 바이러스 RNA를 DNA로 전환하는 역전사효소 차단제이고 세 번째 약은 알파-단백질분해효소(HIV 입자를 생산하기 위해서는 이 효소가 HIV 단백질을 작은 크기의 단백질로 분해해야 함) 차단제이다. 마지막 약은 HIV가 보조 T세포와 융합하는 것을 차단하는 약이다. 이 치료법은 복잡하고 비싸며 **고활성 항레트로바이러스 치료법**(highly active anti-retrovirus therapy, HAART)이라 한다. 이 치료법은 우리 몸에서 HIV의 복제를 감소시키는 데 효과적이며 AIDS로 진행되기 전에 가급적 빠른 시기에 사용해야 한다.

궁극적으로 HIV를 예방하기 위해서는 백신을 사용해야 한다. 하지만 HIV에 대한 백신을 개발하는 것은 매우 어려운 문제이다. 바이러스 속성(HIV는 수많은 변종을 만든다)과 관련된 다양한 이유와 면역반응에 핵심적인 보조 T세포를 감염시키는 사실이 그 이유이다.

항생제

세균에 대한 인체의 저항성을 증가시키는 데 사용되는 가장 중요한 약물은 항생제이다. **항생제**(antibiotic)는 세균을 죽일 수 있는 분자나 물질이다(항생제는 바이러스에 대항하는 데 효과적이지 않다). 자연에서 항생제는 세균이 다른 세균으로부터 자신을 보호하기 위해 생산하는 물질이다. 19세기 중엽 이래 **페니실린**(penicillin)과 같은 항생제를 상업적으로 생산하는 것이 가능해졌으며, 이는 질병 치료에 혁명을 가져왔다.

항생제는 세균-세포벽 합성, 단백질 합성, DNA 복제와 같은 다양한 생명현상을 억제한다. 다행스럽게도 세균과 사람의 단백질 합성에 관여하는 반응과 합성된 단백질은 다르다. 따라서 항생제는 사람의 단백질 합성 과정을 방해하지 않고 세균의 단백질 합성 과정만 억제한다. 예를 들면 **에리스로마이신**(erythromycin)이라는 항생제는 전령 RNA상에 리보솜이 이동하는 것을 차단한다.

하지만 항생제를 무분별하게 사용해서는 안 된다. 항생제는 알레르기 반응을 유발할 수 있고 우리 몸의 세포에 독소로 작용할 수 있다. 항생제저항성은 증가 추세에 있으며 심각한 의료문제로 대두되고 있기 때문에 항생제를 신중하게 사용할 필요가 있다. 항생제저항성 균주는 세균 집단에서 돌연변이를 가진 소수 개체에서 출발하지만 항생제 존재하에서 활발히 복제해 큰 세균집단으로 성장할 수 있다. 항생제는 평상시 발현하지 않은 항생제저항성 유전자 발현을 유도할 수도 있다.

항생제저항성 유전자는 저항성 세균으로부터 직접 비저항성 세균에 전달될 수 있다(한때 페니실린에 대한 매우 높은 감수성을 가진 많은 균주가 지금은 페니실린을 분해하는 효소를 생산하는 균주로 바뀐 사실이 항생제저항성이 DNA 전달에 의해 전파되는 하나의 예다). 항생제를 분별력 있게 사용해야 하는 또 다른 이유는 위험한 세균의 성장을 억제하는 무해한 세균이 항생제에 의해 선택적으로 제거될 수 있기 때문이다. 그 결과 새로운 감염이 증가할 수 있다. 이러한 현상이 발생하는 신체 부위는 대장이다. 항생제 복용으로 대장에서 무해한 세균이 제거되면 일부 사람에서 장 경련이나 설사가 발생할 수 있다.

18.6 해로운 면역반응

지금까지는 면역반응의 기전과 보호기능에 논의의 초점을 맞추었다. 이 절은 유해하거나 원치 않은 방향으로 작용하는 면역반응을 다룰 것이다.

이식거부반응

면역계는 이식편을 외래물질로 인식해 공격하는데, 이것이 조직과 기관을 성공적으로 이식하는 데 가장 큰 장애물이다. 이식편에 대한 면역반응을 **이식거부반응**(graft rejection)이라 한다. 이식거부

반응에 관여하는 주요 세포는 세포독성 T세포와 보조 T세포이며 B세포와 대식세포도 일정 부분 관여한다.

일란성 쌍둥이를 제외하고 수혜자와 이식편의 세포에 존재하는 I형 MHC단백질은 서로 다르다. 같은 맥락으로 공여자의 이식편에 존재하는 대식세포의 II형 MHC단백질도 수혜자와 다르다(모든 장기에 대식세포가 존재한다는 사실을 상기하라). 따라서 수혜자의 세포독성 T세포는 공여자의 I형과 II형 MHC단백질을 모두 외래항원으로 인식하고 보조 T세포의 도움을 받아 이러한 분자를 발현하는 공여세포를 파괴한다.

이식거부반응을 감소시키기 위해서 활발히 증식하는 수혜자 림프구를 죽이는 데 효과적인 방사선요법과 약물요법이 사용된다(그 결과 수혜자 T세포군이 감소한다). 하지만 이식거부반응을 효과적으로 억제하는 데 사용되는 약물인 **사이클로스포린**(cyclosporine)은 림프구를 살해하는 대신 보조 T세포가 분비하는 IL-2와 기타 시토카인의 생산을 차단한다. 그러므로 사이클로스포린은 보조 T세포와 세포독성 T세포의 증식에 필요한 가장 중요한 신호를 차단하는 효과가 있다. 합성 부신 코르티코스테로이드도 이식거부반응 억제제로 사용된다.

사이클로스포린과 강력한 부신 코르티코스테로이드와 같은 약물의 부작용은 다음과 같다.

- 이 두 종류의 약물에 의한 면역 억제는 비특이적이기 때문에 약물을 투여받은 환자는 감염과 암 발생 위험이 높다.
- 이 두 종류의 약물은 다른 독성 부작용을 가진다.
- 이식거부반응을 억제하기 위해 환자는 두 종류의 약물을 지속적으로 투여받아야 한다.

이러한 부작용을 감소시키는 새로운 치료법이 현재 개발 중이다. 자기 단백질에 대한 면역관용은 클론 제거나 클론 불활성에 의해 일어난다(두 현상 모두 관여할 수도 있다). 면역관용은 항원 초회반응에서 공동자극신호 부재에 의해 발생한다는 사실을 상기하

라. 그러므로 장기이식 시 공동자극신호를 차단하는 약물을 투여하면 이식편에 대한 영구적인 면역관용이 발생할 가능성이 있다.

수혈반응

수혈반응(transfusion reaction)은 혈액 수혈 때 적혈구가 파괴되는 병으로서 일종의 조직거부반응의 특이한 예다. 세포독성 T세포가 아니라 주로 항체가 수혈에 대한 거부반응을 매개한다. 적혈구는 MHC단백질을 발현하지 않는다. 그 대신 적혈구의 세포막 단백질이나 탄수화물(지방에 의해 세포막에 연결됨)이 수혈 시 항원으로 작용한다. 적혈구 항원은 400여 개 존재하며 그중 ABO 탄수화물 항원이 수혈반응에서 가장 중요하다.

사람은 A항원과 B항원을 합성하는 효소유전자 조합을 가질 수 있다. 즉 어떤 사람은 A항원을 합성하는 효소유전자를 가지고 어떤 사람은 B항원을 합성하는 효소유전자를 가지고 양쪽 유전자를 다 가진 사람과 양쪽 유전자 어느 것도 가지지 않은 사람도 있다(유전자는 항원으로 작용하는 탄수화물을 암호화하는 것이 아니고 탄수화물을 합성하는 효소유전자를 암호화한다). A항원과 B항원을 합성하는 효소유전자를 발현하지 못하는 적혈구는 O형이 된다. 따라서 가능한 혈액형은 A, B, AB, O형이다(**표 18.8**).

A형 혈액형을 가진 사람은 항상 혈장에 항-B항체를 가지고 있다. 유사한 맥락으로 B형 혈액형을 가진 사람은 항상 혈장에 항-A항체를 가지고 있다. AB형 혈액형을 가진 사람은 항-A항체도 항-B항체도 가지고 있지 않으며 O형 혈액형을 가진 사람은 두 항체를 모두 가지고 있다. 이러한 적혈구 항체를 **자연항체**(natural antibody)라 한다. 특정 혈액형 항원을 가진 적혈구에 노출되지 않았는데도 자연항체가 형성되는 이유는 아직 알려지지 않고 있다.

지금까지 논의한 정보를 토대로 우리는 A형 혈액형을 가진 사람이 B형 혈액형을 가진 사람의 혈액을 수혈받았을 때 무슨 일이 일어나는지 예측할 수 있다. 이 경우 두 가지 부적합성이 존재한다. 하나는 수혜자의 항-B항체는 수혈한 B항원을 가진 적혈구를 공격할 수 있다. 다른 하나는 수혈한 혈장의 항-A항체는 수혜자의

표 18.8	인간 ABO 혈액형				
			유전자 조합		
혈액형	비율*	적혈구 항원	동형접합	이형접합	혈액 항체
A	42	A	AA	AO	항-B
B	10	B	BB	BO	항-A
AB	3	A와 B	-	AB	없음
O	45	없음	OO	-	항-A와 항-B

*미국에서의 비율임

A항원을 가진 적혈구를 공격할 수 있다. 그러나 후자의 경우 수혈한 항체는 수혜자의 혈장에서 반응을 일으키지 않을 정도로 희석되기 때문에 특별한 문제를 일으키지 않는다. 문제가 되는 것은 수혜자의 항체가 수혈세포를 파괴하는 것이다.

유사한 맥락으로 분석하면 다음과 같은 상황에서 수혈 적혈구가 공격을 받게 된다: B형인 사람이 A형이나 AB형을 수혈받을 경우, A형인 사람이 B형이나 AB형을 수혈받을 경우, O형인 사람이 A형, B형, AB형을 수혈을 받을 경우. 따라서 O형은 만능공여자가 되고 AB형은 만능수혜자가 된다. 그러나 이러한 용어는 부정확하다. 왜냐하면 적혈구는 ABO식 항원 이외에 다른 많은 적혈구 항원과 이에 대응하는 혈장 항체가 있기 때문이다. 따라서 아주 긴박한 상황이 아니라면 공여자와 수혜자의 혈액을 **교차응고검사**(cross-matching)라는 검사법을 사용해 상호 부적합성을 직접 검사해야 한다. 슬라이드 글라스 위에 수혜자의 혈청을 공여 예정자의 적혈구('주요' 교차적합)와 결합시켜 혼합물의 파괴(용혈)나 적혈구의 덩어리(응집) 형성을 관찰해야 한다. 역으로 수혜자의 적혈구와 공여 예정자의 혈청('부' 교차적합)과 결합시켜 부적합 여부를 조사할 수 있다.

Rh형 단백질 역시 의학적으로 중요한 적혈구 세포막항원이다. 40개 이상의 Rh 항원이 존재하지만 가장 문제가 되는 항원은 **Rh인자**(Rh factor)로 알려진 Rh_0이다. Rh 연구는 붉은털원숭이(rhesus monkey)에서 최초로 진행되었기 때문에 Rh를 붙였다. 사람의 적혈구는 Rh항원을 가지거나(Rh-양성), Rh항원을 가지지 않는다(Rh-음성). 미국 인구의 85%는 Rh-양성이다.

Rh항원에 노출되지 않으면 항-Rh항체는 만들어지지 않는다는 측면에서 ABO 혈액형에 대해 존재하는 자연항체와 달리 Rh항원에 대한 항체는 전형적인 면역양상을 따른다. Rh-음성인 사람이 Rh-양성인 사람의 혈액을 여러 번 수혈받으면 항-Rh항체가 생성된다. 그러나 가장 흔히 항-Rh가 만들어지는 상황은 임신 시 태아의 적혈구가 태반 장벽을 통과해 산모의 순환계에 침투하는 경우이다. 임산부가 Rh-음성이고 태아가 Rh-양성인 경우 임산부는 항-Rh항체를 생산할 수 있다. 하지만 출산 때 태반이 분리되는 과정에서 태아의 적혈구가 산모의 항-Rh항체 반응을 유도하는 것이 일반적이다. 그러므로 첫 번째 Rh-양성인 태아가 임신되었을 때 Rh-음성인 산모는 항-Rh항체를 생산하지 않기 때문에 태아에 대한 영향은 없다. 하지만 두 번째 임신 이후에 Rh-양성 태아가 임신되면 Rh-음성인 산모로부터 항-Rh항체가 태반을 통과해 태아에 도달한다. 이 경우, 항-Rh항체는 태아의 적혈구를 공격해 용혈하기 때문에 태아는 심한 빈혈로 인해 임신 중이나 출산 후에 사망한다. 이 질병은 **신생아용혈성질환**(hemolytic disease of the newborn)이라고 한다. Rh-양성 태아의 임신 빈도에 비례해 항원 감작 횟수가 증가하기 때문에 잦은 Rh-양성 태아의 임신은 Rh-음성 산모에서 신생아용혈성질환의 위험성을 높인다.

다행히도 Rh-음성 산모가 Rh-양성 태아를 출산하기 72시간 전에 사람의 Rh-양성 적혈구에 대응하는 사람 감마글로불린을 투여하면 신생아용혈성질환을 예방할 수 있다. 이 항체는 출산 시 산모의 혈액에 침투하는 Rh-양성 적혈구의 Rh항원에 결합해 태아의 적혈구가 항체반응을 유도하는 것을 차단한다. 투여한 항체는 결국 분해된다.

ABO 부적합성이 신생아용혈성질환을 일으키지 않는 이유는 무엇일까? 예를 들면 O형 혈액형을 가진 여성은 A와 B항원에 항체를 가지고 있다. 만약 태아가 A형이나 B형 혈액형을 가지면 이론적으로는 문제가 발생해야 한다. 다행히 이러한 일은 일어나지 않는다. 왜냐하면 태아의 적혈구에서 A항원이나 B항원은 강하게 발현하지 않으며 항-Rh항체와는 달리 항-A항체나 혹은 항-B항체는 IgM형이어서 태반을 쉽게 통과하지 못하기 때문이다.

과민반응

과민반응(hypersensitivity)은 환경에 존재하는 항원(혹은 내재적인 항원)에 대한 면역반응이 과도한 염증을 일으키고 그 결과 인체에 손상을 일으키는 질병이다. 대부분의 과민반응항원 자체는 유해성이 낮거나 무해하지만 항원에 대한 면역반응이 손상을 유발한다. 본질적으로 과민반응은 자극에 대한 부적절한 면역반응이라고 할 수 있다.

과민반응은 염증반응에 관여하는 효과기경로에 따라 네 가지 유형으로 나뉜다(표 18.9). 과민반응이 발생하기 위해서 유전적으로 감수성이 높은 사람이 먼저 항원에 노출되어야 한다. 항원에 대한 1차 노출을 '감작'(sensitization)이라고 한다. 항원에 재노출되면 조직을 손상하는 면역반응이 일어나고 질병이 발생한다. 과민반응이 다양한 형태로 존재하는 이유는 과민반응이 여러 면역 효과기경로에 의해 촉발되기 때문이다(표 18.9 참조).

조직 손상을 유발하거나 수용체의 기능을 변화시키는 세포 표면단백질에 항체가 결합할 때 과민반응의 한 유형인 **세포독성 과민반응**(cytotoxic hypersensitivity)이 발생한다. 이러한 형태의 과민반응의 예가 전술한 바 있는 신생아용혈성질환이다.

두 번째 유형의 과민반응은 **면역복합체 과민반응**(immune-complex hypersensitivity)이다. 수많은 항체(IgG 혹은 IgM항체)가 유리 항원과 결합해 형성된 면역복합체가 내피세포의 세포 표면에 침착하거나 모세혈관(특히 신소체 모세혈관)에 축적되면 면역복합체 과민반응이 유발된다. 이러한 면역복합체는 보체계를 활

표 18.9	과민반응의 주요 유형
I. 즉각 과민반응 A. IgE 항체, 비만세포, 호산구 매개	
II. 세포독성 과민반응 A. 세포를 손상하거나 파괴하는 항체가 매개(예: 신생아용혈성질환)	
III. 면역복합체 과민반응 A. 조직에 침착된 항원-항체 복합체 매개	
IV. 지연성 과민반응 A. 보조 T세포 및 대식세포 매개 B. 항체 비의존성	

성화하고 활성화된 보체계는 염증을 촉발해서 면역복합체를 감싸고 있는 조직을 손상한다.

세 번째 유형의 과민반응은 항체 비의존적인 염증반응을 일으킨다. 특정 조직에 있는 항원에 의해 활성된 보조 T세포가 분비하는 과량의 시토카인이 이러한 과민반응을 유발한다. 이 유형의 과민반응을 일으키는 시토카인은 염증성 매개체로 작용하고 대식세포가 활성화되며 강력한 염증매개체를 분비하게 한다. 이 경우, 과민반응이 발생하는 데 2~3일이 소요되기 때문에 이러한 유형의 과민반응을 **지연성 과민반응**(delayed hypersensitivity)이라고 한다. 결핵 피부반응 검사가 이 유형 과민반응의 예다.

즉각 과민반응

보다 일반적인 과민반응의 형태는 항체가 매개하는 **즉각 과민반응**(immediate hypersensitivity)이다. 이 유형의 과민반응은 대개 매우 빠르게 촉발된다. 즉각 과민반응은 IgE가 관여하기 때문에 **IgE 매개성 과민반응**(IgE-mediated hypersensitivity) 혹은 보다 일반적으로 **알레르기**(allergy)라고도 한다. 알레르기를 일으키는 항원을 **알레르기 항원**(allergen)이라 하며 돼지풀 꽃가루와 덩굴 옻나무가 흔한 알레르기 항원이다.

즉각 과민반응에서 최초의 항원 노출에 의해 항체 생성이 유발되며, 능동면역을 매개하는 기억 B세포가 생성된다. 항원에 재노출되었을 때 기억 B세포는 과량의 항체를 빠르게 생산한다. 여기까지는 특별한 점이 없다. 차이점이라면 즉각 과민반응을 일으키는 항원은 유전적으로 감수성이 높은 사람에서 IgE 항체 생산을 유발한다는 것이다. 알레르기 항원을 제시하는 B세포는 특정 보조 T세포를 활성화해야 IgE를 생산할 수 있다. 보조 T세포에 의해 분비되는 특정 시토카인은 B세포가 선택적으로 IgE를 생산하는 형질세포로 분화시킨다.

형질세포로부터 분비된 후 IgE는 인체를 순환하며 연결조직에 존재하는 비만세포의 Fc수용체에 결합한다(**그림 18.24**). 나중에

인체에 들어온 항원이 비만세포에 결합한 IgE에 결합하면 비만세포는 히스타민, 에이코사노이드, 케모카인을 포함한 수많은 염증매개체를 분비한다. 이러한 염증매개체는 국소 염증반응을 유발한다(순환계에 존재하는 호염기구도 비만세포와 동일한 반응을 매개한다).

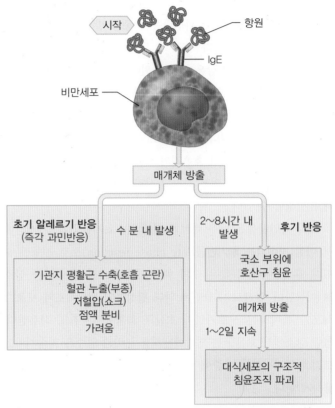

(a) 알레르기 반응 단계

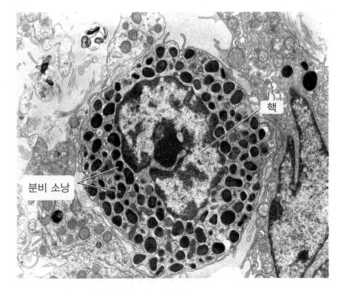

(b) 비만세포

그림 18.24 즉각 과민성 알레르기 반응. (a) 발생 과정. (b) 수많은 분비소낭을 보여주는 비만세포의 전자현미경 사진(색채를 입힘). MedImage/Science Source

염증매개체의 다양한 효과와 항원-IgE-비만세포 반응이 진행되는 신체 부위에 따라 IgE 매개성 과민반응의 증상이 결정된다. 예를 들면 감작된 사람이 돼지풀 꽃가루를 흡입하면 항원은 기도 비만세포의 IgE에 결합한다. 비만세포가 분비하는 염증매개체는 기도의 점액 분비, 혈류의 흐름, 상피세포 내벽의 종창(swelling), 평활근세포의 수축을 증가시킨다. 그 결과 충혈, 콧물, 재채기, 호흡곤란과 같은 고초열(hay fever) 증상이 나타난다. 페니실린과 곤충 독에 반응해도 즉각 과민반응이 종종 발생하는데 이 반응 역시 IgE에 의해 매개된다.

알레르기 반응의 증상은 대개 항원이 침투하는 부위에 국한된다. 만약 비만세포나 호염기구가 분비하는 과량의 화학물질이 순환계로 유입되면 심한 저혈압과 기관세지 수축과 같은 전신증상이 나타날 수 있다. 아나필락시스(anaphylaxis)라 명명된 이러한 일련의 반응은 순환계와 호흡계의 부전으로 인한 사망의 원인이 된다. 아나필락시스는 일부 감작된 사람에게 벌침에 한 번 쏘였을 때도 발생할 수 있다.

즉각 과민반응은 매우 빠르게 진행되는 초기반응이 몇 시간에서 며칠 지속되는 후기반응(late phase reaction)으로 진행될 수 있다. 후기반응에서 많은 수의 백혈구(특히 호산구)가 염증 장소로 이동한다. 알레르기 항원에 의해 활성화된 비만세포와 보조 T세포가 분비하는 시토카인이 호산구 화학유인물질로 작용한다. 염증 장소에서 호산구는 염증매개체를 분비해 염증을 지속시키고 조직을 감작시켜서 나중에 적은 양의 알레르기 항원에 조직이 반응하게 한다.

대부분의 즉각 과민반응이 인체에 부적절하다고 한다면 그러한 체계가 어떻게 진화해 왔을까? IgE-비만세포-호산구 경로의 정상적인 생리적 기능은 식균작용에 의해 제거하지 못하는 다세포 기생충을 퇴치하는 것이다. 비만세포가 분비하는 염증매개체는 기생충에 대한 염증반응을 촉발하며 호산구는 몇 종류의 독소를 분비해 기생충을 살해하는 역할을 한다. 즉각 과민반응이 무해한 물질에 의해 유도되는 이유는 알려지지 않고 있다.

자가면역병

알레르기가 환경에 존재하는 항원에 대한 부적절한 반응 때문에 발생하는 것이라면 자가면역병(autoimmune disease)은 인체의 자기단백질 항원에 의해 촉발되는 부적절한 면역공격 때문에 발생한다. 면역공격은 자가항체와 자가반응성 T세포가 매개하며 항원이 존재하는 인체 자신의 세포가 공격 대상이 된다.

이 장의 초반부에서 우리는 인체가 자기 자신의 세포에 대해 면역관용 상태를 유지하는 방법을 학습했다. 불행히도 면역관용

이 타파되는 상황이 발생하며 우리 몸의 항체 혹은 살해세포가 인체의 세포와 조직에 공격을 촉발한다. 질병의 기원 측면에서 자가면역병으로 인식되는 질환이 점점 늘어나고 있다. 이러한 질환의 일부는 이 책의 다른 장에서 다루었다. 다발성경화증(multiple sclerosis)은 수초를 공격하는 질환이며(제6장 참조), 중증근무력증(myasthenia gravis)은 골격근세포의 니코틴성 아세틸콜린수용체가 표적인 질환이고(제9장 참조), 류머티즘성 관절염(rheumatoid arthritis)은 연결조직인 관절이 손상을 받는 질환, 1형 당뇨병(type 1 diabetes mellitus)은 췌장의 인슐린을 생산하는 세포가 파괴되는 질환이다(제16장 참조). 인체가 자신의 세포를 자기 것으로 인식하지 못하는 일부 잠재적인 이유는 표 18.10에 요약되어 있다. 염증매개체의 작용을 억제하는 약이 자가면역병 치료제로 사용되고 있다. 예를 들어 현재 광범위하게 사용되는 약은 TNF-α 차단제이며 이 약은 TNF-α가 수용체에 결합하는 것을 차단한다.

과다 염증반응

보체, 기타 염증매개체, 호중구와 대식세포가 분비하는 독성 화학 물질은 표적에 대한 특이성을 가지지 않는 사실을 상기하라. 병원체에 대한 염증반응이 일어날 때 이러한 물질이 과다하게 생산되거나 분비되며 주위 정상조직이 손상을 입게 되고, 경우에 따라서는 치명적인 전신반응을 일으킨다. 예를 들면 대식세포는 특정 세균에 반응해 강력한 염증매개체인 IL-1과 TNF-α를 과량으로 분비한다. 이 두 시토카인은 전신에서 심한 혈관확장과 패혈성 쇼크(septic shock)라는 일종의 저혈압 상태를 촉발한다. 패혈성 쇼크는 종종 위험한 고열을 수반한다. 다시 말하면 패혈증 쇼크의 원인은 세균 자체라기보다 세균에 반응해 분비되는 시토카인이라 할 수 있다.

병원체에 반응해 발생하는 과다염증으로 인한 손상의 또 다른 중요한 예는 SARS-CoV-2 감염에 대한 전신반응이다. 일부 감염 환자의 혈관, 심장, 폐의 광범위한 손상은 비정상적인 과량의 화학 매개체 분비가 전신반응에 대한 원인일 수 있다. SARS-CoV-2 감염 환자 일부에서 발생하는 이러한 염증매개체의 과다분비와 과도한 염증의 원인에 대한 연구는 현재 진행 중이다.

과다만성염증은 병원체 감염 없이도 발생할 수 있다. 전술한 바와 같이 특정 과민반응의 경우 광범위하지만 일시적인 염증반응이 물질(그 자체는 인체에 위험하지 않다)에 의해 촉발된다. 또한 천식(asthma), 류머티즘성 관절염, 염증성 장질환(inflammatory bowel disease)을 포함한 다양한 주요 질병이 만성염증질환(chronic inflammatory disease)으로 분류된다. 만성염증질환의 원인과 유전적 요인과 환경적 요인 간의 상호작용에 대해서는 거

표 18.10	자가면역 공격을 유발하는 잠재적 원인

흉선에서 클론 제거가 일어나지 않거나 말초에서 클론 불활성화가 일어나지 않을 수 있다. 결정적인 생의 초기에 면역계에 노출되지 않은 '격리된 단백질'이 자가항원일 경우 이러한 일이 일어난다.

정상적인 체내 단백질이 약물이나 환경 화합물과 결합해 변형이 일어날 수 있다. 이렇게 변형된 '외래단백질'을 가지고 있는 세포는 면역 공격을 받는다.

바이러스에 감염된 체내 세포가 면역 공격을 받아서 많은 수의 세포가 파괴되면 자가면역병이 생길 수 있다.

체내 세포에서 유전자 돌연변이에 의해 만들어진 새로운 단백질이 항원으로 작용할 수 있다.

병원체의 항원이 구조적으로 인체의 단백질과 매우 유사하면 병원체 항원을 공격하는 항체와 세포독성 T세포가 이러한 단백질을 가진 세포를 공격할 수 있다.

정상상태에서 림프구에 노출된 적이 없는 다른 단백질이 질병으로 인해 림프구에 노출될 수 있다.

의 알려진 바가 없다(천식과 염증성 장질환의 특성에 대해 자세히 알고 싶으면 제13장과 제15장을 참조하라). 류머티즘성 관절염과 같은 만성염증질환의 본질은 자가면역병이다. 모든 만성염증질환은 양성 되먹임에 의한 시토카인과 염증매개체의 생산 증가와 연관되어 있다.

비감염상태에서 발생하는 또 다른 과다염증의 예는 혈관에 발생하는 죽상경화성 플라크이다(그림 12.69 참조). 내피세포의 기능이상에 반응해 혈관 내벽은 IL-1과 같은 염증성 시토카인을 분비해 동맥경화 전 단계를 촉진한다(예: 과도한 응고작용, 백혈구와 평활근세포의 화학물질주성 등). 지질단백질과 기타 인자에 의한 혈관세포벽의 미세한 초기 손상이 혈압 증가, 호모시테인 농도 증가, 혈관 내피세포의 기능 이상을 초래한다(제12장 참조).

요약하면 다양한 염증매개체과 면역매개체는 양날의 칼과 같은 속성을 가지고 있다. 적절한 양으로 존재하면 이러한 매개체는 정상적인 질병저항성에 필수적이지만 과도한 양이 분비되면 질병을 초래한다.

이것으로 면역학에 관한 절을 마무리한다. 면역반응에 관여하는 세포와 화학매개체의 면역 기전은 표 18.11에 미니 용어사전 양식으로 요약했다. 이 표에 게시된 모든 자료는 이 장에서 다루었다.

표 18.11	면역기능에 관여하는 화학매개체와 세포 용어소사전

화학 매개체

급성기단백질(acute phase protein) 손상 혹은 감염에 대한 전신반응이 일어날 때 간에서 분비되는 일군의 단백질. IL-1, IL-6, 그 밖의 시토카인들이 급성기단백질의 분비를 촉진

항체(antibody) 형질세포가 분비하는 면역글로불린. 항체의 생성을 자극하는 항원과 결합해 항원 또는 항원을 발현하는 세포에 대한 공격을 지휘

C1 일반보체경로의 첫 번째 단백질

화학유인물질(chemoattractant) 호중구와 기타 백혈구의 물질주성을 유도하는 화학매개체에 대한 일반 명칭

케모카인(chemokine) 화학유인물질로 작용하는 시토카인

케모탁신(chemotaxin) 화학유인물질과 동의어

보체(complement) 일군의 혈장단백질로 활성화되면 병원체 직접 살해, 식균작용 등 다양한 염증 과정을 촉진함. 항원-항체 복합체는 일반보체경로를 촉발하지만 대체보체경로는 항체와 무관하게 작동

C-반응성 단백질(C-reactive protein) 비특이적 옵소닌 기능을 가진 소수의 단백질 중 하나. 급성기염증반응에서 간에서 생산 증가

시토카인(cytokine) 면역반응을 조절하는 단백질전달자에 대한 일반 용어. 대식세포, 단핵구, 림프구, 호중구, 비면역세포가 분비. 국소적이거나 호르몬 방식으로 작용

에이코사노이드(eicosanoid) 아라키돈산 대사산물에 대한 일반적 용어(프로스타글란딘, 트롬복산, 류코트린). 중요한 염증매개체로 기능

히스타민(histamine) 비만세포가 주로 분비하는 염증매개체. 미세순환 혈관에 작용해 혈관확장과 단백질 투과성 증가

IgA 위장관, 호흡관, 비뇨생식관 내벽세포가 분비하는 항체

IgD 기능이 알려지지 않은 항체

(계속)

표 18.11   (계속)

IgE 즉각 과민반응과 기생충 저항성을 매개하는 항체

IgG 가장 많은 양으로 존재하는 혈장 항체

IgM 모든 면역반응에서 가장 먼저 생산되는 항체로서 IgG와 함께 세균과 바이러스에 대한 광범위한 체액성 면역을 담당

면역글로불린(immunoglobulin, Ig) B세포 수용체와 항체 기능을 하는 단백질로 IgA, IgD, IgE, IgG, IgM의 5종류가 있음

I형 인터페론(type I interferon) 비특이적으로 바이러스 복제를 억제하는 시토카인

II형 인터페론(type II interferon) γ-인터페론이라고도 하며 NK세포와 대식세포의 살해 능력을 촉진

인터루킨 1(interleukin 1, IL-1) 대식세포(와 그 밖의 세포들)에서 분비되며 보조 T세포 활성화 촉진, 여러 염증효과, 전신 급성기반응(발열 포함)을 매개하는 시토카인

인터루킨 2(IL-2) 활성화된 보조 T세포에서 분비되는 시토카인으로서 보조 T세포, 세포독성 T세포, NK세포의 증식을 촉진하며 대식세포의 활성 촉진

인터루킨 6(IL-6) 대식세포(와 그 밖의 세포들)가 분비되는 시토카인으로서 면역계세포, 염증, 발열, 급성기반응에 많은 영향을 미침

막공격단백질복합체(membrane attack complex, MAC) 미생물 표면에 통로를 형성하는 일군의 보체 단백질로서 통로의 누출을 통해 미생물 살해

자연항체(natural antibody) 적혈구 항원(A형 혹은 B형)에 대한 항체

옵소닌(opsonin) 식균작용을 촉진하는 화학매개체에 대한 일반 용어

퍼포린(perforin) 세포독성 T세포와 NK세포가 분비하는 단백질로서 표적세포의 세포막에 통로를 형성해 누출에 의해 세포 살해. 보체계의 MAC 구조와 기능이 유사함

종양괴사인자-알파(tumor necrosis factor-alpha, TNF-α) 대식세포(와 그 밖의 세포들)에서 분비되며 IL-1과 많은 부분에서 동일한 기능을 함

세포

활성화된 대식세포(activated macrophage) 시토카인(특히 IL-2와 γ-인터페론)에 의해 살해 능력이 강화된 대식세포

항원제시세포(antigen-presenting cell, APC) MHC와 복합체를 형성한 항원을 T세포 표면에 제시하는 세포

B세포(B cell) 활성화되면 증식하고 항체를 분비하는 형질세포로 분화하는 림프구. 세균, 세포 밖에 존재하는 바이러스, 독소에 대항하는 주요 면역 방어 담당. 보조 T세포의 항원제시세포로 기능 담당

세포독성 T세포(cytotoxic T cell) 항원에 의해 활성화되면 그 항원을 가진 세포를 직접 공격하는 T림프구 종류. 바이러스에 감염된 세포나 암세포를 살해하는 세포. I형 MHC단백질과 복합체를 형성하는 항원과 결합

수지상세포(dendritic cell) 식균작용을 수행하고 항원제시세포로 기능

호산구(eosinophil) 기생충의 파괴와 즉각 과민반응에 관여하는 백혈구

보조 T세포(helper T cell) 시토카인을 분비해 B세포와 세포독성 T세포를 자극해 활성화시킴. NK세포와 대식세포도 활성화함. II형 MHC단백질과 복합체를 이루는 항원과 결합

림프구(lymphocyte) 적응 면역반응을 담당하고 있는 백혈구. B세포, T세포, NK세포로 분류

대식세포(macrophages) (1) 식세포 기능, (2) 항원을 가공해 보조 T세포에 항원 제시, (3) 염증, 림프구 활성화, 손상 혹은 감염에 대한 전신급성기반응에 관여하는 시토카인 분비

비만세포(mast cell) IgE와 결합하며 즉각 과민반응과 기생충에 반응해 염증매개체를 방출하는 조직세포

기억세포(memory cell) 최초 면역반응에서 분화하는 일부 T세포와 B세포로서 동일한 항원을 재차 만났을 때 즉각적으로 반응하는 세포

단핵구(monocyte) 백혈구의 한 유형. 혈관에서 조직으로 이동해 대식세포로 분화

자연살생세포[natural killer(NK) cell] 외래항원을 가진 세포에 항원 비특이적으로 결합해 직접 세포를 살해하는 림프구. 바이러스에 감염된 세포와 암세포가 주요 표적세포임. 항체 의존성 세포독성에 관여

호중구(neutrophil) 식세포로 작용하는 백혈구이며 염증에 관여하는 화학물질 방출

형질세포(plasma cell) 활성화된 B세포로부터 분화하며 항체 분비

조절 T세포(regulatory T cell) 보조 T세포와 세포독성 T세포의 합성은 억제하는 T세포 아형

T세포(T cell) 흉선에서 분화하는 전구세포 유래 림프구. 세포독성 T세포와 보조 T세포 참조

해답은 책 뒷부분에 있다.

1. 다음 중 어느 것이 옵소닌인가?
   a. IL-2
   b. C1단백질
   c. C3b단백질
   d. C-반응성 단백질
   e. 막공격단백질복합체

2. 다음 중 선천 면역반응에서 중요한 것은 무엇인가?
   a. 인터페론
   b. 클론 불활성
   c. 림프구 활성화
   d. 형질세포 항체 분비
   e. 1형 MHC 단백질

3. 외래항원에 2차 노출되었을 때 신속하고 강한 면역반응이 유도되는 이유는 무엇인가?
   a. 1차 노출 후 수동면역이 형성되기 때문
   b. 1차 노출 후 일부 B세포가 기억 B세포로 분화하기 때문
   c. 1차 노출로 인해 수많은 항원제시세포가 가용되기 때문
   d. 1차 노출로 인해 항원제시세포가 발현되는 II형 MHC 단백질 배열의 영구적 변화 때문에
   e. a와 b 모두 정답

4. 다음 문장 중 바르게 기술되지 않은 것은 무엇인가?
   a. 혈청에 가장 많이 존재하는 면역글로불린은 IgG와 IgM 항체이다.
   b. IgG 항체는 세포외액에 존재하는 세균과 바이러스에 대항하는 적응 면역반응에 관여한다.
   c. IgM은 위장관, 호흡관, 생식비뇨관 내벽 혹은 표면에 면역방어를 담당한다.
   d. 특정 종류에 속한 모든 항체의 Fc영역 아미노산서열은 동일하다.
   e. 항체는 B세포의 표면에 존재하거나 혈액에서 유리해 순환할 수 있다.

참 또는 거짓

5. 항생제는 바이러스가 원인인 질병을 치료하는 데 유용하다.

6. 만성염증질환은 감염이 없는 상태에서도 발생할 수 있다.

7. 모든 T세포는 림프구지만 모든 림프구는 T세포가 아니다.

8. 염증 시 발생하는 부종(종창)은 손상과 감염에 대한 방어에 있어서 적응적 의미를 가진다.

9. 골수와 흉선은 2차 림프기관이다.

10. Toll-유사수용체는 특정 병원체에 대한 주요 방어를 담당하기 때문에 적응 면역반응에서 중요하다.

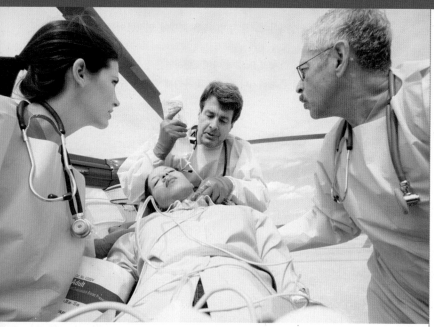

응급 헬기에서 응급실로 환자를 이송 중인 모습. Comstock Images/Getty Images

생리학이란 간호, 직업보건, 물리치료, 치과, 의과 등 보건 관련 전문직에서 중요한 분야 중 하나이다. 사실상, 질병과 관련한 기능 변화를 다루는 분야인 **병리생리학**(pathophysiology)은 생리학과 의학이 서로 얽힌 중요한 분야이다. 질병과 장애의 정확한 진단과 치료를 위해서는 생리학의 일반원리를 잘 알아야 한다. 이 책의 독자 중에는 의료전문직을 준비하지 않는 사람도 있을 것이다. 그러나 생리학을 가르치는 교사들은 임상사례의 사용이 인체 기관계의 기능과 상호작용을 이해하는 데 효과적인 방법임을 알 것이다.

이 장에서는 이 책에서 배운 내용을 더 탐구할 수 있도록 임상사례들을 살펴보고, 동시에 제1장에서부터 소개한 생리학의 일반원리를 복습한다. 이 장에서는 좀 더 광범위하고 심도 있게 살펴볼 임상사례를 다룬다. 특히 이 장에서는 **통합생리학**(integrative physiology) 개념을 사례로 설명한다. 실제로 합병증을 수반한 임상사례에서는 여러 기관계가 관여한다. 진정한 의술은 이와 같은 기초원리들을 잘 적용해 환자의 상태를 정확히 진단하는 의사의 능력이다. 소개할 각 임상사례에는 이 사실을 강조하기 위해 '생리학적 통합'이라는 절이 있다. 여러분은 이 절을 읽음으로써 질병, 통합생리학 그리고 이 책에서 계속 강조해 왔던 항상성과의 상호관계를 숙고할 수 있다.

이 장에 기술한 환자의 상황과 생리학적 상호관계의 일부는 이 책에서 명확히 다루지 않았던 것이라서 여러분에게 새로운 내용일 수도 있다. 이 장에서 중요한 점은 이 책의 여러 곳에 산재해 있으며, '반영과 복습' 부분에서 여러분에게 질문을 할 것이다. 일부 사례에서는 그러한 질문에 대한 답이 사례 자체에 제공되어 있지는 않다. 사례에서 보이지 않는 질문에 대한 대답에 대해, 필요하다면 이 책의 해당 절들을 찾아보면서 알아보기를 권장한다. 또

한 앞에서 배운 내용 중에서 각 임상사례와 관련해 표시한 그림과 표 번호를 따라 복습하기를 바란다. 일부 사례에서는 앞 장의 그림과 표로부터 정확한 답을 얻지 못할 수도 있겠지만, 학생들이 스스로 질문에 대한 답을 유추할 수 있도록 복습하는 기회를 제공하고자 한다.

이 장의 사례가 여러분에게 이 책을 통해서 배운 그리고 배운 것 이외의 지식을 통해 정보를 만들고 통합하는 계기가 되기를 바란다. 실제로 여러분은 더 도전적인 의문에 답을 찾고, 흥미로운 각 사례의 특정 양상에 대해 더 공부하게 된 것을 즐길 수도 있을 것이다. ■

19.1 심계항진과 열 과민성을 가진 여성의 사례 연구

사례 경과

33세 여성이 지난 1년 동안 불안감, 초조감, **심계항진**(palpitation, 심장 뛰는 소리가 감지될 정도로 높아지는 것)이 커져 왔다고 호소하며 가정의학과 의사를 찾아왔다. 더욱이 그녀는 다른 사람들은 적당하다고 하는 실내에서도 덥게 느껴진다고 했다. 피부는 늘 따뜻하고 촉촉했다. 또한 지난 1년간 식욕이 왕성하고 음식도 많이 먹었는데도 불구하고 체중이 약 14 kg 정도 줄었다고 한다.

반영과 복습 #1

■ 체온 조절의 일반 원리에 대해 기술하라(그림 1.5, 1.9, 16.18, 16.19 참조). 피부가 따뜻하게 느껴지고 촉촉한 원인은 무엇인가?

이 여성은 2년 전 일주일마다 약 30 km의 조깅을 했다고 한다. 그러나 지난 1년 동안은 하고 싶은 의욕도 안 생기고, 근육도 약해져 조깅을 하지 않았다고 한다. 자주 예민해지고 감정기복이 심했다고 한다. 지난 1년간 생리주기는 길어졌다고 한다. 이전까지의 의료기록은 정상이었다. 또한 측면을 바라볼 때 2개로 보이는 증상(복시)이 있었지만, 한 눈을 감고 볼 때의 시력은 양쪽 눈 모두 정상이었다.

반영과 복습 #2

■ 어떤 시상하부호르몬, 뇌하수체전엽호르몬, 난소호르몬이 생리주기를 조절하는가?(그림 17.22, 표 17.7 참조)
■ 어떤 뇌하수체전엽호르몬 이상이 생리주기 빈도의 감소와 시력감퇴를 일으키는가?(그림 17.39, 17.40 참조)

신체검사

신장은 170 cm이고, 체중은 50 kg이다. 혈압은 140/60 mmHg(건강한 젊은 여성의 정상 혈압은 약 110/70 mmHg임)이고, 휴식 시 심장박동수(heart rate, 심박률)는 100회/분인데, 병이 생기기 전에는 약 60~70회/분이었다고 한다. 호흡률은 17회/분(정상인은 12~14회/분임)였다. 피부는 늘 따뜻하고 촉촉했으며, 눈알은 튀어나왔다[안구돌출증(proptosis 또는 exophthalmos), **그림 19.1a** 참조]. 마지막으로, 오른쪽 가장자리를 쳐다보라고 했을 때 오른쪽 눈은 왼쪽 눈만큼 움직이지 않았고, **복시**(diplopia) 증세가 있다고 말했다.

반영과 복습 #3

■ 혈압, 심장박동수, 호흡률 조절에 대해 간략히 기술하라. 어떤 시상하부호르몬과 뇌하수체호르몬, 난소호르몬이 생리주기를 조절하는가?(그림 12.26, 12.54, 13.32 참조) 그녀의 고혈압, **빠른맥**(tachycardia, 증가한 심장박동수) **빠른 호흡**(tachypnea, 증가한 호흡률)을 일으키는 원인은 무엇인가?
■ 눈 운동을 조절하는 근육을 열거하라(그림 7.35 참조).

추가검사를 통해 의사는 그녀의 목 앞부분이 확장된 것을 보았다(**그림 19.1b**). 그것은 매끄러웠고(돌기 또는 결절이 없음). 통증도 없었다. 환자가 무엇을 삼킬 때는 이 확장된 구조물이 상하로 움직였다. 의사가 청진기를 이 구조물에 대면, 심장의 뜀에 맞추어 **잡음**(bruit)이 들렸다.

반영과 복습 #4

■ 환자의 목 아래 부위가 부풀어 오른 것은 무슨 구조물에 의한 것인가?(그림 11.21a, 15.17 참조) 이 구조물의 주기능은 무엇인가?

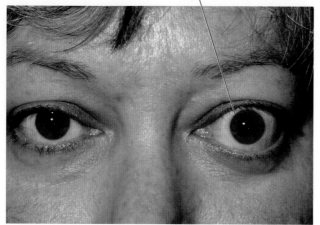

좌측 안구

(a) 좌측 안구돌출증

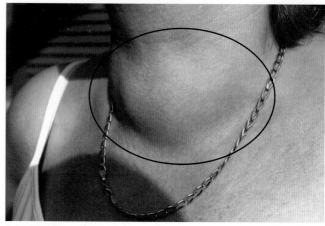
(b) 갑상샘종

그림 19.1 (a) 안구돌출증과 (b) 갑상샘종. 출처: (a) Dr. P. Marazzi/Science Source, (b) Chris Pancewicz/Alamy Stock Photo

그녀의 무릎반사는 매우 강했다. 그녀는 손을 쫙 폈을 때 약하게 떠는 증상을 보였다.

반영과 복습 #5

■ 무릎반사와 관계있는 신경 경로는 무엇인가?(그림 10.6 참조) 목의 확장된 구조가 과활성화된 반사와 관련이 있는가?

임상검사

가정의는 사례 경과와 신체검사를 숙고한 다음 혈액검사를 지시했고, 그 결과는 **표 19.1**과 같았다.

표 19.1	환자의 임상검사 결과	
혈액검사 측정치*	**결과 수치**	**정상 수치 범위**
나트륨	136 mmol/L	135~146 mmol/L
칼륨	5.0 mmol/L	3.5~5.0 mmol/L
염소	102 mmol/L	97~110 mmol/L
pH	7.39	7.38~7.45
칼슘(총량)	9.6 mg/dL	9.0~10.5 mg/dL
부갑상샘호르몬	15 pg/mL	10~75 pg/mL
포도당(공복 시)	80 mg/dL	70~110 mg/dL
프로락틴	10.4 ng/mL	1.4~24.2 ng/mL
에스트로겐(생리주기 중간)	100 pg/mL	150~750 pg/mL
총 티록신(T_4)	20 μg/dL	5~11 μg/dL
유리형 티록신(T_4)	2.8 ng/dL	0.8~1.6 ng/dL
갑상샘자극호르몬(TSH)	0.01 μU/mL	0.3~4.0 μU/mL

*실제 이 측정들은 혈청 또는 혈장을 가지고 한 것임.

반영과 복습 #6

■ 비정상 수치를 보이는 호르몬들의 되먹임 조절 방식을 기술하라(그림 11.23, 17.24 참조). 만약 이 환자의 증상과 관련 있는 호르몬이 있다면 그것은 무엇인가? 이 여성 환자가 과도하게 따뜻함을 느끼는 것과 관련된 것은 무엇인가?

■ 왜 혈당치 측정을 위한 혈액을 공복상태에서 얻어야 하는가?(그림 16.9 참조) 이 환자의 혈당 농도가 당뇨병은 배제해도 될 정도인가?

진단

이 환자의 증상들을 가장 잘 설명할 수 있는 것은 혈중 갑상샘호르몬의 증가이다. 갑상샘호르몬 증가가 나타내는 주요 증상 중 하나가 **갑상샘기능항진증**(hyperthyroidism 또는 thyrotoxicosis)이다. 물론 갑상샘기능저하증(hypothyroidism)에서도 **갑상샘종**(goiter)이 나타나기도 하지만(그림 11.24 참조), 목의 확장된 기관은 갑상샘인 것 같다. 표 19.1에 나타난 갑상샘 기능검사들을 설명하기 위해 먼저 갑상샘호르몬의 합성과 분비 조절에 대해 복습해보자(그림 11.22, 11.23 참조).

혈액을 따라 순환하고 있는 호르몬에는 티록신(thyroxine, T_4)과 트리요오드티로닌(triiodotyronine, T_3)의 두 종류가 있다. T_4가 갑상샘에서 분비되는 주호르몬인 반면에, T_3가 T_4보다 실제로 작용성이 더 강하고 표적세포에서 T_4로부터 요오드 하나가 제거되어 만들어진다. 그럼에도 불구하고, 실용적인 이유로 임상에서 일반적으로 측정되는 갑상샘호르몬의 형태는 T_4이다. 갑상샘에서 T_4의 방출은 뇌하수체전엽에서 분비되는 갑상샘자극호르몬(TSH)에 의해 조절된다. TSH가 세포막의 G단백질 수용체에 결합하면 이것이 아데닐산고리화효소(adenyiyl cyclase)를 활성화시켜 cAMP를 만들고, 이로 인해 cAMP-의존성 단백질인산화효소(protein kinase)가 활성화된다(그림 5.6 참조). 뇌하수체전엽의 다른 호르몬들처럼, TSH 증가는 갑상샘의 활성을 촉진하고, TSH 증가가 지속될 때는 갑상샘의 생장도 자극한다. 뇌하수체에서 분비되는 대부분의 내분비샘 자극호르몬처럼 T_3와도 T_4도 음성 되먹임으로 뇌하수체전엽호르몬으로부터 TSH가 분비되는 것을 억제한다(그림 11.23 참조).

이 환자의 갑상샘에서 다량의 갑상샘호르몬이 만들어져 갑상샘기능항진증이 나타나는 데는 몇 가지 이유가 있다. 이 환자에서 주목할 만한 흔한 특징은 **그레이브스병**(Graves' disease)이다. 이 병의 경우, 갑상샘 난포세포에 존재하는 TSH 수용체를 항체들이 자극하는 것이다(**그림 19.2**). 그러므로 이들 TSH 수용체 자극 항체들이 뇌하수체전엽에서 분비되는 TSH의 작용을 흉내 내는 것이다. 이 **갑상샘 자극 면역글로불린**(thyroid-stimulating immunoglobulin, TSI)은 자기 자신의 조직에 발현되어 있는 단백질과 결합해 질병을 유발하는 항체로 자가면역질환의 특징이다(표 18.10 참조).

각각의 환자에서 TSI 증가의 원인은 명확하지 않다. 그레이브스병 환자의 경우, TSI는 림프절에 있는 B림프구뿐만 아니라 갑상샘으로 직접 침투한 B림프구에 의해 생성된다. 제9장(9.7절)에서 여러분은 신경근 접합부의 니코틴성 아세틸콜린 수용체에 자가항체가 결합해 파괴함으로써 발생하는 중증근무력증(myasthenia gravis) 질병을 배웠다. 이것이 우리 몸에서 항원을 제거하는 전형적인 항원-항체반응이다(제18장 참조). 그러나 그레이브스병의 경우 자가항체가 갑상샘 여포세포의 TSH 수용체를 인식하고 결합하지만, 이 결합이 수용체 파괴보다는 자극만 하는 점이 특징이다. 그러므로 TSI는 TSH와 관계없이 갑상샘의 T_4와 T_3의 합성과 분비를 자극한다. T_4와 T_3의 증가는 음성 되먹임 작용에 의해 뇌하수체로 하여금 TSH의 분비 억제를 예상할 수 있는데, 이는 이 환자의 혈액검사에서 낮은 TSH 농도와 일치한다. 높아진 혈중 T_4와 T_3 농도는 또한 음성 되먹임 억제작용에 의해 시상하부로부터

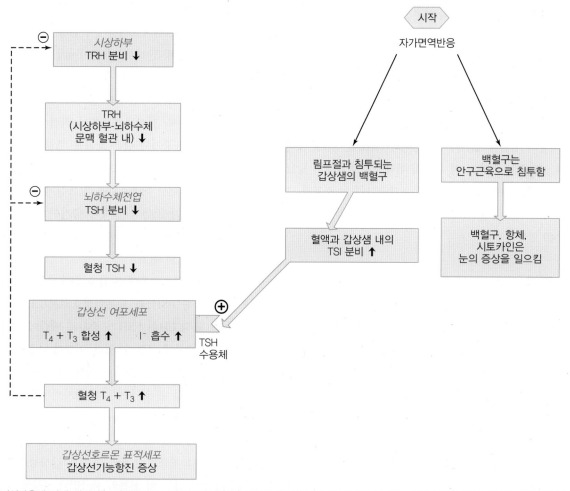

그림 19.2 자가면역반응에 의해 생성되는 갑상샘 자극 면역글로불린(TSI)에 의한 갑상샘호르몬(T_4와 T_3)의 분비 촉진과 음성 되먹임 억제에 의한 TSH 분비의 억제. 눈의 증상은 갑상샘호르몬 증가보다는 자가면역 반응에 의해 일어남에 주목해야 한다.

의 갑상샘자극호르몬방출 호르몬(TRH)의 합성과 분비도 억제할 것이다. (TRH는 시상하부-뇌하수체 사이의 문맥순환계로 직접 분비된다. 시상하부에서 분비되는 TRH는 매우 소량이어서 말초 정맥에서 채혈한 혈중 TRH 양을 측정하기는 불가능하다.)

이 환자의 혈액 내 총 T_4 농도와 유리형(혈장 단백질에 결합하지 않은) T_4 농도를 확인한 결과도 갑상샘기능항진증임을 확인시켜 주었다. 혈액 내 순환 갑상샘호르몬의 대부분이 혈장단백질에 결합된 형태이므로, 혈청 유리형 T_4 농도의 측정은 생물학적 활성을 갖는 T_4의 증가를 입증하는 것이다.

TSH가 억제된 것으로 나타난 것은 T_4가 뇌하수체전엽의 작용과는 무관하게 증가한 것임을 말해준다. 이 환자처럼 혈청 TSH의 감소는 그레이브스병 증상의 하나이다. 혈청 TSH 측정은 갑상샘 기능이상의 다양한 검사법에서 자주 사용된다. 일부 환자의 혈청에서 TSI 농도를 측정할 수는 있지만 이 측정이 꼭 필요한 것은 아닌데, 그 이유는 갑상샘기능항진증의 경우 대부분이 그레이브스병으로 진단되기 때문이다. 따라서 이 환자에서 TSI 측정은 필요하지 않았다.

그레이브스병이라는 것이 거의 확실한 진단이었지만, 이러한 증상들을 보일 수 있는 다른 요인을 배제하기 위해 의사는 추가검사를 지시했다. 혈청 전해질을 측정했는데, 그 이유는 막전위의 생성과 유지에 중요하기 때문이며(그림 6.12, 6.13 참조), 비정상적 전해질 농도는 허약과 가슴 두근거림을 일으킬 수 있다. 혈청 칼슘과 부갑상샘호르몬의 양도 측정했는데, 이는 허약성이 1차 부갑상샘기능저하증의 일반적 소견이기 때문이다(11.22절 참조). 공복시 혈당치와 pH 수치 결과는 이 환자의 허약성과 피로감이 당뇨병성 원인은 아님을 말해준다. 정상적인 프로락틴 수치 결과가 그녀가 보이는 월경주기 불순과 복시의 원인이 아님을 말해준다(그림 17.39, 17.40 참조).

생리학적 통합

갑상샘 질환은 비교적 흔하다. 60~65세 여성의 10% 정도에서 갑상샘기능항진증 또는 갑상샘기능저하증이 발생한다. 갑상샘호르몬은 몸 전체에 폭넓게 작용하는 효과가 있다. 그러므로 모든 기관계에 대한 이해가 갑상샘 관련 질병의 증상을 이해하는 데 매우 유용하다.

갑상샘호르몬의 주효과 중 하나는 기초대사율(BMR)을 증가시키는 발열성이다. 대사율 증가는 몸 전체 세포에 존재하는 갑상샘호르몬 수용체의 활성화에 의해 일어난다(그림 5.4 참조). 이것이 Na^+/K^+-ATP가수분해효소의 증가뿐 아니라 산화적 인산화반응, 산소 소모와 관련된 세포단백질 합성 증가, 그리고 여러 조직

의 대사율을 높인다(그림 3.45~3.47 참조). 이 결과로 인한 열 생산이 이 환자가 호소하던 체온 상승, 피부의 촉촉함, 열 과민성을 설명해 준다. 이것은 또한 이 여성 환자가 음식을 많이 먹는데도 불구하고 체중이 감소하는 것이 그녀가 섭취하는 것보다 많은 에너지를 소진하고 있기 때문임을 설명해 주는 것이다.

초조감, 불안감, 정서 불안정은 갑상샘호르몬이 중추신경계에 작용함으로써 나타나는 증상들인데, 그 정확한 세포기전에 관한 것은 아직 잘 모른다. 또 위의 증상들은 중추신경계가 순환하는 카테콜아민류에 대한 감수성 증가에 기인하는 것 같다. 근육 허약성은 아마도 갑상샘호르몬 유도성 근단백질 전환율 증가, 국부적 대사 변화 및 근육량 감소에 기인하는 것 같다. 그럼에도, 이 환자에서 관찰된 것처럼 과반응성 반사로 근육의 수축과 이완 속도의 증가가 일어난다. 공복 시 혈당치의 정상 수준을 보인 것은 그녀의 근허약성 원인이 당뇨병성은 아님을 반영해 준다.

이 환자의 갑상샘이 확장된 이유는 TSI가 TSH의 활성을 모방해 갑상샘이 커지도록 자극하기 때문이다. 증가된 대사능을 가지는 확장된 갑상샘이 청진기를 통해 갑상샘으로부터 잡음이 들리게 한다는 설명이다. 갑상샘은 건강한 개인에서도 유입되는 혈액량이 매우 많다. 그레이브스병에서 갑상샘 기능의 증가는 갑상샘으로의 혈액 유입량을 더 많이 증가시켜 일부 환자에서는 심장수축기에 청진기를 통해 소리가 들린다.

수축기혈압과 심장박동수의 증가에 대해서는 여러 가지 설명이 가능하다. 첫째, 갑상샘호르몬이 직접 심장에 작용해 미오신 유전자들의 전사 증가와 같은 효과를 보일 수 있다. 둘째, 11.11절에서 설명한 대로 갑상샘호르몬이 카테콜아민류의 심혈관계에 대한 효과 강화에 대한 허용효과를 일으킬 수 있다. 셋째, 이완기 압력의 낮은 감소가 소동맥 수축과 증가한 조직 온도와 대사산물 농도들에 반응해 나타나는 총 말초저항 감소 결과에 의한 것일 수 있다(그림 12.54 참조).

증가한 갑상샘호르몬이 직접 뇌하수체의 생식샘자극호르몬인 난포자극호르몬(FSH)과 황체형성호르몬(LH)의 방출을 저해할 수 있는데, 특히 LH와 FSH가 증가해 배란이 일어나도록 자극하는 생리주기 중간에 그럴 수 있다. 이것이 난소로부터 생식샘 스테로이드호르몬 방출을 감소시켜 생리주기의 불규칙 또는 상실, 배란 결핍을 일으킬 수 있다. 이것이 환자의 생리주기 중간기에 혈청 에스트로겐 수치가 낮은 이유이다.

안구돌출이 그레이브스병 환자들에서 가장 잘 나타나는 증상이다(그림 19.1 참조). 이 안구돌출은 갑상샘호르몬의 직접적 작용에 의한 것보다는 이 질환의 자가면역 성분에 기인한다. 이를 뒷받침해 주는 견해는 안구돌출이 갑상샘기능항진증 발달 전에 일

어나며, 갑상샘기능저하증에 대한 과다한 갑상샘호르몬 치료에서는 안구돌출이 일어나지 않는다는 점이다. 더욱이 안구돌출은 TSI에 의해 생기기보다는 눈 뒤에 있는 외안근으로의 백혈구 침윤에 의해 일어난다. 이 세포들이 화학물질들을 방출해 염증을 일으키고(그림 19.1, 7.35 참조), 그 결과 근육들이 부풀어 안구가 앞으로 튀어나오는 것이다. 때로는 눈의 특정 근육이 더 영향을 받는데, 이것이 이 환자가 한 곳을 바라볼 때 일으키는 복시를 설명해 준다.

치료

가장 좋은 치료법은 갑상샘호르몬 농도를 감소시키는 것이다. 이러한 치료법에는 일반적으로 세 가지가 있다. 갑상샘 제거가 가장 확실한 방법이지만, 최근에는 거의 사용하지 않는 방법이다. 확장되고 과활동성인 갑상샘 제거는 분명히 수술적 위험이 따르므로, 절대적으로 필요한 경우가 아닐 때는 하지 않는다. **메티마졸**(methimazole)과 **프로필티오우라실**(propylthiouracil)이란 약제들이 사용되는데, 이 약들은 산화에 의해 갑상샘 내 콜로이드성 티로글로불린 분자에 있는 티로신 잔기에 요오드 결합을 차단하는 역할을 통해 갑상샘호르몬 합성을 차단한다(그림 11.22 참조). 이 약들이 일부 환자에게는 효과적이지만, 때에 따라서는 효과가 나타나지 않고 부작용도 일어나므로, 확실한 영구적 치료제들은 아니다.

미국에서 상용되는 접근법이 좀 더 영구적이며 비수술적 치료법이다. 이것은 **방사성요오드**(radioactive iodine)를 과량 경구 투입해 갑상샘을 부분적으로 파괴하는 것이다. 요오드 음이온(I^-)이 갑상샘호르몬의 필수적 성분이며, 갑상샘은 요오드 이온을 2차 능동수송에 의해 혈액으로부터 여포세포로 수송한다는 것을 상기해 보라(그림 11.22 참조). 방사성요오드는 갑상샘에 잡히므로, 방사성요오드에서 방출되는 방사선이 지속적으로 갑상샘을 파괴하는 것이다. 그러나 이 치료법이 모든 환자에게 동등하게 작용하지는 않는다. 실제로 일부 환자들의 경우 갑상샘이 완전히 파괴되어 영구적인 갑상샘기능저하증에 걸리게 된다. 그러한 사람들은 갑상샘호르몬이 정상 수준으로 유지되도록 T_4 약제를 남은 여생 동안 복용해야만 한다.

단기적으로, 치료의 효과가 나타나는 것을 기다리는 동안, 환자들은 β-아드레날린성 수용체 차단제(표 12.11 참조)를 처치해 증가된 순환 카테콜아민류 작용을 감소시킴으로써 효과를 볼 수 있다. 이 처치가 심계항진과 증가한 심장박동수뿐만 아니라 신경 과민과 불안감을 조절하는 데 도움을 준다. 안구돌출은 T_4 증가에 의한 것이 아니므로 이 치료로는 안 되는 것이고, 필요시 당질

코르티코이드와 같은 항염증제 또는 눈 근육의 수술 또는 방사선 치료를 받으면 된다. 적합한 치료법에 의해 환자들은 점차 상황이 나아지며 모든 경우는 아니라도 대부분에서 증상들이 해결된다. 이 여성 환자는 방사성 요오드 치료를 받은 결과, 그녀에게 나타났던 증상이 몇 개월에 걸쳐 서서히 사라졌다.

19.2 장거리 비행 후 흉통을 호소하는 남성의 사례 연구

사례 경과

50세의 비만인 남성이 하와이에서 휴가를 보낸 후 방금 돌아왔다. 그는 창가 좌석에 앉아서 자리를 뜨지 않고 8시간 동안 비행기를 탔다. 공항에서 택시를 타고 집으로 돌아오는 중 흉통이 시작되고 숨참, 호흡률 증가, 구역질이 일어났다. 그는 **심근경색**(myocardial infarction)이 온 게 아닌가 생각하고, 운전사에게 가까운 병원으로 데려다 달라고 부탁했다.

신체검사

병원 응급의학과 검사 결과 환자는 둔하고 아픈 가슴 통증이 있고, 동요와 근심, 숨참, 과체중이었다. 신장은 173 cm이고, 체중은 136 kg이다. 응급의학과 전담간호사는 먼저 심근경색 유무를 판단하기 위해 심전도(electrocardiogram, ECG) 검사를 했다. ECG는 증가한 심장박동수(105회/분)를 보였지만, 심근경색이나 심부전으로 보이는 변화들은 보이지 않았다.

반영과 복습 #7

■ 심장박동수를 조절하는 주요 인자들은 무엇인가?(그림 12.26 참조) 이 중 어느 것이 위 환자의 증가한 심장박동수를 설명할 수 있겠는가?

■ ECG로 어떻게 심장장애를 탐지할 수 있는가?(그림 12.18과 12.19의 ECG에 대한 논의 참조)

환자의 흉통과 숨참의 원인 결정을 위해서 흉부 엑스레이 검사를 실시했다. 검사 결과에서 폐렴이나 폐엽파괴[**무기폐**(atelectasis)] 같은 이상은 없었다.

임상검사

환자의 병력과 증상에 근거해 의사는 환자의 동맥혈을 채혈해 산소, 이산화탄소, 중탄산염, pH, 헤모글로빈(Hb) 수준을 측정했고,

표 19.2	환자가 실내 공기를 호흡하는 동안의 혈액가스, 중탄산염 및 헤모글로빈 결과	
혈액 수치 측정	결과치	정상 수준
동맥 P_{O_2}	60 mmHg	80~100 mmHg
동맥 P_{CO_2}	30 mmHg	35~45 mmHg
동맥 pH	7.50	7.38~7.45
중탄산염	22 mmol/L	23~27 mmol/L
헤모글로빈	15 g/dL	12~16 g/dL

그 결과는 **표 19.2**와 같다.

반영과 복습 #8

■ 이 환자에서 동맥 pH 변화의 원인은 무엇인가?(표 14.8 참조)

검사 결과들에서 낮은 동맥 P_{O_2} 값은 환자가 저산소혈증(hypoxemia)임을 보여주고, 낮은 동맥 P_{CO_2}와 중탄산염 농도, 높은 동맥 pH 결과들은 환자의 호흡항진에 의해 호흡성 알칼리증(그림 13.22 참조)이 일어날 수 있음을 보여준다. 헤모글로빈 수치가 정상으로 나온 것으로 보아 환자가 빈혈 상태는 아니다.

반영과 복습 #9

■ 저산소혈증의 가능한 원인은 무엇인가?(표 13.11 참조)

■ 알칼리증의 두 가지 종류는 무엇인가?(표 14.8 참조)

■ 이 환자의 알칼리증이 급성인 것은 어떻게 알 수 있는가?(표 14.8 참조)

환자에게는 입과 코에 마스크를 씌워 100% 산소를 공급했다. 그 결과 동맥 P_{O_2}는 205 mmHg로 증가했고, 동맥 P_{CO_2}는 32 mmHg로 약간 증가했으며, 동맥 pH는 7.48로 약간 감소했다. 정상인에 100% 산소를 공급하면 동맥 P_{O_2}는 600 mmHg 이상으로 증가하고, P_{CO_2}와 동맥 pH에는 변화가 없었다.

반영과 복습 #10

■ 산소 공급에 의한 동맥 P_{O_2}의 상승이 왜 환자의 동맥 P_{CO_2}와 동맥 pH에 변화를 일으키는가?(그림 13.35, 13.40 참조)

진단

심근경색 가능성은 제외되었으므로, 의사는 환자가 적어도 **폐색전증**(pulmonary embolism)일 가능성이 있다고 추정했다. **색전증**(embolism)이란 혈관의 폐쇄에 의해 혈관을 통한 혈액 흐름이 차

단되는 것이다. 이것은 종종 폐동맥이나 폐소동맥에 **혈전**(thrombus)이 생겨 일어나는데, 혈전들은 주로 다리 정맥으로부터 생긴다. 진단을 확정하기 위해 의사는 두 종류의 스캔을 이용하는 **환기-관류 스캔**(ventilation-perfusion scan)을 지시했다. 환기 스캔을 위해서는 환자에게 동위원소로 표지한 방사성 기체를 소량 흡입시킨다. 흡입한 방사성 기체가 폐의 어느 부위로 환기되는지를 확인하기 위해 특수 흉부영상장치로 스캔해 영상을 얻는다. 환기가 잘 이루어지지 않는 폐 부위는 더 적은 양의 방사성 기체를 함유할 것이다. 관류 스캔에서는 혈장단백질의 하나인 알부민을 방사성동위원소로 표지한 후, 소량을 정맥 내로 주사한다. 방사능을 가진 단백질이 폐순환으로 들어간 후 분포 영상을 얻는다. 이 검사는 관류가 잘 안 되는 부위는 더 적은 양의 방사능 표지 알부민을 가질 것이므로, 의사가 환자 폐의 어느 부위로 정상보다 적은 양의 혈액이 흐르는지를 판단할 수 있게 해준다. 이 환자의 환기 스캔은 정상이었으나, 관류 스캔에서는 이상이 있는 것으로 나타났다. **그림 19.3**의 관류 스캔 결과가 폐의 특정 부위에서 관류가 현저히 감소함을 보여주고 있다. 이 결과는 폐의 몇몇 부위에 색전증이 있다는 의사의 진단을 뒷받침한다.

공기, 지방, 외래 물질, 기생충 알, 암세포 등 다양한 종류의 물질이 폐동맥혈관을 막을 수 있다. 가장 일반적인 색전이 혈전으로서, 이론적으로 혈전은 어떤 큰 정맥으로부터 올 수 있지만, 주로 종아리 근육 깊숙이 있는 심정맥으로부터 온다. 이를 **심정맥혈전증**(deep vein thrombosis)이라고 한다. 이 환자는 8시간을 움직이지 않고 자리에 앉아서 비행했으므로 다리에서 심정맥혈전이 형성될 기회가 매우 많아진 것이다. 이 때문에 골격근 수축이 없어서 혈액이 심장으로 적절하게 순환되지 못한 것이다(그림 12.48 참조). 이 때문에 다리 정맥에 혈액이 모여 혈액응고분자 방출을 일으키는 내피세포 활성화 같은 기전을 통해 혈전이 만들어지는 기회가 증가한 것이다.

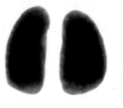

정상   폐색전증

그림 19.3 방사성 동위원소로 표지한 알부민으로 폐의 관류 스캔에서 심한 정맥혈전을 보이는 폐색전증 환자의 사진. 폐관류 스캔은 폐혈관계의 혈액 흐름을 보여준다. (왼쪽) 정상인의 관류 스캔. (오른쪽) 여러 관류 결손을 보이는 폐 사진(화살표). 출처: Lawrence M. Tierney, Current Medical Diagnosis and Treatment, 2006

비정상 폐관류 스캔 후, 다리 정맥의 혈전 존재 유무를 알아보기 위해 초음파 검사를 했다. 검사 결과 오른쪽 대퇴정맥(femoral vein)과 오금정맥(popliteal vein)에서 큰 혈전이 발견되었다.

폐색전증은 심정맥혈전증에서 흔하게 나타나는 치명적일 수 있는 증상이다. 사실, 폐색전증과 심정맥혈전증은 동일 증후군의 일부로 생각해도 된다. 미국에서는 이 질환으로 매년 20만 명 정도가 사망한다. 대부분의 경우에 사망 후까지 진단이 잘 되지 않는데, 그 이유는 증상이 초기에는 약하게 나타나거나 오진 때문이다. 다리 아래쪽 종아리 부위의 작은 정맥들에 만들어진 작은 혈전들 대부분이 정맥 내에 잔존해 있는 것은 증상의 원인은 아니다. 그러나 이 환자처럼 혈전들이 커져 대퇴정맥과 오금정맥으로 이동되면, 혈액이 대정맥을 통해서 우심방과 우심실로 들어간 후 폐동맥으로 이동하는 것이 차단되는 것이다(그림 12.5의 순환계 개요 참조). 이러한 일이 생기면 혈액의 흐름이 감소하거나 폐 일부로 혈액 공급이 일어나지 않는다.

반영과 복습 #11

■ 폐에서의 혈액 흐름의 부분적인 감소가 왜 저산소혈증을 일으키는가?(그림 13.24와 표 13.11 참조)

다행히 이들 혈전이 매우 커서 폐순환을 통과한 후 체순환으로 이동되지는 않는다. 만약 혈전들이 체순환계에서 형성된다면, 동맥과 소동맥이 막혀 생명 유지에 필수적인 기관으로의 산소와 영양소 공급과 독성 대사 노폐물의 제거가 일어나지 못한다. 만약 이런 일이 뇌동맥 순환에서 일어난다면 뇌졸중이 올 수 있다. 만약 이런 일이 관상동맥에서 일어난다면 심장마비(heart attack)가 올 수 있다(12.24절 참조).

생리학적 통합

저산소혈증과 과환기(급성 호흡성 알칼리증의 원인), 환자의 경과 및 증상들은 폐 일부로의 혈액 공급이 급격히 감소해 환자가 고통받고 있음을 암시한다. 과환기(hyperventilation)란 폐 환기(pulmonary ventilation)에 대한 CO_2 생성률의 감소로 정의됨을 상기하라(그림 13.22 참조). 이것은 만약 이 환자에서처럼 CO_2 생성이 동일 수준이고 폐포 환기량이 증가한다면, 동맥 P_{CO_2}가 내려가 동맥 pH를 증가시키는 결과를 초래한다. 폐의 일부 지역으로의 혈액 공급 급감은 임상적으로 환기-관류 불균형을 일으킨다(표 13.11 참조). 과환기는 부분적으로는 약한 저산소혈증에 의한다. 이 환자에서 동맥 P_{O_2}는 60 mmHg로서 비록 낮은 수준이긴 하지만, 이 값은 말초의 화학수용기를 자극할 수 있는 산소의 역치 수준이다(그림 13.33, 13.34 참조). 불안과 통증은 과환기를 일으킬 수 있고, 응급의학과에서 관찰된 심장박동수 증가를 일으킨다.

환기-관류 불균형은 폐의 환기 부위로 혈액이 흐르지 않아서 폐포의 사강(dead space) 증가를 초래한다(그림 13.19 참조). 인접 부위로의 과량의 혈액흐름은 국소적으로 환기 대 관류 비율을 낮아지게 한다. 이로 인해 생성되는 산소로 포화되지 않은 혈액이 폐의 정상 부위에서 오는 산소로 포화된 혈액과 섞이게 된다. 따라서 폐정맥의 전체 산소 농도가 감소한다. 폐에서의 국소적 환기와 관류 사이의 불균형으로 폐로부터 혈액의 완전한 산소 공급이 실패한다는 점을 기억해야 한다. 또한, 폐순환에서의 저산소 상태는 폐 소동맥들의 혈관수축을 일으켜 폐동맥압을 증가시킨다(그림 13.24 참조).

P_{CO_2}가 감소해 있는데도 동맥 pH가 알칼리성으로 나타났으므로, 이 환자의 과환기는 급성이었고 장기적인 문제는 아니었다는 것을 알 수 있다. 이것은 신장이 소변으로 중탄산염의 배설을 증가시켜 pH 변화에 대처할 시간을 갖지 못했음을 나타낸다(표 14.7 참조). 신장이 이를 보상할 충분한 시간을 가졌을 때, 이 상황을 대사보상이 있는 호흡성 알칼리증이라고 한다.

왜 폐의 색전증이 동맥 P_{O_2} 감소시키고 또 동맥 P_{CO_2}도 감소시키는가? 산소는 분압과 함량 사이에 S자형 곡선을 보이고, 이산화탄소는 좀 더 직선적인 관계를 갖는다는 제13장의 내용을 상기해 보라. P_{O_2}가 60 mmHg 이상으로 증가할 때 O_2함량은 고평부에 있으므로(그림 13.26 참조), 폐의 과환기 부위에서 폐포 내 O_2의 증가가 혈액의 O_2 함량을 크게 증가시키지 않는다. 그러므로 과환기가 일부 폐포에서 O_2를 증가시키더라도, 그것이 환기-관류 불균형에 의한 일부 폐 모세혈관의 O_2 함량의 뚜렷한 감소를 보충하지 못한다. P_{CO_2}와 혈액 내 CO_2 함량 사이에는 직선적 관계가 있으므로, 증가하는 환기가 혈액 내 CO_2 함량을 감소시킬 수 있다. 이와 같은 전반적 효과들의 결과가 감소한 동맥 P_{CO_2}에 의한 급성 호흡성 알칼리증인 것이다. 흥미롭게도, 만약 환자에게 산소가 충분한 기체로 호흡시키면 저산소혈증이 부분적으로 극복되는데, 그 이유는 비록 환기와 관류가 잘 맞지 않더라도 폐에서 혈액의 완전한 단락이 이루어지는 것이 아니기 때문이다. 따라서 증가하는 폐포 P_{O_2}가 어느 정도 환기-관류 불균형을 가지면서도 폐의 일부 부위에서의 산소 공급을 증가시킬 수 있다. 산소 공급에 의해 동맥 P_{CO_2}는 약간 증가할 것이고, pH는 약간 감소할 것인데, 이는 개선된 동맥 P_{O_2}가 말초화학수용기 자극을 감소시키고 과환기 정도를 떨어뜨리기 때문이다(그림 13.34 참조).

이 환자는 초기에 자신에게 심장마비가 온 것이 아닌가 생각하게 했던 흉통을 호소했다. 그가 흉통을 가진 것이 그의 생명을 보호해줄 수 있도록 응급의학과로 가게 해 주었기 때문에 행운이라고 할 수 있다. 비록 폐색전증에 의한 흉통의 정확한 원인은 불확실하지만, 한 가지 가능성은 혈전들이 폐동맥압의 급상승을 가져와 통증을 일으킬 수 있다는 것이다.

이 남자는 왜 폐색전증이 생겼을까? 심정맥혈전증 발생을 가져올 수 있는 몇 가지 위험 인자가 폐색전증을 일으킨 것이다. 장시간 좌석에 앉은 것이 다리 아래쪽에 혈액이 고이게 만든다(그림 12.48, 12.63 참조). 이것이 모든 사람에게 장시간 의자에 앉아 있는 것을 피하라고 추천하는 이유이다. 단지 2~3시간 정도 컴퓨터 앞에 앉아 있는 것도 피해야 한다. 다리골격근의 수축이 있어야 다리정맥을 압박하게 되고, 이것이 다리정맥혈을 간헐적으로 흐르게 해 혈전 형성 기회를 차단한다. 또 이 환자가 비만인 것도 다리정맥에 혈액이 고이는 것을 더 증가시켜(정맥의 환류와 정맥 판막의 약화에 기인) 혈액 내 특정 응고 인자들의 양을 증가시키고 혈소판들의 기능을 변화시킴으로써 심정맥혈전증의 위험을 더 배가시켰다.

수많은 유전자 결함 또한 혈전 생성 경향을 높이는데, 이를 **응고항진**(hypercoagulability)이라고 한다. 가장 일반적인 형태가 활성화된 단백질 C에 대해 저항성을 가지는 것으로서(그림 12.76 참조), 미국에서는 건강한 성인들의 3% 이상에서 이런 증상이 일어난다. 사실상 이 환자도 단백질 C에 대한 검사에서 저항성이 있음이 발견되었다. 따라서 이 환자의 경우 비만, 장시간 앉아 있음, 응고항진의 복합적 결과로 심정맥혈전증과 폐색전증이 된 것으로 보인다.

치료

폐색전증으로 진단되자마자 이 환자에게 헤파린과 **재조합 조직 플라스미노겐 활성인자**(recombinant tissue plasminogen activator, rec-tPA)의 정맥주사를 실시했다. 헤파린은 응고항진에 반대작용을 하는 항응고제이다. rec-tPA는 몸에서 혈전용해 작용을 하는 분자의 합성물이다. 며칠 후 환기-관류 스캔을 다시 실시한 결과, 폐의 혈액순환은 거의 정상으로 회복되었다. 이 시기에 산소의 추가 공급량도 감소했으며, 혈액 내 기체 조성이 정상으로 돌아왔을 때 중지되었다.

이 환자가 응고항진증의 유전적 소인을 갖고 있음을 고려해볼 때, 그는 가까운 장래에 또다시 심정맥혈전증과 폐색전증이 생길 가능성이 높다. 이 환자의 가족 중 일부도 동일한 장애를 가질 수 있으므로, 그들도 검사를 받고 적절한 의료상담을 받아야만 한다. 이 환자는 귀가 후에도 6개월 동안 경구용 항응고제 복용을 계속했고(12.29절 참조), 1차 진료 의사는 예후를 추적했다. 환자는 비

만이 심정맥혈전증 재발 위험성을 크게 한다는 것을 명심하고, 체중 줄이기에 매진했다. 일부 의사는 이 환자와 동일한 환자에 대해서 평생 항응고제 치료를 해야 한다고 주장하기도 한다.

19.3 복통, 발열과 순환장애를 가진 남성의 사례 연구

사례 경과

알래스카 황야의 깊숙한 강에서 친구들과 카누 타기를 하던 21세의 건강한 남학생이 심한 복통을 느꼈다. 남자는 덜 익힌 생선을 먹어서 그런 것인지 아니면 노를 많이 저어서 근육 경련에 의한 것인지 생각하면서, 하루 동안 카누 타기를 중단하고 쉬어 봤지만 통증은 점점 더 심해졌다. 그는 떨기 시작했고, 기온이 높았지만 극심한 오한을 느꼈다. 이러한 증상들이 36시간 동안 점차 악화되었고, 급기야 그는 캠프를 떠나 비행기에 실려 가장 가까운 병원으로 이송되었다.

반영과 복습 #12

■ 체온에 대한 항상성 조절에 관한 지식을 바탕으로, 이 학생이 오한을 느끼는 이유는 무엇인지 설명하라(그림 16.18~16.20 참조).

신체검사

병원 응급의학과에 도착했을 때 이 학생은 의식이 오락가락했다. 그의 체온은 39.2°C(정상 범위는 36.5°C~37.5°C), 심장박동수는 140회/분(정상 범위는 65~85회/분), 호흡률은 34회/분(정상 범위는 12회/분), 혈압은 84/44 mmHg(젊은이의 정상 범위는 120/80 mmHg)였다. 그는 급히 숨을 몰아쉬고 있었고, 청진기로 진찰했을 때 폐는 정상이었다. 그의 복부는 경직되어 있었고, 가볍게 눌렀을 때 심한 압통이 있었으며, 오른쪽 하복부 4분면 위치에 압통이 특히 심했다. 그의 친구와 상담해 그가 지난 24시간 동안 소변을 보지 않았다는 것을 알았다. 그러므로 **카테터**(catheter)라는 긴 도관을 요도를 통해 방광으로 삽입해 그의 소변을 빼냈다. 비정상적으로 소량인 10 mL의 소변만 카테터로부터 채취되었다(뇨의 생성 속도와 배출량에 대한 복습을 위해 그림 14.28 참조).

반영과 복습 #13

■ 이 환자의 낮은 수축기혈압과 적은 뇨 배설량을 연결하는 기전은 무엇인가?(그림 14.22 참조)

■ 복강의 오른쪽 아래 4분면에 위치하는 기관들은 무엇인가?(그림 15.1, 15.37 참조)

임상검사

추가적인 임상검사를 실시해 얻은 결과는 **표 19.3**과 같았다.

반영과 복습 #14

■ 동맥 P_{CO_2}와 동맥 pH 값 사이의 관계를 설명하라. 이 환자의 중탄산염 수치가 왜 낮게 나왔는가?(표 14.8 참조)

■ 백혈구의 기능은 무엇인가? 이 환자에서 비정상 수치를 보이는 이유는 무엇인가?(그림 12.2와 표 18.1 참조)

■ 어떤 대사경로로부터 젖산(젖산염)이 생성되는가? 어떤 환경에서 젖산 생성이 정상보다 높아지는가?(그림 3.42, 3.43 참조)

■ 젖산 증가가 폐포 환기에 어떤 영향을 미치는가?(그림 13.38 참조)

■ 혈액 내 크레아티닌은 왜 증가하는가?(14.4절 참조)

진단

팔 정맥에 카테터를 설치하고 등장의 식염수(NaCl)를 정맥으로 주입했다. 감염 증상에 대처하기 위해 식염수에 항생제를 첨가했다. **컴퓨터단층촬영법**(computed tomography, CT)으로 복부 스캔을 실시해 충수염을 확인했다(**그림 19.4**). 지속적인 정맥 내 용액 주입, 생리학적인 상태 관찰, 동맥혈압과 심실압 측정을 위한 추가적인 카테터 설치를 위해 환자를 중환자실에 입원시켰다.

이어서 복부 관찰을 위해 환자를 수술실로 옮겨, 작은 구멍[**천공**(perforation)]과 **괴사**(necrosis) 증상이 있는 염증을 일으킨 충수를 절제했다.

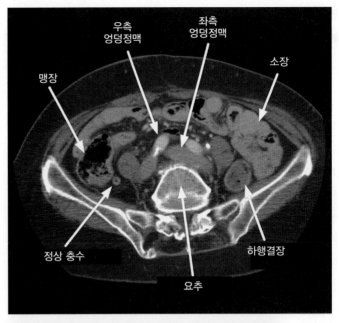

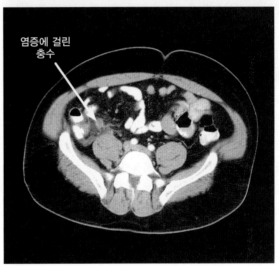

그림 19.4 위쪽은 정상인의 복부 컴퓨터단층촬영(CT) 사진, 아래쪽은 충수염(화살표)을 보이는 CT 사진. 출처: (위) Dr. David Olson, (아래) Living Art Enterprises, LLC/Science Source

반영과 복습 #15

■ 충수는 어디에 위치하는가?(그림 15.37 참조)

복부 기관들을 둘러싼 막들에 세균 감염이 있는 것을 발견했다. 이런 형태의 감염을 **복막염**(peritonitis)이라 하며, 그 결과로 **농**(pus, 백혈구, 세균, 세포 찌꺼기로 이루어진 노란색 액체)이 만들어진다. 농을 제거하고, 복부 기관을 식염수와 항생제로 깨끗이 세척한 후 환자를 중환자실로 이동시킨 다음 동맥혈압, 중심정맥압(우심방압), 소변의 배설량을 관찰했다.

표 19.3	실내 공기로 숨 쉬는 환자의 검사 결과들	
혈액 측정*	결과 수치	정상 범위
백혈구	$25.0 \times 10^3/mm^3$	$4.3 \sim 10.8 \times 10^3/mm^3$
동맥 P_{O_2}	90 mmHg	80~100 mmHg
동맥 P_{CO_2}	28 mmHg	35~45 mmHg
동맥 pH	7.25	7.38~7.45
동맥 중탄산염	13 mmol/L	23~27 mmol/L
젖산	8.0 mmol/L	0.5~2.2 mmol/L
포도당	90 mg/dL	70~110 mg/dL
크레아티닌	2.2 mg/dL	0.8~1.4 mg/dL

* 실제 이 측정들은 전혈, 혈청, 혈장을 가지고 한 것임.

■ 우심방 혈압을 추적하는 목적은 무엇인가?(그림 12.49 참조)
이 환자에서 추적해 보아야 할 다른 변화 요인을 제시하라.

수술 후 몇 시간 동안 환자에게는 기계적 환기를 유지해 주었다.
울리는 호흡음과 동맥의 감소가 그의 폐 속에 액체가 있음을 말
해준다. 산소를 추가 공급해 산소가 풍부한 공기를 호흡하게 해
환자 동맥의 산소 감소를 최소화했다. 온몸 조직에 널리 퍼져 있
는 부종은 세포 간질액 양이 증가하고 있음을 말해주며, 그의 혈
압과 소변 배출량이 정상보다 너무 낮아 위험 수준을 나타낸다.
정맥에의 수액 주입과 항생제 치료를 계속해 중환자실 담당 의사
는 노르에피네프린, 바소프레신, 메틸프레드니솔론(합성 글루코코
르티코이드)을 주입했다. 그 후 며칠 동안 환자는 매우 위험한 상
태라 상태를 계속 지켜보았다. 혈액량, 혈압, 혈청 젖산, 혈액 pH,
혈중 기체분압을 정상으로 유지하기 위한 적절한 치료와 해결법들
이 동원되었다.

이 환자는 급성 **충수염**(appendicitis)으로 시작했지만 치료가
지연되어 **패혈성 쇼크**(septic shock)라고 알려진 매우 치명적인 상
황으로 악화했다. 비록 대장균과 그 밖의 세균 종들이 통상적으
로 대장과 그 관련 기관인 충수에 있지만, 충수 내강의 차단이나
충수로의 혈액 공급이 정상적으로는 해롭지 않은 세균들이 통제
하기 어려울 정도의 폭발적 증식을 허용했기 때문이다. 만약 이런
일이 벌어지면 충수는 팽창하고, 염증에 의해 충수 내 압력이 매
우 높아진다. 결국에는 이런 요인들이 충수 점막의 궤양을 일으키
고, 천공과 충수의 파괴가 뒤따른다. 이때 방출되는 세균들이 복
강으로 퍼진다. 이어서 세균들은 독소들을 내고, 이 독소들이 복
부 혈관으로 확산하는 과정들이 일어나는 것이다(**그림 19.5**).

세균 감염으로 체온, 맥박 수, 호흡률, 백혈구 수의 상승 등이
나타나는 증상으로 정의되는 **전신성 염증반응**(systemic inflam-
matory response)이 되는 상태를 **패혈증**(sepsis)이라고 한다. 세
균 감염에 의해 패혈증이 일어나는 가장 일반적인 부위가 폐, 복
부(이 환자의 경우), 요로, 피부 또는 관을 관통하는 도관 부위이
다. 만약 패혈증이 패혈성 쇼크로 진행되면, 환자의 혈압은 크게
떨어져(수축기압력이 40 mmHg 이상 떨어지거나 평균동맥압이
65 mmHg 이하), 정맥으로 다량의 등장성 식염수를 주입해도 복
구되지 않는다. 이러한 형태의 순환계 이상의 예가 **저저항성 쇼크**
(low-resistance shock)로서 혈관 확장 물질들의 과다 방출에 의
한 총 말초저항과 혈압의 감소로 정의된다(12.18절 참조).

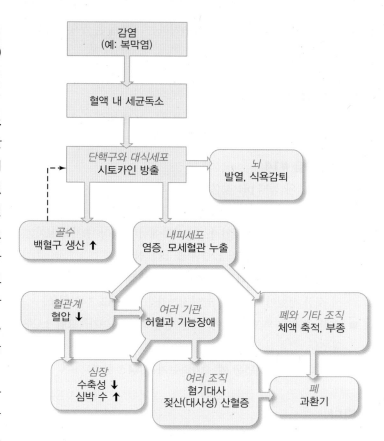

그림 19.5 감염이 여러 기관으로 퍼져 패혈성 쇼크를 일으키는 과정.

생리학적 통합

세균 감염은 신속하게 온몸에 걸친 방어 반응을 자극한다(그림
18.16~18.19, 18.22 참조). 단핵구와 대식세포는 시토카인(cyto-
kine)이라고 하는 다양한 신호분자를 분비하는데(표 18.2 참조),
인터루킨(IL)과 종양괴사인자(TNF)가 여기에 속한다. 시토카인들
의 표적조직은 다음을 포함한다.

■ 열 발생, 식욕감퇴, 피로, 부신피질자극호르몬(ACTH) 분비
증가를 중개하는 뇌
■ 백혈구 생산 속도 증가를 자극하는 골수
■ 염증 과정 수행과 모세혈관 누출을 증가시키도록 자극이
일어나는 전체 혈관에 존재하는 내피세포

많은 종류의 세균이 독소를 방출하는데, 이 독소들이 시토카인
분비와 작용을 촉진하며, 가끔은 생명을 위협하는 과잉반응 또는
비정상반응을 초래한다. 전신 염증성 반응은 몸 전체 구석구석 영
향을 미친다.

이 환자가 병원에 도착했을 때가 위와 같은 경우였다. 그의 체
온한계점이 순환 시토카인들에 의해 더 올라가 **열병**(fever) 수준

이었고, 그는 체온이 더 올라가는데도 불구하고 오한을 느껴 중심 체온을 더 높이기 위해 떨고 있었다. 시토카인과 기타 염증중개자들(표 18.3과 그림 18.2 참조)의 맹공격이 그의 백혈구 수를 더욱 증가시켰고, 세균 독소가 순환혈액 속으로 방출되었다. 다량의 이 화학물질이 미세혈관 내피세포들에 광범위한 상처를 입혀서 모세혈관 밖으로 액체를 누출시켰다.

모세혈관으로부터의 누수량이 커지면 순환계로부터 액체의 집단 유출이 일어나게 된다(그림 12.44 참조). 혈장단백질이 간질액으로 나옴으로써 삼투압에 의해 모세혈관 구멍을 통한 액체의 유출을 만든다. 이것은 제12장에 기술된 스탈링 힘에 의한 것이다(그림 12.45 참조). 이와 같은 체액손실이 순환혈액 용량을 크게 떨어뜨려서, 압력수용기 반사에 의한 동맥혈압 유지를 할 수 없는 정도까지 된다(12.15절 참조).

심장박동수의 극적인 증가가 혈압을 정상 수준까지 올리기 위한 뇌의 심혈관 중추를 통한 압력수용기 반사작용의 증거이다. 비교적 많은 양의 정맥 내 체액 유입으로도 저혈압을 끌어올리지 못하는데, 그 이유는 주입된 체액이 간질 공간으로 빠져나가기 때문이다. 간질 공간의 체액 축적이 이 환자에서 보이는 조직부종을 만드는 것이며, 폐포 모세혈관의 누수로 인해 폐에 체액이 쌓여 **폐부종**(pulmonary edema)을 만든다.

낮아진 전신성 동맥혈압이 조직으로의 적절한 혈액 흐름을 어렵게 만든다. 혈액 흐름이 산소와 영양분 요구를 충족시키지 못하는 **허혈**(ischemia)이 발생하면 조직, 기관, 기관계가 제대로 기능하지 못한다. 예를 들면 이 환자가 뇨를 배설하지 못하는 것은 신장으로의 혈액 흐름이 낮아졌기 때문이다(그림 14.22 참조). 혈청 크레아티닌 함량의 증가는 사구체 여과율이 감소했다는 증거이다(그림 14.12의 논의 참조).

이용 가능한 산소의 저하에 따른 일반적인 결과는 세포들이 ATP 생성을 위해 무산소 경로를 이용해야 하는 결과로 부산물인 젖산이 증가하는 것이다(그림 3.42, 9.22 참조). 이로 인해 환자에게서 뚜렷한 대사적 산증이 발생했다. CO_2에 의해 발생한 산을 혈장으로부터 제거하려는 말초 화학수용기(주로 목동맥소체)에 의해 환자의 과환기가 촉진되었다(그림 13.37 참조).

산증(acidosis)에 대항하기 위한 또 다른 기전은 새로운 중탄산염을 혈장으로 첨가시키고 신장을 통해 H^+을 배설하는 것이지만(14.19절 참조), 신장의 혈류와 사구체 여과율 감소로 이 기전은 효과가 없다. 이 환자에서 조직으로의 산소 운반은 그의 폐에 형성된 체액 때문에 제대로 발휘되지 못했다. 폐포에서 폐 모세혈관으로의 산소 확산에 부가적 장벽이(그림 13.28 참조) 체동맥혈액의 산소분압을 감소시켰다.

치료

패혈성 쇼크는 사망률이 40~60%로서 매우 위험한 상황이다. 환자의 생존을 결정짓는 가장 중요한 요인 중 하나가 환자 상태에 대한 조기 인식과 치료이다. 환자가 패혈증 증세를 보이고 패혈성 쇼크로 진행되고 있음이 결정되면, 환자의 생존은 환자의 생리적 상황에 대한 신속하고 지속적인 감시와 변화된 상태들에 대한 즉각적인 치료에 달려 있다. 표 19.3에 열거된 것 외에 변화를 감시해야 하는 항목으로는 체온, 심장박동수, 혈압, 동맥과 정맥의 산소포화도, 평균동맥혈압과 우심방혈압, 소변 배출량, 간(liver)을 비롯한 다른 기관의 기능에 대해 특이적인 생화학적 혈액 지표 등이다. 이러한 정보를 사용해 의사들은 심혈관계와 호흡계 기능 개선을 위한 단계로 들어설 수 있으며, 동시에 환자의 상황을 초래한 근원적 감염을 치료할 수 있다.

패혈성 쇼크 처리에서 즉각적 개입은 몸 전체에 산소 공급을 회복시켜서 이 증상의 특징인 전신에 퍼져 있는 조직 저산소증으로부터 벗어나는 것을 목적으로 한다. 등장성 식염수와 노르에피네프린, 바소프레신과 같은 혈관수축인자(그림 12.54 참조)의 정맥 주입에 의해 평균동맥혈압은 증가한다. 과량의 순환체액량이 정맥혈압 증가와 심장채우기 증가(그림 12.49 참조)에 의해 심박출량을 증가시키는 반면에, 노르에피네프린(시냅스후 교감신경 말단에서 방출되는 신경전달물질)은 심장수축력과 소동맥 수축을 증가시킨다(그림 12.54 참조). 평균동맥혈압을 65~90 mmHg로 유지해주는 것이 조직으로의 혈액 흐름을 최적화하는 데 필요하다. 우심방압은 감시되어야 하는데, 그 이유는 그것이 정맥환류와 심혈관계 내 체액량에 대한 좋은 지표가 되기 때문이다(그림 12.60 참조). 산소 추가공급에 의한 폐 환기를 통해 헤모글로빈이 산소로 포화되도록 해 혈액 내 산소함량이 유지된다(그림 13.26 참조).

또 약물 처리로 호흡근육들을 마비시키거나 기계적 환기장치(공기 펌프에 연결된 관을 기관에 투입해 하는 장치)를 제공해 환자의 산소 요구를 감소시키는 것도 도움이 된다. 그렇지 않으면, 패혈성 쇼크의 전형적인 증상인 호흡속도와 호흡심도의 증가로 호흡근육의 산소 이용량이 상당히 증가할 뿐만 아니라 이미 산소 부족으로 고통 받는 다른 기관으로의 혈액 유입을 저해한다.

심혈관계 기능을 회복시키면서 동시에 감염에 대한 치료도 해야 한다. 패혈증으로 진단되자마자 가능한 빨리 여러 종류 세균에 널리 작용하는 항생제가 투여되어야 한다. 그다음 감염부위를 찾아 축적된 고름, 죽은 조직을 제거하고, 주위 조직을 철저히 세척한다. 이상적으로는, 감염부위로부터 혈액과 고름에서 채취한 시료를 배양해 48시간 이내에 감염에 관련된 세균을 동정해야 한다.

그러면 침투한 세균 종류에 특이적으로 작용하는 약물치료로 정맥투여 항생제 치료를 조절할 수 있다.

최근의 임상 연구는 패혈성 쇼크 환자의 생존율을 높일 수 있는 다른 치료 방법을 제시하고 있다. 약리학적 적정량의 글루코코르티코이드류 주사가 일부 패혈성 쇼크 환자에서 효과적일 수 있다. 이 호르몬들은 우리 몸의 여러 조직에서 스트레스에 대처하는 기전을 활성화한다(표 11.2 참조). 이들 호르몬 효과 중 중요한 것이 염증반응의 저해와 노르에피네프린 같은 아드레날린성 물질들에 대한 혈관 평활근의 민감도를 촉진하는 것이다. 패혈성 쇼크에서 글루코코르티코이드는 감염에 대한 면역반응을 억제하기 때문에 부분적으로 이 치료의 이점은 의문이 제기되어 왔다(제11장 및 그림 18.22 참조). 현재 지침에 따르면 글루코코르티코이드 치료는 환자처럼 패혈성 쇼크가 매우 심한 경우에만 한정해야 한다.

6일이 지난 후부터 환자의 상태는 점차 개선되었다. 혈압이 증가해 안정화되었고, 정맥 내 수액 주입과 노르에피네프린 유입량은 점차 줄이다가 중단했다. 폐와 조직에 생겼던 부종도 점차 사라졌고, 의식도 돌아왔으며, 결국에는 환기장치 없이 동맥혈의 산소포화도를 유지할 수 있게 되었다. 입원 2주 동안 뇌, 간, 신장 기능이 정상으로 돌아왔고, 호된 시련에도 뚜렷한 장기적인 기관 손상은 없었다. 그는 매우 행운아였다고 할 수 있다. 미국에서는 매년 50만 명의 중증 패혈성 쇼크 환자가 발생하며, 그중 절반 이하 정도만이 살아남는다. 그가 젊고, 초기의 신체적 상태가 비교적 양호한 점이 불운으로부터 벗어나는 데 도움이 되었던 것 같다.

19.4 구역질, 홍조, 발한 증상을 보인 대학생의 사례 연구

사례 경과

21세의 코카서스계 여대생이 구역질, 홍조(flushing, 얼굴이 뜨겁고 발갛게 되는 증상), 발한(sweating)을 몇 차례 겪은 후 학교 보건소를 찾아왔다. 그녀는 이전에 폭음을 한 것은 인정했지만, 최근 겪은 구역질은 그 일과는 무관한 것이고, 계기가 될 만한 어떤 일도 없었다고 했다. 이런 증상들이 생긴 후, 얼굴 왼편에 약하지만 바늘로 콕콕 찌르는 것 같은 느낌과 주기적으로 경련이 생겼다. 그러한 증상이 점차 몸을 따라 내려가 왼쪽 팔과 왼쪽 다리까지 생겼다고 한다. 이런 증상은 3~4분 동안 지속되다가 완전히 사라졌다. 학교 보건소 의사의 보조원은 환자에게 최근에 이런 증상을 일으킬 만한 머리 부상이 있었는지 물었고, 환자는 부상이 일어난 적이 없다고 답했다.

신체검사 도중 구역질을 하고, 눈에 띄게 홍조를 띠었으며, 땀을 많이 흘렸다. 몇 초 후 얼굴 왼쪽 근육의 수축이 일어났고, 점차 왼팔, 왼쪽 다리로 진행되었다. 1분 정도 지난 후 여대생은 의식을 잃고, 마치 **간질성 발작**(epileptic seizure)을 일으키는 것처럼(그림 8.2 참조) 양쪽 팔과 다리에 주기적인 **경련**(convulsion)을 일으켰다. 발작이란 뇌로부터 통제할 수 없는 전기적 활성이 폭풍처럼 밀려오는 증상으로서, 어떤 경우엔 주기적으로 온다. 더욱이 여대생의 등이 굽어지고 뻣뻣해지며, 눈이 뒤집혔다.

의사 보조원이 **피부용 산소감시기**(transcutaneous oxygen monitor)를 손가락에 설치했다. 환자의 산소포화도는 83%(정상은 95% 이상)로 낮았다. 경련은 2~3분 후에 중지되었지만 환자의 의식은 돌아오지 않았고, 바지는 소변으로 흠뻑 젖어 있었다. 의사 보조원은 구급차를 불러 인근 병원 응급의학과로 급히 데려갔다.

반영과 복습 #17

- 산소포화도가 급격히 감소한 원인은 무엇인가?(그림 13.26과 표 13.11 참조)
- 홍조와 발한의 원인은 무엇인가?(표 6.11과 그림 16.18, 16.19 참조)
- 배뇨는 무엇으로 조절되는가?(그림 14.13 참조)

신체검사

응급의학과 의사는 환자의 생명징후를 측정했다. 혈압은 159/83 mmHg로 증가했고, 심장박동수는 114회/분으로 증가했으며, 체온은 37.1°C로 정상이었다. 한쪽 팔의 전주정맥(antecubital vein)에 카테터를 장치했다. 혈구용적(hematocrit), 적혈구 수, 전해질, 포도당, 크레아티닌 측정을 위해 혈액시료를 채취했다(표 19.4). 이

표 19.4	응급실 임상검사 결과들	
혈액 측정*	결과 수치	정상 범위
혈구용적	47%	37~48%
백혈구	$5.8 \times 10^3/mm^3$	$4.3 \sim 10.8 \times 10^3/mm^3$
나트륨	140 mmol/L	135~146 mmol/L
칼륨	4.0 mmol/L	3.5~5.0 mmol/L
염소	101 mmol/L	97~110 mmol/L
칼슘(총)	9.5 mg/dL	9.0~10.5 mg/dL
포도당	130 mg/dL	70~110 mg/dL
크레아티닌	0.9 mg/dL	0.8~1.4 mg/dL

* 실제 나트륨, 칼륨, 염소, 칼슘, 포도당, 크레아티닌 측정들은 혈청 또는 혈장을 가지고 한 것임.

어서 150 mmol/L 나트륨과 150 mmol/L 염소를 함유한 등장생리식염수(300 mOsm/L)를 서서히 주입하기 시작했다. 대체적인 신경검사에서 환자는 의식이 있지만 지시에 계속 따르지 못하고 현기증을 느끼는 것 같았다. 눈에 빛을 쪼였을 때 동공의 크기는 양쪽 눈에서 비슷했고, 대칭적으로 수축해 정상이었다. 환자는 왼쪽 팔과 왼쪽 다리는 오른쪽 팔과 오른쪽 다리만큼 움직이지 않았다. 의사가 팔꿈치와 무릎에 대한 반사시험을 진행한 결과 오른쪽보다 왼쪽 관절이 더 활발했다. 이 신경검사를 근거로 의사는 머리에 대한 MRI 검사를 지시했다.

반영과 복습 #18

- 그녀의 심장박동수를 증가시키는 원인은 무엇인가?(그림 12.26, 12.30, 12.54 참조)
- 적혈구 용적률은 무엇을 측정한 것인가?(그림 12.1 참조)
- 왜 혈당을 측정했는가?(그림 16.12와 제16장의 저혈당증에 대한 내용 참조)
- 왜 혈액 크레아티닌 농도를 측정했는가?(14.4절 참조)
- 왜 등장의 생리식염수를 주입했는가?(표 4.1 참조)
- 왼쪽 팔다리의 반사반응이 커졌다는 것은 무엇을 의미하는가? (그림 10.3, 10.6 참조)

임상검사

자기공명영상(magnetic resonance imaging, MRI)은 강력한 자력을 사용해 몸 주위에 자기장을 만든다(**그림 19.6**). 이 자기장이 몸속 수소 원자 핵(양성자)의 회전 또는 공명에 작용해 양성자를 같은 방향으로 배열시킨다. 그러면 신체검사 부위(이 환자의 경우에는 뇌)는 라디오파의 영향에 놓이게 된다. 뇌의 원자들이 진동파의 에너지를 흡수해 양성자의 공명을 변화시켜, 자기장 내 양성자 배열을 변화시킨다. 자기장 내 양성자 재배열은 조직 종류에 의존하므로 고주파 코일을 지나갈 때 전류 변화로 검출되는 것이다. 뇌, 지방, 근육과 같은 서로 다른 조직의 양성자는 다르게 행동하는데, 그 이유는 그들의 행동이 지방, 수분 함량과 같은 국소적 환경에 의존하기 때문이다. 그러므로 조직 종류에 따른 양성자의 행동 차이에 의해서 뇌의 내부 구조와 비정상 부위 및 질병 상태의 영상을 컴퓨터가 생성하게 해 분석할 수 있게 된다.

진단

MRI 검사에서 뇌의 오른쪽 측두엽에 병변(lesion)이 있는 것으로 나타났다(그림 6.38과 **그림 19.7**의 측두엽 위치 참조). 이 병변에 대해서는 두 가지 해석이 가능하다. 첫 번째는 감염에 의해 생긴

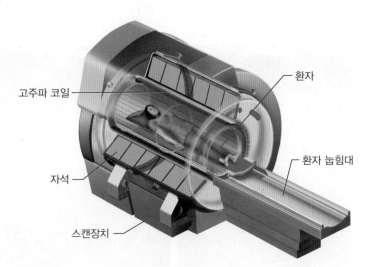

그림 19.6 자기공명영상(MRI)의 펼친 모식도. 출처: www.magnet.fsu.edu.

고주파 코일 — 환자
자석 — 환자 눕힘대
스캔장치 —

농양(abscess)인데, 농양은 호중구, 세균, 체액이 모여서 생긴 염증이다. 두 번째는 이 병변이 **신생물**(neoplasm)일 가능성인데, 이것은 '새로운 생성물' 또는 '종양(tumor)'을 의미한다. 어떤 신생물은 악성으로 암(cancer)이라 하며, 뇌의 다른 부위로 퍼져 나간다. 많은 중추신경계 종양은 양성으로 암은 아니다. 양성종양은 빨리 자라지도 않고 다른 기관으로 퍼져 나가지 않기 때문에 덜 위험하지만, 여전히 국소적 생장에 의한 문제를 일으킬 수 있다.

조직 진단을 확정하는 유일한 방법은 **두개골 절개술**(craniotomy)을 통한 비정상 조직의 외과적 채취인데, 이것은 두개골의 일부를 들어내 그 아래에 있는 뇌 조직 일부를 취하는 것이다. 이 방법이 환자에게 수행되어 조직학적 검사를 통해 **성상교세포종**(astrocytoma)임이 판명되었다(그림 6.6 참조). 특히 이 종양조직의 염색 표본을 현미경으로 관찰한 병리학자는 이 환자가 **다형성 교모세포종**(glioblastoma multiforme)을 가진다고 판정했다. 이 종양의 이름은 종양이 완전히 분화되지 않은 교질세포(이 환자의 경우엔 성상교세포)에서 생겼다는 의미로 붙여진 것이다. 이 종양은 생성 시기, 위치, 뇌 주위의 손상 범위에 따라 다양한 외형을 만들 수 있기 때문에 '다양한 형태'를 가지게 된다. 불행하게도 다형성 교모세포종은 암 형태의 종양이다.

반영과 복습 #19

- 이 병변의 해부적 위치의 중요성은 무엇인가?(그림 7.13 참조)

생리학적 통합

다형성 교모세포종은 빠르게 생장하며 매우 치명적인 뇌암이다. 미국에서 매년 발견되는 약 13,000건의 새로운 뇌종양 중 약 65%가 신경교 기원으로서 이들을 총칭해 신경교종(glioma)이라고 한

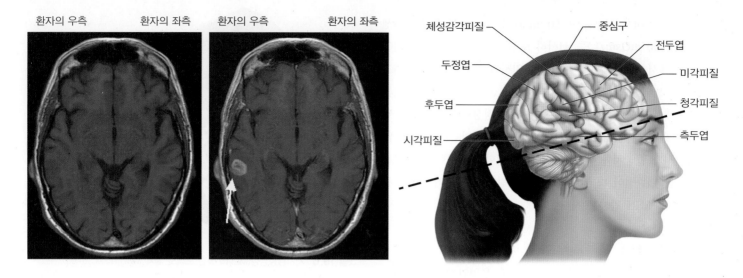

환자의 우측　　　환자의 좌측　　　환자의 우측　　　환자의 좌측

체성감각피질　　　　중심구

두정엽　　　　　　　　전두엽

후두엽　　　　　　　　미각피질

　　　　　　　　　　청각피질

시각피질　　　　　　　측두엽

그림 19.7 자기공명영상에서는 먼저 뇌 조직은 균일하게 회색으로, 뇌를 둘러싸고 있는 지방은 밝게 그리고 뇌실 내 수분은 어둡게 나타나도록 장치를 한다(왼쪽 스캔), 관례적으로 MRI 영상의 왼쪽에 뇌의 오른쪽이 위치하고, MRI 영상의 위쪽에 뇌의 앞쪽이 위치한다. 이어서 가돌리늄(gadolinium)을 함유한 조영제를 환자에게 정맥주사한 후 스캔을 다시 한다(오른쪽 영상). 가돌리늄은 자력과 반응하는 성질을 가지므로 외부에 자장을 걸어줄 때 자성이 나타난다. 정맥 내로 주입했을 때 조영물질은 뇌 손상이나 질환 때 나타나는 혈액-뇌 장벽(그림 6.6 참조)의 결손 또는 손상 부위로 들어갈 수 있다. 뇌로 들어가면 가돌리늄은 물, 지방과 결합해 국부 환경을 변화시키고 그 부위의 밀도를 높게 해준다. 이 MRI 영상은 오른쪽 측두엽의 약 2 cm 정도에 비정상 신호를 보인다(하얀색 화살표). 오른쪽 그림의 긴 점선은 MRI 사진의 면을 나타낸다. Dr. Douglas Woo, M.D., Medical College of Wisconsin

다. 이들 종양은 성상교세포로부터 생성되어 정상 뇌 조직으로 침투한다. 종양이 성장함에 따라 종양은 주위에 있는 건강한 정상 뇌 조직으로 침투하고 압박하며 파괴할 수 있다. 더욱이 이것들이 침투해 종양세포가 뇌를 자극해 발작을 일으킬 수 있다. 실제로 이 환자의 경우와 같이 뇌종양이 있는 환자의 약 20~30%가 간질과 유사한 발작을 경험한다(그림 8.2 참조). 발작하는 동안 구역질, 홍조, 발한을 일으키는데, 적어도 부분적인 원인이 되는 교감신경 활성이 크게 증가하고, 혈압과 심장박동수도 증가한다. 산소포화도 감소의 원인은 경련 동안 호흡근육의 경직과 지속적인 수축에 의한 저환기이다(표 13.11 참조). 환자가 경련 후 소변을 본 것은 경련이 진정된 후 교감신경 작용이 가라앉을 때 남아 있는 부교감신경 자극이 배뇨를 일으켰기 때문이다(그림 14.13 참조).

뇌 MRI 결과가 나올 때까지는 의사도 발작의 원인을 알지 못한다. 다양한 대사장애가 발작을 일으킬 수 있기 때문이다. Na$^+$, K$^+$, Ca^{2+}과 같은 혈액 전해질의 이상이 신경의 정상적인 휴식기 막전위와 활동 전위를 방해할 수 있다(그림 6.12, 6.13, 6.19 참조). 그러나 이 환자의 혈액 전해질 수치는 정상으로서 발작 증상의 원인이 될 수 없다(표 19.4 참조). 이 환자는 혈장과 삼투압이 비슷한 0.9% 생리식염수 주입을 받았다. 이 수액 주입이 혈액량 유지에 도움이 되었고, 약물 주입이 필요한 경우 사용할 수 있는 정맥의 연결통로가 된다.

신부전증 또한 대사와 체액평형의 이상을 초래해 비정상적 뇌

활동을 일으킬 수 있다. 혈액 크레아티닌 수치는 신장의 사구체 여과율에 대한 훌륭한 지표로서 이 환자의 신장 기능은 정상이다(표 19.4 참조). 심한 저혈당이 뇌 대사에 필요한 만큼의 포도당 공급을 떨어뜨려 발작을 오게 할 수 있다. 이 환자에서는 저혈당이 없다(표 19.4 참조). 사실 환자의 혈당 농도는 약간 증가했는데, 이는 코르티솔, 에피네프린과 같은 스트레스호르몬의 혈액 내 농도 증가에 기인한 것 같다(11.14절, 11.16절과 그림 16.12, 표 16.3, 16.4 참조).

두개골 내 병변의 또 다른 문제점은 뇌측실과 제3뇌실로부터 뇌척수액의 배수(drainage)에 대한 장애이다. 만약 이런 일이 일어난다면 대뇌 뇌실의 내압 증가를 일으킨다. 이것이 뇌실 확장을 유발해 두개골 안의 뇌를 압박하는 결과를 초래한다. 이것을 **뇌수종**(hydrocephalus, 뇌부종)이라 한다(그림 6.47 참조). 뇌수종은 이 환자의 경우처럼 경련과 같은 여러 가지 기능적 장애를 일으킨다. 그러나 이 환자의 MRI 스캔은 뇌실 크기의 확장과 같은 뇌수종 징후를 보이지 않았다.

이 환자 상태에서 나타난 양상은 대부분 신경성 증상들이 왼쪽에만 국한되어 있다는 것이었다. 그 증상들은 자통(얼얼한 느낌), 주기적 경련, 마비 등이었다. 몸의 한쪽에서 생긴 구심성 신경 정보는 뇌의 반대편으로 들어오는 것처럼(그림 7.20 참조), 대뇌피질에서 나가는 운동신경 정보도 몸의 반대쪽으로 간다(그림 10.11 참조). 따라서 측두엽의 오른쪽 부위 병변이 오른쪽 뇌에 경련을

일으켜 몸 왼쪽 부위의 주기적 운동 활성을 증가시키는 발작을 초래했다. 게다가 왼쪽 부위에서 일어나는 반사작용의 증가는 대뇌피질 오른쪽 부위로부터 척수의 왼쪽 부위의 운동뉴런들로 내려가는 척수반사 저해의 소실 때문인 것이다(그림 10.3, 10.6 참조). 이 하행경로의 제한이 없어서 척수반사는 저해받지 않고 정상보다 활발했다.

치료

이 환자는 종양을 제거하기 위해 뇌수술을 받은 다음, 방사선요법과 여러 차례 화학요법을 받았다. 화학요법은 일반적으로 종양전문의에 의해 행해지는데, 전형적으로 빨리 자라는 종양에 독성을 갖는 약물을 투여하는 것이다. 그러나 이들 약물은 소장상피세포, 조혈세포와 같이 성장을 계속하는 정상 조직에도 독성을 갖는다. 방사선요법은 방사선을 직접 종양 부위에만 주사해 종양세포를 죽이는 것이다.

이러한 치료법에 더해 환자는 경련의 재발을 막아주기 위해 항발작 약물을 투여받았다. 그러한 약물 중 하나가 **페니토인**[phen-ytoin, 상품명은 **딜란틴**(Dilantin)]으로서, 이 약물은 특히 잦은 빈도로 매우 활동성을 갖는 신경세포에서 전압 작동성 Na^+ 채널을 차단한다(그림 6.18 참조). 또한 환자는 항염증, 항부종 효능을 갖는 합성 글루코코르티코이드 호르몬 제제를 다량 복용하는 치료를 받았는데, 이 호르몬이 종양에 의해 영향을 받았던 환자의 뇌수종을 감소시켰다.

뇌종양과 주변의 오른쪽 측두엽 조직 일부를 제거한 후 이 환자의 오른쪽 청각피질이 손상되어(그림 7.13 참조), 그녀가 좋아하는 음악의 멜로디를 구별하는 데 장애를 갖게 되었다. 멜로디의 식별 기능을 뇌의 오른쪽 측두엽이 담당한다는 것은 연구자들에 의해 밝혀진 사실이다. 이 환자는 진단 후 16개월 동안 안정적이었고, 이후 뇌종양의 크기와 위치 때문에 완전히 제거하지 못한 종양이 재발했다. 그녀는 몇 차례의 화학요법과 방사선요법을 받았다. 그러나 슬프게도 다형성 교모세포종으로 진단받은 환자의 25% 정도만이 2년 이상 생존할 뿐이다. 다형성 교모세포종의 공격성과 일반적인 진단으로 인해 현재 다양한 실험치료가 연구되고 있다.

연습문제 해답

제1장

1.1 b. 네 가지 기본적인 세포 형태는 상피세포, 근육세포, 신경세포, 결합조직세포이다.

1.2 a. 정상상태에서는 에너지 입력이 필요한 반면, 평형상태에서는 필요하지 않다.

1.3 c. 뜨거운 난로에서 손을 떼는 반응은 근육이 수행한다.

1.4 c. 과도한 에너지 소모는 일시적인 양의 균형을 유발할 것이고 이는 신체에서 필요한 것보다 더 많은 이온을 필요로 할 것이다.

1.5 b. 세포내액의 부피는 혈장과 간질액의 합보다 크다.

1.6 상피(조직)

1.7 세포외액, 혈장, 간질액

1.8 앞먹임

1.9 측분비 인자

1.10 음성

제2장

2.1 e. 음전하 이온은 양성자에 비해 전자가 더 많다. 양전하 이온은 그 반대이다.

2.2 d.

2.3 b. 이것은 탈수반응이다. 역반응은 가수분해이다.

2.4 b. 우라실은 RNA에서 발견되고, 티민은 DNA에서 발견된다.

2.5 b.

2.6 설탕 (b), 포도당 (a), 글리코겐 (c), 과당 (a), 녹말 (c)

2.7 c. 거대분자가 형성되는 메커니즘은 탈수반응을 통해 발생한다.

2.8 알카리성, 작다.

2.9 양친매성

2.10 1차

제3장

3.1 a.

3.2 b. 전사란 유전자의 DNA가 RNA로 전환됨을 말하며, 번역은 mRNA가 단백질로 전환됨을 의미한다.

3.3 a. 다른자리입체성 변형이란 리간드가 붙는 자리와 다른 자리에서 일어난다. 결과적으로 단백질의 3차 구조가 변화되고, 이로 인해 이 단백질의 리간드와 결합하는 능력이 증가 혹은 감소하게 된다.

3.4 b.

3.5 c.

3.6 d. 여기서 분해작용이란 ATP 생산을 위해 지방산을 유용한 형태로 분해하는 것을 일컫는다.

3.7 친화성

3.8 속도제한 반응

3.9 간극연접

3.10 세포질

제4장

4.1 c. 이온 채널은 막을 가로지르는 단백질이며 리간드, 전압 또는 기계적 자극에 의해 열린다.

4.2 d. 촉진 확산은 ATP를 필요로 하지 않는다. 2형 능동 수송은 ATP를 간접적으로 사용한다. 왜냐하면 이온 펌프가 특정 이온(Na^+과 같은)의 전기화학적 기울기를 생성하기 위해 ATP를 필요로 하기 때문이다.

4.3 b. 삼투에 의해 처음에는 물이 세포 밖으로 빠져나간 후에 요소의 농도가 세포 안팎으로 빠르게 평형에 도달하면 삼투압 자극을 제거한다.

4.4 e. 세포의 서로 다른 표면에서의 기능이 다른 것과 화학 물질을 분비하는 능력(예: 췌장에서의 췌액 분비)은 상피세포의 가장 중요한 특징 중 두 가지다.

4.5 a. 확산 속도는 막의 저항에 의해 감소한다.

4.6 e. 이온은 전하를 띠기 때문에 화학적 기울기와 전기적 기울기 모두 이온의 확산 속도와 방향을 결정한다.

4.7 순 유량

4.8 세포외배출작용

4.9 아쿠아포린

4.10 촉진 확산

제5장

5.1 b.

5.2 a.

5.3 e.

5.4 a. 칼모듈린은 Ca^{2+} 결합 단백질로, Ca^{2+}이 없으면 불활성화 상태이다.

5.5 d. 지용성 전달자는 세포질이나 핵 안에 있는 수용체에 작용한다.

5.6 b.

5.7 d.

5.8 a. 신경전달물질과 호르몬은 수용체에 결합하는 1차 전달자이거나 신호전달물질의 두 가지 유형이다.

5.9 e.

5.10 b.

제6장

6.1 b. 구심성 뉴런은 감각수용기와 연관된 말초 축삭 말단을 가지고 있고, 척수의 배근 신경절에 세포가 있고, 중추 축삭 말단은 척수 내부로 뻗어 있다.

6.2 c. 희소돌기아교세포는 중추신경계에서 미엘린 수초를 형성한다.

6.3 d. 주어진 Cl^- 농도를 네른스트 식에 대입하고 -1을 원자가(Z)로 사용해야 함을 기억하라.

6.4 d. A, B, C 모두 맞다. Na^+ 평형 전위를 계산하기 위해 네른스트 식을 사용하면 A, B, C의 값이 각각 $+31$, $+36$, $+40$ mV가 된다. 막전위가 $+42$ mV인 경우 Na^+의 밖으로 향하는 전기적 힘은 안쪽으로 향한 농도기울기보다 클 것이므로 Na^+은 이러한 각각의 경우에 세포 밖으로 이동하게 된다.

6.5 e. Na^+과 K^+ 모두 휴식기 막전위에서는 평형을 유지하고 있지 않지만, Na^+/K^+-ATP가수분해효소 펌프의 작용으로 두 이온의 작지만 꾸준한 누출이 농도기울기를 소멸시키지 못하게 한다.

6.6 a. Na^+은 K^+보다 전기화학적 평형으로부터 더 멀리 떨어져 있기 때문에 K^+ 누출보다 Na^+의 진입이 더 많을 것이고, 국부적 탈분극 및 전류의 흐름을 유발하며 이는 자극 지점에서 멀어질수록 감소한다.

6.7 c. 전압-개폐성 K^+ 채널의 지속적인 개방상태 때문에 활동 전위의 끝 무렵 짧은 시간 동안 막이 과분극된다. 전압-개폐성 K^+ 채널이 결국 닫히게 되면 K^+ 누출 채

널이 다시 한번 휴식기 막전위를 확정한다.

6.8 d. 뉴런 B에 의한 IPSP는 뉴런 A의 발화로 인한 EPSP의 진폭과 합산(또는 차감)된다.

6.9 a. 도파민은 노르에피네프린, 에피네프린과 마찬가지로 아미노산인 티로신으로부터 효소작용으로 생성된 카테콜아민 신경전달물질이다.

6.10 b. 노르에피네프린은 절후 뉴런이 평활근세포에 방출하는 신경전달물질이다.

제7장

7.1 a. 예를 들어 빛의 광자는 눈의 광수용기에 대한 적합자극이고, 소리는 귀의 유모세포에 대한 적합자극이다.

7.2 b. 수용기 전위는 자극을 전달하는 수용기 막에서 국부적인 전류만 생성하지만 첫 번째 랑비에결절에 도달하면 막을 탈분극해 역치에 이르게 하고 그곳에서 전압-개폐성 Na^+ 통로가 먼저 활동 전위를 시작한다. 그 지점을 지나면 수용기 전위는 거리에 따라 감소하는 반면, 활동 전위는 중심 축삭 말단까지 전파된다.

7.3 d. 측면억제는 자극 중심부와 주변부 사이의 대조를 증가시켜 자극의 국부적 예민함을 증가시킨다.

7.4 a. 피질의 후두엽은 시각 처리가 일어나는 시작 부위이다(그림 7.13 참조).

7.5 e. 체성감각에는 피부, 근육, 뼈, 힘줄 및 관절의 감각이 포함되지만 달팽이관 유모세포에 의한 음파 감지는 포함되지 않는다.

7.6 b. 교정하지 않은 근시가 있는 사람은 안구가 너무 길다. 모양체근이 이완되고 수정체가 최대한 평평해지면 멀리 있는 물체에서 나오는 평행한 광선이 망막 앞에 초점을 맞추고 가까운 물체에서 발산하는 광선은 망막에 초점을 맺을 수 있다. (정상 시력의 경우, 가까운 물체에 초점을 맞추기 위해서는 모양체근 수축과 둥근 형태의 수정체가 필요하다.)

7.7 d. 오른쪽 시각로(optic tract)가 파괴되면 양쪽 눈의 망막 오른쪽 절반에 형성된 상에 대한 지각이 손실되므로 사람의 시야 왼쪽에는 아무것도 보이지 않는다(그림 7.31 참조).

7.8 a. 와우각을 따라 아래로 이동하는 압력파는 와우각관을 진동시켜 기저막을 고정된 피개막에 대해 이동시키고 두 막 사이에 끼어 있는 유모세포를 구부린다.

7.9 c. 갑자기 머리가 왼쪽에서 오른쪽으로 회전하면, 내림프의 관성으로 인해 수평면에 놓여 있는 반고리관에 대해 내림프는 오른쪽에서 왼쪽으로 회전하게 된다. 이 액체의 움직임은 전정신경을 따라 활동 전위 발화에 영향을 미치는 팽대부 속에 있는 각두와 그곳에 묻혀 있는 유모세포를 구부러지게 한다.

7.10 d. 우마미는 '맛있는' 또는 '향긋한'을 의미하는 일본어에서 유래한 것이다. 글루탐산에 의한 이러한 미각수용기의 자극은 풍부하고 고기 같은 풍미에 대한 지각을 생성한다.

제8장

8.1 d.

8.2 c.

8.3 a.

8.4 b.

8.5 e. 그림 8.6과 8.7을 참조하라.

8.6 b. 만약 경험에 의해 선풍기 소음과 같이 지속되는 자극이 별 의미가 없다는 것을 알았다면, 그 자극에 대한 주의집중은 감소하게 된다. 이것은 '습관화'의 한 예다.

8.7 c. 중뇌 변연계의 도파민 경로는 먹고 마시는 것처럼 항상성 유지에 관련된 목표지향적인 행동을 포함하는, 적응행동과 연관된 보상의 지각을 매개한다.

8.8 d. 다른 종류의 항우울제가 추가적으로 노르에피네프린에 의한 신호전달을 증강시키지만, 세로토닌-특이적 재흡수 억제제(SSRI)는 가장 널리 사용되는 항우울제 약물이다.

8.9 a. 경화 과정을 통해 단기기억은 새로운 장기기억으로 전환되는데, 이 과정에 기능성 해마가 필요하다. 해마가 파괴되면 이전에 형성된 장기기억은 그대로 남아 있지만 새로운 기억을 형성하는 능력은 상실된다.

8.10 c. 브로카 영역은 얼굴을 조절하는 왼쪽 전두엽 운동피질 부위 근처에 위치한다. 브로카 영역이 손상되면 '표현적 실어증'이 생긴다. 언어를 이해하지만 자신의 생각을 말로 표현하지 못하게 된다.

제9장

9.1 a. 단일 골격근섬유는 많은 근원섬유로 구성되어 있다.

9.2 e. 암대를 구성하는 가로무늬근의 어두운 줄무늬는 근원섬유 내에 배열된 굵은 필라멘트들에 의해 생긴 것이어서 굵은 필라멘트의 길이는 암대의 폭과 같다.

9.3 b. 단축 동안에 필라멘트들이 활주함에 따라 명대는 점점 좁아져서 Z선과 굵은 필라멘트(암대의 끝) 간의 거리가 줄어든다.

9.4 d. DHP 수용체는 T-세관 막에서 전압감지기로 작용하며, 물리적으로 근소포체 막의 리아노딘 수용체에 연결되어 있다. 활동 전위가 T-세관 막을 탈분극했을 때, DHP 수용체는 입체 구조가 변해 리아노딘 수용체 채널을 개방한다. 이것은 근소포체의 내부에서 세포질로 Ca^{2+}을 방출한다.

9.5 c. 등척성 연축에서, 흥분-수축 연관이 완료되어 첫 번째 가교가 부착하기 시작하자마자 곧바로 장력이 상승하기 시작한다. 등장성 연축에서, 흥분-수축 연관은 같은 시간이 걸리지만, 하중을 움직일 수 있을 만큼 충분한 가교들이 부착할 때까지 근섬유의 단축은 지연된다.

9.6 b. 운동 시작 후 처음 몇 초 동안은 질량작용이 크레아틴 인산화효소에 의해 크레아틴인산의 고에너지 인산이 ADP에 전달되는 것을 촉진한다.

9.7 d. 빠른 산화해당성 섬유는 빠르게 수축하지만 피로를 잘 견디도록 고안된 중간형이다. 이 유형의 근섬유는 유산소 에너지대사와 무산소 에너지대사를 모두 이용하므로 미오글로빈 함량이 높은 적색 근섬유이다. (미오글로빈은 산화적 인산화에 의한 ATP 생산을 돕는다.) 그러나 이 유형의 근섬유는 해당과정을 통해 ATP를 어느 정도 생산하는 능력도 있다(표 9.3 참조).

9.8 c. 평활근세포에서, 조밀체는 가로무늬근섬유에서 Z선이 하는 기능과 동일한 기능을 하는데, 가는 필라멘트가 결합하는 부위로 기능한다.

9.9 b. 미오신 가벼운 사슬 인산화효소가 ATP의 인산기를 가교의 미오신 가벼운 사슬에 전달하면 가교의 결합과 가교주기가 활성화된다.

9.10 d. 단일단위 평활근 섬유들의 얇은 판이 늘어나면 기계자극-개폐성 이온 채널들이 열려 탈분극이 생성되고, 이 탈분극은 간극연접을 통해 퍼진다. 탈분극 후에 Ca^{2+} 유입과 수축이 이어진다. 이것은 다단위 평활근에서는 일어나지 않는다.

9.11 e. 휴식상태의 심장박동 중에 방출되는 Ca^{2+}의 양은 가

는 필라멘트의 가교결합부위들의 반 이하를 노출시킨다. 호르몬과 자율신경계의 신경전달물질은 흥분-수축 연관 중에 세포질로 방출되는 Ca^{2+}의 양을 증가시키거나 감소시킬 수 있다.

제10장

10.1 b. 기저핵, 감각운동피질, 시상, 뇌줄기, 소뇌는 모두 수의적 운동을 수행할 의도를 근거로 하여 운동 프로그램을 만드는 중간 단계 구조이다.

10.2 c. 특정 근육이 늘어났을 때, 근방추 신장수용기는 알파 운동뉴런에 직접 시냅스를 이루는 구심성 섬유를 따라 활동 전위를 그 근육에 대한 방추외 근섬유로 보내 전에 늘어난 길이를 원래의 상태로 수축하게 한다.

10.3 a. 상처 입은 왼쪽 발 통각수용기로부터의 구심성 활동 전위는 왼쪽 다리의 회피반사를 자극하고(굴근의 활성화와 신근의 억제), 오른쪽 다리에서는 반대 패턴(교차 신근반사)이 자극된다.

10.4 d. 감마 운동뉴런이 활성화되면 방추내 근섬유 말단의 수축이 유발되고, 근방추 수용기를 신장시키게 되고, 그 결과로 일어나는 활동 전위는 신장수용기의 방추외 근섬유를 신경지배하는 알파 운동뉴런을 단일 시냅스성으로 자극할 것이다.

10.5 c. 그림 10.9를 참조하라.

10.6 참. 대부분의 하행하는 피질척수로는 연수에서 신체의 중간선을 가로지른다.

10.7 거짓. 상부 운동뉴런 장애는 일반적으로 긴장과도(hypertonia)와 경직(spasticity)으로 특징지어진다.

10.8 거짓. 그 반대가 사실상 맞다.

10.9 거짓. 파킨슨병에서 흑질의 뉴런으로부터 분비되는 도파민의 부족은 '휴식상태 시 떨림'이라는 결과를 가져온다.

10.10 참. 클로스트리디움 테타니(Clostridium tetani) 독소는 일반적으로 운동뉴런을 억제하는 뉴런들로부터의 신경전달물질 분비를 특이적으로 차단한다. 그 결과로 발생한 흥분성 입력과 억제성 입력의 불균형은 근육의 경련성 수축을 유발한다.

제11장

11.1 c.

11.2 a.

11.3 e.

11.4 b.

11.5 d.

11.6 a. 호르몬의 어떤 농도에서도 B보다는 A가 수용체에 더 많이 결합한다.

11.7 d. 갑상샘종은 갑상샘의 기능장애로 발생한다.

11.8 e. 갑상샘호르몬은 에피네프린과 교감신경계의 효과를 강화한다는 점을 상기하라.

11.9 b.

11.10 e. 갑상샘 여포에는 요오드화된 티로글로불린이 많이 저장되어 있고, T_4의 반감기가 매우 길다는 것(약 6일)을 상기하라.

11.11 c. 낮은 혈장 칼슘은 여과된 칼슘량을 감소시킨다. 이는 또한 부갑상샘호르몬을 자극해 원위세뇨관에서 칼슘의 재흡수를 증가시킨다. 이것은 소변으로 더 칼슘 손실이 생기는 것을 막는 데 도움을 준다.

11.12 d. 부갑상샘호르몬은 뼈로부터 칼슘을 재흡수하는 강력한 자극제이다.

11.13 참. T_4가 주된 순환 형태지만, T_3가 더 활성이 있다.

11.14 거짓. 말단비대증은 고혈당증, 고혈압과 관련이 있다.

11.15 참.

제12장

12.1 b. 신장에 대한 산소 공급 감소는 적혈구 생산을 증가시키기 위해 골수를 자극하는 적혈구생성소의 분비를 증가시킨다.

12.2 c.

12.3 c. 우심실의 혈액은 조직에 산소를 공급하고 심장으로 돌아온 혈액이므로 산소 함량이 낮다.

12.4 e. 저항은 반지름 증가의 4제곱만큼 감소하고 혈관 길이 감소에 정비례한다.

12.5 d. 그림 12.22를 참조하라.

12.6 d. 모세혈관의 총 단면적이 크면 혈액 속도가 매우 느려진다.

12.7 a. 혈장 교질삼투압이 증가하면 모세혈관에서 조직으로의 체액 여과가 감소한다.

12.8 d. 체순환의 압력이 더 높지만 심혈관계는 폐쇄회로이므로 혈류는 폐순환과 체순환에서 동일해야 한다.

12.9 b. 방실결절(AV node)은 심방과 심실 간의 유일한 전도 지점이며 이를 통한 느린 전파는 심실수축의 시작을

지연시킨다.

12.10 c. 이완기압이 85이므로, 맥압의 1/3을 더하면 평균동맥압(MAP)은 101.7 mmHg가 된다.

12.11 d. 소동맥에 대한 감소된 발화는 총 말초저항을 감소시켜 평균동맥압을 정상으로 감소시킨다.

12.12 e. 심실근세포는 박동원 전위가 없고, 활동 전위의 이 단계 동안 L형 Ca^{2+} 통로는 자율박동세포에서도 열리지 않는다.

12.13 c.

12.14 a. 운동 중 증가한 교감신경 발화 및 노르에피네프린 방출은 신장, 위장관 및 기타 조직의 혈관을 수축시켜 근육 혈관층의 큰 팽창을 보상한다.

12.15 e. t-PA는 혈전을 용해하는 섬유소 용해계의 일부이다.

제13장

13.1 e. 만일 폐포압(P_{alv})이 대기압(P_{atm})에 비해 음압이면, 공기는 안으로 흘러 들어온다(대기에서 폐로).

13.2 a. 경폐압의 변화가 같으므로, 순응도가 낮은(더 경직된) 폐일수록 폐의 부피 변화가 더 적을 것이다.

13.3 a. 총 분당 환기는 사강과 폐포 환기의 합이 된다. 분당 환기는 1회 호흡량(500 mL/호흡)을 호흡률(분당 12회)로 곱하면 6,000 mL/분이 된다. 여기서 폐포 환기(4,200 mL/분)를 빼면 답은 1,800mL/분이 된다.

13.4 d. 폐포의 P_{O_2} 증가는 대사율(산소의 소비)에 비해 폐포 환기(산소의 공급)의 증가 때문이다.

13.5 c. 동맥혈의 P_{O_2}와 동맥혈의 산소포화도 관계는 산소-헤모글로빈 해리 곡선으로 설명된다. 같은 P_{O_2} 변화에 대한 산소포화도의 최대 증가는 P_{O_2}가 40~60 mmHg 사이인 가장 급경사에서 나타난다.

13.6 b. 혈액의 온도 증가, pH 감소, DPG 증가는 산소-헤모글로빈 곡선을 아래로 이동시켜 같은 P_{O_2}에서도 산소포화도를 더 낮추게 된다.

13.7 b. 알레르기 유발물질 때문이 아닌 천식도 있다. 예를 들면 운동이나 찬 공기에 의한 천식이다.

13.8 e. 호흡성 산증(혈액 내 P_{CO_2} 증가와 pH의 감소)은 환기에 대한 중요한 자극이 된다. 즉 구심성 말초화학수용체와 중추화학수용체 활성의 증가 모두에 의해서 유도된다.

13.9 c. 산소-헤모글로빈 해리 곡선의 형태 때문에, 환기의 증가로 인한 P_{O_2}의 작은 증가가 헤모글로빈을 완전히 포화시킬 수는 없다. 불포화된 혈액이 포화된 혈액과 섞여도 평균은 여전히 저산소 상태이다.

13.10 c. 폐활량은 최소한 두 가지 부피의 합이 됨을 기억하라. 흡기량은 1회 호흡량과 흡기성 예비용량의 합이다.

제14장

14.1 c. 사구체 모세혈관에서 보먼공간으로의 액체 여과를 하는 주요 추진력은 사구체 모세혈관 혈액 (유체) 압력(P_{GC})이다.

14.2 c. 여과 속도보다 더 빠른 속도로 뇨에 물질이 나타나기 위해서는 물질이 세뇨관 내로 능동적, 적극적으로 분비되어야 한다.

14.3 a. 과도한 땀 분비는 혈액량을 감소시킨다. 이것은 전신 수분을 보존하는 보상 기전으로 뇨 생산의 감소로 이어질 것이다.

14.4 e. 요소는 수질 간질에 갇히는 삼투압이 높은 용질이다. 결과적으로 긴장성이 증가하며 수질에서 수동적인 수분 재흡수를 위한 기울기를 유지하는 데 도움이 된다.

14.5 a. 치밀반점으로의 Na^+ 전달 감소로 인한 나트륨 섭취 감소는 레닌을 자극한다. 이것은 감지되고 방사구체 세포로부터 레닌 방출의 증가를 유발한다.

14.6 c. 부갑상선호르몬은 네프론의 원위세뇨관에서 Ca^{2+} 재흡수를 자극해 Ca^{2+} 배설을 감소시킨다. 부갑상선호르몬은 저칼슘 상태에서 증가하기 때문에 결과적으로 Ca^{2+} 배설 감소는 혈액 Ca^{2+}을 정상으로 회복시키는 데 도움이 된다.

14.7 c. 신장 세뇨관으로의 암모늄 분비는 신체에서 과잉 수소이온(대사성 산증)을 제거하는 한 가지 방법이다.

14.8 b. 대사율보다 큰 환기량 증가는 이산화탄소를 배출하고 동맥 P_{CO_2}의 감소를 가져온다. 중탄산 이온의 완충 때문에 동맥 pH를 증가시킨다(호흡성 알칼리증).

14.9 e. 피질네프론은 헨레고리가 짧거나 없다. 오직 방수질 네프론만이 긴 헨레고리를 가지고 있고 신장수질로 떨어지면서 역류 증폭계와 요소 포획으로 고삼투성 간질을 만든다.

14.10 a. 신소체가 잘못되면 단백질 투과성이 크게 증가한다. 게다가 잘못된 근위세뇨관은 세뇨관 내강으로부터 여과된 단백질을 제거할 수 없다. 이로 인해 뇨의 단

백질이 증가한다(단백뇨).

제15장

15.1 c. 매우 강산인 위장관 내용물이 소장에 유입되면 세크 레틴의 분비를 자극하며, 세크레틴은 순환계를 통해 췌장을 자극해 HCO_3 을 소장으로 방출하도록 한다. 이를 통해 산을 중화하고 소장을 보호한다.

15.2 d. GIP 방출은 음식물의 소화 산물이 혈액으로 유입된 다는 신호를 췌장의 섬(샘) 세포들(islet cells)에게 전달하는 앞먹임 기전이다. 이는 음식물에 대한 인슐 린의 반응을 증강시킨다.

15.3 a. 가스트린은 위에서 산의 분비를 조절하는 주요 조절 자이다. 위장의 산도가 높아지면 가스트린 분비가 억 제되어 계속적으로 산이 분비되는 것을 막는다.

15.4 b. CCK는 소장에서 췌장으로 전달되는 1차적인 신호 로, 췌장에서 소장으로 소화 효소의 분비를 증가시킨 다.

15.5 d. 펩신은 산 존재하에 펩시노겐으로부터 생성되는 효 소이며 단백질 소화를 촉진한다.

15.6 b. 지방은 수용성 환경에서 불용성이므로, 미셀은 지방 입자가 재결합하는 것을 막고 지방산과 다른 저분자 지질들이 서서히 흡수되도록 돕는다.

15.7 c. 음식물의 유입으로 인해 십이지장이 팽창하면, 다음 식사 때까지 위산을 분비할 필요가 없다는 신호를 위 장에 보낸다.

15.8 a. 담즙의 HCO_3 은 담관을 배열하는 상피세포로부터 분비된다.

15.9 e. 분절운동 동안 유미즙은 주로 왕복 운동을 하지만 종합적으로 볼 때 유미즙은 소장에서 대장으로 순 이 동한다.

15.10 a. 대장에서 나트륨의 능동수송은 삼투압에 의한 수분 흡수의 원동력으로 작용한다.

제16장

16.1 a. 포도당은 지방산을 합성하기 위해 대사될 수 있지만, 지방산은 포도당으로 전환될 수 없다.

16.2 b. HSL은 트리글리세리드에 작용하는 세포 내 효소이 다.

16.3 a. 글루카곤은 저혈당 발생을 방지하는 작용을 한다.

16.4 c. 1형 당뇨병은 치료하지 않으면 신장에서 포도당의 수

송 최대치가 초과했을 때 삼투성 이뇨를 일으킨다.

16.5 d. 인슐린은 지방분해가 아닌 지방합성을 촉진한다.

16.6 e. 갑상샘기능항진증에서는 대사율이 증가하기 때문에 비타민을 정상적으로 식이 섭취해도 비타민 결핍증이 발생할 수 있다는 사실을 상기하라.

16.7 b.

16.8 참.

16.9 거짓. 심부체온은 대체로 상당히 일정하게 유지되지만, 피부 온도는 달라질 수 있다.

16.10 참.

16.11 거짓. 운동 중에 근육이 수축하기 시작하면 부분적으로 인슐린에 의존하지 않게 된다.

16.12 거짓. BMI는 킬로그램 단위의 몸무게를 미터 단위의 키 제곱으로 나눈 것이다.

16.13 참.

16.14 거짓. 이런 조건에서 피부 혈관은 확장해 따뜻한 피를 피부 표면으로 가까이 가져와 열을 발산하도록 돕는다.

16.15 참.

제17장

17.1 e. 고환에서 Y염색체가 있지 않고 SRY 단백질이 생산되 지 않으면 미분화된 생식선은 난소로 분화된다. X염 색체에서 발현되는 유전자가 난소의 발달에도 관여 한다는 새로운 증거가 있다.

17.2 c. 여성만이 GnRH 방출에 대해 생식샘 스테로이드(에 스트로겐) 양성 되먹임을 보인다.

17.3 d. 프로게스테론 생산이 최대일 때, 배란 후, 생리주기가 끝나기 전에 난소의 황체기가 일어난다.

17.4 c. 에스트로겐은 LH 급증 및 배란 직전 LH 방출(양성 되먹임)을 자극한다(보통 14일째).

17.5 b. 한 난포가 생리주기 초기에 지배적이다.

17.6 e. (임신 및 hCG가 없는 경우) 황체가 사라지면서 난소 프로게스테론과 에스트로겐 생산이 극적으로 감소한 다.

17.7 a. 황체가 사라지면서 난소의 스테로이드 생산이 없어지 고 뇌하수체의 음성 되먹임이 작용하지 않고 FSH가 증가한다. 그래서 다음 생리주기를 위해 적은 수의 난 포 성숙을 자극한다.

17.8 c. 라이디히세포의 주요 기능은 LH와의 자극에 반응해 테스토스테론을 생산하는 것이다.

17.9 a. 폐경기의 주요한 일은 난소의 기능 상실이다. 에스트로겐의 감소는 뇌하수체 성선자극호르몬 방출의 증가를 유발한다(음성 되먹임의 손실).

17.10 b. 프로락틴은 모체 뇌하수체에 의해 생산된다. 그것은 태반에 의해 생성되는 사람 태반성 락토겐과 동형이지만 같은 펩티드는 아니다.

제18장

18.1 c.

18.2 a.

18.3 b. 이것은 능동면역이다.

18.4 c. IgA항체가 이 방식으로 행동한다.

18.5 거짓. 항생제는 세균을 죽이는 능력이 있다. 그러나 항생제는 종종 바이러스성 질병에도 투여된다. 그 이유는 항생제가 세균에 의해 야기되는 2차 감염을 예방하거나 제거할 수 있기 때문이다.

18.6 참. 예를 들면 류머티즘성 관절염이나 염증성 장염은 감염과 무관하다.

18.7 참. 일부 림프구는 B세포이다.

18.8 거짓. 부종은 염증의 결과이다. 부종의 적응적 의미에 대해 알려진 바가 없다.

18.9 거짓. 예시된 림프기관은 1차 림프기관이다. 2차 림프기관의 대표적인 예는 림프절이다.

18.10 거짓. Toll-유사수용체는 선천성 면역체계의 중요한 부분이며 병원체 간에 보존된 분자적 특징을 인식한다.

용어해설

A

A band (A띠, 암대) 심근 및 골격근에 반복된 근섬유 줄무늬를 만드는 가로띠. 정렬된 미오신을 함유하는 굵은 필라멘트 영역

abortion (낙태) 착상 후 배아 또는 태아의 자발적 또는 임상적으로 유발된 사망

absolute refractory period (절대불응기) 흥분성 막이 어떠한 자극에 대해서도 활동 전위를 발생할 수 없는 시기

absorption (흡수) 몸체 또는 체강으로부터 상피층을 가로질러 혈액으로의 물질 이동

absorptive state (흡수 단계) 위장관으로부터 혈액으로 영양분이 들어가는 시기

accessory reproductive organ (부속 생식기관) 정자 또는 난자가 운반되는 관, 또는 이와 같은 관으로 분비물을 내는 분비샘(여성에서는 유방도 대개 여기에 포함함)

acclimatization (순응) 유전적인 체질에는 변화 없이 환경적으로 유도된 생리적 체계의 기능적 개선

accommodation (순응) 각막의 모양 변화로 다양한 거리를 볼 수 있게 하는 눈의 조절

acetylcholine(ACh) (아세틸콜린) 부교감신경 절전 및 절후신경, 교감신경 절전 신경, 체성신경 및 일부 중추신경에서 방출되는 신경전달물질

acetylcholinesterase (아세틸콜린에스테레이스) 아세틸콜린을 아세트산과 콜린으로 분해하는 효소

acetyl coenzyme A(acetyl CoA) (아세틸조효소A) 크렙스 회로와 그 밖의 합성 경로로 아세틸기를 전달하는 대사 중간체

acid (산) 수소이온을 방출할 수 있는 분자. 순수한 물보다 더 높은 농도의 수소이온을 가지는 용액(즉 pH가 7.0 이하). '강산(strong acid)', '약산(weak acid)' 참조

acidic solution (산성 용액) pH가 7.0 이하인 용액

acidity (산성도) 용액에서 결합되지 않은 유리 수소이온의 농도. 수소이온의 농도가 높을수록 산성도가 더 높다.

acini (선포) 외분비 췌장에 있는 분비 소엽의 포도 같은 세포체. 소화 효소를 췌관으로 분비한다.

acquired reflex (습득반사) 전형적이며 자동적인 것처럼 보이는 행동이지만 실은 학습하며 상당히 의식적인 노력의 결과로 생긴 것이다. 학습반사라고도 한다.

acrosome (첨체) 정자의 머리에 위치하며 소화효소를 함유한 세포질의 소낭

acrosome reaction (첨체반응) 정자가 난자의 투명대에 결합한 다음 첨체의 효소를 방출하면서 일어나는 과정

actin (액틴) 근육 활동에 관여하는 가는 필라멘트를 형성하는 단백질

actin filament (액틴 필라멘트) G-액틴의 중합체로서 세포 골격의 일부를 형성하며, 수축에 관여하는 골격근세포의 성분. 미세섬유이다.

action potential (활동 전위) 신경과 근육세포에 의해서 전파되는 전기적 신호. 막 극성의 실무적 탈분극. 역치와 불응기가 있으며 감소하지 않고 전도된다.

action potential propagation (활동 전위 전파) 축삭을 따라 활동 전위가 이동된다.

activated macrophage (활성화된 대식세포) 시토카인, 특히 IL-2와 감마-인터페론(γ-interferon)에 의해서 치사 능력이 높은 대식세포

activation energy (활성화 에너지) 화학반응에서 기존의 화학결합을 극복하는 데 필요한 에너지

active hyperemia (활동성 충혈) 증가한 대사활동과 관련되어 조직으로 증가된 혈류

active immunity (능동면역) 미생물, 미생물독소 또는 다른 항원성 물질과의 접촉에 의해 획득된 재감염에 대한 저항성. '수동면역(passive immunity)'과 비교

active site (활성부위) 효소에서 기질이 결합하는 부위

active transport (능동수송) 전기화학적 기울기를 역행해 막을 통해 이온 또는 분자를 이동시키는 데 운반체를 사용하며, 에너지를 필요로 하는 운반. '1차 능동수송(primary active transport)', '2차 능동수송(secondary active transport)' 참조

active zone (활성구역) 분비에 앞서서 신경전달물질을 함유한 소낭들이 밀집해 있는 신경 말단의 영역

acuity (예민성) 지각의 민첩성 또는 민감성

acute phase protein (급성기단백질) 상해 또는 감염에 대한 신체 반응으로, 간에 의해서 분비되는 단백질

acute phase response (급성기반응) 감염 또는 면역반응 위치에서 떨어져 있는 조직과 기관의 반응

adaptation (적응) 특정한 환경에서 생존에 유리한 생물학적 특성. (신경에서) 지속적인 자극에도 불구하고 활동 전위 빈도가 감소하는 현상

adaptive immune response (적응면역반응) 특정 병원체에 대한 면역계 세포들의 특이적 반응. 동일 항원에 대한 반응에서는 반응이 증폭된다.

adenine (아데닌) DNA를 구성하는 네 염기 중 하나. 신경전달물질로 작용하는 ATP의 분해산물

adenoid (아데노이드) 림프조직의 하나

adenosine (아데노신) 아데닌에 5탄당이 결합한 뉴클레오티드, ATP의 구성성분. 중추신경에서는 신경전달물질로 작용한다.

adenosine triphosphate(ATP) (아데노신3인산) ADP로 분해되면서 Pi를 방출하는 동안 대사작용으로부터 세포의 기능에 에너지를 운반하는 주요 분자

adenylyl cyclase (아데닐산고리화효소) ATP를 고리형 아데노신-1인산(cyclic AMP)으로 전환을 촉매하는 효소

adequate stimulus (적합자극) 감각뉴런에 전기적 반응을 생성하는 데 필요한 최소의 지극

adipocyte (지방세포) 트리글리세리드를 합성하고 저장하도록 특수화된 세포

adipose tissue (지방조직) 주로 지방 저장 세포들로 구성된 조직

adrenal cortex (부신피질) 각 부신의 외부층을 형성하는 내분비샘. 스

테로이드호르몬인 코르티솔, 알도스테론, 안드로겐을 주로 분비한다. '부신수질(adrenal medulla)'과 비교

adrenal gland (부신) 각 신장의 위 끝에 있는 한 쌍의 내분비샘. 각 분비샘은 바깥에 부신피질과 안쪽에 부신수질로 구성되어 있다.

adrenal medulla (부신수질) 각 부신의 내부 중심을 이루는 내분비샘. 아민호르몬으로 주로 에피네프린을 분비한다. '부신피질(adrenal cortex)'과 비교

adrenergic (아드레날린성) 노르에피네프린 또는 에피네프린에 관계함. 노르에피네프린 또는 에피네프린처럼 작용하는 화합물

adrenocorticotropic hormone(ACTH) (부신피질자극호르몬) 뇌하수체 전엽에서 분비되는 폴리펩티드 호르몬. 부신피질에서 코르티솔 분비를 자극함. *코르티코트로핀*(corticotropin)이라고도 함

aerobic (호기성) 산소가 있는

afferent arteriole (수입 소동맥) 동맥에서 신소체로 혈액을 운반하는 신장의 작은 혈관

afferent division (구심성 구역) 중추신경계로 뻗은 말초신경계의 뉴런들

afferent neuron (구심성 뉴런) 감각수용기 말단 끝에서 중추신경계(CNS)로 정보를 운반하는 뉴런. 세포체가 CNS 바깥에 있다.

afferent pathway (구심성 경로) 수용기로부터 통합 중추로 정보를 전달하는 반사궁의 구성요소

affinity (친화성) 리간드가 그 결합부위에 결합하는 힘

afterhyperpolarization (과분극후 전위) 전압 개폐성 K^+ 채널이 열려 뉴런에서 활동 전위 끝의 막전위 감소

afterload (후부하) 혈액을 분출하는 동안 심장이 하는 일. 심실의 직경 및 두께와 더불어 동맥혈압의 함수

agonist (작용제) 수용체에 결합해서 세포의 반응을 일으키는 화학신호 전달물질. 흔히 체내에서 정상적으로 작용하는 화학물질과 흡사한 약물을 말한다.

airway (기도) 외부 환경과 폐포 사이의 공기가 흐르는 관

albumin (알부민) 가장 흔한 혈장단백질

aldosterone (알도스테론) 부신피질에서 분비되는 스테로이드호르몬인 무기질코르티코이드. 전해질 균형을 조절한다.

alimentary canal (위장관) 입에서 항문까지의 구조로 이루어져 있는 소화 관련 관상 구조물

alkaline solution (염기성 용액) 순수한 물보다 낮은 수소이온 농도를 가지는 용액(즉 pH가 7.0 이상인 것)

all-or-none (실무율) 최대한 일어나거나 전혀 일어나지 않는 사건에 속하는

allosteric modulation (다른자리입체성 변형) 두 가지 서로 다른 리간드에 대한 결합부위를 갖는 단백질의 경우, 하나의 리간드 결합은 다른 리간드에 대한 단백질의 결합특성을 변형한다.

allosteric protein (다른자리입체성 단백질) 결합부위의 특성이 다른자리 입체성 변형을 받는 단백질

alpha-adrenergic receptor (알파-아드레날린성 수용체) 에피네프린과 노르에피네프린에 대한 세포막 수용체의 하나. '베타-아드레날린성 수용체(beta-adrenergic receptor)'와 비교

alpha-gamma coactivation (알파-감마 공동활성화) 활동 전위가 알파 운동뉴런으로부터 방추외 근섬유로 그리고 감마 운동뉴런을 따라 동일 근육의 방추내 근섬유로 동시에 일어나는 것

alpha helix (α나선) 수소결합에 의해서 형성된 단백질 또는 DNA의 꼬인 영역

α-keto acid (α-케토산) 아미노산 대사산물의 하나로서 카르보닐기(—CO—)와 카르복실기(—COOH)를 가지는 분자

alpha motor neuron (알파 운동뉴런) 골격근 섬유에 분포하는 운동뉴런

alpha rhythm (알파리듬) 눈을 감고 깨어 있으나 휴식상태에 있는 성인의 뇌파 기록에서 뚜렷한 8~13 Hz의 진동

alternate complement pathway (대체 보체경로) 전통적인 경로의 첫 단계를 우회해 보체를 활성화하는 순서이며, 항체에 의존하지 않는다.

alveolar dead space (폐포 사강) 마신 공기 중 폐포에 도달하지만 혈액과 기체 교환을 하지 않는 공기의 부피

alveolar pressure(P_{alv}) (폐포압) 폐포의 공기압력

alveolar sac (폐포낭) 폐포들의 덩이로서 포도송이를 닮음

alveolar ventilation(V_A) (폐포 환기량) 매번 폐포에 들어가는 공기의 부피

alveoli (폐포) 폐에서 기도로부터 돌출된 얇은 벽으로 되어 있으며, 공기로 채워진 주머니. 분비샘에서 관 끝에 포도송이 모양을 이루는 세포 집단

amacrine cell (무축삭세포) 눈의 망막에서 발견되며, 망막의 광수용기 세포들로부터 정보를 통합하는 특수화된 뉴런

amine hormone (아민호르몬) 티로신 아미노산에서 유도된 호르몬. 갑상샘호르몬, 에피네프린, 노르에피네프린, 도파민이 포함된다.

amino acid (아미노산) 하나의 탄소에 결합한 아미노기, 카르복실기 및 측쇄를 가진 분자. 단백질의 구성단위 분자

amino acid side chain (아미노산곁사슬) 아미노산의 가변 부분. 산성, 염기성 또는 소수성 부분을 가질 수 있다.

amino group (아미노기) —NH_2. —NH_3^+로 이온화한다.

aminopeptidases (아미노펩티데이스) 장 상피막에 위치한 일군의 효소. 폴리펩티드의 아미노 말단 펩티드결합을 절단한다.

amnion (양막) 양막 주머니의 별칭

amniotic cavity (양막강) 발생 중인 태아를 싸고 있는 양막 주머니에 들어 있는 액체로 채워진 공간

amniotic fluid (양수) 양막강 내의 액체이며 조성은 세포외액과 유사하다.

amniotic sac (양막 주머니) 자궁에서 태아를 싸고 있는 막

AMPA receptor (AMPA 수용체) 뇌의 일부 뉴런의 막에서 발견되는 수용체 단백질이며 α-amino-3-hydroxy-5-methyl-4 isoxazole propionic acid와 결합하는 데 따른 이름

amphipathic molecule (양친매성 분자) 한쪽 끝에 극성 또는 이온화된 작용기를 가지고 다른 쪽에는 비극성기를 가진 분자

ampulla (팽대부) 머리 운동에 반응하는 유모세포를 가진 반고리관의 벽에 있는 구조 부위

amylase (아밀레이스) 다당류를 부분적으로 분해하는 효소

amyotrophic lateral sclerosis(ALS)(근위축성 측삭경화증) 알파 운동 신경세포의 점진적인 악화를 특징으로 하는 질환

anabolism (동화작용) 세포의 유기 분자 합성

anaerobic (혐기적) 산소가 없는 상태의

anatomical dead space (V_D) (해부적 사강) 혈액과 기체 교환이 일어나지 않는 호흡 기도의 공간

androgen (안드로겐) 테스토스테론과 유사한 작용을 하는 호르몬

androgen-binding protein (안드로겐-결합 단백질) 정소의 세르톨리세포에 의해서 합성 및 분비되며 테스토스테론과 결합하고, 세정관의 액체에 국소적인 테스토스테론의 농도를 증가시킨다.

anemia (빈혈) 혈액 헤모글로빈 총량의 감소

angiogenesis (혈관형성) 모세혈관의 발달과 성장. 혈관형성인자에 의해 촉진된다.

angiogenic factor (혈관형성인자) 혈관의 발달과 성장을 유도하는 화학적 신호

angiotensin I (안지오텐신 I) 혈장에 레닌의 작용으로 안지오텐시노겐에서 생성되는 작은 폴리펩티드

angiotensin II (안지오텐신 II) 안지오텐신 전환효소의 작용에 의해 안지오텐신 I에서 생성된 호르몬. 부신피질로부터 알도스테론 분비를 자극하며, 혈관 평활근을 수축시키고 갈증이 나게 한다.

angiotensin-converting enzyme(ACE) (안지오텐신 전환효소) 안지오텐신 I에서 2개의 아미노산을 제거해 안지오텐신 II의 생성을 촉매하는 모세혈관 내피세포의 효소

angiotensinogen (안지오텐시노겐) 안지오텐신 I의 전구체 혈장단백질. 간에서 생성

anion (음이온) 음전하를 띠는 이온. '양이온(cation)'과 비교

antagonist (길항제) 수용체에 대해 다른 분자와 경쟁적으로 결합하지만 세포의 반응을 촉발하지는 않는 분자

anterior pituitary gland (뇌하수체전엽) 뇌하수체의 앞부분. ACTH, GH, TSH, FSH, LH를 합성, 저장, 방출한다.

anterograde (순방향) 뉴런의 수상돌기 또는 세포체로부터 축삭 말단으로 물질 또는 활동 전위의 이동

anterolateral pathway (전외측경로) 척수 백질의 통증 전달 원주 속을 달리는 상행 신경 경로. 통증과 온도에 대한 정보를 전달한다.

antibody (항체) 형질세포에 의해서 분비된 면역글로불린. 생성을 자극한 항원과 결합하며, 항원 또는 항원을 가진 세포를 공격한다.

antibody-dependent cellular cytotoxicity(ADCC) (항체-의존성 세포독성) NK세포가 분비한 독성화학물질에 의해서 표적세포를 죽이는 것. 표적세포는 항체에 의해서 NK세포에 결합해 있다.

antibody-mediated response (항체-매개성 반응) 순환 항체에 의해서 매개된 체액성 면역 반응. 세포외액에 있는 미생물 및 독성에 대한 주된 방어

anticodon (역코돈) 단백질 합성에서 mRNA의 상보적인 코돈과 염기쌍을 이룰 수 있는 tRNA상의 3뉴클레오티드 서열

antidiuretic hormone(ADH) (항이뇨호르몬) '바소프레신(vasopressin)' 참조

antigen (항원) 특정한 면역반응을 자극하는 외래분자

antigen-binding site (항원 결합부위) 특정 항원과 결합할 수 있는 면역글로불린의 2개의 변이성 갈래 중 하나

antigen presentation (항원제시) 대식세포와 같은 항원제시세포에 의해서 외래 항원의 단백질 분해 토막이 숙주세포의 II형 MHC 단백질과 결합하고, 숙주세포의 표면으로 운반되는 과정

antigen-presenting cell(APC) (항원제시세포) 표면에 MHC 단백질과 복합체를 이룬 항원을 T세포에 표출하는 세포

anti-Müllerian hormone(AMH) (항뮐러호르몬) 뮐러관을 퇴화시키는 태아 고환에 의해 분비되는 단백질. 이전에는 뮐러관 억제 물질(MIS)로 알려졌음

antithrombin III (항트롬빈 III) 트롬빈과 기타 응집인자를 불활성화함으로써 응집을 제한하는 헤파린에 의해 활성화되는 혈장단백질

antrum (위방부) 위의 아랫부분(즉 유문괄약근에 가장 가까운 영역). (난포강) 성숙 난소 난포에서 액체로 채워진 강

anus (항문) 소화관의 가장 아래쪽에 있는 변이 배출되는 개구부

aorta (대동맥) 몸에서 가장 큰 동맥. 좌심실로부터 가슴과 복부로 혈액을 운반한다.

aortic arch baroreceptor (대동맥궁 압력수용기) '동맥 압력수용기(arterial baroreceptor)' 참조

aortic body chemoreceptor (대동맥소체) 대동맥궁 근처에 위치한 화학수용체. 동맥혈의 O_2 및 H^+ 농도에 민감하다.

aortic valve (대동맥판막) 심장의 좌심실과 대동맥 사이의 판

apical membrane (정단막, 내강막) 장의 경우처럼, 체강과 접하는 한 상피세포의 표면

apneustic center (지속성 흡식중추) 뇌에서 연수의 호흡뉴런으로 명령을 내리는 하부 뇌교에 있는 영역. 흡기 끝내기를 돕는다.

apoptosis (세포자살) 주로 분화와 발생기에 일어나는 예정된 세포 사멸

appendix (충수) 대장의 맹장으로부터 나온 작은 손가락 같은 돌출부

appetite (식욕) 심리적인 먹고자 하는 욕구

aquaporin (아쿠아포린) 물이 확산할 수 있는 단백질성 막 통로

aqueous humor (수양액) 눈의 전방을 채우는 액체

N-arachidonoylethanolamine(anandamide) [엔도카나비노이드 N-아라키도노일에탄올아민(아난다미드)] 세포막 인지질의 아라키돈산에서 유래한 엔도카나비노이드 신경전달물질

2-arachidonoylglycerol (2-아라키노일글리세롤) 세포막 인지질 아라키돈산에서 유래한 엔도카나비노이드 신경전달물질

arachnoid matter (거미막) 뇌를 덮고 있는 세 가지 막(수막) 중 가운데 막

area postrema (최후 영역) 혈액-뇌 장벽의 밖에서 에워싸는 기관

aromatase (방향족화효소) 안드로겐을 에스트로겐으로 전환하는 효소. 주로 난소, 태반, 뇌 및 지방조직에 분포한다.

arterial baroreceptor (동맥 압력수용기) 동맥혈의 혈압 변화에 민감하게 신장되거나 일그러지는 신경말단. 경동맥동 또는 대동맥궁에 위치한다. 경동맥동 및 대동맥 압력수용기라고도 한다.

arteriole (소동맥) 동맥과 모세혈관 사이의 혈관으로 평활근으로 싸여 있다. 주된 혈관 저항부위

arteriosclerosis (동맥경화증) 노화에 따라서 생기는 콜라겐 섬유의 축적을 포함하는 여러 원인으로 발생하는 동맥혈관벽의 경화

artery (동맥) 심장으로부터 소동맥으로 혈액을 운반하는 두꺼운 탄력성 혈관

ascending limb (상행각) 세뇨관 헨레고리의 일부로 원위곡세뇨관으로 연결된다.

ascending pathway (상행경로) 뇌로 가는 신경 경로. 감각로(sensory pathway)라고도 함

aspiration (흡인) 기도로 액체 또는 이물질의 흡입

astrocyte (별아교세포) 뉴런 주위 세포외액의 조성을 조절하고 혈액-뇌 장벽의 일부를 형성하는 신경아교세포의 일종

atmospheric pressure(P_{atm}) (대기압) 몸을 싸고 있는 공기의 압력(해수면에서 760 mmHg)

atom (원자) 유일한 화학적 성질을 가지는 물질의 최소 단위. 순전하가 없고, 다른 원자와 결합해 화합물을 이룬다.

atomic mass (원자량) 탄소(C) 원자 12의 값을 기준으로 한 다른 유형의 원자의 질량

atomic nucleus (원자핵) 원자의 가운데에 양성자와 중성자로 구성된 영역

atomic number (원자번호) 원자의 핵에 있는 양성자 수

ATP '아데노신3인산(adenosine triphosphate)' 참조

ATP synthase (ATP 합성효소) 수소이온들에 대한 전기화학적 기울기 에너지를 사용해 ATP를 합성하는 미토콘드리아의 효소복합체

atresia (폐쇄증) 난소에서 우성이 아닌 난포의 퇴화

atrial natriuretic peptide (심방 나트륨이뇨 펩티드) 심방의 팽창에 반응해서 심장의 심방세포들이 분비하는 펩티드호르몬. 신장의 나트륨 배설 증가의 원인이 된다.

atrioventricular(AV) node (방실결절) 심실 간 격막 근처의 우심방 하부 영역으로서, 심방에서 심실로 전기적 흥분을 통과시키는 특수화된 심근세포를 가지고 있다.

atrioventricular(AV) valve (방실판) 심장의 심방과 심실 사이의 판막. 심장의 우측 방실판은 삼첨판, 좌측 방실판은 이첨판(승모판)이다.

atrium (심방) 정맥으로부터 혈액을 받아들여서 같은 방향에 있는 심실로 전달하는 심방

atropine (아트로핀) 아세틸콜린이 무스카린성 아세틸콜린 수용체에 결합하는 것을 특이적으로 봉쇄하는 약물

audition (청각) 소리를 느끼는 감각

auditory cortex (청각피질) 청각경로를 통해 온 신경섬유를 받는 대뇌피질의 영역

autocrine substance (자가분비물질) 세포외액으로 분비되어서 분비하는 세포에 작용하는 화학신호물. '측분비물질(paracrine substance)'과 비교

automaticity (자동성) 자발적이며 율동적인 자기흥분을 할 수 있는 성질

autonomic ganglion (자율신경절) 말초신경계에 있는 일군의 신경세포체

autonomic nervous system (자율신경계) 교감신경계와 부교감신경계로 구성된 말초신경계의 원심성 구성요소. 심근, 평활근 및 샘(선)에 분포한다. '체성신경계(somatic nervous system)'와 비교

autoreceptor (자가수용체) 동일한 세포에서 방출된 화학신호물질에 의해 영향을 받는 세포의 수용체

axo-axonic synapse (축삭-축삭 시냅스) 축삭이 시냅스전 말단에서 다른 축삭을 자극하는 시냅스전 시냅스

axon (축삭) 뉴런 세포체로부터 확장구조 세포체로 활동 전위를 전파함

axon hillock (축삭 둔덕) 축삭이 세포 본체를 떠나는 뉴런의 부분으로 전위 발생 부위이다.

axon terminal (축삭 말단) 축삭의 끝. 연접 후 세포와 시냅스 또는 신경효과기 연접을 형성한다.

axonal transport (축삭운반) 축삭의 한끝에서 다른 끝으로 물질이 이동하는 데 세포내 필라멘트가 관여하는 과정

B

baroreceptor (압력수용기) 압력과 압력 변화율에 민감한 수용기. '동맥 압력수용기(arterial baroreceptor)', '신장내 압력수용기(intrarenal baroreceptor)' 참조

Barr body (바소체) 여성의 세포핵에서 기능하지 않는 X염색체에 의해서 형성된 성염색체의 덩어리

basal cell (기저세포) 낡은 미각수용기 세포를 대체하기 위해 분열 및 분화할 수 있는 미뢰에서 발견되는 세포

basal ganglia (기저 신경절) '기저핵(basal nuclei)' 참조

basal metabolic rate(BMR) (기초대사율) 최소한 12시간 굶고, 상온에서 잠을 자지 않고 정신 및 신체적으로 휴식상태에서의 대사율

basal nuclei (기저핵) 신체 운동과 관련된 정보를 암호하고 중계하는 대뇌 반구 깊숙이 있는 신경핵. 특히 미상핵 담창구 및 피각. *기저 신경절* (basal ganglia)이라고도 한다.

base (염기) 수소이온과 결합할 수 있는 분자. (뉴클레오티드) 탄소 및 질소의 분자 고리로 인산기와 당이 결합해 뉴클레오티드를 이룬다.

basement membrane (기저막) 외피 및 내피세포가 위치하는 얇은 세포외 단백질층

basic electrical rhythm (기본 전기리듬) 위와 장의 종주 평활근층의 자발성 탈분극과 재분극 주기. 위장관의 반복적인 근육. 활동을 조정한다.

basilar membrane (기저막) 내이에서 달팽이관과 고실계를 구분하는 막. 코르티기관을 받치고 있다.

basolateral membrane (기저측면막) 내강 표면과는 다른 상피세포의 측면. *세포의 혈액 측면이라고도 함*

basophil (호염기구) 과립이 염기성 염료로 염색되는 다형핵 과립성 백혈구. 조직으로 들어가서 비만세포가 된다.

B cell (B세포) 면역계가 활성화되면 증식해 항체를 분비하는 형질세포로 분화하는 림프구. *B림프구라고도 함*

beta-adrenergic receptor(beta adrenoceptors) (베타-아드레날린성 수용체) 에피네프린과 노르에피네프린에 대한 세포막 수용체의 일종. '알파-아드레날린성 수용체(alpha-adrenergic receptor)'와 비교

beta cell (베타세포) 췌장(이자) 랑게르한스섬의 인슐린 분비 세포

beta-endorphin (베타-엔도르핀) 뇌하수체전엽에서 방출되는 일시적 호르몬이며 스트레스와 통증 완화에 역할이 있는 것으로 생각된다. 신경전달물질로도 작용한다.

beta-lipotrophin (베타-리포트로핀) 뇌하수체전엽에서 생성되는 펩티드 호르몬. 지방의 분해활성을 높여서 지방퇴적물을 분해, 이동시키고 지질 구성성분을 혈류로 전달하며, 스테로이드의 생산에도 관여한다.

beta oxidation (베타산화) 지방산이 아세틸조효소A로 분해되면서 수소원자(산화적 인산화를 위한)를 생성하는 일련의 반응

beta pleated sheet (β병풍구조) 단백질의 2차 구조의 하나로 아미노산 곁사슬의 상대적 소수성에 의해 결정된다.

beta rhythm (베타리듬) 어떤 것에 주목하거나 열심히 생각하면서 정신을 바짝 차린, 깨어 있는 성인에서 나타나는 낮고 빠른 EEG 진동

bicuspid valve (이첨판) 좌방실판막에 대한 다른 용어이며, 승모판 (mitral valve)이라고도 한다.

bile (담즙) 간에 의해서 담즙 소관으로 분비된 액체. 중탄산염, 담즙염, 콜레스테롤, 레시틴, 답즙색소, 대사 최종 사멸 및 특정한 희귀 금속을 포함하고 있다.

bile canaliculi (모세담관) 간세포에 인접하며, 담즙이 분비되는 작은 관

bile pigment (담즙색소) 헤모글로빈의 헴기 분해 산물로서 담즙으로 분비되는 색소 물질

bile salt (담즙산염) 콜레스테롤로부터 생성된 스테로이드 분자군의 일종이며 간에 의해서 담즙으로 분비된다. 소장에서 지방의 용해와 소화를 촉진한다.

bilirubin (빌리루빈) 헴의 분해로 생긴 황색 물질. 담즙색소로 담즙에 섞여 배설된다.

binding site (결합부위) 특정한 리간드가 결합하는 단백질의 영역

binocular vision (양안시각) 두 눈으로 겹쳐진 영역을 감지하는 시각

biogenic amine (생체 아민류) R-NH2 기본식을 가지는 신경전달물질군의 하나. 도파민, 노르에피네프린, 에피네프린, 세로토닌, 히스타민이 포함된다.

bipolar cell (양극세포) 신경세포의 한 유형으로 입력 가지와 출력 가지를 각각 하나씩 가진 것

bivalent (2가) 감수분열 중에 나타나는 한 쌍의 상동염색체로, 각 염색체는 2개의 자매염색분체로 구성된다.

bladder (방광) 평활근으로 구성된 두꺼운 벽을 가진 주머니. 배뇨 전 저장고

blastocyst (배반포) 중심강을 싸는 일군의 발생과정 세포들로 구성된 특정한 초기 배 단계

block to polyspermy (다정자화 방어) 수정하려는 난자가 하나의 정자만 받고 그 이상의 정자가 침투하지 못하게 하는 과정

blood (혈액) 액체 성분(혈장)과 세포 성분(적혈구, 백혈구, 혈소판)으로 구성된 심혈관계의 내용물

blood-brain barrier (혈액-뇌 장벽) 혈액으로부터 뇌의 세포외 공간으로 유입되는 물질의 종류와 유입률을 조절하는 뇌의 모세혈관 내피에 있는 일군의 해부학적 장벽 및 수송 체계

blood coagulation (혈액응고) 혈액의 응고

blood-testes barrier (혈액-고환 장벽) 잠재적으로 유해한 물질이 혈액에서 고환의 세정관 내강으로 이동하는 것을 방지한다.

blood vessel (혈관) 온몸으로 혈액을 운반하는 다양한 크기의 관 구조

B lymphocyte (B림프구) 'B세포(B cell)' 참조

body (of stomach) (위체부) 위의 중간 부분. 점액, 펩시노겐, 염산을 분비한다.

body mass index(BMI) (체질량지수) 비만 정도를 평가하는 방법. 체중 값(kg)을 신장 값(m)의 제곱으로 나누어 계산

bolus (볼루스) 삼켜지는 씹힌 음식의 점액으로 덮인 덩어리를 말한다.

bone age (골연령) 뼈의 발달 정도에 대한 X선 측정. 흔히 어린이의 비정상적 성장에 대한 이유를 평가하는 데 사용된다.

bone marrow (골수) 일부 뼈대의 중심 강소에 있는 고도의 관상 및 세포성 물질. 적혈구, 백혈구, 혈소판 합성 장소

Bowman's capsule (보먼주머니) 신장 네프론의 관상 구조 시작 부위에 있는 막힌 주머니

Bowman's space (보먼공간) 사구체로부터 단백질을 제외한 액체가 걸러지는 보먼주머니 속의 공간

Boyle's law (보일의 법칙) 한 용기 내에서 일정량의 기체 압력은 용기의 부피에 반비례한다는 법칙

bradykinin (브래디키닌) 전구체에 칼리크레인 효소의 작용으로 형성되는 단백질

brain self-stimulation (뇌 자가자극) 동물이 그들 뇌의 특정 부분에 전기적 자극을 받기 위해 압력을 가하는 현상

brainstem (뇌줄기, 뇌간) 연수, 뇌교, 중뇌로 구성된 뇌의 세부 구역으로 척수와 전뇌 사이에 위치한다.

brainstem pathway (뇌줄기 경로) 뇌줄기에 기점을 둔 하행 운동신경 통로

Broca's area (브로카영역) 발성에 관여하는 좌측 전두엽의 한 영역

bronchi(단수 bronchus) (기관지) 기관과 기관지 사이에 위치한 폐로 들어가는 공기 통로

bronchiole (기관세지) 기관지 말단의 작은 기도

brown adipose tissue (갈색지방조직) 많은 포유류의 신생아에서 발견되는 지방조직의 일종이며, 일반적인 백색 지방에 비해 높은 열 발생 능력을 가지고 있다. 극한 조건에서 체온 조절에 중요하다.

brush border (털연변부) 소장의 융모를 덮고 있는 상피세포의 작은 돌기(미세융모). 소장의 주요 흡수 표면

buffer (완충제) 해리되거나 해리되지 않은 형태로 존재할 수 있는 약산 또는 염기

bulbourethral gland (망울요도샘, 요도구선) 남성에서 요도로 정액의 액체 성분을 분비하는 한 쌍의 샘(선)

bulk flow (집단흐름) 압력이 높은 곳에서 낮은 곳으로 액체 또는 기체의 흐름

bundle branches (히스다발 가지) 전기적인 신호를 심실 사이 격막의 좌우 아래쪽으로 빠르게 전도하는 세포들로 구성된 통로. 이들 통로는 히스다발을 푸르키네 네트워크로 연결한다.

bundle of His (히스다발) 전기적 충격을 방실결절로부터 심실 간 격막으로 내려 전달하는 변형된 심장세포로 구성된 신경 유사 구조

C

C1 고전적 보체경로에서의 첫 번째 단백질

C3b 미생물에 식세포를 부착하는 보체 분자. 또한 보체 캐스케이드를 증폭시킨다.

cadeherin (카데린) 하나의 세포 표면에서 뻗어 나온 단백질로서, 다른 세포들의 카데린과 연결됨. 조직 형성에서 중요하다.

calcitonin (칼시토닌) 뼈의 재흡수를 억제하는 갑상샘에서 나오는 호르몬

calmodulin (칼모듈린) 칼슘의 많은 2차 전달자 기능을 매개하는 세포내 칼슘 결합단백질

calmodulin-dependent protein kinase (칼모듈린-의존성 단백질인산화효소) 칼슘과 단백질인 칼모듈린에 의해서 활성화되었을 때 세포내 많은 단백질 기질을 인산화하는 세포내 효소. 세포내 많은 신호기구의 구성요소

calorie(cal) (칼로리) 열에너지의 측정 단위. 물 1 ml를 1℃ 높이는 데 필요한 열량. '킬로칼로리(kcal)'와 비교

calorigenic effect (칼로리 발생 효과) 에피네프린 또는 갑상샘호르몬에 의한 대사율의 증가

calyx (신배) 깔때기 모양의 구조로 소변을 수뇨관으로 배출함

cAMP-dependent protein kinase (cAMP-의존성 단백질인산화효소) 고리형 AMP에 의해서 활성화된 다음, 특정한 단백질을 인산화함으로써 그 활동을 변화시키는 효소. *단백질인산화효소 A*라고도 한다.

cAMP phosphodiesterase (cAMP 인산디에스테르가수분해효소) 모든 세포에서 cAMP를 불활성형인 AMP로 변화시켜주는 효소

canaliculi (소관) 세포막이 함입되어 만들어진 가는 관

cannabis (대마초, 카나비스) 향정신성 화학물질 테트라하이드로칸나비놀(THC), 마리화나를 생산하는 대마초 식물

capacitance vessels (수용혈관) 대부분의 순환 혈액량이 일반적으로 존재하는 수용혈관(소정맥 및 정맥).

capacitation (수정능획득) 남성의 정자가 생식관에서 난자와 수정할 수 있는 능력을 얻는 것. 정자수정능획득(sperm capacitation)이라고도 한다.

capillary (모세혈관) 가장 작은 혈관

carbammohemoglobin (카르바미노헤모글로빈) 이산화탄소와 헤모글로빈의 아미노기 사이 결합으로 생긴 화합물

carbohydrate (탄수화물) 탄소, 수소, 산소로 구성된 물질. 단당류, 이당류, 다당류가 포함된다.

carbonic anhydrase (탄산무수화효소) $CO_2 + H_2O = H_2CO_3$ 반응을 촉매하는 효소

carbon monoxide(CO) (일산화탄소) 헤모글로빈과 반응하는 가스. 혈액의 산소 운반 용량을 감소시키며 산소-헤모글로빈 해리곡선을 왼편으로

이동시킨다. 뉴런에서는 또한 세포내 전달자로 작용한다.

carboxyl group (카르복실기) —COOH. 카르복실이온(—COO⁻으로 이온화한다.

carboxypeptidase (카르복시펩티데이스) 외분비 이자에서 전구체인 프로카르복시펩티드가수분해효소로 소장에 분비되는 효소. 단백질의 카르복실 말단에서 펩티드 결합을 절단한다.

cardiac cycle (심장주기) 심장의 1회 수축과 이완의 연계

cardiac muscle (심근) 심장근육

cardiac output(CO) (심박출량) 분당 각 심실에 의해서 펌프되는 혈액의 부피(양쪽 심실에 의해서 펌프되는 총박출량이 아님)

cardiovascular system (심혈관계) 심장과 혈관 체계

carotid body (목동맥소체) 목동맥의 주요 분지 부근의 화학수용체. O₂ 분압과 H⁺ 농도에 민감하다.

carotid sinus (목동맥 팽대) 주요 목동맥 주요 분지 바로 위에 내부 목동맥의 영역(경동맥궁)

catabolism (분해작용) 세포에서 유기 분자의 분해

catalyst (촉매) 화학반응을 촉진하지만 자신은 반응에서 화학적 변화를 하지 않는 물질

catch-up growth (성장회복) 어린이가 질병 또는 영양실조로 일시적으로 지연 성장한 다음, 나이에 해당하는 키에 도달하도록 하는 빠른 성장기

catecholamine (카테콜아민) 모두 비슷한 화학적 구조를 가지는 도파민, 에피네프린 또는 노르에피네프린

cation (양이온) 순 양전하를 가지는 이온. '음이온(anion)'과 비교

cecum (맹장) 회장, 결장 및 충수로 열려 있는 대장의 시작 부위에 있는 팽대된 주머니 모양의 구조물

cell(s) (세포) 생명체의 구조적 및 기능적 단위

cell body (세포체) 긴 돌기를 가진 세포에서 핵을 가지고 있는 부분

cell differentiation (세포 분화) 비특수화 세포가 특수화된 구조와 기능을 획득하는 과정

cell organelle (세포소기관) 세포에서 특수화된 기능을 수행하는 막에 싸인 구간. 막이 없는 입자 또는 필라멘트

central chemoreceptor (중추화학수용체) 뇌세포외액의 H⁺ 농도 변화에 반응하는 뇌줄기 연수에 있는 수용기

central command fatigue (중추명령피로) 운동뉴런을 흥분시키는 대뇌피질 해당 영역의 실패로 인한 근육피로

central thermoreceptor (중추온도수용체) 시상하부, 척수 또는 다른 내부 위치의 온도수용기

centriole (중심립) 9개의 융합된 미세소관 세트를 가지고 있는 세포질의 작은 물체. 핵 및 세포분열에 관여한다.

centrosome (중심체) 세포분열 동안 미세소관의 형성과 신장이 일어나는 세포질의 영역

cephalic phase (뇌 단계) 머리에 있는 수용기, 즉 두부 수용기로 시각, 냄새, 맛, 씹기와 더불어 정서적 상태에 따른 자극에 의해 위장관 기능을 조절하는 신경 및 호르몬 반사의 개시

cerebellum (소뇌) 전뇌의 뒤에 그리고 뇌줄기의 위쪽에 놓여 있는 뇌의 일부분. 근육운동 조절에 관여한다.

cerebral cortex (대뇌 피질) 대뇌를 덮고 있는 세포층

cerebral hemisphere (대뇌 반구) 대뇌 피질의 좌측 또는 우측 반구

cerebral ventricle (뇌실) 뇌에서 4개의 상호 연결된 공간 중 하나. 뇌척수액으로 채워져 있다.

cerebrospinal fluid(CSF) (뇌척수액) 뇌실과 뇌와 척수를 둘러싸는 거미막하 공간을 채우는 액체

cerebrum (대뇌) 간뇌와 더불어 전뇌를 형성하는 뇌의 일부분

cervix (경부) 자궁의 하부. 경부의 열림으로 자궁과 질 내강이 연결된다.

CF transmembrane conductance regulator(CFTR) (CF 막전도 조절자) 상피 염화 채널. CFTR 유전자의 돌연변이는 낭포성 섬유증을 유발할 수 있다.

cGMP-dependent protein kinase (cGMP-의존성 단백질인산화효소) 고리형 GMP에 의해서 활성화된 다음 특정한 단백질을 인산화함으로써 그 활동을 변화시키는 효소

cGMP phosphodiesterase (cGMP-의존성 인산디에스테르가수분해효소) 세포에서 cGMP를 GMP로 변화시켜 주는 효소

channel gating (채널 개폐) 이온 채널을 열고 닫는 과정

chemical element (화학원소) 원자의 특별한 유형

chemical equilibrium (화학적 평형) 화학반응의 순방향과 역방향 구성요소의 비율이 동일하고 반응물질 또는 생성물질의 순 농도 변화가 일어나지 않는 상태

chemical messengers (화학전달자) '특이형태(specific types)' 참조

chemical reactions (화학작용) '특이작용(specific reactions)' 참조

chemical specificity (화학적 특이성) '특이성(specificity)' 참조

chemical synapse (화학적 시냅스) 한 뉴런에 의해서 방출된 신경전달물질이 세포 밖의 간극에 확산해 제2의 뉴런 활성에 영향을 미치는 시냅스

chemiosmosis (화학삼투) 산화적 인산화에서 ATP 형성에 대해 제안된 기전. 이 가설은 미토콘드리아 내막을 가로지르는 양성자의 이동이 ATP의 생성과 연관되어 있음을 제안한다.

chemoattractant (화학유인물질) 주화성을 일으키는 매개물질. 케모탁신(chemotaxin)이라고도 한다.

chemokine (케모카인) 화학유인물질로서 기능하는 모든 시토카인

chemoreceptor (화학수용기) 특정한 화학물질의 농도에 민감한 구심성 신경말단(또는 그에 연관된 세포)

chemotaxin (케모탁신) '화학유인물질(chemoattractant)' 참조

chemotaxis (물질주성) 화학적 자극에 대한 반응으로 세포, 특히 식세포의 특정한 방향으로의 이동

chief cell (주세포) 펩신의 전구체인 펩시노겐을 분비하는 위샘의 세포

cholecystokinin(CCK) (콜레시스토키닌) 위의 운동성과 분비, 담낭 수축, 췌장효소 분비를 조절하는 십이지장에서 분비되는 펩티드호르몬. 가능성 있는 포만 신호

cholesterol (콜레스테롤) 특정한 스테로이드 분자. 스테로이드호르몬과 담즙염의 전구체이며 세포막의 구성성분

cholinergic (콜린성) 아세틸콜린에 관련된, 아세틸콜린처럼 작용하는 화합물질

chondrocyte (연골세포) 새로운 연골을 생성하는 세포

chordae tendineae (건삭) 유두돌기 근육을 방실판막의 가장자리에 연결하는 강한 섬유질 끈. 이들은 심실 수축 시에 혈액의 역류를 막아줌

chorion (융모막) 영양막세포에서 유래한 최외곽 태아막

chorionic villi (융모성 융모) 융모에서 자궁 내막으로 이어지는 영양아세포의 손가락 모양 돌출부

choroid (맥락막) 망막 다음에 놓인 눈의 색소층

choroid plexus (맥락총) 뇌실 일부를 덮고 있는 고도의 관상 상피 구조. 뇌척수액 형성에 상당 부분 관련되어 있다.

chromatin (염색질) DNA와 핵단백질의 배합물, 염색체의 주된 요소

chromophore (발색단) 망막의 빛에 민감한 광색소의 요소

chromosome (염색체) 유사분열과 감수분열 동안 세포의 핵에서 형성되는 고도로 꼬이고 응축된 형태의 염색질

chronotropic (심박수인자) 심장박동수를 변화시키는 인자

chylomicron (유미입자) 지방 흡수 과정에서 장 상피세포로부터 방출되어 유미관으로 들어가는 지방과 단백질로 구성된 작은 방울입자

chyme (유미즙) 위와 내장 강에 있는 부분적으로 소화된 음식물 용액

chymotrypsin (키모트립신) 외분비 췌장에서 분비되는 효소. 단백질과 폴리펩티드에서 특정한 펩티드 결합을 절단한다.

cilia (섬모) 특수화된 상피세포로부터 나온 가는 털 모양의 돌출물로, 상피 표면을 따라서 물질을 밀어내도록 동시에 전후로 쓰는 동작을 한다.

ciliary muscle (섬모체근) 눈의 조절을 위한 렌즈의 운동과 모양에 관여한다.

circadian rhythm (일주기 리듬) 대략 24시간 주기로 발생하는 것

circulatory system (순환계) 심장과 혈액을 신체의 모든 부분으로 운반하는 혈관계

citric acid cycle (시트르산회로) '크렙스회로(Krebscycle)' 참조

classical complement pathway (고전적 보체경로) 보체를 활성화하기 위한 항체-의존성 시스템. 보체 분자 C1으로부터 시작한다.

class I MHC proteins (I형 MHC 단백질) 적혈구를 제외한 모든 세포의 막 표면에 존재하는 단백질 복합체로 T세포 인식에 필요하다.

class II MHC proteins (II형 MHC 단백질) 대식세포, B세포, 수지상세포들의 막 표면에 존재하는 단백질 복합체로서 T세포 인식에 필요하다.

clathrin (클라스린) 세포막 부위에 결합하는 세포질 단백질의 하나로 수용체-매개성 세포내섭취(작용)의 시작을 돕는다.

clathrin-coated pit (클라스린-피막 소공) 세포막 위의 리간드-결합 수용체들의 응집체로서, 이것이 떨어져 나와 세포 속으로 들어간다.

clearance (청소율, 제거율) 주어진 시간에 특정한 물질이 완전히 제거된 혈장의 부피

cleavage (난할) 세포의 유사분열

clitoris (음핵) 여성의 외부 생식기 표면에 있는 작은 발기성 조직체

clonal deletion (클론결실) 흉선에서 자신의 단백질에 결합할 수 있는 수용체를 가진 T세포들의 세포자살에 의한 파괴

clonal expansion (클론확장) 림프구 세포막 수용체에 항원의 결합으로 시작되는 림프구의 세포분열

clonal inactivation (클론불활성화) 말초(즉 가슴샘이 아닌)에서 잠재적으로 자가 반응성인 T세포들이 반응을 하지 못하도록 하는 과정

clone (클론) 유전적으로 동일한 일군의 분자, 세포 또는 생물

clot (혈병) 혈소판에 의해서 만들어지며, 피브린 단백질 중합체로서 혈구들이 올가미 씌워진 혈액의 고체상

clotting (혈액응고) 액체성 세포 현탁액으로부터 겔과 같은 고체로 혈액의 상 변화

cochlea (와우각) 내이. 달팽이관을 이루는 액체로 채워진 나선 모양의 구획

cochlear duct (와우각관) 액체로 채워진 막성 도관으로 내이의 길이로 분포하며, 내이를 구획으로 나눈다. 코르티기관을 포함한다.

coding (암호화) 감각수용기로부터 온 신경신호가 CNS에서 활동 전위로 전환되는 과정

codon (코돈) 단백질 합성에서 특정한 아미노산의 위치를 결정하거나 단백질 암호서열의 끝을 나타내는 mRNA의 3개 염기서열

coenzyme (조효소) 유기물 보조인자. 일반적으로 한 반응으로부터 다음 반응으로 원자 또는 작은 분자 단편을 옮기는 운반체 역할을 한다. 반응에서 소모되지 않고 재활용될 수 있다.

cofactor (보조인자) 한 효소의 특정한 영역에 결합하는 유기 또는 무기 물질로 효소의 활성에 필요하다.

colipase (보조라이페이스) 췌장에 의해서 분비되며 리파아제에 결합하는 단백질로서, 소장에서 리페이스가 지방 입자와 결합할 수 있게 한다.

collagen fiber (콜라겐 섬유) 결합조직에서 세포 바깥의 구조적 요소로 기능하는 강한 섬유성 단백질

collateral (곁가지) 한 신경 축삭의 가지

collecting-duct system (수집관계) 원위곡세뇨관과 신우 사이에 있는 신세뇨관의 일부. 연결관, 피질 집합관, 수질 집합관으로 구성되어 있다.

colloid (교질) 모세혈관에서는 비교적 투과가 불가능한 주로 단백질로 구성된 거대 분자. 갑상샘 내부 구조의 일부

colon (결장) 대장의 한 부분으로 특히 맹장에서 직장에 이르는 부분

colostrum (초유) 출산 후 처음 24~48시간 동안 분비되는 단백질이 풍부한 산모의 젖

commissure (횡연합) 뇌의 좌우 반구를 연결하는 신경섬유의 다발

common bile duct (총담관) 담낭에서 소장으로 담즙을 운반하는 통로

competition (경쟁) 동일한 결합부위 또는 수용체에 유사 분자들의 결합 능력

complement (보체) 활성화되면 미생물을 직접 치사하거나 식균작용을 비롯한 염증반응을 촉진하는 한 그룹의 혈장단백질

concentration (농도) 단위 부피의 용액당 물질의 양

concentric contraction (편심성 수축) 근육 길이가 짧아지는 근육 활동

conceptus (수태산물) 수정란과 그로부터 유도된 모든 것에 대한 집합 용어

conducting system (전도계) 심장의 서로 다른 장소들 간에 전기적 활성을 전도하도록 특수화된 심근섬유의 네트워크

conducting zone (통도대) 기관의 꼭대기에서부터 호흡기관세지 시작 지점에 이르는 공기 통로이며, 공기와 혈액 사이에 기체 교환을 하기에는 벽이 너무 두껍다.

conduction(heat) (전도) 인접한 분자들의 충돌로 열에너지의 전달

cone (원추세포) 빛에너지에 대한 망막의 두 가지 수용체 중 하나. 색 감각을 준다.

conformation (입체구조) 분자의 3차원 모양

congenital (선천성) 출생 시에 가지고 있는. 보통 선천성 이상을 말한다.

connective tissue (결합조직) 신체에서 네 가지 주요 조직 중 하나. 세포외기질, 연골 및 골의 주요 구성요소

connective-tissue cells (결합조직세포) 신체의 구조를 연결, 고정 및 지지하는 세포외 구성요소를 형성하도록 특수화된 세포

conscious experience (의식적 경험) 사람이 인식하고 있는 것. 의식상태에서 생각, 느낌, 인지, 아이디어, 사고

consolidation (경화) 단기기억이 장기기억으로 전환되는 과정

contractility (수축성) 근절 길이에 대해 독립적인 심장의 수축력

contraction (수축) 근육에서 힘 발생 과정의 작동

contraction time (수축기) 근육에 의한 힘 발생의 시작에서부터 연축 장력이 정점에 이르기까지의 시간

contralateral (대측성) 신체 반대쪽의

convection (대류) 따뜻한 물체에 인접한 액체 또는 공기가 전도에 의해 가열되고 이동해 찬 액체 또는 공기에 의해 대체되기를 반복하는 과정

convergence (수렴) 신경에서 많은 시냅스전 뉴런이 하나의 시냅스후 뉴런에 시냅스를 이루는 것. 눈에서 가까이에 있는 물체를 보기 위해 눈을 안쪽으로 모으는 것(즉 코 쪽으로)

cooperativity (협동성) 다량체 단백질에서 기능적 결합부위 간의 상호 작용

core body temperature (심부체온) 신체 내부의 온도

cornea (각막) 눈의 전방을 덮고 있는 투명한 구조. 눈의 시각계 일부를 이루며 망막에 사물의 상의 초점을 돕는다.

coronary artery (관상동맥) 심장의 근육벽에 산소화된 혈액을 운반하는 혈관

coronary blood flow (관상혈류) 심근 자체로의 혈액 흐름

corpus callosum (뇌량) 2개의 뇌 반구를 연결하는 광범위한 신경섬유 다발. 뇌 횡연합

corpus luteum (황체) 배란 후 난포로부터 만들어지는 난소의 구조물. 에스트로겐과 황체호르몬을 분비한다.

cortical (nephron) 피질(네프론) 신피질에 포함되어 있고 작은 헨레고리 (또는 없음)가 있는 신장의 기능 단위

cortical association areas (연합피질영역) 다양한 감각기로부터 입력을 받고, 기억 저장 등을 하며, 지각 과정을 수행하는 대뇌 피질영역

cortical collecting duct (피질 수집관) 네프론의 끝에 있는 주된 나트륨 재흡수 장소

cortical reaction (피질반응) 난자로부터 인자들의 방출로서 투명대를 굳게 한다.

corticobulbar pathway (피질연수로) 세포체가 대뇌 피질에 있는 하행 경로. 이 뉴런의 축삭은 뇌줄기의 운동뉴런 영역에서 시냅스를 하지 않고 통과한다.

corticospinal pathway (피질척수로) 뉴런의 세포체가 대뇌 피질에 있는 하행경로. 이 뉴런의 축삭은 척수 운동뉴런과 시냅스를 하지 않고 통과한다. 추체로(pyramidal pathway)라고도 한다. '뇌줄기 경로(brainstem pathway)', '피질연수로(corticobular pathway)'와 비교

corticotropin-releasing hormone(CRH) (부신피질자극호르몬-방출호르몬) 뇌하수체전엽에 의한 ACTH(부신피질자극호르몬) 분비를 자극하는 뇌하수체자극 펩티드호르몬

cortisol (코르티솔) 부신피질에 의해서 분비되는 주요 글루코코르티코이드 스테로이드호르몬. 유기물 대사의 다양한 측면을 조절한다.

costamere (코스타미어) 횡문근 섬유에서 근절을 근초에 연결해 주는 구조단백질 다발

costimulus (공동자극) 항원제시세포와 보조 T세포의 표면 단백질들 사이에 비특이적 상호작용. T세포 활성화에 필요하다.

cotransmitter (공동전달물질) 시냅스 또는 신경효과기 연접으로부터 신경전달물질과 함께 방출되는 화학신호물질

cotransport (공동수송) 2차 능동수송의 일종으로 능동수송된 물질의 순 이동과 그 에너지를 공급하는 분자의 기울기에 따른 이동이 같은 방향이다.

countercurrent multiplier system (역류 증폭계) 신장수질에 간질액의 삼투농도가 높아지도록 하는 헨레고리에 관련된 기전

countertransport (역수송) 2차 능동수송의 일종으로 능동수송된 분자의 순 이동이 그 에너지를 공급하는 분자의 기울기에 따른 이동이 반대 방향이다.

covalent bond (공유결합) 두 원자 사이의 화학결합으로 각 원자가 그 전자를 서로 공유한다.

covalent modulation (공유결합성 조절) 다양한 화학 작용기가 공유결합을 함에 따라서 단백질의 모양이 변하고 그에 따라서 기능이 변하는 것

cranial nerve (뇌신경) 뇌줄기 또는 전뇌와 CNS 바깥에 있는 구조를 연결하는 24개의 말초신경(12쌍) 중 하나

C-reactive protein (C-반응성 단백질) 비특이적 옵소닌으로 기능하는 급성기단백질

creatine phosphate(CP) (크레아틴인산) ATP를 생성하기 위해 인산과 에너지를 ADP로 운반하는 분자

creatinine (크레아티닌) 근육 크레아틴으로부터 유래한 노폐물

creatinine clearance(C_{cr}) (크레아티닌 청소율) 단위시간당 신장에 의해서 크레아티닌이 제거되는 혈장 부피. 대략 사구체 여과 속도와 같다.

cristae (크리스타) 미토콘드리아의 내막으로 박판 또는 관 모양을 하고 있다. 스테로이드호르몬 생산에 관여하는 시토크롬 P450 효소를 가지고 있는 위치

cross-bridge (가교) 근육에서 굵은 필라멘트로부터 나온 미오신 돌기로서 가는 필라멘트에 힘을 발휘할 수 있어서 근 필라멘트들이 서로 활주하게 한다.

cross-bridge cycle (가교주기) 근수축이 이루어지는 동안 교차결합이 액틴에 결합, 이탈, 다시 부착하는 일련의 경과

crossed-extensor reflex (교차 신근반사) 사지 굴곡에 대측성인 신근의 활성 증가

crossing-over (교차) 감수분열에서 염색체가 짝 짓기를 하는 동안 모계 염색체와 부계 염색체의 단편이 상호 교환되는 과정

crystalloid (결정질) 혈장 내에서 분자량이 작은 용질

C3b 보체단백질 중 하나로 미생물들에 결합해 식세포에 의한 균작용을 촉진함. 보체경로도 활성화한다.

cumulus oophorous (난구) 우성 난포 내에서 난자를 싸고 있는 과립막 세포층

cupula (각두) 부동섬모를 가지고 있어서 두부 운동에 반응하는 반고리관 속의 젤라틴질성 덩어리

current (전류) 전하의 이동. 생물 시스템에서 이는 이온의 이동으로 이루어진다.

cusp (교두) 심장 판막의 덮개 또는 잎 모양 구조물

cyclic AMP(cAMP) (고리형 AMP) 고리형 3,5-아데노신-1인산. 많은 1차 화학신호물질에 대해 2차 전달자로 사용되는 고리형 뉴클레오티드

cyclic endoperoxide (고리형 엔도퍼옥사이드) 시클로옥시게네이스에 의해서 아라키돈산으로부터 만들어진 에이코사노이드

cyclic GMP(cGMP) (고리형 GMP) 고리형 3,5구아노신-1인산. 일부 세포에서 2차 전달자로 작용하는 고리형 뉴클레오티드

cyclooxygenase(COX) (사이클로옥시게네이즈) 아라키돈산에 작용하며 고리형 엔도퍼옥사이드, 프로스타글란딘 및 트롬복산 생산을 개시하는 효소

cytochrome (시토크롬) 산화적 인산화에서 에너지를 ATP 형성과 연관시키는 일련의 효소

cytokine (시토카인) 면역반응을 조절하는 단백질성 세포외 전달자에 대한 일반적 용어. 대식세포, 단핵구, 림프구, 호중성 백혈구 및 일부 비면역성 세포에 의해 분비된다.

cytoplasm (세포질) 세포 내부의 핵 바깥 영역

cytosine(C) (시토신) DNA와 RNA의 피리미딘 염기

cytoskeleton (세포골격) 세포 모양 및 운동과 관련된 세포질의 필라멘

특성 망상구조

cytosol (세포질) 세포소기관과 핵을 싸고 있는 액체

cytotoxic T cell (세포독성 T세포) 특정한 항원에 의해서 활성화되면 직접 그 항원을 가지고 있는 세포를 공격해서 파괴하는 T림프구. 바이러스 감염세포와 암세포의 주요 살생세포

D

Dalton's law pressure (달톤의 법칙) 혼합 기체에서 각 기체에 미치는 압력이 다른 기체에 미치는 압력에 대해 독립적이라는 법칙

dark adaptation (암순응) 망막에 있는 광수용기가 어두운 빛에 맞춰지는 과정

declarative memory (서술기억) 사실과 사건에 대한 기억

decremental (점감성) 진폭의 감소

defecation (배변) 직장으로부터 변을 내보내는 것

defecation reflex (배변반사) 직장벽의 갑작스러운 팽창에 의한 변을 내보내려는 충동

dehydration (탈수) 아미노산과 같은 2개의 작은 분자가 더 큰 분자를 형성하기 위해 연결되는 화학 모델. 이 과정에서 물 1개 분자가 빠져나간다.

delta rhythm (델타파) 가장 깊은 느린 파동 수면 생태와 관련된 느린 파동, 높은 진폭의 EEG

dendrite (수상돌기) 세포체의 많은 가지 친 돌출부. 다른 뉴런들로부터 시냅스성 입력을 받는다.

dendritic cell (수지상세포) 식균작용과 항원제시작용을 하는 면역계 세포의 한 종류

dendritic spine (수상돌기 가시) 축삭돌기로부터 시냅스를 받는 수상돌기에서 나온 작은 돌기

dense body (조밀체) 평활근섬유의 가는 필라멘트를 고정하는 세포질의 구조물

deoxyhemoglobin (데옥시헤모글로빈) 산소와 결합하지 않은 헤모글로빈. 환원 헤모글로빈

deoxyribonucleic acid(DNA) (데옥시리보핵산) 유전 정보를 저장하고 유전하는 핵산. 데옥시리보오스를 함유하는 두 가닥의 뉴클레오티드 소단위로 구성되어 있다.

deoxyribose (데옥시리보오스) 하나의 히드록실기가 없는 리보오스 분자. DNA의 구성요소

depolarize (탈분극되다) 휴식기 수준보다 음전하를 덜 띠도록 막전위 값이 영(0) 쪽으로 변하는 것

descending limb (하행각) 헨레고리의 근위세뇨관에서 배수되는 신장 세뇨관의 한 부분

descending pathway (하행경로) 뇌로부터 척수로 내려가는 신경통로

desmosome (데스모솜) 두 세포를 결속하는 연접. 섬유에 의해 연결된 인접한 세포들의 세포막으로 구성되어 있지만 20 nm 떨어져 있으며, 세포외 공간은 결합물질로 채워져 있다.

detrusor muscle (배뇨근) 방광의 벽을 형성하는 평활근

diacylglycerol(DAG) (디아실글리세롤) 2차 전달자의 하나로 단백질인 산화효소C를 활성화하며, 많은 다른 단백질을 인산화한다.

diapedesis (삼출) 백혈구가 혈액으로부터 주변 조직으로 빠져나가는 것

diaphragm (횡격막) 복강과 흉강을 나누는 돔 모양의 골격근 박판. 주된 호흡근육

diastole (이완기) 심실이 이완되는 심장의 주기

diastolic pressure(DP) (이완기압) 심장주기에서 최소 혈압

dicrotic notch (중복맥박 패임) 반월판이 닫힘과 관련된 심방압 파의 편향성.

diencephalon (간뇌) 뇌 앞부분의 중심. 대뇌 반구의 아래에 놓여 있으며 시상과 시상하부를 포함한다.

dietary fiber (식이 섬유) 음식에서 섭취하는 소화 불가능한 탄수화물

diet-induced thermogenesis (식사 유도성 열 발생) 식사 후 체내의 열 생성, 특히 단백질이 풍부한 열 생성. 열의 일부는 위장관의 증가한 활성에 2차적으로 생성된다.

diffusion equilibrium (확산 평형) 서로 반대 방향으로의 확산량이 동일한 상태. 즉 순 유량이 0이다.

digestion (소화) 큰 입자와 분자량이 큰 물질들을 작은 분자로 분해하는 과정.

digestive system (소화계) 소화관과 이의 부속 기관

dihydropyridine(DHP) receptor (디히드로피리딘 수용체) 골격근의 T-세관 막에 있는 비전도성 칼슘 채널로서 흥분-수축 공역에서 전압감지기로 작용한다.

dihydrotestosterone(DHT) (디히드로테스토스테론) 효소촉매반응으로 테스토스테론이 변형되어서 만들어진 스테로이드. 일부 표적세포에서 테스토스테론의 활성형

1,25-dihydroxyvitamin D[1,25-(OH)₂D] (1,25-디히드록시비타민) 신장에서 형성된 호르몬이며, 비타민 D의 활성형

diiodotyrosine(DIT) (다이요오드티로신) 갑상샘호르몬의 형성에서 중간 산물로 이중으로 요오드화된 티로신 분자

2,3-diphosphoglycerate(DPG) (2,3-디포스포글리세르산) 적혈구에서 해당과정 중 생성되는 분자. 헤모글로빈과 가역적으로 결합해 산소를 방출하게 한다.

disaccharide (2당류) 2개의 단당류로 이루어진 분자

disc (반, 디스크) 광수용세포 외절에 있는 막 층. 광색소를 가지고 있다.

distal convoluted tubule (원위곡세뇨관) 신장의 헨레고리와 집합관 사이에 있는 신장세뇨관의 부분

disulfide bond (이황화결합) 단백질에서의 R─S─S─R 결합

diuresis (이뇨) 소변 배설 증가

divergence (발산) 신경에서 하나의 시냅스전 뉴런이 많은 시냅스후 뉴런과 시냅스를 이루는 것. 눈에서 먼 물체를 보기 위해 눈을 바깥으로 돌리는 것

DNA (디엔에이) '데옥시리보핵산(deoxyribonucleic acid)' 참조

dominant follicle (우세난포) 성숙된 난자가 배란되는 난소에서 가장 발달이 성숙된 난포

dopamine(DA) (도파민) 생체 아민(카테콜아민) 신경전달물질과 호르몬. 에피네프린과 노르에피네프린의 전구체

dorsal column pathway (배주경로) 체성감각정보의 상행경로. 척수 백질의 등쪽 영역을 통해 달린다.

dorsal horn (배각) 척수의 회백질 부위로서 감각신경 충격을 받아 복각의 운동뉴런과 연결해 준다.

dorsal respiratory group(DRG) (등쪽호흡군) 수질호흡중추에 있는 뉴런으로 흡기 중 점화하는 그룹

dorsal root (배근) 척수의 등쪽 영역으로 들어가는 구심성 신경섬유의 집단

dorsal root ganglia (배근 신경절) 척수의 배각으로 축삭을 뻗는 일군의 감각뉴런 세포체

down-regulation (하향조절) 만성적인 고농도의 전령에 대한 반응으로서 주어진 전령에 대한 표적세포의 수용체 수가 감소하는 것. '상향조절(up-regulation)'과 비교

dromotropic factors (전도 인자) 심장의 AV 노드에서 전기 전도 속도를 변화시키는 단색성 인자

dual innervation (이중 신경지배) 한 기관 또는 선이 교감신경과 부교감신경 두 신경섬유에 의한 지배

duodenum (십이지장) 소장의 첫 번째 부분(위와 공장 사이)

dura mater (경막) 뇌를 덮고 있는 두툼한 가장 바깥쪽 뇌막

dynamic constancy (동적 항상성) 혈당과 같은 변수가 단기적으로 달라질 수 있지만, 장기적으로 평균화하면 안정되고 예측 가능하다는 아이디어를 포함하는 항상성을 기술하는 방법

dynein (디네인) 미세소관을 따라서 부착된 세포 화물 분자를 수송하는 데 ATP로부터 에너지를 사용하는 운동단백질

dynorphin (디놀핀) 뇌에서 신경조절물질로 작용하는 내인성 오피오이드 펩티드군 중 하나

dystrophin (디스트로핀) 액틴을 근초에 박혀 있는 단백질들과 연결해 주는 근세포 단백질의 하나. 근수축 동안 근세포들을 안정화시킨다.

E

eccentric contraction (편심성 수축) 일반적으로 근육의 힘을 능가하는 외부 하중에 의해서 근육의 길이 신장을 수반하는 근육 활동

ECG lead (심전도 유도) 체표면에 부착한 기준 전극(음극)과 기록전극(양극)의 조합으로 심장의 전기적 활동을 제공한다.

eczema (습진) 부종과 가려움을 초래하는 지속적인 염증성 피부 상태

effector (효과기) 한 조절계에서 그 활동 변화가 반응을 구성하는 세포 또는 세포 집단

efferent arteriole (수출소동맥) 사구체로부터 세뇨관 주변 모세혈관으로 혈액을 운반하는 신장 혈관

efferent division (원심성부) 중추신경계에서 나온 말초신경계의 뉴런들

efferent neuron (원심성 뉴런) CNS로부터 바깥으로 정보를 운반하는 뉴런

efferent pathway (원심성 경로) 통합중추로부터 효과기로 정보를 전달하는 반사궁의 구성요소

egg (난자) 발생 단계와 무관한 암컷의 생식세포

eicosanoid (에이코사노이드) 아라키돈산 대사산물인 수정된 지방산(고리형 엔도퍼옥사이드, 프로스타글란딘, 트롬복산, 류코트리엔)에 대한 일반적 용어. 측분비/자가분비 신호로 기능한다.

ejaculation (사정) 음경으로부터 정액의 사출

ejaculatory duct (사정관) 정낭에 연결된 정관에 연속된 도관. 전립샘에서 요도와 만난다.

ejection fraction(EF) (박출분획) 이완기말 용적에 대한 심박출량의 비율. $EF = SV/EDV$

elastic recoil (탄성적 반동) 탄성 구조가 신장 또는 일그러짐에 대항하려는 경향

elastin fiber (탄력소섬유) 탄성 또는 스프링 같은 특성을 가진 단백질. 큰 동맥과 기도에서 발견된다.

electrical potential(E) (전기적 전위) 전기전위차. '전위(potential)' 참조

electrical synapse (전기적 시냅스) 전기적 활동에 의한 국부 전류가 두 뉴런을 연결하는 간극연접을 통해 두 뉴런 사이를 흐르는 시냅스

electrocardiogram(ECG) (심전도) 심근의 활동 전위에 의해 생성된 전류를 피부 표면에서 기록한 것

electrochemical gradient (전기화학적 기울기) 한 이온이 세포 내로 또는 밖으로 이동할 것인지를 결정해 주는 세포막을 가로지르는 추진력. 세포질과 막의 세포외 표면 사이의 농도기울기와 전기적 전하의 기울기 모두에 의해서 확립된다.

electroencephalogram(EEG) (뇌전도) 두피로부터 뇌의 전기적 활동에 대한 기록

electrogenic pump (전기발생펌프) 막 전위차를 만들기 위해 전하량을 직접 분리하는 능동수송계

electrolyte (전해질) 수용액에서 이온으로 해리되는 물질

electron (전자) 음전하 1개를 운반하는 원자보다 작은 입자

electron transport chain (전자전달사슬) 단백질로부터 산소 분자로 전자의 흐름에 참여하는 미토콘드리아 내 일련의 금속 함유 단백질. 이들은 모든 세포에서 에너지 생성 과정의 핵심 요소이다.

electronegativity (전기음성도) 공유결합 내에서 원자가 가지는 전자에 대한 친화력 정도

elimination (제거) 소화기관을 통해 신체에서의 특정 대사 폐기물을 없애는 것

embryo (배아, 배) 발생 초기 단계의 생물체. 인간에서는 첫 두 달간 자궁 내의 삶

emission (방출) 남성 생식관 내용물이 사정에 앞서 요도로 이동하는 것

emotional behavior (감정행동) 내부 감정의 외부적 표현

emulsification (유화작용) 큰 지방 방울을 매우 작은 방울로 나누는 것

end-diastolic volume(EDV) (이완기말 용적) 수축 직전 심실의 혈액량

endocannabinoids (엔도카나비노이드) 세포막 인지질에서 유래한 지질 신경전달물질의 한 종류

endocrine gland (내분비샘) 세포외 공간으로 호르몬을 분비하는 일군의 상피세포. 무관선(ductless gland)이라고도 한다.

endocrine system (내분비계) 몸의 모든 호르몬 분비샘

endocytosis (세포내섭취작용) 세포내 막으로 싸인 주머니를 만들도록 세포막이 안으로 접혀 들어가서 작은 주머니를 만들어 떨어져 나가는 과정

endogenous opioid (내인적 아편유사물질) 특정한 신경펩티드로 엔도르핀, 디놀핀, 엔케팔린이 예다.

endogenous pyrogen(EP) (내인성 발열물질) 열을 발생하도록 뇌에 생리적 작용을 하는 시토카인(IL-I과 IL-6 포함)

endolymph (내림프) 전정계와 와우각에 들어 있는 세포외액

endometrium (자궁내막) 자궁강 내면의 샘 상피

endoplasmic reticulum (소포체) 막으로 싸인 가지 친 관과 편평한 소낭으로 된 상호 연결된 망상 세포소기관. 리보솜이 부착된 조면소포체와 편평한 표면을 가진 활면소포체(리보솜이 없음) 두 가지로 구분된다.

endosome (엔도솜) 골지체와 세포막 사이에 있는 세포내 소낭 및 관상 요소. 세포내섭취작용과 세포외배출작용에서 소낭을 분류 및 분배한다.

endothelial cell (내피세포) '내피(endothelium)' 참조

endothelin-1(ET-1) (엔도텔린-1) 여러 조직에서 분비되는 펩티드 호르몬계의 하나로서 측분비 또는 호르몬 신호로 작용함. 주요 기능의 하나가 혈관수축작용이다.

endothelium (내피) 심장 강과 혈관을 덮고 있는 얇은 세포층

endothelium-derived relaxing factor(EDRF) (내피 유래 이완인자) 산화질소와 기타 물질. 혈관 내피에 의해서 분비되며 혈관의 평활근을 이완시켜 동맥을 팽창시킨다.

endotherm (내온동물) 외부 온도와 관계없이 자체적으로 체온을 유지하는 동물

end-plate potential(EPP) (종판전위) 아세틸콜린에 대한 반응으로 골격근 섬유 운동종판의 탈분극. 근육 세포막에 활동 전위를 개시한다.

end-product inhibition (최종 생성물 억제) 최종 산물이 회로에 있는 효소(대개 속도 제한효소)의 다른자리입체성 부위에 작용함으로 인한 대사회로의 억제

end-systolic volume(ESV) (수축기말 용적) 분출 후 심실에 남은 혈액의 양

enkephalin (엔케팔린) 아편류 약물에 의해서 활성화되는 일부 시냅스에서 펩티드성 신경전달물질. 내인성 아편유사물질의 하나

enteric nervous system (장신경계) 위장관의 벽에 있거나 분포하는 신경망

enterochromaffin-like(ECL) cell (장크롬 친화성 유사세포) 위에 히스타민을 분비하는 세포

enteroendocrine cell (장관내분비세포) 위의 위선에 위치한 세포로 가스트린을 분비한다.

enterogastrones (엔테로가스트론) 장관에서 분비되며 위의 활성을 억제하는 호르몬에 대한 집합용어

enterohepatic circulation (장간 순환) 장으로부터 담즙염의 재흡수, 간으로 운반(간문맥을 통한), 장으로 다시 분비(쓸개를 통해)

enterokinase (엔테로키네이스) 내강 쪽 장 상피세포의 세포막에 있는 효소. 췌장(이자)의 트립시노겐을 트립신으로 전환

entrainment (동조) 환경적인 변화에 맞추어 생체리듬을 조절하는 것

enzyme (효소) 특정한 화학반응을 가속하지만 자신은 순 화학적 변화를 하지 않는 단백질 촉매

enzyme activity (효소 활성도) 효소가 반응물질을 생성물로 전환하는 속도. 다른자리입체성 또는 공유결합 수식에 의해서 변형된 효소 활성부위의 특성에 대한 척도. 효소촉매반응의 속도에 영향을 미친다.

eosinophil (호산구) 적색 염료인 에오신을 흡수하는 다형핵과립 백혈구. 기생충 파괴와 알레르기 반응에 관여한다.

ependymal cell (뇌실막세포) 뇌 내강의 경계를 이루고 뇌척수액을 생산하는 신경아교세포의 일종

epicardium (심장외막) 심장의 외표면에 밀착한 결합조직층

epididymis (부고환) 세정관과 정관 사이에 위치한 남성 생식관계 일부

epigenetics(epigenetic programming) [후성유전학(후성유전학 프로그래밍)] 유전자 코드의 변경 없이 유전자 발현의 변형

epiglottis (후두개) 삼킴을 하는 동안 아래로 접혀서 기관을 덮는 얇은 연골 뚜껑

epinephrine (에피네프린) 부신수질에 의해서 분비되는 아민호르몬으로 유기물 대사 조절에 관여한다. 생체 아민(카테콜아민) 신경전달물질. 아드레날린이라고도 한다.

epiphyseal closure (골단 폐쇄) 뼈끝 성장판이 뼈로 전환

epiphyseal growth plate (골단 성장판) 뼈끝 근처에 활동적으로 증식하는 연골. 뼈 성장 영역

epiphysis (골단) 긴 뼈의 끝

epithalamus (시상상부) 송과샘을 함유하는 간뇌 등쪽의 작은 부위

epithelial cell (상피세포) 신체 또는 속이 빈 기관의 표면에 있는 세포. 분비하거나 이온 또는 유기물 분자를 흡수하도록 특수화되어 있다. 다른 상피세포와 더불어 상피를 형성한다.

epithelial tissue (상피조직) 신체의 네 가지 주요 조직 중 하나이며, 상피세포들로 구성되어 있다.

epithelium (상피) 신체의 표면과 체강의 경계면을 덮고 있으며, 대부분 샘을 형성하는 조직

epitope (항원결정부) MHC 단백질과 복합체를 이루어 T세포에게 표출되는 한 분자의 항원성 부분. 항원결정군이라고도 한다.

equilibrium (평형) 한 계에서 순 변화가 없는 상태. 에너지를 필요로 하지 않는다.

equilibrium potential (평형 전위) 주어진 이온에 영향을 미치는 농도 힘에 대해 힘은 동일하지만 반대 방향인 막을 가로지르는 전압기울기

erection (발기) 혈관 충혈로 인해서 음경 또는 음핵이 뻣뻣해지는 것

erythrocyte (적혈구) 적혈구(red blood cell)

erythropoiesis (적혈구생성) 적혈구 생산

erythropoietin (적혈구생성소) 주로 신장세포에서 분비되는 펩티드호르몬. 적혈구 생산을 촉진한다. 조혈성장인자의 일종

esophagus (식도) 목(인두)과 위를 연결하는 소화관의 부분

essential amino acid (필수 아미노산) 신체에서 전혀 생성될 수 없기 때문에(또는 대사의 요구를 충족하지 못해) 음식물로부터 섭취해야만 하는 아미노산

essential nutrient (필수영양소) 정상적인 또는 최적 신체의 기능을 위해 요구되는 물질로, 체내에서 합성되지 않거나 질환을 방지하기에는 모자란 양을 갖는 물질

estradiol (에스트라디올) 에스트로겐군의 스테로이드호르몬. 여성의 주된 성호르몬

estriol (에스트리올) 에스트로겐군의 스테로이드호르몬. 임신 동안 태반에 의해 분비되는 에스트로겐

estrogen (에스트로겐) 여성 생식관에 에스라디올과 유사한 효과를 보이는 일군의 스테로이드호르몬

estrogen priming (에스트로겐 기폭제) 사전 에스트로겐 노출에 의한 황체호르몬에 대한 반응성 증가(예: 자궁)

estrone (에스트론) 에스트라디올보다 덜 알려진 에스트로겐의 일종

eukaryotic cell (진핵세포) 막으로 싸인 유전물질을 가진 핵이 있는 세포. 식물과 동물 세포

eustachian tube (귀인두관) 중이와 비인두를 연결해 주는 관

evaporation (증발) 땀에 의한 신체 수분의 손실로 시원해지는 것

excitability (흥분성) 전기적 신호를 발생하는 능력

excitable membrane (흥분성 막) 활동 전위를 발생할 수 있는 막

excitation-contraction coupling (흥분-수축 연관) 근섬유에서 세포막의 자극과 교차결합력의 발생 사이 연결 기전

excitatory amino acid (흥분성 아미노산) 신경계에서 흥분성(탈분극하는) 신경전달물질로 작용하는 아미노산

excitatory postsynaptic potential(EPSP) (흥분성 시냅스후 전위) 흥분성 시냅스에 대한 반응으로 시냅스후 뉴런에서 생기는 탈분극성 차등 전위

excitatory synapse (흥분성 시냅스) 활성화되었을 때 시냅스후 뉴런이 활동 전위를 발생할 가능성이 증가하거나 기존의 활동 전위의 빈도수가 증가하는 시냅스

excitotoxicity (흥분독소) 파괴된 뉴런에서 글루탐산 방출로 인해 뇌세포 손상이 확장되는 것

exercise-associated thermogenesis(EAT) 운동관련 열생성(EAT) 스포츠와 같은 활동으로 인한 신체 내 열 생산의 증가

exocrine gland (외분비샘) 분비를 위해 특수화된 상피세포의 집단으로

상피 표면으로 연결된 관을 가지고 있다.

exocytosis (세포외배출작용) 세포 내 소낭이 세포막에 융합해 소낭이 열리고 그 내용물을 세포외액으로 방출하는 과정

exon (엑손) 단백질 아미노산 서열의 일부분에 대한 암호를 가지고 있는 DNA의 유전자 영역

expiration (호기) 폐 밖으로 공기의 이동

expiratory reserve volume(ERV) (호기성 예비용량) 정상적인 휴식 호기 다음에 호기 근육의 최대 수축으로 내보낼 수 있는 공기의 부피

extension (신전) 관절을 똑바로 펴기

external anal sphincter (외항문괄약근) 직장의 하단 주변 골격 근고리

external auditory canal (외이도) 귓바퀴와 고막 사이에 있는 귀의 외부 도관

external environment (외부환경) 생물체의 외부 표면을 싸고 있는 환경

external urethral sphincter (외요도 괄약근) 방광 밑에 요도를 둘러싸는 골격근 고리

external work (외적인 일) 골격근 수축에 의한 외부물체의 이동

extracellular fluid (세포외액) 세포 바깥의 액체. 간질액과 혈장

extracellular matrix (세포외 기질) 세포외액에 산재하는 단백질(과 일부에서는 금속) 혼합물로 구성된 복합체

extrafusal fiber (방추외근섬유) 근방추에 있는 변형된(내연합) 섬유에 반해 골격근에 있는 1차 근섬유

extrapyramidal system (추체외로계) '뇌줄기 경로(brain stem pathway)' 참조

extrinsic pathway (외인성 경로) 조직 인자를 사용하는 회로에 의해서 간질에 있는 세포에 피브린 응고 형성. 일단 활성화되면 이는 인자 VII 이후 내인성 응고 회로도 사용한다.

F

facilitated diffusion (촉진확산) 막을 가로질러 높은 농도로부터 낮은 농도 쪽으로 분자를 이동하기 위해 수송체를 사용하는 시스템. 에너지가 필요하지 않다.

F-actin (F-액틴) 액틴 필라멘트를 이루는 액틴 중합체

FAD(flavine adenine dinucleotide) 비타민 B인 리보플라빈에서 유래한 조효소. 한 기질로부터 수소를 다른 기질로 전달한다.

fallopian tube (나팔관) 난소에서 자궁으로 난자를 운반하는 2개의 관

fast fiber (빠른 연축 섬유) 미오신이 높은 ATP가수분해효소 활성을 가진 골격근 섬유

fast-glycolytic fiber (빠른 해당성 섬유) 높은 내인성 수축 속도와 무기호흡성 해당과정에 의해서 풍부한 ATP 생성능력이 있는 골격근 섬유

fast-oxidative-glycolytic fiber (빠른 산화해당성 섬유) 높은 내인성 수축 속도와 유기호흡성 산화적 인산화과정에 의해서 풍부한 ATP 생성능력이 있는 골격근섬유

fat-soluble vitamin (지용성 비타민) '비타민(vitamin)' 참조

fatty acid (지방산) 한쪽 끝에 카르복실기가 있어서 사슬이 글리세롤에 연결되어 트리글리세리드를 형성하는 탄소 사슬. '다중불포화지방산(polyunsaturated fatty acid)', '포화지방산(saturated fatty acid)', '불포화지방산(unsaturated fatty)' 참조

Fc 항체의 '줄기' 부분

feces (대변) 배변에 의해 대장으로부터 방출되는 물질

feedforward (앞먹임) 시스템이 조절변인의 변화를 예측하게 하는 조절 시스템

female external genitalia (여성 외부생식기) 치구, 치골, 대음순, 소음순, 음핵, 외부 질, 질샘

female internal genitalia (여성 내부생식기) 난소, 자궁관, 자궁, 질

ferritin (페리틴) 체내에서 철분을 저장하는 철 결합 단백질

fertilization (수정) 정자와 난자의 결합

fetal hemoglobin (태아 헤모글로빈) 산소에 대한 친화성이 큰 태아의 산소-운반 헤모글로빈

fetus (태아) 모체 자궁 내에서 배아의 3개월부터 출생까지의 인간

fiber (섬유) '근섬유(muscle fiber)', '신경섬유(nerve fiber)' 참조

fibrin (섬유소) 효소에 의한 섬유소원의 절단으로 생성되는 단백질 중합체. 혈액을 겔(응고)로 전환할 수 있다.

fibrinogen (섬유소원) 섬유소의 혈장단백질 전구체

fibrinolytic system (섬유소 용해계) 응고를 파괴하는 혈장 효소의 연쇄 반응. 혈전용해시스템이라고도 한다.

Fick's first law of diffusion (픽의 확산 제1법칙) 농도기울기, 용질이 확산하는 영역 및 기타 요인에 의해 용질의 확산 속도를 나타내는 법칙

fight-or-flight response (투쟁-도피 반응) 스트레스 상황에서 교감신경계의 활성화

filtered load (여과 부하량) 신장 사구체 모세혈관으로부터 보먼주머니로 여과된 물질의 양

fimbriae [핌브리아(섬모)] 나팔관의 개구. 배란된 난이 나팔관으로 들어갈 때 통과하는 부분으로 손가락 같은 돌기가 섬모상피로 덮여 있다.

first messenger (1차 전달자) 세포 외부의 화학신호물질

first polar body (제1극체) 난소에 있는 제1난모세포의 첫 번째 감수분열로 인한 두 핵 중 하나의 극체로, 비기능 구조물

5-α-reductase (5-α-환원효소) 테스토스테론을 디히드로테스토스테론으로 전환하는 세포내 효소

flatus (방귀) 항문을 통한 내장 가스의 방출

flexion (굴곡) 관절 구부리기

flow autoregulation (혈류 자동조절) 각각의 소동맥이 변화된 혈압에 반응해 저항을 변화시킴으로써 비교적 일정한 혈류를 유지하는 능력

fluid endocytosis (액체 세포내섭취작용) 세포가 세포외액을 삼킬 수 있는 세포막의 함입

fluid-mosaic model (유동 모자이크 모형) 막단백질의 측면 이동을 허용하는 액체의 물리적 성질을 가진 생체분자 지질에 박힌 단백질로 구성된 세포막 구조

flux (유량) 단위시간당 표면을 가로지르는 물질의 양. '순 유량(net fluid)' 참조

folic acid (엽산) 비타민 B 복합체군의 하나로서, 티아민 뉴클레오티드의 형성에 필수적이다.

follicle (난포) 배란 단계에 앞서 모든 단계에서 난(알)과 이를 싸고 있는 난포, 과립막세포, 난포막세포. 난소 난포라고도 한다.

follicle-stimulating hormone(FSH) (난포자극호르몬) 남성과 여성에서 뇌하수체전엽에서 분비되는 단백질 호르몬이며 생식소에 작용한다. 생식샘자극호르몬

follicular phase (난포기) 난포와 난자가 배란에 앞서 성숙하는 생리주기의 한 시기

forebrain (전뇌) 좌우 대뇌 반구(대뇌)와 간뇌로 구성된 큰 앞뇌의 일부

formed element (고형성분) 세포(적혈구와 백혈)와 세포 단편(혈소판)을 포함하는 혈액의 고체상

fovea centralis (중심와) 원추세포가 가장 많이 분포하는 망막의 중심

인접 구역. 가장 민감한 시각을 일으킨다.

Frank-Starling mechanism (프랑크-스탈링 기전) 박출량과 이완 말기 부피 간의 관계로 이완 말기 부피가 증가할수록 박출량이 증가한다는 법칙. 스탈링의 심장 법칙이라고도 한다.

fraternal (dizygotic) twins (이란성 쌍둥이) 2개의 난이 수정되어서 생기는 쌍생아

free-running rhythm (자유진행리듬) 환경적인 자극이 없을 때 생체시계에 의해서 운행되는 주기적 활동

frequency (빈도) 단위시간당 사건이 발생하는 횟수

frontal lobe (전엽) 운동령, 브로카 언어중추 및 관련 피질이 위치한 대뇌 피질의 앞 영역

F-type channel[hyperpolarization-activated cyclic nucleotide-gated(HCN) channels] (F형 통로) 자발성 심장세포에서 주로 양전류의 내향성 흐름에 관여하는 기묘한 나트륨 전도 통로

functional residual capacity(FRC) (기능적 잔기수용량) 휴식상태에서 호기 후에 남은 폐의 부피

functional site (기능 부위) 활성화되었을 때 단백질의 생리적 기능을 수행하는 다른자리입체성 단백질에서의 결합부위. 활성부위라고도 한다.

functional unit (기능적 단위) 한 기관 내에서 기관이 수행하는 것과 동일한 기능을 하는 여러 기능적 구조물 중 하나. 예를 들어 신장의 기능적 단위는 네프론이다.

fundus (기저부) 위의 상부. 점액, 펩시노겐 및 염산을 분비한다.

fused tetanus (융합강축) 활동 전위 빈도가 충분히 높아 편평하게 지속되며 최대 수축력을 일으키는 골격근 활성화

fused-vesicle channel (융합소포 통로) 세포내섭취 또는 세포외배출 소낭들이 융합해서 모세혈관 내피세포를 관통하는 연속된 물로 채워진 통로

G

GABA(gamma-aminobutyric acid) 중추신경계의 억제성 시냅스에서 일반적으로 나타나는 아미노산 신경전달물질

G-actin (G-액틴) F-액틴으로 중합화되는 액틴 단량체

gallbladder (담낭) 간 하부의 작은 주머니. 식사 사이에 담즙을 농축시켜 저장한다. 담낭 수축으로 담즙을 내보내며 소장으로 흘러 들어간다.

gamete (배우자) 생식세포. 남성의 정자와 여성의 난자(알)

gametogenesis (배우자 형성) 배우자 생산

gamma globulin (감마글로불린) 면역글로불린 G(IgG), 가장 풍부한 종류의 혈장 항체

gamma motor neuron (감마 운동뉴런) 근방추에서 방추내근섬유를 조절하는 작은 운동뉴런

gamma rhythm (감마리듬) 감각 입력 및 기타 특정 인지과제 처리와 관련된 뇌파에서 검출되는 고주파(30~100 Hz) 패턴

ganglion (신경절) 중추신경계 바깥에 일반적인 예비 신경세포체 집단

ganglion cell (신경절 세포) 시냅스후 세포에서 양극세포로 가는 망막뉴런. 시신경으로부터 나온 신경절 세포의 축삭

gap junction (간극연접) 인접한 세포의 세포질을 연결하는 단백질 통로. 연결된 세포들의 세포질 사이에 이온과 작은 분자들의 흐름을 허용한다.

gastric (위장) 위장에 관한

gastric phase (위 단계) 위장관 조절에서 위벽의 자극에 의한 신경 및 호르몬성 위장관 반사의 시작

gastrin (가스트린) 위의 유문동 영역에서 분비된 펩티드호르몬. 위산 분비를 자극한다.

gastrointestinal(GI) tract (위장관) 입, 인두, 식도, 위, 소장, 대장

gene (유전자) 유전 정보의 단위. 단백질의 아미노산 서열을 결정하는 데 필요한 정보를 담고 있는 DNA의 한 부분

genome (게놈, 유전체) 한 생물체 유전자의 완전한 한 벌

genotype (유전자형) 한 개체에 나타난 한 벌의 대립유전자. 유전적인 성 결정(XX: 여성, XY: 남성)

germ cell (생식세포) 남성 또는 여성 배우자(정자와 난자를 생성하는 세포)

gestation (임신) 자궁 내 태아 발생 기간(인간에서 일반적으로 약 9개월)

GFR '사구체 여과율(glomerular filtration rate)' 참조

ghrelin (그렐린) 위의 세포에서 방출되는 호르몬. 배고픔을 자극한다.

glands (분비샘) '내분비샘(endocrine glands)', '외분비샘(exocrine gland)' 참조

glial cells (신경아교세포) CNS에서 신경이 아닌 세포. CNS의 세포 외부 환경 조절을 돕는다.

globin (글로빈) 헤모글로빈의 4개 폴리펩티드 사슬에 대한 집합용어

globulin (글로불린) 혈장에서 발견되는 일군의 단백질

glomerular capillaries (사구체 모세혈관) 혈장이 걸러지는 신장 사구체에 있는 매우 작은 혈관

glomerular filtrate (사구체 여과액) 세포나 큰 단백질이 없는 사구체에서 생성된 혈장의 여과율

glomerular filtration (사구체 여과) 사구체 모세혈관 속의 혈장 구성요소가 사구체의 보먼공간으로 들어가는 과정으로서 사구체 순 여과압력에 의해 결정된다.

glomerular filtration rate(GFR) (사구체 여과율) 단위시간당 신장 사구체 모세혈관에서 보먼주머니로 여과된 액체의 부피

glomerulus (사구체) 신장 네프론의 시작점에 사구체 모세혈관 다발

glottis (성문) 공기가 통과하는 성대 사이의 개구와 주변부

glucagon (글루카곤) 췌장 랑게르한스섬의 알파세포에 의해서 분비되는 펩티드호르몬. 혈당량이 올라가게 한다.

glucagon-like peptide 1(GLP-1) (글루카곤 유사 펩티드) 음식을 먹은 후 소장세포들에서 분비되는 위장관 호르몬의 하나로, 포도당에 대한 인슐린 반응을 촉진한다.

glucocorticoid (당질코르티코이드) 부신피질에 의해 생성되며, 주로 영양 대사에 영향을 미치는 스테로이드호르몬

gluconeogenesis (포도당신생) 피루브산, 젖산, 글리세롤 또는 아미노산으로부터 간이나 신장 세포에 의한 포도당의 형성

glucose (포도당) 몸의 주요 단당류. 6탄당. $C_6H_{12}O_6$

glucose-counterregulatory control (포도당-길항적 조절) 인슐린 작용에 반대 작용을 갖는 작용. 글루카곤, 에피네프린, 간과 지방조직의 교감신경, 코르티솔 및 성장호르몬이 이에 속한다.

glucose-dependent insulinotropic peptide(GIP) (포도당-의존성 인슐린 분비 촉진 펩티드) 장 호르몬. 소장에 있는 포도당과 지방에 반응해 인슐린 분비를 자극한다.

glucose sparing (포도당 절약작용) 공복 상태에서 대부분 세포가 포도당 이용에서 지방 이용으로의 변경

glutamate (글루탐산) 글루탐산으로부터 만들어진 음이온. 주요 흥분성 CNS 신경전달물질

gluten (글루텐) 소맥(밀) 단백질

glycerol (글리세롤) 3-탄소 탄수화물. 트리글리세리드의 골격 분자

glycerol 3-phosphate (글리세롤 3인산) 지방산과 결합해 중성지방을 형성하는 3탄소 분자

glycine (글리신) 아미노산. CNS에서 일부 억제성 시냅스의 신경전달물질

glycogen (글리코겐) 포도당 소단위로 구성된 고도로 가지를 친 다당류. 몸속 주요 저장탄수화물

glycogenolysis (글리코겐 분해작용) 글리코겐을 포도당으로 분해

glycogen phosphorylase (글리코겐 포스포릴레이스) 글리코겐을 포도당으로 분해하는 과정을 시작하는 데 필요한 세포내 효소. 인슐린에 의해서 억제된다.

glycogen synthase (글리코겐 합성효소) 글리코겐합성에 필요한 세포내 효소. 인슐린에 의해서 자극된다.

glycolysis (해당과정) 포도당을 두 분자의 피루브산(유기호흡)으로 또는 두 분자의 젖산(무기호흡)으로 분해하는 대사경로

glycolytic fiber (해당성 섬유) 높은 농도의 해당과정 효소와 저장 글리코겐이 많은 골격근 섬유. 백색 근섬유

glycoprotein (당단백질) 공유결합을 한 탄수화물을 가지고 있는 단백질

Goldman-Hodgekin-Katz(GHK) equation (골드만-호지킨-카츠 반응) 막이 하나 이상의 이온에 대해 투과적일 때 전기화학적 평형에 대한 계산법

Golgi apparatus (골지체) 편평한 막 모양의 주머니로 구성된 세포소기관. 새로 합성된 단백질을 분비 또는 다른 세포소기관으로의 분배 과정을 담당한다.

Golgi tendon organ (골지힘줄기관) 구심성 신경섬유의 장력 민감성 기계적 수용기의 말단. 힘줄의 콜라겐 다발 주변에 싸여 있다.

gonad (생식샘) 배우자생산 생식기관으로서 남성의 정소와 여성의 난소

gonadal steroid (생식샘 스테로이드) 정소(테스토스테론)와 난소(에스트로겐과 황체호르몬)에서 합성되는 호르몬

gonadotropic hormone (생식샘자극호르몬) 생식소의 기능을 조절하는 호르몬으로, 뇌하수체전엽에서 분비되는 호르몬인 FSH와 LH 및 태반에서 분비되는 hCG. gonadotropin이라고도 한다.

gonadotropin (생식샘자극호르몬) '생식샘자극호르몬(gonadotropic hormone)'과 동일함

gonadotropin-releasing hormone(GnRH) (생식샘자극호르몬 방출호르몬) 남성과 여성에서 뇌하수체전엽에 의한 LH와 FSH 분비를 자극하는 뇌하수체자극호르몬

G-protein (G-단백질) 구아노신 뉴클레오티드에 가역적으로 결합하는 일군의 조절 단백질 중 하나. 세포막 G-단백질은 막의 이온 채널 또는 효소와 상호작용한다.

G-protein-coupled receptor (G단백질-연관수용체) 외부 신호와 결합하는 세포막 단백질로, 활성화되면 G단백질과 결합해 아데닐산 고리화효소와 같은 다른 단백질을 활성화한다.

graafian follicle (그라프 난포) 배란 직전의 성숙된 난포

graded potential (차등 전위) 감소하면서 전도되는 변이성 진폭과 시간을 가진 막전위 변화. 역치나 불응기가 없다.

gram atomic mass (그램 원자질량) 원자 무게의 번호 강에 상응하는 원소의 그램 양

granulosa cell (과립막세포) 난소 난포에서 난과 강을 둘러싸는 층을 형성하는 세포. 난에 영향을 미치는 에스트로겐, 인히빈 및 기타 전달자를 분비한다.

gray matter (회백질) 염색하지 않은 시료에서 회색으로 나타나는 뇌와 척수의 영역이며, 주로 세포체와 무수신경섬유 부분으로 구성됨

growth cone (성장원뿔) 발생 중인 축삭의 끝

growth factors (성장인자) '특이 형태(specific types)' 참조

growth hormone(GH) (성장호르몬) 뇌하수체전엽에서 분비되는 펩티드 호르몬. 인슐린 유사 성장인자 I의 방출을 자극한다. 단백질 합성을 자극함으로써 몸의 성장을 촉진한다.

growth hormone-releasing hormone(GHRH) (성장호르몬 방출호르몬) 뇌하수체전엽에 의한 성장호르몬의 분비를 자극하는 시상하부 펩티드 호르몬

growth spurt (성장 급등) 신체 발달이 가속화되는 시기(특히 사춘기에)

guanine(G) (구아닌) DNA와 RNA의 푸린 염기

guanylyl cyclase (구아닐산고리화효소) GTP를 cGMP로 전환을 촉매하는 효소

gustation (미각) 맛 감각

gustatory cortex (미각 피질) 미뢰로부터 주요 감각 입력을 받는 대뇌 피질의 영역

gyrus (회) 대뇌 피질의 바깥 표면에 구불구불하게 올라온 이랑

H

habituation (습관화) 반복적으로 주어진 자극에 대한 반응 강도의 가역적 감소

hair cell (유모세포) 코르티기관과 전정기관의 기계적 감각수용기

heart (심장) 심혈관계에서 혈액의 응력과 흐름을 생성하는 근육성 펌프

heart rate (심장박동수, 심박률, 박동률) 분당 심장수축 횟수

heart sound (심음) 심방과 심실 사이 판막(제1심음) 또는 폐와 대동맥 사이의 판막(제2심음)의 닫힘으로 인해 생기는 진동으로부터 오는 소리

heavy chain (무거운 사슬) 미오신 분자의 줄기와 구상의 머리를 이루는 한 쌍의 큰 꼬인 폴리펩티드

helicotrema (와우각공) 전정계와 고실계가 만나는 달팽이관 바깥 지점

helper T cells (보조 T세포) 분비된 시토카인을 통해 B세포와 세포독성 T세포의 활성화를 형상시키는 T세포

hematocrit (적혈구용적률) 혈액에서 적혈구가 차지하는 용적을 백분율로 나타낸 것

hematopoietic growth factor(HGF) (조혈성장인자) 다양한 혈구의 증식과 분화를 자극하는 일군의 단백질 호르몬과 측분비 요소

heme (헴) 헤모글로빈의 4개 폴리펩티드 사슬 각각이나 시토크롬에 결합된 철 함유 유기 복합체

hemodynamics (혈류역학) 무엇이 혈액의 이동을 결정하는지 설명하는 데 관련된 요인들. 특히 압력, 혈류, 저항

hemoglobin (헤모글로빈) 각각이 헴과 결합하고 있는 4개의 폴리펩티드 사슬로 구성된 단백질. 적혈구에 들어 있으며 대부분의 산소를 운반함

hemoglobin saturation (헤모글로빈 포화도) O_2 또는 기타 가스가 철 부분에 결합된 헤모글로빈의 백분율

hemorrhage (출혈) '혈액 손실(blood loss)' 참조

hemostasis (혈액응고) 손상된 혈관으로부터 혈액의 손실을 멈춘다.

Henry's law (헨리의 법칙) 액체에 용해된 기체의 양은 액체가 평형상태에 있는 기체의 분압에 비례한다는 법칙

heparin (헤파린) 내피세포 표면에서 발견되는 항응고제. 항트롬빈 III를 조직에 결합시킨다. 항응혈 약으로 사용된다.

hepatic portal vein (간문맥) 장, 위의 일부 및 췌장의 모세혈관으로부터 혈액을 간에 있는 모세혈관으로 운반하는 정맥

Hering-Breuer reflex (헤링-브로이어 반사) 폐의 부풂이 구심성 신경을 자극함으로써 연수의 흡기를 억제해 흡기를 멈추게 하는 것

hertz(Hz) (헤르츠) 초당 주파수. 파동 빈도수에 대한 척도

hexose (6탄당) 포도당과 같은 탄소 6개로 된 당

high-density lipoprotein(HDL) (고밀도 지방단백질) 지방의 비율이 적은 지방-단백질 집합체

hindbrain (후뇌) 소뇌, 해마 및 연수로 구성된 뇌의 부분

hippocampus (해마) 학습과 감정에 관련된 대뇌 변연계의 한 부분

histamine (히스타민) 비만세포에서 주로 분비되는 염증성 화학신호물질. 단일아민 신경전달물질

histone (히스톤) 핵 내에서 DNA의 포장에 참여하는 단백질군. DNA의 가닥이 히스톤을 감는다.

homeostasis (항상성) 조절계의 작용 결과로 비교적 안정된 세포외액의 상태

homeostatic control system (항상성 조절계) 내부 환경의 물리 또는 화학적 요소를 미리 결정된 값의 범위 내에서 비교적 일정하게 유지하는 상호 연결된 구성요소들의 집합

homeotherms (항온동물) 체온을 매우 좁은 범위에서 유지할 수 있는 동물

horizontal cell (수평세포) 국부 광수용기 세포로부터 정보를 통합하는 눈의 망막에서 발견되는 특수한 종류의 뉴런

hormone (호르몬) 특정한 자극에 대한 반응으로 특정 내분비세포에 의해서 합성된 화학신호물질로서 혈액으로 분비되어 표적세포로 운반된다.

hormone-sensitive lipase(HSL) (호르몬-민감성 라이페이스) 트리글리세리드를 글리세롤과 지방산으로 분해해 순환계로 내보내는 지방조직에 존재하는 효소. 이 효소는 인슐린에 의해서 억제되며, 카테콜아민에 의해서 촉진된다.

human chorionic gonadotropin(hCG) (사람 융모성 생식샘자극호르몬) 태반의 영양막세포에 의해 분비되는 단백질 호르몬. 임신 처음 3개월 동안 황체의 분비 활동을 유지시킨다.

human placental lactogen (사람 태반성 락토겐) 태반에서 생산되는 호르몬으로서 성장호르몬 및 프로락틴과 유사한 효과를 가지고 있다.

hunger (굶주림) 식욕과 달리 배고픔은 감각이다.

hydrochloric acid (염산) HCl. 위의 벽세포에 의해서 위강으로 분비되는 강산

hydrogen bond (수소결합) 극성 물질의 음전하 영역이 다른 극성 수소 원자의 양전하 영역에 정전기적으로 끌린 두 분자 또는 동일한 분자의 부분들 사이의 약한 화학결합

hydrogen peroxide (과산화수소) H_2O_2. 포식소체에 의해서 생성되는 화학물질이며 고분자에 파괴적이다.

hydrogen sulfide (황화수소) 간혹 신경전달물질로 기능하는 기체 유형

hydrolysis (가수분해) 물질에 물의 요소(—H 또는 —OH)를 첨가하면서 화학결합을 분해하는 것. *가수분해반응*이라고도 한다.

hydrophilic (친수성) 물에 끌리거나 쉽게 녹는다.

hydrophobic (소수성) 물에 끌리지 않거나 녹지 않는다.

hydrostatic pressure (정수압) 액체에 의한 압력

hydroxyapatite (수산화인회석) 골 기질에 축적된 주로 칼슘과 인산으로 구성된 결정(무기질화 작용)

hydroxyl group (수산기) 히드록실기(—OH)

hymen (처녀막) 질 개구를 부분적으로 덮고 있는 막

hypercalcemia (고칼슘혈증) 증가한 혈장 칼슘

hyperemia (충혈) 증가한 혈류

hyperosmotic (고삼투성) 정상적인 세포외액보다 높은 용질 농도를 가진

hyperpolarized (과분극화) 막전위가 변해 휴식상태에서보다 세포의 내부가 더 음전하가 된다.

hypertonic solution (고장액) 정상적인 세포외액(등장액)보다 막을 투과할 수 없는 용질입자의 농도를 더 높게 가진 용액

hypertrophy (비대) 증가한 세포 수보다는 세포의 크기가 커져서 조직 또는 기관이 커지는 것

hypocalcemia (저칼슘혈증) 혈장(및 장) 칼슘 농도가 낮은 상태

hypocretins (히포크레틴) '오렉신(orexins)' 참조

hypoglycemia (저혈당증) 혈장 내 포도당 농도가 낮은 상태

hypoosmotic (저삼투성) 정상적인 세포외액보다 총 용질 농도를 낮게 가진 것

hypophysiotropic hormone (뇌하수체자극호르몬) 뇌하수체전엽호르몬의 분비를 조절하는 시상하부에서 분비되는 호르몬

hypothalamo-pituitary portal vessel (시상하부-뇌하수체 문맥 혈관) 시상하부의 밑에 있는 정중융기의 모세혈관을 뇌하수체전엽의 샘(선)세포를 담고 있는 모세혈관으로 연결하는 작은 정맥. 시상하부로부터 이들 혈관에 신경호르몬이 분비된다.

hypothalamus (시상하부) 시상 아래의 뇌 영역. 많은 기본적 신경, 내분비 및 행동 기능, 특히 내부 환경의 조절과 관련된 통합을 담당한다.

hypotonic solution (저장액) 정상적인 세포외액(등장액)보다 막을 투과할 수 없는 용질입자의 농도를 더 낮게 가진 용액

H zone (H구역) 심근과 골격근의 횡문을 만드는 가로띠의 하나. A띠를 둘로 나누는 밝은 영역

I

I band (I선, 명대) 골격근과 심근의 반복적인 횡문을 만드는 가로띠의 하나. 인접한 근절의 A띠 사이에 위치하며 Z선에 의해 둘로 나뉜다.

IgA (면역글로불린 A) 위장관, 호흡 및 요도생식관의 내면에 의해서 분비되는 항체로서 국부적으로 작용한다.

IgD (면역글로불린 D) 기능이 알려지지 않은 항체의 일종

IgE (면역글로불린 E) 급속 과민반응과 기생충에 대한 저항을 매개하는 항체

IgG (면역글로불린 G) 감마 글로불린. 가장 풍부한 항체

IgM (면역글로불린 M) IgG와 더불어 세균 및 바이러스에 대항하는 특이적 체액성 면역을 제공하는 주된 항체

ileocecal valve(ileocecal sphincter) (회맹판 또는 회맹괄약근) 소장과 대장(즉 회장과 맹장)을 분리하는 평활근 고리

ileum (회장) 소장의 가장 긴 마지막 부분

immune surveillance (면역감시) 체내에서 생기는 암세포의 인지 및 파괴

immune system (면역계) 몸에서 외래 세포, 미생물, 독소를 제거하는 데 참여하는 널리 분포하고 있는 세포와 조직

immune tolerance (면역관용) 자기 구성요소에 대한 면역 반응의 결핍

immunoglobulin (면역글로불린) 항체 단백질과 B세포의 항체 유사 수용체 단백질(5종류인 IgG, IgA, IgD, IgM, IgE가 있음)

immunology (면역학) 몸이 외래 세포, 미생물 및 독소를 파괴하거나 중화하는 방어에 대한 연구

implantation (착상) 수정란이 자궁벽에 자리 잡는 과정

inactivation gate (불활성 문) 분극 유발 나트륨 또는 칼륨 채널을 닫는

부분

incretin (인크레틴) GIP-I과 GIP처럼 장에서 분비되는 호르몬으로서, 포도당에 대한 인슐린 반응을 증폭시켜 준다.

incus (침골, 모루뼈) 고막의 진동을 내이로 전달하는 내이에 있는 3개의 뼈 중 하나

inferior vena cava (하대정맥) 신체 하반신으로부터 심장의 우심방으로 혈액을 운반하는 대정맥

inflammation (염증) 부기, 통증, 발열 및 발적 특징을 가진 상해 또는 감염에 대한 국부적 반응

infundibulum (누두) 뇌하수체에 연결되는 시상하부의 기저부에서 정중융기를 연결하는 조직의 줄기

inhibin (인히빈) 세정관 세르톨리세포와 난소 과립막세포에 의해서 분비되는 단백질 호르몬. FSH 분비를 억제한다.

inhibitory postsynaptic potential(IPSP) (억제성 시냅스후 전위) 억제성 시냅스 말단의 활성화에 대한 반응으로 시냅스후 뉴런에 발생하는 과분극 차등 전위

inhibitory synapse (억제성 시냅스) 활성화되었을 때 시냅스후 뉴런이 활동 전위를 발포할 가능성이 (또는 기존의 활동 전위 빈도수가) 감소하는 시냅스

initial segment (시작분절) 축삭이 시작되는 세포체의 일부를 포함하는 축삭의 첫 부분

initiation factor (개시인자) 리보솜의 조립과 새로운 단백질 합성을 시작하게 하는 개시 복합체의 확립에 요구되는 단백질

innate immune response (선천성 면역반응) 병원체 고유의 분자적 특징들에 대한 비특이적 면역반응. 그 분자의 특징적 확인 없이 외부 물질에 대해 비선택적 방어

inner cell mass (내세포괴) 배아가 될 포배의 부분

inner ear (내이) 달팽이관. 코르티기관을 가지고 있다.

inner emotion (내부 감정) 사람 내부의 순전한 감정적 느낌

inner hair cell (내유모세포) 압력파를 전기신호로 변환하는 부동섬모를 가진 달팽기관의 세포

inner segment (내절) 세포소기관을 가지고 있는 광수용기 부분. 망막의 양극세포와 시냅스를 한다.

inositol trisphosphate(IP3) (이노시톨3인산) 소포체로부터 세포기로 칼슘의 방출을 일으키는 2차 전달자

insensible water loss (불감성 수분 손실) 인식하지 못하는 수분 손실. 피부와 호흡 통로에서 증발(땀은 제외)에 의한 손실

inspiration (흡기) 대기로부터 폐로 공기의 이동

inspiratory reserve volume(IRV) (흡기성 예비용량) 휴식 시 1회 호흡용적 이상으로 마실 수 있는 최대 공기의 양

insulin (인슐린) 이자의 랑게르한스섬의 β세포에 의해 분비되는 호르몬. 대사 및 성장 촉진 효과가 있다. 대부분 세포에서 포도당 및 아미노산 흡수를 자극하며 단백질, 지방, 글리코겐의 합성을 촉진한다.

insulin-like growth factor 1(IGF-1) (인슐린 유사 성장인자 1) 뼈와 기타 조직에서 성장호르몬의 유사분열 촉진 효과를 매개하며 뇌하수체에 되먹임 효과를 가진 인슐린과 유사한 성장인자

insulin-like growth factor 2(IGF-2) (인슐린 유사 성장인자 2) 태아기에 활성인 분열 촉진성 호르몬. 출생 후 역할은 아직 알려져 있지 않다.

integral membrane protein (내재성 막단백질) 막의 지질층에 포함된 단백질. 막을 완전히 관통하거나 한 면에만 위치할 수 있다.

integrating center (통합중추) 하나 또는 그 이상의 신호를 받아들이고

적절한 반응을 내보내는 세포

integrin (인테그린) 세포막의 막관통 단백질. 세포외 기질의 특정한 단백질과 결합하며 세포가 조직으로 구성되는 것을 돕기 위해 인접한 세포와 결합한다.

intercalated disk (개재판) 인접한 심근세포를 연결하는 구조이며, 신장력(데스모솜)과 낮은 전기적 회로 저항(간극연접)에 대한 구성요소를 가지고 있다.

intercellular clefts (세포간 틈) 모세혈관 내피세포들 사이에 물로 채워진 좁은 공간

intercostal muscle (늑간근) 늑골들 사이에 있는 골격근이며 숨을 쉬는 동안 이 근육의 수축은 흉곽의 운동이 일어나게 한다.

interleukin 1(IL-1) (인터루킨-1) 보조 T세포를 활성화하는 대식세포와 기타 세포에 의해서 분비된 시토카인으로서 염증효과를 나타내며, 발열을 비롯한 많은 전신적 반응, 급성기반응을 매개한다.

interleukin 2(IL-2) (인터루킨-2) 항원 활성화된 보조 T세포, 세포독성 T세포 및 NK세포를 증식하게 하는 활성화된 보조 T세포에 의해서 분비되는 시토카인. 대식세포의 활성화도 일으킨다.

interleukin 6(IL-6) (인터루킨-6) 면역계의 세포, 염증반응 및 급성기반응에 복수의 영향을 행사하는 대식세포와 기타 세포에 의해서 분비되는 시토카인

intermediate filament (중간섬유) 데스모솜과 관련된 액틴 함유 필라멘트

internal anal sphincter (내항문괄약근) 직장의 아래쪽 끝 주변에서의 평활근 고리

internal environment (내부 환경) 세포외 액체(간질액과 혈장)

internalization (내부화) 수용체 매개성 세포내섭취작용에 의한 세포막 수용체들의 하향조절

internal urethral sphincter (내요도 괄약근) 방광의 출구를 여닫는 방광 벽의 평활근 부분

internal work (내부 일) 체내에서 에너지 요구 활동. '외적인 일(external work)'과 비교

interneuron (연합뉴런) 세포체와 축삭이 완전히 CNS 내에 놓인 뉴런

internodal pathway (결절간 경로) 심장의 심방결절과 방실결절 사이를 연결하는 낮은 저항성 전도세포경로

interstitial fluid (간질액) 조직세포를 둘러싸고 있는 세포외액. 혈장은 제외

interstitium (간질) 간질 공간. 조직세포들 사이의 액체로 채워진 공간

interventricular septum (심실중격) 심장의 좌우 심실을 구분하는 근육질 벽

intestinal phase (장 단계) 장관벽의 자극에 의한 신경성 및 호르몬성 위장관 반사의 시작

intracellular fluid (세포내액) 세포 내의 액체. 세포질과 핵을 포함한 세포소기관 내의 액체

intrafusal fiber (방추내근섬유) 근방추 내에 수식된 골격근섬유

intrapleural fluid (흉막 내 체액) 흉곽 내벽과 폐장막 사이의 흉강에 있는 얇은 액체 필름

intrapleural pressure(P$_{ip}$) (흉막내압) 흉막 공간의 압력. 가슴내부압력이라고도 한다.

intrarenal baroreceptor (신장 내 압력수용기) 압력에 민감한 구심성 소동맥의 방사구체 세포로 신장동맥압의 감소에 대해 더 많은 레닌을 분비해 반응한다.

intrinsic factor (내인성 인자) 위 상피에 의해서 분비된 당단백질이며,

회장에서 비타민 B12의 흡수에 필요하다.

intrinsic pathway (내인성 경로) XIII번 인자 또는 더 일반적으로 외인성 응고 회로에 의해서 만들어진 초기의 트롬빈에 의해서 시작되는 피브린 응고의 혈관 내 연쇄 과정

intrinsic tone (내인성 긴장) 자발적인 낮은 수준의 평활근 수축으로서 신경이나 호르몬 또는 측분비 입력에 대해 독립적이다.

intron (인트론) 한 유전자 내에서 비암호 뉴클레오티드 영역

inulin (이눌린) 여과는 되지만 신장 세뇨관에서 재흡수, 분비 또는 대사가 되지 않는 다당류. 사구체 여과 속도 측정에 사용된다.

iodide trapping (요오드화물 포착) 혈장으로부터 갑상샘 소낭 세포막을 가로지르는 요오드의 능동수송으로, 이어서 요오드는 소낭의 콜로이드 내로 확산한다.

iodine (요오드) 특정한 음식에서 발견되며 식염 첨가제인 화학물질. 갑상샘에 의해서 농축되며 갑상샘호르몬의 합성에 사용된다.

ion (이온) 전자와 양성자의 수가 똑같이 않은 원자 또는 작은 분자라서 순 양전하 또는 순 음전하를 가진다.

ion channel (이온 채널, 이온채널) 막관통 단백질에 의해 세포막에 형성되어 작은 직경의 특정 분자와 이온이 확산할 수 있는 작은 통로

ionic bond (이온결합) 반대 전하를 갖는 이온 사이의 강력한 전기적 결합

ionotropic receptor (이온성 수용체) 세포 외부에 신호 분자의 결합에 의해 이를 통한 이온 전류가 조절되는 막단백질

ipsilateral (동측) 신체의 같은 방향에 있는

iris (홍채) 눈의 동공 주위의 고리 같은 구조

iron (철) 헤모글로빈과 미오글로빈 같은 산소결합 단백질의 헴 부분을 구성하는 금속

irreversible reaction (비가역반응) 많은 양의 에너지를 방출하는 화학 반응으로 거의 모든 반응 분자가 생성물로 전환되게 한다. '가역반응 (reversible reaction)'과 비교

islet of Langerhans (랑게르한스섬) 췌장에서 세포들의 집합. 별개의 섬 세포들이 인슐린, 글루카곤, 소마토스타틴 및 췌장 폴리펩티드를 분비한다.

isometric contraction (등척성 수축) 근육이 장력은 발휘하지만 길이는 변하지 않는 조건에서 근육의 수축

isoosmotic (등삼투성) 세포외액과 동일한 총 용질농도를 가진

isotonic (등장성) 정상적인 세포외액과 같은 비투과성 유효 용질 수를 가진 것. '등장성 수축(isotonic contraction)' 참조

isotonic contraction (등장성 수축) 근육에 하중은 일정하게 유지되지만, 근육이 짧아지는 조건에서 근육의 수축

isotope (동위원소) 원자의 핵에 양성자보다 하나 또는 그 이상의 추가적인 중성자를 가진 원자

isovolumetric ventricular contraction (등용적성 심실수축기) 방실판막과 대동맥 판막이 닫혀 있고 심실의 크기가 일정한 시기에 수축의 이른 반응 시기

isovolumetric ventricular relaxation (등용적성 심실이완기) 방실판막과 대동맥 판막이 닫혀 있고 심실의 크기가 일정한 시기에 이완의 이른 반응 시기

itch (가려움) 긁고 싶은 욕망을 불러일으키는 피부 자극의 신체적 감각

J

janus kinase(JAK) (야누스인산화효소) 내인성이 아닌 수용체에 결합한 세포질의 인산화효소

jejunum (공장) 소장의 가운데 부위

J receptor (J 수용체) 폐 모세혈관벽 또는 증가한 간질 압력에 반응하는 간질에 있는 수용체

juxtaglomerular apparatus(JGA) (방사구체 장치) 밀착반과 방사구체 세포들로 구성된 신장의 구조. 레닌 분비 장소이며 레닌 분비 감지기와 사구체 여과속도 조절 장소

juxtaglomerular(JG) cell (방사구체 세포) 밀착반과 접촉하고 있는 신장 네프론의 구심성 소동맥에 레닌 분비세포

juxtamedullary(nephron) (방수질네프론) 사구체가 피질 심부에 있으며 긴 헨레고리는 수질에 뻗어 있는 신장의 기능적 단위

K

kallikrein (칼리크레인) 샘(선)세포에 의해서 생산된 효소이며, 순환단백질인 키니노겐을 신호 분자인 브래디키닌으로 전환한다.

karyotype (핵형) 일반적으로 현미경으로 본 세포의 염색체 특성

K complex (K복합체) 2형 수면 동안 뇌전도도에서 보이는 매우 큰 폭의 파동형

keto acid (케토산) 아미노산의 탈아미노화에 의해서 생성된 분해 산물의 일종

ketone (케톤) 굶는 동안이나 당뇨를 치료하지 않을 경우 혈액에 축적되는 지방산 대사산물. 아세토아세트산, 아세톤 또는 13-히드록시부티르산. 케톤체(ketone body)라고도 한다.

kilocalorie(kcal) (킬로칼로리) 물 1 L를 1℃ 올리는 데 필요한 열량. Calorie(C)로 표시하기도 한다.

kinesin (키네신) 부착된 세포물질들을 미세소관을 따라서 운반하기 위해 ATP 에너지를 사용하는 운동단백질

kinesthesia (운동감각) 관절의 운동에서 유래한 운동 단백질

kininogen (키니노겐) 혈장단백질로서, 염증 부위에서 키닌을 생성한다.

kinin (키닌) 염증 부위에서 키니노겐으로부터 분리되며, 염증과 관련된 혈관 변화를 촉진하는 폴리펩티드. 이것은 또한 신경성 통증수용기를 활성화한다.

kisspeptin (키스펩틴) GnRH 분비 조절에 관여하는 시상하부의 뉴런에서 생성되는 펩티드

knee-jerk reflex (무릎반사) 신경과 근육의 기능을 임상적으로 진단하는 데 흔히 사용되는 반사. 슬개골의 바로 밑 힘줄을 치면 전방 넓적다리 근육의 반사 수축이 일어나서 무릎을 뻗게 된다.

Korotkoff's sounds (코르토코프음) 압력 가압대로 혈압을 측정하는 동안 거친 혈류에 의한 소리

Krebs cycle (크렙스 회로) 탄수화물, 단백질, 지방의 분해에서 생긴 조각들을 활용하는 미토콘드리아의 대사 회로이며 이산화탄소, 수소(산화적 인산화를 위한) 및 소량의 ATP를 생산한다. *TCA회로, 구연산 회로*라고도 한다.

L

labeled line (표지된 선) 뉴런의 유일한 해부학적 통로는 주어진 감각수용기를 신체상에서 그 감각 양식과 위치정보를 처리하는 CNS 뉴런에 직접 연결하는 것이라는 아이디어를 설명하는 원리

labyrinth (미로) 달팽이관과 전정기관을 수용하는 복잡한 골 구조

lactase (락테이스) 젖당(유당)을 포도당과 갈락토오스로 분해하는 소장의 효소

lactate (젖산) 젖산의 이온 형태

lactation (젖분비) 젖샘(유선)에 의한 젖의 생산과 분비

lacteal (유미관) 각각의 장 융털돌기 중심에 있는 끝이 막힌 림프관

lactogenesis (유즙 생성) 유선에 의한 유즙의 합성

lamina propria (점막고유층) 상피 아래 결합조직층

laminar flow (층류) 동심원 층으로 된 관을 통해 흐트러짐 없이 액체(예: 혈액)가 평온하게 흐르는 것

large fiber sensory neuropathy disease (큰 섬유 감각신경병증) 자기 인식을 포함한 신체 감각 정보의 상실로 특징지어지는 질병

large intestine (대장) 소장과 직장 사이의 위장관 부분. 염분과 물을 흡수한다.

larynx (후두) 인두와 기관 사이의 기도 부분. 성대가 있다.

latch state (빗장상태) 매우 소량의 에너지를 사용하면서 힘을 장시간 동안 유지할 수 있는 일부 평활근의 수축 상태. 굵은 필라멘트와 가는 필라멘트가 효과적으로 함께 걸쇠를 이룬 단계를 나타내는 교차결합 주기

latent period (잠복기) 근섬유에 활동 전위의 시작과 기계적 활동의 시작 사이에 지속되는 시기

lateral inhibition (측면억제) 신경섬유들이 상호 억제함으로써 가장 활동적인 신경섬유가 인접 신경섬유를 가장 크게 억제하는 것에 의해 구심성 뉴런과 상행경로에서 감각정보를 정제하는 방법

lateral traction (측면 견인) (폐에서) 작은 기도를 열려 있게 유지하는 힘. 폐포조직 주변에 연결된 탄성결합조직에 의해서 발휘된다.

Law of Laplace (라플라스 법칙) 횡막 압력차이(= 2 × 표면장력)를 빈구(예: 폐포)의 반지름으로 나눈 값

law of mass action (질량작용의 법칙) 반응물질의 농도 증가는 화학반응이 생성물을 형성하는 방향으로 진행한다는 원리. 역방향은 반응물질의 농도가 감소할 때 일어난다.

L-dopa (L-도파) L-디히드록시 페닐알라닌. 도파민 형성에서 전구물질

leak channel (누출채널) 막이 휴식기 상태에서 열려 있는 통로

learned reflex (학습반사) '획득반사(acquired reflex)' 참조

learning (학습) 경험에 의해 정보를 획득하고 저장하는 것

lengthening contraction (편심성 수축) 활성교차결합에 의해 생성된 반대 힘에도 불구하고 외부 힘이 근육을 더 길게 잡아당기는 상태의 수축

lens (수정체, 렌즈) 조절 가능한 눈의 시각계의 한 부분으로 물체의 상을 망막에 초점 맞추는 것을 돕는다.

leptin (렙틴) 뇌에서 식용을 감소시키고 대사를 촉진하는 데 작용하는 지방조직유래 호르몬

leukocyte (백혈구) 흰색 혈구

leukotrienes (류코트리엔) 리폭시게네이스 회로에 의해 생성된 에이코사노이드의 일종으로 염증반응을 매개하는 기능을 한다.

Leydig cell (라이디히세포) 정소의 세정관들 사이에 있는 테스토스테론을 분비하는 내분비세포. 간질세포라고도 한다.

LH surge (LH 급증) 생리주기 약 14일에 뇌하수체전엽에 의해서 분비된 황체형성호르몬의 큰 증가

libido (성적 욕구) 성적 충동

ligand (리간드) 비공유결합에 의해서 단백질 표면에 결합하는 어떤 분자 또는 이온

ligand-gated channel (리간드-개폐성 통로) 특정한 분자가 통로단백질에 결합함으로써 작동되는 막통로

light adaptation (명순응) 망막의 광수용기가 갑작스러운 밝은 빛에 대해 조절하는 과정

light chain (가벼운 사슬) 미오신 분자의 각 구상 머리에 결합한 한 쌍의 작은 폴리펩티드. 기능은 수축 조정에 있다.

limbic system (대뇌 변연계) 대뇌에 상호 연결된 뇌 구조. 감정과 학습에 관여한다.

lingual papillae (혀 유두) 혀 위에 있는 미뢰

lipid (지질) 주로 탄소와 수소로 구성되어 있으며, 물에 녹지 않는 특성을 가진 분자

lipolysis (지방분해) 트리글리세리드의 분해

lipoprotein (지방단백질) 부분적으로 단백질에 의해서 싸여 있는 지질 집합체

lipoprotein lipase (지방단백질 분해효소) 지방단백질의 트리글리세리드를 모노글리세리드와 지방산으로 가수분해하는 모세혈관 내피의 효소

lipoxygenase (리폭시게네이스) 아라키돈산에 작용해 류코트리엔을 형성하는 효소

liver (간) 복강의 상부 오른쪽에 위치한 큰 기관으로 외분비, 내분비 및 대사 기능을 한다.

load (하중) 근육에 작용하는 외부의 힘

local control (국소적 조절) 신경 또는 호르몬 유입(예: 국소 혈관으로 혈액 흐름)에 대해 독립적으로 활성을 조절하는 조직 내에 존재하는 기전

local homeostatic response (국소적 항상성반응) 신경 또는 호르몬 없이 자극에 바로 인접해 작용하는 반응이며, 자극에 대응하는 순효과를 나타낸다.

long-loop negative feedback (긴 고리 음성 되먹임) 한 계열에 있는 제3의 내분비샘에 의해서 분비된 호르몬에 의한 뇌하수체전엽 또는 시상의 억제

long reflex (장기 반사) 위장관의 구심성 신경에서 중추신경계로, 그리고 자율신경계를 경유해 신경층과 효과기 세포로 되돌아가는 신경 고리. 운동성과 분비 활동의 조절에 관여한다.

long-term depression(LTD) (장기억제) 신경이 앞선 자극 다음에 오는 자극에 대해 감소된 반응을 보이는 조건

long-term memory (장기기억) 뇌에 장기간 기억되는 정보

long-term potentiation(LTP) (장기강화) 특정한 시냅스가 많이 사용했을 때 유효성이 장기간 지속되는 증가를 보이는 과정

loop of Henle (헨레고리) 하행각과 상행각을 가진 신장 네프론의 머리핀 유사 분절. 근위세뇨관과 원위세뇨관 사이에 위치한다.

Lou Gehrig's disease (루게릭병) 근위축성 측삭경화증(ALS)의 다른 이름

low-density lipoprotein(LDL) (저밀도 지방단백절) 혈장 콜레스테롤을 세포로 주로 운반하는 단백질 지질 집합체

lower esophageal sphincter (하부 식도괄약근) 식도의 마지막 부분의 평활근. 위로 들어가는 식도의 개구를 닫을 수 있다.

lower motor neuron (하부 운동뉴런) 직접 근육세포에 시냅스를 이루어 수축을 자극하는 뉴런

L-type Ca^{2+} channel[dihydropyridine(DHP) channels] (L형 Ca^{2+} 채널) 활동 전위 동안에 심장세포로 칼슘 이온(Ca^{2+}) 유입을 허용하는 분극유발 통로. L은 이들 통로의 특징인 오래 (long) 열림을 의미한다.

lung compliance(CL) (폐 순응도) 주어진 폐전도 압력의 변화에 의한 폐의 용적 변화. 폐의 유연성이 클수록 폐벽의 신축성이 더 좋다.

lung mechanics (폐역학) 흡기과 호기를 발생시키는 폐, 횡격막, 흉벽의 물리적 상호작용

luteal phase (황체기) 배란에 이어지는 생리주기의 마지막 절반 기간.

황체는 활성 상태의 난소 구조이다.

luteinizing hormone(LH) (황체호르몬) 뇌하수체전엽에서 분비되는 펩티드성 생식샘자극호르몬. 여성에서는 중간 생리주기에 빠르게 증가하며 배란을 촉진한다. 남성에서는 라이디히세포를 자극한다.

lymph (림프) 림프관 내의 액체

lymphatic capillary (림프모세관) 림프계 내 직경이 가장 작은 혈관. 잉여의 세포외액이 들어가는 곳

lymphatic nodule (림프결절) 소장 내부에 흩어져 있는 림프구의 국소적 응집체. 회장에 많다.

lymphatic system (림프계) 조직으로부터 혈액 또는 림프절로 림프를 운반하는 관들의 계

lymphatic vessel (림프관) 림프계의 도관으로서, 이를 통해 과량의 간질액이 운반되어 순환계로 합쳐짐. 림프가 흐를 때 림프절을 거쳐 나간다.

lymph node (림프절) 림프구를 포함하고 있는 작은 기관으로 림프관을 따라 위치한다. 림프구 세포분열이나 특이적 면역반응이 일어나는 곳

lymphocyte (림프구) 특이적 면역방어 기전에 관하는 백혈구의 일종. B세포, T세포, 자연살생(NK)세포 등

lymphocyte activation (림프구 활성화) 항원결합 후 일어나는 림프구의 세포분열과 분화

lymphoid organ (림프기관) 골수, 림프절, 비장, 흉선, 편도, 또는 림프소포체. '1차 면역기관(primary lymphoid organ)', '2차 면역기관(secondary lymphoid organ)' 참조

lysosome (리소좀) 세포에 침입한 세균이나 거대분자 그리고 세포에 유해한 물질들을 분해하는 강산성의 소화효소를 가지고 있는 막에 둘러싸인 세포기관

M

macromolecule (거대분자) 수천 개의 원자로 이루어진 큰 분자

macrophage (대식세포) 외부 물질을 탐식하고 분해하며, 림프구에 대한 항원을 표지하고, 염증 및 림프구의 활성, 감염이나 상처에 대항한 급성기반응에 관여하는 시토카인을 분비하는 세포. '활성형 대식세포(activated macrophage)' 참조

macula densa (밀집반) 헨레고리의 끝에 있는 세뇨관의 특이적 감각세포. 방사구체 장치의 구성요소

macula lutea (황반) 망막의 중앙 부위로서 비교적 혈관들이 없고, 매우 정확한 시각을 위한 부위

major histocompatibility complex(MHC) (조직적합성복합체) 조직적합성복합체 단백질을 암호화하는 유전자 집단. 특이적 면역반응에 중요

malleus (추골) 고막의 진동을 내이로 전달하는 내이에 존재하는 3개의 뼈 중 하나

mammary gland (유선) 유방에 있는 젖을 분비하는 샘

margination (변연화) 감염된 조직에서 백혈구 활동의 첫 단계로서 백혈구가 상피세포에 접착하는 것

mass movement (집단이동) 장의 큰 분절의 수축. 배설물을 대장으로 나아가도록 한다.

mast cell (비만세포) 히스타민, 면역과 관련 있는 화학물질을 분비하는 조직세포

matrix (mitochondrial) [매트릭스(미토콘드리아)] 가장 안쪽의 미토콘드리아 구획

maximal oxygen consumption($\dot{V}_{O_2}$ max) (최대 산소소모율) 물리적 소비가 증가해 산소의 소비가 최고일 때의 양. 이 기준 이상으로 작업 부하가 증가하면 무산소적 대사를 통해 반드시 연료를 공급해야 한다.

mean arterial pressure(MAP) (평균 심방압) 심장회로 중의 평균 혈압. 대개 심장 확장기 혈압과 맥압의 1/3 응력의 힘에 해당한다.

mechanically gated ion channel (기계적-개폐성 통로) 세포막의 이완과 변형에 의해 열리고 닫히는 막 이온 채널

mechanoreceptor (기계수용기) 피부에 있는 촉각, 근육에 있는 신장수용기와 같은 기계적 자극에 대해 반응하는 특이적 수용기 감각뉴런

median eminence (정중융기) 모세혈관총을 가지는 시상하부 아래에 있는 영역. 시상하부에서 뇌하수체 분비 촉진 또는 억제 호르몬이 정중융기로 분비된다.

mediated transport (매개수송) 분자들이 단백질 수송체에 결합해서 막을 가로질러 이동하는 것. 특이성, 경쟁, 포화도에 의해 구분. 촉진확산과 능동수송이 포함된다.

medulla oblongata (연수) 척수에 가장 가까운 뇌간의 일부분

medullary cardiovascular center (연수 심혈관중추) '심혈관중추(cardio vascular center)' 참조

medullary collecting duct (수질 수집관) 바소프레신에 민감하며, 수동적 수분 재흡수가 일어나는 네프론에 있는 말단 부위

medullary respiratory center (연수 호흡중추) 율동적 호흡에 관계하는 연수의 부위

megakaryocyte (거핵세포) 혈소판을 생성하는 거대 골수세포

meiosis (감수분열) 배우자(정자, 난자)를 만드는 세포분열 과정. 본래 세포에 있는 염색체의 절반만 딸세포가 받는다.

meiotic arrest (감수분열 정지) 태아 발생 때부터 사춘기까지 제1난모세포의 단계. 이후 감수분열이 완성된다.

melanopsin (멜라놉신) 시상하부에 하루 길이에 대한 정보를 전달하는 망막 신경절 세포의 아류에 있는 옵신 유사 색소

melatonin (멜라토닌) 송과샘에서 분비되는 호르몬. 신체의 일주기를 관장할 것으로 추정된다.

membrane attack complex(MAC) (막공격복합체) 미생물 표면에 통로를 만들어서 미생물을 죽이는 보체계 단백질의 집단

membrane potential (막전위) 세포 내·외부의 전압차

memory (기억) '서술기억(declarative memory)', '절차기억(procedural memory)', '작업기억(working memory)' 참조

memory cell (기억세포) 똑같은 항원에 노출되었을 때 더 빠르게 반응이 일어나도록 처음 감염 동안에 분화된 B세포와 T세포

memory encoding (기억 암호화) 경험이 경험의 기억으로 전환이 일어나는 과정

menarche (초경) 사춘기에서 여성의 생리주기 개시

meninges (뇌척수막) 척수와 대뇌를 둘러싸고 있는 보호막

menopause (폐경) 중년에서 생리주기의 단절

menstrual cycle (생리주기) 생리 시작에서 여성 생식호르몬의 상승과 하락의 과정

menstrual phase (생리기) 생리주기 동안의 기간

menstruation (생리) 자궁으로부터 자궁벽이 떨어져 나감. 월경이라고도 한다.

mesangial cell (사구체 간질세포) 신장 사구체 모세혈관 고리를 둘러싸고 있는 변형된 평활근세포. 사구체 여과율을 조절하는 기능을 한다.

mesocortical dopamine pathway (중피질 도파민 경로) 보상적인 사건과 관련된 긍정적인 감정의 신호에 관여하는 중뇌에서 전두엽까지의 신경관

mesolimbic dopamine pathway (중뇌 변연계 도파민 경로) 신경전달물질로 도파민을 사용하는 보상과 관련 있는 변연계를 관통하는 신경경로

messenger RNA(mRNA) (전령RNA) DNA에서 리보솜으로 아미노산 서열에 대한 유전정보를 전달해주는 리보핵산

metabolic pathway (대사 경로) 세포 내에서 분자들을 합성하고 분해하는 효소와 연계한 화학적 반응의 순서

metabolic rate (대사율) 단위시간당 몸 전체 에너지 전환속도

metabolism (대사) 살아 있는 유기체에서 일어나는 화학반응

metabotropic receptor (대사성 수용체) 신경세포에 있는 리간드가 결합할 때 2차 전달자 형성을 개시하는 막 수용체

metarteriole (후소동맥) 소동맥과 소정맥을 직접 연결하는 혈관

MHC protein (MHC 단백질) 조직적합성복합체 유전자에 의해서 해독된 세포막 단백질. 세포막에 있는 항원과 결합해서 T세포 수용체의 능력을 제한한다.

micelle (미셀) 분자의 극성 영역은 표면에, 비극성 영역은 안쪽을 향하는 양친매성 분자의 녹을 수 있는 가용성 덩어리. 소장에서의 지방분해 동안에 지방산, 모노글리세리드, 담즙에 의해 형성된다.

microbe (미생물) 질병을 일으키는 세균을 포함한 미생물

microcephaly (소두증) 머리가 작고 두뇌가 발달하지 못한 것이 특징인 선천적 장애

microcirculation (미세순환) 소동맥, 소정맥, 모세혈관에서 일어나는 혈액 순환

microglia (미세아교세포) 대식세포와 같은 역할을 하는 신경교세포 중 하나

microtubule (미세소관) 튜불린 단백질을 이루는 관 형태의 세포질 섬유. 세포의 내부 지지 역할, 세포 모양의 변형, 세포내 소기관의 운동이 가능하도록 한다.

microvilli(단수 microvillus) (미세융모) 상피세포의 표면으로부터 작은 손가락 모양의 돌출부위. 세포의 표면적을 넓힌다. 소장과 신장 네프론에 있는 상피세포의 특징

micturition (배뇨) 소변을 내보내는 것

midbrain (중뇌) 뇌줄기에서 가장 주둥이 같은 부위

middle ear (중이) 측두골에 있는 공기로 가득 찬 공간. 고막에서 달팽이관으로 음파를 전달하는 3개의 이소골을 가진다.

migrating myoelectric complex(MMC) (근전기복합체) 음식의 소화 후에 내장의 작은 분절을 관통하는 연동파의 형태

milk ejection reflex (유즙배출반사) 아기가 젖을 빨 때 유선세포로부터 관으로 젖이 이동하는 현상. 옥시토신이 일으킨다.

mineral elements (광물 원소) Na, Cl, K, S, Mg, Ca, P와 같은 필수 요소들은 체액의 용질 대부분을 집합적으로 구성한다

mineralization (무기질화) 층판뼈를 형성하기 위한 뼈의 콜라겐을 석회화하는 과정

mineralocorticoid (무기질 코르티코이드) 부신피질에서 생성되는 스테로이드호르몬. 나트륨과 칼륨의 균형을 맞추는 기능을 함. 무기질 코르티코이드의 대표적 호르몬은 알도스테론이다.

Minipuberty (미니사춘기) 신생아의 성선자극호르몬과 성선 스테로이드 증가

minute ventilation($\dot{V}_E$) (분당 환기량) 1분당 전체 환기량

mitochondria (미토콘드리아) 막대 모양 혹은 둥근 모양의 세포소기관으로서 세포의 ATP를 생성. 크렙스회로가 일어나고 산화적 인산화효소들이 있다.

mitosis (유사분열) DNA가 증폭되고 나서 핵이 분열될 때 복제된 각 염색체가 딸세포로 전해지는 세포분열

mitral valve (승모판) 심장의 좌심실과 좌심방 사이에 있는 판막. 이첨판(bicuspid valve)이라고도 한다.

M line (M선, 중앙선) 심근과 골격근의 A띠 중간에 있는 관통선. 에너지 생성 효소들과 주위의 굵은 필라멘트를 연결하는 단백질의 존재 부위

modality (자극형식) 감각자극의 형태

modulator molecule (조절 분자) 다른자리입체성 조절부위에 작용해 단백질의 다른 결합부위 성질을 바꾸어서 단백질의 기능적인 활성을 조절하는 리간드

mole (몰) 분자량과 같은 그램 단위의 화합물의 양

molecular weight (분자량) 분자를 이루는 모든 원자 원자량의 총합

molecule (분자) 원자들의 연결로 이루어진 화학물질

monoamine oxidase(MAO) (모노아민산화효소) 축삭 말단과 시냅스에 있는 카테콜아민을 분해하는 효소

monocular vision (단안시각) 단일 눈에 의한 시각 감지

monocyte (단핵구) 백혈구의 일종. 혈류를 떠돌며 대식세포로 변환된다.

monoiodotyrosine(MIT) (모노요오드티로신) 갑상샘호르몬 합성의 중간체로서 티로신에 요오드 1개가 결합한 것

monosaccharide (단당류) 하나의 당 분자로 구성된 탄수화물. 대개 5~6개의 탄소 분자를 갖는다.

monosynaptic reflex (단일시냅스 반사) 직접적으로 운동뉴런을 활성화하는 구심성 뉴런의 반사

monounsaturated fatty acid (단일불포화 지방산) 2개의 수소 분자 제거로 인해 탄화수소사슬 내에 하나의 탄소 이중결합을 이루는 올레산과 같은 지방산

mood (기분) 개인에서 환경 수용 방식에 영향을 미치는 장기간의 정서

motilin (모틸린) 내장관 운동을 조절한다고 생각되는 장호르몬

motility (위 운동성의) 근수축 매개에 의한 위장관운동

motivation (동기부여) '1차 동기부여 행동(primary motivated behavior)' 참조

motor (운동) 근육으로 실행하거나 이동하는 것

motor cortex (운동피질) 전두엽의 뒤쪽 경계부를 이루는 대뇌 피질 표면 부위. 척수피질과 여러 뉴런의 하행경로 축삭들의 명령을 관장한다. *1차 운동피질*이라고도 한다.

motor end plate (운동종판) 운동뉴런의 축삭 말단 아래에 직접 놓여 있는 근세포 막의 특이적 영역

motor neuron pool (운동뉴런 풀) 해당성 근육에 관련된 모든 운동뉴런

motor program (운동 프로그램) 특정 운동을 하기 위해 요구되는 신경적 활성 형태

motor unit (운동단위) 운동뉴런과 그것을 자극하는 체성 원심성 뉴런

mucosa (점막) 내장 강에 가장 가까운 위장관 벽의 세 번째 층으로서, 벽층은 상피세포층, 점막고유층, 점막근층의 순으로 되어 있다.

Müller cells (뮐러 세포) 망막을 통한 빛 전달을 돕는 깔때기 모양의 신경교세포

Müllerian duct (뮐러관) 배아의 일부분으로, 여성의 경우 생식기관으로 발생되지만 남성의 경우에는 퇴화된다.

multipotent hematopoietic stem cells (다능성 조혈줄기세포) 모든 혈구가 만들어지는 골수 세포의 단일 집단

multiunit smooth muscle (다단위 평활근) 근섬유와 다른 섬유 간의 전

기적 활성 전달이 거의 나타나지 않고, 평활근의 수축 활성이 신경 입력 신호와 밀접하게 연관된 평활근

muscarinic receptor (무스카린성 수용체) 버섯 독인 무스카린에 반응하는 아세틸콜린 수용체. 평활근, 심근, 약간의 중추신경계 뉴런, 샘(선)에 존재한다.

muscle (근육) 결합조직에 의해서 연결된 근섬유 다발

muscle cell (근육세포) 액틴과 미오신 섬유를 포함하고 운동과 힘을 낼 수 있는 특이 세포

muscle fatigue (근육피로) 지속적인 활동으로 근장력이 줄어든 현상

muscle fiber (근섬유) 근육세포. '골격근(skeletal muscle)' 참조

muscle spindle (근방추) 특이적 근섬유로 이루어진, 골격근의 이완을 감지하는 수용체 기관

muscle-spindle stretch recepptor (근방추 신장수용기) 특이적 골격근 섬유로 둘러싸인 구심성 신경말단의 캡슐로 감싸인 이완에 민감해 배열된 수용체

muscle tissue (근조직) 신체에 있는 4개의 주 조직 형태 중 하나. 심근, 골격근, 평활근으로 구성. 수의성과 불수의성 조절을 받는다.

muscle tone (근긴장) 지속적인 수축 활동 때문에 일어나는 수동적 이완에 대한 근육의 저항 정도

muscularis externa (외근육층) 환상근과 종주근으로 이루어진 위장의 근육층

muscularis mucosa (근이점막) 소화관의 점막고유층 아래 근육조직층

mutagen (돌연변이원) 돌연변이율을 높이는 환경적 요인

mutation (돌연변이) 유전정보를 변화시키는 DNA의 염기서열 변화

myelin (미엘린) 많은 뉴런의 축삭을 둘러싸는 절연물질. 축삭을 둘러싸는 미엘린 형성-세포 세포막층으로 구성된다.

myenteric plexus (장근신경총) 식도, 위, 내장벽의 환상근과 종주근 사이의 신경세포망

myoblast (근원세포) 근섬유를 만드는 발생세포

myocardium (심근) 심장벽을 이루는 심장 근육층

myoepithelial cell (근상피세포) 특정 외분비샘에 있는 특이적 수축세포. 수축이 분비샘으로부터 분비물이 관으로 들어가도록 힘을 가한다.

myofibiril (근원섬유) 가로무늬근의 세포형질에 있는 굵은 혹은 가는 수축섬유의 가닥. 근원섬유가 근육의 횡축을 따라서 반복적인 근절 형태를 나타낸다.

myogenic response (근원성 반응) 근육이 발생시키는 반응

myoglobin (미오글빈) 산소와 결합하는 근육섬유 단백질

myometrium (자궁근층) 자궁에 있는 평활근

myosin (미오신) 근육섬유에서 굵은 섬유를 이루는 수축단백질

myosin ATPase (미오신 ATP가수분해효소) 근수축력 생성에 이용되는 화학에너지를 방출하는 ATP를 분해해 ADP와 Pi로 분해하는 미오신의 둥근 머리 부위에 있는 효소

myosin light-chain kinase (미오신 가벼운 사슬 인산화효소) 평활근 단백질 인산화효소. 칼슘-칼모듈린에 의해 활성화되었을 때 미오신 L-사슬을 인산화한다.

myosin light-chain phosphatase (미오신 가벼운 사슬 인산가수분해효소) 고에너지 인산을 미오신으로부터 제거하는 효소. 평활근의 이완에 중요

myostatin (미오스타틴) 골격근세포에서 분비되는 단백질로, 근 성장의 음성 조절자

N

NAD$^+$ 대사 중 비타민 B 복합체의 하나인 니아신으로부터 형성된다. 대사 중 수소의 전달에 관여한다.

Na$^+$/K$^+$-ATPase pump (Na$^+$/K$^+$-ATP가수분해효소 펌프) ATP를 내놓고 나트륨을 세포 밖으로 이동시키고, 칼륨을 세포 안으로 이동시키는 데 사용되는 에너지를 내는 1차 능동수송 단백질

Na-K-2Cl cotransporter (NKCC) (Na-K-2Cl 공동수송체) 헨레고리의 상행각에서 Na$^+$, K$^+$, Cl$^-$의 능동수송에 관여하는 매개수송 단백질

natriuresis (나트륨 배설항진) 2차적으로 물 손실을 일으키는 소변으로 나트륨 배설의 증가

natural antibody (자연항체) 적혈구 항원(A형 또는 B형)에 대한 항체

natural killer (NK) cell (자연살생세포) 특이적 인식 없이 바이러스 감염 세포나 암세포에 결합해서 암세포나 바이러스에 감염된 세포를 직접 죽이는 림프구의 한 종류. 항체 의존성 세포독성에 관여

natural selection (자연선택) 한 생명체가 살아남기 위해 한 유전자의 돌연변이를 통한 유전형질의 변화를 이끄는 과정

negative balance (음의 평형) 신체로부터의 물질 손실이 이득을 넘는 경우나 체내 총 물질량이 감소하는 것. 신체 지표로서 체온과 에너지를 이용함. '양의 평형(positive balance)'과 비교

negative feedback (음성 되먹임) 체계의 본래 변화에 반대되는 체계의 반응을 나타내는 조절 기구. '양성 되먹임(positive feedback)'과 비교

negative nitrogen balance (음성질소균형) 어느 시간에서든 몸에서 아미노산의 순 손실

nephron (네프론) 신장의 기능적 단위. 세뇨관, 혈관을 가진다.

Nernst equation (네른스트 방정식) 어느 한 이온의 막을 가로지르는 전기화학적 평형의 방정식

nerve (신경) 말초신경계에 모여 있는 많은 신경섬유의 집단

nervous tissue (신경조직) 신체의 네 종류 조직 중 하나로, 근육활성 반사, 의식적 사고의 조절과 관련이 있다.

net filtration pressure(NFP) (순 여과압) 모세혈관을 가로지르는 혈액 흐름의 방향과 정도를 결정하는 내·외부로 향하는 힘의 대수 합

net flux (순 유량) 두 구획의 단일방향 흐름 사이의 차이

net glomerular filtration pressure (순 사구체 여과압) 사구체 여과 결과로 생기는 상대적인 힘의 합. 이것은 사구체 모세혈관 내의 정수압(PGC)-보먼공간의 정수압(PBS)-사구체 모세혈관의 삼투압(πC)이다.

neuromodulator (신경조절물질) 뉴런에 작용하는 화학전달물로, 일반적으로 신경전달물질에 대한 반응을 변화시키는 2차 전달자에 의해 일어난다.

neuromuscular junction (신경근접합부) 원심성 신경섬유의 축삭 말단과 골격근 섬유 사이에 있는 시냅스 유사 접합부.

neuron (뉴런) 신경계를 이루는 세포로 흥분충격의 개시, 통합, 신경신호의 전도를 담당한다.

neuropeptide (신경펩티드) 2개 혹은 더 많은 아미노산으로 이루어진 50여 종류의 신경전달물질. 비신경조직에서 화학전달자의 역할을 한다.

neuropeptide Y (신경펩티드 Y) 생식, 식욕, 대사를 조절. 대뇌에서 발견되는 펩티드

neurotransmitter (신경전달물질) 다른 뉴런 혹은 효과기에 전달하기 위해 뉴런에 의해 이용되는 화학전달자

neutron (중성자) 원자의 핵에 있는 전하를 띠지 않는 요소

neutrophils (호중구) 과립이 염기성 염료나 산성 염료로 염색되지 않는 다형핵 과립성 백혈구. 식세포작용과 염증 시 화학물질을 방출하는 기

능을 한다.

nicotinic receptor (니코틴성 수용체) 니코틴에 반응하는 아세틸콜린 수용체. 운동종판과 자율신경절후 신경절에 있는 수용체

nitric oxide (산화질소) 신경전달물질로 작용하는 세포내 전달자로서 역할을 하는 기체

NMDA receptor (NMDA 수용체) 기억과 학습에 관여하는 이온 작동성 글루탐산 수용체

nociceptor (통각수용기) 통증을 수용하는 감각수용기

node of Ranvier (랑비에결절) 축삭 세포막이 세포외액에 노출된 수초(미엘린)를 따라서 근접한 수초와 수초 사이에 형성된 세포 간의 공간. *신경원섬유 결절*(neurofibril node)이라고도 한다.

nonexercise activity thermogenesis (NEAT) (비운동활동 열 생성) 잠을 자고, 먹고, 스포츠와 같은 운동을 하는 것 이외의 모든 활동으로 인한 난방의 발생. 서 있기, 걷기, 안절부절못하기와 같은 것들을 포함한다.

nonpenetrating solutes (비투과성 용질) 세포막을 수동적으로 확산하지 않는 불용성 물질

nonpolar covalent bond (비극성 공유결합) 유사한 전기음성도를 갖는 두 원자 사이의 결합

nonpolar molecule (비극성 분자) 기름에는 잘 녹고, 물에는 잘 녹지 않는 특성을 갖는 분자

nonshivering thermogenesis (비떨림 열 생산) 떨림을 제외한 과정을 통한 체열의 생성. 예를 들면 호르몬이 갈색지방조직의 대사를 자극해서 아기 체내에 열이 생성된다(성인의 경우에는 의미가 있을 정도의 양은 생기지 않음).

nonspecific ascending pathway (불특정 상행경로) 몇몇 다른 형태의 감각 단위에 의해 활성화되는 중추신경계에 있는 시냅스 연결 뉴런의 사슬. 일반적인 정보를 전달. '특이적 상행경로(specific ascending pathway)'와 비교

nonvolatile acid (비휘발성 산) 이산화탄소로부터 직접 유래되지 않은 유기적(예: 젖산) 혹은 비유기적 산(인산, 황산)

norepinephrine (노르에피네프린) 부신수질, 많은 중추신경계 영역, 교감신경절후 신경절 말단에서 방출되는 아민(카테콜아민) 분자의 하나로, 신경전달물질의 하나이다.

NREM(non-rapid eye movement) sleep (NREM 수면) 크고 느린 EEG 파와 중요한 자세의 근장력과 관련 있는 수면으로, 꿈꾸는 것과는 상관이 없는 것. '서파수면(slow-wave sleep)'이라고도 한다.

nuclear bag fiber (핵낭섬유) 근육의 이완 정도와 이완될 때의 속도에 반응하는 골격근 방추섬유에 있는 특이적 이완 수용체

nuclear chain fiber (핵쇄섬유) 근육 길이의 비율을 조절하는 특이적 이완 수용체

nuclear envelope (핵막) 세포의 핵을 둘러싸고 있는 이중막

nuclear pore (핵공) 핵과 세포질 사이에 있는 분자전달자가 통과할 수 있는 핵막에 있는 구멍

nuclear receptor (핵 수용체) 세포핵에 국한되어 있거나 활성화 때 핵으로 운반되는 수용체 단백질 패밀리의 구성원. 스테로이드호르몬 수용체 및 갑상샘호르몬수용체

nucleic acid (핵산) 하나의 뉴클레오티드의 인산이 근접한 뉴클레오티드의 당과 연결된 뉴클레오티드중합체. DNA, RNA

nucleolus (인) 리보솜 단백질을 암호화하는 DNA를 포함하는 진하게 염색되는 핵 속의 구조물 부위

nucleosome (뉴클레오솜) 코일과 몇 개의 히스톤 핵 결합체

nucleotide (뉴클레오티드) 핵산의 분자적 하위 단위. 푸린 혹은 피리미딘 염기, 당, 인산으로 구성

nucleus (핵) 세포의 DNA를 가지는 거대 막결합 소기관. 중추신경계에 있어서 뉴런 세포체의 집단

O

obligatory water loss (필연적 수분 손실량) 배설물 분비에 필요한 물의 최소량

occipital lobe (후두엽) 1차 시각피질이 위치한 대뇌 피질의 뒤쪽 부위

odorant (후각물질) 후각을 유도하는 후각계에 의해 수용하는 분자

Ohm's law (옴의 법칙) 전류(I)는 전압(E)에 비례하고 저항(R)에 반비례함. $I=E/R$

olfaction (후각) 냄새 감각

olfactory bulbs (후각구) 후각 입력신호를 처리하는 세포를 가지는 대뇌의 앞쪽에 있는 융기 부위

olfactory cortex (후각피질) 대뇌 피질 전두엽 표면의 하부와 중앙 부위로, 냄새에 관한 정보가 인지되는 곳

olfactory epithelium (후각상피) 후각수용기를 가지는 비강 위쪽에 있는 점막

oligodendrocytes (희소돌기아교세포) 신경아교세포의 일종. 중추신경계에서 미엘린 생성에 관련

oogenesis (난자생성) 여성 배우체의 생성

oogonium (난원세포) 제1난모세포를 만드는 초기 생식세포

opponent color cell (보색세포) 망막에 있는 신경절 세포로서, 한 종류 원뿔세포 광수용기에 의해 저해되지만 다른 종류의 광수용기에 의해서는 활성화된다.

opsins (옵신) 광색소의 단백질 요소

opsonin (옵소닌) 미생물에 식세포가 결합하게 하고 식세포작용을 촉진하는 물질

optic chiasm (시신경 교차) 시신경이 만나는 대뇌의 아래쪽에 있는 곳. 여기서 시신경이 뇌의 다른 방향으로 교차된다.

optic disc (시신경유두) 뇌로 가는 신경이 빠지는 망막의 영역. 광수용기의 부족으로 인해서 맹점이 생긴다.

optic nerve (시신경) 시신경 교차와 안구를 연결하는 신경다발

optic tract (시각로) 시상의 축삭핵과 시각교차를 연결하는 신경다발

optimal length(L_0) (최적 길이) 근섬유의 등척성 장력이 최대일 때 근절의 길이

orexin (오렉신) 각성상태. 음식 섭취 및 에너지 소비의 조절에 관여하는 펩티드 신경전달물질. *하이포크레틴*(hypocretin)이라고도 함

organ (기관) 공통적인 기능을 하기 위한 구조적 단위로 모인 조직 집단

organification (조직화) 갑상선 호르몬 합성 중 티로글로불린 내의 티로신에 대한 요오드 부착

organ of Corti (코르티기관) 음파를 활동 전위로 변환할 수 있는 내이의 구조물

organ system (기관계) 전체에 걸친 기능을 하는 기관의 모임

orgasm (오르가슴) 남성의 경우 사정을 동반하고 성교의 절정을 나타내는 내적인 감정과 신체적·생리적 변화

orienting response (정향 반응) 새로운 자극에 대한 행동. 사람은 하던 것을 멈추고, 주위를 돌아보고, 주의 깊게 귀를 기울이고, 자극을 향한 쪽으로 몸을 돌린다.

osmol (오스몰) 1몰(mole)의 용질 이온이나 분자

osmolarity (삼투농도) 용액에서 전체 용액의 농도. 용질의 삼투농도가 높을수록 물의 농도는 낮아진다.

osmoreceptor (삼투수용기) 감싸고 있는 액체의 삼투농도 변화에 반응하는 수용기

osmosis (삼투) 더 높은 물 농도 영역(낮은 용질 농도)에서 더 낮은 물 농도의 영역(높은 용질 농도)으로의 선택적 투과막을 가로지르는 물의 총확산 현상

osmotic diuresis (삼투성 요붕증) 증가한 용매 분비의 결과로 이뇨 흐름의 증가(예: 조절되지 않는 당뇨병에서의 포도당)

osmotic pressure (삼투압) 순수한 물의 구획에서 막을 가로지르는 물의 삼투적 흐름에 대항하는 막의 한쪽 면에 적용되는 응력. 용액의 삼투농도 척도

osteoblast (조골세포) 뼈의 단백질 기질을 분비하는 세포 형태. 석회화된 기질이 놓인 후의 골세포를 말한다.

osteoclasts (파골세포) 형성된 뼈를 분해하는 세포

osteocyte (골세포) 석회화된 골질로 둘러싸였을 때 조골세포에서 변환된 세포

osteoid (골기질) 석회화된 뼛속에 있는 콜라겐 기질

otoliths (이석) 청각 유모세포를 둘러싸는 점액에 박혀 있는 탄산칼슘염 결정

outer hair cell (외유모세포) 피개막의 움직임을 조절해 주파수 조정을 더 정밀하게 해주는 와우각의 세포

outer segment (외절) 광색소를 포함하는 광수용기의 광 민감 영역

ova(단수 ovum) (알) 암컷 배우체. 달걀

oval window (난원창) 중이강과 내이의 전정계 사이에 있는 막으로 싸여 있는 구멍

ovary (난소) 여성의 생식소

overshoot (지나치기) 막전위가 영(0)을 넘어설 때의 활동 전위 부분

ovulation (배란) 난소로부터 난자가 나오는 것

oxidative deamination (산화적 탈아미노반응) 아미노산에 있는 아미노기(—NH2)가 산소로 대치되어 케토산으로 대체되는 반응

oxidative fiber (산화성 섬유) 수많은 미토콘드리아와 뛰어난 산화적 인산화 능력을 지닌 근섬유. 적근 섬유

oxidative phosphorylation (산화적 인산화반응) 물을 생성하는 산소와 수소 사이의 반응에서 생기는 에너지가 ATP로 전달된다.

oxygen-carrying capacity (산소-운반 능력) 혈액이 공급할 수 있는 최대 산소량. 대체로 혈액당 헤모글로빈 양의 비율

oxygen debt (산소부채) 운동 후 산화적 인산화에 의한 산소 소비의 증가. ATP 생성 증가가 일어나는 운동 동안에 저장되는 에너지의 감소

oxygen-hemoglobin dissociation curve (산소-헤모글로빈 해리곡선) 산소 분압과 혈액당 헤모글로빈에 결합된 산소 분자 사이의 S자형 상관관계

oxyhemoglobin(HbO₂) (산소헤모글로빈) 산소와 결합한 헤모글로빈

oxytocin (옥시토신) 시상하부에서 생성된 펩티드호르몬. 뇌하수체후엽에서 분비되며 자궁수축과 젖을 분비하는 유선을 자극한다.

P

pacemaker (박동원, 속도조정자) 외부 자극과 독립해서 생물학적 시계의 주기를 맞추는 신경세포. 어떠한 신경 혹은 근육세포는 고유한 자율주기성을 가지고 다른 세포들의 활동을 조절한다.

pacemaker potential (박동원 전위) 점진적 탈분극으로 신경세포와 근세포의 세포막이 역치에 도달하도록 해주는 전위

pancreas (췌장, 이자) 외분비(내장관으로 소화효소를 분비)와 내분비(인슐린을 혈액으로 분비) 기능을 가지는 위장 뒤에 있는 긴 분비샘

pancreatic lipase (췌장 라이페이스) 췌장으로부터 소장으로 분비되는 가수분해효소로, 트리글리세리드를 소화시킨다.

papilla (유두의) 신장의 수질 끝과 신배(calyx) 사이의 연결

papillary muscle (유두근) 방실판막이 연결된 심실의 안쪽으로부터 근육성 돌기 구조물로서 수축기 동안에 혈액의 역류를 막는다.

paracellular pathway (세포간극경로) 상피세포의 인접한 세포들 사이의 공간으로서 일부 분자는 상피세포를 가로질러 세포주위경로를 통해서 확산한다.

paracrine substance (측분비물질) 분비된 부위 근처의 세포에 영향을 미치는 화학전달자. '자가분비물질(autocrine substance)'과 비교

paradoxical sleep (역설수면) '렘수면(REM sleep)' 참조

parasympathetic division (부교감신경 영역) 절전신경섬유가 뇌줄기와 중추신경계와 척수의 천골 부분으로부터 중추신경계를 떠나 연결되어 있는 자율신경계 부분. '교감신경계 영역(sympathetic division)'과 비교

parathyroid gland (부갑상샘) 갑상샘 표면에 있는 4개의 부갑상샘호르몬 분비샘 중 하나

parathyroid hormone(PTH) (부갑상샘호르몬) 부갑상샘에서 분비되는 펩티드호르몬. 세포외 기질의 칼슘과 인산기 농도를 조절

parietal cell (벽세포) 위액과 내인성 인자들을 분비하는 위선세포

parietal lobe (두정엽) 감각피질과 약간의 연합피질을 가지는 대뇌 피질 부위

parietal lobe association cortex (두정엽 연합피질) 1차감각피질뿐 아니라 고차원적 인식 기능과 운동조절에 관계되는 대뇌 피질의 부위

parietal pleura (체측흉막) 흉벽, 횡격막, 장격동의 내부를 덮고 있는 장액을 분비하는 막

partial pressure (분압) 특정한 기체의 분자 때문에 생기는 전체 기압의 부분적인 압력. 여러 기체에서 한 기체의 농도 값

parturition (분만) 유아를 출산하거나 유도하는 일

passive immunity (수동면역) 한 사람(혹은 동물)에서 다른 사람에게로 항원에 대응한 T세포 혹은 항체의 직접적인 이동의 결과로 생기는 감염에 대한 저항력

pathogen-associate molecular pattern(PAMP) (병원체연관 분자패턴) 여러 종류의 병원체가 가지고 있는 공통적인 분자양상. 이들은 선천성 면역반응을 매개하는 세포들에 의해 인식된다.

pathogens (병원균) 몸에서 면역 반응을 이끌어내고 질병을 일으킬 수 있는 바이러스나 미생물

pathophysiology (병태생리학) 병적 상태의 인체를 연구하는 학문 분야

pathway (경로) 뇌의 한 부분에서 다른 부분으로 특정 정보가 이동하는 연결된 신경세포의 연속

pattern-recognition receptor(PRR) (패턴 인식 수용체) 여러 병원체에서 나타나는 리간드와 결합하는 단백질군들로서 수지상세포 막의 Toll-유사수용체가 이에 속한다.

pendrin (펜드린) 나트륨 비의존성 염소/요오드 운반자

penetrating solute (투과성 용질) 세포막의 지질 이중층을 자유롭게 확산시킬 수 있는 용질

pentose (5탄당) 5개의 탄소를 가진 단당류

pepsin (펩신) 위장에 있는 단백질분해효소 중 하나. 단백질을 펩티드 절

편으로 분해한다.

pepsinogen (펩시노겐) 펩신의 비활성형 전구체. 위 점막의 주세포에서 분비된다.

peptide bond (펩티드결합) 2개의 아미노산 중 앞의 아미노산의 아미노기와 그다음 아미노산의 카르복실기가 결합해서 생기는 극성 공유결합. 단백질 뼈대를 이룬다.

peptide hormone (펩티드호르몬) 대략 2개에서 50개 사이의 아미노산으로 이루어진 인슐린과 비슷한 호르몬 종류. 다른 거대 단백질호르몬과 다르게 산에 잘 녹는다.

peptidergic (펩티드성) 펩티드를 분비하는 신경세포

percent hemoglobin saturation (헤모글로빈 포화율) '헤모글로빈 포화도(hemoglobin saturation)' 참조

perception (인지) 감각정보의 신경 처리로부터 우리가 얻는 물체나 외부 세계의 일어나는 사건들의 인식

perforin (퍼포린) 세포독성 T세포에서 분비되는 단백질. 표적세포의 세포막에 있는 통로를 형성

pericardium (심낭) 심장을 감싸는 결합조직 주머니 구조물

perilymph (외림프) 내이의 달팽이관을 채운 액체

perimenopause (폐경기) 생리 중단을 초래하는 초기 단계

peripheral chemoreceptor (말초화학수용기) 경동맥소체 또는 대동맥소체. 수소이온 농도나 대동맥 P_{O_2}의 변화에 반응

peripheral membrane protein (주변부 막단백질) 세포막의 세포질 표면과 관련 있는 친수성 단백질

peripheral thermoreceptor (말초온도수용기) 피부 혹은 특정 점막에 있는 냉온 수용기

peripheral vein (말초정맥) 모세혈관에서 심장으로 혈액이 돌아오는 흉강 바깥쪽에 있는 혈관

peristalsis (연동운동) 내장관의 분절 길이를 따라 일어나는 파형의 근육운동

peristaltic wave (연동운동파) 내장을 압축해서 내장에 있는 음식물을 이동시킴. 평활근 내장관의 벽을 따라서 수축과 이완이 앞으로 진행하는 파동

peritubular capillary (세뇨관주위 모세혈관) 세뇨관 주변에 있는 모세혈관

permissiveness (허용) 다른 호르몬에 의해서 한 호르몬의 활성이 촉진. 예를 들면 에피네프린의 효과는 갑상샘호르몬과 코르티솔에 의해서 활성화된다.

peroxisome (페르옥시솜) 산화적 반응에 의한 독성 생성물을 파괴하는 세포소기관

pH 용액의 산성도를 표현. 수소이온 농도의 −log값임. pH의 감소는 산성도 증가

phagocytes (식세포) 식세포작용이 가능한 세포

phagocytosis (식세포작용) 세포에 의해서 입자(또는 세균)가 먹힌다.

phagolysosome (포식리소좀) 리소좀과 파고솜이 결합했을 때 형성되는 세포내 소낭. 리소좀의 내용물이 파고솜의 내용물을 파괴하는 과정을 시작시킨다.

phagosome (포식소체) 식세포가 미생물을 삼킬 때 형성되는 세포막과 결합하는 세포내 주머니 구조물

pharynx (인두) 목구멍. 음식물과 공기가 지나가는 일반적인 통로

phenotype (표현형) 형체로 나타난 기준으로 한 성별

phospholipase A₂ (포스포리페이스 A₂) 세포막의 인지질로부터 아라키

돈산을 떼어내는 효소

phospholipase C (포스포리페이스 C) PIP₂(포스포아티딜 이노시톨 비스포스페이트)를 이노시톨3인산(IP₃)과 디아실글리세롤(DAG)로 분해하는 수용체 조절 세포막 효소

phospholipids (인지질) 인산기 그룹을 제외한 트리글리세리드와 비슷한 지질. 글리세롤의 세 번째 수산기 그룹에 붙는 작은 질소(PO_4^{2-})를 포함하는 분자. 세포막의 주성분

phosphoprotein phosphatase (인단백질 인산가수분해효소) 단백질로부터 인산을 제거하는 효소

phosphorylation (인산화) 유기물 분자에 인산기가 붙는다.

photopigment (광색소) 특정 파장의 광에너지를 흡수하는 광 민감성 분자. 발색단에 결합된 옵신으로 구성

photoreceptor (광수용기) 빛에 반응하는 감각세포. 특정 광 파장에 민감한 색소를 지닌다.

phrenic nerve (횡격막 신경) 횡격막을 자극하고 흡기에 대한 자극을 주는 운동뉴런

physiological dead space (생리적 사강) 해부적 폐 사강의 합. 기체와 혈액의 기체 교환이 일어나지 않는 호흡 가지의 일부분

physiology (생리학) 살아 있는 생명체의 기능을 다루는 생물학 분야

pia mater (연막) 뇌를 감싸고 있는 세 가지 막 중에 가장 안쪽에 있는 막

pigment epithelium (색소상피) 어둡고 망막의 가장 안쪽에 있는 막. 광색소를 통과한 빛을 흡수한다.

pineal gland (송과샘) 뇌에 있는 분비샘. 호흡 주기에 주요한 역할을 하는 멜라토닌의 생성과 분비에 관여

pinocytosis (음세포작용) 세포막의 세포외 표면에 있는 단백질과 결합하는 세포외 기질에서 세포외 액체 혹은 특정 단백질을 감쌀 때 일어나는 세포내섭취

pituitary gland (뇌하수체) 시상하부 아래에 있는 골격성 주머니 구조물에 있는 내분비샘. 뇌하수체전엽과 뇌하수체후엽으로 구성

placenta (태반) 태아와 엄마 사이에서 순환이 일어나 분자의 교환 기관 역할을 하는, 태아를 감싸는 어머니의 조직

plasma (혈장) 혈액의 기질 부분. 세포외 기질의 요소

plasma cell (형질세포) 활성화된 B림프구로부터 분화된 세포로서 항체를 분비

plasma membrane (세포막, 원형질막) 세포의 표면을 형성하며 세포외 기질로부터 세포를 나누는 막

plasma protein (혈장단백질) 알부민, 글로불린, 피브리노겐이 주성분인 혈액 내 단백질

plasmin (플라스민) 피브린을 분해해 혈전을 용해하는 단백질분해효소

plasminogen (플라스미노겐) 플라스민의 비활성화 전구체

plasminogen activator (플라스미노겐 활성인자) 플라스미노겐 전구효소를 활성화하는 혈장단백질

plasticity (가소성) 활성의 과거 기억 때문에 자극에 대한 반응을 변화시키는 신경조직의 능력

platelet (혈소판) 혈액에 존재하는 세포조각으로 혈액응고에 관여

platelet activation (혈소판 활성화) 응고 과정을 시작하는 혈소판의 대사, 모양, 표면 단백질의 변화

platelet aggregation (혈소판 응집) 양성 되먹임 과정에 의해서 혈소판 응고가 일어난다.

platelet factor(PF) (혈소판 인자) 응집된 혈소판의 막에서 노출된 인지질. 응혈에서 몇몇 혈장인자의 활성에 중요

platelet plug (혈소판 마개) 활성화된 응집된 혈소판에 의해서 혈관을 막는다.

pleura (흉막) 흉곽(벽측 흉막)과 폐의 표면에 붙어 있는 얇은 세포막. 흉곽에서 2개의 밀폐된 흉막강을 형성

pleura sac (흉막강) 폐를 감싸는 막

pneumotaxic center (호흡조절중추) 지속성 흡기중추의 활성을 조절하는 대뇌에 있는 상부 뇌교의 영역

podocyte (족세포) 보먼주머니에 있는 상피세포로, 족세포는 여과 홈을 이룬다.

Poiseuille's law (푸아죄유의 법칙) 저항은 유체 점도와 용기 길이에 정비례하고 용기 반경의 4제곱에 반비례한다.

polar covalent bond (극성 공유결합) 2개의 원자 사이에 2개의 전자를 불균등하게 공유하는 화학결합. 전자를 끌어당긴 원자는 약한 음성을 띠게 되고 다른 쪽은 약한 양성을 띠게 되므로 극성결합이라 한다.

polar molecule (극성 분자) 극성 공유결합 또는 이온기들을 가지는 분자. 분자 내 전자 친화성이 큰 부위는 약한 음(−)전하를 띠며, 전자를 멀리하는 부위는 약한 양(+)전하를 띰. 물에 잘 녹는다.

polymer (중합체) 작고 유사한 단위체가 모여 결합해 이루어진 큰 분자

polymodal neuron (다중자극형 뉴런) 한 가지 형태 이상의 자극에 반응하는 감각뉴런

polypeptide (폴리펩티드) 펩티드결합으로 이루어진 아미노산으로 이루어진 중합체

polysaccharide (다당류) 단당류의 결합으로 이루어진 탄수화물

polysynaptic (다시냅스성) 하나 혹은 그 이상의 시냅스가 관장해 반사가 일어나는 신경 경로

polyunsaturated fatty acid (다중포화지방산) 이중결합을 하나 이상 가지고 있는 지방산

pons (뇌교) 수많은 신경 축삭을 가진 뇌줄기의 큰 부위

pontine respiraory group (뇌교 호흡군) 뇌교에 있는 뉴런들로, 호흡 리듬을 조절한다.

pool (풀) 신체에서 즉시 이용할 수 있는 양. 대개 세포외액과 똑같은 양이다.

portal system (문맥계) 다수의 복부 장기에서 간으로 혈액이 흐르는 혈관

positive balance (양의 평형) 물질의 섭취가 손실보다 많아 신체에서 그 물질의 양이 증가할 경우. '음의 평형(negative balance)'과 비교

positive feedback (양성 되먹임) 반응단계에서 최종 단계의 산물이 초기 단계의 반응을 촉진하는 것. '음성 되먹임(negative feedback)'과 비교

positive nitrogen balance (양성질소균형) 몸에서 순 질소(아미노산)가 획득된 시기

postabsroptive state (공복 상태) 영양소가 위장관에서 흡수되고 있지 않고 체내에 저장된 에너지가 공급되는 시기

posterior pituitary (뇌하수체후엽) 뇌하수체의 일부분. 옥시토신과 바소프레신이 분비된다.

postganglionic neuron (절후 뉴런) 자율신경계 뉴런 혹은 세포체가 신경절에 있는 신경섬유로서 신경절로부터 자극을 말초로 전달한다. '절전 뉴런(preganglionic neuron)'과 비교

postsynaptic density (시냅스후 밀도) 신경전달물질 수용체와 시냅스 기능에 중요한 구조적인 단백질을 가지는 절후신경 세포막에 있는 부위

postsynaptic neuron (시냅스후 뉴런) 하나의 시냅스로 멀리 자극을 전달하는 신경세포

postural reflex (자세반사) 안정적인 자세와 직립을 유지하거나 교정하는 반사작용

potential difference (전위차) 두 지점 사이의 전압 차

potentiation (강화작용) 두 가지 개별적인 반응보다 마지막 반응이 더 강할 수 있도록 두 번째 반응을 강하게 하는 하나의 요인이 존재하는 것에 의한 현상

power stroke (파워스트로크) 미오신의 구형 머리부의 물리적인 순환에 관여하는 가교의 회로 중 한 단계

preattentive processing (사전주목 과정) 특정 환경의 특정 측면에 대해서 직접 주의를 기울일 때 일어나는 신경 처리 과정

pre-Botzinger complex (프리뵈트징어 복합체) 호흡리듬을 발생기로 작용하는 연수 복부 호흡군 뉴런

precapillary sphincter (모세혈관전 괄약근) 모세혈관 주변을 둘러싸고 있는 평활근 고리

preganglionic neuron (절전 뉴런) 자율신경계 뉴런 또는 중추신경계에 세포체가 있고 축삭 말단은 신경절에 있는 신경섬유. 중추신경계로부터 신경절로 활동 전위를 전달한다. '절후 뉴런(postganglionic neuron)'과 비교

preinitiation complex (개시전 복합체) 전사인자들의 한 집단 그리고 특정 유전자들의 촉진부위에 관여하는 부속 단백질. 전사 개시 복합체는 유전의 전사 개시에 필요하다.

prekallikrein (전칼리크레인) 칼리클레인의 전구체

preload (전부하) 수축기 전 심실들이 수용할 수 있는 양. 이완기말 용적

premotor area (전운동영역) 1차 운동피질의 앞쪽에 있는 두뇌의 측면에서 발견되는 대뇌 피질의 영역. 복잡한 근운동을 하거나 혹은 계획에 관련된다.

pre-mRNA (mRNA 전구체) '1차 RNA 전사체(primary RNA transcript)' 참조

pressure natriuresis (압력 나트륨 배설항진) 신장 내 대동맥압의 증가로 세뇨관 내에서 국부적으로 유도되는 나트륨 분비가 증가하는 것

presynaptic facilitation (시냅스전 촉진) 신경말단에서 시냅스를 통한 신경세포로의 흥분성 신호의 유입

presynaptic inhibition (시냅스전 억제) 신경말단에서 시냅스를 통한 신경세포로의 억제성 신호의 유입

presynaptic neuron (시냅스전 뉴런) 활동 전위를 시냅스로 전달하는 신경세포

primary active transport (1차 능동수송) 화학에너지가 ATP로부터 수송 단백질로 직접 전달되는 능동수송

primary lymphoid organ (1차 림프기관) 성숙 림프구를 가지는 2차 림프기관을 보완하는 기관. 골수, 흉선

primary motivated behavior (일차 동기부여 행동) 항상성을 이루는 데 직접적으로 관여하는 행동

primary motor cortex (1차운동피질) '운동피질(motor cortex)' 참조

primary oocyte (제1난모세포) 제1감수분열하에 있는 여성 생식세포로서 이 세포는 이어서 제2난모세포와 극체로 된다.

primary RNA transcript (1차 RNA 전사체) 인트론 제거와 이어 맞추기가 일어나기 전의 유전자로부터 전사된 RNA 분자

primary spermatocyte (제1정모세포) 정원세포로부터 유래한 남성의 생식세포. 감수분열을 거친 후 2개의 제2정모세포가 된다.

primary structure (1차 구조) 단백질을 이루는 아미노산 결합서열

primordial follicle (원시난포) 단일층 과립막세포로 둘러싸인 미성숙 난

모세포

procedural memory (절차기억) 상황을 해결해 나가는 기억

progesterone (프로게스테론) 황체와 태반에서 분비되는 스테로이드호르몬. 자궁샘 분비를 촉진하고, 자궁 평활근 수축을 억제하며, 유선의 성장을 촉진한다.

prohormone (프로호르몬) 호르몬 전구체로서 이 전구체의 펩티드 일부가 잘려 하나 또는 그 이상의 활성형 호르몬으로 된다.

prokaryotic cell (원핵세포) 세균과 같이 유전정보를 담고 있는 핵이 막으로 싸여 독립되어 있지 않은 세포

prolactin (프로락틴) 뇌하수체 전엽에서 되는 펩티드호르몬의 하나. 유선에서의 유즙 분비를 촉진한다.

prolactin-releasing factor(PRF) (프로락틴 방출인자) 프로락틴의 분비를 촉진하는 호르몬으로 시상하부에서 방출된다.

proliferative phase (증식기) 월경기와 배란기 사이의 중간 시기로서 이 시기에 내피세포층의 재생과 증식이 이루어진다.

promoter (프로모터) 유전자 전사의 시작을 조절하는 유전자 앞부분의 특이 뉴클레오티드 서열. 이 부위가 쌍으로 된 DNA의 어느 부위를 RNA로 전사시킬 것인지 결정한다.

proprioception (자기수용) 자세와 위치에 관한 감각. 우주에서 몸의 자세와 이와 연관된 몸의 다른 부위를 다루는 감각정보

prosody (운율의) 리듬, 강조 및 억양을 포함하는 인간 언어의 속성

prostacyclin (프로스타사이클린) 혈액응고 때 혈소판의 응집을 저해하는 에이코사노이드. 프로스타글란딘 l2(PGI_2)라고도 한다.

prostaglandin (프로스타글란딘) 변형된 불포화지방산의 한 그룹으로서, 인접분비와 자가분비 인자로 작용

prostaglandin I2(PGI2) (프로스타글란딘 I2) '프로스타사이클린(prostacyclin)' 참조

prostate gland (전립샘) 남성의 요도를 둘러싸고 있는 큰 분비샘. 요도로 정액을 분비함

protease (단백질가수분해효소) 단백질의 펩티드 결합을 자르는 효소

proteasome (단백질분해효소 복합체) 다른 단백질을 변성시키거나 단백질의 분해를 돕는 단백질 복합체

protein (단백질) 펩티드 결합으로 연결된 하나 혹은 그 이상의 아미노산 단위체로 구성된 큰 중합체

protein C (단백질C) 응고를 저해하는 혈장단백질

protein kinase (단백질인산화효소) ATP로부터 인산기를 다른 단백질에 붙여주는 효소

protein kinase C (단백질인산화효소C) 디아실글리세롤(DAG)에 의해 활성화되어 특정 세포단백질을 인산화하는 효소

proteolysis (단백질분해) 펩티드나 단백질이 특정 효소(단백질분해효소)의 작용으로 작은 분자로 분해되는 과정

proteome (단백질체) 일정 시간에 한 특정 세포가 발현하는 모든 단백질

prothrombin (프로트롬빈) 트롬빈의 비활성 전구체. 간에서 만들어져 주로 혈장에 존재

proton (양성자) 양전하를 띠는 소립자

proximal tubule (근위세뇨관) 보먼주머니 뒤 첫 관상 구성요소. 회전상 부위와 직선상 부위들로 구성

puberty (사춘기) 임신이 가능한 성적 성숙의 도달. 일반적으로 성적 성숙을 완결시키는 3~5년의 시기를 말한다.

pulmonary (폐의, 허파의) 폐에 속하는

pulmonary artery (폐동맥) 심장으로부터 산소가 부족한 혈액을 폐로 운반하는 큰 혈관

pulmonary circulation (폐순환) 폐를 통한 순환. 우심실을 떠나는 폐동맥이 폐에서 기체 교환을 한 다음, 좌심방으로 들어오는 폐정맥까지의 순환 경로로서 심혈관계의 일부

pulmonary stretch receptor (폐신장수용체) 기도평활근에 있는 구심성 신경 말단으로서 폐 팽창에 의해 활성화된다.

pulmonary trunk (폐동맥간) 우심실로부터 혈액을 폐로 운반하도록 여러 폐동맥으로 갈라지는 큰 동맥

pulmonary valve (폐동맥판) 심장의 우심실과 폐동맥 사이의 판막

pulmonary vein (폐정맥) 폐로부터 심장으로 산소가 풍부한 혈액을 운반하는 큰 혈관

pulse pressure (맥박) 수축기혈압과 이완기혈압 간의 응력 차

pupil (동공) 빛이 홍채를 통과하는 입구로, 통과한 빛은 망막에 도달함

purine (푸린) 2개의 고리와 질소를 함유한 뉴클레오티드 단위체. 아데닌과 구아닌

Purkinje fiber (푸르키네 섬유) 심장의 전도계를 이루는 특수한 심근세포. 섬유속 가지로부터 심실근육으로 자극을 전달한다.

P wave (P파) 심방의 탈분극을 나타내는 심전도의 구성요소

pyloric sphincter (유문 괄약근) 위와 소장 사이의 평활근 고리

pyramidal cell (피라미드세포) 특징적인 추체 형태와 선단 수상돌기를 가지고 있는 신경

pyramidal system (추체계) 대뇌 피질에서 유래해 수질 중간선을 가로질러 말단의 미세운동을 조절하는 하강 신경계 경로

pyramidal tract (추체로) '피질척수로(corticospinal pathway)' 참조

pyrimidine (피리미딘) 하나의 고리와 질소를 함유하는 뉴클레오티드의 단위체. 티민과 우라실

pyruvate (피루브산염) 피루브산이 산소 이온을 잃어버려 형성된 음이온

pyruvic acid (피루브산) 해당과정의 3개의 탄소를 가진 중간체. 산소가 부족한 상태에서는 젖산을 형성하고 산소가 존재하는 상태에서는 크렙스회로로 들어간다.

Q

QRS complex (QRS 복합체) 심실의 탈분극에 대응하는 심전도의 구성요소

quaternary structure (4차 구조) 2개 혹은 그 이상의 단백질이 수소결합 혹은 다른 힘에 의해 결합되어 형성. 각 단백질은 소단위라고 한다.

R

radiation (복사) 물질의 표면으로부터의 열 방출

radioisotope (방사성 동위원소) 원자의 불안정한 동위원소로서 자발적으로 에너지 또는 원자 자체의 성분을 방출한다.

rapidly adapting receptor (신속적응수용기) 자극의 시작과 종결에서 짧은 기간 동안 반응하는 감각수용기

rate-limiting reaction (속도 제한반응) 대사과정에서 가장 속도가 느린 반응. 속도제한효소에 의해 촉진된다.

reactive hyperemia (반응성 충혈) 혈액 공급의 폐색 이후 혈류의 일시적인 증상

receptive field (수용장) 자극이 왔을 때 자극을 받은 신경의 활성이 나타나는 영역

receptive relaxation (수용성 이완) 음식을 삼켰을 때 위의 평활근이 이완되는 것. 장간신경총 내 부교감신경에 의해 조절된다.

receptor (수용기, 수용체) 특성화된 구심성 뉴런의 말단, 또는 이와 직접적으로 연관된 세포로 환경의 변화를 감지한다. (세포내 화학적 통신) 효과를 나타내기 위해서 세포막 특정 결합부위나 표적세포 내부. 어떠한 화학전달자가 결합된다.

receptor activation (수용체 활성화) 수용체와 전령의 결합으로 유발되는 수용체의 구조적 변화

receptor desensitization (수용체 탈감작) 리간드의 결합 전에 리간드에 대응하는 수용체의 일시적인 불능

receptor-mediated endocytosis (수용체-매개성 세포내섭취작용) 세포막에서 함입에 의해 세포내 소낭들을 형성함으로써 세포외액에 있는 리간드들을 받아들이는 작용

receptor potential (수용기 전위) 자극에 대응해 수렴신경의 말단이나 이와 직접 연관된 특수한 세포에서 일어나는 차등 전위

receptor tyrosine kinase (수용체티로신인산화효소) 수용체이면서 그 자신이 효소로 작용하는 단백질. 이 수용체들은 세포막에 존재하며 여러 종류의 수용성 화학전달자에 대해 반응한다.

reciprocal innervation (상반 신경지배) 의도한 움직임과 반대되는 수축을 유발하는 근육을 활성화하는 운동신경의 저해

recognition (인지) 항원이 림프구 표면에 있는 그 항원에 특이적인 수용체와 결합하는 것

recruitment (동원) 증가한 자극의 강도에 대응해 부가적인 세포의 활성. 활성화된 운동단위의 수가 증가

rectum (직장) S자형 결장과 항문 사이 대장의 짧은 부분

red muscle fiber (적색 근섬유) 높은 산화 용량과 많은 미오글로빈을 가지고 있는 근섬유

reflex (반사) 반사궁에 의해 반응하고 매개되는 자극과 연관된 생물학적 조절계

reflex arc (반사궁) 반사를 매개하는 신경 또는 호르몬적 구성요소. 대개 수용체, 구심성 경로, 통합중추, 원심성 경로, 효과기를 포함한다.

refraction (굴절) 공기를 투과한 빛이 눈의 각막을 통과하는 것처럼, 두 부위가 밀도 차이를 가질 때 빛이 꺾이는 현상

regulatory site (조절부위) 조절 분자와 반응할 수 있는 단백질의 특정 부위. 기능적 부위의 성질을 변화시킨다.

regulatory T cell (조절 T세포) 면역 기능을 억제하거나 자가면역병-유사 질환을 최소화할 것으로 생각되고 있는 T세포 중 하나

relative refractory period (상대적 불응기) 역치보다 큰 자극으로 자극할 경우에만 흥분성 활동 전위를 생성할 수 있는 시기

relaxation (이완) 가교가 떨어져 수축되었던 근육이 낮은 장력을 가지는 원래의 위치로 돌아가는 것

relaxin (릴랙신) 분만 직전 난소에서 분비되는 호르몬

REM sleep (REM 수면) 작고 빠른 뇌파를 수반하는 수면으로 자세 근육의 장력이나 꿈이 완전히 없는 상태의 수면을 말함. 급성 안구 운동 수면(rapid eye movement sleep), 역설수면(paradoxical sleep)이라고도 한다.

renal (신장의) 신장을 지칭하는

renal artery (신동맥) 신장으로 혈액을 운반하는 높은 압력의 혈관

renal corpuscle (신소체) 사구체와 보먼주머니로 이루어진 신장의 한 부위

renal cortex (신장피질) 신장의 바깥쪽 부위

renal medulla (신장수질) 신장의 안쪽 부위

renal pelvis (신우) 각 신장 하단부의 공간 부위. 수집관으로부터 뇨를

받아 수뇨관으로 내보내는 작용을 한다.

renal plasma flow (신장 혈장흐름) 1분당 양쪽 신장을 통과하는 총 혈장량(혈액량-적혈구 용량)

renal vein (신장 정맥) 신장에서 피를 빼는 저압 용기

renin (레닌) 신장에서 분비되는 펩티드호르몬의 일종. 혈장에 존재하는 안지오텐시노겐 분자를 일부 분해해 안지오텐신 I으로 변환하는 작용을 하는 효소이다.

renin-angiotensin system (레닌-안지오텐신계) 레닌 작용에 의해 안지오텐신 I이 만들어진 다음, 안지오텐신 I이 전환효소에 의해 안지오텐신 II로 전환되는 과정으로 이루어진 신장에서의 호르몬 조절계

repolarized (재분극된) 탈분극 후 휴식기 수준으로 되돌아가는 막관통 전위의

residual volume(RV) (잔기용량) 최대 호기 후 폐에 남아 있는 공기의 양

resistance(R) (저항) 특정 물질, 관상 구조물 또는 개구부에서의 이동을 억제하는 것

respiration (호흡) (1) 세포 수준(즉 세포 호흡)에서 산소의 활용 및 이산화탄소의 생산. (2) 폐를 통해 유기체와 환경 사이의 산소와 이산화탄소 교환

respiratory bronchiole (호흡기관세지) 기관지 가닥 중 가장 많은 가지를 가지며, 폐와의 기체 교환이 일어나는 곳

respiratory cycle (호흡주기) 호기를 포함하는 흡기의 시작에서부터 바로 다음 흡기까지의 폐용량 변화

respiratory pump (호흡펌프) 말초혈관으로부터 심장으로 혈액이 도는 경향의 호흡주기 중 흉곽 내압에 의해서 유도되는 능동적 기전

respiratory quotient(RQ) (호흡계수) 대사과정 중 소비되는 산소에 대한 생성된 이산화탄소의 비율

respiratory rhythm generator (호흡리듬 생성기) 횡격막 신경의 출력 신호를 생성하는 뇌줄기에 있는 신경망

respiratory system (호흡계) 대기부터 폐포까지 공기가 이동하는 경로의 해부적 구조

respiratory zone (호흡영역) 기관세지에서 시작해서 폐포로 이어지는 기도 부위. 기체 교환이 일어나는 폐포를 지닌다.

resting membrane potential (휴식기 막전위) 흥분성 및 억제성 자극이 없을 때의 세포 내외 간 전압차. 휴식기 전위(resting potential)라고도 한다.

rest-or-digest state (휴식 혹은 소화 상태) 부교감신경계 활성에 특이적인 항상성 상태

rete testis (고환망) 고환의 세정관 끝의 가는 관들로 이루어진 그물 모양의 구조물

reticular activating system(RAS) (망상체 활성화계) 뇌간 중심부를 지나는 넓게 펼쳐진 신경망. 구심성 경로와 다른 중추신경계 영역에서 오는 정보들을 수용, 중계한다.

reticular formation (망상 형성) '망상체 활성화계(reticular activating system, RAS)' 참조

reticulocyte (망상적혈구) 미성숙 적혈구에 붙여진 이름으로, 세포질에 흩어져 있는 그물 모양의 구조물 때문에 그렇게 부르게 된다.

retina (망막) 안구 뒤편에 위치한 얇은 신경 조직. 시각수용기를 가진다.

retinal (망막의) 광색소의 색소포(chromophore) 성분을 형성하는 비타민A의 형태

retrograde (역방향) 축삭 말단으로부터 신경세포체와 수상돌기 쪽으로 물질이나 활동 전위가 역이동하는 것

reuptake (재이동) 과도하게 분비된 신경전달물질을 다시 시냅스전 세포로 되돌리는 능동적 과정. 약물로 억제 가능하다.

reversible reaction (가역반응) 에너지 방출이 적어서 충분히 역반응이 일어날 수 있는 화학반응. '비가역반응(irreversible reaction)'과 비교

Rh factor (Rh인자) 적혈구의 세포막에 있는 Rh항원집단

rhodopsin (로돕신) 간상세포에 있는 광색소

ribonucleic acid(RNA) (리보핵산) 유전정보의 전사와 단백질 구조로의 유전정보의 번역에 관여하는 단일 가닥 핵산. '전령 RNA(mRNA)', '리보솜RNA(rRNA)', '운반RNA(tRNA)' 참조

ribose (리보오스) RNA의 5탄당

ribosomal RNA(rRNA) (리보솜 RNA) 리보솜 조립에 필요한 RNA로, 리보솜의 일부가 된다.

ribosome (리보솜) 아미노산 연계에 관여해서 단백질을 형성하는 세포소기관. 결합 리보솜으로 소포체에 부착되어 있음. 혹은 유리 리보솜으로 세포질에 유리하다.

rigor mortis (사후강직) 사망 이후에 일어나는 ATP의 손실로 인한 액틴으로부터 가교가 분리되지 않는 골격근의 강직

RNA polymerase (RNA 중합효소) DNA에 염기쌍으로 결합한 후에 적절한 뉴클레오티드가 모여서 RNA를 만드는 효소

rod (간상체) 광에너지에 대한 2개의 수용체 중 하나. 광색소인 로돕신을 지닌다.

round window (정원창) 고실계의 유체 움직임에 반응하는 달팽이관에 있는 막으로 덮여 있는 구멍

ryanodine receptor (리아노딘 수용체) 골격근세포에 있는 근소포체의 측낭에서 발견되는 칼슘 방출 통로

S

saccade (단속적 안구운동) 짧고 빠른 안구 운동

saccule (소낭) 표면에 있는 이석에 대한 물리적인 힘에 의해서 머리의 직선적인 움직임의 변화에 반응할 수 있는 반고리관의 기구

saliva (침) 염류와 단백질의 액체. 침샘에서 분비되고 뮤신, 아밀레디스를 함유함

salivary gland (침샘) 침을 생성하는 입 주변에 있는 3쌍의 외분비샘 중 하나

salt appetite (염분 욕구) 조절요소와 쾌락의 요소로 이루어진 염에 대한 갈망

saltatory conduction (도약전도) 미엘린으로 덮인 축삭을 따라서 활동 전위가 전진해 나감. 미엘린수초에 있는 하나의 랑비에결절에서 다음 랑비에결절로 활동 전위가 도약하는 것

sarcolemma (근초) 근육세포를 둘러싼 세포막

sarcomere (근절) 근원섬유의 반복적인 구조단위로 굵고 가는 섬유로 구성됨. 2개의 인접한 Z선 사이

sarcoplasmic reticulum (근소포체) 근섬유에 있는 소포체. 칼슘 이온의 방출과 저장 장소

satellite cell (위성세포) 근 손상 후에 재결합시키고 손상을 복구하는 골격근 조직에서 발견되는 미분화된 세포

satiety (포만감) 식사 후의 배부른 느낌. 배고픔이 없어진다.

saturated fatty acid (포화지방산) 지방산의 원자들이 모두 단일 공유결합으로 이루어진 지방산

saturation (포화) 결합 가능한 모든 부위에 적합한 리간드가 결합한 상태

scala tympani (고막계) 음파를 정원창으로 전달하고 기저막으로부터 음파를 수용하는 유동액으로 가득 찬 내이 부위

scala vestibuli (전정계) 난원창으로부터 음파를 수용하고, 음파를 기저막과 달팽이관으로 전달하는 유액이 가득 찬 내이 부위

Schwann cell (슈반세포) 말초신경계에서 수초를 만드는 비신경성 세포

sclera (공막) 안구의 질기고 가장 바깥쪽에 있는 조직층

scrotum (음낭) 정소와 부정소를 포함하는 주머니 구조물

secondary active transport (2차 능동수송) 고농도에서 저농도로의 물질의 막관통 이동 중에 에너지가 방출되는 능동수송으로서, 저농도에서 고농도로 이동하는 다른 물질의 자발적인 이동을 변화시킨다.

secondary lymphoid organ (2차 림프기관) 내장, 호흡, 비뇨계 혹은 생식관에 있는 림프절, 비장, 편도선, 내장관의 림프구 집단 등. 림프구 반응의 자극 영역

secondary oocyte (제2난모세포) 난소에서 제1감수분열 후 만들어지는 대부분의 세포질을 갖는 딸세포(23개 염색체)

secondary peristalsis (2차 연동운동) 삼킴의 인두 단계보다 앞서지 않는 식도의 연동파동

secondary sexual characteristics (2차 성징) 생식과 직접 관련이 없는 남성과 여성의 외형적 차이

secondary spermatocyte (제2정모세포) 정소에서 제1정모세포의 첫 번째 감수분열 결과로 생긴 23개의 염색체를 가진 세포

secondary structure (2차 구조) 단백질의 α나선과 β병풍구조

second messenger (2차 전달자) 세포막으로부터 세포내 생화학적 전달계로 연결해 주는 세포내 전달물질로서, 그 결과로 세포 기능의 양상을 변화시킨다.

second polar body (제2극체) 난소에서 제2감수분열 결과 만들어진 두 핵 중 하나를 가지는 비기능성 구조물

secretin (세크레틴) 소장에서 분비하는 펩티드호르몬. 췌장이 중탄산염을 소장으로 분비하도록 자극한다.

secretion (분비) 특정 자극에 대한 반응으로 세포들에 의해서 유기 분자, 이온, 물 등이 방출되는 것

secretory phase (분비기) 배란 후 생리주기로서 이 시기에 자궁내막의 분비형이 발달한다.

secretory vesicle (분비소낭) 골지체에 의해 생성되는 막결합 소포. 세포에 의해서 분비되는 단백질을 포함한다.

segmentation (분절운동) 내장의 평활근 고리의 이완과 정상적이고 반복적인 수축의 연속. 내장 분비액과 혼합시킨다.

selective attention (선택적 주의집중) 다른 정보의 요소는 무시하고 주의를 기울이거나 특정 자극 혹은 사건에 집중하는 것

semen (정액) 남성 사정 때 정자를 포함하는 액체

semicircular canal (반고리관) 측두골의 일부분. 평형과 이동에 대한 감각기관을 담당

semicircular canals (반원형 운하) 측두골의 통로. 평형과 움직임에 대한 감각 기관을 포함한다.

seminal vesicle (정낭) 남성에 있는 수정관으로 액을 분비하는 외분비샘의 한 쌍 중 하나

seminiferous tubule (세정관) 정자 생성이 일어나는 정소에 있는 관. 세르톨리세포가 줄지어 있다.

semipermeable membrane (반투과성 막) 다른 물질(일부 용질)을 제외한 일부 물질(대부분 물)만 투과하게 하는 막

sensation (감각) 자극의 정신적 지각

sensorimotor cortex (감각운동 피질) 골격근 조절 역할을 하는 대뇌 피

질의 모든 영역

sensory information (감각 정보) 자극된 감각수용에서 생긴 정보

sensory pathway (감각 경로) 신경세포 사슬의 집단. 시냅스로 말단끼리 연결된 3개 혹은 그 이상의 이루어진 각 신경 사슬. 활동 전위를 감각정보의 의식적인 인식에 관여하는 뇌의 감각영역으로 전달한다.

sensory receptor (감각수용기) 외부 세계 혹은 내부 환경에서의 에너지 생성 변화에 민감한 화학적 분자 혹은 구조를 지니는 세포 혹은 세포의 부분. 에너지의 생성에 의해 활성이 일어날 때 감각수용기는 활동전위를 인접한 수용기 혹은 감각수용기를 가진 세포로 전달한다.

sensory system (감각계) 수용하고, 전달하거나 자극의 수용을 이끄는 정보를 처리하는 신경계의 영역

sensory transduction (감각 전환) 신경 기능의 변화를 일으키는 감각 자극 변화의 신경 처리 과정

sensory unit (감각 단위) 구심성 뉴런과 수용체를 포함한다.

serosa (장막) 위장과 내장의 바깥 표면을 감싸고 있는 결합조직 층

serotonin (세로토닌) 유기적 아민 신경전달물질. 혈소판과 소화관에 있는 측분비물질. 5-히드록시트립타민(5-HT)이라고도 한다.

Sertoli cell (세르톨리 세포) 세정관에 있는 정세포의 분화에 관여, 혈관고환장벽을 생성, 세정관으로 정액을 분비, 세정관에 대한 호르몬의 영향을 조절

serum (혈청) 피브리노겐과 다른 응고 단백질이 제거된 혈장

set point (설정점) 항상성 조절계에 의해서 유지되는 정상상태 값

sex chromatin (성 염색질) 남성 세포에서는 대개 발견되지 않는 핵질. 농축된 X염색체

sex chromosome (성 염색체) X 혹은 Y염색체

sex determination (성 결정) 개별적인 성의 유전적 기반. XY는 남성 결정, XX는 여성 결정

sex differentiation (성 분화) 남성과 여성의 생식기관으로의 발생

sex hormone (성 호르몬) 에스트로겐, 프로게스테론, 테스토스테론 혹은 성과 연관된 호르몬

sexual dimorphism (성적 이형성) 성의 차이로 나타나는 외형이나 형태

shaft (골간) 골단판 사이에 있는 뼈 부위

shivering thermogenesis (떨림 열 생산) 체온이 떨어졌을 때 자연적으로 골격근의 수축과 이완의 신경성 유도 주기. 외부 일은 하지 않고 일어난다.

short-loop negative feedback (짧은 고리 음성 되먹임) 뇌하수체전엽 호르몬에 의한 시상하부에의 억제작용

short reflex (단기 반사) 내장기관 수용체에서 신경망까지의 국부적인 신경 고리

short-term memory (단기 기억) 수 초에서 수 분 동안의 신경정보를 수용. 장기기억으로 변환될 수 있다.

signal sequence (신호 서열) 새로이 합성된 단백질의 시작 부위(단백질이 분비될 경우)

signal transduction (신호전달) 전달 분자에 의해 시작되는 일련의 과정으로서 전달 분자에 대한 세포반응이 일어난다.

signal transduction pathway (신호전달 경로) 세포막 수용체에서 세포의 반응기구까지 정보를 전달하는 기전의 순서

simple diffusion (단순 확산) 운반체나 ATP가 필요 없이 농도기울기를 따라 용질이 이동하는 것

single-unit smooth muscle (단일단위 평활근) 자극에 대한 반응에서의 단일단위가 평활근인 이유는 근섬유에 간극연접이 있어서 전기적인 활성이 세포 간에 전달이 가능하기 때문이다.

sinoatrial(SA) node (동방결절) 전달계에서 다른 세포보다 더 빠르게 임의로 탈분극되는 특이적인 심근세포를 가진 조절부위로 심장의 좌심방에 위치. 심장박동수를 결정함.

sinus (동) 혈액과 림프액이 지나기 위한 혈관

skeletal muscle (골격근) 뼈 혹은 피부에 붙어 있는, 얼굴과 골격 움직임에 반응하는 가로무늬가 있는 근육. 체성신경계의 조절을 받는다.

skeletal muscle pump (골격근 펌프) 혈관을 통해서 혈류에 대한 골격근 수축의 펌프 효과

sleep spindle (수면 방추) 2단계 수면 동안 뇌전도(EEG)에서 보이는 높은 빈도의 파형

sliding-filament mechanism (필라멘트 활주 기전) 두껍고 얇은 필라멘트가 서로 활주해서 짧은 시간 일어나는 근육수축 과정

slow fiber (느린 근섬유) 미오신이 낮은 ATP 분해효소 활성을 가지는 근섬유

slow adaptating receptor (완만적응수용기) 자극이 계속되는 동안 반복적으로 자극이 일어나는 감각수용기

slow-oxidative fibers (느린 수축 섬유) 본질적인 수축 속도는 느리지만, 산화적인 인산화에 의한 ATP의 생산능력이 풍부하기 때문에 피로가 매우 느린 골격근 섬유

slow wave (서파) 평활근 막전위 역치에 원근에 따른 느리고 반복적인 진동. 이온투과성의 주기적인 파동 때문에 생긴다.

small intestine (소장) 내장관 중 가장 긴 부위. 위와 대장 사이에 존재한다.

smooth muscle (평활근) 속이 빈 기관이나 관을 둘러싼 민무늬근. 다단위 평활근(multiunit smooth muscle)', 단일단위 평활근(single-unit smooth muscle)' 참조

smooth muscle tone (평활근긴장) 외부 자극이 없을 때 낮은 가교활성 때문에 나타나는 평활근 긴장.

SNARE protein (SNARE 단백질) 수용성 N-에틸말레이미드 민감성 융합 단백질 부착 단백질 수용체

solutes (용질) 액체에 녹는 물질

solution (용액) 녹는 물질(용질)을 포함하는 액체

solvent (용매) 물질이 녹아 있는 액체

somatic nervous system (체성 신경계) 말초신경계의 원심성 요소. 골격근을 관장. '자율신경계(autonomic nervous system)'와 비교

somatic receptor (체성 수용기) 조직, 피부 혹은 머리카락의 물리적인 작용과 관절의 회전 혹은 굽힘, 체온 변화, 통각에 있는 골격 혹은 골격 외벽에 있는 신경수용기

somatic sensation (체성감각) 근육, 피부, 뼈로부터 오는 수용과 지각

somatosensory cortex (체성감각피질) 체성감각정보 시냅스를 전달하는 신경섬유가 있는 측두엽에 있는 대뇌 피질의 바깥 부위

somatostatin(SST) (소마토스타틴) 뇌하수체전엽에서 나오는 성장호르몬을 억제하는 시상하부호르몬. 신경전달물질 역할. 위와 췌장에서도 발견됨

somatotopic map (체성감각부위 지도) 대뇌 피질의 신경이 만드는 전체적인 다른 영역을 나타내는 지도

spatial summation (공간적 가중) 다른 위치의 신경이 단일 입력신호에 의한 것보다 더 커다란 전위 변화를 생성하도록 동시적인 입력신호가 합쳐지는 것

specific ascending pathway (특이 상행경로) 중추신경계에서 시냅스

연결 신경세포의 사슬, 같은 형태의 감각 단위에 의한 모든 활성

specificity (특이성) 선택성. 오직 하나 혹은 제한된 수의 분자 형태가 반응할 수 있는 결합부위의 능력

sperm (정자) '정자(spermatozon)' 참조

spermatic cord (정삭) 정소를 이루는 수정관, 혈관, 신경을 포함하는 조직

spermatid (정세포) 미성숙 정자

spermatogenesis (정자형성) 정자를 만드는 과정

spermatogonium (정원세포) 제1정모세포에 생긴 미분화된 생식세포

spermatozoan (정자) 남성 배우자. '정자(sperm)'라고도 함

spermiogenesis (정자생성) 정세포가 정자로 변하는 것

sphincter (괄약근) 관 근육을 수축하는 관 주변을 감싸는 평활근 고리

sphincter of Oddi (오디괄약근) 담즙관을 감싸는 평활근 고리

spinal nerve (척수신경) 척수에 있는 86개(43쌍)의 말초신경 중 하나

spleen (비장) 가장 큰 림프기관. 위장과 횡격막 사이에 위치함

spliceosome (이어맞추기 복합체) 단백질 및 유전자 전사 중에 인트론을 제거하고 엑손을 연결하는 핵RNA 복합체

split-brain (분할 뇌) 심한 간질을 치료하기 위해 뇌의 두 반구를 외과적으로 분리하는 것

SRY gene (SRY 유전자) Y염색체 상에 존재하는 유전적 남성에서 정소의 발생을 결정하는 유전자

stable balance (안정적 균형) 신체에서 물질의 총손실과 총획득이 똑같은 경우, 혹은 물질의 증가와 감소가 변화 없을 경우

stapedius (등골근) 등골에 붙어 있는 근육으로, 지속적이고 큰 소리로부터 내이의 정교한 수용기 기구들을 보호하는 역할을 한다.

stapes (등자뼈) 고막의 움직임을 내이로 전달하는 내이의 3개 뼈 중 하나

Starling force (스탈링 힘) 모세혈관을 가로지르는 혈액 운동의 크기와 방향을 결정하는 요소

state of consciousness (의식 상태) 정신적인 변화 정도, 즉 깨거나 졸리거나 잠자거나 등

steady state (정상 상태) 순 변화가 없는 것. 순 변화의 변화를 막기 위해 계로 지속적인 에너지 유입이 요구됨. '평형(equilibrium)'과 비교

stem cell (줄기세포) 성인 신체에서 계속해서 분열하거나 분화를 위한 세포를 지원할 수 있는 세포

stereocilia (부동섬모) 액틴 섬유를 가진 비운동성 섬모

steroid (스테로이드) 지질 종류의 하나. 극성기가 붙어 있는 4개의 서로 연결된 탄소 고리로 구성된 분자

steroid hormone (스테로이드호르몬) 호르몬의 한 종류(예: 프로게스테론). 스테로이드호르몬은 콜레스테롤로부터 기인한다.

stimulus (자극) 내·외부 환경 변화를 감지할 수 있는 것

stomach (위) 식도와 소장 사이에 위치한 내장에 있는 확장 가능한 자루 모양의 구조물. 단백질 소화가 처음 일어나는 장소

stop signal (정지 신호) 단백질 부호화 서열 종결을 인지하는 mRNA에 있는 3개의 뉴클레오티드

stress (스트레스) 건강과 생명에 적용되는 환경적인 변화가 지속됨. 코르티솔 분비를 증가시키는 요인

stretch reflex (신장 반사) 근방추 신장수용기에 의해 조절되는 단일시냅스 반사로서, 근육 신장이 그 근육의 수축을 일으킨다.

striated muscle (가로무늬근) 반복적인 근절 때문에 가로무늬를 가지는 근육. '심근(cardiacmuscle)', '골격근(skeletal muscle)' 참조

stroke volume(SV) (박동량) 심장이 한 번 뛸 때 심실이 뿜어내는 혈액의 양

strong acid (강산) 물에 녹았을 때 수소이온과 음이온으로 거의 이온화되는 산. '약산(weak acid)'과 비교

subarachnoid space (거미막하 공간) 뇌척수액이 차 있는 지주막과 연막 사이의 공간

subcortical nuclei (피질하 핵) 대뇌 피질 아래에 있는 대뇌 속의 신경세포 집단

submucosa (점막하층) 위장관의 점막층 아래에 있는 조직층

submucosal plexus (점막하 신경총) 식도, 위, 내장벽의 점막하 조직에 있는 신경세포망

substance use disorder (물질사용장애) 정신 활동성 물질의 남용과 관련된 상태. 이전에는 중독 또는 의존이라고 함

substantia nigra (흑질) 도파민을 분비하고 이질적인 근육 활동 억제에 중요한 어둡게 염색된 신경세포

substrate (기질) 효소와 반응하는 대응 물질

substrate-level phosphyorylation (기질수준 인산화) ATP를 생성하기 위한 대사 중간생성물인 ADP에 인산을 직접 전달하는 반응

sucrose (수크로오스) 포도당과 과당으로 이루어진 2당류

sulcus (구) 대뇌 피질의 표면에 있는 뇌주름 사이에 있는 깊은 홈

summation (가중) 단일 연축에 대한 빠르고 반복적인 자극이 있을 때 근육의 긴장 혹은 이완의 증가

superior vena cava (상대정맥) 신체의 상반신에서 심장의 우심방으로 혈액을 운반하는 큰 혈관

supplementary motor cortex (보조운동 피질) 1차운동피질의 앞쪽에 있는 대뇌 반구의 내측에서 발견되는 대뇌 피질 영역

suprachiasmatic nucleus (시상하 핵) 일주기 리듬의 생성과 관련 있는 시상하부에 있는 세포 집단

surface tension (표면 장력) 공기-물이 맞닿은 부분에서 물 분자 사이에 있는 인력이 표면 영역을 줄이는 역할을 한다.

surfactant (계면활성제) II형 폐의 폐포에서 생기는 세제와 비슷한 인지질-단백질 혼합물. 폐포 유막의 표면 장력을 줄인다.

swallowing center (연하중추) 입으로부터 오는 구심성 신경의 입력신호를 수용하고, 삼킴과 관련되는 인두, 식도, 호흡계의 근육에게 원심성 출력신호를 전달하는 중추신경계의 연수 부분

sweat gland (땀샘) 자율신경계로부터 열 유도 신경 신호가 있을 때 관을 통해 피부 표면으로 염분액을 분비할 수 있는 피부 아래에 있는 샘

sympathetic division (교감신경 영역) 자율신경계의 한 부분

sympathetic trunk (교감신경간) 척추의 양측 면에 있는 상호 연결된 교감 연결절의 쌍으로 된 사슬의 하나

synapse (시냅스) 한 신경세포에 있는 전기적인 활성이 다음 신경을 흥분시키는 해부학적으로 특이적인 간극. '화학적 시냅스(chemical synapse)', '전기적 시냅스(electric synapse)' 참조

synaptic cleft (시냅스 틈) 화학적 시냅스에서 시냅스 전·후 뉴런 사이에 있는 좁은 세포외 공간

synaptic potential (시냅스 전위) '시냅스후 전위(postsynaptic potential)' 참조

synaptic vesicle (시냅스 소낭) 시냅스에서 신경전달물질을 저장하고 방출하는 세포소기관

synaptotagmin (시냅토타그민) 칼슘과 결합하고 세포외 분비의 과정을 자극하는 시냅스소포의 벽에 존재하는 단백질

synergistic muscle (협동근) 의도된 힘을 가해 주는 근육

systemic circulation (체순환) 좌심실로부터 폐를 제외한 모든 기관을 지나서 다시 심장으로 돌아오는 순환

systole (수축기) 심실이 수축하는 기간

systolic pressure(SP) (수축기 압) 심장주기 중 최대 대동맥 혈압

T

target cells (표적세포) 특정 호르몬에 영향을 받는 세포

taste (맛) '미각(gustation)' 참조

taste bud (미뢰) 맛에 대한 화학적 수용체를 지닌 감각기관

T cell (T세포) 'T림프구(T lymphocyte)' 참조

tectorial membrane (피개막) 코르티기관에 있는 유모세포와 접촉하는 막 구조물

template strand (주형 가닥) 프로모터 부위에 RNA 중합효소가 정확히 결합할 수 있게 해주는 DNA 가닥

temporal lobe (측두엽) 1차 청각피질과 베르니케 언어중추가 위치하는 대뇌 부위

temporal summation (시간적 가중) 서로 다른 시간에 발생해서 합쳐진 2개 혹은 그 이상의 입력신호에 의해서 생기는 막전위. 전위 변화는 단일 신호보다 강하다.

tendon (힘줄, 건) 골격근과 뼈를 연결하고 근육의 수축을 뼈에 전달하는 콜라겐 섬유 가닥

tension (신장력) 수축하는 근육이 물체에 가하는 힘

tensor tympanic muscle (고막장근) 고막에 결합된 골격근으로서. 고막 운동에 제동을 걸어 큰 음에 의한 청각기 손상을 방지한다.

terminal cisternae (종말 수조) T-세관과 관련되며. 골격근세포에서 Ca^{2+}의 저장 및 방출에 관여하는 소포체의 확장된 영역. *측면주머니*(lateral sac)라고도 함

tertiary structure (3차 구조) 수소결합과 소수성 인력, 정전기적 인력, 이황화 가교에 의해 형성된 단백질의 접힌 입체적 구조

testis (정소) 남성의 생식소

testosterone (테스토스테론) 정소의 간질세포에서 만들어지는 스테로이드호르몬. 주된 남성 성호르몬

tetanus (강축) 빈도가 높은 자극에 대한 근육의 물리적 반응이 계속됨. 질병 이름은 파상풍

tetrahydrocannabinol (THC 테트라하이드로칸나비놀) 대마초 식물의 주요 정신 활성 물질

thalamus (시상) 간뇌의 아래쪽 부위 대뇌로 들어가는 경로의 감각 입력 신호를 통합함. 운동뉴런핵을 지닌다.

theca (난포막) 난소 난포에서 과립성 세포를 둘러싸는 세포층

thermoneutral zone (온열 중성대) 혈류의 변화로 체온을 조절할 수 있는 온도 범위

thermoreceptor (온도수용기) 온도와 온도 변화에 대한 감각수용기로 특히 온도의 낮고(냉수용기) 높은(온수용기) 정도를 감지

thermoregulation (체온 조절) 열 생산 및 열 손실의 변화에 의한 정상 범위 내의 체온 유지

theta rhythm (세타리듬) 서파수면의 초기와 관계된 뇌전도(EEG)에서 진동수가 느리고 진폭이 큰 파동

thick filament (굵은 필라멘트) 근육에 있는 미오신 섬유

thin filament (가는 필라멘트) 근육에 있는 액틴 섬유

thorax (흉곽) 목과 횡격막 사이에 있는 폐쇄된 체강. 폐, 심장, 흉선, 큰 혈관과 식도를 포함함. *가슴*(chest)이라고도 한다.

threshold potential (역치 전위) 흥분성 세포가 흥분을 일으키는 최소 크기의 활동 전위

threshold stimulus (역치 자극) 바로 역치에 도달해서 막을 탈분극할 수 있는 자극

thrifty gene (절약유전자) 지방을 저장할 수 있는 신체의 능력을 증가시킬 목적으로 진화되었다고 가정되는 유전자

thrombin (트롬빈) 피브리노겐을 피브린으로 전환하는 효소. 혈액응고에서 여러 다른 작용을 함

thrombomodulin (트롬보모둘린) 트롬빈이 결합할 수 있는 내피 수용체. 트롬빈의 혈전 생성을 제거하고 트롬빈이 수용체에 결합하도록 단백질 C를 활성화한다.

thromboxane (트롬복산) 사이클로옥시게네이즈의 활성에 의해서 아라키돈산에서 유래된 에이코사노이드. 다른 기능으로 트롬복산은 혈소판 응집에 관련

thromboxane A₂ (트롬복산 A₂) 혈소판에서 만들어지는 한 에이코사노이드로서 혈소판에 의한 혈액 응집과 응고인자들의 분비를 촉진한다.

thrombus (혈전) 혈액이 응고된 물질

thymine(T) (티민) DNA에서의 피리미딘 염기 중 하나

thymus (흉선) 가슴 위쪽에 있는 림프기관. T림프구의 분화 지역

thyroglobulin (티로글로불린) 갑상샘에 있는 소포체의 콜로이드에 있는 갑상샘호르몬의 커다란 단백질 전구체

thyroid hormone (갑상샘 호르몬) 갑상샘에서 분비되는 아민호르몬에 대한 용어. 티록신(T_4), 트리요오드티로닌(T_3)이 있다.

thyroid peroxidase (갑상샘 과산화수소) 갑상샘호르몬 합성의 단계들을 관장하는 갑상샘 내부에 있는 호르몬

thyroid-stimulating hormone(TSH) (갑상샘자극 호르몬) 뇌하수체전엽에서 분비되는 당단백질 호르몬. 갑상샘호르몬의 방출을 유도함. *티로트로핀*(thyrotropin)이라고도 함

thyrotropin releasing hormone(TRH) (갑상샘자극호르몬 방출호르몬) 뇌하수체후엽에서 티로트로핀과 프로락틴의 분비를 자극하는 시상하부 호르몬

thyroxine(T₄) (티록신) 갑상샘에서 분비되는 요오드를 포함하는 아민호르몬

tidal volume(Vt) (1회 호흡량) 호흡 중에 한 번의 호흡으로 폐에 들어오고 나가는 공기량

tight junction (밀착연접) 2개의 연접한 세포들의 세포막 표면에 있는 세포연접. 상피세포 주변으로 확장되고 세포 사이의 공간을 통한 분자의 분산을 제한

tip link (정단연결사) 섬모가 굽을 때 이온 채널을 활성화하는 인접한 부동모를 연결하는 작은 세포로서, 외섬유(조직) 특이적인 단일 형태의 세포들이 모여 이루어진 것. 특정 기관의 일반적인 세포집단의 특징을 나타낸다.

tissue(s) (조직) 단일 유형의 전문 세포의 집합체. 또한 주어진 기관의 일반적인 세포 구조를 나타낸다

tissue factor (조직인자) 외인성 경로에 의해서 응고의 시작과 관련 있는 단백질. 내피하세포의 세포막에 위치

tissue factor pathway inhibitor(TFPI) (조직인자 경로 저해제) 내피세포에서 분비되는 혈장단백질. 과도한 혈액 응고에 대항하는 몇몇 기전 중 하나

tissue plasminosen activator(t-PA) (조직 플라스미노겐 활성제) 내피세포에서 분비되는 혈장단백질. 피브리노겐과 결합한 후에 플라스미노

titin (티틴) 근섬유의 Z선에서부터 굵은 필라멘트까지와 골격근 근절의 M선까지 펼쳐져 있는 단백질

T lymphocyte (T림프구) 흉선에서 전구세포로부터 분화해 유래된 림프구

Toll-like receptors (TLRs) (Toll-유사수용체) 패턴 인식 수용체로서 여러 종류 병원체의 리간드와 결합한다.

tonsil (편도선) 인에 있는 작은 림프기관 중 하나

total-blood carbon dioxide (총혈액 이산화탄소) 혈액 중에 녹아 있는 이산화탄소. 중탄산이온 및 카르바미노-이산화탄소(carbamino-CO_2)의 총합

total energy expenditure (총에너지 소모량) 신체에 저장된 에너지와 발생된 열과 수행한 외부 작용의 총합

total peripheral resistance[TPR, 혹은 systemic vascular resistance (SVR)] (총 말초저항) 대동맥의 시작부터 대정맥 말단까지의 몸 전체 혈관에 있어서 혈류에 대한 총 저항력

totipotent (개체형성능) 정상적이고 성숙한 태아로 발생할 수 있는 능력을 지닌 세포

trace element (미량 원소) 극소량의 양이 신체에 있는 무기물

trachea (기도) 기관지와 식도를 연결하는 단일 기도

tract (로) 중추신경계에서 큰 미엘린 신경섬유 가닥

transamination (아미노기전달 반응) 아미노산의 아미노기가 케톤산에 전달되는 현상

trans fatty acids (트랜스지방산) 탄소 주위에 수소 원자들을 갖는 불포화지방산. 탄소 간의 이중결합이 트랜스형으로 된 형태를 가짐. 섭취 시 건강에 좋지 않은 것으로 인정되고 있다.

transcellular pathway (세포횡단 경로) 상피세포로의 이동, 상피세포의 세포질을 통한 분산, 반대편 막을 가로질러 방출되는 상피세포를 가로지르는 것

transcription (전사) 뉴클레오티드의 직선적인 서열로서, 특정 유전자의 유전정보를 담고 있는 RNA의 형성. 단백질 합성의 첫 단계

transcription factor (전사 인자) 유전자 스위치, 시작 단계를 억제 혹은 활성화하는 특정 유전자의 전사를 조절하는 역할을 하는 단백질의 한 종류

transducin (트랜스듀신) 광수용체의 원판막에 있는 G단백질. cGMP의 불활성화를 일으킨다.

transfer RNA(tRNA) (운반 RNA) RNA의 한 형태. 서로 다른 운반 RNA는 다른 아미노산과 결합하고 mRNA에 특이적인 코돈으로 아미노산을 운반해서 특정 단백질을 생성할 수 있는 서열에 배열한다.

transferin (트랜스페린) 혈장에서 철을 운반하는 철 결합 단백질

transient receptor potential(TRP) (일시적 수용기 전위 단백질) 온도 감지에 관련된 이온 채널 단백질

translation (번역) mRNA에 있는 유전적 명령에 따라서 단백질 합성 중에 정확한 서열로 아미노산을 조립함. 리보솜에서 일어난다.

transmembrane protein (막관통 단백질) 친수성과 소수성 부위를 가지고 세포막을 확장하는 단백질. 종종 이온 채널 혹은 수용체로서 역할을 한다.

transmural pressure (경막압) 어느 벽의 양쪽 측면에서 생기는 다른 압력

transporter (운반체) 막을 관통하는 분자의 이동을 조절하는 필수 막단백질. 운반자(carrier)라고도 한다.

transport maximum(T_m) (최대 이동치) 신장세뇨관을 가로질러 이동할 수 있는 운반체 연계 전달물질의 양에 대한 최고 한계치

transpulmonary pressure(P_{tp}) (경폐압) 폐의 내·외부 압력 차이(폐포압-흉강내압)

transverse tubule(T-tubule) (가로세관, T-세관) 마주 보는 근소포체 사이를 지나는 횡문근형질막에서부터 근섬유로 확장된 관. 근 활동 전위를 근섬유로 전달한다.

tricarboxylic acid cycle (TCA회로) '크렙스회로(Krebs cycle)' 참조

tricuspid valve (삼첨판) 심장의 우심방과 우심실 사이에 있는 판막

triglyceride (트리글리세리드) 글리세롤과 3개의 지방산으로 구성된 지질의 한 요소

triiodothyronine(T_3) (트리요오드티로닌) 갑상샘에서 분비되는 요오드를 함유한 아민호르몬의 하나

trophoblast (영양세포) 포배낭의 바깥층. 태반 조직의 태아 부위를 생성

tropic hormone (자극호르몬) 종종 호르몬 분비샘의 성장, 다른 호르몬의 분비를 자극하는 호르몬

tropomyosin (트로포미오신) 액틴의 결합 영역에 가역적으로 변환할 수 있는 조절 단백질. 근육의 가는 필라멘트와 연관

troponin (트로포닌) 횡문근 가는 섬유의 트로포미오신과 액틴에 결합할 수 있는 조절 단백질. 수축 활동을 유도하는 칼슘 결합 영역

trypsin (트립신) 췌장의 외분비샘에서 소장으로 전구체 형태인 트립시노겐으로 분비되는 효소. 단백질과 펩티드의 특정 펩티드 결합을 잘라줌

trypsinogen (트립시노겐) 트립신의 비활성화 전구체. 췌장의 외분비에 의해서 분비

T-type Ca^{2+} channel (T형 칼슘 채널) 심장 박동원세포의 심장확장기 탈분극을 돕는 칼슘이온의 안쪽으로의 흐름에 작용하는 통로

tubular reabsorption (세뇨관 재흡수) 신장의 세뇨관 주위 모세혈관으로부터 세뇨관 강으로 물질이 이동하는 것

tubular secretion (세뇨관 분비) 관 주위 모세혈관에서 신장 세뇨관으로의 물질 이동

tubulin (튜불린) 미세소관의 주된 단백질 요소

tumor necrosis factor-alpha(TNF-α) (종양괴사인자-알파) 대식세포에 의해 분비되는 시토카인. IL-l도 같은 기능을 지닌다.

T wave (T파) 심실 재분극에 대한 뇌파 요소

twitch (연축) 단일 활동 전위에 대한 근육의 물리적 반응

tympanic membrane (고막) 외이도의 말단을 가로지르는 펼쳐진 막

type I cell (I형 폐포세포) 폐포에서 공기 접촉 표면이 나열된 연속적인 층을 형성하는 납작한 상피세포

type II alveolar cell (II형 폐포세포) 계면활성제를 만드는 폐세포

type I interferon (I형 인터페론) 숙주세포 내에서 바이러스 복제를 비특이적으로 억제하는 단백질 그룹

type II interferon(interferon gamma) [II형 인터페론(감마-인터페론)] 대식세포와 NK세포의 살해 능력을 촉진하는 인터페론

U

ubiquitin (유비퀴틴) 단백질에 붙어서 단백질 분해효소가 작용하도록 하는 작은 세포내 펩티드

ultrafiltrate (초미세여과) 압력기울기에 의한 모세혈관벽에 힘이 가해질 때 기질에서 형성된 단백질이 없는 액체

umami (우마미) 감칠맛과 대략 동일한 독특한 맛

umbilical artery (제대동맥) 태아에서 융모막융모의 모세혈관으로 들어가는 혈액을 공급하는 동맥

umbilical cord (탯줄) 태아와 태반을 연결하는 제대동맥과 제대정맥을

포함하는 길고 밧줄과 같은 구조물

umbilical vein (제대정맥) 융모막융모의 모세혈관에서 태아로 되돌아가는 혈액을 공급하는 동맥

unfused tetanus (비융합강축) 낮음-중등도의 활동 전위 주파수에서의 골격근 자극으로써 진동을 일으키는 것

unsaturated fatty acid (불포화지방산) 하나 혹은 그 이상의 이중결합을 가지는 지방산

upper airways (상부 기도) 코, 입, 인두, 후두로 구성된 호흡수의 부분

upper esophageal sphincter (상부 식도괄약근) 식도로 들어가는 입구를 막는 인두 바로 아래에 있는 식도를 둘러싸고 있는 골격근 고리

upper motor neuron (상부 운동뉴런) 운동피질의 뉴런과 운동 조절과 관련 있는 하행경로. 상부 운동뉴런은 정확히 운동뉴런은 아니다. 왜냐하면 상부 운동뉴런은 뉴런에 연결되어 있지만 근육세포에는 연결되어 있지 않기 때문이다.

up-regulation (상향조절) 전달자의 만성적으로 낮은 세포외 농도에 반응하기 위해서 이전에 있던 전달자에 대한 표적세포 수용체의 수가 증가. '하향조절(down-regulation)'과 비교

uracil(U) (우라실) 피리미딘 염기. RNA에만 존재

urea (요소) 아미노산과 단백질 분해작용에서 생기는 주요 질소 노폐물

ureter (수뇨관) 신장과 방광을 연결하는 관

urethra (요도) 방광과 신체 외부를 연결하는 관

uric acid (요산) 핵산 분해작용에서 생기는 노폐물

uterus (자궁) 여성의 골반 부위에 있는 빈 공간을 가지는 기관. 임신 중 태아의 안식처

utricle (통낭) 소낭 표면에 있는 이석에 기계적인 힘에 의해 머리의 선형 움직임 변화에 반응하는 반고리관에 있는 구조물

V

vagina (질) 자궁에서 신체 외로 이르는 관

vagus nerve (미주신경) 뇌신경 X. 주로 부교감신경

varicosity (축삭염주) 축삭의 부푼 부위. 신경전달물질이 가득 찬 소낭을 지님. 시냅스전 말단과 유사

vasa recta (직립관) 신장 수질에서 헨레고리와 평행한 고리를 형성하는 혈관

vascular system (혈관계) 폐쇄형 혈관계로서 동맥, 소동맥, 모세혈관, 소정맥, 정맥 모두가 포함됨

vas deferens (수정관) 정소의 부정소와 요도를 연결하는 쌍으로 된 남성 생식관의 하나

vasoconstriction (혈관 수축) 혈관 평활근 수축으로 인한 혈관 직경의 감소

vasodilation (혈관 확장) 혈관 평활근 이완으로 인한 혈관 직경의 증가

vasopressin (바소프레신) 시상하부에서 생성되고 뇌하수체후엽에서 분비되는 펩티드호르몬. 신장 수집관의 수분 투과성을 증가시키고 혈관수축을 유도함. *항이뇨호르몬*(ADH)이라고도 함

vein (정맥) 심장으로 혈액이 돌아오는 혈관

venous retrun [정맥환류(량)] 단위시간당 심장으로 흐르는 혈류(량)

ventilation (환기) 대기와 폐포 사이에서 일어나는 공기의 교환

ventral horn (복각) 척수 복부의 회백질로서 운동뉴런들의 세포체들을 가진다.

ventral respiratory group(VRG) (복측 호흡군) 운동 동안에 호흡뉴런들을 갖는 뇌줄기의 한 부분

ventral root (복근) 척수의 복부 쪽에서 시작하는 원심성 신경의 두 집단 중 하나

ventricle (심실) 뇌실이나 심실에 있는 빈 공간. 심장의 아래쪽 공간

ventricular ejection (심실 박출) 혈액이 반월판을 통해서 빠져나갈 때인 심실이 수축하는 동안에 일어나는 심장 펌프 주기 단계

ventricular filling (심실 충전) 방실판막을 통해서 혈액이 들어오고 심실이 휴식을 취하는 동안의 심장 펌프 주기 단계

ventricular-function curve (심실-기능 곡선) 모든 요소가 동일할 때, 확장기 말 용적이 증가할 때 박동량 증가와의 관계를 나타낸 그림

venule (소정맥) 모세혈관으로부터 정맥으로 혈액을 이동시키는 작은 혈관

very-low-density lipoprotein(VLDL) (초저밀도 지방단백질) 지방의 비율이 높은 지질단백질

vestibular apparatus (전정 기관) 두개골의 측두골에 있는 감각기관. 3개의 반고리관, 통낭 및 소낭으로 이루어져 있다. *평형감각기관*(sense organ of balance). *전정계*(vestibular system)라고도 한다.

vestibulocochlear nerve (전정와우 신경) 8번째 뇌신경. 내이로부터 소리나 움직임과 같은 감각정보를 뇌로 전달한다.

villi(단수 villus) (융모) 소장의 상당히 접힌 표면의 손가락 모양을 지닌 돌출물. 단일층 상피세포를 덮고 있다.

visceral pleura (장측 흉막) 폐 표면을 감싸는 장막

viscosity (점성의) 흐르는 액체의 인접한 층 사이 마찰의 척도. 흐름에 저항하게 만드는 유체의 특성

visible spectrum (가시광선 파장) 눈의 광수용기를 자극할 수 있는 전자기복사의 파장

visual cortex (시각피질) 눈으로부터 상행경로를 받는 대뇌 피질의 후두엽 영역

vital capacity(VC) (폐활량) 시간의 구애 없이 최대 흡기 후에 내쉴 수 있는 최대 공기량

vitamin (비타민) 정상적인 건강과 성장을 위해 소량 필요한 유기적 분자. 신체에서 생성되지 않고 음식으로 공급이 되어야 함. 수용성(비타민 B, C)과 지용성(비타민 A, D, E, K)으로 분류

vitamin B₁₂ (비타민 B₁₂) 적혈구 생성에 중요한 역할을 하는 동물 생물에서 발견되는 필수 비타민

vitamin D (비타민 D) 자외선을 쬐면서 피부가 분비하거나 식사로 섭취되는 비타민. 식물 기원의 D₂와 동물 기원의 D₃가 존재한다.

vitamin D₂ [비타민 D₂(에르고칼시페롤)] 식물 비타민 D

vitamin D₃ [비타민 D₃(콜레칼시페롤)] 동물 비타민 D

vitamin K (비타민 K) 대장의 세균에 의해서 생성되고 식사를 통해서 흡수되는 지용성 비타민. 혈액응고에 관여하는 수많은 인자의 생성에 필요하다.

vitreous humor (유리 체액) 안구의 후방을 채우는 젤리와 같은 액체

vocal cord (성대) 후두구를 가로지르는 펼쳐진 2개의 탄성조직 부위 중 하나. 공기가 성대를 지나갈 때 진동을 일으켜 소리를 낸다.

volt(V) (볼트) 두 지점 간 전위차를 표시하는 단위

voltage (전압) 일을 할 수 있는 나눠진 전기적 전하의 전위 강. 두 지점 사이의 전기력 측정값

voltage-gated channel (전압-개폐성 통로) 막전위 변화로 인해 열리고 닫히는 세포막 이온 채널

voluntary movement (수의적 운동) 체성신경계와 골격근 수축에 의해 연계되는 의식적으로 수행하는 운동

vomiting (emetic) center (**구토중추**) 구토반사를 조절하는 뇌줄기 연수
에 있는 뉴런

von Willebrand factor(vWF) (**폰빌레브란트 인자**) 내피세포에서 분비하
는 형질 단백질. 손상된 혈관벽에 혈소판의 부착을 촉진한다.

vulva (**음부**) 여성의 외부 생식기. 치구, 대음순, 소음순, 음핵, 질전정, 전
정샘으로 구성

W

water diuresis (**수분 이뇨**) 증가한 수분 유출 때문에 소변량이 증가하는
증상(바소프레신의 활성 감소 혹은 분비의 감소로 생김)

water-soluble vitamin (**수용성 비타민**) '비타민(vitamin)' 참조

wavelength (**파장**) 매체에서 두 연속적인 파장의 정점 사이 거리

weak acid (**약산**) 물에 녹았을 때 완전하게 수소이온으로 이온화되지 않
는 산. '강산(strong acid)'과 비교

Wernicke's area (**베르니케 영역**) 언어 이해와 관련 있는 두뇌의 영역

white matter (**백질**) 주로 미엘린 신경섬유를 가지고 있어서 염색하지 않
은 피검체에서 흰색으로 나타나는 중추신경계의 영역

white muscle fiber (**백색 근섬유**) 미오글로빈의 상당량이 부족한 근육
섬유

withdrawal reflex (**도피 반사**) 통증 자극에 의해 다친 부위를 멀리하는
관절의 굽힘

Wolffian duct (**울프관**) 남성에 있는 배아 관계의 일부로서 이것으로부터
생식계관으로 분화되나 여성에서는 퇴화된다.

X

X chromosome (**X염색체**) 여성과 남성에게서 발견되는 두 성염색체 중
하나

Y

Y chromosome (**Y염색체**) 남성에서만 발견되는 두 성염색체 중 하나

Z

Zika virus (**지카바이러스**) 선천적 장애를 일으키는 모기 매개 바이러스

Z line (**Z선**) 가로무늬근 근절의 각 말단에서 근원섬유가 교차하는 구조.
가는 섬유와 티틴의 한쪽 말단을 고정한다.

zona pellucida (**투명대**) 둘러싸고 있는 과립층 세포로부터 난자를 분리
하는 두껍고 투명한 층

zonular fiber (**소대섬유**) 안구의 수정체를 연결하는 모양체근

zygote (**접합자**) 새로 수정된 난자. 접합자는 2벌의 반수체 염색체 세트
를 가진다.

zymogen (**효소원**) 활성화되기 위해 약간의 변화가 필요한 효소전구체

찾아보기